U0310675

国家航空医学救援基地规划培训教材

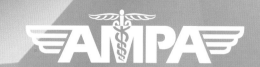

航空医学转运指南

PRINCIPLES AND DIRECTION OF AIR MEDICAL TRANSPORT

第2版

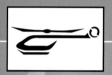 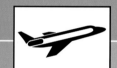 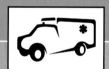

主　编　Ira J. Blumen

主　审　姜保国　张文中

主　译　张进军　王天兵　王　鹏

人民卫生出版社

国家航空医学救援基地规划培训教材

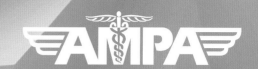

航空医学转运指南

PRINCIPLES AND DIRECTION OF AIR MEDICAL TRANSPORT

第2版

主　编　Ira J. Blumen

主　审　姜保国　张文中

主　译　张进军　王天兵　王　鹏

译　者（按姓氏笔画排序）

马　渝　马青变　马岳峰　王　伟　王　鹏
王天兵　王艳华　方　芳　田园超　田思佳
司　瑞　朱凤雪　刘　毅　刘红梅　孙铁铮
李　斗　李　宁　杨建朋　何小军　宋　晗
张　茂　张文中　张亚军　张进军　张国强
陈　辉　陈照宇　法慧婷　练　睿　赵小纲
胡　南　姜　丽　姜保国　娄　靖　秦宇红
高　丁　高　健　郭　伟　郭爱斌　曹　昱
康旭琴　舒　艳　廉惠欣　熊　建

人民卫生出版社

航空医学转运指南
第 2 版
航空医师学会
Ira J. Blumen
Bolton，Davidoff，Dhindsa，MacDonald，Martin，Petersen
951 E. Montana Vista Lane
Salt Lake City，Utah 84 124
801-263-2672
www. ampa. org

图书在版编目（CIP）数据

航空医学转运指南/（美）艾拉·布鲁曼
（Ira J. Blumen）主编；张进军，王天兵，王鹏主译.
—北京：人民卫生出版社，2019
　　ISBN 978-7-117-27967-3

　　Ⅰ.①航…　Ⅱ.①艾…②张…③王…④王…
Ⅲ.①航空医学-指南　Ⅳ.①R85-62

　　中国版本图书馆 CIP 数据核字（2019）第 020326 号

人卫智网	www. ipmph. com	医学教育、学术、考试、健康，
		购书智慧智能综合服务平台
人卫官网	www. pmph. com	人卫官方资讯发布平台

图字：01-2018-6148

航空医学转运指南

主　　译：张进军　王天兵　王　鹏
出版发行：人民卫生出版社（中继线 010-59780011）
地　　址：北京市朝阳区潘家园南里 19 号
邮　　编：100021
E - mail：pmph @ pmph. com
购书热线：010-59787592　010-59787584　010-65264830
印　　刷：三河市宏达印刷有限公司（胜利）
经　　销：新华书店
开　　本：889×1194　1/16　　印张：57
字　　数：1685 千字
版　　次：2019 年 3 月第 1 版　2019 年 10 月第 1 版第 2 次印刷
标准书号：ISBN 978-7-117-27967-3
定　　价：680.00 元

序

　　航空医学救援具有快速、高效、受地理空间限制小等诸多优势,能快速到达水路和陆路不可通达的作业现场,实施搜索救援、物资运送、空中指挥等多项工作,在突发事件紧急医学救援中的作用日益凸显。发展陆海空立体化紧急医学救援体系是我国经济社会发展和突发事件紧急医疗卫生应急工作的需要,也是贯彻落实《国家突发事件应急体系建设"十三五"规划》和《突发事件紧急医学救援"十三五"规划》的需要,我国卫生应急工作正在抓紧构建陆海空立体化的紧急医学救援体系及网络,推进建立航空紧急医学救援基地,积极推动学科建设、人才培养和科学研究,制定相关配套政策和技术规范。因此,急需具有系统、全面而又权威的航空医学救援专著来指导我国航空医学救援工作的有序开展。

　　《航空医学转运指南》是由美国航空医师学会出版,经授权由北京急救中心和北京大学人民医院主译为中文版,由人民卫生出版社出版。该书对航空医学救援做了系统而又全面的介绍,全书图文并茂,可操作性强,具有很强的可读性和指导性。该书将为提升我国航空医学救援的科学能力和专业技术水平提供技术指导,也为有力推进我国航空医学救援工作做出积极的贡献,期待早日正式出版。

中华人民共和国国家卫生健康委员会卫生应急办公室主任

2018 年 6 月 18 日

前言

我在此代表各位编辑和 AMPA 董事会,欢迎你阅读《航空医学转运指南》第 2 版!这本教科书中反映了 AMPA 的使命和责任,旨在从医学方向、研究、教育、安全、领导能力和协作等各方面促进急救护理转运医学的不断完善。AMPA 从本书的前身首版(即《航空医学医生手册》)起,一直到现在的版本,一直致力于为其会员和整个行业打造一本内容最全面、资源最丰富的专业书籍。

转运医学是一门最独特的专业。该专业融合了不同行业的经验和知识,包括但不限于医学、航空、通信和管理。本书适用于所有此类专业人士,而不仅限于医疗主任或航空医师。各监管机构和医疗转运系统认证委员会(CAMTS)对医疗主任、医务人员和通信专员的教育需求和要求与日俱增。本书的各章节详细讲述了许多重要主题,这些主题大多都是相关人员初始或反复培训的一部分。本书有些章节适合每一位读者,这些章节包括一般信息、医疗方向、行政管理、培训和教育、临床、运行、航空和安全。本书还有专门针对美国军事医疗转运和其他国家航空医学转运(国际)的章节。

为了改进第 1 版,我们对 AMPA 成员和董事会进行了调查。我们根据他们提供的反馈和建议在第 2 版中做了一些修改。一些章节被删除,许多章节中增加了新的或其他合作作者。新人的加入为本书带来了新鲜视角、观点和资源,以便对新版本中的章节进行更新、修订,有时甚至会彻底重新编写。尽管与 2006 年版本相比,总章节数量并未增长太多,但本书的内容几乎增加了 35%。也许最值得注意的是 14 个新章节,其中超过一半被添加至本书的临床部分。

140 多位作者、合作作者和编辑在本书的编写过程中贡献了他们丰富的经验和专业知识。这些投稿人可能是转运医学教科书编著领域中最具多样性也最具包容性的合作团队,他们中有医生、护士、医务人员、通讯工作者、航空专业人员、医疗主任、项目负责人,以及其他行政管理人员、顾问和领导人,他们都是各自学科领域和协会中的专业人士和专家。本书的作者和编辑们来自不同的领域,共同构成了我们自己的"共同体"——以医院为基础的项目、以群体为基础的服务、独立/私人供应者、学术中心、航空运营商、公共服务、政府服务、军事行动和各种专业协会。其中既有国家代表,也有国际代表。

我在此由衷感谢 AMPA 的前任主席杰克·大卫杜夫(Jack Davidoff),是他再次委任我担任这一重要出版物的主编,谢谢大卫杜夫先生的信任。遗憾的是,这些项目最终花费的时间比我最初预想的要长得多。但在整个过程中,AMPA 的执行董事,帕特里夏·彼得森(Patricia Petersen)女士设法为我们的工作铺平道路,让我们一路朝着目标前进。如果没有彼得森女士的倾力相助,本书可能压根就无法完成。在此还要感谢副编辑、作者和合作作者们,谢谢你们尽己所能为本书做出的贡献,是大家的共同努力成就了这本书。这本书的成功属于你们每一个人。在此还特别表彰为本书的形式和功能提供宝贵建议的个人:审稿编辑 Sharon Chiumento;封面设计师 Erin Strother;以及 Omnipress 的工作人员——Rod Birrenkott、Kristi Connelly 和 Janel Savich。

此外,我还要衷心感谢以下各位:芝加哥大学、芝加哥大学医学院、急救医学部门和 UCAN 的同事们;当然还有我的家人:Jane、Madeleine 和 Jacob。若没有你们耐心的陪伴、鼓舞、支持,这样一个巨大的项目是无法实现的。有你们的支持和鼓励,我现在又顺利开始了另一个项目!

这本教科书是对我们这个行业的一项重要贡献,其内容可能比任何其他相关出版物都要全面,其目标是致力于解决整个空中和地面医疗转运领域的教育需求。本书可能是 AMPA 的一本出版物,但它与我们

前　言

的整个行业相关。希望医学负责人、项目负责人、主管和临床教育工作者都能在本书中找到适合与自己团队成员分享的章节。

对于所有使本书成为可能的人以及所有阅读本书任何内容的人,都感谢你"推动空中和地面医疗转运"。

Ira J. Blumen,MD

2015

参编人员名单

Michael K. Abernethy, MD, FAAEM
Chief Flight Physician, UW Health Med Flight
Clinical Associate Professor, Emergency Medicine
University of Wisconsin School of Medicine and Public
    Health
Madison, Wisconsin
AMPA Board of Trustees Member-at-Large, 2010-2012
*Ch 45. Evaluation, Treatment and Transfer of the
    Severely Burned Patient*

Juan C. Acosta, MD
IU Health Lifeline, Indiana University Hospital
Assistant Medical Director, Riley Neonatal Transport
    Team, 2011-2012
Medical Director, Riley Neonatal Transport Team, 2012-
    2013
James Whitcomb Riley Hospital for Children
Assistant Professor of Clinical Pediatrics
Department of Pediatrics, Neonatal-Perinatal Medicine
Indiana University School of Medicine
Indianapolis, Indiana
Ch 41. Air Medical Transport of the Neonate

Azeemuddin Ahmed, MD, MBA
University of Iowa AirCare
Clinical Professor and Executive Vice Chair
University of Iowa Department of Emergency Medicine
Iowa City, Iowa
Ch 50. Transport of the Stroke Patient

David J. Alexander, MD, MC, CFS, FAAEM
Director of Medical Return Operations, Flight Surgeon
NASA Johnson Space Center
Houston, Texas
Associate Professor of Preventative Medicine &
    Community Health, Aerospace Medicine
University of Texas Medical Center
Galveston, Texas
Chief, Aerospace Medicine, 149th Fighter Wing
San Antonio, Texas
*Ch 58. Hazardous Materials: The Air Medical
    Response*

Mustafa Atac, MD
Neurosurgeon, Flight Physician
Founder/President – Redstar Aviation
Deputy Manager, Neurosurgical Department of Izmir
    State Hospital
Past Vice President, EURAMI
Past Vice President, Euro Rescue
Istanbul, Turkey
Ch 90. Air Medical Transport in Turkey

Lauren E. Bence, MD
Board Certified Emergency Medicine Physician
St. Mary's Medical Center of Presence Health
Chief Flight Physician
University of Chicago Aeromedical Network (UCAN),
    2011-2012
Chicago, Illinois
*Ch 37. Transport Physiology: A Reference For Air
    Medical Physicians*

Andrew Berry, AM, MB BS, FRACP
State Medical Director
Newborn & Paediatric Emergency Transport Service
    (NETS)
New South Wales, Australia
Conjoint Lecturer, University of NSW
AMPA, Board of Trustees, International Member-at-
    Large, 2013-present
*Ch 92. Glossary of Terms, Abbreviations and
    Definitions*
Ch 93. An Introduction to Basic Medical Terminology

Michael T. Bigham, MD, FAAP
Pediatric Critical Care Physician
Medical Director, Transport Services
Akron Children's Hospital
Akron, Ohio
Clinical Assistant Professor, NEOMED
Department of Pediatrics
Rootstown, Ohio
AAP-SOTM, Liaison to AMPA
AMPA, Liaison to AAP-SOTM
AMPA, Board of Trustees Member-at-Large, 2009-2013
*Ch 40. The Air Medical Transfer Process of the
    Critically Ill or Injured Pediatric Patient*

Ira J. Blumen, MD, FACEP
Program and Medical Director
University of Chicago Aeromedical Network (UCAN)
University of Chicago Medicine
Professor, Section of Emergency Medicine
Department of Medicine
University of Chicago
Chicago, Illinois
AMPA Founding Member
AMPA, Board of Trustees, 1992-1998
AMPA, President, 1996-1998
Editor-in-Chief
*Ch 7. Considerations in Air and Ground Vehicle
    Selection for Patient Transport*
Ch 24. Strategic Marketing
Ch 29. Effective Communications
*Ch 32. Training Resident Physicians for Air Medical
    Transport*
*Ch 37. Transport Physiology: A Reference For Air
    Medical Physicians*
Ch 56. Communications
*Ch 57. Air Medical Response to Disaster and
    Multiple Casualty Incidents*
*Ch 58. Hazardous Materials: The Air Medical
    Response*
Ch 62. Air Medical Safety: Your First Priority
*Ch 70. Air Medical Resource Management – A
    Potential Life Saver*
*Ch 92. Glossary of Terms, Abbreviations and
    Definitions*
Ch 93. An Introduction to Basic Medical Terminology

Eileen Frazer, RN, CMTE
Executive Director
Commission on Accreditation of Medical Transport
    Systems (CAMTS)
Anderson, South Carolina
Ch 9. The Commission on Accreditation of Medical
    Transport Systems: An Overview for the Air
    Medical Physician
Ch 10. In Search of Excellence – Principles of Just
    Culture

Knut Fredriksen, MD, PhD
Consultant HEMS Physician
Division of Emergency Medical Services
University Hospital of North Norway
Professor, Anesthesia and Critical Care Research Group
Faculty of Health Sciences
UiT – The Arctic University of Norway
Tromsø, Norway
Ch 85. Air Medical Transport in Norway

Gregory A. Freeman, MBA, CMTE, NREMT-P
Director, Information Technology
San Antonio AirLife, 1992-2002
Information Technology Manager
Northwest MedStar, 2002-2007
Eastern Washington Interoperability Communications
    and Technology, Committee Chair, 2002-2007
Nuclear Instrumentation and Controls Product Line
    Manager
Rigby, Idaho
Ch 56. Communications

Arthur J. French III, MD, FACEP CAPT USPHS
    (Ret.)
Flight Surgeon, U.S. Coast Guard
Snoqualmie, Washington
Ch 69. Patient Safety in Air Medical Transport
Ch 71. Human Factors in Air and Ground Medical
    Transport
Ch 77. EMS in Coast Guard Search and Rescue

Joachim Friese, MD, Dr. med
Medical Director, MedCare Professional GmbH
Medical Logistic Services
Hattingen, Germany
Ch 81. Air Medical Transport in Germany

Christopher J. Fullagar, MD, EMT-P, FACEP
Medical Director, Onondaga County Sheriff's Air-1
Assistant Professor, Department of Emergency Medicine
SUNY Upstate Medical University
Syracuse, New York
AMPA, Board of Trustees, 2008-present
AMPA, Secretary-Treasurer, 2008-2012
AMPA, President, 2014-present
Ch 2. Basics of EMS Systems and Integration Air
    Medical Integration
Ch 92. Glossary of Terms, Abbreviations and
    Definitions
Ch 93. An Introduction to Basic Medical Terminology

Monty Gallegos, MBA, EMT-P
Chief Executive Officer, Summit Air Ambulance
Systems Director, Ministry Health Care
Caldwell, Idaho
Ch 59. Scene Management and Extrication

William C. Gerard, MD, MMM, FACEP
Medical Director, LifeNet South Carolina
Department of Emergency Medicine
Palmetto Health Richland/University of South Carolina
Columbia, South Carolina
AMPA, Board of Trustees Member-at-Large, 2012-2014
Ch 16. The Management Role of the Medical
    Director

Jeff T. Grange, MD, MBA, FACEP
Director, Emergency Medical Services
Loma Linda University Medical Center
Associate Professor, Department of Emergency Medicine
Loma Linda University and Medical Center
Loma Linda, California
Ch 15. Air Medical Research
Ch 61. Helicopter Event Medical Support

Colin K. Grissom, MD
Associate Medical Director, Adult Transport Services
Life Flight, Intermountain Healthcare
Associate Medical Director, Shock Trauma ICU
Intermountain Medical Center
Professor of Medicine, Pulmonary and Critical Care
    Division
Department of Medicine
University of Utah
Salt Lake City, Utah
Ch 36. Survival for Air Medical Transport Crews
Ch 60. Medical Helicopters in Wilderness Search
    and Rescue

Pauli Haapsaari, MD
Specialist, Anesthesiology and Intensive Care Medicine
Medical Director, MedFlight Finland
Air Medical Transport and Medical Assistance
Vantaa, Finland
Ch 80. Air Medical Transport in Finland

Stephen Hancock, MB, ChB, MRCP, DCH,
    FRCPCH
Lead Consultant (Paediatrics)
Embrace, Yorkshire & Humber Infant & Children's
    Transport Service
Honorary Senior Lecturer, The Medical School, The
    University of Sheffield, United Kingdom
Barnsley, Yorkshire, United Kingdom
Ch 91. Air Medical Transport in the United Kingdom

Michael Haney, MD, PhD
Professor and Senior Consultant
'Flyglakarejour', Air Ambulance section
Department of Anesthesia and Intensive Care Medicine
University Hospital of Umea
The Swedish National Air Medevac System
Svenska Nationella Ambulansflyget (SNAM)
Professor, Anesthesiology and Intensive Care Medicine
Umea University
Umea, Sweden
President, Swedish Society of Anesthesia and Intensive
    Care Medicine
Ch 87. Air Medical Transport in Sweden

Daniel G. Hankins, MD, FACEP
Board Certified, Internal Medicine and Emergency
    Medicine
Emeritus Associate Professor and Consultant,
    Emergency Medicine
Emeritus Medical Director, Mayo Clinic Medical
    Transport
Rochester, Minnesota
AMPA Founding Member
CAMTS, Chair, 1997-2000
AAMS, President, 2009-2011
*Ch 2. Basics of EMS Systems and Integration with
    Air Medical Services*

Brent Steven Hardman, MD
PGY-5 Emergency Medicine/Internal Medicine
Chief Resident, Emergency Medicine Residency Program
Life Flight – Allegheny General Hospital
Pittsburgh, Pennsylvania
*Ch 44. Orthopedic and Sports Medicine
    Considerations in Air Transport*

**Patricia Christine Hasen (APRN) Commander,
    Nurse Corps, USN**
Department of the Navy Medical Transport
United States Navy
Director and Instructor, Navy Trauma Training Center
Los Angeles County and
University of Southern California Medical Center
Los Angeles, California
Ch 76. Department of the Navy Medical Transport

Jesse L. Hatfield, MD, MS
Resident, Emergency Medicine
University of Oklahoma COM
Department of Emergency Medicine
Tulsa, Oklahoma
*Ch 39. Considerations in Air Medical Transport of
    the Critically Ill Patient*

Nate Hinze, RN, BSN, CEN, CCRN, CFRN, NRP
Flight Nurse/Clinical Educator
Air Link at Medical Center of the Rockies, University of
    Colorado Health
Loveland, Colorado
*Ch 18. Quality Management, Process Improvement
    and Patient Safety for Transport Programs*

Benjamin M. Ho, MD
University of Wisconsin Med Flight
Clinical Adjunct Assistant Professor
Department of Emergency Medicine
University of Wisconsin School of Medicine and Public
    Health
Madison, Wisconsin
*Ch 45. Evaluation, Treatment and Transfer of the
    Severely Burned Patient*

Teresita M. Hogan, MD, FACEP
Director, Geriatric Emergency Medicine
Associate Professor
Department of Medicine, Section of Emergency Medicine
University of Chicago
Chicago, Illinois
Ch 29. Effective Communications

**Renee' Holleran, FNP-BC, PhD, CEN, CCRN
    (emeritus), CFRN, CTRN (retired)**
Former Chief Flight Nurse, University Air Care
Cincinnati, Ohio
Former Nurse Manager, Adult Transport Team
Intermountain Life Flight
Salt Lake City, Utah
Editor, *Air and Surface Patient Transport: Principles and
    Practice*
Co-Editor, *Air Medical Journal*, 1997-2006
*Ch 47. Transport of the Patient with an Intra Aortic
    Balloon*

Victoria Huckestein, BS, NREMT-P, CCEMT-P
University of Pittsburgh
Pittsburgh, Pennsylvania
Ch 4. Ethical Issues in Air Medical Transport

Johannes Martinus Huitink, MD, PhD
Anesthesiologist
Department of Anesthesiology
VU University Medical Center
Chair, Mobile Anesthesiology Service of Holland
    Foundation
Founder, Airway Management Academy
Principal Investigator, Airway Management Research
    Group, VUmc
Amsterdam, The Netherlands
Ch 84. Air Medical Transport in The Netherlands

Timothy J. Hutchison, MD, FACEP
Medical Director, Air Link at Medical Center of the
    Rockies
University of Colorado Health
Loveland, Colorado
AMPA Founding Member
*Ch 18. Quality Management, Process Improvement
    and Patient Safety for Transport Programs*
Ch 31. Training of the Critical Care Transport Crew

Kevin C. Hutton, MD, FACEP
Chief Executive Officer and Founder
Golden Hour Data Systems, Inc.
San Diego, California
Adjunct Professor, Division of Emergency Medicine
University of Utah
Salt Lake City, Utah
AAMS, Former Board Member
AMPA Founding Member
AMPA, Board of Trustees Member-at-Large, 2005-2007
Immediate Past Chairman, MedEvac Foundation
    International
Ch 22. Documentation and Documentation Systems
*Ch 27. Air Medical and Critical Care Transport
    Business Models*

Sandra Kinkade Hutton, RN, MSN, MBA, CMTE
President, Kinkade International
San Diego, California
ASTNA, President, 1999
AAMS, President, 2007-2009
Ch 68. Aircraft Capabilities for Medical Transport

Timo Jama, MD
Consultant in Anesthesiology and Emergency Medicine
Special Competence in Prehospital Emergency Medicine
    and Diving & Hyperbaric Medicine
Medical Director of EMS
Paijat-Hame Social and Healthcare Group
Lahti, Finland
HEMS Physician, FinnHEMS 30
Tampere, Finland
President, Finnish Society of Diving and Hyperbaric
    Medicine
Board Member, Finnish Resuscitation Council
Ch 80. Air Medical Transport in Finland

Michael A. Jasumback, MD, FACEP
Medical Director
PHI Air Medical California
Redding, California
Ch 51. Sepsis in Air Medical Transport
Ch 65. General Aviation

Tiffany Kniepkamp, MD
Chief Flight Physician
University of Chicago Aeromedical Network (UCAN)
Resident Physician, Emergency Medicine Residency
University of Chicago Medicine
Chicago, Illinois
*32. Training Resident Physicians for Air Medical
    Transport*

**Fraser John Dawson Lamond, MD, Bsc (Hons),
    Mbbch (Rand), ACEM**
Specialist in Emergency Medicine, South Africa
Program Director, Air Rescue Africa
Johannesburg, South Africa
Ch 86. Air Medical Transport in South Africa

Mario Landriscina, MD
Anesthesiology and Intensive Care
Azienda Ospedaliera Sant'Anna
Dipartimento Emergenza, Rianimazione E Anesthesia
Head of Emergency Department
Director of HEMS
Como, Italy
Ch 82. Air Medical Transport in Italy

Nadine Levick, MD, MPH, FACEM, FRACGP
Director, EMS Safety Foundation
New York, New York
Ch 64. Ground Ambulance Transport Safety

Malcolm Bruce Lindsay, MD, MA
Emergency Physician
Madison, Wisconsin
*43. Trauma Management: Issues for the Air Medical
    Crew*

Lindsey Little Lohrenz, BSN, RNC-OB
High Risk OB Nurse
Women's Care Center, University of Colorado
Aurora, Colorado
Ch 42. Maternal Air Medical Transport

Hon-Ping Ma, MD, MSc
Consulting Doctor
National Aeromedical Approval Center (NACC)
Ministry of Health and Welfare,
Executive Yuan, Taiwan
Instructor, Department of Emergency Medicine
College of Medicine
Chief, Department of Emergency Medicine
Shuang Ho Hospital
Taipei Medical University
Taipei, Taiwan
Ch 89. Air Medical Transport in Taiwan

Edward A. MacDonald
BBA. Commercial Pilot – Instrument
EMS Pilot
Air Methods Corporation
San Antonio Air Life, San Antonio, Texas
President, NEMSPA, 1997-1998
Chairman, Air Medical Safety Advisory Council, 2008-
    2009
Co-Chair, AAMS Safety Committee, 2000-2009
*Ch 72. The Risks of Competition and Pressure in
    EMS Aviation*

Russell D. MacDonald, MD, MPH, FCFP, FRCPC
Medical Director and Chair, Quality Care Committee
Ornge; Mississauga, Ontario, Canada
Associate Professor, Division of Emergency Medicine
Department of Medicine
University of Toronto
Toronto, Ontario, Canada
AAMS, Board of Directors
MedEvac Foundation International, Board of Directors,
The Center for Medical Transport Research, Ohio State
    University, Board of Directors,
Associate Editor
Ch 79. Air Medical Transport Systems in Canada

Randy Mains, ATP (helicopters) CRMI, BA, EMT-P
Instrument Flight Instructor, Airline Transport Pilot Flight Examiner
Chief CRM/AMRM Safety Instructor Oregon Aero
Scappoose, Oregon
Former Head, Training Department of the Royal Oman Police Air Wing
Major, CRM Assessor in Oman
Flight Examiner, CRM Assessor Abu Dhabi Aviation
Flight Simulator Instructor/Flight Examiner, Level–D Bell 412 Flight Simulator
Certified Crew Resource Management Instructor/Facilitator
Brentwood Bay, British Columbia, Canada
Ch 70. Air Medical Resource Management – A Potential Life Saver

Greg Allen Maitlen, ATP AME/RH, CFII ASE/AME/RH
Sales Manager, Bell Helicopter
Aurora, Colorado
Ch 68. Aircraft Capabilities for Medical Transport

P.S. Martin, MD, FACEP
Director, Division of Prehospital Medicine
Medical Director, Life Flight
Allegheny Health Network
Associate Professor Adjunct, Emergency Medicine
Temple University School of Medicine
Allegheny General Hospital Clinical Campus
Pittsburgh, Pennsylvania
AMPA, Board of Trustees, 2006-2014
AMPA, Secretary-Treasurer, 2006-2008
AMPA, President, 2010-2012
Associate Editor
Ch 48. Transport Considerations for Mechanical Circulatory Support Devices

Scott Ellis McIntosh, MD, MPH
University of Utah AirMed
Associate Professor, Division of Emergency Medicine
University of Utah Health Care
Salt Lake City, Utah
Ch 36. Survival for Air Medical Transport Crews

Wesley A. McKamie, BS CardioRespiratory Care/CCP
Assistant Director, Cardiovascular OR
ACH Angel One
Little Rock, Arkansas
Ch 49. Extra-corporeal Membrane Oxygenation Interhospital Transport

Torri D. Metz, MD
Perinatologist, Denver Health Medical Center
Assistant Professor, Department of Obstetrics and Gynecology
Division of Maternal-Fetal Medicine
University of Colorado Denver
Aurora, Colorado
Ch 42. Maternal Air Medical Transport

Anne Marie Morse, BBA-MIS, AAS-CIS (Hons), EMT
Project Specialist
University of Arkansas for Medical Sciences
Little Rock, Arkansas
NAACS Education Committee Chair, 1998-2004
Ch 56. Communications
Ch 92. Glossary of Terms, Abbreviations and Definitions

Michele Moss, MD, FCCM, FAAP
Co-Medical Director, Angel One
Arkansas Children's Hospital
Professor and Vice Chair
Department of Critical Care and Cardiology
Department of Pediatrics
University of Arkansas for Medical Sciences
Little Rock, Arkansas
AMPA Founding Member
AMPA, Board of Trustees Member-at-Large, 1995-2002
AAP, Chair, Section on Transport Medicine, 2012-2014
Ch 49. Extra-corporeal Membrane Oxygenation Interhospital Transport

Daniel C. Muller
Helicopter Pilot
EMS Air Services of New York
Canandaigua, New York
Ch 35. Stress, Substance Abuse and Addictive Disorders in Air Medical Flight Crews

Chadd E. Nesbit, MD, PhD, FACEP
Attending Physician, Allegheny General Hospital
Associate Medical Director, Life Flight, Allegheny General Hospital
Assistant Professor of Emergency Medicine, Adjunct
Department of Emergency Medicine
Temple University
Philadelphia, Pennsylvania
Ch 17. Qualifications, Interviewing, and Hiring of Air Medical Personnel

Masahito Okada, MD
West Shizuoka Doctor-Heli Program
Seirei Mikatahara General Hospital
Intensive Emergency Care Department
Past Vice President, Seirei Mikatahara General Hospital
Hamamatsu, Shizuoka, Japan
Ch 83. Air Medical Transport in Japan

Richard Andrew Orr, MD, FAAP, FCCM
Attending Physician, Cardiac Intensive Care
Children's Hospital of Pittsburgh
Professor, Critical Care Medicine and Pediatrics
Department of Critical Care Medicine
University of Pittsburgh School of Medicine
Pittsburgh, Pennsylvania
AMPA Founding Member
AMPA, Board of Trustees, Member-at-Large, 1995-
Vice Chair, CAMTS, 1991 – present
Ch 40. The Air Medical Transfer Process of the Critically Ill or Injured Pediatric Patient

John Pakiela, DO, FACEP, CMTE
Associate Medical Director, MedFlight of Ohio
Columbus, Ohio
Associate Professor of Emergency Medicine
Akron General Medical Center
Akron, Ohio
AMPA, Board of Trustees Member-at-Large, 2006-2010
State of Ohio Emergency Medical Services Board, 2006-
  2012
Ch 1. History of Air Medical Transport

Judith Pal
Director of Operations, FBI-LEEDA
Malvern, Pennsylvania
President, National Information Officers Association,
  2008-2009
*Ch 28. Media Relations 101: Managing Your
  Message*

Lance C. Peeples, MS, EMT-P, FP-C
Flight Paramedic
St. Louis Children's Hospital Critical Care Transport
St. Louis, Missouri
*Ch 7. Considerations in Air and Ground Vehicle
  Selection for Patient Transport*

Debra G. Perina, MD
Prehospital Division Director, Pegasus Critical Care
  Transport
Professor, Emergency Medicine
University of Virginia
Charlottesville, Virginia
ACEP, Board Member
ABEM, President, 2009-2010
Ch 8. Air Medical Transport in Rural Areas

Patricia K. Petersen
Executive Director, 1992-present
Air Medical Physician Association (AMPA)
Salt Lake City, Utah
Associate Editor

Alberto Giuseppe Guido Piacentini, MD
Anesthesiology and Intensive Care
HEMS Flight Physician
Areu Lombardia-Az, Ospedaliera Sant'Anna
U.O. Anestesia E Rianimazione II – S.S.U.Em.
118-Elisoccorso
Como, Italy
Ch 82. Air Medical Transport in Italy

Gregory Poirier, RN, CCRN, EMT-P
Flight Nurse, Air Evac Lifeteam
Claremore, Oklahoma
*Ch 39. Considerations in Air Medical Transport of
  the Critically Ill Patient*

James M. Reilly, LCDR, Nurse Corps, USN
Naval Flight Nurse
Lieutenant Commander, United States Navy
USS Makin Island (LDH 8)
San Diego, California
Ch 76. Department of the Navy Medical Transport

Johannes Hermann Ludovicus Rennings, MD
Eurocross Assistance
Leiden, The Netherlands
Ch 84. Air Medical Transport in The Netherlands

Matthew J. Rigsby, MS
Aviation Safety Management
Air Safety Investigator
Federal Aviation Administration
Office of Accident Investigation and Prevention AVP-100
Fort Worth, Texas
Ch 66. The FAA and Air Medical Transport

**Winnie E. Romeril, MA, BA, FP-C, CCEMT-P,
  NREMT-P**
Flight Paramedic, Mercy Flight Central
Canandaigua, New York
*Ch 35. Stress, Substance Abuse and Addictive
  Disorders in Air Medical Flight Crews*

**Duane Rorie, BSN, RN, CEN, CPEN, CCRN,
  CFRN, CMTE, NREMT-P**
Chief Flight Nurse
Air Link, Medical Center of the Rockies, University of
  Colorado Health
Loveland, Colorado
*Ch 18. Quality Management, Process Improvement
  and Patient Safety for Transport Programs*

Sangeeta Sakaria, MD, MPH, MST
Flight Physician, University of Chicago Aeromedical
  Network (UCAN)
International Transport Resident Director
Resident Physician
Emergency Medicine Residency
University of Chicago Medicine
Chicago, Illinois
*Ch 32. Training Resident Physicians for Air Medical
  Transport*

Guillermo J. Salazar, MD, MPH
Regional Flight Surgeon
Federal Aviation Administration, Southwest Region
Fort Worth, Texas
Ch 66. The FAA and Air Medical Transport

Kevin L. Savidge, AS, NREMT-P, FP-C, CCP-C
Flight Paramedic, Mid-Atlantic MedEvac
Hahnemann University Hospital
Philadelphia, Pennsylvania
IAFCCP Board of Directors, Military Liaison/Adviser,
  2001-present
Ch 75. United States Air Force Medical Transport

Michael John Schurr, MD
Professor of Surgery
Mission Health Trauma Services
Program Committee of the Wound Healing Society and
  American Burn Association
Asheville, North Carolina
*Ch 45. Evaluation, Treatment and Transfer of the
  Severely Burned Patient*

Eric R. Swanson, MD, FACEP
Medical Director, University of Utah AirMed
Professor of Surgery, Division of Emergency Medicine
University of Utah
Salt Lake City, Utah
AMPA, Board of Trustees Member-at-Large, 2003-2007
Co-Editor, *Air Medical Journal*
Ch 38. Airway Management in the Transport Environment

Frank Thomas, MD, MBA
Adjunct Professor
Executive Education, David Eccles School of Business
University of Utah
Salt Lake City, Utah
AAMS, President, 1988-1990
AMPA Founding Member
AMPA, President, 1992-1994
Ch 60. Medical Helicopters in Wilderness Search and Rescue

Stephen H. Thomas, MD, MPH
Chairman of Emergency Medicine
Hamad Medical Corporation
Chief of Emergency Department
Hamad General Hospital
Weill Cornell Medical College in Qatar
Doha, Qatar
Ch 39. Considerations in Air Medical Transport of the Critically Ill Patient

David P. Thomson, MS, MD, MPA, FACEP, CMTE
Medical Director, EastCare/Vidant Medical Transport
Clinical Professor, Department of Emergency Medicine
East Carolina University
Greenville, North Carolina
AAMS, Vice Chair
Chairman, MedEvac Foundation International
Past Board Member, CAMTS
Past NAEMSP Representative to the CAMTS Board
AMPA, Board of Trustees Member-at-Large, 1996-1998
Ch 2. Basics of EMS Systems and Air Medical Integration
Ch 22. Documentation and Documentation Systems

Peter Tilney, DO, EMT-P, FACEP
Medical Director QAPI
LifeFlight of Maine
Lewiston, Maine
Ch 52. Toxicology in the Transport Environment

Michael Stone Trautman, MD
Medical Director, Neonatal Transport
IU Health Lifeline
Clinical Professor of Pediatrics
Department of Pediatrics, Neonatal-Perinatal Medicine
Indiana University School of Medicine
Indianapolis, Indiana
Executive Committee of Section of Transport Medicine
American Academy of Pediatrics
Member, 2008-2012
Chairman, 2010-2012
Ch 41. Air Medical Transport of the Neonate

Denise Treadwell, MSN, CRNP, CFRN, CEN, CMTE
Executive Vice President and General Manager
AirMed International, LLC
Birmingham, Alabama
ASTNA, President, 2006-2007
Ch 19. Human Resource Considerations in Critical Care Transport
Ch 27. Air Medical and Critical Care Transport Business Models
Ch 63. Fixed Wing Safety in Air Medical Transport

Shin-Han Tsai, MD, PhD, FICS, FACEP
Executive Medical Director
National Aeromedical Approval Center (NAAC)
Ministry of Health and Welfare,
Executive Yuan, Taiwan
Dean, College of Public Health and Nutrition
Taipei Medical University
Professor and Director, Department of Emergency and Critical Care Medicine
Shuang Ho Hospital, Taipei Medical University
Taipei, Taiwan
Ch 89. Air Medical Transport in Taiwan

Arvind Venkat, MD, FACEP
Vice Chair for Research and Faculty Academic Affairs
Department of Emergency Medicine
West Penn Allegheny Health System
Allegheny Health Network
Ethics Consultant, Ethics Committee Chair
Allegheny General Hospital and Allegheny Health Network
Pittsburgh, Pennsylvania
Ch 4. Ethical Issues in Air Medical Transport

Maurizio Volonte', MD
Anesthesiology and Intensive Care
Aeromedical Director, HEMS Como
HEMS Flight Physician
Areu Lombardia-AZ. Ospedaliera Sant'Anna
U.O. Anestesia E Rianimazione II – S.S.U.Em.
118-Elisoccorso
Como, Italy
Ch 89. Air Medical Transport in Italy

Richard A. Walker, MD, FACEP, FAAEM
Associate Medical Director, LifeNet of the Heartland
Omaha, Norfolk and Fremont
Medical Director
Creighton University EMS Education
Professor, Section of Emergency Medicine
University of Nebraska Medical Center
Omaha, Nebraska
AMPA Founding Member
Ch 12. Qualifications and Training of the Air Medical Director
Ch 14. Development of Medical Policies and Procedures

参编人员名单

Leigh-Ann J. Webb, MD
Assistant Clinical Professor
New York Presbyterian, Columbia University Medical
  Center
Division of Emergency Medicine
New York, New York
*Ch 37. Transport Physiology: A Reference For Air
  Medical Physicians*

Howard A. Werman, MD, FACEP
Medical Director, MedFlight of Ohio
Professor, Department of Emergency Medicine
The Ohio State University, College of Medicine
Columbus, Ohio
*Ch 3. Indications for Air Medical Transport:
  Practical Applications*

**William G. White, Lieutenant Colonel, US Army
  Nurse Corps**
Trauma Clinical Instructor
Army Trauma Training Center
Miami, Florida
Director, Department of Trauma and Emergency
  Medicine
Tripler Army Medical Center
Director, Army En Route Critical Care Nurse Program,
  US Forces Afghanistan
*Ch 74. US Army Battlefield Evacuation from Civil
  War to Afghanistan*

Abigail R. Williams, RN, JD, MPH, MS
President, Abigail Williams & Associates, P.C.
Worcester, Massachusetts
*Ch 20. Legal Issues in Air and Ground Medical
  Transport*
*Ch 57. Response to Disaster and Multiple Casualty
  Incidents*

Jana C. Williams, RN, BSN, CMTE
Vice President, Strategic Operations and Partner
  Development
Med-Trans Corporation
Lewisville, Texas
President, National EMS Memorial Service
Board Member, Association of Professional Flight
  Chaplains
*Ch 7. Considerations in Air and Ground Vehicle
  Selection for Patient Transport*

Kenneth A. Williams, MD, FACEP
EMS Division Director and Medical Director, LifePACT
Rhode Island Hospital, Brown University
Associate Professor
Emergency Medicine
Alpert Medical School, Brown University
Providence, Rhode Island
AMPA, Board of Trustees, 1997-2004
AMPA, President, 2000-2002
Ch 33. Medical Simulation
*Ch 57. Response to Disaster and Multiple Casualty
  Incidents*

Brandon Darby Wix
Bachelor of Aviation Management, Auburn University
Airline Transport Pilot
AirMed International
Birmingham, Alabama
Ch 63. Fixed Wing Safety in Air Medical Transport

Bret J. Wood, DO, FACEP
Flight Surgeon, Emergency Physician
New York Air National Guard
Scotia, New York
Ch 75. United States Air Force Medical Transport

**Craig M. Yale, BS Business/Finance, EMT-P,
  CMTE**
CEO *HeliStar*
Vice President, Air Methods
Istanbul, Turkey
*Ch 25. Financial Concepts for the EMS
  Administrator*

Michael Yeh, MD
Resident Physician, Allegheny General Hospital
Departments of Emergency Medicine and Internal
  Medicine
Pittsburgh, Pennsylvania
*Ch 48. Transport Considerations for Mechanical
  Circulatory Support Devices*

Christine M. Zalar, BSN, MA
Partner, Fitch & Associates
Platte City, Missouri
ACCT, Board of Directors 2009-2014
MedEvac Foundation/Foundation for Air Medical
  Research and Education, Chair, Director 2002-2010
*Ch 26. The Purchasing Process: Procuring Aircraft
  and Aviation Services*

18

目录

第Ⅰ部分：一般信息

19

第 Ⅱ 部分:医疗指导

目　录

第Ⅲ部分:行政管理

目 录

目　录

第Ⅳ部分:培训和教育

目　录

第Ⅴ部分：临床

目　录

25

目 录

第Ⅵ部分：业务操作

第Ⅶ部分:航空与安全

目 录

目　录

第Ⅷ部分：美国军医转运

目 录

第IX部分：国际版

目　录

第 X 部分:附加信息

目　录

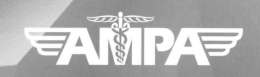

第 I 部分：
一般信息

I

1. 航空医学转运历史

Jack B. Davidoff，MD，EMT-P

John Pakiela，DO

引言

自从有了人类，各种导致人类生病、受伤或更严重情况的因素和力量就相伴存在。在能够通过学习而对患者和受伤者提供照料的个人出现之前，许多人甚至因微小的疾病或伤害而丧失性命。虽然日常生存迫使人类不得不与这些力量长期对抗，但没有哪种残酷的因素和力量带来的伤害能比得上战争期间伤员和患者的次数和严重程度。因此，我们的绝大多数知识、技术和操作程序都是在重大战争期间发展起来的，这也就不足为奇了。

在火药出现之前，战斗中的大部分伤害都来自钝器。再后来，人类制造出了利器，因此利剑、箭和长矛带来的伤害则更为常见。那些受伤的人大多数都是自己照顾自己，当然前提条件是他们有残余力气可以自我照顾。如果他们无法照顾自己，战争停止后会有护理人员冒险前往战场协助并照顾伤员。很多时候伤员还得为这种护理支付费用。随着火药的出现，战争中的伤害更加普遍、伤情也更加严重。

最初，枪支发射用铅制成的圆球，这种枪属于非步枪。战斗员仅在几码之外排成队相互射击。这种枪支的准确性相当差。如果战斗人员的躯干部位受到这种枪弹的袭击，则存活的机会非常渺茫，如果受伤部位在肢体，伤害也可能非常严重。随着技术的改进，步枪问世了，射击准确性大大提高，战斗员在较远距离受到伤害的可能性也大大增加。

随着时代的发展，武器技术也日益先进，从单轮武器发展为多轮武器，从半自动武器到自动武器，从简单的大炮到先进的重型火炮，再到计算机控制发射武器，甚至到当今的远程无人机。武器再不断发展，武器所致的伤害也在不断变化。护理提供者不得不改变他们自身的能力，以迎接新武器带来挑战，努力拯救生命和肢体。

随着机动车辆的出现，受伤更普遍、更严重。在战争时期学习到的大部分知识已在民众受伤处理环境中得到很好的利用。

有史以来，人类就梦想着能像鸟类一样在天空翱翔。人类试图实现这种理想的努力无疑又增加了对卫生保健提供者的需求，因为许多早期的飞行尝试都失败了，并导致迅速返回地面，由此造成的受伤屡见不鲜。在 19 世纪 80 年代初期，莱昂纳多·达芬奇设计出了一种被称为"螺旋桨"的装置（图 1-1），该装置就是现代直升机原理的始祖。莱昂纳多·达芬奇设计的这种装置旨在通过压缩空气以获得飞行，其测量直径超过 4.6m（15ft）；由芦苇、亚麻和电线制成。四名男子站在装置的底座上，并通过抽吸作用让装置的回旋叶轮旋转起来，以提升装置，让其离地。数年之后，达·芬奇又提出了一种人力驱动的"扑翼"装置（图 1-2 和图 1-3）。他提出的这种概念性飞行器从未被实际建造，其翼展超过 10m（33ft），机架由松木制成，表面覆盖生丝，以形成一层轻薄而坚固的膜。飞行员位于框架中央的一块板块上，面朝下。飞行员需要用脚踩踏与杆-滑轮系统相连接的曲柄，以便为机翼提供动力。还有一个用于额外能量输出的手柄和一个用于转向的头片。当飞行员手脚同时操作曲柄时，该机器的翼会翻动。

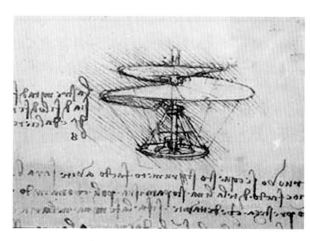

图 1-1　莱昂纳多·达芬奇设计"螺旋桨"装置[a]

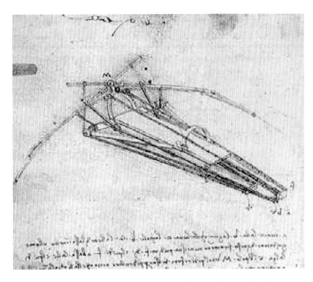

图 1-2　莱昂纳多·达芬奇设计的"扑翼"装置的中心框架[b]

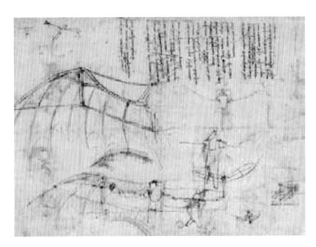

图 1-3　莱昂纳多·达芬奇的扑翼飞行器的翼[c]

早期的军事经验

　　1792 年，拿破仑波拿巴的首席外科医生多米尼克拉里男爵（Baron Dominique Jean Larrey）创建了一个包含 340 名男性的军团，该军团分为三个部门，各部门 113 人。每个部门配备有 12 辆轻型马车和 4 辆重型马车。这些马车是拉里对携带军队火炮的马车观察后设计成的。拉里以前曾注意到，法国的火炮可以迅速移动，以至于对方的军队无法追上。拉里认为对受伤的部队也可采取这种方式，而且拉里认为快速转运受伤士兵有助于鼓舞士气，使他们的作战效率更高。他称此类车辆为"轻便战时流动医院"或"快速流动医院"（图 1-4）。男爵 F. P. 珀西（Baron F. P. Percy）是另一位与拉里合作的

法国军事外科医生。珀西发明了第一辆担架，并且亲自训练士兵照顾伤员。男爵多米尼克拉里被后人尊称为"EMS 之父"。

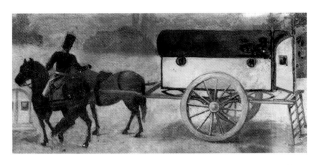

图 1-4　多米尼克拉里男爵的"轻便救护车"[d]

　　查尔斯凯特博士（Dr. Charles Kite）于 1788 年发表了一篇关于表象死亡（apparently dead）复苏的论文，他在其中写道："成功实现表象死亡复苏的最重要因素是至能够采取适当补救措施的时间长度"。尽管 200 多年前查尔斯凯特博士就认识到了这点，但很多地区仍然很难在短时间内为患者快速提供这些"补救措施。

　　早期统计数据表明了快速转运和照顾伤员和患者的重要性。在第一次世界大战期间，从受伤到得到照护的平均时间为 12~18 小时；受伤者的死亡率为 8.5%。虽然与更早期的战争相比已经取得了进步，但仍然不可接受。在朝鲜战争期间，通过直升机将 2 万多名受伤军人快速转运回国，死亡率降至 2.2%。在越南战争期间，"急速撤离行动"（Operation Dust-Off）通过直升机和训练有素的医务人员将近转运了 100 万名伤员，将受伤至护理的平均时间缩短了 65 分钟，死亡率降至 1%。这次的死亡率显著下降至少部分归因于直升机的应用。这在很大程度上为民用医疗开了先河。

　　在 1790 年之前，大多数受伤人员或患者都由自己和/或家人照顾。在 15 世纪，西班牙的伊莎贝拉女王提出了"战时流动医院"（ambulance）这一术语，即指用于护理伤员的野战医院和帐篷。

航空医学转运：早期

　　尽管许多人通过观看电视节目 MASH 已经对飞机在转运患者中的用途有所了解，但一些参考文献中将患者空运一直追溯到了普法战争（1870~1871 年），在那次战争中通过观测气球将 160 名左右受伤的法国士兵从巴黎包围中空运出来。但这

1. 航空医学转运历史

一点仍然存在争议,争议的另一方认为此次转运中没有受伤人员,只是一些试图逃离战争的人。当今大多数历史学家也认为当时未发生这种医疗空运。当时的人们未料到,后来的莱特兄弟改变了世界,当然也改变了航空医学转运历史。莱特兄弟于1903年12月17日完成了59秒的飞行。

随着第一次世界大战的开始,军方试图将飞机作为战时伤员转运护理工具。早在1915年,法国航空服务部队就从塞尔维亚撤出了部分士兵[1]。美国随后也开始为第一次世界大战做准备;在整个美国,有成千上万的新手飞行员在农村机场接受了培训。许多人在培训中受伤,需要转运到医院,而这些医院都远离培训场地,如果用救护车的话则需要花费数小时。

1918年,威廉·C·奥克尔(Captain William C. Ocker)对一架 IN-4"Jenny"进行改装,在其后座舱中安置了一个可容纳患者的半卧式担架。这是美国第一架有记录的军用空中救护机。八年前,两位美国军队医务官员乔治·格罗斯曼上尉(Captain George H. R. Grosman)和罗德斯中校(Lt. A. L. Rhodes)设计了一架转运患者的飞机。他们自费在佛罗里达州的巴兰卡斯堡试飞。遗憾的是,在第一次试飞时,这架飞机在10.5m(100ft)的高空仅飞行了152.4m(500ft)就发生了撞击。他们未能成功获得官方的支持。此后这一概念很快就被遗忘了。

1925年,美国陆军航空队成立。陆军航空队的使命是为受伤部队提供快速的医疗护理和转运。他们的飞机被恰如其使命般命名为"Ships of Mercy"。1926年,陆军航空队首次投入使用,空中转运伤员超过241km(150英里),即从尼加拉瓜飞往巴拿马的法国军队医院。

随着空运撤离不断发展,需要经过专门培训的人员在航空转运过程中提供护理。由于医生不够,因此准将大卫格兰特(Brigadier General David Grant)提议成立一个飞行护士队。1943年2月,第一班飞行护士从肯塔基州 Bowman Field 毕业。为期4周的课程涵盖飞行生理学、装载程序和生存技能。第二次世界大战期间,每月将近撤离10万名伤员。根据记录,在1945年的某一天中撤离了4704名伤员。

首次提供民用航空医学转运的是澳大利亚皇家航空医生服务部,他们于1928年首次执行任务,今天仍然为澳大利亚提供积极且必要的服务。

在20世纪30年代,可通过美国航空邮件(U.S. Air Mail)服务将一些患者从农村地区转运到城市医院进行护理。1936年,德国首先制造出了直升机。值得记住的是,直升机的制造原理是莱昂纳多·达芬奇在14世纪提出的,他当时亲自绘制了一架"扑翼"飞行器草图。1937年,伊戈尔西科斯基(Igor Sikorsky)成功驾驶他的 VS300(图1-5)。1942年,美国军队开始使用军用直升机。1950年8月4日,配备有两架外部担架的 Bell 47型飞机首次在韩国完成了超过2万人员的医疗后送(图1-6)。医院船 USS Consolation 甚至配备了直升机停机坪,以便可以直接将患者交给甲板上等待的外科医生。

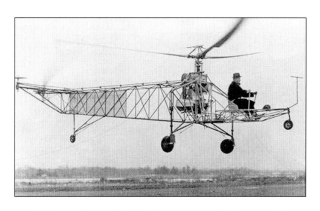

图1-5 伊戈尔西科斯基早期驾驶 VS-300

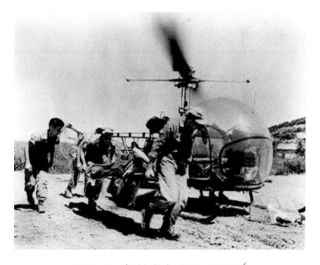

图1-6 朝鲜战争伤员空运图

随着直升机在韩国的使用日益普遍,人们意识到民用直升机也非常有用。1951年夏天,一名高空作业工人从脚手架上跌落到纽约市圣约翰大教堂的屋顶上,纽约市的警察航空队通过飞机将该伤者从事故现场紧急转运到附近一家公园,等待在该公园的救护车将该伤者迅速转运到附近的医院。尽管这次救援活动被大力宣传,但体现直升机真正用途的还是另一场战争。

在越南战争期间(图 1-7),"急速撤离行动" (Operation Dust-Off)将近撤离了 100 万名伤员。将该行动命名为"Dust-Off",就是因为直升机在地面附近作业时旋翼从地面上搅起大量尘土。许多伤员直接从战场被转运到较高层次的护理,许多人从受伤到护理之间的时间不足一小时。现在,直升机在急速护理方面的作用已非常显著[2,3]。

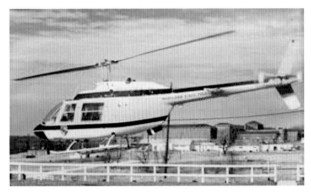

图 1-8 马里兰州警察的首架 Bell JetRanger. Circa,1970[h]

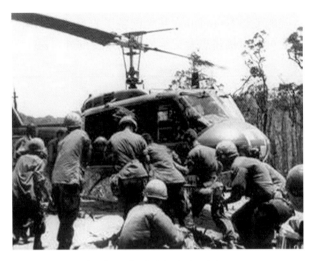

图 1-7 越南"急速撤离行动"(Operation Dust-Off)[g]

民用改装

1969 年,作为交通部一项实验的一部分,军用直升机被提供给民用机构转运患者。首先由得克萨斯州圣安东尼奥市的萨姆休斯敦堡发起了安全交通军队援助(MAST),后来美国许多其他军事基地也提供援助。在前 10 年中,MAST 协助空运了 16 000 多名患者[2,4,5]。

1969 年,首个医院赞助的民用航空医学服务项目启动。这是一项固定翼项目,基地在亚利桑那州凤凰城——撒玛利亚 Air Evac. 公司。马里兰州警察航空司令部于 1961 年创建时旨在提供空中执法支持和搜救,于 1970 年 3 月 19 日成为第一家使用直升机转运急重创伤患者的民事机构(图 1-8)。在此之前从来未在非军事环境中实施过这种工作。

1972 年,科罗拉多州丹佛圣安东尼医院成立了第一个基于医院的直升机项目(图 1-9)。在美国,该新兴行业的初期增长缓慢,但 20 世纪 70 年代后期稳步增长。到 20 世纪 80 年代末,共有 32 个项目,拥有 39 架专用医疗直升机。到 1985 年,此类

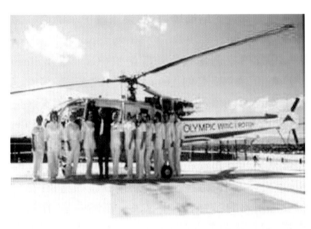

图 1-9 科罗拉多州丹佛圣安东尼医院的救生之旅(Flight for Life)项目;1972 年秋季,投入使用之前[i]。

项目数量和直升机数量都已经过百,到 1986 年年底,拥有的飞机超过 150 架。在接下来的 10 年中,该数字几乎翻倍增加。现在,经过三十多年的直升机飞行,美国的医疗直升机数量已经超过许多专家的预想。截至 2013 年 10 月,美国有的专用医疗直升机已经超过 800 架,由近 225 个服务机构运营,每年大约飞行 40 万小时。另外,美国还有 125 架两用直升机(公共和军用)也执行民用医疗任务[6]。在全世界范围内,大约 4500 架直升机每年完成的患者空运飞行时间大约为 200 万小时。

效率

最常问到的一个问题就是,航空医学服务项目提供的服务是否与高昂的费用相匹配。试图回答该问题的研究很少。1983 年,加利福尼亚大学的一项研究显示,与地面转运服务相比,空中转运使得

创伤患者的预测死亡率降低了 52%。这项研究还显示从受伤至到达创伤中心的平均时间分别为 58 分钟(空中转运)和 35 分钟(地面转运)。这一发现表明,是航空医学服务提供的护理(而不是转运速度)改善了结果。2001 年在明尼苏达州罗契斯特市梅奥诊所实施的一项研究重点探讨直升机与地面救护车转运心脏病患者的结果。该研究结果表明,与地面救护车转运相比,直升机转运不仅转运速度更快、干预前间隔时间更短,而且在医院停留的平均时间也少于 2 天。一些研究对航空医学转运的有效性提出了质疑,当然还有许多研究人员公开反对航空医学转运的成本和效益。总体而言,该行业仍然缺乏结局研究,目前航空医学行业各机构的领导人正在解决这一个问题[4,7,8,9]。罗切斯特大学借助国家创伤登记处实施了一项研究。该研究调查了 74 779 名创伤患者,其中 20% 采用了航空医学转运,其余都采用了地面转运。与地面转运相比,采用直升机转运的患者入住重症监护病房的比率较高(54% vs. 29%; OR, 2.86; 95% CI, 2.75 ~ 2.96),转运时间较短(61 ± 55 分钟 vs. 98 ± 71 分钟; $p < 0.01$),总体院前时间也更短(135 ± 86 分钟 vs. 202 ± 132 分钟; $p < 0.01$)。在 ISS ≤ 15 患者中,直升机转运不是整体生存率的一项预测指标,但在 ISS > 15 的患者中直升机转运确实是一项生存预测指标(OR, 1.09; 95% CI, 1.02 ~ 1.17; $p = 0.01$)[10]。

马里兰大学的研究人员对符合标准的 223 475 名成年患者进行了研究:161 566 名地面转运的患者,61 909 名直升机转运的患者。总体上,7813(12.6%)名接受直升机急救医疗服务的患者死亡,17 775(11%)名接受地面急救医疗服务的患者死亡。这些原始数据表现出了显著差异,但 Galvagno 博士表示,当将统计模型应用于数据,并将可能导致对数据的误解的所谓"混杂"因素考虑在内时,直升机转运的概率得到改善。这些因素包括损伤严重程度、年龄、生命体征、损伤类型、性别和创伤中心的分布。研究人员还开发了一些统计模型以说明国家创伤数据库中的缺失数据,包括旅途时间和距创伤中心的距离,以及可能影响生存的关键信息。

Galvagno 博士和他的研究小组得出的结论是,对于转运到 I 级创伤中心的 156 511 名患者,直升机转运与生存率提高了 16% 相关。这个百分比意味着要挽救一个生命必须转运 65 名患者。对于 64 964 名被转运至二级创伤中心的患者,其生存优势为 15%,这意味着要挽救一条生命必须转运 69 名患者[11]。

航空医学协会

随着该行业的发展,提供的服务数量和所涉及的人数也不断增加,因此成立了数个相关组织机构,以满足该行业众多专业人士的需求。虽然本书其他部分详细总结了以下协会以及空中和地面医疗转运领域的其他机构,但此处还是对几个关键机构做了简介:

- 航空医学服务协会(AAMS),该协会在该行业发挥着贸易组织的作用。该协会成立于 1980 年 12 月,大约有 50 名成员,当时的名称为美国医院,即紧急航空医学服务协会或"ASHBEAMS"。其第一次会议于 1981 年在加利福尼亚州圣迭戈召开,当时有 100 名出席者。2013 年在弗吉尼亚州弗吉尼亚海滩召开的航空医学转运会议的出席者超过 2300 名,包括 140 节教育讲习会。
- 空中和地面转运护士协会(ASTNA),成立于 1980 年,当时的名称为美国国家飞行护士协会(NFNA),目前大约拥有 1600 名会员。该协会目前是事故和事故报告 CONCERN Network 的运营单位。
- 航空医师学会(AMPA),成立于 1992 年,医学博士 Frank Thomas 担任该组织的第一任主席。该协会的使命一直是加强医生在航空医学和急救护理转运中的作用。该组织有 400 多名成员,这些成员来自不同国家。
- 美国国家航空医学通信专家协会(NAACS),成立于 1989 年,其使命是通过教育、标准化和认可提供国家级航空医学通信专家。
- 美国 EMS 飞行员协会(NEMSPA),致力于为紧急医疗服务领域的飞行员提供服务,并从整体上改善航空医学行业。
- 国际飞行与重症护理护理人员协会(IAFCCP),成立于 1986 年,当时的名称为国家飞行医学协会。该协会是美国最大的独立医疗协会。该协会旨在促进航空医学和急救护理转运领域的安全、信誉和能力。

除了上述协会以及专注于航空医学和急救护理转运的其他组织之外,还有几个医师团队也增加了一些专注于转运和护理领域的章节。

美国急诊医师学会(ACEP)、美国儿科学会和美国 EMS 医师协会都设立了专门促进航空医学转运效率和安全的委员会。

航空医学服务认证委员会（CAAMS）后来更名为医疗转运系统认证委员会（CAMTS）。CAMTS 是一家非盈利性联合组织，由 21 个成员组织构成（截至 2014 年 3 月）[12]，其宗旨是自愿评估认证标准（认证标准旨在衡量是否有能力在安全转运环境中提供高品质患者护理）的依从性。

遗憾的是，一些"救护飞机"服务与 CAMTS 认证的或符合 CAMTS 标准的项目之间仍然没有任何共同之处或共同之处非常少。用于医疗转运的一些飞机除了患者转运之外可能还有一个主要任务。当有飞行申请时，这些飞机能够以最精简的设备和夜间活动组员快速完成装配。其他项目可能有专用飞机，但其医疗管理、实践标准、教育、质量保证、医师参与或安全计划可能都有限，这可能会对护理质量以及患者和工作人员的安全产生不利影响[13]。

截至 2014 年 2 月，CAMTS 已经认证了 160 多家服务，而且随着该行业目标的不断提升以及追求卓越和患者安全的持续改进，该数字无疑将继续增加。

总结

民航航空医学转运始于军队早期积累的经验和成功。在战争期间，战斗伤员的数量和受伤程度要求迅速将他们转运到医疗机构。在 20 世纪 70 年代，美国国内类似的需求也与日俱增，以便将急重病症或受伤的平民从远距离或从偏远地区快速转运到医疗机构。50 多年后的今天，美国拥有 700 多架直升机和无数飞机，用来实现拯救生命的使命；在全世界范围内提供航空医学飞行的飞机总共超过 4500 架。作为一个"共同体"，航空医学转运专业人士和协会致力于高质量的患者护理、合理的资源利用和安全的转运环境。随着更多支持这一使命和循证实践的研究和数据的出现，本行业的各个领域也将会不断发展、改进。

参考文献

1. Blumen IJ, Rodenberg H, Thomas SH. Air medical transport. In: Marx JA ed, Rosen's Emergency Medicine: Concepts And Clinical Practice, 7th Edition, 2010. Elsevier, Philadelphia, PA,
2. Boyd K. Helicopters and hospitals. *JEMS* 1990;5(9):26-32.
3. Neel SH. Army aero medical evacuation procedures in Vietnam. Implications for rural America. *JAMA* 1968; 204:99-103.
4. Baxt WG. The Impact of a rotorcraft aero medical emergency care service on trauma mortality. *JAMA* 1983;249:3047-3051.
5. Meir DR, Samper ER. Evolution of civil aeromedical helicopter aviation. *South Med J.* 1989;82:885-891.
6. Blumen IJ. A tale of two rotors: An update on HEMS accidents individual risk and risk management. Presentation, October 2013, Air Medical Transport Conference. Virginia Beach, Virginia.
7. Gabram SG, Jacobs LM. The impact of emergency medical helicopters on pre-hospital care. *Emerg Med Cln NA.* 1990;8:85-102
8. Urdaneta LF, Miller BK, Ringenberg BJ, et al. Role of the emergency helicopter transport service in rural trauma. *Arch Surg* 1987;122:992-996.
9. Varon J, Fromm RE, Marik P. Hearts in the air: the role of aeromedical transport. *Chest.* [editorial]. Nov. 2003: 124:1636-1637.
10. Brown JB, Stassen NA, Bankey PE, Sangosanya AT, Cheng JD, Gestring ML. Mechanism of injury and special consideration criteria still matter: an evaluation of the National Trauma Triage Protocol. *Journal of Trauma.* 2011 Jan; 70(1):38-44;
11. Galvagno SM, Haut ER, Zafar SN, Millin MC, Efron DT, Koenig, Jr. et al. Association between helicopter vs. ground emergency medical services and survival for adults with major trauma. *JAMA.* 2012;307(15):1602-1610.
12. CAMTS Board Members / Member Organizations. Commission on Accreditation of Medical Transport Systems. Anderson, SC. http://www.camts.org/Member-Organizations.html.Anderson, SC, Accessed August 21, 2014.
13. Stansbury D. Turbulent times persist for air medical transport. *JEMS.* 1996;21(10):50-57.

图片目录

推荐阅读

1. Bledsoe BE. EMS Mythology Part 8. *The Journal of Emergency Care, Rescue and Transportation.* 2003;32(8):88-90.

2. Fromm R. Issues in critical care transport. *Problems Critical Care.* 1989; 3:439-446.

3. Bruhn, et al. True costs of air medical vs. ground ambulance systems. *Air Medical Journal.* 12(8):262-8. August 1993.

4. Bledsoe BE, Benner RW. *Critical Care Paramedic,* 6th ed. Upper Saddle River, New Jersey: Prentice Hall; 2006.

2. 急救医疗服务体系的基础及其与航空医学服务的一体化

David P. Thomson, MS, MD, MPA

Christopher J. Fullagar, MD, EMT-P

Daniel G. Hankins, MD

引言

地面急救医疗服务体系正如它的表亲航空医学一样,原本用于满足军方需求。拿破仑的军医长多米尼克·让·拉雷(Jean-Dominique Larrey)组建了救护飞行军,直接从战场上转移伤病,而不再等到战争结束后。美国内战期间,约书亚·莱特曼(Joshua Letterman)、约瑟夫·巴恩斯(Joseph Barnes)及其在美国军方的同行培训战地医护兵如何在战场上施救伤员,这些医护兵成为今天急救员(EMT)的先驱者。在已有军事经验的基础上,辛辛那提、纽约、巴黎和伦敦等地成立了救护车服务机构。许多服务机构由市政医院的住院医师组成。一战后,一些团体成立了由志愿者组成的救护服务机构。

二战中对医师的需求增加,志愿者救助服务机构和殡仪馆很大程度上满足了救护需求。战争结束时,毕业后医学教育结构彻底改观。住院医师不再关注和参与救护,而且医院也不再关注此类服务。从 20 世纪 50 年代至 60 年代以来,多数急救医疗转运由志愿者救护机构、消防公司和殡仪馆提供。

急救医疗服务的基础

背景

1966 年美国科学院国家研究委员会发布了一份题为《意外死亡与残疾:被现代社会忽视的疾病》的报告,其中描述了美国急救救护体系的失败。这有力地促进了当前美国急救医疗服务(EMS)体系的产生,为后来的急救员计划课程奠定了基础。其他方面的进展,例如心肺复苏和除颤器的产生,也汇入此次运动的潮流中。

20 世纪 60 年代早期开始,救护车从转运工具变为治疗场所,该变化最早出现在布拉格和莫斯科,随后出现在贝尔法斯特。Frank Pantridge 医师是北爱尔兰移动心脏救护车的先驱。通过这些服务将医师的高级医疗服务送至患者身边。美国医疗服务的结构不鼓励使用医师,但是一些地区使用辅助人员,构成高度复杂的体系。

截至 20 世纪 70 年代,多家组织,包括美国外科医师学会和美国骨科医师学会开始向美国政府施加影响,要求提供经费。电视节目《紧急救护!》中展示了洛杉矶郡的一对辅助医务人员,该节目的高收视率使政府进一步感受到压力。辅助医务人员 John Gage 与 Roy DeSoto 在现场开始治疗和干预,这些工作以往在送达医院后由医师进行。《紧急救护!》中出现了许多我们首次看到的现代急救医疗服务体系可以提供的服务。1973 年美国国会通过了急救医疗服务体系法案,政府为该体系的构建提供经费支持。该法案之所以在参议院获得一致通过,直接归功于《紧急救护!》对公众的影响。

今天,急救医疗服务中仍旧继承了早期体系中的诸多属性。许多急救医疗服务体系基于消防服务,或为起源于殡仪馆服务的私人服务。这些美国志愿者服务的团体目前陆续被有偿服务或者有偿/志愿者服务相结合所替代。该变化的原因包括经济上人们都不愿意付出无报酬劳动,还包括维持现代水准的培训和竞争力的需求。在许多其他国家,医师在辅助医务人员或护士的协助下为患者提供院前医疗服务。

急救员

急救医疗服务提供方最初将"急救员-救护车"命名为 EMTA。最初该课程长达 80 小时左右,为救护人员提供基础急救医疗培训。培训课程以 CPR、骨折和脊柱固定、吸氧和控制伤口出血为主。随后制订的医务辅助人员(EMT-P)课程从 1000~2000

小时不等。这些课程以 EMT-A 课程为基础,在气管插管、静脉通路、心律辨认、除颤和给药方面对医疗服务提供方进行培训。许多州创立了中级急救医疗提供方课程,整合了全面辅助医务课程的各个部分。

20 世纪 80 年代晚期和 90 年代早期自动除颤仪的发明推动了 EMTD(除颤仪)计划的产生。这些计划为通过附加课程培训 EMT-A 使用自动除颤仪。

20 世纪 80 年代晚期,美国国家公路交通安全管理局(NHTSA)开始改进整个急救员课程。这些课程包括 EMTB(基础)、EMTI(中级)和 EMTP(辅助医务人员)。

该课程的三个培训等级都由美国联邦政府制订。然而,每个州可以根据自己的管辖权确定可以实践的急救员等级。在许多地方,基础急救员计划中增加了自动除颤培训,一些高级辅助气道,甚至给予特定药物,例如肾上腺素自助注射器、阿司匹林及舌下硝化甘油。

2009 年美国国家公路交通安全管理局对所有课程进行了调整。这次不再制订各个等级的课程,而是将精力转向制订培训的最低标准,本地教育工作者可以扩展或改进该标准,从而满足本地需求。此外,培训等级改为急救员、AEMT(高级急救员)和辅助医务人员。目前的急救员标准中纳入了多数既往可选的急救员培训,包括使用自动体外除颤仪(AED)、给予上述药物以及吸入支气管扩张剂。高级急救员增加了知识的深度与宽度,包括给予肌内和静脉药物、手动除颤/心电图监测以及高级气道管理。还扩展了医务辅助等级标准,尤其是病理生理领域,使用二氧化碳图和 12 导联心电图监测。

美国各州仍旧可以制订各种程度的"中级"课程,而且在全国范围内,这些中级急救员的实践范围可能变异巨大。其他国家地面急救医疗服务体系部门的人员配置体系通常类似,虽然许多部门用医师替代医务辅助人员。航空医学计划的医学负责人应熟悉其计划服务区域部门的能力。

其他提供方

许多地区设有优先急救程序。这些优先急救程序基本上主要用于非急救员响应人,包括执法机构和消防人员,这些人会在高级救助到达前找到受害者。今天多数第一响应人按照 NHTSA 定义的急救医疗急救员(EMR)标准接受培训,急救医疗响应人既往被称为持证响应人(CFR)。该等级包括多

个急救员水平的技能,包括自动除颤,需要在患者被送达转运机构前稳定伤员病情,或者辅助急救员或高级提供方。

多年以来,调度包括简单探明受害人的位置,并从最近的站点派出救护车。急救医疗调度员(EMD)计划的制订使该功能发生巨变。这些工作人员不仅接受呼叫和调度救护车方面的培训,还能掌握医疗信息,并协助呼叫人帮助受害人,直至救援人员到达。调度员获取的信息有助于确定需要调派的医疗需求等级(在分层体系中),是否需求专业护理或设备(例如肥胖患者专用设备或医师响应)以及急救的优先级(指引急救模式,例如使用警灯和警笛)。

在客车中车载信息系统越来越普及,例如通用汽车公司的 OnStar、丰田汽车的 Safety Connect 以及宝马公司的 Assist,在许多卡车车队中也搭载了类似的信息系统。这些系统不仅为司机指引方向和提供语音协助,当汽车发生车祸时还能自动拨打调度中心电话。许多汽车能够传输车祸严重程度信息,虽然许多公共安全响应点(PSAP)不能解读这些数据。随着这些系统的日臻完善与普及,这些系统最终可以作为航空医学主动启动体系的一部分。

在部分地区,执法部门的特别行动队附带急救员功能,例如 SWAT(特种武器与战术)或 ERT(紧急响应小组)。TEMS(战术急救医疗支援)的产生使该特别行动小组具备更加复杂和正式的医学要素。医师、辅助医务人员和基础急救员在经过专业培训后组成了急救医疗服务单元,经过准备和装备后能够在不利环境下提供救护。这些提供方在执法部门与急救医疗服务团体之间架起桥梁。

急救员计划在荒野条件下的特殊技能方面对急救员进行培训,这些特殊技能可用于在常见的边远地区对患者进行救护。这些提供方为搜救团队和探险提供医疗功能。这些人员具备在困难和危险地点对患者进行救护和解救所需的专业技能。救援人员必须做好被救援人员可能耽搁较长时间方可得到确切性治疗的准备,可能是几个小时甚至几天。

急救医疗服务体系的每个要素都影响最终向患者提供的救护。航空医学服务的医疗负责人务必熟悉其所在部门服务的区域现有的体系类型。通常特定的航空医学服务覆盖多个不同的单个体系,每个都具有独特的结构与功能。服务与体系的一体化确保能够为需要医疗服务的患者无缝提供

急救救护。

典型的急救医疗服务体系

虽然没有"标准"急救医疗服务体系，但是有多个常见的模型。典型模型是在救助站提供服务。该机构可以是消防队或作为独立的"第三方服务"存在，独立于其他传统的急救服务机构、警方和消防。在志愿者服务模型中，这些计划通常用于郊区和农村，但是也可能见于较大的城市。

一些郊区体系不适用固定救助站，而是采用战略上确定的地理位置，通常称之为"指路碑"。可以尝试基于诸如呼叫日的时间或者救援机构的呼叫史，使用模型预测最可能呼叫的区域时。例如在商务区，典型工作时间可能更加忙碌，在此期间拨打急救医疗服务的电话更多。使用郊区环境的指路碑能够使单元扩散的区域比单个站点更大。

由于急救员有各种等级的培训，因此并非所有系统在同一水平下运行。在一些地区，救护服务提供机构只有一个等级，提供基础生命支持（BLS）急救员或高级生命支持（ALS）高级急救员或辅助医务人员。一些郊区体系使用分层模型，设有基础生命支持和高级生命支持组成的单元。根据呼叫的性质，调派基础生命支持或高级生命支持救护车。一些系统使用混合体系，其中救护车全部由基础生命支持配备，当需要辅助医务或高级急救员时提供高级生命支持救护，这些人员在"空中飞车"中单独进行救护。这些模型都具有自己的优势和劣势。同样，航空医学提供方和医疗负责人应熟悉该区域的服务类型以及允许提供的救助类型。

急救医疗服务倡议

儿童急救医疗服务（急救医疗服务）是一项联邦计划，始于 1984 年，旨在改善急救医疗服务体系对儿童的救护。在急救医疗服务患者群中儿童虽然仅占一小部分，但是很重要。儿童的需求通常被忽视，因为急救医疗服务教育工作者和体系重点关注数量更多的成人问题。美国母婴卫生办公署与美国国家公路交通安全管理局管理的儿童急救医疗服务提供资金和指南，用于改善急救医疗服务提供方的儿童教育和护理。儿童急救医疗服务声称已经在全国范围内建立伙伴关系，从而在美国各州宣传联邦儿童急救医疗服务计划的使命。

急救医疗服务未来日程最初发表于 1996 年，由美国国家公路交通安全管理局、美国卫生资源和服务管理局及母婴卫生办公署共同颁布。该文件整合了 500 多个对急救医疗服务关注的小组提出的意见。确认了急救医疗服务在美国未来医疗卫生中的重要性。日程中确认了急救医疗服务继续服务于公众所需解决的 14 个领域。这些领域包括：

1. 卫生服务一体化
2. 研究
3. 法律法规
4. 体系财务
5. 人力资源
6. 医学指导
7. 教育
8. 公众教育
9. 预防
10. 公共接入
11. 通讯
12. 临床治疗
13. 信息系统
14. 评估

急救医疗服务的未来日程中后续有一份执行指南。后续出版物包括急救医疗服务未来研究日程和急救医疗服务未来教育日程，二者皆聚焦急救医疗服务中的特殊关注领域。

航空医学服务与本地急救医疗服务体系的一体化

航空医学服务应试图在其服务领域内与所有急救服务机构建立并维持良好的职业关系：执法部门、消防及急救医疗服务。根据急救医疗服务体系的情况，任何响应人都被赋有请求直升机进行现场急救的权利，无论其接受的培训等级如何。调派直升机前往急救救援现场需要占用大量资源。因此航空医学计划通常按照适当的检伤分类标准提供地面急救，还对降落区域进行定位和标记，并确保降落区域的安全。地面提供方还必须知晓协助航空转运患者的准备工作以及如何安全地接近直升机飞机并协助机组人员搭载患者。

航空医学计划必须按照任何州和本地指南，积极主动地制订检伤分类标准，并为本地急救医疗服务机构提供培训计划。该培训的性质因地区和体系而言。其中比较有效的方法是飞行团队成员在一家急救医疗服务培训中心进行教学展示，并演示飞机着陆。在演示期间可以让受训人员实践设定着陆区域,近距离自由参观飞机,在不受实际现场救援中的噪音影响的情况下与飞行员和机组人员对话。其次,在飞行计划的活动基地定期提供安全性培训。可以为完成课程的人员颁发夹克贴画、头盔贴画或其他方式的认可。机组成员通过这些标准可以识别救援现场最能提供协助的人员。第三,以类似的方式,可以通过拓展教育课程对航空医学服务地区的边远地区公共安全机构进行安全性培训,培训对象为能够前往航空医学基地的个体。拓展计划可以覆盖更多的提供方,尤其是在可以提供许多志愿者基础生命支持服务的地区。在这些地区不可能前往中心运营区,因为这些地区需要全职工作,还面临儿童护理问题以及不断增加的培训负担,使得难以安排和出席远程会议。这些拓展课程整合了患者综合护理的诸多方面,包括现场安全、患者飞行前的准备以及一般患者护理主题。拓展培训是讨论航空转运用途的极佳机会,不仅是对救援现场,而且是监听到患者在救护车小组转运患者期间患者情况恶化时。还可以酌情讨论基础生命支持救护车小组请求高级生命支持地面拦截而非航空拦截的标准。在一些体系中,执法机构与消防人员提供第一响应措施,并在急救医疗服务抵达前呼叫直升机。多数情况下,执法部分与消防部门负责飞机降落区域的安全,无论是否为患者提供第一响应措施。在飞机降落区域的安全工作方面,区域直升机计划必须考虑到这些差异,并对这些部门提供适当的培训,确保现场的安全。

自动启动

直升机现场响应被进一步改进为"自动启动",可能还有其他名称,例如"预报"或"空中待命"。这适用于飞行器在旁观者或民间记者中启动时,在急救响应的正式成员抵达前。该模式需要全面的医疗监督,需要飞行服务、地面急救医疗服务提供方、消防、执法部门和调度部门密切合作。针对特殊患者与情况,该协议需要各方一致同意需要从现场快速转运危重症患者。须制订标准,确定调度机构何时开始自动启动。当存在争议时,在一些地区需要良好的自动启动标准,而且具有成本效益。尽管如此,这些呼叫须作为质量管理程序的一部分进行询问与审查。随着更高级的车载信息系统的产生与应用,数据可以直接传送至调度中心和急救人员,辅助做出响应决策。

地面院际转运

许多航空服务机构除进行航空转运外还进行地面院际转运。还制订了独立的地面危重症患者转运计划。这些地面服务机构转运的患者除需要急救医疗服务体系提供的护理外,通常还需要专业护理,但是尚不需要直升机转运的速度与成本。当遭遇恶劣天气不能进行航空转运时,还采用急救护理地面服务转运危重症患者。这些单元由飞行小组成员轮流组成,或只有地面救援人员组成。与航空医学服务类似,地面急救护理单元具有不同的医疗成员配置,包括护士-护士、护士-辅助医务人员或护士-医师。这些航空和地面单元与典型的基础生命支持地面单元的区别在于在后排有两名经过高级培训的急救人员陪同患者,第三名小组成员负责驾驶救护车。这些急救地面单元的组建需要强力的全面医疗监督,在调度中心设有明确规定的指南,确保使用恰当的转运模式。

灾害和国土安全

直升机急救医疗服务(HEMS)需要整合至区域和/或州级灾害计划中,因为该体系具有独特的灾害响应能力。除教授团队成员现场急救护理技能,提高护理水平外,事故指挥员还使用直升机进行现场监督。如果是直升机服务的任务,必要时在灾害现场进行搜救。直升机急救医疗服务与地面急救服务为恐怖袭击或其他灾害的现场提供更多的资源,通过限制事件的传播并保持事态处于可管理水平,进一步加强响应能力。

质量保证与利用审查

航空医学服务的质量改善计划中应涉及审查所有现场响应的适用性,评估现场治疗的治疗,在抵达前和转运期间。基于改善患者护理的共同目标,与本地急救医疗服务提供方保持密切合作的关系,从而使质量改善信息并建议在不受威胁的方式下双向流动。实现该流动的方法包括邀请本地急救医疗服务人员参与质量改善审查,并向涉及的急救医疗服务单元发送跟踪函。在质量过程中纳入其他院外提供方具有重要意义,可能在患者隐私规定的界限范围内。航空医学服务还应主动参与任何区域或州级急救医疗服务论坛。通过确立交流与反馈的常规通道,偶发的"问题事故"容易解决,而且通常能够预防。强力的本地、区域和州级医疗指导至关重要。

总结

良好的患者护理需要地面公共卫生系统与航空医学服务之间密切合作。由于医疗服务通常覆盖的地理区域宽,因此应非常熟悉该地区所有公共安全系统的航空医学服务。所有航空医学服务必须优先考虑所有提供方的教育,包括警察与消防一线响应。

推荐阅读

1. *Show info.* Emergencyfans.com website. http://www.emergencyfans.com/general_info/show_info.htm. Accessed on February 12, 2010.
2. Berns KS, Caniglia JJ, Hankins DG, et. al. Use of the autolaunch method of dispatching a helicopter. *Air Med J.* 2003; 22 (4): 35-41.
3. Delbridge, TR, principal investigator. *EMS Agenda for the Future.* NHTSA website. http://www.ems.gov/pdf/2010/EMSAgendaWeb_7-06-10.pdf. Accessed on August 21, 2014.
4. Emerson C, Funk DL. Automatic helicopter standby policy for seriously injured patients. *Air Med J.* 2003 22 (3): 32-35.
5. Lerner EB, Billitttier AJ, Sikkora J, et al. Use of geographic information system to determine appropriate means of trauma patient transport. *Acad Emerg Med.* 1999; 6:1127-33.
6. Lyons, AS, Petrucelli, RJ. *Medicine: An illustrated history.* New York: Abradale Press, 1997.
7. National Academy of Sciences. *Accidental Death and Disability: the Neglected Disease of Modern Society.* Washington: National Research Council, 1966.
8. Post C, Treiber M. History. In: Kuehl AE, ed. *Prehospital Systems and Medical Oversight,* 3rd ed. Dubuque, IA: Kendall / Hunt, 2002.
9. Rinnert KJ, Hall WL. Tactical emergency medical support. *Emerg Med Clin N Am.* 2002; 20:929–952.
10. Safar, P. On the history of modern resuscitation. *Crit Care Med* 1996; 24(2S), pp 3S-11S.
11. Thomas SH, Harrison T; Wedel SK, et al. Helicopter EMS roles in disaster operations. *Prehosp Emerg Care.* 2000; 4:338-344.
12. Thomson DP, Thomas SH. Position Paper: Guidelines for air medical dispatch. *Prehosp Emerg Care.* 2003, 7:265-271.
13. Wuerz, R. Integration of ground and air EMS. In: Rodenberg H, Blumen IJ, *Air Medical Physician Handbook,* 1st ed. Air Medical Physician Association, Salt Lake City, UT. 1994.

3. 航空医学转运的用途:实际应用

Howard A. Werman,MD

David F. E. Stuhlmiller,MD

Douglas J. Floccare,MD,MPH

引言

现代航空医学转运可追溯至二战,当时美国使用固定翼飞机在三年期间转移了超过130万名患者,飞行中死亡人数小于30 000。医疗直升机首次在朝鲜战争中广泛使用,能够提高存活率[1],虽然患者被固定在直升机外部的担架上,而且飞行期间不能提供治疗。越战期间,直升机成为快速转移伤员接受确定性手术治疗的主流,而且能够进一步降低死亡率[2]。

固定翼飞机和直升机成功转移战争伤员的经验最终被外推至平民世界[3]。第一次平民航空医学合作是在美国亚利桑那州菲尼克斯的固定翼医院申办的项目中-Samaritan Air Evac。1970年3月马里兰州的警察开始使用航空医学直升机转运受伤的平民。1972年在科罗拉多的丹佛圣安东尼医院创立了第一项医院直升机计划。自此以后,直升机和固定翼准运系统的数目激增。近年来,航空医学行业经历了重大的直升机扩展期。按照航空医学服务的地图集和数据库(ADAMS)的统计,从2004年至2011年期间,美国运营的医疗直升机(专用医用直升机、双用途直升机(军用和备用))数目从637架增至909架(43%)[4]。美国创伤中心就医数据的分析显示,大约28%的美国人通过直升机能够在60分钟内送达一级或二级创伤中心。

医师可以从多个渠道转移危重症或受伤的患者。首先,医师有义务确保使用正确的转移方法将患者送往最合适的机构。然而,地面救护车或医用直升机转移患者都没有风险,必须考虑到选用的转移模式对患者的潜在获益大于风险。最终,医师还负责医疗卫生体系的财务管理,而且务必不能使用高昂的资源,无论其他不太昂贵的替代资源是否有效。

本节旨在审查航空医学转运的用途,并讨论回顾性使用审查标准以及危重病或受伤患者的院际航空医学转运。

一般性考量

多数一般现场中,医用直升机通过对时间的把控使患者获益。这可以是把控至送达确定性护理的时间、至接受急救干预的时间或至达到匹配的符合患者接受更高级治疗的时间,该级别的转运医务人员可以维持高级护理并预料并发症。在做出转运决定时必须考虑多个因素,包括患者疾病的病理生理;转运团队的培训与水平;紧急确定性治疗;航空器的位置、转运团队以及转诊和接收机构(表3-1)。其他重要考虑包括覆盖距离、地形以及本地交通状况。Diaz等人分析了9000例911调派的地面与航空转运[6]。作者们发现航空医学转运抵达接收医院的速度比同时调派的地面转运快,距离现场的距离超过72.4km(45英里)时,即便航空转运的调派时间晚于地面转运,仍可比地面转运更早抵达。在地形条件恶劣、交通拥堵以及中距离至长距离转运时,航空转运获益最大。此外,本地和区域卫生保健资源在做出航空转运决策时发挥重要作用。当本地卫生保健提供方仅能提供基础生命支持时,或者当通过地面转运患者导致社区没有任何急救救护资源可用时,航空医学转运在协调安排上更加合适。

表3-1 转运方法的一般考量

转运方法的一般考量
1. 时间依赖性疾病或损伤
2. 转运的距离与时间,包括本地地形和交通状况
3. 患者的需求与转运医务人员的特殊技能匹配
4. 天气状况
5. 成本

通常,当距离接受确定性治疗的机构24~161km(15~100英里)时,应考虑直升机转运,当距

离超过 161km（100 英里）时应考虑固定翼飞机转运。在这些情况下，与直升机转运相比，固定翼飞机转运的速度通常更快，而且更加经济。必须注意的是，直升机转运通常是直接点对点的转运，而固定翼飞机多数情况下需要其他交通工具从转诊医院转运至飞机跑道。

任何时间依赖性疾病或损伤患者都适合航空医学转运。另一方面，转运过程中需要重症监护服务且不受累于时间依赖性状况的患者更适合由地面危重症救护团队转运，如果有此类团队可用的话。随后将在本节讨论一些时间紧要考虑，但是显然发生创伤性损伤、急性冠状动脉事件或急性卒中的患者是航空医学转运的潜在强候选人。其他患者可能存在不太明显的时间敏感性状况，也可能从航空转运明显获益。如果创伤受害者持续出现能量转移，但是没有明显可见的损伤，则存在时间敏感性需求，以供进行专门的创伤评价。在没有足量的专科创伤中心的地区，可能更加依赖航空医学资产，以便这些类型的患者前往创伤中心就医。

还需要考虑飞行的平稳性，尤其是在地形条件恶劣地区进行长距离转运。脊髓损伤患者或重度体温过低患者可以从航空转运获益，因为高低不平的地面转运状况可能加重患者的病情。

在选择航空医学转运时，医务人员的特殊技能也是一个需要考虑的重要因素。根据患者的基础医学状况，可能需要重症医护人员。精通气道管理、急救护理药物和特殊技能（例如超声波检查）[7,8]的医务人员可以使患者直接获益。现有的专业转运团队可以在患者被送达接收机构前提供三级健康护理服务，该团队包括儿科与新生儿医疗转运提供机构、围产期护士、循环系统技师、专科医师和呼吸治疗师。

最后，罕见情况下航空转运是转运患者的唯一方法。在郊区，当交通状况不允许对危重症或损伤患者所在地点进行响应或带离该地点。同样，特定的崎岖地形或孤岛环境下不能进行地面转运，使得航空转运成为唯一现实选择。边远农村环境下的其他患者最好使用固定翼飞机进行转运。

也有不适合进行航空转运的状况。病情稳定或损伤患者如果转运过程中未面临危及生命的高风险，不宜使用航空转运。此类患者应通过地面救护车转运，该转运更具成本效益，并节省了有限的

航空医学资源。

天气是确定使用航空转运方法转移患者能力的其他限制性考量。每项直升机或固定翼项目受到具体最低气象条件的限制，在航天器安全起飞前必须满足该条件。起飞前飞行员有义务评估主要天气状况。该决策必须完全客观而且在没有任何临床信息的情况下做出，从而避免在决策过程中掺杂情感因素。

最后需要考虑的是转运过程中机组人员和患者的安全。每次航空医学转运都具有内在的安全性风险，在任务启动前必须考虑。随后将在本文中具体阐述该问题。转运前必须解决任何患者安全性问题方面的顾虑，例如因医学或创伤状况导致的好斗性。

可以通过一些简单问题的引导，决定是否使用医用直升机进行重症院际转运。首先考虑距离接受确定性治疗的机构的距离与时间很可能为该患者节约净时间。这需要特定的决策人知晓响应飞行器的位置、与确定性治疗机构的距离以及转运途中的路况（交通拥堵、速度限制、交通建设等）。如果可以节约时间，可以考虑航空转运。

下一个需要考虑的问题是对患者而言，时间是否紧要。任何可能需要急救介入或操作的患者都是航空转运的候选对象。仅举几例此类急救介入，包括手术、心脏插管、电生理介入、血液透析、心肺旁路、球囊泵插入、高压氧治疗和新生儿分娩。

相关考虑是尽可能缩短患者在院外的时间是否影响临床结局。病情不稳定需要在重症监护病房接受治疗的患者适合进行航空转运，即便未计划进行立即干预。例如颅内压波动的创伤患者或败血症患者。

最后，在做出转运决定时必须考虑其他因素，诸如医务人员的特殊技能和协调安排问题，例如可用性与本地资源。

以类似过程在每次转运时回顾性选择航空转运，从而确定合适的用途。通过该方式，医疗服务的医疗主任可以确定航空转运的过度使用趋势，解决特殊问题，并承担作为宝贵的医疗保健资源管理者的义务。

其他医学状况

基于上述讨论，有特定医学状况明显具有时间依赖性成分，其中：①需要向就诊机构或服务转运

专业护理；②有限的院前时间可能影响患者结局；或者③患者被快速转运接受确定性治疗，该治疗可能对患者结局产生正面影响。在选择航空医学响应时，更加合理的方法是询问这三个一般性问题，比单纯地依赖可允许使用航空医学的医学状况列表更加可靠[9]。多种医疗状况本身需要使用航空医学转运。下面进行详细描述。

创伤

航空医学转运起源于战争期间救护伤员，与其他任何临床状况相比，航空转运对创伤死亡率的影响研究更加充分。Baxt 与 Moody[10] 首次证实经直升机上接受过特殊培训的医务人员从创伤现场转运的患者死亡率低于地面转运的患者。该研究还重复评价了该国多个地区在不同医务人员配置下的 7 次独立航空医学转运服务运作[11]。在每种情况下，从现场经航空转运的患者的存活率提高，虽然在不同计划中该获益的程度有所不同。航空转运能够将死亡率总体提高 21%。自彼时起，多项其他研究采用同样的方法证实了航空医学转运相比地面转运能够提高存活率[12~16]。应指出的是这些研究证实航空医学转运在郊区和农村环境下的获益；在郊区环境下直接进行航空响应的结果混杂[17~19]，尤其是贯穿性创伤[20]。最近使用不同的研究方法再次确认了航空医学转运相比地面转运在转移创伤患者的获益[21~23]，而其他研究不支持该获益[24]。航空转运不仅在直接现场转运中有

益，而且在创伤患者的院际转运中使患者获益[25,26]。美国疾病控制中心已经制订了一种算法，用于识别从创伤现场向创伤中心转运的需求（图 3-1）。Thomas 等人审查了文献，制订了循证指南与建议，用于在创伤患者送院前选择最能从航空医学转运获益的患者。这些建议见表 3-2。美国外科医师协会发布了院际转运标准（表 3-3）。这些院际转运指南尚未得到循证审查的确认。如果在创伤护理中，速度至关重要或者需要特殊医务技能，应考虑航空转运。

存活率的改善似乎与转运医务人员提供的高级技能以及直升机的转运速度双双有关。极少有研究能够明确阐述这两个因素哪个更加重要[16,27]。例如 Cameron 等人[27] 的结果显示，直升机转运的创伤患者的预期结局没有显著差异，在此类转运中重型脑损伤的患者没有采用特殊技能进行治疗，例如插管。本研究认为速度是改善患者存活率的最重要因素。另一方面，Celli 与 Cervoni[28] 的研究结果显示在转运重度头部损伤患者时，航空转运相比地面转运的死亡率降低（20% 相比 54%），这主要是由于航空转运患者的插管率较高所致（80% 相比 10%）。Wang[29] 与 Poste[30] 的研究都证实航空医务人员对患者插管能够降低患者的死亡率。Biewener 等人[31] 对该结论提出质疑，他们的结果显示航空或地面转运至创伤中心的患者结局类似。这些作者得出结论，服务的时间线与等级是患者结局的主要因素。

表 3-2　多学科专家委员会对院前创伤患者航空医学转运的循证建议[b]

#	专家组建议与证据
1	建议所有创伤患者的检伤分类标准应包括解剖、生理和环境因素（正如 CDC 2011 受伤患者现场检伤分类指南）（强建议，低质量证据）
2a	对于符合严重损伤的生理和解剖标准的创伤患者，我们建议在启动直升机急救医疗服务前，急救医疗服务提供方无需咨询在线医疗指导（OLMD）（强建议，低质量证据）
2b	建议对于所有其他创伤患者，按照在线医疗指导确定转运方法，只要不会明显拖延转运（弱建议，非常低质量的证据）
3a	建议如果直升机急救医疗服务比地面急救医疗服务（G 急救医疗服务）能够明显节约时间，使用直升机急救医疗服务转运符合严重损伤的生理和解剖标准的患者至合适的创伤中心（弱建议，非常低质量的证据）
3b	建议使用地面急救医疗服务转运所有其他患者至合适的医院，前提是系统因素不排斥安全和及时转运（弱建议，非常低质量的证据）

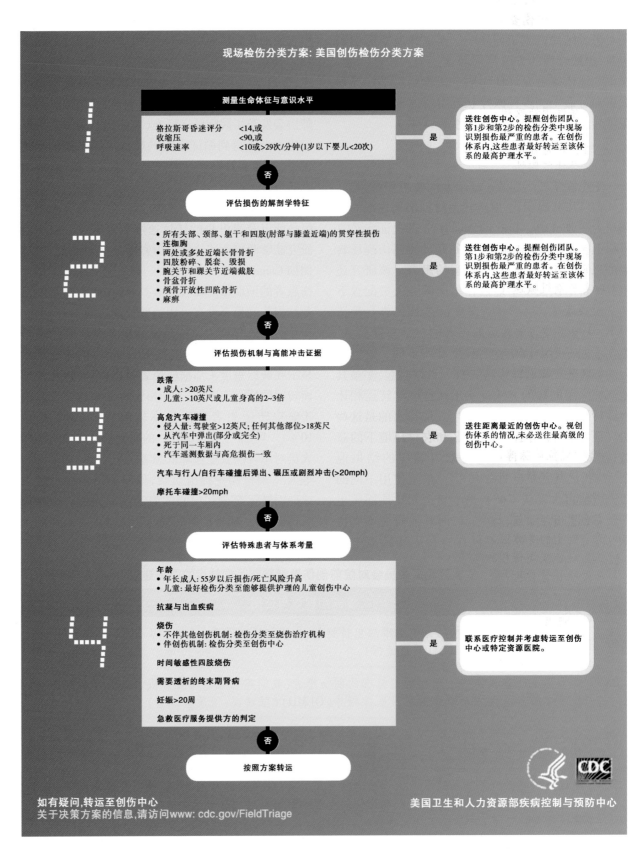

图 3-1　2011CDC 受伤患者现场检伤分类指南[a]

表 3-3　院际转运检伤分类标准。经 ACS 创伤委员会许可改编[c]

院际转运的检伤分类标准
中枢神经系统
● 头部损伤
○ 贯穿性损伤或颅骨凹陷性骨折
○ 开放性损伤伴或不伴脑脊液漏
○ 格拉斯哥昏迷评分(GCS)<14 或 GCS 加重
○ 运动体征阳性
● 脊髓损伤
胸部
● 纵隔变宽或存在提示大血管损伤的体征
● 严重胸壁损伤或肺挫伤
● 心脏损伤
● 需要长期机械通气的患者
盆腔/腹腔
● 不稳定型骨盆骨折
● 骨盆环破裂伴休克和持续出血证据
● 开放性骨盆损伤
● 实体器官损伤
四肢
● 开放性长骨骨折
● 骨折/脱位伴脉搏消失
● 挤压伤或长期四肢缺血
多系统损伤
● 头部损伤伴面部、胸腔、腹腔或盆腔损伤
● 两个以上的身体区域损伤
● 重症烧伤或烧伤相关的损伤
● 多发性长骨骨折
共病因素
● 年龄>55 岁
● 儿童
● 已知患有心脏呼吸或代谢疾病(糖尿病、肥胖)
● 妊娠
● 免疫抑制
继发性加重(晚期后遗症)
● 需要机械通气
● 脓毒症
● 单个或多器官系统衰竭(中枢神经、心脏、肺、肝脏、肾脏或凝血系统恶化)
● 重症组织坏死

Brathwaite 等人[32]检查了全州范围内的创伤登记数据,结果显示在这些患者亚组中航空转运具备优势:ISS 16~30,ISS 31~45 以及 ISS 46~60。这是

有自身道理的,因为航空转运不太可能使仅轻微损伤的患者获益(ISS<16),同样受伤程度最重的患者也不太可能获益,这些患者重伤后不太可能存活下来。在出现临床表现时后面一组更加难以定义。

Thomas 等人[33]采用回归分析法审查了 16 699 名被转运至一级成年与儿科创伤中心的患者的结局。虽然航空转运的粗死亡率是地面转运的 3.4 倍,但是航空转运的患者中死亡率明显降低(比值比:0.76;95%置信区间,0.59~0.98,$p=0031$)。

Davis 等人[34]专门关注中度至重度外伤性脑损伤患者,结果发现航空转运的患者在调整的死亡率(比值比:1.90;95%置信区间 1.60~2.55;$p<0.0001$)和结局良好(比值比:1.36;95%置信区间 1.18~1.58;$p<0.0001$)方面得以改善。航空医务人员成功进行院外插管是患者结局改善的主要因素。

基于 CDC(图 3-1)列举的检伤分类指南使用区域性或全州范围内的创伤标准应该能够降低创伤患者检伤分类等级过高的发生率。这些发现得到 Cunningham[35]、Jacobs[16] 以及 Thomas[33] 等人的证实。然而,Bledsoe[36]的结果明确表明在使用航空医学转运方面,检伤分类等级过高仍旧是一个重大问题。此外,Cudnik[37]的结果显示在航空转运的创伤患者中,只有年龄、长时间意识丧失、连枷胸以及低 GCS 能够预测创伤中心资源的恰当利用。考虑到航空转运的成本高以及安全性问题,检伤分类等级过高是必须研究和解决的问题。

已有研究显示创伤性心搏骤停的患者预后不佳[38],具体而言航空转运不能使这些患者在临床上获益[39,40]。因此,在救治已经心搏骤停的创伤患者时,应极少考虑航空转运。这些患者应急救转运至本地医疗机构或现场宣布死亡,基于在线医疗指导和本地协议的意见。一种可能的例外情况是航空转运头部受到枪伤的患者进行器官捐献时[41]。

同样,郊区环境下航空转运使用方面的数据显示,只有当直升机可以明显节约时间的情况下方可使用航空转运。Schiller 等人[43]在郊区研究中发现,航空转运患者的死亡率为 18%,而地面转运的类似患者组死亡率为 13%。Shatney 等人[44]在郊区环境下开展的审查显示,在 947 次转运中仅 14.8% 的转运节约时间,最多 22.8% 的病例获益。Cocanour 等人[45]发现在 122 名贯穿伤受害者中,仅 4.9%的患者从航空医务人员的额外技能中获益,事实上在大城市环境下,航空转运拖延了抵达医院的时间。未来需要研究确定可能从航空转运获益

的郊区创伤受害者。

另一方面，Slater 等人[46]比较了航空转运在烧伤患者中的使用。虽然通过航空医学转运的患者烧伤程度更重，但是作者们发现许多经航空转运的患者没有吸入性损伤或高严重度烧伤的证据。吸入性损伤或呼吸道受损的患者是可能从航空转运获益的两类烧伤患者群。Saffle 等人[47]专门研究了烧伤患者航空转运中的检伤分类等级过高。他们发现仅 60%的患者满足已经公布的航空医学转移标准。他们提出采用远程医疗在该人群中确定如何恰当使用航空医学服务。

关于航空医学转移创伤患者的最后一点是直升机不仅用于挽救生命，而且具有成本效益（表 3-4）。Gearhart 等人[48]证实在节省的每患者年方面，航空转运远比该国家常见标准实践中的诸多干预更加经济。该结果随后得到 Mitchell 的再次证实[49]。此外，一个装备和人员方面与航空医学团队相当的地面救护车长距离的供应不如航空医学转院具有成本-效益[50]。

表 3-4　急救医疗干预的成本-效益比较
改编自 Gearhart PA 等[d]

急救干预	每患者每年的贴现成本（美元）
院前除颤	820
航空医学转运创伤患者	2454
院前辅助医务体系	8886
体重 500~999 克婴儿的新生儿 ICU	18 000
310 次医疗干预的中位数	19 000
重度心绞痛的三支血管 CABG	23 000
急性心肌梗死的 t-PA 治疗	32 678
针头刺伤后给予叠氮胸苷进行预防	41 000

心脏疾病

近年来急性冠脉综合征的治疗发生重大范式转变。该治疗的重心从急性冠脉综合征患者事件发生后的干预转为急救血运重建。当完成早期血运重建后，残留左心室功能改善，死亡率降低。多项研究开始显示机械性血运重建相比溶栓药物的优效性[51]。富有经验的医疗提供方在主动胆管实验室进行的经皮冠状动脉介入治疗（PCI）最具效益。然而，必须在给予纤维蛋白溶解剂后 60 分钟内完成干预方可实现最有效[52]。多项欧洲研究显示，长距离转移经皮冠状动脉介入治疗患者相比本地给予纤维蛋白溶解剂更能使患者获益[53,54]。这不仅对于急性 ST 段抬高型心肌梗死患者如此，目前不断有不稳定型心绞痛患者采用该方法进行治疗[55]。

当需要快速转移危重症患者至提供紧急心脏干预服务的专科中心时，显然可以考虑航空医学服务。20 世纪 80 年代的多项研究[56~59]首次显示可以借助直升机转移急性心肌梗死（AMI）患者至三级医疗中心。这些作者的研究还显示该人群的并发症发生率低。Straumann 等人[60]专门阐述了安全转移急性心肌梗死患者接受直接经皮冠状动脉介入治疗。他们的研究显示可以安全地航空转移此类患者，即便患者病情不稳定，因此其"覆盖领域"扩展至直接血管成形术。另有两项研究显示在航空医学环境下可以安全转移需要心脏起搏器的患者[61,62]。航空医学人员甚至可以安全地管理主动脉内球囊支持的患者[63]。

其他人则对航空转移是否增加急性冠脉综合征患者的风险存在争议。Tyson[64]认为航空医学转移会增加急性心肌梗死与不稳定型心绞痛患者的潜在风险，因为航空转移过程中患者体内的儿茶酚胺类水平升高。这些发现得到 Schneider[65]的支持，后者发现航空转移的患者相比地面转移的患者严重不良事件明显增加（新发心律失常、胸痛加重、低血压、心动过缓、心搏骤停、呼吸骤停或癫痫发作）。Jaynes[66]在直接比较地面转移和航空转移时发现不良事件并不明显差异，未证实航空转移的并发症发生率更高。Fromm[67]专门聚焦接受溶栓药物治疗的患者出现的出血并发症，结果显示这些并发症的发生率并未增加。近期，Trojanowski 与 McDonald[68]报告了 2258 名急性冠脉综合征或心源性休克患者的转运情况。作者们报告称高风险组的不良事件率为 5.6%，包括低血压、复发性胸痛和心律失常；有 1 起死亡。Stewart[69]与 Youngquist[70]的结果还显示可以安全地转移急性冠状动脉综合征患者。从社区向三级医疗中心转移急性心脏疾病患者时，航空医学转移不仅具有活力，而且安全。

仅少数研究试图直接比较航空和地面转移的急性心脏疾病患者的结局。部分研究受限于样本量过小，对照匹配不佳和缺少大型数据库，例如

MTOS(重型创伤结局研究)，该研究中容易将风险分层与结局关联起来。Stone[71]发现航空转移的心脏病患者的总死亡率增加，在重症监护病房的停留时间明显缩短，总停留时间明显缩短，或者72小时死亡率明显降低。Berns[72]的研究显示航空转移的患者转运时间、转运期间的胸痛以及总住院时间改善，但是死亡率没有明显改善。Grines[73]的研究显示，在转运急性心肌梗死高危患者接受PTCA(经皮冠状动脉腔内血管成形术)时，航空转移的患者相比静脉接受溶血栓药后前往三级医疗中心的患者停留时间缩短(6.1相比7.5天)，出现缺血的患者更少(12.7%相比31.8%)，并发症更少(8.4%相比13.6%)。虽然从症状发作至干预的时间差异接近2小时，但是仍旧注意到这些发现。最近的多项研究显示航空医学转移在缩短入门至球囊扩张时间方面发挥重要作用。Blankenship[74]的研究显示通过改善调度时间和转运前的稳定，平均入门至球囊扩张时间从205分钟缩短至105分钟。农村转移的患者中，2/3的患者在不到120分钟的时间内实现D2B(入门至球囊扩张)。Agguire[75]报告称在其区域体系内，58%的病例在不到120分钟的时间内实现D2B。另一方面，McMullan[76]的研究则显示在航空医学计划中97%的病例未能在不到90分钟的时间内实现D2B。该论文表明STEMI(ST段抬高型心肌梗死)区域化的系统性方法必须谨慎聚焦缩短不必要的转运时间，而且必须考虑能够实际实现在90~120分钟内完成D2B。

显然需要更多的研究确定航空医学转运在急性冠脉综合征的急性管理中的作用。已经详细阐述了直升机转运急性心肌梗死患者进行血管成形术的参数[77]。直观上讲，管理急性心脏疾病的中心信条在于快速转运患者至具备创导管插管能力的三级医疗中心，尤其是作为进行早期机械性血运重建的核心作用。

还需考虑通过航空医学转运和危重症地面医疗转运的方式转运专业医护至床旁的能力。随着便携式心脏和体外支持设备的产生，以后可能更常出现转运医护团队至床旁开始治疗以及转移更加稳定的患者返回三级心脏病治疗中心的情形。

心搏骤停

航空医学转运是为心脏骤停患者提供训练有素人员的合理选择。尤其是在只能提供基础生命支持人员进行治疗的地区。

Lindbeck[79]综述了其航空医学计划中直接对心搏骤停现场进行响应的经验。在研究的84名患者中，仅10名患者(11.9%)坚持到住院时。55个病例在现场即已终止了复苏尝试。仅一名患者坚持到出院，该患者在直升机抵达前在现场成功进行过复苏。Johnson与Falcone[80]综述了10年间积累的心搏骤停现场响应的经验。这些作者们得出结论，尚不能充分证明航空医学对现场响应的成功，而且这些转移不具成本-效益。这些结果可能不令人惊讶，尤其是考虑到有效胸部压迫的重要性以及在航空医学转运环境下进行心肺复苏的能力受限[81]。

Werman[82]研究了4年期间170名成年患者发生心搏骤停后借助直升机进行的院际转移。患有原发性心脏疾病的患者相比非心源性心肺骤停的患者最终存活下来的概率更高。事实上，45%的原发性心脏疾病患者出院时仍旧存活。未开展成本-获益分析，但是该研究表明跨院际转移心搏骤停存活者具有合理性，尤其是原发性心脏疾病患者。需要进一步的研究确定非心源性骤停患者的转移获益，这类患者包括溺水、医学疾病、窒息、触电以及烟尘吸入。

因此，医学文献似乎不支持对心搏骤停患者进行直接现场响应。在本地医疗卫生环境下成功复苏并且病情稳定的患者，转移至三级医疗机构后能够获益，尤其是原发性心脏疾病患者。该领域需要进一步的研究确定航空转运响应在现场成功复苏中的作用以及在非心源性骤停患者(包括开始低温治疗)跨院际转移的作用。此外，还可以进一步研究航空医学转运在仅有基础生命支持服务的地区发挥的作用。航空医学转运是ROSC(自主循环恢复)患者获取低温治疗的最有效方法。

神经学

随着早期溶栓治疗能够改善结局的发现，急性脑血管事件患者的治疗发生了革命性变化[83]。目前已有专科医疗中心可在症状发作后的前4.5小时内静脉给予药物进行早期溶栓治疗、动脉内给予溶栓药物以及在专门受训过的神经科医师和介入放射学医师的监督下使用设备进行机械取栓。该疾病的时间依赖性显然需要考虑航空医学转运。

极少有研究讨论航空转运在该环境下的作用与获益。Chalela等人[84]的研究显示航空医学转运可以安全地转移已经或正在接受溶栓药物治疗的急性卒中患者。Conroy 等人[85]的研究进一步证实，直升机转运在转移患者接受急性神经介入方面发挥重要作用。出于时间考虑，仅 3% 的患者被排除。然而，48% 的患者因为其他原因被排除，未能接受溶栓治疗。Silliman 等人[86]与 Thomas 等人[87]描述了使用航空医学转运对卒中受害者进行院际转运和现场响应方面的经验。Silbergleit 等人[88]的结果显示向三级卒中医疗中心进行航空医学转运时的成本为 3700 美元每质量调整生命年，并总结认为这是一种具有成本效益的介入方式。Bardach[89]认为航空转运蛛网膜下出血患者具有成本-效益，估计成本为 10 548 美元每质量调整生命年。美国急救医疗服务医师协会与航空医师学会制订的意见书支持使用航空转移急性脑血管疾病患者[90]。另一方面，近期 Olson[91]的研究对航空转运卒中受害者提出质疑。应指出的是全部 122 名患者在转诊前已经接受纤维蛋白溶解药物，因此抹杀了航空转运的时间获益。

显然该领域需要更多研究，但是作为转移患者至综合卒中医疗中心延长纤维蛋白溶解药和高剂量介入治疗的治疗时间窗方面，航空医学转运在急性卒中患者中发挥作用。需要进一步分析为这些患者提供航空转运服务的成本与获益。

产科

高危产科患者通常需要在专科机构进行治疗。此类患者在转运中通常需要谨慎监测，而且患者的状况依赖于时间。临产活跃期患者通常需要缩短到院前时间。仅少数研究评价了航空转运在该人群中的使用。Elliott 等人[92]描述了专业机组人员转移高危产科患者的风险，并与非转运患者队列的结局进行了比较。作者们指出在转移的 100 名患者中没有产妇死亡，14 起新生儿死亡。该结果与非转运组具有可比性。本研究的作者们支持在该人群中使用航空医学转运。其他研究人员也报告了航空医学转运高危产科患者的安全性[93~95]。

1985 年 Low 等人[96]开展一项全国航空医学计划调查，旨在确定围产期转运的经验。作者们报告称飞行过程中没有发生急促分娩；7 次转运因产程过快而取消。作者们得出结论，围产期转运高危孕妇至三级医疗中心分娩具有成本-效益，而且航空医学转运在该患者群中发挥重要作用。

这些研究支持航空医学转运在高危产科患者中的安全性。然而，需要开展进一步的研究比较航空转运和地面转运患者的结局，并分析成本-效益。

其他状况

仅在少数其他情况下研究了航空转运在其他时间依赖性疾病中的使用。Kent 等人[97]描述了航空转运腹主动脉瘤患者的安全性。具体而言，作者们支持直接将患者转运至手术室。目前缺少数据描述航空转运在治疗烧伤、主动脉血管疾病、血管阻塞疾病和其他急诊手术中的作用，随着航空转运在这些状况下被广泛使用。

航空医学服务偶尔转运进行低温治疗的患者。审查 17 名转运接受低温治疗的患者发现，直升机转运未引发不良后果[100]。

航空转运可以从三级医疗中心转运经过特殊培训的新生儿护士和医疗设备至社区。Pieper 等人[101]描述了使用直升机与固定翼飞机转运，为 52 名新生儿提供专业护理的经历。这些作者们发现，航空转运的患者相比地面转运的患者死亡率降低。本研究支持为新生儿转运专业新生儿服务，从而改善结局。Berge 等人[102]描述了在挪威中部转运危重病新生儿的 14 年经验。他们能够针对各种新生儿问题提供新生儿专科服务。

鉴于航空医学转运的主要获益在于快速将专业护理送至床旁，因此 Werman 与 Neely[103]描述了借助航空医学转运服务迅速转运专业团队至就医机构的做法，然而地面转运病情稳定的婴儿与团队至三级医疗中心。应指出的是地面转移过程中对婴儿造成的躯体应激可能更差[104]。

有意思的是，极少有研究评价采用航空医学转运的方式转运危重病儿科患者[105]。多项研究赞扬了专业儿科转运医务人员为患者带来的好处[105]；因此这些经过专业培训的航空医务人员相比在儿科人群中经验较少的地面医务人员带给患者的利益更好。

最后，近在最近阐述过采用航空医学转运支持救灾[106]以及承担部分搜索工作[107,108]。

未来的方向

大量文献支持使用航空医学转运创伤患者的获益与成本-效益。一些文献支持使用航空医学转运儿科创伤患者。以后必须开展更多研究帮助我们更加细致地确定患者，包括哪些患者能够从航空转运获益,同时减少在这些患者中的资源使用;哪些患者轻度受伤或重度受伤,以至于转运模式或医务人员的技能不能提供显著获益。

同样,有些证据支持航空医学在急性心脏和神经疾病中的使用,该方式能够为患者及时提供治疗。需要进一步的研究确定航空转运在这些状况下的成本-效益和临床获益,并寻找能够恰当定义人群的方法。

目前我们对航空转运在其他状况下的作用缺乏了解,这些状况下节约时间和特殊技能会对患者结局产生影响。显然在以后的研究中该领域非常开放。在每种情况下,不可避免地需要了解航空医学在转运专业护理至床旁、缩短送往医院的时间或及时将患者送去接受确定性治疗中的作用。目前,我们必须继续依靠转诊医师、接收医师及航空医学服务医学负责人的讨论,确定在各种内科和外科状况下航空转运的适当性。

恰当利用

根据患者的医疗需求以及本地区的可用资源,确定合适的转运方式,无论是地面、直升机/旋翼(RW)或固定翼(FW)。过度使用航空医学转运会造成经济后果,还可能产生安全后果,还可能因此占用对后续患者有利的有限资源。Moront 等人[109]证实,航空医学转运每 100 名患者可挽救 11 名儿科患者的生命。然而,该研究还显示在直升机转运中 86% 的患者检伤分类等级过高。其他研究已经得出结论,航空医学转运中的检伤分类等级过高率高,尤其是在儿科患者中[110]。同样,Hotvedt 等人[111]发现航空转运的 76% 的内科和外科患者未能从航空转运获益,因此在转运期间或转运后即刻未接受专科介入。Bledsoe 等人[36]研究了创伤患者过度使用航空医学转运的情况。航空转运不可避免地出现一定程度的过度使用;然而,在过度使用率方面,尚无统一的标准。

医疗转运系统认证委员会(CAMTS)指定了所有模式的危重症转运模式的标准,需要对利用恰当性进行审查(表 3-5)。转运计划管理部门必须审查不满足标准的转运。还可以对照航空医师学会(表 3-6)或美国急救医疗服务医师协会提供的用途,审查每次转运[112]。

表 3-5　CAMTS 使用审查标准第 9 版ᵉ

- 从急诊科直接出院回家的患者
- 在没有静脉管理或吸氧的情况下转运的患者
- 在求救地点正在进行心肺复苏的患者(请求)
- 未转移至和/或自危症监护病房
- "计划内转运"患者(旋翼飞机)
- 24 小时内因同样的疾病或损伤被航空转运一次以上的患者;(请求)(旋翼/固定翼飞机)
- 从损伤现场转移且创伤评分为 15 分或以上的患者,或者不符合该地区特定的危重创伤检伤分类标准的患者。(旋翼飞机)
- 在现场治疗或就医的医院治疗但是未转运(请求)(旋翼飞机)
- 没有经飞行团队从床旁转移至床旁(旋翼/固定翼飞机)
- 没有跨机构转运而且接收机构的护理等级不高于就医机构的患者(旋翼飞机)
- 从受伤现场转移至任何非距离最近的医院和创伤中心(基于区域创伤计划,若有)(请求)(旋翼飞机)
- 最初由固定翼飞机转运并借助直升机从机场转移至接收机构的患者(旋翼/固定翼飞机)
- 地面转运的患者,转运时开启红灯和警笛(请求)
- 考虑到时间、距离和速度等因素,由不合适的航空器提供服务的患者(旋翼/固定翼飞机)
- 由不合适的团队提供服务的患者,即高级生命支持团队,但是患者需要危重医疗技能(请求)
- 由不合适的救护车服务,救护车遇到负责救护患者的飞行器,继续使用救护车在该救护水平进行转移,设备与供应适合患者的特殊需求(旋翼/固定翼飞机)
- 患者在转运期间死亡(请求)

表 3-6　医疗状况列表与航空医学转运的恰当使用¹

外科
• 急性外科急救/时间敏感性介入急救手术,但是出诊机构不具备介入能力
• 急性血管急救/时间敏感性介入急救手术,但是出诊机构不具备介入能力
• 移植患者(固定翼相比直升机)
• 潜在危及生命或肢体的创伤,需要在创伤中心接受治疗,包括贯穿性眼部受伤
• 急救医疗服务区域性或州批准的协议,该协议确定了现场航空转运的需求

烧伤
• 需要在烧伤治疗中心治疗烧伤

内科
• 血流动力学/呼吸功能受损的危重患者,需要在转运过程中进行重症监护治疗,必须尽可能缩短转运期间在两个重症监护病房之间转移的时间
• 患者需要在专科中心接受治疗,但是出诊机构未设立该中心
• 患者电解质紊乱和中毒,需要立即介入以挽救生命

心脏
• 急性心脏急救//时间敏感性介入,但是出诊机构不具备介入能力

神经科
• 急性神经科急救/时间敏感性介入急救手术,但是出诊机构不具备介入能力

新生儿/儿科
• 血流动力学/呼吸可能受损的危重症新生儿/儿科患者,转运后2个多小时代谢性酸中毒,脓毒症或脑膜炎

产科
• 危重症产科患者,转运过程中需要重症监护,必须尽可能缩短在院际转移的时间,从而预防患者/胎儿发病

其他
• 需要在高压氧舱治疗的状况
• EMTALA 医师认证的机构间转运(非患者要求)

医疗卫生转运的区域化涉及转移最危重损伤患者至专科医疗中心或从转移自专科医疗中心转走。区域性计划不可避免地包括转运药物方面的考虑。美国诸州急救医疗服务官员协会(NAS 急救医疗服务 O)、美国急救医疗服务医师协会(NA 急救医疗服务 P)以及航空医学服务协会(AAMS)支持整合航空医学转运至区域急救医疗服务系统中[113]。美国疾病控制与预防中心(CDC)已经召集专家小组制订关于航空医学转运利用决策的区域规划师指南,2012 年出版。航空医学转运服务的医学负责人需要接受治疗国家指南并在本地进行

应用。同样,美国疾病控制与预防中心与美国外科医师学会(ACS)制订了创伤患者检伤分类标准,识别了转运至创伤中心可以获益的患者(图 3-1 与表 3-3)。由于这些指南未具体指明转运模式,因此航空医学转运的医学负责人应将这些标准应用至本地创伤系统中,指定航空医学转运利用指南,然而在区域性急救医疗服务和医疗保健转运系统中实施。

医学负责人可以通过个别咨询、拓展教育、转运前筛选和服务政策与协议修正的方式解决不恰当使用。

总结

在过去10年航空医学转运共同体明显壮大。随着共同体的壮大,原本不可能进入专科医疗中心接受治疗的患者接受治疗的概率增大。因此,应详细审查使用航空医学转运进行现场和院际转运的决定。

航空医学转运能够使患者获益的原因在于转运速度和医疗小组的特殊技能。此外,当不能进入或预留其他本地入院前资源时,可以使用直升机与固定翼转运。当天气状况不佳和存在安全性顾虑时,不能使用航空医学转运,即便患者的临床指征需要该转运方式。有强力证据显示航空医学转运用于重性创伤性损伤时,在临床上有用而且具有成本效益,最近有文献支持使用航空医学转运心脏病与卒中患者。以后需要进一步的工作识别能够从航空医学转运获益的患者。

航空和地面危重症转运服务的医学负责人必须优先考虑用途的恰当性,为航空医学服务和区域卫生保健服务系统的质量保证而努力。

参考文献

1. Neel SH Jr. Helicopter evacuation in Korea. *United States Armed Forces Medical Journal.* 1955;6(5):691-702.
2. Neel S. Army aeromedical evacuation procedures in Vietnam: implications for rural America. *JAMA.* 1968; 204(4):309-13.
3. Cowley RA, Hudson F, Scanlan E, et al. An economical and proved helicopter program for transporting the emergency critically ill and injured patient in Maryland. *J Trauma.* 1973;13(12):1029-38.
4. Atlas & Database of Air Medical Services (ADAMS) ADAMS website. http://www.adamsairmed.org/pubs/RW_make_model_2004,7,9,11.pdf Accessed July 25, 2012.
5. Branas C, MacKenzie E, Williams J, Teter CSH. Access to trauma centers in the United States. *JAMA.* 2005; 293(21):2626-33.
6. Diaz MA, Hendey GW, Bivins HG. When is the ground faster? A comparison of helicopter and ground ambulance transport times. *Trauma.* 2005;58(1):148-151.
7. Kirkpatrick AW, Breeck K, Wong J, et al. The potential of handheld trauma sonography in the air medical transport of the trauma victim. *Air Med J.* 2005;24(1):34-39.
8. Polk JD, Merlino JI, Kovach BL, et al. Fetal evaluation for transport by ultrasound performed by air medical teams: a case series. *Air Med J.* 2004;23(4):32-34.
9. Air Medical Physician Association. Medical condition list and appropriate use of air medical trans-

port. *Air Med J.* 2003;22(3):14-9
10. Baxt WG, Moody P. The impact of rotorcraft aeromedical emergency care service on trauma mortality. *JAMA.* 1983; 249(22):3047-51.
11. Baxt WG, Moody P, Cleveland HC, et al. Hospital-based rotorcraft aeromedical emergency care services and trauma mortality: a multicenter study. *Ann Emerg Med.* 1985;14(9):859-64.
12. Schwartz RJ, Jacobs LM, Juda RJ. A comparison of ground paramedics and aeromedical treatment of severe blunt trauma patients. *Conn Med.* 1990;54:660-2.
13. Hamman BL, Cue JI, Miller FB, et al. Helicopter transport of trauma victims: does a physician make a difference. *J Trauma.* 1991;31(4):490-4,.
14. Schmidt U, Frame SB, Nerlich ML, et al. On-scene helicopter transport of patients with multiple injuries – comparison of German and an American system. *J Trauma.* 1992;33(4):548-55.
15. Younge PA, Coats TJ, Gurney D, Kirk CJC. Interpretation of the Ws statistic: application to an integrated trauma system. *J Trauma.* 1997;43(3):511-5.
16. Jacobs LM, Gabram SG, Sztajnkrycer, MD, Robinson KJ, Libby MC. Helicopter air medical transport: ten-year outcomes for trauma patients in a New England program. *Conn Med.* 1999;63(11):677-82.
17. Fischer RP, Flynn TC, Miller PW, Duke JH. Urban helicopter response to the scene of injury. *J Trauma.* 1984; 24:946-51.
18. Schiller WR, Knox R, Zinnecker H, et al. Effect of helicopter transport of trauma victims on survival in an urban trauma center. *J Trauma.* 1987,28(8):1127-34.
19. Shatney CH, Joman SJ, Sherck JP, Ho CC. The utility of helicopter transport of trauma patients from the injury scene in an urban trauma system. *J Trauma.* 2002;53(5):817-22.
20. Cocanour CS, Fischer RP, Ursic CM. Are scene flights for penetrating trauma justified? *J Trauma.* 1997;43(1):83-6.
21. Brown JB, Stassen NA, Bankey PE, Sangosanya AT, Cheng JD, Gestring ML. Helicopters and the civilian trauma system: National utilization patterns demonstrate improved outcomes after traumatic injury. *J Trauma.* 2010;69(5):1030–1036.
22. Sullivent EE, Faul M, Wald MM. Reduced mortality in injured adults transported by helicopter emergency medical services. *Prehosp Emerg Care.* 2011;15(3):295-302.
23. Galvagno SM Jr, Haut ER, Zafar SN, Millin MG, Efron DT, Koenig GJ Jr, Baker SP, Bowman SM, Pronovost PJ, Haider AH: Association between helicopter vs ground emergency medical services and survival for adults with major trauma. *JAMA.* 2012; 307(15):1602-1610.
24. Bulger EM, Guffey D, Guyette FX, MacDonald RD, Brasel K, Kerby JD, Minei JP, Warden C, Rizoli S, Morrison LJ, Nichol G; Resuscitation Outcomes Consortium Investigators. Impact of prehospital mode of transport after severe injury: a multicenter evaluation from the Resuscitation Outcomes Consortium. *J Trauma Acute Care Surg.* 2012;72(2):567-73
25. Moylan JA, Fitzpatrick KT, Beyer AJ, Georgiade GS. Factors improving survival in multisystem trauma patients. *Ann Surg.* 1988;207(6):679-85.
26. Boyd CR, Corse KM, Campbell RC. Emergency inter-hospital transport of the major trauma patient: air versus ground. *J Trauma.* 1989;29(6):789-94.
27. Cameron PA, Flett K, Kaan E, Atkin C, Dziukas

L. Helicopter retrieval of primary trauma patients by a paramedic helicopter service. *Aust NZ J Surg.* 1993;63(10):790-7.

28. Celli P, Fruin A, Cervoni L. Severe head trauma: review of the factors influencing the prognosis. *Minerv Chir.* 1997;52(12):1467-80.

29. Wang HE, Peitzman AB, Cassidy LD, Adelson PD, Yealy DM: Out-of-hospital endotracheal intubation and outcome after traumatic brain injury. *Ann Emerg Med.* 2004; 44(5):439-450

30. Poste JC, Davis DP, Ochs M, Vilke GM, Castillo EM, Stern J, Hoyt DB: Air medical transport of severely head-injured patients undergoing paramedic rapid sequence intubation. *Air Med J.* 2004;23(4):36-40

31. Biewener A, Aschenbrenner U, Rammelt S, et al. Impact of helicopter transport and hospital level on mortality of polytrauma patients. *J Trauma.* 2004;56(1):94-8.

32. Braithwaite CE, Rosko M, McDowell R, et al. A critical analysis of on-scene helicopter transport on survival in a statewide trauma system. *J Trauma.* 1998;45(1):140-6.

33. Thomas SH, Harrison TH, Buras WR, Ahmed W, Wedel SK. Helicopter transport and blunt trauma mortality: a multicenter trial. *J Trauma.* 2002;52(1):136-145.

34. Davis DP, Peay J, Serrano JA, et al. The impact of aeromedical response to patients with moderate to severe brain injury. *Ann Emerg Med.* 2005;46(2):115-122.

35. Cunningham P, Rutledge R, Baker CC, Clancy TV. A comparison of the association of helicopter and ground ambulance transport with the outcome of injury in trauma patients transported from the scene. *J Trauma.* 1997;43(6):940-6.

36. Bledsoe BE, Wesley AK, Eckstein M, Dunn TM, O'Keefe MF: Helicopter scene transport of trauma patients with nonlife-threatening injuries: a meta-analysis. *J Trauma.* 2006;60(6):1257–1266

37. Cudnik MT, Werman HA, White LJ, Opalek JM. Prehospital factors associated with mortality in injured air medical patients. *Prehosp Emerg Care.* 2012;16(1):121-7

38. Rosemurgy AS, Norris PA, Olson SM, et al. Prehospital traumatic cardiac arrest: the cost of futility. *J Trauma.* 1993;35(3):468-473.

39. Wright SW, Dronen SC, Combs TJ, et al. Aeromedical transport of patients with post-traumatic cardiac arrest. *Ann Emerg Med.* 1989;18:721-26.

40. Falcone RE, Herron H, Johnson R, et al. Air medical transport for the trauma patient requiring cardiopulmonary resuscitation (CPR): a ten year experience. *Air Med J.* 1995;14(4):197-205.

41. Cocanour CS, Ursic C, Fischer RP. Does the potential for organ donation justify scene flights for gunshot wound to the head. *J Trauma.* 1995;39(5):968-70.

42. Norton R, Wortman, Eastes L, et al. Appropriate helicopter transport of urban trauma patients. *J Trauma.* 1996;41(5):886-91.

43. Schiller WR, Knox R, Zinnecker H, et al. Effect of helicopter transport of trauma victims on survival in an urban trauma center. *J Trauma.* 1988;28(8):1127-1134.

44. Shatney CH, Homan J, Scherck JP, Ho C. The utility of helicopter transport of trauma patients from the injury scene in an urban trauma system. *J Trauma.* 2002;53(5):817-22.

45. Conacour CS, Fischer RP, Ursic CM. Are scene flights for penetrating trauma justified? *J Trauma.*

1997;43(1):83-8.

46. Slater H, O'Mara MS, Goldfarb IW. Helicopter transportation of burn patients. *Burn.* 2000;28(1):70-2.

47. Saffle JR, Edelman L, Morris SE. Regional air transport of burn patients: a case for telemedicine? *J Trauma.* 2004;57(1):57-64.

48. Gearhart PA, Wuerz RW, Localio AR. Cost-effectiveness analysis of helicopter EMS for trauma patients. *Ann Emerg Med.* 1997;30(4):500-6.

49. Mitchell AD, Tallon JM, Sealy B. Air versus ground transport of major trauma patients to a tertiary trauma centre: a province-wide comparison using TRISS analysis. *Canadian Journal of Surgery.* 2007;50(2):129–33.

50. Bruhn JD, Williams KA, Aghababian R. True costs of air medical vs. ground ambulance systems. *Air Med J.* 1993;12(8):262-8.

51. Keeley EC, Boura JA, Grines CL. Primary angioplasty versus intravenous thrombolytic therapy for acute myocardial infarction: quantitative review of 23 randomized trials. *Lancet.* 2003; 361(9351):13-20.

52. Nallamothu BK, Bales ER. Percutaneous coronary intervention versus fibrinolytic therapy in acute myocardial infarction: is timing (almost) everything? *Am J Cardiol.* 2003;92(7):824-6.

53. Widimsky P , Budesinsky B, Vorác D, Groch L, et al. Long distance transport for angioplasty versus immediate thrombolysis in acute myocardial infarction: final results of the randomized national multi-centre trial–PRAGUE-2. *Eur Heart J.* 2003;24(1):94-104.

54. Dalby M, Bouzamondo A, Lechat P, Montalescot G. Transfer for primary angioplasty versus immediate thrombolysis in acute myocardial infarction: a meta-analysis. *Circulation.* 2003;108(15): 1809–1814.

55. Braunwald E, Antman EM, Beasley AW, et al. ACC/AHA 2002 guideline update for the management of patients with unstable angina and non-ST elevation myocardial infarction – summary article. *J Am Coll Cardiol.* 2002;40(7):1366-1374.

56. Topol J Fung AY, Kline E. Safety of helicopter transport and out-of-hospital intravenous fibrinolytic therapy in patient with evolving myocardial infarction. *Cathet Cardiovasc Diagn.* 1986;12(3):151-5.

57. Kaplan L, Walsh D, Burney RE. Emergency aeromedical transport of patients with acute myocardial infarction. *Ann Emerg Med.* 1987;16(1):55-7.

58. Topol EJ, Bates ER, Walton JA, et al. Community hospital administration of intravenous tissue plasminogen activator in acute myocardial infarction: improved timing, thrombolytic efficacy and ventricular function. *J Am Coll Cardiol.* 1987;10(6):1173-7.

59. Bellinger RL, Califf RM, Mark DB. Helicopter transport of patients during acute myocardial infarction. *Am J Cardiol.* 1988;61(10):718-22.

60. Straumann E, Yoon S, Naegeli B, et al. Hospital transfer for primary coronary angioplasty in high risk patients with acute myocardial infarction. *Heart.* 1999;82(4):415-9.

61. Vukov LF, Johnson DQ. External transcutaneous pacemakers in interhospital transport of cardiac patients. *Ann Emerg Med.* 1989;18(7):738-40.

62. Fromm RE, Taylor DH, Cronin L, McCallum WB, Levine RL. The incidence of pacemaker dysfunction during helicopter air medical transport. *Am J Emerg Med.* 1992;10(40:333-5.

63. Sinclair TD, Werman HA. Transfer of patients dependent on an intra-aortic balloon pump using critical care services. *Air Med J.* 2009; 28(1):40–6.

64. Tyson AA, Sundberg DK, Sayers DG, Ober KP,

26

Snow RE. Plasma catecholamine levels in patients transported by helicopter for acute myocardial infarction and unstable angina. *Am J Emerg Med.* 1988;6(5):435-8.

65. Schneider S, Borok Z, Heller M, Paris P, Stewart R. Critical cardiac transport: air versus ground? *Am J Emerg Med.* 1988;6(5):449-52.

66. Jaynes CL, Blevins G, Werman HA. Evaluating interfacility ground and air transport of the critical cardiac patient. *Air Med J.* 2002; 21(2):37-41.

67. Fromm RE, Hoskins E, Cronin L, et al. Bleeding complications following initiation of thrombolytic therapy for acute myocardial infarction: a comparison of helicopter-transported and nontransported patients. *Ann Emerg Med.* 1991;20(8):892-5.

68. Trojanowski J, MacDonald RD: Safe transport of patients with acute coronary syndrome or cardiogenic shock by skilled air medical crews. *Prehosp Emerg Care.* 2011;15(2):240-5

69. Stewart AM, McNay R, Thomas R, Mitchell AR: Early aeromedical transfer after acute coronary syndromes. *Emerg Med J.* 2011;28(4):325-327

70. Youngquist ST, McIntosh SE, Swanson ER, Barton ED: Air ambulance transport times and advanced cardiac life support interventions during the interfacility transfer of patients with acute ST-segment elevation myocardial infarction. *Prehosp Emerg Care.* 2010; 14:292-299

71. Stone CK, Hunt RC, Sousa JA, Whitley TW, Thomas SH. Interhospital of cardiac patients: does air transport make a difference. *J Air Med Trans.* 1994;13(5):159-62.

72. Berns KS, Hankins DG, Zwetlow SP. Comparison of air and ground transport of cardiac patients. *Air Med J.* 2001;20(6):33-36.

73. Grines CL, Westerhausen DR, Grines LL, et al. A randomized trial of transfer for primary angioplasty versus on-site thrombolysis in patients with high-risk myocardial infarction. *J Am Coll Cardiol.* 2002;39(11):1713-9.

74. Blankenship JC, Haldis TA, Wood GC: Rapid triage and transport of patients with ST-elevation myocardial infarction for percutaneous coronary intervention (PCI) in a rural health system. *Am J Cardiol.* 2007; 100(6):944–948

75. Aguirre FV, Varghese JJ, Kelley MP, Lam W, Lucore CL, Gill JB, Page L, Turner L, Davis C, Mikell FL, STAT Heart Investigators: Rural interhospital transfer of ST-elevation myocardial infarction patients for percutaneous coronary revascularization: the Stat Heart Program. *Circulation.* 2008;117(9):1145-52

76. McMullan JT, Hinkley W, Bentley J, Davis T, Fermann GJ, Gunderman M, Hart KW, Knight WA, Lindsell CJ, Miller C, Shackleford A, Gibler B: Ground emergency medical services requests for helicopter transfer of ST-segment elevation myocardial infarction patients decrease medical contact to balloon times in rural and suburban settings. *Acad Emerg Med.* 2012;19(2):153-160

77. Silbergleit R, Blumstein H. Revascularization options: implications for critical transport. *Acad Emerg Med.* 1995;2(6):568-9.

78. Bennett JB, Hill JG, Long WB, Bruhn PS, Haun MM, Parsons JA: Interhospital transport of the patient on extracorporeal cardiopulmonary support. *Ann Thor Surg.* 1994;57(1):107-111.

79. Linbeck GH, Groopman DS, Powers RD. Aeromedical evacuation of rural victims of nontraumatic cardiac arrest. *Ann Emerg Med.* 1993;22(8).1258-62.

80. Johnson R, Falcone RE. Air medical response for illness revisited. *Air Med J.* 1995; 14:11-15.

81. Havel C, Schreiber W, Riedmuller E, Haugk M, Richling N, Trimmel H, Malzer R, Sterz F, Herkner H: Quality of closed chest compression in ambulance vehicles, flying helicopters and at the scene. *Resuscitation.* 2007;73(2):264-70.

82. Werman HA, Falcone RA, Shaner S, et al. Helicopter transport of patients to tertiary care centers after cardiac arrest. *Am J Emerg Med.* 1999;17(2):130-4.

83. The National Institute of Neurological Disorders and Stroke rt-PA Stroke Study Group. Tissue plasminogen activator for acute ischemic stroke. *N Engl J Med.* 1995;333:1581-7.

84. Chalela JA, Kasner SE, Jaunch EC, Pancioli AM. Safety of air medical transportation after tissue plasminogen activator administration in acute ischemic stroke. *Stroke.* 1999; 30:2366-8.

85. Conroy MB, Rodriguez SU, Kimmel SE, Kasner SE. Helicopter transfer offers benefit to patients with acute stroke. *Stroke.* 1999;30:2580-4.

86. Silliman S, Quinn B, Huggett V, et al. Use of a field-to-stroke-center helicopter transport program to extend thrombolytic therapy to rural residents. *Stroke.* 2003;34:729-733.

87. Thomas SH, Kociszewski C, Schwamm LH, et al. The evolving role of helicopter emergency medical services in the transfer of stroke patients to specialized centers. *Prehosp Emerg Care.* 2002;6(2):210-214.

88. Silbergleit R, Scott PA, Lowell MJ, Silbergleit R. Cost-effectiveness of helicopter transport of stroke patients for thrombolysis. *Acad Emerg Med.* 2003;10(9):966-972.

89. Bardach NS, Olson SJ, Elkins JS, et al. Regionalization of treatment for subarachnoid hemorrhage: a cost–utility analysis. *Circulation.* 2004;109(18):2207–12.

90. Appropriateness of medical transport and access to care in acute stroke syndromes [Position statement of the Air Medical Physician Association]. *Air Med J.* 2005;24(5):220-221.

91. Olson MD, Rabinstein AA: Does helicopter emergency medical service transfer offer benefit to patients with stroke? *Stroke.* 2012;43(3):878-80.

92. Elliott JP, O'Keeffe DF, Freeman RK. Helicopter transportation of patients with obstetric emergencies in an urban area. *Am J Obstet Gynecol.* 1982; 143:157-62.

93. Jony L, Baskett TF: Emergency air transport of obstetric patients. *J Obset Gynaecol Can.* 2007; 29:406-408.

94. Ohara M, Shimizu Y, Satoh H, Kasai T, Takano S, Fujiwara R, Furusawa Y, Kameda S, Matsumura T, Narimatsu H, Kusumi E, Kodama Y, Kami M, Murashige N, Suzuki M: Safety and usefulness of emergency maternal transport using helicopter. *J Obstet Gynaecol Res.* 2008;34(2):189-94.

95. Van Hook JW, Leicht TG, Van Hook CL, et al. Aeromedical transfer of preterm labor patients. *Tex Med.* 1998;94(11):88-90.

96. Low RB, Martin D, Brown C. Emergency air transport of pregnant patients: the national experience. *J Emerg Med.* 1988;6(1):41-8.

97. Kent RB, Newman LB, Johnson RC, Carraway RP. Helicopter transport of ruptured abdominal aortic aneurysms. *Ala Med.* 1989;58(7):13-4.

98. Chipp E, Warner RM, McGill DJ, Moiemen NS: Air ambulance transfer of adult patients to a UK regional burns centre: Who needs to fly? *Burns.* 2010;36(8):1201-7

99. Slater H, O'Mara MS, Goldfarb IW: Helicopter transportation of burn patients. *Burns.* 2002;28(1):70-2

100. Fox JB, Thomas F, Clemmer TP, et al. A retrospective analysis of air-evacuated hypothermia patients. *Aviation, Space, and Environmental Medicine.* 1988;59(11):1070-5.

101. Pieper CH, Smith J, Kirsten GF, Malan P. The transport of neonates to an intensive care unit. *S Afr Med J.* 1994; 84(11 supp):801-803.

102. Berge SD, Berg-Utly C, Skogvoll E. Helicopter transport of sick neonates: a 14-year population-based study. *Acta Anaeseth Scand.* 2005;49(7):999-1003.

103. Werman HA, Neely B. One-way neonatal transports: a new approach to increase effective utilization of air medical resources. *Air Med J.* 1994; 15(1):13-17.

104. Bouchut JC, Van Lancker E, Chritin V, Gueugniaud PY: Physical stressors during neonatal transport: helicopter compared with ground ambulance. *Air Med J.* 2011;30(3):134-139.

105. Orr RA, Felmet KA, Han Y, McCloskey KA, Dragotta MA, Bills DM, Kuch BA, Watson RS: Pediatric specialized transport teams are associated with improved outcomes. *Pediatrics.* 2009;124(1):40-48.

106. Thomas SH, Harrison T, Wedel SK, Thomas DI. Helicopter EMS roles in disaster operations. *Prehosp Emerg Care.* 2000;4(4):338-344.

107. Grissom CK, Thomas F, James B. Medical helicopters in wilderness search and rescue operations. *Air Med J.* 2006; 25(1):18-25.

108. Tomazin I, Kovacs T. Medical considerations in the use of helicopters in mountain rescue. ICAR-MED-COM guidelines number 18. *High Altitude Med Biol.* 2003;4:479-83.

109. Moront M, Gotschall CS, Eichelberger MR. Helicopter transport of injured children: system effectiveness and triage criteria. *J Pediatr Surg.* 1996;31(8):1183-8.

110. Eckstein M, Jantos, T, Kelly N, Cardillo A. Helicopter transport of pediatric trauma patients in an urban emergency medical services system: a critical analysis. *J Trauma.* 2002;53(2):340-344.

111. Hotvedt R, Kristianson IS, Forde OH, et al. Which groups of patients benefit from helicopter evacuation? *Lancet.* 1996;347:1362-6.

112. Thomson DP, Thomas SH. Guidelines for Air Medical Dispatch. *Prehospital Emergency Care.* Apr/Jun, 2003;7(2): 265-271.

113. Air medical services: Future development as an integrated component of the emergency medical services (EMS) system. A guidance document by the Air Medical Task Force of the National Association of State EMS Officials, National Association of EMS Physicians, & Association of Air Medical Services. AAMS website. http://aams.org/wp-content/uploads/2014/01/AMTF.final_.pdf.pdf. Accessed August 21, 2014.

图表目录

4. 航空医学转运的伦理问题

Arvind Venkat, MD

Victoria Huckestein, BS, NREMT-P

Harinder S. Dhindsa, MD, MPH

引言

航空医学转运业的发展为需要接受紧急医疗干预的危重患者带来了极大获益。与地面转运相比,经航空转运入院创伤患者出院后的存活可能性更大[1]。直观地讲,适宜的航空医学转运可挽救卒中、心肌梗死和外科急症等其他急性疾病患者的生命。因此,航空医学转运被人们视为患者院前护理的一个关键环节。此外,航空医学转运在急救护理地区化中发挥着越来越重要的作用,尤其是在医疗和院前资源均较为有限的地区。

随着航空医学转运业的发展,航空医学项目运营和管理中的伦理问题也日益凸显。相关问题包括患者的合理转运、航空医学项目管理中经济激励所扮演的角色、心肺复苏的终止决定、患者、转运人员和飞机面临的危险等。尽管地面转运也同样面临上述问题中的许多问题[2],但时间限制、患者的危重病情以及航空医学转运成本等因素均大大增加了航空转运中伦理问题的解决难度。相关伦理问题的妥善解决对确保航空医学转运行业提供优质患者护理、保持航空医学转运队成员的良好职业操守具有重要意义。

伦理学理论和原则是一种协助解决转运队和航空医学项目管理面临难题的辅助工具。同时,航空医学转运领域中伦理冲突的实用性解决方案往往取决于某一问题的具体因素。因此,应了解临床伦理学的理论基础,并认识到世界上没有任何一种伦理理论能够解决航空医学转运领域的所有伦理困境。

本章概述了适用于解决航空医学转运领域上述困境的伦理学原则和理论。通过临床情景的描述,本章还总结了航空医学转运中常见的伦理问题。

临床伦理学原则

临床伦理学领域中,三大主要原则支配着患者与医护人员之间的和谐关系。航空医学转运实践中产生的伦理困境往往由这三大原则之间的不和谐状态导致。同样,伦理学理论对这三大原则的优先性确定及其定义最终决定了这些原则在航空医学转运领域时效性困境解决方案中的应用(表4-1)。

表 4-1 临床伦理学原则和伦理学理论

临床伦理学原则
• 自主性:是个人独立行使影响其生命决定的自主权利
• 行善及不伤害:医疗人员有义务努力帮助患者,并避免其受到伤害
• 公正性:以公正方式分配善施的目标
伦理学理论
• 后果主义:主要基于行为结果评判其相关价值。
• 非后果主义:不基于行为结局评判行为价值。
• 德行主义:关注决定合理行为进程的道德动因和最受重视的个人价值。
• 实用主义:视具体情况评估,通常应用上述理论解决所面临的伦理困境。

自主性

自主性原则定义为个人在无选择干扰和障碍情况下对自身的控制能力,是个人独立行使影响其生命决定的自主权利[3]。医疗护理领域中,签署知情同意即是自主性原则的一个实际应用示例。知情同意可使患者考虑评估和治疗过程中医疗人员提供的一系列选择方案,并选择最贴近自身目标的一种方案。本原则能够确保医疗工作者尊重具有认知能力患者的真实治疗意愿。

当患者无法独立做出医疗决策时,医疗人员通常需要另外一位替代决策者提供知情同意。法律上规定,替代决策者人员的选择应基于医疗授权委托书确定。或者,由最近亲属提供知情同意,或表达患者在相关情况下的可能意愿。在美国,州法律普遍规定了潜在代理决策者的权限和序位[4]。

航空医学转运中，自主性原则在转运队的患者转运或心肺复苏决策中占有最为显著的地位。正如下文所述，航空医学转运的特定条件提高了自主性判断的履行难度，进而大大增加了发生伦理冲突的可能性。

行善及不伤害

行善原则定义为医疗人员具有努力帮助所照护患者的义务。该原则的必然结果为不伤害原则，定义为医疗人员具有避免所照护患者免受伤害的义务[3]。不伤害原则的伦理学要求最早可追溯至古时候的不伤害声明：首先是不伤害患者。诚然，行善和不伤害原则是医疗护理的本质。但当治疗负担可能会超出获益时，医疗人员往往会陷入两难的境地。航空医学转运中医疗人员与患者的接触时间较短，难以判断治疗的负担与获益情况。然而，某些情况下，飞行队所具有的专业知识可能帮助其做出合理的判断。

飞行队有义务采用自身认为符合不伤害原则的方式照护患者，因此，转运期间采用的治疗方案和转运要求会导致飞行队成员间发生显著的伦理学矛盾。伦理学术语称其为道德困扰，即医疗人员明知最佳的伦理学行为方式，但却无法使其发生的两难境地。这种道德困扰带来的不良后果轻者表现为犬儒主义，对患者心怀内疚，重者会导致对医疗行业心灰意冷，改从其他执业[5]。

公正性

公正性原则定义为以公正方式分配善施的目标[3]。公正概念的本质为规范—保持事物的正常运行状态。医疗护理中，尤其是富裕社会，公正原则具体表现为不论患者特征（如年龄、性别、种族和性取向）或支付能力，每个人均可获得自身所需医疗资源。在理想社会中，公正原则是一种主导原则，但当前普遍认为各类型社会均以某种方式定量供给资源[6]。富裕国家中，这种定量分配可能更为微妙—因成本问题不提供某种治疗或因未购买保险而延误治疗的获得。而在发展中国家，则这种定量分配可能更为直接—因成本问题无法获得某些治疗。

航空医学转运是一项高成本运作，如需保持此类项目的运营，则必须偿付转运成本。但转运单位却无法获知从现场转运的患者自身或其保险公司是否将支付航空医学转运的费用。因此，这导致转运单位对设施间转运（如保险状态已知）进行更大比例的加价，进而可能会影响是否使用飞机转运的决定。如下文所述，该矛盾导致航空医学转运运营商陷入了伦理学和财务平衡两难的困境。

伦理学理论

尽管伦理困境的解除常常离不开伦理学原则的平衡性问题，但解决上述困境通常仍需要参照伦理学理论。学习有关伦理学理论重点的应用知识能够帮助医疗队成员在解决相关问题时缕清各种价值观的优先级次序（表4-1）。

后果主义（目的论）理论

伦理学的后果主义理论主要基于行为结果评判其相关价值。能够为多数人带来最大化利益的行为即被视作符合道德标准。其经典示例为如John Stuart Mill阐释的功利主义。这一理论用于医学领域的优势在于医疗人员可权衡某些重要的伦理学相对诉求，然后基于挽救的患者数或节省的金钱量等情况得出合理结论。在航空医学转运领域，伤病员分拣是后果主义理论最常见的应用形式。按定义分拣患者需要确定在仅有有限资源情况下大多数患者的最大获益。因此，伤病员分拣的基本思想即是功利主义。后果主义理论的劣势在于该理论假设主体可就结局的相对价值达成合理共识[7]。以此为例，目前伤病员分拣领域尚未就应将资源花费挽救大多数患者、长期存活性最大患者还是依靠家属最多患者达成共识。

非后果主义（义务）理论

相反，伦理学的非后果主义理论基于行为本身，而非行为结局评判行为价值。基于伦理动因和非后果主义理论判定伦理行为结局是否符合伦理标准。其经典示例为Immanuel Kant的绝对命令。该理论要求任何主体在任何条件下均应做出适宜行为[8]。非后果主义理论的优势在于该理论仅关注道德动因行为，在该理论框架内评价其是否符合伦理标准。该理论无需权衡后果，因此，可大大避免达成合理共识的必要性。在医疗转运领域，无需支付转诊费用即是非后果主义理论的一种应用形式。向转诊机构支付费用能够为交易双方带来经济获益，因此，这一行为可能具有功利主义色彩。

然而,不进行此类支付会阻止航空医学转运机构(道德动因)采取通用标准接受范围以外的行为,即贿赂或回扣行为。非后果主义理论的劣势在于他们通常为绝对主义者,不考虑行为主体在伦理困境中所面临的具体情况。正如下文所述,大多数临床伦理困境仅可具体问题具体分析,而无法依赖绝对规则。

德行主义理论

伦理学的德行主义理论关注决定合理行为进程的道德动因和最受重视的个人价值。德行主义理论通过考察道德动因的特性而做出道德动因行为反映了该内在价值的假设[9]。在航空医学转运的日常实践中,德行主义理论适用于航空医师学会和全国紧急医疗救护服务医师协会等组织规定的职业行为准则。这些行为准则体现了组织成员应尊崇的职业"德行"。从实际结果来看,德行理论是定义航空医学转运对及其管理者职业义务的一个重要组成部分。

实用主义

航空医学转运的最后一个相关伦理学为实用主义。实用主义视具体情况评估,通常应用上述理论解决所面临的伦理困境[10]。实用主义的优势在于它能够促使道德动因思考某一特定实际是否会达成合理结局。同时还能够防止绝对主义危险的发生。绝对主义信奉理论纯化的重要性大于结局或涉及各方的价值观。实用主义的危险在于众所周知的滑坡效应,这种效应中,伦理原则逐渐沦为明显不合理结局的辩护工具。在很大程度上,实用主义仍依赖道德心避免这种滑坡的发生。在航空医学转运的实践中,后果主义、非后果主义、德行主义理论的相对优势和劣势导致实用主义最适用于解决伦理困境。但这并不意味着航空医学转运队成员不能应用上述伦理学理论和临床伦理学主要原则为自身提供行为指导。

航空医学转运的常见伦理问题

转运队成员和航空医学转运项目管理者都会经常遇到伦理问题。这些问题表现多样,小到患者伦理问题,大到项目政策伦理问题。尽管在日常运营中明确规定哪些主要生物伦理学原则或伦理学理论最为适用的情况并不常见,但其中的每项伦理问题均需要伦理分析技术知识方可妥善解决(表4-2)。

表4-2 航空医学转运的常见伦理问题

- 心肺复苏:不施行心肺复苏(DNR)、生前遗嘱、维持生命治疗医师医嘱/维持生命治疗医疗医嘱(POLST/MOLST)、现场的口头医嘱
- 多患者场景下的伤病员分拣:应用标准(功利主义、受害者价值判断和合格伤病员分拣工具的应用)
- 同意:假设同意、暗示同意、知情同意、拒绝接受转运或护理
- 转运人员和飞机面临的危险:行善与不伤害。具体情况包括可选性气道干预、环境危害和授权转运对成员终止转运任务、暴力和肥胖。
- 转运目的地:距离最近的设施、最为完善的设施、经济激励
- 航空医学转运管理:营销、财政与医疗义务平衡、供应商关系
- 研究:豁免知情同意与提供知情同意

心肺复苏

转运队最常见的关键伦理问题为是否对患者施行心肺复苏术。航空医学转运自身的性质使其难以评估患者或家属有关是否施行心肺复苏的真实意愿。一种常见情况如下所述:一个航空医学转运对抵达医疗现场。现场并无书面的不施行心肺复苏预嘱,但患者家属表示患者本人不希望接受侵犯性生命维持治疗(如气管插管)。此时应考虑的伦理原则为自主性原则及其推理的替代决策。这种情况下,家属的意愿往往不能真实代表患者病情和预后总和的判断[11]。事实上,为预后差患者呼叫紧急医疗救护服务的决定可反映出类似的自知力缺失问题。考虑到无法明确判断患者的真实意愿,转运队应谨慎应用施行心肺复苏的行善原则,并随即讨论进一步医疗护理的目的所在。

一种更难处理的情况是:当患者本人明确表示转运队到达时不想接受心肺复苏术。这种情况下,应快速评估事件的具体情况。一些重要因素包括患者的潜在预后情况、患者对自身病情的了解以及请求航空医学转运服务的具体情形。提示到此,我们可以确定这种情况下无绝对原则可以遵循,因此,应运用实用主义伦理学理论。事件的具体情况可能会决定最终的结局。很显然,转运队应尊重具有认知能力患者的真实意愿[12]。转运队可劝说那些违背患者意愿恳求施行心肺复苏的家属。航空

医学转运机构应制订相关方案帮助转运队成员在符合伦理标准的情况下做出不施行心肺复苏术的决定。

患者意愿的另外一种表达方式是书面预先指示或生前遗嘱。通常，这些文件会说明患者临终之际，处于疾病晚期，或永久性昏迷情况下的真实意愿[12]。转运队基于此类文件做出不施行心肺复苏的决定存在某些问题。有关患者是否真正处于生命晚期或永久性昏迷状态的判断具有高度主观性。同样，在特定情况下，患者是否愿意接受侵犯性治疗通常由特定因素决定；没有任意一种生前遗嘱能够涵盖上述各种情况。因此，在航空医学转运环境中，基于预先指示不施行心肺复苏会使医疗人员陷入伦理学困境。

相反，转运队应尊重有效的院前不施行心肺复苏预嘱，作为患者本人不愿接受生命维持治疗的一种真实意愿。一个具有认知能力的患者可随时撤销此类预嘱，但转运队未经患者同意而直接接受家属口头传达预嘱撤销的行为却不符合伦理学标准[12]。生命维持治疗医师医嘱（POLST）是航空医学转运机构即将开展的一项新举措。在某些管辖地区，生命维持治疗医师医嘱赋予了医生作出在医院与其他场所（包括疗养院、辅助生活机构和家庭住所）路途之间不施行生命维持治疗医嘱的权利。患者可撤销此类医嘱，但在这些管辖地区，生命维持治疗医师医嘱与院前不施行心肺复苏预嘱具有同等法律效益，转运队应尊重此类医嘱[13]。某些州的生命维持治疗医师医嘱（MOLST）与其他州的生命维持治疗医疗医嘱具有相同效力。航空医学机构应加强自身对生命维持治疗医师医嘱的认识，使转运队熟悉此类医嘱，不至于实际处理时不知所措。

伤病员分拣

伤病员分拣是转运队可能遇到的另外一项重要的伦理困境。如上文所述，伤病员分拣，尤其是在群体伤亡情况下，是功利主义理论的一种应用。伤病员分拣旨在利用有限的资源为患者提供最大获益[14]。当请求航空转运的偏远地区存在多个患者时，转运队需确定患者接受医疗护理的优先次序。同样，转运队需决定应首先对哪些患者进行评估，并转运至哪个医疗中心。但缺乏通用价值判断的现实使伤病员分拣决定变得复杂化。例如，如机动车撞击事故现场存在多个受害者，转运队应该先救助抢救成功率最高患者、年轻患者（考虑到其寿

命更长和康复可能性更大）还是老年患者（其紧急医疗干预必要性可能最为紧迫）？患者转运目的地的选择也是一项主观判断问题—如最近的医疗中心、最近的创伤医院？航空医学转运机构因上述判断导致的不良结局一直被诟病为医疗事故的事实突显了制订转运队可遵循分拣方案的重要性[15]。通过制订各临床学科广为认可的临床标准化工具为航空医学转运机构提供伤病员分拣方案示范是最佳解决方案。

同意

同意问题也是航空医学转运的一个常见伦理困境。正如急诊环境下 Iserson 对同意做出的定义，同意可分为假设同意、暗示同意和知情同意[16]。这种分类也同样适用于航空医学转运，但却是其浓缩版本。很大程度上，转运队获得的同意为假设和暗示同意，这种同意的优点在于患者既不会难以表达相反意愿，也不会在未经充分知情讨论的情况下依从某一治疗。但当患者明确表达拒绝接受航空医学转运或转运队医疗干预时，就会使转运工作陷入困境。在航空医学环境中，几乎无法评估这种意愿的知情性质。因此，除非有充分证据表明患者在危重情况下清楚知晓拒绝航空医学转运后果的严重性，且该项拒绝的确存在明晰的合理框架，否则转运队仍应按照伦理标准向患者提供生命维持治疗并将其运往医疗机构救治。

另外一种可能需要患者提供知情同意的情况是院间转运。病情稳定（如急性冠脉综合征）的意识清晰患者可能会在充分知情情况下拒绝接受转运或护理。这种知情同意需要患者具有治疗风险和获益问询和评估的能力，以及将有关治疗和拒绝合理框架（如患者选择拒绝）理解口头表达的能力。当可能满足治疗知情拒绝条件时，转运队应联系医疗指挥中心。另外还存在一个实际问题，即航空医学转运本质上需要患者服从控制。转运一位拒绝接受护理的患者可能需要采取药物和身体约束措施，除非有充足理由，否则这一做法潜在严重违背了自主性原则。

转运人员和飞机面临的危险

最近固定翼和旋翼飞机坠毁导致了患者和转运人员伤亡的事件得到了媒体的广泛关注。这些事件引起了人们对航空医学转运环境中飞机和转运人员应如何应对风险这一伦理问题的探讨。其

中所涉及的原则包括行善和不伤害原则。我们必须权衡如何平衡患者的危重转运和医疗干预需求与飞机和转运人员的安全性诉求。首先应该考虑的是天气条件对航空医学转运极为不利的情况。所有转运项目均应以书面规程形式明确规定了航空转运的天气条件限制,这是不容忽视的一个方面。此外,所有转运项目还应制订有关如飞行请求因天气原因被否决,如何通知其他可能后续接受该飞行请求附近项目的政策。过去 10 年中,许多坠机事件的发生部分因"直升机购物"概念导致,即某一飞行项目因险恶的天气条件无法接收客户请求,但该客户却继续询问其他飞行项目,希望飞行项目能够接受转运任务,而非寻找地面转运机会。

同样,自主性伦理学原则应赋予每位转运队成员在天气因素存在显著安全性威胁情况下终止飞行任务的权利。这种做法宣扬将安全性打造成一种文化渗透至整个航空医学转运机构的各个飞行环节,而不仅仅是一项规程功能[17]。

第二种情况与可能为飞机和转运人员带来危险的患者特征有关。一般无法对脑部受伤、中毒或其他暴力型患者进行安全的航空转运。如需保证转运的安全性,可能需要进行高级气道管理。然而,如果选择性插管操作不当,可在短时间内将患者置于危险境地,因此,此种做法应慎用。即使未发生任何危险,气管插管仍是一种侵犯性操作,存在患者在后续临床病程中发生相关并发症的可能。同样,肥胖流行是确保患者转运需求(行善)与飞机和转运人员(不伤害)安全性平衡性时应考虑的另外一个因素[18]。航空转运机构应采取切实可行的方法现场评估患者的体重或好斗性是否达到航空转运要求。

转运目的地

确定患者的转运目的地是转运人员基于行善和公正性伦理学原则做出的常见决定。转运现场患者时,转运队在确定转运目的地的过程中需同时权衡时间与接收单位医疗能力两个因素。做出相关决定时,行善原则要求转运队必须关注患者的医疗需求,而非其他考虑方面(如转运至某家医院的经济激励)。此外,患者目的地的选择不应受限于其支付能力的高低,因此,相关决定还涉及公正性原则。这在现场转运中较容易实现。但医院间转运中,转运人员确定转运目的地时往往更倾向评估患者的支付能力。航空医师学会和其他紧急医疗

救护服务组织均发表立场声明抵制此类限制转运决定的经济激励措施[19]。航空医学转运机构应制订规程明确规定患者的转运目的地,相关规程应纳入基于接收单位能力的转诊协议,并同时参考规定了适宜目的地的地区和州指南。

航空医学转运管理

航空医学转运管理必须保持患者需求、飞机和转运人员以及项目经济义务的平衡性。在理想社会中,前者应重于或至少不次于后者。然而,对这种项目的实际理解应承认航空医学转运是一种商业行为的本质。这就产生了一组伦理矛盾,即如何在保持项目医疗任务圆满完成的同时偿付项目的经济义务。在不考虑患者保险状态或支付能力的情况下,如果存在医疗必要,且请求来自急诊科,大多数运营商均会接受该项飞行请求。但目前尚无明确这是否同样适用于住院患者或固定翼转运请求。

营销决策应关注患者的善行护理[20]。我们应该对营销过程中航空医学转运机构向其潜在一般受众销售会员卡这一做法进行特别伦理审查。考虑到此类转运服务使用的稀少性,这种向医疗条件薄弱、贫困或农村社区人群销售会员卡的行为可能同时违背了行善与公正性原则。该做法还会导致另外一个问题:如果患者并非由会员卡销售公司执行转运任务,那么患者通常无法获得购买会员卡带来的获益。这可能会给航空医学转运请求者与患者带来另外一个伦理问题。这一问题的较好解决方案是鼓励航空医学转运项目与私营保险公司和政府支付机构合作,确保医疗必要时,此类转运服务能够列入当前保险项目支付名单[21]。

研究

航空医学转运的最后一个伦理问题是研究问题。航空医学环境是一种较难通过开展研究改善循证治疗的领域。然而,不开展研究,航空医学转运领域就难以发展。研究的主要问题是知情同意问题。如上文所述,航空医学转运环境中几乎无法获得此类同意。因此,研究可申请豁免知情。可通过开展社区教育和仔细评估研究试验的相关风险和获益施行此类豁免[22]。一些可通过知情豁免开展符合伦理学标准航空医学转运研究的领域包括将标准紧急医疗救护服务(EMS)和医院实践应用于航空医学环境,具有特定诊断目的患者

转运的成本-效果分析和基于新设备的转运人员安全性提升。

总结

　　航空医学转运的伦理问题几乎存在于飞行运行和项目管理的每个环节。很少有著作明确阐述可用于解决此类问题的伦理学原则或理论。然而，了解自主性、行善/不伤害、公正性原则，以及后果主义、非后果主义、德行主义和实用主义伦理学理论有助于航空医学转运人员在解决伦理冲突过程中采取合理行动。有关心肺复苏、伤病员分拣、同意、转运人员和飞机面临的危险、转运目的地、航空医学转运管理和研究等问题的开放性探讨应动员相关各方参加，确保所制订解决方案具有较强的实用性强和广泛的接受性。此类针对现实情况制订的伦理解决方案应以航空医学转运项目政策和规程的形式制度化，以确保时间紧迫和高压力飞行环境下的顺利实施。

参考文献

1. Galvagno SM, Haut ER, Zafar SN, et al. Association between helicopter vs. ground emergency medical services and survival for adults with major trauma. *J Amer Med Assoc*. Apr 18, 2012;307(15):1602-1610.
2. Larkin GL, Fowler RL. Essential ethics for EMS: cardinal virtues and core principles. *Emerg Med Clin N Amer*. 2002;20:887-911.
3. Gillon R. Medical ethics: four principles plus attention to scope. *BMJ*. Jul 16,1994;309(6948):184-188.
4. Venkat A, Becker J. The effect of statutory limitations on the authority of substitute decision makers on the care of patients in the intensive care unit: Case examples and review of state laws affecting withdrawing or withholding life-sustaining treatment. *J Intensive Care Med*. 2012. March/April 2014;29(2):71-80
5. Pololi LH, Krupat E, Civian JT, et al. Why are a quarter of faculty considering leaving academic medicine? A study of their perceptions of institutional culture and intentions to leave at 26 representative U.S. medical schools. *Acad Med*. Jul 2012;87(7):859-869.
6. Scheunemann LP, White DB. The ethics and reality of rationing in medicine. *Chest*. Dec 2011;140(6):1625-1632.
7. Scheffler S, ed. *Consequentialism and Its Critics*. Oxford, England: Oxford University Press; 1988.
8. Beauchamp TL. *Philosophical Ethics: An Introduction to Moral Philosophy*, 2nd ed. New York, NY: McGraw Hill; 1991.
9. Hursthouse R. *On Virtue Ethics*. Oxford, England: Oxford University Press; 1999.
10. LaFollette H. Pragmatic ethics. In: LaFollette, H. *The Blackwell Guide to Ethical Theory*. Hoboken, NJ: Wiley-Blackwell; 2000: 400–419.
11. Bamonti A 3rd, Heilicser B, Stotts K. To treat or not to treat? Identifying ethical dilemmas in EMS. *JEMS*. Mar 2001;26(3):100-7.
12. Ethics Committee, National Association of Emergency Medical Services Physicians. Ethical challenges in emergency medical services. *Prehosp Disaster Med*. Apr-Jun 1993;8(2):179-82.
13. Bomba PA, Kemp M, Black JS. POLST: An improvement over traditional advance directives. *Cleve Clin J Med*. Jul 2012;79(7):457-64.
14. Aacharya RP, Gastmans C, Denier Y. Emergency department triage: an ethical analysis. *BMC Emerg Med*. Oct 7,2011;11:16.
15. Clark J. "Comes to": considerations influencing air ambulance destination decisions. *Air Med J*. Mar-Apr 2010;29(2):64-80.
16. Iserson KV. The Three Faces of "Yes": Consent for Emergency Department Procedures. *Amer J Bioethics*. 2007;7(12):42-45.
17. Dery M, Hustuit J, Boschert G, et al. Results and recommendations from the helicopter EMS pilot safety survey 2005. *Air Med J*. Jan-Feb 2007;26(1):38-44.
18. Hignett S, Griffiths P. Manual handling risks in the bariatric (obese) patient pathway in acute sector, community and ambulance care and treatment. *Work*. 2009;33(2):175-80.
19. Hutton K, Romig L, Bryant W. & Task Force of the Air Medical Physician Association. Determination of closest appropriate destination facility for air and critical care medical transportation [position paper]. *Air Med J*. Nov-Dec 2006;25(6):276-7.
20. Joint Position Statement of the National Association of EMS Physicians; American College of Emergency Physicians; Air Medical Physician Association; Association of Air Medical Services; National Association of State EMS Officials. Air ambulance medical transport advertising and marketing. *Prehosp Emerg Care*. Apr-Jun 2011;15(2):294.
21. Air Medical Physician Association. Medical condition list and appropriate use of air medical transport. *Air Med J*. May-Jun 2003;22(3):14-9
22. Kipnis K, King NM, Nelson RM. An open letter to institutional review boards considering Northfield Laboratories' PolyHeme® trial. *Am J Bioeth*. Oct 2010;10(10):5-8.

5. 患者护理的局限性和能力

Steven Bott, MD

引言

航空医学转运并不是一个新概念;二战期间,军队医生和护士曾使用大型固定翼飞机护送大量受伤士兵撤离战场,尽管按照今天的标准来看这种护理的发展仍不成熟。从古至今,一直都存在转运重病或重伤患者接受医疗服务的需求。然而,在过去数十年内,医学领域获得了惊人的发展。医疗护理日益增加的复杂性和费用使最高水平护理的区域化发展成为一种必然。此外,在艰苦或作战环境中,常常无法就地提供三级医疗护理。这就在更高程度上长途转运病情日趋严重的患者接受综合治疗。这些患者可通过转运前和转运中提供的三级医疗护理内容进一步获益。这带来了空中和地面转运环境中医疗护理能力的显著提升。本章将主要阐述医疗护理的这些能力及局限性。

医疗护理的局限性

在讨论护理能力之前,我们必须首先认识到患者护理存在哪些潜在局限性。相关局限性可能是转诊点环境(无论是社区医院还是院前现场)、转运工具(无论是地面救护车还是飞机)和医疗团队局限性造成的。

院前局限性

转诊点环境常常会存在某些妨碍理想患者护理的问题。院前现场和转诊医疗单位均会存在此类问题。院前现场存在的危险可能需要特别关注,且表现多样。受伤士兵从战场上的疏散撤离就是现场危险的一个经典示例,但甚至平民空中疏散撤离任务均可能受到不安全场合带来暴力风险的威胁。其他自然和人为危险可对转运队和患者造成类似风险,包括汽车交通、人群拥堵、高架电线或其他地形障碍、不良气候、火灾、雪崩风险、危险化学品、生物或放射材料等。因此,现场急救人员的认真评估和计划便在上述风险管理中发挥了重要作用,但任何情况下,转运队必须对未检出的危害保持警惕,当接近危险现场时,应衡量风险与获益,并

决定是否在院前场所着陆,是否在转运前进行现场医疗救助,还是延迟至途经场所或到达最终接待机构。患者航空撤离前,可能无法就地实施医疗服务,如水中或高空救援。这些风险均具有高度任务依赖性,在患者护理实施前必须紧急撤离现场。必须在排除所有安全性隐患后方可考虑患者护理的紧迫性。

群体伤亡事件

群体伤亡事件(MCI),无论是自然事件还是人为事件,均可带来许多额外限制。大多数救护车和民用医疗直升机转运的医疗物资仅能满足1~2位患者的需要;这些物资可能很快就会被用光。缺少援助人员通常不是问题,问题是援助人员仅接受过有限的甚至从未接受过任何急救医疗培训,某些情况下,患者的数量甚至多于医疗护理人员。尤其是在农村,当首个航空队获知MCI事件后赶达现场时,某些航空队成员可能必须担任其他岗位(如事件指挥官或伤病员分拣官),因此,不得不将直接患者护理和转运工作分配给其他组员。此外,MCI事件现场的通信系统通常也会受到重创。大型灾难(如卡特里娜飓风)可能会造成绝大多数传统通信系统(除卫星电话、手持或短波无线电以及面对面的直接通信以外)较长时间的中断[1]。大型灾难还会给转运队带来许多其他复杂性挑战,包括指挥架构混乱、队成员与其常规调度中心失联、燃料是否充足、空中或地面交通量大、缺乏空中交通控制以及缺乏适宜的接收医院。

医院

转诊医院的局限性往往与缺乏相应医疗服务、物资或专业技术相关。这种情况下,常因本地无法提供专科护理或亚专科护理而不得不进行患者转运。有时,尽管本地具备相应的技术能力,但这些能力却可能因为缺乏相关培训和/或技能而无法使用。当MCI超出现有院内资源能力时,因本地医院

无法提供相应的患者护理，往往使得受灾人员转运成为一种必然。这些情况均会最终导致转诊点通常具有的医疗能力被受灾人员消耗殆尽。

转诊人员间冲突

某些情况下，转诊医疗人员和转运队有关转运前是否应进行医疗护理方案或临床判断之间可能会发生医疗决策制订的冲突。这些情况下，转诊医疗人员与接受医院或医疗控制医生之间的良好沟通和教育往往有助于冲突的解决。如沟通后仍无法达成一致，患者在转诊机构治疗期间，转诊医生对其拥有合法的医疗控制权。一旦启动转运程序，且患者已离开转诊机构，则转运队，基于其医疗控制权，与接受医生共同承担该患者的合法医疗责任。院前现场中，州法律常常会对该辖区的最高许可院前医疗人员授权，这通常为转运队及其医疗控制权。如无法解决医疗决策制订冲突，也应避免冲突的进一步升级，只需尽快将患者转出转诊机构，患者转出后，转运队及其医疗控制权便能保证其合法控制患者护理的开展。

中间转运

医院与他地飞机之间需要中间医疗转运，这可能带来另外一个潜在限制。例如，需救护车将病危患者从医院送至机场进行固定翼飞机转运。本地使用的救护车可能存在体型较小、照明或动力源不足以及担架和仪器装置的物力重配置不合理以及其他无法预料的问题。如本地无法立即提供救护车，那么除花费长时间等候救护车到达以外，使用非医疗装备车辆转运就可能是唯一的选择。

交通工具的限制

飞机

飞机会给医疗护理带来许多潜在限制。单单是将患者载入飞机（具有为有行走能力旅客设计的常规通道，以及台阶和/或狭窄门道）就可能是一项艰巨的挑战。民用和绝大多数军队项目中使用的中小型直升机往往具有较小的机舱空间。许多用于医疗转运固定翼飞机的机舱空间大于直升机，但仍远远小于常规 ICU 的面积。此外，常规机舱配置条件下，患者往往背靠舱壁，这为护理人员接触患者另一侧身体带来了极大限制。许多护理人员甚至还无法正常接触患者的头部和颈部区域，对气道评估和管理，或血管通路建立均产生了潜在的妨碍性影响。此外，患者担架还可能被置于极低位置，甚至直接放置于地面，或将多个担架堆叠摆放，这进一步限制了护理人员正常接触患者。这将给飞行期间的气道管理带来极大困难，使得飞行期间应进行的气道管理不得不提前至起飞前进行。其他舱室配置严重限制了护理人员对患者腰部以下区域的正常接触，这使得怀孕或下肢受伤患者的护理工作变得复杂化。尽管美国空军重症监护空运后送队（CCATT）使用的较大机型（如 C-130、C-141s 或 C-17）摆脱了上述限制，但却以牺牲极大的转运成本为代价。此外，大型飞机还可能要求建立较大的机场，机场面积选址的限制可能会造成机场与患者之间的距离过于遥远。这些约束系统还限制了医疗人员的活动和定位。在遇到强气流颠簸或事故时，解开座椅安全带进行患者护理工作将整个护理团队置于一种危险境地，通常构成一种难以承受的风险。总而言之，机舱空间狭小、患者接触限制或医疗机组活动受限可能会使最为基本的患者评估和护理复杂化，进而显著增加可能条件下实施治疗的难度。

许多飞机的重量限制可能会带来尤为严重的挑战，尤其是中小型直飞机，而这种情况在高温和/或高海拔条件下会进一步恶化，无论是飞行中、起飞时还是着陆期间。飞机现有的载荷能力必须考虑飞行员和医疗队、其个人装备、患者、医疗物资和设备、救生装备以及燃料的重量。此外，转化电力还限制了发动机性能。大多数通信和医疗设备运行所需的电力通常较少，但空调装置运行耗费的电能可能较大。所有上述因素的综合作用常常会显著限制飞机的载荷能力，以至于医疗队无法携带所需要的各类物品，这意味着他们必须按照优先顺序舍弃最不重要的物品，无论是静脉输液、一件备用医疗设备还是一件备用氧气罐。但这也可能意味着他们必须少携带一名机组人员，有时甚至是一位患者。

这些大小和体重限制一般相对固定，会妨碍常用中小型飞机无法携带大型医疗队和重医疗设备和物资。值的庆幸的是，科技进步使得许多物品体积的缩小成为了可能，进而不断增加了医疗能力。与此同时，近年来美国直升机紧急医疗救护服务（HEMS）行业单发动机式直升机的数量稳步增加，其增幅高于双发动机式直升机,某些情况下,这可能会限制飞行项目中医疗人员数量和设备选择。

其他限制均为各类飞机的常见限制。大气压随飞行高度的变化可能会对医疗设备(如改变气管内导管套或主动脉内气囊泵气囊的气体容积)以及飞行队和患者造成影响。对患者的影响轻者可导致中耳疼痛,重者可导致轻度气胸恶化为张力性气胸,需外科减压术或降低飞行高度缓解病情。飞行高度增加时,吸入气氧分压下降,甚至补充供氧的 FiO_2 过高均可加重氧合作用差患者的病情。如需了解更多有关飞行生理学影响的信息,请阅读第 37 章"转运生理学"。

严重背景噪音是各类飞机的常见问题,尤其是直升机。这种背景噪音常常会干扰听诊器的使用,无法进行血压听诊,需借助触诊或非侵犯性血压自动监测或动脉内血压监测手段,并且严重干扰呼吸音和心音的听诊[3]。与传统听诊器相比,当前市面上的扩音听诊器在评估患者飞行中呼吸情况方面并不具有任何优势,仅对心音听诊的效果略好[4]。这使得医护人员确认气管内插管是否已顺利插入气管这 情况复杂化,增加了对二氧化碳描记术和/或食管插管检测器的依赖。主气管插管评估必须在不使用听诊器的条件下进行。此外,飞行中还无法通过听诊器评估常见肺脏病理生理学产生的单侧呼吸音、啰音、鼾音或哮鸣音。这使得心音听诊必须在启动飞机前进行,飞行期间无法再次评估。此外,飞行期间飞行队员无法清晰地听到监测仪报警,即使在不断调高报警音量的情况下,这就使得飞行队员不得不特别盯紧监测仪的屏幕数据,增加了无法及时发现患者生命体征恶化的风险。最后,背景噪音还会造成飞行队医护人员与患者以及其他成员之间沟通困难,使其不得不频繁使用耳机和麦克风。飞行中的患者沟通尤其困难。飞行期间,考虑到长期噪音暴露而导致听力损伤的风险,转运队员或新生儿患者可能需要佩戴声衰减耳机预防听力损伤。尤其是新生儿患者,甚至短期噪音暴露均容易造成听力损伤。

此外,剧烈振动也是各类飞机常见的一个问题,尤其是直升机。振动会影响各类精准治疗,尤其是血管通路建立。振动还可能会导致电子监测仪(如脉搏氧饱和度仪)、心电图和非侵入性自动血压监测仪发生伪影。伪影监测可能会引起永久或临时 QRS 感知起搏器的继发性故障。主动脉内气囊泵(IABP)也可能发生这种潜在故障。此外,振动还可能影响呼吸机的感知功能。

飞机可以提供充足照明,但夜间飞行时飞行员必须屏蔽照明。飞行员使用夜视镜(NVG)情况下,可能无法对高信号照明进行安全屏蔽,因此,无法使用高信号照明。这最终导致转运队只能在照明不充足的情况下提供医疗服务。

此外,转运队还可能担负着飞机操作职责,这可能会分散其提供医疗护理的精力。飞行期间,转运队的常规职责为协助飞行员观察繁忙空域内是否有其他飞机行驶。另外一项职责为与现场突发事件指挥中心、接收医院或空中交通管制中心进行通信联络。此外,考虑到降落场或非安全降落区降落导致的相关风险,尤其是夜间,飞行队还担任着协助飞行员观察电线、路障或其他难以观察危险情况的职责。这些职责均可能分散飞行队监测患者的精力,某些情况下甚至妨碍其实施介入治疗。

可靠的电力供应是大多数现代医疗设备正常运行的保障。然而,尽管目前广泛使用转换 120 V AC 动力源,但任何情况下均应事先准备后援电池动力源支持关键设备的运行。后援电池可以选择具有备用电力的一次性替换电池,或者持续/规律充电的电池。

另外一个潜在问题是电磁干扰(EMI)。电气设备可能会导致与其他电气设备之间的电磁干扰。下列为电磁干扰的一个示例:老款模拟手机使用时,甚至仅在开机状态下靠近静脉输液泵可能会改变输液的给药速度。模拟手机还可改变呼吸机设置,影响起搏器的正常工作[5]。目前,大多数医疗设备均能够有效屏蔽电磁干扰,防止设备功能失常。转运起搏器植入患者期间,医疗人员应随机携带起搏器磁体,以便于必要情况下中断起搏器的感知功能。更让人担心的事情是,医疗设备发出的电磁干扰还可能影响飞机的正常运行;而这种担心并非空穴来风。1980 年,5 架美国军用黑鹰直升机因大功率雷达和无线电发报机发出的电磁干扰而失事坠毁[6]。飞行期间使用任何新型电气设备前均应与飞机操作员确认。

地面救护车

尽管飞机转运速度快,不受路面限制,但使用地面救护车转运重症患者也具有诸多潜在优势。常用中小型飞机使用的各类人员或医疗设备均可在地面救护车中使用。具有加大空间和有酬载荷的车辆甚至还能携带更多的人员和/或设备。地面救护车的噪音和振动问题通常优于飞机，且必要情况下，车辆可短暂停靠，但路面转运依据路况和天气条件可能会较为颠簸。尽管严酷的天气可能会减慢路面救护车的转运行程，但绝大多数情况下均可安全完成任务。实际上，当严酷天气无法保证空中转运安全时，许多民用航空转运项目也会提供基于其飞行队和医疗设备的重症地面救护车转运服务。尽管价格仍然较为高昂，但路面救护车的交通工具操作费用却远远低于飞机。但长时间转运，尤其是远距离转运带来的较高人员费用可能会抵消节省的交通工具费用。另外一个就是转运队路面转运期间导致的飞机长时间闲置问题。显然，配备了相关人员和设备情况下，地面救护车转运能够提供较高水平护理。这些因素使得重症地面救护车服务尤其适用于易受严酷天气侵袭的地区、具有大量短途医院间重症转运的城市地区以及专科组和/或因体积过大或过重无法空中转运的设备。

转运队

数项试验[7~10]均对转运队的人员组成进行了考察研究，但研究结果却不尽相同。目前，几乎所有美国民用项目均采用两名主要转运队成员加若干护士、急救医士和呼吸治疗师的人员配置模式执行。如遇复杂任务，通常另外会增加第三类成员[11]。高级生命支持或重症护理级任务（参见医疗转运系统认证委员会（CAMTS）定义）需派遣两名转运队成员[12]。截至目前，最常见的人员配置方式为护士-急救医士转运队。仅有约3%的任务会常规配置医生[11]。显然，急救医士具有院前任务所需的相关技能。患者需要复杂呼吸机管理时，往往需要安排呼吸治疗师。目前几乎没有证据表明大多数院前任务需要安排医生随行。非医生转运队无疑能够提供复杂的重症护理服务，且具有成本效益。然而，应指出的是，医生-急救医士转运队在其他许多国家是标准的人员配置模式。医生的薪金差异似乎是导致这种国际差异的一种因素。考虑到非医生医疗工作者的执业培训和范围差异，美国本土研究不一定会直接适用于这些国家。对于需要最高级别重症护理的患者，除了大多数重症监护室提供的护理内容以外，患者的医院间转运可能还需安排医生随行[2]。然而，医生参与医疗指导和控制、培训和质量改善却是强制性规定[13]。对于视新生儿、儿科或产科转运任务，尽管非医生转运队能够满足此类需求，但某些情况下仍应视转运人员数量和复杂程度配置专科小组。专科小组的人员配置可由一个主要团队和接受过相关专科培训或具有专科经验的成员组成，或者直接由专门的专科小组执行。此外，医疗控制医生还应具有一定专业素养，能够在转运队到达前向转诊医生提供会诊建议，并向转运队提供相关建议。一项项目的需求和限制决定了哪种人员配置模式最为适宜。不容置疑的是，接受过良好培训和医学指导且经验丰富的非医生医疗工作者能够提供高水平的医疗护理服务，且具有成本效益。广泛的工作培训与航空医学转运和重症护理经验以及质量医疗指导是飞行队执行任务不可或缺的三大部分[14]。无论转运队成员是否是医生、护士、急救医士还是其他医疗工作者，如果未接受过合格培训，不具有相关经验，均会影响其患者护理能力的发挥。

护理能力

尽管在患者转运领域提供高质量医疗服务仍存在上述各项限制和困难，但目前该领域已经获得了较大发展，数年前还无法实现的医疗服务目前均可实现。尽管项目任务的种类繁多，但绝大多数美国民用空中医学转运项目仅提供航空医学服务协会和CAMTS认证标准规定的高级生命支持级别重症护理服务。这包括提供气道管理（包括气管内插管、外周静脉通路建立、标准美国心脏学会（AHA）生命支持药物和心肺复苏）、创伤管理（包括气道管理和静脉输液）以及新生儿、儿科和产科护理专业培训的能力。大多数项目均可提供CAMTS规定的重症级别护理。下文阐述了许多项目目前提供的重症护理级别以及未来的某些可能性发展。

监测

除基本生命体征监测以外，当前科学技术的飞速发展使得越来越多的高级监测技术成为可能。微型电池生命体征监测仪的问世实现了脉搏血氧测定、心电图、无创血压、二氧化碳描记和多种有创血压（如中心静脉压、肺动脉压和颅内压）以及呼出二氧化碳（数字和波形读数）的一站式监测。此外，十二导联心电图能力也成为许多项目的标配。当前的技术水平还实现了连续心输出量、混合静脉血氧测定和胎儿监测仪在航空医学环境中的常规使用。近年来,红外分光镜检查(NIRS)已在 ICU 和手术室环境中广泛用于脑组织氧合作用评估,尤其是外伤性脑损伤和心肺转流术或心室辅助装置(VAD)中非波动血流的评估。基于体积描记法的常规氧饱和监测需要测定搏动血流水平。尽管红外分光镜检查在空中转运领域的应用前景尚无定论,但目前已有研究者发表了一篇有关该项检查用于空中转运领域可行性的研究报告[16]。

气道和呼吸管理

除基本气管内插管技术以外,当前许多项目均采用基于镇静剂/催眠剂和神经肌肉阻滞药物的快速程序气管插管。这些项目获得了显著的气管插管成功率,多病例系列的成功率。转运期间气道安全还能够改善躁动或攻击性患者的脊椎固定情况,并提高此类患者转运时的飞行队安全。据资料记载,RSI 失败后,数项急救方法均获得了极佳成功率(同样>95%)和较低并发症发生率,包括声门上气道氧合和通气、经喉面罩导气管插管(LMA)盲插和开放性外科环甲膜切开术[18]。此外,目前市面上存在多种转运型呼吸机,从极小型简单呼吸装置至可移动型复杂装置。可移动型复杂装置具有从前仅大型 ICU 型号才具备的各项功能[19]。这些呼吸机适用于最难治肺脏问题以外的所有病情,安全有效。

血管通路建立

尽管外周静脉通路适用于大多数患者的转运护理,但某些患者却无法或不适合建立该种通路。这种情况下,AHA 和欧洲复苏委员会建议建立急救骨内通路,确保无法建立静脉通路情况下的快速血管进入,该方法能够有效替代大多数患者血管切开或建立中心静脉通路,是一种较好的备选方案。建立静脉通路或血液透析监测时,某些情况下转运队需行中心静脉置管术(CVC)。此外,血管加压药发生外周静脉渗透可造成极为严重的后果,因此,此类药物输液也应经中心静脉导管给药。与外周静脉给药相比,血管活性药或变力性药物经中心静脉输液还有助于保持全身药物浓度水平的一致性。然而,为中心静脉置管而延误患者转运可能会导致利大于弊的后果。如非侵犯性监测手段经证实无效或不适合(如植入型非搏动性左心室辅助装置(VAD)植入、病态肥胖症或强力速效血管活性药或变力性药物输液患者),经股动脉或桡动脉建立动脉内通路是一种快速监测血压的安全手段。新生儿专科队项目通常采用脐动脉和静脉置管。

药物治疗

数十年的经验证实急救医士通过书面长期医嘱或在线医疗控制给予的院前药物治疗是一种非常成功的治疗。如今,随着重症护理转运队培训的改善以及小型可移动型输液泵可靠性的增强,空中转运期间几乎可以采用现代重症监护室和急救科使用的所有药物治疗,并获得相同疗效和安全性。强效血管活性药或变力性药物输液已像强效镇痛剂、镇静药和肌肉松弛药的使用一样普遍。如今,地面和航空医学工作者均能为 ST 段抬高型心肌梗死(STEMI)患者常规提供溶纤维蛋白疗法。

外科干预

外科治疗一贯是医生或其他接受过博士学位培训人员(如足病医生或牙齿矫正医生)的专有领域。理想条件下,手术应在高度洁净、控制良好的手术室中进行。然而,因重伤或重病随时面临生命危险的患者除就地接受手术外可能别无选择。据资料显示,飞行队院前胸腔插管和外科环甲膜切开术的成功率表明对于此类急需手术、数量较小的患者亚类,手术的传统限制可能需要更灵活的处理方式[18,21]。闭合性气胸可随飞行高度增加而逐渐恶化,该风险使得这一手段成为空中转运尤为重要的一项技能。目前发表了数项有关转运队为因四肢骨筋膜间室综合征或限制性胸部烧伤无法通气烧伤患者实施焦痂切开术的病例报告[22]。为了进一步打破传统手术界限,有数项病理报告报道了飞行队成员对非存活性创伤患者实施院前围死亡期剖宫产手术的成功案例[23]。此外,一个伦敦非医生飞行队还报道了 39 例因穿透性创伤导致心脏停搏实施的院前开胸术病例系列,成功救活 4 位患者,该成功率显著高于急诊科开胸术[24]。

重症护理转运的新技术、能力和趋势

近年的科技进步导致了新产品大量繁衍的现象。这些新产品中,许多产品已被广泛用于医院环境,彻底改革了重症护理医学的发展进程。某些新产品具有良好的移动性,可被用于转运环境,而另外一些新产品即将实现这种用途。其中的新产品包括诊断超声和实验室检测设备、精密呼吸机和体外氧合和循环辅助设备。目前,这些技术和设备的潜在应用正在医院环境中突飞猛进的发展,但在转运环境中的应用却尚不明确。

药物治疗

目前仍需针对促凝剂是否适用于出血患者院前治疗这一课题开展进一步研究。目前,有关重组激活凝血因子Ⅶ(rFⅦa)和促凝剂敷药院前使用的研究数据仍存在争议。抗纤维蛋白溶解药氨甲环酸和氨基己酸的院前应用目前尚不明确,但却应开展进一步研究[20]。

超声

近年来,尖端新型超声技术的迅猛发展,致使过去10年重症护理医学领域超声使用大爆炸的局面。目前,这些设备广泛用于医院环境的多种用途,且其用途的范围和数量正在迅速增加。指导此类设备使用的相关数据也正在飞速增加。其中一些应用包括动脉通路、外周和中心静脉通路建立、围产期评估、创伤重点腹部超声评估(FAST)和用于气胸诊断的胸腔超声[25]。实际上,其中的许多应用目前均已成为标准护理模式。超声引导的颈内静脉通路建立能够缩短插管时间、提高成功率,并减少气胸和非计划性动脉插管等并发症的发生。急救性经胸廓和经食管超声心动描记术目前广泛用于快速、准确描述休克病因学并指导治疗。经验丰富的临床医生可应用此类工具快速诊断血容量不足、心肌缺血或挫伤、右/左心室收缩功能衰竭、心脏压塞、灾难性瓣膜障碍、肺栓塞和胸主动脉创伤。此外,通常经肺动脉插管后或在心脏插管实验室中易于实现精准的指标测定,如心输出量、肺动脉收缩压和左心房压等。此外,休克患者通常会得出意想不到的诊断,尤其是对传统治疗不应答患者[26]。

目前已存在高级、耐用且可移动的B超设备。研究数据表明这些设备能实现无法在院外有效治疗疾病的院前诊断[27~31],但这些B超技术在重症护理转运环境中的使用仍尚处于摸索阶段,仍需大力开展相关研究。这些技术可能更适用于气胸、心脏压塞和心脏停顿评估[32]。B超技术在重症护理转运领域似乎具有广阔的应用前景,正如当年席卷院内医学一样,B超技术可能会为转运医学带来革命性影响。

实验室诊断学

手持式床旁检验(POCT)血糖检测设备已上市多年。目前准确POCT动脉血气检验设备也已上市,似乎非常适合应用于转运环境[33]。除标准血气分析以外,此类设备还可用于红细胞压积、电解质、凝血酶原时间(PT)、国际标准化比率(INR)、乳酸、葡萄糖和肌钙蛋白的快速评估。无疑,这说明此类设备可用于指导休克、呼吸衰竭、贫血、电解质紊乱、急性心肌梗死的管理,并可能用于其他尚不明确的用途。目前,用于凝血病诊断的检测设备还不具有充足的可移动性性能。血栓弹性描记器(TEG)和激活凝固时间(ACT)设备可移动性能的改善空间较大,将有利于凝血病和抗凝的评估和管理。

心肺衰竭新趋势

近年的科技进步带动了极高死亡率疾病住院管理,甚至是三级重症护理的发展。其中包括难治型心源性休克(包括ST段抬高型心肌梗死、心肌炎、肺栓塞、心切开术后以及其他病因导致的心源性休克)。传统管理方式包括:综合性血流动力学监测、基于药物和输液的血流动力学支持,以及手术治疗。如患者生存期足够长,术后患者病情可缓解。心室辅助装置(VAD)可作为一种稳定病情的手段,在病情缓解过程中发挥过渡作用,或通过心室辅助装置植入争取其他手术治疗的机会,包括永久性心室辅助装置植入术,或争取心脏移植的机会。心室辅助装置可用于支持左心室(RVAD装置)、右心室(RVAD装置)或双心室衰竭(BiVAD装置)。近年来的科技进步导致了大量新型心室辅助装置的繁衍,包括Abiomed BVS和AB5000、CardiacAssist TandemHeart和Thoratec CentriMag。过去,心室辅助装置植入需行胸骨切开术或胸廓切开术,但目前某些短期设备却可在心导管插入室,甚至重症监护室经皮植入。目前少数重症护理转运项目已成功实施了心室辅助装置植入术,通过先启动心室支持,再经地面、直升机或固定翼飞机转运患者至医院的方式救助患者,这些项目还发表了他们积累的相关经验[34]。Abiomed Impella 2.5或5.0是一项新型、极短期循环辅助设备。植入时,先将该设备的单个导管经股动脉或髂动脉插入,再移动导管至主动脉瓣并进入左心室。整个植入过程需在X线透视或食管超声心动描记引导下进行。然后,通过导管内的小型泵连续将含氧血引出左心室,并以2.5或5.0L/分钟(视设备类型而定)的速度泵入升主动脉。目前,该设备已获FDA批准在美国上市,可连续使用高达6个小时,适用环境包括经救护车、固定翼和直升机的医院间输送。目前已有成功实施航空医学转运的病例报告[35]。这些治疗需由心脏外科医生或侵犯性心脏病医生在X线透视或食管超声心动描记引导下实施,需要一个具有极高技术水平的专科团队作为保障。

另外一种具有极高死亡率的病程是成人呼吸窘迫综合征(ARDS)(感染导致的难治性呼吸衰竭)。需使用先进的呼吸机和呼吸机管理。此外,还可能因重度肺性高血压导致的右心脏衰竭而采取复杂的血流动力学管理,其中包括使用超声心动描记术和肺动脉导管进行诊断和监测、多种强心药和血管加压药输液以及一氧化氮吸入或前列环素进行肺动脉血管舒张。当代先进转运呼吸机基本能够实现此类患者就地接受三级护理,但许多转运呼吸机仍无法就地开展此类护理。极重度患者可能需要体外膜式氧合(ECMO)支持以提供充足时间恢复肺功能。本质上,体外膜式氧合器就是一种安装了膜氧合器的心室辅助装置。膜式氧合器能够排除血液中的二氧化碳,并注入氧气。近年来随着心室辅助装置技术的提高以及膜技术的新改善,体外膜式氧合的使用日益普遍[36,37]。开发一个具有启动治疗和转运心室辅助装置和体外膜式氧合器携带患者能力的地区系统是一项耗费巨大、极为复杂的工程。然而,一项设计良好的系统能够挽救无数患者的生命,我们坚信科技的发展必将带动此类系统的发展。

创伤控制,心脏停搏

大多数外伤士兵和许多平民在到达医院前均会发生失血现象。最终到达具有综合管理能力的三级护理中心时,失血程度可能会更为严重。过去,即使在实施侵犯性复苏术后,创伤性心脏停搏的存活可能仍较小。鉴于此,美国外科医师协会创伤委员会和美国紧急医疗救护服务医师协会均发布了有关暂停或终止许多创伤患者院前复苏指南的立场声明[38]。事实上,这些指南均基于目前获得的研究数据制订,应随着创伤患者护理技术的发展而进行相应修订。基于伊拉克和阿富汗冲突相关数据,越来越多的研究者支持在患者抵达三级护

理中心前首先启动"创伤控制"程序。但这一趋势对此类患者转运的影响尚不明确。可能会要求转运队具有给予大量输血治疗的能力。此外,研究者目前正在开展有关院前治疗领域诱导深低温停循环技术(DHCA)可行性的研究[39~45]。此外,该项技术还可用于到达医院前可能死亡的失血性休克患者。可先通过创伤现场就地诱导深低温停循环技术,再将患者转运至医院行复苏和手术修复治疗。目前,深低温停循环技术可用于主动脉弓或颅内巨大动脉瘤的手术修复,具有较高成功率。目前尚不明确深低温停循环技术是否适用于创伤性心脏停搏管理,但一旦经研究证实适用,该技术将极大改变此类患者的空中转运护理。

总结

尽管目前转运前和转运中的患者护理仍存在显著限制,但如今该领域已经达到了过去几十年无法企及的护理高度。科技进步正在为该领域带来突飞猛进的变化,包括新型先进转运技术的应用。研究者目前正在为挽救传统高致死率疾病患者而研发高度复杂的治疗策略。随着这些策略的研发和验证,它们将被用于三级医院以外的领域。到那时,重症护理转运系统需快速调整自身发展以适应此类需求。

参考文献

1. Miller R. Hurricane Katrina: Communications and infrastructure impacts. U.S Army War College website. http://www.carlisle.army.mil/DIME/documents/Hurricane%20Katrina%20Communi-cations%20&%20Infrastructure%20Impacts.pdf. Accessed on August 21, 2014.
2. Beninati W, Meyer MT, Carter TE. The Critical Care Air Transport Program. *Crit Care Med.* 2008;36(7 Suppl):S370-6.
3. Hunt RC, Bryan DM, Brinkley VS, Whitley TW, Benson NH. Inability to assess breath sounds during air medical transport by helicopter. *JAMA.* 1991;265(15):1982-4.
4. Tourtier JP, Libert N, Clapson P, Tazarourte K, Borne M, Grasser L, Debien B. Auscultation in flight: comparison of conventional and electronic stethoscopes. *Air Med J.* 2011;30(3):156-60.
5. Klein AA. Mobile phones in the hospital-past, present, and future. *Anaesthesia.* 2003;58(11):1147.
6. Ladkin PB. Electromagnetic interference with aircraft systems: why worry? [article RVS-J-97-03]. Bielefeld University-Faculty of Technology. Modified Oct 1997.
7. Hamman BL. Helicopter transport of trauma victims: does a physician make a difference? *J Trau-*

ma. 1991;31:490-4.

8. Baxt WG. The impact of a physician as part of the aeromedical prehospital team in patients with blunt trauma. *JAMA.* 1987;257:3246-50.

9. Linn S. The sky is a limit: errors in prehospital diagnosis by flight physicians. *Am J Emerg Med.* 1997;15:316-20.

10. Wirtz MH. Paramedic verses nurse crews in the helicopter transport of trauma patients. *Air Med J.* 2002;21:17-21.

11. Greene MJ. 2010 Critical care transport workplace and salary survey. *Air Med J.* 29(5):222-35.

12. *Accreditation Standards of CAMTS.* Commission on Accreditation of Medical Transport Systems. 9th ed. Anderson, SC; 2012. http://camtsshelley.homestead.com/04FINAL_9th_EditionStds_9-5-12.pdf. Accessed on August 21, 2014.

13. Air Medical Physician Association. Medical direction and medical control of air medical services. [position statement]. Air Medical Physician Association website. https://ampa.org/sites/default/files/position_papers/position_statements_med_control.pdf. Revised April 2002; Accessed August 21, 2014.

14. Harris BH. Performance of aeromedical crewmembers: training or experience? *Am J Emerg Med.* 1986;4(5):409-11.

15. *Guidelines of Air Medical Crew Training,* 2nd ed. Alexandria, VA: Association of Air Medical Services;. 2012..

16. Weatherall A, Skowno J, Lansdown A, Lupton T, Garner A. Feasibility of near-infrared spectroscopy monitoring in the pre-hospital environment. *Acta Anaesthiol Scand.* 2012;56(2):172-7.

17. Hubble MW, Wilfong DA, Brown LH, Hertelendy A, Benner RW. A meta-analysis of prehospital airway control techniques part I: orotracheal and nasotracheal intubation success rates. *Prehosp Emerg Care.* 2010;14(3):377-401.

18. Hubble MW, Wilfong DA, Brown LH, Hertelendy A, Benner RW. A meta-analysis of prehospital airway control techniques part II: alternative airway devices and cricothyrotomy success rates. *Prehosp Emerg Care.* 2010;14(4):515-30.

19. DiLuigi KJ. Transport ventilators: a guide for critical care transportation, aeromedical & prehospital operations. *Emerg Med Serv.* Jan 2005;34(1):67-70.

20. Cap AP, Baer DG, Orman JA, Aden J, Ryan K, Blackbourne LH. Tranexemic acid for trauma patients: a critical review of the literature. *J Trauma.* 2011;71(1 suppl): s9-14.

21. Schmidt, U. Chest tube decompression of blunt chest injuries by physicians in the field: effectiveness and complications. *J Trauma.* 1998;44(1):98-101.

22. Kupas DF, Miller DD. Out-of-hospital chest escharotomy: a case series and procedure review. *Prehosp Emerg Care.* 2010;14(3):349-54.

23. Bowers W. Field perimortem cesarean section. *Air Med J.* 2001;20(4):10-1.

24. Coats TJ. Prehospital resuscitative thoracotomy for cardiac arrest after penetrating trauma: rationale and case series. *J Trauma.* 2001;50(4):670-3.

25. Blaivas M. A prospective comparison of supine chest radiography and bedside ultrasound for the diagnosis of traumatic pneumothorax. *Acad Emerg Med.* Sep 2005;12(9):844-9.

26. Jones AE. Randomized, controlled trial of immediate versus delayed goal-directed ultrasound to identify the cause of non-traumatic hypotension in emergency department patients. *Crit Care Med.* Aug 2004;32(8):1703-8.

27. Polk JD. The "Air medical F.A.S.T." for trauma patients—the initial report of a novel application for sonography. *Aviat Space Environ Med.* 2001;72(5):432-6.

28. Price DD. Trauma ultrasound feasibility during helicopter transport. *Air Med J.* 2000;19(4):144-6.

29. Melanson SW. Aeromedical trauma ultrasonography by flight crews with a miniature ultrasound unit. *Prehosp Emerg Care.* 2001;5(4):399-402.

30. Polk JD. The use of a focused assessment with sonography for trauma (FAST) by a prehospital team in the trauma arrest patient. *Prehosp Emerg Care.* 2000;4(1):82-4.

31. Lichenstein D. Feasibility of ultrasound in the helicopter. *Intensive Care Med.* 1998;24(10):1119.

32. Chin EJ, Chan CH, Mortazavi R, Anderson CL, Kahn CA, Summers S, Fox JC. A pilot study examining the viability of a prehospital assessment with ultrasound for emergencies (PAUSE) Protocol. *J Emerg Med.* 2013; 44(1): 142-9.

33. Di Serio F, Petronelli MA, Sammartino E. Laboratory testing during critical care transport: point of care testing in air ambulances. *Clin Chem Lab Med.* 2010;48(7):955-61.

34. Staley LL, Dobberpuhl J, Pierce CN, Scott RL, Jarozzewski DE, Arabia FA. Bridge to decision: SWAT team approach used by Mayo Clinic Arizona's cardiac transport team. *Progress in Transplantation.* 2010;20(2):124-8.

35. Giurgis M, Kumar K, Zieroth S, Phillip R, Menkis AH, Freed DH. Interprovincial spoke-to-hub transport using the Impella LP 5.0 left ventricular assist device as a bridge to long-term circulatory support. *Can J Cardiol.* 2010;26(8):e320-2.

36. Foley DS. A review of 100 patients transported on extracorporeal life support. *ASAIO J.* 2002;48(6):612-9.

37. MacLaren G, Combes A, Bartlett RH. Contemporary extracorporeal membrane oxygenation for adult respiratory failure: life support in the new era. *Intensive Care Med.* 2012;38(2);210-20

38. Hopson LR. Guidelines for withholding or termination of resuscitation in prehospital traumatic cardiopulmonary arrest: Joint position statement of the National Association of EMS Physicians and the American College of Surgeons Committee on Trauma. *J Am Col Surg.* 2003;196(1):106-12.

39. Bellamy R. Suspended animation for delayed resuscitation. *Crit Care Med.* 1996;24(suppl):S24-47.

40. Capone MD. Complete recovery after normothermic hemorrhagic shock and profound hypothermic circulatory arrest of 60 minutes in dogs. *J Trauma.* 1996;40(3):388-95.

41. Wood RJ. Hypothermic aortic arch flush for preservation during exsanguination cardiac arrest of 15 minutes in dogs. J Trauma. 1999;47:1028-36

42. Letsou GV. Resuscitating hypothermic dogs after 2 hours of circulatory arrest below 6 degrees C. *J Trauma.* 2003;54(suppl):S177-82.

43. Chen Z. Induction of profound hypothermia modulates the immune/inflammatory response in a swine model of lethal hemorrhage. *Resuscitation.* Aug 2005;66(2):209-16.

44. Casa F. A portable cardiopulmonary bypass/extracorporeal membrane oxygenation system for the induction and reversal of profound hypothermia: a feasibility study in a swine model of lethal injuries. *Artif Organs.* Jul 2005;29(7):557-63.

45. Alam HB. Does the rate of rewarming from profound

hypothermic arrest influence the outcome in a swine model of lethal hemorrhage. *J Trauma.* Jan 2006;60(1):134-46.

推荐阅读

1. Wolfson AB (editor): *Clinical Practice of Emergency Medicine.* Philadelphia, PA: Lippincott Williams & Wilkins; 2010.
2. Hall J (editor): *Principles of Critical Care.* 3rd ed. New York, NY: McGraw-Hill; 2005.
3. Feliciana DV, Mattox KL, Moore EE, eds. *Trauma.* New York, NY: McGraw-Hill; 2006.
4. Wilson WC, Grande CM, Hoyt DB, ed. *Trauma: Emergency Resuscitation, Perioperative Anesthesia, Surgical Management, Critical Care.* Atlanta, NY: Informa Healthcare/Taylor and Francis Group; 2007.
5. Practice guidelines for the management of the difficult airway: an updated report by the American Society of Anesthesiologists Task Force on Management of the Difficult Airway. *Anesthesiology.* 2003; 98(5):1269-77.
6. Peterson GN, Domino KB, Caplan RA, et al. Management of the difficult airway, a closed claims analysis. *Anesthesiology.* 2005;103(1):33-9.
7. Kahami KB. The support of severe respiratory failure beyond the hospital and during transportation. *Current Opinions in Critical Care.* 2006 Feb;12(1):43-9.
8. Reynolds HR, Hochman JS. Cardiogenic shock—current concepts and improving outcomes. *Circulation.* 2008;117(5):686-97.
9. Allen S, Holena D, McGunn M, Kohl B, Sarani B. A review of the fundamental principles and evidence base in the use of extracorporeal membrane oxygenation (ECMO) in critically ill adult patients. *J Intensive Care Med.* 2011;26(1)13-26.
10. MacLaren G, Combes A, Bartlett RH. Contemporary extracorporeal membrane oxygenation for adult respiratory failure: life support in the new era. *Intensive Care Med.* 2012;38(2);210-20.
11. Jansen J, Thomas R, Loudon MA, Brooks A. Damage control resuscitation for patients with major trauma. *BMJ;* 2009;338:b1778.

6. 医疗人员配置

Jacqueline C. Stocking, RN, MSN, MBA, NREMT-P

引言

转运服务可使用多种医疗人员配置模式。人员组成由下列几个因素决定:患者人群、任务特征、交通工具能力、预算、本地资源和医生的专科应用喜好。医疗主任必须能够识别界定每项服务应用特征的因素,并基于这些因素确定人员配置。例如,如果转运服务主要涉及重症护理设施间转运,至少安排一名医生或注册护士作为主要护理人员可能是最佳的人员配置方式。然而,如果转运服务涉及较大比例的高级生命支持现场呼叫工作,则安排一名急救医生作为主要护理人员的人员配置模式可能最为适宜。

人员配置可一直保持不变,也可适时调整,具体取决于当前任务。例如,许多转运服务使用下述响应系统:即初级医疗队员驻扎现场及时应答大多数急救呼叫,而专科人员一接到呼叫立即赶赴现场或处于专科护理(如新生儿、儿科、围产期或心血管护理)转运任务的待命状态。这种分配模式能够在确保医疗队对项目主要任务保持及时应对能力的同时,增加必要情况下专科转运人员响应的灵活性。

大多数医院项目中,转运队成员专门负责操作转运工具,以获得更快的响应时间。呼叫间的时间通常用于开展患者跟进、完成图表、转运工具的重新补给、必要情况下辅助内部医院项目,或承担独立项目的培训和教育工作。然而,某些医院项目中,转运队成员还会被安排到初级医疗机构,负责转运请求的响应工作。这通常会增加响应时间,但却可能提高全职人员(FTE)的使用效率。

医疗人员配置

大多数空中和地面转运服务均配置两位医疗人员。某些情况下,可会额外增加医疗人员进行专科转运。少数情况下,转运服务仅会配置一位医疗人员—例如,单个稳定患者的常规转运或远程急救。某些情况下(热度、湿度、飞行高度、距离、随机燃料储备、患者体重等),空中转运也会出现仅配置一名医疗人员的情况。这些情况通常属于特殊情况,而非常规人员配置模式,使用前必须认真评估其适用性。

医疗主任、首席飞行护士和/或急救医士负责基于项目应用的转运工具确定医疗人员的配置数量和类型。人员配置必须能够满足所提供的服务水平,兑现项目的任务承诺并符合适用的州法规和条款。

护理水平

涉及重症护理转运(CCT)、高级生命支持(ALS)或专科护理转运(SCT)的医疗转运服务必须最少配置两名随行医疗人员以确保直接患者护理的提供[1]。涉及基础生命支持(BLS)的医疗转运服务必须至少配置一名注册/许可急救员(EMT)随行。

重症护理

重症护理医疗转运服务指一项将患者从急诊室、危重症监护室或事故现场转运至指定场所并在转运期间提供医生或注册护士(RN)执业范围内允许医疗护理的服务[1]。因此,该项服务必须至少配置一位医生或注册护士,作为主要护理人员。凡满足下列标准的医师和注册护士均可指定为主要护理人员:是医疗转运服务的主要参与人员,接受过相关培训,具有一定经验,具有急救和/或重症护理的有效资质。空中和地面转运护士协会(ASTNA)已针对转运护士的从业资质发表了立场声明[2]。

重症护理转运需配置额外的医疗队员,至少应安排两名医护人员陪同患者随行。可采用下列人员配置模式:注册护士/医疗主任、注册护士/注册护士和注册护士/急救医士。所有人员必须具有相应机构颁发的资质认证/许可,达到项目的教育要求并经转运服务医疗主任的许可任命方可参与任务的执行。

某些情况下,可额外配置其他或专科人员,即共配置两名、三名或四名医疗人员。转运服务单位应制订哪些情况下应增加专科人员或由专科人员

6. 医疗人员配置

替代常规配置转运队执行任务的相关规定。例如,额外或专科人员可为内部(适用于医院项目)或现场人员(适用于现场响应项目)。该类人员必须接受过有关转运治疗方法、安全性、感染控制和相关操作规定的培训。此外,还应佩戴相应装备,确保转运安全。

高级生命支持

高级生命支持医疗转运服务指一项在患者转运期间由急救医士在其执业范围内对患者实施重症护理的服务[1,2]。每次转运任务中,该项服务必须至少配置一名急救医士,急救医士应接受过相关培训,具有资质认证/许可、一定经验和高级生命支持患者护理的有效资质。

高级生命支持转运应至少安排两名医护人员陪同患者随行。所有人员必须具有相应机构颁发的资质认证/许可,达到项目的教育要求并经转运服务医疗主任的许可任命方可参与任务的执行。每次转运时,该类人员应于服务允许的响应时间内抵达任务现场。

某些情况下,可额外配置其他或专科人员。转运服务单位应制订哪些情况下应增加专科人员或由专科人员替代常规配置转运队执行任务的相关规定。例如,额外或专科人员可为内部或现场人员。该类人员必须接受过有关转运治疗方法、安全性、感染控制和相关操作规定的培训。此外,还应佩戴相应装备,确保转运安全。

基础生命支持

基础生命支持转运服务指转运期间由急救员在其执业范围内提供护理服务[1]。该项服务应最少配置一位急救员负责转运期间的患者护理工作。急救员应接受过相关培训,具有相关资质认证/许可和基础生命支持患者护理的有效资质。

专科护理

专科护理转运(SCT)医疗转运服务指一项专科护理患者转运期间,由一名或多名医疗专业人员实施专科护理的转运服务。可在常规配置转运队基础上增加专科护理人员[1]。所谓“专科患者”即需要不同于常规飞行队员、接受过专科培训且具有专科经验医疗团队护理的患者,例如,主动脉内球囊泵植入患者可能需要灌注师护理;接受体外膜氧合治疗(ECMO)的新生儿患者可能需要配置新生

儿重症护理人员、新生儿护师、新生儿注册护士或新生儿注册呼吸治疗师(RRT);病情不稳定的呼吸机插管患者可能需要呼吸治疗师护理。在大型医疗中心,航空医学转运系统可能有助于器官采集和移植队开展相关工作。尽管专科患者在项目转运中所占比例较小,但该类人群仍可改善医疗转运的合理使用、增加转运单位的营业收入并为转运服务和医院推广起到了极为重要的正面宣传。项目服务范围和预算差异制订时,这些属性特征均会成为项目经理的考量方面。

患者人群

目前,业界在是否应基于患者人群或病情严重程度确定医疗人员组成方面仍存在争议。除少数患者亚类以外,一些项目对所有患者均一视同仁的使用常规人员配置模式,而另外一些项目却依患者人群不同而采用差异化的人员配置模式(即成人患者配置成人医疗队,儿童患者配置儿科医疗队,新生儿患者配置新生儿医疗队)。

儿童患者

1990 年,转运医学获得了美国儿科学会(AAP)承认的学科地位。2000 年,AAP 转运医学学科成员召开大会探讨有关转运队人员配置等相关课题。会议建议包括:每次转运任务均应由注册护士(最好担任队长角色)参与;注册护士应至少拥有 5 年护理经验,其中最少有三年专门从事新生儿/儿童重症护理;非儿科护理人员在参与儿童转运任务的过渡期间必须接受额外的儿科重症护理培训,确保具有相关临床资质;此外,还应通过广泛的定向项目帮助重症护理人员适应更为独立的转运环境。

目前已有许多研究考察了专科转运与常规转运之间对儿童转运是否存在发病率和死亡率的差异。Kanter 等研究结果表明使用专科儿童转运队能够改善患者结局。Edge 等发现专科转运队执行儿童转运任务中,2% 的任务会发生不良事件,而非专科转运队为 20%[3]。Orr 等对 1030 次儿童转运任务进行了考察,结果表明非专科护理队执行转运任务时,患者发生意外事件可能性增加了 22 倍,死亡可能性增加了 2.4 倍[4]。最常见意外事件包括气道问题和低血压。与此相反的是,White 等研究结果表明地区儿童转运服务的建立导致死亡率下降,但这一变化主要反映了重症监

护表现的总体变化,而非使用专科转运队带来的某种获益[5]。

尽管使用专科转运队执行儿童转运任务可能是最佳选择,但在某些情况下却不具有可行性。而希望所有执行儿童转运任务的随行人员均接受过

所转运患者需要的必要培训、具有相关经验和资质似乎是一个更为合理的预期目标。该项目标适用于各类患者人员。

表6-1为美国儿科学会对儿童转运使用各类医疗人员的潜在优点和缺点总结[6]。

表6-1　儿童转运中各类医疗人员配置的优劣势

人员	优点	缺点
主治医师	专业知识、减少法医学问题、改善公共关系	极高的薪酬成本、无法保证全职工作时间内的随时到岗
专科培训医生	专业知识、有价值的培训经验	薪酬成本高、需要超负荷转运培训经验
住院医师	有价值的培训经验、薪酬成本通常内嵌于培训项目	转运需求与培训的其他方面存在竞争性冲突、专业知识不足、某些医生缺乏相关兴趣、无法提供稳定的护理质量、转诊医生接纳性差
护师	专业知识、稳定的护理质量	薪酬成本高,通常局限于其从事的专科领域(新生儿与儿科)、转诊医生接纳性问题
注册护士	随时到岗、专业知识、接受过相关培训、薪酬成本取决于营业收入、稳定的护理质量	转诊医生接纳性问题,可能需要强化培训方可执行转运任务
呼吸治疗师	改善呼吸设备的使用效果	可能需要强化训练方可辅助开展患者护理的其他工作
急救医士	院前处理的专业知识、较低的薪酬成本	可能需要强化训练方可辅助开展患者护理的其他工作

新生儿患者

长期以来,业界均一致认为高风险新生儿的三级医疗机构医疗转运需配置专业人员和专业设备。早至1970年的研究结果即显示新生儿转

诊中心和转运队的发展显著降低了美国新生儿死亡率。

新生儿转运可采用多种转运队配置模式。Ohning等总结了各类新生儿转运队的特征(表6-2)[7]。

表6-2　各类新生儿转运队成员特征

人员	随时到岗	知识储备	气道技术	多技能	成本
急救医士	良好	差	一般	差	低
注册护士	良好	一般	差	一般	高
呼吸治疗师	良好	一般	极佳	良好	中等
新生儿护师	差	良好	良好	高	高
住院医师	一般	高	良好	良好	中等
主治医师	差	极佳	水平不定	高	很高

6. 医疗人员配置

成年患者

目前业界对一般成年患者最佳转运队人员组成的争议较小。转运队雇佣的注册护士通常在重症监护室和/或急诊室具有广泛的重症护理经验。急救医士往往在事故现场重伤患者转运方面具有广泛经验。呼吸治疗师带来了气道、通气和氧气输送系统管理经验。航空医生通常为急救医学或外科住院医师。少数情况下，航空医生可能是主治医师或项目医疗主任。

医生参与转运队的获益目前仍尚不明确。欧洲转运队中配置医生的情况远远普遍于美国。目前，研究者在医生参与转运对患者结局获益方面仍存在争议。毋庸置疑的是，如患者病情需要，转运单位应能够安排接受过转运培训的医生参与转运任务的执行。然而，研究表明目前在如何准确识别哪些患者需转运队配置医生方面仍存在一定困难。

目前已发表了许多有关转运队人员配置的调查结果。一些调查主要考察医院直升机项目，一些调查仅针对现场呼叫应答项目进行考察，而另外一些调查主要采集直升机、固定翼飞机和地面转运服务相关数据。研究者通过回顾 1984～2012 年期间的数据总结了下列医疗人员组成模式（以使用频率从高到低排序）：

- 注册护士/急救医士
- 注册护士/注册护士
- 注册护士/医疗主任
- 其他（包括注册护士/呼吸治疗师，注册护士/急救员（或高级急救员（AEMT）），急救医士/急救医士）

正如所预期的那样，转运队人员组成存在地区和任务特征差异。目前，注册护士/急救医士是最为常见的人员配置模式。

人员组成

医疗主任还必须判断应委派配对人员（执行人员具有相同培训和背景，即同类人员）还是具有不同培训和背景的人员（即异类人员）执行转运任务。特定情况下，这两种人员配置模式均有其独特优势。

同类人员

理论上，同类人员能够保证队员间充分了解医疗队的自身能力和局限性。尽管随着接触时间的增加，任何医疗队队员间均可达成上述共识，但两个接受过相同培训队员间的共识则会更为本能、更具直觉性。对于接受同等水平培训的两个队员，其协作可能会进一步增强，效率更高。从管理角度而言，同类医疗队各队员间的互换性高，有利于减少调度冲突和困难。因目标人群界定清晰，也更容易开展继续教育和现场培训工作。对于医疗队成员有限的小型转运服务单位，上述方面均是重要的考虑因素。

最常见的同类医疗队为双护士（注册护士/注册护士）医疗队。考虑到转运服务单位目前开展的大量设施间转运以及应用的许多先进治疗方法，双护士医疗队可能是一种较为合理的人员配置模式。一些服务单位采用双培训医疗人员模式，即每位医疗人员均接受过注册护士和急救医士培训，为各队员提供额外培训和专业知识，同时便于人员调度。

大多数转运服务单位的人员应聘要求包括最低重症护理工作年限（一般为 3~5 年）以及所接受的高级培训课程数和获得的认证证书数（如重症注册护士（CCRN）、注册急救护士（CEN）、加强心脏生命支持（ACLS）、心肺生命支持（CPR）、儿科高级生命支持（PALS）和创伤护士核心课程（TNCC）认证）。一经聘用，转运护士人员可通过急救员（EMT）或急救医士级的交叉培训或同等级别培训进一步提高自身的患者护理水平。需指出的是，一些州规定院前从业注册护士应进行急救员认证，但一些州却认可基于同等资质的培训。另外一些州几乎未作出任何紧急医疗救护服务培训要求[8]。执行现场呼叫任务队员具有的持续地面紧急医疗救护服务经验能够在提高技术水平和自信心的同时，提高其与本地紧急医疗救护服务系统的协调可靠性和配合程度，尤其是小容量系统。最重要的是，紧急医疗救护服务操作培训可强化执行人员的现场安全意识。

聘用后，注册护士的额外认证要求包括：飞行注册护士认证（CFRN）、转运注册护士认证（CTRN）和转运护士高级创伤课程认证（TNATC）。针对转运护士面临各项问题开展的继续教育和持续的住院重症经验有助于确保人员效率最大化。

双急救医士人员模式是一种较不常见的同类人员配置模式。一般而言，主要进行急救/911 服务的单位（而非设施间/重症转运服务单位）或具有双重职能的公共服务单位（如执法、消防、军队或土地使用等机构）采用此类医疗队配置。资深急救医士执行转运任务提供的现场经验和先进技术可使其成为理想的人员配置模式。急救医士善于控制凌乱的现场和初期患者稳定。此外，他们还接受过各级别培训，知晓合作伙伴/队员配对概念，并具有该框架内的工作经验。最后，急救医士具有线上医疗指导下独立工作，以及处理该系统自身挑战和局限性的丰富经验。针对院间重症转运问题开展的继续教育与持续的临床培训与经验有助于最大化提升双急救医士人员模式的信心和能力。

异类人员

与同类人员模式（具有相同认证资质）不同，异类人员模式采用混合性配对组合。这种模式中，尽管聘用后可能最终会进行交叉培训，但聘用人员具有的核心认证资质和培训不同。目前存在数种常见人员配对类型。

注册护士/急救医士组合使用广泛，具有其独特优势。急救护士具有凌乱现场以及不稳定和未固定患者处理方面的专业知识、培训和经验，而重症护理注册护士则对接受多种加强监护和治疗方法不稳定患者的护理具有丰富经验。一个具有多种专长的团队能够实现更多类别患者的有效管理。从教育意义方面讲，在具有不同专长人员的团队中，每位队员能够通过吸收其他队员优势而强化自身的专业知识、技能和能力。这种团队中，整体的力量可能会超过各部分的力量之和。

这一点同样适用于转运队中配置医生作为队员之一的情况。医生具有的深厚知识和教育经历可能会进一步增强团队优势。此外，急救医士或注册护士拥有的技术和经验可能会为医生能力增加新维度，这往往是传统医学教育经常忽视的方面。医疗队中配置医生还可能解决许多无线电和基地电台通信、距离、转诊医生对话或长期医嘱下病情快速恶化患者相关问题。飞行/转运医生的存在还可能改变有关护理持续性、责任和 EMTALA 法律合规性问题的批判声音和质疑。某些人认为，配置 MD/DO（医学博士/骨科医师）导致的费用增加某种程度上超过了所讨论的无形资产。飞行/转运医生最低应符合地方标准规定的医疗控制官标准，并全面掌握本地紧急医疗救护服务系统的相关知识。

总结

许多文献均探讨了最佳人员配置问题，并就相关问题进行了热烈的讨论。遗憾的是，目前仍尚未无任何研究评估有关不同医疗人员配置模式下转运患者的结局差异。因此，尚无法就最佳医疗人员配置模式做出确切结论。然而，确定最佳人员配置模式时，医疗主任必须同时考虑多种因素（表 6-3）。

表 6-3　选择人员组成时应考虑的因素

患者人群	年龄组 ● 新生儿 ● 儿童 ● 成年 ● 老年 诊断 ● 医疗 ● 创伤
任务特征	距离 现场与设施间 危急程度 ● 重症护理 ● ALS ● BLS ● 专科护理 专科患者人群 ● NICU/ICN ● PICU ● 围产期/高危产科 ● 其他 　○ IABP 　○ VAD 　○ ECMO
交通工具容量	患者数 医疗人员数 装载专科医疗设备的能力
交通工具类型	直升机 固定翼 地面
人员可用性和培训	医生 ● 医疗主任 ● 主治医生/MCO ● 专科培训医生 ● 住院医师 护士 ● 注册护士 ● NP EMS ● 急救员 ● 急救呼吸治疗师/RCP 其他 ● 灌注师

6. 医疗人员配置

总之,目前有关不同飞行队人员配置的有效性数据仍极为有限。因研究设计的局限性、缺乏"金标准"定义获益、主观数据充斥以及基于当前有限数据难以得出确切结论,上述已发表的研究结果受到了医学研究者的质疑。美国及其境外的数项研究表明飞行途中配置医生有益于患者结局,但同时也至少有1项回顾性客观研究对患者结局获益提出了质疑。儿科文献中有数项研究表明儿科重症护理转运期间配置医生是首选模式,某些情况下甚至是一种极为必要的做法,但如何预先准确判断该类特殊人群仍存在一定困难。截至目前,有关比较当前其他转运人员类型的数据仍极为有限。因此,目前仍需单项转运项目和医疗主任识别患者人群的定义要素,并基于各种任务和情况的具体因素做出飞行队人员组成的决定。

参考文献

1. *Accreditation Standards of CAMTS.* Commission on Accreditation of Medical Transport Systems. 9th Ed., Anderson, SC, 2012. http://www.camts.org/04FINAL_9th_EditionStds_9-5-12.pdf. Accessed August 21, 2014.
2. Air & Surface Transport Nurses Association. Role of the registered nurse in the out-of-hospital environment [position statement]. ASTNA website.www.astna.org. Accessed June 14, 2012.
3. Edge W, Kanter R, Weigle C, et al. Reduction of morbidity in interhospital transport by specialized pediatric staff. *Crit Care Med.*1994;22:1186-1191.
4. Orr R, et al. Pediatric specialty care teams are associated with reduced morbidity during pediatric interfacility transport. Presentation, June 2000, 2000 Conference on Neonatal and Pediatric Critical Care Transport, American Academy of Pediatrics, Chicago, IL.
5. White M, Weir P, Garland L, Edees S, & Henderson A. Outcome of critically ill children before and after the establishment of a pediatric retrieval service as a component of a national strategy for pediatric intensive care. *Critical Care Medicine.*MD Consult website.www.mdconsult.com. July 2002;3(3). Accessed February 20, 2005.
6. American Academy of Pediatrics.*Guidelines for air and ground transport of neonatal and pediatric patients.* American Academy of Pediatrics, Subcommittee for Revision of Interhospital Transport Guidelines, Section on Transport Medicine; Elk Grove, IL,1999.
7. Ohning B & Driggers K. Transport of the critically ill newborn. Emedicine website.www.emedicine.com. 2003. Accessed February 20, 2005.
8. Frakes M & Lord W. EMS certification requirements for flight nurses. *Air Medical Journal.*2004;23(5):38-40.

推荐阅读

1. Air & Surface Transport Nurses Association. Role of the registered nurse in the out-of-hospital environment [position statement]. ASTNA website. www.astna.org. Accessed June 14, 2012.
2. Bader G, Terhorst M, Heilman P, & DePalma J. Characteristics of flight nursing practice. *Air Medical Journal.*1995;14(4):214-218.
3. Baxt WG, Moody P. The impact of a physician as part of the aeromedical prehospital team in patients with blunt trauma. *JAMA.*1987;257(23):3246-50.
4. Blumen IJ, Thomas F, Williams D. Critical care transport. In: Hall J and Schmidt GA, eds. *Principles of Critical Care.* 3rd ed. New York, NY: McGraw-Hill; 2005:79-91.
5. Burney R, Passini L, Hubert D, et al. Comparison of aeromedical crew performance by patient severity and outcome. *Ann Emerg Med.* 1992;21:375-378.
6. Carraway RP, et al. Why a physician? Aeromedical transport of the trauma victim. *J Trauma.*1984;24:650.
7. Garner A, Rashford S, Lee A, & Bartolacci R. Addition of physicians to paramedic helicopter services decreases blunt trauma mortality. *Aust NZ J Surg.*1999;69(10):697-701.
8. Gisvold S. Helicopter emergency medical service with specially trained physicians – does it make a difference? *Acta Anaesthesiol Scand* 2002;46(7):757-758.
9. Hatley T, Ma O, Weaver N, & Strong D. Flight paramedic scope of practice: current level and breadth. *The Journal of Emergency Medicine.*1998;16(5):731-735.
10. Marx JA, Hockberger RS, Walls RM, eds. *Rosen's Emergency Medicine: Concepts and Clinical Practice.* 8th ed. St. Louis, MO: Saunders;2013.
11. McCloskey KA, King WD. Pediatric critical care transports: is a physician always needed on the team? *Ann Emerg Med.* 1989;18(3):247-249.
12. National Flight Paramedics Association.The role of the certified flight paramedic (CFP) as a critical care provider and the required education [position paper]. *Prehospital Emergency Care.*2001;5(3):290-292.
13. Rau W. 2000 Medical crew survey. *Air Med.*2000; 6(5): 17-22
14. Rhee KJ, et al. Is the flight physician needed for helicopter emergency medical services? *Ann Emerg Med.*1986;15(12):174.
15. Rubenstein J, Gomez M, Rybiki L, et al. Can the need for a physician as part of the pediatric transport team be predicted? *Crit Care Med.*1992;20(12):1657-1661.
16. Shelton S, Swor R, Domeier R, & Lucas R. Medical direction of interfacility transports [position paper]. National Association of EMS Physicians;2000.
17. Society of Critical Care Medicine. Guidelines for the transfer of critically ill patients. *Critical Care Medicine.*June,1993;21(6):931-937.
18. Snow N, Hull C, Severns J. Physician presence on a helicopter emergency medical service: necessary or desirable? *Aviat Space Environ Med.*1986;57:1176.
19. Stone CK. The air medical crew: is a flight physician necessary? *Jour Air Med Trans.*1991;10(11):7-10.
20. Thomas S. Air medical transport. Emedicine website.www.emedicine.com. 2004. Accessed February

20, 2005.

21. Warren J, Fromm R, Orr R, Rotello L, & Horst H. Guidelines for the inter- and intrahospital transport of critically ill patients. *Critical Care Medicine.*2004; 32(1):256-262. MD Consult website.www.mdconsult.com. Accessed on February 20, 2005.

22. Wheeler D, Poss W. Transport of the mechanically ventilated pediatric patient. *Respiratory Care Clinics of North America.* 2002;8:83-104.

23. Wirtz M, Cayten C, Kohrs D, Atwater R, & Larsen E. Paramedic versus nurse crews in the helicopter transport of trauma patients. *Air Medical Journal.* 2002;21(1):17-21.

24. Woodward G, Insoft R, Pearson-Shaver A, Jaimovich D, Orr R, et al.: The state of pediatric interfacility transport: Consensus of the second national pediatric and neonatal interfacility transport medicine leadership conference. *Pediatric Emergency Care.* 2002;18(1):38-43.

7. 患者转运中空中和地面转运工具选择时的考虑因素

Ira J. Blumen, MD

Jana Williams, RN, BSN

Lance C. Peeples, MS, EMT-P

引言

本章及这本教科书的绝大多数读者都很可能涉及航空转运领域或对该领域感兴趣。但航空医学转运只是综合转运系统的一个方面。在确保适当利用现有资源的情况下,医疗转运服务能够为患者提供最好的服务。转运工具、人员和医疗设备属于必须解决的转运资源。在美国,联邦紧急医疗和积极劳动法案(EMTALA,以前称为COBRA)要求所有的患者转运都要确保配有合格的人员和转运设备。选择适当的转运工具不再仅是患者护理问题,而是EMTALA的法律要求,必须遵守。

最合适的患者转运工具的选择受几个因素的影响。转运工具的可用性、距离、时间、天气、地理位置、患者状态和转运物流都是要解决的重要问题。选择过程应包括审查每种转运工具的潜在优势和劣势,其益处应大于风险。

患者转运工具包括救护飞机——旋翼(直升机)和固定翼(飞机)——和地面救护车。患者转移过程中可能需要使用一种或多种转运工具。一般而言,急救护理转运项目是根据预期的任务情况选择转运工具的。一个高度综合的转运系统应该包括所有这三种转运工具。此外,一些系统还可能会为空中或地面转运提供不同的组员配置选择。这种分类策略有助于为特定任务选择最合适的转运工具和医疗组员。

让熟悉转运环境和转运工具性能的人员参加患者分流过程非常重要。决策者是经常直接参与这些决策的转运团队专业人员。转介医生、负责接收的医务人员或其他医院工作人员可能不具备实现最佳决策所需的经验或知识。

转运团队在确定哪种转运工具最符合患者的需求和项目任务时,通常会考虑本章节中的内容。非转运人员会发现本章节中的这些信息对解决这一重要主题很有帮助。

转运决策:四步程序

选择最合适的转运模式需要四个步骤,表7-1中进行了总结。第一步,也是最重要的一步,就是患者评估。准确评估患者的实际和潜在疾病或受伤情况非常重要。还必须预测转运过程中可能发生的最严重并发症。如果患者的医疗状况不稳定,即使将转运时间缩短一点点都可能会挽救其生命。在许多情况下,已经证明缩短机构间转运和现场响应的医院外转运时间对患者的结局有利。

表7-1 四步医疗转运决策过程

步骤	过程	考虑事项或措施
1	评估患者	评估患者的实际和潜在疾病或伤情。预测转运过程中可能发生的最严重并发症
2	评估患者所需的医疗护理	转诊医院或事故现场可提供哪些护理?在转运之前和期间,患者需要什么护理?
3	转运时间是否关键	如果"不关键",则确定合适转运工具的可用性。如果"关键",请考虑:转运工具到达转诊机构需要多长时间?将患者送到接收医院需要多长时间?
4	考虑患者转运的物流过程	可用资源 天气 地面交通和可达性

决策的第二步是评估患者所需的医疗护理。这一步通常是双重性的，既评估转诊医院或事故现场现有的医疗护理，也评估患者在转运前和转运过程中可能需要的护理。在转运过程中需要的护理水平是比较常见的考虑因素，其中会考虑到转运人员。但在情况非常迫切时，可能需要向事故现场或转诊护理机构提供更高水平的护理和/或附加工作人员，以便在转运之前先稳定患者的病情。

第三步是确定转运时间是否关键。如果转运时间不重要，那么唯一需要真正考虑因素就是合适转运工具的可用性。如果转运时间重要，则必须考虑所选择的转运工具到达转诊机构需要多长时间，将患者送到接收医院需要多长时间。在考虑这些问题时涉及距离、速度、地理限制、天气和各种转运工具的可用性。还需要考虑转运范围。从转诊医院直接送往接收医院属于单程转运。更常见的转运都是双程或三程转运。双程转运是指接收医院派遣转运工具和人员前往转诊医院接患者。三方

或三程转运是指担任本次转运的转运工具和团队从另外一个地方（既不是转诊医院，也不是接收医院）出发。医院资助的飞行项目和独立的社区服务提供者（空中和地面救护公司）经常执行此类第三方转运任务。近年来，美国直升机 EMS 迅速发展，在该领域独占优势，已经被广泛用于独立的供应商模式和基于社区的飞行项目中。此外，一些直升机运营者和医院正在创建新的附属机构，或将传统的以医院为基础的项目过渡为交替转运模式（ADM）。在交替转运模式中，运营者通常运行"业务"、处理患者账单、并与医院签订合同，以获得医务人员和医疗指导。

第四步是解决患者转运的物流问题。包括当地资源的可用性、天气因素、地面交通状况以及道路和着陆区域的可达性。

表 7-2 中总结了适当使用航空医学转运的一般标准。这些标准与决策树的第三步和第四步相对应。

表 7-2　航空医学转运标准

时间和距离标准	
转运时间	患者的临床状况要求在医院外环境中花费的时间尽可能短
转运延误	与地面转运相关的潜在转运延误可能会导致患者的临床状况恶化。交通堵塞、施工、道路障碍、高速公路出口的位置、洪水、降雪或距离都可能导致延误
及时治疗	患者的病情危急，时间紧迫，需要在转诊机构（或现场）及时接受特定治疗，以便最大限度地降低发病率和/或死亡率
距离	离最近的合适接收机构太远，采用地面救护车转运无法安全且及时地将患者送达
物流标准	
重症护理	患者在转运过程中需要重症护理生命支持（监测、人员、药物或特殊设备），而当地的地面救护车服务无法提供这些服务
当地的地面资源	当地的地面转运机构无法承担远距离转运，或使用当地地面转运服务会导致当地没有足够的 EMS 覆盖
不可接近区域	患者位于常规地面交通无法进入的特殊区域，救护车无法到达或离开特定位置。交通堵塞、道路障碍或条件、天气相关事件（洪水、降雪）、荒野或其他地理因素都可能会导致地面交通无法畅行

与时间相关的因素

在评估承接和完成转运所需"时间"时，必须考虑多种因素。在考虑时间因素时不仅是考虑转运工具的速度和医院间或转移点之间的距离，还要考

虑反应时间、转运速度、稳定和准备时间及医院外时间。

反应时间

反应时间是指从最初提出转运请求到转运团队到达转诊机构或事故现场的时间。需要直接对

现场做出反应的转运服务通常必须在极短时间内做出反应。同样，如果转诊机构无法稳定患者，则急救护理转运团队到达患者病床前的反应时间比将患者转运至接收结构的时间更为关键。

最终反应时间取决于多种因素。如果转运团队就在转诊医院，则不需要行驶时间，可即刻做出反应。团队在评价患者和准备患者转运时，转介医生可与接收机构和接收机构的医生取得联系。

更常见的情况是转运团队不在转诊机构。转诊机构与接收机构之间取得初步联系后，需要有一定的时间接受患者、调动资源并派遣急救护理转运团队。专用直升机和地面团队经常可在 10～15 分钟或更短的时间内到达。调用并派遣医用飞机通常需要更长的时间，在 15 分钟到 1 小时之间或更长。导致这种延误的原因通常是飞行员和医疗人员当时可能并不在机场，而是在待命（on-call）。此外，飞行员在出发前必须提交一份飞行计划。如果飞机不是医用专用飞机的话，起飞延误时间可能更长，并且必须对患者转运重新配置。考虑到所有这些变量，一小时或更长的准备时间也就不罕见了。

考虑到反应时间和转运工具的物流情况，有时会很难选择。在远程直升机到达转诊医院之前，转诊医院，随时可用的地面救护车可能早就将患者送达接收医院。但地面救护车可能不得不克服交通、建筑、不规则地形以及其他与地面有关的延误，而这些因素对飞机无影响。此外，随时可用的地面救护车上可能未配备特定患者所需的护理级别。大多数地面救护车都配备了高级生命保障（ALS）或基本生命保障（BLS）设备。但在美国，许多项目处于战略性考虑，将空中和地面急救护理转运转运工具放置在偏远地区，以改善对患者的反应时间。

直升机服务的反应时间还与患者位置附近是否有安全的直升机停机坪或着陆区（LZ）有关。对于机构间转运，最好是在转诊和接收机构附近有一个随时可用的直升机停机坪或着陆区。远距离着陆区可能需要额外的"地面时间"以便在降落区域和医院之间来回飞行，从而抵消了直升机在速度方面的优势。如果远距离着陆区是唯一的选择，则通常会用地面救护车在着陆区接上医疗团队并将他们送到患者身边。不能直接将患者送往远距离的着陆区与飞机和机组人员会面。如果可能，最好直接将患者从转介医生送往急救护理转运团队，以便接受法医学和持续护理。遗憾的是，这种方法在有些时候或条件下不可行或不切实际。机组人员完

成评估之后，稳定患者并做好转运准备，然后通过救护车将患者和医疗团队送到直升机上。

在直升机的现场反应方面，现场或附近着陆区（LZ）的可用性也是一项重要的考虑因素。如果着陆区较远，则刚开始需要使用地面转运——如果在陡峭或高山的环境中，通过地面转运工具或步行——与直升机会合，这可能会导致院前时间显著增加。

如果考虑使用直升机或飞机，则总反应时间必须考虑可用的着陆点。直升机可以直接到达医院或附近的着陆区，但飞机必须降落在较远的机场，需要通过地面救护车将飞行团队转运到医院或从医院送走。根据转诊机构和接收机构之间的距离，去往机场或从机场出发至"速度较高"飞机的地面转运可能会抵消了速度较慢、可在医院之间直接往来的直升机的优势。

最后，对于任何转运类型，转运工具的可用性和天气条件都会影响其反应时间。例如，医疗直升机可能由于天气条件不合适、维护要求或先前的交通承诺而无法飞行。反应时间显著延误可能会要求选择不同的转运工具。在某些特定天气条件下，地面救护车的可用性也可能会受到限制。在严重的洪水、冻雨、冰和大雪情况下，地面救护车可能无法安全抵达目标医院。虽然一些地面救护车配备了可伸缩链条以帮助在雪中行走，但并不能保证在这些情况下能够对地面转运做出及时反应。

转运医生熟悉影响反应时间的因素并判断出"正常"的反应时间非常重要。当转运医生预测专用转运服务或专业团队的反应时间与当地地面救护车服务的反应时间相当时，会很难做出选择。

转运速度

如果迫切需要一个重症护理或专业护理团队到患者的病床边，或如果医院外时间必须尽可能最短，则转运速度就成了一项重要的考虑因素。随着转诊机构和接收机构之间的距离的增加，这点尤其重要。在比较实际的行驶速度时，飞机通常代表最快的转运方式，而地面救护车是最慢的。但如上文所述，在使用飞机时，还必须使用转运工具来转运患者进出机场。通常情况下都是通过地面救护车转运的，但有些项目中，如果可用且显著的地面时间延长了院外时间，则会使用直升机作为"穿梭往返"的工具。

在时间要求严格的转运或远程地理区域转运

中，航空转运可缩短行驶时间，这点至关重要。在行驶距离较短的城市环境中，地面救护车可能是最佳选择。

稳定和准备时间

转运团队在稳定患者和转运准备中所花费的时间也可能与所选的转运方式和服务提供商有关。作为项目任务和日常实践的一部分，在转运之前确定"适当"的方式方法很重要。对于某些项目，时间将被视为最关键的因素，在这种情况下，转运团队必须尽可能快地工作以加速转运速度。对于这些项目，在开始转运之前只需要实施必要的患者维持干预。但其他项目在转运之前通常会采取更多措施以便稳定患者的情况。此类转运团队的理念是，在离开转诊机构之前花时间实施稳定干预以提供最佳的患者护理。

采用空中或地面转运工具的重症护理和特殊护理转运团队在转运之前在患者的评估和稳定措施上花费的时间通常比当地地面救护车要长。新生儿和儿科转运团队尤其如此，他们可能会在转诊医院花费大量时间对患者采取转运前管理和稳定措施。繁忙的直升机转运服务可能无法与其专业团队在转诊医院经历较长的"服务外"等待时间。这种较长的"服务外"等待时间可能会导致他们错过其他的转运。

一些直升机项目的实践经验是，如果预计会在地面长时间停留，则会让专业团队"下飞机"去提供服务（飞机不停留，飞回去执行其他任务），最常见的是新生儿团队。在此类情况下，任务的重点是尽可能快地派出一个技能精湛的专业团队到达转诊机构，在开始转运患者之前对患者进行评估并稳定其病情。准备时间可能需要1小时到3小时，具体时间取决于新生儿的临床需求。转运前评估和稳定工作完成后，可能会派地面救护车将机组人员和患者转运到新生儿接收机构，或者直升机可能会返回以完成转运。

在转运前的稳定和准备方面，气道管理决策至关重要。虽然在各种转运工具中都可以对患者进行插管——有时可能非常困难——但最好是在环境控制更佳的转诊机构中插管。在患者转运的准备期间，最好是在转诊机构中先对预期的治疗变化进行最佳处理，以评估患者的反应。在受控的重症监护病房、急诊科或手术室设施中更换为便携式通风器或手动通气装置有助于转运团队识别所出现

的任何通气或氧合并发症，并在离开机构之前采取纠正措施。用于维持患者血压或心律的任何药物的变化都最好先在转诊机构处理。

医院外时间

对于情况稳定的患者，医院外时间的重要性较低。但在处理时间紧迫的不稳定患者的转运时，医院外时间仍然是转运工具选择中需要考虑的重要因素。花费在转运环境中的总体时间将取决于到达和离开转运工具所需的物流情况以及转运工具的速度。医院外的时间将受现场直升机降落区以及往返机场的行驶情况的影响。

将患者从一种转运工具送往另一种转运工具不仅要耗费时间，还被视为危重患者或伤员转运中问题和潜在危险最高的时刻之一。在这些间隔期间，设备很容易断开连接或失效，患者监测的困难程度更高。干预能力也将受到限制。应该尽量降低转运工具之间的转移，以缩短转运时间，降低患者的风险。

转运工具选择中的一般考虑事项

转运患者的工具可在各种品牌和型号的直升机、飞机和地面车辆中选择。在评估转运工具时，应该探讨具体的能力，以确保使用最适合特定任务的转运工具。

应评估转运工具的可用舱内空间和医疗配置的可用选择。转运工具必须能够容纳所需的机组人员和专用设备。对于一些项目，行驶速度和转运工具的范围可能是重要的考虑因素，但对其他项目来说则重要性可能较低。所有转运工具和转运环境都无法杜绝噪音和振动。如果考虑使用飞机，则要评估的附加规格包括发动机的数量、发动机的类型、有用负载（可以提升的重量）和机舱增压的能力（仅限固定翼飞机）。必须仔细评估与转运工具选择相关的成本。无论选择何种转运工具，转运方案都必须力求提高成本效益。

理想的转运工具应该具备以下特征：安全、成本效益高、安静、舒适、配有医学设施和装备，且速度足以满足项目需求。有些项目一次只能转运1名患者和两名医务人员。有些项目可能需要空间足够大的转运工具，以转运1~2名患者和2~4名医务人员。转运工具必须有足够的患者通道，并且易于装载和卸载。转运工具的购买（或租赁）价格

7. 患者转运中空中和地面转运工具选择时的考虑因素

应该合理,操作成本低,所需维护应该较少。考虑到这些参数,很多人可能会质疑现实中是否存在理想的转运工具。转运工具的维护要求是附加考虑因素。需要大量维护的转运工具可能会导致服务外时间延长。积极的预防性维护计划将有助于降低错过的任务次数或转运工具停止导致的延误。一般来说,较大的空中和地面救护工具会提高维护要求和成本。在比较转运工具的品牌与型号时应该考虑到这一因素。

安全

患者转运中首先要考虑的应该是安全。转运过程所涉及的每个人都必须对任何转运工具及其周围的整体安全负责。负责转运工具操作的飞行员、驾驶员和机械师的培训和经验与转运工具本身的选择一样重要(如果不是更重要的话)。在为你们的转运项目评估不同直升机、飞机或地面救护车时,转运工具的安全记录应发挥重要作用。此外,申请机构在确定要使用哪种急救护理转运服务时,应考虑项目的安全承诺。

各种患者转运模式都有发生意外的风险。在美国,国家转运安全委员会(NTSB)对航空相关事故数据进行了统计。地面救护车事故数据很难收集。一般来说,与飞机事故相比,地面救护车发生事故的可能性较高,但可提供更加的生存机会。在转移患者之前,应认真考虑不同转运方式的风险和受益。这也是 EMTALA 对转介医生的一项要求。

里程

转运工具的里程通常被定义为在未再加油的情况下可行驶的总距离。地面救护车和直升机的里程可能在 241～644km(150～400 英里)之间,而飞机可能会达到 3218km(2000 英里)或更远。

服务区

转运工具里程与转运方案的服务区之间有直接的关系。当距离超过 161km(100 英里)时,地面救护车可能会出现效率低下、成本高且耗时等弊端。固定翼转运方案可以选择跨区域性、跨国性或国际性转运服务。直升机一般可在其操作基地方圆 161～241km(100～150 英里)(即半径)内提供服务。美国 EMS 医师协会在关于航空医学调度的指导中指出,在 161km(100 英里)的距离内,直升机通常可以减少对患者的反应时间,这取决于物流,如地面转移段的持续时间。相比之下,当转运距离超过 241km(150 英里)时,固定翼飞机可以减少对患者的反应时间。

速度

如前文所述,在时间紧急的转运过程中非常重要,或者在必须尽量缩短院外时间的情况下,转运工具的速度非常关键。不同类型的地面救护车在转运速度方面的差异很小。此外,地面救护车的速度受到法定速度的限制。只有当接收医院可以提供转运团队无法提供的时间依赖性内科或外科治疗时,才应该使用紧急警报装置。紧急地面转运可显著增加转运工具的碰撞危险。但直升机和飞机的速度因不同品牌和型号而有较大的差异。典型的民用航空医学直升机的飞行速度在 185～274km/h(115～170 英里/小时)之间,而飞机的飞行速度可以达到 193～805km/h(120～500 英里/小时)。

舱内空间

不管选择何种转运工具,转运过程中的患者的护理区域都将明显小于医院环境。在为一项具体任务选择转运工具时,应该对几项空间因素进行考虑。确定一次需要携带的患者人数、医务人员人数以及医疗设备数量和类型很重要。应考虑任务是否包括转运专业护理队,因为专业护理团队对设备的需求通常很大。许多转运工具,特别是某些直升机,只能转运一名患者。其他工具可以容纳两名或更多。有时候,舱内空间可能有限,无法容纳所需数量的人员,并且操作程序在转运工具上可能变得困难或彻底无法实施。转运距离也可能是舱内空间的一项考虑因素。内部空间可扩展的较大型飞机和地面救护车在执行长途任务中可让组员感觉舒适——患者在转运工具上,或转运工具上无患者。

在执行儿童转运任务时,患者的陪伴家属所需的空间是一项需要考虑的重要问题。有些项目提供者会认为让家长在转运工具上陪伴焦虑的孩子可能会有利于任务的执行。但在狭窄的空间内,可能无法或不适合让家长陪伴。根据政策,许多项目都不能在空中转运工具上带家属,但可能允许他们乘坐地面救护车。在地面转运过程中,如果允许家属定期陪同患者,可以选择使用前驾驶室。在直升机和飞机上,家属不适合坐在副驾驶座位上。

医疗配置

对于任何急救护理转运服务，空中或地面救护转运工具的医疗配置对其成功都至关重要。大多数州都制订了患者转运工具上所需的最低配置的医疗设备。国家法规对医疗配置也有相关规定。在美国，联邦航空管理局（FAA）规定了在飞机上安装和固定内置设备时必须遵守的具体方法。医疗转运系统认证委员会（CAMTS）提供了专门处理医疗配置的自愿性认证标准。尽管必须遵守当地和联邦法规，但内部医疗设备的实际设计通常由转运工具的所有者和/或操作员决定。

医疗配置不仅涉及设备的位置以及患者担架和工作人员的座位数量。转运工具的配备必须能够让医疗团队提供与其任务声明和护理范围相一致的高质量患者护理。能够自由进出转运工具中患者的护理区域非常关键。门必须足够宽，以容纳转运新生儿人工抚育器（假定该项目提供的是新生儿服务），或患者的担架及其所有附属医疗设备。两个人应能够轻松将设备从转运工具上移进移出，而不需要绕着水平面过度旋转或倾斜。转运人员必须能够充分接触患者的气道，并且能够随时看见患者的上部躯体。

舱内医疗配置的设计中必须考虑到患者和船员的安全。操作控制装置在物理上必须避免受意外干扰。不应将设备安装在人的头部附近。头部撞击区域必须无任何物体，以避免在发生事故或湍流时头部受伤。空中和地面救护转运工具都应如此。另外，对于任何转运工具，在移动期间所有设备都必须固定。转运工具突然或极端运动时，会导致设备、患者、医务人员、飞行员或驾驶员发生移动。所有工作人员都应该熟悉转运工具和设备的固定程序。临床医生应该系上安全带，在转运工具的设计和设备的位置布置中应该考虑到这一点。

对转运工具中医疗配置的其他评估还应包括检查内置或便携式医疗设备、药品和供应柜、医疗氧气、吸气装置、电源、机舱照明、气候控制和通讯设备。根据任务特征，还应考虑备份设备和存储需求。

医疗设备

转运过程中使用的大多数医疗设备都应该是便携式的。这样能随着患者的移动而在不同床位之间移动设备，并避免在转运工具内安装显示器、扩张器、输液泵和其他设备。使用便携式设备需要对医疗设备进行适当的装载和固定。设备的硬支架在救护飞机/车辆突然发生意外移动时可提供最大程度的保护。

药物和供应柜

必须有足够的储存柜，以贮存药物和用品。转运工具上的药品和用品必须能够从机组人员的安全带位置轻松拿到。在转运过程中柜子必须锁住并固定。许多转运工具中都采用滑动打开和上掀式柜子，以便为患者护理和存货补进提供最佳途径。管制物品必须上锁，并根据法律法规进行保存。

氧气和空气

所有的患者转运工具中都应该提供便携式和内置氧气。便携式氧气罐和空气罐不仅支持内置系统，而且在将患者从转运工具转移到医院或从一种转运工具转移到另一种转运工具期间，可提高患者安全性。在一次可以转运1名以上患者的转运工具中，应该确保每名患者都有一个单独的内置氧气系统。氧气源和设备应能够提供浓度在21%和100%之间的氧气。氧气和空气应该能够满足预期的最长旅程。建议提供一个与本次任务的旅途时间相应的备份。

必须清晰标记气体的出口，以便于识别。流量计和出口必须有衬垫，采用嵌入式安装和定位以防止损伤。机组人员应能从机舱内看到显示系统中剩余氧气量的显示屏，以便在转运中检查氧气消耗情况。如果转运中出现火灾，应该有停止氧气流出的措施。

许多项目中都采用液氧，以节省空间并减少重量。这种方法还有助于携带更多的氧气。如果使用传统气罐，应安装升降机以协助装载和卸载氧气罐，并降低受伤风险。

吸气装置

转运工具中应该有两套吸气装置。建议使用内置式吸气装置。手持式吸气装置通常被作为第二套吸气装置。吸气装置的最大值应该控制在300mmHg。转运一名以上患者的转运工具中应该有独立的吸气装置。

电源

电源插座、电源逆变器和需求逆变器在转运工

7. 患者转运中空中和地面转运工具选择时的考虑因素

具中都非常重要。转运工具应该备有一个交流电逆变器,并有足够数量的电源插座。虽然便携式医疗设备通常由电池储备提供电源,但在转运工具中通常优先选择保存电池的连续使用时间。许多转运工具中还配备了"海岸线"(Shoreline),这样就可将便携式设备插入转运工具的插座中,以便在两次转运之间的空中或地面救护车休息期让电池充电。这种"海岸线"应包括两个主插座:一个 120VAC,用于支持 HVAC(加热、通风和空调),另一个 120VAC,为其他设备供电。此外,电池调节器/充电器与电池保护原件对于任何救护转运工具来说都是非常有用的设备补充,可从"海岸线"与发电机上断开供电。专用急救护理转运救护机/车上应该配备一个可能独立运行的发电机,以便在救护机/车的发送机无法启动时使用。这种发电机可能需要单独的燃料系统。

舱室照明

转运工具中适当的舱内照明可允许对患者进行持续评估,以及实施任何必要的程序。照明设备应该可以调整,以满足每种转运情况中的具体需求。应该提供适当的屏障物,以防止飞行员或驾驶员免受可干扰夜视的明亮患者舱灯的干扰。在地面救护车中,照明灯也应该安装在门阶的中央。每当入口门打开时,阶灯应自动照亮,或者将台灯转到低强度。这样有助于在夜间转运中提高安全性,既可降低摔倒的概率,又方便检查所有设备是否良好连接。另一个具有创意的安全措施是在内部舱室的后门上安装照明灯,当救护车操作员使用转向灯和刹车灯时该等会自动照亮。这可向机组人员提供以下信息:预期班次、速度变和停止。

气温控制

在患者转运期间,当转运工具、患者或机组人员暴露于明显的温度变化时,可能会发生临床和操作并发症。地面和空中转运都会发生这种情况,与季节和地理因素有关。高空飞行也会导致显著的温度变化。

对患者舱的微环境进行监测和控制非常重要。与正常舒适区相比的显著变化可能会导致转运组的执行能力下降。由于新生儿和小儿患者的体表面积与体重比率较大,因此有出现体温过低和体温过高的特殊风险。

通讯设备

足够的通讯设备对每种转运工具都非常重要。转运工具至少应该配有可与其运营基地或通信中心及"在线"医疗控制取得联系的通讯设备。飞机和直升机必须能够与控制机构和其他飞机对话。任务目标是院前环境的转运工具必须携带与"现场"紧急人员保持通讯所需的设备。许多国家 EMS 机构都要求在所有地面救护车上安装移动电话。

近几年来通信技术不断革新,许多空中和地面救护机/车中都已经安装了全球定位系统(GPS)设备。利用卫星通信、综合制图和软件,可对飞机进行自动飞行跟踪,也可跟踪地面车辆的位置。还可安装卫星电话,当飞机/车辆在常规无线电或移动电话范围之外时,可直接进行语音交流。

驾驶舱和仪表板摄像头以及数据记录器在空中和地面救护飞机/车辆中越来越常见。这些设备在培训、质量控制、风险管理和事故调查方面可发挥有益作用。NTSB 建议,对于未配备适合 91、121 或 135 部分操作的飞行数据记录仪的飞机,要重新改装,以配备上防撞飞行记录仪系统。这些设备应该能够记录驾驶舱音频、提供驾驶舱环境视图以及尽可能多的外部视图,还要能够记录飞机上安装系统的数据。

振动

振动是任何转运环境中都无法避免的。振动可能会对患者、组员和设备产生不利影响。在直升机转运过程中,在恶劣的天气情况下和悬停过渡期间振动最为严重。在飞机转运过程中,在湍流天气中穿透云层时,以及在高速低空飞行期间,振动会加重。在地面上,振动程度将取决于转运车辆的重量、轴距、悬架特性、车辆维护和道路状况。

几乎所有转运工具都可以将振动的影响降至最低。在转运工具可能会与人发生接触的任何部分装上衬垫(担架垫和软座座位)都可减轻或避免与转运工具的构架直接接触。在地面救护车中,使用毛垫毡铝合金轨道可减小推拉时产生的振动和噪音,是一种值得尝试的办法。在机柜结构体上使用全长不锈钢铰链这种简单的做法可大大减少振动。

另外,适当的患者和组员限制也可尽量减轻振动的影响。振动可能会影响实施患者护理程序的能力。振动也可能会导致设备松动,导致机器设置发生变化，或导致患者评估设备产生偏差。振动力还可能会导致血管张力突然下降，表现为血压意外下降。

噪音

噪音也是任何转运工具都无法避免的。与EMS活动有关的最常见噪音来源是发动机。噪音不仅会干扰通信，还会干扰患者评估（例如听诊）。噪音会对患者和医疗队员的生理反应产生不利影响。应考虑采取听力保护措施，听力保护措施适用于所有形式的转运。有人认为噪音会对儿童和新生儿的听力产生长期不良影响，但尚没有数据证实有明确的相关性。

费用

重症护理空中或地面救护机/车的费用在很大程度上取决于所用飞机/车辆的类型，以及飞机/车辆是否是专门用于患者转运（即仅此一种用途）以及是否仅限于该特定转运团队使用。毫无疑问，直升机是医疗转运中费用最高的转运工具——无论是从运营角度，还是在患者收费方面都是最昂贵的。飞机转运也可能很昂贵，但如果是远距离转运，则相对比较经济。虽然转运成本可能是决策法则中的一项考虑因素，但其重要性决不应超过临床受益。此外，虽然起初空中转运成本可能高于地面转运成本，但如果更快的速度或更高的质量可最终产生更好的结局，或缩短患者的整体住院时间，则可能会降低疾病的总体成本。

专用转运工具的费用可能会高于"按需调派"的转运工具。但并不是每项转运服务都有可用的专用转运工具。如果转运团队不能拥有自己的转运工具，可能需要与其他转运团队共享飞机/车辆，以及共同分担高昂的运营和维护费用。如果尚无拥有专用转运工具的合理性，则建议团队选择一名或多名转运工具操作员，以便可以在既定时间范围内提供适当的转运工具。

医疗转运工具选择

越来越多的传统医院直升机转运项目都是院前转运系统，包括固定翼或地面支持。世界的"流动性"越来越高，长途固定翼转运已成为医疗和转运行业不可或缺的一部分。

参与航空医学转运的医生应该了解飞机的功能、优势和劣势。但随着航空医学转运的发展，对参与转运决策的医生和相关医疗保健提供者的要求也越来越高，因此熟知各种转运模式的优势和局限也变得越来越重要。

旋翼救护飞机（直升机）

当医疗保健或公共安全提供者考虑医用直升机时，飞机（aircraft）一词被视为能够提供先进医疗技能和专用设备的经验丰富医务人员的代名词。然而转运工具本身就具备显著优于其他患者转运模式的优势。尽管直升机在患者转运中发挥着重要作用，但直升机并不是所有转运团队的唯一解决方案。如同其他转运工具的选择，在为特定患者转运选择转运工具时，必须仔细权衡直升机的优势与劣势。

行驶速度是直升机转运中一项重要的考虑因素。根据飞机的类型、天气状况、飞行高度和总负载（飞机、燃料、患者、机组人员和设备的总重量），直升机的飞行速度可达到 185～274km/h（115～170 英里/小时）。直升机的该速度以及不需要"沿着道路走"，而是"像乌鸦飞一样飞行"这一事实，通常使得在等距离转运中，它所需的转运时间仅相当于地面转运时间的三分之一到四分之一。当转运时间很重要时，直升机便非常有优势。直升机项目的服务区大于地面救护车的服务区，但小于飞机的服务区。直升机项目的服务区通常在 161km（100 英里）到 241km（150 英里）范围内。大多数直升机能够在 1～1.5 小时内覆盖该距离。有些项目可能需要到距离其基地 322km（200 英里）以外的地方执行任务。

飞行速度只是直升机的一种独特能力。与地面救护车一样，如果出发和到达机构都有现场直升机停机坪或着陆区，则直升机可提供"门对门"的上门服务。直升机的起飞和着陆只需要一个没有障碍物的小且平坦的区域。直升机还能够到达其他转运方式无法进入的地方，并且可避免地面障碍和交通延误。在发生暴风雪、洪水、龙卷风和其他灾难后道路不通时，或当患者护理在农村或荒野区域时，直升机的这种能力显得尤为重要。

虽然直升机作为患者转移转运工具具有许多明显的优势，但它们本身也有缺点。直升机转运的限制因所使用的直升机的类型而异。对于转运团队、转运医生和接收机构的临床医生来说，熟悉飞机的局限性非常重要。

7. 患者转运中空中和地面转运工具选择时的考虑因素

直升机的着陆要求与地面救护车相比是它的劣势,但与固定翼飞机的机场要求相比则灵活性更高。如果没有适当的着陆区域,则寻找和确定着陆区所需的时间可能会抵消直升机在速度方面的优势。

受限的患者空间和重量限制可能会给患者的最佳护理带来重大障碍。即使在较大型直升机中,患者通道也可能有限。在大多数直升机中,患者舱比地面救护车小得多。

无论直升机的大小如何,重量和平衡限制都是每次飞行应该考虑的重要因素。每架直升机都有最大的运载能力,可据此计算出有效载荷。必须考虑机组人员、患者和设备的总重量。高湿度、高环境温度和高海拔会降低直升机可以承载的有效负荷。重负荷也可能限制飞机的悬停能力,以及起飞时过渡为前飞的能力。在具体的飞行环境中,飞行员可能会选择携带较少的燃料,以便让每次医疗任务有足够的有效负荷。另外,当从机场或较宽阔的开放区域出发时,飞行员可能会选择进行滚动或滑跑起飞,以便让飞机在携带较多燃料时能够顺利起飞。较大型直升机的限制可能较少,但这些原则同样适用。

在所有飞行任务之前,向飞行员提供患者的体重信息非常重要。每次飞行任务都要进行重量和平衡计算。此外,患者的围度测量结果也可能会影响直升机和/或飞机的使用能力,具体取决于所使用飞机的型号。

天气因素除了影响飞机的有效负荷外,也明显限制了直升机的转运效用。对于航空医学转运项目而言,雾、雨夹雪、大雪或大雨、低云(云底部高度降低)、强风和雷电都是重要的天气考虑因素。大多数直升机项目都根据视觉飞行规则(VFR)运行,但根据仪表飞行规则(IFR)的飞行正在日益普遍。大多数 IFR 飞行都是从"机场到机场"的,但随着新全球定位系统(GPS)技术的出现,在执行 IFR 任务时可在 GPS 导航下直接进入医院的直升机停机坪。IFR 任务要求飞行员每年接受一次培训,还要求专业的航行设备。在能见度低和云底部高度较低导致错过大量航班的地区,IFR 和 GPS 的能力可能是一项重要的考虑因素。夜间飞行护目镜(夜视镜[NVG])可以提高夜间飞行的安全性。

必须指出的是,在有些情况下,航班最初是可以飞行的,但由于天气偶然变得恶劣,需要中止飞行。在这种情况下,可能需要派遣一个地面单位来承担转运工作。如果转运服务机构有自己的地面转运团队,则可快速从航空转为地面转运,其速度要比联系其他服务商提供急救护理转运快很多。

飞行生理学也会影响直升机的转运。一般认为只有飞行高度达到 2438.4m(8000ft)以上时才会影响患者或机组人员。但并非总是如此。如果机组人员在飞行时有鼻窦问题、耳朵问题或上呼吸道感染,则即使 304.8m(1000ft)或 609.6m(2000ft)的高度变化都会导致他们感受到气压变化的影响。如果直升机必须快速爬升到较高海拔以穿过高山,则高度变化可能会对操作和机械产生影响。

医疗工作人员、飞行员和患者都可能会受到飞行压力的影响。直升机的噪音、振动和湍流通常比其他转运工具更严重。机组人员应该佩戴头盔和头戴式耳机,还应该向清醒患者提供头戴式耳机,以方便在飞行中交流。头戴式耳机对听力也有保护作用。在直升机滑行期间,机组人员和患者始终应该佩戴某种听力保护装置。

飞行生理学对航空医学转运的一些影响与飞行员的相关性更高。夜视是一项关键因素。夜间飞行可能会导致无空间参考(地面灯、地平线等)。这种情况可能对飞行员的视觉、前庭和本体感受系统产生不良影响。可能会暂时影响飞行员对飞机位置、方向、高度、角运动和飞行高度的感知能力。这种感觉错位可能会造成严重的后果。

在直升机转运中可能会遇到的另一种感觉系统并发症是晕动病。在恶劣多变的天气条件下,该问题可能最严重。航空当局还严格限制了飞行员在执勤期间可服用的药物。在飞机上以及飞机周围工作的医疗团队成员应依照相同的注意事项。

许多转运服务提供者,特别是专业团队,可能会发现购买或运营专用直升机的成本非常高。简单的分析表明,直升机转运比地面转运在费用上高很多,而且在大多数情况下还要比固定翼转运更昂贵。就单个转运工具的成本而言,配备医疗设备的新型 EMS 单发直升机的平均购买价格大约为 350 万~400 万美元(2014 年,美元)。轻型双引擎直升机的平均购买价格可能在 650 万~680 万美元之间,而新型中型双引擎直升机的价格将在 730 万~800 万美元之间。如果赞助机构未购买飞机,租用的医用直升机的每年运营费用(飞机租赁、飞行员、机械师、飞行时间、燃料、保险等)可能超过 500 000 美元(单引擎直升机),而中型双引擎可能高达 150 万美元。许多医院赞助项目都是与其他合作者共同分担成本，或者利用独立的供应商模式或替代交付模式以降低费用和风险。

固定翼救护飞机（AIRPLANE）

固定翼飞机与地面救护车和直升机相比，既有优势，也有劣势。固定翼飞机的行驶速度通常快于其他类型的转运工具，而且覆盖的服务区范围也更大。经营固定翼飞机的成本远远高于地面救护车，但长距离飞行任务中的每英里成本远远低于直升机。对于超过 $241 \sim 322km$（$150 \sim 200$ 英里）的转运，项目组通常会考虑使用固定翼飞机。对于不到 $241km$（150 英里）转运，通常不会使用飞机（固定翼）。

飞机舱通常比直升机舱大，许多飞机可以转运两名患者和两名或两名以上医务人员或家属。重量限制、天气、噪音、振动和湍流对于固定翼飞行的影响程度低于对直升机的影响。飞机可在各种恶劣天气之上或周围飞行。但高湿度、高环境温度和高海拔等特定的影响因素也可能会影响固定翼的运行。和直升机一样，飞行员可以选择携带较少的燃料维持足够的负荷。满载飞机需要较长的起飞和着陆跑道。

较小的固定翼飞机可能无法形成加压环境。采用这种飞机飞行时飞行高度限制在较低范围内。机舱的压力消除了生理气体定律的不良影响，且可让转运过程更安全、更舒适。在 $9144 \sim 12\,192m$（3 万~4 万 ft）的飞行高度高空飞行时，加压飞机的内部机舱高度通常可达到 $2133.6 \sim 2438.4m$（7000~8000ft）。如果担心飞行高度相关的缺氧，低空飞行客舱内的人为压力接近海平面。

使用固定翼飞机的最大限制是需要在机场着陆。所需要的跑道长度取决于所用飞机的具体类型。一般而言，喷气式飞机需要的跑道比螺旋桨式飞机更长。固定翼转运还意味着患者需要多次转运，从医院到地面救护车（或直升机），以及从救护车/直升机到飞机。另一项考虑因素是机场的运营时间，因为飞机加油可能需要使用备用场地。

医疗飞行人员必须熟悉在高空高压环境中行驶的各种飞行压力。当飞行高度超过 $2438.4m$（8000ft）时，飞行压力最明显，特别是在 $9144 \sim 12\,192m$（3 万~4 万 ft）高度飞行时尤其重要。虽然加压机舱非常有益，但高空时机舱压力的消失可能会产生灾难性后果。

固定翼转运中的一个主要问题是飞机内部医疗配置的适当性和安全性。虽然绝大多数的地面和直升机救护转运工具都是专门针对患者护理设计的，但飞机并非总是专用于患者护理。某些固定翼"救护飞机"提供者提供的某些患者转运服务对于其他转运工具而言可能会被视为不利和不安全的转运环境。患者担架、氧气罐和机上的医疗设备可能不适合飞行，或可能未被适当固定。氧气和电气系统可能不适合长时间转运。在与任何固定翼代理商签约之前，转运团队应对飞机的医疗配置进行全面仔细的检查。

地面救护车

地面救护车是最常用的交通转运工具，也是院前和机构间患者转运的主要方式。在为患者转运选择地面转运工具时，必须仔细权衡每种转运方式的优点和缺点。

优势

地面转运工具可能比救护飞机有优势。可用性是一项主要考虑因素。地面转运工具的零件和维护的方便性都较高，柴油燃料或汽油比航空燃料更常见。

在大多数地理区域，地面救护车比其他转运工具更容易获得。可用转运工具的数量往往受人口密度的影响。农村地区可能只有一辆或两辆救护车，而较大的社区服务区内可能拥有更多的地面车辆。如果救护车因为定期或不定期维修而暂停服务，其他救护车更有可能在城区/郊区备用。在地面救护车数量有限的地区，在仅一家转运机构的情况下，一次距离较长的转运派遣可能会导致该区域暂时无服务。在许多农村社区，唯一可用的救护车也可能要被用于院前反应。

地面救护车可提供上门服务，无需跑道、直升机停机坪或着陆区。一旦将患者放在担架上并固定在救护车中后，便可直接将其转运到接收机构，而不需要从一种转运工具转移到另一种转运工具。正如上文所述，重症患者转运过程中问题最大且可能存在危险的时刻之一就是将患者从一种转运工具转移到另一种转运工具中。

医务人员可能会发现地面救护车转运比其他转运工具更方便用户使用，功能也更适合。此外，在地面转运环境中对人员实施培训比在航空转运环境中容易许多。医务人员能够更快地适应地面安全操作、设备的位置以及供应品的正确使用。然而,对于不熟悉"移动式医疗"领域的医疗人员而言,这仍然是一个最具挑战性的环境。

一般而言,地面救护车中的患者空间比直升机和飞机都宽敞。转运工具中可容纳 2～4 名医务人员和 1～2 名患者,具体人数取决于所选定的转运工具及其配置。地面转运中对设备的尺寸、重量和数量的限制较低。与飞机不同,地面转运通常对重量和平衡限制,具体而言就是指可携带设备的数量或设备在车辆中的位置。某些地区还有针对病态肥胖患者而专门制造或改装的特定地面救护车。此类救护车通常被称为"肥胖设备",其中不仅包括承担极端重量的加强结构,通常还包括提升辅助装置和担架,这些都是为此类患者专门设计的,旨在提高患者和工作人员的安全性。

始终要妥善固定设备和人员,以确保万无一失。地面转运工具的另一个优势是,在发生紧急情况时医疗团队可以轻松中断转运,并"靠边停下",以方便对患者实施评估和干预。如果必要,也可很容易地将地面救护车转移到其他目的地,例如在患者病情恶化或供应品用尽的情况下。在对航空运营有限制的天气条件下,地面救护车可正常运行,为各种转运决策者提供适用于各种天气条件的可靠转运方式。大型专用重症护理地面救护车可配备落地式担架系统,以便使车辆的配置能够携带多个地面婴儿人工抚育器和/或担架。地面转运工具还可以配备液压升降机,以便装载婴儿人工抚育器、用于保存血液和药物的冰箱及可在长时间转运过程中安抚小孩情绪的 DVD 播放机。

局限性

尽管地面救护车有许多优点,但这种转运方式也存在局限性。地面救护车在时间、距离和通行方面有明显的不足。地面转运工具的速度有限,恶劣天气状况、交通堵塞、施工区域、绕行和地形都可能会延误甚至迫使地面转运停止。地面转运工具可能无法进入偏远地区或受限制的区域。在院外时间较长的长时间转运过程中,患者并发症和工作人员疲劳的风险更大。紧凑的汽车悬架、狭窄的轮轴底座和高重心容易使地面转运工具易受粗糙和不平坦地面的影响。过度和不规则运动(即颠簸和振动)可能会导致某些患者感到痛苦或造成伤害,特别是那些患有椎骨骨折和其他骨骼损伤的患者。

如果患者护理模块的重量超过推荐重量,则会影响救护车的操作和性能,增加对发动机的应力,导致启动和停止都更具挑战性,并导致轮胎出现过度且异常的磨损模式。

另一个常见问题是晕动病。这通常归因于各种因素,包括舱内空间有限、通风不良、侧卧、路况不佳、缺乏视觉参照物("水平线"),以及对行驶方向的定向能力丧失。汽油或柴油的气味可能是一项促进因素。药物、指压带或其他补救措施可能有助于预防或缓解运动病。工作人员必须注意药物的潜在副作用。改善机舱内通风以及将外部视力固定在远处物体上也可能有助于缓解症状。

为了改善救护车内的空气质量,可在救护车后部安装大容量的新鲜空气通风排气扇。进气口应位于模块的前部。考虑到了灰尘和有毒气体进入患者隔间的高度可能性。应该避免使用可能会改变救护车完整性的罩式通风机,因为容易导致水进入患者的隔间。该模块应配备双空调和加热单机系统,利用单独发动机驱动的压缩机和辅助冷凝器冷却患者隔间。该系统在车辆停泊时应能够离开"海岸线"(Shoreline)。带有数字温度显示器的电子恒温器用于控制系统,可在患者操作区域按照这种设备,以提醒看护人员观察潜在变化。容纳空调和加热元件的机柜都应该完全密封,以提供最大的制冷和制热性能。

虽然地面救护车有自身的局限性,但仍然是患者转运的主要工具。

救护车分类

在美国,总务管理局(GSA)已经制订了关于生命之星救护车的联邦规范,反映了联邦政府购买的救护车的最低要求。GSA 文件 KKK-A-1822E 中规定的这些条例被广泛视为美国的救护车设计标准。这份联邦文件中提供了救护车底盘、车身以及相关系统和部件的详细设计和性能要求。该标准的最初有效期定为 2013 年 10 月到期,但目前已延期至 2015 年。该标准可能被 2013 年 1 月生效的国家防火标准 1917 或 ASTM(美国材料与试验协会)拟议标准代替。建议那些计划购买地面救护车的机构在购买之前联系其所在州的 EMS 管理机构,以确保符合本州的法律法规。

I 型救护车是安装在传统轻型或中型卡车底盘上的模块化或箱式装置,其发动机安装在驾驶室前方。救护车的前部与皮卡车的前部相似,而患者护理隔间位于箱形模块内，该模块单独构建并安装在驾驶室后面。除非特别改装，否则乘员驾驶室和患者间隔之间应无连接通道。驾驶室和车身之间的连接（如果有的话）可以是一扇滑动窗，也可以是一个高度有限的通道开口。此类救护车提供了宽大的患者间隔，舱内有存储空间，还有一个外部隔间。与 III 型相比，此类救护车更高，轴距更长，发动机也容易接触，因此维护费用也较低。对于希望有更大驾驶室和更大存储空间的转运团队和 EMS 机构，I 型救护车是不错的选择。

II 型救护车是一个标准的全尺寸厢式货车，其车身和驾驶室是相连的。患者护理室位于厢式货箱内。这些都是建在一个轻型商用底盘厢式货车上，带有高顶以增加净空。车的底板高度较低，车辆轴距较短。II 型救护车的缺点是患者隔间较小，存储空间小（如果有的话），且发动机接触困难。许多规模较小且无需携带额外设备的私营救护车公司和 EMS 机构因此选择这种救护车，因为它是符合 GSA 标准的价格最低的转运工具，大约比 I 型或 III 型救护车便宜 40 000 美元。此外，这种体积更小巧、更具操控性的车辆在拥挤街道或通道受限地区具有优势。

III 型地面救护车是最流行的救护车配置。这种类型的救护车是一种模块化车辆，在驾驶室和患者隔间之间有一个"穿行"通道。这些设备和结构都建立在轻型或中型切面驾驶室的商用底盘上，该底盘类似于小型休闲车和校车的底盘。救护车的前部类似于厢式货车，发动机部分安装在驾驶室内，与 I 型相比，发动机的接触更加困难。患者护理隔间位于箱式模块内，该模块单独构建，并安装在驾驶室后面。由于驾驶室的上顶较高，地板高度较低，且背部剖开，因此此类车辆拥有宽敞的患者隔间，有一个全高度的穿行通道开口通向厢体和设备存档空间。与 I 型救护车一样，III 型车体通常也有几个外部储物隔间。对于喜欢轴距较短、车架高度较低（相对于 I 型救护车），但仍然需要较大模块化车体且有外部储存空间的转运团队、私营公司和消防部门，III 型救护车比较受青睐。

在为某项特定转运任务选择最佳的地面救护车类型时，要考虑到多种因素。转运工具上使用的医疗设备的数量、类型和尺寸是重要的考虑因素。在选择转运工具时还应该考虑一次要转运的患者和团队成员的最高人数。救护车不能超载，这点至关重要。购买者应咨询救护车的制造商，以确保他们所生产的救护车能够承载所需的负荷。

转运项目可针对复杂的急救护理转运和专业护理转运量身定制一个空间更宽敞的患者隔间；有些救护车的配置可同时转运两名患者，这种配置容易实现，效率也很高；车辆的操控性改善，驾驶更平稳；驾驶室内和外部隔间中都可有额外的存储空间。某些中型底盘救护车有足够的空间携带发电机，以备在车上有患者时车辆发生故障的情况下使用。确保所携带发电机的工作可独立于车辆本身的运行非常重要。当急救护理转运任务所涉及的患者使用呼吸机或其他专用设备时，这点尤其重要。与轻型救护车相比，中型救护车如果维护得当，通常会提供更长的道路使用寿命（在某些情况下可延长一倍）。

如果转运成本、利用率和报销是重要考虑因素的话，任何类型的地面救护车都是最实惠的。配备医疗设备的地面救护车的费用大约在 70 000 美元到 350 000 美元之间不等。年度维护和燃料成本大概在 15 000 美元至 30 000 美元之间。与直升机和飞机相比，地面救护车的运营、购买、维护和保险成本明显较低。

管理方面的考虑事项

许多管理模式都可用于转运工具的管理。医院或其他实体机构也可能会决定加入救护转运"业务"并经营转运服务。救护转运工具可以租赁也可以购买，医疗和非医疗工作人员（飞行员、驾驶员和机械师）可以直接为企业机构工作。专用转运工具对于医院或转运机构可能具有一定的内在市场价值。企业必须遵守所有州和联邦法规。这种选择将所有财务风险都施加给了财务实体。如果管理得当，可能会获得大量的资金；如果管理不善，可能会损失惨重。

许多医院都比较青睐的一种选择就是与外部公司建立合同关系，包括整个空中或地面操作。某些公共服务机构和地面救护公司也采用这种方式，以便与其他服务单位合作建立航空医学转运。运营单位向医院或机构提供转运工具选择和医疗配置。整个运营过程（非医务人员、车辆维护、备用车辆和法规遵守性）都是运营单位的责任，所有成本均在合同中明确规定。这种选择模式通常会让医院或机构承担最多费用，但其中充分考虑到了运营单位的航空服务成本和风险。采用这种财务结构时,更容易预测医院或机构的年度支出。某些医院或机构也可能会选择购买转运工具,由外部的航空公司负责运营管理。医院/机构获得宝贵资产,如果他们选择更换经营单位,则仍然会保留转运工具。

前文中提到的管理结构都是假设有专门的医疗转运工具。另一种选择是使用多功能空中或地面单位。专业转运团队和固定翼运营单位通常会选择这种方式。根据转运量,该选择的成本效益可能最高。在航空医学转运中经常会使用多功能转运工具。许多直升机和飞机项目经常把他们的飞机提供给其他转运团队。在满足消防、EMS 和执法任务的多重任务公共服务飞机的使用中,该模式很常见。

独立的固定翼救护飞机运营单位也可选择该模式,以避免经营和维护自己的飞机所需要的费用。在提出使用申请时,他们会联系飞机所有者,并"以中间人的身份"安排转运。

转运团队与外部转运服务之间的任何协议,或者医院与运营单位之间的任何合同,都必须解决几项关键问题。安全承诺必须明确,应仔细审查安全记录。应明确转运工具的规格和能力,并且应该明确规定当转运工具出于任何原因而"无法使用"时如何应对,因对此制订详细的计划。必须审查飞行员、驾驶员和机械师的资质、经验和培训情况。必须明确规定预期的反应时间和可用时间。最后,运营单位的责任保险必须经过验证。

总结

转运医学俨然已经成为一个专业实体。尽心尽力的精神、相关知识和提前规划是为每名患者提供合适服务人员、医疗设备和转运方式的重要前提。没有哪一种转运工具能够成为所有患者转运或所有转运团队的理想选择。评估医疗团队和患者的需求,确定适合转运方式(采用的空中或地面转运工具)至关重要。一项持续的关于适当利用率的研究对预测未来需求以及明确问题和趋势非常重要。正如患者所倡导的,转运系统的医疗主任必须努力在安全环境中提供最佳的患者护理,并确保转运资源得到最合理的利用。

推荐阅读和参考文献

1. *Accreditation Standards of CAMTS*. 9th ed. Commission on Accreditation of Medical Transport Systems; Anderson, SC: 2012.
2. Association of Air Medical Services. Position paper on the appropriate use of air medical services. *Journal of Air Medical Transport*. Sept 1990;9(9):29-33.
3. Thomson DP, Thomas SH. Guidelines for air medical dispatch. [position paper]. *Prehospital Emergency Care*. April/June 2003;7(2):265-271. Air Medical Services Committee of the National Association of EMS Physicians. http://naemsp.org/pdf/AirMedicalDispatch.pdf. Accessed on July 5, 2006.
4. Subcommittee for Revision of Interhospital Transport Guidelines, Section on Transport Medicine; American Academy of Pediatrics. *Guidelines for Air and Ground Transportation of Neonatal and Pediatric Patients*. Elk Grove Village, Illinois: American Academy of Pediatrics; 2006.
5. Products listing, American Eurocopter. http://www.eurocopterusa.com/products/overview.asp.
6. Commercial Aircraft Models, Bell Helicopter. http://www.bellhelicopter.com/en_US/Commercial/Commercial.html
7. Products [overview], AgustaWestland. http://www.agustawestland.com/content/products. Accessed on August 21, 2014
8. Rotorcraft Products, MD Helicopters. http://www.mdhelicopters.com/v2/products.php. Accessed on August 21, 2014
9. Civil Products, Sikorsky Helicopters. http://www.sikorsky.com/Products. Accessed on August 21, 2014
10. Ride in style: The 2005 ambulance manufacturers showcase *JEMS*. Aug 2005; 44-52.

63

8. 农村地区的航空医学转运

Debra G. Perina, MD

引言

农村 EMS 和紧急护理具有独特的挑战性。农村社区普遍面临的问题是一线资源有限，且获得专业护理的机会延迟。当于本地系统相互结合后，航空医学转运可快速获得确定性医疗护理，从而降低对时间敏感的疾病的发病率和死亡率。航空转运还可将重症护理和专业设备直接转运到农村地区，是农村和偏远地区紧急转运的重要组成部分。

农村紧急医疗护理

尽管美国人口中只有18%居住在农村地区，但农村居民的病死率几乎是城市居民的两倍[1,2]。机动车碰撞事故造成的死亡人数中有超过一半发生在农村地区。农村地区的人口密度低、天气和地形条件、较长的行程、缺乏专业和其他医疗保健资源等都是获得保健服务的不利因素。农村地区的医疗保健状况正在不断变化。农村社区的基础设施和资源最少，有些医院也因财政压力而关闭，而且对急重症护理资源的需求状态也日益增加。许多农村地区依然缺乏医生，全科医生和专科医生数量都不足。获得 EMS 服务和快速转运至确定性治疗中心或专科护理机构的机会通常会延误。据美国卫生与人类服务部预测，在未来20年60岁以上人口的数量会增加四倍，农村地区尤为显著[3]。

据估计，生活在农村地区的大约4300万人未及时获得专业护理[4]。此外，农村地区占机动车辆死亡人数的60%，该比率是城市和郊区地区的两倍以上[5]。熟悉这些统计和预测值可极大地帮助空中医疗主任在其特定服务区内制订反应规划和对定位进行定位。

患者的医疗状况

在某些情况下，患者的医疗状况与城市地区基本相同（例如重度呼吸窘迫、脑血管意外、败血症和心肌梗死）。在其他情况下，基于不同的职业和伤害机制（例如伐木、狩猎、体育和农场事故），农村患者的问题有很大不同。当地医疗资源在这些事件的反应中可能会很快不堪重负。其中一些案例可能非常少见，以至于本地医疗护理提供单位缺乏相关经验。护理的区域化（包括指定的创伤中心）以及卒中和 STEMI 中心的出现，进一步明确了将特定的时间敏感性患者从农村医院快速转运至适当的区域中心的需求。

农村 EMS 资源

农村环境有几项因素阻碍了有效的院前反应：大面积地区的资源有限、可用的高级生命支持护理满足不了需求、反应的时间性增加、通讯"死亡地带"及反应者在重症患者方面的经验相对缺乏。农村社区拥有的财务资源通常很少，因此可能无法为 EMS 专业人员提供专业设备和培训。此外，EMS 服务工作人员通常由志愿者充当，使得持续培训成为问题，也难以招募和保留经验丰富的工作人员。快速获得专业医疗护理对农村社区危重患者和伤员非常重要，是确保他们获得最佳结局的重要因素。在许多情况下，如果不使用航空转运，要快速从农村地区将患者转运到相应护理机构很难实现。农村社区通常在每个时间点只有1~2辆可提供服务的救护转运工具。将患者转运到接收医院的时间可能相当长，从而会导致该地区暂时缺乏紧急医疗服务。在某些地区，在无地面高级生命支持（ALS）服务的情况下也并不会启动航空转运。农村地区的 ALS 资源相对缺乏，这点已被保险公司普遍接受。因此，可以报销 ALS 辅助飞行。部分原因在于，由于农村地区缺乏确定性治疗中心，因此覆盖该地区的空中转运服务需要执行的现场飞行任务往往多于相应的城市地区。在城市中心，明显有很多空中转运都是跨界转移到三级医疗护理机构。航空医学服务作为 EMS 系统的一部分，可以为农村社区提供便捷的患者转移，并保留当地资源。尽管如此，根据《航空医学服务地图集和数据库》，很多农村地区依然没有足够的航空医学转运服务[6]。

航空医学服务在农村地区的作用

航空医学服务在农村地区可以说是不可或缺的,不仅可以提供更先进的医疗服务,还可更快地将患者转送到三级医疗护理机构。航空医学服务应该与当地的地面 EMS 服务相互联合,并需要制订合适的使用方案。飞行机组人员的高水平专业知识基本上可以快速为现场或基层医院提供重症护理,其速度比其他方式要快。事实上,已经证明是飞机机组人员(而不是航空转运本身的速度)为航空转运的结局改善作出了贡献[3]。虽然与地面相比,空中患者转运速度更快,但在农村区域飞行的时间通常要长于城市地区。这实际上可能会产生正面作用,因为机组人员有更多的时间在飞机上开始重症护理程序。在采取相对较少的干预措施的情况下快速转运到医院这种现象在城市地区更常见。在农村地区,任何需要三级护理的重症患者基本上都需要通过空中转运实现快速转移。可通过两种类型的模式提供航空医学服务。一种是飞机是区域中心的代理工具,其基地可能或不可能部署到农村地区。另一种是社区模式,即私人供应商单独或与医院合作,为农村社区布置飞机资源。

专门针对可从航空转运中受益的风险患者人群

有许多类型的患者可通过快速转运到确定性护理中心而受益。特别是创伤患者,该患者人群已证明可因快速转运到创伤中心而受益[7]。如果到1级创伤中心的转运或转移便捷,可改善患者人群的发病率并降低死亡率[8,9,10]。航空转运对农村创伤患者生存结局的影响很明显,尤其是在农村直升机项目停止的情况下;直升机项目停止会导致跨界转移减少、转移时间延长,从而导致转院患者的死亡率增加 4 倍[11]。能够送空中转运受益的其他患者是要去区域心脏中心的可疑急性心肌梗死患者,此类患者甚至可在飞机上开始溶栓治疗[12]。通过门-气球倡议,"时间就是生命"活动,人们认识到可通过采用导管设备的航空转运将农村地区的 STEMI 患者更快速地转运至医院[13]。患有急性缺血性卒中的患者也可以从航空转运获益,以缩短溶栓治疗的治疗时间[14]。以前脓毒症虽然未被视为时间敏感性疾病,但该病目前正迅速成为一种公认的真正的时间关键性疾病。通过脓毒症存活运动、早期目标导向性治疗及高水平脓毒症护理的 6 小时目标,农村中心越来越多地将此类情况复杂的患者转移到区域中心接受治疗[15]。航空转运通常还可大大降低农村地区此类患者的医院外时间,且还可在转运过程中提供重症护理,若无航空转运,这些都是无法实现的。

远程定位和搜索援助任务

当受伤或疾病发生在偏远地区时,直升机的作用尤其明显。在这些区域,背包客、猎人和体育爱好者是特别脆弱的人群。撤离通常是必要且难以实现的,因为这些区域很少或根本没有可通行的道路。此外,地形或气候条件也可能导致无法实施快速救援和转运,例如在波涛汹涌的岛屿或大型暴风雪后。航空医学服务非常适合在附近有适当着陆区的区域执行任务。直升机通常还配备了大型探照灯,可以帮助寻找、恢复和撤离患者。一些民航航空医学服务机构也可执行搜救任务,但这通常需要额外的设备和培训,而大多数航空医学服务提供商通常不具备这方面的要求。如果航空转运服务将此(即搜救任务)纳入其任务档案中,则应与当地执法和公共安全结构很好地联合起来。此类任务通常充满危险,不应掉以轻心。此类任务需要额外的专业培训,以及飞行员和机组人员同意,以确保所有人的安全。鉴于此,许多人选择不履行这一职能,而其他空中机构(如军队和执法部门)则负责执行此类任务,而医疗卫生人员在需要时为患者护理提供支持[16]。

农村空中转运的局限性

空中转运,特别是直升机,在固有噪音和空间限制方面存在不足。这些不足之处可影响患者评估和治疗,比现场飞行更严重,而现场飞行在这方面的不足可能会更严重,因为现场飞行期间初步评估会缩短,并且可能会出现其他不利情况。在可能需要使用仪表飞行规则(IFR)的边缘天气条件下,某些情况下较长的启动时间和现场时间可能会抵消空速的优势,特别是在短距离任务中。不耐压的高空直升机飞行可能会导致缺氧的患者产生重大的生理负担。天气条件或地形因素可能会妨碍飞机及时到达患者跟前的能力。在为患者和伤员选择最有效的转运方式时,应该仔细权衡所有这些因素,以便尽快将患者送往目的地。

空中转运服务的反应考虑事项

农村地区的航空医学转运面临着独特的挑战。如果要为农村地区提供直升机服务，应考虑农村地区直升机基地的位置。目标应该是在最大覆盖区域内优化空中反应，同时减少反应时间和撤离时间。

农村地区的航空转运反应标准

在患者转运中影响选择直升机或固定翼飞机的因素包括地形、天气、患者转运距离、空中支援对现场的反应时间以及患者所需的护理类型。航空转运标准应在当地制订，与当地的反应机构和医疗机构联合制订。应该持续监测系统能力，以确保空中转运使用恰当。美国 EMS 医师协会（NAEMSP）的立场文件中对空中反应模型标准进行了描述，主要围绕创伤反应[17]。表 8-1 中列出了农村地区航空医学调度建议标准。

表 8-1　农村地区航空医学调遣标准

- 患者的救出或撤离时间延长，从而会显著延长转运到创伤中心的时间。
- 距创伤中心的距离大于 40km（25 英里）。
- 患者需要地面服务机构无法提供的 ALS 护理。
- 大规模伤亡事件。
- 最近的地面救护车的行驶时间比直升机更长。
- 地面转运或地形条件导致通过地面转运工具转运到最近创伤中心的时间比直升机的转运时间长。

地形限制

地形限制会导致飞机无法在现场附近降落。这可能需要患者通过地面转运工具到达另一地点与飞机会合。在确定以最便捷的方式将患者送往相应目的地时，应该考虑这一额外的转运时间。航空运营单位必须积极主动地确定其覆盖区域内由于地形而无法完成任务的地点，并与当地机构合作确定预先指定的着陆区。与城市地区相比，农村地区地形因素的挑战性更明显。偏远或荒野地区、不平坦的地面、较差的照明条件、灯塔和围栏以及未固定的物体都可能会造成严重危害。直升机作业

期间的安全性对于机组人员、观摩人员和患者都同等重要。着陆区的准备和监督主要由当地机构负责（最常见的是火灾），这些机构将在患者撤离期间提供位置并确保该地点安全。航空医学服务机构应为指定的本地着陆区协调员提供专门的初步训练和定期培训，以确保完全掌握在起飞和着陆期间如何选择适当的地点并确保安全。在理想情况下，此类培训课程应至少包括地点的选定、着陆区的准备、周边环境的安全以及与飞机的通信。

固定翼转运

在选择空中转运工具（直升机或固定翼）时要考虑的因素有多项，包括速度、距离和天气。直升机通常用于距离较短、时间较紧迫的转运任务。由于许多航空医学转运服务仅在目视飞行规则（VFR）条件下运行，因此也倾向于在天气较好的情况下运行。固定翼转运通常可在较恶劣天气条件下运行，因为所有的固定翼飞机都能够根据仪表飞行规则（IFR），完全依靠仪器飞行。此外，在较冷天气中，结冰条件下，机翼结冰对于固定翼飞机来说问题的严重性也较小，因为大多数固定翼飞机的机翼前缘都有除冰能力。固定翼飞机的空中速度更快（大约 300 海里/小时 vs150 海里/小时，合556km/h vs 278km/h），这便使得在较长距离转运中速度可更快。固定翼飞机有能够加压的优势，而直升机服务则基本没有这项功能。固定翼飞机与直升机相比的最大优势还是在距离上。大多数医用直升机的平均飞行半径在 278～371km（150～200 海里）范围内，而固定翼飞机的平均飞行半径实际上是无限的。一旦超过 371km（200 海里），直升机空中转运的成本便会大大超过固定翼。对于许多农村地区的紧急撤离，特别是在美国西部，只能通过固定翼转运实现。固定翼转运服务的调动时间通常比直升机所需的时间长。因为固定翼飞机经常没有随时待命的医疗人员，而且需要提交正式的飞行计划。固定翼飞机需要在指定机场着陆，而且需要与地面转运机构会合，这便进一步限制了其使用。这些因素可能会降低固定翼转运速度快的优势。

新的方向和机会

早在患者可以进入三级医疗之前，直升机机组

人员就可在农村地区的任务现场或医疗机构中实施患者护理。直升机机组人员在实际任务中携带重症护理。航空医学人员有参加干预培训的可能性,和/或在存在治疗机会窗的情况下在临床研究中招募患者[18]。向农村环境中转运专业医疗团队、设备或血液制品也是另一种受益。

总结

对于城市居民可快速获得的紧急医疗和专业护理,相应的农村社区在获取过程中仍然面临着几项挑战。地理和财务方面的考虑因素通常会严重阻碍社区提供专业设备和人员的能力。农村地区可能缺乏提供充分的院前反应所需的高级培训和其他资源。航空医学转运是为农村患者快速提供高级生命支持和专业护理的唯一一环节。航空医学服务的运营范围和转运速度缩短了农村患者的医院外时间,并且加快了专业护理的获得速度,从而最终降低了农村患者的发病率和死亡率。

参考文献

1. Index Mundi. United States - Rural population growth. http://www.indexmundi.com/facts/united-states/rural-population-growth. Accessed July 14, 2014

2. Demographia. United States rural population & population density by state: 2000. http://www.demographia.com/db-usa-staterural.htm. Accessed July 15, 2014.

3. McGinnis K, Judge T, Air medicine: Assessing the future of health care, [public policy paper]. Alexandria, VA: The Foundation for Air Medical Research and Education; 2006.

4. Institute of Medicine. *Future of Emergency Care: Emergency Medical Services at the Crossroads*, Washington DC: National Academy Press; 2006:22-24.

5. National Highway Transportation and Safety Association. Safety belts and rural communities - 2003 report. NHTSA website. http://www.nhtsa.gov/people/injury/airbags/BUASBRuralWeb/. Accessed July 14, 2014.

6. Flanigan M, Blatt A, Lombardo L, et al. Assessment of air medical coverage using the atlas and database of air medical services and correlations with reduced highway fatality rates. *Air Medical Journal*. 2005;24(4):151–163.

7. MacKenzie EJ, RivaraFP, Jurkovitch GJ, et al. A national evaluation of the effects of trauma center care on mortality, *NEJM*. 2006;354(4):366-378.

8. Rodgers S, Madsen L, Shackford S. A needs assessment for regionalization of trauma care in a rural state. *Ann Surg*. 2005;7:690-693.

9. Demetriades D, Martin M, Salim A, et al. The effects of trauma center designation and trauma volume on outcome in specific severe injuries. *Ann Surg*. 2005;(242):512-517

10. Moylan JA, Fitzpatrick KT, Beyer J, Georgiade GS. Factors improving survival in multisystem trauma patients. *Ann Emerg Med*. 1988;207:679-685.

11. Mann NC, Pinkney KA, Price DD, et al. Injury mortality following the loss of air medical support for rural interhospital transport. Acad Emerg Med. 2002;9(7):69-698.

12. Kapasi H, Kelly L, Morgan J. Thrombolysis in the air. *Canadian Family Physician*. 2000;46:1313-1319.

13. Bradley EH, Herrin J, Wang Y, et al. Strategies for reducing the door-to-balloon time in acute myocardial infarction, *NEJM*. 2006;355(22):2308-2320.

14. Stillman S, Quinn B, Huggett V, et al. Use of a field-to-stroke-center helicopter transport program to extend thrombolytic therapy to rural residents. *Stroke*. 2003;34:729-733.

15. Russell J. Management of sepsis. *NEJM*, 2006;355(16):1966-1973.

16. Judge T, Thomas S, Hankins D. Air medical services. In: Cone D, et al, ed. *Emergency Medical Services Clinical Practice and Systems Oversight*, Vol 2. Dubuque, IA: Kendall Hunt Pub Co; Jan, 2009:253-270.

17. Thomson D, Thomas SH, Position Paper: Guidelines for air medical dispatch. *Prehosp Emerg Care*. 2003;7:265-267.

18. Leira E, Lamb D, Nugent A, et al. Feasibility of acute clinical trials during aerial interhospital transports. *Stroke*. 2006;37:2504-2507.

推荐阅读

1. Institute of Medicine. *Future of Emergency Care: Emergency Medical Services at the Crossroads*. Washington DC: National Academy Press; 2006:22-24.

2. Judge T, Thomas S, Hankins D. Air medical services. In: Cone D, et al, ed. *Emergency Medical Services Clinical Practice and Systems Oversight*, Vol 2. Dubuque, IA: Kendall Hunt Pub Co; Jan, 2009:253-270.

3. Thomson D, Thomas SH, Position Paper: Guidelines for air medical dispatch. *Prehosp Emerg Care*. 2003;7:265-267.

4. Demographia. United States rural population & population density by state: 2000. http://www.demographia.com/db-usa-staterural.htm, Accessed July 15, 2014.

9. 医疗转运系统认证委员会：航空医师的概述

Eileen Frazer, RN

引言

认证机构是当代医疗保健领域中众所周知的一部分。最为人所熟知的例子包括美国医疗卫生机构认证联合委员会（目前称为联合委员会［The Joint Commission］），负责检查医院和其他医疗机构；以及美国外科医师协会（ACS）项目组，负责验证全美各级创伤中心。这些认证过程能够促使医院根据既定护理标准进行自我评估和改进，以维持患者护理各个方面的整体质量。

在过去二十年中，专门建立了一个详细审查航空医学项目的机构，该机构最初名为航空医学服务认证委员会（CAAMS），现已发展为医疗转运系统认证委员会（CAMTS）。该委员会的宗旨一直未变：通过独立的患者护理和系统操作标准模板对航空医学和地面急救护理转运项目进行详细的审查。

历史

航空医学服务协会（AAMS）1989年会员会议上首次对航空医学项目的认证过程进行了探讨。20世纪80年代的事故高发生率反映出了航空医学行业安全隐患。AAMS针对这些事故制订了"Priority One"反应策略，但许多航空医学专业人员认为需要针对本行业制订更广泛的标准。这些标准的作用旨在促进航空医学行业的安全性，验证转运过程中的医疗护理水平，并为效用评估和功能改进过程提供一个框架。

最初的CAAMS委员会于1990年7月首次召开会议。本次会议中总共有7个代表组织：
- 航空医学服务协会（AAMS）
- 美国急诊医师协会（ACEP）
- 美国国家航空医学通信专家协会（NAACS）
- 美国EMS医师协会（NAEMSP）
- 美国EMS飞行员协会（NEMSPA）
- 美国国家飞行护士协会（NFNA），现称为空中和地面转运护士协会（ASTNA）
- 国家飞行护理人员协会（NFPA），现称为国际飞行与重症护理护理人员协会（IAFP）

截至2012年7月，CAAMS委员会共有21个成员组织，代表了各个学科。除创始之初的七个成员组织外，其他成员还包括：
- 航空医学协会（AsMA）
- 航空医学运营商协会（AMOA）
- 航空医师学会（AMPA）
- 美国儿科学会（AAP）
- 美国呼吸护理协会（AARC）
- 美国重症护理护士协会（AACN）
- 美国外科医师协会（ACS）
- 急救护理转运协会（ACCT）
- 欧洲HEMS和空中救护委员会（EHAC）
- 紧急护士协会（ENA）
- 美国国家航空转运协会（NATA）
- 国家新生儿护士协会（NANN）
- 全美州立EMS总监协会（NASEMSD），现为全美州立EMS官员协会（NASEMSO）
- 美国转运司令部（US Transcom）

这一系列的专业知识主要强调了认证过程的有效性。每个成员组织都被视为委员会的平等代表。

该委员会的使命是提供一个自愿评估认证标准（该标准旨在证明是否有提供特定质量服务的能力）遵守性的计划。CAMTS的愿景是所有患者都能由合格人员通过合适的转运方式安全转运。CAMTS的价值观包括：公平、道德、始终如一、责任和患者安全性。该标准的主体是教育、质量和安全。

评审标准

评审标准于1991年发布。这套评审标准中涵盖旋翼和固定翼飞机的患者护理和操作安全问题。初步标准分为三部分。第一部分是适用于所有航空医学服务的通用标准。第二部分和第三部分分别涉及旋翼（直升机）和固定翼飞机的服务标准。标准的修订是一个动态过程，每2~3年进行一次重大修改，以反映当前空中和地面转运的医学研究和发展。

CAMTS于2012年10月发布了第9版的评审标准。该版本中对许多现有标准进行更新，以反映当前的实践，而且其中还有专门针对长距离固定翼转运的特定标准，定义为："患者转运航段超过三小时（以时间为准，而不是因为风向而造成的距离），且当前地区无其他患者护理或航空运营能力"。

第9版涵盖了空中和地面重症护理和ALS，以下子标题下面给出了具体的标准：管理和质量、患者护理、通讯、安全和环境、旋翼、固定翼和地面重症护理。还有一个专门针对ALS/BLS地面服务的具体章节。

医疗护送标准于2012年下半年作为单独文件发布。CAMTS正在接受独立医疗护送服务申请，AsMA和EHAC的国际委员会成员则协助对这些标准进行修订。

2015年，第10版的评审标准中涉及了多处变更，并将重症护理/高级生命支持（ALS）/基础生命支持（BLS）分类从护理水平界定中分离出来。CAMTS决定从护理水平界定中分离出重症护理/ALS/BLS的原因在于：委员会早已认识到，尽管大多数航空医学服务将自己的护理水平定义为重症护理，但这些认证服务机构所提供的重症护理水平却存在巨大的差异。重症护理服务不需要达到最高护理水平才可获得认证，而是应该定义为提供一定水平的护理。将一个重症护理团队与另一个重症护理团队区分开来是一个困难的过程，但委员会依然起草了护理水平的规定标准，依据为：

- 设备（例如先进的呼吸机模式、体外膜氧合（ECMO）、心室辅助装置（VAD）、其他体外氧合装置、主动脉内气囊泵（IABP）等）
- 工作人员的经验和教育
- 需要最高水平的经验和最先进医疗设备的转运量

后续的护理水平的草案将陆续发布在CAMTS网站上，以征求我们成员的意见和建议。与标准修订一样，先由个人和组织对草稿进行审查，并将其意见发送给委员会，以便确定最终草案。由于护理水平与我们以前的服务分类方式显著分离——以团队成员组成为准，而不是以所提供的护理类型为准——因此CAMTS目前正在循序渐进且目标明确地解决这一变化。

评审标准是一种质量测定方法，适用于私人和公共航空医学转运服务以及地面重症护理服务。这些标准的制订和修订基于构成该行业的不同组织的投入。CAMTS委员会不断要求从行业的各个方面改进这些标准。

政策与程序

CAMTS委员会每年召开三次会议。他们的所有业务运营都在一套广泛的政策和程序的指导下进行。

已经运行至少一年的项目可以开始申请程序。每个项目组在开始申请程序时都会收到一套CAMTS政策和认可标准副本。在提交最初的单页申请后，必须完成更全面的标准合规工具（SCT）。SCT是一种评分工具，需要项目组、预审员和现场检验员对每项标准的依从性进行评分。由执行董事或一名委任人员对每次提交的文件及其相应的附件（如政策、质量和安全性计划等）进行预审，以检查是否存在缺失数据以及任何"红色标记"标准，红色标记表明某项特定标准可能存在问题。

最终由负责实施现场视察的现场检验员对提交件进行审查。现场检验员也来自空中医学和地面转运相关的各个学科：医生、飞行员、飞行护士、飞行和地面护理人员和项目负责人。现场检验员对他们所视察的项目不会提供任何建议或作出任何决定。他们的职能是为委员会提供项目的"快照"视图。现场检验员在其项目视察期间需要完成一份检查清单和一份总结报告，提交给CAMTS委员会，以便作出认证决定。

现场视察后，两名CAMTS委员会成员会对所提交信息进行独立检查，并撰写一份摘要，其中列出项目的优势（优秀领域）和劣势（问题领域和缺陷领域）。优秀领域是该项目组超出认证标准的领域。问题领域是指对标准的符合性存在问题，或符合性似乎未达到预期的规则精神。缺陷领域是指有明确的结果表明明显不符合认证基准。

整个委员会对数据进行分析，并作出认证决定。全体委员会的讨论是一个非常详尽的过程，而并非是一场"数字游戏"。项目要通过认证，不一定非要达到最高数量的优秀，也不一定要符合最低数量的问题或缺陷。有些项目虽然有几项缺陷，但仍然会通过认证。这些缺陷很容易纠正。另一些项目的缺陷可能不容易解决，所以就不会通过认证。

如果一个项目被认为是基本符合标准,它将被授予三年的全面认证(full accreditation)。在初步申请中,委员会也可能会保留认证(withhold accreditation)或制订临时方案(provisional action)。获得保留认证的项目至少在6个月内不能再次申请认证。临时方案表明项目尚未达到实质性要求,但可能很容易在6个月内达到要求并重新考虑认证。

CAMTS委员会及时向项目组通知认证结果,通常在现场视察后的8~12周内。委员会可能会在通知信函中要求项目组在3~6个月内对缺陷领域和问题领域作出回应。委员会将在后续会议上对这些问题性领域进行讨论,以确保问题领域是否已经解决,并对认证状态做出相应的修改。

除非在认证期间项目发生了重大变化,否则重新认证的过程与初次认证过程相似,但现场视察范围会缩小。例如,在重新认证期间不会对每个基地都进行视察,因为在初步现场视察中已经检查过了,但新基地或发生变化的基地则要视察。需要再次完成标准合规工具,以确保任何变化都符合标准。会根据项目的规模委派2~4名现场检验员完成2~4天的现场视察。

事实与数据

截至2014年1月,已有400多个项目提交了初步认证申请。这些项目中大约有60%提交了完整的标准合规工具。一般而言,同一时期会有20~25个项目正在准备他们的申请材料或等待现场视察。在接受现场视察的项目中,有70%获得全面认证,25%被延期或制订临时方案,5%保留认证或停止认证程序。截至2012年8月,共有149个项目完全认证。

成本

认证程序的费用取决于服务规模,具体包括转运次数、转运工具的数量(空中和地面)和基地数量。截至2012年7月,北美地区的空中、地面或空/地结合服务的基本费用以6500美元起,美国以外的项目以7000美元起,最多可包括5个基地。旅行费用(每天500美元)在现场考察后收取。

认证的益处

成功完成认证过程包含多层含义。最主要的意义就是被列入在认证服务名单上。成功完成认证程序不仅意味着具备同行认可的质量和信誉,而且认证过程本身就具有重要意义。在认证过程中,

现场检验员和CAMTS委员会成员要对项目进行200多小时的外部关键评审;此外,申请认证的项目组可能会花费数百个小时对自己的项目进行审查。这种时间和精力上的投入会让空中或地面转运系统实现显著的改善。项目工作人员和项目管理人员在认证准备过程中,以及从CAMTS委员的反馈意见中会受益匪浅。

对于获得CAMTS认证的项目,保险公司会认为其运营更安全。这种认可可能会转化为较低的责任成本。此外,许多护理管理机构已在航空医学转运合同中明文规定要通过CAMTS认证。美国联邦政府已经使CAMTS认证成为转运合同中的一项要求,并且许多州政府(犹他州、华盛顿州、新墨西哥州、科罗拉多州、密歇根州、新罕布什尔州、罗得岛州、马萨诸塞州和马里兰州)以及加利福尼亚州和内华达州的一些县都将CAMTS认证作为执行患者转运和进出其管辖范围的要求。

自2010年以来,CAMTS在实施现场考察期间,会对全体员工进行安全文化调查。这种匿名调查为我们提供了工作人员对服务的安全观念相关的信息。管理人员在现场视察后会收到该调查的原始数据,以帮助他们理解内部员工对管理和安全的认识。可在委员会的网站上找到该调查模板;该调查改编自美国医疗保健研究与质量局(AHRQ)的患者安全调查。CAMTS目前正在开发一种用于比较不同项目(这些项目的人口统计学信息相当)的结果以及通过调查追踪项目结果(相对于上一次现场考察)的方法。

其他服务线

咨询

在过去十年中已经出现了专门的医疗转运服务咨询单位,为提供航空医学和/或地面重症护理服务的机构以及有以下需求的单位提供咨询服务:

想通过与CAMTS评审标准中列出的标准进行比较而衡量所提供的服务质量,由知情顾问负责审查。或希望通过对认证所需文件、政策和材料的学习为某次认证的现场考察做好全面准备。

咨询顾问要适合具体的服务需求。例如,CAMTS近期完成了南美两项固定翼服务咨询,并且派出了一名有固定翼背景且讲西班牙语的经验丰富的现场检验员。由退休的委员会成员和经验

丰富的现场检验员担任顾问。

教育

CAMTS 教育委员会是由委员会成员和现场检验员组成的一个强大且积极的委员会。在进行现场考察时,由于需要进行现场考察,且某些专题方面的教育需求日益明显,因此我们开发了相应的课程,以在成员研讨会上展示。

自 2009 年 4 名委员会成员成为 Just Culture(公正文化)的认证讲师后,CAMTS 一直在 Just Culture 中积极提供课程和咨询。委员会成员在参加管理人公正文化培训(Just Culture Training for Managers)后可获得培训证书。Scott Griffith 和 David Marx,JD 创建在经过十年的研究和开发后创建了本课程大纲。Just Culture 的重点是如何判断与分配个体与他们所在系统之间的责任,如何看待人为错误和不良事件,以及如何通过特定工具和原则来衡量结局。

其他课程还包括航空医学资源管理(AMRM)、威胁与差错管理以及认证准备。我们还提供了一门关于如何制订效用评估和质量管理(Utilization Review and Quality Management)的课程,因为在所有评审标准中这些主题最有可能被误解。

总结

CAMTS 过程是行业驱动项目的一个例子,项目组可通过该过程,并依据一套独立标准进行自我评估。这些程序的扩展只能作为动态过程的一部分,需要空中和地面转运社区中所有成员共同投入。必须对该评审标准进行持续性审查和改进,以反映最佳的患者护理和转运环境的安全性。

注:欢迎随时对该标准的未来变更或改进提供宝贵建议。有关 CAMTS 程序的更多信息,请联系以下地址:

CAMTS

P. O. Box 130

Sandy Springs,SC 29 677

phone(864)287-4177

传真(864)287-4251

www. camts. org

推荐阅读

1. *Accreditation Standards of CAMTS*. Commission on Accreditation of Medical Transport Systems. 9th Ed., Anderson, SC, 2012.
2. Best Practices – A collection of outstanding programs and policies from accredited medical transport services. Commission on Accreditation of Medical Transport Systems (CAMTS). September, 2006
3. Commission on Accreditation of Medical Transport Systems (CAMTS). *Safety and Quality in Medical Transport Systems*. Ashgate Publishing; December 2012.
4. Note: the above was the first textbook to specifically address quality and safety in medical transport.

10. 追求卓越——公正文化原则

Eileen Frazer, RN

Dudley Smith, MSHPA

引言

大多数医疗转运系统在力求提供优质护理和安全转运的同时,还要努力在当今收益递减和竞争激烈的市场环境中保持积极的底线。提供符合FAA法规(直升机和飞机)和国家要求(地面救护车)的空中和地面转运工具本身就是一项挑战,而确保高质量的患者护理也同样具有极大的挑战性。当发生事故和事件时,不仅涉及服务,而且整个医疗转运体系都会受到影响。许多医疗转运事故(空中和地面)都可归咎于人为错误、决策不佳、沟通失败、疲劳以及不遵守政策、程序和法规。

公正文化(Just Culture)的公认原则通常被视为安全文化的代名词,但远远不仅于此。公正文化可定义并区分行为,并提供如何处理各类型行为的指南,从而实现风险管理并预防不良结局,如事件和事故。

根据David Marx[1]的说法,"在每个人类事业中,总有要求我们判断别人行为的时刻。这种关系可能是父母/孩子、教师/学生或管理者/雇员。我们如何判断,以及如何在个人和个人所在系统之间分配责任,将最终决定个人和系统在各种价值观方面的具体表现——从安全到声誉,从客户满意度到财务责任。"

我们知道,如果有一套能够识别系统改进的开放式报告文化,则机构的文化或"处理事情的方式"会得到改善,从而最终降低风险,并改进结局和质量。公正文化提供了追求卓越的关键原则。

公正文化的背景

在独立宣言中,十三个殖民地宣布独立于英国,并用文字的形式来表达,形成了重要的人权声明,被视为英语语言中最佳语句之一。

"人人生而平等,造物者赋予他们若干不可剥夺的权利,包括生命权、自由权和追求幸福的权利,我们认为这些真理不言自明。"

公正文化的概念建立在这些权利的基础上,同时我们也要认识到选择的自由离不开现实,作为人类,我们会犯错——我们很容易犯错。由于人类容易犯错这一无法改变的事实,我们作为个人、家长或组织,所面临的持续挑战包括不完善的系统设计、固有的剩余风险和不可预测的不良事件。

正义文化是应对挑战的一种方式。根据Marx和Griffith的观点,公正文化是一种价值观支持的共享问责体系,组织对他们所设计的系统负责,并以公平公正的方式对员工的行为作出反应。此外,工作人员也应该担负责任,并负责报告不安全的条件和行为,还要遵守其组织制订的规则、政策和程序并通过认证或许可。

三种行为

Marx对三种行为进行了描述[2](人为错误、风险行为和疏忽行为),以总结个人在特定情况下如何管理自己的行为。Marx对行为进行了分类后,紧接着建议我们如何在工作和娱乐中管理每种类型的行为。下面将对这些概念进行描述和举例说明。

人为错误

如前文所述,作为人类我们都很容易犯错误。俗语言,"人非圣贤孰能无过。"虽然我们都知道所有人都难免犯错误,但在某些专业领域,更具体一点而言,在医学领域,公众期望万无一失,错误通常是无法原谅的。

即使无心之过也会对患者或其他人员造成伤害。为了探究错误发生的原因,我们必须对流程、程序、培训、系统设计和环境进行全面研究。管理者应该使用公正文化原则指导并开化那些犯错的员工,不管其错误所致结果如何。以下提供了一例医疗转运实例:

某个医疗转运团队在一个漆黑的夜晚接到一项故事并启动任务。据报道现场的医务人员多次尝试对1名头部受伤患者进行插管,该患者在交通事故中从车内抛出,导致头部严重受伤。当医疗转运团队到达现场时,他们发现一名反应迟钝的中年女性呼吸非常短促,头部、颈部和胸部有明显的创伤。飞行护士迅速检查患者的嘴巴,确定无嘴巴内无障碍后立即实施插管。飞行护士认为在将患者连接到人工复苏器(ambu-bag)和氧气后,她看到患者的胸部起伏,但由于当时一片漆黑,她不确定,也不想在现场花更多时间来确认装置的置入情况。

在照明条件较佳的飞机上,医务人员重新评估了气道的置入情况,两人都感觉气管导管的位置不对。医务人员取下气管内导管,擦拭患者的口腔,发现了患者的义齿,原来是拔除气管内导管时导致患者上面的义齿脱落。医务人员重新插管,这次他们获得了更好的呼气末 CO_2 和脉搏血氧仪读数。

飞行护士向她的经理报告了这一情况,因为她觉得她本应该在插管前发现义齿。她认为导致这一失误的原因在于当时现场的医务人员告诉她在此之前他已经尝试了多次,他当然应该早就发现义齿。后来这名飞行护士通过学习认识到,她不应该对已经发生的事情做出任何假设,而是应该好好地检讨下自己。在一个开放式报告系统中,这一教训可以警戒其他人员免犯相似的错误。管理者对插管程序进行了修改,其中再次强调了在对患者插管前必须做好充分且适当的准备工作,尤其是在条件不太理想的环境中,例如夜间,并将该事件与其他医务人员分享。

风险行为

有时我们接受或忽视风险行为,因为风险的价值低于收益,或者"我们过去也这样做,没见发生任何问题"。例如,

由于地理区域的原因,当地一家 EMS 地面服务机构几乎专门为一个特定的直升机基地工作。协议中规定,且地面服务机构也知道,他们应该拨打他们的 911 中心,并通过直升机通讯中心(comm-center)申请直升机服务。然而他们(地面服务机构)发现直接联络直升机基地并要求基地直接回应速度更快。他们这样实践了数月,当直升机基地的工作人员收到地面服务发来的请求时,他们立即打电话给他们的通讯中心,通知直升机起飞事宜,并确定是谁发出的请求。如此一来,直升机服务与航空医学服务通讯中心都适应了这种模式,而且这种模式似乎一直运行地很不错,直到某个夜晚,事情发生了。

在某个深夜,直升机基地收到了来自地面服务机构的请求,请求他们立即去一起摩托车事故现场进行救援。机组人员从睡眠中醒来,匆匆赶到现场。飞行护士认为护理人员已经向他们的通信中心通知了本次飞行。护理人员认为飞行护士已经通知了通讯中心。在短暂的飞行中,飞行员一直忙于与地面服务机构沟通,试图寻找着陆区并确保安全着陆。飞行员在意识到忘记向通讯中心通知之前已经着陆了。

数分钟之后,火灾护理人员联络该直升机基地,火灾事件的指挥官正在按照协议流程呼叫当地的 911 通信中心请求提供直升机救援服务。航空医学服务通讯中心拨出电话,但基地没有回应,也没有人接听他们的电话。航空医学通讯中心以为直升机及其工作人员在基地,担心机组人员遇到了什么麻烦,因此拨打了当地县级 911 联合中心(非事故现场所在区域的 911 中心),让他们去基地查看。当地警长的副手到达直升机基地后发现基地空无一人,飞机也不在。

在这个案例中,整个基地、地面工作人员和通信中心都涉及其中。他们没有遵循程序,找到了一个看似可行的权变措施,直到出现问题时才意识到这种方法行不通。在这例风险错误案例中,公正文化教导我们要强化情境意识,消除这种行为的诱因,创造一套健全的行为。在这例风险错误案例中,管理者应该对个人或团队提供指导。

疏忽行为

疏忽行为,或有意忽视不合理风险,在工作场所中并不常见。如果没有发生危害,我们通常会忽视了疏忽行为——无害不罚观念——只有在出现财产损失或伤害的情况下才会受到惩罚。这种观念不利于营造学习和公正的开放式环境,也不会杜绝再次发生。在处理疏忽行为时,无论结果如何,管理者都应该让员工担负相应的责任。正义文化告诉我们,个人和团体如果在采取某种行为时未考虑风险,则必须对自己的行为负责。例如,

有一位年轻的 EMT 在紧急转运工具操作员课程(EVOC)测试中取得了不错的成绩,并且已经在一家地面服务机构中从事了数年的地面救护车驾驶工作。他最近和一位年轻女子建立了关系,并告诉他的同行人他深爱上了这名女子。

某天晚上,他载着机组人员和一名急救患者在大约行驶一小时后到达 CCU。患者情况稳定。当

夜月朗风清,他在车前驾驶室内独自驾驶车辆时开始想念他的女朋友。他知道不该这样做,但还是给她发了一条短信,想看看她在做什么。她没回复短信,他因为担心而再次给她发送了一条短信。当他低头看手机时,一辆卡车在弯曲的双车道上朝另一个方向驶来。他看到照过来的大车灯时急转弯,但过度矫正导致他驾驶的车辆从道路上摔下来,沿着陡峭的堤岸掉下去,患者和医护人员都不幸身亡。

这个案例的结局非常悲惨。但不管结局如何,国家法律和该服务机构的内部政策都严格禁止在驾驶过程中发短信。这种有意疏忽政策的行为,导致所有人都身陷风险之中。管理者必须彻底调查该事件,在确认原因后,应通过补救和纪律处分追究司机的责任。

三项责任

Marx不仅定义了上面所说的三种行为,还定义了人类行为应该承担的三项责任[3]。这三项责任是我们每一个人的责任:产生结果的责任;遵循程序规则的责任;以及避免不合理风险或伤害的责任。

产生结果的责任也就是我们每一个人来这里的原因之一。如果你是一块石头,你的责任就是做一块石头。如果你是植物或动物,你的责任就是繁殖和延伸物种。而作为成年人类,每个人都身负无数项产生结果的责任。例如,作为父母,你的责任就是培养和引导你的孩子,让他们成长为有用的成年人。而作为一名员工,你有责任按时上班、适应工作并完成本职工作。但你可以自己选择如何抚养你的孩子,如何去工作,以及在开始工作之前选择举办派对还是选择睡眠。

制订政策和程序的雇主或制订规则、法律法规的立法者要带头遵守程序规则的责任。作为社会成员,我们理当遵守交通法规,获得适当的许可,而不是抢劫银行或伤害他人。作为一名员工,我们理当在员工系统的框架内工作,并且只负责某个部分——遵循程序。

避免不合理的风险或伤害的责任是最高级别的责任,先于所有其他责任。这项责任始终适用于我们每个人,且我们应该为人生中遇到的每一个人都担负这种责任。它包括减轻伤害和正确做事的责任。

由Marx创造的公正文化法则是一种帮助管理者界定某种行为的工具,当某种行为与责任相违背时,管理者可通过该法则对违背行为进行定义,这种方法适用于特定类型的行为。首先是对事件展开调查,以确定出现违背行为的真实原因,以及由谁对既定决定负责。

以下关于检查飞机或救护车中设备和用品的例子阐明了该程序的实施过程。如果政策规定只是简单地检查设备,每个班次中使用检查清单以确保所需的一切都在,完成该任务的责任完全由被指派完成该任务的个人承担。单个组员可以选择从前向后工作,也可以选择从后向前工作。组员可以根据颜色,并按照字母顺序或按照拉链数量对袋子进行检查。只要他们仔细完成任务就没有问题。在这种情况下,指定人员有产生结果的责任,即检查设备。如果在当天晚些时候某名患者因为关键供应品缺失而出现不良结局,其原因可能是工作人员未仔细检查那个袋子。

应该针对这种情况制订一套不同的、更明确的程序。在第二种情况下,每个袋子都有编号,都有一个相应的核对表,而且程序规定应按特定顺序检查。遗憾的是,与另外一个例子一样,检查中可能会错过某些东西,导致患者结局不佳。

作为事件调查的一部分,该问题仍然是:谁为该事件负责?在两种情况下,员工都有产生结果的责任,并且有义务遵循程序。在第一种情况下,员工有权按照自己认为合适的方式完成任务。他有产生结果的责任:检查所有袋子。

假设在第二种情况下检查人员按照规定程序和规定顺序检查每个袋子,但仍然缺少物品,则问题就不在于员工。相反,这属于系统问题,需要解决。可能需要更新检查列表、修改检查程序或需要对员工进行培训。

虽然这两种情况的结果相同,即都是患者结局不佳,但处理员工的方式则大不相同。根据公正文化法则,我们可能会采取纠正措施,例如调查或教导第一名员工(即第一种情况中的员工),而对于第二名员工(即第二种情况中的员工)我们可能只是简单地安慰下。无论如何,在这两种情况下我们都应该建设性地与众人分享事件,并利用所学知识修改程序并降低再次发生的可能性。

总结

本章描述了公正文化的基本概念,总而言之,重要的是认识这些概念背后的共同理念——Marx 确定的公正文化的核心信念[2]：

- 人非圣贤孰能无过。
- 穷则变,变则通,通则久。
- 风险无法避免。
- 我们的管理方式必须符合我们所敬仰的价值观。
- 每个人都要有负责的态度。

作为一种价值观支持的共享问责体系,我们可以建立一个学习与报告机制。Sydney Dekker 认为[4],"报告、公开、讨论和学习的义务似乎是公正文化的关键所在。"

员工应该明白:在发生不利事件时,管理层会公平对待每一名员工;管理层会对疏忽行为予以惩罚,对涉事员工进行调查/教导,并努力降低风险错误;对于无心之过、滑倒或跌倒事件,不管结果如何,管理层都会安慰涉事员工。只有通过公正文化,员工才会愿意承认自己的错误和失误,让其他人从自己的经验教训中总结学习,降低再次发生的可能性。吸取和分享的经验教训还有助于组织机构改进流程和程序,并实施系统控制以避免再次发生。

Dekker 强调了开放式文化的重要性。公开式学习型组织会通过以下方法力求卓越、秉持公正文化原则:报告个人或团队认为不符合常规的所有情况;选择关键的组织基准(数据),以跟踪、总结安全相关的数据并从中学习;致力于质量和组织改进。

参考文献

1. Marx D. Introduction. In: The Just Culture Algorithm. Outcome Engineering, LLC; 2013. https://store.justculture.org/products/the-just-culture-algorithm-v3-1/#.U9ffhfldU1K. Accessed on August 21, 2013.
2. Marx D. The Just Culture Model. Outcome Engineering. https://www.justculture.org/at-risk-behavior/. 2001. Accessed on August 1, 2012.
3. Marx D. The Just Culture Algorithm. Outcome Engineering, LLC. https://www.justculture.org/getting-to-know-just-culture/. Accessed on August 1, 2012
4. Dekker S. *Just Culture - Balancing Safety and Accountability.* Farnham England: Ashgate Publishing Limited; 2007.

推荐阅读

1. Marx D. *Whack a Mole: The Price We Pay For Expecting Perfection.* Plano,TX: By Your Side Studios, 2009.
2. Overton JW, Frazer E, ed. Safety and Quality in Medical Transport Systems: Creating an Effective Culture Commission on Accreditation of Medical Transport Systems. Surrey, United Kingdom: Ashgate Publishing; 2012.

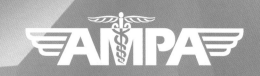

第 II 部分：
医疗指导

II

11. 医疗主任在航空医学转运中的角色

Congress of Air Medical Transport：The Role of the Physician
Air Medical Physician Association，Snowbird，Utah

编译人
Catherine Carrubba，MD，MPH

背景

美国首个民用航空医学转运项目始于 45 年前。随着航空医学的不断发展,为确保患者能够获得预期的高水平护理,医务人员需要积极投入到航空转运服务医疗主任这项工作中。

1993 年,尽管该项目已拥有 25 年的发展经验,但就与医疗主任相应的正确培训和业务角色的定义确认尚未达成一致意见。为了解决这一重要问题,在航空医师学会(AMPA)的主持下,由医生、护士、护理人员、项目管理人员和协会理事组成的小组于 1993 年 5 月在犹他州雪鸟(Snowbird)召开会议,就航空医学转运体系中医疗主任这一角色的定位发表意见。工作组就具体问题起草了文件,通过收集上来的汇总报告达成了总体共识,其中概述了医疗主任的角色、权利和职责。通过在本次"航空医学转运大会——医生的角色"上的研讨,航空医学的领导层达成了这份共识文件,这份文件也反映出他们为此所做的共同努力。

自该文件首次发布以来,很多事情已经发生改变,但也有许多地方仍保持不变。很多协会都制订了专属文件,用于解决航空医学项目中的医疗主任和医疗指导问题。例如,医疗转运系统认证委员会(CAMTS)从职责、教育经验、能力、项目参与度和继续教育的角度出发,概述了医疗主任应该达到的标准。《航空医学服务的医疗主任与医疗控制》意见书(于 1998 年由航空医师学会(AMPA)理事会批准生效,并于 2002 年进行了修订)规定了航空医师学会针对医疗主任的职责和权力、资质,以及航空医学服务的义务所提出的意见。此外,美国的许多州也都制订了航空医学项目的规章制度,其中一些包括了医疗主任的具体职责和培训。

尽管在资源、建议和法规上注意到有所差异,但是医疗主任在整个航空医学转运行业中的培训和参与度上仍然各不相同。导致这种不稳定性的原因有很多,很可能出现在"项目"本身或医疗主任身上。

同样重要的是,这些年来"航空医疗主任"的工作内容也在不断发生变化。许多项目增加了转运工具的数量和雇用人员的数量。许多传统的"空中"医疗服务目前同时提供空中和地面急救护理转运服务。

出于以上所有原因,这份历史性的共识文件如今仍然适用,而且和它在 1993 年所处的地位同样重要。虽然该文件仍特指"空中",但文件对空中和地面系统的医疗主任来说同样适用。

引言

航空医学服务需要医疗主任的积极加入和参与,医疗主任将负责确保航空医学转运团队提供高质量的医疗服务。此外,医疗主任必须清楚地认识到可能对项目产生影响的多种因素,包括对安全和财务因素的考虑。医疗主任只有更多地参与到行政讨论中,才能掌握更多的知识,并将其所掌握的知识有效地应用于个人工作中。

为取得航空医学项目的成功,必须明确定义和了解项目所需人员的资质、角色和职责。如果医疗队伍中所有成员的权力、职责和期望都能明确,那么医疗主任、项目管理人员及工作人员(医疗、通信和航空领域的)将会为项目和患者提供最好的服务。这其中必须包括确定医疗主任在航空医学转运中的角色。

培训和医疗知识的最低要求

医疗主任需要对航空医学环境中与患者护理相关的医疗和航空注意事项有基本了解。对个别医疗主任的教育及经验资质要求取决于相关服务的任务需求。尽管通过积极努力，医生能够在许多领域中获得与医疗主任角色要求一致的先前知识，但却难以获得相关的先前经验。如果仅是通过完成课程并取得证书（如 ACLS—高级心脏生命支持术课程证书，ATLS—高级创伤生命支持训练课程证书等）的话，医生则无法达到医疗主任所需的工作能力。因此，确定系统总体要求和医生的角色是确定项目医疗主任最佳背景的关键。

航空医学转运中医疗主任所需资格可分为两类。第一类是必需具备的基本资格，表11-1 对此进行了汇总。第二类是医疗主任的理想特征，这一类可能会因任务需求不同而有所差异。表11-2 对第二类进行了汇总。

表 11-1　航空医学转运中的医疗主任的基本要求/资格

1. 具有从事航空医学系统运营管理资格的专业医疗证书
2. 与任务需求相一致的临床护理知识和培训
3. 对重病重伤患者进行复苏和稳定性救治的技能和培训
4. 开展空中医务人员的初始和继续医学教育的能力
5. 航空医学操作特殊方向的知识和培训，包括高原生理学、职业健康、监管方面、安全和救生技术、车辆和车辆功能以及设备要求和性能
6. 通信设备和程序操作的相关知识
7. 院前和院间转运问题的相关知识
8. 医疗指挥及控制的知识和培训，包括方案使用、常规命令、伤员分类程序以及患者护理人员的能力
9. 利用飞行项目资源的技能
10. 灾难应急计划和大规模事故处理的工作知识
11. 掌握质量改进流程和程序的工作知识
12. 行政技能和知识，包括沟通和谈判技巧，对财务和雇佣问题的基本了解，压力承受能力和处理方面的技巧，以及对风险管理和医疗法律问题的原则性理解，其包括转运条例
13. 基本原理研究的知识或培训

表 11-2　航空医学转运中医疗主任的理想特征

1. 与任务需求相一致的专业委员会认证
2. 曾担任航空或医疗飞行队成员的经验
3. 危险品管理培训（HAZMAT）
4. 公关技巧
5. 在线医疗指导的经验
6. 搜索和救援技术相关知识
7. 航空医学环境中职业健康问题相关知识
8. 培训或授课经验
9. 计划和开展教育和安全推广计划相关知识
10. 概念化、进行和报告原创性研究的能力
11. EMS 系统设计和配置相关知识

航空医学转运的适宜性

航空转运的医疗适宜性应该由从事转运服务的医疗主任进行确认和监督。同时，开发一种用于评估航空医学转运在个别项目中合理使用的系统也是至关重要的，这会为急救医疗服务（EMS）和航空医学行业的合作研究提供框架。

确定航空医学转运的适应性是一项不断发展的主题，其中包含诸多观点，极少有绝对规则。航空医学业界采用多种方法来界定个别项目的工作范围。从全球视角来看，项目的角色定位取决于飞行服务的任务内容。医疗主任有责任对符合任务内容的医疗任务进行解释说明，并通过制订具体的功能标准来确定与该任务一致的使用评估流程。根据《紧急医疗救治与劳工法》（EMTALA）和职业责任原则，派遣医生最终负责确保接收医院能够满足患者护理的实际和潜在需求，提供合适的（地面或空中）转运车辆类型，并在转运过程中提供相应水平的护理服务。

飞行服务使用评估是一个前瞻性和回顾性相结合的评价流程。医疗主任必须积极参与到管理团队的工作中，制订符合要求的或经批准的飞行适应证定义清单。此外，医疗主任还必须使服务使用者了解适用于进行航空医学转运的患者症状。医疗主任的基本职责包括对所执行的飞行要求和任务进行回顾性分析。符合要求的飞行适应证清单还必须再定期进行回顾性评估，从而发现还需改进的地方，以提供更好的服务。

从结构松散的非正式指南到高度监管的分级系统，确定航空医学转运请求适宜性的系统和方案

多种多样,因此需要根据请求的严重性和紧急性做出响应。对于航空医学服务来说,并不存在普遍适用和经批准的唯一一适应证清单。因此,基于护理的及时性及根据患者需求而为其提供的护理水平,可提供相应的航空医学转运服务,使患者取得最好的疗效。虽然从直观上看,这些结论很有道理,但与此相关的研究并不充分。航空医学转运系统的每位医疗主任都有责任支持调查研究并参与其中,以明确航空医学转运对患者疗效的作用。由于以疗效为导向的数据可供选定的患者群体使用,因此该数据应该成为确定适用于进行航空医学转运的患者症状的关键因素。

医疗人员的基础知识和基本技能

航空医学转运项目提供的医疗服务最终由医疗主任负责。转运团队人员构成、飞行队基础知识以及完成项目医疗任务所需的绩效评估策略是护理服务的关键要素。医疗主任需要积极参与到这些领域的工作中,并与行政主管和其他机组监督人员进行合作。

在确定对空中医务人员的知识和技能的最低要求时,医疗主任必须考虑该项目的医疗任务要求。此外,医疗主任必须了解与航空医学转运各类专家协会所颁布的服务领域和国家标准相关的法律和准则,有时也可能需要咨询专科医生。

医疗主任负责确保提供的培训课程和医疗服务符合项目的医疗任务。医疗主任可以通过评估工具检验每个团队成员的知识基础、临床技能、决策能力和人际交往能力,包括:

- 积极参与招聘和入职流程
- 直接患者护理观察
- 参与同伴互评和案例讨论
- 建立与服务的医疗使命一致的继续教育项目,开展技能维持会议

在评估航空医学人员的表现时,如果医疗机组人员在患者护理、程序或医疗方案等方面表现不佳,医疗主任有权根据需要对医务人员进行免职处理。

与其他卫生保健专业人员的关系

航空医学转运服务的医疗主任负责转运团队所提供的患者护理的整体质量。为实现这一目标,医疗主任与其他医疗保健服务人员之间应相互配合,基于医疗任务,确保患者得到最佳的护理。

与其他医生的关系

其他医生可能在转运过程中发挥重要作用,其中包括飞行队的医生、提供在线医疗指挥及控制的医生,以及转诊和接收医生。

对机上航空医生的责任

空中医疗主任对机上航空医生的责任包括但不限于:

- 确保航空医生接受航空医学环境的临床和操作培训
- 评估航空医生的表现,医疗主任有权根据患者需求或医生能力不足将航空医生免职
- 确定航空医生与飞行队其他成员、医疗主任和其他医疗控制医生的关系
  对医疗指挥及控制医生的责任

虽然空中医疗主任负责所有转运的医疗管理,但他们也可以将其医疗控制的责任和权力委托给其他合格的医务人员。如果医疗主任选择其他医生担当这一职务,医疗主任就会承担与医疗指挥及控制医生有关的责任。这些责任包括以下内容:

- 医疗主任必须明确医疗指挥及控制医生在患者转运中的角色。这些角色必须进一步定义为专业团队空中医务人员和专业医生之间的相互作用。
- 医疗主任必须确保医疗控制医生在航空医学环境中获得符合其角色的相应培训。
- 医疗主任必须根据需要评估和纠正医疗指挥医生的表现。

对转诊和接收医生的责任

医疗主任必须培养转诊和接收医师在航空医学转运团队的服务能力,正确使用车辆和机组人员及使用常规命令、方案及在线和离线医疗控制。医疗主任还须确保飞行项目与转诊和接收医师之间保有紧密的联系,并为患者的治疗效果设置切实可行的目标。

医疗主任必须能够解答转诊和接收医生的疑问,与其就临床护理中有争议或不断发展的问题保持良好的沟通,为接收医师提供正确的患者护理文件。

与内部飞行队成员的关系

航空医学行业内存在多种医疗团队成员。医疗主任必须熟悉这些潜在团队配置的培训和能力。医疗主任和管理团队的其他成员共同承担责任，确保医疗团队的构成和培训符合任务需求和项目目标。医疗主任必须定期地依据技术要求、区域转运需求以及医务人员在飞行队中的专业发展等方面，检查团队成员的构成。

医疗主任必须确保为医疗队成员提供足够的培训和专业发展机会，还必须通过提供关于患者护理的书面医疗方案来支持其临床活动。根据需要，为了有效地制订方案并开展质量改进活动，需要寻求专业医师的相应帮助。

与专业飞行队的关系

如专业护理医疗队通过航空医学服务机构实施转运，必须事先明确其角色和责任定位，包括医疗指导和医疗控制的责任。

如果航空医学服务由多名医生提供，就必须建立医疗管理层次，明确界定这些专业团队医疗实践的责任和义务。在航空医学服务中，医疗主任最终负责所有患者的护理。但是，医疗主任可以将专业团队的责任和权力委托给其他合格的人员。对于专业团队转运来说，医疗指导、医疗控制、团队构成的确定及医疗方案的批准等方面仍然由航空医学服务的医疗主任负责。依据医疗主任的临床经验，可以咨询或聘请专业医师，通过恰当的方式为专业团队提供医疗控制及评估方面的培训。

专业团队转运的另一种方法是将其责任委托给合格的专业医师，必须通过制订的书面政策、程序或合同协议来明确其角色定位。但是，与所有飞行人员有关的安全和航空问题应由医疗主任负责。

每个项目都有责任确定专业团队的需求与项目的医疗任务内容相一致，通常由医疗主任、主办服务单位或医院以及负责专业护理的医生共同决定。专业团队的构成对车辆使用和可用性的影响必须在专业团队加入航空医学项目之前确定。

飞行项目的医疗主任必须参与涉及专业团队问题的、与转运服务运营有关的授权或政策批准。需要解决的问题包括在专业团队转运期间定期陪同专业团队的人员、优先使用情况、飞行团队和专业团队成员之间的互动，以及在线和离线医疗控制。必须将专业团队纳入质量管理活动。医疗主

任必须负责解决议定书中未解决的问题，或协议执行中出现的矛盾冲突，并且必须寻求外部专家帮助，从而通过专家的培训或经验解决专业团队活动遇到的问题。

与机组医疗监督人员的关系（飞行护士长、护理人员、医生）

机组医疗监督人员属于管理层，直接负责医疗团队人员的业务监督。医疗主任为其提供临床指导、监督和支持。医疗主任必须在人事问题上充当信息角色，而行政主任（项目主任）则承担监督责任。

与行政人员的关系（项目主管）

飞行项目管理人员是服务的航空部分与主办机构、代理机构或商业实体之间的沟通桥梁。项目主管是项目所有工作人员的联络人，负责项目的一般性监督。行政主管应咨询医疗主任对影响该项目的关键事项的意见，而医疗主任应保留决定临床护理方面问题的最终权力。在临床事务上，行政主管与医疗主任存在信息交流的关系，而在非临床政策和程序方面，他们的角色则会发生调换。

与通信专家的关系

医疗主任应根据项目任务说明和临床任务情况，参与制订航空医学通信专业人员的工作说明和培训要求。通讯人员所需的医学知识水平应由操作程序决定。医疗主任必须帮助通信专家在资源分配、设备政策、程序和培训方面发挥最佳职能。

与非医疗人员的关系

医疗主任的主要职责是对患者护理的控制和监督。当非医疗问题影响患者护理时，需要医疗主任与飞行员、通信专家、机械师、飞机经纪商和供应商以及其他相关人员之间进行配合。医疗主任必须确保飞行队所有人员，无论其临床角色如何，均需接受过传染病和其他职业健康问题方面的充分教育，并积极推行相应措施保护所有人员免受健康危害。

与引航员、基地经理和飞行员的关系

医疗主任应该参与引航员、基地经理的挑选。挑选的考虑因素应该包括评估沟通和人际关系技

巧,符合预期职能级别的管理技能、申请人的目标与项目任务内容之间的一致性。医疗主任需要与引航员、基地经理定期进行沟通,确保其了解影响飞行服务性能的重大事件。

医疗主任或指定人员应以教育形式为飞行员提供可能遇到的医疗事件、环境和技术性问题的回顾。此类教育应该包括医院或卫生保健系统(如适用)、感染控制和飞机医疗系统。必须使空中飞行人员大概了解其所要接受的主要任务的内容。

与项目机制的关系

医疗主任必须适时并坦率地与机械师进行沟通,这样才能够了解飞机维护的状况。医疗主任有责任确保机械师了解与传染病患者有关的注意事项,而且要确保已经制订了尽量减少此类接触的相关程序。医疗主任还必须确保通过飞行项目或其他相应人员采取的措施,尽量减少机械师的其他职业危害和风险。医疗主任必须对机械师职能的相应资源分配提供支持。

与证书持有者的关系

飞机的选择主要取决于服务任务的情况。转运项目的机载和便携式医疗设备的选择是这一过程中的重要组成部分。医疗主任应在车辆和设备协议开发、谈判及采购过程中提供相应的医疗投入。

证书持有者和基地经理都应制订安全标准和培训政策,由医疗主任在适当情况下进行审查和批准。医疗主任应具备丰富的航空相关知识,以确保其能够理解包括航空运营等在内的各类项目功能。

项目安全

在对航空医学项目进行开发和维护的过程中,安全是首要关注的问题。安全项目的关键要素要求对转运系统的航空、临床、通讯和管理四个方面进行整合。医疗主任必须积极参与安全相关的活动。由于航空医学安全不属于日常医疗课程范围,所以医疗主任必须对该领域的航空医学操作有深入透彻的了解。

航空问题

航空项目的整体管理不属于医疗主任的责任范围。但是,对航空问题的理解能够使医生参与到

飞机选择和医疗内部发展的决策中。医疗主任必须能够正确判断安全问题中需要优先考虑的主要问题,以满足航空医学项目运营中的临床需求。

医疗主任必须熟悉以下内容:
- 与项目运营有关的航空条例和标准
- 特定类型和任务的飞机安全功能
- 医疗室内的安全状况
- 项目任务主要内容、飞机类型以及医疗室内之间的关系

医疗主任不应单独制订航空运营政策,应在项目内与航空医学机组人员和航空专业人员合作,共同制订相关政策和程序,其包括但不限于:
- 飞行验收和延续中的医疗和航空决策分离
- 对航空医学机组人员进行有关飞行中突发事件的团队管理的培训
- 空中医务人员可以在飞行中进行操作(即无线电利用、交通瞄准等)
- 禁止航空医学机组人员从事的工作(即给转运车辆加油)

医疗主任无需定期规划或监督飞机通信系统的选择和安装。但是,医疗主任应对系统的正常功能有所了解,并提供临床护理的相关信息。

临床问题:患者和人员的安全

临床项目安全包括空中医务人员的选拔、培训和监督;医疗设备的选择;以及为机组人员选择个人安全设备。在此过程中,必须制订药物和酒精政策,评估机组人员的身体状况,并相应地重视和处理有关事宜。这些工作主要由医疗主任与管理团队的其他成员共同负责。医疗主任也可以选择担任服务人员的职业医师。此外,医疗主任必须有权要求专业人员接受相同的安全培训、政策和程序。

行政问题

所有的医疗保健服务都要经过详细审查,以评估患者护理的注意事项及成本效益。随着这种监督的广泛开展,航空医学项目将面临来自内部和外部的现存和已知的挑战。外部因素可能会对飞行项目的运营和经济回报产生重大影响(即国家或地方级资助战略的变化可能会影响转运项目的存在与否)。内部变更可能会导致服务变更、转移、重组或终止,而这些变化将对患者的护理产生影响。医疗主任应该投身到影响患者护理的财政、监管和行

政领域,而且必须保证航空医学服务的预期质量。

航空医学服务的医疗主任必须了解预算程序、财务报告和收入及报销事宜。这些领域大部分不需要医疗主任直接完成,但需要医生与项目负责人和其他负责的管理人员之间进行密切沟通。医疗主任可能需要直接参与报销等方面的工作,包括第三方付款人的培训,并提供航空医学转运的临床理由。如果董事会、医院管理人员或医务人员开始探讨有关成本分析或节约成本的问题,这是十分令人欣喜的事情。

直接影响患者护理的领域包括机组人员配置、安全、培训,医疗设备的选择和购买,以及航空和运营方面的其他相关事宜,因此必须就这些注意事项与患者护理之间保持相应平衡。医疗主任属于管理团队,可能会对这些领域的决策带来影响。航空医学转运服务的管理层级应当明确医疗主任的权力和责任。

质量管理

有效的质量管理需要组织全员的参与和投入。医疗主任在航空医学质量改进计划中发挥着不可或缺的作用。

医疗主任的部分职责可以委托给质量改进协调员。在项目沟通方面也应该保持同样的关系。医疗主任应当具备航空医学环境中存在的与航空和质量改进活动相关的知识,而航空质量管理的最终责任应该由航空管理层级承担。

医疗主任应与项目负责人共同负责行政事宜,如使用相应的车辆,遵守公共或机构的政策,法规和法令。

医疗主任的具体职责包括:

- 授权机组人员找出质量改进问题,并制订相应的策略来研究这些问题
- 在项目内外确认质量保证(QA)和持续质量改进(CQI)的相关专业知识
- 与组织质量管理协调员进行内部协作,将空气质量管理计划与组织质量管理项目联系起来
- 时间、知识、行动对计划质量管理各个方面的贡献
- 为所有质量管理活动获得必要资源和领导层的委任提供有力支持

总结

医生必须具有相应的资格和动机,来担任航空医学项目医疗主任的角色,并承担该项职责。显而易见的是,该角色非常复杂。虽然医疗主任主要负责医疗护理质量,但还必须熟悉并及时了解该项目其他方面诸多事宜。安全问题始终是医疗主任工作的重中之重。除此之外,医疗主任还必须积极加入项目管理团队。为使患者在护理和医疗转运中获得预期的高水平服务,至关重要的是建立紧密的工作关系和开放的沟通渠道。

12. 空中医疗主任的从业资格及培训情况

Richard A. Walker,MD

引言

安全、优质的航空医学转运服务不仅需要合格的飞行人员、安全先进的设备、通信专家、行政管理人员、机械师和辅助人员,还需要高素质的、态度积极的医疗指导。有关医疗主任相应从业资格的发行资料一直很少。1985 年,Poulton 和 Kisicki 对 76 个航空转运服务组织进行了调查,他们认为医疗主任的从业资格可能包括急救医学或重症监护的专业知识,还包括高原生理学和飞行生理学相关知识[1]。医疗转运系统认证委员会(CAMTS)列出了空中医疗主任的从业资格,包括高级心脏生命支持(ACLS)和高级创伤生命支持(ATLS)的培训,高原生理学相关知识和其他教育背景的一些要求[2]。Polsky 等人列出了急救医疗服务(EMS)医疗主任的从业资格,但没有专门列出针对航空医学转运系统医疗主任的从业资格[3]。航空医师学会(AMPA)[4] 和美国急救医疗服务医师协会(NAEMSP)[5] 都针对空中医疗主任从业资格的讨论发表了立场文件。本文将概述医生在担任航空医学转运服务的医疗主任之前必须具备的基本从业资格,以及从飞行项目经验和相关课程中获得的基本素质,其中一些资格可能属于理想状态,并非基本要求。

航空医学转运是一个不断发展与进步的医学领域。对于航空医学服务来说,在医疗服务的日常活动中以及在国内和国际的活动中,积极的指导是极其重要的。

从业资格及培训情况

空中医疗主任所需的从业资格及培训可以分为两个主要领域。第一个领域代表其在担任医疗主任之前所应具备的知识和经验。第二个领域为附加知识库,医疗主任最初可能并不具备这些经验,但他们可以在之后的工作中获得此类经验。

任职资格

在所执行的任务类型方面,不同飞行项目有很大差别。成人、小儿、新生儿、创伤、全科医疗、心脏、普通外科和产科患者,都由直升机和固定翼飞机进行转运。特定项目可以为所有类型的患者或专门为某个类型提供转运服务。无论医疗服务的具体情况如何,医疗主任都需要深入了解并积极参与其中一组重病重伤患者的诊断和治疗(即患者的识别和稳定)。此外,广泛的临床经验无疑也是非常有益的。

如果医疗主任不具备飞行项目预计任务范围内专业领域的相关经验或未接受过相关的培训,那么他们应该根据情况采用专科医生。这对于婴儿、儿童或高危产科患者的转运来说尤为重要。在协议制订、培训、团队构成、案例评估和质量保证方面,都可以咨询专科医生。院前护理环境的相关知识(如照明不足、缺少辅助人员等)也至关重要,包括重症监护(麻醉科、手术或医疗)和急诊医学专家在内的各种医师背景可能符合这一标准。随着保险公司和医学界对航空医学转运的监督审查越来越频繁,充分了解航空医学转运的合理利用也变得更加重要。

医生需要拥有项目所在州当前药物治疗或整骨疗法执业许可证。在许多州和省,护士和护理人员的操作规程需要获得执业医师的认可。一些州立法规定,空中医疗主任在执业时需要取得执照。

感染控制措施和有害物质管理相关知识是项目日常运营的基础。适用于医院环境的一般性原则在航空医学环境中也同样适用并且同样重要,但航空医学环境具有独特性。医疗主任应该通过请教当地医院的传染病专家来补充自己的知识。

航空医学服务的医疗主任还将负责制订服务方案和操作标准。因此他们需要对飞行任务、机组人员、设备能力和安全以及成功完成任务所需要的知识有全面了解。医疗主任需要了解所在地方和州使用的处方,还应该参与地方和州的 EMS 管理,以便自己能够按照现行规则和法规顺利开展工作,从容应对成功的航空医学转运所必需的任何变化,使其继续成为 EMS 系统的一部分。

航空医学转运项目的成功运营需要顺利整合现有院前 EMS 系统和转诊医院。为此，医疗主任需要具备院前护理、EMS 系统运营及区域转诊模式的相关知识。医疗主任必须保持对系统各个部分需求的敏感度并对其有所了解。如果缺乏这些知识，很可能会破坏转诊机构与转运服务机构之间的工作关系。

飞行项目之所以能够不断取得成功，必不可少的因素是持续进行的技能培训和教育。医疗主任必须是一名优秀的教师，而且善于与不同背景、不同教育水平的人员沟通交流。他们必须具备与心理运动技能教学和训练相关的经验。如果需要的话，可以采用专业人员进行专业培训和在线医疗控制，这样做将有助于拓宽机组人员的教育机会。与当地专家保持良好关系对飞行服务也将会有所帮助。由专家担任顾问是一种理想的模式。医疗主任负责有关方案的最终决定。

医疗主任的所有职责中最难的就是人事管理。从事航空医学转运的护士和护理人员往往都是有主见的、知识渊博且积极性高昂的人，因此，医疗主任必须赢得他们的尊重。这不仅取决于医疗主任临床专业知识的深度和广度，还需要他们关心机组人员的医疗问题和个人困扰。固执的人相互之间有时会产生冲突，如果遇到这种情况，医疗主任处理问题的方法必须巧妙，需要具有成熟的心态和解决冲突的技巧，而这些技能往往是在从业数年后才会获得的。很多课程会提供与人员管理和冲突解决相关方面的培训，医疗主任应当积极争取参与培训的机会。

培训

上述资格应在医生考虑成为空中医疗主任之前取得，其他资格则可以通过任职后的在职培训或相关正式课程获得。

医疗主任首先必须熟悉项目安全这个领域。机组人员、患者和车辆的安全始终都是航空医学服务人员的首要任务。

对于大多数项目来说，虽然并不需要在生理学领域的高海拔地区操作直升机，但有些项目仍然需要在山区开展。固定翼飞机转运适用于高海拔地区。因此，医疗主任必须了解高原生理学的原理以及机组人员飞行的临床应力，这些知识可以通过继续学习医学教育课程或者通过自学来获得。

理想情况下，新任医疗主任应该有参与过航空医学转运服务的经历。航空医学环境的独特之处表现在许多方面（例如空间和重量限制、照明、振动等），事先熟悉这些困难将有助于医务人员的工作。掌握与飞行环境相适应的生物医学设备、知识，以及飞行中对患者的护理能力和相应局限性的相关知识很重要。对这些知识和技能的学习和掌握可以通过多种方式，其中包括担任服务的航空医生，在导师带领下担任副医疗主任，或加入 EMS、航空医学转运相关组织等等。

按照医疗主任和转运服务的具体情况，一些医生可以作为机组人员参与飞行，但有时是不可以的。当然，如果可以的话，医疗主任应该设法获得一些飞行经验，因此要亲自体验一下海拔高度、噪声、振动和密闭工作环境带来的影响。他们应该和所有机组人员一样参加培训，如果他们选择参与飞行，则必须每年接受一次更新培训。如有需要，医疗主任应该参与无线电使用的通信培训，了解影响飞行的因素，例如航空设备故障、天气、设备情况，及车辆性能等，例如重量、平衡、尺寸。

目前，很多组织在为新人提供帮助，甚至还为那些有经验的医疗主任取得必要的教育资格和技能资质提供帮助，使他们成为更好的医疗主任。像航空医师学会这样的组织，每年都会提供教育培训机会。再比如医疗主任核心课程和医疗主任论坛，很值得参加学习。国家急救医疗体系（EMS）医师协会和美国急诊医师学院分别设有委员会，他们积极探讨航空医学转运相关问题，致力于维护该领域的服务安全和质量。在儿科、外科、创伤和重症监护领域，也都设有类似的委员会。服务的医疗主任应尽力与这些团体保持联系，维护和扩充其知识库，与其他医疗主任合作，为了能够对服务提供必要信息，努力使知识库保持最新。

根据项目的结构，医疗主任可能会参与项目预算。无论医疗主任是否直接参与这一计划过程，对财务管理和预算计划的了解以及这方面的相关经验将有利于医疗主任了解财务决策。医疗主任必须清楚，在当今时代，财务责任日益重要，以往那种不惜一切代价的理念已经不再适用。

表 12-1 总结了空中医疗主任的基本从业资格和理想从业资格。

12. 空中医疗主任的从业资格及培训情况

表 12-1　空中医疗主任的从业资格

基本从业资格和教育背景

- 了解项目安全。
- 在航空医学服务所在地拥有医疗或骨科执业执照。
- 能够识别和稳定危重患者。
- 能够识别和稳定各种医疗和手术条件。
- 了解 EMS 和全面的医院转诊系统,包括调度、通讯、法律和法规以及整个系统运营。
- 了解高原生理学和飞行生理学,包括给机组人员带来的影响和压力。
- 了解航空医学服务的相应使用情况。
- 了解飞行中的患者护理能力和限制。
- 了解感染控制。
- 了解有害物质的识别和管理。
- 积极参与重病或重伤患者早期院前管理的知识。
- 了解人为因素和航空医学资源管理(AMRM)。
- 了解压力识别和管理。
- 了解睡眠剥夺、睡眠惯性和疲劳。
- 管理经验,包括人事管理和质量保证。
- 医疗和辅助医疗人员教学的经验和专业知识。
- 了解可能影响患者护理的任何适用的法律、规定或法规。

理想从业资格和教育背景

- 理解"公平文化"
- 拥有航空医学转运单位医疗指导方面的经验或培训。
- 了解财务管理和预算计划。

总结

空中医疗主任必须是项目领导小组的活跃成员,必须直接参与领导小组工作,确保航空医学转运团队能够提供高质量的医疗服务。为此,医疗主任必须具备相应的资质、知识和技能,了解转运医学的独特环境和重点。

参考文献

1. Poulton TJ, Kisicki PA. Medical directors of critical care air transport services. *Crit Care Med.* 1987;15(8):784–5.
2. *Accreditation Standards of CAMTS.* Commission on Accreditation of Medical Transport Systems. 9th ed, Anderson, SC, 2012. http://camtsshelley.homestead.com/04FINAL_9th_EditionStds_9-5-12.pdf. Accessed August 18, 2014.
3. Polsky S, Krohmer I, Maningas P, McDowell R, Benson N, Pons P. Guidelines for medical direction of prehospital EMS. *Ann Emerg Med.* 1993;22(4):742–44.
4. Air Medical Physician Association. Medical direction and medical control of air medical services. [position statement], Revised April 2002; Air Medical Physician Association website. https://ampa.org/sites/default/files/position_papers/position_statements_med_control.pdf. Accessed August 22, 2014.
5. Thomas SH, Williams KA, Claypool DW. Medical director for air medical transport programs. *Prehosp Emerg Care.* 2002 Oct–Dec;6(4):455–7.

13. 授权医疗主任：书面合同

Catherine Carrubba, MD, MPH

引言

外部和内部流程都将会影响到医生为空中或地面医疗转运服务提供医疗控制和指导的能力。联邦法规、州法令和判例法是外部影响的例子。内部影响包括组织结构、预算、人员和个人权力，以及特定项目特有的其他影响。本章将讨论医疗转运系统中医疗主任签订书面合同或协议的必要性，并对合同的基本要素加以说明。

为什么需要一份合同？

许多医疗主任认为他们不需要签订书面协议或合同。一些医疗主任与转运机构的行政部门有"友好的"或非正式的口头协议，其余的人有可能根本不了解联邦政府和州政府赋予医疗主任的职责，不了解与现场指导医生代理（即护士、辅助医师、呼吸治疗师）有关的责任。为机上医生提供医疗指导服务的人有可能会错误地认为其他医生的存在减轻了自己提供护理服务的责任。

如果人们接受这样一种基本概念，即由医疗主任对医疗转运服务所提供的医疗护理制订质量标准，并进行质量维护和监督，那么任何有关所提供的医疗护理的法律诉讼都将涉及该服务的医疗主任[1]。与行政部门达成的"友好"协议有可能随着人事变动、项目发起组织内的观点变化或优先级调整而失效。此外，医疗主任的决策和意见有时也会遭到反对。如果没有书面的合同，组织很可能会发现，与其改变运营模式，不如更换医疗主任来得方便。

为了避免冲突和混淆，空中或地面医疗转运服务的医疗主任在履行其职责的过程中必须将关键要素通过书面阐明。合同的基本要素包括：职责、权力、法律责任和赔偿。明确了这些要素，医疗主任以及合同签订组织也就能更清楚地了解双方的执行预期。随着服务需求的变化，合同要素可以相应添加或删除，以适应医疗主任不断变化的角色。

职责

转运项目医疗主任的职责应在书面合同中明确规定。一旦明确了医疗主任的职责，必须为其提供满足这些要求所需的资源。

医疗主任的职衔、职级和工作职责说明可作为参考。特定活动的详细信息包括由联邦、州或当地的法律法规所规定的内容。这些信息通常以工作职责说明的形式附在合同上，以供参考。医疗主任不应也无法承担所有联邦、州和地方要求的全部职责，特别是与专门处理医疗指导或患者护理问题无关的要求。依照合同规定，很大一部分负担会转移到拥有和运营转运服务的相关机构。

有关质量保证活动的职责有待明确。来源需求或医疗方案审查、长期命令、记录表单、调度或通讯录像带以及与机组人员的会议都应做出规定。治疗过程必须以书面形式记录，主要由组织机构负责。由于质量管理计划会随着项目需要而不断更改，因此不需要在合同中对其进行详细说明。但是，应该明确医疗主任对该计划的监督职责。

医疗主任所需的教学职责也应列出。医疗主任可能想要制订培训计划或将这一职责委派给其他人员；而另外一些人可能想要参加实际的指导和测试。社区医生也可能会被邀请参与其中。为了避免角色和职责的混淆，不论选择何种教育模式，医疗主任的参与程度需要在书面上落实，这种做法是十分明智的。

一些组织机构可能想要让医疗主任参与营销或政治活动。因此，合同中应规定出席内部和外部会议或活动的必要条件。如果医疗主任在这些领域中承担具体职责，则应将其纳入书面协议（例如"需积极参与当地应急计划委员会"）。

医疗项目需要乘车时间；一些州特别规定了每年预计乘车小时数。此外，医疗主任可能会应对一些特殊事件，例如大量伤患事件、自然灾害、特殊转运或紧急事件应激晤谈，因此，参与此类事件的需求和符合实际的期望也要落实到书面上。对于不同的项目来说，医疗主任也需要承担其他职责，而书面合同中阐明这些情况可以避免职责的混淆。

一旦明确了这些职责,需要为医疗主任提供必要的资源(文书帮助、预算、行政支持等),帮助其完成任务,因此必须在合同中明确保证满足这些要求所需资源的分配。在医疗主任的合同中也应该规定,如果他或她无法达到约定的目标,或将其职责委托给其他医生,则医疗主任可以指定其他医生处理行政或临床事宜。

权力

一旦明确了医疗主任的职责,就必须赋予其履行这些职责的权力。

考虑到项目运营的组织结构,并明确医疗主任的正确定位,这一点十分重要。医疗主任需向谁报告以及谁需要向医疗主任报告都需要明确定义。组织图上的阴影线部分不被赋予权力。根据不同的主题或特定事件,组织结构可能各不相同。

至关重要的一点是明确医疗主任在人事问题上的权力。医疗主任可能有,也可能没有权力雇用/解雇人员、给予纪律处分或参与人员晋升。在这些领域中,医疗主任可能会起到一定的作用,因此无论其充当什么样的角色,都必须明确界定。医疗主任还应该确保自己对项目或员工纪律上诉流程有充分的了解,特别是临床决策可能导致的纪律处分,而并非补救措施。

针对系统设计、预算、调度政策或其他运营或管理方面的问题,医疗主任也可能需要一定程度的权力,以便他们在患者护理中行使权力。医疗主任也可能想要赢得或通过协商获得有关转运服务医疗方面的权力,此类权力应该在合同中详细说明。

法律责任

在决定写入合同的法律责任内容时,需要考虑几个因素。对于具体的法律责任来说,需要考虑的因素差异很大,因此对每位医疗主任的法律责任保障要求也不尽相同。联邦或州的法律、规章或制度可能会对转运机构医疗主任的某些法律责任范围做出规定。一些州制订了《好撒玛利亚人》章程。如果存在主权豁免权,那么在合同措辞方面就必须小心谨慎,不可随意使用。为了充分确定具体的需求,需要合同委托人的参与。

除了与医疗主任对患者护理的直接和间接管理相关的职业责任保险,医疗主任还必须关注其行政法律责任。行政法律责任由行政事务产生,包括与雇员管理有关的活动,如解雇问题、性骚扰指控、指控歧视或其他公民权利就业问题,还包括与员工培训,直接和间接医务指挥与控制相关的事务。在大多数情况下,医疗主任并不是转运服务的所有者,而服务的所有者应有一般责任保险。

医疗主任的医疗事故与行政保护责任保险在国与国、州与州之间都各不相同。通过互联网搜索,可以找到能够提供转运服务医疗主任保险或EMS保险的几家公司。医疗主任必须了解当地的所有要求和限制条件,并在书面合同中阐明其职业保险公司未能充分说明的要素。医疗主任必须非常熟悉相关政策。确定可用的保险、评估政策的限制条件以及明确保险的支付方,这些都是重要的合同要素。

赔偿

在明确了职责、权利和法律责任后,赔偿就成为了重点问题。直接赔偿必须通过书面形式阐明。旅游、继续医学教育、休假、保险、组织或专业费用、飞行装备和通讯设备等费用也可能需要包含在内。各种福利都应详细说明,包括人寿保险、健康和残疾保险以及假期保险。

其他注意事项

医生和转运服务机构之间签署的合同可能需要考虑其他要素。其他需要考虑的因素可能包括:

- 审慎考虑并确定独立承包商与员工的关系。美国国税局(IRS)近年来越来越关注模糊的合同关系。
- 医疗主任应力求使不在其指导或控制下的人员损失得到赔偿。互相补偿不一定是公平的。主办机构能够承担得起赔偿,而个人却不能。
- 应当包括终止条款。确保双方义务与责任生效的期权合同可以共同终止。
- 谨防不竞争条款。关于不合理的限制性要求,请咨询您的合同律师。
- 应明确协议的期限。协议自动延长可能不利于医疗主任的最大利益。
- 需要详细说明医疗主任不在岗时的在线和离线

医疗管理职责。

- 如果可能的话，医疗主任可能希望合同赋予其审查其他（工会、供应商等）合同服务协议的权利。

总结

明确医疗转运服务的医疗主任的权力、职责、法律责任和赔偿是非常重要的。每位医生的需求会随着服务要求、期望和外力而发生变化。基于医疗主任和转运机构的最大利益，有时需要咨询合同律师帮助制订文件。

参考文献

1. Air Medical Physician Association. *Medical direction and medical control of air medical services* [position statement], revised 2010.

推荐阅读

1. Kuehl AE, ed. *Prehospital Systems and Medical Oversight*, 3rd ed. Dubuque, IO: Kendall/Hunt; 2002.
2. Van de Leuv JH, ed. Legal considerations. In: *Management of Emergency Services.* Rockville, MD: Aspen Publishers; 1987.
3. Polsky SS, Johnson JC. Continuous quality improvement in EMS. In: Rousch WR, ed. *Principles of EMS Systems*, Sudbury,MA: American College of Emergency Physicians; 1994:291-311.
4. Dieckmann RA, ed. Administration, research and special organizational issues. In: *Pediatric Emergency Care Systems: Planning and Management.* Baltimore, MD: Williams & Wilkins; 1992
5. Lapre Scali and Company Insurance Services LLC, Insurance Brokerage for EMS Professionals. [product flier]

注意：在网络上搜索服务合同，可以找到许多合同样本，其中有些比较适用。同时也能搜索到关于合同洽谈的一些小贴士。

14. 医疗政策和程序的制订

Richard A. Walker，MD

引言

空中和地面医疗转运项目往往会依据政策和程序来指导不同地区的日常工作。广义而言，政策和程序通常分为三类：行政、运营和患者护理。患者护理政策通常被称为医疗政策和程序。医疗政策和程序(P&P)建立了一个框架，医疗转运团队的成员(护士、护理人员、紧急医疗救护技术员(EMTs)、呼吸治疗师等)在该框架内为患者提供各个方面的护理服务。无论医疗团队通过基地救护车、直升机或固定翼飞机开展转运服务，这个框架都基本相同。但考虑到车辆之间不同的设备、不同的医务人员配置以及将要行驶的距离等因素，该框架有时也会发生一些改变。

术语

医疗政策和程序也被称为指南(guidelines)和协议(protocol)。从医学法律角度来看，确切地说哪个术语是"最安全的"是有争议的。主张使用"指南"一词的人认为该术语比"协议"或"程序"这两个术语的限制性更小，能够在特殊情况下给予护理人员更多的自主权。术语的定义也有助于消除争议。

"政策"被定义为一种从各种替代方案中选择出来的明确的行动过程或方法，能够根据给定的条件来指导和决定现在和未来的决策。"程序"是一系列按照规定的顺序进行的步骤。"协议"是科学或医学实验、治疗或程序的详细计划。"指南"是政策或行为的指示或大纲[1]。这些定义都明显存在着重叠部分，但程序和协议显然更为具体。

对于上述医学法律问题，一个简单的解决办法是在文件的开头加上一个"免责"条款。例如，"本手册中描述的医疗政策和程序旨在作为(通用)航空医学转运人员的指南。医疗管理咨询、医务人员的个别训练和个人能力可能会与这些政策和程序无关。"

制订政策和程序的一般方法

内容

制订政策和程序的一般方法需要在多个学科领域取得一致。通常来说，单个政策和程序涉及以下特定领域[2]：

- 主题或话题
- 政策的目的
- 政策的范围——适用对象
- 具体政策(使人员了解具体的行动范围和要求)
- 实施、批准或更新日期
- 适用的参考文件
- 审核周期和日期
- 指定负责人或小组进行政策维护和更新

在制订政策和程序时，应该确保清晰明确的措辞，避免使用缩略词。程序必须保持一定顺序。有些步骤由于过于基础，常常会被忽视，比如包括索引、页码和附录的目录。关键术语的定义需要放在文档的前面。

问题可能会出现在政策和程序的详细程度方面。一种选择是包含特定医疗条件的病理生理学，另一种则是通过完整的初始和继续教育为方案的使用打下基础。虽然病理生理学的纳入可能会使政策和程序有助于新任机组人员的教育，但是会造成文件篇幅过长，很难在紧急情况下应用于罕见病症，所以应该避免这种方法。有些项目的政策和程序附录包括药物指南，其中包含适应证、禁忌证、不良反应和剂量指南的详细信息。

具体任务注意事项

在制订具体的医疗政策和程序时，请牢记该项目的任务。大多数空中和地面医疗转运方案主要是院间转运，并定期转运心脏、创伤和全科医疗危重患者。许多项目还可以进行新生儿和高危产科转运，或者通过主动脉内气囊泵转移患者。医疗政策和程序应该包括项目转运的患者类型。

表 14-1 列举了高危产科和新生儿转运的医疗政策和程序手册内容的示例。

所有政策和程序都必须考虑年龄差异。儿科的政策和程序可能单独存在，也可能被纳入各项政策。后者会缩短整个文件的篇幅，更容易在紧急情况下使用。

第Ⅱ部分：医疗指导

表 14-1　医疗政策和程序手册目录的示例

心血管
- 心血急症——一般护理
- 急性心肌梗死,R/O MI,不稳定型心绞痛
- 主动脉夹层
- 心脏停搏
- 心房颤动/心房扑动
- 心动过缓
- 心源性休克
- 阵发性室上性心动过速(PSVT)
- 无脉性电活动(PEA)
- 室颤(VF)或无脉性心动过速(VT)
- 室性心动过速(VT)
- 不确定型宽复性心动过速

呼吸
- 呼吸急症——一般护理
- 急性肺水肿
- 气道阻塞
- 哮喘/慢性阻塞性肺病(COPD)
- 高级呼吸道管理
- 呼吸机管理

胃肠道
- 胃肠急症
- 肠梗阻/肠梗阻
- 消化道出血
- 胰腺炎
- 腹膜炎和胃肠道感染

神经
- 神经急症——一般护理
- 意识状态改变
- 情绪剧烈的患者
- 颅内出血
- 癫痫发作

产科
- 产科急症——一般护理
- 胎儿疾病
- 胎儿窘迫
- 临盆
- 孕妇疾病

中毒代谢
- 代谢性急症——一般护理
- 过敏性——过敏反应
- 高血糖
- 低血糖
- 高钾血症
- 低钾血症
- 药物过量/中毒

外伤
- 创伤急症——一般护理
- 截肢
- 烧伤
- 眼睛受伤
- 骨折护理/夹板
- 头部受伤
- 胸部/腹部创伤
- 脊柱和脊髓损伤
- 孕妇创伤

新生儿
- 新生儿急症——一般护理
- 腹壁缺陷
- 先天性膈疝(CDH)
- 先天性心脏病
- 早产儿
- 肠梗阻/闭锁,穿孔脓肿,坏死性小肠结肠炎
- 人工呼吸
- 脊髓发育不良
- 持续性肺动脉高压(PPHN)
- 气胸
- 呼吸窘迫/呼吸衰竭
- 产后复苏
- 癫痫
- 败血症和脑膜炎
- 休克
- 室上性心动过速(SVT)
- 气管食管瘘(TEF)/食管炎

环境
- 环境急症——一般护理
- 减压病(DCS)/动脉气
- 栓塞(AGE)
- 电气伤害/雷电伤害
- 高热/热相关病症
- 低温
- 淹溺
- 患者的缺氧和海拔高度指南

程序
- 人工呼吸道
- 血液管理
- 环甲膜切开
- 骨内输液
- 静脉输液治疗
- 针头造口术
- 心包
- 十二导联心电图

特殊注意事项

许多航空医学转运项目在多个城市、县和州内运营。医疗主任必须确保政策和程序遵守各个区域的规则和规定，适用于执行各级供应商程序。例如，某些州的《护士执业法》不允许护士进行插管操作，不同水平的紧急医疗救护技术员（EMT）的执业规则近期也一直在不断更新。在一些州，除非持有额外的证书（即 EMT、护理人员或院前注册护士），否则护士不能在院前出诊。

在医疗政策和程序中，应该特别提到另外两个潜在的问题情形，一是何时以及如何获得在线医疗指导，二是如果患者在机组人员到达后，上飞机前出现心脏骤停，如何处理相关文件。

可用资源

在撰写或审查医疗政策和程序时，许多方法可供选择。在特定医疗条件下，应该使用循证指南来制订政策和程序。虽然一般来说，单个协议不需要遵照课程建议规定，但应参考（高级创伤生命支持（ATLS）、高级心脏生命支持（ACLS）、院前创伤生命支持（PHTLS）等）认证课程的首字母缩写词。因为指南通常用于制订诉讼中医护义务的标准，医疗主任应该循证说明偏离标准的原因。美国急救医师学会（ACEP）网站提供了多种临床政策，包括关于 EMS 和灾难管理的章节，网址为 http://www.acep.org。美国急救医疗服务医师协会（NAEMSP）的网站上有关于立场声明的部分，其中很多针对航空医学转运，或很容易修改使用，网址为 http://www.naemsp.org。

请记住，我们没有必要再做无用功。航空医学项目已经存在了几十年。该项目经过长期运营，已经有足够时间来解决其政策和程序问题。许多空中医疗主任愿意共享其政策和程序的副本。除了地方基地医院之间的个别差异外，一些大型的区域性项目使用区域性的政策和程序。ACEP 网站还提供了几个协议示例供会员使用，可用于制订各种飞行项目的政策和程序，从而使新任医疗主任弄清楚从何处着手。

医疗政策和程序的另一个十分灵通的信息来源是空中/地面医疗人员。这些人员知道在医疗转运环境中为患者提供护理的具体细节，他们知道哪些是有效的做法，而哪些不是。对于那些不定期飞行的医务人员来说，这一点尤其重要。在投入使用之前，医务人员应该有机会对最初的政策和程序以及之后的变化进行评价。通过机组人员评价，不仅会使他们感受到自己享有政策和程序的权利，有时也会发现医生没有想到的、有争议或不一致的地方。

医疗主任也需要征求定期接收转运服务患者的专家（特别是心脏病学、神经外科、创伤外科等）的意见，了解他们对医疗护理的具体偏好和政治原因。这并不是说要完全遵照专家的建议，特别是他们的意见有时并不以证据为基础，或者并不适用于转运环境。但是，政治手段会降低"事后回顾"的严苛程度。对于包括高危患者和新生儿转运在内的项目来说，让相关专家参与到政策和程序各部分的制订中是非常必要的，要求他们参与章节的编撰也是十分合理的。接下来，医疗主任可以审查文件内容，确保格式与整个政策和程序文件一致。政策和程序的格式可能会有所不同，具体取决于程序是与单独的专业团队（最常见的是新生儿）共同执行，还是所有的转运都使用相同的核心团队。

医疗转运系统认证委员会（CAMTS）的标准没有专门针对医疗政策和程序的部分；然而，标准多次提及这方面内容[3]。CAMTS 认证项目的医疗主任以及任何项目的医疗主任，如果能在制订或审查前熟悉医疗政策和程序，则会事半功倍。

定期审查

医疗政策和程序需要进行两种不同的"审查"。医疗主任应确保医疗政策和程序每年至少进行一次审查，或者在出现新证据表明个人协议需要变更时进行审查。使用活页手册以便于更新单个页面。此外，还应为医务人员提供副本以便日常使用。手册的副本应存放在各个基地，并应为每个机组人员提供口袋大小的副本以供参考。

总结

医疗政策和程序是医疗转运人员在患者护理方面运作的框架。医疗政策和程序开头的"免责"条款应将其内容确定为指南，而非必须严格遵守的方案。在医疗政策和程序中详细描述病理生理学可以为新任机组人员提供一定的教育价值，但通常应该避免这种做法，而应该提供针对特定任务注意事项的解决办法,如新生儿、高危产科和儿科转运。医疗主任应参考 CAMTS 标准,以及 ACLS,ATLS 等的指导方针。机组人员和各个领域医疗专家的意见对于医疗政策和程序的制订来说也十分重要。

参考文献

1. Merriam-Webster [online dictionary]. Miriam-Webster website. http://www.m-w.com. Accessed July 14, 2006.
2. New York State, Department of Health. Developing EMS agencies policies and procedures. NYS Department of Health website. http://www.health.state.ny.us/nysdoh/ems/policy/95-09.htm. Accessed August 21, 2014.
3. *Accreditation Standards of CAMTS.* Commission on Accreditation of Medical Transport Systems. 9th Ed., Anderson, SC, 2012. http://www.camts.org/04FINAL_9th_EditionStds_9-5-12.pdf. Accessed August 21, 2014..

推荐阅读

1. Campbell NJ. *Writing Effective Policies and Procedures: A Step-by-Step Resource for Clear Communication.* New York, NY: American Management Association; 1998.
2. Page S. *Establishing a System of Policies and Procedures.* Westerville, OH: Project Management Institute; 1998.
3. Page S. *Achieving 100% Compliance of Policies and Procedures.* Westerville, OH: Process Improvement Publishing; 2000.
4. Page S. *Best Practices in Policies and Procedures.* Westerville, OH: Process Improvement Publishing; 2002.
5. Page S. *7 Steps to Better Written Policies and Procedures.* Westerville, OH: Process Improvement Publishing; 2001.

15. 航空医学研究

Jeff T. Grange, MD, MBA

Stephen W. Corbett, MD, PhD

引言

"险症必要猛剂才能治疗,否则无治。"——哈姆雷特(梁实秋 译)

直升机紧急医疗服务(HEMS)在过去的二十年里取得突飞猛进的发展,并且仍在持续不断地发展。自 1980 年以来,HEMS 航空医学服务拥有的飞机数量每年都在增加[1]。尽管如此,HEMS 行业却受到评论家的质疑,他们质疑飞机的高昂成本和潜在风险的合理性[3]。令人遗憾的是,目前还没有证据表明 HEMS 一贯的优势[4,5]。因此,科研对于 HEMS 的生存情况至关重要。HEMS 不仅需要证明自身的优势,还需要确定最具成本效益的领域和情况,而要做到这些,最好的方法就是通过研究提供理论依据。

HEMS 需要对患者疗效产生显著影响。航空医学服务的倡导者和批评者都认为,需要方法健全的系统和以疗效为导向的研究,以确定航空医学服务的医疗和经济价值。毫无疑问,证明其有效性的责任将落在该制度的支持者身上。今后,HEMS 所面临的最大的风险和机遇都与 HEMS 研究相关。综合上文所说,通过怎样的方式才可以证实航空转运服务独特能力,展现其有价值的疗效呢?

疗效判定指标

近几年,国家公路交通安全管理局(NHTSA)呼吁对急救医疗服务(EMS)进行以疗效为导向的研究,并制订明确的、经过验证的方法[6]。作为回应,紧急医疗服务疗效项目(EMSOP)的工作重点是推荐可用于评估 EMS 护理有效性的方法和疗效[7]。他们建议将 6 个一般疗效类别用作 EMS 研究的基准,见表 15-1。EMSOP 还制订了一套他们认为应在疗效研究中优先考虑的紧急医疗状况。不过令人遗憾的是,大多数 EMS 研究并没有使用这种方法。通过对 EMS 文献的回顾可以发现,回顾性研究和病例系列占主导地位,而很少有有意义的疗效报告[8]。

表 15-1　EMSOP 推荐的 EMS 研究疗效措施[7]

术语	定义
存活(死亡)	由状态直接引发的死亡率
生理受损(疾病)	客观且明显的生理变化迹象
残疾限制	患者在独立生活能力方面的功能状态发生变化,从事家庭、工作或娱乐等日常生活活动
缓解不适	不适症状,如疼痛、恶心、眩晕或呼吸短促
满意(不满意)	通过所提供的服务满足患者和家属的期望
成本效益(贫困)	医疗对患者和社会的经济压力

EMSOP 还指出,疗效判定指标是治疗特征和风险调节变量的函数[9,10]。例如,项目发起人指出,为了确定院前心肺复苏术是否对存活率有影响,必须了解与治疗有关的内容,如心肺复苏术的操作者及其使用的技术。此外,还需要了解一些有关患者的信息才能得出结论。例如,心脏骤停时是否有旁观者,患者的年龄,患者是否有其他医疗条件等等。介入治疗对疗效判定指标的影响只能在这些风险调节变量的背景下进行解释。如果没有细致的数据收集工作,这些都是不可能完成的。EMSOP 的项目发起人还指出,如果没有这样的风险调节措施,"目前医院外数据库提供的信息将不足以解决有关疗效的问题。"获取风险调节措施需要"综合急诊部门、住院患者、门诊患者的数据,某些情况下还需尸检记录……"。国家 EMS 研究议程的发现也反映了这些情况[11]。因此需要开发综合信息系统,投入更多的研究经费并建立更好的研究参与同意机制。航空医学界必须利用这些推荐的方法和疗效判定指标来评估 HEMS 在院前护理中的价值。

研究方法

表 15-2 列举了航空医学研究中常见研究方法的样本。

病例报告

病例报告的价值不大且缺乏说服力。大家都会记得航空医学转运挽救生命的事实，但我们也都不会忘记在航空事故中遇难的朋友。然而，第一种情况并不足以证明 HEMS 可以继续运营，第二种情况也并不能作为废除 HEMS 的理由。因其独特性，病例报告往往会被公之于众。狗咬人的事件一般不会公布，但人咬狗的事件就不一样了。可是我们却无法从人咬狗的事件中了解到人与狗之间的关系。

表 15-2　选择的研究方法

研究方法	描述	优点	缺点
案例报告	单一患者或事件的描述	很容易做到	单一事件可能不会对经常发生的事情产生影响
让步比/多元逻辑回归分析	一个事件与另一个事件在群体中发生概率的比值	可以纠正使用风险调节的群体之间的历史差异	可能无法判定群体之间的重要差异
派生集/验证集	回顾性推导，对影响疗效的因素进行预期验证	可以一次查看多个变量	需要两项独立研究
共识意见	专家建议	受到广泛尊重	不一定以证据为基础
meta 分析	分析多项研究的结果	利用更大的群体实现更强的统计功能	研究方法之间不能一直保持一致
成本效益分析	比较一段时间的成本与收益，通常以美元表示	表明服务对群体的价值	需要许多关于服务成本和价值的假设
航空医学安全调查	对航空医学事故相关因素的描述性统计分析	可用于识别与意外事件相关的趋势	趋向于将所有类型的服务和意外事件一概而论
随机对照试验	采用随机（或其他无偏）方法对治疗组或对照组的患者进行试验	提供两组无差异的比较	可能困难且耗时

让步比/多元逻辑回归分析方法以及创伤与损伤严重度评分（TRISS）

HEMS 与极端的医疗干预措施具有相同的缺点，即服务于病情最严重的患者、生存概率最小的患者、最难以幸存并取得良好疗效的患者。研究人员如何判定一组（通过航空转运的）患者可能比另一组（通过地面转运的）患者的病情更严重呢？据此他们制订了多种风险调节方法。如上所述，这些方法都需要细致而全面的数据收集。

一种方法是使用创伤与损伤严重度评分（TRISS）。该评分系统试图量化患者的受伤程度，从而具体阐述解剖学、生理学和人口学方面的特征[12]。许多航空医学研究中都使用了这种方法。显然，这种方法仅限于创伤患者。有些人认为 TRISS 方法不足以进行疗效比较[13]。这些研究者发现严重创伤的误诊率为 25%，整体误诊率为 4.3%。其他人则认为可以通过对 TRISS 方法做出调整，使其更加准确。

另一种解决组间多个不同变量问题的方法是让步比和多元逻辑回归分析。让步比是一组事件发生概率与另一组发生概率的比率。当与多元逻辑回归相结合时，研究者会发现两组的让步比在很多方面可能不尽相同。例如，如果您参照创伤登记的数据来比较地面和航空转运患者的死亡率，则可以在一定程度上纠正航空转运患者在许多方面病情更加严重的事实。这是对航空医学转运数据进行回顾性调查的常用方法（本方法的示例请参见参考文献[15]）。不过，这种方法的缺点也会随之显露出来。研究人员无法控制所有的群体之间的差异。基于许多不受研究人员控制的不可测量变量，患者成为一个或另一个组的一部分。如果不加以控制，这种偏差可能会对疗效产生不利影响。另外，可能有一些亚组的患者可能具有完全不同的疗效，在同时观察所有的航空转运患者时(例如穿透性创伤受害者),这些亚组是不可见的。

派生集/验证集

一个更有意义的问题是,通过什么样的标准能够确定 HEMS 会为患者带来极大的好处。解决这个问题的一种方法是通过派生集和验证集。派生集是对可能预测疗效判定指标成败与否的变量进行的回顾性研究。验证集是对这些变量的预期验证,以确定哪些变量发挥了作用。例如,人们可以回顾伤员分类变量,这对于预测航空医学转运患者的疗效成功与否来说十分重要。通过分析对表现出最强关联性的人进行预期验证。尽管准确的伤员分类工具还无法确定,但有报道称,高达 7% 的转运患者在没有入院的情况下就被送回了家中,这在某种程度上已经取得了成功[16]。

共识意见

在研究模棱两可、有争议或尚未开展研究的领域,专家意见通常决定了护理标准。例如,空中医学专家协会、航空医学服务协会和美国急救医疗服务医师协会已经制订了相应使用航空医学转运的指导方针[17]。

目前正在开展的工作是将循证指南纳入院前护理程序。目的是建立一个评估 EMS 研究的标准模型,并通过一致且周到的方式将最佳证据与实践相结合。该模型由联邦机构急救医疗服务委员会(FICEMS)和国家急救医疗服务咨询委员会(NEMSAC)共同创建,旨在由此提高 EMS 的质量。

meta 分析

meta 分析是多项研究汇总的结果,以得到足够大的群体,从而进行有效的统计比较。研究人员可以利用先前的工作,对类似的干预措施进行评估。这种方法可以产生足够多的患者群体,用于观察趋势或进行比较。不过遗憾的是,由于这些研究的使用方法各不相同,无法可靠地集中数据,这会给航空医学转运的 meta 分析带来困难(示例见参考文献[19])。

成本效益分析

成本效益分析,顾名思义,是用于比较程序的成本和效益方面的分析,通过此项分析,以详细估算航空医学转运对患者和社会带来的价值,估算通常以美元为计算单位。其难点是,这种估算是用金钱对获救生命的价值和发病率多少进行衡量。近期,一项有趣的分析是对航空医学转运的成本、效益及与其他已得到广泛认可的疗法进行对比,结果发现二者具有可比性,而且前者的价值甚至更高[20]。荷兰的研究人员对每个质量调整寿命年的成本进行了调查,结果发现直升机转运成本低于器官移植成本。在回顾 HEMS 过去 20 年的成本和效益时,泰勒发现,直升机服务成本的变化很大,但是成本与患者真正受益相关性的变化很小,有的甚至根本不相关。每年受伤获救患者的成本比较结果的比值为 3292 美元,妇产科在转运上,为每个新生儿节省费用 3258 美元,这些数据都很具代表性。与此同时,还有一些观点认为,非创伤性转运也有可能带来收益。

航空医学安全调查

航空医学安全调查通常是对事故进行描述性分析。如果将这些事故视为一整体事件回顾,可以采用描述统计学来探索这些意义间存在的规律。这种方法需要确定与罕见事件相关的趋势,如 HEMS 事故。假如荟萃分析可以通过数据汇总来解释偶发事件和意外事件,在这里,数据汇总应该也会有所帮助。通过对 182 次飞机失事进行认真回顾分析和所进行的让步比调查,可以确定与事故相关的因素[22]。

随机对照试验

随机对照研究可以提供明确证据以证明 HEMS 的价值。由于原因多种多样(例如疾病的严重程度),患者被分配经航空转运,或者分配采用地面转运,所以必须通过随机分配来消除两者的偏差。每组患者的数量必须大致相同,而且每组中相同病症的患者数量也应该大致相等。

大多数航空医学服务提供者认为,航空转运使病情严重的患者获益,鉴于这一情况,我们如何开展相关研究呢?反传统的随机对照研究彻底改变了创伤的处理方式,这在当时几乎是难以想象的事情。对军用抗休克裤(MAST)进行控制试验[23],对儿科实施创伤插管,对穿透性创伤积极进行液体复苏[25],结果表明这些公认的方案不但效果不佳,在某些情况下甚至是有害的。HEMS 的对照研究可能需要确定受益人和受益时间。

有些人认为这样的试验是合理的[26]。此外,澳大利亚目前正在进行颅脑损伤救援试验。将格拉斯哥昏迷评分法(GCS)3~8 分的成人随机分配到常规地面医务人员护理或直升机急救护理团队。研究人员计划在伤后六个月对两组患者的神经功能障碍水平进行研究。次要的疗效判定指标包括住院时间、重症监护病房(ICU)住院时间和30天内的死亡率。他们计划选取超过500名16岁及以上的患者进行试验，预计在今年取得结果。

知情同意

为了保护人体生物医学研究对象免受伤害和虐待，联邦政府制订了有关研究过程的管理规定。《贝尔蒙特报告》中概述了伦理学原则[28]。《美国联邦法规》[29]中阐述了受试者在参与研究前，需要获得知情权和选择权的具体要求。

在受试者参与研究前，研究者需要使受试者知情，并要征得其同意，这一点是上述文件实施的基础，目的是保护受试者的权利和自主权，维护其尊严，使其受到尊重。但在很多类型的EMS研究中，则无法做到取得患者的知情同意，特别是在患者并不具备了解实验程序风险和效益能力的情况下（如认知能力改变或昏迷的患者、需要心肺复苏的患者、严重创伤患者、知情同意的过程会延误治疗等等）。此外，家属或护理人员代理同意不适用于所有情况。

在某些情况下，如果研究不会给受试者带来过高风险，受试者可以放弃对知情同意的要求。EMS研究往往涉及高风险，因此放弃知情同意的程序审核是相当严格的。无需获得知情同意的情况必须满足以下条件：受试者的病症危及生命，需要立即进行医疗干预；可用治疗方案效果不佳且治疗本身可能会带来好处；受试者不具备提供知情同意的能力；调查员必须在研究期间联系患者家属或护理人员；最后，在研究开始之前，研究人员还必需征求社会舆论的意见，并将其研究结果予以公示。

很明显，这些规章制度并不是为急诊医学或院前研究专门制订的，其目的是为了保护人类受试者。依据这一制度，航空医学研究人员需要与当地的机构审查委员会保持密切沟通和积极协作，确保所需研究的开展合乎伦理道德[30]。

研究机会

根据2006年医学研究所的报告可知，高质量的急救医疗服务(EMS)研究目前还很少[31]。相关研究近年来进展缓慢。EMS为什么无法更上一层楼呢？近期，通过对EMS人员研究参与度有限的原因进行评估，研究人员得出了16种阻碍因素[32]，这些因素在表15-3中列出。此外，研究人员还发现

表15-3　EMS人员认为研究存在的阻碍因素[a]

因素	描述
关心患者安全	研究可能会分散服务提供者对患者护理的注意力
无明显获益	患者和服务提供者都难以从中受益
研究目的不明确	难以理解研究目的
害怕负担责任	新的程序或方案有风险
信心不足	没有实验方案的相关经验
对消极结果的看法	消极结果会给他们带来不好的影响
非专业性	EMS源自于消防领域，而非科研项目
学习和培训不充分	没有相应的研究培训
缺乏反馈	参与者不了解研究结果
无偿参与	不属于机构的任务范围
调查人员不了解院前护理	EMS的理念难以得到认同
文书工作	额外的文书工作会带来负担
时间不够	服务提供者在项目运营期间工作繁忙
研究方案与标准护理方式不同	研究与EMS机构的日常护理方式有冲突
机构文化	改革需要面对阻力
组织结构	不利于组织的人员配置和区域规划

了能够提升研究参与度的因素,并开发出一种促进 EMS 机构和研究人员之间合作的模板。只有克服了这些阻碍因素,研究才可能取得成功。

毫无疑问的是,航空医学转运人员清楚地了解研究的必要性。在一项调查中,航空医学转运人员对上述报告作出了回应,他们认为研究的确很重要并且也愿意参与,但是极少有人具备研究所需的技能[33]。

新的研究方向

电子健康记录对 EMS 未来的研究方向起到重要作用。医院电子病历与院前健康记录的结合具有明显的优势,主要表现在以下几点。首先,掌握转运患者的最终诊断信息有助于疗效研究的顺利开展。其次,电子数据的收集有助于识别符合特定院前研究方案标准的患者。此外,也可以将研究问题直接添加到现有的标准护理模板中,从而最大限度地减轻文书工作负担,减少对患者护理的影响。电子记录在院前研究中的初步应用展现出不错的前景[34]。

中国台湾航空医学服务机构采用新方法开发出一种更精确的伤员分类工具,用于鉴别能够从航空医学转运中获益最多的患者。该机构还制订了远程医疗视频方案,以便在航空转运之前对患者状态进行评估[35]。通过这种方法,该机构每年减少了 36% 的非必要转运费用,约节省成本 45 万美元。美国也将开展类似的调查研究。这种方法能够提高伤员分类标准,进一步证明航空医学转运的必要性。

地理信息系统(GIS)为 EMS 研究创造了大量的机会。GIS 对航空医学转运来说至关重要,该系统可以识别城市地区的交通堵塞情况,从而判断该地区是否适合进行航空转运。GIS 可以确定发病率的人口统计模型,这种模型可能会影响航空医学服务的部署,也能够为灾害的航空医学支援提供更详细的操作画面。GIS 工具还可以帮助直升机调度,以缩短响应时间,降低飞行成本。GIS 在院前护理中的重要性已经在几个实例中得到证实[36,37]。

MedEvac 国际基金会是一家致力于提高航空医学转运水平的私营企业和组织,该组织在 HEMS 研究方面极具发展前景[38]。MedEvac 基金会的慈善项目和慈善行为全部由捐赠资助,其中包括资助创新型安全和临床研究项目以及经济影响研究;资助教育和推广项目,如 HEMS 101:HEMS 项目开展的指导方针,AAMS 幸存者网络和零死亡愿景(Vision Zero);帮助同行开展专业进修培训;以及为行业提供所需支持。截至 2014 年 7 月,基金会已经为教育调查及研究提供了超过 82.7 万美元的资金。欲了解受资助的研究清单,请访问 www. medevacfoundation. org/ research/。

此外,研究方面同样硕果累累。在安全研究方面,受资助者发表了有关患者和机组人员安全的文章。在临床研究方面,受资助者也发表了有关疗效研究、气道管理和预测规律等优秀论文。目前正在开展的安全研究课题包括疲劳、性别差异、轮岗和未遂事故等,而目前受资助的临床研究课题有创伤和卒中。

基金会还为医疗转运研究中心提供支持。尽管该中心并不专门服务于航空医学转运行业,但它与 EMS 组织有很多共同之处。该中心的主要工作包括优先考虑国家研究议程,建立以实践为基础的国际研究网络[39]。

总结

航空医学服务需要通过研究来证明其正在不断发展,鉴别从中获益最多的患者,检验新方法,使患者获得更安全、更具成本效益的护理服务。高质量研究的开展的确存在一些实质性障碍,包括 EMS 人员的观念,知情同意问题以及资金问题。尽管如此,每年在空中医学研究领域也会出现许多具有创造力和创新精神的研究。研究对明确航空医学服务院前护理的作用来说至关重要。

参考文献

1. Blumen I. A tale of two rotors. [presentation]. Air Medical Transport Conference, Virginia Beach, VA: 2013.
2. Thomas SH. Controversies in prehospital care: Air medical response. *Emerg Med Pract*. 2005; 7:1–26.
3. Bledsoe BE. EMS mythology: Air medical helicopters save lives and are cost effective. *Emergency Medical Services*. 2003; 32: 88-90.
4. Thomas SH. Helicopter EMS transport outcomes

literature: annotated review of articles published 2004–2006. *Prehosp Emerg Care.* 2007;11(4):477–88.

5. Brown BS, Pogue KA, Williams E, et al. EMS transport outcomes literature: annotated review of articles published 2007–2011. *Emergency Medicine International.* 2012;876703: 1-21.

6. *Emergency Medical Services Agenda for the Future.* U.S. Department of Transportation, National Highway Traffic Safety Administration. August 1996.

7. Maio RF, Garrison HG, Spaite DW,et al. Emergency medical services outcomes project (EMSOP I): prioritizing conditions for outcomes research. *Ann Emerg Med.* 1999;33(4):423-432.

8. Brice JH. Study design and outcomes in out-of-hospital emergency medicine research: a ten-year analysis. *Prehosp Emerg Care.* 2000;4(2):144-150.

9. Spaite DW, Maio RM, Garrison HG, et al. Emergency medical services outcomes project (EMSOP) II: developing the foundation and conceptual models for out-of-hospital outcomes research. *Ann Emerg Med.* 2001;37(6):657-663.

10. Garrison HG, Maio RM, Spaite DW, et al. Emergency medical services outcomes project III (EMSOP III): the role of risk adjustment in out-of-hospital outcomes research. *Ann Emerg Med.* 2001;40(1):79-88.

11. Sayre MR. The national EMS research agenda executive summary. *Ann Emerg Med.* 2002;40(6):636-643.

12. Boyd CR, Tolson MA, Copes WS. Evaluating trauma care: the TRISS method. Trauma Score and the Injury Severity Score. *J Trauma.* 1987;27(4):370-378.

13. Demetriades D, Chan LS, Velmahos G, et al. TRISS methodology in trauma: the need for alternatives. *Br J Surg.* 1998;85(3):379-384.

14. Llullaku S, Hyseni N, Bytyçi CL,et al. Evaluation of trauma care using TRISS method: the role of adjusted misclassification rate and adjusted w-statistic. *World Journal of Emergency Surgery.* 2009;4:2.

15. Talving P, Teixeira P, Barmparas G et al. Helicopter evacuation of trauma victims in Los Angeles: Does it improve survival? *World J Surg.* 2009;33(11):2469-2476.

16. Wills VL. Use of an ambulance-based helicopter retrieval service. *Aust N Z J Surg.* 2000;70:506-510.

17. Thomson DP, Thomas SH. Guidelines for air medical dispatch. [National Association of EMS Physicians, position paper]. *Prehospital Emergency Care.* 2003;7(2):265-271.

18. Lang ES, Spaite DW, Oliver ZJ, et al. A national model for developing and implementing evidence-based guidelines for prehospital care. *Acad Emerg Med.* 2012;19(2):201-209.

19. Bledsoe BE, Wesley AK, Epstein M, et al. Helicopter scene transport of trauma patients with non-life threatening injuries: a meta-analysis. *J Trauma.* 2006;60(6):1257-1266.

20. Ringburg AN, Polinder S, Meulman TJ, et al. Cost-effectiveness and quality-of-life analysis of physician-staffed helicopter emergency medical services. *British J Surg.* 2009;96(11):1365-1370.

21. Taylor CB. A systematic review of the costs and benefits of helicopter emergency care services. *Injury.* 2010;41(1):10-20.

22. Baker SP, Grabowski JG, Dodds RS, et al. EMS helicopter crashes: what influences fatal outcome? *Ann Emerg Med.* 2006;47(4):351-356.

23. Mattox KL, Bickell W, Pepe PE,et al. Prospective MAST study in 911 patients. *J Trauma* 1989;29(8): 1104-1112.

24. Gausche M, Lewis RJ, Stratton SJ, Haynes BE, et al. Effect of out-of-hospital pediatric endotracheal intubation on survival and neurological outcome: a controlled trial. *JAMA.* 2000;283(6):783-790.

25. Bickell WH, Wall MJ, Pepe PE, et al. Immediate vs delayed fluid resuscitation for hypotensive patients with penetrating torso injuries. *N Engl J Med.* 1994;331:1105.

26. Ting, JY. Controlled trials of transport modality in trauma are feasible. *Ann Emerg Med,* 2012;19(4): 481.

27. U.S. National Institutes of Health. Head Injury Retrieval Trial. http://www.clinicaltrials.gov/ct2/show/NCT00112398

28. The Belmont Report: ethical principles and guidelines for protection of human subjects of research. The National Commission for the Protection of Human Subjects of Biomedical and Behavioral Research, 1979.

29. Food and Drug Administration. Protection of human subjects: informed consent—final rule [21 CFR part 50.24]. *Fed Reg.* 1996;61:51498-51533.

30. Biros MH. Research without consent: current status, 2003. *Ann Emerg Med.* 2003;42(4):550-564.

31. Institute of Medicine Committee on the Future of Emergency Care in the United States Health System. *Emergency Medical Services (EMS): At the Crossroads.* Washington DC: The National Academies Press; 2006.

32. Leonard JC, Scharff DP, Koors V, et al. A qualitative assessment of factors that influence emergency medical services partnerships in prehospital research. *Academic Emerg Med.* 2012;19(2):161-173.

33. Fox, J. Air medical transport personnel experiences with and opinions about research. *Air Med.* 2010;29(4):178-87.

34. Newgard CD, Zive D, Jui J, et al. Electronic versus manual data processing: evaluating the use of electronic health records in out-of-hospital research. *Acad Emerg Med.* 2012;19:217-227.

35. Tsai S, Kraus J, Wu H, et al. The effectiveness of video-telemedicine for screening of patients requesting emergency air medical transport (EAMT). *J Trauma.* 2007;62(2):504-511.

36. Sasson C, Cudnick MT, Nassel A. Identifying high risk geographic areas using three methods for cluster analysis. *Acad Emerg Med.* 2012;19(2):139-146.

37. Earnest A, Tan SB, Shahidah N. et al. Geographical variation in ambulance calls is associated with socioeconomic status. *Acad Emerg Med.* 2012;19(2):180-188.

38. MedEvac Foundation International. http://www.medevacfoundation.org. Accessed August 21, 2014.

39. The Center for Medical Transport Research. http://www.tcmtr.org. Accessed August 21, 2014.

表格目录

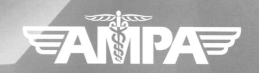

第Ⅲ部分：
行政管理

Ⅲ

16. 医疗主任在空中和地面医疗转运项目中的管理角色

Joseph J. (Jay) Fitch, PhD

William C. Gerard, MD, MMM

引言

在现代社会中,空中或地面医疗主任需要扮演多种角色。根据组织结构、医生参与度、经验、承担义务和职务的不同,具体管理职责可能会因项目不同而各异。人们对医疗主任抱有非常高的期望。医疗主任通常需要扮演很有远见的领导者、项目倡导者、透明化管理指导者、政策执行者等角色,其中最重要的一点是要成为一位有模范带头作用的领导者。本章将概述医疗主任所扮演的角色,明确所需的关键技能,并介绍一些有助于提高医疗管理人员工作效率的实践技巧。

基本角色和特质

有远见的领导者

一位有远见的医疗主任需要具有预见性,能够带领团队向目标迈进。这就需要他们能够独辟蹊径,跳出固有的思维模式,制订出能够实现个人愿景的战略。

医疗主任扮演着两种领导角色,既需要高瞻远瞩(实现愿景),也需要脚踏实地(坚定战略)。因此,在地面工作时,医疗主任必须同时利用望远镜和显微镜。望远镜用于掌控大局,展望未来。显微镜用于观察重要细节和关键绩效指标,以促进战略实施。

一旦医疗主任"离开地面",就很难时刻保持全局观了。转运项目的快速变化容易使医疗主任陷入困境。一位有远见的领导者需要深刻了解任务,当其他人遇到难以理解的问题时,能够做出清楚的阐述、解释和指导,使当事人能够充分理解。简而言之,无论身在何处,都需要清楚飞机降落的位置,这对于飞行员和医疗主任来说都是必不可少的能力。飞行员必须了解所有的细节信息,必须始终清楚飞行方向,掌握与地面之间的联系,才能安全到达目的地。作为一位具有战略远见的领导者,医疗主任同样需要具备这些能力。

项目倡导者

想要对他人产生影响,最好的方法之一是成为大家认可的倡导者。你可能会问,那具体应该倡导哪些内容?对医疗主任来说,他应该是组织机构内外整个项目的倡导者。此外,高效有力的领导者还应该倡导乐观积极的态度,倡导安全和临床优势,倡导团队人员的发展。

倡导乐观积极的态度需要进行组织,需要获得他人的关注。这是欣赏式监督的核心理念。积极的倡导者会以积极乐观的态度对待整个项目[1]。

医疗主任还需要倡导安全。如果你仔细阅读Concern Network上发布的信息,相信你很快就会明白,为什么在急救护理转运行业不能过度强调安全的重要性[2]。在倡导完善的安全规范方面,医疗主任具有举足轻重的地位。

医疗主任在制订医疗政策、治疗方案和过程改进实践等方面的高度参与,增强了项目的临床优势。倡导临床优势对整个团队的护理服务都有促进作用。

医疗主任还要倡导团队的不断发展。随着时间的推移,团队成员可能会满足于现状,甚至会停滞不前。如果出现这种情况,他们无法辨识潜在的学习机会。作为项目倡导者和管理者,医疗主任需要鼓励员工进行终身学习。

透明化管理指导者

医疗主任必须采用高度透明化的管理模式。《韦氏大词典》将透明度定义为"无伪装或无欺骗;易于被发现或易于看穿;很容易理解"[3]。对于组织和个人来说,透明度或有或无。在理想的环境中,信息的可靠性和精确性应该处于一种自然状态。然而，在一些组织中，这并不属于文化规范。因此，医疗主任需要充当指导者的角色，他需要为团队设定目标，支持和鼓励员工，充分发挥团队作用，激励团队成员，从而创造可取得成功的环境，并提供建设性的反馈意见。

政策执行者

政策的制订旨在指导实践、降低风险。风险管理的理念之一是"预测即预防"。医疗主任的管理角色需要确保政策（特别是医疗和安全相关政策）得到执行，以避免产生本可预测和预防的后果。有时候，管理团队的其他成员可能会被日常琐碎的管理工作或工作小组的内部关系所困扰，无法识别不遵守政策的行为所带来的负面影响。因此，医疗主任必须有权确保项目医疗问责制度的实施。

起模范带头作用的领导者

医疗领导最需要具备的素质之一是"言行一致"。身为一位诚实、道德和平易近人的领导者，能够激励他人去做同样的事情。通过行动证明自己对项目、患者和同事的承诺，比纸上谈兵的力度要大得多。

关键知识和技能

为了满足以上这些角色的要求，医疗主任必须具备丰富的专业知识和核心管理能力。专业知识包括了解急救护理的法律环境，医疗主任一般需要履行的职责以及项目的可持续性因素。同样不可忽视的还有管理技巧，包括人际交往技巧、时间管理能力、谈判/调解技巧以及对财务基础的了解。

急救护理的法律环境

在美国，医疗主任的工作涉及项目的临床管理和人员管理两方面。如果管理不当，两者都可能引致重大的法律后果。医生必须清楚不符合或违反护理标准的行为所带来的法律后果，了解《紧急医疗救治与劳工法》（EMTALA）、《健康保险流通与责任法案》（HIPAA）和其他有关临床问题的法律。不过，医疗主任可能并不了解航空医学项目的就业法。随着雇主诉讼领域的快速发展，医疗主任需要具备非临床领域的知识基础。

以下是对可能影响急救护理转运项目管理的几项重要的美国联邦法律的简要说明：

- 《公平劳动标准法》（FLSA）涉及工资与工时问题。
- 《民权法》第七章概述了歧视、性骚扰和其他歧视性违法行为。
- 《美国残疾人法》（ADA）规定了为有特殊需求的人士提供选择和方便条件的义务。
- 《职场年龄歧视防制法》（ADEA）保护 40 岁以上的个人在就业中免受年龄歧视。ADEA 适用于员工和求职者。
- 《家庭与医疗假期法》（FMLA）规定了提供特定类型的无薪休假的要求。
- 《国家劳动关系法》规定了工会组织活动中允许和禁止的言行。
- 《联邦航空条例》和《航空情报手册》（FAR/AIM）规定了《美国联邦法规》第 14 篇的航空领域特殊要求。

除了这些主要的联邦法规之外，还要考虑其他有关规定或并行的美国各州法律和/或规定。医疗主任应熟悉在特定项目运营环境下的"自由就业规定"和其他就业要求。如对特殊情况有疑问，在采取明确行动之前，应寻求人力资源或法律专家的协助。

职能责任

职能责任必须包括协助人员面试和选拔、培训与发展、质量持续改进/过程改进、绩效考核以及通过补救措施或终止条款来减轻风险。

完善相应的职务说明，及时审阅和更新招聘岗位，这样做可以大大提高面试和选拔结果的质量。提前审阅职务说明和候选人简历，为面试做好准备。提前准备好一套适用于所有应聘者的基本问题。在面试期间应该注意做好记录。在确认录用之前，应进行背景调查。所有这一切的目的都是为了招聘到岗位的最佳人选，因为这决定了项目的成败。

培训与发展应建立在以能力为基础的医学课程上。通过临床和授课的方式进行基础训练和反复训练，同时对认知和操作技能进行评估。其他重点教学领域包括安全、高原生理学、压力感知和缓解、有害物质/大规模杀伤性武器、紧急事件应激晤谈、职业安全与卫生条例要求和感染控制等等。继续医学教育包括临床、授课和技能保持三个领域。参加和关注专业部门会议、在职培训班、病例报告会、专题研讨会和"基础"认证课程也是完成医学继续教育课程（CME）的有效途径。

过程改进旨在开发一种质量管理方法。一些项目只重视个别问题和"纠错"，并没有把质量视为一个系统性问题。患者护理过程包括审查医疗方案的实践标准和合规性，以及病例回顾/同业互查。应用适宜性，其他监管要求的合规性，航空、通信和项目运营的其他方面也应包含在整个质量改进（QI）过程中。以下概述了质量改进项目的十个主要步骤。

1. 分配数据收集任务。

2. 明确项目的范围。

3. 确定待取样的护理病例，包括高风险、数量大和易出现问题的案例。

4. 制订临床、运营和行政指标。

5. 设置门槛。

6. 收集和整理数据。

7. 定期分析数据。

8. 制订行动计划，用于修改规则，跟踪和记录进度，并记录决议。

9. 评估行动计划的有效性/重新制订指标。

10. 将有关信息传达给团队所有成员。

绩效考核是医疗主任职能责任的另一个方面。通常情况下，绩效考核将通过个人考核或团队考核进行。绩效考核的目的是找出绩效差距，并提供反馈意见。从这个意义上讲，绩效差距是指员工的实际绩效与组织规定的可接受标准之间的差距。绩效考核的反馈部分主要是为了使员工了解自己工作质量的好坏，并听取员工对绩效和其他问题的反馈意见，可以作为制订来年的行为协议的结构框架。

从员工的角度来看，绩效考核的目的有以下四点：①告诉我你需要我做什么；②告诉我我目前做得如何；③帮助我取得更好的表现；④对我的优异表现给予奖励。从组织的角度来看，建立绩效考核制度最重要的原因之一就是建立并坚持问责原则。如果没有做好责任分配，即使明确了员工的职责和义务，但在履行过程中却无法追究其责任。这种情况下，组织也可以继续运营，但是效率低下。就像一个调整不好的引擎，即便继续运行，也会带来低效率和高成本，无法让人信赖。绩效考核的主要目的之一就是要让员工负责，旨在组织各个层级做好责任分配并完善问责制。

通过补救和纠正措施来减轻风险是医疗主任工作中的另一个职能责任。纠正措施可以从"什么"、"为什么"、"何时"以及"如何"这四个方面加以解释：

- 什么情况下需要采取纠正措施？出现绩效问题和不当行为的时候。

- 为什么需要采取纠正措施？因为绩效不佳会影响项目的安全性和有效性，以及员工的工作效率和精神面貌。

- 何时采取纠正措施？必须及时采取相关措施。

- 怎样采取纠正措施？必须依据绩效进行判断，不受个人主观因素影响，并且必须是统一的、公平的和循序渐进的。

需要遵循以下六个步骤：

1. 描述不符合规定的行为。

2. 阐明这种行为对项目/患者产生的影响。

3. 指出需要改正的地方。

4. 解释行为带来的后果。

5. 制订绩效改进计划，包括需要完成什么，需要何时完成，可能需要哪些培训或其他资源，以及如何进行评估。

6. 记录最终结果，请牢记这些记录有可能作为日后在法庭上的依据。

优秀的管理技能

相比于其他综合技能，管理技能会为实践管理提供很多帮助。对于急救护理转运项目来说，管理技能包括沟通、协调、时间管理、谈判、财务和市场营销。此外，本章还强调了以书面形式明确医疗主任岗位职责的重要性。

沟通

医疗主任需要善于沟通，包括与项目负责人定期召开会议，与团队成员、航空人员、通信人员、专业团队、项目发起医院，转诊和接收医生与医疗机构、第三方付款人、政府机构、媒体以及其他一些团体和个人保持良好的沟通。

医疗主任需要就医疗保健、管理、安全计划问题和其他方面的问题进行沟通。通常来说，往往是针对团队成员、转诊医生、护士、EMS 项目、接收医院的医务人员、行政人员以及家属的担忧或抱怨进行沟通。

良好的沟通至关重要。沟通不畅可能会造成项目在航空和医疗方面的事故和失误，也会带来内部问题，如人员流动增加、滥用病假和绩效不佳，以及一些外部问题，如消极观念、客户不满和转诊失败。最后，沟通不畅还可能引发诉讼。良好的沟通需要做到三件事情，多听少说，提出开放性问题，并针对所听到的内容给予积极的反馈。

协调

医疗主任可以也必须创造让他人能够有良好表现的环境。在战略、结构、制度、技能和文化方面必须保持一致。迈克尔·沃特金斯（Michael Watkins）在他的新书《前 90 天》[5]中有如下叙述。战略是组织用来实现目标的核心方法。结构指人们如何进行分组和协调工作。制度是增加价值的过程。技能代表了个人和组织内各个小组的能力。文化代表塑造行为的价值观、规范和设想。不仅在前 90 天内，在整个任期中都需要了解各个成员之间的相互作用和影响，这是成功的关键[5]。

时间管理

时间对每个人都是平等的。医疗主任和其他人一样需要提供全天候服务，因此合理安排时间至关重要。你需要在保持工作效率的同时，还要有私人时间！安排时间的方式有很多种，但基本围绕以下几点，即自我管理、环境管理以及沟通方式管理。可以制订"待办事项"清单和每日计划，寻找处理电话、电子邮件和会议问题的技巧，以免工作负担过重。其中电话可能是最难处理的问题，需要考虑到以下几点：

- 计划通话。
- 安排时间回拨电话。
- 清楚如何以及何时联系关键联系人。
- 让对方知道你什么时候会打电话。
- 列出讨论要点。
- 按优先顺序排列要点。
- 准备好相关文件，直奔主题。

过多的电子邮件和无休止的会议也会浪费你的宝贵时间。处理电子邮件问题的办法如下：①留出特定时间阅读和回复电子邮件；②发送电子邮件时，请将内容限制在一页内；③不要抄送给不需要了解此事的人；④做好你写的每封电子邮件都会在法庭上出现或被你的母亲看到的准备。对于会议来说，最好的时间管理原则就是如果不是一定要去的话，那就不要去！如果你必须到场或需要主持会议的话，请制订日程表，尽量在会议之前解决问题，并在可能的情况下制订时间日程表，以便预先分配好每个项目的讨论时间。这种方法会增强每个参与者对会议时间管理的责任感。

谈判和调解技巧

掌握良好的谈判技巧对医疗主任来说极为重要。以下是几点需要牢记的原则：不要在谈判中怯场；抢占先机；制订战略。请记住，"双赢"会带来比"一输一赢"更好的长期效果。你必须为谈判成功而努力，靠你和对方的实力地位来进行谈判。了解自己和对方的弱点。把所有的问题摆在台面上，并懂得何时以及如何脱身。

财务基础

医疗主任也应该熟悉急救护理转运的"商业运营"方面。如果没有充分考虑到预算、收入、报销以及运营效率低可能带来的问题，都会对患者的护理造成影响。

预算有多种形式，通常分为支出预算和收入预算。支出预算通常将个人、公用和资本支出分开。其中一些是固定支出，而另一些支出受转运量和其他因素影响而变化。收入预算预估了项目所有收入来源的净收入。预算过程包括计划和准备收入和支出预算，获得预算批准，以及每月使用预算。预算是一种计划和控制方法，有助于提高你的财务业绩。

在过去几年里，随着《医疗保险收费标准》的实施，急救护理项目的报销方式已经发生了很大的变化。现在，包括基本费用和交通补贴、医疗用品、医疗设备使用和专家费用在内的项目的直接收入按预定的费率支付给医疗保险患者。基地医院的间接收入（归属于项目），如与急诊科（ED）服务相关的收入以及住院治疗和康复服务收入，依据当前的报销规定，项目发起医院通常认为这些收入不属于项目的直接收益。

想要提供"物有所值"的服务，项目必须以最具成本效益的方式实现运营目标[6]。这需要医疗主任客观地明确和制订能够节约成本的长期替代方案。虽然医务管理者并不需要成为"财政金融学家"，但重要的是，他们需要具备制订预算、报销要求以及提高运营效率的过程的基础知识。

营销计划

战略营销计划是一种有条理的思维过程和交流体系，旨在从多个角度说服顾客使用并多次使用您的服务。在这个过程中，需要考虑组织所处环境,分析组织面临的优势、劣势、机遇和威胁,这些都应该反映在书面文件上。营销计划能够阐明营销战略并为其提供指导,对未来做出规划,最大限度地减少意外的发生,调动组织的积极性,向制订的目标迈进,并采取有效措施开发和吸引更多的客户。医疗主任的营销工作可能包括直接接触医生和护士、EMS 机构、公安和政府官员、参加外展教育和讲座,以及与具体转诊患者的后续沟通。

明确你的使命

医疗主任的工作繁杂,因此,明确具体的角色定位至关重要,这需要有书面的工作说明书和书面合同。协议中应详细说明医疗主任的职责、权限、岗位职责、合同期限、赔偿和法律责任,以及绩效评估的方式。协议需要涵盖关键要素,从临床和管理的角度分别阐明医疗主任的角色作用。

总结

医疗主任需要为员工提供安全保障,对员工的问题给予恰当的回应,具备高水平的临床技能,为患者提供悉心治疗,这样才能促进组织的发展。此外,为了使组织取得长期成功,医疗主任必须成为一名管理者,了解并拓展员工的个人能力,确保财政的可持续性发展。最重要的是,他们必须进行自我管理,以身作则。

参考文献

1. Nelson D. Using appreciative inquiry in emergency service organizations. In: Fitch J, ed. *Prehospital Care Administration,* 2nd ed. San Diego, CA: JEMS Communications; 2004.
2. The Concern Network. http://www.concern-network.org/. Accessed August 21, 2014. Note: The Concern Network was started National Flight Nurses Association (now the Air and Surface Transport Nurses Association) and shares verified information to alert medical transport programs when an accident / incident has occurred.
3. Merriam-Webster dictionary. http://www.m-w.com/cgi-bin/dictionary?book=Dictionary&va=transparent. Accessed on April 6, 2004.
4. Electronic Code of Federal Regulations. Government Publishing Office (GPO) website. http://www.gpoaccess.gov/ecfr. Accessed August 21, 2014
5. Watkins M. *The First 90 Days.* Boston, MA: Harvard Business School Publishing; 2003.
6. Canadian Government's Office of the Auditor General.Value for Money Auditing. . http://www.naresa.ac.lk/sleva/pdf/kandasamy.pdf, Accessed on April 6, 2004

17. 空中和地面医疗人员的从业资格、面试和聘用

Chadd E. Nesbit, MD, PhD

Catherine Fackovec, RN, BSN, MS

引言

本章旨在帮助医疗主任确定空中或地面急救护理转运团队的合适人选。本章内容可能经常会提到飞行人员,但相关内容也适用于地面急救护理人员。虽然每个项目都会根据其具体任务对机组人员进行资格评估,但本章主要讨论航空医生、飞行护士、辅助医护人员、呼吸治疗师、机长、通信专家和机械师的一般从业资格。本章还将概述面试和招聘的一般流程,并非提供明确的方法,而是为具体项目的实施和改进提供一套基础的方法。

从业资格

航空医生

美国急救医疗服务医师协会(NAEMSP)于1992年发布了有关从事地面或航空医学服务急救护理患者转运的医生的核心工作内容,并提出相关建议,于2002年底进行了更新[1]。这些建议旨在明确航空医生必备的知识和技能,以便其在重病或重伤患者的护理和转运工作中有效地发挥作用。内容也涵盖航空医学转运的管理方面。

除上述内容外,还需要考虑对相关许可证、认证和经验的要求标准。最基本的建议如下:

- 医学博士(MD)或骨科医学博士(DO)学位(拥有相应的州级许可证)
- 美国急诊医学委员会或美国骨科急救医学委员会在急救医学领域的董事会认证/资格
- 美国各州对提供院前护理的医生的特殊要求(如有)
- 基本心脏生命支持(BCLS)、高级心脏生命支持(ACLS)、儿科高级生命支持(PALS)和高级创伤生命支持(ATLS)或同等课程
- 空中或地面急救医疗服务的经验

航空医生还需要掌握其他技能和能力,如批判性思维能力,良好的沟通能力,以及有助于加强团队凝聚力、提高团队效率的领导能力。航空医生的职业目标应该与其正在申请的项目的任务内容保持一致,在面试过程中需要对这一点进行仔细评估,本章末尾将对这部分内容进行阐述。

飞行护士

空中及地面转运护士协会(ASTNA)发表了有关急救护理转运护士最低标准的建议。实际上,对护士的要求标准很大程度上取决于服务类型(农村或城市)、服务对象(新生儿、小儿、孕产妇等)、任务情况(发生地点、院际转运、距离等)以及所使用的运载工具(地面车辆、直升机或固定翼飞机)。急救护理转运护士的基本从业资格出自ASTNA发表的意见书[2]。

- 注册护士(拥有相应的州/省级许可证)
- 至少两年的急救护理和/或急诊室工作经验
- 拥有符合先前经验的专业证书(注册急诊护士(CEN)或急救护理注册护士(CCRN))
- 两年内获得认证的飞行注册护士(CFRN)(适用于固定翼飞机或直升机转运)
- 转运注册护士(CTRN)(适用于地面转运)
- 基本心脏生命支持或同等学力
- 特定年龄的高级心脏生命支持、儿科高级生命支持、新生儿复苏计划(NRP),院前专业儿科教育(PEPP)、紧急护理儿科(ENPC)课程或同等学力、院前创伤生命支持(PHTLS)或同等学力
- 独立执业前的转运护理高级创伤课程(TNATC)和/或高级创伤生命支持或同等学力
- 对转运护士应聘者资质评估应基于但不限于以下特征:
  ○ 相关教育背景和工作经验
  ○ 技术和临床能力
  ○ 领导能力

○ 批判性思维能力

○ 熟练的沟通技巧和人际交往能力

○ 重视公共关系和社区关系

　另外，很多项目需要或更倾向于

- 紧急医疗救护员（EMT）或辅助医护人员认证，通常按照州政府规定要求提供高级生命支持（ALS）救护车

- 如与期望条件不符，可能会被淘汰或待定

飞行辅助医护人员

许多急救护理转运项目的运载工具上都有辅助医护人员。通常，辅助医护人员也是航空医学转运团队的组成部分。关于辅助医护人员的预聘资格标准，建议如下[3]：

- 毕业于经美国交通运输部（DOT）认可的辅助医护人员教育课程

- 初级额外教育：成功完成根据国家急救医疗服务教育标准设置的辅助医护人员培训课程或同等学力

- 中级额外教育：成功完成急救医疗教育课程，达到或超越意见书上提出的教育目标[3]

- 在高级生命支持急救医疗体系中至少三年的全职辅助医护人员工作经验

- 掌握基本心脏生命支持（BCLS）、高级心脏生命支持（ACLS）、小儿高级生命支持（PALS）、新生儿窒息复苏（NRP）技术

- 掌握基本创伤救命术（BTLS）/院前创伤生命救援术（PHTLS）/高级创伤生命支持（ATLS）技术

呼吸治疗师/呼吸系统保健医生

急救医疗转运的呼吸治疗师（RT）并没有统一的行业标准。下述各项标准融合了生命之星/哈特福德医院所使用的相关资格标准，以及飞行呼吸治疗师（FRT）招聘广告上的其他内容。美国呼吸治疗学会已经有过关于设计标准化课程和考试（类似于飞行注册护士（CFRN）和注册航空医生（CFP））的讨论，但是迄今为止还没有得出结论[4]。

- 毕业于经认可的呼吸治疗课程

- 具有三年以上急救护理经验的注册治疗师

- 紧急医疗救护技术员（EMT）/高级紧急医疗救护技术员（AEMT）/辅助医护人员（取决于具体的项目需求）

- 掌握基本心脏生命支持（BCLS）、高级心脏生命支持（ACLS）、小儿高级生命支持（PALS）、新生儿窒息复苏（NRP）技术，取决于具体的任务内容

机长（PIC）

医疗转运系统认证委员会（CAMTS）发布了有关机长的最低从业资格标准。以下标准参照了CAMTS标准[5]。

旋翼直升机/直升机机长（PIC）

- 必须至少拥有一架商用旋翼直升机，并通过直升机仪表等级考试。

- 在从事医疗服务工作前，总飞行小时数为2000小时（或者总飞行小时数不少于1500小时且近期工作经验超过运营商设定的资格标准，例如，从事航空医学和/或搜索救援或通过先进涡轮螺旋桨飞机（ATP）评级），具体规定如下：

1. 至少有1200小时的直升机飞行时长

2. 其中至少有1000小时担任旋翼机机长

3. 100小时的独立飞行时长（飞行员被分配到夜视（NVG）飞行基地/飞机上工作的情况除外）

4. 100小时的独立飞行时长或50小时的独立飞行时长加100小时的辅助飞行时长（适用于在NVG飞行基地/飞机上工作的情况）

5. 至少500小时的涡轮螺旋桨飞机飞行时长，强烈建议有1000小时的涡轮螺旋桨飞机飞行时长

- 强烈建议具有民航飞行员执照（ATP）和仪表飞行资格。

固定翼飞机机长（PIC）

- 在从事医疗服务工作前，飞行小时数为2000小时，具体规定如下：

1. 其中至少有1000小时担任飞机机长

2. 其中至少有500小时担任多引擎飞机机长（不包括单引擎涡轮飞机）

3. 其中至少有100小时担任夜间航行机长

- 机长必须通过ATP评级；强烈建议副机长（SIC）也通过ATP评级，并且必须完成运营商认可的SIC培训。

与其他新员工一样，在制订该职位的基本招聘资格时，需要考虑每个项目的特定需求。

通信专家

医疗转运系统认证委员会（CAMTS）并没有规

定通信专业人员的具体资格标准,但规定了指定人员的培训应与其职责范围相一致。因此,通信专员的培训应该包括如下内容:

- 医学术语
- 有关急救医疗服务(EMS)中担任角色和职责的各级培训——基础生命支持(BLS)/高级生命支持(ALS),紧急医疗救护技术员(EMT)/辅助医护人员
- 州和当地的 EMS 规定
- 现场使用的设备
- 联邦航空条例和联邦通信委员会的相关规定
- 与医疗转运和飞行跟踪有关的一般安全规则和应急程序
- 掌握导航技术/术语,了解天气诠释,包括对全球定位系统(GPS)导航和方法的理解
- EMS 中使用的无线电频段类型
- 参照标准物质实施危险品应急反应和识别程序
- 压力识别和管理(紧急事件应激晤谈等)
- 客户服务/公共关系/电话礼仪
- 质量管理
- 通信相关的机组资源管理(CRM)
- 计算机知识和软件培训
- 事故后采取应急措施

　　一般而言,只要应聘者符合上述条件中的任何一点,都有资格担任通信专家。如果持有紧急医疗救护技术员(EMT)证书或全美航空医学通信专家协会(NAACS)飞行通信课程证书,则更加符合该职位的要求。如有需要,此类证书应始终保持在有效期内。

机械师

　　CAMTS 规定了飞机机械师的预聘资格标准[5]。这些标准应被视为聘用机械师的最低标准。

　　飞机机械师必须具有联邦航空条例(FAR)第135 条规定的飞机维修资格。在从事医疗服务工作前,需要有两年经认证的机身和发动机机械师经验,且必须通过飞机特定机体、发动机和所有相关系统的工厂培训或课程培训。

面试和聘用

　　面试流程和随后的聘用决定是急救护理转运项目面临的最重要的任务之一。下述内容可以为这项艰巨的任务提供一些指导意见。建议并希望

项目负责人能够与人力资源部门沟通协作,并熟悉组织机构特定的指导方针。在有组织的劳动力市场中,如果能够理解组织机构特定的指导方针,将对面试和招聘过程大有裨益。

　　面试过程采用四阶段模型[6](即分析、规划、进行和评估)。分析是指对职位本身(制订职务说明书)和最佳候选人的特征进行分析,从而确定职位/员工的优化组合。良好的规划有助于优先考虑职位的预聘标准或资格,预先设置好面试问题以及面试中需要调整的问题。在进行面试时,应该完全参照预先规划好的面试结构,以确保面试的公平性和效率。在评估阶段,需要重新审核面试过程中记录的信息,并按照预先设定的标准对每个应聘者进行评估。

　　面试官可以通过一些简单的方法来提高面试成功率。明确的职务说明和系统化的面试/招聘过程会为应聘者提供统一的流程,有助于提高雇主面试成功率。在面试前向候选人提供具体的指导和说明;和候选人握手,微笑致意并为其提供一些饮料;甚至闲聊一会都可以帮助应聘者缓解紧张情绪。面试官对自己和组织的简要介绍会为之后的对话奠定基础。让候选人描述自己的背景和资历也会对面试有所帮助。面试过程中最重要的部分是让应聘者回答指定的问题,这有助于深入了解应聘者的优点、缺点和过去的工作经历,同时,也需要为应聘者留出提问的时间,应聘者可以就职位、组织或其他不明确的信息来提问。

　　行为面试在整个面试过程中占有举足轻重的地位。行为面试的假设前提是,一个人过去的行为能预示他未来的行为。面试官并不会按照标准问题来提问,例如"谈谈你的优点和缺点",或者"说说你来应聘的原因"。行为面试需要候选人针对特定情境下的问题做出回答,通过考察候选人的具体行为,有助于面试官深入了解候选人是否具备取得成功的关键能力。许多人认为,行为面试有助于使面试流程系统化,能够获得较为客观的信息,提高面试成功率,缩短培训时间,并减少人员流动。

　　一般来说,能力面试或行为面试通常由两个或两个以上的面试官进行。所有面试官都应该提前做好准备,并分别对每个候选人的核心能力进行评估。为了使能力面试能够取得良好效果,重要的是在面试结束后,比较各个面试官得出的结果,再对员工进行最终的判断。这种做法有助于避免基于第一印象判断的主观倾向,而是判断面试者的动机

和能力是否符合岗位要求。排除主观因素的影响，面试的准确性将大大提高，能够减少一半的判断失误[6]。

在准备面试时，面试团队或主要面试官应确认候选人是否具有取得成功的关键能力。依据现任优秀的飞行队员的一贯做法，对候选人的关键能力进行评估。接下来，仔细阅读候选人的简历，并考察候选人的教育背景和工作经历。同时，针对候选人的个人主要成绩、团队主要成绩和解决问题的能力，至少分别提出一个问题。总的来说，面试团队应该针对表 17-1 中列出的十个要素进行评估。面试官可以采取弱项（1 分）到强项（5 分）的评分方法对候选人进行评估。优秀的候选人总分在 3~5 之间。2 分候选人也可以担任这一职位，但表现平平，需要进行更多的训练。3 分候选人是完全有资格的候选人，会很快达到绩效目标；4 分和 5 分候选人通常很难遇到，他们可能会成为你未来的领导。本章结尾部分将列举一些行为面试问题的样例[8]。

表 17-1　候选人评估的 10 个要素

1. 技术能力
2. 动机
3. 团队合作能力
4. 解决问题的能力
5. 规划和组织能力
6. 文化契合度
7. 性格和价值观
8. 职业发展趋势
9. 未来潜力
10. 取得成功的能力

在面试时必须牢记一些法律上禁止提问的问题。表 17-2 列出了此类问题[7]。

强烈建议您同人力资源部门、组织政策部门和/或法律顾问进行协商，以确保您在面试时的提问符合法律规定。

面试只是录取的前半部分工作，此外的背景调查和背景核实也是十分重要的。除了极少数情况之外，优秀的候选人一般会有很强大的背景。背景调查包括教育背景核实、工作经历核实和犯罪背景核实等，每个候选人的背景调查需要花费 100 美元[7]。

还有人会选择通过标准化考试或通过临床实践考试对应聘者的职前能力和知识基础进行考核，从而更加全面地对不同应聘者进行比较。对大多

表 17-2　避免在面试中提到的问题[7]

- 地址（询问应聘者的居住地点除外）
- 年龄（询问应聘者是否年满 18 岁除外；雇用后可以询问员工年龄）
- 逮捕记录（安全敏感性强的岗位或需要签约的情况除外）
- 公民身份（接受工作录用之后可以询问）
- 信用记录（需要签约的情况除外）
- 残疾（有关残疾的问题不应影响应聘者的工作表现）
- 教育（有关毕业时间或学校宗教信仰的问题）
- 家人或亲属（询问应聘者是否有家庭成员在同一组织工作除外）
- 身高和体重（有明确的职业需求时可询问）
- 语言（询问应聘者更善于口头交流还是书面表达除外）
- 婚姻状况
- 服役经验（涉及服役经验的岗位除外）
- 姓名（审核应聘者的资格除外）
- 组织（与工作表现相关除外）
- 种族、民族或国籍
- 神职人员背景
- 宗教（可以建议将宗教信仰与正常工作时间分开，但不要强烈建议）
- 性取向

数项目来说，工作录用通知书上会规定定岗期和试用期的时间段。空中及地面转运护士协会（AST-NA）、国际急救护理和飞行医护人员协会（IAFC-CP）、医疗转运系统认证委员会（CAMTS）发布了需要涵盖在这些课程中有关教学和临床部分内的内容[2,3,5]。

总结

项目的构成人员对于项目来说意义重大。他们不仅要提供护理服务，操作运载工具，维护安全的工作环境，而且还要为项目的营销贡献力量。因此，人员的选择非常重要。许多行业组织已经详细规定并且完善了采用相关人员的基本资格标准，为服务提供者提供参考。因此，我们有责任维护这些标准，或有责任弥补我们的偏差。本章旨在总结航空医学机组成员和辅助医护人员的从业资格，为人员的面试和招聘过程提供一个基本的体系结构。

本文作者衷心感谢理查德·卡明（Richard Kamin）和肯尼思·罗宾逊（Kenneth Robinson）博士做

出的贡献,他们是本书的原版作者,出现在前版《空中医学转运的原则和方向》一书中。根据自前版书籍出版以来所收到的建议,本文作者对文章进行了更新和修订,这一切都需要感激上述两位作者对航空医学转运领域做出的贡献。

参考文献

1. Thomas SH and Williams KA. Flight physician training program—core content. 2002-2003 Air Medical Services Task Force of the National Association of EMS Physicians [position paper]. *Prehospital Emergency Care.* October-December 2002;6(4):458-60.

2. Air & Surface Transport Nurses Association (AST-NA). Qualifications, orientation, competencies, and continuing education for transport nurses. (2008) [position statement]. ASTNA website. http://www.astna.org/documents/ContinuingEducation-Rev2008.pdf. Accessed October 3, 2012.

3. International Association of Flight Paramedics. Critical care paramedic position statement. July 2009. IAFCCP website. www.iafccp.site-ym.com/resource/resmgr/docs/critical_care_paramedic_posi.pdf . Accessed September 17, 2012.

4. Sittig S, Transport Section chair, American Association for Respiratory Care, personal communication, April 2005.

5. *Accreditation Standards of CAMTS*. Commission on Accreditation of Medical Transport Systems. 9th Ed., Anderson, SC, 2012. http://www.camts.org/04FINAL_9th_EditionStds_9-5-12.pdf. Accessed October 3, 2012.

6. Crotty P, LaJeunesse S. *Commit to the Journey.* Hartford, CT. Odyssey Consulting; 2003.

7. New York State Department of Civil Service. *Questions You May/May Not Ask.* Available at NYS Department of Civil Service website. www.cs.ny.gov/pio/interviewguide/questions.cfm. Accessed October 3, 2012.

8. Adler L. *Hire with Your Head*, 3rd ed. Hoboken: John Wiley and Sons; 2007.

推荐阅读

1. Kessler R. *Competency-Based Interviews* (rev. ed.) Pompton Plains, NJ. The Career Press, Inc.; 2012.

行为面试问题样例[8]

评估主要成绩

个人成绩

- 您在职业生涯中取得过的最好成绩是什么？（可以针对这一问题继续提问，让面试者描述其最终取得的成果，在其工作过程中需要克服的困难和需要具备的技能等）

团队成绩

- 请详述一件您认为可以代表您所在团队成绩的事例。

评估预测未来成功的其他因素

动机

- 请描述一件您所做的超出职责范围的事例。
- 请和我们/我谈一谈您曾经为自己设立的一个重要目标是什么，您是如何实现这一目标的？
- 请描述一件您认为对他人造成过正面影响的事例。

团队协作能力

- 请描述您与一支您认为不够理想的团队合作的经历，您觉得应该做出怎样的改进？
- 请和我们/我谈谈您曾经遇到的团队成员关系不好的情况，您是怎么处理这种情况的？
- 请和我们/我谈谈您曾经为团队做出的最大的贡献有哪些。

解决问题的能力

- 请举例说明您在工作中遇到的问题的情况，您是怎样解决这些问题的？
- 您是否曾经对意料之外的困难感到措手不及？具体发生了什么事情？

规划和组织能力

- 如果您必须同时处理二十件事情，您会如何协调这种局面？
- 如果您的计划被意外情况打乱，您会如何处理这种局面？

文化契合度

- 您如何使大家在不舒适的工作环境感到舒适？
- 请和我们/我谈谈您是如何适应或是如何理解每个人的不同处境的？

性格和价值观

- 请举例说明您是如何解决客户问题的？
- 您经历过的竞争最激烈的工作环境是怎样的？您是如何应对这种情况的？

职业发展

- 请和我们/我谈谈您曾经参加过的训练项目，您从中学到了什么？
- 请描述您认为该职位对实现组织目标的帮助。
- 请和我们/我谈谈您如何使自己的工作技能跟得上行业不断变化的步伐？

未来潜力

- 您是如何制订重大决策的？
- 请描述一下您是如何制订一项任务或项目的重大决策的？哪些因素会影响到您的决策？
- 我们有时候需要在没有严密监督的情况下独立工作，请和我们/我谈谈您是否遇到过这类情况，您是怎样处理这种情况的？

取得成功的能力

- 请描述一个主要通过您的努力完成的项目或是计划。
- 您曾经在工作中提出的最好的想法是什么？您是怎么实施这一想法的？

18. 转运项目的质量管理、过程改进和患者安全问题

Timothy Hutchison,MD
Duane Rorie,RN,BSN,EMT-P
Nathan Hinze,RN,BSN,EMT-P

引言

空中和地面急救护理转运服务旨在为危重患者提供高质量的护理服务,在如此严峻的情况下,医务人员需要随时面对未知的变化,需要利用有限的资源,努力将失误率降低到最小。当一切进展顺利时,医务人员会感到开心和满足,但如果事情没有按照计划进行,医务人员也会感到担心和不安。本章主要讨论转运项目的文化建设,旨在提高医务人员解决问题的能力和学习能力,使患者取得满意的疗效,并最大限度地降低失误率。

2000 年,美国医学研究所(IOM)发表了一篇名为《人非圣贤,孰能无过》的报告,报告内容发人深省。据估计,在美国,每年有 4.4 万到 9.8 万人死于医疗事故,耗资 290 亿美元[1]。该项报告为美国的医疗保健行业敲响了警钟。如果美国疾病预防和控制中心(CDC)将可预防的医疗差错归为主要死亡原因之一,那么它将位居第六,排名仅次于意外事故,高于糖尿病[2]。许多其他研究也表明,在美国,由于医疗资源的过度使用、使用不足和滥用,一半患者未能得到有效治疗[3];至少三分之一的患者获得的治疗效果不佳或没有取得任何疗效[4];10%以上的患者因可预防的不良事件而受到严重伤害。卫生与人力资源服务部督察长办公室发现,七分之一的医疗保险患者在住院期间受伤,不良事件每年导致 18 万名患者死亡[6]。近年来,美国医疗保险和医疗补助服务中心(CMS)意识到通过减少医疗差错可以节省巨额的经济成本。因此,CMS 不必为由可预防的医疗差错引发的八种"可合理预防的"继发性疾病支付昂贵的费用[7]。(其他未提及的病例还包括:手术遗留物品;空气栓塞;血型不合;导管相关性尿路感染;褥疮溃疡;血管内导管相关感染;手术部位感染;或院内受伤,包括骨折、脱臼、颅内损伤、挤压伤和烧伤)。卢西恩·利普(Lucian Leape)是现代患者安全文化创始人之一,他曾

提出,相比于开发新的治疗方法,提高医疗护理质量和保证患者安全能够挽救更多的生命[8]。IOM 里程碑式的报告还表明,这 98 000 例可预防的死亡事故并不是由粗心、无能的人造成的,而是由医疗体系存在的弊端和缺陷所导致的。

以下是给药错误的两个实例,而完善的体系可以避免此类事件的发生。

一名 8 个月大的女婴患有急性病,表现为糖尿病酮症酸中毒(DKA)。婴儿体重 10kg,给予胰岛素滴注。两个小时后,婴儿进入昏睡状态,测得其血糖为 36mg/dl。进一步调查表明,她本应给予胰岛素滴注的剂量是 10 单位/小时,而非 1 单位/小时。

一名 62 岁的男性患者患有冠状动脉疾病和充血性心力衰竭(CHF),因急性呼吸困难而由急救医疗服务(EMS)实施转运,出现完全代偿的心源性肺水肿症状,血压为 160/105,心率为 108,呼吸频率为 24 100%NRB 的脉搏为 96%。医务人员在途中给予静脉注射 NTG SL 和 40mg 呋喃苯胺酸。10 分钟后到达急诊室,患者出现反应迟钝和出汗现象,血压为 240/130,心率为 135,呼吸频率为 38 100%NRB 的脉搏为 84%。对患者行插管治疗,并给予静脉注射 NTG。进一步分析发现,患者本应给予 4mg 肾上腺素,而非 40mg 呋喃苯胺酸,由于多剂量瓶均为棕色且大小相似,使医务人员产生了混淆。

给药错误和药物混淆情况的发生要比想象的频率更高,那么如何完善医疗项目和体系,才能减轻这种风险呢?

医疗差错会给转运机构的医务人员带来怎样的医疗法律风险呢? 23 000 名 EMS 患者中可能会产生 1 起诉讼[9],有人担心这个数字会随着 EMS 提供者能力的加强、转运量的增加以及诉讼的增长趋势而不断增加。2011 年发表的一项研究发现,基

于对各科医生进行的医疗事故风险调查,当医生的年龄达到 65 岁时,75% 在低风险科室工作的医生会面临医疗事故索赔,而高风险科室工作的医生面临这种情况的概率为 99%[11]。令人欣慰的是,不良事件与医疗事故索赔之间有很强的正向相关性。兰德民事司法研究所的调查表明,平均而言,在加利福尼亚州各县中,如果每年不良事件的发生次数减少 10 次,那么该年度的医疗事故索赔次数会减少 3.7 次[12]。

因此,医疗主任应该重视医疗差错和患者安全问题。本章旨在帮助项目领导者明确威胁患者安全的因素,完善项目安全文化,并提供用于系统操作和改进的工具。患者安全与质量管理、培训与教育及确保所制订标准的正确实施,这些都属于医疗主任的主要职能。虽然本章主要关注患者安全问题,但运营安全也同样重要。患者安全和运营安全这两大问题应当引起高度重视,整合并融入到每个转运项目文化中。

定义

如果对质量管理(QM)领域进行研究,通常不仅会涉及质量管理的相关内容,还会涉及质量保证(QA)、质量改进(QI)、全面质量管理(TQM)、质量体系监测(QSM)等延伸领域。医疗质量管理是一个宽广的领域,关于这个话题有许多研究书籍,以及相关领域的高级学位,如医疗质量管理和人因工程学。本章将重点研究与医疗转运行业相关的质量管理问题。

美国医疗保健研究与质量局(AHRQ)使用英国健康与安全委员会对安全文化定义[13]:"组织的安全文化是个人和群体的价值观、态度、认识、能力以及行为方式的产物,这些因素决定着组织健康与安全管理的投入、形式和水平。"

从简单、实用的角度出发,本章不讨论质量管理(QM)、质量保证(QA)、全面质量管理(TQM)、质量改进(QI)、质量体系监测(QSM)等概念之间的细微差别。由于当前质量管理的概念很少关注个人,而更多地关注系统和过程,因此作者倾向于将"过程改进"与"患者安全"结合讨论,后文所述的质量管理概念将统一描述为过程改进和患者安全(PIPS)。

用于描述 PIPS 事件的术语有很多,如错误、违规、失误、过失、不符、发生和变异。本文中,作者更倾向于使用变异(variance)一词,因为它更好地反映了事件是正常情况的变异。

PIPS 中有很多类别的"客户",本章中对于客户的定义是针对 EMS 领域来说的,不仅是指患者个体,也代表运营 EMS 服务的社会整体[14]。

过去:日本汽车,O 形环,巨型喷气式飞机事故和瑞士奶酪模型

了解安全文化的历史发展有助于明确其未来的方向。从历史的角度来看,目前人们对人为医疗失误的认识主要源自于日本的汽车工业,挑战者号航天飞机的 O 形环,巨型喷气式飞机航空事故,以及安全研究的两位先驱詹姆斯·里森(James Reason)博士和卢西恩·利普(Lucian Leape)博士的观点。

现代 PIPS 概念的基础理论由威廉·爱德华兹·戴明(W. Edwards Deming)于 20 世纪 40 年代首次提出,不过并非针对医疗保健领域[15]。虽然戴明是美国人,但在当时他无法说服美国的汽车制造商接受他的理念。不过,日本的汽车工业吸收了他的思想,这也为日本成为今日的汽车行业巨头奠定了基础。戴明坚持顾客至上的理念,强调质量由顾客定义。他主张文化变革,不断地进行过程改进,让组织的每一个成员都参与进来。他支持对全体员工进行长期培训和教育,以推动持续改进过程。他倡导管理层领导组织变革,主张打破部门间的沟通障碍。

误差理论的起源可以追溯到 1986 年美国国家航空航天局(NASA)发生的"挑战者号"航天飞机的空难事故[16]。理查德·费曼(Richard Feynman)和其他科学家负责找出这场空难发生的原因和过程。此次事故的根源是由于极寒天气所造成的 O 形环密封失效,费曼等人都对未能准确地预估到这种风险而感到震惊。造成这场灾难的另一个原因是高层管理者和工程师之间的分歧,以及由于"群体思维"而无法阻止"事件链"的发生[17]。

在 20 世纪 80 年代早期,包括直升机紧急医疗服务(HEMS)在内的航空工业也对人为失误极为关注,以减少事故的发生。术语"驾驶舱资源管理"是指通过加强人际沟通、决策能力和领导能力,从而在驾驶舱做出更好的决策,以减少人为失误的策略。驾驶舱资源管理最终演变为机组资源管理(CRM),其重点在于团队建设、态势感知、集中精力

以及疲劳和工作量管理等关键概念。这些因素引发的一系列失误往往会导致航空灾难。CRM 现已发展到第四代理论，在一体化、程序化和有效性方面都得到了提升。由 CRM 之父鲍勃·赫尔姆里奇（Bob Helmreich）所写的 CRM 发展历史概要可供下载[18]。

20 世纪 80 年代，航空医学行业一直在努力寻找高事故率的解决方案，并将其重点放在机组资源管理（CRM）上。目前，CRM 的许多关键概念被广泛应用于行业中，并融入到安全文化的整体结构中。艾拉·布鲁曼（Ira Blumen）的《航空医学转运的安全评估和风险评估》一书可以作为安全文化相关内容的引用来源。航空医学资源管理（AMRM）现已成为医疗转运系统认证委员会（CAMTS）要求的航空医学专业课程的核心内容[20]，并包含在 2005 年联邦航空管理局（FAA）的咨询通告中[21]。AMRM 的定义如下："有效管理所有可用的资源，确保所有的小组成员都依据同一个参照标准工作，并向实现安全的目标共同迈进。"

已故的米歇尔·诺斯（Michelle North）等人为 AMRM 的发展做出了卓越的贡献，我们目前对 AMRM 的大部分了解都来自于来自于他们之前的研究。AMRM 涵盖了许多 CRM 的概念，如态势感知、人际沟通、压力和工作量管理、疲劳和集中精力、粗心和自满情绪，又结合了更大的航空医学队伍，包括飞行员、医务人员、机械师和通信专家，以及维护场地和设施的地面人员。通过研究航空安全和医疗安全之间的复杂关系，我们又向前迈出了一步。AMRM 目前提供了多种培训课程，韦恩（Winn）的《安全乘坐，放心治疗》一文中对有关概念进行了深入研究[22]。

虽然航空安全可以作为医疗安全研究的框架，但两者之间仍然存在很多不同。本章的重点将放在医疗安全的相关应用上。

误差理论的先驱之一是詹姆斯·里森（James Reason），他提出了有关系统故障的"瑞士奶酪模型"。在瑞士奶酪模型中，奶酪上的孔洞代表个人或系统漏洞，而每一片奶酪则代表对能够引发故障的累积行为或事件链的防御屏障。在这个模型中，只有当所有的孔洞完全对齐的时候，才会发生故障，或者以里森的话来说就是"意外事故轨迹"[23]。弗罗施（Frosch）[24]用数学术语将里森的模型描述为一个逾渗理论模型，安全的系统在通过设计良好的晶格时的失误率较低。里森接着将故障分为表面故障或潜在故障。表面故障包括与负面结果直接相关的行为，而潜在故障则是在事故发生很久之前存在于系统中或个人身上的行为。在瑞士奶酪模型中，一些漏洞属于潜在错误，而另一些属于表面错误。图 18-1 是瑞士奶酪模型的示例[25]。

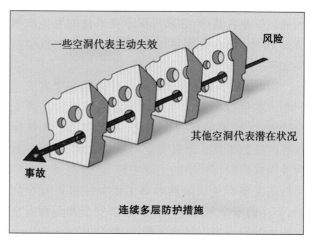

图 18-1　瑞士奶酪模型——连续防御层

里森认为错误是系统漏洞所致，并非人为因素导致，预防错误的发生很大程度上依赖于良好的团队合作关系。里森也是首先提出在组织中实行"公正文化"（Just Culture）的人之一。他所提倡的"公正文化"理念旨在营造信任的氛围，促进成员之间互相学习，鼓励所有人真实地报告错误问题。他的理论很少关注个人，更多地关注系统和过程[26]。

卢西恩·利普（Lucian Leape）是医疗安全领域又一领军人物，他也提倡不责备理论。当国会邀请利普就医疗保健的质量改进发表观点时，他谈到："医疗行业错误预防的最大障碍在于对犯错误的人进行惩罚"。利普于 2009 年发表了《患者安全的新世界》一文，文中对当前的患者安全概念进行了充分的描述。利普强调了以下几点，首先，应该设计一种易于操作的医疗系统，避免造成操作错误[28]。其次，应该通过完善的指导方针、清单和方案来预防认知错误。医疗主任需要制订清晰、简洁且富有逻辑性和实用性的方案，这会对 PIPS 产生极大的影响。第三，复杂的医疗过程决定了无法只由一个人提供服务，因此，团队合作关系对患者安全来说至关重要。运作良好的团队需要成员之间的信任、价值认同、沟通与相互尊重。如果团队中有一个独断专制、时常贬低和羞辱他人的成员，这会阻碍团队凝聚力的形成，因为其他人很难提出决策中存在的错误，并且也难以从日常的工作环境中感到快乐[29]。

现在：高可靠性及七个"公正"文化亚群

高可靠性

如何在最严峻的环境中为最危重患者提供护理，并且在不允许出现差错且资源有限的情况下，每次都能提供始终如一且高度可靠的护理呢？要求提供可靠性高的患者护理就如同要求"不要坠机"一样是无法预料的，因此有人认为航空医学转运并不是一个高度可靠的行业，但这种观点尚有令人怀疑之处。如果我们把目光再次投向航空、核电等其他可靠性高的行业，可以为这个棘手的问题找到一些答案。高度可靠的行业需要员工存在"正念"，这一概念在空中和地面医疗转运领域有很多具体的应用。

正念

词典将正念定义为：主动留心或刻意记住、牢记且主动留心。爱泼斯坦（Epstein）首次提出可以通过增强正念来减少医疗差错[31]。之后，许多研究者针对这一理论发表了相关文章，并设有专门的学术研讨会。魏克（Weick）和萨克利夫（Sutcliffe）[32]对"正念"的五个方面做出了描述，以使各个组织对这一概念有更深入的了解。这五个方面也适用于急救护理转运领域，以下是相关示例：

1. 即使之前取得过成功，也要做好失败的准备。例如："呼吸道问题可能会很棘手，因此我们需要为呼吸道处理流程做好准备。"

2. 尊重专业知识，了解自己的弱项。例如："我们之前没遇到过糖尿病酮症酸中毒（DKA）的儿童脑水肿的病症，因此我们需要请示医疗主任的意见。"

3. 能够适应并应对发生意外或资源有限的情况。例如："IV 线纠缠在一起，现在我们的快速诱导插管（RSI）药物没有效果，因此我们需要使用另一个 IV。

4. 能够在顾全大局的情况下集中精力完成一项特殊任务。例如："我们已经在这名失血性休克患者的呼吸道上较劲了 15 分钟，因此我们需要使用声门上呼吸道。"

5. 能够根据情况变化打破等级体系。例如：

"该医师对这名脓毒性休克患者的处理方式不当，因此我们现在应该使用高难度的医师策略，采取合作方法来治疗这名患者。"

实际上，正念是指医务人员应该在患者护理期间进行批评性自我反思或"进展评估"，扪心自问"我是否落下了什么；我还能采取什么措施来最大限度地提高治疗效果，使患者获得最好的疗效；我还需要避免哪些"陷阱"？超级综合模拟系统（HOS）可以帮助受训者在培训过程中找到这些陷阱，医疗主任应该设置合适的培训场景，以便受训者能够在培训过程中遇到这些陷阱，从而培养正念。

患者安全文化的七个文化亚群

除了正念之外，还有哪些关键因素有助于提高患者安全文化的可靠性呢？2010 年，萨姆（Sammer）、莱肯斯（Lykens）和辛格（Singh）等人对患者安全文化进行了广泛深入的研究[33]。他们认为患者安全文化的确存在复杂性，并将患者安全文化分为七个文化亚群，分别是领导力、循证、团队合作、沟通、学习、公正文化和患者家属中心式治疗。除了正念之外，这七个文化亚群被视为在航空医学转运中研究 PIPS 的基础。

领导力

正如领导力研究专家沃伦·本尼斯（Warren Bennis）指出：（领导力）难以确切定义，但是只要它出现了，你就会感受到[34]。本尼斯也认为，一名伟大的领导者如同催化剂，不管组织如何要求，他会为同事们设定四个目标：一是目的或方向，二是对领导者的信任，三是希望和乐观的态度，四是工作成果。哈佛商学院的约翰·科特（John Kotter）认为，领导者具体的职责由他们所从事的工作来决定；他们需要应对变化，设定目标，并激励所有人向着新的目标而奋斗[35]。他还表示，优秀的领导者能够放眼于未来，对未来有清晰的愿景，并以此激励他人尽快实现目标[36]。区分领导者和管理者至关重要，因为他们扮演着不同的角色。管理者负责处理复杂的组织事务，确保项目进展顺利，解决日常发生的问题，并确保在整个过程中所有人都充分履行其职责。领导者负责处理在整个过程中发生的变化或意外情况[37]。诺索斯（Northouse）阐述了一种更符合 PIPS 需求的领导力定义[38]，其中的许多概念都被列入了美军官员的培训课程中[39]。依据他的解释，领导力是一个人为了达成目标而对他人产生影响的过程，并能够带领组织取得更大的成功。领导力的四大要素分别是：领导者、下属、沟通和情境。下面我们分别对这四点进行探讨。

领导者：领导者必须明确他们的定位和职责。最重要的是，决定领导者是否成功的因素并非领导者本人，而是其下属。如果下属不相信他的领导，那么他们也就不会受到鼓舞，可能无法完成手头的任务。成功的领导者必须使他的下属相信，他是一名值得信任的优秀领导者。

下属：不同的人需要不同的激励方式。例如，相比于新入职的员工，一名经验丰富的飞行护士不需要太多的监督和指导。由于下属们具有不同的个性，因此不能一概而论。领导者必须了解其下属，并能够根据他们的个性调整自己的处事风格。一名优秀的领导者需要时常与其下属交流，才会了解如何去激励他们。

沟通：沟通的内容和方式会对团队关系造成正面或负面的影响。医疗主任和PIPS团队应该进行清楚地沟通，并且双方都应该认识到90%的沟通属于非语言沟通。当双方进行面对面交流时，PIPS团队和医疗主任应该意识到他们的面部表情和姿势都对沟通产生影响。同时，他们还应该认识到，现在人们的沟通与5~10年前相比大不相同。现如今，团队成员和下属都随身携带智能手机、平板电脑和其他电子设备，能够每周7天、每天24小时发送和接收信息。通过这些电子设备进行的沟通有时会令人产生混淆，可能会在团队中造成问题。以下面的文字为例："关于233A的航班信息，请尽快与我联系"。这句话本身是一个正确信息，但如果信息是大写字母、粗体的形式或者只是某些词语被大写的话，例如将"最早（earliest）"这个词语大写，可能会造成收件人对信息的误读。

困难处境：困难处境出现在可能会对团队成员产生比平时影响更大的事件中，例如事故、基地关闭、结构重组、同事被解雇等等。领导者如何应对这些危机是下属对领导者真实能力的考验。正是在这种紧张的形势下，领导者要么表现突出，要么彻底失败。医疗主任需要以身作则，这一点极为重要。绝不要期望你的团队去做你自己都不会做的事情。领导者也需要在困难时期给予团队成员相应的支持。

循证

循证医学（EBM）是医疗保健专家在描述患者治疗效果时常会提到的术语。很多组织都使用大卫·萨克特（David Sackett）对EBM的定义[41]，即"循证医学是当医生为患者制订治疗方案时，慎重、准确和明智地应用当前所能获得的最好的研究依据的过程"。越来越多的文献开始将医疗机构与研究相结合，医疗机构能够践行安全文化，带来最佳的循证实践[42~46]。这些循证实践的共同点是使用标准化流程，包括方案、清单和指南。这对于直升机紧急医疗服务（HEMS）人员来说并不稀奇，因为他们很早就学会了使用方案和清单来确保患者和手术安全。医疗主任所面临的挑战是要保证所提供的急救护理服务在各个方面跟上EBM的动态指数增长。用新的证据培训人员，并相应地对方案进行修改，这给每个人都带来了额外的挑战。专业组织之间的交流可以帮助医疗主任应对这些挑战。作为项目负责人，您可能遇到EBM的"死胡同"，没有相应的证据能够证明或解决某个重要问题。这个时候，可以通过开展自己的研究，亲自收集数据和/或咨询同事来解决问题。

团队合作

在PIPS会议中，您经常会听到以下内容："您是否与团队成员一起工作？""良好的团队合作精神！""怎样使他们融入团队？"现代医疗保健及其复杂性要求以团队协作的形式对重病重伤患者进行护理[47]。良好的团队合作应该协调团队成员，打破等级结构，使每个人都为同一目标而努力。团队合作应该涵盖急救护理、急诊和创伤服务等多个学科，接受并尊重代际差异。良好的团队合作会使转运团队、服务设施以及转运患者获益，同时还应该重视安全问题[47]。沟通在团队合作中至关重要，两者密不可分。

沟通

沟通是运作良好的团队必不可少的组成部分，沟通障碍是导致患者受到过失伤害的主要原因，也是美国医疗机构评审联合委员会（JCAHO）[48]和医疗转运系统认证委员会（CAMTS）关注的重点，主要取决于护士和医生之间的沟通的方式。护士不能对患者的病情进行确诊，并且在描述患者的病情时需要宽泛详细。但医生需要做到简明扼要，因此两者之间存在脱节。造成医疗保健人员之间沟通不畅的另一个原因是等级问题。护士与医生沟通时，或者医务人员与护士沟通时，等级制度会使他们无法直接表达自己的意见。前文我们已经讨论过打破等级制度以及让团队成员能够直抒胸臆的重要性。在沟通的时候，使用坚定自信的语言，例如"我要说清楚"，"我很担心"，"我很不舒服"，或者复述"确认我们需要为患者注射 2L NS 和多巴胺，保持患者的 MAP 在 65 以上"，这样有助于消除歧义，提高沟通的准确性。无论医生是否喜欢，大多数沟通方式都属于非语言沟通，而有的时候，人们会可能会觉得医生难以接近，脾气暴躁。根据从航空业汲取的经验教训，想要减少沟通障碍，需要以平易近人的态度清楚地进行沟通。机组资源管理采用标准化的沟通策略，这些都应该包含在全球的航空培训中。

SBAR[49] 方法是另一种标准化的沟通策略，四个字母分别代表：情况、背景、评估和建议。转运团队使用 SBAR 方法的示例如下：

- 情况(S)：287 号和 14 号公路发生机动车事故，派遣 HEMS 前往救援。
- 背景(B)：急救员到达现场，一名 54 岁男性司机发生机动车事故(MVC)。
- 评估(A)：患者心脏停搏，瞳孔固定且扩大，听不到心音。
- 建议(R)：我们正在请求现场对患者进行诊断。目前是否有建议或命令？

当机组人员与急救员、派遣人员、医疗控制人员或其他人员进行沟通时，可以采用 SBAR 方法。

另一种有效的沟通方式是进行简短汇报或召开飞行机组人员会议。简短汇报可以让机组人员从实际情况中抽身出来，制订计划，并商讨如何执行和完成该计划。飞行任务结束后，也应该针对过程中发生的重要运营或医疗安全问题进行汇报讨论。强烈建议机组人员在适当的时候采取这两种措施。当机组人员面临高风险、低效率的项目或具有挑战性的情况时，召开飞行机组人员会议，花一些时间在团队中对项目进行讨论是十分必要的。在紧张的转运任务结束之后，医疗主任和团队成员可以在飞行机组人员会议上进行汇报。无论转运团队采用何种形式的交流，都必须清楚而有效地确保患者的安全。

学习

请记住，永远不要停止学习。为了在患者护理和安全方面取得进步，员工们必须分享彼此的学习经验。戴明、里森、利普等人都明确表示过，PIPS主要是从变异中学习，从而改变过程，再通过培训循环这一过程。组织应该为员工提供有关 PIPS 的指导培训，重视文化学习，很多学者也都支持这种做法[50,51]。医疗主任需要在全球性问题中吸取经验教训，解决大家难以应对的困难，并激励其他人向着目标努力。本书第 31 章对机组人员的培训和学习方法进行了介绍。

公正文化

公正文化的概念于 1997 年由里森提出[26]，他强调了营造信任氛围的重要性，即便已经对患者造成了伤害，也鼓励人们真实地报告错误问题。公正文化提倡疗效判定，并根据趋势和数据对方案和系统进行更改。要倡导安全文化，不仅要以疗效为导向，还要在公开的、可以自由评判的环境中从对方的变异中吸取教训。为了营造一种非惩罚性环境，医疗主管应该重新评估其制订的惩戒政策，以确保员工可以从变异中学到东西。这并不是说不能依法对某些变异给予纪律处分，根据对社会危害的严重程度，不会容忍某些严重的变异。

大卫·马克思(David Marx)是第一个认识到人类行为选择以及这些行为选择对结果的影响的重要性的人[52]。

在他的模型中，行为选择分为三类：

- 简单的人为失误：无意中采取的行动和不该做的事情；犯错、过失或无心之过。
- 风险行为：由于没有意识到风险而增加风险，或误认为行为合理而增加风险的一种行为选择。
- 草率行为：有意识地忽视事实和引发不可接受的风险的行为选择。

在公正文化模式中，领导者需要提高自己的能力，对导致变异的行为选择进行彻底的调查，并适当地让个人对他们的选择负责。对于简单的人为失误，项目领导者会安慰犯错个人，同时对项目、方案或系统做出改进。如果发生风险行为，领导者会为犯错个人提供指导，同时作出必要的改变，并取消对危险行为的奖励措施，改进过程或进一步明确方案，以提高态势感知能力。对于草率行为，领导者有必要制订补救行动计划，或对犯错个人采取纪律处分。马克思开发了一种算法[53]（图 18-2），其中详细阐述了个人的责任：产生疗效，遵循项目(规程)规则，避免造成不可接受的风险或伤害。通过简单地询问是或否的问题，就可以得到行动计划。

最后，项目领导者需要平衡从变异中学习的行

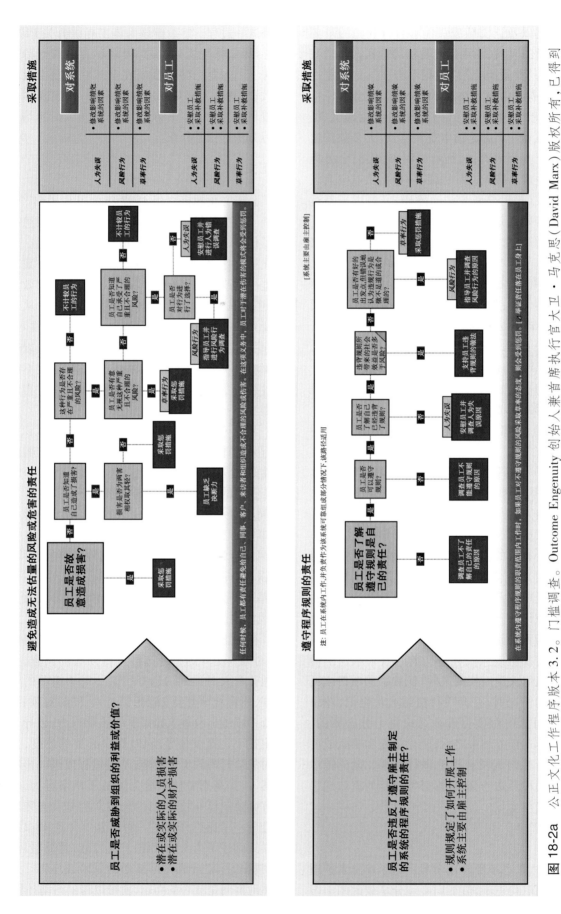

图18-2a 公正文化工作程序版本3.2。门槛调查。Outcome Engenuity 创始人兼首席执行官大卫·马克思（David Marx）版权所有，已得到授权许可。

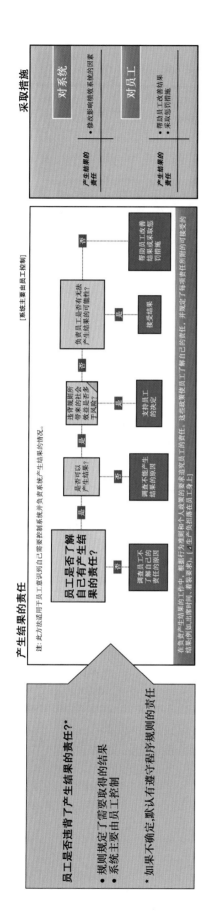

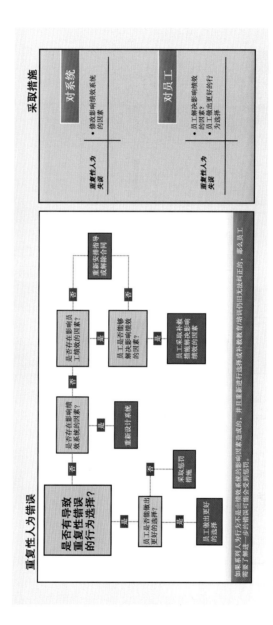

图 18-2b 公正文化工作程序版本 3.2。门槛调查。Outcome Engenuity 创始人兼首席执行官大卫·马克思（David Marx）版权所有，已得到授权许可。

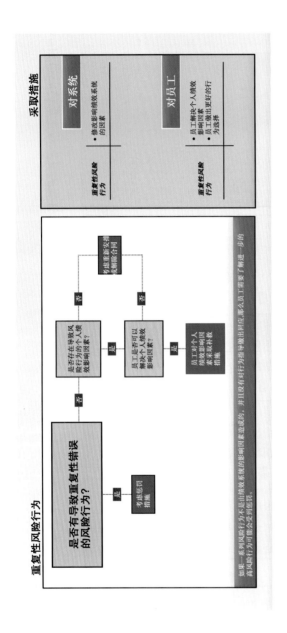

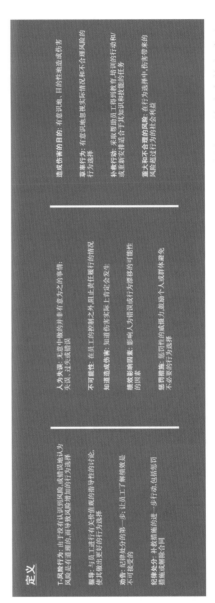

图 18-2c　公正文化工作程序版本 3.2。门槛调查。Outcome Engenuity 创始人兼首席执行官大卫·马克思 (David Marx) 版权所有，已得到授权许可。

为和应该受到纪律处分的行为之间的关系。确切地说，划清纪律处分的界限是一项很有挑战性的工作，但划清界限的时候应该确保公平性、一致性和公正性。

患者家属中心式治疗

患者家属中心式治疗主要强调患者家属是转运项目存在的主要原因。这种观点将患者和家属视为有意参与者，并由患者家属在患者护理时作出关键性的决定[54]。通常，转运人员会把无意识的、病情危重的患者与他的亲人们分开。在商讨患者病情和护理计划时，转运团队应该如实地与患者家属交流，以获得家属的信任。善意的安慰将大大有助于转运团队取得家属的信任并减轻他们的恐惧。转运团队应留下其中一位家属的手机号码，并在患者到达接收医院后尽早与家属取得联系。患者和家属都倾向于让患者照顾自己，或由亲人护理。新闻报道会记录下患者度过艰难时期的经历，这有助于提升急救护理转运服务的"声誉"。这些新闻报道也有助于进一步将航空医学项目与其所服务的地区和社区联系起来。

协调无责备文化和当责文化

医疗主任面临的最大困难之一就是在发生严重变异之后与重要机组人员进行沟通。当事机组人员会感到非常恐惧、痛苦、悔恨并进行深刻的自我批评。请记住，在责备一个重要机组人员所犯的错误时，你首先要认识到自己的缺陷。由于某种未知的原因，医疗保健的质量保证并没有进行这种事后自我反思，并且在许多情况下，会使当事人员更加内疚和羞愧。从许多方面来看，重要机组人员会成为"第二受害者"，他们会经历一段悲伤和恢复的过程。斯科特(Scott)[56]将这段过程分为六个阶段：①混乱和事故应急处理；②侵入性反思；③恢复职业操守；④持久调查；⑤获得情绪急救；⑥继续前进。最后一个阶段通常会出现三种结果：放弃、挺过去或取得进步。

在评估严重变异时，可以围绕三个问题进行：

1. 是否达到了护理标准，并遵循了相关方案？

2. 飞行机组是否愿意使用所学课程主动改变自己的做法？

3. 飞行机组是否愿意与患者保持良好的关系，并充分参与到 PIPS 过程中？

当机组人员发生严重变异时，医疗主管最重要

的是要做到设身处地，不要严厉的批评他们，因为大多数医生刚刚经历了不理想疗效的打击。最好的办法就是和转运团队成员坦诚相待，与他们分享你曾经相同的经历，以及你应对问题的办法。

如有必要，医疗主任还需要负责指导并提供解决问题的补救行动计划。让机组人员了解到提出质疑的好处，但也可能会出现极其严重、重复发生的变异，或者机组人员不愿意改变自己的行为，不愿学习或适应环境的情况，这时需要采取其他方法。医疗主任对转运团队成员有如下期望："我会理解你的处境，并为你提供资源和支持，但你有责任去学习和改变自己当前的做法，积极努力，并且我们会追究你的责任"。

发生药物滥用问题或者患者和任务的安全可能受到威胁时，一般不需要立即将犯错员工从当前飞行机组中开除。组织会制订人力资源(HR)政策，对草率行为员工的处理过程需要遵循一定的流程。医疗主任应该在具有充分理由的情况下建议将犯错人员从当前飞行团队中开除，再由人力资源部门解决所有问题。如果出现这种情况，医疗主任可以这样表达自己的看法：

"我已通知人力资源部，并表达了我的担心。飞行前检查、患者安全和直升机操作安全，胜任力和准备工作很大程度上取决于良好的休息、合理的判断、受酒精或药物的急性或慢性影响。由于我们使命的独特性和高度相互依赖的团队结构，如果允许(姓名)继续飞行，患者和机组人员的安全可能会受到威胁。因为我们的工作环境是极为独立的，没有医生和其他医院工作人员的直接监督，因此，医院人力资源部门为犯错员工制订的常规制度并不适用于我们资源有限的独特工作环境。作为医疗主任，我的建议是，暂时从飞行团队中开除(姓名)，该员工有待进一步评估和推荐。(姓名)需要了解合同安排和我们之间存在的灵活的医疗责任关系，因此，我有义务在情况许可的情况下要求将该员工从当前飞行机组中开除，从而减轻我们的风险。"

医疗转运系统认证委员会和美国医疗机构评审联合委员会标准

医疗转运系统认证委员会(CAMTS)

根据 CAMTS 第九版认证标准[20]，质量管理方

案应制订书面目标、所采取行动的证据以及对这些行动有效性的评估。委员会认为，风险管理和质量改进应该齐头并进，持续进行质量监控。CAMTS建议质量管理计划应该制订一个书面计划，包括职责、护理范围、临床结果、操作过程、客户需求、指标和评估阈值以及所使用的质量改进（QI）工具。委员会认为该计划应该强调提供的服务质量。CAMTS强调需要定期举办质量管理会议，会议内容涉及转运服务的所有学科。CAMTS建议监测和评估过程关注患者护理，重视指标和阈值，制订行动计划，通过有组织的质量管理结构报告质量管理进展情况，并持续重新评估行动计划的证据，直到问题完全解决。CAMTS还强烈建议在有限的时间内完成这一过程的循环。

CAMTS认为，质量评估应该关注患者护理和服务的重要方面。第九版中包含了相关的内容，如转运的原因，伤害或疾病的机制，执行或维持的医疗干预措施，干预措施持续时间，患者对干预措施作出的反应，以及患者获得的疗效。质量管理还及时应报告转运过程中患者病情的变化。应该对转运过程的及时性和适应性，以及质量管理计划和安全计划的协作行动进行跟踪和报告。质量管理计划需要监控需要达到的运营标准的完成情况，包括转运量，以及由于天气、维修或患者病情而取消的转运量。CAMTS还强调，质量管理不仅仅需要审核医疗记录，还需要确定、分析和制订具体的目标，以防止产生不良的患者疗效。这需要进行持续监测，对结果和反应进行跟踪，并最终完成这一过程的循环。

美国医疗机构评审联合委员会（JCAHO）

联合委员会目前为以下类别的医疗保健机构提供资格认证：门诊医疗保健、行为医疗保健、急重症医院，医院和家庭医疗保健。院前护理和EMS目前不受JCAHO认证标准的约束。2014年国家患者安全目标（NPSG）的确对急救护理转运团队产生了影响，因为这些目标对患者安全的改善至关重要。如果转运团队为主要的急重症医院和其他医院提供护理服务，则需要达到这些标准。转运团队需要满足的国家患者安全目标如下：正确识别患者身份；保证工作人员的有效沟通；了解患者的过敏情况，标明没有标签的药物，确保用药安全；确保在交接过程中与同事沟通清楚；采用无菌技术防止导尿管和中心线置入期间的感染；确保胸管、中心线、人造气管和I/O线放置在正确的位置。

转运项目中的PIPS

整合初始PIPS计划或修改现有的PIPS计划可能是一个困难重重的过程。本章一直强调领导力的重要性，作为医疗主任，您在团队安全文化建设过程中的参与和投入至关重要。在制订PIPS的患者安全文化时，最重要的是将患者安全与操作安全相结合。以下是相关示例：

- 制订飞行中完善患者安全监控的方案，但不要在飞行的危险阶段忽视潜在危险。例如：通过麻药使插管患者保持镇静状态，尽量避免医务人员在飞行期间分心，使他们可以注意到运营中存在的安全隐患。
- 针对在受控情况下（医院、救护车等地点）做出前期决策，在不受控制的、不太安全的情况下（飞机上）做出后期决策，制订相关方案。例如："我们需要在医院对该患者进行插管，而不是在飞机这种不受控制的环境下进行。"
- 制订全面且妥善处理情绪激动、神经错乱的患者，以及将这些患者转运到执法部门照管的方案。例如："该患者情绪激动，转运过程可能会危及患者安全，现在我们需要使用RSI。"

使命、愿景和价值观陈述

制订新的PIPS计划或对现有计划进行更改将取决于组织现有的安全文化，并可能需要符合某些组织标准。大多数组织已经形成了自身的使命、愿景和价值观陈述，对这几点进行整合或修改以更好地提升转运护理质量，这是一个绝佳的出发点。示例如下：

"我们的使命是通过提供基于安全、良好的疗效、高质量以及与医疗合作伙伴通力协作的急救护理转运服务，超过服务地区的期望值[58]。"

"我们提供通过最优质、相应且快速的急救护理转运服务来改善、恢复和维护我们所服务的人群的健康状况[59]。"

罗宾逊（Robinson）在本文质量管理一节中阐述了许多优秀的价值观陈述，这些陈述包括[60]：

- 诚信、尊重和效率：在不损害诚信的前提下提高效率，尊重每个人和EMS同事的尊严和价值。
- 以患者为中心的医疗：提供全面且保密的护理，确保患者和家属的需求得到满足。

- 持续学习:倡导持续教育的组织文化,确保患者取得最佳疗效。
- 社区:在所服务的区域内建立伙伴关系,成为公众信任的管理者。
- 沟通:努力理解他人的问题和担忧,明确而有效地分享信息。
- 关系:建立并加强与客户之间良好的合作关系。
- 多样性:尊重并理解个体之间的差异,并通过行动和言语证明这一点。
- 人力资源:意识到员工是最宝贵的资源,支持员工的成长和个人发展。
- 组织道德:确保行动以诚实、公平、让所有人有尊严并尊重所有人的价值观为指导。
- 优秀业绩:在所提供的护理方面追求优秀业绩,从而使患者得到最佳疗效。

确定主要和次要目标

一旦明确了使命、愿景和价值观,制订 PIPS 计划的下一步就是确定目标。对于一些组织来说,急救护理转运服务需要制订不同的目标来解决在这一领域独特的实践范围内所遇到的问题。本章不区分目标、目的和意图之间的细微差别,而是以目标(objective)一词代替所有,目标将被细分为主要和次要目标。主要目标是 PIPS 努力取得的最终结果,次要目标是为了实现主要目标而需要重点关注的领域。

几种常见的 PIPS 主要目标示例如下:

- 确保符合组织的使命、愿景和价值观。
- 确保急救护理转运人员、患者和其他辅助人员在所提供的安全环境中开展医疗护理和运营的各个阶段。
- 为该地区提供高质量、最先进的急救护理服务,从而最大限度地提高患者的治疗效果。

几种常见的 PIPS 次要目标示例如下:

- 提供能够增强员工信任感、尊重和正念的领导力;学习全球性信息;并鼓励不受责备地主动报告和解决问题。
- 通过循证方法进行深入研究、改善并解决问题。这可能是最佳实践建议,也可能是专业内部或外部的核心措施。项目专有的数据库可以帮助解决项目特定的问题。在得出结论或作出决策之前,使用循证方法也可能有助于解决变异问题。
- 倡导高效协作的团队合作文化,重视并尊重服务提供商所依赖的团队成员,保持患者和团队成员的人身安全。
- 确保建立有效、清楚的沟通文化,并授予团队成员友好解决冲突的方法,并在合适情况下相互交换信息。
- 培养团队和个人学习文化,通过困难案例教育团队成员。
- 制订一个公正、公平、受支持且一致的 PIPS 流程,鼓励主动报告错误并解决问题。
- 塑造正念和职业发展文化,使团队成员可以得到建设性的反馈,辨别和避免陷阱,从变异中学习,宽恕自己的错误,并积极前进。

免责声明

目前尚无研究表明在急救护理转运的 PIPS 过程中机组人员定位的最佳方式,医疗主任对机组人员的期待,或如何正式建立 PIPS 委员会。组织通常会为其质量管理计划制订一些准则和标准,以确保质量管理问题都不受可发现性的影响。本节的大部分内容在书籍、文章或其他参考文献中均未找到,来自于作者的经验积累,其中大部分是经过反复试验得出,旨在依据之前经验提供流程和指南的范例,但读者不应该被这些建议所约束,也不应该将其被视为护理标准。在许多情况下,作者也会对没有经历过的事情提出一些建议。

人员定位和委员会组成

PIPS 过程应该提高质量,发现问题,创造学习机会,转运团队应该强制性参与,而非选择性参与。由于机组人员的背景不同,许多人在之前的工作中可能没有接触过 PIPS 计划。如果为机组人员定位的话,应该包括 PIPS 的部分,阐述过程及期望。

在确定 PIPS 委员会的组成时,公正文化的概念非常重要。委员会在转运团队中应具有代表性,并且应该有民主选举和决策的指导方针。委员会的集体决策非常重要,并非取决于委员会中的某个人,特别是职位高的人。换句话说,决策、行动计划的制订以及变异的评分不仅来自于医疗主任,而应该是委员会对变异仔细评估后达成的共识。应该事先建立一个机制来处理委员会成员出现矛盾的情况,或者投票人员可能存在利益冲突的情况。在这些情况下,明智的做法请一个或多个第三方来进行评估。

PIPS 委员会主席应由除医疗主任、项目主任、首席飞行护士、首席护理人员以外的其他人担任，这样就消除了管理人员和员工之间的潜在障碍。同行评议的概念在"公正文化"中极为重要，以检验在类似情况下经过类似训练的人员会怎样做。书面指南中没有有关委员人数的规定，但平级的同行代表很重要，必须在追求功能性和"人多反而误事"之间取得平衡。建议委员会成员当天不要安排工作，由于委员会成员正在进行转运工作，那么会出现需要重新安排 PIPS 委员会会议或不满足法定人数的问题。

保密和期望

严格执行保密政策极为重要，许多项目会让 PIPS 委员会成员签署保密协议。这样做的原因有很多，但主要原因是确保委员会是公平的、善解人意的、受尊重的和值得信赖的。委员会的可信度至关重要，如果有人在委员会的范围之外讨论患者护理的问题，然后这个人再回到委员会中，那么他可能违反了基本原则。最好规定在房间内里所说的话就要留在房间里，不传到外面去。

从某种程度上来说，PIPS 应该是强制性参与，而非选择性参与，每个人都应该公平合理地按时轮换。每个机组人员都要进行同行评议，并做出诚实且谨慎的评论。同行评议的盲性审查或非盲性审查需要进行讨论。盲性审查可以提供匿名的图表审查，但也可能出现过分苛刻的评论。同行评议和团队过程的一部分是不要主观地评论，以及如何给同行反馈公平且没有压力的反馈。这种类型的反馈的示例是"我们每个人都会遇到困难的情况。你可能已经遇到了一些。"检验同行评议是否恰当的方法很简单："如果我不能面对面地对一个人进行反馈，那么我应该重新描述一下我的意见或者不这么说。"由同行评议的个别事例可能会让人感到恐惧，产生自我怀疑，但团队必须以长远的眼光来看。

护理标准、核心措施、指导方针和度量标准

每个急救护理转运项目都将遵循一定的护理标准、核心措施、指导方针和度量标准。空中和地面医疗项目通常来自各种多学科专业，可能包括机构以及许多国家组织的指导方针，如美国心脏协会、高级创伤生命支持、航空医师学会、CAMTS、脑创伤基金会等。里程碑式的章程也有助于制订标准，各机构之间以及地区之间机构特定的标准、协议和核心措施的差异很大。航空医学在及时性、利用率、医疗必要性和系统激活等方面的独特标准。您也可能有自己的偏好和方式来提供反映您的实践风格和/或以循证医学为解释方法的护理。确定转运团队需要遵循哪些核心措施、护理标准、指导方针和度量标准是您作为义务主管的责任。

了解什么是质量评价标准是在自己的项目中建立度量标准体系的第一步，影响患者的最终疗效。IOM 对质量的定义是"个人和群体的卫生保健服务预期健康结果改善并与当前的专业知识相一致的可能性[61]"。质量评价标准由多纳伯迪安（Donabedian）[62]首先提出，包括三个方面：结构、过程和结果。结构度量标准是"资源和适当的系统设计的充分性"，并且包括组织的特征，例如报告等级、责任因素、电子医疗记录（EMR）的类型等等。过程度量标准更多关注提供者与患者的沟通并对其进行管理。结果度量标准表明患者最终的功能恢复情况、发病率、死亡率、生活质量等。

IOM 在描述卫生保健质量评价标准方面采取了不同的方法。2005 年的 IOM 报告《绩效评估：加速改进》[63]描述了使用质量评价标准改进卫生保健护理的三个步骤流程，其中包括：测量、报告和改进。报告强调了在指定专业内选择专家的重要性，以确定并提供质量评价标准的定义。直到 2013 年 7 月，缺乏对质量评价标准的统一定义的航空医学转运终于向前迈进，在急救护理转运（CCT）领域取得了新成果。2013 年 7 月，科罗拉多州丹佛市举办了第一届航空医师学会（AMPA）空中和地面医疗转运质量评价标准峰会，参会代表包括迈克尔·比格姆（Michael Bigham），哈林德尔·丁德萨（Harinder Dhindsa），威廉·欣克利（William Hinckley），马丁（P. S. Martin）和汉密尔顿·施瓦兹（Hamilton Schwartz）等人。首次峰会旨在制订一个更易于管理的统一质量评价标准清单，以便创建一个共享数据库，最终在 CCT 领域创建"最佳实践"。这项工作目前仍正在进行中，请您保持关注，下文将概述初始的会议过程以及得出的结论。

空中和地面医疗转运质量评价标准峰会综述

CCT 领域的 70 多位专家于 2013 年 7 月 22 日在科罗拉多州丹佛市召开会议，为 CCT 制订质量评价标准。这些质量评价标准的制订基于 IOM 六个质量目标，如《跨越质量鸿沟：21 世纪新的卫生系统》报告中所述[64]，包括以下几点：

1. 安全:护理本应为患者提供帮助,应避免其对患者造成的伤害。

2. 有效:通过科学知识向所有可能的受益人提供服务,避免向不可能受益的人提供服务。

3. 以患者为中心:遵从患者个人的偏好、需求和价值观,并确保以患者价值观为所有临床决策提供指导。

4. 及时:减少患者和接收医院等待时间,避免严重的延误。

5. 高效:避免浪费,包括设备、用品、计划和精力的浪费。

6. 公平:不论性别、种族、地理位置或社会经济地位等个人特征,提供同等质量的护理。

除了这六个目标之外,在 CCT 领域制订高质量评价标准时,指导委员会认为其他公认的原则也极为重要。这些原则包括:

- 重要/有意义:度量标准必须与患者疗效相关。
- 有效和可靠:在实际应用时,度量标准必须产生一致且可信的结果。
- 可用性和相关性:度量标准的预期使用者必须能够完全理解并实际应用。
- 对患者差异性进行调整:度量标准应具有充分的可调整性,因此所观察到的卫生保健系统之间的差异能够反映这些系统不同的性能,而不是反映患者的个体特征。
- 可行性收集:数据应随时可用于检测,并且可以在没有过度负担的条件下进行检索。

一旦建立了高质量评价标准的基础,指导委员会随后负责评估候选人的度量标准,并使用公认的统一方法进行验证。德尔福技术用于取得一致意见,并将范围广泛的度量标准缩小到一个更易于管理的数量。由专家组进行连续几轮的匿名投票,从而使德尔福技术获得力度和效度。70% 以上专家通过的方案可以用于确定超过 100 个度量标准的统一阈值。这些度量标准是从各种临床、操作和安全相关基准中获得的,这些基准对单个项目来说很重要。最后,质量评价标准峰会制订了"必须存在"的统一度量标准,于表 18-1 中列出。

制订质量评价标准的另一个挑战是要有明确的统一定义,以保证共享数据库的可靠性和有效性。对"插管成功率"的思考是证明具有统一定义的重要性的例子。如果一个项目使用喉镜检查,但另一个项目只考虑插管,那么显然测得的成功率会有很大的差异。定义应客观准确,不能存在歧义,

表 18-1　AMPA 质量评价标准峰会"必须存在"的统一标准

超过 70% 专家同意——"非常重要"
- 高级气道患者使用呼吸机
- 急性 ST 段抬高型心肌梗死(STEMI)患者的床边时间
- 新生儿非预期体温过低
- 对精神状态改变的患者进行葡萄糖检查
- 首次气管插管取得成功
- 通气患者的二氧化碳波形监测
- 首次气管插管时确定性气道无缺氧/低血压
- 验证气管导管的位置
- 使用适当的转运方式
- 转运过程中的用药错误

超过 70% 专家达成一致——"重要"和"非常重要"相结合
- RSI 协议合规性
- 呼吸机管理
- 对主动脉急症患者的血压进行监控
- 治疗设备的意外移动
- 严重的可报告事件(SRE)
- 每次移动患者后,或者如果病情发生恶化,则确认气管导管位置
- 转运过程中出现缺氧症状
- 出血性卒中患者的高血压管理
- STEMI 患者的心电图解析
- 失血性休克的相应处理
- 医疗设备故障
- 记录卒中症状患者的葡萄糖检查信息
- 转运过程中的药物不良事件
- 患者受伤或侥幸脱险
- 可靠的疼痛评估和治疗

以收集到有价值的数据。目前这些定义正在完善之中;一旦完成,可以用于所有的项目。

一旦明确地定义了最终度量标准,就可以帮助服务提供者明确自己需要达到的标准程度,如何与其他项目进行比较,以及如何跟踪已经做出的改变,从而改进过程。这些数据还可以用于对自己的项目与:①项目本身的成长阶段;②使用相同度量标准和数据收集方法的其他项目;以及③项目范例进行比较。

变异问题解决和根源分析

一旦委员会明确了风险,那么就需要对整个过程进行整理。疗效差,或对患者及其家属、护理人

员或系统产生重大影响的变异通常被称为警讯事件。根本原因分析(RCA)这一术语源于工业事故分析,目前被广泛应用在医疗变异的调查阶段[66,67]。

RCA 调查可能是 PIPS 中最具挑战性但最有意义的方面之一。阿尔伯特·爱因斯坦(Albert Einstein)有一句非常适用于 RCA 的话:"我们不能用创造它们时使用的那种思维来解决问题。"RCA 的基本原则不是指责个人,而是仔细地在整个系统中一次又一次寻找问题的原因? 警讯事件如同一部电影,你只能通过拼凑各个片段得到整部影片,因此,得到的片段越多,更有助于彻底进行 RCA。尼克·阿吉雷斯(Nick Argyres)在 2011 年的航空医学转运大会(AMTC)上提出了一个关键问题,即通过详细的分析全面、广泛且彻底地调查问题,通常会得到最佳的解决方案。如果我们想要快速地获得解决方案,可能会忽略对解决问题很重要的关键因素,导致错误的发生。

变异评分或编码

PIPS 委员会的许多成员认为对变异进行评分或编码有助于对这些变异进行跟踪并收集数据。由于所有的变异并非同时出现,这样做可以创建一个公平公正的过程,并为服务供应商提供一致的反馈。大多数评分系统用于测定变异程度是否符合或偏离护理标准(SOC),以及是否对患者造成伤害或损害。医疗事故公司使用的医疗差错系统有一个复杂的分类标准,可能不太适用于急救护理转运。表 18-2 和表 18-3 列举了评分系统的示例[69],一个是医院主导型供应商评分系统,另一个是转运方案主导型供应商评分系统[70]。

行动计划/闭环管理

行动计划和闭环管理应基于彻底的根本原因分析(RCA),通常应从一些数据或证据中得出,并非来自交谈或传闻。我们的目标是使团队成员认识到经验教训,明确由系统产生的变异,并为所有人提供宝贵的教育学习方法。坚持以团队为中心,公平合理,如果可能的话,不对个人进行惩罚,这有助于使团队成员参与并接受项目和系统。行动计划的示例如表 18-4 所示。表 18-5 是分发给机组人员的 PIPS 变异备忘录的示例。

表 18-2 医院主导型供应商评分系统示例

方案主导型供应商评分系统	
分数	变异
0	经审查,无显著变异
I	DNFP 有充分理由和/或文件;不造成损害;可能会有所帮助
II	DNFP 无理由和/或文件;不造成损害
III	DNFP 无理由和/或文件;造成潜在损害
IV	DNFP 无理由和/或文件;可能造成损害
V	DNFP 无理由和/或文件;明确造成损害
S	系统问题(医院、机构、调度、供应商等)
PCT1	患者接触时间:可接受的原因
PCT2	患者接触时间:不可接受的原因
U	使用不当
D1	文件:与文件标准略有偏差
D2	文件:与文件标准存在偏差

表 18-3 方案主导型供应商"不遵循方案"(DNFP)的评分系统示例

医院主导型供应商评分系统	
分数	变异
0	经审查,无显著变异。通常已经达到了预期的护理水平
I	在预期的 SOC 内发生的可预测的变异。可预测的变异是众所周知且频繁发生的
II	在预期的 SOC 内发生不可预测的事件。这种变异很少发生,而且在某些情况下缺失会发生
III	与 SOC 有偏差。护理水平不符合专业标准。大多数同行会以不同的方式处理
IV	与 SOC 有显著偏差
B1	护理不当
B2	从业者行为:轻微违反职业行为标准
S	从业者行为:违反职业行为标准
D1	系统问题
D2	文件:与文件标准略有偏差

表 18-4　根本原因行动计划示例

行动计划
• 将 PIPS 备忘录发送给机组人员
• 将 PIPS 备忘录发送给安全委员会和/或供应商
• 出席工作人员会议并在会议上进行讨论
• 与机组人员安排会面,讨论具体事件的处理方法
• 修改方案、政策和程序
• 通过教育和/或程序培训进行补救,为飞行机组制订行动计划
• 参考其他系统(医院、机构、调度等)采取行动

表 18-5　分发给机组人员的 PIPS 变异备忘录示例

性能改进和患者安全飞行机组备忘录
日期:
航班日期:
航班号:
机组人员:
评分系统:
编码:
PIPS 委员会调查结果摘要:
您需要的信息:
您需要采取的行动:
编码类型
0. 经审查,无变异
Ⅰ. 不遵循方案(DNFP);有充分理由;不造成损害/可能会有所帮助
Ⅱ. DNFP 无理由;不造成损害
Ⅲ. DNFP 无理由;造成潜在损害
Ⅳ. DNFP 无理由;可能造成损害
Ⅴ. DNFP 无理由;明确造成损害
D1. 对患者护理没有影响
D2. 对患者护理有影响
通过分享教育经验在患者护理和安全领域取得进步
特权和保密信息:本信函仅作为医疗质量识别、评价、评估和改进的正式流程的一部分,或用于降低与护理相关的伤害风险。因此,本信函包含特权和保密信息,并受到科罗拉多州法律 CRS 25-3-109 和 CRS12-36.5-104 的保护。未经 XYZ 质量管理部门或法律顾问的明确同意或指示,不得复制、转发、分发、剪切、粘贴、分享或以其他方式披露其内容。

展望:披露错误和正直行事

在探究序言中的两个给药错误的实例时,我们需要了解对患者及其家属来说,怎样做是最合乎道德的行为? 您是否应该完全向患者及其家属披露变异相关信息? 如果产生不良后果,您是否只会向他们披露变异相关信息,如果没有产生不良后果的话,那么您会采取"没有伤害,就不算犯规"的方法处理吗? 如果其中一名转运队员在困难插管过程中切下了患者的牙齿,应该怎么办? 是应该在不久后将并发症的信息完全披露给患者及其家属,还是应该等待患者及其家属自行发现缺牙的情况? 如果一名婴儿通过院前转运服务被送往医院后,发现食道插管,并且伴有严重的神经学后遗症,那么怎样才是最符合道德和伦理的做法呢?

在探究这些难题时,越来越多的文章都表明患者及其家庭需要完全透明的信息披露[71~76]。在决定披露医疗错误时,医疗服务提供者面临的潜在障碍之一是披露就意味着承认错误,也就面临着一场官司。近期,许多研究都认为这一假设可能并不正确[77~78]。另一项研究发现,如果原告和被告之间能够进行良好的沟通和交流,那么超过 70% 的医疗事故索赔最后都放弃了[79]。虽然医学领域有关医疗差错披露的文献有很多,但对紧急医疗服务(EMS)领域的医疗差错披露的研究相对较少。EMS 提供者面临着许多特殊的困难,可能会影响与患者之间的披露谈话。EMS 提供者经常被要求在有限的资源下,恶劣的环境中,对与其建立短暂联系的患者快速执行程序。EMS 提供者还需要将患者转运到他们无法利用相关医疗记录和风险管理资源的地点。虽然已经为医院供应商制订了披露标准[80],但目前还没有为 EMS 提供者制订相关标准。然而,很多医院主导型建议都适用于 EMS,可以作为 EMS 的参考模板。首先建议 EMS 使用"披露教学"模式,在这种模式中,人员需要接受如何与患者/家属进行高难度谈话的培训。医院以及医疗事故保险公司都是提供此类培训和/或教学的优秀资源。所涉及机构的医疗主任,或者变异发生时所涉及的急诊医师,需要搭与患者/家属顺利进行这种高难度谈话。披露危害性医疗失误最终还是要将关注点放在患者及其家属的需求上面,Lu[81] 简要介绍了适用于 EMS 的做法:

• 目标和成果围绕患者/家属的需求。

- 以患者/家属可以理解的语言表达信息。
- 传达有关错误的事实情况。
- 解释如何采取措施进行补救。
- 阐述已经或将要采取的防止错误再次发生的措施。
- 让患者/家属放心，不会因为错误而产生额外的财务费用。
- 为错误的发生表达诚挚的歉意。

医疗主任和潜在代理人员在与患者/家属进行这些高难度谈话时可能会遇到一些挑战。按照上述做法进行谈话，可以使患者和家属感到舒服，使事情处于能够掌控的范围内。但患者/家属可能承担相关医疗费用，因为很难控制这种费用的产生。因此，在向患者/家属作出承诺之前，一定要确认机构和/或组织已经保证不需要患者承担费用，这一点很重要。一个新开发的不良行为干预项目"3R"取得了极大的成功，3R 分别代表识别、反应和解决。该项目以患者为中心，旨在解决难以预测的治疗效果，维护医患关系，解决患者/家属的经济损失和医疗费用问题[82]。

总结

据估计，在每年发生的多达 9.8 万起可预防死亡事件中，其中大多数并不是由能力不强的人造成的，而是由设计不当和存在缺陷的系统造成的。转运项目的医疗主任应该重视降低患者风险，不仅要减少医疗法律风险，更重要的是要最大限度地提高患者的治疗效果。有关急救护理转运的错误和变异的相关文献和研究相对匮乏。据估计，每 2.3 万名 EMS 患者中会产生一起诉讼。如果每年不良事件的发生次数减少 10 次，那么加利福尼亚州县的医疗事故索赔次数会减少 3.7 次。利普也提出相比于开发新的治疗方法，提高医疗护理质量和保证患者安全能够挽救更多的生命。

航空界为我们提供了很多有关错误理论的知识，机组资源管理（CRM）的开发有助于事故预防和减少事故的发生。航空医学业吸收了 CRM 的许多关键概念，并将其应用于行业的运营和患者安全文化中。诸如态势感知、人际沟通、减轻压力、工作量管理、疲劳和集中精力、粗心和自满情绪等理念都是应用于航空医学转运的 CRM（即 AMRM）的关键概念。

错误是由于一系列表面和潜在故障而产生的，表面故障包括与负面结果直接相关的行为，而潜在故障则是在事故发生很久之前存在于系统中或个人身上的行为。瑞士奶酪模型将每一片奶酪视为防御屏障，其中一些孔洞是表面故障，剩下的是潜在故障。当所有的孔洞完全对齐时，就会发生事故，并产生"意外事故轨迹"。

为了防患于未然，急救护理转运提供者应该培养高可靠性和正念。正念是批判性的自我反思，鼓励人们扪心自问"我是否落下了什么？""我还能采取什么措施来最大限度地提高治疗效果，使患者获得最好的疗效？""我还需要避免哪些陷阱？"PIPS 计划的关键组成部分还包括七个文化亚群，分别是循证医学、团队合作、沟通、学习、公正文化和患者家属中心式治疗和领导力。医疗主任面临的挑战之一是无责备文化和当责文化之间的平衡，并清楚何时对有价值的团队成员进行指导、纠正或训练。

项目需要强有力的领导，优秀的领导者能够从容应对变化，设定一个新的方向和愿景，并在遇到困难的时候激励和调整员工的心态。请记住，决定领导者是否成功的因素并非领导者本人，而是其下属。您的转运团队的服务质量反映了您为 PIPS 计划所设定的标准，这些标准您在患者护理中的标准密不可分。您需要参与团队培训，了解运营和患者安全方面的核心措施，这决定了项目的成败。医疗主管帮助建立的 PIPS 计划不仅可以用于明确项目的使命和愿景，还可以用于闭环管理和过程改进。只有在医疗主任的大力参与下，转运团队才能够提供更专业和安全的服务。

参考文献

1. Kohn KT, Corrigon JM, Donaldson MS. To Err is Human: Building a Safer Health Care System. Washington, DC: National Academy Press; 1999.
2. Deaths and Mortality. 2011. National Center for Health Care Statistics at the Center for Disease Control and Prevention website. http://www.cdc.gov/nchs/fastats/deaths.htm. Accessed on August 18, 2014.
3. McGlynn EA, Asch SM, Adams J, et al. The quality of health care delivered to adults in the United States. *N Eng J Med.* 2003;348(26):2681-2683.
4. Chassin MR, Kosecoff J, Park RE, et al. Does inappropriate use explain geographic variations in the use of health care services? *JAMA.* 1987;258(18):2533-2537.
5. Leape L, Berwick DM. Five years after "To Err is Human": what have we learned? *JAMA.*2005; 293(19):2384-2390.
6. Levinson D. *Adverse Events and Hospitals: National Incidence Among Medicare Beneficiaries.* Washing-

ton DC: Department of Health and Human Services Office of the Inspector General; November 2010.

7. Rules and Regulations.72 F.R. 47201. In: *Federal Register*. August 22, 2007; 72(162). http://www.medicareriskareas.com/hra2_central/sidebars_central/POA_FY08-Final-Rule-HAC.pdf. Accessed on August 19, 2014.

8. Leape L. New world of patient safety. *Arch Surg.* 2009;144(5):394-398.

9. Wang HE, et al. Tort claims and adverse events in emergency medical services. *Ann Emerg Med.* 2008;52:256-262.

10. Atack L, et al. Emergency medical and health provider's perception of key issues in prehospital patient safety. *Prehosp Emerg Care.* 2010;14(1):95-102.

11. Jena A, Seabury S, et al. Malpractice risk according to physician specialty. *NEJM.* 2011;365(7):629-36.

12. Greenberg M, et al. *Is Better Patient Safety Associated with Less Malpractice Activity?* Santa Monica, CA: Rand Institute for Civil Justice, Rand Corp; 2010.

13. Health and Safety Executive. ACSNI Study Group on Human factors: third report - Organizing for Safety. Sudbury, UK: HSE Books:1993.

14. National Highway Traffic Safety Administration. A Leadership Guide to Quality Improvement for Emergency Medical Services Systems. Washington, DC: NHTSA; July 1997.

15. Deming WE. *Out of the Crisis.* Boston MA: Institute of Technology, Center for Advanced Engineering Study; 1986.

16. Report of the Presidential Commission on the Space Shuttle Challenger Accident (The Rogers Commission Report). National Aeronautics & Space Administration (NASA) website. http://history.nasa.gov/rogersrep/genindex.htm. Accessed on August 19, 2014.

17. Kramer R. The space shuttle disaster: Ethical issues in organizational decision making. [paper presented] Western Michigan University, April 1987.

18. Helmreich RL, Merritt AC, Wilhelm JA . The evolution of crew resource management training in commercial aviation. [University of Texas at Austin Human Factors Research Project]. *International Journal of Aviation Psychology.* 1999;9(1):19-32. http://aireform.com/wp-content/uploads/19970000..-Evolution-of-CRM-in-Commercial-Aviation-Helmreich-UT.Austin11p.pdf. Accessed on August 19, 2014.

19. Blumen IJ. *A Safety Review and Risk Assessment in Air Medical Transport. Supplement to the Air Medical Physicians Handbook.* Salt Lake City, UT: Air Medical Physicians Association; 2002.

20. *Accreditation Standards of CAMTS.* Commission on Accreditation of Medical Transport Systems. 9th ed. Anderson, SC, 2012. CAMTS website. http://camtsshelley.homestead.com/04FINAL_9th_EditionStds_9-5-12.pdf. Accessed on August 18, 2014.

21. Air Medical Resource Management. Advisory Circular 00-64. Federal Aviation Administration website. http://www.faa.gov/documentLibrary/media/Advisory_Circular/AC00-64.pdfhttp://www.william-winn.com/CrewTraining/SafeRide_draft3.pdf. Sept. 22, 2005. Accessed August 19, 2014.

22. Winn W. Safe Ride to a Safe Bed. http://www.nemspa.org/PubDocs/A_Safe_Ride_to_A_Soft_Bed.pdf. Accessed on August 21, 2014.

23. Reason J. *Human Error.* New York, NY: Cambridge University Press; 1990.

24. Frosch R. Notes toward the theory of the management of vulnerability. In: *Seeds of Disaster, Roots of Response: How Private Action Can Reduce Public Vulnerability.* Cambridge, UK: Cambridge University Press; 2006.

25. "Swiss Cheese" Model. In: Reason J. *Human Error.* New York, NY: Cambridge University Press; 1990.

26. Reason J. *Managing the Risks of Organizational Accidents.* Hants, UK: Ashgate; 1997.

27. Leape L. New world of patient safety. *Arch Surg.* 2009;144(5):394-98.

28. Leape L. Error in Medicine. *JAMA.* 1994;272(23):1851-57.

29. Rosenstein A. Disruptive behavior and clinical outcomes: perceptions of nurses and physicians. *Am J Nursing.* 2005;105(1):54-64.

30. Frankel A. Fair and Just Culture, Team Behavior and Leadership Engagement: The Tools to Achieve High Reliability. *Health Services Research.* Aug 2006;41(4p2)1690-1709.

31. Epstein RM. Mindful Practice. *JAMA.* 1999;282(9):833-839.

32. Weick KE et al. *Managing the Unexpected: Assuring High Performance in an Age of Complexity.* 1st ed. San Francisco: Jossey-Bass; 2001.

33. Sammer C et al. What is Patient Safety? A Review of the Literature. *J of Nursing Scholarship.* 2010; 42(2):156-65.

34. Bennis W. *The Leadership Advantage in Leader to Leader.* San Francisco, CA: Drucker Foundation and Jossey-Bass, Inc; 1998.

35. Kotter JP. What Leaders Really Do. Boston, MA: Harvard Business School Press; 1999.

36. Kotter JP. *Leading Change.* Boston, MA: Harvard Business School Press; 1996.

37. Waldenhausen J. John H. Gibbon Lecture: Leadership in Medicine. *Bulletin of the American College of Surgeons.* 2001;86(3):13-19.

38. Northouse P. *Leadership: Theory and Practice*, 6th ed. Thousand Oaks, CA: Sage Publications;.2012.

39. U.S. Army. *Military Leadership* (FM 22-100). Washington, DC: US Government Printing Office; 1983.

40. Sackett D, et al. Evidence based medicine: what it is and what it isn't. *Brit Med J.* 1996;312(11):71-71.

41. Evidence-Based Medicine Working Group. Evidence-based medicine. A new approach to teaching the practice of medicine. *JAMA.* 1996;268(17):2420-5.

42. Apold J, Daniels T, et al. Promoting collaboration and transparency in patient safety. *Journal on Quality and Patient Safety.* 2006;32(12):672-675.

43. Ballard L. Putting safety at the core. *Health Progress.* 2006;87(1);29-34.

44. Clarke J, Lerner J. The role for leaders of health care organizations in patient safety. *Am J of Med Qual.* 2007;22(5):311-318.

45. Pronovost P, Holzmueller C, et al. How will we know patients are safer? *Crit Care Med.* 2006;34(7):1988-1995.

46. *Safe Practices for Better Health Care.* Washington, DC: National Quality Forum; 2006.

47. Leonard M, Graham S, et al. The human factor: the critical importance of effective teamwork and communication in providing safe care. *Qual Saf Health Care.* 2004;13(suppl1):85-90.

48. National Patient Safety Goals. Joint Commission on Accreditation of Healthcare Organizations. 2007.

49. Guise JM, et al. Do you speak SBAR? *Journal of Gynecological and Neonatal Nurses.* 2006;35(3):313-316.

50. Johnson K, et al. A plan for achieving improvement in patient safety. *J Nursing Care Qual.* 2007;22(2);164-171.

51. Pronovost, et al. Assessing safety culture: Guidelines and Recommendations. *Qual and Safety in Health Care.* 2005;14:231-233.

52. Marx D. *Patient Safety and the "Just Culture": A Primer for Health Care Executives.* New York, NY: Columbia University: 2001.

53. Marx D. The Just Culture Algorithm: Outcome Engineering, LLC. 2008,

54. Connor M, et al. Multidisciplinary approaches to reducing error and risk in a patient care setting. *Crit Care Nurs Clin North Amer.* 2002;14:359-367.

55. Pettker C, et al. Getting it right when things go wrong. *JAMA.*2010;303(10):977-78.

56. Scott SD, et al. The natural history of recovery for the healthcare provider "second victim" after adverse patient events. *Qual Saf Health Care.* 2009;18(5):325-330.

57. 2014 Hospital National Patient Safety Goals (NPSG). The Joint Commission website. http://www.joint-commission.org/assets/1/6/2014_HAP_NPSG_E.pdf. Accessed onAugust 19, 2014.

58. *PIPS Plan.* Loveland, CO: Air Link at Medical Center of the Rockies; 2012

59. *The LIFE STAR Policy and Procedure Manual.* Hartford, CT: LIFE STAR/Hartford Hospital; 2004.

60. Robinson K, Kamin R. Quality Management for Transport Programs. In: Blumen I, ed. *Principles and Direction of Air Medical Transport.* Salt Lake City, UT: Air Medical Physician Association; 2006..

61. Lohr KN, ed. (Institute of Medicine, Committee to Design a Strategy for Quality: Review and Assurance in Medicare). *Medicare: A Strategy for Quality Assurance, Vol. I.* Washington, DC: National Academies Press; 1990.

62. Donabedian A. *The Definition of Quality and Approaches to Its Assessment.* Ann Arbor, MI: Health Administrative Press; 1980.

63. Institute of Medicine, Committee on Redesigning Health Care Performance Measures. *Performance Measurement: Accelerating Improvement.* Washington, DC: National Academies Press; 2005.

64. Institute of Medicine, Committee on Quality Health Care in America. *Crossing the Quality Chasm: A New Health System for the 21st Century.* Washington, DC: National Academies Press; 2001.

65. Steering Committee on Quality Improvement and Management and Committee on Practice and Ambulatory Medicine: Principles for the Development and use of Quality Measures. *Pediatrics.* 2008; 121; 411-18.

66. Reason J. *Human Error.* New York, NY: Cambridge Univ Press; 1990.

67. Vincent C. *Medical Accidents.* New York, NY: Oxford University Press. 1993.

68. Nick Argyres. AMTC Keynote Session. Olin School of Business, Washington University, St. Louis, MO. October 17, 2011.

69. *Peer Review Standards of Care.* Phoenix, AZ: Banner Health Care Systems; 2011.

70. Air Link, Medical Center of the Rockies 2011. Loveland CO adapted from REACH, Santa Rosa, CA.

71. Gallagher TH, Disclosing Harmful medical error to patients. *N Eng J Med.* 2007:356:2713-2719.

72. Gallagher TH. Disclosing Harmful medical errors to patient; Tackling Three Tough Cases. *Chest.* 2009:136 (3): 897-903.

73. Gallagher TH. Patients and Physicians attitudes regarding the disclosure of medical errors. *JAMA.*2003;289(8): 1001-1007.

74. Mazor KM. Health plan member's views about disclosure of medical errors. *Ann Intern Med.* 2004;140(6):409-418.

75. Mazor KM. Communicating with patients about medical errors: a review of the literature. *Arch Intern Med.* 2004;164(15):1690-1697.

76. Chamberlain C. Disclosure of "nonharmful" medical errors and other events. *Arch Surg.* 2012;147(3): 282-286.

77. Hickson GB. Patient complaints and malpractice risk. *JAMA.*2002;287(22);2951-2957.

78. Mazor KM. Disclosure of medical errors: what factors influence how patients respond? *J Gen Intern Med.*2006; 21(7):704-710.

79. Golann D. Dropped Medical malpractice claims: their surprising frequency, apparent causes and potential remedies. *Health Affairs.* Jul 2011; 30(7): 1343-1350.

80. *Safe Practices for Better Healthcare- 2010 Update: A Consensus Report.* Washington, DC: National Quality Forum; 2010.

81. Lu D. Disclosure of harmful medical errors in out-of-hospital care. *Ann Emerg Med.* 2013:61(2):215-21.

82. COPIC's 3Rs: Post Incident Risk Management Program. Denver, CO: CAPSIC; Apr 2010.

19. 急救护理转运中的人力资源问题

Denise Treadwell, MSN
前版投稿人
Dawn Chambers

引言

从最基础的层面上讲,组织中的"人力资源"可以简单地定义为"与人打交道的人"。如果想要在工作场所中营造良好的人际关系,则需要切实可行的解决方案和不懈的努力。

为此,最行之有效的方法是通过结构化方法来打好基础,如预防医学,一些"额外方法"也可以提供帮助。管理层可以采用结构化方法制订计划,并记下最终结果。必须明确分配人员搜索、招聘、求职者跟踪、技能开发和跟踪、福利管理、协调与相关政府部门关系以及风险管理领域的责任分工,包括工人赔偿、纠纷调解和解决以及公司政策和程序的制订。这些责任可以分给几个人分别承担,可能会涉及转运项目的医疗主任和医疗管理人员,也可能指定给公司内部的单一部门负责。

大多数项目都具备良好的人力资源管理方法所必备的要素,如良好的招聘程序;合法且切实可行的政策;通讯工具;员工活动;员工认同度,但缺乏将所有部分结合在一起并在整个组织中始终如一地贯彻执行结构或系统。人力资源的职责和活动应该由熟悉基本人力资源原则和实践的人员来管理,以保证遵守相应的劳动法律。一些员工较少的项目认为将部分或全部活动外包给专业人力资源公司,这样做会更具成本效益。规模较大的公司也会选择将人力资源工作部分外包,如工资单、401K 管理等,以提高公司内部的人力资源工作效率,更好地利用公司内部的人力资源专业人员的时间和资源,侧重于其部门的关键领域。

本章将阐述有关人力资源计划的很多关键要素。此外,本章还将讨论三个备受关注的问题,这些问题常常会导致人事问题和劳动诉讼:反歧视、职场骚扰和报复、雇主准假义务和绩效评估。医疗主任不需要成为人力资源方面的专家。但作为管理团队的成员,医疗主任应熟悉人力资源计划的常见要素。

本章用"组织"和"业务"两个术语代替"飞行计划"或"转运服务"。无论项目采取何种运营模式(医院、联盟、独立供应商、公共服务等等)或项目的规模大小,在人力资源问题上需要考虑的因素都大致相同。然而,不同点可能在于企业结构以及专职人力资源人员的配备或支持。

人力资源——有计划的模式

典型的人力资源计划包括在该地区或行业具有竞争力的工资/福利待遇,安全且适宜的工作条件,确保公平待遇的政策/实践/体系以及良好的沟通。

为计划创建一个模板

对于一个多项目组织来说,人力资源计划的结构化方法的最有效且高效的策略是创建一个模板。模板并不包含特定项目计划所需的细节,但可能包括适用于每个项目的企业政策声明(如宗旨说明、企业价值观、无骚扰工作场所政策、员工关系理念等)。

但是,该模板首先应包括具体项目通用的指南和清单。例如,企业模板可能会建议在各个场所以各种方式进行面对面的沟通。工作计划可能会记录以下信息,四月和九月将会有半年一次的"圆桌会议",一月的会议经理的"业务状态"会议,以及 7月 4 日假期前给员工的一封信等等。

成功的计划不是凭空捏造的,而是由管理人员和人力资源代表制订的团队项目。计划需要得到最高管理层的支持,这一点至关重要,因为计划将会产生一定的经济成本,并且需要花费一些管理时间。另外,虽然制订书面计划的目标应该是提供在工作中建立良好关系的框架,但不应该官话连篇,而是应该花费时间在达到效果而不是遵守计划上。需要在盒子外面思考,也就是跳出固有的思维模式,具体的说,项目外(即社区)的影响应与盒子内

(项目/员工活动)内的影响一致。

关键要素

结构化人力资源计划中没有单一固定的模板，旨在实施后不断进行修改和改进。但一般来说，这需要改变特定的活动或改进特定的过程。关键要素通常是相同的。计划应该具备的要素包括：①获得并留住合适的员工；②受到服务地区的支持；③识别和解决问题；④沟通和培训；⑤有竞争力的工资和福利待遇。下文将概述这几个方面以及为实现目标而设计的活动实例。

获得并留住"合适的"员工

招聘合适的员工是雇主需要进行的第一步，也是最重要的步骤。认真制订招聘标准，仔细筛选应聘者，审慎选择员工会带来很多好处。虽然大多数工作都很看重工作经验、培训和教育背景，但应聘者的其他特征，如可靠性、创造性、热情和常识等也非常重要。

背景调查：背景调查是整个过程中最重要的步骤之一。任何可以获得的信息都是有价值的。即便应聘者的前任雇主只确认了雇用日期，这也是有价值的，因为这样就能辨别处伪造雇用时间的应聘者。药物测试属于雇用前测试的一部分。与雇用前体检不同，在确认录用之前，美国残疾人法案允许进行雇佣前药物测试。因此，如果州法律也未禁止这种做法的话，雇主可以在有条件录用之前对应聘者进行药物测试。另外，应该进行背景筛查。内部人力资源代表需要对相应的执照和雇用情况进行核实，但强烈建议由合格的专业服务机构进行彻底的犯罪背景审查，以防止发生随意雇佣事件，并保护公司免受由不可预计原因所造成的债务责任。

定位：组织应该开展初始的职前训练，通常被称为入职培训，旨在使新员工对组织有所了解。入职培训应包括初始培训，使员工熟悉整个公司的政策和程序。初始培训一般包括公司规范、公正文化培训、有关退休计划和其他福利资格的信息，然后是针对具体工作的培训。每隔30天、60天和90天应该召集每个新员工定期召开后续会议，以掌握员工对公司和对新岗位工作的适应情况。主管应该把每个新员工介绍给组织中的重要员工。良好的入职培训计划将会提高员工的留任率，并营造愉悦的工作团队氛围。指派一位积极上进的同事继续对新员工进行培训和指导，使员工在组织和工作中感到充实。

纠正措施：即使是最好的筛选和招聘程序，偶尔也会导致雇佣不善。出于担心带来诉讼等各种原因，许多雇主选择容忍工作绩效差的员工。在试用期结束之前，应该通过岗位定向和后续会议来记录并解决问题。如果对表现差的员工采取纠正措施，则会给其他员工的工作造成更大的负担。当工作勤勉的员工厌倦了这种不公平的工作分配时，他们会降低自己的绩效目标，或者为了寻求公平而辞职。为了确保工作效率并留住表现良好的员工，雇主应该维护和管理有效的纪律制度。大多数开明的雇主使用纪律作为纠正措施，而不是惩罚措施。然而，工作勤勉的员工期望看到"懒汉（表现怠惰的员工）"受到"惩罚"，而勤奋上进的员工可以得到奖励。因为开除决定有可能造成歧视指控和诉讼，带来员工关系问题，所以组织需要谨慎做出正确的开除决定。

如果员工出现问题，组织应该在员工第一次犯错的时候予以纠正。如果组织中存在人力资源部门，那么员工的开除决定最终取决于人力资源部门。不过，员工的主管和经理应该参与执行惩罚的过程，以避免人力资源的决策独断。这意味着管理层的所有成员都应该接受广泛的培训，以了解为解决问题奠定基础的重要性，以及其行为可能产生的法律后果。

员工参与：员工参与有助于营造良好的工作环境。征求对传统管理决策各个方面的建议，这会使员工觉得他们的想法是重要的。管理层往往错误地判断员工看重的方面。很大一部分主管人员高估了工资对鼓舞员工士气的重要性，而他们的员工往往更加重视尊严和尊重，以及工作环境。管理/监管人员与员工可以每月进行一次圆桌讨论，有助于管理层考察员工的情绪，并感受员工的态度变化。当员工提出实质性问题时，管理需要及时做出回应。

通常来说，员工提出良好的建议能够获得奖励，这种做法一直以来促进员工参与企业的各个方面的运营。应该考虑扩充意见方案，更多地听取员工的意见。在员工之间举办新服务与新创意竞赛也是很有趣且有益的活动。虽然之前已经设置了员工意见箱，但企业竞赛具有更高的知名度，而且在有限的时间内举行，并不包含在之前的意见方案中。

员工认同：大多数公司由于没有实施员工认同

19. 急救护理转运中的人力资源问题

方案,因此错过了一个和员工建立密切关系的良好机会。一些公司设有"本月最佳员工"奖。这种方案虽然出发点是对的,但却难以根据在工作场所的表现挑选出一名表现最出色的员工。针对特定领域其他方面的员工认同方案则避免了这个问题,例如:①服务奖;②安全奖;③出勤奖;④优秀公民奖等等。为了强调这些奖项的重要性,应该在组织内部和外部通过新闻媒体宣传,或者在员工工会、民间组织、宿舍等进行宣传。举办大量的员工活动会使工作更有趣,并认识到员工的重要性,如假日活动、家庭日/家庭招待会、运动会和类似的活动。

识别和解决问题

雇主有效且公平地解决问题和不满的能力对维持员工和雇主之间的信任和尊重来说至关重要。大部分的职场冲突来自人们处事方式的差异。通过采取措施确保规则和政策得到一致执行,而不考虑所涉及的个人,这样能够避免许多冲突。听取主管人员有关对政策或程序的理解和解释的讨论会使员工受益匪浅。在有关该政策或程序的争议发生之前,进行这样的讨论是非常有帮助的。

解决内部问题:传统的问题解决机制允许通过高层管理来审查问题(通常是纪律)。负责审查的经理不一定需要通过正式手续在特定时间段内采取行动,整个过程可能是口头的或书面的。这些机制成功的关键在于雇主能够在尽可能多的层面上保持客观性。如果高层管理者只是盲目同意经理的决定,系统的可信度会很快降低。

同行评审:对雇主采取的措施进行同行评审,由时薪人员和监督员组成小组进行公正的审议。通常情况下,时薪人员在小组中的数量较多,因此他们可以投票否决管理层代表。

同行评审可以采取多种形式,但其吸引力的实质在于,不考虑既定的规则、政策或过去的实践,组织不能单方面作出纪律处分决定,并希望由员工主导的小组做出这些决定。假设员工小组成员对同事态度公正,不偏袒同事,促使上司谨慎行事,同时兼顾一致性和公正性。同行评审是一种反对偏袒的平衡,这也可能是最常见的监督滥用类型。任何同行评议程序的成功都很大程度上取决于小组成员中时薪员工和监督人员的培训质量。

调解和仲裁:许多雇主已经成功地将就业相关纠纷的强制性或自愿纠正和仲裁程序作为雇佣条件。除了大幅降低诉讼成本之外,双方通常比传统

的诉讼途径获得结果要快得多。此外,由于这个过程是私人的,经常可以避免不必要的公众关注。

调解是对立双方与专业调解人一起在非正式场合寻求解决纠纷。调解员没有决策权,也不要求裁决任何索赔问题;相反,调解员试图通过说服和妥协把双方聚集在一起。一个好的调解员可以使双方放下负面情绪,顺利地进入调解过程。

仲裁涉及将案件介绍给中立的第三方裁定案情。仲裁可以是约束性或咨询性的。仲裁通常类似于法庭的诉讼程序,在此过程中,需要遵循证据和法律先例的规则,提供证词,展示证据。

识别其他问题:确定当前存在的问题非常重要。问题可能包括公平待遇、偏袒、组织规则的不平等执行、高管的特殊待遇、工资或福利问题以及工作条件。确定后,管理团队应首先对这些领域进行审查,并提出解决或淡化问题的建议。一旦决定了如何处理这种情况,建议组织对管理人员做出特定的安排,以确保采取适当的行动。

有些问题很容易解决,但有些问题难以解决。难以解决的问题也必须得到解决。解决问题是通过教育使员工了解组织是怎样解决问题的,以及为什么问题不能像员工所希望的那样得到解决。虽然员工可能仍然对问题的解决方式感到不满,但是组织需要与员工进行沟通,表示组织愿意尽一切努力将可能会对员工产生影响的问题转移到组织身上。为了明确当前所有的问题,公司可以将以下各项纳入其人力资源系统:

- 员工态度调查:态度调查是一种用于明确当前的员工问题的快速、高效、准确的方法。时薪员工和受薪员工都应接受调查,以确定共同的和不同的问题。调查使应将时薪员工和受薪员工的结果分开。
- 内部审计:审计涉及与所有管理层成员和监督人员进行交流,以其确定是否遵守和了解劳动法,职业安全与健康管理局(OSHA)和环境保护局(EPA)相关法规。审计的主要好处是,审计要求主管和经理从员工的角度思考问题。

此外,雇主可以考虑对其遵守的某些法律(即《美国残疾人法》,《家庭和医疗休假法》等)进行专门审计。一旦确定了当前的问题,就会召开经理和主管的小组会议来讨论这些问题。如果适用,可由组织的人力资源经理或具有各种法律知识和程序操作知识的人员主持会议。会议的协调员应该列出所有问题的清单,并且按照优先顺序排列这些问

题。然后经理/主管需要讨论这些问题，以确定是否可以解决或淡化。然后做出具体的安排，让经理/主管参与到管理层对这个问题的决定中来。

沟通和培训

为了确保亲职员工的理念传达给员工，并且管理层能够意识到所有问题，组织机构的沟通计划是至关重要的。虽然有许多沟通计划的模板可供使用，但是组织内的每个组织和每个机构都应该审查自己的需求，并且应该制订一个适合这些需求的计划，而不是采用别人的计划。但是，每个计划都应确保各级管理层都参与向员工传达信息并从他们那里获得信息的过程。

现在可用于有效沟通的资源比以往任何时候都更加复杂和有效。组织通讯并不一定是过时的，但更有可能通过电子方式传输，而不是纸上传输。许多公司还将员工手册放在可访问的数据库中，允许员工和监督人员随时审查规则、程序、福利或政策。现在许多休息室都包含电脑终端，员工可以使用他们的员工号码和密码登录。休息时间也成为信息共享的时间。

会议

为了最大限度地发挥沟通计划的影响力，应该妥善安排好所有的沟通。组织应每年制订一个活动日历，以安排好所有主要的沟通活动。事先准备好日历会使管理人员能够以最有效和最有效的方式组织活动。此外，管理人员能够一目了然地了解何时安排活动，何时安排会议，何时启动具体的项目，项目将运营多长时间，何时提交报告等等。

尽管计算机技术已经取得了巨大的进步，但面对面交流仍然是最有效的信息共享手段。与员工保持良好沟通的公司会定期举行的面对面会议，会议将促进双向讨论作为沟通计划的重要组成部分。定期沟通的一个目标是使雇主成为员工最可靠的信息来源，无论信息的好坏。

组织的定期会议和演讲也受到员工的欢迎，特别是组织的成功与员工的工作安全和报酬直接相关的情况下（包括利润分享计划和其他利益计划，以及盈利能力改善）。直接从主要管理人员或经理那里听取雇主的经济健康报告是非常宝贵的经验。

季度会议也可以为首席执行官或高级管理人员和所有员工之间提供定期的沟通，向员工介绍业务情况。会议可以涵盖财务更新、设备变更、新的营销策略、升级等内容。季度会议显然不是为了收集员工的反馈信息。如果有的话，很少有员工会在大型集体会议上提问。但是，会议结束后，他们愿意对主管提出问题。出于这个原因，首席执行官应该提前向主管人员和管理人员提供预览会议，以便与他们一起回顾他/她打算在季度会议上讨论的议题。使主管人员做好准备，让他们觉得自己是管理团队的一部分。

此外，主管应定期与所有员工举行会议。有些公司在每个班次开始时都有简短的团队会议。其他公司每周都召开会议。如果员工能够参与这些会议，这在某种程度上说是非常有用的。例如，主管可能会要求员工准备讨论某个特定主题，或者在下次会议期间报告某件事情，还会鼓励员工为接下来的会议提出议程项目。这有助于开展主管和员工之间的双向讨论。如果主管不习惯开会，他们应该接受培训。此外，确立系统问责制将确保监督人员继续定期举行这些会议。

因此，人力资源部的工作人员应在全年系统地开展与员工进行一对一的会谈。这有助于人力资源协调员与员工建立良好的关系，以便他们能够顺利地解决人力资源部门所面对的问题。

应采取开放的政策，包括正式和非正式的方法，让员工向管理层提出建议或投诉。具体来说，应该制订政策来创建一个行政管理系统，大多数员工的投诉/建议可以通过这个系统解决。但是，政策也应该允许员工绕开步骤，或者直接向人力资源部门提出问题/建议。

其他沟通方式

组织手册概述了组织的政策、程序和理念，是一个重要的通信工具，也是保护雇佣行为的有用文件。应按照国家法律正确地更新并草拟手册，以避免产生合同纠纷。

培训是沟通的一种形式。良好的雇佣政策同样重要。提高现有员工的能力可能比聘用已经具备组织要求的新技能的人更为经济。培训也被看作是对优秀员工或业绩的奖励，也是继续前进的动力。许多雇主重新设计了招聘和晋升政策，以达到奖励和留住优秀员工的双重目的。

公司可以通过发布组织简讯来报道直接影响员工的事件。高级管理层每月对员工进行财务更新是将接纳员工并让他们感觉成为团队一员的绝佳方法。

应与所有被辞退或主动辞职的员工进行离职面谈。这是有关工作监督人员处理人事问题、执行规则等情况的一个良好的信息来源。为了确保问责制，应该使用离职面试表格，然后与交与经理或人力资源部门的相关人员进行审核。

竞争性的工资和福利

显然，薪酬竞争力越强，从员工的观点来看就越好。但是有一个有竞争力的薪酬方案并不意味着组织必须在所有方面都要能够吸引和留住优秀员工。

工资和地理区域应该具有竞争力。雇主期望留住积极的员工，但支付的工资远低于行业平均水平，这样的想法是不现实的。与此同时，雇主无法摆脱低迷的士气，因为他们需要行业的现行工资率，甚至要高于现行工资率。

工资、福利和待遇是长期留住优秀员工的那个要素。工资作为整个人力资源计划的重要组成部分，必须定期进行监督。各种资源可用于协助定期采取行动，包括州和地方商会、雇主协会和贸易协会。还应审查同一行业和相关行业的集体谈判合同的趋势和模式。

国外子公司

近年来世界变得更加全球化。为了取得成功并维持财务可行性，许多公司被迫扩大到国外，往往导致雇用外籍人员，或者将员工转移到外国的附属机构。哈维和默勒（Harvey and Moeller，2009）指出，在国际市场上有超过 80 万家多国公司的子公司。企业的全球化使得人们更加了解跨国公司如何通过人力资源管理更有效地运作。管理国际派遣人员的各个方面适用于任何雇用外国公民或跨境转移人员的公司。针对招聘、培养和维护跨国公司员工的活动与国内企业的人力资源相似，并考虑到了在国外管理这些资源的复杂性。在本章中讨论的人力资源计划的关键要素：招聘或选拔（获得合适的人）、培训、表扬、奖励和员工发展，都是国际人力资源的框架。

许多公司更喜欢将人员从本国迁移出去，因为人们认为和相同文化经验，说相同语言的人相比起来沟通更容易。当一个公司扩大其全球影响力时，员工选拔过程变得越来越重要。例如，在某些地方，当有国民持有证件、执照，可以履行同样的职责时，聘用外国人是非法的。人力资源部门需要了解所在国的实际情况，这样在战略选择过程中，就可以在遵守当地和联邦就业法律的前提下，提高公司在这些国际地点上招聘到合适人选的成功率，而不是习以为常的选拔后再进行考察。选拔过程需要考察的不仅仅是应聘者的技术、管理或专业素质，还包括沟通技巧、社交技巧、灵活性和稳定性、跨文化适应性、语言和性别相关因素。候选人的家庭要求，以及在新的文化环境中有效调整和履行职责的能力，也是选拔过程中不可或缺的一部分，是判断员工是否能顺利地适应外国生活和工作环境的重要标准。

一旦选定了一名员工担任公司中的任何职位，培训就是确保员工在新角色中取得效益和成功的下一个关键步骤。这对于接受国际派遣或在外国公司工作的人来说尤其重要。建议扩大培训范围，包括跨文化的培养和适应。在海外工作的员工或在外国公司就业的员工有适应新文化、新商业惯例或两者兼备的重大任务。这个职位的员工必须高度重视公司和子公司的运作，并能够整合两个组织的要求和目标，方可取得成功。对新角色的融入程度取决于员工及其家庭的调整能力，主要受到培训的影响。

管理国际地区人员的人力资源专业人员的其他关键问题包括合同安排、工作许可或签证，以及出入境旅行证件。在雇主与外派员工或外籍员工之间的正式合同中，通常会详细注明雇佣的特别要求。合同内容通常包括但不限于背书、职务说明和职责、许可证和其他专业认证要求的维护、工资、住房、上下班的交通以及员工的差旅费用、返回本国的适用税率、联邦和地方税收责任、国际医疗保险福利、员工和任何受抚养人的相应签证责任以及受抚养人的教育津贴，并在派遣终止后加上遣返费用。假日工资、年假工资、产假工资、病假津贴以及代通知金在法定支付金额时都必须进行评估，因为这些支付金额可能受到地方和联邦税收的限制。雇主还需要了解种族和年龄歧视的权利以及居住国的就业法律，以确保额外福利符合外籍人员的情况，而不是依据种族而判断。

管理外派员工或外籍人员的过程应分几个阶段进行。正在进行国际扩张的企业需要关注选拔和管理外派员工或外籍人员的过程，以便在新兴的全球市场中取得成功。

歧视和工作场所骚扰

对任何类型的非法歧视或工作场所骚扰的投

诉都会对组织造成毁灭性的大计，并对其声誉造成极大损害，导致生产力丧失，士气低落，失去优秀员工。

美国平等就业机会委员会（EEOC）保护美国绝大多数私人雇主、州和地方政府、教育机构、就业机构和劳工组织的应聘者和员工免受歧视，依据包括种族、肤色、宗教、年龄、残疾、性别（包括怀孕）和国籍等因素。到目前为止，大多数雇主已经采取措施解决工作场所的性骚扰问题。但是，现在比以往任何时候都更需要解决在当今不断变化的工作环境中可能出现的其他形式的歧视和工作场所骚扰。在进行面试、绩效评估、晋升、纪律处分和解雇时，管理者必须遵守保护应聘者和员工的联邦法律，并且要了解这些法律。2011年1月，EEOC报告称，截至2010年9月30日的2010财年，全美范围内提交的私营部门工作场所歧视声明达到了99 922份，达到前所未有的水平。员工人口结构迫使雇主认识到积极保护员工免受各种歧视和工作场所骚扰的重要性。

正如美国联邦法1964年《民权法案》第七章所述，雇主不得在雇用、晋升、离职、薪酬、附加福利、工作培训、分类、转诊等就业领域对应聘者或员工有基于种族，肤色，宗教，性别或国籍的歧视。除了这项法律禁止的性别歧视之外，1963年《同工同酬法》还禁止在同一机构中从事同等工作的女性和男性支付工资的性别歧视。根据1967年《就业年龄歧视法》，应聘者和40岁以上的员工在年龄、雇用、晋升、解雇、补偿、条款、条件或就业特权方面受到进一步的保护。

符合条件的残疾应聘者和残疾员工可以依据1990年的《美国残疾人法案》保护自己免受残疾歧视。2008年《美国残疾人法案》修正案（ADAAA）于2009年1月1日生效，在《美国残疾人法》的基础上进行了值得注意的修改，并指示平等就业机会委员会维护经修正的这些规定。ADAAA的前提是建立在国会认为残疾定义过于狭窄的观点上，导致对许多患有长期疾病的人没有相应的保障（如癌症、阿贝斯、癫痫、艾滋病毒感染和双相障碍等等）。由ADAAA授权的法规维护了ADA关于"残疾"这一术语的定义，认为这是一种严重限制一种或多种主要生活活动的身体或精神障碍，包括残疾经历或既往病史，但国会对如何解释这些条款进行了重大改变。基本上，ADAAA使个人更容易在"被视为"残疾的部分得到保护。法律还要求涉及实体在不

是特别困难的情况下，为合格的残疾应聘者和残疾员工提供合理便利。这一点在本章的雇主准假义务部分有更详细的讨论。

上述各项美国联邦法律进一步禁止对提出歧视诉讼、参与调查或反对非法的雇佣行为的人以任何形式实施报复行为。值得注意的是，美国联邦法规规定的所有受到免于歧视的个人也不受工作场所的骚扰。

①有形雇佣行为骚扰，即员工遭受不利雇佣行为，如开除、降级或不合理的调动；②敌意工作环境骚扰，使员工受到骚扰，破坏其工作环境，但没有不利雇佣行为。

有形雇佣行为指就业情况发生的重大变化，美国平等就业机会委员会（EEOC）将其定义为：①组织的正式行为；②通常在官方组织记录中证明；③可能受到上级管理层的审查；④通常需要企业的正式批准以及使用内部流程。一般而言，有形雇佣行为会给员工造成直接的经济损害，包括不能雇用、解雇、拒绝晋升、降级、重大调整、不同的职责安排或导致在工作福利上的重大负面变化的决定。有形雇佣行为骚扰只能由组织内部有能力做出会影响另一名员工的雇用决策的人实施，而真正可以参与决策的人尚有争议。

比有形雇佣行为骚扰更普遍的是敌对工作环境骚扰，这种情况发生在：①员工是受保护阶级的成员；②该员工受主管以外的其他人的不受欢迎的行为的影响；③行为足够严重或普遍地改变雇佣条件或条件；④骚扰是基于员工的受保护身份。这种骚扰要求员工表明，雇主知道或应该知道骚扰的存在，但没有采取及时和有效的补救措施。

证明这一说法的第一个要素通常很容易，因为大多数受保护的特征是易于和客观事实区分开的。证明宗教骚扰的诉讼越来越多，更加具有挑战性。在这种情况下，员工必须证明他或她实际上是属于某一宗教的。

敌意工作环境骚扰要求员工证明行为是不受欢迎的。员工必须表明他或她不想要、邀请、怂恿或鼓励冒犯行为。重要的是，这是员工的看法（尽管这是合理的），而不是骚扰者的意图，这决定了行为是否不受欢迎。

第三个要证明的是，行为上升到"严重或普遍"的水平。所谓的行为必须足够严重或者对就业的条款或条件有改变。一般来说，美国法院通过这种方式来判断行为的严重性和普遍性：行为越严重，

所需要的普遍程度越低,反之亦然。例如,在性骚扰的情况下,证明一个单一的不受欢迎的触摸员工的亲密的身体部位往往会建立一个敌对的环境,但基于色情材料或在工作场所的意见,通常会要求一个更能显示这种行为的普遍性的证据。为了证明骚扰,员工通常必须证明骚扰是连续的或频繁的。

重点在于骚扰行为是否影响了员工的工作表现,阻碍了他继续工作,或阻碍了他在事业上的发展。

最后,员工必须证明行为是因为他的特殊保护地位。性骚扰索赔的一个常见误解是,他们必须基于经常性的性行为。但是,性骚扰是由于其性别而直接面向员工的行为。相反,只是因为工作场所的骚扰有性色彩,并不意味着骚扰是由于人的性行为而发生的,因为他们也可能属于均等机会骚扰!

认识到歧视和工作场所的性骚扰是组织抗议骚扰的关键,但要认识到骚扰,教导员工和主管认识到这一点,在快速变化的工作环境中是具有挑战性事情。

雇主要遵循的最佳政策是禁止所有可能导致此类索赔的工作场所行为。换句话说,雇主需要将歧视和骚扰定义为于员工的关系。这个定义的基础是相互尊重。通过这种做法来设定期望和限制,可以帮助雇主管理他们的工作场所,并准备防范任何出现主张歧视和骚扰的事件。

虽然确定歧视的范围是明确的,但雇主往往只能确定所有适用的骚扰形式。雇主有法定义务保持工作场所不受歧视和骚扰。表 19-1 列出了一些骚扰行为的例子。

政策、程序和培训

雇主不仅有义务为员工明确工作场所骚扰,还要确保员工了解雇主对歧视和骚扰的立场,以及员工对歧视和骚扰的期望。政策必须包括具体的投诉途径,包括其他方法,并需要员工承担自己的责任,包括遵守不歧视和非评估标准和报告。建议每项政策都包含强大的非报复性条款。毫无疑问,一旦政策形成,雇主应该遵循。

因此,用人单位必须实施有效的书面反歧视和反骚扰政策和申诉程序,将这些政策分散到全体员工,并培训主管和员工。此外,雇主应保留培训的证明,不仅是培训内容,还包括培训记录。培训本身对于防止这种说法至关重要,但保留培训证明是防范这些说法的有力工具。

表 19-1　骚扰行为的例子

- 触摸、捏、抚摸、按摩、摩擦或拍打
- 拥抱、亲吻或拥抱
- 偷看女性衬衫内和裙底
- 与人发生摩擦,在走过的时候故意贴近,或者不断侵犯他人的"私人空间"
- 进入异性的洗手间
- 展示色情图片或书面材料
- 张贴或以其他方式发布贬低受保护人群的图片或漫画
- 展示性暗示的图像或物品
- 展示淫秽的手势或面部表情
- 违反礼仪的情况下暴露身体部位
- 发送或散发"仇恨邮件"、不受欢迎的卡片、信件,电话或电子邮件
- 在工作场所显露出令人反感的物品,例如三 K 党帽,纳粹党徽,绞刑的绳圈
- 要求发生性行为,或进行亲密的质疑或建议
- 攻击性或贬低性的或受保护身份的笑话或评论
- 开始或传播关于员工性生活的流言
- 以性方式评论一个人的身体,或以一种批判或贬低的方式评论独特的衣着、身体特征或宗教外衣或习俗
- 被拒绝后反复邀请他人约会
- 吹嘘性征服或性能力
- 使用贬低绰号或称号。

满足上述所有条件代表雇主已经完成了法律所要求的一切,使其能够对歧视或骚扰索赔提出抗辩:维护已告知所有员工的合法政策,所有员工都经过培训;保持适当的报告程序;并迅速、彻底地调查投诉。一旦雇主进行了及时彻底的调查,并确定发生了违法行为,就必须立即采取补救措施,合理地纠正违法行为所造成的错误,并结束违规行为。即时补救行为的构成因具体行为的情况而异。

许多雇主至少在名义上采取了零容忍的方式来对待骚扰,并声称已经实施了对工作场所骚扰的解决办法。事实上,高层管理人员已经多次高调处理了骚扰行为,甚至有些可能达不到可以采取行动的骚扰程度。当然,这些公司认为采取这种积极的行动是非常重要的,可以向公众和员工发出强有力的信息。

这并不是说雇主必须开除所有被指控歧视或骚扰行为的员工,无论行为的程度和周围的情况如何。他们不需要这样做。事实上,宣布零容忍会存

在风险，如果雇主在所有情况下都没有贯彻执行，那么就可能得到单一的制裁。执行适当的规定表明雇主方面的决定性和充分的回应。重要的是不再使受害者受到伤害的补救措施。因此，除非受害者将调职或工作时间更改视为有益情况，否则将受害者调职到另一个部门或更改受害者的工作时间以避免受害者与被指控的员工之间的联系是不恰当的。同样地，奖励或貌似奖励被指控的员工也会认为雇主不认真对待不歧视和非骚扰政策。当然，严格禁止报复。

员工的责任是报告任何涉嫌歧视的交往行为，否则就不会受到伤害。雇主应该确保每个员工都知道纠纷的程序，而且不能容忍参与歧视的举报或调查所引起的歧视。宣传反歧视和反骚扰政策，就申诉程序和不予报复的规定培训员工，将有助于雇主确立员工对投诉程序的了解程度，知道他们的投诉是否安全。因此，员工的责任不仅仅是报告行为，而且要在发生歧视或骚扰事件后远离危害，并采取负责任的措施避免伤害。

雇主准假义务

1990 年的《美国残疾人法》（ADA），1993 年的《家庭和医疗休假法》以及《军人服务就业和再就业权利法》（USERRA）分别为员工规定了请假制度。这些法律对确保遵守美国联邦法律的雇主提出了特别和潜在的问题。

美国残疾人法案（ADA）

1990 年 ADA 的第一条禁止雇主在就业的各个方面因为残疾而歧视合格的个人。为了保护 ADA，员工必须进入法定残疾定义范围。法令将残疾一词定义为：①明显限制此类个人一项或多项主要人生活动的身体或精神损害；②该项减值的记录；③被视为有此类损害。关于个人是否实质性限制的决定必须始终基于个人生活活动的损害的影响。

ADA 不仅禁止雇主由于个人的残疾而采取不良雇佣行为，而且还要求雇主为残疾个人提供合理便利。虽然过去十二年的法院判决有助于界定"合理便利"的界限，但缺勤仍然是困扰雇主的一个难题。

ADA 适用于从事州际贸易，在当前或前一日历年 20 个星期以上的时间内雇用 15 名或更多的全职或兼职员工的私人雇主。除了在某些有限的情况下，ADA 禁止雇主询问员工是否是残疾人士，或是否有关残疾的性质或严重程度。例如，如果残疾并非表面可见，就可以对工作限制进行医学调查。如果允许这样的医疗询问，必须与工作相关的并且符合业务需要。雇主也可以询问员工执行工作相关职能的能力。

平等就业机会委员会和法院同意，雇主只需要适应员工已知的残疾。如果员工有明确的残疾，员工有权利要求提供住宿和休假。虽然员工不需要用"合理便利"这个词来要求自己，但员工需要参与识别他们在特定情况下所需的调整。当交流过程出现问题时，ADA 要求法院确定故障原因并相应地分配责任。

ADA 不提供任何特定的假期。如果假期在合理期限内，假期的长度将根据特定情况的事实确定。但是，如果这样做会给雇主的生意带来不应有的困难，雇主不需要提供假期。

ADA 并不要求员工获得合理的休假。然而，雇主有义务确定其既定的休假政策不歧视残疾人，并且统一实施这些政策。例如，合理便利是指，雇主可能需要允许一名残疾员工在病假结束后使用累积的假期补充病假，假期时间的使用符合雇主的政策。雇主不需要特意设置一个清闲的职位，以照顾合格的残疾员工，除非员工不能再执行"重任"和边际工作职责，该任务可以重新分配给其他同事。

ADA 要求雇主为休假或兼职员工提供健康或人寿保险，作为合理便利，这种情况只发生在当雇主也为同样休假或兼职的其他员工提供保险时。覆盖范围必须与通常为同样休假或兼职人员提供的相同条款相同。根据 ADA 的规定，除非雇主证明返回工作会给雇主的业务带来不应有的困难，否则员工有权重返同一工作岗位。如果雇主声明有"过度困难"，就必须确定是否有一个等同的空缺职位，这个职位是合格的，并且员工可以在没有过度困难的情况下被重新分配，这样他或她可以继续休假。如果没有相应的职位，雇主必须寻找一个较低级别的空缺职位。如果没有较低级别的空缺职位，雇主不需要提供其他的合理便利。

家庭医疗休假法（FMLA）

家庭医疗休假法（FMLA）于 1993 年 8 月 5 日生效。自颁布以来，法院和行政机构就解释 FMLA 的各项规定发表了许多意见。根据 FMLA，被雇主的合格员工每年有权享受 12 周的假期。根据公司

19. 急救护理转运中的人力资源问题

制订的政策，FMLA 允许带薪休假、无薪休假或两者兼而有之。允许员工在子女出生或照顾新生儿、领养或寄养子女、照顾子女、配偶或父母有严重健康问题导致员工无法执行其工作的情况下休假。自 2013 年 2 月起，FMLA 的资格被扩大到包括国民警卫队或储备队成员的家属或武装部队的常规组成部分。

FMLA 适用于在当前或前一日历年 20 个星期以上的时间内雇用 15 名或更多的全职或兼职员工的私人雇主。但是，员工必须有资格获得休假。一般而言，符合条件的员工是：

- 被雇主雇用了至少 12 个月或 52 个星期，不必连续。假如中断服务时间不超过 7 年，必须考虑单独的工作时间；
- 在 12 个月期间内，假期前的服务时间至少为 1250 小时；
- 在雇主在 121km（75 英里）半径范围内雇用 50 名以上员工的工作地点工作。

当员工要求 FMLA 休假以照顾员工或其直系亲属的严重健康问题时，雇主可以要求员工提供由员工（或家庭成员）医疗保健提供者颁发的医疗证明，证明员工（或家庭成员）符合这样的条件。如果员工提交由医疗保健提供者签署的完整认证，则雇主不得向医疗保健提供者索要额外信息。然而，代表雇主的医疗保健提供者可以与员工的医疗保健提供者联系，并得到员工的许可，以明确医疗证明的真实性。

员工必须提前至少提前 30 天通知雇主，然后才能开始 FMLA 假期，如果基于预期的出生、收养或寄养安置、员工或家庭成员的医疗计划，员工可以预先告知雇主自己的请求。如果无法做到提前 30 天通知，或者如果发生意外情况，则应尽快通知，至少要在了解需求后的一两个工作日内向雇主口头通知请假，或在不可预料的休假开始后尽快向雇主请假。此外，员工不需要在 FMLA 下明确声明其他权利，但只能证明 FMLA 所涵盖的目的需要休假，例如预期的出生或收养。尽管法规中没有明确规定，但法院认为，意外休假通知不一定要明确规定在 FMLA 下正在申请休假。员工给出的通知至少应该足以使雇主知道员工需要 FMLA 休假。一家法院认为解决问题的关键因素在于员工传递给雇主的信息是否足以合理地告知雇主，员工要求抽出时间处理严重健康问题。其他法院分析国家休假法律也同样得出结论，必须给雇主"合理的信息"，说明员工根据这些法律请假的情况。

假设要提供假期，可能会出现有关适当假期时长的问题。FMLA 规定了特定的休假时间，而 ADA 则需要逐个分析来做出这种决定。根据 FMLA 的规定，符合条件的员工休假权利在任何 12 个月的期限内都被限制为总计 12 个工作周。如上所述，有资格获得 FMLA 假期的员工不能被迫返回工作接受轻型任务。在 12 个月的时间内，员工可以休假最多 12 个工作周。FMLA 休假不能反映在员工的出勤记录中，或者反映在员工的"病假"上。

根据 FMLA，离职通常是无偿的，但管理人员应该审查他们各自的国家法律，以确保他们没有不同于这里列出的美国联邦法律。但是，如果员工有应计休假、个人休假或家事假，则员工有权（并且雇主可以要求员工）将该带薪休假全部或部分用于与出生、子女领养或寄养或照顾配偶、子女或健康状况严重的父母。员工也有权利（雇主可能要求员工）为照顾家庭成员或员工自身的严重健康状况而需要有关的任何未付的 FMLA 休假支付应计的假期、个人或医疗/病假，用于任何未付的 FMLA 休假。但是，除了某些例外，在雇主的制服政策通常不允许这种带薪休假的任何情况下，雇主不需要允许替代这些带薪休假。例如，如果雇主的休假计划允许使用家庭假来照顾孩子，但不能让父母照顾，则雇主不需要允许员工将应计的家庭假取代为用于照顾父母的 FMLA 假。同样，只有当雇主的休假计划允许带薪休假用于此目的时，员工才有权利替代累计带薪医疗/病假来照顾重病家庭成员。

在员工休假期间，雇主必须保持员工在集体健康计划下的覆盖范围，如果员工在整个休假期间连续工作，则应提供覆盖范围。如果员工在 FMLA 休假之前需要支付其部分健康保险计划保费，那么员工必须继续在 FMLA 休假期间支付这些费用。在恢复就业时，员工有权享有与休假开始时相同的福利（受到 FMLA 休假期间可能发生的福利水平的任何变化的影响），并且不能要求重新雇用，有资格享受员工在休假开始前享有的任何福利。此外，休假将继续累积，每名员工都享有 FMLA 假期。

FMLA 要求保证员工可以返回在相同或相当的职位上。但是，如果员工在休假结束后不能履行其工作职责，则该员工无权恢复到 FMLA 下的其他职位。该规定特别提醒雇主，ADA 适用于这种情况下。另外，如果员工在 12 周过后没有重返工作岗位，他或她将不再享有 FMLA 的保护，可能会被开除。

统一的服务就业和再就业权法

《军士服务就业和再就业权利法》(USERRA)适用于所有雇主。法规不包括根据员工人数限制申请。因此，根据 USERRA，员工被简单定义为"雇主雇用的任何人"，并且不包含任何最低的服务要求。

如果缺勤时间不足 30 天，则必须继续拥有福利，如同员工连续工作一样。对于较长的休假，员工被视为符合 COBRA 覆盖范围，并可能在此基础上继续参与两年的公司健康计划。另一个重要的考虑因素直接关系到 FMLA 假期的福利。根据 USERRA，再就业的人如果一直被雇用的话，有权享有他将获得的权利和利益。当一名员工退伍后重新就业时，必须证明他如果没有服兵役的话应该工作的时间，才使他有资格享受 FMLA 休假。

90 天或以下休假的员工有权恢复原来的职位。如果假期超过 90 天，最长不超过五年，USERRA 规定了下列再就业优先顺序：①恢复原职位；②如果不能恢复岗位，只要这个人是合格的员工，恢复到同等资历、地位和薪水的岗位，或者合格通过雇主的合理安排的岗位；③若员工不能成为合格的员工，即使职位地位较低且薪酬较低，但与上述职位几乎接近的其他职位，不会丧失资历。

USERRA 禁止对军队成员的就业歧视，并要求在返回时要求培训或现役的员工恢复岗位，但有一定的限制。另外，USERRA 要求雇主为服役期间的残疾员工提供合理的安置。还要求雇主允许受伤的员工长达两年的康复期，在此期间，这些员工仍有资格获得工作。

员工绩效评估

绩效评估对于雇主来说是非常重要的考核方法，可以确保员工的工作水平达到他们期望的水平，还能够保护雇主，防止由于与绩效相关的问题而遭受不良雇用行为(如解雇、未能晋升、降级等)的员工提起的诉讼。对员工绩效评估对于建立良好的雇主和员工关系至关重要，而且在工作场所中经常缺失这种评估。

如果绩效评估做得不好，实际上可能会导致法律责任。因此，只有愿意投入必要的时间和经理，确保评估工作得到正确完成，才能有效管理。每位主管都应该清楚，评审委员会需要公正地进行绩效评估。

绩效评估的目的

与职务说明一样，绩效考核并没有法律规定。然而，绩效评估是雇用关系中的基石，雇主应该制订一个适合自己的绩效评估程序。绩效评估的目的有很多，包括以下几点：

- 明确员工满足、超出或低于绩效标准的程度；
- 明确员工是否适合增加责任和/或成为晋升的候选人；
- 明确加薪或奖金的资格；
- 明确是否需要额外的培训；
- 明确对员工采取纪律处分的措施。

员工绩效评估是影响员工职业生涯、工资、期望和留任的关键因素。员工通过绩效评估过程来判断雇主的公平性。绩效评估应实事求是，指出员工的优势和劣势。

建立绩效评估过程

在建立绩效评估过程时，应对所有主管人员进行正确使用绩效评估文件的培训，无论是正式评估文件还是表格，都可以用来进行绩效评估。培训也应该强调坦率的重要性，警示主管对员工做出不诚实评估所带来的问题。培训还应包括对绩效评估文件中使用的术语的解释，以及如何使用表格的说明和示例。

雇主决定多长时间进行一次绩效评估，何时给予评估，以及遵循这个时间表的重要性，应该和主管重点强调这些问题。一旦这个过程建立起来，并且主管人员已经接受了培训，就应该为每个工作或每类工作制订绩效标准和期望值。这些标准和期望应该基于职务说明书(如果存在的话)或者负责监督员工绩效的直接主管的期望。这些标准应该具体地(可衡量地)在书面表示出来。

理想情况下，主管应在整个评估期间与员工讨论员工的绩效情况，指出其优势，并在存在问题时指导员工。主管应该记录与员工的重要谈话。有时候，主管等待正式评估来记录绩效问题或期望是不切实际的。在这些情况下，应该使管理者了解文件执行的正确形式和流程。

在编制绩效考核文件时，无论是年度考核还是临时文件，主管都应该审查既定的标准和期望，以确定员工是否达到了他们的要求。主管也应该总结以前有关相关绩效问题的口头讨论。在年度评估文件中,主管应审查员工档案中的所有先前文件,以确保自从上次评估以来员工的工作历史的所有方面包括在内。主管的经理或组织人力资源部门的人员应该对每个书面的绩效评估进行评估,以确保评估标准得到统一和适当的应用。

绩效评估应该与员工亲自讨论。应该计划足够的时间,以便可以充分讨论评估,员工可能产生的任何疑问都可以得到回答。员工应该可以给表格添加注释,并且应该保留一份副本供将来参考。主管和员工都应在评估表上签字并注明日期。在评估时,应该建立下一个评估期的目标和标准。

正式的绩效评估文件

评估表格应适用于具体职位。尽管没有必要为每项工作制订不同的评估表格,但应该考虑为不同类别的职位制订不同的表格,例如文员、经理、专业人员等。评分项目应该与岗位要素密切相关,并应尽可能具体。主管应该对每个项目进行独立的评估,即便员工总体表现良好,也不能影响员工未达到达预期值的项目的评分。每个项目应该分开评估,而不是给予员工一个整体评分。除了涉及岗位职责的特定项目外,应该对员工与他人之间的互动以及团队合作能力进行评分。表 19-2 概述了一些关于表格的建议。

表 19-2　绩效考核文件

> - 评估表格应该适用于职位,而非相反。大型公司应该对生产员工、办公室员工、技术人员等使用单独的表格。
> - 评估表上的标准应尽可能客观(例如工作质量、工作表现等),并应限制主观标准(如态度、主动性等)。
> - 员工的绩效衡量或评估的标准应明确规定,以便评审人员准确理解他所分析和评估的内容。例如,不应将工作质量按照 1 ~ 10 评分,而应根据不同的绩效水平划定范围。
> - 不能使用可以做出不同解释的标准,如诚信或忠诚。强烈推荐量化提供可衡量分析的描述和例子。
> - 多个管理者代表应参与评估,以确保其准确性和公正性。
> - 员工应有机会对评估或其工作的任何其他方面进行评估和评论。
> - 员工应需要在评审结果上签字,以避免有关员工是否真正收到评审结果的争议。

有些情况下,重要的是主管要以书面形式处理直接表现的问题。在这种情况下,主管应该有一个用于为解决当前的绩效问题提供指导的表格。表格分为以下类别:确定预期的表现;确定实际的表现;确定为使员工的实际表现达到预期的绩效,员工需要采取的措施;为使员工的实际表现达到预期的绩效,雇主承诺采取的必要措施;说明员工未能纠正必要的绩效问题的后果。一些雇主称这种类型的文件为绩效计划或绩效改进计划。

关键是要使文件具有上述重要的项目。根据绩效问题的严重性和普遍性,雇主可能想要进行非正式的评估。同样,对于雇主来说,要求员工定期提供关于他或她在此期间所取得业绩的书面更新,以使绩效达到预期水平,这种做法比较明智的。

进行有效的绩效评估

进行有效的绩效评估,降低员工诉讼风险,增加组织在发生诉讼时能够成功自我保护的可能性。表 19-3 列出了进行绩效评估的 12 条实用"规则"。

表 19-3　绩效评估的实用规则

> - 准确和诚实。
> - 保持与工作相关。
> - 保持客观。
> - 始终如一。
> - 采用第一手材料。
> - 涵盖整个绩效周期。
> - 避免"取中"的倾向。
> - 人力资源或更高层管理需要参与其中。
> - 与员工会面。
> - 允许员工做出回应。
> - 保持评估保密性。
> - 注意最终绩效评估。

如果绩效评估存在黄金法则的话,那么有趣的是,可能与大多数人认知中的"黄金法则"相反。进行绩效评估不能表现出和善、宽容的一面,也不能对下属手下留情。绩效评估需要准确和诚实,既不要过分夸奖,也不要过分低估。高评分应该给予真正值得高分的少数员工。绩效评估应确定员工的优势方面以及需要改进的方面。如果员工不符合雇主针对特定雇佣行为所提出的要求,那绩效评估是追究员工责任最快的办法。

可以理解,很多主管人员不敢批评员工,因为他们害怕伤害员工的感受，造成在工作中的对立，或者使员工丧失想要进步的想法。一些主管过分抬高评分，认为给对不符合要求的员工的夸赞会给员工前进的动力。这些做法不会产生任何有效结果，实际上可能使雇主承担严重的责任。一些教育工作者和人力资源专家主张使用绩效评估作为激励员工并验证他们的感受和成就的重要方法。他们鼓励使用绩效评估，重点通过负面评价来激发积极性。虽然这些可能是理想的目标，但是管理者需要认识到，通过绩效评估激励员工与公正地告知员工他们是否满足标准，这两者之间是存在矛盾的。绩效评估也必须包括对日常工作和绩效问题的坦率评估。对评审人员的态度研究显示，他们相信"如果不写下来，事情就没有发生！"

评审人员应该避免依据与员工目标工作标准或绩效表现没有直接关系的模糊或普遍的态度评价员工。虽然员工可能是"一个好人"或"一个善良的人"，但这并不能代表他可以成为最优秀的员工。应该对员工在每个评分项目下进行单独和客观的衡量。所使用的描述性语言应该是可以量化的，并且应该证明员工的表现能够满足岗位的基本要求，并对个人技能和行为等工作领域进行自我评估。不符合要求的员工也会有令人赞赏的，或至少是可以接受的绩效特征。因此评审人员应该努力提出员工优秀的和不佳的绩效表现方面，而不是针对个性判断。

绩效评估应客观地进行，评审人员应努力避免个人主管意见。绩效评估的一个原则就是评估所使用的语言应该尽可能客观，并且主观陈述的观点应该用客观的例子来解释说明。

如果可以的话，避免使用诸如"不是团队成员"或"不良态度"等短语。如果你使用主观语言，通过描述事实行为（日期和事件）客观地阐述主观意见。例如，"今年共缺席16天"比"缺乏积极性"要好。"评级期间四位客户抱怨员工粗鲁无礼"比"粗鲁"或"态度不好"的描述要好。

评审人员还需要避免自然倾向，即把各种分散的事实性的事件合并成一个描述性的（通常是高度主观的）总结性短语，例如"你的工作近来有点马虎"。评审委员会和公平就业实践机构通常不相信这种概述性的语言，因为没有事实支持的纯粹意见有可能隐藏着不公平或潜意识歧视。另外，模糊性剥夺了员工公平的进步机会。评审人员可以随意附加额外的页面进行审查，以说明表现或行为问题的具体情况。避免幽默或讽刺的语言也很重要。评审委员会希望雇主采取公平、认真和尊敬的态度对待所有员工，特别是在评估的时候。幽默和讽刺的语言可能会违背评审委员会的初衷。

与团队中的其他员工保持一致也很重要。评审人员经常会同时评估几个从事相同或类似工作的员工。所有类似工作的员工的评估标准应该保持一致。如果没有做到这一点，这可能成为掩盖真相的证据，也就是说，在对待不同特征的员工的时候产生了差异，如员工的种族、民族、性别、宗教、年龄或残疾等方面的差别。另一方面，在与员工会谈时，除员工提出问题外，将员工的表现与其同事的表现进行比较也是不明智的做法。

理想情况下，负责员工绩效评估的人员应该是对员工的绩效表现掌握第一手材料的主管人员。这给评估带来了可信度，假如出现有关员工绩效问题的诉讼，主管人员的评估非常重要。有时候，员工在绩效评估之前刚刚更换了主管人员，这样做带来的结果是，新的主管需要在有限的时间内直接评估员工的绩效表现。在这种情况下，雇主应该安排前任主管对员工进行评估。如果无法做到的话，那新主管应该仔细评估，以清楚地表明评估是基于有限的信息和时间进行的个人观察。

评审人员应确保评估涵盖整个绩效周期。绩效评估经常受到首要性和近期性这两个问题的困扰，也就是说，主管人员（或评审人员）倾向于夸大单一失败或者成就的重要性，或者只关注员工在评级期间近期的表现。夸大单一事件的重要性往往会导致绩效评估的偏颇。理想情况下，主管应在整个评审期间内保持定期记录，以确保评估准确反映评级期间员工绩效的总体情况。

许多主管人员为了避免冲突、争议或投入事件，倾向于将员工放在评级标准的中心。无论员工的实际表现如何，评审结果往往是偏向中心的。其结果是，即使是绩效不佳的员工也可能会得到"满足期望值"的评价或类似效果的评价。评审委员会的满意度或平均评分是证明员工满足最低标准的证据。从避免责任的角度来看，偏向中心的评估和夸大的评估之间几乎没有区别。两者都难以说服评审委员会因"表现不佳"而解雇员工或拒绝员工

19. 急救护理转运中的人力资源问题

晋升。

在进行最终绩效评估之前,组织应该要求高级管理层或人力资源部门(如有)进行审查。目的如下:首先,这样做可以避免不当的下级监督意见,或可能被误认为有偏见或不公平的评估意见。

其次,在不同的意见被正式记录之前,允许管理者对员工绩效评估产生意见分歧,并与员工分享。

第三,最重要的是,人力资源或更高级别的管理人员负责评估过程中的质量控制检查,有利于发现过于苛刻、过于夸张以及与工作无关的评估,或者未能遵守组织绩效评估指南的评估。

由于诽谤行为的潜在责任,组织应保护绩效评估的保密性。文件本身以及其中包含的信息只应与需要了解的组织管理者分享。

一旦评估完成后,主管应该花时间与员工详细讨论影响评级的因素。简单地向员工展示评级表是不够的。在需要改进的地方,主管应该试着提出改进的方法。如果评估结果不理想,应该警告员工未能改善其做法的后果。评审人员应该公平地给员工回答问题,表达想法的机会,员工也可以准备书面答复(如有)。事实上,评级表本身应该为员工的书面答复提供一定空间。通常情况下,员工如果有这种机会,他们会承认自己的不足之处,这也是雇主日后发起诉讼的强有力的证据。即使员工不同意评估结果,反馈机会可能会缓解紧张局面,改善员工与雇主的沟通。最后,各方都应该在评估表上签名并注明日期,员工应该得到一份副本。

员工应该有机会对评估进行回应,甚至上诉要求下一级的监督。经验表明,许多员工不会上诉。如果他们没有上诉,日后如有诉讼官司,这可以作为员工默示协议的证据。如果员工确实提出上诉,上诉可能会得到积极的结果是,下一级管理者可能会补充主管人员想要提出的要点。无论哪种方式,给予员工上诉的机会,能够使员工的绩效问题最后在评审委员会看来的是客观的、公平的和公正的。

有些公司的政策要求在员工离职或辞职时,需要准备新的绩效评估。有的公司甚至要求评审人员记录员工是否有资格被重新雇用。如果由于工伤或残疾,因员工无法继续完成工作而导致其离职,应避免进行终期评估。在终期评估中给予的评级往往不如员工档案中的其他评级。更糟糕的是,

负责评级的主管人员有时会以书面形式提及员工的残疾或旷工情况,作为降低评级的理由。如果被辞退的员工后来声称因残疾或旷工而受到歧视,要求索赔的话,这样的记录可能会对组织造成极大的损害。

此外,即便残疾不是员工与组织解约的原因,经验表明,"不符合重新雇佣条件"的记录对组织来说也没有太大的作用,因为这种记录并不总能得到执行;但是,评审委员会会认为组织对员工产生不必要的苛评和恶意。处于这些原因,管理层应该审慎进行上述的终期绩效评估,而是依靠离职员工档案中的评估。

总结

通过有计划地处理人力资源问题,雇主可以创建并保持一个积极的工作环境。必须制订政策和程序来解决各种问题,包括反歧视、工作场所骚扰、员工休假和绩效评估。

成功的工作场所反歧视和反骚扰战略应该从两个层面进行:主动采取措施防止这种行为的发生或忽视;迅速有效地采取应对相关投诉的反应措施。

如果主管人员没有给予应有的关注,或主管人员不坦率,提供夸大的评估,给予中下等员工满意或更好的评分,那么绩效评估可能会对组织造成严重损害。许多离职员工由于不满意的绩效评估,已经成功地向法院就合同终止提出上诉。在这些类型的案件中,主管通常"过于善良",没有准确地对员工进行评级,并且/或者不敢将不满意的评级传达给员工。但是,这些缺陷是可以避免的,不应该超过绩效评估的许多积极方面。

通过认真制订政策并严格执行,雇主可以招聘和聘用到高素质的专业人员,改善和员工之间的关系,并且能够预防和防范有关工作场所的索赔事件的发生。

其他资源

1. Blumen IJ, Lemkin D, eds *Principles and Direction of Air Medical Transport.* Salt lake City, Utah: Air Medical Physician Association; 2006.
2. Harvey M, Moeller M. Expatriate managers: A historical review. *International Journal of Management*

Review. 2009;11(3):275-296.

3. *Family and Medical Leave Act (FMLA).* www.shrm. org. Accessed on May 2013.

4. *Americans with Disabilities Act of 1990 (ADA).* Society for Human Resource Management website. www.shrm.org. Accessed on May 2013.

5. EEOC reports job bias charges hit record high of nearly 100,000 in fiscal year 2010. [press release] U.S. Equal Employment Opportunity Commission website. http://www.eeoc.gov/eeoc/newsroom/release/1-11-11.cfm. January 1, 2011. Accessed on May 2013.

6. Vance CM, Paik Y. *Managing a Global Workforce – Challenges and Opportunities in International Human Resource Management.* Armonk, New York: Sharpe, ME, Inc; 2006.

推荐阅读

1. DelPo A, Guerin L. *The Managers Legal Handbook,* 6th ed. Brainerd, MN: Bang Printing; January 2012.

20. 空中和地面医疗转运中的法律问题

Abigail Williams, RN, JD, MPH, MS

引言

与其他学科相比,空中和地面医疗转运服务尽管已经属近期才得以发展的医疗服务项目,但重要的一点是我们要认识到,有关这种服务的法律义务和潜在责任的法律定义却不是什么新生事物。事实上,这些法律和规则来源于美国几个世纪以来有关医疗事故法律案件的决策、法令和法规的发展。因此,适用于航空医学服务的法律规则主要由一般疏忽规则、转运规则、飞机和 EMS 管理规定的救护车规则、传统医疗事故法律以及法院判决组成。了解近些年来出现的规则和应用来源,对了解航空医学应用中所产生的法律责任和责任区别至关重要。

法律概念和问题

美国的法律渊源很多,在制订计划、提供者培训、护理范围的选择以及提供的服务方面都起着重要作用。影响力最大的法律渊源源自美国宪法、美国政府或州政府投票通过的法律、法院已经决定的法律、陪审团裁决或司法裁定,以及法规形式的行政法。

法律渊源

美国及其组成国家的法律和权利的最终来源是美利坚合众国宪法和个别州和领地的宪法。这些文件构成了政府机构、授权制订法律的立法机构、解释法律的法院,以及执行法律和法院判决的政府执行部门。陪审团确定案件的事实,并根据法官的指示依据适用的法律进行处理。此外,宪法明确规定了政府必须保护的权利。半个世纪以来,新的法律渊源以行政法规的形式出现,模糊了政府立法和行政部门之间的区别,成为国家绝大多数成文法的代表。

但是宪法很少涉及医疗事故责任领域,除了是对是否有权享有医疗保健,是否必须提供陪审团审判来判定医疗事故索赔。医疗事故领域的主要法律渊源是个别法院的法律,就当事人的权利和责任提供司法裁决和陪审团裁决。立法机构试图在一

定程度上改革医疗事故制度,为通过民事法庭系统追究医疗责任的受伤患者提供程序性障碍,限制可以追回赔偿金额的伤害类型。同时,正在实施的措施将增加行政和法规规定的数量,并扩大其范围,力求创建一新的标准,以减少潜在的不合标准规定的护理。重要的是要考虑到这些举措可能会设定一个实际存在的护理标准,该标准可以成为未来医疗事故索赔诉讼的基础。

基本的法律概念

美国的法院遵循一些基本原则,这些基本原则对于总体上了解医疗保健提供者,特别是应急响应提供者的潜在法律责任至关重要。

地点

审理医疗提供者法律责任索赔问题的法院的所在地点,索赔的程序过程以及在这一过程中必须满足的要求,均以州法院审理事宜的国家标准为依据。州与州之间存在一些次级程序上的差异。虽然州法院可以提出广泛的司法管辖权问题,但在美国各州赋权存在差异的情况下,美国国会赋予联邦法院特定和有限的管辖权来决定联邦问题。联邦问题是指根据《美国宪法》和美国法律(28U. S. C. §1331)审判的案件或争议,涉及不同的公民身份,或不同国家公民当事人之间的争议(28U. S. C. §1332)。在急救护理转运领域中,常常将案件提交给联邦法院,因为直升机或固定翼飞机以及许多情况下的地面救护车通常会穿越美国各州提供护理服务。此外,许多急救护理转运服务提供商在多个州设立基地,或者将公司总部设在与提供护理服务的州不同的其他州。尽管联邦法院提交案件的程序和案件的审理程序可能有所不同,但州法律确定了案件所有当事人的实质性权利。州法律也决定对受害人给予的赔偿,全面且公正地对他们受到的伤害进行赔偿,或者控制他们可能再次受到的伤害。

美国的州法院通常由国家组织,陪审团成员通

常从案件发生的县选取。通常是护理服务发生的地方或提起法律诉讼的人所在的地方，但是为了控制由哪个法官主审案件或选取陪审团成员的社区类型，技术性细则可能导致案件审理的地方存在法律争议。案件审理的地点往往对案件的结果有非常重要的影响，因为职业责任案件几乎是由陪审团决定。在航空医学和急救护理地面转运等情况下，护理的地点可能涉及不止一个县或州，因此需要进一步扩大案件的备案范围。

判例法

法院会在法庭上一定程度地遵守适合案件的既定法律。这通常被称为"法治"。遵守先前的规定或决定并将其应用于未来案件的过程被称为"遵循先例原则（stare decisis）"。Stare decisis 是拉丁语，意思是"支持已经决定的东西"。该原则指事实和情况相同的情况下，法院应当遵循先例的决定。该原则基本上遵循法律传统，以可预见的方式遵循现有的信息来指导人们的行动，防止"做无用功"。然而，每个新案件都会产生新事实，需要以一种新颖和创新的方式运用先前的判例法，不断变化的社会需求应该比一致性更为重要。虽然没有严格遵循先前的决定会带来不稳定，使得医疗保健提供者处于一种模糊不清的状态，但这种做法为解决随时间不断变化的医疗保健问题提供了灵活性。

法院的角色

我们的法律制度是以尊重各个政府部门的角色为基础的。立法机关负责制订法律，法院负责应用书面规定的法律。如果法律语言中存在模棱两可的话，法院应该将法律适用于一系列具体的事实。

存在职权体系

并非所有的"法律"都是平等的。适用的法律渊源和相应的法院体系存在一定的职权体系。在法院系统中，职权系统的最高法院（通常是最高法院）能够做出并控制系统中所有上诉法院和审判法院的判决。州最高法院的判决只能控制该州的法院，可能会受其他州法院的判决的影响，但不受其他州法院的约束。州上诉法院的判决通常只对上诉法院控制的分庭内的审判法庭具有约束力，地方级法院可能规定该县的法院程序。然而，初审法官的判决只会在作出个案判决中对诉讼当事人具有

约束力。

在联邦法院体系中，存在同样的职权体系，判决的约束力一般限于与州体系相同的结构。唯一的例外是对美国宪法的解释，此类判决通常由法院所在联邦管辖范围内以及地域管辖范围内的州控制。类似的例外情况是，由"优先于"或者越过州法律的联邦法律裁定。联邦法院的判决将控制其下的联邦法院和其地理管辖区内的州。

如果州是联邦法院的诉讼方，则适用不同的例外情况。联邦法院的裁决将控制案件涉及的具体国家。

初审法官的角色

初审法官的作用是对法律问题作出裁决，确保审判过程的有序性，并就案件中提出的证据的可接受性作出裁定。审判官通过裁决任何一方提交给法院的文件的各种要素的合法充分性来控制允许提出的问题，并控制当事方可以通过这一程序获得哪些信息的证据开示。在医疗事故案件中，初审法官经常要对事件报告、事后报告、同行咨询、同行评议/质量保证文件等事项进行规定，规定哪些信息需要保密和免除披露。

在提起诉讼的时间到审判开始的时间内，法官有责任就时间安排、证据、证据开示问题以及双方提出的其他问题作出裁决。在许多法院，法官对索赔程序进行监督，确保每一步都能正确进行。在审判之前，许多法官也参与解决索赔或争议的程序。

在审判期间，初审法官担任仲裁人，以确保双方遵守法庭礼仪的规则，并就当事人提出的请求，辩护律师提出的证词和所陈述的证据，以及如何提交给事实调查人供其考虑等事项进行裁决。这些关于证据的裁决经常会对案件的最终结果产生深刻的影响，因此，在审判前和审理过程中需要仔细考虑。初审法官对于需要考虑的证据的裁决经常构成要求上级法院审理上诉案件的基础。

在举证以及双方律师陈述论点之后，法官向陪审团提出"指令"或指示。法官对陪审团的指令需要将在审判过程中双方提供的事实和证据提供给陪审员。该指令是对适用法律和程序性指示的评估，陪审团将与法官一起审理判决。在一些法院，该指令不仅宣读，而且还以书面形式提供给陪审团。许多案件的结果与审判法官在其指令中使用的确切措词有很大关联。

裁定后，初审法官可以对审判后的请求作出裁

决,比如重新审判的请求,推翻陪审团的裁决,减少陪审团判决的裁决数额或判决数额。审讯后的请求,如审判中对裁决的异议,往往作为一个程序性事项,以维护向上级法院上诉的选择权。一旦提起上诉,初审法官将对该案件失去管辖权,直至上诉法院以指示或判决归还案件。然而,审判法庭的实际情况是,大多数案件都是以陪审团在初审裁决结束,没有上诉。

陪审团的角色

美国大多数州和所有联邦法院都允许医疗事故的任何一方要求陪审团审判。陪审员的人数可能因地区或管辖权而异。不同的法院遵循不同的程序,从候选陪审团中选出陪审团成员。

相比于没有陪审团的情况(法官审理案件),陪审团审理案件会使案件的成本和复杂性急剧增加,但大多数医疗事故案件是陪审团审理案件。陪审团成员参加审判,听取证人的证词(口头证供),查看实物证据,考虑各方律师的论点(非证据),并遵守的指示中的法律规定。他们回到陪审室审议案件,直到就事实达成协议,是否存在责任,以及对谁造成了什么损害(财产损失)。

陪审团必须在医疗事故案件中根据证据确凿的事实达成裁决。这意味着陪审团必须相信某个事实比更真实,或者被认为事实更可能如一种观点(原告观点)而不是另一种观点(被告观点)所述。关于公平的审判尺度尝尝有所争议,如果这个尺度稍微倾斜某一方向的话,那就是这一方向具有证据优势或者具有更大的权重。判决所需的陪审员人数因司法管辖权而异。这不同于刑事案件,要求陪审团做出"超越合理怀疑"的一致决定。合理怀疑需要有说服力的原则,陪审员愿意毫不犹豫地依靠这种原则采取行动,这是陪审员首先要做到的事情。理解固然重要,但这并不意味着绝对确定性。

陪审团被认为是法院制度的"良知"。陪审团有责任根据所陈述的事实、证据和法律来作出决定,而不允许以同情、偏见或偏颇来干涉这一过程。陪审团也指示成员可以依靠他们的共同理解和生活经验来判断证据和证言的合理性,并判定哪些是真实的,哪些是不真实的。反复强调陪审团是唯一能够判断证据和证人可信性法官。只有他们才能决定全部或部分是否是真实的、准确的或可信的。法律要点说明使陪审团能够就案件中的"真实性"做出一致决定。在某些情况下,人们担心这个制度可能会因同情或偏见而受到破坏,或仅仅是为了向一方或另一方"传达信息"而作出的判决。在某些情况下,陪审团可能会对受害方作出充分和公正的补偿,但也会对不法行为者进行惩罚。

护理标准

通常,陪审团必须确定的最重要的事实是,医疗保健提供者在案件中是否处于"护理标准"范围之内。"护理标准"用于确定医疗保健提供者所提供的护理是否达到了其他同样受过专业培训的提供者在相同或类似的情况下提供的护理水平。这实质上决定了医疗保健提供者是否已经做了或者没有做因疏忽而导致患者受到伤害的事情。

护理标准通过多种方式制订,可能是根据法规、条例或判例法制订。根据医疗服务提供者的证词,向陪审团提供与被告相同的护理标准,可以证明某一特定专业在护理时普遍接受的做法,这往往是争论的焦点。一般来说,同一专业提供者的医学专家必须证明所提供的护理是否符合类似情况下预期的"护理标准"。护理标准的定义为可以接受实践的中间范围,但是实际上却被用来证明相同类型的医疗服务提供者在相同或相似的情况下的最小可接受的能力和护理水平。

虽然法院经常就影响陪审团的证据进行法律裁决,但陪审团仍使用这些证据来评估是否具有医疗事故责任。在作出这一决定时,陪审团必须在审议中处理这四个基本要素:

1. 职责:医疗保健提供者是否与患者建立了关系,拥有提供护理的职责? 如果没有,无论陪审团认为事件是否真实,都必须判决被告提供者获胜。

2. 违反护理标准:医疗服务提供者在提供护理时是否违背了护理标准或没按照要求去做,是否提供了低于专业或职业护理标水平的服务? 同样,如果没有发现偏离标准,无论陪审团认为事件是否真实,都必须要判决被告提供者获胜。

3. 近因:医疗服务提供者未能达到护理标准的行为或不作为是否导致了法律认可的伤害(身体、心理、财产损失或其他合法权利的损害),使伤害恶化,导致或增加费用,或(在一些州)减少了产生有利结果的机会? 如果违反护理标准的任何细节,造成或促成了伤害或损害,被告的作为或不作为就是造成伤害的法定原因。与其他的要素一样,如果声称的伤害与被告的任何作为或不作为无关,那么必须判决被告获胜。

4. 损失：这是一个双重考虑的问题。一方面要求陪审团确定由于违反护理标准而造成的伤害的性质和程度，另一方面要考虑到受害方的损失数额，充分且公正地补偿受害人（或受害人的家庭）直到现在所遭受的损失以及未来可能遭受的损失。这通常包括医疗费用、住院费用、家庭护理、工资损失以及持续的疼痛与痛苦。请注意，医疗过失案件的裁决是用金钱衡量的，因为法院执行其他类型的赔偿的能力有限，如政策变更、培训等。但是，类似的行政行为可能导致这种非经济赔偿。

在以下有关空中和地面责任的讨论中，护理。心标准问题将经常重现。

医疗保健法的基本概念

在医疗保健法中，首先要将患者选择的概念视为患者的基本权利。有能力的、未收损伤的成年人有权选择他或她将得到的护理治疗，即使这种选择可能看起来不合逻辑或可能导致死亡。"知情同意"原则所代表的个人自主权决定了医疗转运服务所面临的许多责任问题，在考虑儿科转运时更为重要。《紧急医疗救治与劳工法》（EMTALA）在联邦和一些州的法律上更详细地阐述了知情同意问题的监管形式。

在对有能力的患者进行非紧急治疗时，必须获得"知情同意"。提供者必须获得患者或患者的合法代表对任何治疗或转运过程的同意。提供者有义务告知患者提出的治疗方案存在的重大风险或益处，这会对患者决定是否同意该护理方案产生重大影响。这些信息通常包括治疗的性质和目的，采取或不采取该治疗方案的实质性风险和后果，以及其他合理的替代疗法。在未经同意下的非法接触（如提供医疗服务）在法律下被认为是"殴打"，非法接触会对患者造成一定的伤害。缺乏知情同意可能是医疗事故索赔的理由，也可能是潜在的（但非常罕见的）刑事起诉。

可以依法取得从有能力的、未受损伤的成年人的同意，但是问题经常围绕在儿科转诊中未成年人的同意。一般来说，家长可以同意为自己或未成年子女提供医疗护理。其他成年人可以根据《医疗护理代理法》等州法律同意照顾未成年人，该法律规定赋予亲属或重要他人法律决定权的法律命令。这些法律在美国各州之间有很大差异。

另一个值得关注的领域是怀孕的未成年人或父母的问题，无论是已婚还是未婚。一些州明确规定，作为父母的未成年人可以同意照顾自己的子女和自己。其他州的法律允许未成年父母可以同意照顾孩子，但不得照顾自己，除非他们已婚。在一些州，怀孕的未成年女性可以同意照顾自己和未出生的孩子，而在另一些州则不可以，父母对怀孕的未成年人和未出生的孩子保留同意的法定权力。

在涉及未成年父母或怀孕未成年人的转诊案件中，美国各州关于知情同意的问题会对空中或地面医疗转运队造成重大的法律风险。当务之急是从当地的医疗机构获得明确的指导方针，并在所有相关的司法管辖区制订解决这些问题的决定性政策，因为转运过程需要当事人的知情同意以防止有关未经同意的指控。

知情同意的第二个要素是"知情"的概念。"已形成的"要求意味着，在获得同意之前，负责同意方已经了解了有关风险和利益的信息。一些国家要求披露风险必须包括一个极其审慎的人在作出护理决定时想知道的所有事情。其他国家将必要的披露限制在合格的医生认为重要披露内容的范围内。

由于受伤或医疗条件、中毒、精神疾病或无法律能力而无法同意的患者，视为同意接受根据"默示"同意的概念而合理需要的治疗。当案件涉及未成年人或其他无能力的个人时，法律通常要求与家长或责任方（例如儿童监护人或发育障碍患者）联系，除非医生认为延误会危及患者生命。

理想的情况是，知情同意书记录在一个具体表格上，详细说明将要提供的服务（例如带有医疗护理的直升机转运），以及与转运有关的风险的简单清楚的陈述。"与患者讨论风险和收益"的说法很少。在可能的情况下，应由患者签署同意书。如果患者无法签署或缺乏能力，并且没有法院或患者指定的医疗代理人出席，则可以由最近的亲属签署同意书。如果无法进行书面签名，可以获得口头授权或电话同意，并由获得同意的人员进行文件记录和签字。在可能的情况下也应该获得证人签名。如本章 EMTALA 部分所述，可能需要更具体的细节。

在合理的选择范围内，同意权包括选择照顾患者的医生或护士，患者被送往哪家医院，以及可以提供哪些医疗程序或转诊服务的权利。

空中和地面医疗的法律责任问题

航空医学提供者和急救医疗地面转运服务提

20. 空中和地面医疗转运中的法律问题

供者的法律责任问题涉及违规责任、监管行为、许可问题以及在极端情况下可能发生的刑事指控。大多数航空医学服务提供者通常只考虑法律讨论可用性时的不当行为风险问题，但必须考虑所有类型责任的相互作用。事实上，违反监管或许可标准可能是医疗事故指控的基础。

本章附录 20-1 引用了伊利诺伊州 EMS 规定的一部分作为讨论这些各种责任风险的示例。

法规如何影响责任

法规在许多方面都有潜在的责任风险，包括医疗事故、许可诉讼和刑事处罚。

犯罪

虽然在伊利诺伊州的航空医学法规中没有具体规定（见附录 20-1），但授权管理的法规将违规列为 A 级轻罪的罚则（最高罚款 1000 美元或 1 年监禁）。根据违规的性质，可能会对系统操作员、管理人员、董事或工作人员提出这些指控。

未经许可的操作或低于标准的操作最可能导致刑事指控。通常情况下，当航空医学机构跨越州界接送患者时，会产生无执照操作的问题。但是，值得注意的是，伊利诺伊州的法规并没有明确规定进入伊利诺伊州的服务人员需要为患者提供护理服务，但规定了来自于其他州，在伊利诺伊州内进行的患者转运服务。伊利诺伊州的其他法规也规定了以适当的方式在邻国开展服务的程序。

航空医学团队必须清楚地了解邻国的法律，并在跨州界做出任何回应之前获得放行许可。可能需要多方协议或多州许可，以确保医疗能够可能在邻近地区合法执行。就固定翼飞机转运服务而言，这个问题延伸到更大范围的潜在服务。对于某些州，无论是固定翼飞机还是直升机，除非发生灾难，否则都可能被州内的州法律禁止。国际应急引发了更为复杂的问题。服务委员会有责任确定每个潜在目的地国所需的许可类型，以获得这些许可、授权或豁免，并根据这些要求对机组人员进行教育。

理论上，当急救护理转运团队进入一个不太熟悉的医疗机构时，会引发类似的问题。在美国，也可能在其他大多数国家，医院和其他医疗机构规定在医疗机构内执行医疗保健服务的特权。急救护理转运团队经常管理药物，执行程序，要求执行测试，并以其他方式在不属于员工、工作人员的机构内提供医疗保健，或以其他方式提供保健服务。也许是因为急救护理团队是机构中的"受邀客人"，这种做法很少受到质疑，但最好是通过在服务团队和涉及医疗机构之间签署协议书、谅解备忘录或通过同意程序来提前考虑和管理这个问题。

许可证

正如伊利诺伊州的规定所示，教育和绩效标准是通过规定建立起来的。未能满足或达到标准可能会导致针对服务和个人的许可诉讼。这些诉讼可能会导致罚款、试用期、暂停或撤销许可证。

民事责任

对于违背州法律法规规定的情况，可以进行航空责任和医疗事故索赔。在大多数州，依据证明是否违背了法律法规的规定、法律法规是否保护了公众安全，制订出一个基本的法律责任案例。

伊利诺伊州的法规并不是建立一个独立的赔偿责任来源，而是政府制订的护理标准。在少数情况下，如 EMTALA 的法律和法规，法律明确地规定了新的法定责任追究原因。然而，这些新的诉讼原因是立法上的变化，而且通常不是由法规制订的。

适用于监管违规行为的规则及其对责任的影响因州而异。在有些州，如果违反标准并造成伤害，则属于正常的医疗事故而不需要专家来建立护理标准。这种方法被称为"本身"的标准，违反标准是过失的决定性证明。其他州使用"表面证据"规则，将责任转移到辩护方，证明违反规定不是过失。然而，在任何一种情况下，都必须对患者承担责任。

然而，并不是每一次违规都会导致医疗事故的赔偿责任。如果维护法规没有得到正确的遵守，就不能作为医疗纠纷索赔的理由，但是能够作为由于不正当的维护造成的事故而导致患者伤害责任的理由。另一方面，如果违规涉及没有规定的设备，缺少设备使得不能患者未能得到正确护理，这可能会支持由于缺少设备而使患者受到伤害医疗事故。如果立法机构或机构没有明确的意图制订安全标准，或者事先就此问题作出法院判决，则受害方应向法官证明，该法规是一种应该适用的安全标准创造责任。

EMTALA 法律和法规

联邦《紧急医疗救治与劳工法》（EMTALA，之前简称为 COBRA，因其属于《统一综合预算协调法

151

案》的一部分）自 1986 年起生效,以规范获得医疗服务,限制不合法的转运。虽然法律主要涉及医院,但航空医学和地面服务往往与该法有重要的联系,医院的政策和程序旨在遵守法律,控制相关风险。这对于航空医务人员充分了解法律,避免与法律的直接冲突,并协助医院遵守合规事宜,是非常重要的。

法律管理

医疗保险和医疗补助服务中心（CMS）根据该法颁布和执行法规。他们还发布了现场审查指南,描述了在调查过程中现场审查人员如何制订政策决定。

如果发现医院违反了 EMTALA 或 EMTALA 的规定,医疗保险机构会向他们发出 23 天期限的终止通知。如果他们在 23 天内无法使医院符合 CMS 的要求,他们将失去所有的医保报销。这给医院带来了财务破产的压力。大多数医院会在 23 天内尽全力满足要求,很少有实际的服务终止。然而,矫正方案和执行计划的成本通常是一笔相当可观的支出。

在 CMS 批准了医院的矫正方案之后,由监察长办公室（OIG）接管,对违规行为征收罚款,并对有争议的案件进行调查。对于拥有 100 张以下许可床位的医院,每次违规事件可能被罚款 25 000 美元。较大的医院面临的违规罚款每次最高可达 50 000 美元。在每次患者违规事件中的违规医生,他可能会被罚款 50 000 美元,罚款通常不包括责任保险。

执法手段的最后一个武器是法律赋予患者的在联邦法院起诉因违反 EMTALA 的规定而受到伤害的权利。这些诉讼并不总是不利于服务提供者,但这些诉讼常会产生繁重的和解协议,增加了大量国防开支。

"来到医院"

根据 EMTALA 对医院主要责任的规定,如果有人代表患者请求护理,或患者无法亲自请求护理,或极为谨慎的医生得出患者需要护理的结论,那么医院必须为任何"来到医院"并要求护理的人员提供医疗筛检和稳定护理。此类行为的人被视为患者。请注意,此类患者不需要进行医院鉴定或登记为患者。

法律定义适用于进入医院的患者,医院主楼

250 码内医院院内（包括停车场、街道、胡同和人行道）的患者,医院经营的场外紧急护理或免预约诊所的患者,医院拥有和经营救护车上的患者,非医院拥有但经过医院外边界救护车的上患者。救护车这个术语也适用于航空医学机构和用于医疗目的的特殊用途车辆。"医院拥有和经营"的概念,既包括租赁车辆和试点服务,也适用于医务人员提供医疗转运服务和费用的医疗服务。对航空医学服务的影响包括直升机停机坪使用和飞行中的医院改道问题,这些将会再后文更详细地讨论。

医院文件

《紧急医疗救治与劳工法》要求在技术上适用于转出机构,并按照现行条例进行修订,只有在患者被允许进入机构之后方才适用。因此,《紧急医疗救治与劳工法》主要涉及急诊科的问题,有关这一特性的细节将在下文讨论。但是医疗转运团队应该了解法律规定,应该仔细检查文件,以确保他们已经做好了所有准备。这些规定使转出机构避免了可能产生的不必要麻烦,并对接收机构的医务人员提出要求,因为两者需要合作开展相应的医疗实践,要求患者在到达接收机构之后和转运之前,都要尽可能保持稳定,并必须附有相关记录。

EMTALA 规定转运需要具备一系列要素,从风险管理的角度来看,即使这些要素不属于 EMTALA 转运,也应该存在于转运中。然而,医院的政策可能会因非 EMTALA 规定转运而有所不同,而航空医学人员的角色并不是决定转运政策。如果医院选择不转移所有的文件要素,只需要确认他们不打算转移的附加要素,并记录备案。

EMTALA 所要求的文件必备要素包括:
1. 患者同意转运
2. 有关风险和获益的医生证明
3. 接收医院接纳转运
4. 医嘱模式,服务员护理水平和专用设备
5. 医疗记录、检测和放射线片的副本,包括记录清单也会有所帮助

强烈建议另一个必备要素是在离开急诊室或患者房间的大概时间内记录患者的病情和生命体征。这些信息可以记录在的转移文件或转运队的记录中。记录的交付应该以接收人员的书面收据或至少将转运队的记录形成文件。

除文件和接收要求外,EMTALA 还要求患者在转运之前尽可能在转出机构的能力范围内保持稳

20. 空中和地面医疗转运中的法律问题

定,而不稳定的患者(或活跃期的产妇)则需要承担一定的风险。

空运和地面医疗转运文件

EMTALA 并未要求空中或地面医疗转运的具体文件,但风险管理的一般概念表明,航空医学服务获取患者对航空转运的明确同意。急救护理地面转运人员也应获得转运许可。有些服务部门选择从医院获取一般的 EMTALA 规定的转运同意,但另一些服务部门却发现医院不能充分保护医疗转运服务和人员,并选择亲自获取患者同意。

获得自主同意的一个原因是明确证明患者或家属意识到空中和/或地面转运的特殊风险。律师还可能希望包含特定的豁免说法,在某些情况下可以提供额外的法律保护。

文件中的另一个问题是遵守《健康保险携带和责任法案》(HIPAA)的隐私法规。从技术上讲,医院和其他医疗服务提供者之间的信息共享并不需要特定的授权。但是,每个提供者都有义务遵守 HIPAA,大多数律师都倾向于单独披露隐私惯例,并尽可能获取同意(见附录 20-2)。如果涉及州际转运,可能会出现相互冲突的州法律问题,这时"更高"或更严格的标准将适用。地面和航空医学转运服务应制订解决这些州际问题的相应制度。

紧急服务,如航空医学队,需要"在紧急治疗情况发生后可行的合理时间内"通知患者相关隐私惯例,明确这种可行性的时间会在现场响应的情况下稍微宽松一些,到目的地医院后再通知患者也是可以接受的。但是,在转运情况下,在转运之前提前通知的可能性更大。

一般而言,最好能够取得一份证明,表明患者收到隐私惯例通知并签字,但是如果患者或家属拒绝签字,或签名的做法不现实,那么服务机构可能会将该通知书形成文件给予患者或家属。如果当时情况过于复杂,服务提供者、患者或家属无法合理地处理法律通知,那么应该记录下来这种情况,并且在情况许可的情况下给予通知。

隐私声明表格是非常复杂的文件,必须反映联邦法律和州法律的许多详细要素。这些文件应该由律师准备,并针对空中和地面医疗服务进行标准化。所有的人员都应该接受使用这些表格的培训,并了解他们的管辖范围内的隐私惯例。

违反 HIPAA 法规可能导致对服务提供者的罚款,以及对某些故意违规的个人的联邦刑事指控。

州政府可能会要求对隐私侵犯行为施加额外的惩罚,包括对个人的刑事指控。虽然 HIPAA 确实产生了新的民事责任,但侵犯隐私权可以作为所有司法辖区医疗事故诉讼的理由。HIPAA 还具有标准化隐私惯例的作用,这反过来又能够创造一个新的护理标准。向法律执行机构发布信息将在后文进行讨论。

门诊患者与住院患者转运

2003 年 EMTALA 法规对 EMTALA 规定的门诊和住院患者之间的义务作了区分。这种区分最简单的形式是,EMTALA 不适用于住院患者。但是,这种说法容易使人误解,还需要对严格遵守和风险管理的定义和例外情况进行修改。严格来说,这些规则说明了风险取决于转出医院,但实际问题是,转运团队可能处于争议的焦点,或由于所谓的规则滥用而受到法律制裁。对规则的基本理解将有助于转运人员处理争议。

EMTALA 对住院患者的定义是指患者已经住进医院,并且合理预计患者至少需要占用一张病床住院观察一晚。因此,"观察"仍然需要符合 EMTALA 的规定。为了稳定护理而入院的患者,如果预计他们无需住院观察一晚就被转运的话,他们不属于 EMTALA 定义的"住院患者"。为逃避 EMTALA 而入院的患者,根据 EMTALA 的规定,他们不属于法定"住院患者"。如果患者本来预计将会住院观察一晚,但随后病情恶化而需要转院,也符合"住院患者"的定义。

即使患者属于住院患者,法规、规章和现场审查指南都要求具有"更高护理水平"(技术上称为"专业化"服务)的医院在有能力的前提下接受 EMTALA 所规定的不稳定患者的转移。这种能力的定义会有利于迫使医院接受转移。

除法院和政府执行程序外,患者的正式身份无需严格区分,如"EMTALA 规定患者"或其他类型患者。所有患者都包含在一般医疗保险的"参保条件"(CoPs)以内,以便联邦实施患者护理和安全标准。

航空医学服务和急救护理服务应规范所有程序,无论患者所在医院的哪个区域或患者的正式身份是什么,都要为所有患者提供相应的响应和服务。虽然有些费用问题可能会取决于这些信息,但相应的护理标准不会。从医疗事故责任的角度来看,如果患者得到的护理水平不是出于对患者安全的考虑，而是取决于付款状态，那么这在法庭上很难站得住脚跟。响应标准也应该有选择性，处于便利因素考虑，存在基于患者要求，而不是医疗需求的转运例外情况。在这种情况下，在响应前明确费用问题是合理的做法。不过，这些情况要求的相应护理和服务水平基本相同。

直升机停机坪规则阐明

EMTALA 对直升机停机坪使用的规定是已经困扰了医院和航空医学服务超过 15 年的问题。2004 年的现场审查指南公布了在同一时间段内存在的直升机停机坪规则，但是还没有被医院和服务所接受。这些规则是 EMTALA 监管准则中最简单和实用的规则。

这些规则针对"来到医院"规定相关的直升机停机坪使用情况给予有限的特许。除非救护人员或空中医务人员要求医院 A 提供医疗援助，否则救护车可以在 A 医院的直升机停机坪上与直升机对接，以便将患者转运到 B 医院，而不会为 A 医院带来 EMTALA 规定的义务。如果要求医疗援助，医院 A 需要负责全面满足 EMTALA 的要求，即使这样做会中断转运过程，或导致患者在与原定目的地不同的医院接受照护。

如果医院 A 拥有救护车服务，对直升机停机坪的特许情况会有进一步的限制。在这种情况下，如果患者由紧急救援现场转运而来，医院 A 将承担 EMTALA 规定的主要义务，但"救护车规则"规定的情况除外。

转向和任务转向

EMTALA 法规适用于入境患者的转向。任务转移涉及执行响应任务的飞机或地面车辆改道给优先级高的任务请求。任务转向不受 EMTALA 的监管，但是由于这两个术语可能会产生混淆和规则误用，本节将对此进行讨论。

EMTALA 现场审查指南规定，如果医院处于正式转向状态，入境的救护车（包括飞机）可以转向。正式转向状态的概念适用于整个社区范围内的 EMS 计划，该计划定义了医院在声明转向状态时使用的标准和程序，以及转向可能被拒绝的情况。从理论上讲，也包括到医院处于内部或外部紧急情况时的声明灾难状态。

美国第九巡回法庭上诉法院裁定，救护车转向请求可能会引发 EMTALA 规定的责任。在 Ar-rington 诉 Wong 一案中，诉讼指控一位患者在前往一家军医院的途中产生严重呼吸困难。救护人员对此表示担心，并与一家较近的医院取得联系，但该医院的急诊科医生通知救护人员仍需前往原定的军医院。患者到达军医院后立即死亡，家属起诉了没有接受患者的医院。医院在当时不处于转向状态。法院裁定，该项指控足以迫使该案件依据 EMTALA 规定的潜在责任进行审理。［Arrington v. Wong, 237F. 3d 1066（9th Cir. 2001）］

然而，医院并没有"转向"的权利。更准确地说，转向是指医院请求 EMS 帮助其处理患者过多的情况或其他紧急情况。EMTALA 法规规定，如果医院同意救护车（或航空医学机构）转向，如果救护车进入医院范围内，医院必须照顾患者。

患者可以指示救护车前往他们选择的医院，即使该医院出于转向状态，这可能会延误护理并危及患者生命。EMS 系统指南、州法律、机组人员的专业判断以及患者是否有能力并了解"转向"医院风险等因素可能会使这个问题更加复杂化。不过重要的是，即使转运人员之前被要求将患者送往其他地方，EMTALA 仍然要求医院对到达的患者进行治疗。

以下是 EMTALA 现场审查指南的摘录。

摘录#1

如果患者不处于医院范围内，该规定不适用。医院范围包括医院拥有和经营的救护车，即使救护车不在医院院内也包含在内。医院范围内的非医院所有救护车上的患者视为已经来到了医院的急诊科。如果救护车人员通过电话或遥测通信联系"A 医院"，则不在医院范围内的非医院所有救护车上的患者不会被送到医院的急诊科就诊。如果患者在救护车上，不管救护车是否由医院所有，该医院可能会在患者处于"可转向"状态时对其转向，因为医院当时没有员工或设施来接受任何额外的紧急救护患者。但是，如果救护车由医院所有，那么医院只有依据整个社区范围内的 EMS 方案才能使救护车转向。而且，如果有救护车（无论是否由医院所有）不顾医院的指示，将患者送到医院院内，既然患者已经达到医院，该医院也有医务为患者进行医学筛选检查。

如果医院不处于转向状态，不接受电话或无线电转移请求，拒绝可能会违反其他联邦或州的要求（如西尔-伯顿医院）。如果您怀疑其违反相关法

20. 空中和地面医疗转运中的法律问题

律,请将案件提交负责机构调查。

摘录#2:直升机停机坪规则

在以下两种情况中,医院不承担 EMTALA 规定的义务。

当地救护机构或其他医院使用医院的直升机停机坪将患者转运到位于全州各地的三级医院,在使用直升机停机坪进行转运的情况下,只要转出医院在将患者转运到直升机停机坪,送往指定的接收医院之前进行了 MSE(医学筛选检查),拥有该直升机停机坪的医院不承担 EMTALA 的义务。如果在实施稳定治疗或进行适当转移之前存在 EMC(紧急医疗状况),转出医院负责对患者进行 MSE。因此,如果直升机停机坪只是作为转运到直升机停机坪之前已经接受过 MSE 的患者的暂停处,那么拥有直升机停机坪的医院在患者继续前往接收医院之前没有义务再次对患者进行 MSE 检查。但是,如果在直升机停机坪停留时,患者的病情恶化,如果有医疗人员要求的话,那么直升机停机坪所在的医院必须在其能力范围内为患者提供再一次 MSE 检查和稳定治疗。

作为 EMS 方案的一部分,如果 EMS 要求将具有潜在 EMC 的患者撤离直升机,除非 EMS 工作人员、患者个人或患者的法定代表人请求拥有该直升机停机坪的医院进行 EMC 检查或治疗,只要医院不是接收医院,该医院就不承担 EMTALA 规定的义务。

摘录#3:医院指定不适用

如果社区或州的预定计划已经指定了特定患者(如医疗补助患者、精神病患者、孕妇)的医院,医院不能逃避 EMTALA 规定的筛查义务,需要为患者提供稳定治疗和/或转运的义务。如果医院所处州/地方法律要求对特定患者(例如精神病患者或贫困患者)进行评估并在指定医院/医院接受治疗,那么如果医院忽视 EMTALA 的要求,并且不给患者提供 MSE 检查和稳定治疗,则可能违反 EMTALA 的规定或者在将患者转交给州/地方的机构之前进行适当的转运。如果在进行 MSE 检查并排除 EMC(或稳定 EMC)后,转出医院需要将患者转移到另一家医院进行治疗,可以选择将患者转移到由州或地方法律指定的医院。为了遵守州法律,医院也被禁止将未经筛查的人员或出现紧急医疗状况的人员送往非医疗机构。州法律要求将某些患者转运

到某些机构,并不能防止其因未能提供 MSE 检查或未能稳定 EMC 而违背 EMTALA 的规定;因此,医院必须符合联邦 EMTALA 的要求或承担违反 EMTALA 的风险。

摘录#4:灾难状态异例外情况

如果发生州紧急事件或危机(例如生物恐怖主义),州或地方政府可以制订社区应对计划,指定具体机构(医院、公共卫生机构等)在这些灾难性事件中,处理某些类别的患者。处于州紧急情况下的医院仍然负责向所有要求体检或治疗身体状况或存在 EMC 的个人提供 MSE 检查,但根据社区计划,对这些患者的转移或转诊将不会受到 EMTALA 的制裁。例如:根据州或地方的 EMS 计划,一名有可能接触到毒素的患者来到非指定医院,而非接触毒素的患者应该前往的医院。在询问患者并确定患者属于社区指定筛查地点的类别之后,患者可以被转诊到指定的社区机构,而不用承担违反 EMTALA 规定的风险。

任务转移

EMTALA 并没有特别地对任务转移做出规定,尽管 EMTALA 可能涉及转移医院的一些内容。如果根据 EMTALA 规定前往 A 医院进行转运的空中医务人员被转移到 B 医院去接收更严重的病例,那么 EMTALA 可能会要求医院 A 的转院医生改变转院目的地、转院方式、必要的人员和必要的设备来充分保护患者安全。

航空医学任务转移的影响很大。因为在许多地区飞机的数量不够,这使得任务的优先次序和转向相当普遍。但是,如果发生任务分歧,法律问题可能会更加复杂,由此引发的诉讼中肯定也会增加。

任务转移必须得到书面政策和程序的大力支持,这些政策和程序明确提出了服务部门是否能够进行任务转向,需要优先考虑的事情,需要优先做出的决策,机组和医院的通知程序以及文件记录过程。

一般而言,一般责任法并不规定空运医疗服务为任何特定患者或医院提供服务。但是,这一职责可能以其他方式出现。如果与医院或 EMS 系统签署了转诊合同,合同可能对相关责任做出规定,并可能提供有关例外情况的说明。转诊合同将在本章后面部分进行详细讨论。如果某一项服务违反

了转院合同的条款,患者可能会因延误或未能做出响应而造成的任何损害提起诉讼。

第二个对患者应负的法律责任是接受患者后响应的义务。接受患者的请求后再发生的任务转向会视为"放弃",类似于其他形式的放弃医疗。在这种情况下,一旦接受患者响应,救助者有义务对依赖接受的患者做出及时响应,这样患者会放弃继续寻找替代救助者的机会。通常情况下,这是指医生或现场工作人员是否有足够的时间为患者的安全作出替代安排。这个问题将归结为任务转向是否合理,是否符合制度政策,是否充分通知了转诊医师或现场救援人员。如果服务使响应飞机转向,但是协助发出请求的机构制订相应的且可接受的替代计划,例如与附近另一个航空医学服务机构协调响应,这样会减轻由放弃引发的问题。

另一种形式的任务转向是"堆积"。在这种情况下,转运团队会接受多个呼叫请求,并以某种方式将它们"堆积"起来,如按照优先顺序或接收到呼叫的顺序。在这种情况下,转运团队有明确的义务告知呼叫者现有呼叫堆积的时间,以及预计到达的时间。服务应该制订优先级响应策略,并向请求的呼叫者报告正确的到达时间,以及是否"堆积"呼叫。如果发生了预料之外的延迟情况,应立即向所有将受到影响的医院报告。应当仔细记录初始指示和随后的通知,以证明呼叫者清楚到达的时间。在天气延误、计划外维护或发生其他影响预计到达时间的变化的情况下,也会采取同样的流程。

接受紧急响应后,任务转移形式会难以处理,相应的后续要求也会更为迫切。显然在这个案例中,任务变化的合理性以及替代资源对于第一名患者的实用性可能会受到质疑。很明显,天气或其他安全隐患可能导致关键的救援响应被取消或延迟,但这种可自由选择的优先转向可能会威胁到服务的可信性,并使服务面临潜在的违规索赔。与大多数医疗事故案件不同,对提供者提出的索赔主要来源于医生,由于他们需要留下照顾患者,因此与患者一起被"放弃"。这种消极的结果实际上回导致潜在的索赔。此外,如果因其快速的优势而选择航空转运,而地面转运等较便宜的替代办法本可以提供更为快速的服务,但由于转向而延误,也可能会导致赔偿。

我们不能说这种任务转移形式在任何情况下都不能合规地进行。但谨慎一些的做法是仔细控制病患的种类,以及其能够允许任务转向的敏感度。应该由法律顾问和医疗事故保险公司进行彻底审查并谨慎制订政策、协议、标准和通知程序。随着区域资源的可用性越来越强,最谨慎的行动方式可能是要求同类转运服务机构提供相互援助,而不是采取转向或拖延转运的方式。

HIPAA 执法信息披露

警务人员经常参与急诊科(ED)相关案件,无论是在事件发生时,还是提供治疗后,都可能接触到航空医学或地面急救护理转运人员。根据健康保险携带和责任法案(HIPAA),机组人员需要关注他们可能披露哪些信息,以及他们可能在哪些方面容易产生 HIPAA 违规行为。另一方面,警方调查人员通常不熟悉 HIPAA 及其限制措施,因此可能会因隐瞒他们所得到的信息而受到起诉。

在许多情况下,新实行的 HIPAA 法规和现行的州法律之间可能会有冲突。HIPAA 在某些情况下取代了州法律,除非州法律的规定更为严格,在这种情况下,则由州法律决定。试图在急诊科的环境下解决这些法律问题的做法,既不可行也不可取,因为这些冲突会削弱医务人员和警方履行各自职能的能力。急诊科、医疗转运团队和警方(或法律顾问)需要积极主动地去解决这些问题,以减轻警务人员和医务人员的压力。

根据 HIPAA,有以下几种相关的警方/执法信息情况:

虐待儿童

急救护理转运医务人员可以报告涉嫌虐待儿童的问题,而无需通知患者、家长或法定代理人或征求其同意。[45 CFR 164.512(b)(ii)][45 CFR 164.512(b)(1)(ii)];[United States v. Prentice, 683 F. Supp. 2d 991(D. Minn. 2001)]在一些州,这种报告是强制性的。

公共卫生报告

机组人员可以向指定的公共卫生机构报告法律要求的公共卫生条件,而无需通知患者或代理人或经其许可。[45 CFR 164.512(b)(i)][45 CFR 164.512(b)(1)(i)];[Matter of Barron v. M. M., 852 N. Y. S. 2d 696(N. Y. Sup. Ct. 2007)]

传染病

根据 HIPAA,如果卫生机构依法有权接收这些信息并进行跟踪,医务人员可以报告已经患有传染病或疑似患有传染病的患者,或通知他人疾病或情况。[45 CFR 164.512(b)(iv)][45 CFR 164.512(b)(1)(iv)];[105 CMR 300.100]同样,医疗保健机构有义务告知急救护理转运人员,他们在护理过程中或转运患者时可能已经接触到传染病。服务管理部门应该意识到这些要求,并应该制订保护其机组人员和转运患者的政策。

其他虐待或疏忽事件

作为强制报告人员,医务人员可以根据法律规定向授权机构报告虐待事件或疏忽事件。他们只能在国家法律要求的范围内报告法律所要求的并得到患者同意的信息。

如患者无同意能力,且医疗保健提供者认为该事件符合如下情况,也可以进行披露:

1. 必须披露以防止对个人或其他潜在的受害者造成严重伤害;

2. 并非为患者治疗考虑;

3. 等待患者有能力同意后立即进行调查。

在这种情况下,医疗转运人员必须及时通知患者有关报告的内容,除非医务人员合理地认为通知患者或法定代理人会给患者或代理人带来危险或者代理人需要对患者的虐待、疏忽或伤害负责。[45 CFR164.512(c)];[Adams v. Albertson, 2012 U. S. Dist. LEXIS 16548(N. D. Cal. Feb. 10, 2012)]

其他强制性伤害报告

根据要求报告的法律,医务人员可能会报告某些类型的伤口或其他身体伤害,如枪伤和狗咬伤。[M. G. L. ch. 112 § 12Z];[M. G. L. ch 112 § 12A]其中虐待或疏忽案件特别适用于上文单独列出的规则。

法院指令、传票或调查需求

通常情况下,警方调查人员、陪审团传票、监管人员以及其他司法或行政人员不会提供需要立即执行的法院指令或令状。然而,在某些情况下,搜查令需要立即执行。如果机构提出要求立即执行法院指令,例如搜查令和逮捕令,转运人员不得阻碍相关人员进入。在这种情况下,工作人员应立即联系其服务的法律顾问。

在大多数情况下,这种要求会针对医生和医院提出,但是在刑事案件和诉讼中,有时会向所有相关机构提出要求。在回应之前,有必要确定这些信息对于合法的执法调查来说是相关且重要的,并且基于调查目的所要求的材料是合理且可获得的,以便去除不充分的信息。在许多情况下,医疗护理提供者有义务合法地防范披露患者信息,或通知患者,以便他们采取措施阻止披露。这些问题显然属于服务律师所负责的法律问题。[45CFR(f)];[Bowling v. State, 289Ga. 881(Ga. 2011)]

识别或找到嫌犯、逃犯、证人或失踪人员

如果警方想要找到嫌犯、逃犯、证人或失踪人员,他们经常会前往医院,与急救医疗服务人员接触,以确认这些人的身份或寻找有关他们身处位置的线索。根据 HIPAA,在这种情况下允许披露有限的信息:

- 姓名和地址
- 出生地点和日期
- 社会保险号
- ABO 血型和 Rh 因子
- 损伤类型
- 治疗日期和时间
- 死亡日期和时间(如适用)
- 描述一般身体特征,包括身高、体重、性别、种族、头发和眼睛颜色、面部毛发,疤痕和文身。

除了上述规定的血型以外,HIPAA 不允许披露患者的 DNA 信息、DNA 分析结果、牙科病历、标准样品分析结果、体液或组织分析结果。[45CFR 164.512(f)(2)]

其他犯罪的受害者

如果患者同意,可以向警方提供关于非强制性报告情况的犯罪受害者的信息。如果患者由于无行为能力而无法同意,但警方表示需要这些信息来确定犯罪是否由患者以外的其他人实施,并且该信息需要立即进行调查,医疗护理提供者可能会披露受保护的医疗信息,同时提供者需要确定这样做符合患者的最佳利益。[45CFR 164.512(f)(3)]

死亡

如果怀疑犯罪行为可能导致死亡,紧急服务机构可向警方披露受保护的医疗信息。该规定并没有阐明这种行为是否必须造成死亡,或者患者是否可能涉及导致死亡的犯罪行为。[45CFR 164.512(f)(4)]由于法律在一项单独的条款中提到了验尸

官的情况,所以这里代表的含义更为宽泛。

受保护的医疗信息可能会被披露给殡葬主管,以便他们履行职责,不过这种情况很少在医疗转运服务中发生。合理的死亡预期信息也可以进行披露。[45CFR 164.512(g)(2)]

验尸官和医学检查员

同样,为了识别死者,确定死亡原因,或与验尸官的其他职责有关,可以向验尸官或医学验证人披露受保护的健康信息。这似乎包括报告根据州法律向死因裁判官或医疗检查员报告的各种死亡事件。[45CFR 164.512(g)(1)]

Tarasoff 学说

如果患者想要对特定的第三方造成伤害,并叙述了一个切实可行的计划来实现其目标,那么必须进行适当的披露以确保第三方的安全。这个学说命名于 Tarasoff 诉加利福尼亚大学校长一案,在此案中,一名患者在治疗期间向心理医生描述了一个杀害 Tarasoff 女士的暴力计划。在此事披露后不久,患者就通过这个计划杀害了 Tarasoff 女士。尽管心理学家向校园警察披露了这些信息,但是校园警察认为患者并不构成威胁,尽管能够预见到可能的伤害,心理医生也从未提醒 Tarasoff 女士可能受到的危险。Tarasoff 的家人成功地起诉了心理学家和大学。[Tarasoff vs. 加州大学董事会, 17Cal. 3d 425(Cal. 1976)]。尽管为了第三方的安全而需要披露的信息更多地出现在心理学和精神病学领域,但法院发现这些原则也同样适用于急诊医学。[People v. Sergio, 864N. Y. S. 2d 264(N. Y. Sup. Ct. 2008)]如果患者发表的言论导致医疗专业人士认为身份明确的第三方(指定或身份明确的一方,如"我的房东",而不是"坏司机")的生命可能受到威胁,他们有义务通过合理注意保护潜在受害者免受这种威胁。这种合理注意包括警告受害者,并通知警方具体的危险细节。尽管这是一般规定,但美国各州已经以不同的方式处理这一责任问题,因此医务人员应咨询律师,以确定所在州的适当披露范围。

转运队何时负有医疗责任

如前一节所述,接受呼救为了对患者负责,但医务人员何时从医学角度对患者负有个人责任呢?

其中最重要的一个概念是,许多人一次只能为一名患者承担医疗责任。一个人获得医疗责任的事实不会自动让与其他人。一种错误的观念是,责任会导致医疗保健提供者采取"这不是我的工作"的方式解决问题,从而带来重大损失和问题。患者的安全和护理问题通常涉及"谁了解并且术可以阻止事情发生",而不是包含在"谁的职务说明"中。幸运的是,急救护理医疗转运团队的成员积极主动,态度负责,能够承受安全威胁和护理态度,但与转出和接收医院的接触中,他们可能会面临并不像他们一样负责的工作人员,这会给他们带来损失。

派遣

一旦机组人员被派往处理特定的应急事件,他们将承担首要的医疗责任。正如转运部分所描述的一样,这种责任实质上是指不允许不合理地放弃患者。如果响应完成后仍在空中医务人员的控制范围内,他们有义务继续做出响应。如果由于天气、安全、机械问题、调度指令或飞行员决定而无法控制,那么医务人员不承担实际应负的责任。派遣通知是合理的,但这并不要求机组人员通过将自己置于风险之中,不遵守命令,和/或违反飞行规则来完成响应。但是,如果必须终止响应,则必须通知申请机构,如果可能的话,还应该协助其进行替代安排。

现场响应

一旦医疗转运队到达现场,他们与其他救援人员和提供者共同承担医疗责任。通常情况下,作为现场最专业的医务人员,他们的医疗义务范围通常扩大到在合理及时的时间内直接为患者提供医疗服务,从而为评估现场,保护现场,戴上防护装备等预留时间。他们的义务还包括进入患者所处的危险环境,但需要机组成员接受过相关的环境培训并配有防护装备。如果医疗转运队员没有相应的防护装备,或没有经过相关的环境培训,他们不需要承担无理的风险来支持救援,而是把患者解救和护理留给救援人员,直到患者可以安全,并由医疗转运队接诊。但是,如果服务本身具有特定类型的危险环境响应能力(例如危险材料、救灾、解救、起重吊装、搜救),那么有义务训练机组人员并为其配备装备,以便对相应情况进行响应。

院间转诊

医疗责任中最复杂的一项关系就是空中或地

20. 空中和地面医疗转运中的法律问题

面医务人员进行院间转诊和患者转运的准备。通常情况下，医院工作人员不介入，授予空中/地面医务人员对患者的完全控制权，错误地认为转运队已经"承担护理责任"。通常，转运服务的政策明确规定患者需要由服务所有者医院，或服务的医疗主任进行护理。这些政策和责任承担可能有助于转运队和医务人员更加方便地执行任务，但这种想法是错误的，因为不能恰当地反映这种情况下产生的重叠责任问题。事实上，在患者到达接收医院之前，或者在接收医院采取的行动发生影响之前，转诊医院仍然对患者负有部分责任。例如，即使发生在患者到达接受机构之后，转出医院也要对转运之前的药物发生的阿尔法反应负责。经过培训并专门从事护理和转运的急救护理转运团队应该领导危重患者或受伤患者的转运过程，这样做符合常识。然而，这种领导角色并不是使转运团队作为患者转运的"指挥官"或唯一的医疗责任。同样，医疗转运队了解并负责患者转运妥善和安全的准备工作。如果转诊机构拒绝采取要求的安全措施，例如固定气道或控制患者，医疗转运队可能有理由拒绝转运患者，直到他们感到安全，或者采取必要的措施之后再进行转运。

EMTALA 特别地将部分的患者医疗控制权给予转诊医生，直到患者到达接受医院并且受到接受医生的直接支配和控制。转诊医生不能选择将患者交给空中或地面医疗队，不能认为患者已经离开医院，转诊医生的护理就已经完成。转诊医生必须继续参与并保留最终责任，签署转让书，以确保在实际转运时得到超过风险的收益。如果转诊医生认为停止或取消转运符合患者的最佳利益，那么医生有权和义务这样做。然而，与此同时，急救护理转运队已经被要求前往转出机构，并且对患者也有不可拖延的医疗责任，这两者同时发生，因此必须加以协调。EMTALA 对这个问题进行了重要阐述，要求转运患者同时而不降低护理水平。如果患者在转诊机构需要医生和护士的持续关注，那么转运过程中应该有同等水平的护理。对于由医生组成的转运团队来说，更容易达到目标，但训练有素的医疗转运人员当然也可以转运重病重伤患者。在这些情况下，医生的医疗指导至关重要。

医院面临的另一个治疗问题是特权、能力和资格认证。医疗转运团队中的护士、医生、护理人员或中级供应商等专业人员通常通过某种特权、能力或资格认证程序成为基地医院的服务提供者。通

常情况下，他们在其他的医院没有类似的特权和能力。因此，他们没有在其他医院和机构的执业权利，除了在应邀"互助"的情况下成为附属机构的工作人员。即使这种规定在法律扩展了大多数医院员工的服务范围，甚至没有证明有关美国各州执照的问题。在转运队到达后，护理已经完全由接收机构或转运服务负责，这种想法是错误的。就这一点说，转出机构的医疗责任不会改变，除非转出机构让更多的训练有素的服务提供者在他们的权力和监督下提供护理。只有在相应的州法律、法规、机构章程和方案、谅解备忘录或服务和机构之间签署的协议书中有所规定情况下，航空医务人员才可以在转诊机构的要求下应邀提供互助。如果医疗机构经营的转运团队中存在转诊医院提供的临时资格认证成员，则会给由医生组成的转运项目带来特殊的问题。如果没有在协议书或谅解备忘录中细致地加以辨明，那么根据 EMTALA，转运团队的医生也需要转出机构的医生负责。一般来说，应该尽量避免这种不可取的做法。

送往接收机构

尽管医院拥有的服务通常将大部分患者送往其家庭医院，但将患者送往目的地医院中存在的问题大同小异，因此绝大多数转运中可能不存在特殊的问题。

与转出机构相比，如果不是转运团队基地的话，一些目的地机构的工作人员可能不愿意接受空中/地面医疗团队的参与。在业务繁忙的部门，新转运来的患者可能先由转运队代为照管，直到接收机构的急诊、重症监护室或地勤工作人员能够照顾患者为止。这显然会使转运队长时间留下照顾患者，而其他地方的患者可能更需要他们的服务。当患者需要更好的设备和人员来提供最好的护理时，也会使患者像"包裹"一样再次处于转运状态。就许可证、认证和特权而言，同样的问题也适用于转出机构。

对患者的医疗责任要求空中/地面医疗团队不能放弃患者，需要尽可能地将患者转移到病床上并尽可能快地离开。这反过来又意味着在将患者留在目的地医院之前，必须完成详细的报告和有序的责任转移。转运团队与转运医生共同承担医疗责任，即使接收机构现在部分承担了对患者的责任，也需要直到完成了所有相应的交接和责任转移。

就像航空医学队到达时转出机构可以不用承

担所有责任的错误概念一样,接收机构通常认为他们在接收来自转运队的患者之前不需要承担任何责任。这两个概念虽然部分属实,但在实际应用中常常是错误的。转出机构和工作人员在患者离开了他们的指导和控制时,无需继续承担一部分的医疗责任,这可能代表患者离开实际场所时,或患者离开其在线医疗控制区域,并进入另一个系统的医疗控制区域时。他们可能会对由他们发起的转运行动保留一定的责任,比如在患者已经离开之后的很长一段时间内,药物的管理或者程序的执行。接收机构和工作人员在接受护理时就开始承担患者的医疗责任,包括在转运队到达之前在转出机构对患者进行的治疗和建议。然而,在这种共同的责任转移中,当患者到达接机构时,只要工作人员了解到患者的存在,即使患者正在接受转运队的护理,接收机构也已经完全承担了患者医疗的责任。

附带民事法律责任时

在描述这种并存的和重叠的医疗责任时,常常会引发一个问题,"那么,何时附带法律责任,或不附带法律责任?"

这个问题的答案是,法律责任来源于医疗责任——医疗职责。如上所述,法律责任是工作职责的结果,以违反护理标准和造成伤害的方式违反这一职责就会产生法律责任。

对于地面和航空医学转运人员而言,职责起始的时间以事实为准,因此对服务机构及服务人员可能承担责任的起始时间最保守的判断是服务机构首次被告知患者的转运需求,以及其接受或拒绝护理请求时。如果因医疗过失(医疗事故)对患者造成伤害,任何对患者承担医疗责任或义务的医疗服务提供者都有可能对患者承担法律责任。然而,实际责任取决于哪个医疗保健服务提供者违反了对患者应尽的职责,并导致或促成了对患者造成的伤害。可能有一个或多个服务提供者符合这些标准,或者在某些情况下,无法证明服务提供者偏离了可接受的实践做法并应被追究责任。与分摊医疗责任一样,经常会存在分摊法定义务的情况,因此就会导致潜在的法律责任。

分摊法律责任中有两个因素影响了大多数州对受伤患者的任何最终赔偿金的财务考量。这两个因素为:索赔涉及的每一个人的过错比例,以及连带或者单独损害赔偿。在大多数州,当陪审团将提供者的过错与患者的过错进行比较,认定提供商

的责任占50%以上时,提供商才会对所造成的伤害负法律责任如果陪审团发现多名提供者存在过错,判决书通常会将相应责任分配给相应部分的过失当事人,这样就可以公平分配责任,并且与陪审团接受的证据一致。

如果所有的疏忽方都有足够的保险,那么每一方均须支付自己的判决比例。这叫做"单独责任",这种情况下,判决的总金额由各个疏忽当事人承担,每个人都自己承担责任。在许多国家,重要的侵权改革努力之一就是全部或部分消除"连带"责任,提倡单独责任。

如果一个或多个疏忽当事人的保险责任范围不足,而另一个责任方的保险责任范围更大,则连带责任通常会成为问题(在那些仍然存在连带责任的州)。在连带责任下,受伤的患者可以从任何一个或多个被认定为疏忽的当事方取得100%的判决金额。实际上,只有轻微疏忽的医疗服务提供者可能被要求为那些过错更大的人支付全部判决金额。有的国家已经完全取消了连带责任,有的则要求当事人必须至少有"X"%的过错才会承担连带责任。

还有其他两种机制用来平衡法律责任和医疗责任。第一种是"贡献"。在这种情况下,本案中的医疗服务提供者可以互相"交叉"起诉对方,以确保每个提供者都向其他人支付公平份额,避免一方赔偿金额的比例不合理。这种方法的问题在于,它使一个医疗服务提供者与另一个医疗服务提供者对立起来,并且大大增加了采用不正当方式发现疏忽的风险。例如,当患者经多个医疗服务提供者和机构(例如现场救护车、转诊医院及其工作人员、重症监护转运机构及其工作人员)交替治疗后预后不佳,而接收医院与重症监护转运机构或转诊医院无关时,就可能会出现这种情况。这些方面可能由多个律师代表并由多家保险公司承保,那么很容易看出为什么在诉讼出现时,他们可以轻易地相互指责。

另一种机制是基于主动和被动过失概念的"赔偿"。例如,一家医院可能会因为没有能够防止医师工作疏忽的相应政策和程序。医院会有被动的责任,医生会合理要求医院赔偿医院不当的政策造成的损失。同样,这种方法的问题在于,它也是将一个医疗服务提供者与另一个提供者对立起来,具有同样的潜在风险。

转诊协议问题

转诊协议是多个医院之间或医院与转运服务

机构(如地面和航空医学转运系统)之间订立的书面计划,其中规定了将患者从一个医院转移到另一个医院过程中各方的角色、责任、政策和程序。协议不必冗长,但要准确地反映所有责任方的认识。这些协议通常规定如何付款,以及如何处理未报销的服务;更重要的是,他们确定了哪些人员将负责哪些行为以及在什么情况下负责。建议医院和医疗转运服务机构出于患者护理的原因以及出于商业原因订立转诊协议,以便相互协调,并满足一些州的法律或监管要求。

建议咨询法律顾问,确保协议符合国家要求,也不含有意外风险的条款。如果使用国家强制性的格式协议,法律顾问应该检查他们是否合规。还需要请临床工作人员对文件进行审查,因为当法律顾问就国家合同或报销法对服务机构和医院进行指导时,临床工作人员将能够对缔约方就临床可行性提供指导并为患者带来最大的利益。

转诊协议的主要原因之一是建立一个顺畅的工作转移制度,以统一的方式满足患者和提供者的需求,并且设定各方的期望和标准,以减少责任混淆,否则会导致护理标准不统一。对于患者来说,转诊协议提高了所需的护理服务的速度,并将不良后果的风险降到最低。对于医院和转诊服务机构,每一方均了解系统如何工作,各护理方的不同角色和责任是什么,以及如何处理付款。

本章最后的附录 20-3 提供了一个简单的转诊协议示例。

责任问题

转诊协议本身很少对任何一方设立责任,但协议的确以"谁应该做什么"的形式来确定了一套"标准"。唯一可能的例外是有关付款的问题。如果转诊协议规定,如果保险、医疗补助或医疗保险未能支付转诊费用或者支付低于医疗转诊的特定百分比,医院将保证转移支付,而开具账单后医院拒绝支付费用时,医院可以预期违约可能会导致责任。

如果转运服务机构承诺了特定的响应时间,或在特定情况下提供特定的响应人员,作为他们收取费用的协议的一部分,而转运服务机构不符合协议条件,则可能会出现财务责任问题。如果因此对患者造成伤害,并且造成了医疗事故,则医院可能会对航空医学服务机构进行交叉索赔。患者可能会直接起诉违约,这就保证了患者始终是合同条款中

所述服务或保护的当事人(第三方受益人)。

但是,转诊协议的责任风险很少产生新的责任,因为合同条款通常是谨慎的,提供服务以可用性、能力和其他条款为前提条件,这就使协议变成了不具有约束力的理解,而不是规定了责任的文件。再次,转诊协议需要由知识丰富的医疗保健律师以及转运提供者进行审查。

风险管理的作用

航空医学服务人员非常了解飞机预防性维护的重要性。通过风险管理活动对医疗行为的同等关注可以防止产生质量、合规性和法律方面的问题。

风险管理有许多方面的角色,可以分配给不同的团队和行政人员,而不是完全分配给风险管理人员,但是服务机构作为企业要想长期生存下去,这些角色必不可少,才能满足关键的公共安全需求。

资格认证

管理风险中最关键的问题之一就是查验团队成员的认证。在所有的工作中均需要保留积极和充分的文件记录,以确保机组成员获得相应的许可,能力上胜任,并且没有提醒未来可能出现的问题的重大损失历史记录。仅依靠医院授权医师证明其以相应方式加入独立医疗转运服务机构是不够的。另一方面,医院拥有和运营的服务机构可以合理地利用医院认证办公室,因为它们属于同一实体,但应确保该机构符合转运医学所需的能力要求。

像对待医师那样正式确定医护人员或飞行护士的实际背景通常并不容易,但同样重要。对于问题人员,在他们伤害患者或破坏团队工作之前,通过与以前的雇主、教员和团队成员的实际直接接触来发现问题非常重要。

在将一个人安排进一个团队之前,应该对能力进行评估,并且对所有团队成员的能力进行持续的评估,并且均应该记录在他们的人事档案中。必须持续跟踪认证续展、继续教育和绩效评估的情况,以证明系统未允许转运人员中存在不合格或无能的人员。

对日常护理和转运过程中可能发生的所有护理问题进行持续的审核也同样重要。对于没有按照计划进行护理,或即使提供了最好的护理患者仍遭受不幸的任何电话请求必须进行审查,以确定未来可

以采取什么措施来避免对患者或服务提供者造成潜在伤害。CAMTS（www. camts. org）和联合委员会（www. jointcommission. org）提供了大量资源，将有助于加强质量保证和建立风险管理屏障和示范。

政策、程序和协议

出于很多相同的原因，所有的空中和地面医疗转运系统都必须有详细政策和程序，覆盖与繁忙的医院急诊部门接触的全部范围。在概念上，地面和空中系统都是急诊部门或重症监护部门的移动扩展，对政策和程序的细节应该同样仔细。对于风险管理目标，要牢记三个重点：

1. 要提供一致的患者护理服务，必须以相同的方式进行全面的系统化和组织化的护理；

2. 如果两个人没有以同样的方式处理事情，要为这种做法辩护非常困难，所以需要制订政策和程序来建立一个系统的、可辩护的程序；

3. 唯一比没有制订政策和程序更糟糕的是有政策和程序却没人遵守。

政策和程序通常以"护理路径"、协议或其他法律上必要的处理规则来表示，以便非医师职员在医院外提供重症护理。一些服务机构实际上将这些文件称为针对特定情况或临床问题的"护理标准"。此外，风险管理要求将培训、能力和质量审核记录在案，以确保不仅机组人员遵守必要的协议，而且确保实施的实践做法是可行的、安全和有效的。在许多情况下，这些服务提供者的实践范围在危重护理转运情况下会扩大。当实践文件（EMS条例或协议、护士执业行为等）的范围特别要求扩大范围需要同时进行审查和风险管理监督时，特别是在这些文件没有明确支持空中/地面医疗人员的实践范围时（并不罕见），医疗主任及其他人必须重视风险管理。偏离接受的服务批准协议可以向陪审团表明，没有达到特定服务的"接受的护理标准"（特别是如果该文件本身被赋予"护理标准"的标题），这可以加强原告的论点，即由于机组人员疏忽，未能遵守其内部政策和程序了。这可能会将举证责任转嫁给机组人员，让他们来证明是否偏离协议。与违反国家或地区性法律或法规相比，违反计划协议就显得无关紧要。因此，清楚了解执业范围的法律依据是风险管理的重要组成部分。

风险管理人员通常与临床和法律部门负责人一起参与制订和起草政策、程序和协议。他们可以帮助澄清监管用语或临床护理标准，注重过程中的潜在风险，并审阅文件以支持所提供的良好护理。

质量措施

最重要的风险管理工具之一是对空中和地面医疗服务运行的质量进行持续审查，通常会过对任何特定呼叫或一般呼叫进行记录审查并与机组人员进行讨论。这些审查为衡量和审计设定了具体标准，并可以追踪合规情况。这一过程所提供的信息有助于识别个别团队成员或整个系统的潜在弱点，从而使风险管理者能够组织集中培训、合规指导和咨询，以弥补团队医疗/法律运作中的弱点。所有的团队成员均应该清楚地了解到哪些质量指标正在被监测，并且应该让他们了解团队的业绩，并且分别意识到他们自己的评分情况，以激励他们改进或奖励他们的工作能力。

事故管理

事故可以指很多事情。它可以包括计划外偏离议定书的情况、投诉、内部问题、不利的结果、律师的医疗记录请求或任何引发关注、导致事实调查、潜在的法律问题及预防未来再次出现问题的潜在途径的其他情况对事故的实际管理可以包括事实调查、与当事方沟通以控制局势、准备资料并通知保险公司或者员工或团队对系统或绩效提出改进建议。

系统中持续存在的紧张局势往往被忽略，因为没有人负责解决这个问题。各系统之间的竞争、客户医院的问题、保险公司付款问题以及诉讼通常都会受到关注，因为在那种时刻无法避开这些问题。另一方面，大多数情况在发生之前的很长一段时间内都会有警报信号，而且在这些早期阶段，他们往往容易控制，从而取得非常有利的结果风险管理责任包括识别警示标志，并在达到临界质量之前对其进行处理。

诉讼支持

如果某服务机构面临潜在的索赔或疏忽指控，团队可能需要花费大量的精力来回答通过法律程序提出的问题，但不应该干扰团队成员的工作。那些简单地将所有索赔管理权交给保险公司并认为他们会处理所有事情的服务公司，可能会发现事实并不是这样。保险公司和辩护律师期望服务和团队成员不断提供信息、文件、记录和时间的源泉。大多数经历了诉讼的服务机构很快都就学到了风险管理人员能够以最好的回应、最少的干扰完成这种工作，并最终取得最好的结果。主管风险管理人员还可以对辩护团队进行监督，并随时向团队管理层通报案件进展情况及对医疗团队的影响。

文件记录

医疗记录的主要目的是用于患者护理。医疗记录提供了一个与其他护理提供者共享患者信息的手段。医生和护理人员之间主要通过病历传递信息。就重症监护转运服务而言，这种连续性和沟通对患者的安全和健康至关重要，因为他们是从一个系统转移到另一个系统。该文件包含情况介绍、医院治疗以及转移到医疗服务链中的下一个环节的情况，记录了患者的治疗历史。

记录的其他功能包括：合规性证明；已达到护理标准的证明；为质量审查提供事实依据；为未来任何证词提供基础记录。诉讼、外部调查和最终审判通常发生在构成索赔或审查基础的事件几年之后。遗憾的是，记忆会淡化。甚至人们倾向回忆最有利于案件的事实。当这些记忆中的空白暴露出来时，证人的可信度就会完全降低或丧失。病历是永久性的，能够反映事件发生时的记忆。它通常被证明是验证案件或问题各个方面可信度的试金石。

应该注意的是，这个记录本身并不是只是在不太可能出现诉讼的情况下才会考虑的一纸死书。可能相当多的人会查看病历，其中包括：随后的治疗医师、护士、编码员、审查员、合规官、风险管理者、质量委员会、部门委员会、使用审查人员、病历人员、同行评审委员会、第三方支付者、专业委员会、政府评估员、HIPAA下的患者及其家属、患者律师、保险公司、辩护律师、外部专家、法官和陪审团。虽然并非所有的记录都会被所有这些人查看，但是您必须尽可能地写出每个报告，因为通常您不会事先知道您编写的哪些记录会受到激烈的审查。在重症监护转运情况下，大多数患者已经遭受了重大伤害或疾病，正在转移到另一个设施，或从事件现场转移到第三级护理设施。这些情况极有可能需要至少由上述一些实体进行审查。

文件应完整，清晰可辨并经相关人员签名。使用"护理地图"和"模板"文件类型以及所谓的"例外记录"在该领域和记账领域中越来越受欢迎，但编写良好的叙述性医疗报告仍是诉讼辩护或在专业审查时证明护理质量合理所必需的记录事实、顺序和细节的最佳方法。例外记录和仅用模板文件进行记录通常缺乏序列（时间）条目、细节和观察结果，这些都是护理的核心。随后的治疗医生、审查人员和陪审团均无法清楚地看到患者和所提供的

护理信息，而这往往导致治疗医生处理不善，以及陪审团作出不利判决。当使用模板或"例外"记录方案时，必须清楚地了解这些表格上的条目，并保留和更新完整的参考文件。例如，如果表格中包含正常体检项目的检查项目，或"正常例外"项目，则参考文件必须说明正常检查项目的含义。是否包括触诊以及听诊，或寻找特殊异常情况的触诊？是否需要将脱去患者衣服检查以观察皮肤，还是可以穿睡衣检查？如果使用这样的方案进行"正常"检查，则必须明确地回答并记录下这些和其他问题。

按时间条目、模板和类似的替代方案良好编写的叙述性医疗报告是记录护理过程的最佳办法，部分原因是因为很少有叙述性报告能写得很好。使用不必要的附属信息与标记正常结果而未加说明的模板一样无用。在大多数情况下，最好采用合并文件。

记录应包含什么内容

模板对于所需数据（人口统计数据、生命体征、分数、所执行的程序、提供的治疗）最为有用，同时增加了一个良好编写的叙述性报告来描述病例的重要个人元素和给予的护理。对于常规管理条目，例如呼叫时间、派遣时间、现场时间等（尽管这些元素的定义应在管理上保持不变），使用模块和复选框是完全可以接受的。同样，也可以用于一次性基本条目，例如种族或性别。除此之外，应该为所有的谈话、命令、观察结果、干预和重新检查编写一份清晰可读的叙述性条目。这些条目应该标注时间，每个执行任务的人都应该在记录上签字。文档应清楚地说明哪个组员执行了哪个功能。

该记录应首先对出站信息和过程进行简要概述，并应包括从与患者的初次接触到在到达后将患者转移到接收设施的细节。详细信息应包括到达前的患者评估、干预和治疗，转运队的任何治疗、转运捆扎、持续的生命体征、转运过程中的护理、空中/地面医疗队护理过程中患者状况的变化及在抵达目的地时详细的患者状况。在任何时候都应仔细记录遇到的任何问题。总结性叙述应包括患者到达接收设施之后患者状况的任何变化的细节、患者接收人的情况、报告接收人的情况以及接收机构出现的任何问题。所有记录条目的时间应尽可能接近。简而言之，阅读报告的人应该能够了解任务是什么，之前的检查发现了什么病情，采取了什么措施，并且应该了解患者的处置情况。记录还应清楚记录患者财物的处置情况，特别是钱包、手机、牙科用具和珠宝等贵重物品。另外，如果护理团队以外

的人员在转运过程中出现,他们的名字和存在目的也应记录在文件中。服务机构应仔细考虑关于家人、朋友、学员、学生和观察员转运的政策和程序。

细节和叙述意味着记录将包含特定的生命体征、观察结果和其他特定的信息。在某些情况下需要进行一些概括,例如将患者的一般情况称为"不变",但是每次报告具体的可测量的项目(例如生命体征)时均应该使用数值。当患者意外地变得危急时,诸如"正常"或"在正常范围内"等评论通常不能用于记录或识别将成为问题的趋势。

应了解的是,在大多数情况下,医疗记录不需要涉及服务提供者之间的问题。在病历中批评其他人当然是不恰当的,因为整个案件都将面临法律审查,这样做不合理。当他人提供的护理出现问题时,最好客观地记录下来,不加判断。例如,"在转诊医院发现患者血压 X/Y"比"患者休克,未经治疗"要好得多。

转诊医院的护理质量问题

医疗转运队到达并发现患者所接受的护理并不是转运队或其基地机构本应提供的护理,或者患者的状况与所报告的状况明显不同,这种情况并不罕见,那么在写病历时就会面临很大的诱惑。抵制这种诱惑而客观地记录事实非常重要。如果服务机构到达现场并发现患者使用禁用药物治疗、无静脉注射或存在其他一些需要关注的情况,那么文件应该记录初始观察结果,而不附加意见或编辑评论。转运人员必须记住,转诊机构和现场服务提供者呼叫他们是帮助他们解决具有挑战性的问题,或者需要帮助可能是因为患者的护理需求超过了可用的资源。对于转运人员来说,在口头或病历中批评对于护理中的失误无论是对于患者的护理,还是对于服务提供者之间的未来关系,都是没有好处的。有问题的护理或护理不足的问题可以相应推动教育外延,而不是在病历中批评。

转运文件应该始终说明最先观察到的患者的情况和到达时的治疗情况,作为标准的开场白。当他们接近患者时,他们发现了什么情况? 使用什么样的药物,采用什么样的监控措施,执行了什么程序,以及是否有静脉输液管线也是通常记录的项目。按照相同的程序对所有的文件进行充分的记录,无论是好的还是坏的,记录中不应出现价值判断。

如果人们担心护理的相应性,应该在系统中设计一个内部质量过程,以便最大限度地保障质量改进问题。应由合格的律师协助该系统制订符合相关国家保密技术要求的流程。这些事件或质量报告应该记述事实,但不包括编辑评论或意见。在大多数情况下,事件报告的规则是,如果事实得到充分报道,这些问题应该是显而易见的,而不需要额外指出。

这种方法的唯一例外情况是需要根据州法进行报告的情况,在这种情况下,机组人员应该遵守规定的报告程序。

干预责任

在大多数情况下,航空医学转运人员在到达时都会得到完全的尊重,护理工作将移交给他们,有时甚至是几乎完全停止正在进行的护理程序,将患者交给空中或地面医务人员。然而有时候,医院队伍可能正在治疗患者,转运团队可能会注意到威胁患者安全的护理。这对于转运团队来说是一个极具挑战性的决定时点,因为患者在派出机构的控制之下,干预的权力是有限的。如果允许的话,可以采取行动保护患者,但同时存在疏远医院的风险,并会减少未来借助患者的机会。

重要的是要记得,转运团队往往没有权力或资格在派出的医院治疗患者,也没有内在权利来护理患者。与此同时,未能提出问题引起医院人员的注意又会引发道德义务的问题,实际的担忧是空中/地面医疗人员将不得不应对任何错误或治疗不足的后果。为了患者的最佳利益而采取的措施和行动通常会解决这些困境。

一旦患者被交给转运团队,医院护士和工作人员的支持就成了一个直接的监管问题。虽然转运团队在实际离开派出医院之前对患者没有重大的权力,但却可能产生更大的法定监管责任。在这些情况下,应该主张进行直接的监督、指导和干预,以保证患者得到相应的护理。

途中护理质量问题

在转运过程中,有时会出现护理质量问题,以及机组人员之间的纠纷。一般来说,高级医务人员有责任指导护理,但如果在飞行期间出现问题,下级成员有义务向团队和患者提出问题或护理问题。

忠诚和信任对于所有机组人员在空中或地面重症监护救护工作的高压环境中履行职能必不可少,并且这还需要团队成员将彼此保持在最高操作水平。团队成员必须能够以一种既能提供支持又不造成不和的方式互相提醒、建议和否定。团队成员认识到,每个成员都会偶尔犯错,每个成员都有责任去弥补其他人的错误和疏忽。就像一个运动队一样,没有一个人是完美的,但是将各团队成员和他们各自的技能组合在一起就会取得胜利。

然而,团队合作并不意味就会忽略个体质量的提高。足球队的一部分团队工作就是重复观看上一场比赛的录像带,以确定每个队员在哪里可以做得更好。在重症监护转运中,这些“录像带”也会在队员脑海中反复播放。事件报告和飞行简报流程提供了将这些“头脑中的录像带”正式纳入质量改进过程的机会。但是,为了提高绩效,这些工作必须在团队改进的氛围中进行,而不能以惩罚或专横的方式进行。同样,在高保真模拟环境中进行的培训课程对于演练这些团队合作行为非常有用,又不会将真人患者置于危险之中。

这种质量改进的机制因项目而异,但通常需要对转运任务进行“事后情况说明”,以便对该任务进行总体评估,并利用事件报告记录具体的关切事项。然后,重点领域可以成为模拟装置或其他教育手段未来培训课程的主题。

在儿科紧急护理中,处理发现的伤害儿童的错误或问题是特别困难的。孩子出现不良后果后,医护人员往往会有自我内疚和自我批评,所以医护人员之间会产生一种需要有人承担责任的倾向,这种责任本身并不存在,而在某些情况下,人们会将责任归咎于他人。所以必须非常小心,避免将团队之间的冲突置于护理工作之上,把注意力放在内疚或责任上,而不是放在提高质量上。

在这些情况下,必须非常小心避免在病历中指责或评判他人。病历中只能出现实际的医疗细节。口头上的批评意见同样应该完全针对质量过程,否则会导致他们无法解决的履职和法律问题。

最后,这些事件中的许多事件与最初发现的情况并不一样。调查表明,开始认为的错误与负面结果往往没有太大关系,但是病历中过早作出评论或者出于情绪作出批评可能会完全背离现实情况。遗憾的是,情感上的错误认识可能会导致在自己的生活中发生争议和诉讼,并且持续很久才能得到解决。仔细处理质量改进过程中的问题通常可以避免不必要的争议,并解决合理的担忧。

转运非患者

一个风险过大的领域是转运非患者(即家属或观察员)。显而易见的风险是在发生紧急情况时增加了所涉及的人员,增加了额外的重量和空间需求,并且非患者实际上可能会干扰正在进行的护理工作,以及见证后来可能涉及医疗事故的事件。

对于地面和航空医学队来说,还有一个更重大的风险,表面上却不那么明显。与航空医学队员不同,非患者不太可能熟悉小型飞机的飞行,更不用说直升机了。同样,虽然转运人员大部分时间都在救护车和其他紧急车辆上工作,但患者及其家属并不熟悉救护车的环境,并且他们在地面救护车里可能会感到有压力。直升机飞行时会发出噪声,发生振动,会遇到湍流,地面救护车行驶时会鸣笛,急速驾驶,环境陌生,再加上家属在急救时情绪可能不稳定,非患者乘客可以迅速变成同样需要医疗护理的第二位患者,并影响机组人员护理主要患者以及正常的日常工作。这种干扰在法律上会累及机组人员,危及原患者以及非患者转变成的新患者,从而导致医疗和法律风险。

为焦虑的家长提供转运服务,使家长安心,帮助安抚儿科患者,确保家属在到达接收医院时在场提供重要的历史记录,这样很有帮助。为学员和其他医疗保健专业人员提供参与重症护理转运的机会也颇有益处。从医疗和法律风险管理的角度来看,建议救护系统制订严格的指导原则来控制非患者的转运,并当非患者可能干扰工作时,拒绝其搭乘救护工具。一些司法管辖区要求允许父母(除非不安全)陪同未成年子女乘坐救护车。如果在某个地区出现这种情况,则应制订政策和程序来记录遵守这些规定的情况,并在必须发生例外的情况下作出解释。如果服务机构允许非患者转运,应该咨询保险公司,以确保搭乘人员有责任保险,文件和同意程序符合保险公司和/或律师的要求。必须记住的是,无论是在地面上还是在空中,机组人员对患者负责,还要对其他搭乘人员负同等责任。这包括在相应时提出限制要求和个人防护设备的使用要求。一旦服务机构承担转运家属或观察员的任务,他们的安全成为了服务机构的责任。

附录清单和表格示例

警告:提供表格示例是为了提供起草意见,并且没有当地法律和系统意见的情况下不能投入使用。

附录 20-1 伊利诺伊州航空医学条例,2003 年 7 月生效

专业紧急医疗服务车辆(SEMSV)项目的许可

标题 77:公共卫生
第 515 部分　紧急医疗服务和创伤中心法

第 515.900 条　SEMSV 项目的许可——总体说明

a) 除非依据本文经卫生署许可,否则不论是作为所有人、代理人还是以其他人,任何人都不得使用专业紧急医疗服务车辆(SEMSV)为提供、运营、执行、维护、宣传或以其他方式参与患病者或受伤者紧急医疗护理或转运服务。此要求适用于:

  1) 在伊利诺伊州境内可能接载患者的任何航空医学服务机构;和

  2) 任何宣传提供航空医学转运服务的服务提供者,无论其运营基地、车辆注册地点在何地,也无论其航空医学转运用车百分比如何。

b) 申请许可应通过提交包含本部分所要求的信息的项目计划提交给卫生署。该项目计划应由 SEMSV 医疗主任和 EMSSV 计划所属 EMS 系统的 EMS 医疗主任签署(见本部分第 515.920(a)条)。

c) 每个许可证自签发之日起有效期为一年,除非被暂停或撤销。

d) 每个许可证应发给申请书中确定的特定车辆申请中指定的项目,不得转让。

e) 申请续展许可证时,应在截止日期前至少 30 天在本部门规定的表格上提交给卫生署。续展申请时,应附上本部分规定的 SEMSV 人员所需的任何现有许可证或证书的复印件(见本部分第 515.920(e)、515.935、515.940(a)条),并核实是否符合本部分所述的 SEMSV 人员继续教育规定(见本部分第 515.930(d)条)。每个续展的许可证自签发之日起一年内有效,除非被暂停或撤销。

f) 卫生署应每年检查持照或申请人 SEMSV 项目涵盖的任何车辆、设备、记录或其他文件,以确定是否首次或仍然符合法案或本部分的要求。

第 515.910 条　拒绝、不予续展、暂停或撤销 SEMSV 许可

a) 当主任或其指定人员确定存在对公众健康、安全和福利的直接和严重危险时,主任可以对根据本部分或法案获得许可的供应商或车辆签发紧急停用令。在发出紧急停用令后,应立即启动暂停或撤销程序(法案第 3.85(b)(7)条),其中可以提供一次听证机会

b) 根据本部分第 515.160 条的规定,在通知和提供一次听证机会后,如果申请人或许可证持有人未能满足或违反法案或本部分的要求,或任何 SEMSV 人员在提供紧急服务期间,存在不光彩、不道德或不专业的行为,可能欺诈、欺骗或伤害公众,例如不符合法案或的要求,对未提供或使用的服务或设备收取费用,或使用第 515.940 条规定的不合格的人员,卫生署应拒绝申请许可或不予续展、暂停或撤销许可证。

c) 所有听证会都应遵守卫生署的"行政听证规程和程序规则"(77 Ill. Adm. Code 100)。收到拒绝、不予续展、暂停或撤销通知后,申请人或许可证持有人应有 15 天的时间请求进行听证。

第 515.920 条　所有车辆的 SEMSV 项目许可要求

a) SEMSV 项目应是卫生署批准的 EMS 系统的一部分,该系统位于该项目所服务的地理区域内。

b) SEMSV 项目应符合并遵守所有州和联邦有关计划中使用的特定车辆的要求(见本部分第 515.930、515.945 或 515.970 条)。

c) SEMSV 项目在运行时间内应符合本部分的规定。根据天气情况,SEMSV 项目应全年每天 24 小时运行,除非该服务机构响应了另一个紧急医疗请求,或由于维护而不可用。

d) SEMSV 项目应根据需要在服务区域内提供院前紧急服务,而不考虑患者支付此类服务的能力。

e) SEMSV 项目应由医疗主任监督和管理,医疗主任应至少满足以下要求:

  1) 拥有与医疗服务任务说明(例如创伤、儿科、新生儿、产科)相称的医学领域的教育经验,或在相应

的时候使用专科医师作为顾问;

2) 拥有高级心脏生命支持(ACLS)方面的培训和实践经验,如美国心脏协会 ACLS 课程或同等学力;

3) 拥有儿科高级生命支持(PALS)方面的培训和实践经验,如美国心脏协会 PALS 课程或 ASEP/美国儿科学会高级儿科生命支持课程或同等学力;

4) 拥有高级创伤生命支持(ATLS)方面的培训和实践经验,如美国外科医生学院的 ATLS 课程或同等学力;

5) 在使用飞行器的项目中,文件(例如结业证书或证明)旨在证明:

   A) 飞行中治疗模式的经验和知识;

   B) 高空生理学的经验和知识;

   C) 与空中和设施内转运有关的感染控制的经验和知识;和

   D) 压力管理技巧的经验和知识;

6) 在使用水运工具的程序中,文件(例如结业证书或证明)旨在证明:

   A) 治疗溺水者(冷水、热水、淡水、咸水)的经验和知识;和

   B) 潜水事故生理和治疗的经验和知识。

第 515.930 条　直升机和固定翼飞机的要求

除本部分第 515.900 条和第 515.920 条规定的要求外,使用直升机或固定翼飞机的 SEMSV 项目应提交包括以下内容的项目计划:

a) 本部分第 515.920(e)条要求的医疗主任证书的文件,以及由医疗主任签署的声明,其中包含其履行下列义务和责任的承诺:

1) 监督和管理项目;

2) 监督和评估航空医务人员提供的患者护理质量;

3) 制订航空医学人员在飞行中使用的书面治疗协议和标准操作程序;

4) 制订和批准患者转院期间在 SEMSV 上提供的设备和药品清单;

5) 至少每月定期检查由航空医务人员提供的患者护理情况;

6) 为航空医学队提供继续教育(见第 515.940(a)(2)条);

7) 对航空医学转诊的使用、需要和特殊要求提供医疗咨询和专业知识;

8) 提交保证航空医务人员资质的文件;

9) 当初级电子扫描平台无法使用超过 24 小时时,通知卫生署,说明无法使用的原因、预计恢复服务的日期以及替换车辆的有关安排(如有);

10) 确保 SEMSV 的相应人员配备,至少有一名 EMS 飞行员和一名航空医学人员参加基本生命保障任务。高级生命支持和重症监护转运应配备两名航空医学人员,其中一名必须是完成了第 515.940 条所要求的培训的注册护士或医师。两名 EMS 飞行员应当用于驾驶需要这种人员的固定翼飞机或直升机。SEMSV 医疗主任可以酌情要求增加额外的航空医学人员。医疗主任应向卫生署提供所有经批准的飞行员和航空医务人员名单,并在该人员发生变化时更新名单;

b) SEMSV 医疗主任提供的需要在飞机上使用的医疗设备和药品清单(见第 515.950 条);

c) SEMSV 医疗主任编制的治疗协议和标准操作程序;

d) 定向和培训的课程和要求(见第 515.940(a)(2)(3)(4)条),包括对所有航空医务人员进行强制性继续教育,包括至少 16 个小时的航空医学转运专题,其中 8 个小时可能包括质量保证审查;

e) 对接入航空医学调度中心、医疗控制点、接收和转诊机构的通讯系统的说明(见本部分第 515.960 条);

f) 对每架飞机的服务区域的说明和地图;

g) 对 EMS 系统使用 SEMSV 项目提供紧急医疗服务的方法的说明;

h) 项目中使用的所有车辆的识别号码和说明。

第 515.935 条　EMS 飞行员规范

a) 直升机和固定翼飞机的 EMS 飞行员许可有效期为一年,如果飞行员已经完成了续展培训,可以由医疗主任续展许可期限,续展培训包括但不限于本条(b)(1)及(5)(A)至(H)或(c)(1)及(3)(A)至(F)

所述的培训。

1) 仅适用于直升机项目:

A) 每架直升机应配备四名 EMS 飞行员(不包括救援支持)专门负责 SEMSV 项目。

B) 分配履行 SEMSV 职责的 EMS 飞行员应身处飞机基地,以确保及时响应。

C) 应为分配履行 SEMSV 职责的 EMS 飞行员提供工作空间以执行指定的职责。如果工作时间超过连续 12 小时,应为其提供单独的宿舍以保证其休息。

2) 仅适用于固定翼飞机项目:每架飞机配备一名 EMS 飞行员,飞行员应在收到请求后的一个半小时内作出响应。

b) 配备给直升机的 EMS 飞行员应由医疗主任批准,并应符合下列要求:

1) 符合《空中出租车运营和商业运营商法》(14CFR 135)的 E 和 F 部分的规定。

2) 至少 2000 个作为机长的旋翼机飞行小时,其中包括:

A) 工厂学校或同等学力(地面和飞行);

B) 如果从单发直升机转换到单发直升机,从双发直升机转换到单发直升机,或从双发直升机转换到双发直升机,则在执行 EMS 任务之前,应至少有 5 个小时作为机长或者控制人员的经验;

C) 如果从单发飞机转换到双发飞机,则在执行 EMS 任务之前,应至少有 10 个小时作为机长或者控制人员的经验。

3) 至少 5 小时的昼夜飞行定向,其中 2 小时必须在晚上,并 SEMSV 医疗主任可酌情要求包括特殊地形的飞行定向。

4) 美国联邦航空管理局(IFR)的仪表飞行规则(IFR)认证(推荐使用 IFR 有效性认证)。

5) 提供完成培训的文件,包括但不限于以下内容:

A) 判断和决策;

B) 当地的日常操作程序,包括昼夜操作;

C) 参照仪表飞行,包括仪表气象条件(IMC)恢复;

D) 地区天气现象;

E) 地区地形危险;

F) 场景程序;

G) EMS 系统和 SEMSV 项目通讯要求;

H) 定位到 SEMSV 项目附属的每个医院/院前医疗保健系统;

I) 机组人员资源管理培训。

c) 配备给固定翼飞机的每名飞行员应经医疗主任批准,并应符合下列要求:

1) 符合《空中出租车运营和商业运营商法》(14CFR 135)的 E 和 F 部分的规定。

2) 飞行员应持有商业飞行员证书,至少 2000 个作为机长的飞行小时,拥有飞机多引擎地面仪器评级;作为机长执行救护任务前,仪表飞行时间不得少于 250 小时,其中模拟飞行时间不得超过 125 小时,夜间飞行不得超过 100 小时,特定品牌和型号不得超过 25 小时,或完成特定品牌和型号商用飞机的培训计划并顺利完成了飞行检验;

3) 提供完成培训的文件,包括但不限于以下内容:

A) 判断和决策;

B) 当地的日常操作程序,包括昼夜操作;

C) 参照仪表飞行,包括仪表气象条件(IMC)恢复;

D) 地区天气现象;

E) 地区地形危险;

F) EMS 系统和 SEMSV 项目通讯要求;

G) 机组人员资源管理培训。

第 515.940 条　航空医学机组人员培训要求

a) 除本条(b)款规定的情况外,配备给直升机或固定翼飞机的每名航空医学机组人员应经医疗主任批

准,并应符合下列要求:

1) 应为紧急医疗技术人员——医务人员(EMT-P)、注册护士或医生。

2) 每位机组人员必须在雇用时的六个月内,具有或取得了以下方面的有效资质:

A) 高级心脏生命支持(ACLS)

B) 基本创伤生命支持(BTLS)或院前创伤生命支持(PHTLS)

C) 儿科高级生命支持(PALS)或急诊护理儿科(ENPC)

D) 创伤专科护士(TNS)或创伤护士核心课程

E) 新生儿复苏计划(NRP)

3) 全职和兼职重症监护和 ALS 提供者的初始培训计划要求。每个重症监护和 ALS 提供者在承担独立责任之前,都必须成功完成综合培训计划,或者提供下列类别中最近的经验/培训证明。

A) 教学内容应针对并符合医疗转运服务机构的任务说明和范围:

ⅰ) 高级气道管理。

ⅱ) 如果涉及旋翼或固定翼飞机操作,应包含飞行的高空生理学/压力因素。

ⅲ) 成人、儿科和新生儿患者的解剖学、生理学和评估。

ⅳ) 航空飞机定向/安全和飞行中程序/一般飞机安全,包括固定翼飞机降压程序(如适用)。相应的救护车定向/安全和程序。

ⅴ) 心脏紧急事件和高级心脏重症监护。

ⅵ) 血流动力学监测、起搏器、自动植入式心脏除颤器(AICD)、主动脉内气囊泵和中心线、肺动脉和动脉导管。

ⅶ) 灾难和分流。

ⅷ) EMS 无线电通讯。

ⅸ) 环境紧急情况。

ⅹ) 有害物质的识别和响应。

ⅺ) 高危产科急诊(出血、医疗和创伤)。

ⅻ) 感染控制。

ⅹⅲ) 代谢/内分泌紧急情况。

ⅹⅳ) 多重创伤(胸部、腹部、面部)。

ⅹⅴ) 新生儿紧急情况(呼吸窘迫、手术、心脏病)。

ⅹⅵ) 医疗转运服务机构的任务说明和护理范围内的医疗转运环境中的氧气治疗,以及成人、儿科和新生儿患者的机械通气和呼吸生理学。

ⅹⅶ) 小儿医疗紧急情况。

ⅹⅷ) 小儿创伤。

ⅹⅸ) 药理学。

ⅹⅹ) 医疗转运服务机构的任务说明和护理范围的辅助质量管理说教教育(如成人、儿科、新生儿)。

ⅹⅺ) 呼吸紧急情况。

ⅹⅻ) 场景管理/救援/解救(旋翼飞机和地面救护车)。

ⅹⅹⅲ) 压力识别和管理。

ⅹⅹⅳ) 生存训练。

ⅹⅹⅴ) 记录保存。

ⅹⅹⅵ) 热、化学和电的灼伤。

ⅹⅹⅶ) 法律方面。

ⅹⅹⅷ) 毒理学。

B) 临床部分——临床经验应包括但不限于以下内容(经验应针对并符合医疗转运服务机构的任务说明和护理范围):

ⅰ) 重症监护。

　　　ⅱ）紧急护理。

　　　ⅲ）侵入性程序或用于实施侵入性程序的人体模型。

　　　ⅳ）新生儿重症监护。

　　　ⅴ）产科,五次分娩。

　　　ⅵ）小儿重症监护。

　　　ⅶ）院前护理,仅适用于旋翼项目。

　　　ⅷ）对患者进行气管插管10次。

　　4）必须为所有全职和兼职重症护理和ALS提供者提供持续教育/职员发展并形成文件。内容应针对并符合医疗转运服务机构的任务说明和护理范围。

　　　A）理论继续教育必须包括:

　　　　ⅰ）航空安全问题(如果涉及旋翼或固定翼操作)。

　　　　ⅱ）国家有关地面和空中EMS转运的规则。

　　　　ⅲ）高空飞行生理学/压力因素(如果涉及旋翼和固定翼操作)。

　　　　ⅳ）重症护理课程。

　　　　ⅴ）紧急护理课程。

　　　　ⅵ）有害物质的识别和响应。

　　　　ⅶ）感染控制。

　　　　ⅷ）压力识别和管理。

　　　　ⅸ）生存训练。

　　　　ⅹ）符合项目范围和任务的设备评审。

　　　B）临床和实验室继续教育必须包括:

　　　　ⅰ）紧急/创伤护理。

　　　　ⅱ）重症监护(成人、儿科、新生儿)。

　　　　ⅲ）侵入性治疗实验室。

　　　　ⅳ）阵痛和分娩。

　　　　ⅴ）院前经验,仅适用于旋翼项目。

　　　　ⅵ）符合医疗转运服务机构的政策在一定时间内所需的技能数量的技能保有计划(即气管内插管、胸管)。

　　　　ⅶ）由于气管插管是一项重要的救命措施,每位重症护理或ALS提供者每年至少需要有五次活体成功气管插管记录。所有活体插管的成功率均通过质量管理流程进行记录和监控。

　　　　ⅷ）如果在航空医学/地面医院间服务范围内,应包含在下列年龄范围内进行活体、人体模型或尸体插管的经验:出生至12个月;12个月至6岁;6岁以上。

　　5）每年完成本部分第515.930(d)条所述的继续教育要求。

b）除满足本条(a)款要求的至少一名基础生命支持航空医学人员外,医疗主任还可批准并指派更多机组人员加入直升机或固定翼飞机转运队伍。这些额外的机组人员应符合下列要求:

　　1）提供完成培训的文件,包括但不限于以下内容:

　　　A）飞行中的一般患者护理;

　　　B）飞机紧急情况;

　　　C）飞行安全;

　　　D）EMS系统和SEMSV项目通讯;

　　　E）使用所有患者护理设备;

　　　F）救援和生存技巧。

　　2）每年完成本部分第515.930(d)条所述的继续教育要求。

第515.945条　航空器规格和操作

a）所有航空器应符合《空中出租车运营和商业运营商法》(14CFR 135)的A、B、C、D部分的要求。

b) 所有航空器都应有通讯设备,以允许内部人员和个人与机构之间的空对地信息交换,至少包含 EMS 系统内的 SEMSV 医疗人员、飞行运营中心、空中交通管制和执法机构之间的信息交换。直升机必须能够与执法机构、EMS 提供商、消防机构以及转诊和接收医院通讯。

c) 旋翼航空器应配备伊利诺伊州医疗应急无线电通讯(MERCI)无线电设备。

d) 所有航空器的设计应保证能够装载和卸载患者,而无需将患者沿着纵向轴线旋转超过 30°或沿着横向轴线旋转 45°。

e) 所有航空器都应具有气候控制功能,基于医疗主任的判断,航空器中不应达到对患者护理产生不利影响的极端温度。

f) 所有航空器均应有内部照明,以便护理患者,监测患者的状态,而不应干扰飞行员的视力。

g) 所有航空器均应携带救生设备,包括但不限于:

　　1) 两个热源或火源;

　　2) 两种形式的信号装置;

　　3) 遮蔽物品:毯子、尼龙绳和胶带;

　　4) 刀和渔具;

　　5) 食物和水。

h) 所有患者均应绑固在直升机或固定翼飞机担架上,以保证患者和机组人员的安全。

i) 直升机项目:

　　1) 至少应有一架单引擎飞机。

　　2) 对于基础生命支持任务,每架飞机应配备至少一名 EMS 飞行员和至少一名航空医务人员。高级生命支持和重症监护转运应配备两名航空医务人员,其中一名为注册护士或有执照的医生。

　　3) 每架飞机应配备飞行参考仪表,以便在意外仪表飞行规则(IFR)情况下复原。

　　4) 每架飞机应配备探照灯,探照灯至少能旋转水平 180°,垂直旋转 90°,由飞行员控制,无需将手从飞行控制器上移开。探照灯至少应有 40 万烛光量,按照联邦航空管理局(14CFR 135)的要求安装和操作。

　　5) 驾驶舱应由保护屏障隔离,以尽量减少飞行中的分心或干扰。

　　6) 所有的医疗设备、用品和人员都应当被固定和/或限制活动。

　　7) 所有设备、担架和座位的布置不得阻断人员或患者迅速撤离飞机的通道,并应固定在由美国联邦航空管理局(14CFR 135)批准的机架或舱室中,或用皮带捆绑。

j) 对于固定翼飞机项目:

　　1) 至少应有一架双引擎飞机。

　　2) 每架飞机应配备至少一名 EMS 驾驶员和至少一名基本生命支援任务的航空医务人员。高级生命支持和重症监护转运应配备两名航空医务人员。

　　3) 飞机应装备 IFR 并经认证。

　　4) 所有设备、担架和座位的布置不得阻断人员或患者迅速撤离飞机的通道,并应固定在经批准的机架或舱室中,或用皮带捆绑。

第 515.950 条　航空器医疗设备和药品

a) 每架直升机或固定翼飞机应配备由 SEMSV 医疗主任规定的适合其业务范围的各类任务的医疗设备和药品。

b) SEMSV 医疗主任应根据患者类型(成人、儿童、婴儿)、医疗状况(高危婴儿、心脏、烧伤、灼伤等)和途中预期需要的治疗,向卫生署提交一份医疗设备和药物清单。应包括但不限于:

　　1) 心脏监护仪及额外的电池;

　　2) 适用于所有年龄段的除颤器;

　　3) 体外起搏器;

　　4) 高级气道设备,包括适用于所有年龄范围的喉镜和气管插管用品;

　　5) 呼吸机;

6) 两个吸引器;其中一个必须是便携式的;

7) 脉搏血氧仪;

8) 电子或化学潮气末二氧化碳计;

9) 自动血压计;

10) 多普勒,用于获得胎儿心音和收缩压;

11) 有创压力监测器;

12) 相应年龄组的可调节流速静脉泵;

13) 两种氧气来源;其中一个必须是便携式的;

14) 一个足够大的仰卧位全长担架,能够转运95%的成人,足够坚固,能够支持有效的心肺复苏术,并能提高头部30°;

15) 由逆变器提供的电源或足够输出的相应电源,能够满足整套专用设备的要求,而不影响任何电动飞机设备的运行;

16) 如果患者体重不到27kg(60Ib),必须使用相应的(依据身高和重量)固定装置,即必须使用联邦航空管理局(14CFR135)批准的装置进行保护;

17) 不足月婴儿人工抚育器。

c) 卫生署的批准应基于但不限于:

1) 任务的时长;

2) 可能的环境或天气危害;

3) 需要服务的人数;

4) 需要服务人的医疗状况。

第515.955条 直升机和固定翼飞机项目的飞机维修

a) 直升机项目:

1) 维修方案应符合《空中出租车运营和商业运营商法》(14CFR 135)J部分的要求。

2) 每架直升机配备一名专门的经认证的具有两年经验的机体和动力装置(A&P)机械师,每天24小时待命。

3) 机械师必须完成SEMSV项目中使用的品牌和型号的飞机的工厂培训。

4) 当主要机械师无法到场或需要大量维修时,应备有后备维修支持人员。

5) 根据制造商的要求,机库设施应可供用于重大维修活动。这些设施不必位于运营基地。

6) 建议SEMSV项目使用的飞机进行日常维护,包括飞机制造商要求的常规日常检查。

b) 对于固定翼飞机项目:

1) 维修方案应符合《空中出租车运营和商业运营商法》(14CFR 135)J部分的要求。

2) 机械师应具有A&P认证资格,两年以上经验,并应完成SEMSV项目中使用的品牌和型号的飞机的培训。

3) 根据制造商的要求,机库设施应可供用于重大维修活动。

4) 建议SEMSV项目使用的飞机进行日常维护,包括飞机制造商要求的常规日常检查。

第515.960条 航空器通讯调度中心

a) SEMSV项目应有一名指派人员,全年每天24小时接收和发送所有航空医学服务请求。对于固定翼飞机项目,可以使用电话接听服务。

b) 对指定人员的培训应与通讯中心的责任范围相符,并与航空医学服务相关,包括:

1) EMT执照或等同的知识或经验;

2) 了解联邦航空规章和联邦通讯委员会的规定;

3) 一般安全规则、应急程序和飞行跟踪程序;

4) 导航技术/术语和理解天气解释;

5) 使用的无线电频带类型;

6）压力识别和管理。

c）调度中心至少应有一个 SEMSV 项目的专用电话号码。

d）应制订预先安排的应急计划,涵盖航空器迟到、无线电通讯不能建立或飞机位置无法验证的情况。

e）SEMSV 医疗控制点所使用的所有通讯设备都应备有备用电源。

f）用于记录所有进出电话和无线电传输的系统,具有时间记录和回放能力。记录应保存 30 天。

g）另外,对于直升机项目:

1）调度中心应有能力以独立的指定频率与飞机驾驶员和航空医务人员进行非医疗目的的通讯。

2）每 15 分钟保持和记录持续飞行跟踪情况。

附录 20-2　HIPAA 隐私（示例表格）

HIPAA 隐私要求

联邦 HIPAA 隐私要求规定,所有医疗服务提供者在第一次接触时或在紧急情况下,在第一个合理机会时,应尝试向患者提供有关其隐私惯例的信息。提供这些信息的要求并不只针对患者——可以根据州法律(例如父母或配偶)向法定负责人提供。

提供者必须记录他们提供的信息,理想情况下,应保留书面确认书或收据。如果提供信息但被拒绝,或者如果紧急情况下无法通知,则应记录下来,以符合联邦要求。

以下通知示例符合联邦披露标准。**警告——必须将您的州法律纳入您的政策、程序和表格。**根据 HIPAA,每一项隐私条款都必须根据国家的要求进行分析,以确定哪一项更能保护隐私,并且**必须采用两者中更能保护隐私的那一项。**这对于航空医学业务来说更为复杂,因为医疗机构可能不止在一个州提供服务,它们可能在美国各州会作不同的披露,并且需要在美国各州都遵循不同的标准。

下面的表格是纳入联邦标准的基本表格的一个示例,只是对州问题(如传票要求和艾滋病信息披露)进行了一般参考。未经州政府相应修改,本表格不能使用。

隐私惯例通知

本通知描述了有关您的医疗信息可能会被使用和披露的情况,以及您获取这些信息的方法

请仔细阅读

如果您对此通知有任何疑问,请联系我们的办公室的[隐私官员姓名],联系方式为[电话号码],[地址]。也可以访问我们的网站[插入网址]在线查询信息。

本通知涉及的人员

本通知描述了[机构名称]、我们的高管、员工、成员、职员、办公室人员以及为[机构名称]提供服务的人员所遵循的信息隐私惯例。

您的健康信息

本通知适用于因您从[机构名称]接受的医疗保健服务我们所掌握、创建或接收的有关您的健康状况的信息和记录。

法律要求我们向您出具本通知。通过本通知您可以了解我们如何使用和披露你的健康信息,还包括您的权利和我们在使用和披露信息方面的义务。

我们如何使用和披露您的健康信息

用于治疗:我们可能会使用有关您的健康信息为您提供医疗护理或与航空医学转运相关的服务。我们可能会从其他医疗服务提供者那里、从您本人和事件或医疗状况涉及的其他有关人员那里获得您的健康信息。我们可能会向医生、护士、技术人员、办公室工作人员或其他涉及您的人员披露您的健康信息。

例如：这包括我们获得的有关您的口头和书面信息、您的病情的性质或原因、提供的护理、您的病情的观察结果及由我们的员工或其他人（包括下令让我们为您提供治疗的医生和护士）为您提供的治疗。还包括我们将护理和治疗工作转移给其他人时向其提供的信息，包括通过无线电、电话、传真或互联网将这些信息传输到医院或调度中心，同时向医院提供我们在为您提供治疗和转运服务过程中创建的书面记录以及在转运之前提供护理的任何医院或机构托付给我们的任何记录的副本。

我们办公室的不同人员可能会分享有关您的信息，并向不在我们办公室工作的人员披露信息，以便协调对您的护理，例如打电话给派出或接收医院中继信息，在着陆地点安排安全保障事宜，或在抵达目的地医院时提供必要的设备和人员协助。家属和其他医疗服务提供者可能向我们索取您的信息，我们可能会根据法律规定披露这些信息。

用于付款：我们可能会使用和披露有关您的健康信息，以便就您从［机构名称］接受的治疗和服务从您本人、保险公司或第三方收取费用。例如，我们可能需要将您的健康保险计划或医疗保险提供给您所接受的服务信息，以便您的保险计划向我们支付费用或报销您的服务费用。我们也可能告诉您的健康保险提供方关于您将要接受的服务或转运，以便获得事先批准或确定您的保险计划是否涵盖服务和转运。

用于医疗运营：我们可能会使用和披露您的健康信息用于机构运营，并确保您和其他患者获得优质护理。例如，我们可能会使用您的健康信息来评估我们的员工在护理您的过程中的表现。我们还可能使用关于全部或许多患者的健康信息，以便帮助我们决定我们应该提供哪些额外的服务或设备，如何提高效率，或者我们的服务机构如何通过与其他机构、医院和紧急医疗服务机构互动来提高所有患者的安全性。

治疗选择：我们可能会根据您的健康信息来告诉您或向您推荐您可能感兴趣的服务选项或治疗方案。

特殊情况

我们可能会在未经您许可的情况下使用或披露您的健康信息，但会遵守本州所有法律要求和限制：

避免对健康或安全造成严重威胁：我们可能会在必要时使用和披露您的健康信息，以防止对您的健康和安全或公众或他人的健康和安全造成严重威胁。

法律要求：我们将在联邦、州或地方法律或法规要求时披露您的健康信息。

研究：我们可能会使用和披露有关您的健康信息研究项目，但需要特殊审批流程。如果研究人员要查看您的姓名、地址或会透露您身份的其他信息，或会介入［机构名称］对您的直接护理，我们将征求您的许可。

器官和组织捐赠：如果您是器官捐赠者，我们可能会向处理器官采集或器官、眼部或组织移植的组织或器官捐赠银行发布您的健康信息，以便捐赠和移植。

军事、退伍军人、国家安全和情报：如果您是或者曾是武装部队的成员，或者是国家安全部门或者情报部门的成员，军事指挥官或者其他政府部门可能会要求我们发布您的健康信息。我们也可能会把外国军事人员的信息发给相关外国军事当局。

其他国家的公民：根据各种国际条约、法律和公约，我们可能需要向您所在国家的领事馆和大使馆官员提供您的健康信息。

劳动者报酬：我们可能会发布您的健康信息，以获得工伤赔偿或类似工伤或疾病保险计划。

公共卫生风险：为了预防或控制疾病、伤害或残疾，我们可能会出于公共卫生原因披露您的健康信息；或报告出生、死亡、涉嫌虐待或疏忽、非偶然的身体伤害、对药物的反应或医疗设备或产品的问题。

卫生监督活动：我们可能会将您的健康信息披露给卫生监督机构进行审核、认证、调查、检查或许可。这些披露对于某些州和联邦机构或其指定的外部服务机构监督医疗保健系统、政府计划、空中救护车的运营以及患者隐私和公民权利法律的合规性可能是必要的。

20. 空中和地面医疗转运中的法律问题

诉讼和争议：如果您涉及诉讼或法律纠纷，我们可能会根据法庭或行政命令披露您的健康信息。除非适用的法律另有规定，否则我们也可能被要求披露您的健康信息以回应传唤。

执法：根据执法人员的要求，我们可能发布健康信息以回应法庭命令、传唤、手令、传票或类似的法律程序，但要遵守所有适用的法律要求。

验尸官、医学检查员和丧葬主任：我们可能会将健康信息发布给验尸官或医学检查员。这种披露可能是必要的，例如对于识别死者或确定死亡原因。

信息不能识别：我们可能使用或披露您的健康信息，但保证无法通过信息识别您的身份，信息也不会透露您的身份。隐私条例定义了必须删除的所有信息，以确保无法从信息中识别您的身份。

亲朋好友：如果我们获得您的口头许可，或者我们给您一个机会反对披露，但您并未提出异议，则我们可能会向您的家人或朋友透露您的健康信息。如果我们可以根据我们的专业判断及实际情况推断您不会反对，我们也可能会向您的家人或朋友披露您的健康信息。例如，如果您的配偶、亲属或重要其他人在现场或在医院病房、治疗区域或飞机上，当讨论到你的病情或对您进行治疗时，我们可能会认为您同意我们向其披露信息。

在您无法同意的情况下（因为您不在场或由于您无行为能力或其他紧急情况），我们可能会根据我们的专业判断，确定向您的家人或朋友披露信息是否符合您的最佳利益。在这种情况下，我们只会披露与您的护理有关的健康信息。例如，我们可以通知事故现场或医院治疗区陪同您的人员，您是心脏病发作，预期将采取的护理方法以及您的进展和预后的最新情况。

其他健康信息的使用和披露

如果没有您特定的书面**授权**，我们不会将您的健康信息用于本表格前面章节中指定的目的以外的任何目的。我们必须将您的"授权"与我们可能从您那里获得的任何"同意"分开。如果您授权我们使用或披露您的健康信息，您可以随时以书面形式撤销该授权。如果您撤销授权，我们将不再因您书面授权所涵盖的理由而使用或披露您的信息，但我们不能收回您之前许可使用或披露的信息。

如果我们有关于您的艾滋病毒或药物滥用信息，我们不会在没有您的特别签署的书面授权书（与上面提到的"授权"和"同意"不同）的情况下发布这些信息。为了披露这些类型的记录用于治疗、支付或医疗运营，我们将需要您同时签署"同意"书和特别书面授权书，该书面授权书应符合有关艾滋病毒或滥用药物记录的法律。

您对您的健康信息的权利

对于我们持有的您的健康信息，您享有以下权利：

检查和复制的权利。您有权检查并复制您的健康信息，例如我们对您做出护理决定所使用的医疗和账单记录。您必须向[隐私官]提交书面申请，以检查和/或复制您的健康信息。如果您要求提供信息副本，我们可能会收取复印、邮寄或其他相关用品的费用。在特定情况下，我们可能会拒绝您检查和/或复制信息的请求。如果您被拒绝查阅您的健康信息，您可以要求复议。如果法律要求进行这样的复议，我们将选择一个持照医疗保健专业人员来审查您的请求和我们的拒绝理由。进行审查的人不会是拒绝您的请求的人，我们将遵守审查的结果。

修改权。如果您认为我们持有的您的健康信息不正确或不完整，您可以要求我们修改信息。只要信息由本办公室保存，您就有权要求修改。

要求修改时，需填写病历修正/更正表格，并向"隐私官员"提交。如果您没有以书面形式或未说明支持修改的理由，我们可能会拒绝您的修改请求。另外，如果您要求我们修改以下信息，我们可能会拒绝您的请求：

a）不是我们创建的信息，除非创建信息的个人或实体不能提供修改。

b) 不是我们保存的健康信息。

c) 不允许您检查和复制的信息。

d) 准确和完整的信息。

披露核算权。您有权要求进行"披露核算"。这是我们为治疗、付款和医疗运营以外的目的制做的有关您的医疗信息的披露清单。要获得此清单,您必须以书面形式向[隐私官]提交您的请求。必须规定一个时间段,不得超过六年,并且可能不包括2003年4月14日之前的日期。您的请求中应该说明您想要的清单形式(如纸质或电子邮件)。我们可能会向您收取提供清单的费用。我们会通知您所涉及的费用,您可以选择在任何费用发生前撤销或修改您的请求。

要求限制的权利。您有权要求对我们为治疗、付款和医疗运营使用或披露的您的健康信息进行限制。您也有权要求我们限制向参与您的护理或付款的人员透露您的医疗保健信息,例如您的家庭成员或朋友。例如,您可以会要求我们不要使用或披露您所接受的手术或所受伤害的来源或情况。**但是,我们并不一定会同意您的要求**。如果我们同意,我们将遵守您的要求,除非需要提供信息来对您进行紧急治疗。

要申请限制,您可以填写《医疗信息使用/披露限制申请表》,并向[隐私官]提交。

要求秘密沟通的权利。您有权要求我们以某种方式或某个地点与您就医疗事宜进行沟通。例如,您可以会要求我们只在工作时、通过邮件或特定地址与您联系。

要求秘密沟通时,您可以填写《医疗信息使用/披露限制申请表》,并向[隐私官]提交。我们不会询问您提出要求的原因。我们将满足所有合理的要求。您的要求必须说明您希望与您联系的方式或地点。

获得本通知的纸质副本。您有权获得本通知的纸质副本。您可以随时要求我们提供此通知的副本。即使您已经同意以电子方式接收,您仍然有权获得纸质副本。要获得纸质副本,请联系[隐私官]。

对本通知的更改

我们保留更改此通知以及使修改或更改的通知对我们已有的您的医疗信息以及我们将来收到的任何信息生效的权利。我们将在办公室张贴当前通知的摘要,生效日期位于右上角。您有权获得当前有效的通知副本。

投诉

如果您认为您的隐私权受到侵犯,您可以向我们的办公室或美国卫生与公众服务部秘书提出申诉。如要向我们的办公室投诉,请联系:[隐私官][电话号码]或[地址]。您不会因提出投诉而受到惩罚。

书面确认收据

本人, _____ ,确认已经收到了

患者姓名

[组织名称]提供的书面隐私惯例通知。

_____   _____

[患者或个人代表签名]   [日期]

如果是个人代表,请说明与患者的关系

☐ 患者的病情使其无法在此时签字确认。待患者病情好转后,将在合理可行的情况下请其确认。

无法获得确认。原因:_____

_____

_____

_____   _____

员工签名   [日期]

附录 20-3 知情同意书（示例表格）

知情同意书

□ 检查　　　　　□ 治疗　　　　　□ 转诊　　　　　□ 救护车转诊

本人了解医院建议：

□ 检查本人（患者）是否存在紧急医疗状况；

□ 为护理和稳定本人的病情提供必要的治疗；

□ 提供相应的转诊，转到有能力且愿意提供本医院无法提供的护理的其他医院；

□ 通过救护车或飞机转诊。

医院和医生已经告知本人，其所建议的服务中可以合理预期的好处是：

_____

_____

_____

_____

拒绝这些服务的风险是：

_____

_____

_____

_____

□ 此拒绝是针对我的医生的医疗建议

　　本人了解，本人拒绝服务可能导致本人已知以及目前未知的任何状况的恶化，并可能对本人的生活、本人的健康和本人的医疗安全造成威胁，包括死亡或永久性残疾。本人在此拒绝医院和医生建议的服务：

签名_____　日期_____　时间_____

打印姓名_____　出生日期_____

地址_____

城市_____　州_____　邮编_____

如果患者以外的人签字：

□ 患者无法签字，因为_____

附录 20-4 航空医学转诊协议（示例）

缔约方：XYZ 航空医学服务机构（简称 XYZ）地址　　　　　　　　ABC 医院（简称 ABC）地址

日期：××/××/××

　　本协议由 ABC 和 XYZ 订立，旨在就将患者空运到 ABC 或空运 ABC 收治的患者的服务，确定 ABC 请求服务以及 XYZ 提供服务的条款、条件和限制。

　　ABC 声明，该医院是根据［插入州］的法律运营并且在［插入地点］运营的有执照的医院，在［插入地点］有指定的直升机着陆点。而且，双方了解，ABC 不时需要直升机医疗转运服务将患者转诊到 ABC 或从 ABC 转到其他医院，包括定期和紧急服务。

第Ⅲ部分:行政管理

XYZ 声明,其经营着一家经正式许可的空中(包括直升机)医疗转运服务机构,提供医院之间以及紧急情况现场的转诊与定期和紧急响应服务。XYZ 还声明,其所雇佣的所有响应人员均为获得正式许可的[医务人员][飞行护士][医师],在[插入州]州内接受过培训,具备资质并获得了提供护理服务的许可/授权。

XYZ 同意使用按照 FAA 和国家对航空医学交通工具的要求配备的直升机,以及经过相应培训的、具备资质的、持有执照/经过授权的医务人员和飞行员,按照以下原则对**接受的** ABC 的服务请求作出响应:

1. 使用最近的具有相应功能的可用飞机和适合服务请求性质的机组人员对紧急情况作出响应;

2. 非紧急服务请求应在 ABC 和 XYZ 商定的时间内提出,并根据紧急转运优先的原则安排。

3. 由于事先使用承诺、维护/修理、飞行时间限制、燃料、天气或其他 XYZ 单方面决定的安全或监管问题,因此响应服务须取决于飞机是否可用;

4. 飞机可能会因为紧急情况或更急需的情况而改道,这将由 XYZ 人员全权酌情决定。救援现场响应优先于目前在医院的患者。

5. 如果服务请求被接受,XYZ 将提供预计到达时间。如果出现任何因素或情况变化,会使预计响应时间推迟 30 分钟以上,则 XYZ 将更新预计到达时间并通知 ABC。XYZ 人员将自行决定合理的延迟可能性。

6. 如果 XYZ 救护车接受了响应请求,但预计的响应时间或后续的延误不符合 ABC 的合理需求,ABC 可以在抵达前随时取消从 ABC 或派出医院(运往 ABC 的情况下)转运的请求。

7. 以下情况下,XYZ 在接受响应请求后可由其自行决定拒绝转运任何患者:该患者在医学上不适合转运;转运将违反任何 XYZ、州或联邦法规或规定;或者当飞机安全或天气需要停飞或推迟飞行时。

8. XYZ 同意,所有航空医学转运服务都将向患者或患者的第三方付款人收费,而不是 ABC 医院,除非个别情况下经书面同意,或者 ABC 未能在到达前事先通知 XYZ 取消转运。如果到达后患者状况的变化导致无法转运(不管是由 ABC 还是由 XYZ 决定),XYZ 均不会向 ABC 收取费用。

9. XYZ 的费率和费用见附录 1。

10. XYZ 同意将接受患者病历的保管权,并同患者一起转运。

11. XYZ 不会在任何航空医学航班上转运不必要的 ABC 人员或患者的家人或朋友

ABC 理解并同意,本协议是一个非排他性的协议,并受上述可用性、请求接受、转道和取消条款和条件的限制。

ABC 进一步理解,医院应负责遵守州和联邦法律(包括但不限于 EMTALA 和 HIPAA)的所有合规要求,XYZ 不承担也不同意代表医院承担任何合规责任。

ABC、其员工和医务人员负责提供与使用符合 EMTALA 要求的空运医疗车辆转运有关的任何及所有知情同意书、解释和医疗决定,包括转运证明。XYZ 将只负责为自身用途取得合规性文件。

各方应负责为其各自的法人实体、员工、代理人和医务人员购买职业责任保险。

本协议将持续保持完整效力,除非任何一方书面通知终止协议,无论有无原因,均应提前七天通知。本协议是非排他性的,并不限制任何一方与其他提供商开展类似的服务。

双方同意就 HIPAA 合规目的达成互惠的业务合作伙伴协议,此类协议与本协议是分开且独立的。

批准:[日期]

ABC   XYZ

签字人:_____   签字人:_____

附录 20-5　患者发起的转诊请求（示例表格）

患者发起的转诊请求

医院责任通知：

特此通知，本院依法承担下列责任，无论患者支付方式或支付能力如何：

- 本院必须向在本院急诊服务部门寻求护理的人员提供医学筛查，以确定患者是否患有需要紧急医疗的状况，包括与妊娠、物质滥用症状或精神病状况有关的紧急医疗状况。
- 在存在紧急医疗状况的情况下（包括孕妇出现宫缩要娩出胎儿和胎盘的情况），医院必须在其能力范围内提供相应的检查和治疗，以稳定病情。
- 如果患者需要转院以便接受本院无法提供的服务，医院必须提供医生的证明，证明转诊的好处大于风险，必须获得您的同意，并且必须安排转移到能够提供所需的护理或服务并且同意接受您作为转诊患者的医院，必须由相应的医疗车辆及必要的人员和生命支持设备执行转院转运。
- 如果您要求转诊，医院必须向您披露此信息并获得您的书面请求。本表格是为了符合此要求而提供的。

转诊风险通知：　　　　　　　　□ 反对医嘱

转诊可能会有下列风险：

_____

_____

_____

_____

　　此外，所有转诊都会面临交通延误、转运途中事故、恶劣天气、崎岖地形或湍流的固有风险。转运过程中的护理受限于转运车辆中的人员和设备能力范围，可能达不到在医院处理类似事件的效果。所有这些可能会对您的健康和安全构成威胁，甚至可能造成死亡或永久残疾。

本人在此要求转诊到：_____

签名_____　　日期_____　　时间_____

证人_____　　证人_____

附录 20-6 患者转诊表格(示例)

重要的法律声明

根据联邦法律,本院需要对收治的患者进行医学筛查,以确定患者是否存在紧急医疗状况,并在存在紧急医疗状况时为其提供必要的稳定护理,**而不考虑支付手段或能力**。本院参加了医疗保险和医疗补助。

患者状况	转诊风险
□ 转运过程中没有合理的病情恶化可能性。 □ 患者在转运过程中可能有病情恶化的风险。 □ 患者为孕妇,有宫缩。 　根据本人在转诊时对患者和可用信息的审查,本人证明接收医院提供的相应护理合理预期的好处大于转诊的风险。 签名　　　　　　　时间 打印姓名 会签:	_____ _____ _____ _____ 　所有转移都存在固有风险:转运延误或事故,转运过程中的痛苦或不适,转运单位的医疗能力有限,可能会限制危机发生时的护理。 **转诊的好处** _____ _____ _____ _____
转诊原因	**转运方式**
□ 本院缺乏设备或服务:(列出) _____ _____ _____ □ 由患者发起的转诊要求。本院能够提供服务给患者,患者自愿要求转诊。ALS 救护车	□ BLS 救护车 □ 直升机 □ 固定翼飞机 □ 其他人员:□ RN　□ RT　□ MD □ 其他:_____ _____ 服务联系 联系人　　　时间　　　预计到达时间
医院接受信息	**患者转诊同意书**
目的医院名称: _____ 接受者:_____ 　　　　姓名　　　　时间 获得接受的人的姓名缩写:_____ 接受医生:_____ 　　　　姓名　　　　时间 获得接受的人的姓名缩写:	本人了解本人(患者)转诊的风险和好处。 □ 本人同意转诊 □ 本人特此拒绝转诊 _____ 患者签名或患者代表 时间 _____ 见证人　　　　　　见证人
出院生命体征	
_____　　_____ 日期　　　　　　时间 _____　　_____ 血压　　　　　　脉搏 _____　　_____ 呼吸　　　　　　体温	如果个人或法定代表同意转诊但无法提供签名,医师应解释原因:_____ _____ _____ 医生签名

21. 规章制度与政府接口

Catherine Carrubba, MD, MPH

引言

航空医学转运的各个方面均可以感受到美国联邦、州和地方政府监管的影响。这些企业不是静态的,政府监管的一个方面的变化均可能对航空医学行业产生广泛的影响,很少或根本没有航空医学转运行业资深人士的参与。我们可以预期,当一个国家在国内政治结构、医疗保健费用、联邦和国际贸易问题、人权问题等方面发生变化时,执业的环境将受到外部的影响。

在预算不断减少的情况下仍需向公众提供足够的医疗保健服务,面对这种形势,许多国家都在考虑采取已经证明能够提升国民健康和福祉水平的具有成本效益的措施。航空医学转运是一个很烧钱的项目;这并不是说它不是最具成本效益的选择。例如,农村医疗卫生费用最好花在航空医学转运上,这可能比在低人口密度地区建设新医院更划算。但是,如果这个信息没有被有效地传播给那些管理医疗系统发展的人,就可能起不到什么作用。航空医学转运的未来将取决于行业参与医疗改革的能力。对转运服务的资金将进行严格审查。

医疗主任参与

航空医学转运服务的医疗主任处于一个能够推动积极变化的特殊位置。社会和公众尊重并信任医生。医疗主任作为一个可靠的医疗服务提供者,以及行业上一个负责任的信息来源,可能会发现自己是推动变革的有效载体。

医学教育不能为医生提供有效参与政治过程的途径。他们地位往往不足以处理冲突解决和谈判。政府、政治制度、习惯和制度的复杂性可能显得难以应对。这种复杂性可能看起来是一个艰巨的挑战,并且对职业政客以外的任何人都是一个巨大的障碍。除患者护理问题之外,许多可变因素也会影响航空医学转运,如气候、地理、历史观点、经济、社会阶层、文化程度、涉及的人员以及当地和地区条件。

与专业协会结盟可能会成为推动变革的一个

手段。一些专业协会进入政治领域后,不再仅仅是利益集团。例如,美国医学协会(AMA)传统上一直关注职业利益,例如护理标准、研究和传播医疗新闻。然而,1950 年,美国医学协会增加了 25 美元的会费,筹集了数百万美元的资金用于影响国会选举,并有力地反驳支持国家健康保险计划的国会议员[1]。该协会现在华盛顿设有常设办事处来游说国会立法。1997 年,美国航空医学服务协会(AAMS)将其办公室从加利福尼亚州迁至弗吉尼亚州,以便接近华盛顿特区以及有能力影响航空医学行业的决策者。作为该协会年中会议的一部分,各位成员将访问"国会山",与国家议员会面,讨论重要议题。与美国航空医学转运有关的所有协会进行类似的联合努力可能对该行业有利。其他一些面临医疗保健行业快速变化的国家也希望实现这一目标。

医疗主任的角色可以是积极的或消极的。显然,主动推动一个进程比适应强加的变化更好。各种医生团体为他们的事业游说,但没有任何人为航空医学医生代言。为了推动行业的积极变革,航空医学转运服务的医疗主任必须更积极地参与进来。

落实到航空医学服务机构的医疗主任的一项具体工作是制订和实施相应的服务措施。最近在美国《患者保护和可负担医疗法案》(公法 111~148)[2]已经明确规定了循证实践领域的彻底变革,以及对资源的相应利用。这部新的公法要求以行政法规的形式进行定义和实施,目前(2014 年)正在制订中。这提供了一个机会来推动医疗保健方面以及对航空医学转运以及一般的 EMS 的报销方面的变革。航空医学服务协会一直在华盛顿努力工作,游说民选官员、他们的助手及对医疗转运有影响的已当选和任命的公共卫生官员。医生对此的参与将至关重要。

现有的规章制度有哪些?

医疗主任必须了解影响其服务机构的所有规

定。为了便于讨论，我们将这些规定按照医疗、航空和报销问题分类。

医疗问题

医疗问题在全美和地区都受到法律规范。例如，在美国，医生、护士和护理人员需要获得州一级的执照或认证。许多州详细规定了这些从业人员的实践能力和范围。运营跨州线路的服务机构必须符合互惠互助规则（如果有的话）。在美国的一些地区，在纽约9·11爆炸事件以及在2004年佛罗里达州经常性的飓风灾害之后，就会对这种互惠关系进行仔细审查。很明显，来自本国其他地区的医疗保健人员无法及时获得许可去协助这些受影响的地区，除非他们隶属于联邦灾难医疗救援队（DMAT），因为他们没有获得受灾州的许可。尽管许多卫生保健专业人员在没有得到官方批准的情况下自愿提供服务，但这就使得这些人员必须面临责任和残疾问题，这些问题必须解决。在许多其他国家，卫生保健专业人员是在全国范围内进行管理，因此跨国服务机构也面临着同样的问题。

美国的国家和州法都规定了保存记录、医疗信息保密和获得医疗服务方面的要求。关于获得护理服务的联邦计划（如EMTALA）在本手册的其他章节讨论。HIPAA隐私规则也属于1996年国会首次推出的一项联邦计划的一部分。医疗主任必须帮助服务机构遵守这些计划的要求，同时确保提供相应的医疗服务时做好记录，严格保密，并且不会对患者的查询权和隐私权造成不利影响。关于这两个联邦标准的进一步讨论可以在本教材其他章节的法律讨论中找到。

国家、州、甚至是地区都可能制订了紧急医疗服务的有关规定。在美国，联邦政府已经把这个权力下放给了美国各州。所有州都设立了州EMS办公室。科罗拉多州和加利福尼亚州等几个州将权力下放到更小的地区或县。许多（但不是全部）州将航空医学转运作为其EMS管理职能的一部分。加拿大和英国的模式是相似的，他们对空中和地面紧急医疗服务进行区域管理。

美国医生需要考虑的与航空医学转运有关的其他因素包括"斯达克法"（Stark Law）。这是一项联邦法规，禁止医生向患者转介与该医生或医生家属有任何经济利益的服务机构[3]。"反回扣法"也

有类似的限制，这是一项联邦刑法，禁止以任何形式的现金或资源交易诱导患者转诊[4]。这两个单独的法规的简化比较表格见 https://oig.hhs.gov/compliance/provider-compliance-training/files/Stark-and-AKSChart Handout 508.pdf。这些规则可以被视为影响目的医院选择的标准，决策权归医疗主任所有。

航空法规

所有国家都在全国颁布了航空法规，并达成了国际标准化国际机场规定。民航当局负责制订飞行员、机械师、飞机维修、空域和标准作业的最低标准。在大多数国家执行这些规定的工作与人均工资成反比。换句话说，较穷的国家没有资源来密切监督空中交通情况。在美国，联邦航空管理局（FAA）负责颁布并执行这些规定。《联邦航空条例》（FAR）是《联邦法规》（CFR）第14篇的一部分。《联邦航空条例》按章节编写，属于《联邦法规》，所以称为"部分"。《联邦法规》第91部分为通用航空规定；第135部分进一步提出了针对按需航空承运人的规定。《咨询通告》（AC）135~14A专门针对紧急医疗服务直升机而发布。这些法规就医务人员在飞机内部和周围的安全操作提出了要求。此外，法规中还讨论了对医疗设备的适航性以及重量和平衡的要求。提供患者护理所需的设备和用品必须符合这些规定。在美国运营的所有服务机构都必须取得证书，证明他们符合这些规定。

所有国家都有关于州际和国际通讯的联邦法规。在美国，联邦通讯委员会（FCC）负责为无线电和无线设备分配频段。

一些国家还为医务人员制订了安全和健康保护标准。在美国，所有医疗和航空机组人员的工作安全由职业安全与健康管理局（OSHA）监管。大多数州都有关于工作场所的健康和安全的相关规定。

报销问题

大部分参与提供这种护理的人都关心报销问题或航空医学服务机构的资金问题。在英国（UK），航空医学服务主要通过捐赠和当地筹款活动提供资金。在其他国家，人们可以使用付费订购服务。一些国家寻求联邦资助来抵消服务成本。在美国，服务主要通过保险报销来支付。2002年，

医疗保险计划发布了一个修订后的支付空中和地面紧急医疗转运服务的付费时间表，一般来说，私营保险公司也遵循这种办法。航空医学专业人士参与了本次讨论，与专业协会和航空医学服务协会合作进行游说。这个付费时间表在过去十年已经进行了修改，但仍然有效（2014年），等待审核，而《平价医疗法案》也已得到了充实。《平价医疗法案》对医疗资源的区域化进行了界定和讨论，这将直接影响到转运服务。一些地区，大型医院集团已经联合起来成为封闭的系统，只能在系统内转诊。这些医院之间的专科护理转运可以跨越许多县市，绕开提供相同服务的更近的医院。距离这么远的转运服务能报销吗？是否会对患者实施差价计费？航空医学转运机构一定会被要求执行这些转运。目前还不清楚对报销的影响。

《虚假声明法》要求对欺骗任何政府项目的公司或个人实施处罚。这项法案已经实施了很多年，并且在《平价医疗法案》中得到了加强和扩展。服务计费将受到更严格的审查。

美国有一些州进一步确定或调整了航空医学转运的报销，虽然这并不普遍。这种管理工作已经通过多种方式实施，包括要求提供需求过程证书、明确规定允许的报销额度或限制不必要的医疗转运报销。其中一些办法被列入2004年关于航空医学转运管理的一项调查结果，该调查是在美国国家EMS官员协会进行的。此外，这个小组的意见书中讨论了航空医学的现状和未来需求[5]。俄亥俄州网站提供了一套特别详尽的指导方针[6]。

服务机构生存的关键确保服务机构完成使命，执行正确的操作程序，提供相应的医疗转运，这在很大程度上是医疗主任的责任。

总结

航空医学转运服务机构的医疗主任处于能够积极影响行业未来的独特位置。为了确保航空医学转运在医疗保健行业的未来获得相应的地位，有必要单独或联合行业其他成员实施这一方案。熟悉当前对医务人员的要求、影响医疗护理的航空问题以及报销问题非常重要。这些规定目前正在进行审查和修改，因此，航空医学转运服务机构的医疗主任的众多任务之一就是塑造未来。

在撰写本文时，美国三分之二以上的州拥有非

常好的EMS网站。这是启发航空医学转运管理思想的重要资源。有关所有州级EMS办公室的列表，请访问国家EMS官员协会（NASEMSO）的网站www. NASEMSO. org。这个网站上列出了州办公室的电话号码以及网址。这个资源用于编写《2004年美国调查航空医学转运调查报告》。

参考文献

1. Bailey SK. *American Politics and Government.* New York: Basic Books; 1968.
2. U.S. Department of Health and Human Services. [links to explanations of several key features]. http://www.hhs.gov/healthcare/rights/. Accessed August 30, 2014.
3. Centers for Medicare and Medicaid Services. https://www.cms.gov/Medicare/Fraud-and-Abuse/PhysicianSelfReferral/index.html?redirect=/physicianselfreferral/.
4. Office of the Inspector General, Fact Sheet. http://oig.hhs.gov/fraud/docs/safeharborregulations/safefs.htm. November, 1999.
5. Position statement of the National Association of State Emergency Medical Services Officials on the need for shared state and federal regulation of air medical services. NASEMSO website. http://www.nasemso.org/Projects/AirMedical/documents/NASEMSOAirMedicalPositionPaper2-09.pdf. Accessed August 30, 2014.
6. Ohio Public Safety. Guidelines for the operations of air medical services. http://www.publicsafety.ohio.gov/links/ems_air_medical.pdf. Accessed April 17, 2014.

推荐阅读

1. Ritchie J. *How to Work Effectively with State Legislatures.* Washington, DC: American Society of Association Executives; 1969.
2. Federal Communications Commission. Frequency allocations and radio treaty matters; general rules and regulations. In: *Code of Federal Regulations*, Title 47, Chapter I, Part 2. U.S. Government Printing Office website. http://www.gpo.gov/fdsys/granule/CFR-2010-title47-vol1/CFR-2010-title47-vol1-part2. Accessed April 17, 2014.
3. U.S. Department of Transportation, Federal Aviation Administration. Emergency Medical Services/Helicopter (EMS/H), (Advisory Circular 135-14A).. http://www.airweb.faa.gov/Regulatory_and_Guidance_Library/rgAdvisoryCircular.nsf/1ab39b4ed563b08985256a35006d56af/152cbeb414a7ae42862569eb006cf424/$FILE/ac135-14a.pdf. Accessed April 17, 2014.
4. Federal Aviation Administration, Department of Transportation. CFR 91: General operating and flight rules. U.S. Government Printing Office website. http://www.ecfr.gov/cgi-bin/text-idx?&rgn=div5&node=14:2.0.1.3.10. Accessed April 17, 2014.

5. Federal Aviation Administration, Department of Transportation. CFR 135: Operating requirements: Commuter and on demand operations and rules governing persons on board such aircraft. U.S. Government Printing Office website. http://www.gpo.gov/fdsys/granule/CFR-2012-title14-vol3/CFR-2012-title14-vol3-part135/content-detail.html. Accessed April 17, 2014.

6. National Association of State EMS Officials. www.NASEMSO.org

7. Comparison of the Stark Law and the Anti-Kickback Statute. U.S. Office of Inspector General (OIG) website. https://oig.hhs.gov/compliance/provider-compliance-training/files/StarkandAKSChart-Handout508.pdf. Accessed August 30, 2014.

8. Bentley J. *State Government*. London: Franklin Watts; 1978.

22. 医疗转运系统中的文件和文件系统

Kevin C. Hutton, MD

David P. Thomson, MS, MD, MPA

John Clark, JD, EMT-P

引言

医疗记录是医疗护理不可分割的一部分,通常被视为一种必要之恶。对于那些想在免去文书工作的情况下提供最好的患者护理的临床医师,文件通常会影响其注意力,但对于依靠相应文件的医疗保健系统是必要的,这是我们支付系统的基础,诉讼中的最初防线,以及在患者多次就诊之间建立护理连续性的手段。在医疗转运中尤其需要完整的文件记录,因为医疗转运中信息的快速转移可能会因信息的不准确性和缺失而受到影响。转运人员必须提供良好的证明文件,这样接收医院在患者到达医院之前就能清楚地了解患者所处的情况,以及提供的护理。医疗主任需要深刻理解文件的重要性,因为文件与医疗转运密切相关。

历史

过去的情况:文件流程

历史上,一切转运文件都记录在纸上。当通讯中心提出要求时,通讯专员会在纸上写上必要的信息,然后通过无线电通知机组人员,飞行员将在一张纸上记下经纬度和无线电频率,然后登上飞机将这些坐标手动输入到全球定位系统(GPS)中,或者在此之前输入远程导航(LORAN)系统。到达现场后,第一个响应的 EMS 团队将进行口头报告,介绍从主诉到插管尝试困难的所有情况。机组人员通常会在贴在飞行服大腿上的 5cm(2in)长的带子上做笔记。

在抵达急诊室后,机组人员将手写完整的患者护理报告并在床边留下一份副本,并尝试获取患者"面单"的清晰副本。回到宿舍后,机组人员必须完成其余的文书工作,包括转运正当性、使用情况审查、质量保证、高级程序、库存使用和后续信息,通常以多个单独的表格形式记录。所有这些文件将被整理并交付给结算部门,以便将付款请求提交给

保险公司。

经过认证的编码人员根据患者的病情分配一个国际疾病分类(ICD-9)代码,并在数天至数周后将付款请求提交给付款人。这种付款请求经常被立即拒绝,因为没有文件证明医院已经正确开出汽车保险的账单(无保险赔偿协调)。向汽车保险公司提出付款请求后,医院可能会了解到汽车保险的支付范围已经用尽,拿到达到保单限额的文件后,他们将再向医疗保险公司提交付款请求。医疗保险提供者经常有许多问题,并将赔付处理拖延两个月。最后,他们可能会愿意支付住院费用。然而,由于没有证明航空转运的医疗必要性的文件,他们可能会拒绝该账单,并将地面救护车的赔付调低。最终,医院如果确定上诉不值得,往往会划掉剩余转运成本。转运一年后,项目总监可能会受邀与医院管理部门进行会面。医院将支出此次转运以及许多其他转运的损失,项目总监可能会被要求"削减成本,否则我们将关闭你的这个亏损项目"。然后医院可能宣布关闭该项目,理由是持续的经济损失造成了经营困难。

医疗记录文件的历史发展

当医生开始记录疾病过程供自己使用时,就开始启动病历了。在北卡罗来纳州贝利乡村医生博物馆中有着生动地展示,医生办公桌前为每个患者设置了一个文件格,里面存放着医生关于来就诊患者病情的简短记录。为了保密,医生可以拉下一个盖子,不让患者看到记录。

随着护理工作进入医院,文件变得更加正式。美国对文件的这种需求大部分是由管制受控物质使用的法律以及其他医疗法律法规要求所导致的。结构化的历史和体检文件以及 SOAP(主观、目标、评估和计划)记录都是在 20 世纪创建的,以便将文件标准化,并创建一个平台来培训医疗机构记录他们的护理过程。虽然这些笔记记录的是通常的临

床检查情况,但设计它们的目的只是为了在办公室或床边一次性获得一名患者的信息。这些系统并不适用于快速变化的场景,例如紧急部门或 ICU,这两个系统都是在创建这些文件系统之后开发的。

EMS 和医疗转运服务也在后来发展起来,许多这些惯用文件格式被强制用于 EMS 供应商的服务。这些患者数据记录系统对于在 EMS 或医疗转运环境中遇到的患者而言不甚理想。这些系统细节丰富,但是没有充分地抓住重症监护或航空医学转运环境的时刻性。这些文件记录方法也是在医疗保健信息技术出现之前设计的,因此不像现代医疗保健已经发展的那样需要数据抽象。从结算的角度来看,叙述形式也很难使用,在这种情况下,有必要将时间、条件和这些条件的变化清楚地记录在离散数据字段中,以证明收费的合理性。

医疗转运记录的要素

文件记录是在各种时间紧迫和紧张的情况下在交通工具上完成的,有时是基于不完整或不准确的信息,随着转运的继续而迅速变化。随着信息从初始临床医生转移到社区医院、转运队伍和三级护理,信息开始类似于儿童游戏"传话"中的信息,在这种游戏中,一排人员快速接续传递消息,但却发现该消息,或在本案中指的是患者的护理信息,已经通过连续接收、解释和传递变成了完全不同的东西。事件和细节的时间排序在这个过程中丢失了。重症护理转运文件旨在最大限度地减少此过程中的可变性。完整的医疗转运记录的要素通常在多个功能地点收集,然后合并成完整的记录。下面将按照功能地点来说明这些文件要求。

现场或转诊的医院文件

在呼叫提供空运或重症监护转运服务之前,一些医疗保健专业人员(或者偶尔是公共安全官员)已经确定患者最好由空中救护车或其他重症监护服务机构来护理。这是必需派遣直升机进行医疗服务的地点,而且这个决定通常是基于有限的信息和转运时存在的不计其数的因素作出的。尽管《综合预算调节法案》(COBRA)和《紧急医疗和积极劳动法案》(EMTALA)的要求已经改善了对于设备间转运的医疗必要性的记录,但是对现场的请求可能没有任何描述请求原因的文件。大部分文件是由转运服务事后创建的。在大多数情况下,服务机构必须证明转运具有医疗上的必要性,尽管他们没有对请求的先验控制权。大多数服务机构要求在医院间转运的情况下,转介医师填写医疗必要性表格,但在现场呼叫的情况下,通常由空中救护车医疗主任填写这些表格[1]。

通讯中心文件

通讯中心负责记录大部分转运年表。间隔时间、地理数据、航班跟踪数据,包括载入的法定里程、患者状态及遵守 EMTALA 是通讯中心文件的一些重要方面。虽然要求相同,但由于通讯中心的规模已经扩大为区域和国家中心,有些情况下会将两个或两个以上的人之间的文件分开,以确认某些职能角色,比如接电话、飞行调度和飞行中的跟踪/通讯。在一些服务提供者中,这已经导致了通讯专员的专业细分。

呼叫启动文件的通讯中心记录的具体要素包括:

- 谁打来的电话
- 他们的专业知识水平如何
- 他们打来电话的时间
- 他们为什么打来电话
- 患者所在的位置
- 如何重新联系请求服务的单位
- 患者问题的性质,包括任何特殊需求
- 与转运相关的任何复杂因素或危险(例如需要陆运的远程着陆区)

确定是否存在医疗紧急情况对于确定转运是否受到 EMTALA 的约束,是否需要立即响应、尽早启动(自动启动)或者将用于非紧急转运资源转调过来是非常重要的。尽管许多医院强制要求使用 EMTALA 表格,但法律只要求在转运没有入院、存在紧急医疗状况在专业急诊部门请求救助的患者时使用[2]。转运请求是确定医疗必要性的最重要的因素,医疗必要性一般是在授权请求者拨打 911 时或作出等同调度时确定的。授权请求者包括医生、医生助理、社会工作者、医务人员和急救人员[3]。区分这一点很重要,尽管转运的医疗必要性不是由转运提供者确定,但转运提供者可以追溯性地审查该请求是否属于合理利用。医疗必要性和合理利用不应被视为同义词。必须在文件中记录该转运的医疗必要性因素。尽管该转运可能在医疗上是必要的,因为转诊医院不能为患者提供明确的护理,但是还必须考虑许多其他因素来确定该转运是否合理。所谓的"系统必要性"原因也应该记录下来。例如，星期五晚上（高峰时间）下午4点时用直升机转运一名重症心脏病患者可能是合理的，而如果在周六早上9点，同样的情况就可能适用地面转运。美国EMS医师协会（NAEMSP）《相应航空医学急救指南》和其他共识文件可以提供一些在这方面的指导[4]。

通讯专员必须记录相关信息以证明每次转运的医疗必要性和系统必要性，同时他们还应评估和标记不合理的使用情况，以便追溯性地审查。一些先进的通讯中心已经制订了一些协议，在能够筛选（即呼叫分类）的情况下前瞻性地提高合理利用率。医疗转运系统认证委员会（CAMTS）要求每个项目都制订一个使用评估程序，这个文件对质量管理和改进至关重要[5]。

启动响应记录应包括向临床工作人员传递信息的文件，其中应包括以下时间：

- 事件发生的大概时间
- 请求的时间
- 派遣时间
- 机组人员确认时间
- 起飞时间
- 延误的原因
- 登机的机组人员
- 飞机上燃料的数量
- 大致方向和距离

起飞后，通讯专员应该记录：

- 飞行路径
- 与飞机的任何通讯（语音记录）
- 患者的最新情况

飞机的飞行路线或地面救护车的行驶路线越来越多地使用自动实时的GPS和地面无线电系统来记录。这些系统减少了通讯中心的工作量并提高了安全性[6]。如果这些自动化系统不可用，通讯专员应手动绘制飞行路线，通常以10分钟间隔和45分钟间隔接收飞行员的口头位置报告，通知地面救护车。这对拥有多架飞机的提供商来说已经不可能做到。当提供商了解到自动GPS可能会导致计费里程增加，从而能够按照真实飞行距离更精确地收取更高费用时，他们就成了推动航班跟踪自动化的主力。但是，如果采用自动跟踪，飞行员的飞行路径决策也需要记录在案，以便证明额外里程的原因是为避免恶劣天气、空中交通管制区域或穿越山口。为什么患者不能转移到最近的相应医院的

逻辑原因也应记录在案。

应联系接收医院，以确保患者接收，并记录下接收情况、床位可用性和接受单位/医生。医疗保险要求转运到能够照顾患者的最近的相应医院。通讯中心必须能够与医院沟通，并确认和记录医院在这段时间内照顾患者的能力。如果将患者转运到不是最近的医院，则应向患者确认，在某些情况下，应告知患者医疗保险可能无法覆盖到目的地医院的额外距离，并且患者可能需要支付差额。在非紧急转运中，在医疗保险拒绝支付较近医院和接收医院之间的差价后，需要先提供《预先受益人通知》（ABN），再向患者追加费用。如果直升机是特定医院赞助的，这种情况会经常发生，所有患者都被带回到赞助商以便支持其转诊网络。如果没有较近医院的管理文件可能需要项目运营方承担花费用，并可能导致欺诈指控。在向监察长办公室（OIG）支付了大量的和解金之后，有几家运营方签订了《企业诚信协议》。

一旦患者被接受（并且仅在接受之后）之后，应该联系派出医院取得进一步的文件，包括患者保险信息和家庭联系信息。应提供大致的预计到达时间并形成文件。一旦交换了财务信息，任何接受转诊的变更都会引起EMTALA的注意，变更只能出于合法和记录的原因。通讯专员还应提供一份文件清单，提醒派出医院汇总所需的转诊文件，并向患者家属提供联系信息和接收医院行车路线。该信息可以通过传真发给转诊医院，或者可以由转运方预先在预制的转运信息包中提供。这对于转运量大的医院尤其有用。

如果从事故现场转运，通讯专员应重新联系请求转运单位，记录附加信息、着陆区位置和风险，以及涉及的特定公共安全机构。通讯专员应记录到达和离开派出医院/着陆区的情况，并应记录在地面时的任何通讯情况，包括延迟原因、状态更新、着陆区问题以及患者的最新情况，以便接收医院调整治疗计划。当直升机或救护车离开时，通讯专员应该记录：

- 预期的回程路线
- 与机组人员或飞行员进行的任何沟通
- 患者状态的任何改变
- 预计到达接收医院时间的更新
- 直升机停机坪安全的通知时间
- 在接收医院着陆的时间

通讯中心工作人员的其他职责是审查并记录

质量保证问题。应该对彼此的图表进行同行评审，以提高标准并纠正错误和矛盾之处。通讯专员还应定期对高风险领域（如多患者转运、短距离转运或飞越其他有能力提供治疗的医院的转运）进行重点合规审计并记录在案。这些研究通常与项目合规或质量改进经理一起完成。

飞行员文件

许多飞行员文件是由联邦航空管理局（FAA）要求提供的。本文不涉及飞行员文件要求的这一方面。从转运服务机构的角度来看，编制飞行员文件的目的是要获得：

- 精确的转运里程
- 事件的时间顺序
- 安全、合法操作的文件记录
- 响应延迟的原因
- 着陆区的风险
- 其他安全和质量保证问题，如错误报告
- 项目、合同或运营商特定的信息

尽管从历史上看，这些信息是专门针对飞行员的，但 CAMTS 要求航空部门必须参与到质量改进过程中。由于这些问题中的许多问题直接影响到医疗转运，因此项目管理部门有责任熟悉本文件。2012 年，联邦航空管理局《重新授权法案》要求将采用标准航空数据，每次转运均应向联邦航空管理局提交。数据集目前尚未采用，但将在未来几年内推出。对于重症监护服务机构，虽然没有类似联邦航空管理局的机构的监督，但司机应记录可能影响交通的重要问题（例如交通条件、绕行和机械延误），这一点仍然非常重要。

医务人员文件

医务人员文件构成转运记录的一大部分，医务人员还负责编制特定的患者护理记录，如果采用电子病历，则称为 PCR 或 ePCR。这个文件可以由一个或两个机组人员编写。如果交替记录，应该提前确定编写人，并应遵循服务提供者政策和程序。最好由两名机组人员编写，或者至少相互查验。最好由一名机组人员通过审计对另一人的记录进行验证，这也是提升文件标准并实现机组人员之间的文件标准化的绝佳方法。两名机组人员均应在图表上签名，但是应由一名机组人员（通常是最高级的护理人员）负责担任审计员，审核另一名机组人员的文件。其他机组人员（未参与患者护理的）也可

以进行同行评审，以便机组人员相互学习，即使他们在其他基地或其他州工作。

一般会在机组人员配置、国家政策以及（经常是）赞助机构政策中确定负责编制文件的人员。这个问题应该在制订文件政策之前进行研究。医生/护士不一定需要编制单独的文件，除非发生不寻常的程序或医生要为他或她的专业服务收费。如果需要单独的文件，这些信息必须在机组人员图表中的信息保持一致。文件不一致是一项重大的医疗法律风险。这个问题最好由机组人员良好沟通、交叉审计图表解决，不要编制多个图表。专科小组的医务人员应记录自己的护理信息，但应将用于服务收费的转运文件统一协调。图表通常在审计后完成，但可以在记录人员签署图表后完成。然后将图表转到预计费阶段。

编制医务人员文件的目的包括：

- 描述患者的状态
- 记录转运的医疗必要性
- 记录事件顺序
- 记录医疗决策和干预措施
- 生成能够编码和记账的文件

该图表还必须将患者的问题和干预措施简明汇总，以供接收医院的卫生保健人员使用。这些信息必须以直观的方式整理好，以便快速参考，叙述段落的前几个句子中应介绍最重要的信息。这些优先信息包括：

- 患者类型
- 伤害机制
- 创伤或其他相关评分
- 在转运队到达之前的护理
- 转运队的医疗评估
- 在出发前和在途中由团队提供的护理
- 总结为什么要求转运的主诉

当前疾病或伤害的历史

通讯专员可能已经了解到了患者的类别或性质，但是医务人员通常可以对此进行细化，以便对患者进行更好的分类。例如，虽然通讯专员可能已经被告知患者是"医疗"患者，但是医务人员会将其细分为心脏患者，这一点非常重要。对于现场响应，现场院前医疗服务提供者的文件可能不及时写入患者的病历中。因此，医务人员应仔细记录现场服务提供者告知的患者的状况和处理程序，以及为什么需要飞机转运。当前疾病的详细病史应该包

含这些信息的大部分,并重点说明转运的医疗必要性。这将有助于在评估医疗必要性和转运合理性的过程中索赔审评人员进行索赔。

患者病史

尽管可能有困难,但是机组人员应该努力获得既往相关病史,重点在于合并病态因素,还应获得一份完整的药物和过敏清单。如果有的话,应提供一个简短的相关社交史,确认家属是否在场或者是否参与(或死于)事故也是重要的。机组人员应记录与患者有关转运风险和好处的任何讨论,并记录患者是否在知情后作出了是否需要转运的决定(如果他们有能力这样做的话)。

体格检查

体检文件应该支持历史文件。应特别注意与营业额报告中假设但未经核实的与文件有关的项目,以及为什么必须作出假设(例如由于包装而无法在特定区域检查患者)。

生理评分和生命体征监测是值得特别关注的文献记录。有大量的生理评分适用于特定的患者类型,可以采用标准方法连续描述患者的状况。针对特定事件,应在到达之前,在初次体检中按照设定的时间间隔进行评分,在大多数情况下应在到达接收医院时进行评分。历史和体格检查与分数一致也很重要。例如,很容易错误地记录为体检时患者四肢可活动,然后又提供了相互不支持的格拉斯哥昏迷评分(GCS)。创伤评分和其他支持医疗必要性和使用合理性的分诊评分对于正确记录非常重要。应记录影响分数准确性的治疗措施或患者状况(如 GCS 化学瘫痪或原有残疾)以便修改分数。

在到达前、初次检查、定期检查、事前和事后以及在收治医院交接时记录包括监测值在内的生命体征也很重要。对生命体征或监测变化应予以解释,并应用作治疗指导。记录低血压(BP)或脉搏读数的变化很重要,对于读数的解读也同样重要。对心肺不稳定的响应和呼吸机监测参数的变化应该记录下来,以便进行重要的护理决策和判断。特殊的情况和要求(如使用大的血压袖带)也需要记录,以表明血压敏感性参数。认为有错误的生命体征应该注意,而不是删除。监控设备越来越多地与文件系统集成在一起,将来这可能成为一项联邦要求。

干预

决策、干预和事件文件应该记录下医务人员的判断和技能,并记录对患者状态变化的处理。这些信息的获取应参照计费服务水平来完成,特别是地面转运。文件应该明确说明,决策、药物治疗或程序是高于、等于、还是低于医护人员的水平执行的。专科护理转运部门应该有医疗服务提供者在医护人员执业范围之外进行护理的文件证明。还应该创建和记录患者护理事件的时间表,包括:

- 生理变化的纠正
- 生命体征的解释
- 对干预措施的反应的解释
- 对其他提示缺氧或休克的监测的解释
- 对药物治疗的反应
- 对特定疗法的反应

通常,机组人员不会记录干预措施的理由,也不会记录干预措施的结果。这使得其他护理人员很难理解这些程序的必要性。除非明确描述了征兆、干预措施和结果,否则不可能对不稳定的状况和纠正过程(如低血压的静脉输液、张力性气胸的针减压)编码。

程序

应以标准的方式记录下程序:征兆;同意(如适用);决策;准备工作;在手术之前、期间和之后的患者状态;难度评估的等级;事件顺序;程序成功或失败;额外的尝试;程序后事件;任何手术并发症;以及为减轻并发症的措施。本文件不需要像急诊科文件那样广泛,但也应该获取类似的信息,以便对判断和程序能力进行验证。文档工具应该很容易被抽象出来,以实现这些质量改进功能。

药物治疗

药物治疗文件应该符合美国医疗机构评审联合委员会(JCAHO)的标准,即使这些标准不适用于非医院的转运提供者。应明确记录药物的适应证、给药途径、数量和效果。用药的剂量应该明确记载。通过写出经常误解的剂量缩写(如微克和毫克的缩写)可以减少错误。有关剂量范围的记录和诸如 $MSO_4 \sim 10mg$ 和 $MgSO_4 \sim 4grams$ 的药物缩写很容易混淆,应该避免。文件政策应该反映出这些缩写标准或赞助机构的缩写标准。到达之前开始使用的药物或血液制品及药物来源(即派出医院)应该记录在案。必须说明这些药物的连续或滴定以及药物的来源。

印象

印象或诊断的义件是附在标准索赔表上的唯一重要临床文档。这些信息的准确性至关重要，必须转换为ICD-9编码，并且需要在2013年10月以ICD-10编码格式编入索赔表。众所周知，在ICD-9和ICD-10诊断代码中使用院前印象存在固有的不准确性。院前人员是基于调查结果形成的印象，通常不具备准确诊断所必需的法律能力，也为进行确定性测试。因此，从事故现场接来患者，然后在进行脑部计算机化轴向层析成像（CAT）扫描之前提供硬膜下血肿的印象是不恰当的。正确的印象应该是头部受伤，丧失意识。然而，在医院间转运时，派出医师进行CAT扫描并诊断为硬膜下血肿的情况下，提供这种印象或诊断是相应的。

应根据转运时可获得的信息对印象进行记录，而不应基于随访时获得的信息或接收医院患者转诊后的信息。虽然这些信息似乎有用，但应该仅限于质量改进和提供者教育。此外，还应填写一份医疗必要性表格证明[3]。如果是医院间转运，证书应由派出医师填写。该表格应尽可能完整地描述患者的状况和需要转院接受护理的原因。医务机组人员通常在接收患者的同时接收该表格。对于从现场飞行转运，项目医疗主任通常在飞行完成后填写本表格。

报告

接收医院应该收到一份简短的书面转运报告，并且这也是大多数国家的要求。这是至少应留下的患者信息，通常被称为"交接"报告。这通常是一种副本表格，以便将一份副本留在接收医院/单位，另一份保存为永久记录的一部分。简要报告应该根据患者类型设计结构，并且应为可识别的表格，组织形式类似，便于快速审查。内容应该包含基本的人口统计信息、间隔时间、临床机组人员姓名、伤害的性质（机制）、生命体征和生理评分、干预措施和机组人员印象。如果此表格是以电子方式填写的，则可以在大多数州的接收地点传真或打印。实际上，在大多数情况下，最好是留下纸质表格，然后将副本作为正式记录的跳转点。官方表格也可以通过《健康保险携带和责任法案》（HIPAA）兼容的电子方式发送到接收医院。留给患者的最少记录

内容通常由州或地方政策规定。必须注意确保交接表上的信息与最终记录相同。如果两者之间存在差异，那么如果案件要诉讼，这种差异就可以引发实质性的后果。例如，如果在交接表上，机组人员记录现场头部受伤的患者没有呕吐，但后来他们发现患者有呕吐物，所以他们在最后的记录中记载现场有呕吐，这个差异就会有问题。虽然项目运营方可能有自己的表格，但许多州可能要求填写标准的EMS运行表。如果早期发现差异，应该增加一个附录来说明文件的变化以及增加附录的原因。

报销考虑

人口信息是保险信息在政治上正确的术语。让工作人员收集人口统计数据，并将其与计费功能（如协调福利、准确的患者识别和快速索赔处理）相结合。在场参与患者转运的机组人员能够更好地确认社会保障号码，向其他保险理赔（协调福利），识别无证件外国人（由联邦资助），并确定真正没有资金支持的护理（应尽早催收的患者或作为慈善救助勾销）。医疗机组人员能够从其他护理特定患者的机构获得信息，比日后从计费员获得信息要好得多。如果"VIP"或患者不应被计费或催收，医疗机组人员还应在保密的质量保证（QA）区域记录。在某些情况下，也可以出于"职业礼貌"，对催收作出特殊安排。然而，这种长期的做法是以确保遵守公平的计费原则的方式来管理的，这一点很重要。机组人员不应该记录"仅向保险收费"，因为这将被视为免除共同付款，并且如果在保单之外或者如果以常规方式记录，则会产生合规影响。

医疗服务提供者通常会反对处理这些"计费细节"，他们经常给出这种口头禅："这不是我的工作"。但是，如果确定这是他们的转运责任之一，那么机组人员必须负责人口统计，计入他们的绩效评估，以便这方面的文件能够符合要求。此外，计费部门应该监控这些信息的准确性，以便审查特定机组人员长期提供的不准确信息。伪造信息的机组人员应该按照标准的政策处罚。

质量和安全问题文件

质量保证、使用评估和过程改进文件应该包括患者管理、程序复杂性、前哨事件、安全问题、医务人员对合理使用的主观评估以及案例评估格式的案例介绍等方面的错误。如果可能的话，应在适用的州质量保证保护下收集（和标注）该信息。无论

国家承担或不承担任何保护责任,均应将其与患者护理记录分开收集和保存。应制订书面的政策和程序,以保证质量保证信息的使用、储存和预定处理。应该对这些信息进行相应的标记、保密、在规定的时间内通过趋势分析和监控事件进行过程改进。然后根据相应的政策(如果法律允许)定期销毁,以减少责任。错误管理系统还应该抽象信息,以便将已经汲取的经验教训无差别分发给也可能出现类似错误的其他人。这是航空风险管理中经常使用的手段,并越来越多地被用作防止重复性错误的重要工具。

从使用情况审查评估中获得的信息也应该趋于一致,并向提供者服务区的所有授权请求者报告,以提高利用率。如果医生或服务的人经常滥用或不相应地使用医疗转运,处理这种情况时,这些文件也是有帮助的。如上所述,应该有一套标准的程序文件。提供者还应该确定哪些可能有害的信息应该记录在临床记录、质量保证文件中,或者根本不记录。遵守机组人员文件标准是医疗服务提供者的个人责任。

同意书形式的文件对于转运费用报销也很重要,同样也是告知患者转运风险和好处的文件。同意书通常也是利益分配,允许医疗服务提供者直接向患者的保险公司开具账单和收取费用。同意过程应该在医务人员之间进行标准化,医务人员应该根据实际情况经常进行培训和监督处理同意书的流程。尽管显然有时候患者不能提供同意书,而近亲属也不在身边,但暗示或口头同意不足以用于计费目的。经常使用"患者无法签署"(PUTS)可能会导致风险,应予以监测。获得利益分配,必须遵循一个必要的过程,应稍后尝试获得患者和患者家属的同意书,而不是 PUTS 签名。这需要记录下与患者和患者的家人反复接触尝试的过程。一旦遵循了这个过程,并且只有遵循这个过程,医疗服务提供者才能按假定的利益分配进行计费。如果机组人员没有获得签名,这往往会使计费延迟几个星期,并增加了提交账单的成本。

隐私惯例通知是 HIPAA 的一项要求,并于2003 年实施。法律确立了有关个人健康信息的权利,并对有权查看和接收患者的健康信息的人作出了规定和限制。隐私规则适用于所有形式的个人受保护的健康信息,无论是电子的、书面的还是口头的。《安全规则》是一项以电子形式保护健康信息的联邦法律,要求 HIPAA 所涵盖的实体确保电

子保护下的健康信息的安全[7]。患者(或代表)需要确认他们已收到该机构关于将如何使用他们的信息的有关政策的副本。

其他文件

库存

记录库存使用情况对重新存货、编制预算和购买物资非常重要。过去,为了收取设备费用而获得库存信息对于一些提供商来说非常重要,但是由于医疗保险迫使提供商将设备捆绑到标准基本费率中,这一点已经变得越来越不重要。只有少数的地面转运提供商仍然能够对材料收费。

对大多数服务机构来说,麻醉清单是一个特殊的考虑因素。法律通常要求对麻醉品和其他受管制物质进行认真计数。政策必须解决如何计数和存储这些物品以及如何解决差异的问题。除常规运行表或患者护理记录之外,某些州还要求 EMS 服务人员填写特殊的麻醉药库存记录表格。

设备日志

设备返还的文件也非常重要。EMS 服务机构经常发现,在将患者医疗转运到创伤中心之后,无法收回其有限的设备。跟踪设备并促使将其返还这些服务机构从服务商关系的角度来看非常重要。一些转运服务机构负责返还或更换这些物品,而在其他情况下,接收医院或服务将替换这些物品。不管当地或地区的政策如何,随着设备成本的不断上涨,跟踪这些物品的文件是非常必要的。

转运收费表

转运收费表是与这些服务相关的服务和费用的汇总。这些费用目前包括设计用于支付固定费用的基本费率费用和用于支付可变费用的负载里程(以法定里程的 1/10 英里,约合 161m 计量)费用。这个表格应该囊括需要提取到结算表格的信息。本文件确保了收费的准确性,对收费表进行日常审计是有效合规计划的重要组成部分。

随访函

患者随访函是证明合规、质量保证、公共关系和风险管理原因的重要形式。这些函件必须按照 HIPAA 规定书写和分发,以保护患者受保护的健康信息。其中一种方法是直接向在床边的护理人员

提供随访函件，而不是整个单位。航空医师学会（AMPA）撰写了一份立场文件，以帮助指导医疗服务提供者编写符合 HIPAA 标准的随访函[8]。只要采取了预防措施确保预计的收件人在安全的地点收到记录，HIPAA 确实允许传真和通过电子邮件发送患者记录和随访函。电话确认收讫和书面免责声明应该是标准形式。在某些情况下，也可能使用安全、加密、有密码保护或取消标志的电子邮件。

附录

图表正式完成之后完成的文件应作为附录。附录应该标记时间和日期。对附录的相应说明或增加附录的动机应予以记录。例如，在行政审查中发现内部不一致，应该增加附录以纠正不一致的情况，并应详细说明制图中的错误。

行政文件

对于许多医疗服务提供者来说，行政文件和审查专门用于收集人口统计信息。如果机组人员正在收集这些信息，那么在收集和汇编所有文件元素之后，行政文件可能只包括随访信息和对图表完整性的审计。行政文件应符合计费功能的需要，并收集图表处理时间以改进此业务流程。

行政人员必须迅速记录和处理这些信息，这将计入对他们的绩效考核。如果计费是外包的，而且这是将这些信息发送至计费单位之前的最后一步，则进行特别的合规性审查是非常重要的。在大多数情况下，医疗服务提供者受合同约束，以确认所发布的账单是真实、正确的，并且经过批准的。计费代理商必须依靠此记录，合规风险属于医疗服务提供者一级。

应按照如上所述收集和处理行政质量保证文件、审计变更、同行评审结果、医疗主任评审、合规评审和使用评审。违反患者隐私也应需要隐私官员的特殊处理和参与。在某些情况下，必须向患者和政府报告违规情况，并且必须采取身份盗窃监控和补救措施。

数据共享和 NEMSIS

在文件标准化之前，还必须理解数据共享要求。这些要求至少需要每年进行一次监测，因为这些要求会不断变化。某些国家已经扩大和修改了这些要求。这些要求通常与提供者能否取得国家许可相关，因此不能被忽略。

为了更好地理解数据共享的要求，需要了解点历史。在 20 世纪 90 年代早期，国家公路转运安全管理局开发了统一的院前 EMS 数据集，作为的"未来的 EMS 议程"项目的一部分。当时的美国国家高速公路交通安全管理局（NHTSA）主任和前 AMPA 成员里卡多·马丁内斯博士（Dr. Ricardo Martinez）率先推出了"未来的 EMS 议程"，马丁内斯博士是斯坦福大学生命飞行项目的急诊医生和前任医疗主任[9]。该"议程"正如 EMS 专业人士所说的那样，意义深远，目标远大，其中包括建立国家标准数据收集和报告系统。"议程"要求整合来自多个公共服务和公共卫生实体的数据。这一运动推动了包括北卡罗来纳州、明尼苏达州、特拉华州、内华达州等在内的多个州的全州数据收集项目。这些第一代项目探索了数据收集的基本要素，以及人力和技术障碍，但项目经常资金不足，没有考虑到医疗服务提供者的经济驱动因素。这样就创建了不同的数据收集"语言"，医疗服务提供者经常需要花费数天编译接受的各种数据。数据往往是不一致的且非特定的。

后来，北卡罗来纳州的项目得到了扩大，联邦政府资助了国家 EMS 信息系统（NEMSIS 项目）[10]，NEMSIS 成为所有 EMS 数据的联邦清算所。该项目试图考虑地面 EMS 提供商收集数据的经济和人为动机，并在 2012 年部署了第 3 版。但是，NEMSIS 并不是专为航空医学转运而设计的，显然需要进行修改。所有 50 个州加上哥伦比亚特区、波多黎各、美属萨摩亚、美属维尔京群岛、关岛和马里亚纳群岛均签署了谅解备忘录，以遵守 NEMSIS 标准数据集要求。NEMSIS 3.0 于 2013 年 1 月 1 日开始实施，预计在 2013 年 3 月 31 日前在一些州实施。执法行动可包括对州医疗服务提供者执照进行限制，因此必须优先考虑遵守该要求。在许多情况下，还需要与本地实体共享数据。NEMSIS 数据主要是从州和地方 EMS 数据收集工具汇总而来，因为医疗服务提供者通常不直接向 NEMSIS 提交。地方政府、医院创伤登记处、研究登记处和公共卫生部门越来越多地要求提供 EMS 文件。大多数航空医学提供商是通过由专用资源提取数据来完成的。数据共享和监管要求日益成为采用综合电子医疗转运记录的主要动力。

HIPAA

另一个行政文件要求是 HIPAA。HIPAA 术语中的医疗转运提供商(包括医疗主任)被称为"涵盖的实体"。这意味着它们涵盖在 HIPAA 隐私标准内并且需要遵守 HIPAA 隐私标准来保护、管理和销毁患者受保护的健康信息(PHI)。通常情况下,需要医疗转运的患者由一系列需要与涵盖实体链中共享 PHI 的涵盖实体进行护理。链中的任何涵盖实体也可能有一个业务伙伴或合作伙伴,如结算公司,他们之间会就治疗、支付或操作(TPO)的目的共享 PHI。业务伙伴必须遵守所有与涵盖实体相同的规则。HIPAA 还详细介绍了如何通过传真,电子邮件或其他与医疗主任有关的方式传输 PHI。通过未加密方法传输的 PHI 必须完全取消标志。为了取消 PHI 标志,需要删除特定的信息(表22-1)。实际上,开发标准的密码保护并且接收方通过不同的通讯方式(如电话或传真)给出密码更容易。还有一些加密电子邮件和文件的商业手段。一旦文件被取消标志,则不受 HIPAA 的约束[7]。

表 22-1 取消受保护的健康信息的标志

要取消受保护的健康信息标志,必须清除以下项目的数据:
1. 姓名和首字母缩写
2. 街道地址、城市、县、管辖区域、邮政编码或等同的地理编码
3. 与个人和所有超过 89 岁的人有关的所有日期元素(除了年份),
4. 电话号码
5. 传真号码
6. 电子邮件地址
7. 社会安全号码
8. 病历号码
9. 健康计划 ID 号码
10. 账号
11. 证书/许可证号码
12. 车辆标志和序列号,包括车牌号码
13. 设备标志/序列号
14. 网址(URL)
15. 互联网 IP 地址
16. 生物识别标志,包括指纹和声纹
17. 全脸摄影图像和任何可比的图像
18. 其他唯一识别号码、特征或代码

患者的病历安全是最重要的。图表丢失或装有 PHI 笔记本被盗的电脑是 HIPAA 下的违规行为,应立即向机构合规官员报告[7]。医疗主任将患者记录传送给患者进行复查时,如果医疗主任将患者记录传送给患者进行复查时,如果记录丢失或文件包或笔记本电脑被盗,将导致 PHI 违规。另外,当丢弃需要剪碎并且不能简单地扔到垃圾中的记录副本时,也可能发生违规。通常情况下,这些违规行为并不严重,只有当存在恶意意图或意图通过泄露 PHI 寻求经济回报时,才会施加经济或制裁性处罚。

为遵守 HIPAA 的要求,应该保存一份行政记录,以证明医疗记录是否已被发布用于治疗、付款和运营。任何患者对记录发布的限制要求也必须得到尊重,但是必须发布最低限度的必要信息以满足请求者的使用目的[7]。

医疗法律文件

医疗法律文件始终是管理人员关心的问题。记录医疗记录时解决所有背后的医疗法律问题是非常重要的。但是,在某些特定的时间需要提供相应的文件。例如,在 30 个州和哥伦比亚特区在 2012 年立法会议上提交了约有 107 份议案,报告涉嫌虐待和忽视儿童的案例。其中有十个州已经颁布了法规[16]。任何指称为暴力、虐待或忽视的受害者的患者都会收到保护医疗服务提供者的具体文件。一般来说,除非机组人员真的亲眼目睹了事件的细节,否则一般会描述为"据举报"或"据指控"。因枪支伤害产生的转运服务为例,最好不要说明谁枪击了谁,只需描述为伤者遭到了枪击。机组人员不应该将伤口描述为"入口"或"出口"。这些描述符只应由具有法医专业培训的人员使用。除非直接目击事件,否则机组人员应避免对伤害的机制或情况发表意见。如果这些信息是从其他公共安全官员那里获得的,则应该归因于他们,并记录为"已报告"的信息。除非与患者的护理有关,否则应避免涉及种族、宗教、性取向和/或艾滋病病毒状况的评论。一般来说,只需关注患者的意识水平和患者的伤病事实,把侦查工作留给熟悉法庭诉讼的执法人员。如果你在涉案的情况下被传唤,请查看记录,但不要修改文件,因为文件已经被原告的律师复制,如果发现修改会破坏医疗服务提供者的可信度。相反,请记录医疗服务提供者在审查过程中可能回忆起的任何其他信息,并将其与指定的律师分享,以便将其纳入诉讼程序。

文件系统

转运医疗文件涉及许多转运项目,这些项目都采用笔,纸和"人员技术"运营。尽管在可读性、监管要求、数据不一致性、记录存储、记录检索和记录分发方面存在问题,但纸笔系统仍然是一种常用的文件记录方法。纸笔系统的固有局限性使得许多转运供应商的记录管理系统难于管理,业务流程效率低下,成本增加,同时降低了及时或完全偿还的可能性。为了提高收集信息的效率,听写和转录系统被开发出来,但是这些方法并没有解决许多与纸面记录相关的问题。根据 HIPAA 定义的受保护的健康信息又对管理纸质文件系统提出了新的挑战,包括记录处理、限制、用户路径和存储问题。

纸质文件造成的最大问题可能是,很难使用这些数据改善临床护理,研究和业务流程。纸质数据抽象效率太低,无法创建数据基础架构。

数据的抽象非常昂贵;数据定义通常不清楚;在所有情况下都需要重复工作,并受到主观解释偏见的影响。抽象导致的重复工作产生了不可靠的,非标准化的数据,这些数据对大多数医疗服务提供者的研究或决策支持毫无用处。这是重症监护和航空医学转运以及 EMS 行业缺乏质量研究的原因之一。在大多数情况下,医疗转运业务流程和临床发展都是以主观经验而不是客观数据推动的。因为缺乏记录保存标准以及竞争问题造成的环境使人对这种类型的研究望而却步,多中心研究只能在最投入的中心或特定的行业支持目的下进行。通常需要大量的数据"整理"和翻译才能使用。这种整理经常引起调查者的偏见。因为项目对相同的时间点往往有不同的名称,所以即使看起来很简单的数据点(例如运行时间)也会令人困惑。例如,调度时间可以是通讯专员寻呼机组人员的时间,或者可以表示飞行员接手飞机的时间。有关人员已经做了一些工作来将这些定义标准化,但是这些定义尚未被普遍接受[11]。由于这些限制,大多数医疗转运研究都是小型的、单一的项目,以经验为基础,其结论几乎总是包括因为"尽管我们的数据显示有改善的趋势,但需要进行更大规模的研究才能论证统计的显著性。"有关人员对重要的临床问题进行了评估,但要得出肯定结论,需要等待电子信息系统的发展。

如前所述,推动电子文件系统转移的另一个数据需求是需要遵守国家、州和地方的数据共享规定。最后,但可能最重要的是,准确和清晰的标准化记录已成为高效报销流程的经济要求。由于这些原因,纸质系统正迅速被电子患者护理记录和系统所取代。

电子病历信息系统的开发

"必须有一个更好的办法。"这是一句激励早期电子病历(EMR)系统开发者的口头禅。在 20 世纪 90 年代初期,一些行业的企业家试图开发电子病历系统来管理医疗转运问题。由于需要解决纸质文档的问题,早期的开发人员使用了当时比较原始的台式计算机来做记录。这些系统中的许多系统并不仅仅是一台电子打字机。文本字段是通常的输入数据格式。这解决了易读性问题,但是文本字段没有解决拼写错误、数据不一致、信息不准确、具体数据检索等问题。输入到文本字段非常繁琐,成本昂贵,风险大,非标准化的文档使得抽象和文本搜索非常困难。

人们从这些早期的开创性努力中学到了很多东西,医疗转运电子病历的理想要求也因此变得更加清晰。表 22-2 列出了理想信息系统的特点。

表 22-2　完美信息系统的特征

- 将文件标准化,作为单一行业标准格式
- 减少重复,提高数据完整性和准确性
- 能够 100% 收集研究和其他授权数据
- 降低和管理医疗法律风险(COBRA、EMTA-LA)
- 实现数据共享(医院、政府等)
- 实现提供者之间进行基准"盲测"
- 实现持续改进流程
- 实现快速访问和生成直观的报告
- 提供决策支持系统,能够将数据简单转换为知识
- 以最低的成本使用户保持使用最新的计算机技术
- 提供直观的图形用户界面(易于学习/培训)
- 尽可能使最终用户看不到的技术
- 节省时间和金钱,实施、维护和修改费用低廉
- 自付费用——迅速(在不到一年的时间内实现客观的投资回报)
- 改进和监测报销
- 方便遵守 CMS、HMO、FAA、JCAHO、CAMTS、HIPAA 的要求
- 通过嵌入式业务逻辑减少报销拒付
- 全天 24 小时提供支持服务
- 通过互联网提供安全和保密的存储和访问方式
- 很少或无需机构或外部信息服务部门提供帮助
- 提供持续的电力和数据备份

电子病历在医疗转运中的应用得到了快速的推广。1996年,一位负责主持第一届年度航空医学服务协会(AAMS)研究大会的首席研究员说:"用计算机文件是个很棒的主意,但是我们大多数人都没有电子邮件地址[12]。"这十年来,这个情况发生了明显的改变。现在有几种基于计算机的文件系统可供医疗转运提供者使用。一些医疗转运提供者已经自行开发出了跟踪应用程序和小型数据库来完成特定任务。其他人已经开发出了商业软件应用程序的附加应用程序。少数人对从地面救护车软件提供商那里采购的程序进行了改造,有些选择转向采用全面的互相关联的应用服务(有时称为基于云的服务)来管理和整合他们所有的业务流程。这大致遵循了电子病历在其他医疗领域的发展趋势,主要驱动因素是报销的经济性和监管要求。

电子病历系统已经越来越多地开发出更友好的图形用户界面,用字母数字(参数选用表而不是文本)数据字段来帮助用户文件输入和正确拼写。业务逻辑的开发是为了保证数据的完整性,提高文件的完整性,减少文件错误。单机解决方案已经发展成为网络解决方案,现在应用服务提供商(ASP)利用互联网技术,可以使用户在连接到互联网的任何计算机上使用定制的应用程序。后者允许作为服务购买电子病历,并最大限度地减少了初始费用。

能够"现场"输入数据的电子病历文件系统也已经开发出来,毁誉参半。飞行医学的人体工程学(包括空中疾病、输入装置活动、输入装置污染、患者护理问题、照明限制、装置损坏以及没有明显的投资回报)往往加倍抵消了电子病历在患者短途转运期间的记录优势。对于非患者护理航段、超长的飞行距离和稳定的患者,这种记录方式更具吸引力。把技术带到这个领域最大的问题是建立一个稳定的财务投资回报(ROI)模型,这个模型应该优于采用3页复写纸的方案。早期的笔式计算机实际上产生的问题比解决的问题还多。阿卡迪亚救护车放弃了笔式计算机,因为他们发现这会增加转运人员的非工作状态时间。

为医疗转运项目选择电子病历

在评估单个项目需求的计算机文档选择时,除上述要求外,还应考虑项目的规模、竞争环境、共享数据的需要、项目的预算和财务状况以及正在考虑

的软件或服务的潜在投资回报。对文件系统需要解决的问题要有清晰的认识,并应该将这种认识应用于正在评估的文件产品或服务的规范。购买和实施电子病历所涉及的步骤通常包括发展内部支持者,从每个项目区域取得支持,制订需求清单,然后确定贵机构是否需要投标申请书(RFP)。只有少数电子病历提供商设计了专门用于空中和专科护理转运(SCT)的软件,并且NEMSIS的要求预计会减少地面EMS电子病历提供商的数量。实际上目前只有四家电子病历公司服务于空运和专科护理转运。

记录未来的航空医学转运

以下情景展示了未来一个全面的数据收集系统可以完成什么工作:

飞行项目通讯中心接到公共安全应答点(PSAP)的呼叫。他们已经通过一个先进的自动碰撞通知(AACN)系统得知发生了一个事故。车辆遥测系统通过一组传感器发送碰撞数据,指示车辆是否发生了中度或重度前、后或侧面碰撞事故,并且可以包含关于碰撞严重性、撞击方向、气囊打开、多重影响和翻转等信息。车辆传感器报告说,在这次事故中有一名患者,其中三个方向的速度力说明存在侧翻,患者没有反应,位于距离道路30.5m(100ft)的树木中[13]。PSAP还收到碰撞的GPS坐标位置,既有街道地址也有纬度/经度[14]。这些数据作为连续的数据流传递。

警察、消防和EMS到达现场,确认是否需要航空医学服务,该服务机构已经处于待命状态或可能已经由PSAP与其他资源自动启动[15]。附近预先指定的着陆区域(LZ)的位置数据已经通过数据链路传递给车载GPS导航仪。飞行员确认了这些信息并跟踪导航信息,同时收到预先指定的着陆点的安全通报。飞行员通过预先记录着陆区域信息,使用先进的航空电子设备(如合成视觉)来提高安全性。在通往现场的途中,通讯中心将相应的通讯频率发送给飞机,飞行员和机组人员迅速与地面提供者联系。他们确认着陆区域的信息(包括着陆安全警报),并接收患者的初步报告。这些对话被记录下来,为对以后编制文档有帮助。机组人员着陆并开始照顾患者,在数字系统中记录他们的观察结果,系统为他们的每个观察和程序提供时间戳。这些观察可能包括视频和音频数据。来自地面提

供者的监视系统的生命迹象通过无线链路传送到航空医学服务的监视器上,医疗人员同时还获取了到达前生命体征监视器信息。患者被置于机组人员的监控装置上,机器开始记录自己的观察结果。机组人员创建的信息以及监测数据通过数据链路传输回通讯中心,在接收医院的转运跟踪板上进行更新,使团队能够更好地管理目的地后勤。在到达接收医院时,机组人员通过安全通讯链接访问他们的数据文件。通过计算机链接,他们可以开始绘制一个基本图表,为他们提供监视数据作为框架。他们审查音频和视频文件,以创建一个基本文件供接收医院打印,或放置在一个系统中,系统应允许接收医院通过安全的加密因特网连接检索图表。

在返回基地时,机组人员重新装备飞机,使用条形码阅读器输入替换的药物和设备。飞行员访问了他的记录部分,该记录是利用直升机的健康和使用监测系统(HUMS)的信息以及 GPS 导航数据启动的。系统会提示飞行员记录航程偏差和安全问题。医务人员开始更详细地记录他们所执行的评估和程序的细节,并使用他们的数字音频和视频文件以及监视器文件的信息,所有这些信息都已被下载到集成系统中。生成最终报告,并使用加密技术将其传送到接收医院,以便患者的病历中包含完整的护理记录。

发送通知给编码和结算部门及质量整改人员。医疗主任通过他的电子邮件收到航班通知,其中提供完整文件的安全链接以供医疗主任将来审查。由于机组人员执行了高级程序,他们的个人程序日志将被更新。公共安全服务机构的后续信件是基于模板生成的,经过审查后,机组人员决定通过传真发送此信件并与 EMS 机组人员确认号码,同时给予口头更新。在 24 小时内对填写图表并编码,并将正确的账单发送给正确的保险公司。NEMSIS要求的数据已经完成,并进行了有效性筛选。

总结

出于沟通、医疗法律保护和报销等诸多原因,医疗转运中的文件是必要的。良好的文件记录可以成就或毁掉一家服务机构。文件不仅仅是机组人员填写的内容。医疗主任必须确保表格或软件能够收集到重要信息。文件还涉及机组人员完成表格后信息的去向问题。医疗主任必须确保这些

流程符合 HIPAA 标准。重症监护转运中仍需要进行大量的研究,但除非医疗记录结构合理,否则数据将无济于事。如果要发挥所有这些文件的优势,医疗主任必须通过这个过程来领导他们的服务机构。

参考文献

1. Air Medical Physician Association. Determination of medical necessity in air medical transportation. [position paper] *Prehospital Emergency Care*. July-September 2003;7 (3):400-401.
2. EMTALA 42 usc 1395dd. http://www.law.cornell.edu/uscode/html/uscode42/usc_sec_42_00001395--dd000-.html. Accessed August 20, 2013.
3. Department of Health and Human Services. CMS Manual System. Pub. 100-08 Medicare program transmittal 93 January 14th, 2005. /Change request 3571. Department of Health and Human Services, Centers for Medicare and Medicaid Services website. http://www.medicarenhic.com/news/provider_news/ca_mbr/04-2.pdf.
4. Thomson D, Thomas S. Guidelines for air medical dispatch. [position paper]. *Prehospital Emergency Care*. National Association of EMS Physicians, Air Medical Services Committee. April-June 2003;7(2):265-271.
5. *Accreditation Standards of CAMTS*. Commission on Accreditation of Medical Transport Systems. 9th Ed., Anderson, SC, 2012. http://www.camts.org/04FINAL_9th_EditionStds_9-5-12.pdf. Accessed August 20, 2013.
6. Satellite tracking services - Outerlink, Skytrac, Skyconnect, et al. [personal client experience of authors], Golden Hour Data Systems, Inc. www.outerlink.com, www.skytrac.com, www.skyconnect.com. 2006.
7. Health Care Compliance Association. *The Health Care Compliance Professionals Manual*. CCH Incorporated. Chicago, IL, 2005.
8. Air Medical Physician Association. Patient follow-up letters and HIPAA [position paper]. *Prehospital Emergency Care*. April 2003.
9. The EMS Agenda for the Future. National Highway Traffic Safety website. http://www.nhtsa.gov/portal/site/nhtsa/menuitem.2a0771e91315babbb-f30811060008a0c/. Accessed August 20, 2013
10. National EMS Information System (NEMSIS) website. www.nemsis.org.
11. Thompson CB, Schaffer J. Language validation of the air transport minimum data set: Time-related terms. *Air Medical Journal*. July-August 2003;22(4):36-40.
12. Robert Schwartz, MD, moderator.[workshop comment]. Fort Worth, Texas: AMS Research Congress; November 1996.
13. Champion HR, Augenstein JS, Blatt AJ, et al. New tools to reduce deaths and disabilities by improving emergency care: urgency software, occult injury warnings, and air medical services database. [position paper number 05-0191]. NHTSA. 2005.
14. *Atlas & Database of Air Medical Services (ADAMS)*. 2013. ADAMS website. http://www.adamsairmed.org/. Accessed August 20, 2013
15. Wish JR, Davis DP. Auto launch/early activation: a

survey of AAMS members and literature review. *Air Med J* 2005; 24(2): 1-6.

16. National Conference of State Legislatures. Mandatory reporting of child abuse and neglect, 2012 [introduced state legislation bills]. National Conference of State Legislatures website. http://www.ncsl.org/issues-research/human-services/2012-child-abuse-mandatory-reporting-bills.aspx. Accessed on November 3, 2012.

推荐阅读

1. Guidelines for the enforcement of 42 CFR 489.24. [appendix to EMS State operations manual, v-22 to v-34]. EMTALA website. www.EMTALA.com. Accessed on January 12, 2002.
2. Department of Health & Human Services. CMS program memorandum intermediaries/carriers transmittal AB-02-130 (Definitions of Ambulance Services). Department of Health and Human Services, Centers for Medicare and Medicaid Services website. https://www.cms.gov/Regulations-and-Guidance/Guidance/Transmittals/downloads/AB02130.pdf. September 27, 2002. Accessed August 21, 2014..
3. Medical Issues Work Group. Ambulance negotiated rulemaking, medical condition list[committee report]. NRM Committee. December 7, 1999.
4. Thomas SH, Cheema F, Wedel SK, Thomson D. Trauma helicopter emergency medical services transport: annotated review of selected outcomes-related literature. *Prehosp Emerg Care*. 2002 Jul-Sep; 6(3):359-71.
5. Falcone RE. Indication for air medical transport: Practical applications, *Air Medical Physician Handbook 1999* (1).
6. Benson N, Hankins D, Wilcox D. Air medical dispatch: Guidelines for scene response [position paper]. National Association of EMS Physicians. *Prehosp Disaster Med*. 1992;7:75-8.
7. Carrubba CC, Hunt RC, Benson NH. Criteria for prehospital air medical transport: Non-trauma and pediatric considerations. *Prehospital and Disaster Medicine*. Air Medical Services Committee of the National Association of EMS Physicians, April-June 1994.
8. American College of Emergency Physicians. Appropriate utilization of air medical transport in the out-of-hospital setting. [policy statement]. March,1999.ACEP website. www.acep.org.
9. American College of Emergency Physicians. Appropriate interhospital patient transfer. [policy statement]. June 1997. ACEP website. www.acep.org.
10. American College of Emergency Physicians. Principles of appropriate patient transfer. [position statement]. *Annals of Emergency Medicine*. 1990;19(3):337.
11. Moy M. *The EMTALA answer book*. 2nd ed. Gaithersburg, Maryland: Aspen Publications; 2000.
12. Strong C, Thompson CB. Documentation of decision-making air transport. *Air Medical Journal*. 2000;19(3):77-82.
13. Benson N, Hankins D, Wilcox D. Air medical dispatch: guidelines for scene response [position paper]. *Prehosp Disaster Med*. 1992;7(1):75-8.
14. Jablonowski A. Appropriate use of emergency air medical services. [position paper].*J Air Med Transport*. Sept 1990;9(9):29-33.
15. MacDonald M. *Guidelines for Air and Ground Transport of Neonatal and Pediatric Patient*. 2nd ed. Elk Grove, IL: American Academy of Pediatrics; 1999.
16. Lerner EB, Billittier AJ, Sikora J, Moscati RM. Use of a geographic information system to determine appropriate means of trauma patient transport. *Acad Emerg Med*. 1999;6(11):1127-33.
17. Thomas SH, Cheema F, Cumming M, Wedel SK, Thomson D. Nontrauma helicopter emergency medical services transport: annotated review of selected outcomes-related literature. *Prehosp Emerg Care*. 2002;6(3):242-55.
18. National Research Council. *Accidental Death and Disability: The Neglected Disease of Modern Society*. Washington DC: National Academy of Sciences; 1966.
19. Shatney CH, Homan SJ, Sherck JP, Ho CC. The utility of helicopter transport of trauma patients from the injury scene in an urban trauma system. *J Trauma*. 2002;53(5):817–22.
20. Air Medical Physician Association. Appropriate utilization of medical transportation in acute coronary syndromes. [position paper]. *Prehospital Emergency Care*. October-December 2002;6(4); 471.
21. Air Medical Physician Association. Medical condition list. [position paper]. *Prehospital Emergency Care,* October-December 2002;6(4); 464-470.

23. 战略规划与管理

Connie Schneider Eastlee, RN, MS

引言

"战略规划"可以定义为："某个组织设想出所向往的前景,并据此制订明确的方向和目标的过程"。战略规划具体指领导者在当前作出能够影响组织及组织未来的决策,以期在共同愿景下充分发挥组织的潜能。

"战略管理"定义为："为保持某个组织作为一个整体能够很好地适应其所处环境,而执行的连续的、重复的过程"。根据该定义,领导层需要执行一系列管理措施,具体如下:

- 环境分析
- 确立组织发展方向
- 制订战略
- 实施组织战略
- 执行战略控制并评估战略方案

该定义表明战略管理是一个"连续"过程。虽然在不同时段,可能会强调计划的某些部分,但高层管理人员应始终积极支持并认真思考"整个"计划。

规划到计划

战略规划过程的第一步是回答决定着整个规划过程成败的一系列问题并作出相应决策。此类问题应包括:

- 是否就战略规划作出了承诺?
- 规划过程都牵涉到哪些人?
- 如何让仍未参与规划过程的利益相关者参与到规划过程之中?
- 会计年度如何影响规划过程?
- 规划过程将持续多久?
- 制订出成功的计划需要哪些信息?
- 谁负责给出计划所需数据?

在执行规划过程之前,必须要先弄清都有谁参与规划过程以及他们的期望,以避免仓促行事,这非常重要。必须由组织的管理层以及医疗人员就战略规划过程给出组织承诺。如果医疗主任与项目管理者未就规划过程给出承诺,那么就不会出现有效的、成功的战略规划行动。

领导层在战略规划过程中的责任

在战略规划过程中,你的组织的领导者,也就是最高管理层与医疗主任需要承担很多责任。采用下述准则与工具有助于有效执行战略规划过程。

1. 确定使命:领导层必须认真决定组织所从事的业务或业务类型。此项使命要反映业务的特色并为业务提供指导。

2. 阐明组织理念:领导层必须确立组织内部做事时所需遵循的信仰、价值观、态度以及方针。

3. 制订政策:领导层根据公司的理念决定能够指引公司主要活动的行动计划。

4. 设定目标:领导层决定指定时间周期内需要达成的目标。

5. 编制战略:领导层确立成功达成目标所需的概念、思路及计划。

6. 组织架构:管理层给出能够让员工共同努力并依照组织的战略、理念与政策完成各自职能的组织计划,并确定相关活动。

7. 人员:管理层为完成组织计划而招募、聘请、培训人员。

8. 程序:领导层确定所有重要的活动并规定如何实施此类活动。

9. 设施:管理层提供组织经营业务所需物理空间、设备以及其他设施。

10. 资本:管理层为组织的物理设施以及运营资本提供资源保障。

11. 制订标准:领导层为成功实现长期目标确定业务执行措施。

12. 经营计划:领导层依照既定战略、政策、程序与标准,编制计划与方案、监管各类活动以及资源的使用,以确保员工能够达成各项目标。

13. 信息控制:管理层提供能够帮助员工遵守战略、政策与程序的数据,时刻关注与业务相关的外部力量,并全面衡量组织的绩效。

14. 员工动员：管理层需要确保员工严格按照理念、政策、程序以及标准执行组织计划。

医疗主任与领导的角色

没有医疗主任的全力支持，组织不能执行有效的战略规划。举例来说，你对规划过程的承诺就非常重要！虽然是非常明显的事情，但在很多组织中不是这样。即使在医疗主任与其他人接受计划时，员工也可能不会理解自己在战略规划过程中的重要作用。

空中或地面医疗转运服务组织的医疗主任必须理解战略规划是组织的管理层与领导层的主要责任之一。即使是在较小的组织中，虽然会委托执行部分规划任务，但是领导者还是第一责任人。医疗主任与领导还必须确保在组织内形成执行有效战略规划所需的氛围。组织内部良好的规划环境具有很多特征，包括：

1. 医疗主任、医务管理者与医务人员能够接受组织对未来的选择。这不仅要求他们要具备新事物接受能力，还需要主动地为他们提供鼓励与保护。

2. 组织内的人员能够做到互相尊重。

3. 管理层愿意并且能够时刻准备好面对并分析令人不快的信息。

4. 能够对组织的优势及劣势做出诚恳、客观的评价。

5. 每个人都必须能够以开放、诚恳的态度接受对其价值观、想法以及判断进行中肯的讨论。

6. 管理者与员工都需要既看到树木又看到森林，能够突破各自业务或学科领域的局限，从组织的整体视角看待事物。

7. 规划系统需要经过有效设计，能够灵活适应组织的架构。

8. 不仅需要根据盈亏底线，还需要参照战略规划目标设定管理层与员工的奖励制度。

9. 战略规划是管理理念不可或缺的一部分，并非独立于或区别于管理理念的事物。

10. 员工之中不存在反对规划等消极的意见，或能够很好地控制此类意见。

11. 组织的氛围应该能够培养并发挥想象力、创造力及创新思维能力。

医疗主任与领导者是战略计划编制与实施的关键。从概念上看，医疗主任与领导者的角色就是负责战略规划，并且可以将部分（并非全部）任务交由他人代办。领导者负责创设适合战略规划的氛围，并且还需要确保战略规划过程与系统的设计合乎组织的特性。医疗主任必须亲自参与规划过程，特别是在初期阶段，整个领导团队应该与参与规划过程的每名关键人员进行面谈，以确保恰当评估所提供的信息，并给出有意义的反馈。之后，领导层再向员工通报规划结果。

战略规划过程

组织在决策过程中既需要长期持续的参与，又需要对不断变化的环境条件作出快速、灵活的反应，作为一套非常实用的工具，战略规划过程能够平衡这两种需要。成功的战略规划应该能够为组织的日常决策提供指导。完成计划编制后，医疗主任与管理者必须统一地对计划以及与计划实施相关的各项过程作出承诺。这种承诺的统一性可能是计划持续实施期间最为重要的因素。

理解战略规划过程时需要虑及七项关键因素。

1. 战略具有连贯性、统一性以及前瞻性。

2. 战略能够为在未来巩固市场地位指明方向。

3. 规划过程通过目标、行动计划以及宝贵资源分配来确立组织目的。

4. 为组织所从事的业务给出明确的定义。

5. 根据内部优势、劣势以及外部威胁、机会确定竞争优势。

6. 存在用于区分行政与管理任务、角色的逻辑系统，即做到由功能决定形式。

7. 存在用于定义组织为利益相关者做出经济贡献以及非经济贡献的方法。

为确保有效，战略规划必须回答有关组织的三个基本问题。第一："我们要去哪里？"。没有明确的方向，组织只能随波逐流。第二："处于怎样的环境之中？"。为回答该问题，组织必须深入、客观地审视自己，进而了解外部环境以及所面对的威胁与机会。第三："怎样才能到那里？"。组织采用哪些业务模式或配置才能让一切正常运转？

还有很多原因导致很多组织未确立稳定的战略规划及管理过程。首先，管理层可能对组织当前的境况缺乏认识。原因可能是所用信息系统不能提供竞争者、客户趋势正确评价以及成本分析所需数据。多少有些放任自流的意味。其次，医疗主任及管理者可能根本不关心组织的真实境况，因为不符合他们的世界观。没人愿意为坏人说好话。管理者或医疗主任可能会劝阻他人提出有挑战的问题，因为他们是维持现状的既得利益者，他们的状态与地位均依赖于组织现有的行动方针。

管理层也可能过度关心日常运营问题，导致他们几乎没时间考虑长期事务。既往的成功也会导致管理层拘泥于经过验证的战略，但此类战略不一定适用于未来，甚至都不一定适用于现状。组织成为了自身成功的受害者，乐于安于现状，没有任何求新求变的需要。最终，改变组织方向可能会被理解为原来所做的都是错误的，这就导致当前的管理者不愿意改变发展方向。

医疗主任与领导层必须"管理"战略规划过程。缺乏对计划的"有效管理"，注定会失败。

在规划过程中，必须从四个不同的环境获取信息，以便恰当地执行规划过程的剩余部分。第一个环境属于宏观审查，包括人口统计资料、技术因素、经济因素以及政治因素。宏观环境包括很多实例，如经营转运服务的组织、该组织的运营区域以及适用于该组织运营的规章制度。行业审查包括行业结构（空中或地面）、融资方式、政府规制程度、所用典型产品（如车辆）以及所采用的典型营销战略。再有就是竞争环境审查，包括竞争者资料、市场细分（空中或地面）模式以及研发。内部因素包括公司架构、历史、优势及劣势。最后一个环境涉及政治因素考量，包括医疗费用报销变更以及政府规制。

实施战略规划的其中一个好处就是能够更好地了解各类环境以及有效监控各类环境的方式。

价值观审查

价值观审查是规划过程的第一步，包括对组织进行的广泛的审查，特别是组织作为社会系统的运作方式。价值观决定了组织经营业务的方式、员工的信仰、员工的工作表现以及员工对决策的推动方式。这种价值观审查包括规划团队成员的价值观、组织的经营理念、组织的文化以及组织在未来发展过程中各利益相关者的价值观。

个人价值观

与重视安定的人相比，风险偏好者对组织的未来有着非常不同的预期。此类差异以及其他分歧对组织的未来发展方向、架构以及决策过程有着深刻的影响。如果不能辨别、澄清、理解此类差异，那么很难就战略计划达成一致。但是在澄清此类差异并明确其控制方式之后，还可以继续执行规划过程。

组织价值观

规划团队作出组织决策之后，会相互分享对此类决策的赞赏及担忧（包括背后的原因），这表明组织决策也是以价值观为基础的。应该在战略规划过程中确定价值观。组织的价值观应该与领导者以及员工的价值观相一致。

经营理念

所有组织都具有自己的经营理念，无论是否已经阐明。战略规划过程必须契合组织的理念，如果组织未曾阐明自己的理念，那么应该在战略规划过程中予以阐释。要么要求战略计划符合现有理念，要么按照新计划修改理念。必须检查有关组织环境、市场以及经营的当前假设的有效性及相关性。

文化

组织文化提供了组织运行所需的社会情境。组织文化能够有意识或无意识地引导组织成员的决策过程，决定如何投入时间、如何调查实际情况、偏爱哪些选项、如何为组织选择工作人员，等等。组织文化要么会促进、要么会妨碍战略规划过程及其后续实施。

利益相关者分析

利益相关者指受组织战略计划影响的或与组织战略计划存在利益关系的个人、团体及组织。一般来说，利益相关者包括董事会成员、员工、客户、供应商、政府、债权人、社区成员、工会及股东（如适用）。对于规划团队成员认为非常重要的利益相关者，应予以识别，这非常重要。

使命与愿景宣言的阐述

在制订价值宣言之后，需要确定或修改组织的使命与愿景。制订组织使命宣言时，还需要清晰定义组织的具体业务以及组织的社会目的。在阐述使命宣言时需要回答三个问题：

1. 组织需要履行哪些职责？组织因为什么而存在？

2. 组织为谁履行这些职责？

3. 组织如何履行这些职责?

建议不要以产品或服务的形式,而要以组织所要满足的客户需求来回答此类问题。成功的组织会努力识别其受众群体所需的服务,以便在自己的使命宣言中考虑此类因素。

组织需要清晰识别自己的主要目标受众,因为没有任何组织能够为所有人做所有事。理清客户群的过程称为市场细分,并且可以采用地理、财富、种族等很多不同的方法对客户进行分类。在非营利部门中,此类市场细分还应该包括服务的付款方与接受方。

市场战略,或决定组织如何达成自己的目标,回答的是使命宣言阐述过程中"如何"的问题。例如,你的组织将自己定位于地区或全国固定翼服务供应商。你可以决定为客户开具保险账单,或仅接受信用卡付款。虽然不强制在使命宣言中表明,但确定组织存在的理由对于宣传自己的核心价值观来说非常重要,而且也是战略规划模型的自然结果。

使命宣言的编制是一个非常耗时的过程,有时也非常困难,但无论如何都必须在执行战略业务建模之前完成。虽然就使命宣言达成一致需要大量的耐心与技巧,但最终结果却有利于明确组织制订决策的基本准则。

组织还需要确定自己所向往的前景,此时可能会涉及下述问题:

1. 组织打算在三年到五年之内发展到什么程度?

2. 如果需要你来预测未来的战略计划(组织纲领),那么人们、过程与技术都会具有哪些特点呢?

3. 组织为什么要达到这一程度?

4. 为完成使命还需要解决哪些需求?(开动脑筋、跳出框框思考各类可能的需求)

5. 我们如何保持组织全心全意地为社区服务呢?

战略业务建模

战略业务建模为初步尝试详细说明实现组织使命宣言的途径。在该阶段,战略规划团队的着眼点不在于组织当前所做的事情,而是要将一系列特定的未来情境或设想概念化。此外,还需要确定实现此类设想所需要的步骤,同时明确由谁负责执行以及到何时完成。所建立的战略业务模型应以使命阐述阶段所确立的整体使命为基础。

战略业务建模涉及为组织确立量化的业务目标。在战略业务建模过程中需要考虑四个主要元素。

业务线

业务线(line of business,LOB)分析涉及决定组织需要在未来提供的服务组合。应该按总收入、所需营销、盈利潜力以及所需投资来确认每条业务线。通过执行业务线分析,组织能够改变自己的产品/服务组合,或者放弃不再满足市场需求的、不能盈利的或占用过多投资的服务。例如,一条包含空中或地面医疗转运项目的业务线可能会因为容量不足以支持所增加的随行人员与设备而放弃球囊泵转运服务。

关键成功指标

关键成功指标(critical success indicator,CSI)、关键成功因素(critical success factor,CSF)、关键绩效指标(key performance indicator,KPI)或客户满意关键点(critical to satisfy,CTF)是度量组织在每条既定业务线上任务完成进度的专用工具。此类关键指标通常由软指标以及财务硬指标构成。硬指标包括销量、利润以及投资回报。软指标包括客户意见以及员工士气。

战略推进

战略推进指组织为实现战略计划所必须执行或达成的短期或长期任务、过程或目标。无论范围多大,战略推进都必须与组织文化相一致。

文化

为确定所需文化,组织成员需要先就如何为上述业务线、关键成功指标以及战略推进提供支持达成共识。可能需要改变现有文化,再详细说明新文化。战略规划与长远规划有所不同,因为长远规划是对组织现有活动的延伸,而战略规划是对组织理想未来的设想,因此容许组织探索新的发展方向。在此背景下,组织能够自行选择未来,不必听任外力支配。

绩效审计——SWOT 分析

规划团队完成组织未来构想之后,必须通过绩效审计来清晰了解组织当前状况。需要注意，不能在战略业务建模之前进行绩效审计，以避免限制规划团队构想组织未来时的选项。通过系统地研究组织的内部优势（strengths）与劣势（weaknesses）以及外部机会（opportunities）与威胁（threats），规划团队能够识别影响组织实现未来目标的积极与消极因素。认真考虑优势、劣势、机会与威胁（SWOT）是验证战略业务模型的主要方法。

绩效审计期间进行客观评价的意愿与最终战略计划的成功概率成正比。分析过程的一个重要组成部分应该是对支持使命与业务线的当前组织架构进行评价。在审计的规划过程中，团队必须确保硬指标能够表明组织具备转入期望战略方向的能力。

绩效审计还必须包括可能会影响组织新战略方向的外部力量相关信息。举例来说，规划团队应该研究竞争者、供应商、客户、经济趋势、劳动力、政府规制等。此类因素都需要考虑，并确定每个因素当前及未来如何对组织产生积极或消极影响。竞争者分析能够描绘从事同类业务或定位于同一细分市场的各组织，是进行绩效审计所需的重要数据集。

组织可能需要集体讨论的外部环境相关问题包括：

- 我们当前对所处环境进行了哪些假设，对哪些假设有质疑？
- 我们当前的伙伴、竞争者以及竞争对手都有谁？
- 组织是否打算竞争？如果打算竞争，那么需要制订让你能够控制或至少能够影响竞争的战略。
- 可能会发生或出现哪些为组织带来独特机会或挑战的事件或境况？
- 我们组织外部存在哪些可能会支持或抵制变更的力量？
- 组织采取哪些措施来形成新的选项或机会？

还应该通过SWOT分析确认组织的优势与劣势。需要集体讨论的相关问题包括：

- 组织打算继续或开发哪些业务线？
- 相关项目的服务与业务线要达到什么样的质量？
- 存在哪些支持变更与改善的力量？
- 存在哪些抵制项目改善的力量？
- 能够确认哪些未经开发的潜力？
- 组织当前的驱动力有哪些？

- 按照组织变更及改善调整奖励与组织架构了吗？

从所需数据来看，绩效审计肯定是战略规划过程最耗时、最详细的部分之一。

差距分析

满意地完成全部绩效审计之后，需要确认组织当前绩效与成功实施战略规划所期望的绩效之间的差距。部分差距分析包括编制弥补每项已确认差距的特定战略。此外，对于不能迅速弥补的每项差距，规划团队必须返回战略业务建模阶段重新建模，直到消除此项差距。如果经过多次重新建模仍然不能消除某项差距，则可能需要修改使命宣言。

差距分析非常重要，因为它能够比较组织的期望与现状。有四种基本方法可以弥补组织的现状与期望状况之间的差距。当能够恰当分配资源时，如果需要比预定时间更长的时间来达成目标，则可以首先考虑延长完成目标的时间框架。当愿景没问题时，如果缩减或修改目标更可行并且能够降低风险，则可以考虑第二个选项，就是缩减目标的规模与范围。在资源过于分散时，可以考虑第三个选项，即重新分配现有资源，或者考虑最后一个选项，即获取达成既定目标所需的人才、产品及资本等新资源。

整合各类行动计划

需要为每条业务线制订目标，组织的职能单元需要制订详细的运营计划，包括预算及时间表。各项目标需要指明如何完成每条业务线的战略计划。职能部门编制的行动计划必须获得组织中所有职能部门的理解与同意。合意的目标具备哪些特点呢？

- 实际：可在既定时限内达成
- 可传达：易于他人理解
- 可测量：始终能够回答"如何知道何时才能完成？"
- 相关：能够预见目标完成将如何推动组织实现"愿景"、完成"使命"

此外，在战略规划过程中，组织还需要虑及特定的问题，包括：

- 需要哪些控制系统以及需要哪些管理报告？
- 评定成功、评判战略过程以及所作变更的标准是什么？

- 当工作及变更不能达成目标时,需要采取哪些应急计划?

战略规划团队应负责确认职能行动计划之间的差距,确定顺利实施全盘计划的方式,并确定潜在问题的症结所在。此外,还必须按照组织的价值观审查以及使命宣言核对每个行动计划,以确保所计划的行动与组织的发展方向一致。

应急规划

应急规划的基础假设为:因能力有限,当环境变化时,组织不能精确预测所有重要因素并及时修改战略计划。应急规划的步骤:

1. 识别能够影响组织未来机会的最重要的内部与外部威胁。

2. 针对每项紧急事件确定启动各项应急行动步骤的触发点。

3. 确认每个触发点需要采取哪些行动步骤。

作为绩效审计的一部分,SWOT 分析能够为识别重要紧急事件的范围提供有用的指导。在应急规划过程中,当达到某个触发点时,应该在两个层次做出响应:

1. 加强监控。不需要采取行动,但应注意可能需要修改假设,并严密监视各项指标。

2. 采取行动,执行应急计划,或在某个方面修改战略。

战略计划与组织业绩

在组织的每个层级将业绩评估与战略规划联系起来,以确保整个组织的活动与战略方向以及战略计划一致。这是获得期望结果时较为简单的方式。进行此项联系时需要满足两项要求。第一,必须存在一套多年战略计划,并明确规定具备 SMART 特性的各项目标,具体如下:

S:specific,具体(具体建议)

M:measurable,可度量

A:achievable,可实现

R:resources,资源(所需资源)

T:timing,时间安排(符合实际的时间安排)

所有目标均应具有 SMART 特性,并且应能够在规定的时间框架内实现。此外,为确保简单易懂,应该以能够轻易联系组织工作与计划的书面形式给出战略计划。使用某种编号系统,让所有管理者、医疗主任及员工能够根据特定的编号查阅计划。

组织的任务委员会及工作组的每名成员均应持有一份战略计划副本,以便让每名成员了解自己的工作如何契合并融入到整个组织的工作。为确保计划的有效性,或者为将称职的任务委员会或工作组配置到位,应该通过战略计划为恰当的委员会分配特殊的任务项。

实施

在实施的开始阶段,需要将战略计划的实施告知所有的利益相关者,并获得他们的同意与支持。应该为支持目标达成以及战略计划实施的每条业务线编制运营计划。应该在整个组织内全面启动并协调此类行动计划,以便让组织的每个部门都能感知到他们的行动能够帮助组织成功实现自己的使命与战略计划。对于不能与计划直接联系在一起的项目或业务线,不再提供财务及人员支持,或者通过修改计划以纳入相关活动。

战略规划过程可能存在下述问题与隐患,需要在制订战略计划的过程中多加注意并尽量避免。

1. 管理者所作预报与预测常会不切实际,或者所参照的数据已过时或不准确。即使某些参与者已经知道存在此类错误,但也不愿意作出修改,或者没有足够的时间来获取准确的数据。如果数据不准确,那么可能会导致规划过程前功尽弃。

2. 有时所制订的目标过于武断,与组织的实际业务之间缺乏明确的关联。这可能会让管理者及员工产生怀疑或悲观情绪。

3. 组织多自觉不自觉地倾向于制订超出自己能力的多个目标,而未将精力投入到实现几个更高的目标上。其结果可能会是在每个目标的实现上都没有什么进展,同时管理者与员工都会感到压力过大。

4. 组织缺乏更高目标与运营活动之间的联系机制,通常会导致组织选择了错误的目标,最终导致各项活动事与愿违或回报极低。

5. 未能就组织的未来达成共同的愿景。员工、董事会以及管理层需要达成共同的愿景,否则缺乏主动性的、不协调的工作会逐渐损害目标的实现。

6. 未能设定现实的远期目标。为达成远期目标所设定的阶段目标并非以经过仔细调研的数据为基础。这也会导致员工与管理团队行动失败,产生怀疑或悲观情绪。

7. 如果不能随时、持续地评审,那么就会形成管理层不重视战略计划的印象。需要尽早确认计划以及规划过程的弱点,并及时修正,否则会导致计划失效。

8. 管理层必须奖励愿意承担风险的人。从本质上讲,创新既可能促使成功,也可能导致失败。必须以非惩罚性的方式评审各项计划与活动,以避免产生恐惧心理,并确保以开诚布公的方式汇报实现情况。

9. 在规划过程中,很多管理者、医疗主任以及员工未接受过足够培训。因缺乏有效的教育与指导导致计划失败时,会导致个人不愿意重复执行过程。

10. 仅将规划视为一次事件,而非持续进行的过程。规划的真正目的并非仅在于制订出某项计划,而是要让管理层、医疗主任以及员工养成一种注重规划的习惯与思维模式。

11. 在预测未来时,有时会过度分析相关数据。过去的事件"并不总是"用于预测未来的最恰当的指标,因为我们所处的是一个多变的环境。

12. 由独立的规划部门进行规划,导致成就缺乏明确的归属。必须持续评估、监控战略计划的目标,包括持续进行的变更活动。

总结

总之,我们可以将战略规划过程描述为分析、实施与结果之间的某种关系。实施与结果达成是战略规划的关键元素。战略性管理需要投入大量时间、精力与资源。战略规划还需要对环境进行恰当的监视。任何战略规划过程的成功都在于能够影响组织的现有活动与行为,进而实现战略计划的各项目标。

战略规划与管理的一切都在于变化——准备好面对变化以及管控变化。战略规划本身难以量化,它包括改变固有观念的再教育过程,并且能够为组织的业务经营开发新的关系与途径。必须每年对战略规划进行评审,以便能够根据当前事件以及组织的未来需求持续作出调整。

推荐阅读

1. Bowman C. *The Essence of Strategic Management.* 1st ed. New York, NY: Prentice Hall; 1990.
2. Bradford R. Duncan P. *Simplified Strategic Planning. A No-Nonsense Guide for Busy People Who Want Results Fast!* Worcester, MA: Chandler House Press; 2000.
3. Certo SC. *Strategic Management: A Focus on Process.* New York, NY: McGraw-Hill; 1990.
4. Cocowitch V. "New thinking for health care leaders." *The Physician Executive.* July-August 1997;23(6):20-23.
5. Cyr LA. *Creating a Business Plan.* Boston, MA; Harvard Business School Press; 2007.
6. Fogg CD. *Team-Based Strategic Planning. A Complete Guide to Structuring, Facilitating and Implementing the Process.* American Management Association; 1994.
7. Fogg CD. *Implementing Your Strategic Plan.* Book-Surge LLC; 2006.
8. Goodstein L, Nolan T, Pfeiffer JW. *Applied Strategic Planning: How to Develop a Plan That Really Works.* New York, NY: McGraw-Hill, Inc.; 1993.
9. Hamel G, Prahalad CK. *Competing for the Future.* Boston, MA: Harvard Business School Press; 1994.
10. Michaelson GA. *Sun Tzu: The Art of War for Managers.* Avon, MA: Adams Media Corporation; 2001.
11. Robert M. *Strategy Pure and Simple: How Winning CEOs Outthink Their Competition.* New York, NY: McGraw Hill; 1993.
12. Steiner GA. *Strategic Planning: What Every Manager Must Know.* New York, NY: The Free Press; 1979.
13. Wootton S, Horne T. *Strategic Thinking. A Step-By-Step Approach to Strategy.* Philadelphia, PA: Kogan Page Publishing; 2007.

24. 战略营销

Ira J. Blumen, MD
Tammy L. Chatman

引言

参与直升机、固定翼飞机或地面救护车项目的人员经常会承担很多远非病患护理的责任,其中就包括营销。战略营销计划会涉及很多方面的事务,根据具体项目的管理角色划分,会要求医疗主任与医师会在不同程度上直接参与此类计划。

本章介绍了营销计划的特性与益处,并就医疗主任的参与提供了相关建议。此外,还给出了战略营销过程开发与评审所需框架以及战略营销计划实施与评估所需步骤。另外,还讨论了沟通与客户满意对于营销的重要性。

术语与定义

执行战略规划过程的前提假设是相关项目需要改变,并且参与该项目的个人也打算作出改变。战略规划过程属于团队活动,其目的是提高营销计划的效能,特别是提高团队在营销方面的效率与效果。

"战略规划"指就某个项目(或某项业务)评估、选择可用方案以便为项目未来发展提供指导的一系列行动。同时,战略规划也是一个决策过程,需要提出并解决各类根本性问题,涉及资源分配以及对规划与实施所需资源所进行的战略协调,因此,可以说战略规划过程是一个提出问题并给出解决方案的过程。

简单地说,"营销"涉及的是如何找到客户、如何向客户销售产品与服务以及如何维持客户关系。营销属于一种战略,包括营销理念、定价、促销以及向潜在用户或买方销售产品、服务或业务的规划与实施。营销过程的一个重要部分就是识别潜在客户并确定如何将他们转化为实际客户。"计划"指提前给出的用于完成一项或一组特定任务的详细方法。

"营销计划"是指为借助多个影响点说服客户使用、购买或再次使用你的产品或服务而确立的一种有组织的思维过程与沟通系统。你应该将营销计划视为一个过程,并且应该将其形成书面文件。你应

该确保营销计划能够识别决定你的项目或业务长期成功的关键市场问题;能够动员整个组织参与营销相关任务与目标;并且能够度量客户识别、吸引以及维系的效能。如果说营销是一条漫长而曲折的道路,那么营销计划就是一份路线图,为你指明前进方向、帮你扩展沿途视野。但是,如果你连自己要去哪儿都不知道,那么走哪条路也就无所谓了。

表 24-1 列出了书面战略营销计划的共同特性。

表 24-1　战略营销计划书的特点

- 给出旨在用于指导全套营销战略的方针、决策以及时间表的书面声明
- 内容简洁
- 确认能够影响长期成功的关键市场问题
- 迫使项目虑及未来
- 尽量减少意外元素,并尽量提高有效管理变化的能力
- 在计划的方方面面综合利用社会化媒体
- 能够根据新信息灵活、方便地更新
- 能够获得规划过程参与者的信任与支持
- 合理分工,并且能够动员整个组织及可用资源,以确保高效执行各项工作
- 能够确定并塑造自己的"品牌形象"
- 有助于合理确认预算资金及人员需求
- 能够依照既定标准持续度量相关绩效
- 包含能够回答下述问题的《计划纲要》(执行摘要):
  - 现在在哪里?
  - 想要到哪里?
  - 如何从这里到那里?
  - 打算何时到那里?
  - 如何确认是否到达那里?
  - 为此必需哪些资源?

营销的客观认识与错误观念

对于任何急救护理医疗转运项目来说,营销都是基本任务之一。虽然医疗转运项目的首要任务

是安全，其次是医疗护理，但是项目成败的关键却不在于安全水平或医护水平，而在于营销。业务管理的最大难点就是营销。你必须认识到，你的项目与项目参与人员所做的一切基本都涉及或都是营销，每次互动都是一次营销机会——对客户形成积极或消极影响的机会。很多项目或业务都缺少持续执行或持续改进的营销计划，原因可能是暂时一切进展顺利，认为没有必要考虑营销。取而代之，仅在发生特定事件时才触发营销需求，如转运量下降、出现新竞争形势或竞争范围扩大、关键员工流失、引人注目事件引发的负面媒体报道等。

但是，持续性战略营销计划却能够迫使项目向前看；有助于将精力集中于整套营销战略并为其提供指导；能够尽量减少意外元素，并尽量提高有效管理变化的能力；能够按照项目计划中既定的标准持续度量相关绩效；以及能够在采取行动之前预先识别各类内、外潜在问题。

计划需要规定每个人的角色，并确保高效执行各项工作，以完成既定目标。计划需要规定如何执行指定的时间表，并提供公共信息源，作为组织成员之间的重要沟通工具。计划需要给出足够的依据，以便确认预算资金以及人员需求，更重要的是，计划还需要包含能够变被动为主动的变化应对方法。

对于营销，人们往往存在很多认识误区或错误观念。有些人认为营销与销售在本质上是一回事，有些人则认为制订了有效的计划就能掌控任务，有些人相信存在百试百灵的神奇营销方案，而有些人则相信自己能够控制市场。

另一方面，也存在着很多对营销的客观认识。人们购买的不是产品或服务，而是问题的解决方案。必须要让客户认识到某种好处，能够让他们选择某一产品、服务或企业，而非另一同类产品、服务或企业。客户的目的是为已知的问题寻找所期望的或有指望的解决方案。就空中或地面医疗转运来说，这种解决方案就是"一个电话解决所有问题"的服务，就是以最安全、最高效的方式提供最高标准医疗护理的医疗转运项目。应该针对系统的促动或激活因素，也就是能够提出转运要求的人，来恰当制订所有营销战略。必须要根据自己的医疗项目量身定制营销战略。成功经营的相似项目可能会采用截然不同的营销战略。

对于营销的另一种客观认识就是服务并非产品。服务是无形的，服务的驱动力在于消费者以及消费者的互动、态度以及感知。服务本身就包含令客户满意的承诺。营销的实质就是要识别潜在客户、确定如何与他们建立联系，以及确定需要做哪些事情才能满足他们的需求。接下来，你需要做的就是逐一完成这些任务。

战略营销规划过程

情势分析

规划过程的第一步就是获得认同。如果组织的项目领导者与成员没有认识到某项营销计划的必要性，那么就不可能制订或执行该计划，或者不能很好地执行，进而不能达到预期效益。获得认同之后，接下来就是要制订计划。另外，还需要制订一份时间表，为规划过程中确认的每个步骤预留足够的时间。

决定项目发展方向与目标之前，你必须知道自己当前所处的位置。在规划过程开始阶段，认真分析、检查医疗转运项目的每个方面有助于确定自己处于何处。创造性及创新性思维能够让你的分析工作获得最佳效果，并且还需要让管理者、医疗主任以及团队的其他成员都参与进来。能够完成此类检查的一种方法就是"SWOT"（即"strengths/优势"、"weaknesses/劣势"、"opportunities/机会"以及"threats/威胁"）分析。该分析过程能够提供制订战略计划远期目标及近期目标所需的各种内部与外部信息。

内部评审

内部评审应该从确定或评估、再评估项目的使命与愿景开始。"使命"指对项目存在的原因进行的简短描述。由于需要确定自己的业务范围以及经营目的，因此使命可能是需要回答的最关键的问题。虽然问题很简单，但是有时却难给出准确的答案。项目的"愿景"描述的是你的长期目标与发展方向。愿景给出的是核心价值观以及项目指导方针，描述的是你打算在将来树立怎样的形象。

对于任何类型的业务来说，都可以按照"营销5P"（即"product/产品"、"price/价格"、"place/地点"、"promotion/促销"以及"positioning/定位"）理论对当前运营过程中的各个重要方面进行评估。

24. 战略营销

产品/服务

确定项目的使命与愿景之后,接下来就需要通过识别、确认所提供的主要服务及其质量对项目或业务的"产品"进行评估了。你应该在该步骤定义并培育自己的"品牌形象"。最有效的方法就是确定自己的项目擅长什么以及有哪些独特之处。找到一种能够区分自己的项目与其他同类项目的方法。同时,你还需要识别、确认自己的项目的驱动力,特别是那些能够帮助或促使你作出变化、改善的力量以及能够妨碍或限制你作出变化或改善的力量。此外,你还需要识别、确认自己最大的成就或业绩,以及自己的项目在过去曾经历过失败的领域。

价格

在很多产品与服务业务中,价格都是赢得与维系客户时非常重要的决定性因素。在航空医学转运行业中,能够预先安排的固定翼飞机转运通常都需要重点考虑价格因素,但对于重在时间的直升机、固定翼飞机或地面转运来说,价格从来都不是个问题。应该根据项目的当前运营方式确定每个项目是否需要重点考虑价格因素。此时,需要认真考虑的重要事项包括你收取的费用是多少以及由谁来支付这些费用。

转运服务最常用的战略就是向患者或患者的保险公司收取转运费。但是,部分项目可能会依照转运协议或合同向患者接收单位收取转运费。特别是当接收医院自己拥有专业转运队伍(如小儿科或新生儿科)时,该医院可能会通过签订合同而使用其他项目的飞机。有些项目还可能会依照一定的程序向转出单位收取转运费。此外,部分医院的工作人员(医务人员或社会福利机构工作人员)有时会因航空医学转运费用较高而建议患者或患者家属采取替代方案。上述情境均表明价格是需要在内部审计过程中考虑的重要因素。

在美国,很多的空运项目均将会员制度为一种营销与定价战略。通过缴纳较低的会员年费,个人或家庭可减少支付第三方付款人不会报销的差额费用。在营销过程中,直接针对消费者设立此类会员制度,有助于提升空运项目的品牌认知度、忠诚度,同时增加收入来源。但到目前为止,这种会员制度仅适用于特定的项目。在空运服务竞争较多的领域,患者(消费者)通常不能控制公共安全部门或转出/接收单位呼叫哪家空运服务机构。这样就会导致患者不能享受到会员资格所带来的好处,最终可能会导致组织丧失经过多年才在这方面培养起来的"商誉"。2013 年部分州引入了一种新的保险项目,能够为美国境内的所有航空医学转运提供航空医学保险福利,并且不再受限于由谁来提供空运服务。

地点与位置

对于大多数业务来说,"Place/地点"对应于其产品或服务的分销渠道。只要在恰当的时间、按恰当的价格、在恰当的地点、提供恰当的服务就意味着业务的成功。但医疗转运项目的"地点"却表现出几个不同的特性。

在航空医学转运发展的初期阶段,传统的直升机项目将地点设在接收大部分医疗转运的三级护理中心。近几年,这种以医院为中心的项目多已扩展了自己的服务范围,如将飞机或地面救护车设置在医院周边较为偏远的地点或设在负责呼叫救护的公共服务机构处。自 20 世纪 90 年代末期起,越来越多的项目在远离城市的地区增设了基地,与将基地设在城市相比,这种做法能够缩短飞机提供同类服务时的反应时间。

另外,知道自己在整个组织架构中的"Place/位置"、上级组织考虑事务的优先次序以及未来战略也非常重要。无论某个项目是源于医院赞助,还是源于独立供应服务,或是源于选择交付模型或联合行动,都应该针对每项转运服务以及每个运营基地进行定期评审,以确定相关服务的价值及其财务影响。现在,至少在大多数情形下,已经不允许空运项目在亏损状态下运营了。对于战略规划以及长期生存来说,有必要清楚地了解自己的转运项目是如何以及在哪个位置融入到组织的整体计划之中的。同时,通过评审确认自己的"位置"还有助于识别、确认自己当前的"内部盟友"与"内部对手"以及他们将会对自己的服务分销产生怎样的影响。

促销

第四个 P 要求你严格评估当前在销售与推销项目方面的所做的或未做的所有工作。如果你已经制订了战略营销计划,那么就需要通过评审、分析来确认该计划的效率。如有必要,修改或重新制订该计划。如果没有正式的计划,那么就需要识别并评审每项营销与促销活动。对于一些项目,在营销方面的所有投入只不过是些"T恤与小饰品"。

确认某个项目的促销与营销工作的效率时，有必要通过分析前一年的预算来确认实际支出并尽量找出资金支出与效率之间的关联。可能除了社会化媒体之外，很难确定如何对各类举措的成功进行度量或评估。但是，在战略营销计划的框架时，应该提供跟踪营销活动、转运请求、客户满意以及收入所需工具。

定位与感知

为了进一步评估自己当前的经营状况，还需要确认自己在市场上所处的位置。定位与感知相关，与客户对你的认知方式与程度相对应，特别是在将你与你的竞争对手加以比较时。高效的定位能够让潜在用户在心中将你放在首选位置。

你在市场上的定位源于你的服务既有的特性。对于内部审计来说，恰当的定位能够让你的客户感知到你的项目的有价值、有区别或有优势的方面，并将其作为一种好处。对此需要回答的关键问题就是"客户对我们品牌形象所形成的感知与项目的预想的一致吗？或者有区别吗？"。你需要从360°全方位检查、确认客户体验，再将相关观点与意见反馈到并纳入自己的组织。这是全面了解客户对你的品牌与服务所形成的感知的重要步骤。

从本质上看，前4P的典型特性决定了你在市场上的位置。客户可能会关注你的服务水平、反应及时性、护理质量、可靠性、对你的项目进行评价的难易程度以及你的项目"包装或形象"。包装需要能够对你的项目作出有力的声明，能够从接听电话开始，到与转院提出人员、患者以及患者家属的互动，再到后续恰当跟进，全程表现出你的服务的专业性。记住，你的组织在相关领域的品牌形象是与你的员工在每个服务环节的"专业"表现紧紧联系在一起的。对员工专业表现所形成的印象与感知会在转运结束后保留很长一段时间，这种长期存在的印象与感知会决定客户的满意程度，并且还可能会影响到未来的业务。

外部评审

外部评审从评估、确认自己当前的盟友、竞争者及对手开始。可以采用SWOT分析来考虑可能发生或出现哪些会给项目带来独特机会或威胁的事件或情境。需要通过外部评审确认可以采取哪些行动或措施来生成新的选项或新的机会。

市场调研能够为你提供了解自己的客户、竞争者以及市场的机会。市场调研还应该获取有关项目本身的信息与反馈。

市场调研涉及很多方面并且有很多可选方法。你可以从评估自己的数据库着手，以识别并确认与不同医疗机构之间的转诊模式及转运量。还可以由项目管理人员或指定人员在转运期间，针对营销事件、培训项目等，对自己的人员进行观察。另外，还可以组织、成立"焦点小组"（Focus Group）或"客户服务咨询委员会"（Customer Service Advisory Board，CSAB）来收集所需信息，即从客户群中选择并组织一些客户，对你的项目、空中/地面医疗转运服务的各个方面以及特殊的客户需求进行讨论。成立CSAB是一种极为有效的方法，可以就你的项目、客户服务、品牌形象以及营销工作成绩及时获取反馈信息。在识别、确认你的客户群以及区域医疗保健市场不断变化的需求方面，CSAB也有着不可估量的作用。

你可以利用各类社会化媒体完成市场调研。这是一种成本较低的手段，可以帮你获取有关于你的竞争者以及你的项目的各类信息。谁才是你的品牌故事的真正作者？是你的客户，他们每天都能够在每个接触点，利用每种可利用的社会化媒体分享自己的意见，包括好评与差评。他们在网上通过Facebook、Twitter或博客等对你的品牌所作出的任何评论，都能帮助你深入了解自己究竟擅长什么以及需要做出哪些改善。

此外，你还可以通过市场调查或调查问卷来获取所需信息。虽然市场调查或调查问卷能够提供有价值的信息，但是这种方式却存在一定的片面性，除非还有后续的跟进调查，否则根本就不会提供对话的机会。如果你的项目采用了某些调查工具，并且能够坚持在每次转运后做调查（如果你现在仍未这样做，那么应该立即开始），那么你就会获得有助于进行评审的大量的有用信息。对于任何组织来说，都必须向你的转出、接收机构、公共安全调度中心、患者以及患者家属征求反馈信息。之所以说客户满意度调查或调查问卷非常重要，其原因可能就在于能够及时跟踪任何已识别或确认的问题或抱怨。

有很多方法可用于实施此类调查，包括直接发送信函、电话交谈、面对面访谈、发送传真、电子邮件以及网络在线调查等。每种调查工具都有自身的优点与缺点，详见表24-2。

表 24-2 市场调研工具的利弊

信函	
利	• 成本较低
	• 调查对象有充分的思考时间
	• 能够接触很多人
弊	• 可靠性非常低
	• 没有回复
	• 不能控制由谁回复
电话	
利	• 能够迅速获得反馈(如果能够接触到恰当的人)
	• 成本低于面对面访谈
	• 问题误解率很低
	• 回复率可能很高
弊	• 访谈时间有限
	• 回复率也可能很低(难以接触到恰当的人)
	• 访谈者与访谈对象之间存在偏见
面对面访谈	
利	• 能够控制访谈方向
	• 能够利用观察作为辅助
	• 问题误解率很低
	• 回复率可能很高
弊	• 成本最高
	• 访谈者与访谈对象之间存在偏见
	• 受资源所限,访谈次数可能很少
传真	
利	• 通常来说成本较低
	• 调查对象有充分的思考时间
	• 能够接触很多人
	• 回复率高于信函
弊	• 可靠性可能不高
	• 没有回复
	• 不能控制由谁回复
电子邮件与在线调查	
利	• 成本效益高(在特定情形下),仅需人力
	• 调查对象有充分的思考时间
	• 能够接触很多人
	• 回复率高于信函或传真
	• 能够"即时"给出反馈
弊	• 可靠性可能不高
	• 没有回复(如邮件被直接删除)

识别盟友与客户

对于任何业务来说,当前的客户群都是最重要的盟友群体。在空中与地面急救护理转运行业中,患者是最终客户,但一般来说,公共服务机构不会将他们作为直接营销对象。除多数预先安排的固定翼飞机转运之外,患者或其家属所处的地位通常没有从两家空中或地面转运服务供应商中优先选择哪一家的权利或机会。相反地,那些作出决定的人——呼叫转运服务的个人、公共服务机构或医院——才是真正的客户。在航空医学转运行业,符合该描述的对象一般包括转出医院、接收医院以及公共服务机构(警察局、消防局以及急救医疗服务机构)。这些盟友才是你实施市场调研的主要目标群体。对于外部评审来说,次要目标群体可能是那些"潜在的"盟友/客户,也就是与你的盟友/客户有着类似需求,但目前还未使用你的服务的类似的组织。你可以向这些盟友了解大量的信息,为你的未来战略提供有益指导。如果你的项目决定设立一个"客户服务咨询委员会"(CSAB),那么就需要将主要目标群体及次要目标群体都列为 CSAB 成员,这对于实现 CSAB 的价值与成效来说都非常重要。

与每个客户接触的每个时点都是一次潜在营销机会与"影响点"。在执行外部分析的过程中,需要进行"影响点分析",以便确认你与你的客户进行互动及沟通的方式,同时确认谁控制着影响点。其中一个主要影响点,也是起始点,就是为你的项目接听电话的人。这个人实际上有几秒钟时间让拨打电话的人确信,他们呼叫了恰当的地点与恰当的人员来解决他们的患者转运问题。无论谁拨打的电话,接听电话的人必须善于交际,能够做到专业、诚恳、为他人着想。接听电话的人是你的组织与外界的接口,是拨打电话的人认知你的品牌的途径之一。电话答录机、语音邮箱、过长的接听等候时间或需要广播呼叫某人来启动急救转运等都会严重损害你的组织的形象。人们都想要与他人进行及时的互动、交流!

另一个主要影响点就是与转出及接收负责人员之间的面对面接触。再次强调,专业能力、人际关系技巧以及沟通能力是极其重要的因素。次要影响点的形式包括你的跟进电话、跟进信函、调查、时事通讯、网站、发票等。同样,执行此类工作的员工能够将你的项目与品牌形象呈现给客户与社区。随着短信、社会化媒体以及电子邮件的出现,一对一的面对面沟通有可能会成为一种失传的艺术，你需要培养你的第一线工作人员掌握这门艺术。

所有工作人员都必须知道并理解组织所确立的与客户进行沟通的标准。新员工入职前的情况介绍与培训应该包含客户服务技能、职业仪态仪表以及操守方面的期望与要求。应该每年就客户互动以及其他统一规范对员工进行复习性的在职培训。经过一段时间，工作人员会逐渐出现松懈，不能继续严格遵守各类规范，因此经常性的提醒有助于你在视觉与行为方面维持自己的形象。医疗转运服务同样适用二八定律（80/20 定律），即 80% 的转运业务来源于 20% 的客户。该 20% 客户群会出于某种原因，而在转运项目及其未来发展过程中享有某种既得权益。你的外部评审与市场调研需要识别并确认此类原因，以期尽量提高你的营销计划的影响力。识别并确认客户注重哪些方面以及他们对使用你的服务能够感知到哪些利益。向你的客户询问是什么让你的服务从竞争中脱颖而出，并对他们喜爱的以及最关心的属性进行评定。可以通过正式或非正式的方法来完成此类调查与评定。正式的方法包括焦点小组或 CSAB，而非正式的方法多以面对面的互动或者交谈为主。弄清自己与竞争者究竟存在哪些异同点以及有多大的相似与相异程度，特别是在这些属性上。最后，还应该就需要做出哪些改善或突显哪些差异向客户征询一般性建议。同时，还需要查明客户还期望在未来能够获得哪些其他利益。

识别竞争者

你的头号敌手是你自己的项目与系统。你不能掌控自己的竞争对手做什么或不做什么。但是你能够在一定程度上掌控自己项目与系统的运转方式以及自己的项目对于竞争的反应方式。

应对竞争的最大挑战在于恰当地集中精力。你必须时刻关注自己的系统的问题与绩效——特别是与安全相关的问题与绩效。无论你是否知晓或是否公开承认，新的竞争形势、变化的竞争形势或加剧的竞争形势给空运带来的压力，都可能会导致你在项目的各个方面作出糟糕的决策，并且很可能会损害到员工与患者的福利。

任何项目在将竞争视为想当然时都是在自找麻烦。未能认真、全面地评估竞争形势都会构成重大的疏漏，并且还可能会危及到项目的未来发展。必须谨慎地对待竞争，而且也不要试图尽量减少竞争的潜在影响。对于任何项目来说，如果想要让客户绝对不会考虑另一家转运服务供应商，那么这种做法无异于玩火自焚，到时候就会追悔莫及。

竞争评估需要从识别、确认谁才是真正的竞争者开始，分析竞争者的行动、反应、目标以及能力。你需要考虑三类竞争威胁：当前、潜在以及替代转运服务。"当前竞争者"指你的服务领域内所存在的、与你的项目相类似的其他项目。"潜在竞争者"指在你的市场与服务领域内新设的项目或为现有项目新设的运营基地（卫星式基地）。"替代服务竞争者"指尝试使用另一类服务来满足你的客户的需求的项目，包括在能力上超过急救护理航空转运的急救护理地面转运或专业团队。

面对竞争你能做些什么呢？很多项目可能会采取较为从容甚至消极的应对方法，认为没有什么需要了解、学习或争取的东西。但是，全面了解你的竞争形势与竞争对手绝非微不足道的事情。你必须知道，你的竞争对手所提供的利益以及他们的市场份额会影响你的项目的市场定位。此外，如果预料到自己的"市场"没有增长潜力，那么就应该盘算如何抢夺"他们的蛋糕"，夺取他们的客户。

对于竞争，没有最好的应对方法。针对你的竞争对手进行市场调研与针对你的项目进行市场调研一样重要。也就是你需要评估每个竞争性的项目，力求识别并确认他们的优势与劣势。你至少应该知道你与竞争对手之间的三到五项关键差异。例如，在响应时间、空勤人员配置、培训、技术、能力等方面谁做得更好。设法预测竞争对手会采取哪些行动，制订并严格执行恰当的应对计划。动态地研究你的竞争对手。观察他们针对营销事件都做了什么，查阅、了解他们的宣传文件、促销品、网站宣传、社会化媒体参与情况以及新闻稿件。与你的客户讨论你的竞争对手也会非常有帮助，但是与竞争对手的客户讨论会更加有用。此外，你也可以向自己的、较为了解对手的员工了解相关信息。或许，存在竞争的最大好处就是有机会从竞争对手的成功中学习经验，从他们的错误中汲取教训。最终，竞争会促使你的项目变得更好，让你能够为所服务的客户与患者实现更多的利益。

实施市场分析

外部评审的下一个流程就是市场分析。确定市场的潜在规模以及潜在增长率可能是一项艰巨的任务，或者很难完成的任务。就航空医学转运而言,这项任务就是要弄清给定服务领域内潜在的患者空运量。在 20 世纪 70、80 年代,人们利用各类模型与算法预测了空运数量,借以证明对新式医疗直升机项目的需求。如今在美国大约有 225 个专门针对"直升机急救医疗服务"(HEMS)的项目以及 800 架专用直升机,各类竞争性项目占据了大部分市场,所有赌注与预测都失去了作用。对于新项目或现有项目扩张来说,很难预测在现有市场内渗透或提升的结果。

你必须认识到,对于有一定需求的特定产品或服务来说,增长的市场也不能确保项目成功,反而会吸引更多的竞争者。这是很多现有空运项目在近几年中所面对的实际情况。同样,萎缩的市场也不一定预示着失败,因为竞争者也会选择退出这样的市场。你应该从长远考虑,识别并确认整个行业处于哪个发展阶段、为什么会发生变化以及行业会向哪个方向发展。

此外,还有很多其他外部因素可能会影响你的市场空间以及项目成效。在我们生活的这个时代,医疗保健非常不稳定。管理式医疗、医院并购、联营、新建以及新转运协议都可能会影响各类患者群体的转诊与转运决策。此外,县、市、州、联邦等各级政府的政策,包括《美国平价医疗法》(Affordable Care Act),都可能会以不同的方式影响患者的转运。当务之急就是要学会利用前瞻性思维,做到"明察秋毫、见微知著",有效地预测即将出现的各类变化与威胁。

战略营销计划的目标

完成内部及外部评审之后,就应该开始审核战略营销计划目标了。此类目标是需要在指定的时限内努力协同实现的、非常具体的项目目标。

总体营销目标

一般来说,营销工作的目的不是要维持现状。相反,对于任何类型的业务或服务来说,最基本的营销目标都包含三个要素:销量的增加、盈利能力的提升以及品牌认知度的提升。但是,当预期到内部或外部变化可能会影响当前销量或财务底线时,也可能会将维持现状设为想要达到的目标。

应该针对具体医疗转运服务定制总体营销目标。可以根据既往业绩、行业趋势或预期的(或实际的)项目或市场变化制订总体营销目标。此类目标可能源于你的境况分析结果,也可能受限于你的现有资源,还可能是短期与长期分析结果的某种折衷。

某些新项目或现有项目的营销目标可能是提高市场对项目的基本认知。某个项目可能需要普及有关于组织与服务的特定知识,或需要宣传项目及人员所需的特定资质与资格。某个组织的总体营销目标可能是改善形象或化解项目营销阻力。但最终结果却都是一致的,即获得更多的运量。

所设定的目标需要"远近兼顾",既要反映近期打算,又要虑及长远发展。需要确认近期目标能够利于实现远期目标。你应该设法获得长期回报,而非短期成效。

所设定的目标必须具备可行性、现实性、可度量性、相关性、可理解性、可接受性以及灵活性。通过 SWOT 分析或坦率地回答如下问题可识别、确认具体目标:

- 你还能对自己当前的系统做出哪些改善或变更?
- 都有谁会在未来构成你的主要与次要客户群?
- 你有哪些新机会?
- 你应该开发哪些新服务?
- 都有谁会在未来成为你的盟友?
- 你期望市场在未来会对你形成怎样的认知?
- 你的短期目标应该包含哪些内容?
- 你的长期目标应该包含哪些内容?

战略与战术

为了实现当前确立的目标,你需要制订与之相应的战略与战术。全局战略指的是为达成既定目标而制订的总体计划或总体行动方针。具体战术或行动步骤则是战略的组成部分或分项活动,能够让你更加接近自己的目标。

制订战略

制订营销战略时需要考虑很多能够影响项目的技术、方法以及因素。有些战略可能会采用"模仿营销技术",即采用曾经在你的项目、其他医疗转运项目或其他医疗保健营销活动中被证明有效的、起作用的东西。有些战略可能会依赖于你的项目以及竞争对手的统计数据,而有些战略则可能更注重时间安排与时机掌握。有些战略可能以管理团队的直觉为基础,而有些战略则可能更看重项目成员、从业人员或客户的建议。此外,内部或外部政治环境也是需要重点考虑的因素，比如独裁式决策或市政干预等。

制订战略时，需要评估的因素就是控制性或影响性因素，其分类与"5P"内部评审期间所确认的类别相同。初步 5P 评审强调的是检查项目当前的业务实施方式。而本次评估关注的则是未来，评估的对象是以产品、价格、地点与促销为中心的各种战略。同样，这些战略都会对第 5 个 P，即定位（Position），或更具体些，战略定位产生影响。

从产品/服务角度来看，你的战略应该能够确认是否存在可以改善当前项目质量与服务水平的方法。此外，你还需要确认你的战略是否包括提供新服务。从价格/定价来看，你需要确认自己是否需要采用新的定价、收款战略。为承担财务责任并确保项目成功，你需要审核自己的成本效益。将每一分预算都花在刀刃上，尽量收回每一分应收账款。以前以医院为中心经营航空医学转运时，通常会允许空运项目赤字运营。但是现在，几乎所有的空运项目都要满足一项基本要求，就是不得给公共服务机构带来财务损失，即使是由医院发起或赞助的空运项目也是如此。市场上以盈利为目的的航空医学转运项目越来越多，正是对此项强制要求的积极回应。

与你的"地点"相关的战略应该能够重新确认你是否正在向恰当的地点提供恰当的服务，并且你的项目是否正在合理利用所有可用资源。此外，你还需要在此时确认你的战略是否包括扩张（空中或地面）、向周边医疗设施或偏远的卫星基地迁移。

现在应该开始对你的"促销"进行全面的评审与规划了。可以根据情况对员工进行培训，让他们负责各类促销活动，包括为客户提供的继续教育、安全、合理利用资源课程或讲座以及桌面展示、会议等。同时，还应该决定是否赠送/出售以及赠送/出售哪些促销品。赠品应该反映出组织的使命，如果教育是你一项使命，那么就应该开发、分发一些能够支持客户或社区的物品。所制订的"赠品"与"卖品"战略，应该能够对各类选项以及预算资金进行评估，进而确定哪些物品可以产生最佳结果。为了协调促销品的设计、采购与分发，应该制订相应的时间表及指导方针。

解决战略规划的前 4P 问题之后，就应该能够让客户对你的项目形成期望的感知，同时实现战略定位相关目标。成功的关键在于让客户形成"心中首选"的意识，也就是让客户在心中将你的项目放在第一位，让你的项目在客户的脑海中形成最深刻的印象。你必须确保你提供服务的方式能够让你从竞争中脱颖而出。进行 5P 战略规划时，切记要将社会化媒体整合进每项规划之中。借助于社会化媒体平台，你能够扩大受众的数量与范围，从而能够针对自己所做的每件事情全方位扩大自己的影响力。

战术

最基本的营销战略就是做你最擅长的事。内部评审的一项目标就是识别、确认你的项目擅长做哪些事。第一种战术或第一个行动步骤就是识别、确认你的"核心竞争力"，然后再尽量多做自己最擅长的事。其中可能包括向你的客户与潜在客户强调的项目特殊优势或独特优势。把握一切机会从有利的角度给出你的项目与竞争项目之间的区别。例如，申明自己的服务资历、空勤人员组成、飞机或救护车类型、公益性教育项目、社区参与活动，甚或保证自己能够提供最好的全面服务等。

另一种重要的基本战术就是结成战略同盟、形成伙伴关系或实现联合经营，以期在自己的项目、其他医疗保健供应商以及你所服务的患者/社区之间实现某种共赢。很多组织都可以成为战术联合的对象，包括入院前医疗服务供应商、转出医院、接收医院以及某些领域的专业救护转运团队。

从现在开始你的战术要集中在能够产生期望结果的细节上。类似于一场棒球比赛，你最好的击球手每次上场击球时都力求击出安打，而不是全垒打。击球手的成功都会体现为数量非常可观的"投手责任失分"（earned run average，ERA）。你的营销战术也应该通过 ERA 来寻找成功的途径，但在这种情形下，与 ERA 相对应的是"提升"（enhancement）、"维系"（retention）以及"争取"（acquisition）。

客户提升

你的第一战略的目的应该是从当前客户处获得更多的运量，从而获得更多的收入。为此，你需要将自己的项目定位在对客户来说非常重要的服务与专业技能上。尽量提高现有土地产量的战略要比"开荒"好得多。你现有的客户已经认同或接受了你的服务，并且已经形成了一定的忠诚度，而你要做的就是努力让客户更加忠诚。实施"追加销售"（up sell）：如果客户每个月提出三次空运请求，那么就想办法让客户增加至六次。选择正确的客户，认真地为他们服务，达到较高的客户满意度后就会增加未来的转运请求次数，形成更高的盈利能力。确立公平的合作关系还有利于降低营销成本、减少营销工作。与寻找新客户相比，增加对现有客户的销量能够节省90%的成本。实现提升的基本战术就是管理自己的质量以及改善自己的服务。你的项目要承诺并交付最出色的服务。但服务质量却是一个与感知相关的问题。因为服务是由人来提供的，所以你的项目成败问题都能归结为互动成败问题。

每次优质的接触都能为你的项目提供提升竞争优势的机会以及利用面对面直接营销的机会。你可以利用与客户的每次接触完成沟通、影响与说服。客户会对你的项目以及服务形成一定的感知，而影响这种感知的唯一方法就是行动或互动。每个组织都必须在自己的客户心中以及所服务的社区之内树立自己的"品牌形象"。必须注意每个微不足道的细节，如整洁的飞机、统一的着装、恰当的装备、礼貌的行为举止以及专业的表现。对于能够影响与客户之间互动的任何事项，均必须做到恰当沟通、得当处理。非常有必要就制服标准、客户互动与服务标准、行为与职业道德准则制订相应的政策。

但是，服务质量管理可能会导致客户感知与客户期望之间出现偏差（gap）。当所提供的服务或客户所感知到的服务未能达到客户所期望的标准时，就会形成负偏差（negative gap）。这是客观存在的事实，你必须认清并消除这种不利于自己成功的因素。当所提供的服务超过了客户期望时，就会形成正偏差（positive gap）。你应该设法寻找并创造机会提供超过期望的服务。正偏差是一种非常重要的资产，你应该设法做到每次服务都出现正偏差。

客户维系

客户维系或保留至关重要，它是一种通过减少客户流失来增加客户存量的策略。客户提升与客户维系密切相关，并且都取决于客户满意度。如果你能够保持客户满意，那么就能留住客户。如果你能够提供优质的患者护理以及优质的客户服务，那么你自然会在客户满意方面获得很高的评价。但这并不意味着你不需要再向这些客户进行营销了。你应该将大约三分之一的营销时间、人力以及资金用在客户维系上。度量并跟踪你的客户，强化正偏

差、消解不利趋势。你应该始终坚持设法寻找并满足客户需求，即使客户仍未意识到自己需要什么，而且你还应该认识到在这方面没有最好、只有更好。

很多原因都可能造成客户流失。平均来说，一项业务每年会失去8%～15%的客户。最常见的原因就是体验差。但是，很多其他因素也会起作用。可能会出现从属关系变动（如医院、公司或第三方付款人）、特定需求变化、医院或公共服务机构能力变化，或者出现了竞争者能力改进，能够向客户提供比你更好的服务或有差别的服务。你的市场空间出现瓦解时，会导致客户转运请求量发生变化。

客户不满经常针对的是某次特殊交易，而不是对整体服务不满。据估计，90%以上的不满客户不会抱怨，而是默默离开，而且15%的客户会因为较差的抱怨处理而转投其他供应商。你应该设法与自己的客户保持对话，并及时解决每个问题。鉴于任何项目都不可避免地出现某些错误或失误，所以对于组织的生存来说，具备服务恢复计划执行能力非常重要。客户流失与否并不在于你是否犯错，而在于你是否以及如何纠正错误。在客户维系方面，不怕犯错，就怕不认错，就怕不改错。

与自己的市场保持沟通

在航空医学转运行业，为提高安全水平与工作效率，会要求医务人员与机务人员掌握空勤资源管理关键知识与技能。这种做法也同样适用于营销，即要求他们掌握客户关系管理关键知识与技能。有效的营销与客户关系维护类似于"耕作"，而非"捕猎"。成功经营的正确做法是培养关系并与认识你、信任你的人建立合作伙伴关系。人们都更愿意与自己信任的人做生意。沟通的意义并非在于知道了什么或认识了谁，而在于与有影响的人建立深厚交情。

管理好你与转出机构及接收机构之间的关系，并恰当保持与他们的联系，自然就会实现客户保留与客户增长。认真了解客户关心的事项与问题，并据此确定如何与他们合作、如何协助他们实现各自的使命。你应该确立跟踪、识别、维持关键联系的内嵌系统。你应该有计划地、经常性地让客户对你当前的工作进行评价，并借此找出提供更好的或不同的服务的方法。实现方法包括电话回访、信件回访、市场调查、调研、资讯审查、电子邮件、网站、社会化媒体、信函调查以及"客户服务咨询委员会"

(CSAB)。可每年安排两到四次 CSAB 会谈,为客户提供就项目直接发表意见的机会,包括有关客户服务的反馈、对新思路与新产品的意见以及对组织战略方向的想法等。为你的项目设立包含各类部门、学科代表的 CSAB,从而为自己的组织培养忠诚的、经过良好教育的支持者,并借此实现他们在你的产品与服务价值提升方面的既得权益。

客户满意是一个动态过程,它会随着每一次转运或互动而变化,因此有很多关键因素需要考虑(表 24-3)。你需要让客户在使用你的服务时感觉良好,即获得"感性利益"。感觉良好或感受到快乐的客户能够带来更多客户。本章后续要讨论的口碑营销有着强大的影响力。当个人对某项互动或服务感到满意或从中感受到快乐时,他们可能会通过社会化媒体向圈内朋友与/或同事分享这种感觉。如果他们直接向项目表示了赞赏,那么就可以采取另一种常用战术了,即通过项目新闻报道、社会化媒体平台或网站转述或转发他们的评论。另一方面,如果某些人感觉不满意或者对互动有不好的印象,那么他们通常会在线或当面与更多的人分享此类信息。正所谓"好事不出门,坏事传千里",与典型的"高兴的客户"相比,典型的"不高兴的客户"更愿意与更多的人谈论自己的感受,这是人的本性。如今人们能够使用各种各样的社会化媒体,点下鼠标就能将信息分享给成千上万的人,而不是几个人。

表 24-3　达到客户满意的 12 个要点

- 对有形物表示满意:你交付了所期望的东西吗?
- 对无形物表示满意:其他人对你的项目有怎样的感知?
- 可靠性:能够一直保持可靠性吗?
- 响应:你做到尽心及时地响应了吗?
- 能力:你有能力兑现承诺吗?
- 信誉:你能说到做到吗?
- 礼仪:你的员工做到既礼貌又专业了吗?
- 便利:你的项目便于联系吗?尽量减少繁琐程序了吗?
- 安全:你确实将转运安全与患者护理安全放在首位了吗?
- 沟通:做到恰当及时地沟通了吗?
- 理解:你理解服务使用者的需求吗?
- 价值:你能够提供附加价值吗?

设法答谢呼叫你的个人或机构也能够为你的

项目带来好处。人们一般都乐于接受别人对自己的决策或行为的褒奖。你可以通过新闻通讯、网站、Facebook、Twitter、YouTube 等发布出色完成任务的信息,同时特别提及他们或对他们表示感谢。不用说,很少有人会拒绝食物(甜甜圈、百吉饼、午餐等)。想方设法多做一些事情,尽量超出他们的期望。此类做法能够实现长期忠诚以及更多回报。

在外部市场分析期间,向客户了解他们重视什么、他们最偏爱或最关心哪些属性,并为此类属性评分。想要维持较高的客户满意度,就需要重复做这些事。市场调查是非常有用的工具,不仅能够帮你保持与客户之间的联系,还能帮你观测各类趋势。实施系列市场调查能够帮你监测各类趋势,特别是在出现明显的下降趋势时。如果在调查过程中发现问题,则必须安排有能力及职权回应并解决此类问题的人及时跟进。一项研究表明,在市场调查过程中发现的问题有 85% 会交由有职权的人处理,但是能够恰当跟进的仅点 15%。你需要积极参与各类社会化媒体的沟通与交流,这是向客户、前患者以及社区收集反馈的绝佳机会。再次强调,你应该及时跟进他们发布的所有问题或顾虑。平均来看,在各公司的 Facebook 主页上发布的所有问题或顾虑之中,有 95% 未能得到解决!

你的营销战略应该具备足够的灵活性,以确保你能够根据自己的客户群持续反馈的信息实施必要的变更。你应该随时准备好根据长期客户的需求调整自己的服务,并与他们密切合作,以确认你还能通过哪些途径为他们提供更多的好处。此类好处未必与患者转运直接相关,如提供更多、更好的继续教育、安全讲座、CPR 培训、ACL 资源、小儿科课程等。鉴于公共部门与单项预算空前紧缩,转运团队参加公益教育活动,特别是采用继续教育学分制的公益教育活动,是一种非常好的与客户互动、实现间接营销的方式。

如果你确实提供了此类公益项目,那么就应该确保公益活动内容适于目标受众的需要。讲师本身也应该做好准备、熟悉所讲授的资料、具备公开演讲所需技能与心理素质。不要期望,也不得要求你的每个项目成员都能担当此类角色。理想的做法就是编制一系列相对固定的、模块化的讲义或教案,能够轻松地根据不同目标受众的需要调整具体讲授内容。挑选一组关键人员统一提供专业的讲座。从品牌化角度来看,强烈建议代表项目与客户及社区接触的所有工作人员穿着统一的制服,包括靴子。这些人员是你的"门面",代表着你的组织的品牌形象。想方设法让讲座富有乐趣,如使用幽默、风趣的题材、卡通画、小奖品等。如可行,可以准备并提供某种形式的结业证书、臂章、胸针等。这些做法尤其适于着陆区课程。如适用,可采用继续教育学分制/单元制(CE/CEU)。

尽量多地在竞争优势方面下工夫。理想的情况下,你应该减少支出、提高生产率。采用对你有利的技术。持续评估你的转运数据库能够发现转运请求机构的各类变化趋势(运量增减、患者类型变化等),以便实施恰当的跟进。市场上有多种客户管理软件程序。使用某些类型的数据库以及报告生成软件非常有利。联系人数据库能够帮你持续跟踪联系人以及接触时间,并且能够在需要再次跟进时提醒你。此类计算机程序中很多都能让你以记录的形式保存谈话内容。

客户抱怨

某个项目或某项业务处理客户抱怨的方式会影响客户维系与客户满意。应该确立恰当的流程,用于解决以口头(面对面或电话)或书面(电子邮件、网络调查、信函、社会化媒体等)形式收到的各类报怨与问题。此类流程通常需要行政人员参与,并且最好是一对一地与客户的联系人解决相关问题与抱怨。或许,某个项目如何回应某个客户的抱怨或所提出的问题比该项目承诺了什么或实际做了什么更重要。设法确认究竟是什么让该客户感到不高兴或不合意,而且千万不要有意、无意地进行辩解。

当你有机会与客户直接谈话时,采用"六步法"处理他们的抱怨会有更大概率获得有益结果。第一步,或许也是最重要的一步,就是倾听。他们可能非常沮丧或失望,希望向人诉说心中的不快。为他们提供一个"撒气"的机会。下一步就是问一些试探性的问题,以便确认真正的问题。设法找出令他们不满的具体原因。保持中立,并对他们的处境表示理解,表明你能感同身受。不要使用"但是"或"你"等类似词语进行反驳。第三步,回放他们提出的问题。向客户重述这些问题,以便让他们知道你认真倾听了他们的意见,并且你能够理解每个问题。很多人最不理解的可能就是这一步,但是你需要确保客户能够意识到你在对话过程中的积极态度。第四步,就行动计划与时间表达成一致。尽快解决问题对双方来说都有好处。如可行,问问客户

有什么想法可能是较为公平的问题处理或解决方式。第五步,设法让客户对你的服务恢复信心,或者让他们感觉像没发生什么事似的。为此,你应该意识到,你是在拯救将来的业务,而不是眼前的某次孤立的交易。其实,你不能与自己的客户进行过度的沟通。最后一步,定期跟进,与客户重建对等的关系。一般来说,对于书面抱怨的回应也应该采用同样的方法,也就是尽量进行直接沟通。

客户抱怨其实是一个非常好的机会——让你有机会通过自己的错误积累经验、改善沟通能力、提升服务意识,并且还能获得有关于客户以及客户对于转运项目的期望与希望等有价值的情报。充分利用与客户沟通的机会以及所获取的信息。引起客户不满可能只在一瞬之间,而恢复服务、重建信誉却需要很多时间,但是你仍然应该耐心地恢复客户对你的信赖与信心。

客户争取

在将精力主要集中在现有客户身上的前提下,下一项战略就是尽量以最低的成本获取新客户。你需要识别、确认正确的客户,并高效利用每一笔支出来争取每一位新客户。

作为市场战略的一部分,你应该将自己的现有客户(主要目标群体)与潜在客户(次要目标群体)划分到具有相似需求的细分市场。在航空医学转运行业中,这些目标群体通常包括转出医院、接收医院以及公共服务机构(警察局、消防局、调度机构以及急救医疗服务机构)。

接下来需要考虑各类第三目标群体,此类目标群体可能会提供开发不同类型新客户以及实现项目新增长的机会。对于空中或地面医疗转运项目来说,第三方付款人、管理式医疗、行业设施、特殊事件以及直接消费者会员项目等都有可能提供此类机会。某些项目还可能会将精力放在特定的地理区域或特定类型的患者。

在识别、确认新潜在客户时,应该考虑其中哪些最有可能形成新客户(也就是最有可能使用你的服务),以及其中哪些最有可能带来增长。选择关注三个核心群体,并确定选择每个群体的基本原理。在实现既定营销目标期间,尽量将全部精力一次性投入到拥有最大潜力的市场。

为了将潜在客户的线索变成实际空运业务,你应该采用营销周期四阶段理论:认知、评估、尝试以及再尝试/忠诚。"认知"开始于向拥有决策权的人

推销。让这个人了解并记住你是谁、你是做什么的，并且要向这个人提供作出对你有利的决策时所需的各类信息。

戴尔·卡耐基(Dale Carnegie)提出了一条成功准则："找到并满足需求"。这也是将次要及第三目标群体成功转化为新客户的关键。在"评估"阶段，设法确认潜在客户有哪些特殊需求，他们在寻求哪些好处或解决方案。此类潜在需求可能包括空中与地面转运选项、快速响应时间、精确的预计到达时间(ETA)、患者跟进、简捷的转诊(一个电话就能包办一切)、快速护理到位时间、能够进行友好互动人人员、安全的转运环境或者优质急救护理。如果转化可能的潜在客户选用了竞争项目，那么就直截了当地问他/她为什么偏爱竞争者的项目，而不是你的项目。你应该利用竞争者来突显你自己的优势，为此你需要事先做好打算。将你的优势与竞争者的劣势进行对比，进而确认竞争者的哪些弱点会为自己带来机会。新潜在客户肯定想要知道你能为他们提供哪些产品与服务，与竞争者所提供的产品与服务相比，你的产品与服务在哪些方面更好或有所不同。让潜在客户知道有哪些关键差异使你的项目成为了独一无二的项目。如果你想要人们购买你的解决方案，那就要尽量为他们简化你的解决方案，让你的解决方案比任何竞争方案都更简便。

掌握上述信息之后，你需要针对每个新潜在客户制订战术。

在"尝试"阶段，你应该确保自己所提出的解决方案不仅能够识别、确认客户的主导需求，还能够满足他/她的真正需求——可能是异乎寻常的需求。最好的营销战略在形式上应该表现为客户能够感知到的各类好处，也就是实现新客户满意所需的各类元素。而你在回应此类需求时应该将重点放在你的核心能力(你最擅长做什么)之上。同时，还要确保提供优质服务、保持优质沟通，并确保你的提案具备简单、可实现以及可持续的特性。

当营销计划将寻找潜在客户线索与争取潜在客户列为重点时，你不仅要跟踪正确的线索，还要随时监控自己的成功与失败。建议你跟踪所既有线索的数量以及各线索转化为新客户与新运转业务的比率。潜在的新客户决定不使用你的服务时，你至少还能知道为什么。但是，当你选择了错误了目标客户时，你会浪费很多重要的资源以及时间与其他机会。你不仅会在更换线索方面花费很多金钱，还会承担计划注意力分散所带来的风险。

最后一个阶段就是"再尝试/忠诚"。如果已经将某个线索转化为新的转运业务，那么你必须进行及时的跟进，以确认新客户是否达到了足够的满意程度，确保他们会再次使用你的服务。如果答案是肯定的，那么这种满意就会形成忠诚，然后你就可以将重心转移到客户维系与提升上了。但是，如果答案是否定的，那么你就应该采取与客户抱怨处理相类似的处理方法，找出问题所在(人、系统、环境等)，然后再确认能否解决相关问题以及你的项目是否值得再次尝试。

实施

实施应该从树立一种"说做就做"的心态开始。如果连尝试都没有或不敢，那么肯定会失去成功的机会，而且还会失去失败的机会、从错误中学习的机会。常见的错误包括一错到底、同时做太多的事或者闷头做事而没有提出足够的问题。记住，社会化媒体在你的营销战略的各个阶段都能起到一定的作用，特别是在实施阶段。你应该将社会化媒体融合进你的整套计划之中，不要将其视为事后想法整理，而要将其视为完善短期与长期战略的重要组成部分。

实施本身也需要一套明确的计划，以便为每个人分配明确的职权与责任。可以委任管理团队完成实施计划，项目领导者不能"独断专行"。这需要组织全体人员的投入，因此最好尽量增加员工的参与。如果管理者未能与一线员工沟通，并且未能让一线员工参与战略计划的制订与部署，那么计划肯定不能成功。必须要让员工感受到自己是规划过程的一份子，否则他们在实现成功时就不会拥有主人翁意识与归属感。

当你决定了"如何从这里到那里"时，也就意味着你已经收集了计划所需的各类信息，明了了各项任务。你必须将实施计划形成书面文件，如有必要，还应该对制订好的计划进行评估、修改。最后，你还要决定实施计划何时生效。大多数营销计划都会因为执行不力而导致实施失败。即便是世界上最英明的计划，如果管理者未能积极支持并且以身作则，与/或员工缺乏主人翁意识以及认同感，那么也会以惨遭失败而告终。

时间表

所拟定的时间表应该能够回答"打算何时到达

那里?"。制订实施时间表时,可以采用三种不同的方法。第一种就是"顺推法"。对按时序排列的每项任务进行评估,以确定所需完成时间。之后再将每部分所需时间相加,推算出并编制总时间表。"逆推法"就是先提出一个截止日期,然后再反推。第三种方法就是"折衷法",即同时确定截止日期以及每项任务所需完成时间。无论采用哪种方法,都必须就一套预期时间表达成一致,其中应该包括每项任务的预估时长以及指定的截止日期。无论你有怎样强烈的意愿,做事所花费的时间经常会超过预期,因此,最好是从一开始就预留一些时间。此外,你还需要决定时间表是固定的,还是能够根据不可预料的情况或延误而灵活调整的。

人员

战略计划及其实施的成败取决于是否让合适的人做了合适的工作。一般来说,应该确认既定任务所需的或利于执行既定任务的各类技能与特质。在决定指派谁来执行某项任务时,可能会考虑既往表现、专业技术能力、有无足够时间、关注与热衷程度,也可能会考虑财务因素。项目领导者不可能而且也不应该承担实施战略计划的全部责任。需要让参与项目的其他人员也参与到战略计划的实施之中,并为他们分配任务。一些项目具备足够的预算以及灵活性,能够雇用专职营销或业务开发人员,这看起来会为此类项目带来某种营销优势,因为财力不足的项目需要找到某些创造性的方法,才能让已经有任务在身的工作人员再承担营销任务。

战略计划所涉及的委任与项目的其他责任委托没有什么区别。将任务告知负责人,并且让每个参与人都知道并了解任务目的。明确任务范围与职权限制。管理团队应该为各项任务提供指导方针、细节要求、完成时间表以及进度监控方法。委派任务的人应该利用反馈来确保被委派人知道并理解任务的期望与时限。较为稳妥的做法就是定期跟进,以确认任务的进度,并且还能尽早发现并弥补或纠正各类不同或问题。任务执行过程应该是一个共赢的过程,让某人负责成功完成某项任务的同时,还要为其成功设置某种形式的奖励。

你应该经过认真考虑,才能分配社会化媒体相关工作与责任。恰当、高效管理社会化媒体网站所需时间从每周三至十个小时,到每周七天(包括节假日)不等,具体视各类平台的使用情况而定。应该指派至少三名管理员负责撰写、发布各类帖子与消息,并确保相关内容符合你的项目目标且能满足追随者(粉丝)的需要。组织内部应该制订社会化媒体使用政策,为所有员工使用社会化媒体提供指导方针,并为管理员提供相关指南与框架,以明确各网站接受、期望哪类或哪些内容。

预算

空中与地面医疗转运项目的营销预算种类繁多,可能与营销计划一样复杂多变。一些预算可能实际上并不存在,而另一些预算可能又过于宽泛。很明显,预算是实施计划的一个重要方面,它应该能够体现出员工对于计划的主人翁意识以及归属感。

你需要确认实施与达成短期与长期目标所需的财务资源。编制预算有很多好处,因为它能预测未来、防止无控制发展,而且还能将财务纪律引入组织与规划过程。预算应该具备足够的灵活性,以便在确认某些东西不起作用时,能够转移或变动相关费用。

营销预算可能代表着某项"成本"——不期望或极少期望其带来收入增长或财务回报增长的一项真实成本;或者代表着某项"投资"——期望其产生回报并且能够带来收入增长的一项投资。为营销预算划拨资金时,应该同时考虑这两种特性。遗憾的是,很难为某个项目计量营销的投资回报(ROI),因此也很难证明资金划拨的合理性。这是每个公司都需要面对的一种持续存在的挑战。如有可能,你应该设置一套能够评判营销成功并度量营销费用 ROI 的系统。

可能很多方法都能确定为营销预算划拨多少资金。一种方法就是简单地按照项目的资金负担能力做预算,或者参照既往开销编制预算。另一种方法为设法确认竞争者为他们的营销做了多少预算,或者设法确认行业预算基准。但是,在制订新战略计划时,最实用的做法为先设定自己的目标、制订战略、确认任务,然后再编制达成这些目标所必需的预算。在遵守战略及营销计划的前提下,采用项目驱动型营销预算会更加实用。

编制预算时,第一步为确立项目优先次序。考虑下述三个问题,确定可能会选择哪些最为重要的发展方向。问题 1:如果只能选择一项活动,那么你会选择做什么? 问题 2:如果最高优先级任务以超出预期成本而停止,那么你愿意从计划中删除什么? 问题 3:如果出现了某个意想不到的机会,能够为你的项目及相关客户带来好处，那么你会做些什么？

应该按前述营销周期四阶段划拨预算资金。你的营销预算中大约三分之一应该用于营销周期的第一阶段（认知阶段）。另三分之一应该用于评估阶段，剩下的三分之一用于营销周期的另外两个阶段（尝试、再尝试/忠诚阶段）。有时，各项拨款会有一定的变动，认知阶段预算增量可达百分之十。此类增加可能源于项目变动，如新增飞机、新增服务、新设卫星基地等。对于已经确立的项目，有时可能会将更多的营销资金用于维持客户群的忠诚度。

成功执行营销计划是与成功执行营销预算相一致的。但是，项目可能会遇到某些障碍或意想不到的困难，严重阻碍成功实施计划或严格遵守预算。专用营销物品，如印刷资料、赠品等，应该限制在划拨的预算范围之内。但是，宣传资料或艺术品的制作延误、变更、超支、加班赶工、装运等都会导致成本增加。此外，在编制营销预算时还可能会遗漏某些会占用很大支出的预算项，如营销期间的人员加班费、邮寄费用以及飞机参加营销或公关活动时所产生的直接航运费。由于直接航运费（发动机损耗、油耗等）一般为每飞行小时 300 美元至 1000 美元或以上，因此项目为营销支付的预算外费用可能会达到数万美元。

实施策略：何时、何地、为何与如何营销

创造力是成功营销的关键。想象一下，你的客户根本就没在听你说什么！你每天都在与成千上万的其他营销信息争夺客户的时间与注意力。为了获得客户的关注，你必须"更大声地说话"（如花费更多时间、精力与/或金钱）以盖过各类"噪音"，必须更具吸引力（如更好地沟通），或者必须更有创意。客户可能会"讲不同的语言"，知道如何与他们沟通是非常重要的。沟通方式包括一对一沟通（电话沟通、面对面沟通）、信函或电子邮件沟通以及日益增长的社会化媒体沟通。在传递信息时，为确保客户能听得进去，你必须"讲他们的语言"！

采用非常规的方法通常都能吸引客户的注意，让他们将某个项目与其他项目区分开来。慎用常规方法或过度使用的策略。独特、原创的想法与事物自然会非常突出、显眼，或者说引人注目的事物都含有某些创新点，而你所要做的就是努力找到这些创新点。有很多技术都可用于产生创意，发挥想

象力在创新过程中非常有用。小组头脑风暴法或分组辩论法通常都能产生非常有趣的结果。借鉴别人的想法也有一定助益，因为一种想法通常都能引出另一种想法。客户通常都能为营销创意提供不同的视角与观点。这正是你的客户服务咨询委员会发挥作用的地方。不要忘记征求并引入他们的想法！

营销沟通备选方案

从确认哪些媒体与哪类营销机会能够让你接触到客户开始。对于营销沟通来说，有几种重要的可选方案。第一种就是"广告"——通过平面媒体、电视或社会化媒体等付费方式传播的产品或服务促销讯息。广告具有很多特定的优点。讯息可控，并且能够以特定的受众为对象。同时，广告也存在很多缺点，比如，很难评估广告效果，而且除社会化媒体之处，费用通常都较为昂贵。你可以支付费用在社会化媒体平台上发布广告，但是也可以在自己的各类社会化媒体网站/网页中做免费"广告"。不要忘记，Facebook、LinkedIn、YouTube、Pinterest 以及 Twitter 都能帮你宣传自己的品牌与服务。

第二种沟通方案为"宣传"，通常指不必付费的"广告"，具体指通过平面媒体、电视、社会化媒体以及其他媒体进行的报道，包括医院、消防部门/急救医疗服务机构、调度部门、执法部门等在他们的时事通讯、网站或社会化媒体平台提及你的项目。针对不同市场所做航空医学项目新闻报道可能会有所不同。一般来说，报道内容必须具有新闻价值、以社区或患者为中心并且具有创新点，才能促使新闻机构予以报道。一般来说，媒体曝光比付费广告具有更高的可信性。媒体能够帮助你确立知名度，让其他营销工作产生更大影响，而且费用比直接广告低得多。另一方面，你往往会失去对讯息的控制，因为控制权在记者与编辑的手里。有时，某篇报道可能不会准确描述所期望的讯息，甚或传达一些负面内容。此外，评估宣传结果时也非常困难。有几种方法可以控制你的报道内容及准确性。第一种方法属于相对较新的方案，就是在自己的网站/网页或 YouTube 发布写好的或录制好的讯息，之后再通过 Facebook、Twitter 或你自己的博客分享链接。这种做法能够让你用自己的话准确地诉说自己的新闻故事。如果有媒体关注你在社会化媒体上的表现，那么他们可能会就该新闻故事进行后续报道，并与你联系以获得更多信息，或者原样采

用该故事。你还可以将你的讯息整理成数字新闻发布资料包，以便添加更多的在线信息链接。这种经过认真设计的信息包应该包含新闻稿、情况简报、公司宣传资料、数码照片以及通过 YouTube 发布的营销活动视频或项目实际运作视频。

作为一种沟通工具，宣传通常都是用于维护公共关系，表现为对个人、组织、公司或观念的积极推广与宣传活动。公关活动的重心多为提升企业的声望、商誉或品牌形象，而非推销产品或服务。你可以针对三类受众开展公关活动，以获得他们对项目的支持：你的客户、你的社区以及媒体。如果客户打算利用你的服务，那么他们就需要了解你的项目。社区层面的公关活动能够扩大、提升人们对你的组织、使命或活动的认知，如患者重聚、献血、募捐、集资等，这些活动还可能为你提供接触未来客户的机会。媒体关注能够为你树立公信力，并且还能以更大的规模分享、扩散你的讯息。

"促销"是第三种营销沟通方案，包括涉及或不涉及直接广告或宣传的各类营销工作。促销能够让客户在心中记住产品或服务，并且还能刺激需求。在很多行业中，促销包括降价销售、赠品、优惠券、返利、等。医疗转运行业还会采用一些特定的促销方案，如会上桌面展示、发起或承办教育项目、飞机或救护车促销式培训、参观等，此外时事通讯、宣传册、促销品等也是常用手段。

这些促销品就是第四种营销沟通方案，而且在急救护理转运项目中的应用也非常普遍。赠送的或降价出售的产品，即"赠品"能够携带一定的营销讯息。一般来说，营销讯息包括项目名称、标志、广告语、电话号码以及描述服务的照片或图画，具体视促销品形状与大小而定。在选择与/或开发促销品时，应该虑及组织的使命与愿景。举例来说，如果在你的愿景宣言中客户服务是一个主要诉求点，那么就尽量以能够支持该诉求点的物品为主。赠品一般为较为便宜的物品，几百、几千地订购，并免费分发给一般大众。赠品也可以是较为昂贵的物品甚或定制物品，一般都是有选择地赠送给特定个人或组织——最忠诚的客户、CSAB 成员或拥有很大潜在需求的客户。例如，某些项目会为入院前服务人员/服务机构提供手持式全球定位（GPS）装置或着陆区照明装置。虽然此类赠品的成本较高，单价可能会超过一百美元，因此，但是这种"新式"转运业务会带来很高的投资回报（ROI）。而且，此类物品还能提高现场安全系数——所有项目的首要

任务。为了向重点转出医院营销，有些项目为这些医院的通信中心提供了直通电话服务。还可以选择为转出单位提供适用的教科书（如急诊医学、急救护理、儿科医学等），并在教材上清晰加贴你的标志与电话号码。同样，当前最先进的教科书一般都价值几百美元，但是可能会产生非常高的 ROI。各项目近来都在充分利用"智能手机"方面进行投资。如开发自己的智能手机 App（应用程序）或购买现有的 App。此类 App 能够提高服务利用率、提供项目相关信息、教育客户群以及提供临床信息与临床方案等。对于具有超前意识、具备一定财务资源、勇于创新、创造的项目来说，现在正是充分利用 App 的最佳时机。

在客户购买期间提供带有你的项目标志或名称的赠品，对双方来说都有利。即使是免费赠品，你也会获得补偿，即收到赠品的人可能会帮你推销项目。有些项目会采用出售赠品的方式为其他营销活动筹资，如为社区内的教育项目、某些人或某些事筹资、集资。大多数用于出售的促销品都是可穿戴的物品，包括 T 恤衫、球衫、运动衫、帽子等。但是，这也是一个靠创意制胜的领域！某些项目可能会出售公文包、文件夹、咖啡杯、夹克、运动短裤、清洗剂、玩具车/飞机/直升机/救护车等。注意，用于出售的赠品必须是质量非常好的产品。

媒体与非媒体选项

对于经过审议的各类营销沟通，有很多媒体形式可供选择。最常见的形式为平面媒体、广播以及社会化媒体。可选的平面/印刷媒体包括报纸、杂志、行业期刊、行业名录以及黄页等。可选的广播媒体包括无线电广播、电视以及有线电视等。平面与广播媒体通常都会有自己的网站以及社会化媒体参与。虽然医疗保健机构通常的做法的通过平面及广播媒体开展营销，但是现在有很多机构已经开始将更多的时间与资源投入到社化媒体平台上了，以便更好地向所服务的社区传递讯息。空中救护飞机或地面救护车能够通过社会化媒体平台直接进行自我营销，如 Facebook、LinkedIn、Google⁺、Twitter、YouTube 等。可以充分利用某种社会化媒体管理控制平台，如 Hootsuite，该平台程序能够帮助工作人员提前编写、设计帖子、推文，可节省大量时间，特别适用一发表重要声明、宣传特殊活动及教育项目等。还可以在联营医院或其他机构的营销活动中间接提及或强调医疗转运项目。空中与

地面医疗转运服务机构还经常选用一些非媒体方法。直接邮件/邮件广告通常用于提供或传送与网站及社会化媒体平台相关的时事通讯、宣传册、调查问卷、信函、传单等。空运项目可以编制一些能够通过离线与在线方式分享的资讯类与科教类小册子。还可以通过电话进行语音或传真沟通。视频是一种广泛应用的科教与营销工具，特别是在YouTube出现之后。视频内容可以是着陆区安全与准备、患者重聚、特殊事件、获奖感言、恰当选择医疗转运以及其他宣教题材。举办各类活动、讲座、会议以及会展等也属于非媒体选项。

近年来，互联网与电子邮箱已经逐渐成为广受欢迎的营销工具了。电子邮件能够直接发送邮件广告，效果比传统纸质邮件好得多，而且还能节省邮资、纸以及人力。空运项目通常都制作了自己的网页，用于提供公益教育、刊发虚拟杂志或发布时事通讯。最后，在考虑纪念品及带有标记的赠品时，你必须衡量质与量上的优势与劣势。你所选用的方法通常会取决于受众以及赠品的目的。总之，质量会起到重要作用。

很多媒体选项都有各自的优点。一般来说，与广告或宣传相比，你可以更好地控制讯息，提供更多有用的信息，可以有针对性地选择受众以及工作内容来降低费用。采用直接邮件/邮件广告、电话、传真、电子邮件与互联网时，通常能够更好地量化相应结果。

各类媒体选项也具有各自的缺点。什么事都不能尽如人意。总之，应该以专业的方式实施营销沟通工作，或者至少让人看起来很专业。带有标记的各类赠品、视频以及所筹办的各类活动，通常都很难量化相应结果。

各类直接营销工作会产生不同的响应率。报纸、杂志等平面广告的响应率一般会低于发行量的1%。直接邮件的平均响应率为0.5%~2%，而远程营销（电话）的响应率通常为1%~5%。传真函件能够产生1%~5%的响应率，普通信函能够产生1%~5%的响应率。与强势营销活动一起实施时，直接邮件与远程营销能够获得高达25%的响应率，而电子邮件与传真则可达到35%~45%。

口碑营销

在典型的一天内，平均每人会收到1000~3000条媒体讯息。无论信息多么杂乱，有一件事是明确的——我们都会听别人在说什么，特别是愿意听我们所认识、信任的人在说什么。由于社会化媒体的存在，或许口碑营销（Word-of-Mouth Marketing，WOMM）已经成为了人尽皆知的营销秘诀了。但"秘诀"怎么会"人尽皆知"呢？虽然每个从事商业的人都知道口碑营销有多重要，但是极少有人真正理解并充分发挥口碑营销的作用，况且还很难进行跟踪。

对任何业务来说，口碑营销或许是唯一最有力的可用营销沟通方式了。传统媒体与非媒体方案可以作为口碑营销的有益补充，但不能取代口碑营销。人们通常都将口碑营销视为客户自发营销。人们常常会更相信从别人那儿听来的信息，而不太相信宣传册、网站等平面或广播广告中的信息。人们相互信任，将彼此当作"真人黄页"，以便在有保障的情况下获取最可靠的信息来源。

如果你希望自己的讯息能够脱颖而出并且深入人心，那么必须花费足够的时间与精力招募口碑营销信使。通过你最忠诚的客户与用户进行口碑营销，能够繁衍出新的关系与推介。此外，共乘项目的参与者、经过培训的着陆区协调人以及你在当地的地面救护服务供应商都是潜在的口碑营销资源。口碑营销的信使还能将他们的讯息带到他们的社会化媒体网站/网页，如Twitter、Facebook、Pinterest或博客等。在这种情形下，他们不是仅向几个人传递讯息，而是向成百上千的人传递，具体取决于他们有多少朋友或跟随者/粉丝。

对于口碑营销工作来说，还有一群非常重要的信使——你自己的转运项目成员。口碑营销是非常有用的工具，组织中的每个人都能将其用于提升项目的品牌、形象与使命。这种重要的营销活动能够跨越组织的所有业务线，因为组织中的每个人都会与他人对话——转出负责人、接收负责人、同事、患者、朋友、家人以及一般大众。口碑营销属于双向沟通。与客户的每次互动都是分享项目信息与彰显组织价值的机会。与客户之间的互动以及对他人施加影响不再局限于"亲自"做了。通过社会化媒体，客户、患者、朋友、家人以及社区能够在网络环境中向你的员工了解你的组织。为项目确立社会化媒体政策非常重要，因为你的员工需要了解如何才能在这种新媒体下正确行事。口碑营销还能为你提供倾听客户意见的机会、向客户学习的机会以及让他们对你的项目加深了解的机会。做一些不值得注意的事、出乎意料的事、针对决策者或决策影响者的事，都可能会影响或形成口碑营销。

24. 战略营销

曝光、影响与时间选择

如果想让工作成效最大化，那么就应该将曝光与时间选择视为至关重要的营销要素。一般来说，受众在记住某条讯息并进而采取恰当行动之前，必须先听到或看到至少三到五次该讯息。你应该遵循 3~3-7 准则设计营销工作。计划、告知、再告知。你会发现这种做法同样适用于社会化媒体营销。在 Twitter 或 Facebook 上发布讯息或推文时，不要仅仅发布一次，因为你的跟随者/粉丝不是每天都登录。在为期三个月的时段内，使用至少三种不同的媒体形式/促销方式/赠品类型，向所有目标受众传达总共七次讯息。采用至少三种不同的媒体形式/促销方式通常都会非常有效，因为人们会对不同的曝光方式做出反应。有时需要三种媒体形式/促销方式产生的累积效果才能形成影响，而且需要在三个月的时间段内才能形成势头。

掌握成年人学习原理，有助于深入了解不同的营销工作都会产生哪些影响，以及人们会记住哪些讯息。一般来说，人们能够记住 10% 所读到的内容（即宣传册、网站、社会化媒体、时事通讯、讲座幻灯片等）；20% 所听到的内容（即无线电广播、讲座、电话等）；30% 所看到的内容（即图样、字样等）；50% 所听到且看到的内容；70% 所看到、听到且说过的内容（即讨论、互动等）；以及 90% 所看到、听到、说过且实践过的内容（即技能培训、练习等）。

营销与成年人学习过程没有太大差别，营销讯息能够形成多大影响取决于讯息传递的方式。人们在心中所形成的印象大部分（50% 以上）取决于他们所看到的非文字图像。文字本身所产生的效果不足 10%，而文字的"表现形式"大约会占长期印象的三分之一。在社会化媒体上发布帖子及推文时，应该尽可能加上图像，这样利于引起人们注意并记住相关信息。

这些方法的时间选择也是一项非常重要的策略。设法选择恰当的时间进行沟通——最好是紧在潜在客户可能对你的产品/服务产生需求之前或之后。一般来说，人们在上午更易于接受新想法。尽量避开周一与周五，因为此时人通常没有多少闲暇时间或多余精力。至于社会化媒体的帖子与推文，你应该分析相关站点的数据，以确定自己的跟随者/粉丝什么时候会参与进来、你的接触率/到达率是多少，之后再确认哪些天与什么时间与你的项

目相关度最高。这是决定如何资金与时间投入时非常实用的方法。

专业能力曝光是另一种创造性营销技巧，有助于向专业人士推销。如果想推销自己，那么就先推销你的服务。这种推销形式可能是在会议上演讲、发言。撰写一篇博文，分享你对自己的事业或工作的热爱之情以及与人分享这份激情的意愿。所发表文章应该描述领域内的专业知识与技能，这样会对提升个人或项目的声誉。搭建人脉关系也是在专业人士中寻找营销线索时行之有效的做法。充分利用每次机会多接触人、多认识人。每次接触都是营销，指不定在什么时候就会从某些方面发现新线索，也说不准在什么时候就会与现有客户形成更加稳固的关系。

重新评估营销计划

现在已是万事俱备。在实施营销计划之前，需要重新评估该计划，以确认相关数据是否仍然正确，竞争者是否发生了什么重大变更，内部或外部因素是否出现了什么变动。确认完成该计划所需各项资源已经到位（人员、资金、技术等）。确保所有人都会满怀热情地、全身心地投入到该计划之中。确认在该计划实施期间，应该为哪些事项准备好哪些资源。

评估过程

完整的营销方案必须包括营销结果评估。绩效监测是未来成功的关键，因为只有这样做你才能确认是否继续执行同一战略，或是否需要根据未来趋势做出某些必要的变更。与前述营销各过程一样，评估过程也需要认真的规划。你应该通过预测来确认需要哪些控制系统以及需要哪些报告。此外，你还需要确认成功评判准则以及相关纠正措施选定准则。你需要为不能达到期望的工作制订应急计划。记住，没用的工作做的再多也是没用！如果你将 Twitter 作为自己主要的社会化媒体平台，但仅有二十位跟随者/粉丝，那么就需要考虑采用能够形成更多参与的其他社会化媒体。确认谁会提供反馈信息，而谁又会需要此类信息。

你需要在该过程中分两大类别进行评估。首先，参照所获得的实际结果评审所预测的活动。原来确认了哪些潜在客户/潜在机会/线索，其中有哪些转化成了新客户？另外，以前的客户使用

行为模式有利于提高绩效吗？你应该进行财务评估，以便参照实现支出评定所做预算。如有可能，你还需要确认投资回报的数量。总之，你需要在评估过程中分析实际情况与期望之间存在哪些偏差以及为什么会出现此类偏差。你需要总结各类评估结果，并确保能将其输入到未来的战略规划过程之中。

计划到重新计划

你认为已经完成计划之时即是重新开始计划之时。营销永无止境，它是一个动态过程，与营销相关的所有事物都是不断变化或有可能发生变化的。威尔·罗杰斯（Will Rogers）曾经说过，"即使你已经走上正确的道路，也不能停下脚步，否则就会被人超过！"你的项目的每个方面都可能会发生变化，竞争环境可能会发生改变，市场本身可能会出现进化，客户满意在每次互动之后也会发生改变。

总结

不管你经营什么业务，都必须有成功的营销。无论你经营的是直升机、固定翼飞机、救护车服务项目，还是机队或车队项目，战略营销都至关重要的。

制订计划时，你必须确保你的计划具备足够的灵活性，能够虑及并适应各类变化。你要着眼于整体，确保自己知道市场究竟需要怎样的最终产品。你还要着手于局部，决定自己需要做什么，怎样有条不紊、齐心协力地实施每个步骤。将社会化媒体融入到战略营销计划的每个方面与层面。为自己完成任务制订时间表，并制订一套进度监控与偏离纠正计划。只有执行到底的并且有足够时间进行最终评审的计划才算得上是好计划。

将重心放在现有客户身上，并努力确保他们满意。这比获取新客户更重要得多。正确的客户能够带来更多的转运量、重复转运以及正向口碑营销。将错误的客户当作营销对象时会浪费很多极其重要的资源、时间与机会。

你做的每件事都是营销，任何事物都可以影响客户。每次互动都是一个影响点——每次转运、每个电话、每封跟进信函、每次共乘、每个社会化媒体帖子、每件促销品，等等。对于客户来说，每次与你互动的感受要么好、要么坏。人与人交往，感知决定一切。影响点是形成客户感知与影响客户行动的必经之处。营销的一切活动归根到底都是互动，因此你的组织中的每个人都必须做到以客户为中心。

培养你自己的与员工的人际交往技能与沟通技能。从客户、社区以及媒体的角度审视自己的项目、人员与组织。你需要知道自己努力的方向以及整个共同努力的方式。

营销箴言

- 充分投入——为营销规划，为规划营销。
- 掌握与竞争者之间的差异。
- 立足现实，保持简单（KISS 原则）。
- 调查市场、把握趋势，不要过度依赖数字。
- 将精力集中在真正的客户身上，也就是放在能向你提出转运请求的人身上。
- 相信你的直觉与本能。
- 充分利用网络向现有与潜在客户、媒体以及所服务的社区传播讯息。
- 注意改善营销过程并把握相关机会。
- 密切注意竞争对手，但要记住，你的头号竞争对手就是你自己以及你的系统。
- 说做就做。
- 不能独断专行。
- 创意营销，智慧营销。
- 大多数营销计划因执行或实施不力而失败。
- 徒劳无功，自会前功尽弃。
- 不要满足于做好，要做到更好、最好或与众不同。
- 通过满意度调查以及一对一沟通获取客户反馈。
- 超过客户预期，细节决定成败。
- 严格遵守预算。
- 你的工作重心是建立客户关系与伙伴关系，而非获得转运业务！
- 培养自己的与员工的人际交往技能。
- 营销的关键在于客户满意！
- 你做的一切事情都是营销！

推荐阅读

1. Cohen WA. *The Marketing Plan*. 5th ed. Hoboken, NJ: John Wiley and Sons, Inc.; 2006.
2. Fey R. *The 200 Minute Marketing System: Tools, Tips and Techniques for the Occasional Marketer*. Havre de Grace, MD: Fey Marketing, Inc.; 1997.
3. Gerson RF. *Writing and Implementing a Marketing*

Plan -- A Guide for Small Business Owners. Menlo Park, CA: Crisp Publications, Inc.; 1991.

4. Goetsch H. *Developing, Implementing and Managing an Effective Marketing Plan.* Chicago, IL: American Marketing Association; Lincolnwood, IL: NTC Publishing; 1994.

5. Gumpert DE. *How to Really Create a Successful Marketing Plan.* Boston MA: Inc. Publishing; 1994.

6. Hiam A. *Marketing for Dummies.* 3rd ed. Hoboken, NJ: Wiley Publishing, Inc.: 2009.

7. Knutson J, Alexander L. *Strategic Planning.* Watertown, MA: American Management Association; 1990.

8. Larkin GA. *12 Simple Steps to a Winning Marketing Plan.* Chicago, IL: Probus Publishing; 1992.

9. White S. *The Complete Idiot's Guide to Marketing,* 2nd ed. New York, NY: Alpha Books; 2003.

10. Godin S. *Unleasing the Ideavirus.* New York, NY: Hyperion; 2001.

11. Gladwell M. *The Tipping Point.* New York, NY: Little Brown; 2000.

12. Mayo Clinic for Social Media. *Bringing the Social Media #Revolution to Health Care.* Lexington, KY: Mayo Foundation for Medical Education and Research; 2012.

13. Kerpen D. *Likeable Social Media: How to Delight Your Customers, Create Irresistible Brand, and Be Generally Amazing on Facebook (And Other Social Networks).* New York, NY: McGraw-Hill; 2011.

14. Smith P. *Lead with a Story: A Guide to Crafting Business Narratives That Captivate, Convince and Inspire.* New York, NY: AMACOM Books; 2012.

25. 急救医疗服务机构管理人员需要掌握的财务概念

Craig Yale

引言

与地面医疗转运相比,航空医学转运服务标价要高出很多。在此类项目发展的初期,医院通常会主动承担很多费用,并借此扩大自己的患者来源区,变相降低重症监护收纳,并在社区营销时树立良好形象,但是现在已经没有足够的收入来弥补由此造成的赤字了。与以往相比,现在更需要急救医疗服务机构管理人员能够了解航空医学转运项目所面临的各类财务问题,并且能够以专业的方式与组织的决策者探讨财务事务。

无论你承认与否,钱都是企业生存的根基。在是否开展某个项目的问题上,组织内掌控着资金流向的人拥有着与其职务不相称的决定权。熟练使用财务语言、准确理解财务部门的各项措施,能够让你有更大的机会来影响这些人的决策。

本章在论述时将会结合大量实例,包括各类医院项目以及其他医院相关问题(如日常管理费用、结算部门、间接收入等)。从历史上看,该行业起源于医院主导型空中急救医疗服务。从医疗转运项目的数量上来看,这种医院主导型或由个别医院/医疗服务联盟设立/发起的项目在 2013 年就已经不再是最常见的经营模式了。根据 2005 年航空医学转运会议上的一份报告,在所有的医疗专用直升机项目中,约有 68% 是由个别医院或医疗服务联盟设立/发起的,但是现在的统计数字却反映出了一种相反的态势。近年来,由"独立供应商"(independent provider,IP)或"可选交付模型"(alternative delivery model,ADM)项目运营的直升机数量迅速、大幅增加。在过去的 20 年里,仅出现了几个由医院设立/发起的项目。在同一时期,很多项目都已停运、转让、外包,或转型为可选交付模型项目(即由医院提供医务人员,但业务归运营方所有),或采用了由上述转型方式演变出的某种混合运营方式。

无论是医院主导型项目,还是可选交付模型或独立供应商项目,或是由政府设立/发起的项目,都存在经营风险。运营的底线通常都是"不赚钱,就不派遣!"。

实例:

- 一个医院主导型项目,运营还算成功,但未曾重视过空运医疗代收账户。十八年之后,该医院才认识到这个问题——项目被竞争者吞并。
- 一个拥有较高运量的典型医院空运项目,确认空运服务实际代收低于预期——项目停运。
- 两个备受瞩目的、医院主导型大型项目合并为一个医疗服务联盟,系统生成的财务结果显示一切正常。但一次计算机故障却导致数十万美元账款再也无法收回了——更换总监,项目最终也被出售给独立供应商。
- 一个成功运营的医院主导型项目新购置了一架较大的直升机。一位新来的管理人员在重审了财务报表,发现项目财务报表中存在未能反映出的重大成本——飞机与项目均被出售。
- 一个由政府发起的项目减少了税收收入。独立供应商开始进入该区域提供服务——项目停运。
- 一个独立供应商的空运基地减少了运量,付款人更多地转为了美国老年人医疗保险计划——停运。
- 一个医院主导型项目能够提供多种服务并拥有很高运量。该医院意识到,该空运项目导致他们的医院收治了更多的支付能力较差的患者,从而为一家竞争医院提供了免费支持——项目停运。

这些实例有什么共同点?从本质上看,他们都在及时确认潜在经济挑战并作出相应调整方面存在某种失误。当医院管理人员、政府官员或公司主管发现存在失误时,通常已无法挽回局面,项目失败不可避免。我们的任务不是患者护理,而是要成为注册会计师(certified public account,CPA)。但是,保持项目健康与患者护理非常相似,为了发现疑点并诊断问题,你必须先掌握各类体征与症状。与所有学习过程一样,在接下来的内容中会先介绍基本理论与概念,虽然看起来与要解决的问题不存在明显的相关性,但是不掌握这些内容,你就不可能对潜在"病症"产生怀疑,进而导致你的"患者"(项目)死亡。

无论是医院主导型项目、医疗服务联盟发起的项目、政府发起的项目,还是独立供应商项目,其空中/地面医疗转运业务通常都会采用相同的财务概念。虽然这些项目在公司架构、可用资源、日常运营流程等方面可能会有所区别,但是在涉及财务时,所采用的管理形式、流程与内容都大体相同。

基础知识

虽然经常采用神秘的缩写形式,如 EBIDA(利息、折旧及摊销前收入)、GAAP(《一般公认会计原则》)、ROI(投资回报率)等,但是财务工作却跟加减乘除一样简单。掌握基本的分数、比率、百分比及图表之后,就能够解读、描述与项目相关的重要财务信息。过去,完成此类工作时需要一支铅笔、一个计算器以及足够的耐心。但现在,我们使用计算机电子表格,可以大幅简化工作量。

对于急救医疗服务机构管理人员来说,熟练使用 Excel 是应该首先掌握的一项财务技能。大多数财务部门都能使用 Excel 兼容格式提供各类报告,你可以将此类报告直接导入 Excel。导入之后,你就可以通过数据剖析,深入了解自己的项目,在过去,这些工作可能需要大量财务人员才能完成。此外,你还应该学会使用 Excel 提供的数据透视表(pivot table)与绘图功能。

不要因为怕麻烦而过度简化自己的工作,但是对于财务工作来说,确实有一条捷径——咨询财务老师或专家,让他们帮你掌握财务概念、为你提供建议、帮你计算各类不容易记忆的复杂公式(如净现值公式)。毕竟,这些从事教学或财务工作的专家在专业方面肯定是有过人之处的。

术语与定义

与医学一样,为确保清晰、精确记录、描述各类活动与结果,财务也需要采用自己特有的一套语言与规则,即我们常说的《美国一般公认会计准则》(generally accepted accounting principles,GAAP)。

依照"美国审计准则委员会"(Auditing Standards Board,ASB)准则章节 AU 411 所述定义,"《一般公认会计准则》(GAAP)属于会计术语,包括在特定时段定义公认会计实务所使用的各类会计惯例、准则与程序。GAAP 不仅给出了一般应用所需指导方针,还详细规定了各类实务与程序。此类会计惯例、准则与程序共同构成了财务列报计量标准。"

简而言之,《一般公认会计准则》涉及的是如何正确计量财务活动,即何时计量、披露什么以及如何报告,这些都是针对业务与财务管理过程中出现的各类问题所作出的动态响应。《一般公认会计准则》有很多来源,主要是"美国审计准则委员会"、"美国财务会计准则委员会"等权威机构。如有变动,会通过公告公布,并且可以在支付一定费用的基础上提供相关文件。

审查财务报告之前,你必须掌握一些基本概念。

会计期间

大多数情况下,所需处理的会计期间都是十二个月,即一个会计年度/财务年度(fiscal year,FY)。会计年度可以是任意一个连续的十二个月期间,但一般都会与日历年保持一致。有些业务涉及的独特收支会计事项,如节日大量购物或独特报告要求,可能会以七月至六月或十一月至十月作为会计期间。在此情形下,一般会将会计年度先划分为季度(三个月),再划分为月度。

权责发生制与现金收付实现制

在我们还是孩子的时候其实就已经明白现金收付实现制的概念了。我们去看电影时,会将父母给的钱交给售票员,然后再收取找回的零钱。如果有足够的零钱,我们还能再买些糖果或其他零食。现金进入我们的口袋时,我们会确认收入,在购买东西时,我们会确认费用,然后会确认口袋里的余额来核对购买费用。但这种简单的会计方法在商业实践中却会变得非常繁琐、复杂。

在商业实践中,我们采用权责发生制来消除现金流入与流出组织时所产生的效果,以便更加清晰地确认组织的资产与负债。按照权责发生制,应该在收入发生时确认收入,即使是客户在几个月之后才会实际付账。将销售额进行账项调整、计提坏账准备或退货准备之后,将此类收入确认为公司的资产。同理,应该在负债发生时而不是实际支付时确认费用。

不能将上述会计制度与常说的"成本会计"相混淆。成本会计的目的是确认生产某件产品的实际成本,在为某种产品确定价格时非常有用,即先求出该产品的总成本,再除以该产品的利用次数或销售次数,获得单位成本。

成本与价值

在会计工作中,按历史采购价格确认物品/资产的成本。这意味着即使会计科目的价格不时发生波动,也按照采购时的价格确认资产的成本,无论后续采购价格是否涨落。说明这个问题最好的例子就是散装燃料。燃料箱中还有一些按某个价格购买的燃料,而后又按较高的价格添加了燃料。

价值与成本不同,你能够以不同的方式表示价值。账面价值指你在账簿中所记录的财产价值,表示的是历史成本减去折旧或其他调整之后的价值。折旧属于定期减值,记为物品价值的损耗。需要对某种物品进行折旧时,通常需要按照该物品的期望经济寿命以及《一般公认会计准则》制订折旧计划表。

市场价值指在给定时点出售某物品所能收取的价值。如果某项资产在购买后发生了增值,那么其市场价值就会与账面价值之间出现差异。在会计实践中,可以在出售或再融资时确认此项差异。

审慎原则

会计权责发生制要求我们对收入与费用进行特定的预测。如果我们按特定的价格提供一项患者转运服务,我们知道不是所有患者或其各自的付款人都会按照该价格偿付我们的费用。某些患者可能没有支付能力,而另一些可能就是不想付款。有些保险计划设有最高付款限额(如美国老年人医疗保险计划、美国医疗补助计划),而另一些保险计划则可能会让患者承担部分付款。因此,我们需要根据应收账款的付款人的还款记录与质量来编制档案。在将此项收入确认为资产之前,我们必须首先对此进行相应的调整。依据历史记录对此项收入进行调整时,我们应该按最差预期记账,而不应因过于乐观而多填列。同理,如果在购买某物品时还不知道其费用,或者可能会在未来适用某种折扣,那么就应该按最保守的价格记账,而不是按未来可能出现的更低价格入账。对收入进行正向调整、对费用进行负向调整很容易,反之就很难。

收入与费用

为了深入了解自己的项目,你必须认真评估各类来源、综合考虑各项收入与费用,同时还必须确认自己能够掌控与不能掌控的所有事项。

收入

收入指因项目存在而产生的收益。此项收益可能来源于服务的直接销售(即患者转运)、补贴、赠送、捐助、资助、会员计划等。在审查收入时,必须同时考虑总收入与净收入。总收入指未经调整的价值,而净收入确认的是能够影响可用资金的其他因素。在评估收入时,了解其来源非常重要。如补贴等收入项通常都是可预测的,甚至在整个会计期间都不会变化,而销售收入则会随着销量以及付款人质量而变动。

销售收入由各方就所提供的服务作出的付款承诺组成。美国老年人医疗保险计划(联邦计划)依照一份费用表付账,该费用表须事先根据服务提供所在地进行调整。美国医疗补助计划(由联邦监管的州计划)需要先根据州专项计划确定是否支付,而美国各州的专项计划之间差别都很大。美国老年人医疗保险计划与联邦医疗补助计划都属于强制性的利益分配,不允许你向患者收取超过其报销限额的费用。商业保险公司通常也会支付航空医学转运费用,但会有一定的限制,并且会要求你向患者收取差额。如果你与一家商业保险公司签约,那么你很可能会接受他们按最高限额进行一次性支付补偿。自费表示患者没有其他账单支付来源,需要自己承担全部费用。你应该接受这样一个假设,即自费患者中有很大一部分不会全额支付或完全不会支付自己的账单。

上述各类付款来源适用的支付比率称为"付款人占比"(payor mix)。表25-1为按照付款人占比列出的付款人分类。

表 25-1 付款人占比

付款人	患者人数	付款人占比
美国老年人医疗保险计划	128	33%
美国医疗补助计划	52	13%
商业保险	138	35%
自费患者	65	17%
工伤补偿	8	2%
合计	391	100%

付款人占比会受到你的服务区域经济条件、转运患者类型、收账流程质量的影响。如果某个社区出现很多公司倒闭,那么没有保险的人会更多。如果某个项目涉及相当多的心脏病患者,那么选用美国老年人医疗保险计划的患者就会增多。反之,如果你转运很大比例的新生儿,那么美国医疗补助计

划的比例就会提高。如果你注意到存在很多不明原因的自费患者,那么你的收账实务存在问题了。注意人口统计信息质量、认真追查容易被忽略的付款人,通常能够将自费转化为优质付款来源。实例:将无名氏转为有保险的患者;与没有保险的患者一起看看能否适用机动车保险或屋主保险赔付或其他付款来源;基于实际情况帮助患者获得公共援助资格;或核查是否存在其他潜在的付款责任方。

深入了解自己的付款人占比情况能够让你更恰当地估算销售/转运产生的应收账款。参照历史信息能够让你知道对每类付款人进行多大调整才能达到较为合理的收入期望。此类调整通常包括两大类:契约调整与坏账准备。

契约调整

美国老年人医疗保险计划与医疗补助计划等契约调整的情形包括你必须接受他们的付款并当作全额付款,或你通过契约同意某个付款人在减额的前提下进行一次性付款。限额属于契约调整的一种特殊形式,指的是付款人同意在对账之后,仅按适用于特定时期内特定服务的最高限额付款。此类实例包括《定额摊派协议》(capitation agreement,将在特定时间内享受某种医疗保健资助的一批人摊派给某个医疗机构,无论这些人是否就医,均按某个定额向该医疗机构支付费用),以及"美国老年人医疗保险计划费用报告"为转运服务所规定的"美国老年人医疗保险计划费用限额"(2006年后不再适用)。

坏账准备

从技术上看,坏账属于一种费用或损失,指根据你的估计无法向患者或其他付款人收取的账单部分。

应特别注意间接收入的概念,即组织从项目之外的活动中获取的收入(后面章节中将对此进行详细讨论)。你还应该理解,在讨论财务报表时不用考虑间接收入,除非反映为备抵账户(会计核算所用特殊账户)并且在确认账面利润之前抵回。

费用

建议你按照控制级别将费用划分为多个类别。

直接费用与间接费用

"直接费用"指由你的业务部门直接产生的、不能与其他部门或项目分担的费用。直接费用是最

容易控制的费用,因为此类费用通常都是在你的管控之下。典型的直接费用包括医疗服务器、燃料与工资。

"间接费用"指因你的经营产生的、但通常会与其他部门、场地或项目分担的费用。典型的间接费用包括财务费用、人力资源管理费用、账单开具费用与法律服务费用。由于此类费用都超出的你的掌控范围,因此你几乎不能对此类费用的产生或利用进行影响。此类费用多表现为按照某种比例分摊的成本。超过一个业务项目时,所有业务都需要分担日常管理费用。这部分费用通常与公司治理与管理相关,并且一般会采用独立的成本中心或成本分摊形式。

变动费用与固定费用

"变动费用"指随着产量/运量变化的费用。燃料就是一种变动费用,因为每增加一次患者转运都会增加燃料的用量。

"固定费用"指无论转运多少次患者都会固定产生的费用。典型的固定费用包括场地租金、飞机租金与会员费用。虽然加班时间是个变量,但是应将员工工资与福利视为固定费用。

财务控制措施

财务控制措施指为确保符合组织就合规与报告责任所制订的财务政策而采用的各类管理制度。此类措施包括指定专人负责审批费用报告、指定专人按授权代表组织举债,以及加班审批制度。有鉴于安然(Enron)、泰科(Tyco)、世界通讯(WorldCom)等公司的财务管理不善事件,现在已经开始从全新角度评估各类财务控制措施了。特别是,各上市公司现在必须遵守《萨班斯-奥克斯利法案》(Sarbanes-Oxley,SOX)就因资金管理不善或虚假或不准确报告而向公司高管提出刑事检控,所作出的新规定。

财务报表

一般来说,大多数项目层级的管理人员都应该负责评估两类财务报表,即年度预算与某种形式的利润表,如月度收支表或损益表。但是,全面了解另一种最常用的报表却能够帮你更好地掌握组织财务健康状况与各类促动因素。

资产负债表

我们首先要讨论的财务报表就是资产负债表。在此之前,需要明确与资产负债表相关的几个

概念。

资产

资产指组织所拥有的具有一定价值的有形财产。资产包括根据预期能够收回的、他人拖欠组织的款项。

负债

负债指的是组织以自己的资产为担保向他人作出的付款承诺。特别注意:经营性租赁指公司为使用某种设备而同意按月支付的款项,但是在租约到期之前公司对该设备不享有所有权。因而,应将按月支付的款项视为费用,而不是长期负债。因此,应该仅将所欠的当期租金列为负债,而不是将约定的全部租金列为负债。这种情形有时称为"资产负债表外融资"("表外融资"),是在对业务进行评估时应该掌握的一个要点。这种做法与项目使用非自有飞机的处理方法相似。虽然你与提供飞机的运营商签订了为期五年的合同,但是你只需要按月支付费用,因此,你仅需在会计期间内根据你所拖欠的费用确认负债,而不必将合同价款视为长期负债。

所有者权益(基金结存)

该术语指的是组织的资产与负债之间的差额。

营利性组织采用"所有者权益"来表示这一差额,而非营利性组织则采用"基金结存"来反映,从功能上看,这两种表述没有区别。该账项能够反映一个组织的价值/实力,但其高低取决于组织的类型以及当前经营需要。我们将在后续讨论财务比率时,介绍与所有者权益或基金结存相关的一般经验性法则。

资产负债表的主要特点在于平衡,原因在于"会计恒等"这样一个概念,即:资产=负债+所有者权益(或基金结存)。

在资产负债表的简化示例(表25-2)中,我们能看到,组织的资产列在左侧,并划分为两类:①在当前会计期间可轻易转化为现金的资产,以及②预期寿命超过当前会计期间的固定资产(建筑物与地产等)。注意,固定资产的调整方式为累计折旧。资产负债表的右侧为组织的负债,同样划分为流动负债与长期负债。如前所述,流动负债表示必须在当期支付的负债,而长期负债指的则是在更长周期内支付的债务。计算出资产与负债之后,就可以由资产减去负债确认所有者权益(基金结存)的数值。现在,我们可以将负债加上所有者权益,完成资产负债表右侧的计算。如果计算正确,那么该表格的左侧与右侧应该平衡。

表 25-2　资产负债表简化示例(美元)

空中急救医疗服务公司 资产负债表 201×年 12 月 31 日					
资产			**负债与基金结存**		
流动资产			流动负债		
现金	14 523		应付账款	406 667	
应收账款	1 000 000		应付职工薪酬	33 826	
库存	47 561		流动负债合计		440 492
预付保险费	2500		长期负债		
流动资产合计		1 064 584	银行借入款项	58 200	
固定资产			长期负债合计		58 200
设备	138 240		负债合计		498 692
减:累计折旧	(56 345)				
固定资产合计		81 895	资本		
商誉	20 000		基金结存		667 787
无形资产合计		20 000			
资产合计		1 166 479	负债/资本合计		1 166 479

此外,还有一个无形资产的概念。无形资产包括商誉、商标、专利等没有明确价格、却能够构成组织价值一部分的、并且需要按照《一般公认会计准则》计量的东西。反映在资产负债表中时,通常列在固定资产的下方,最终表现为所有者权益(基金结存)的增加。

那么,这有什么意义?注意,首先,这些是当时为组织财务境况拍摄的快照,能够迅速地告诉你组织是否在恰当地使用各类资源、是否具备面对逆境的财务实力,或者是否存在囤积现金。几个比率有助于做出此类评估。

- **流动比率**:流动资产对流动负债的比率。较为充裕的比率为 1.7~2,即对于每 1 美元的负债,你都拥有可随时用于付账的 1.7~2 美元资金。
- **速动比率**:流动资产减去存货的余额对流动负债的比率。速动比率应该超过 0.8。该比率所考虑的是存货的流动性没有资产那么好,也就是不易于转换为现金。

现金流量表

会计权责发生制在会计事件发生时进行确认,如在销售某件物品时、形成债务时。实际上,我们常常在销售之后不立即收到付款,并且我们通常是在收到发票之后再经过一段时间才支付某笔款项。注意,你必须清楚在给定的任何时点,组织手上是否拥有足以支付账单的现金,以及是否拥有维持经营的现金流。现金流量表能够报告某个会计期间之内的现金来源与使用情况,并且包含用于解释异常情况的附注。

利润表

这是一个通过比较某个会计期间与上一会计期间来评估组织相对绩效的报表。该报表能够让你了解组织的发展趋势,例如,组织的账面利润(净收入)是否会随着账面收入(销售收入)变动。如果为"否",那么就应该核实组织能够控制自己的成本,或者能否恰当管理自己的应收账款。

应特别注意收入调整:不同的组织会选择不同的方式反映此类调整。例如,某个组织会选择按常规收费向美国老年人医疗保险计划开账单,之后再按收费与美国老年人医疗保险计划限额之间的契约差额调整收入。而另一个组织则可能会在开账单时就做出调整,并且仅将开账单的数额(经调整数额)确认为收入。非营利性组织通常将坏账作为对收入的调整,而营利性组织通常将坏账当作费用。但在任何情形下,账面利润都是相同的。

年度预算

我们再花些时间讨论一下年度预算。预算是根据目标为下一会计年度编制的一份书面计划。我们能够根据预算计划评估财务绩效、监控各类成本。

预算分为两大类:资本预算与经营预算。

"资本"用于表示期望寿命大于会计年度且价值会超过组织认定数额的科目。此外,还可以根据会计准则与美国国税局准则来确认哪些是资本性支出。资本科目可以折旧,并按一定的折旧率反映在经营预算中。

"经营预算"属于某个会计年度的计划,包含在该年度发生的各类财务要素。此类要素通常都按明细列出。经营预算可细分为:

- 收入,包括销售及其他收入来源
- 费用,包括薪资、福利与经营费用
- 贡献,包括承担组织直接费用之后追加的资产
- 分配
- 利润(损失)

预算能够帮助急救医疗服务机构管理人员掌握下一类财务报表:月度损益表或收支报表。无论采用哪种格式,在本质上都是更加详细的利润表。从以下示例中可以看出,所采用的格式与预算部分所讨论的表格极为相似,并且提供了月度与年初至今的比较,能够让你根据预算来判断项目的绩效。

审核月度报表之后,你还应该准备好编制一份差异报告,以供上级审核。找出任何不合乎情理的地方。核实是否存在重大的运量变化或收入调整。较大的费用差异通常都源于采购的时间安排(如协会年费)。注意各类编码错误及其他会计错误。最重要的就是做到诚实与坦率。你对项目动态的把握是建立互信的基础。

表25-3　利润表

空中急救医疗服务公司
利润表
截至当年12月31日

	201X 年	201Y 年	201Z 年
收入(销售)	6 724 567	5 945 237	5 134 565
契约调整	2 016 123	1 782 469	1 539 417
净收入(净销售)	4 708 444	4 162 768	3 595 148
费用			
经营费用	2 343 666	2 167 323	2 202 785
日常费用与管理经费	480 000	475 000	478 000
折旧与摊销	13 800	12 345	11 564
坏账费用	692 325	653 976	564 802
经营费用合计	3 529 791	3 308 644	3 257 151
经营收入	1 167 903	864 674	348 547
利息费用	(10 750)	10 550	10 550
税前收入	1 157 153	875 224	359 097
收入所得税	0	0	0
净收入	1 157 153	875 224	359 097

(附注为本财务报表不可分割的一部分)

表25-4　月度收支报告

空中急救医疗服务公司
月度收支表
201X 年6月

	6月实际	6月预算	差异	年初至今实际	年初至今预算	差异
患者收入	478 000	480 000	−0.4%	3 126 245	2 880 000	8.6%
其他经营收入(医疗)	58 000	62 000	−6.5%	345 020	372 000	−7.3%
其他经营收入(非医疗)	10 000	10 000	0.0%	60 000	60 000	0.0%
收入契约调整	(167 300)	(168 000)	−0.4%	(1 094 186)	(1 008 000)	8.6%
收入合计	378 700	384 000	−1.4%	2 437 079	2 304 000	5.8%
管理人员薪资-基本	7083	7083	0.0%	40 250	42 500	5.3%
专业人员薪资-基本	41 115	38 958	−5.5%	245 237	233 750	−4.9%
职员薪资-基本	2018	2253	10.4%	12 095	13 520	10.5%
专业人员薪资-奖金	1268	1135	−11.7%	7210	6810	−5.9%
专业人员薪资-加班费	3545	2727	−30.0%	20 789	16 363	−27.1%
职员薪资-加班费	68	158	56.9%	745	946	21.3%
福利-所有	12 554	12 074	−4.0%	74 396	72 443	−2.7%

续表

	6月实际	6月预算	差异	年初至今实际	年初至今预算	差异
薪资费用合计	67 651	64 389	−5.1%	400 722	386 331	−3.7%
坏账	57 360	57 600	0.4%	375 149	345 600	−8.6%
咨询费-非指定	0	1318	100.0%	3500	7908	55.7%
PCHSD 交通工具-外部-派遣	9500	9500	0.0%	57 000	57 000	0.0%
PCHSD 交通工具-外部-杂项	3000	3000	0.0%	18 000	18 000	0.0%
PCHSD 交通工具-外部-航空	108 325	110 500	2.0%	735 250	663 000	−10.9%
设备租金-非指定	80	50	−60.0%	410	300	−36.7%
维修-设备	256	664	61.4%	3220	3984	19.2%
广告	2800	2500	−12.0%	12 545	15 000	16.4%
氧气及其他气体	302	298	−1.3%	1862	1788	−4.1%
会议与差旅	230	1000	77.0%	8257	6000	−37.6%
预订与订购	0	42	100.0%	363	252	−44.0%
公共设施-电话	1526	1495	−2.1%	8878	8970	1.0%
邮资与交付	72	50	−44.0%	325	300	−8.3%
折旧与摊销	1150	1150	0.0%	6900	6900	0.0%
会费与许可费	4800	500	−860.0%	4800	3000	−60.0%
非薪资费用合计	189 401	189 667	0.1%	1 236 459	1 138 002	−8.7%
费用合计	257 052	254 056	−1.2%	1 637 181	1 524 333	−7.4%
分配前净贡献	121 648	129 944	−6.4%	799 898	779 667	2.6%
分配	40 000	40 000	0.0%	240 000	240 000	0.0%
净边际贡献	81 648	89 944	9.2%	559 898	539 667	−3.7%

过去、现在与未来

能够理解上述内容还不够，我们要学以致用。我们的最终目的是实现项目的延续与生存。正如 Paul Harvey 所说，"那么现在该听听接下来的故事了。"

初期激励因素

与医疗保健产业内很多部门一样，我们的行业也是在实施医疗费报销之后才开始产生的。只要患者还有支付账单的手段，那么服务就多多益善。转诊医疗为你扩大服务范围提供了一个非常好的机会，而接纳的患者多为危重患者，这样就会形成大笔大笔的医疗费。如果医院想要赚钱，他们提高费率就可以。当医院提高费率时，保险公司能做的也只能是提高自己的费率。

之后，在八十年代中期，美国国会决定开始改变这种局面。美国老年人医疗保险计划从增量预付制度（平均分配一年内美国老年人医疗保险计划患者的所有保险费用）转变为"诊断相关分组"（diagnostic related groups，DRGs）制度。诊断相关分组指的是将医院收治的原因分成多个组别，之后再确定为每个组别提供医疗护理的平均成本。如果单纯性肺炎的平均医疗护理费用为 4000 美元，那么"美国医疗保健筹资委员会"（Health Care Financing Committee，HCFA）——也就是现在的"美国老年人医疗保险计划与医疗补助计划管理中心"（Centers for Medicare & MedicaidServices，CMS）——就应该为此类患者支付同等数额的医疗费。这种制度的问题在于该平均值不能确认给定年份内，部分医院因诊治数量变动而产生的高于其他医院的诊治成本。按照诊断相关分组的支付标准，小医院无力负担同等的医疗护理，而大医院的成本却已低于该平均值了。

受到这种报销形式的激励，大医院愿意尽可能多地收治患者。而空中救护飞机项目则恰恰提供了一份合意的患者名单——更多地收治危重患者。八十年代初期的一项研究表明，航空医学费用与住院费用的平均比例为十比一，差距就在于通过空运收治。

由于存在数额可观的住院费报销、航空医学项目为创伤中心认定所带来的强大政治优势以及"飞翔的广告牌"所带来的巨大营销价值，大多数医院系统都不会在意航空医学项目的成本，为的就是"赔本赚吆喝"。但是，这种赔本动辄几百万美元，这就显得不正常了。

规则改变

在 20 世纪 90 年代中期，美国医疗保健服务供应发生了巨大的变化，即我们通常所说的医疗改革，但真正改革的是医疗保健报销制度与交付管理制度。无论美国国会提出怎样的立法，这些改革压力都是持续存在的。各保险公司会持续合并，以增加自己对于赔偿范围与内容的决定权。大多数公司，包括政府津贴计划，都力图与服务供应商分担或向服务供应商转嫁风险。其表现形式包括预付、按日付费以及完全按人头付费的医保计划。此类计划的目的就是要降低医疗服务的使用率并鼓励发展疾病预防项目。

这样会刺激各医院拒收患者并减少资本密集型服务。由于危重患者仍然存在，所以各医院开始力求专注于某些特定的专业领域，以避免与同一服务区域内其他医疗机构提供同类服务。保险行业将此类专业领域称为"分拆专业"。保险公司会根据统计期望使用率，留出一部分被保险人缴纳的保险费，并让给区域内特定专业服务供应商。剩余的部分用于与本地的服务供应商签约，让该供应商负责患者护理。在实践中，这种做法一方面会为专业医疗提供了市场保障，另一方面又施加了一种限制，即只有保持护理成本低于所收到的固定报销时才能获利。

如果某个医院在某个区域内拥有大量的分拆专业并且拥有多个运营场所，那么该医院还是能够通过直接控制空中或地面医疗转运服务而获得差异化优势。窍门就是如何按最低可能成本来平衡医疗护理与转运服务。对于航空医学转运行业来说，这就要求我们必须尽量找到成本效益最高的方法来提供服务。我们需要找到分散运力、降低过多管理费用的方法，并尽量找到更多的参与者来分担项目的固定成本。

航空医学转运的机会

美国很多医疗转运项目都不能生产合理的直接投资。如前所述，各医院会通过患者转运能力、医院愿景符合性以及形成市场诉求等无形资产，来证明医疗转运项目存在的正当性、合理性。在新的经营范式下，这些理由越来越站不住脚，因此各医院将来也不得不严肃对待此类服务供应所产生的成本。

医疗转运项目并非注定获得低回报。问题产生的原因在于市场稀释、日常管理费用重叠、患者转运账单开具实践的独有特性以及个别项目不能达到实现规模效益的关键规模。

由于美国人口持续增长且呈现老龄化，这对于负担沉重的医疗保健系统来说无异于雪上加霜，但却为一定区域范围内的航空医学转运项目提供了契机。

既需要提供更高水平的医疗服务，又需要尽可能降低服务成本，这些压力不仅推动了医院的合并，还促进了心脏、神经、创伤、烧伤、肿瘤与新生儿等专科治疗中心的形成。

医疗保健行业内的合并意味着医疗设施会越来越少。这种趋势会增加医院之间的转诊需求，即从一级医院转往某个指定的管理式医疗系统内的、技术更加先进的二级与三级医疗护理中心。同时，为尽量控制成本，属于该医疗系统的患者在该医疗系统地理区域之外患病或受伤时，也会被转送回该医疗系统。这种合并为那些能够对区域与全国范围内需求作出快速反应的服务供应商提供了非常好的机会。

预测未来

截至 2013 年,美国《患者保护与平价医疗法案》(Patient Protection and Affordable Care Act, PPACA,即通常所说的"奥巴马医改方案")的很多效果还属于未知的。每天都有新的披露、改革与解释。我们很难确定航空医学救护是否是一项基本的健康福利。我们不能确定哪些医保交易能够用作确认常规操作的准则。一般来说,我们可以假设,很大一部分没有医疗保险的患者现在已经有了一种支付手段,这是一件好事。但是,如果代价是降低相当数量的有保险患者的报销数额,那么最终结果也好不到哪儿去。

各个责任医疗组织(Accountable Care Organization, ACO)也会让问题变得更加复杂。美国老年人医疗保险计划与医疗补助计划管理中心(CMS)将责任医疗组织定义为"同意对纳入传统的按服务收费项目的(美国老年人医疗保险计划)受益人承担医疗质量、医疗成本与全面护理责任的医疗保健服务提供者组织"。由于变动因素太多,很难预测此类组织会对个别转运项目产生怎样的影响。但在任何情形下,你都必须关注此类组织在你的区域内的发展趋势,进而决定有没有必要加入此类组织或成为他们的服务供应商。

好消息是基本原则仍然适用。由于我们的大部分经营成本都是固定成本,因此转运成本与运量成反比。你应该想办法提高自己的利用率、降低成本,以客户为中心,确保自己能够收到应得费用,这样就会让你在未来几年的生存竞争中占据最佳位置。

财务生存能力

继续,我很感兴趣,现在做什么?做好准备。未雨绸缪,防患于未然。先行一步,在遇到无路可走的局面之前,先让你的项目具备财务生存能力。

服务成本

提供此项服务会付出哪些成本?多数医院会为项目提供直接费用月度会计报告。认真了解该报告,并提前准备修正可能存在的任何错误或错误编码。明确报告中的每项日常管理费用分配(财务、人力资源、公共设施、治理、行政等)。有时不会在部门级别报告,但是这些管理费用仍然是实际存在的成本,需要将其确认为业务经营成本的一部分。

有些医院会按照成本百分比分摊日常管理费用。对于航空医学项目来说,这种做法存在很大的问题,即你的成本中有很大一部分来源于航空服务运营商合同,而日常管理费用则不能直接适用于该领域。实际上,你的运营商收费已经包含了他们所承担的项目管理成本,因此事实上,这种做法导致了对项目收取了两倍以上的日常管理费用。

医院极少会在部门层级分摊空间与公共设施收费。但你应该知道在当地市场上占用同等空间需要多少费用。

确认付款

你确实地获得了哪些付款?你每月都应该获得一份收入报告,其中应列明各类收费、付款人占比、契约差额与坏账。你可以根据这些信息确定你创造的哪些收入能够抵消你的费用。

但遗憾的是,大多数医院的会计程序都不会按单项收费列出付款明细。因此,你看到的契约账项与坏账账项仅能按付款人反映医院的整体绩效。几乎在所有分类下,空运项目的实际收款比例都会与费用分摊比例有所不同。有些付款人的转运限额非常低,而有些商业保险公司会 100% 支付直升机转运费,但会按一定折扣计算账单中的住院费。

确认所获得的实际付款时,最好的方法就是针对项目转运的患者获取典型的医保报销说明(explanation of benefits, EOB)样本。根据这些信息整理好资料之后,你就可以参照自己的费用更好好了解自己的整体绩效了。

拒绝赔付

谁会担心拒绝付款?航空医学报销独有的特点就是大多数索赔都会以评审的形式而自动告终。付款人通常会就医疗必要性或最恰当转运形式问题而否认航空医学账目。此外,付款人还可能会要求提供附加信息,在申请及等待此类信息时,他们不会付款。

这些障碍或中断会拖慢付款流程,并且还需要大量的时间来作出回应。由于与住院账目相比,这些账单中的款项显得很少,因此医疗结算部门不愿意将资源用于尽量收取这些账款。

如果很少有人出于处理拒绝赔付而烦劳项目

主管或医疗主任，那么肯定是在某些环节上出现了问题。你经常会听别人告诉你没有什么拒绝赔付的情形。但是你必须警惕：这些账目可能已经编码了，并且在发生时就被人忽略或忘记了，最终会由于时间过于久远而被一笔勾销。

付款人接洽

在付款或合同商谈期间考虑到你的航空医学转运项目了吗？

为了吸引更多的付款患者，各医院会为自己的服务提供一定的价格折扣。各保险公司为获得更为有利的合同条款，会鼓励（或者在很多情形下会引导）自己的被保险人优先选择某个医院。医生也会参与与保险公司的签约过程，并且通常会被要求仅将患者引入参加保险计划的医院。因此，各医院出于利益最大化之目的，会尽量多地参与能够为自己的医生提供更多特权的医疗质量计划，以期吸引更多的专科医生及其患者。你必须知道，医院收治的大多数患者并非急诊收治，因此医生能够指引他们优先选择某个医院。

所签订的合同通常会采用下列三种医保项目形式中的一种。

1. 折扣——按服务计费。采用这种医保项目形式时，保险公司会通过谈判，在服务常规收费的基础上获得一定百分比的折扣。医院通常会在某些方面提供百分之六到百分之十的折扣。当利用率未知或不可预测，或当预期运量不高时，这种形式较为有利。由于是根据所提供的服务计收付款，因此医院的风险较低。

2. 按日计费。这种形式的合同会考虑按日计收固定费用。当某个医院会收治大量的与某个付款人签约的患者时，该医院会按照此类患者的日均护理成本以及合理的利润（回报）确定一个费率。这种形式的医保项目也能获利，因为从较长周期来看，医院会在危重患者与非危重患者收治人数上达到某种平衡。保险公司也很喜欢这种医保项目形式，因为这样可以限制他们所承担的风险，并且可以根据历史数据以及被保险人的保险使用率估算来预测自己的风险暴露程度。

3. 按人数计费。按人数计费（按人头付费）是各医院分担服务风险时所采用的完全不同的形式。签订按人数计费的合同时，医院会承担指定数量被保险人的相关风险，并按年度收取固定费用，因此需要通过管理使用率来产生年财务回报。仅在医院有足以预测使用率的运量且能够很好地了解运营成本时，这种合同才会有利。

4. 涉及政府医保项目时，上述三种形式都可能采用，但大多数项目都以固定限额为基础，按成本的一定百分比报销，并且可能会采用预付或后付方案。

美国医疗保健制度中让人悲哀的地方在于希望那些没有任何保险的人全额支付服务费。

很多情况下，转运项目会混杂在医院与付款人达成的各类协议之中。如果医院同意为服务费提供30%的折扣，那么你的账单也会自动按该折扣核算。如果医院同意采用按日计费制度，即医院对每位患者每天的护理收取一定费用，在这种情形下，你不能增加患者转运收入。在签订按人数计费的协议时，医院已经收到了费用补偿，而会将转运项目视为对既有收入的一种消耗。

有些院方的洽谈人对于从基础协议中拆分出医疗转运项目具备非常丰富的经验。在洽谈阶段拆分是件非常有利的事，但是你还需确认在实践过程中是否真的做到了拆分。有时，即使已将直升机项目从合同中分离出来，但是负责软件与账单开具的工作人员还是会将你的收费混杂到医院系统之中，并按给定的折扣率开具账单。

积极主动

那么，你能做些什么呢？在整个过程中积极行动，占据主动。与你的医院系统的保险洽谈人商谈，确保他/她了解与你的项目相关的各项实际成本。促使洽谈人将你的项目从整个医院合同中分离出来，并视为一种特殊的拆分或范围外协议。

谈判要点：

- 保险公司极少会将业务谈判的注意力放在你的项目上。
- 通常在某个市场区域内仅有有限的几家医疗转运服务供应商。
- 你的服务对象通常都是区域内其他医院已经收治的患者。
- 如果没有显著的运量提升，你的费用都是固定的，因此不适用按服务收费情形下的折扣。
- 你的付款人群体大部分都是使用固定拨款的政府部门，因此形成的固定费用限额会低于服务提供成本。
- 你几乎不能拒绝提供服务。如果有，也是在到达指定地点后发现存在医疗必要性问题时才能提出拒绝。你仅能按诚信原则或出于善意提供护理，不能因按照投保人的要求提供服务而蒙受损失或承受不公平对待。

你可以从哪些方面获得好处？

- 及时付款——仅限在开具发票后30日之内付款才给予一定折扣。这样会迫使保险公司加快评审流程。
- 如果保险公司纠结于医疗必要性问题，那么就坚持让他们在索赔评审后支付一部分账单（通常为50%）。在评审结束时，双方应同意按50%计收全额费用，之后由保险公司付款，或者你再寻求第三方仲裁。由败诉方承担仲裁费用。
- 保险公司可能会有权将你列为他们的优选服务供应商，并授予你一定的优先取舍权，即你可以优先决定是否接受该保险公司被保险人的医院间转运任务。

你有哪些谈判优势点？

- 除非与政府部门谈判，否则你有权选择是否参与某个保险公司的医保项目。
- 在不参与医保合同的情形下，可由患者或其供养方向你承担服务费用支付责任。
- 坚持你的立场，并鼓动投保人联系承保人、要求承保人付款。
- 你可能还需要派遣几个被保险人去收账，但最终目的是让保险公司决定谈判。

部门组织的谈判对于大多数保险公司来说都比较陌生，可能会经过一定时间才能接受。随着政府医保项目报销不断减少、没有医保的人数不断增长，社会期望你能够提供更多的慈善或福利，因此你还应该确保你的资助/发起机构能够从你的收入中获得回报。

何时付款

需要多长时间才能获得付款？部门级别收到的大多数报告都不能反映账龄。由于存在契约差额分摊，同时你的大部分账单仍未收取，因此你会得出一个非常神奇的账款回收率。从提供服务到账单支付需要经过一定的周期，通常都会是几个月。你确认你的项目的平均付款天数或应收账款周转天数（days of sales outstanding, DSO），并与医院的同类数据进行比较。这样你就能够确认你的组织在实现你的项目报销方面的效率。经过一段时间，很多账目都会因超过账龄而一笔勾销。为避免发生此类损失，你需要尽力采取措施减少收账时间，并将重点放在较为拖延的账目以及拒绝付款的账目上。另外，你还应该知道，由于入院前账单开具与账款收取的复杂特性，与住院账款相比，你的收账时间会更长。你需要找到最佳击球点。不要在坏账上花费太多时间。不要将坏账列入收账范围，将精力主要放在良好账目上。反之，过快地确认坏账，实际上会放弃很多钱。你的底线应该为超过医院收账天数40~60天，或有时会增加至100天。

很多项目还会遇到自费带来的问题。运转时会遇到很多只有自费这一条可确认付费途径的患者。其中很多情形属于在收治患者时缺乏相关信息。如果你的医院将账单分开，那么就会产生一套独立的医疗转运账目，从而也不会再根据有关其他付款人的新信息进行对账了。

获得重视

项目因其贡献获得过好评吗？急救医疗转运项目能够为关联机构带来很多有形与无形收益。在证明自己的项目价值时，最好是让无形物有形化。

很明显，你的项目的一个优点就是能够在社区内为你的医院树立起一个可见的形象，即一直致力于提供先进护理与技术的形象。你的组织每年会为一块轮转式广告牌（广告公司会根据协议将你的广告从一个广告牌迁移到另一个覆盖率更高的广告牌）支付50 000~100 000美元，甚至更高。你的可视性更好，并且能够频繁出现在新闻中，能够随时证明你的组织对社区的投入。

项目能够提供帮助的另一个方面就是市场提升与保护。得知你的患者来自哪个区域之后，再与医院正常收治的范围进行比较。无论是哪里，只要你的转运人数超过了医院的正常收治人数，那就能说明你在该区域的转诊事务中扮演着重要的角色。

现在我们花些时间来讨论一下间接收入。如前所述，间接收入指的是组织因项目存在而获得的、由项目之外的活动所产生的收入，如医院仅能通过项目完成的患者接收、后续住院治疗、康复治疗、门诊治疗、长期跟进等。评估某个项目时，必须先理解这些事件的相关效应。这些事件都会与费用产生关联，但是收入与费用所形成的利润，对组织来说就是由项目间接提供的新收入。也就是说，其他部门对收入的作用已经列出了，但是你的账面利润中却不会反映出你创造的收入。

节省资金

需要在哪里节省项目成本？查看一下运力问题。各个项目提供的覆盖范围都会超过服务范围几个小时。提供24/7覆盖成本非常高，因此诀窍在于最大化生产力与减少冗余。如果你拥有一个地面急救护理业务单元，那么就需要通过评估确认，自有运营还是外包给当地救护车服务机构能够获得更高利润。可以考虑将通讯中心外包。找机会与医院内的其他部门分担营销费用。评估自己的飞机是否具有较高成本效益、是否能够与你的使命达到最佳契合。还有多种全新配置能够让你通过费用较低的小型飞机提供护理服务。

如果你的主要经营场所早就已经没有燃料了，可以考虑一下。回收期通常是很短的时间。到时候再加上飞机小时费、燃油附加费、机场建设费以及发动机损耗导致的停机，回收期可能还不到一年。

显然，你需要找到存在浪费的地方。医疗用品与设备的库存费用可能会非常高。确立一套准时订购制度，以减少库存以及过期医疗用品所造成的浪费。与周转速度更快的其他部门共同制订一套循环利用政策，以确保在到期前用掉库存医疗用品。与你的信息服务人员一起查验。转运项目还有一项不必要的支出，就是通信设备。与近几年采用的解决方案相比，由优秀的顾问设计的接入方式能够节省大量的费用。

协调员工的加班时间。我常在项目成本报告中见到的最大支出之一就是加班费。员工人数有限时，协调员工的离职及假期与培训一样重要。认真考虑设置一个临时性的职位，以补充此类人手紧缺时期，包括因雇用与培训所造成的人员短缺。在清闲时期，考虑让空勤人员倒班。采用医院传统的倒班制度时，容易导致一位空勤人员在加班，而另一个空勤人员却在带薪休息。

提高收入

我们如何提高收入？确保你的费率能够反映业务经营成本。记住，如果你做得足够好，你还是能够收到50%左右的账单的。航空医学服务协会（Association of Air Medical Services，AAMS）与Ernst & Young在处理协商费用明细表期间所做的一项研究表明，1998年的平均飞行成本为3806美元（由于存在未捕捉到的数据，该数值偏低）。在接受该数据的情况下，按50%账款回收率计算，你的平均收费必须为7612美元才能达到收支持平！不要忘了，这只是1998年的数据。你需要通过设计收费结构来最大化费用报销。美国老年人医疗保险计划与医疗补助计划管理中心（CMS）的费用明细表仅确认基础费率以及搭载行程。最终，你还会发现你的收费要高于美国老年人医疗保险计划在你的区域适用的最高限额。不能因为美国老年人医疗保险计划仅确认基础费率与搭载行程，你就仅限于收取同类费用。有些付款人还会让你详细列出费用项。你可以仅按基础收费收取单项费用，但是你在向美国老年人医疗保险计划以及美国医疗补助计划管理机构开具账单时，还是需要列出不允许收取的费用。

你需要理解价格上涨的效应。因为即使你增加了一百美元的收费，你也不要期望净收入也能提高一百美元。美国老年人医疗保险计划与医疗补助计划采用的是固定报销标准，你提高了费率，穷人仍旧没有付款的钱。实际上，如果能看到任何收费增长了25%，那都是天上掉馅饼。因为你的契约差额与坏账是以历史数据为依据的，每次价格上涨后所报告的收入都是值得怀疑的。

收回别人欠你的钱。我曾经在美国参与过多个航空医学转运项目的审计。当我们开始工作时，大多数项目都认为他们的账款回收率达到了50%~60%。实际上没有一个项目能达到。医保报销说明抽样调查表明，该数字应该在10%~40%之间。患者转运账单开具与医院常规做法完全不同，需要特别注意。对于大多数医院来说，空运项目账单数额还不到所处理的总账目的千分之五。你可以考虑由外包收账服务机构处理你的账目。收账的成本通常较低，而且你还会看到数十万美元的回流，大幅增加你的收入。

分担成本

谁还能分担运力/经营能力成本呢？当你的员工需要在医院帮助其他部门解决问题时，你就应该找机会与这些部门分担人力成本。

当他们能够决定空运患者的最终去处时，可以考虑与其他医院达成协议。另一种选项就是让他们成为享受固定年费的会员或发起人。记住，如果没有这些协议，他们可以在不支付任何成本的情况下从空运项目中获得好处。

看看有没有可能与竞争项目联手。想想能否共享临时员工、通讯中心与培训资源。在一个城市,两个竞争项目正在考虑轮班负责晚九至朝九的时段,这样可以将各自的人员需求有效降低 25%。

总结

为了让项目适应未来,需要做些什么呢? 你能够做的最重要的一件事就是了解项目的真实财务状况。让你的成本与收入机会相一致。找出所有可能的经费来源。恰当设计收费结构,以便充分利用美国老年人医疗保险计划费用明细表。从地域的角度思考。能够为更大范围内的客户提供服务并且能够作为付款人单一供应源的项目,肯定会在未来找到自己的竞争优势。

其实,你在财务上不必事无巨细、亲力亲为,就能管理好自己的项目。

推荐阅读

1. Anthony R. *Essentials of Accounting.* Reading, MA: Addison-Wesley Publishing; 1993.
2. Berman H, Kukla S, and Weeks L. *The Financial Management of Hospital*s. Ann Arbor, MI: Health Administration Press; 1992.
3. Merrill Lynch, Pierce, Fenner & Smith. *How to Read a Financial Report.* USA: Merrill Lynch, Pierce, Fenner & Smith; 1984.
4. Rao R. *Financial Management, Concepts and Applications.* New York: MacMillan Publishing; 1992.
5. Auditing Standards Board (ASB), AU 411.
6. Bragg SM. *The Ultimate Accountants' Reference: Including GAAP, IRS & SEC Regulations, Leases, and More.* Hoboken, NJ: John Wiley; 2005.
7. Jeter DC, Chaney PK. *Advanced Accounting,* 2nd Ed. Wiley; 2003.

26. 采购流程：飞机与航空服务采购

Christine M. Zalar, BSN, MA

引言

空中与地面医疗转运服务机构（Medical Transportation Services, MTS）在正常运营过程中会采购大量物品与服务。一般来说，在获取飞机（购买或租赁）与签署航空服务协议时，由于涉及较高的成本与较为复杂的条款，因此会采用更加正式的采购流程。本章的主要目的是对采购流程进行概括性说明，同时还会介绍确定采购流程与期望结果时所需考虑的主要问题。虽然本章讨论的是如何飞机与航空服务采购，但总体原则也同样适用于购买或租用地面救护车或签署地面救护车服务协议。

采购流程

可通过两大类采购流程采购飞机与/或航空服务：独家供应谈判或竞争性采购流程。还有很多由这两种基本方法组成的混合方法，以反映买方的政策、程序，或者在多数情形下，反映州或地方法律要求。在政府采购流程中，通常会将独家供应谈判归类为"非竞争性采购"，但是采购流程没有本质区别：都是向单一——家供应商求取报价。对于政府采购流程来说，通常还有两种变体，分别用于选择最低报价（竞争性招标采购）与选择最佳报价（竞争性议价采购）。无论采用哪种流程，最重要的是确立采购流程的近期与目的并为飞机或航空服务制订功能与技术规范。但不能过于强调详细规范与结果的重要性。

启动飞机或航空服务采购流程之前，必须先解决几个重要要素。首先，识别并确认采购流程所要达到的近期与目的。采购流程属于法规要求吗？出于什么原因更换现有飞机或航空服务运营商？已经作出了选择，采购流程仅是为了让该选择生效，是这样吗？该流程是否仅为了询价？这些问题有助于确定所需采用的采购流程类型以及具体实施形式与期望结果。

有效的采购流程能够达到与空运项目、飞机销售商或航空服务机构相关的目标。很多人会觉得采购流程的价值在于能够获得竞争性投标（如最低

报价），同样，完善的采购流程也能够让独家供应议价采购获得相同的结果。最重要的是，界定分明的采购流程能够让双方充分表达各自的期望，因此，是否能够获得"最好的交易"并不取决于参与采购流程的投标人的数量。

需要采用下述步骤有条不紊地实施采购流程：

- 定义需求。
- 识别并确认财务参数。
- 设立采购咨询委员会。
- 确定绩效期望。
- 定义功能与技术规范。
- 签发《解决方案征求书/投标邀请书》（request for proposal, RFP）
- 评估响应解决方案。
- 采购谈判、签署最终协议。
- 最终验收之前进行产品/服务检查/评审。
- 评价采购流程。

记住，采购流程的目的是促使所选飞机与航空服务能够在安全、运营绩效与财务方面支持项目的临床任务、患者护理目标以及长期生存能力。采购流程的目标是促进航空医学项目安全、高效运营。因此，必须按照你的独特的航空运营环境、临床任务要求以及财务资源来定制采购流程。

定义需求

项目管理人员必须准备飞机或航空服务商业案例，然后在此基础上再根据临床任务、航空运营环境、项目运营要求以及财务资源来确定需求。飞机与/或航空服务采购必须是实现组织战略商业计划中特定目标时的必然结果。只有这样才能确保就采购结果达成一致或找到共同基础。

定义需求看似简单，实际上等你将所有关键参与人都聚在一起时，才会发现存在各种各样的期望。由于期望不同，因此采购流程中最重要的步骤是就需求与结果达成一致——从核心要求中分离出欲望，利用可用资源满足核心要求，以及客观地识别、确认飞机与航空服务采购所需潜在资源。

26. 采购流程：飞机与航空服务采购

确认财务参数

在编制《解决方案征求书》时，必须先确定为满足合同要求所能提供的财务资源。《解决方案征求书》的内容应该包括项目在飞机与航空服务采购方面的成熟程度、专业水平以及项目在遵守采购流程方面的诚意。因此，你必须知道项目能够承担什么，并据此编制与项目财务能力相一致的技术与绩效要求。

最好是能够给出项目的价格或成本限制。如果其中一项目标是以最合理的成本提供最高质量的服务或产品，那么就应该告诉投标人，并在整个解决方案评估流程中坚持这一原则。采用这种方法时必须多加注意，因为如果最佳解决方案的价格高于承担能力，那么项目就需要通过谈判来降低质量或服务要求。

采购流程的特异性越高，解决方案与预算的匹配程度就越高。比如，在《解决方案征求书》中注明为采购一架直升机拨款 400 万美元。在这种情形下，生产厂商能够按照项目所要求的技术与功能绩效规范评估自己的产品，并且如果预算拨款与飞机及设备要求或服务水平要求不相称，投标人也会提供有意义的反馈。

设立多学科采购咨询委员会

组织一个小型委员会，从始至终参与采购流程。该委员会仅承担咨询任务，最终决定权归执行或管理小组所有。为防止委员会与最终决策人之间发生脱节，采购流程必须经过特殊设计以纳入决策人的支持。为此，可以指定管理人员、财务管理人员、转运团队成员（包括医疗主任）以及航空事务管理人员作为"采购咨询委员会"（Procurement Advisory Committee，PAC）成员。采购咨询委员会的成员必须为具备空运项目管理、财务与运营方面知识的人员。考虑到采购过程中通常都会披露敏感的投标人信息，因此该团队应该由管理人员与监管人员组成。由于项目的航空事务代表可能会受到投标结果的影响（如受雇于投标人的公司），因此需要采用外部航空资源。

应该为分派到采购咨询委员会的人员提供有关所需时间投入的建议。采购咨询委员会是一个主动工作团队，需要每个人集中注意力解决每个复杂的问题，这样才能保持所必需的工作连续性。因此，要求委员会的每名成员都能审阅大量信息并按计划参加每次会议。委员会主席需要起到推进作用，促使整个团队将精力集中在任务与客观事实上，并针对事实而非传闻或意见展开讨论。

委员会的主要目标：

- 尽量收集信息，并整理成有用的调查结果与建议，进而为决策人采取行动提供支持。
- 担任采购流程的监工，确保能够实现采购的短期与目的。
- 参与起草《解决方案征求书》的绩效基准与规范，审查并评估投标人推荐的方案，并就所选投标人的优势、劣势以及对空运项目的潜在贡献，为管理团队提供建议。

必须参与到采购咨询委员会工作流程的关键人员包括项目的采购代理人（如适用）与法律顾问。建议在签发《解决方案征求书》之前就让这些关键人员参与到采购流程之中，因为他们能够在合规方面为采购流程提供指导，并且还需要直接参与最终的合同签署。

确定绩效期望

绩效规范都来源于主要的行业与管制性标准以及项目内部期望。例如，在涉及飞机购买或租赁的采购过程中，必须明确项目的临床任务与转运团队，并要求所有飞机投标都能满足或超过任务概述中所规定的各项要求。表 26-1 所列为某个直升机任务概述的节选。

在涉及航空管理服务与人员采购的合同中，需要规定很多绩效期望，如飞行员与机械师的最低资格要求、初期与定期培训、安全管理系统、检修执行与监管方式（计划与非计划检修停飞时间）以及飞行员培训等飞机停飞事件等。此外，还需要规定每天都有一架 24 小时待命的飞机以及相关服务水平的期望偏差。另外，绩效规范还应该包括备用飞机可达性/启用便利性、最低保险要求条款，以及保密与竞业禁止等明确空运项目与服务供应商之间关系的一般条款。

确定功能与技术规范

功能规范与技术规范之间存在着直接关联。功能要求描述的是就飞机应该如何工作或空运服务运营商应该提供哪些服务所提出的个人观点。例如，一项功能规范可能是飞机必须能够承接高海拔山区的空运任务，并且在搭载一名飞行员与两名

表 26-1　直升机任务概述节选

直升机性能概述——夏季			
1. 在上述计算中,所用飞机重量应为(基本机型+所需与所推荐的工厂预装选项+配套设备)。 2. 所采用的人员体重:转运团队成员平均 91kg(200lb);一名飞行员 102kg(225lb);一位患者 91kg(200lb)。 3. 所有计算均基于 VFR 操作——操作条件为 88 度 OAT,80% 湿度。 4. 新生儿空运时,早产婴儿保育箱重量为 91kg(200lb)。 5. 所有空运都按 SPVFR 操作。			
	两名空勤人员 与一位患者	两名空勤人员与 早产婴儿保育箱	三名空勤人员 与一位患者
无燃料补给最长可能单程飞行距离	海里:	海里:	海里:
完成任务时可用飞行时间(如燃料储备)	分钟:	分钟:	分钟:

转运团队成员的情况下,将一名患者从山区安全地转运至位于山谷中的医院。之后再将各功能规范转换为详细的技术规范。如上例,相应的技术规范应该明确各类技术项,如密度高度操作要求、无燃料补给续航要求、无地面效应悬停性能等。技术规范还应包括成本。

再回到选用哪种采购流程的问题上——如果两家或多家生产厂商或空运服务运营商都能达到所述技术规范,则采用竞争性采购流程。如果仅有一家生产厂商能够满足要求,则采用独家供应谈判采购流程。

编制与签发《解决方案征求书》

无论选择哪种采购流程,都应该按照一定的格式签发《解决方案征求书》(Request for Proposal,RFP),以向投标人正式说明项目的目的、目标、期望绩效参数,并同时为项目与管理人员提供相关信息。编制《解决方案征求书》各类规范、设计与实施可量化的/客观的解决方案评审方法,以及通过《解决方案征求书》将投标人解决方案转换为以绩效为中心的协议是采购流程的主要元素与结果。

通过《解决方案征求书》将绩效规范与技术规范告知投标人。例如,用于采购飞机的《解决方案征求书》应该将下述各方面形成绩效与技术规范:

- 飞机生产历史,包括安全记录
- 飞机性能相关功能与限制
- 发动机性能相关功能与限制
- 标准与可选设备与相关重量

- 飞行员与机械师工厂培训
- 生产厂商维修支持与质保
- 飞机"目视飞行规则"(VFR)与"仪表飞行规则"(IFR)运行概述
- 临床配置
- 财务参数,包括历史转售价值、残值、飞机零部件、运力装置
- 机身与发动机小时功率计划
- 维护与零部件协议

必须注意,内部医疗设备、成套航空电子设备、飞机涂层等可以向飞机生产厂商购买,也可以直接向二级装配中心购买,因此可能需要准备两套《解决方案征求书》。最好是在选定特定飞机之后就作出飞机装配相关决策。因此,虽然飞机的《解决方案征求书》中包含内部医疗设备与成套航空电子设备征询,但应预留与外部公司进行装配谈判的选项。如果单独采购内部医疗设备与成套航空电子设备,则必须将此类元件的采购协议、喷涂协议以及飞机采购/租赁协议密切联系在一起,以确保连续性、一致性与明确的供应商责任划分,特别是符合飞机整体空载重量要求。

《解决方案征求书》必须经过特别设计,以确保投标人能够作出标准响应,进而为解决方案的评估与评分提供便利。完善的《解决方案征求书》还能为采购/租赁协议的准备与签署提供恰当的平台。应该在《解决方案征求书》为投标人提供一份目录,以列明每个章节需要解决的问题与事项。指定响应解决方案格式能够减少评审流程工作量,便于按特定章节比较投标人响应,并且可减少不相干信息

的数量。表 26-2 所列为适用于空运服务运营商的航空服务采购目录示例。表 26-3 所列为在《解决方案征求书》一个章节规定的对应内容。

表 26-2　空运服务运营商《解决方案征求书》目录示例

1. 介绍
   a. 空运服务运营商组织架构描述
2. 空运服务运营商资质
   a. 航空医学转运经验
   b. 公司管理团队
   c. 关键人员
   d. 航空安全记录
   e. 安全管理系统
   f. 公司资源
   g. 运营实力与优势
3. 航空运营绩效
   a. 人员
   b. 培训计划
   c. 初级类飞机经验
4. 飞机与设备
   a. 陆空两用飞机（如适用）
   b. 备用飞机
   c. 维修计划
   d. 设备库存
5. 航空质量管理
6. 保险
7. 报价单
8. 空运服务运营商机密信息
   a. 航空保险历史
   b. 财务实力、经审计财务报表

表 26-3　直升机空运服务运营商《解决方案征求书》内容示例

空运服务运营商资质：航空医学转运经验

- 解决方案提出人必须提供文件证明其具备直升机航空医学转运服务运营经验，并注明过去 5 年内年度航空医学转运飞行小时数。
- 解决方案提出人必须提供自己的航空医学转运项目客户名单，包括过去与当前所有项目，并注明项目起止时间。
- 解决方案提出人必须列出过去三年内未能续签的所有合同，并注明合同终止原因。
- 解决方案提出人必须提供文件证明其具备《美国联邦航空管理局规则：第 135 部分》所述目视飞行规则（VFR）直升机操作资质以及适用于本《解决方案征求书》所述初级类飞机操作资质。

可设置资格预审阶段，以识别、确认能够满足符合项目需求的生产厂商或服务供应商；同时还能确认各公司在履约与合规方面的历史、财务资源以及合约承诺等。

项目应该指定专人负责就采购流程与各投标人进行沟通，以确保所有投标人都能收到同样的信息，避免向某个投标人提供有利条件或"内部消息"。特别是在现有服务供应商也参与投标时，更应该采用这种安排。必须以书面形式与潜在投标人进行通信，并应确保能够对《解决方案征求书》进行修改，以加入后续确认的新条款或相关信息。

应该在《解决方案征求书》中列明时间框架，并要求各方严格遵守。仅因为一方延误而推延整个解决方案提交与评审流程确实是件令人沮丧的事。但如果发生了此类延误，那么流程推延的时间应以投标价格保持有效为准。

《解决方案征求书》中应包含一份时间表，并为投标人预留恰当的时间，确保他们在提交解决方案之前有足够的时间进行评审与问题澄清。无论采用标前会议还是书面答疑，均应就相关疑问为收到《解决方案征求书》的投标人提供补充信息。

无论是采购飞机还是航空管理服务，均应自收到《解决方案征求书》之日起，为投标人预留至少 45 天时间，用于准备书面响应。如果需要邀请两个或三个排名靠前的投标人参加项目现场参观或会谈，或者需要实地考察投标人的经营场所，那么就应该在《解决方案征求书》的总时间表中大概列出相应日期。最后，时间表中还必须为空运项目预留执行内部流程所需时间，包括财务委员会、执行委员会与/或董事会管理委员会评审采购委员会所提交的建议。时间表中还应该预留合同谈判所需时间。表 26-4 所列为时间表示例。

应根据预期服务启动日期与/或飞机交付日期，确定合同授予/签署日期，以预留恰当的前置时间。如果时间表整体延后，并导致合同签署日期距离服务启动日期或飞机交付日期过近，则可能会因"赶时间"而增加空运项目的误差容许量。因此，必须准备应急计划！

评估响应解决方案

应依照《解决方案征求书》所规定的绩效规定与技术规范评估每个解决方案。随后，采购咨询委员会也应该采用同等规范执行评审与推荐流程。

较为高效的解决方案评估方法就是将《解决方

表 26-4　竞争性采购时间表示例

第 1 天	起草《解决方案征求书》,并分发给甄选委员会成员
第 7 天	召开甄选委员会会议,就《解决方案征求书》草案征集意见,审核投标人所提交的资格预审文件(约三小时)
第 14 天	通过电子邮件将《解决方案征求书》发送给通过资格预审的投标人
第 21 天	由甄选委员会成员编制评估准则
第 21 天	确定投标人就《解决方案征求书》提出疑问的截止日期
第 25 天	通过电子邮件发送答疑/澄清以及《解决方案征求书》补遗文件
第 50 天	接收投标人发送的电子或纸质响应解决方案
第 52 天	将投标人解决方案以及评估工具分发给甄选委员会
第 60 天	现场会,并讨论、评估根据《解决方案征求书》所推荐的解决方案(约六小时)
第 70 天	通知投标人;为法律顾问提供简报
第 77 天	甄选委员会与入围投标人现场会(约六小时)
第 84 天	将甄选委员会建议发送给管理人员/高级管理人员
第 90 天	与选定投标人召开电话会议,沟通谈判意图。将中标人就《解决方案征求书》所提出的解决方案提交给法律顾问
第 92 天	与法律顾问起草合同评审文件
第 98 天	将合同发送给投标人
第 103 天	项目指定谈判小组与空运服务运营商召开谈判会议。首次会议为项目现场会(约六小时)。其余会议可采取远程会议形式
第 110 天	敲定合同
第 180 天	为中标人确定生效/开工日期(签署《意向书》后满 90 日)

案征求书》所述规定与规范作为基准。首先,采用按章节评审的方式,将每个解决方案与基准进行比较,再与其他投标人进行比较。这种方法便于按照《解决方案征求书》主要类目确认最佳响应解决方案。

必须在采购咨询委员会收到所推荐的解决方案之前,敲定所需评估与评分工具。该工具应该能够为解决方案评审提供指导,将每个解决方案的内容联系至《解决方案征求书》所述绩效与技术规范,确认需要由采购咨询委员会讨论的问题或需要由投标人作出澄清的问题。

评估工具相关基准所采用的权重因数或数值需要与实际应用一致,并且必须反映采购流程的目的与目标。例如,如果以价格为优先考虑的因素,则必须为所提供的报价设置至少 50% 的权重点数或数值。表 26-5 所列为评分工具示例。

收到所推荐的解决方案后,采购咨询委员会需要利用一周左右的时间进行个人评审与分析。一周后,召开采购咨询委员会工作会议,对各解决方案进行讨论、评估与评分。采购咨询委员会通过本次会议选定两家投标人,再要求他们提供澄清信息。

议价采购

《解决方案征求书》与中标人选择的最终目的是签署对双方均具约束力的合同。绩效合同的总体目标就是列明项目的期望与航空/运营服务要求,以确保中标公司能够在整个协议期始终能够满足此类期望与要求。应该在绩效合同中明确规定发包方与承包方的期望。此外,双方还需要就表现欠佳与违约纠正能力以及提前终止或违约等事件进行深入沟通。确保绩效合同条款的公平性与可强制执行性的关键在于以《解决方案征求书》、中标公司所推荐的书面解决方案以及双方在合同谈判过程中确认的结果为基础。

以绩效为中心的合同,其目的在于以书面形式记录双方就生产要素与绩效水平所达成的约定。空运项目以及服务供应商或生产厂商能够对此类要素进行持续监测。

最终验收前对飞机进行整体检查/评审

采购飞机时,所设计的飞机采购时间表中应该包括飞机在制订期检查与完工检查。此类检查应在飞机最终验收之前完成,并应由具备一定资格的

表 26-5　空运服务运营商评估工具示例

类目	准则	基准**	*非加权	**加权值
解决方案提出人最低要求	过去 3 年至少承接过一个 IFR 项目		合格/不合格*	
	无 FAA 证书相关诉讼		合格/不合格	
	无破产备案		合格/不合格	
组织描述	竞业禁止、保密		合格/不合格	
	员工保留历史	人员离职(管理人员、飞行员、机械师)<10%		0-1-2
所推荐的初级类飞机	描述完整		合格/不合格	
	飞机性能与功能	双发动机直升机		0-1-2
	飞机重量、航程、燃料	无燃料补给续航 402km(250 英里),且可剩余 30 分钟燃料		0-1-2
	飞机照明		合格/不合格	
	飞机视野		合格/不合格	
	急救医疗服务配置/内部医疗设备	3 个空勤座位,2 位患者护理能力		0-1-2
	患者搭载	2 位患者运力,易于搭载		0-1-2
	当前与过去所用飞机		合格/不合格	
	所提供的草图、照片		合格/不合格	

* 合格/不合格:评定为不合格时,应给出原因与意见
**加权值:达到基准=1;低于基准=0;高于基准=2

航空技术专家执行。此类事先计划能够确保及时完成各项必要的修正,进而确保按时交付飞机。但不推荐频繁地进行飞机检查,否则买方可能会被迫接受不完全符合采购协议的飞机。购买房屋时可以采用"不符合约定事项表"要求建筑商进行整改,但飞机或飞机内部装备却与此不同,在交付后,其制造商不太可能及时做出纠正。

评价采购流程

　　确认、衡量采购流程结果,并与既定目的与目标进行比较。向投标人征求反馈,在解散采购咨询委员会之前,与该委员会一起编制事后情况说明文件。此类措施有利于改善下次采购,还可以在处理未中标人索赔或投诉时用作证明。所推荐的每套解决方案及其完整评估所用工具,均应自签订合同之时起,保存至少一年。

总结

　　本章旨在为采购/租赁飞机时与/或签署航空服务协议时所作知情决策提供一套基本框架。飞机采购决策通常会涉及至少十年的承诺,而航空服务供应商的选择决策也会持续至少三年或更长时间。飞机与航空服务会占用 60% 以上的空运项目运营费用,因此,相关决策也会涉及长期财务承诺。成功的采购流程有助于签署以绩效为中心的合同,并且有利于确立后续运营绩效与合同履行监测系统。

27. 航空医学和急救护理转运的商业模式

Denise Treadwell, MSN
Kevin Hutton, MD
Jonathan Collier

引言

航空医学转运行业的建立完全基于共同的主题和计划框架。首个反映出这种共同纽带的行业协会被相应地命名为 ASHBEAMS, 即美国医院主导型紧急航空医学服务协会。

自那时起, 航空医学行业已经发展为几种商业模式, 每种模式都受到其区域、竞争和财务的影响。在建立一种新的经营模式时, 或在评估市场内能够影响现有经营模式的变化时, 医疗主任应该重点关注患者、组织和社区的整体最佳结果(有时可能会发生冲突的优先事项)。

本章将对建立结构框架的基础进行较为详细的综述, 但并非面面俱到, 目的是满足特定的市场需求。

商业历史和模式

现代美国航空医学转运业起源于 20 世纪 60 年代后期(例如 1969 年成立的 Samaritan Air Evac 项目), 当时的项目配备了专门用于航空医学的固定翼飞机和直升机, 飞机上还配备了训练有素的转运团队。在 20 世纪 70、80 年代, 该业务在全美迅速拓展, 结构基本一致; 这些项目均为医院主导型, 此类型被人们视为是这些赞助医院在的服务和竞争方面的优势。

医院主导型模式目前仍然占据市场主导地位, 已经发展成为传统模式或医院主导型服务(HBS), 本章将对此进行深入讨论。在 20 世纪 90 年代, 这些业务开始不断发生变化, 反传统模式引导排他性竞争, 此类项目开始填补市场空白。

从 21 世纪初开始, 非医院主导型的航空医学项目大幅度地扩大了农村社区的服务范围, 针对农村地区的飞机转运团队也与日俱增。这些非传统的卫星基地, 最近被称为社区主导型服务(CBS), 对航空医学行业、机型和人员都有非常大的影响。

航空医学项目模式包括传统/HBS 模式、非传统/CBS 模式和非传统混合/替代交付模式三种不同的模式。每种模式都具有适合不同情况的特定优势, 并能够影响特定需求。

传统/HBS 商业模式

共同结构

传统模式的结构建立主要基于医疗机构与提供固定翼飞机、直升机或二者皆有的服务运营商之间的合同关系。这种关系的关键要素包括以下几点:

1. 选择运营商
2. 明确任务内容
3. 确认飞机和设备情况
4. 为飞行员和维修人员制订相关经验和培训要求
5. 规定人员配备情况
6. 制订绩效标准, 包括如果不符合标准所采取的惩罚措施
7. 制订保护双方利益的赔偿和其他法律文件
8. 制订合规性文件, 包括患者保密性和联邦隐私保护要求(1996 年《健康保险携带和责任法案》(HIPAA), 全民医疗服务(NHS)临床管理等)
9. 确认设施情况:直升机停机坪、燃料系统、飞机库和任何一方提供的固定翼飞机和其他资产
10. 补充服务, 包括费用和限制条款的增加
11. 明确任何一方提供的其他服务

这种模式的共同结构涉及医院机构, 医院机构除提供医疗指导之外, 还负责聘用医务人员和项目主管。航空运营商(也称为"供应商")负责聘用其员工为医院主导型项目提供服务, 除了项目运营所需的维修和航空人员外, 项目也需要为飞机运营商提供补充服务。

这种机构的商业模式的主要好处有如下几点:

27. 航空医学和急救护理转运的商业模式

1. 加强对医院主导型项目的控制和指导,不存在飞机和航空保险相关的风险。

2. 承包机构决定所提供的服务和服务领域,以发挥其在专业服务方面的优势并为自身和合作机构提供备用床位。

3. 飞机相当于承包机构的广告牌或公开标志物。

4. 如果运营商没有达到绩效目标,合同允许更换供应商。

影响这种商业模式的负面问题包括以下几点:

1. 医院主导型项目一般无法快速适应市场变化,包括扩大运营范围,满足患者转诊模式和转运需求,为卫生系统提供支持。

2. 定价选择有限,因为这些服务通常是通过医院的安排/合同和既定的付款人关系,来收取费用。随着交易量减少,HBS 项目如果想要通过提高定价以弥补交易量减少的话,其选择将非常有限。

3. HBS 模式还往往倾向于使用大型双引擎飞机,这种飞机的运行成本要比 CBS 运营中经常使用的单引擎飞机昂贵得多。

4. 具有 FAA 第 135 部分证书的供应商合作伙伴、飞行员和机械师的选择有限。由于重大收购,近年来,航空医学业务现在仅掌握在极少数供应商手中。

这种模式的成本通常包括随着飞行小时或维修小时变化的基本月费。

多年来,传统模式是美国开展航空医学转运的主要方式,现在约占行业的 50%。尽管传统模式的支配地位有所下降,但在许多社区,该模式仍然是最优的,有时甚至是唯一的选择。这种模式直接影响到医院和医疗系统。根据上文列出的 11 个要素,可以对传统模式有详细的了解,医院和医疗系统需要尽可能有效地为周围社区及其客户群提供航空医学转运服务。

传统模式的变化形式

传统的航空医学业务模式一直以来都能够适应多种情况,能够全面地满足提供医疗赞助机构、航空运营商和服务社区的需求。以下每种情况都符合供应商和医疗赞助机构参与的传统模式;然而,每一种变化形式也都对经营有正面和负面的影响。

项目所有权

传统航空医学转运模式的形式根据项目的赞助方或"所有权"而发生变化。最常见的变化形式包括由单一医院、多家医院、医疗服务联盟、公共机构或军方赞助的项目。

单一医院所有权

许多传统的航空医学业务由一个医疗赞助机构所有和运营。由单一医院管理的航空医学项目更容易与机构的目标、目的和框架协调一致。通常情况下,飞行项目将成为机构的核心,并且可以从现有的企业会计报告系统(费用和收入)、采购、营销等中获益。高级管理层的报告结构一般是通过指定的医院管理人员,这些人员可以通过各级向单一的医院董事会报告。

医院和航空医学项目的单一管理机构可以使重大决策的制订变得更加容易,如项目拓展、飞机采购或增添新设施(例如现场机库或空中加油能力)。在竞争激烈的地区,经营自己的航空医学项目的医院在拓展公益、外展、扶助和指纹识别等方面业务上发挥着越来越大的优势。相反地,单一医院所有项目的责任、费用和航空医学项目的可行性集中在唯一的管理者——医院身上。

多医院系统

多医院系统是由一家起协调作用的公司控制的、多家医院组成的医疗保健系统,该系统对航空医学项目具有所有权,既包括单一医院所有制的所有优势,也消除了许多负面因素。

多医院所有项目提高了系统在统筹的医院网络中留住病患的能力。换句话说,医院系统可以通过统筹各个医院多样化的能力,从而更加高效且经济地提供服务,而不是集中或重复每个医院的程序和能力。医院系统真正成为一个能力强大的全面服务机构,能够吸引来自农村社区、转诊机构和内部医院的患者,同时保留这些患者所有的潜在程序。

这种形式能够分散风险、分担责任和费用。这也与本章后面部分讨论的患者转运中心概念相契合。

医疗服务联盟

医疗服务联盟(多个医院组织或多医院控制机构)运营的航空医学项目通常是基于一个地区的航空医学服务的基本需求建立的。在某些情况下,医疗服务联盟的成员由相互竞争的医院组成,该项目可能会通过相互竞争的航空医学项目合并产生。

医疗服务联盟能够集中资源,注重培训,提供医疗指导并对航空医学运营进行管理。这种形式有利于分摊项目的费用、风险和责任,也会在管理机构之间平等地分配项目的整体利益。医疗服务联盟提供自动转诊和客户储备;医疗服务联盟协议采取的机制通常能够保护每个医院利益。

一般来说,医疗服务联盟的代表将成立航空医学项目的理事会或董事会。通常会编写章程,详细说明如何协调融资,由哪个医疗服务联盟成员提供哪些资源(例如医疗指导、办公场所、采购等等)。医疗服务联盟项目必须认真考虑相关反垄断和企业共谋的风险。

私人救护车公司

传统的私人地面救护车公司已经在全美范围内的一些服务地区扩展了其服务,包括直升机和/或固定翼转运。这些项目可以在本章将要讨论的任何财务安排下运营。在某些情况下,附加服务可能会填补邻近地区没有航空医学服务的空白。在其他情况下,私人提供者可以将服务用作额外资源或增加其竞争力。

公用项目

公用项目可以替代传统运营商。此类航空医学项目通常由执法部门或消防部门负责,承担着项目执行、技术救援或消防等关键角色的额外责任。这些两用的项目一般由政府实体运营,并经常与供应商签订航空服务合同。在这种模式下,所有的费用和风险都依赖于政府实体和民间税基。然而,一些公用医疗直升机与 HBS、CBS 和混合项目相同,依据联邦航空局(FAA)第 135 部分规定运营,并且能够为患者(或保险)提供服务。如果不能,则按照公共飞机运行规则(PAO)运行,不能开发票。

FAA 对 PAO 的监督有限,民航认证和安全监督规定不适用于这种运营。但是,PAO 必须遵守适用于国家空域系统(NAS)所有飞机的一般飞机操作规则。与第 135 部分规定相比,PAO 在天气限值、驾驶员培训、维护要求等方面可能有不同的要求。此外,PAO 飞机不需要遵守 FAA 于 2013 年 2 月发布的关于第 135 部分直升机的规定(请参阅与 FAA 有关的第 66 章)。

这些组织的主要作用通常不是进行航空医学转运。在某些情况下,随着私人航空医学服务提供者进入传统的公用区域,共用项目最初是作为一家主要的航空医学服务提供商来开展服务的。在许多州,公用项目的作用正在减弱,或者任务内容正在发生变化,例如新泽西州、马里兰州和亚利桑那州。但在其他州和地区,两用飞机继续使用甚至继续发展。2013 年,《航空医学服务地图集和数据库》确定了 38 家使用直升机进行急救医疗服务(EMS)以及火警工作的公共服务机构,大多数位于佛罗里达州、马里兰州、新泽西州、纽约州和加利福尼亚州。

军事

在美国一些地区,军方历来在缺乏民用救护车的地方担任二级航空医学机构。安全和交通军事援助(MAST)是国防部、转运部和卫生、教育和福利部的合作项目。MAST 提供军用直升机救护车来转运患者,处理民事医疗紧急事件。这种援助仅限于军事部队经常派往的地区,且只有在不妨碍执行军事任务的情况下才予以提供。随着美国农村民用航空医学服务的增加,MAST 项目已经停止、很少或不再继续运营。美国海岸警卫队在服务匮乏的沿海地区提供类似支援,属于他们维护美国海上利益的职责范围内。

MAST 项目旨在补充当地的紧急医疗服务体系的不足,这个作用已经大大减弱了。由军事机构服务的 Iners. 社区已经采取了相关规定,即如果任务可以由民间组织完成,那么在调用 MAST 或当地的军事服务之前,该组织必须拒绝任务(国防指令编号 4500.09E)。

财务替代方案

航空医学转运服务早期,医院和航空运营商之间最常见的财务安排是"交钥匙"合同。医院提供医务人员、专业责任保险、医疗设备和用品以及通信人员。反过来,航空公司提供飞机、飞机一般责任险保单、航空人员(飞行员和机械师,以及救援和培训人员的工资和福利)、维修、备用飞机、燃料和保险的每月费用。除了每月费用外,医院还会在每个月的飞行小时内向供应商支付预定的费用。虽然这种"交钥匙"合同仍然存在,但普遍的是将某些方面的费用分给医院负担。最常见的是航空保险,在合同期内每年可能会有很大差异。在很多情况下,保险是直接交给医院的。

典型的医院-供应商合同关系的其他方面也随

着行业的成熟以及所有相关方的经验增加而发生变化。

在前文提到的任何传统模式中,医院可以选择拥有或直接出租他们的飞机,而不是通过航空供应商。在传统的方案中,这种情况需要航空供应商提供航空和维修人员,并为医院拥有的飞机提供保障。通过拥有飞机,医院管理团队获得资产,并通过供应商的安排节省了开销。医院也可以更加直接地控制飞机的使用,特别是如果医院想要更换供应商的时候。机构也可以利用资产折旧作为纳税用途,并有资格获得非营利组织对购买飞机的慈善捐赠。在这种安排下,该组织负责维护成本和费用的增加以及飞机的重置成本风险。医院拥有飞机取决于每个医院或医疗系统的财务依赖性或独立性。医院所有权还需要航空专业知识来管理供应商的维护关系,并确保飞机资产通过维护周期和组件更换保持其价值。

传统模式的另一种变化是供应商/成本加成合同。如前所述,在标准的供应商协议中,医院主导型项目向飞机和航空资源的供应商每月支付费用。在成本加成安排中,该项目需要支付飞机的直接成本和所有航空相关的费用。例如,可以将工资、福利、保险、从门把手到发动机的更换部件、转运费用、救援人员、培训费用等交给医院。可能不收取月费;然而,该项目除了支付部分飞机运营成本外,还需要支付所产生的各项开支。在其他合同中,可能会有每月的管理费用,代替部分运营成本费用。这种关系为项目带来更大的风险,因为成本很可能极端化;然而,如果飞机维护良好并且不需要大量维护和/或维修,整体成本可能会降低。

除上述情况外,赞助机构可以选择拥有自己的航空证书(FAA 第 135 部分),通常会产生非传统项目。许多医院和医疗服务联盟近年来选择了这条路线,这样做更有利于对其项目、人员和资产的运营和财务进行控制。一些尝试过这种方式的项目已经恢复了更传统的供应商关系的变化形式。

选择运营商

整体初始决策包括选择具有所需传统模式或变化形式所必需的经验的运营商。重要的是调查该供应商的现有客户来研究其历史和达到期望的优秀标准的能力。在传统供应商合作之前,应该调查价格之外的多个问题;便宜的并不一定是更好的。所选供应商是否有能力对市场变化作出反应,并对客户计划的需求作出回应?该供应商与其他客户签订的合同的过渡时期是怎样的?有哪些成功案例?除了这些问题之外,调查传统供应商的一个经验证的过程是开发一个请求信息(RFI)来协助决策过程。RFI 过程中需要清楚的重要问题包括:

1. 供应商的风险管理和安全计划有多成功?过去五年内发生的事件或事故有多少?

2. 他们对安全、安全技术、培训和运营控制的承诺是什么?

3. 公司的财务状况如何?

4. 供应商是否有长期合作伙伴的例子?

5. 他们的使命、愿景和核心价值观是否与贵组织的使命、愿景和核心价值观相一致?

6. 他们如何尊重竞争排他领域?

7. 他们是否有可能在未来受到不利的供应商的影响?

8. 他们的核心管理团队的组成和经验如何?

9. 他们是否有专业的全球通讯中心来为您的地区提供服务?

10. 如果他们还开展患者结算服务,他们的患者结算服务是否与贵组织的理念相一致?

明确任务内容、飞机和装备情况

传统航空医学项目和赞助医院的任务决定该项目的患者群体,如成人、小儿科、高危产科、新生儿或围产期患者。此外,项目管理人员应确定是否支持专科型患者转运,包括高危产妇、高危新生儿、脑卒中、心脏、气囊泵患者,或需要其他特殊设备支持的患者,例如体外膜氧合(ECMO)。一些项目可能只选择院间转运,而另一些项目也可以接受现场呼叫。还应评估区域报销经验,以了解项目报销能否维持选定飞机的运营。偿还能力差、低转运量的项目可能无法承担没有医院报销的大型飞机费用。

一旦项目管理人员评估了市场需要、财务需求并确定了任务内容,航空医学项目管理人员就掌握了必要的信息来选择相应的飞机类型(直升机和/或飞机)、特定型号以及适用于任务内容的特定设备。

任务内容和当地市场也将协助项目决定能够使用的支持仪表飞行规则(IFR)的飞机,或严格依靠飞机的目视飞行规则(VFR)决定,如天气、环境条件、成本和竞争优势。

双引擎直升机和单引擎直升机之间的选择基于任务内容和经济性,双引擎直升机的运营成本显著高于单引擎飞机的运营成本。然而，许多新型的双引擎飞机的直接运营成本比一些老式的双引擎飞机的直接运营成本要低。根据报销情况，这个决定将会显著影响项目的成功和财务可行性。

目前，航空医学行业的大多数直升机项目正在使用夜视装置或夜视护目镜（NVD 或 NVG）。这个决定的重要影响因素包括设备、培训和运营成本，以及安全效益和运营商经验。飞机使用的 NVG 非常昂贵，应该将其考虑到购买决策中——除了购买 NVG 设备之外，成本还包括更换飞机以适应内部的照明要求。

将固定翼飞机纳入航空医学项目的决定大大拓展了该项目的服务范围和服务客户的能力。涉及决定使用何种类型的固定翼飞机的问题包括双引擎与单引擎飞机以及涡轮螺旋桨飞机或喷气发动机的能力。

大多数双引擎涡轮固定翼飞机在 927km（500 海里）范围内运行。如果航空医学项目提供超过 927km（500 海里）的定期转运，那么喷气式飞机是最高效的选择。超过 161~241km（100~150 英里）的直升机转运由固定翼飞机提供更节约成本。任务内容对固定翼飞机的选择有极大的影响——您的医院的服务想要到达哪里？吸引多少患者？人口是否分散且居住在农村？例如，不久之前，固定翼现场飞行任务普遍在农村偏远地区，飞机需要使用未经改进的跑道转运患者。即使在今天，在一些服务匮乏的或国内地区，这种做法仍然十分必要，而在一些国际地区更为普遍。国际供应商还必须考虑飞机购买和维护，飞机设备和性能要求（如地方和联邦法规所规定）的进出口要素，以选择最适合项目目标的飞机。通常情况下，地方可能会要求飞机制造商和飞行数据系统为飞机添加或改装已经认可的系统，以便驾驶舱与空中交通管制员之间进行通信。

提供全面整合的患者转运系统的另一个方面是地面救护车转运。在许多传统的项目中，赞助医疗机构引入了急救护理地面转运（CCT）小组，以提供直升机、固定翼和地面患者转运。这些项目组成了所谓的"综合医疗转运方案"。在有固定翼飞机的项目中，地面部分尤为重要，所有的转运都需要从转出机构到机场，从机场到接收机构的地面转运。

在很多情况下，只要与一家地面救护车转运公司签约即可。有些项目认为地面救护车可以不在现场，"根据需要"提供即可。其他项目希望缩短响应时间，因此需要现场救护车。在赞助医疗机构定期要求使用地面救护车的情况下，可能需要寻求由当地救护车提供者或医院自己运营的专用地面救护车的帮助。如果提供者经常使用救护车进行地面专业护理转运，尤其是如果使用性能更高的车辆对服务帮助更大的话，情况尤其如此。

对于航空医学项目中的固定翼飞机和直升机，管理层将需要在计划和非计划维护期间调查供应商的飞机后备能力。您的服务和客户可以接受多久的无后备支援的服务时间？随着许多市场竞争的加剧，即使在计划或不定期的维护期间，也必须满足客户的期望。带有供应商惩罚条款的后备能力已经成为合同规定标准，如果飞机资源被分给多个区域合同使用，或用于支援社区主导型服务，这种做法能够使供应商确保更及时地提供后备飞机。

另一种方法是考虑备用飞机类型——在许多情况下，同一类型的飞机不能立即使用。例如，虽然初级类飞机是双引擎的 IFR 飞机，但是单引擎的 VFR 飞机可能是唯一立即可用的备用服务。另外需要重点关注的是备用飞机的医疗设备能力。项目的初级类能够进行婴儿保育箱或气囊泵的转运，而备用飞机可能无法妥善且安全地保护这种类型的设备。医院主导型项目管理人员需要决定何种飞机类型能够充分支援项目的初级类飞机，同时不会严重限制项目的能力。合同中应明确约定好条款。备用飞机，特别是与初级类飞机不同的飞机类型的使用提高了项目的安全性。飞行员必须有足够的时间来熟练操作两种飞机类型，并将飞行员的经验水平纳入飞行风险分析。客户的期望、当地的天气、竞争激烈的环境和飞机的可用性都是影响备用飞机决策的因素。"运载工具的选择"和"医疗转运飞机的能力"将在本文的单独章节中详细介绍。

建立经验和训练要求

航空医学项目成功的关键是为项目运营选择合适的人员个体或群体。这个重要的选择过程不应该仅限于项目的临床部分；要想取得项目成功，所需的高素质人员包括通讯专家、飞行员、机械师以及其他外部员工或承包商。

医疗转运系统认证委员会（CAMTS）已经为新员工和现有员工建立了经验和资质认证的基准，这些认证已经被整个行业所接受[2]。虽然各个医院可能对航空人员有特殊的经验和培训要求，传统上,运营商有责任为其人员确定这些标准。

除了 CAMTS 规定的经验和背景要求之外,项目管理层建立的价值观和文化将为项目的文化、态度和职业道德定下基调。项目管理部门建立并遵守的价值体系和安全文化的理解和执行程度将决定有关患者、客户和员工服务的成败。

规定员工水平

运营商通常会为项目的航空部分设定最高等级。标准组成是一个直升机项目的四名飞行员和两名机械师。如果飞机上的成员增加,飞行员的比例一般为 4:1,而机械师的比例则可能降低到每机约 1.5 个机械师。如果项目的任务情况包括特殊的考虑,如 IFR 能力或过多的水上操作,那么项目应考虑让两名飞行员参与飞行。然而,这在美国是很少见的,在其他许多国家更为常见。尽管英语被认为是航空中的通用语言,但对于国际化的运营来说,空乘人员需要掌握多种语言。在某些地方,项目的空勤人员中可能需要增加一名会说当地方言的飞行员,以获得进入未经授权机场的进入许可。这项措施,再加上项目有时需要增加两名飞行员,都将大大增加运营成本;但是,为确保项目的长期成功,必须确保人员和患者的安全。

大多数航空医学直升机所使用的空勤人员配置是一名注册护士和一名医护人员,但根据项目的提议和当地监管要求,一些项目也接受对这种人员配置进行更改。对于传统项目来说,空勤人员通常是赞助医疗机构的雇员。在这种情况下,人力资源活动和所有员工的管理责任,包括工资和福利,都是由医院的政策和程序确定的。

赞助医疗机构一般会利用内部资源为空勤人员提供全面的初期培训。通常由保健机构雇用或隶属于保健机构的医生提供医疗指导。临床合规性的所有方面都由赞助组织人员进行监督,包括质量保证或持续的质量改进。

项目管理可以通过相关的在职和继续教育项目来确保能力和技能的维护,这些项目可以在赞助或地方支持的医疗机构内发起或协调。医院主导型或医院附属项目通常比较容易完成。

培训的教学内容应以服务对象人群为重点,并对通信中心质量改进问题和人员绩效的评审结果进行评估;此外,定期培训应着重于年度教育项目,包括飞机安全和压力管理。

项目空勤人员的配置取决于已确定的任务内容,但也可能受到地方法规或国际业务惯例的强制要求。基于任务内容的特定配置一般包括注册护士、护理师、急诊医师或住院医师、主治医师或呼吸治疗师、空勤人员配置与转运中涉及的患者类型、客户要求或期望以及当地认可的或规定的实践模式有密不可分的联系。

对人员的另一个关注点是项目全职和兼职人员的配置。美国的大多数航空医学项目都是由每个学科的三到五名全职员工和每个学科的两到四名兼职员工组成的。医院护士/护士的人数可能是全职和兼职员工的两倍。

兼职人员占多数的航空医学项目应该谨慎行事,因为这种模式会导致缺少实际飞行经验,并且不经意间增加了项目成本。此外,兼职人员会带来人员成本的增加。加班和充分的时间安排主要依靠兼职人员的两个缺点。转诊领域也经常招聘兼职医务人员。通过整合急救医疗服务系统,航空医学项目的飞行量会有所增加。

许多传统的医院主导型项目都选择经营自己的通信中心和员工。通信专家负责项目通信、飞行跟踪、调度以及内部通信中心的许多其他工作。内部运营通讯的项目需要对培训和定期质量保证负责。内部运营和内部员工有助于项目的航空、临床和通信人员之间的直接干预、管理、培训和协调。综合培训作为事故后事故计划(PAIP)的一部分由内部通信中心提供。内部通信中心是传统供应商的运营控制中心,这些供应商根据内部 FAA 第 135 部分认证开展运营。无内部运营飞机的传统项目需要有结合供应商通信中心的 FAA 第 135 部分供应商控制中心。

其他传统的医院主导型项目已经将通信服务外包给已经建立的通信中心,甚至是其他的航空医学项目。这样做的好处是可以与一个既定的、受过充分培训的组织合作,减少建立中心和雇用人员的成本。

绩效标准

与供应商/运营商签订的供应商合同应该具有双方都了解的绩效标准。通常情况下,标准的创建(合同签订)基于飞机可用性、维护停机时间、飞行员可用性、机械可用性、响应时间和备用飞机的可用性。有时可能会有针对特定地理区域或项目具体方面制订的标准。项目需要提供医务人员和医疗设备的责任也可以在合同中规定,因为这些可能直接影响供应商的收入。在这种模式下，收入取决于完成的飞行小时数或完成的转运数量。

合同中需要规定重大的经济处罚措施，如果没有满足这些标准，肯定会促使双方达到预期目的；但是，项目管理应该注意不应将这些惩罚作为收入来源。供应商的绩效标准和费用必须进行监督和审计。

对绩效标准的理解和记录将大大有助于与运营商建立互惠关系。对运营商的绩效标准进行季度或每月的定期审查将确保医院项目和供应商之间的理解和积极沟通。

用于确定何时或哪些标准没有得到满足的数据非常重要。尽早解决这些问题，并提供快速解决方案，就不会给运营商带来财务负担。项目和患者的最佳利益取决于与运营商保持良好的伙伴关系，而非敌对关系。确认好你的期望值，不能夸大良好沟通的重要性。

除了履行合同之外，每个飞行项目还应有持续质量改进（CQI）计划。CQI问题不仅针对医疗问题，还应该包括航空、通信和业务方面的问题。

赔偿和其他法律语言——保护双方利益

在与运营商达成的最终协议中，项目要确保使用能够保护双方利益的语言表述。大多数运营商会针对对方违反协议的行为要求赔偿。作为客户，航空医学项目应该要求使用互惠的语言表述。

患者隐私权

无论项目结构或模式如何，在项目和所选运营商之间起草并执行的所有协议都必须使用联邦隐私保护法律（1996年《健康保险携带和责任法案》（HIPAA），全民医疗服务（NHS）临床管理等）和患者隐私权所涵盖的合规性语言。在医疗补助计划管理中心（CMS）的网站上能够找到可接受的医疗服务中心标准语言。除了传统的医疗团队需要参与隐私和合规性教育之外，飞行员和机械师还必须接受机构和联邦隐私法规方面的教育，因为他们是受保护的健康信息所涉及的实体。

明确一方提供的设施和其他资产

在竞争激烈的航空医学环境中，项目飞机所处位置对于取得成功至关重要；此外，固定翼飞机和直升机的后勤需求仅在某些特定地点才能得到满足。

为航空医学项目取得成功，满足社区和转诊人员的需求，飞机位置是重要的决定因素。许多州和社区只依靠最近的可用飞机开展EMS服务和消防部门的调度，换句话说，飞机的位置决定是否首先响应某些现场调度的呼叫。在主要转诊机构附近的放置飞机也将对供应商关系和航空医学计划的可用性产生影响，以及时提供服务。

从历史上看，医院将直升机安置在家庭医院中，一般分配给管理办公室、医务人员、设备和试点区。空勤人员在没有转运任务的情况下，还会承担其他内部责任。另外，大多数患者会被送往赞助医院。这些都是将医院作为飞机基地的理由。但是，医疗补助计划管理中心规定，根据患者需要，将享受美国老年人医疗保险计划（Medicare）、美国医疗补助计划（Medicaid）或其他政府负担保险的患者送到最近的医疗机构，无论该机构是赞助机构、跨越州界还是满足区域性政策。最近适当机构规则往往与赞助机构的动机相冲突，无覆盖距离即与赞助机构的转运距离减去到最近适当机构（CAF）的距离。这是转运服务提供者的责任，也是航空医学服务提供者因欺诈性保险索赔申请而被起诉的常见原因。

另一个需要考虑的因素是在赞助医院之外"停放"航空医学服务的潜在广告收益。"移动广告牌"很容易辨认，这会给航空医学机构及其附属医院或医院系统带来更大的认可度。

固定翼飞机资产需要停放在适当的机场上。固定翼基地必须靠近主要的医院和地面服务提供商，以便于往返机场协助地面转运。许多项目还扩大了服务范围，包括急救护理地面转运，以及短途和恶劣天气转运，这些转运可能不适合进行航空转运。另外，地面转运能力也被有效地用于在医院和地区医疗系统的机构之间转运患者。如上所述，使用固定翼飞机的项目需要在机场和医院之间协助所有转运患者的地面救护车转运；因此，许多项目发现有利的战略定位是将CCT团队放置在飞机，转诊机构和接收机构的附近。

最近，医院系统已经意识到直升机、飞机或地面救护车的位置能够影响患者护理水平——把运载工具放置在患者转运位置附近，医院能够控制患者的转诊情况，缩短响应时间，同时提供快速的转运。遵循这一理念，医院把飞机或地面救护车放在了更偏远的地方，从而拓展了患者的护理范围。近年来，随着医院之间网络化、兼并和收购的趋势日益增强,一些偏远地区创建了"姐妹"(合作)机构。因为飞机多次从机构起降,医院维护了自身的广告利益,同时还有利于提供快速护理并拓展医院紧急服务范围。

飞机位置还需考虑提供维护支持和燃料的问题。无论是固定翼飞机还是直升机,都需要由机库提供的安全和环境保护来开展维修活动。

如果飞机很容易取得燃料,项目的快速反应能力将相应提高。虽然可以安装屋顶和地下燃料系统,但是它们的成本非常高,并且涉及当地严格的法规遵从性。当直升机基于没有现场燃料的屋顶直升机停机坪时,在返回基地之前,飞机将需要在当地的燃料供应商(通常是机场)加油。非现场加油与飞机场或燃料供应地点的飞行时间、增加成本以及每加仑燃料的增加(通常接近零售)成本有关,同时还与额外停用时间或延迟的响应时间相关。现场或非现场加油也可能影响在直升机上运载的常规燃油量。这可能会限制飞机在较高海拔和极端高温条件下对长途转运作出响应的能力,而无需进行燃油调整。

固定基地运营商(FBO)在机场定期提供合同以降低燃料成本;然而,如果航空医学项目的飞行量足够,那么采购独立的加油系统的优势较大。如果没有现成的机场或指定的直升机场/直升机停机坪,则需要考虑设计和建造直升机停机坪/直升机场。一些公司以"交钥匙"的方式提供这项服务;然而,重要的是要注意 FAA 提供的管理直升机停机坪/直升机场设计的规定。FAA 认可的直升机停机坪必须满足有关照明、风向袋和安全的一些要求。直升机场/直升机场的安全已经成为自 911 袭击以来的一个大问题。

直升机停机坪/直升机场需要用水清洗飞机和可能接触到血源性病原体的设备。当电池电量不足或受限时,还需要接入电力,以允许为医疗设备充电,并给飞机提供空调。

包括费用增加和限制的服务报酬

传统模式的最终协议必须明确规定医院组织在执行协议时应支付的所有费用。在审核《解决方案征求书》或者运营商的投标时,确保其中讨论提供服务的所有费用,并明确了解这些费用的责任,再选择运营商或执行协议。运营商负责保险、公共关系和飞行时间等费用,每月基本费用或飞行小时费用。协议通常包括飞行时间(小时)、保险、燃料

和薪水的年度增长幅度。确保协议语言明确指出组织的成本升级和传递费用。

双方提供的服务

对传统独立的供应商和混合模式来说,许多运营商提供包括安全培训、患者计费、通信和调度在内的增值服务。重要的是,转运项目的任务取决于项目的具体情况,必须由服务提供者参与。在这种商业模式中,需要认识到工作的一致性,而不是彼此独立的重要性。需要调查每个运营商能够提供哪些服务。此外,项目和转运提供商必须制订一个全面的、互动的营销策略,突出两者的价值观和信念,也反映了所采用的商业模式,最有效地推动服务共同发展。许多服务是运营商核心业务的一部分,并为您的组织的长期成功提供额外帮助。

信息请求(RFI)和解决方案征求书(RFP)的制订

信息请求(RFI)和解决方案征求书(RFP)是选择供应商并推进组织航空医学项目的必要步骤。这本书包含一个专门的章节,对 RFI 和 RFP 的过程审查提供更全面的介绍。

非传统 CBS 和混合模式

非传统模式的引入显著地影响了航空医学行业;这种模式为传统的医院主导模式以外的航空医学运营商提供了更多的机会。虽然这种业务拓展增加了基地和直升机的数量,但也为过去几年运营商的发展和巩固打下了基础。许多基地的增加使农村地区覆盖范围更广泛,过去,这些地区都处于传统模式的覆盖范围之外。另外,许多非传统航空医学项目迅速扩展到服务欠发达地区,同时也扩大到市场竞争中,有助于建立客户关系和项目的成功。

非传统的 CBS 项目通常由独立的机构组成,在机场、诊所、医院或消防站放置飞机和转运团队。与混合模式不同的是,转运公司或供应商使用转运团队(即护士、护理人员、呼吸治疗师和通信专家)开展服务。地面或航空转运提供者还使用非临床人员(即机械师、驾驶员、司机)。这种模式包括直升机、固定翼飞机和地面转运能力。

这种商业模式的主要好处是,通过一个熟悉医疗转运各个方面的管理团队对项目进行控制和指

导。项目管理人员能够更好地响应客户的需求和市场要求。联合通信中心、地区人力资源和备用直升机等设施使运营效率大大提高，并改善了计费和收款等财务相关服务。

对这种模式及其持续运作产生负面影响的问题是，所有航空和临床风险都由一个（通常是私人）组织承担责任和义务。私人组织也可能面临有限制或不符合公共实体独享的补贴资金的资格。如果航空医学项目不能保持一定的收益水平，在某些情况下，该项目会比传统的医疗机构赞助的项目更快地关闭。

混合模式是非传统模式的进一步延伸。它们有许多相同的特点；主要区别在于临床人员的就业。在混合模式中，临床人员仍然由附属医院雇用。在这种模式下，航空医务人员不是像医院那样向航空运营商支付航空服务费用，而是为医务人员的时间和服务支付报酬。这种报酬必须以市场价格为准并遵守反回扣规定。

混合模式能够维护附属医院、医疗服务联盟、公共服务机构或地面救护车公司与航空医学服务提供者之间的直接关系。由于两个常见原因，这种模式被广泛使用。一些医院已经发现混合模式是最好的选择，而无需完全关闭其项目来解决财务或其他问题。其他服务业已发现，这种模式有利于扩大航空医学项目的覆盖范围，拓展服务范围，而不会增加医院的财务风险。这种模式允许医院和航空医学项目分摊员工费用，同时空中或地面医疗提供者保持对项目的最终管理。在其他混合模式中，医院和运营商可能决定让运营商的员工担任项目管理的岗位。混合模式由转运公司收费，因此不受医院合同、价格限制或其他计费问题的影响。大多数情况下，在混合模式中，非参与供应商不按照合同付款。这种安排可能会引起公众的混淆，如果患者对运载工具有抱怨或担心，到底应该由谁来负责。从表面上看来，对医院提供的服务来说，大多数情况下在飞机或转运车辆上会有医院的标志或标志。转运公司会在转运飞机上提供一些品牌方面的信息，从而让客户知道是谁在提供航空服务。然而，由于车辆上主要是医院标志，这可能会导致患者或家庭错误地投诉赞助或相关医院，而不是转运公司。

在大多数情况下，这种混合模式是运营商和医院的双赢。在参与这些任务的同时，医院也不会忘记飞机上的任务，在服务的社区内完成这种模式的

无缝衔接。混合转运项目往往不做高度专业化的转运，只有少数儿科/新生儿项目已经过渡到这种模式。这些转运有时报酬低，转运量小，利润率较低，在某些情况下，合作的航空公司会在每次转运中要求补贴或保证金。一旦由传统模式转向混合模式，转运项目很少转换回传统模式。在签订混合模式合同时需要考虑这些因素。

该模式要求附属医院为其在职医务人员承担职业责任保险，而非航空医学人员。医疗指导通常由附属医院负责。该项目的所有其他业务方面均由航空医学运营商或地面转运提供商提供指导。

虽然一些传统的医院主导型运营模式已经被混合模式取代，但其他一些已经被同一所医院的非传统模式取代。许多传统的赞助医疗机构已经选择退出医疗行业，出售他们的项目或与空运医疗机构合作以保持同等的服务水平，同时减轻赞助医疗机构的成本、责任和管理。

非传统模式（包括混合模式）正在逐渐增加美国各地的项目和直升机数量。随着更多供应商在服务匮乏的社区建立强大的客户关系，或由于之前的供应商无法不断满足需求，非传统模式成为一个有效且成功的选择。

在混合模式中成功开展项目指导所需的关键要素包括以下内容：

1. 确定任务内容、飞机、设备和确定责任方
2. 建立临床和航空人员的经验和培训要求
3. 记录执行标准；混合模式可以使用与计费直接相关的标准
4. 确定潜在的基地位置
5. 建立客户关系和社区公共服务、外展、扶助策略或目标
6. 挖掘发展机会，其中可能包括竞争医院的服务线路
7. 监督双方关系的财务状况，确保双方的财务可行性
8. 组织或协调航空供应商的其他混合客户之间的医疗指导

明确任务内容、飞机和装备

与传统方案一样，非传统任务内容将决定航空医学方案是否针对成人、小儿科和/或围产期患者。这个决定不仅基于客户需求和市场预期，还取决于项目在提供这些额外服务方面的财务可行性。

在美国的许多州和地区，新生儿患者主要由美

国医疗补助计划承保。美国医疗补助计划在航空医学补助计划中负担的费用包含航班的费用。在这种状态下,航空医学项目往往通过州和联邦项目,以补贴为基础进行报销。了解报销费率、付款人占比,以及孕产妇、新生儿、儿科小儿科和其他专业转运的预期数量在确定任务内容之前至关重要。

一些混合项目通过接受所有任务培训的单一小组开展内部的特殊护理(新生儿的、高危产科或小儿科)转运,或引入专业人员。在CBS项目中,专业团队转运通常需要经过专门培训的专业护理人员或团队为这些任务提供临床专业知识。常见的提供专业转运的模式有两种。第一种涉及航空医学或地面转运提供者与提供更高级护理的医院(例如新生儿重症监护室(NICU))之间的直接合作伙伴关系,团队成员是在转运请求的基础上完成任务的。大多数运营商会就这些团队每次的航班费进行商谈,这种安排是混合型航空医学模式的另一个例子。

对其他特殊护理任务的需要也越来越大,如主动脉内气囊泵转运或涉及其他心脏辅助装置的转运。随着技术的进步,这些转运可以由空勤人员执行,尽管他们有相关经验、经过培训并熟练掌握所需的机械和工具,但也可以由补充团队执行。飞机必须配备特定的安装设备,以安全地容纳气囊泵或任何其他经批准的附加设备。在某些情况下,运营商拥有并维护用于转运的泵和其他专用设备(如ECMO)。一旦项目管理人员评估了市场需要并确定了任务内容,项目管理人员就掌握了必要的资料,从而可以正确选择飞机和适合任务内容的具体设备。在传统模式中讨论(即,IFR与VFR目视飞行规则飞机、单引擎、双引擎、NVG、固定翼)的许多问题也同样适用于非传统或混合项目。然而,非传统航空公司的航空运营商可能会受到以往在特定飞机型号,机队中使用飞机的经验,或者各种机型的立即可用性的影响。

还需要考虑到对备用飞机进行定期或预期维修,包括固定翼飞机和直升机的长期维修。例如,有些项目制订了一项政策,其中基地将包括少于24小时的定期维修;然而,在需要24小时以上维修的情况下,该项目将派遣一架备用飞机对飞机进行维修。

预备或备用飞机应根据满足项目需求的能力进行选择。例如,新生儿转运队需要一个可以容纳早产婴儿保育箱的备用飞机,而另一个项目的情况是需要频繁对长距离的基地进行响应。备用飞机应该能够满足具体方案的需要;不过,飞机的可用性也会对这种能力产生限制。

根据市场需求,在新兴市场和传统市场上,提供直升机、固定翼飞机和成人/小儿科和专业地面转运的全面服务或综合供应商团队将有最大的成功机会和生存能力。完全整合的患者转运系统是医院理想的合作伙伴,从小型社区医院和诊所到一级创伤中心的全方位服务。

为临床和航空人员的经验和培训制订要求

行业标准以及在某些情况下的许可证要求迫使(传统或非传统模式的)航空医学项目满足医疗转运系统认证委员会(CAMTS)招聘和培训指导方针的初始和经常性要求。医务总监在招聘、雇用和培训方面需要发挥积极作用,确保达到或超过行业标准。

绩效标准

虽然传统项目的绩效标准包括缔约方之间的期望,但非传统模式的重点在于持续质量改进(CQI)计划的制订以及遵守适用的地方和联邦法规。在开始飞行或地面行动之前,应由项目咨询委员会制订该计划。项目应指定一个人或团队定期跟进CQI问题和举措,并定期监督监管指令。这对于为请求者和项目所在社区建立积极的实践和服务至关重要。

优秀的CQI项目的例子可以从CAMTS发表的"最佳实践"中找到。在非传统模式和混合模式中,能够确保客户服务和临床和航空高标准的经过验证的方法是组建一个项目顾问委员会。

该委员会通常包括航空医学项目经理、项目临床经理、医疗主任和主要客户组织的一到两名代表。在项目的早期阶段,该委员会将经常举行会议,确定项目结构和标准。随着项目的成熟,项目咨询委员会应按照需要经常举行会议,或者在出现问题时举行会议。

明确潜在的基地位置

非传统项目成功的关键是其运营基础。虽然非传统方案和传统方案在确定适当的基地位置方面面临这许多类似的问题,但非传统方案可能面临特殊的挑战。医院可能不会很快接受建立一个与他们没有从属关系的飞行项目。相反的情况也可能是这样的：医院发现营销机会，或者通过在医院停放直升机或地面转运工具来增强公共关系，而没有与赞助该项目有关的财务义务和责任。

在非传统方案中要克服的一个重大障碍是建立客户关系。决定非传统方案的潜在基地位置的另一个方面是航空医学服务提供者可能希望与转诊机构建立的关系程度。传统的航空医学项目通过赞助医疗设施和已建立的转诊模式，从而建立了客户群。非传统项目会发现，建立医院基地能够为合约关系或该地区转诊模式带来积极影响。另一个考虑因素是混合关系的排他性，一种能够创造并增加利润的混合模式。混合模式通常会采用与赞助医院竞争的进行医院转运，以增加转运量并获得市场份额。这同时也是防御性的，如果他们不能设法得到这些转运，那么竞争的混合模式或 CBS 提供商可能占据这些转运，并使原混合提供商的转运数量减少。医院竞争性活动必须充分发挥管理式医疗的作用，在强化市场占有率的同时，培养并保持积极的关联关系。

建立客户关系

在非传统 CBS 和混合模式中，客户服务和客户关系是一个成功的项目不可或缺的组成部分。非传统模式是以市场为导向的服务，可靠性、标准和关系决定了转运机构选择谁作为他们的航空医学或地面转运提供者。

新成立的项目和已有项目定期展开竞争，决定谁能成为首选提供者，项目的持续目标应该是与从医院到消防部门和 EMS 提供商的转诊客户签署合同并建立良好的关系。

航空医学项目应该关注自身的优势，并且应该找出与转诊机构合作的特别机会；项目还应该确定客户的需求，并找到满足这些需求的方法，同时保持航空、临床和客户服务业务的高标准。

发展机会

在引入非传统的 CBS 和混合模式之前，医院通常会增加直升机服务，增加在赞助机构的直升机数量。传统项目考虑卫星航空医学基地的情况不太常见。

通常情况下，以非传统模式启动一架直升机运营会增加星载飞机的机会。这些农村飞机拓展了项目的覆盖范围，并有能力与其他转诊机构一道合作。全方位的传统和非传统模式，有多个地点相互

支持，可能有更多的机会来维持服务时间，满足客户的需求，同时创造了竞争的障碍。

增值服务

在上述每种商业模式中都存在传统、CBS 和混合增值服务的机会。通信中心服务、转诊中心和收入管理服务通常会改善和提高计划的成功率。重要的是，转运项目的使命取决于项目的具体情况，服务提供者必须予以考虑。无论采用何种商业模式，必须认识到需要所有人的凝聚力而不是彼此独立地工作。下文将对这些增值服务进行介绍，包括标准、人员和提供这些服务所需的材料。

通信中心

转运项目必须在整个转运过程中确保患者、乘客、飞行和医务人员空勤人员的安全和福祉，同时平衡转诊来源需求和财务可行性。通信中心是医疗转运服务的活动中心，也是所有项目运营的组成部分。通讯中心应每周 7 天，每天 24 小时，由专业人员进行维护。这些工作人员由公共安全调度员和空中交通管制员组成，被称为空中医学领域的通信专家。他们也负责收集患者账单信息和其他重要信息，主要负责计算转运的计费里程。

虽然不同的业务模式和不同的项目可能以各种方式解决所需的通信问题，但基本概念是相似的。通信专家的职责很多。他们的主要职责是接收和协调所有的转运要求。通信专家是患者人口统计信息和临床信息收集的起始点。他们负责航空医学人员（飞行员和空勤人员）、请求机构、转出和接收医疗机构之间的信息传递。

通信专家在飞行安全方面发挥主要作用，按照 FAR 135 的要求，他们需要每 10~15 分钟（可能因具体项目而异），为所有必须确认和记录的飞机提供持续飞行跟踪。如果无法与飞机取得直接通信，可以利用其他通信中心和新型的卫星通信协助飞行跟踪过程。如果飞机延时，不能建立无线电通信或无法确认位置，必须随时提供更新的事后/事前计划（PAIP）。

一些通信中心还可以安排国内和国际固定翼转运的运载工具，以便送返患者家属，或者把他们带到项目的专门机构。一旦确定变量如距离、护理水平以及对专业团队成员和设备的需求，就可以安排转运方式。根据项目的使命，应该尽一切努力来

满足患者的要求。

根据一些通信机构的通话数量,很难证明专门的通信中心的费用是合理的。开办和维护一个小型通信中心的费用估计为5～9名全职员工(等同全职员工),设备费用最少为120 000美元至145 000美元,每月运营费用至少为56 000美元。但是,为了加强客户服务和接收机构的潜在影响能力,可以理解这种决定。

与各种商业模式的所有参与者一样,通信人员必须通过相关的在职和继续教育项目,以确保能力并维护技能。教学部分应该部分基于通信中心和人员绩效质量改进问题的审查和评估结果,以及包括飞机安全和压力管理在内的年度教育项目。

转诊中心

转诊中心是一个独特的服务机构,有时会包含在通讯中心内部,但通常情况下是分开的。转诊中心配备了经过专门培训的人员,他们可以提供"一次呼叫"的优势,可以接受患者的响应并将其转运到相应的接收机构——这是一个真正的完全一体化的患者转运系统。转诊医院可以拨打特定的电话号码,联络相关人员,他们会提供协助,寻找合适的接收机构,安排床位分配,确认接收医生,并确保转运车辆配有合格的陪同医疗队伍。

转诊中心对转出和接收机构都有着重要的作用,对转出结构来说,过程会更加便捷,而对于接收机构来说,可以检验随诊医生的能力,能够吸引患者选择他们的医院。

从农村医院到三级医疗中心的患者安置有时可能需要农村医务人员进行几个小时的工作,而且需要多次呼叫,这是为患者提供直接护理的宝贵时间。转运中心将这些责任外包出去,并在转出和接收医生和医院之间建立直接的沟通,能够消耗最少的时间和精力。

如果患者在当地医院没有可用的服务,转诊中心协助其寻找能够接受患者的医生和医院。为了转运的成功,转诊中心需要与每个参与医院的床位控制人员进行清楚沟通。床位和医生的可用性需要定期更新,以为患者提供最新的转运信息。

接收医生从转出医生手中得到初步报告后,转出医生还需与接收医生商讨患者病情。一旦患者被接受,具有适当护理水平的住院病床通过预先安排得到保证。转移中心的一个组成部分及其必要的关系是完善的协议和程序。在美国,《紧急医疗救治与劳工法》(EMTALA)规定了两家医院之间有关患者转运的规定和文件要求。转诊中心根据这些规定为患者进行所有适当的转运安排。其中包括基础生命支持(BLS)、高级生命支持(ALS)、急救护理转运(CCT)和专业转运,包括主动脉内气囊泵(IABP)、左心室辅助装置(LVAD)、体外膜氧合(ECMO)、儿科、小儿科、新生儿或产妇护理。

转运方式通常由转出医院的医生根据当地转运服务的可用性来确定,并且可以根据患者类别或通过与医疗转运服务的接收医师或医疗控制医师协商来调整。有时,需求可能超出能力范围。如果不能接受转运请求,转诊中心将为患者提供寻找合适替代方案的指导。将中央通信中心作为患者转运系统,这种做法有助于为患者提供有效的护理,并为医疗转运提供者增加额外的转运量。

收入管理

急救护理转运服务(尤其是航空医学服务)的成功与否直接关系到项目的收入管理。收入管理往往没有成功地整合到项目的核心管理系统中。临床专业人员很少意识到他们制订文档的重要性,或计费和资料收集的复杂性。

收入管理包括正确准备和及时提交:所有转运通讯、医疗图表、人口统计的信息采集和收集、同意书管理、医疗必要证明、隐私惯例通知、利益协调、合同管理、报销拒绝管理、监管合规性、电子索赔提交、隐私管理、汇款管理、患者投诉管理、会计和报告、上诉和听证会、合同谈判、付款人关系、法规更新、立法参与和市场知识。每个功能都属于复杂过程中的一项要求,临床工作人员通常对此不甚了解。

收入管理通常分为两大类:利用内部资源,或外包给专业机构。传统的医院主导型模式和非传统模式都是如此。

历史上,传统的医院主导型项目使用内部医院计费系统。由于航空医学费用的独特性和少量,这项工作对许多传统项目都是很大的挑战。医院计费系统通常没有专门针对航空医学转运的独特要求而设计的内部系统。

从现场转运大量患者的项目在获得计费信息方面特别困难,因为通常需要几个小时到几天才能获得患者人口统计和保险信息。患者经常在正确识别保险信息或了解到保险状态之前被送达。医院难以协调相关里程计费、电子索赔表标准、责任保险利益、最近适当的机构计费，以及转运患者负责的高级受益人通知（ABN）计费部分。管理式医疗承包与转运项目之间也存在脱节。医院常常与主要付款人签订医疗转运合同，或者满足于为地面医疗转运提供 BLS 的效益，但不适用于 ALS 或急救护理直升机或固定翼航空转运。

医疗人员和计费过程之间的内在断层通常是由于医疗人员不想去了解计费过程，而他们对此几乎没有什么影响或兴趣。这种思维模式会导致处理时间延误，编号不正确，付款减少，拒绝和合规风险的增加，这些风险已经并继续对经常作为医院服务线路运行的传统转运项目产生负面影响，不单单只是传统的业务线。

航空医学转运服务的账单和收费属于劳动密集型，因为证明转运的文件要求比典型的医院服务要高。导致不正确的帐单的一些问题包括：不及时地提交帐单；代价高昂的重复性工作，将不同的信息汇编成帐单；缺少或虚假的信息；拒绝报销或付款；昂贵的收款机构支持；联邦审计；以及不支持项目费用的整体收集性能。由于收入管理不足，许多曾经提供过临床护理和社区支持的项目都失败了[4]。

虽然内部制度可能有其缺点，但是有成功的例子来自尽心尽力、稳定的服务而不是过多的转运量。成功的内部项目提供了收集数据的资源，在与计费过程有关的临床图表中实施质量控制，了解每个付款人的个人要求，并且保持收集、拒绝管理和申诉处理。一个成功的内部系统将每个数据元素都集成到一起，以便快速提交准确、合规且及时的帐单。

收入管理功能外包看起来好像是放弃了对项目财务的控制，或者对内部系统故障的承认。恰恰相反，外包可以更有助于成功，因为航空医学转运的收入管理需要高水平的知识和专业知识，以最大限度地提高支付费用所需的收入，从而维持或发展航空医学转运项目。

收入管理往往不是非传统模式的核心部分；全面的收入管理通常比内部替代方案能提供更多的支持。在当今的市场中，外包模式有两个不同的分支。一是具体的计费和收费功能，二是综合性的综合信息和收益管理系统。

简单的外包计费和收费模式能够接收来自项目的临床和人口统计信息，准备账单，将其发送给相应的付款人，并跟踪收款过程，直到资金被收到

或核销。

全美统一的外包模式能够系统化地提供通信辅助调度服务、财务数据收集、临床数据收集、计费、收款和合规管理。这种模式可以让我们了解在整个转运过程中发生的情况，并且能够向付款人明确提供给患者的信息，并迅速提出和解决报销拒付或不足付款的问题。

一体化过程旨在收集更全面的信息，并提供更准确和及时的快速支付账单，通过空勤人员和计费人员的双向沟通来揭示计费的"黑洞"（隐患）。这样可以持续改进流程，并可能应用于整个收入管理流程，以提高效率，降低风险并提高报销水平。另外，该模式允许管理人员实时查看和分析对项目成功有影响的大量运营、临床、人口统计学、付款人和公益、外展、扶助等问题。

收入管理必须被视为影响所有医疗转运业务模式的长期可行性和成功的最重要因素之一。

医疗转运的其他模式

美国医疗转运业务还存在许多其他特殊的模式。例如，公共模式至少有两种形式，根据 FAR 第 91 部分，并且通过税收资助，或者根据 FAR 第 135 部分，通过对患者或第三方付款人进行结算来部分资助。公共服务提供机构往往有多重任务，经常与执法部门、国土安全部门和搜救部门共享资源。其他成熟的模式是医院主导型医疗转运系统，可由一家医院或竞争医院的医疗服务联盟资助。最后，从混合模式发展的一个新的模式是所谓的三合一模式，即一家公司与医院的空勤人员签订合同，再与另一家航空运营商就飞机和航空服务签订合同。如同传统的混合模式，运营商负责计费和收益管理服务。

近年来，航空运营商、上市公司和私募股权公司的合并也推动了社区主导型供应商模式的成长。目前，在美国，几乎有 50% 的直升机航空医学转运是由几个合并的社区主导型供应商完成的。这种发展可以从竞争性和非竞争性的角度来看。社区主导型模式的竞争性发展发生在经验证或成熟的市场中，社区主导型供应商与另一供应商在相邻的区域开展服务。在没有竞争优势的情况下，建立起非竞争性增长。非竞争性增长风险较高，因为之前市场并不存在这种情况。通常非竞争性增长基础是实验性的，许多项目因特定市场的成功或失败而

转移或关闭。一些供应商通过销售会员项目来支持这种增长，以便将转运成本分摊给更多的潜在用户。只有灵活的业务才能够利用这一战略。

这种以社区主导型模式的发展在美国的航空医学转运行业中引起了巨大的分歧。传统的供应商常常认为，社区供应商无法提供与传统模式同等程度的护理，而社区供应商则认为传统供应商正在保护他们医院的市场份额，反对他们破坏转诊网络。社区主导型供应商不赞成一个机构比另一个机构更优越的说法，因此习惯于将所有患者转运回他们的赞助医院，而传统提供者不太容易接受这种模式。精心设计的转诊模式因为竞争性的社区主导型供应商的干预而被欧怀，供应商开始将患者送往最近适当的设施。社区主导型供应商能够有效地使用《美国航空管制自由化法案》，联邦政府传统提供商主导型使用他们所在州所需证书来抑制社区供应商的增长。然而，社区主导型模式却受到市场力量的控制，许多基地因为财务状况而关闭，缩减时间或重新分配资源。社区和传统模式都受到报销的挑战，所谓"形式追随财力与资金匮乏"的说法在美国体系下运行。医疗改革的效果、商业保险支付的减少以及其他报销趋势很可能带来美国航空医学转运市场的又一次发展。这种商业模式的可持续性将来可能会受到挑战。

在世界其他地方，存在着与服务所在的特定国家的地缘政治和金融因素相一致的不同模式。美国的国家航空医学转运服务可以通过航空运营商与政府合作和/或独立的营利性机构进行公共运营和承包。国际商业模式的可持续性往往是通过将转运成本分摊到全体人口来实现的，而不是像在美国那样为实际使用服务的少数人提供转运的全部成本。送返通常是在社会化医疗保健系统中针对长期医疗保险患者的成本控制方法。

总结

航空医学行业的主要目标是为患者提供安全的转运和优质的临床护理。这个目标是通过各种不同的航空医学项目模式实现的，其中两个主要模式是传统和非传统模式。每个航空医学项目的设计都受到其区域、竞争和财务的影响。

航空医学项目应制订面向患者、具有成本效益、财务可行性和安全性的流程，并在选择服务供应商和调整业务实践时考虑到这些流程。本章描述了制订一个能够满足特定市场需求的航空医学项目模式的过程中出现的许多关键问题，包括建立新的运营模式或评估现有运模式营变化所需的整体决策。

总而言之，所选择的项目商业模式应该反映项目的价值观，以提供良好的患者护理、安全的运营，以及便捷、经济且高效的转运服务。此外，应通过选择航空或地面转运提供商来反映项目的价值观念；确定最低限度的教育背景、经验、飞行员能力、持续教育和重复性的人员配置水平；飞机选择和医疗箱设计；制订飞机维护和维修方法；明确的医疗控制或监督；以及整体联合透明的质量保证和绩效改进。医疗主任在选择商业模式中占有重要的地位，应该意识到各种模式及其各自的优缺点，因为他或她将在确定项目类型方面起着至关重要的作用，从而对项目产生影响。

推荐阅读

1. Atlas and Database of Air Medical Services. http://www.adamsairmed.org. Accessed October, 2013.
2. *Accreditation Standards of CAMTS*. Commission on Accreditation of Medical Transport Systems. 9th Ed., Anderson, SC, 2012. http://www.camts.org/04FINAL_9th_EditionStds_9-5-12.pdf. Accessed August 21, 2014.
3. United States Department of Transportation Federal Aviation Administration Advisory Circular No. 150/5390-2C. http://www.faa.gov/documentLibrary/media/Advisory_Circular/150_5390_2c.pdf. Accessed August 21, 2014.
4. Hutton KC, Healthcare, managed care, end of an era: Demise of LifeFlight San Diego. *AirMed Journal*, 1995.
5. Department of Defense Directive, Number 4500.09E. September 11, 2007. http://dtic.mil/whs/directives/corres/pdf/450009p.pdf. Accessed August 21, 2014.
6. Office of the Inspector General. review of Medicare claims for air ambulance services paid to the hospital of the University of Pennsylvania (A-03-04-00023). Department of Health and Human Services website. http://oig.hhs.gov. Accessed June 2006.
7. *Domestic Operational Law Handbook for Judge Advocates*. Charlottesville, VA: Center for Law and Military Operations; 2011.
8. Treadwell D. Opening an air ambulance base of operations in Asia. *AirMed Journal*. 2009;28(6):283-287.
9. Treadwell D. *Standards for Critical Care and Specialty Fixed Wing Transport*. Colorado: Air & Surface Transport Nurses Association; 2004.
10. Demmons L, James S. *Standards for Critical Care and Specialty Ground Transports*. Colorado: Air & Surface Transport Nurses Association; 2010.

28. 媒体关系101:信息管理

Judy Pal

引言

这个问题你听到过多少次:"那么,我们如何控制媒体呢?"简单的答案就是:你不需要控制媒体。而且永远都不控制。媒体不能被控制,任何机构、组织或者项目也不应该这样做。但是,你可以管理你的信息。管理你的信息意味着做好准备——了解你的听众,了解你的信息以及如何最好地传达信息。本章广泛介绍了媒体的情况,记者的动机,如何编写您的信息,以及如何最好地将您的信息传达给真正的听众——在大多数情况下是指普通大众。

社交媒体的出现使得直接向关键受众传递信息变得更加容易,同时也为各服务机构提供了一个媒体问责的途径。今天,问题不在于您的组织是否应该参与社交媒体,而是一个如何参与和参与程度的问题。

重症监护转运服务机构的医疗主管、项目总监和其他计划人员可能需要与媒体交流。最有可能需要与媒体互动的情况可能包括准备项目资料时;发生重大事故、大规模伤亡事件或灾难之后;或在你的救护飞机或地面救护车发生事故之后。此外,在另一个医疗转运项目发生事故后,媒体来向你寻求信息和反应的情况并不少见。

关于媒体

媒体是交流的重要工具。它既反映公众情绪,也可以影响公众。媒体的力量非常强大,是我们社会的"看门狗"。不过,媒体也是一个企业,一个通报信息、说服、娱乐、教育大众、调查事件……并赚取利润的企业!大多数媒体传播的都是好卖的信息。好卖的信息大多与5C事件报道相关——危机、灾难、争议、腐败或者轻松而接近读者的故事,这可能与你的信息不一样。

为了有效地与媒体合作,重要的是了解在这个行业工作的人员以及他们的工作需求。记者不能千篇一律。他们的智慧、经验和诚信程度各不相同。有的记者一贯以公平和平衡的方式报道故事,而有些人似乎在任何时候都争论不休。影响新闻

产品的变量包括记者的基本经验和对于相关主题的知识、偏见和动机等个人无形信息。

举例来说,一名记者的母亲因心脏病发作上周被救护人员救出,而另一名记者因父母最近因医生的渎职行为而死亡。这两名记者很有可能以不同的方式报道紧急医疗情况。同样,一个刚刚出大学的新记者往往在寻找一个故事来树立自己的形象,并且会寻找一个重大的"故事"来寻求突破。相反,一位经验丰富、曾经报道过许多高度刺激的紧急医疗报道的记者,将更有可能报告事实,而不是耸人听闻的事件。他们叙事的语气也取决于其销售渠道——报纸的风格。不要指望《今日美国》以《国家问询报》的方式来报道一个故事!

要记住的重要一点是,媒体只是你接触"真正的观众"——广大公众的一个渠道,这些人可能是晚上在看电视新闻的布朗夫人,在下班回家的路上听汽车收音机的乔·史密斯,以及星期六早上读报纸的玛丽·琼斯。我们仍然依靠记者来传达我们的信息(至少现在是这样),所以这个渠道必须得到有效的利用。

随着互联网的出现和社交媒体的激增,人们更多的是直接转向在线信息来源。社交媒体抢占了传统媒体大量的地盘。每个机构都必须认真考虑"参与到游戏中"——至少有一个 Facebook 和/或 Twitter 的页面。本章稍后会讨论潜在的机会和陷阱。可以说,直到你的机构有自己的电视网(收视率很高)、广播电台和报纸之前,我们仍然要依靠第三方记者把这个信息传达给公众。如果你和记者关系不好,就不会发生这种情况。

毫无疑问,你会遇到让你生气的记者,你也会后悔向记者表现出愤怒。公众与他们所青睐的媒体有着确定的感性纽带和关系。公众调到哪个电台,就基本上意味着"允许"这个记者进入他们家,在许多情况下,公众认为他们认识这个记者或新闻主播。虽然你是一个值得信任的官员、医生、医疗管理者或专职医疗保健服务提供者,但公众与媒体的联系通常更紧密。所以,如果你发脾气,你真正

的观众不知道记者是不是粗鲁、出言不逊的，他们会疑惑为什么这个人对"他们的"主持人或者记者如此愤怒、推脱或者辱骂。这不仅会使你的信息丢失，而且会影响你的信誉。

记者的工作

记者来到事发现场有三个基本的优先考虑事项：获得这个故事、最先获得这个故事、比竞争对手获得更好的故事。这给通常已经很紧张的现场状况注入了更多的压力，这就意味着给出清晰简洁的信息至关重要。

虽然记者希望能够为观众提供一个准确而彻底的事件记录，但对于即时新闻报道来说，许多新闻主管承认，他们更关心是否能首先得到消息，而不是第一时间就把事情做对。这是一个值得关注的重要原因，并且应该确定一个事实，即你必须立即安排人准备好对这些情况作出反应——即使只是一两句话。如果你不立即在消息中担任引导角色，那么新闻媒体将会找到一个愿意担任这个角色的人。

记者也需要使他们的故事有趣，容易被听众理解。记者经常会试图将一个较大故事的局部放大，或者让你假设类似的情况，使他们的听众更容易理解。

随着卫星卡车、24 小时新闻网络和互联网的出现，发布消息截止时间更为重要，比以往任何时候都更加严格。过去，广播的截止时间可能按每小时设置，电视和报纸的截止时间在晚上。今天，已经没有新闻周期这样的概念，"截止时间"是每一分钟，加剧的压力可能会导致消息不准确，往往会造成误导性的报道。

最后，每个记者想要比他/她的同事得到更好的故事。他们会捅捅你，刺激你，纠缠你，以便让你提供独特的、激动人心的、感性的或有争议的信息，就是任何能够使他们的故事脱颖而出、让老板们关注的东西，因为老板正在监督着他们的竞争！

很容易理解这三个优先事项会对您的信息产生怎样的潜在危害，以及为什么避免跑题并坚守关键信息非常重要。

什么是新闻？

新闻是指任何新的、不寻常的、意想不到的、有争议的和/或对公众有广泛意义或有趣的信息。一个不重要的故事通常稍作扭曲就会变得极具新闻价值。例如，下午发生了一起车祸，导致有人轻伤，这可能不具有新闻价值，而媒体发现市长的儿子正在开车，事情就不一样了。晚上在酒吧发生的一起普通斗殴是不值得新闻报道的，但如果发现涉及一位由 NFL 最近选中的当地高中足球明星，就有新闻价值了。一次送孕妇到医院的简单转运可能不会吸引媒体的目光，但如果他们知道这名女子怀有四胞胎，而她的丈夫正在国外工作，情况就完全不同了。

今天的媒体仍然盛行"流血事件优先"这句老话。想想那些"引人关注的 5C 事件"——灾难、危机、冲突、犯罪和腐败。这些是有助于卖报纸的事件，可以引起公众对 CNN、CNBC、FOX News 等媒体的关注。

简单来说，任何你下班后与同事、家人和朋友谈论的事情都可能具有新闻价值。

通常具有新闻价值的事件包括以下几个要素：

- **及时性**：是现在发生的吗？
- **接近性**：谁受到了影响？哪里会感受到最大的影响？会在这里发生吗？
- **争议性**：是否有冲突或威胁的因素？
- **异常性**：是不是正常发生的事情？
- **重要性**：事件有多重要？它对这个地区的影响有多大？
- **趣味性**：人们对此事的兴趣如何？

公共信息官员

记者首先向权威人士了解故事的相关事实。缺乏真实信息的故事（这会让记者假想正在发生的事情，或者更糟糕的是，他们会寻找其他不太可靠的消息来源）会对你的机构造成极大的损害。这就是为什么要尽一切努力去掌握所有的事实，并向记者陈述显而易见的事实的原因。

对于一些重症监护转运项目，联络人员将是预先指定的新闻官员（PIO）。医院项目和一些大型医疗转运运营商可能设有一个公共事务部门，由经过培训的人员担任这一职务。然而，大多数航空医学转运服务机构缺乏这些专业资源，必须依靠项目领导，经常是由项目人员与媒体合作和对媒体发言。无论个人的背景如何——公共关系、医疗、航空或通讯——这个人都将代表项目担任其首席信息官。

一位成功的首席信息官应了解他/她的机构和

媒体之间的共生关系。通力合作可以使两个组织更好地实现个人目标。首席信息官必须与媒体高效合作，因为这是向公众传达最有效和最成功的方式之一。

因此，首席信息官需要具备执行这项重要工作的工具和专门技能。你的机构应该制订一个全面的媒体政策，规定这个职位的具体义务和责任，并明确有关信息发布的基本法律和机构限制。通过与当地媒体分享这一政策，可以让机构和当地的媒体"同场竞技"，这在比较微妙的情形下特别有用。

首席信息官必须是媒体消费者，以公众为导向，政治敏锐。他/她必须能够预见到敏感或有争议的情况，并且必须置身于组织内部，才能迅速回应媒体的询问，即与主要决策者直接开放沟通。

首席信息官必须在危机中保持冷静、坦诚、诚实，尊重媒体的工作。首席信息官必须在必要时自信表达自己的不同意见，对于不了解所有事情要承认，并愿意承担预期风险。

最后，首席信息官需要成为你的组织的积极代表。你的机构的员工会将这个人视为他们的代表，并且他/她通常会是你公司的视觉"形象"。这个人必须意识到他们所拔高的形象，并且为这个提高的责任标准而准备好承担受批评的风险。

三步准备过程

与媒体合作时，有两条规则没有商量余地：不要撒谎，也不要冷漠接受采访。特别是当涉及活跃事件时，需要花费时间——甚至一两分钟来准备采访。这可能是你的机构必须向公众传达有关事件的重要信息的一个机会，也是唯一的机会，至少需要几分钟进行思考和准备。

准备

通常如果一个记者想要报道一个故事而不是介绍活跃事件，如果有机会的话，应该花点时间采访一下这个记者。问问他们的故事主题是什么，他们还会就这个问题采访谁，以及他们在采访之前是否需要额外的信息。使用这些信息来决定你是否会接受采访。有些情况下，你的组织应该选择不接受采访，特别是如果有另一个牵头机构或者故事大纲是模糊的时候。如果你决定接受采访，则应告诉记者，你将收集他/她要求的信息，并尽快给他们打电话。

无论你在接到采访请求前是否有通知，均应准备一个简短的陈述或几条关键信息，清楚地涵盖您可以说以及将要说的话，这至关重要。如果没有收到事先通知，告诉记者你需要几分钟的时间来收集正确的信息，你会给他们回电话。如果你在事发现场，告诉记者你需要几分钟的时间来向事件指挥官或负责人收集资料。记者会理解这一点，并给你时间。如果你认为在你下车或到达现场时可能被记者包围，请在到达之前花点时间准备一些关键信息的声明。

在准备你的陈述时，应澄清已知的事实。不应带有意见或猜测。一旦你发出一条声明，一定要始终坚持该声明内容！发布消息之前，确保与事件指挥官或负责人审查你的消息，并尽量保持三到四个简短、清晰和简洁的关键信息。

练习

在准备好关键信息之后，请等待几分钟，然后再给记者打电话，或者在电视台工作人员正在布置现场的时候，大声说几遍。这将帮助你熟悉这个声明，并且在你自己的头脑中加强关键信息的印象。

如果你有机会和时间，请一位同事担任记者，用一些棘手的问题来"烤"你，特别是如果你预计这可能是一个困难的或有敌对情绪的采访。一个经验丰富的首席信息官会了解和预估在各种情况下都会问什么问题，并且能够通过建立关键点来提前回答问题，从而做好准备。确保你的初步陈述尽可能涵盖了许多新闻记者的"5-W"问题——什么人、在什么地方、什么时候、为什么以及如何发生的。

转移

当回答负面或有敌意的问题时，不要反复重复负面的陈述。相反，要将其转移回到你的一个主要观点上。这是一个难以掌握的过程，但这样做可以将记者拉回到关键信息上，这可能有助于将注意力集中在记者的故事上。记住，公众记住的不是问题，而是你的回答！总是采用积极的措辞，尽一切努力不要重复负面的言论。

例：

记者：医疗直升机是不是不安全？是不是大多数患者不需要飞行转运？

未做好准备的回应：不，医疗直升机不是不安全，我们不会转运不需要飞行转运的患者。

准备好的回应：像所有的医疗决定一样，是否通过直升机转运患者取决于风险和收益,必须仔细权衡。在 ABC 飞行项目中,我们的机组人员以及患者的安全是我们的首要目标,我们为我们的安全记录感到自豪。

准备好的关键信息陈述将有助于提醒你应使用的事实。只应回答相关的问题。如果问题不相关,则应礼貌地表明你正在处理手头的问题,可以在适当的时候讨论其他问题。

采访

大众传媒有四种形式,每种形式都有自己的特点和需要。本文讨论的有报纸杂志记者、广播记者和电视广播员。互联网记者和博客作者可以属于任何类别,取决于其使用的互联网媒体。请务必记住,你所说的任何内容都可能会被送到国内或国际的新闻推送中,并且可能会被张贴到网站上。千里之外的记者也可以查看你的评论,并对你的陈述进行质询。你必须准备好支持您在国际上以及在本地作出的任何评论。

报纸杂志记者

报纸或杂志的作者通常会向公众提供关于事件的最详细的信息。他们通常有更多的时间来撰写他们的故事,公众更可能直接与他们对话,而不是电视记者。与电视台或广播记者相比,报纸或杂志者必须要更详细地介绍事件。他们的工作是用文字来形成事件的画面。

要记住这一点很重要:记者采访时,可能会寻求更多的信息,而不是你可以发布的信息。进行比较或比喻往往会帮助报纸杂志记者理解你的信息。

由于报纸杂志记者将对你的发言进行记录,请保持您的信息清晰简明。你必须慢慢说话,让记者准确地写下你的言论。报纸杂志记者经常使用非常小的录音机记录采访,这些录音机有时隐藏在他们的笔记本中。如果有机会,你也应该记录下你的采访过程,保留一切记录。

现在许多报纸杂志记者需要戴三顶帽子——一顶是为传统纸媒写稿的帽子,一顶是为公司网站写稿的帽子,还有一顶是作为视频记者,将视频上传到他们报纸网站的帽子。需要注意的是,通常录像的记者往往会把这个视频不加剪切上传到他们报纸的网站上。在这些情况下,你应该始终假设记者始终都有录像,这一点非常重要。

广播电台记者

广播电台记者经常会要求你通过电话或 Skype 从事件现场连线。你的语调是至关重要的。可能你的信息说了一件事,但是你的语调可以传达出一个完全不同的信息。即时性对广播电台来说非常重要,在你到达事故现场之前,你可能会发现自己正在应答多个电台的呼叫。这种采访可能会让你感到害怕,因为你经常没有看到采访你的人,也没有看到他们对你的答案的反应。

广播新闻通常很短(30 ~ 90 秒)。为了确保你的陈述或信息能被播发,请尽量将你的陈述保持在 10 秒以内。要表达清楚,比你平时说话更仔细。也可以将你的访谈录音,进行备份,以防你的话被错误引用,或者将信息断章取义播出。

应假设在你打电话给电台的那一刻你就被录音了。在美国,法律因州而异。例如,在加利福尼亚州,媒体必须通知你,你正在被录音,但在纽约和新泽西州,这不是必须的。最好的选择? 始终假设你已经被录音了,一定要马上询问记者是否采访正在录音或将要实况转播。这样,你就会意识到,清晰、快速、简单的信息是至关重要的。如果你进入广播电台进行采访,应将整个演播室都视为现场麦克风。你在演播室里说的任何话都可能被记者引用,因为你在他们的领地内。

再次提醒注意,你的整个访谈都可能会上传到电台的网站,并可能在那里直播。与记者谈话时,千万别说你不想向你的机构或公众重复的话。

电视记者

电视采访往往是最令人不安的。视觉呈现意义重大。你的身体语言和环境会以正面或负面的方式影响你的信息。在他/她将相机对准你的脸并开始提问的时候,通常没有时间与广播记者保持融洽的关系。感觉上,这种媒介带让你最接近你的观众——他们可以看到你紧张,听到你的语调。他们也可以实时看到你周围发生了什么。在这种情况下,你不仅要管理你的信息,还要管理你的环境,而这往往是不可能的。

你的外貌、着装和举止均至关重要。衣服必须合适。鼓励紧急服务人员穿"工作服"。建议在采访时摘下眼镜或太阳镜。黑色的色调盖住了眼睛,这暗示了你可能隐藏了信息。

同样,应始终假定电视摄像机在记者和摄像人员离开他们的车辆的那一刻就已经打开。你如何行动以及你所说的话将被记录下来，一次又一次地重播。

面部表情和身体姿势的使用可以帮助或影响你的采访。使用非言语的表情可以显示出一定的态度。与你的言语信息相对应的面部表情将增强你的信息表达，因为这表明你是有关怀、有感情的人。不要使用复杂的手势，但要保持双手可见。

镜头前技巧

自信是在镜头前体现权威性和可信性的关键。知道你所谈论的主题；对你发布的信息有把握，信心就会显示出来。另外，这里有几个小技巧可以帮助你传达的视觉信息，支持你所说的内容：

- 尽量把自己放在比摄像头更高的位置，看上去比较权威
- 选择你的背景，尽量站在直升机、救护车、消防车或任何能够掩盖背后潜在的"活动"现场或可能分心事物前面
- 永远不要握拳或做其他侵略性的手势——这可能会被滥用
- 把一只脚放在另一只脚的前面，这样可以防止你前后晃动
- 注意不要摆出紧张的姿态，学会控制姿势；摄像人员可能发现这些习惯，并聚焦这些问题
- 看着记者；如果你不能与他/她对视，看他/她接近摄相机的那个耳朵
- 如果你需要看别处，侧视一眼就可以了，但是不要转动你的眼睛或者向下看，会给观众带来了不同的视觉线索和消极的内涵

事件现场采访

重大事件发生时，事件现场、接收医院等相关地点最容易引起媒体关注。采访可能随着事件进行，响应正在进行时或事件发生之后，可能需要接受媒体采访。

在发生重大事件时，记者经常会在紧急人员到达前或同与其时出现在现场。作为一名官方或非官方的首席信息官，你和你的机组人员（医疗和航空）必须知道如何处理这些情况，因为媒体可能会对你进行采访。你应与事件指挥官或负责机构密切合作，讨论发布的信息。

作为现场的首席信息官，你可能需要对以下内容负责：

- 如果你认为事件可能引起媒体对你的机构的关注，应主动前往现场
- 立即与负责人联系，确定可以发布的内容
- 确保组织中可能会与媒体交流的其他人拥有与你相同的信息，确保发布的信息是一致的
- 与其他机构的首席信息官合作协调发布信息
- 如果是持续很久的事件，要在现场与媒体定期保持联系
- 确保现场记者的安全，确保遵守安全限制
- 将记者集中在一个地方，即"集结区"
- 在某些情况下，让记者通过安全路障拍照和摄像
- 平等对待所有记者

如果你是现场的机组人员，请遵照你公司的媒体政策。一些组织将允许所有工作人员向媒体提供有关事件的基本信息，而另一些组织则要求所有媒体都通过新闻官员联系。如果你确实需要与媒体交谈，请务必提供已知事实。想想"五个 W"中的"什么人、什么事、什么地点、什么时候"，但不要讲为什么。在事件发生之初，提供基本事实通常就会满足媒体的要求。简明扼要，不要假设。一个好的经验法则就是如同你的项目主管或医疗主任站在你身边一样。最重要的是，确保让首席信息官在到达或接管事件时确切地知道你向媒体说了什么。你的首席信息官不会与你已经告诉媒体的信息相矛盾，这对你的机构的信誉至关重要。

事件现场往往可以把一群记者变成一群不守规矩的人。管理该区域的记者和你的信息可能都成为你的工作。在这种情况下，你不是在进行一对一的采访，而是一群记者会聚集在你身边。

如果你到达这样的现场，一旦你下车时，媒体就会聚集在你身边。问候媒体，告诉他们你要从现场负责人那里得到消息，很快就会回来。相机和麦克风可能会开启。不要避开相机或者看起来远离它们。记者喜欢在争议问题上做文章——如果不明显，他们可能会试图自己制造争议——所以在任何时候都要公开和诚实。

与现场负责人见面，花点时间准备一些关键信息。一旦你走近媒体，他们可能会把你紧紧包围。进入个人空间是媒体经常使用的恐吓战术。给记者和摄像人员一些时间（在你选择的位置）布置现场，然后稍微退一步，以获得个人空间，并提供个人比较舒适的感觉，就像你开始发表声明一样。在小组采访中，平等对待所有记者。不要忽视你不喜欢

的记者,也不要被挑衅与一个记者争论,这些他们都会用磁带录下来。始终假设摄像机是"打开"的;在很多情况下,事件现场是动态的。用完整、简明的句子来回答问题,使编辑更难以把语句从上下文中删去。

一旦你提供了当时能够提供的所有信息,请随时结束媒体访问,并说"这就是我现在所了解的一切信息",并告诉记者什么时候你能够提供最新信息。每隔10~15分钟在动态的事件现场提供更新信息,可让你将大多数记者集中在一个区域,让他们将你当作主要信息来源。如果你不提供定期和及时的更新信息,媒体将倾向于向在现场的其他人打探,为他们报道的下一次更新找到一个新的"角度"—可能是每隔五到十分钟。

CAP 和 PEP 原则

在极端压力下难以准备关键信息。然而,稍微练习一下,遵循 CAP 和 PEP 原则是确保你的消息传递至少在正常轨道上的绝佳方法。CAP 和 PEP 是你的三个关键信息的首字母缩写——关心,行动和观点,确保你首先谈论人,其次(如果适用)谈论环境,最后谈论财产(即业务、金钱、物品)。

在准备关键信息时,请务必记住,在听众知道你表示关心之前,人们不会关心你的机构所说的话。你的第一条消息应该始终是一个表示"关心"的信息。你的第二条信息应该包含一个"行动"——你的机构现在正在做什么,你的第三条信息可以是"观点"信息——要么找到方法简化你的信息,要么说明到你将来会如何反应。

例如,一架飞机坠毁,所有有关人员都已遇难。到达现场后,首席信息官不会有太多的信息,但媒体将要求了解一些东西。使用 CAP 原则快速准备消息,可用的策略是:

1. 这是整个社会的悲剧。我们挂念在这个可怕的事件中影响的每个人,并为他们祈祷。

2. 目前,我们正在与国家转运安全委员会(NTSB)和公共安全部门密切合作,以确定发生了什么问题。

3. 现在就决定事故发生原因,为时尚早。我们从事的是挽救生命的事业,将尽一切力量确保进行全面和透明的调查。

在这个例子中,首席信息官可以很容易地准备要说的话,他/她没有提供任何具体的信息(这在调查的早期从责任的角度来看非常重要),人们看到你的机构对此非常重视和关心。

用同样的例子来说明 PEP 原则,第一个"关心"信息要首先讨论涉及的人员。在这个例子中,没有对环境造成危害,但财产(或商业/金钱)出现在最后的信息中,再次被关心信息所遮盖。

以 CAP 和 PEP 原则为指导方针,可以始终引导你发布正确的信息。

召开新闻发布会

担任首席信息官时,可能会需要主持或管理关于一个引人注目的事件的新闻发布会或媒体吹风会。新闻发布会需要发布特别的重大声明。如果你的故事不是"真实的新闻",将严重影响你的可信度。

在召开新闻发布会或媒体吹风会时,首席信息官应该:

- 如果时间允许,向记者发出通知,告知记者开会的日期、时间和地点。
- 如果首席信息官不发布信息,请帮助发言人准备关键信息和声明。
- 针对媒体可能提出的问题类型,指导发言人并进行演练。
- 介绍发言人,并简要介绍一下新闻发布会的内容。
- 确保房间按照正确的顺序排列,任何你不希望媒体看到的东西应完全不在视野范围内,最好是从房间里拿出去。
- 确保发言人(不通过媒体区域)容易退场,以防万一事态变得不稳定。
- 通知问题涉及的外部各方和你组织内的人员,你正在召开新闻发布会,并且会说些什么。
- 保留出席的媒体名单,并作为礼节向未参加的媒体发送新闻稿。
- 媒体进入房间时,发放书面信息或声明的副本,让他们有机会在会议开始前阅读。
- 将新闻发布会视频发布到你的网站上或上传到 YouTube。
- 避免使用任何需要使房间变暗的视觉辅助设备,因为这对电视机无效。提供媒体可以使用的格式的实际照片、绘图或计算机图像。
- 确保你在纸上使用的事实和数字与你在陈述中使用的相同。

有敌意的记者

如果可能的话，在处理有敌意的记者或有争议的话题时，尝试在采访之前与记者设定基本规则，比如你的主题是什么，主题参数是什么，你能够提供什么信息。

如果在采访过程中违反了这个规定，你可以这样说："我想我们今天在这里谈论的是我们对 XYZ 公路上严重的 Hazmat 事件的响应。如果你想讨论消防部门 Hazmat 团队的培训和响应，我很乐意向你介绍一位能为你提供这些信息的专家。"

成功处理有敌意的采访的关键是要坚持按照准备好的声明发言，保持冷静和自控。这可以确保你的专业和语境信息能够被理解。

在有敌意的采访中，记者可能会试图让你在回答之后对你的答复不作任何表示。这种沉默被称为"死气"。沉默可能是令人生畏的，但请记住，你的工作是坚持你声明中准备的事实，而不是填满"死气"的空白。记者可能会用一些其他的采访技巧来获取负面或潜在有争议的信息，或者收集你可能无法提供的信息。了解这些策略，以及如何转移他们的话题，可以帮你做好准备，面对困难的采访。

以假设或既定观点问题为导向

这些问题通常以下列词语开头："假设"、"我们假设"、"假如"或"假定"。将这些问题确定为假设问题，并拒绝在此基础上予以回答。你的回应可以很简单，就像在你的回答中声明这个问题是假设的一样，并且岔开这个问题。"这是一个假设的问题。我们正在处理……"

玩"20 个问题"的游戏

记者在采访过程中可能会经常用三、四或五种不同的方式问你同样的问题，试图找出你不能提供的信息。

例：

记者：你能告诉我是什么原因导致了事故吗？

你：NTSB 正在调查，目前还没有做出决定。

记者：一位目击者说，飞机起飞后不久，她听到一声巨响。飞机有没有机械问题？

你：目前，我们没有得到任何细节信息可以说明事故发生前发生了什么，警方和 NTSB 正在采访证人。你需要问问他们来获得细节信息。

记者：现场有人说，直升机起飞时雾非常大。天气不好是不是这次事故的一个因素？

你：现在，我们没有关于现场天气情况的任何信息。我们的飞行员在登机出发之前利用各种资源查看了当时的天气报告，但是在遥远的农村地区，这些信息往往是有限的。要想获得更多详细信息，你得采访 NTSB。

用简单问题引入，用困难问题攻击

有些记者会用简单的问题让你感觉舒服，然后用一个棘手的问题来打乱你的节奏。保持冷静、稳定，保持警觉，随时准备好迎接艰难的挑战。

改述

记者可能会试图把他的话强加给你，例如"你的意思是说…？"。简单地说，"澄清一下，我是说……"。

问题轮盘赌

有些记者可能会连续问你三四个不同的问题。这样你就可能会回答与你的关键信息最相关的问题。如果没有一个问题直接与你的关键信息相关，那么请记者重复一遍，每次一个问题。记者最后可能会问完全不同的问题。

打断

记者常常会在一瞬间打断你的陈述或对问题的回答。等到中断结束后，然后说类似的话："我可以一会谈这个问题。我刚才说的是……"。

扔飞镖

记者可能会试图对一个人或你正在处理的问题贴上有敌意或否定的标签。要非常小心，不要重复否定的陈述。应回答记者提出的所有问题，这是非常重要，但不要在记者作出负面陈述的时候点头。

例：

记者：EMS 直升机飞行员不是有牛仔之称吗？作为医务人员，你不关心吗？

你：相反，我们的飞行员有良好的安全记录，同事们都认为他们有很好的决策和沟通技巧。

完成良好采访的指南

无论记者或主题有多么困难或痛苦，进行一次成功的采访都应遵守十条基本规则。如果你能掌握这些简单的技巧，那么你已经传达了一个积极的、专业的形象给你的听众，而不用说一句话。在所有的指导方针中，一定要记住两个——准备好，说实话！

永远不说"无可奉告"

不管采访的形式和情形如何，一条金科玉律是，绝对不能说"无可奉告"。这只会告诉记者，你在隐藏什么东西。如果你不能回答，请直说，一定要解释原因。如果你确实无法回答这个问题，请尝试重新将话题转移回你的关键信息。请记住，观众通常会记住问题的答案，而不是问题本身。

注意非言语语言

身体语言在任何采访中都至关重要。保持目光接触。这样做表明你是诚实、可信和有控制力。注意面部表情。在一个敏感或有争议的话题时转眼珠或微笑，无论你的消息如何，都会给观众带来负面的印象。

仔细聆听

留心听。让记者提出整个问题后，再作出回答。听听记者的提问，并确定哪一部分与你的关键点有关。一旦你给出回应之后，不要详细阐述；等待下一个问题。请记住，你的工作不是来填补"死气"。如果你不明白这个问题，只需要求记者重新措辞。

着装和行事专业化

一定要穿干净适当的衣服。身体外观极大地影响你的信誉。请记住，你是代表整个组织，代表你的机构发言。你所展示的形象等同于组织形象。礼貌也显示出专业性。保持冷静和自制，不要和记者争论。总是以握手结束采访。

检查你的周围环境

你周围发生的事情可能会对你的信息产生不利影响。采访开始前检查你的周围环境。摄像机可以放大负面或冲突的背景环境，报纸杂志记者也可以描述现场场景。

做好准备

始终遵循三步准备过程（准备、练习、转移）。起草一份声明和记者可能会问的问题。练习大声说出你准备的信息，回答预期的问题。请记住，他们可能会问一个完全不相干的问题。在回答问题之前，先暂停一下，整理你的思路。可以将你的机构名称加上句子前面，这可能会有所帮助，这样在回答棘手的问题之前，就不必占用考虑时间。记住要转移回手头的话题，并准备如照片等背景资料，在采访后提供给记者。

永远不要提供"非正式记录"的信息

不管记者多么友善，他/她都是记者，他/她的工作就是讲故事。提供"非正式记录"的信息可能会让记者寻找冲突或争议的来源，他们将会记录在案以确认或否认你的意见。无论何时看见麦克风或摄像机，都要视为机器已经打开一样行事。与媒体合作时，不存在"非正式记录"的情况。

避免使用技术术语

确保将话说得清楚、简单。如果你必须使用技术术语，请做出解释。保持你的陈述简短，能够对话。这有助于确保你的信息清晰，提高记者准确使用你的陈述的机会。

注意新闻截止时间

在安排采访时，体谅记者的截止期限是非常有用的。这种体谅可以与媒体建立了积极的工作关系，并有助于确保他们按照你的说法讲故事。如果记者必须等到最后一刻才能得到你的信息，他们可能已经对其他一些信息来源进行了采访，而这些消息来源可能与你的故事有冲突。

讲真相

永远不要说谎！当（如果）你的陈述被发现是不真实的，那么记者会回来再次采访你为什么说谎，而你刚刚损害了你所代表的机构的可信度和你自己的可信度。如果你真的不知道问题的答案，你可以简单地回答："我知道我们在上午2点10分这个呼叫作出了响应，但是现在我不知道直升机需要多长时间到达。我可以帮你问，并在下次通报会上提供这些信息。"请记住，坚持只谈已知的事实，不要谈你的个人意见。一旦你表达了自己的意见，它就成为组织的意见。

个人、人员和其他信息发布指南

"好了，我已经把这一切都记下来了，但是现在，我应该对媒体说什么呢？到这里，教科书（在本例中，本章）就不能一名首席信息官或必须处理媒体关系的人员提供所需要的指导了。你必须咨询你的机构，看看你们的媒体政策，其中应该清楚地说明你的组织能够和不能向媒体发布什么信息。这项政策必须考虑到地方、州和联邦法律（例如1996 年的《健康保险流通和责任法案》——HIPAA）和法规，以及组织动态。一个组织的领导层可能会选择完全透明，而另一些组织因为你可能不知道的原因，可能会选择要么不公布某些信息，要么是以特定的方式公布。政治或商业上的原因常常会影响媒体政策的写作方式。

如果你的组织没有媒体政策，请他们尽快制订一份媒体政策！它不仅为你提供指导，同时也为媒体提供指导。与你定期打交道的记者分享你们的媒体政策。这在紧急情况下是非常有用的，因为时间是至关重要的，根本没有时间讨论你可以或不可以发布什么信息。

个人问题

记者经常会询问个人感受，或试图寻找能就他们的话题引起情绪反应的信息。如果你愿意回答自己个人感受的话，请确保你的回答代表了你的整个组织的意见。例如，如果有校车发生了一次可怕的事故，而且车上所有的孩子都遇难了，大多数人都会说："这是我整个职业生涯中遇到的最严重的事故。我们挂念这些孩子的家庭，为他们祈祷。"

然而，即使有这样一种无害的情绪，记者也可以试图通过暗示你引入了基督教的道德来引起争议。

这就是说，紧急服务人员应为组织树立人性化的形象，而且在悲剧面前不应显得无情。在发生校车事故的情况下，说出这样的话时应谨慎："如此惨痛的悲剧，所有有关人员都身心憔悴。我们的工作人员正在努力恢复工作，希望挽救生命，并对受伤者进行安慰和照顾。"

个人表态必须仔细考虑后才能做出。这可以导致记者断章取义，让你成为故事的中心，而不是事件本身。记者可以使用本章前面概述的假设情境策略来引起听众的反应。谨慎行事，仔细考虑你的回答。如果你不想回答个人问题，只需简单回应一下组织的关键信息。这就向记者表示了你是代表你所在的机构接受采访。

人员问题

通常最困难的采访是，事件与人员相关时，不好回答。无论是涉及员工死亡还是员工被指控犯罪，这些采访都充满了情绪性和潜在的危害。在这些情况下，记住你的观众是谁，这一点非常重要。当然，媒体将是最想要答案的，但是你还必须记住，你的主要观众将是你的组织的员工以及员工的家人和朋友。

同样，在这种情况下，如果有一份全面的媒体政策，将是非常宝贵的。一名工作人员被指控犯罪后的几分钟不是决定向媒体发布多少信息的时候，也不是决定主动还是被动发布信息的时候。你们组织的媒体政策应该清楚地规定发布哪些有关人员问题的信息，以及何时和如何发布。

在这些情况下，在向媒体发布信息之前通知工作人员也是明智的选择。例如，如果一名工作人员在事故中丧生，千万要先通知家属，然后再通知其他雇员，然后通知媒体。在事件发生之前，重要的是要准备好适合这种紧急通信的方法和工具。简单的电话树、自动拨号系统或有员工工作在不同班次或地理区域的机构的短信系统都很有效。这种首先与你的员工进行沟通，再向公众发布消息的做法将大大地保护你的机构的士气和对员工的尊重。

如果你正在与媒体就涉及人员的事件进行交谈，保持沉着和专业精神是非常重要的。展示出你的感情、同情和关怀是非常重要的，还应保持一种尊重的态度，媒体对这样的事件进行报道时，经常会在其中反映这种态度。如果事件涉及你所熟知的人，请仔细考虑你是否是接受媒体采访的最佳人选。如果记者知道你与被指控为不当行为的员工关系特别近，他/她可能会特别严苛地向你提问。或者，如果是你的合作伙伴受到重伤，记者可能会提出一系列质疑，刺激你强烈的感情。

评论"其他人"

如果在这个县或周边的一个县发生了什么不好的事情，几乎可以肯定，当地的记者会收到指示，想办法"把故事带回家"。校园枪击和其他悲剧发生后，我们就会看到这种情况，新闻媒体会问当地急救人员："我们这边有准备吗？如果发生在这里呢？"

要非常小心，并了解如何应对这样的采访要求。通常情况下，如果事件发生在你的组织的管辖范围附近，记者可能会试图挑起争议，暗示其他机构会如何处理这种情况。虽然你可能会觉得你对事件的所有事实了如指掌，但是这个故事还有很多节外生枝的机会。尊重兄弟姊妹机构，不要在媒体上评判对他们的决定。这样做是不专业的，并会在你的组织和你将来可能需要合作的其他组织之间产生摩擦。

在这种情况下，应告诉媒体，对另一个机构的政策或程序发表评论是不恰当的，并让其询问相关机构。将记者推给国家组织或管理机构也可能有效。你已经学会了不回应假设的问题，所以抓住机会练习转移话题的技术，并将媒体引向正面的关键信息。另外请记住，始终可以选择有礼貌地拒绝采访。

纠正错误

无论你准备多充分，并且在采访中表现很好，但记者仍然有可能犯错误。这个错误可能是弄错了你的名字和职务，或者错误地引用或者遗漏了这个故事的重要部分，以及其他各种错误。

纠正新闻错误不能与不同意对一个故事的偏见相混淆。如果一个故事向负面或是劝诫方向扭曲，但事实上是正确的，那就没有必要来纠正。

根据遗漏或错误造成的损害程度，处理这种情况的方式有很多种。要求改正的目的不是要惩罚记者，而是要把正确的信息传达给公众。如果你想要记者在下一个版面或下一条广播中澄清错误，可以礼貌地向记者提出。大多数记者会很高兴你提请他们注意，并且很乐意为你和他们的听众进行更正。如果你必须去找编辑更正，请确保你要讲的是事情本身，而不是记者。请记住，标题在第一页上，字体为 40 点，更正在第三页上，字体为 8 点，所以要求更正时请适当选择。

如果是一个小错误，比如拼错你的名字或使用的职务不正确，则无需任何更改。如果记者因为无知而犯错，就不用管了。如果你计较每一个小错误，你将一直与媒体纠缠。如果有一个不断重新出现的常见错误，请在方便、无时间压力的情况下解释纠正。

立即进行严肃的纠正是非常重要的。一个故事可以瞬间通过网络传播，几乎每个媒体网站都有互联网网站，如果这是一个突发故事，可以在几秒钟内更新。除非信息得到纠正，否则它将错误传播

出去，直到它被修复为止。

如果你认为记者有意造成破坏性错误，你可以考虑要求与记者的新闻主管会面，讨论这个问题。请记住，一旦你这样做，未来与记者的关系可能会比较紧张。如果你没有得到可接受的解释或更正，你可以根据你的具体情况要求举行新闻评议会或与媒体监察专员会面（如有），也可以采取法律行动。

如今，社交媒体的出现使一个机构可以主动纠正错误。一些组织正在他们的网站上设置了"错误上报"页面，对媒体报道进行更正，并发送 Twitter 消息给关注者。这个策略必须小心谨慎地使用。它不应该被用来"报复"报道负面故事的记者，而只是为了纠正合法的错误，并帮助引导你的听众。

例如，如果新闻媒体报道说，一架坠毁的医疗飞机的飞行员训练不足，那么打电话给记者让他纠正是完全可以接受的。你可以使用正确的、详细的培训信息发布新闻稿，将其发布到"郑重声明"页面，然后发送一条"tweet"，提示你的关注者获取信息。信息应以非对抗性、教育性和专业性的方式发布。

社交媒体

另外一章可以专门用于社交媒体。这是一个变化如此之快的话题，任何详细的信息在本手册出版之前都可能已经过时。但是，应该说社交媒体在这里留下来，每个机构都应该在一定程度上参与社交媒体。你的机构设置哪些网站和提供什么样的信息将取决于许多因素，包括执行管理层的指导、透明度法规以及员工维护这些网站的能力或投入的时间。

现在许多公共安全机构加入了 Facebook、Twitter 和 You Tube。每个人都有明确的优势，张贴你的原始信息的网站有很多追随者。你可以培养关注者，他们可能成为第三方支持者或批评者。如果你的组织决定加入社交媒体，则必须准备花时间监视、更新和组织你的信息。这值得花费机构的时间吗？当然，这是一个以前所未有的方式管理你的信息的机会。问题又来了：这是否耗时？是否需要政策和协调？

总结

与媒体合作和管理你的信息可能是一项艰巨

而复杂的工作。在试图传达你的组织的信息时，你必须与怀有不同目的媒体有效地合作，而且媒体的目的往往与组织目的相互冲突。一旦媒体完成采访，你无法控制媒体对你的故事采取的报道角度，但是你最终要负责处理媒体培植的公众看法和观点。

今天，社交媒体可以让你更好地管理你的信息，并直接与你的目标受众联系。但是，主流媒体仍然是一个重要的交流媒介，必须要加以关注。

首席信息官和媒体有着共生关系。首席信息官需要媒体传达重要事实和关键信息，而媒体必须以吸引消费者的方式进行传播。这些目标本质上不是和谐的，但是智慧、技巧和经验可以帮助双方进行有效的专业交流。

实践、准备和信心是与媒体建立成功关系、并将你的媒体信息广泛传递给最需要信息的人群——公众的关键因素。

推荐阅读

1. FEMA Independent Study Program: IS-702 National Incident Management Systems (NIMS) Public Information Systems. Federal Emergency Management Agency, Emergency Management Institute (EMI) website. http://www.training.fema.gov/EMIWeb/IS/is702.asp. Accessed January 23, 2014.

关于作者：Judy Pal 曾担任公共安全机构、政府和专业体育和娱乐行业的管理和公共关系顾问。曾任公关顾问、广播记者和新闻主播，曾担任美国和加拿大主要公共安全机构的首席信息官、传播经理和办公室主任。Pal 是国家信息官员协会的前任主席，也是"蓝线"杂志的前专栏作家。

29. 有效沟通

Ira J. Blumen, MD
Teresita M. Hogan, MD

引言

沟通——这就是你所做的。每当你与另一个人交流时，你就是在沟通。当你做得好时，你往往会得到更多你想要的东西。

沟通是一个发送和接收消息的过程，使人类能够分享知识、态度和技能。作为一名医生或医疗保健提供者，尤其是如果你担任领导角色，你应该具备良好的沟通技巧。无论是在会议、教学、与患者及其家属的交往中，还是在会见你的转诊客户时，你都需要进行有效沟通。

沟通方式取决于你的个人特点、年龄、性别、文化、地位、角色以及对方的这些特点。沟通所需的技能随着各方与沟通目标之间的关系而变化。例如，内向者会使用与外向者不同的方法来沟通；女人说话方式不同于男人。当对方的复杂性增加时，情况又会发生改变。例如，医疗主管对机组人员沟通与医生对医生、医生对其他医疗保健提供者或医生对患者的特点不同。你向另一方传达观念的技巧决定了你达到预期结果的能力。

与患者有效沟通的重要性不容低估。沟通能力差会增加治疗后果不佳的患者提起诉讼的可能性，无论治疗中是否发生了错误[1]。近三分之一的诉讼与某些沟通问题有关，如疏忽、不礼貌和举止粗鲁、沟通方面的一般问题或信息不充分[2]。

各组织中的个人通常花费超过 75% 的时间用于人际交往。因此，人们发现许多组织问题的原因是沟通不畅，也就不足为奇了。有效的沟通是组织成功以及职业和个人成功的一个重要组成部分。

人际沟通的目的是以有利于共同目的的方式发送和接收信息。沟通的方式可以改变局面。可以促成事情走向成功，也可以破坏大好局面。这个过程中，你既是信息的发送方，也是接收方。只有当发送方和接收方都以相同的方式来看待信息时，沟通才能成功。遗憾的是，这个过程留下了犯错误的空间，信息经常被一个或多个有关方误解，造成不必要的混乱，起到相反的作用。

在一项对大公司（超过 5 万名员工）招聘人员的调查中，沟通技巧被认为是选择管理人员的一个更重要的因素。调查指出，沟通技巧（包括书面和言语陈述）以及与他人合作的能力是促成工作成功的主要因素[3]。

医学界需要考虑有效沟通的诸多方面。沟通失败是导致患者受到意外伤害的主要原因，甚至常常导致死亡[4]。航空机组人员资源管理（CRM）系统的实施有效改善了医疗保健服务。由于机组人员沟通不良而造成了 70% 的商业飞行事故，该系统的开发是为了应对这种情况。向医院认证联合委员会报告的近 2500 起前哨事件的分析显示，沟通不利是 70% 以上的案件发生的根本原因[5]。标准化的沟通工具、一个可以自由表达的环境、相互理解的关键语言降低了沟通不利导致患者伤害的风险。

沟通也必须放到背景条件下进行审视。应该区分四条沟通渠道。首先，在确立了沟通方目标的情况下，个人应将沟通作为工具来推进目标。其次，在时间背景下，应考虑以前和未来的沟通情况。熟练的沟通者知道如何将过去的讨论引入到未来的讨论中，以最大限度地理解、推进议程，实现总体目标。第三，对话发生的组织背景是受组织结构中的政策、时间限制和不明确的优先事项所影响的。一个熟练的沟通者将纳入组织规范和规则来促进沟通。最后，沟通很少被隔绝成只有两方参与的程度。良好的沟通通常涉及多个人。必须平衡众多角色和竞争目标的相互作用，才能有利于各方的共同利益。

虽然我们通常认为沟通即是言语沟通，但沟通主要由言语和非言语两个维度组成。此外，还应该注意声音沟通和倾听的重要性。

言语沟通

言语沟通的过程

言语沟通的过程从你开始，即信息发出者。要成为一个有效的沟通者，首先要建立信誉，展示你对这个话题的知识。你还必须了解你的听众（你正在向其传送信息的个人或团体）。如果你不了解你在与谁进行沟通，将会导致传递容易被误解的信息。

接下来，考虑你将要说的信息。在预期的接收者（听众）的层面上，信息应该清晰、简洁和简单。应做好准备（如果可能的话）。避免可能被误解或不适合个人或观众的行话或俚语。你可以根据分享的经验、知识和技能，与同事进行工作交流，或推进共同议程。将信息编码并通过渠道传送。言语渠道包括面对面的会议、讲座、电话和视频会议。书面渠道包括信件、电子邮件、短信、备忘录和报告。

信息被传递给观众——接收者或者听众。接收者负责对你发送的信息进行解码（解释）。作为信息发出者，你可能会预期你的信息会引起接收方按你希望的方式作出响应、行动或反应。然而，观众也会带着经验、观点和感觉进入沟通过程，这无疑会影响他们对你的信息的理解和他们的回应。要成为一个成功的沟通者，你应该先考虑这些因素，然后再传达你的信息并适当地修改。

有效的倾听

听：倾注于听力；注意；留意

有些人可能会认为有效的沟通始于倾听。为了掌握有效的医疗护理沟通方法，你必须首先成为有效的听众。这是因为医疗领域的人们通常说得比听得更好。这种爱说的倾向会阻碍良好的沟通。大家都在说话，却没有人在听。几乎什么都没干成，但你表达了你的意见！许多医疗专业人员倾向于保持高度控制的沟通风格，频繁提问以获取信息，很少提供信息，并经常忽视对方的观点。

具有讽刺意味的是，倾听是一种非常好的技术，可以帮助你传递信息。倾听可以让你理解你在与谁交流，对他来说什么是重要的。因此，这种能够更有效地传达信息给他们的能力，可以用来武装自己。一个做好准备和熟练的讲话者了解他（她）的听众、他们的兴趣和目标。

要成为一个有效的听众，你必须先停止表达自己的信息，并专注于接收他人的信息。这个技能可以通过经验或培训获得。倾听是可以教会的。完美的倾听者知道我们可以比每分钟 125 个单词更

快的速度思考，125 个单词一般人讲话的典型速度。思考和口语速度之间时间差表明，我们在倾听时可以优化我们的思考时间。使用以下四种技术，可以最大限度地提高我们的倾听效率。

1. 先于说话人进行思考，以预测他们想把话题引向哪里。

2. 权衡说话人使用的证据，判断其有效性，找出需要理解的问题。

3. 将各重点内容按照对你和说话人的重要性的顺序进行评估和总结。

4. 听出言外之意。这是通过分析音调、音量、面部表情和肢体语言来完成的。

避免记住会话中的事实，因为这会减慢认知处理的速度，通常会导致在记第一个事件时错过第二个事实。即使可以记住，也会减少认知过程，这样你就错过了所传达的意思或想法，只保留孤立的事实。

听人讲话时，不要下判断。我们应该以开放接收的风格鼓励讲话人来充分描述自己的立场。这使得信息可以最大限度地向你——接收人传输。因此，你最好有机会作出明智的判断，避免过早关闭对话。

另一个对成功沟通至关重要的倾听技巧是让对方在你说话之前表达完整的想法。一般医疗专业人员只留三秒钟的时间让人插话。一般说话人思考间隔三至四秒。这意味着我们大部分时间都是在他们完成讲话之前把他们打断了。在回应他人的陈述之前，默数到四，将这作为一个惯例。如果谈话困难或言辞激烈，更应如此。在提出另一个问题之前，一般的医疗服务人员只等待三秒钟来等待对收集信息问题的答案。普通患者需要 7 秒才能回答医学问题。随着年龄的增长、严重的疾病或急性疼痛，这个时间呈指数级增长。因此，有意识地适当等待回应。

倾听所有人，你的医务机组人员、航空人员和通信专员、你的客户、你的患者和他们的家人。互相倾听。这个道理看起来很浅显，但一定要高度重视倾听。无论你是在解决与工作有关的问题、采访候选人、试图帮助员工提高工作绩效时，还是与悲伤的家属或危重患者谈话时，均应仔细听取他们的意见。你的时间可能是有限的，但应尽最大努力收集信息，回答问题，并以一种让他们觉得你很关心他们的方式倾听他们的顾虑。

倾听别人的时候，避免把所说的话翻译成你想

所说的话。尽量专注于所说的确切的词语,但不要忽视非言语的线索,那是最诚实的重要信息。寻找可能与传递的言语信息相矛盾的"神秘"非言语线索。非言语线索通常会给出更准确的"读数"。表29-1列出了有效倾听的建议。

表 29-1　有效的倾听建议

- 不要控制对话
- 开放式倾听并理解
- 判断内容,而不是讲话人或表达方式
- 使用多种技术来充分理解(询问、重复、改述等)
- 以有趣的方式回应,表明你了解所述问题和疑虑
- 注意非言语提示,肢体语言,而不仅仅是言语;听出言外之意
- 向对方询问他/她能提供的详细信息;重述对方所说的内容,以确保你已了解并验证你的理解
- 练习支持性倾听,而不是单向倾听
- 询问对方的意见或建议
- 使用"我",而不是"他们"
- 排除干扰
- 传达你的感受
- 不要采用防御态度
- 不要对感性的话作出回应,而要解释他们的目的
- 适当时,确定具体的后续行动

反馈

人际沟通绝不是单向的。为了使沟通有效,沟通过程中必须提供反馈的机会。发出者不仅要在发出者的立场,还要在接收者的立场着想。预期的最初信息接收者或观众通常会回应发出者,并将信息编码返回给发出者。这种反馈可能是对所传递信息的言语和非言语回应。应密切关注这一反馈,这对于确保观众能够按照预期理解信息至关重要。

有效的沟通不仅要求作出回应,而且要通过预期的回应来塑造其形式和内容。至少以某种模糊的方式预测受众如何回应,不仅有助于塑造信息的内容,而且还能塑造信息传达的方式。

听取信息之后,就可以采用一些技巧来确保正确接收并正确处理信息。这样就最大程度优化了同事间的沟通,并有利于以目标为导向进行沟通。可以使用以下任何反射性语句:

"听起来,你是说……""按我理解,你是指……?"

"确定一下我是否理解了你的观点。是吗……?"

无效的倾听

无效的倾听可能会产生严重的结果,包括对个人、专业和组织。可能会丢失或错失重要信息。还可能会导致一种挫败感、尴尬和混乱的感觉。可能会加剧危机和冲突。最终会导致失去机会,失去业务,失去信心。

在言语沟通过程的每一个阶段都可能形成障碍,可能会阻碍信息从发出者向接收者的流动,造成误解和混淆。社会心理学家估计,从发出者到接收者的信息传输通常会有 40% ~ 60% 的语意丧失[6]。你的目标应该是,通过清晰、简洁、准确、精心计划的沟通,在这个过程的每个阶段减少这些障碍的发生频率。

非言语沟通

不仅是你说的话,你说话的方式也是信息沟通的一部分。研究表明,在人际交往中,只有 7% 的信息是通过言语交流的,93% 是通过非言语交流的[7]。通常,一个人嘴里说的是一件事,但通过非言语传达的是完全不同的意思。这些混合信号迫使接收者在言语和非言语信息之间进行选择——通常选择非言语的那一面。混合信息会造成紧张和不信任,因为接收者意识到说话人隐藏了什么东西或者不坦率。

因此,非言语信息是一个特别重要的交流工具。你不仅会更了解你可能发出的信号,而且还会更熟悉你遇到的其他人的非言语行为。非言语沟通由四个不同的元素组成:视觉、触觉、声音以及空间和时间的使用。

视觉信息

这一类别通常被称为"肢体语言"(可能是最古老的语言),包括面部表情、眼睛活动和目光接触、手势和姿势。据估计,有超过 20 万种肢体语言能让另一个人所了解[8]。

肢体语言可以揭示无法掩盖的真实信息。由于这些沟通渠道是看得见的,所以它们可以传播的范围远比说出来的词语更远,并且不受噪音的影响,这些噪音经常可以掩盖、中断或扰乱语言。在

之前所述的93%非言语沟通中,有55%是通过肢体语言传达的。(表29-2)

表 29-2 人际沟通的有效性[7]

沟通	有效性
言语	7%
声音	38%
肢体语言	55%

面部表情

"一张照片胜过千言万语",这句话可以说明面部表情在肢体语言方面的重要性。我们所有人都会"阅读"人们的脸部表情,以寻找办法理解他们在说什么,以及感受是什么。这个事实在与戴墨镜的人打交道时变得非常明显。

微笑是一个强大的工具。它可以传递温暖、快乐、友善、赞同和归属感。经常微笑的人会被认为更可爱、友善、温暖、平易近人。微笑也是有感染力的,其他人往往给予积极反应,更愿意倾听和了解。

眼睛活动和目光接触

我们经常要沟通,脸上最主要和可靠的器官——眼睛——提供了一个持续进行非言语沟通的渠道。眼睛总是在"说话",提供有价值的线索。强烈的、稳固的目光接触会起很大作用,有助于规范沟通的流程。它表达了对他人的关心、关切、温暖、自信、诚实和信任——尤其是对一个群体讲话时。正常的眼神接触意味着沟通是开放的。

避免目光接触可能暗示某人感到不安全或未被接纳。上下看或者四处打量说明说话者对于他/她所说的内容比较紧张或不确定。凝视可能意味着不喜欢。

你的眼神接触越多,听众就会觉得你越真诚。试着直视你的讲话对象——不管有多少人。目光接触是形成印象时最容易记住的元素之一。但是要避免盯着看。虽然适当时长的眼神接触在不同的文化中会有不同的含义,但每次五到七秒钟应该是眼神接触的最长时间。

手势

习惯和手势可以影响一个人对你的反应。如果你说话的时候没有手势,对方可能会觉得你无聊、呆板或不感兴趣。研究表明,人们在撒谎时通常会动作僵硬或"呆住不动"[9]。

说话时很少有动作的人应该是不可信的。

另一方面,生动活泼的人可以捕捉到人们的兴趣。在教学时,这种办法尤其有用,能吸引学生的注意力,使教材更有趣(如果教材无趣),促进学习。

还有一些手势需要避免。

- 两臂交叉
- 双手紧扣在背后
- 直臂紧扣在胸前
- 将双手放在臀部上
- 摆弄手势、钥匙和头发
- 摇晃不定,类似运动的手势
- 把手放在祷告的位置

这些手势可以让你的观众觉得你很紧张,不确定你在说什么,可能是隐藏某些东西,或者避开其他信息。现在你可能会想——"那还剩什么手势了?"打手势是最难掌握的技能之一。需要考虑的一些要点是:手势应在腰部以上,不要重复使用同样的手势,要记住零星随意的手势要好于不变的手势,因为这会分散注意力。一边听别人讲话一边点头,以表示正面肯定态度。

姿势和身体方向

你走路、说话、站立以及坐下的方式均会传达各种非言语信息。适当的姿势表示你确实有话要说。站直而不僵硬,稍微前倾可以表示你平易近人,能接纳别人并且待人友好。说话时转回头看,或看着地板或天花板传达不感兴趣的含义,应该避免。

外表

还需要考虑的另一个重要的"视觉语言"是外观,虽然这不属于肢体语言的传统元素。

在与患者、家属、机组人员、转诊或接收专业人士、同事或任何人进行职业交谈时,请看这一部分。你的个人外表可以造成一个积极或消极的第一印象,也是持久的印象。当第一次见到某人的时候,记得自我介绍,与其握手(如果适当的话),陈述你的职务(医疗主管、医生等)。

触觉

非言语触觉沟通是指使用触觉来传递意义。即使是握手,也可以显示出一个人的性格。人体皮肤有数以十万计的神经末梢,都是能够检测压力、温度、质地和疼痛的触觉受体。

在大多数的人际关系中,触摸可以给予鼓励,表示亲切,表达情感上的支持。父母使用身体语言而不是用言语将感受传递给婴儿。医疗保健专业人士早已意识到同情抚触的治疗价值。

除了简单的握手之外,触觉沟通的例子包括握住他人的手,轻拍背部,手臂搭载肩膀上,亲吻或拥抱。这里特别重要的是要考虑文化含义和差异。一般来说,触摸的意义取决于情境、文化、性别和年龄。

声音

辅助语言学

词语传达方式的改变可以明显改变词语的含义。你的声音中有六个元素属于非言语层面的交流。这包括:音调、音高、节奏、音色、响度和变调。考虑一下,你可以用多少种方法说"不"。它可以表达轻度怀疑、恐怖、惊奇和愤怒等情绪。

为了最大限度地提高沟通效率,请学习如何利用这些元素。对一些导师的一个主要批评是说话单调。听众会认为这些人很无聊,感觉沉闷。听一些不会调谐声音的人讲话的时候,人们会更快失去兴趣。学生往往就会学得很少。

肢体语言被确定为最重要的非言语传播工具,而通过声调沟通排在其后,占非言语沟通的38%。

幽默

另一个"声音沟通"层面可能是幽默。在适当的环境中,幽默可以是一种有价值的非言语技能,而且往往被忽视为教学和交流工具。笑声能够缓解主持人和参与者的压力和紧张。培养自嘲的能力,并鼓励他人自嘲。这会营造了一个可以促进学习的友好环境。

空间和时间的使用

物理空间

文化规范决定了互动的舒适距离。当与一个人互动时,有人可能完全可以接受的事,可能会让其他人感到厌烦和不舒服。对于我们大多数人来说,站得太近的人会让我们感到不舒服。我们觉得我们的"空间"已经被侵犯了。

对于美国人来说,"亲密区"的范围是从实际接触到61cm(2ft)左右。这个区域是为我们最亲密的朋友保留的。请记住,这个范围可能会因文化而异。大约61~122cm(2~4ft)的"个人区域"通常是保留给家人和亲密的朋友的。1.22~3.66m(4~12ft)的社交区域是用作与普通朋友和熟人进行互动的,也是大多数商业交易场景适用的距离。当与"生"人在这些区域内进行互动时,请务必注意"入侵空间"可能导致的不适的信号。

"公共区域"(超过3.66m,合12ft)通常用于对群体演讲,入侵这个区域一般不是问题。有时,距离可能太远。为了解决这一问题,应在演讲室来回走动,以增加与观众的互动。增加你的接近度也可以方便你与听众进行目光接触,增加他人参与的机会。

时间

使用时间作为非言语沟通工具可以传递不同的信息。在执行一次困难的转运任务之后,花点时间听取你们的工作人员汇报,会传递非常重要的非言语信息。另一方面,在晚上没有"有时间"给你的孩子读书或把他们塞进被子里,可能会传递出一个非常消极的非言语暗示。还要考虑通常会在会议或轮班时早到或迟到的同事、下属或老板转达的非言语信息。对某些人来说,这说明了一个人如何看待他/她的地位和权力。

非言语沟通的作用

非言语线索可以显著影响我们所听到的词语的"含义"。这些重要的线索可以体现出五种不同的作用:

1. 重复:非言语交流可以重复人们用言语表达的信息。

2. 矛盾:可以否定说话人正在传达的信息。

3. 代替:可以代替言语信息。例如,一个人的眼睛通常可以传达比言语更加生动的信息,而且事实往往是这样。

4. 补充:他们可以添加或补充言语消息。

5. 强调:非言语交流可以表示接受、确认或强调言语信息。

声音沟通

还有第三种类型的沟通,那就是声音沟通。有些人将其与言语沟通合为一类,但也可以单独分为一类。声音沟通包括可被称为"声音填充"或"语言静止"的内容。它们通常是在句子的开始、中间或结尾添加的通常无意义的词语或表述,通常仅用于填充空白。这些词语包括但不限于"嗯"、"呃"、"好像"、"是啊"、"呃呃"、"你知道","是吧?"以及被过度使用的"而且"或"好的"。使用这些词语往往会削弱讲话人的"言语形象",应该避免。使用这些词不仅会分散注意力,还会使演讲者看起来自己都不确定。如果你在别人说话的时候注意倾听,你也可以注意到这些声音填充的情况。这是经常被忽视的东西,但如果你通过训练避免这些声音填充,你会成为一个更自信的演讲者和医疗专业人士。另外,当你在日常的演讲中听到填充词的时候,你可以做个挤眼的表情帮助别人。

公开演讲

公开演讲显然是言语和非言语沟通的一种形式。有效的沟通与成功的公开演讲或演课之间有许多相似之处。然而,要详细讲公开演讲的话题,即便不需要一本书,也需要一个单独的章节。既然如此,要学习个人言语和非言语的沟通技巧可以借鉴 Toastmaster 的《公开演讲的 10 个技巧》(表 29-3)[10]。

表 29-3 《公开演讲的 10 个技巧》

1. 了解你的材料。选择一个你感兴趣的话题。了解更多关于你的发言内容的知识。使用个人故事和会话式语言——这样你就容易忘记要说什么了。
2. 练习。练习。再练习! 用你计划使用的所有设备大声排练。根据需要进行修改。
3. 了解听众。听众到场时,问候他们。对一群朋友说话比对陌生人说话容易。
4. 了解场地。早点到场,在演讲区走走,练习使用麦克风和任何视觉辅助工具。
5. 放松。做做运动缓解紧张情绪。将紧张的能量转化为热情。
6. 想象发表演讲的自己。想象一下你正在演讲,声音响亮、清晰和自信。想象观众鼓掌的情形——这会提高你的信心。
7. 意识到人们希望你成功。观众希望你的演讲有趣、刺激,信息丰富,有娱乐性。他们不希望你失败。
8. 不要为任何紧张或问题道歉,观众可能根本没有注意到。
9. 将注意力集中在信息本身上——而不是媒体。把注意力从你自己的焦虑中转移出来,专注于你要传递的信息和观众。
10. 积累经验。经验可以建立信心,这是成功发表演讲的关键。Toastmasters 俱乐部可以在安全和友好的环境中提供你所需要的经验。

有效沟通的障碍

许多因素可能会使有效的沟通变得复杂。其中许多因素在本章前面的章节中已经提到。我们各工作场所的情况往往很复杂,这可能造成各自不同的沟通障碍,就像我们所接触到并与之交流的每个人的个性不同一样。表 29-4 列出了有效沟通的常见障碍。

表 29-4 有效沟通的障碍

- 语言差异
  ○ 对用于信息"编码"的词语或语言的选择会影响沟通的质量
  ○ 不同的解释、意义或错误的翻译
  ○ 口音
  ○ 使用专业术语、缩写或不熟悉的术语
- 误用、误读或忽略非言语暗示,包括:
  ○ 肢体语言
  ○ 眼神接触和眼球活动
  ○ 手势(分心)
  ○ 声调
- 物理障碍,包括可能妨碍言语或非言语沟通的墙壁、门和隔板
- 生理障碍,包括听力障碍、言语障碍、疲劳
- 心理障碍,如压力、情绪、内疚、精神状态
- 干扰,包括人为打断、噪音和物理干扰(座椅不舒服、照明不良等)
- 不一致——说的内容与说的方式不符
- 缺乏重点——切中要害,避免漫无边际
- 缺乏对个人或信息的关注、兴趣或关联
- 选择性听取信息
- 态度上的障碍包括性格冲突、管理不善、抗拒改变、缺乏动机、防御态度
- 感知和观点的差异
- 移情
- 不可靠的来源
- 价值判断
- 性别
- 种族
- 感知偏见
- 与他人的人际关系和过去相处的经验
- 缺乏明确的角色和责任
- 阻碍公开交流的组织文化

续表

- 层级或权力距离关系
- 权力斗争
- 过多或过少的信息
- 时间压力可以缩短交流时间或信息长度
- 培训、经验和/或背景的差异
- 可以由态度、种族和教养造成的文化障碍和差异,可以加入个人空间的概念
- 情绪障碍,包括害羞、缺乏自信或自尊
- 可能导致错误假设的期望或偏见(听取期望听到的内容,而不是实际说出的内容,再得出不正确的结论)
- 静止言语,如"呃……","就像……","你知道的……"
- 使用 PowerPoint 作为辅助手段

谈判

在人际沟通过程中,往往需要进行谈判以达到令人满意的沟通结果。谈判是两个或两个以上的人或当事方之间的对话,旨在达成谅解,解决争议点,在成果中获利或达成一致。真正的谈判是为了在不同的当事方之间达成妥协,而不是为了牺牲另一方的利益而达成一致。

为了成为一个合格的谈判者,你必须知道几个核心原则。首先,将人从问题中分离出来。一般来说,应维护双方的关系。专业谈判尤其如此。因此,应将问题的实质从谈判中分离出来。其次,关注根本利益,而不是各方采取的立场。寻找各种方法来满足这些需求。演讲过程中,承认竞争利益,并继续讨论,以达成替代解决方案。目标是取得双赢局面,即双方均得到他们需要的东西。

使用客观标准通常可以达到令人满意的结果。客观标准应该独立于个人意志,合法并符合实际情况。这样的标准可以建立在科学证据、专业标准或道德、传统、互惠、等价货币价值或工作等值的基础之上。

记住三个基本点。首先,圈定每一个问题,寻找共同的客观标准。其次,按照道理讨论哪些标准是最合适的以及应该如何应用,持开放态度。最后,不要屈服于对方的性格、地位或压力;而是以原则为导向来引导对话。应该以达成一个对双方而言更高的目标来选择谈判方法和探讨的主要观点。

如果这些谈判策略都失败了,可以考虑通过仲裁或调解进行第三方干预。

总结

医疗领域的沟通可能是非常困难、难以掌握的。在任何时候,你都必须为任何事情做好准备。你必须尽可能准备好与其他专业人员、患者和/或家庭成员进行交流。

你在沟通时应该始终保持专业、冷静和举止适当。与患者、家属和朋友的沟通应该带有同情心;对于一些人来说,这可能是他们生命中最困难和/或最崩溃的时刻。对于其他人来说,你可能会有好消息,在他们眼中看起来那可能是一个奇迹,你会成为他们的英雄。有效沟通的实际意义重大。想象一下,你说的话(以及你说话的方式)可能会永远在患者的亲人脑海中回响。

有效的沟通可以用六个关键技巧来总结:

- 重点讨论或介绍所需的信息
- 使用开放式问题扩大讨论范围
- 使用封闭式问题解决具体问题
- 通过目光接触和表情鼓励对话
- 说明你对你所听到的内容的理解
- 总结要点。

我们通常接受的教育是鼓励用言语交流。但不要忽视非言语信号。熟练的沟通者懂得非言语交际的重要性,并会用它来提高效率。人们会看到你,而不是你的凭据。非言语信号可以帮你抢先占据优势。如果存在疑问,专家们会相信非言语信息(你所看到的),以便更清楚地了解别人的真实意思。言语可以被操纵,但手势难以控制。

很显然,充分了解主题对成功的沟通同样至关重要;但是,这不是唯一的关键因素。创造一个有利于倾听、学习和记忆的氛围需要良好的非言语和言语表达能力。

在重症护理转运中,我们通常关注的重点是安全和患者护理。这些都是我们工作的必要组成部分,当然还包括各个层面的有效沟通——言语沟通、声音沟通、非言语沟通以及倾听。

参考文献

1. Hickson GB, Jenkins DA. Identifying and addressing communication failures as a means of reducing unnecessary malpractice claims. *NC Med J.*

2007;68(5):362-364.

2. Roter D. The patient-physician relationship and its implications for malpractice litigation. *J Health Care Law Policy*. 2006;9:304-314.

3. Fowler K. Why you need to get your message across. Mind Tools website. http://www.mindtools.com/CommSkll/CommunicationIntro.htm. Accessed August 21, 2014.

4. Leonard M, Graham S, Bonacum D. The human factor: the critical importance of effective teamwork and communication in providing safe care. *Qual Saf Health Care*. 2004;13:i85-i90.

5. Joint Commission on Accreditation of Healthcare Organizations. Sentinel event statistics, June 29, 2004.

6. Wertheim E. The Importance of Effective Communication. D'Amore-McKim School Of Business at Northeastern University. http://ysrinfo.files.wordpress.com/2012/06/effectivecommunication5.pdf. Accessed August 21, 2014.

7. Barbour A. *Louder Than Words...Nonverbal Communication*. Columbus, OH: Charles E. Merrill Publishing Company; 1976.

8. *Introduction In Nonverbal Communication*. Fort Hays State University.. http://www.hrepic.com//Teaching/GenEducation/nonverbcom/nonverbcom.htm, 2013. Accessed August 21, 2014.

9. Communication. Select, Assess & Train website. http://www.selectassesstrain.com/hint6.asp. Accessed August 21, 2014.

10. 10 Tips for Successful Public Speaking. Toastmasters International website. http://www.toastmasters.org/pdfs/to p10.pdf. Accessed August 21, 2014.

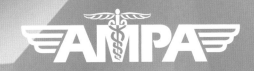

第 IV 部分：
培训和教育

IV

30. 医疗主任发挥有效的临床和教学教师的作用

Jacqueline C. Stocking, RN, MSN, MBA, NREMT-P

引言

要成为一名富有成效的教师最重要的一点是应掌握必备的技能,能够化繁为简、组织并清晰地向学员讲解复杂的专题,确保学员的学习效果和掌握所授知识。对于复杂的专题,例如医疗转运环境中危重患者或伤员的护理,授课目标是让学员掌握一定水平的批判性思维。这就要求老师引导学员从记忆实际内容(表面学习)开始继而真正理解复杂的重点主题和应用(深入学习)[1]。教学能否成功在很大程度上取决于准确评估成人如何学习,采用技术来改进学习过程,制订明确的目标,确保学习内容遵循目标,并评估学员是否达到目标。

医疗主任经常需要教导医务人员。鉴于大多数医学课程未包含授课方法,导致这成为一项艰巨的任务,而且要成为一名富有有效的教师不仅仅需要具备教学的意愿,还需要令学员印象深刻的教材。

有些课程由全职教育工作者或临床护士专家讲授;而其他课程,由医疗主任和首席飞行护士发挥教育工作者的作用。教学必须与教育工作者的其他项目计划和赞助机构的职责相适应。教学本身可以采取多种形式:讲座、小组讨论、演示/回归实证,低或高保真模拟等等。不管使用何种教学方法,均应遵循成人教育的原则。

阅读本章后,医疗主任将能够:列出成人学习者的特点和对教师的启示;演示如何编写"SMART"目标;列出各种教学方法的适当主题(讲座、示范/回归实证和模拟);描述提高教学临床技能的五个步骤;重申加强教学学习的方法;列出有效的临床作用模式的理想特征,以及作为有效作用模型的三个障碍;并列出用于有效演示大纲的主要部分。

成人学习原则

Knowles 等人描述了成人学习理论的六个基本原则:①需要了解;②学习者的自我认知;③学习者经验的作用;④学习准备;⑤学习的定位;⑥动机[2]。表 30-1 列出了这些特征、解释和含义。

表 30-1　成人学习理论

特征	说明	含义
需要知道	为了调动参加学习的积极性,成人需要知道"为什么",例如,通过学习能获得什么益处?	强调学习已有经验会给学员带来的益处
学员的自我概念	成人学员期望在学习过程中被视为具备自主和独立的学习能力	须注意不同的学员的学习进度不同。尊重学员希望对学习经验有一定控制权限的意愿。让学员参与设计学习过程
学员现有经验的作用	成年人接受教育活动时,其本身有许多经验可供借鉴	征求小组的反馈/故事。不要以为你是唯一知道答案的人。为成人学员提供小组协作的机会,旨在使学员相互学习经验

续表

特征	说明	含义
学习的准备	成人学员对有助于解决目前他们在生活中所面临问题的信息最感兴趣	尽量在讲解时以问题为中心，而不是以信息/主题为中心。安排学员提问时间，并让学员描述自己的情况/问题。尽量将教学的重点放在回应学员发现的问题。使用参与式技巧，如案例研究和小组讨论
学习的定位	成年人在接受学习时以生活为中心或以任务为中心	尽量使课程与课程本身如何帮助成人学员处理他们目前在生活中面临的难题/问题之间建立联系。将课堂定位于直接应用而不是理论
动机	针对成人最有效的激励因素是内部压力（包括自尊、提高工作满意度和生活质量等）	尽量找出成年人所看重的东西；承认并尊重这些东西

设计课程

行为目标

行为目标是帮助规划教学方案拟将学员带到哪里的路标。你希望学员参加课程后会学到什么具体的知识、态度和技能？制订目标的一种方法是"SMART"技术。目标必须是具体的、可衡量的、可实现的、切合实际的和限定时间。精心制订的行为目标的示例是："在1小时的教学计划结束时，学员应能够列出在航空医学转运环境下气管插管的五个适应证。制订欠佳的行为目标的示例是："在本课时结束时，学员应能够理解气管插管"。在第二个示例，教师将如何评估学生是否"理解"气管插管？如果目标模糊，学员如何知道教学成功的标准呢？

内容

一旦确定目标，教师必须选择适当的教学内容以确保实现目标。许多教师认为大纲是组织和提供教学内容结构的有效工具。另一些教师则认为思维导图是一种有用的且更有创意的方式，能够通过把相关的想法围绕一个中心主题来组织自己的观点。无论使用什么方法，均需小心使用，以确保教学内容适合于学员的水平，且学员已经知道的内容与教师期望在讲解后学员应掌握知识之间的差距不宜过大。例如，对于有经验的心血管ICU护士

而言，期望她们能够在两个小时内检查肺动脉导管故障排除是可能做到的；但如果学员很少了解肺动脉导管，那么这可能是不切实际的目标。

选择教学方法

学员能记住所读内容的10%、看到和听到内容的30%、自己动手获得知识的90%[3]学员的理解和掌握水平通常随着教师加强与学员间的互动以及同时运用多种教学方法而得到提高。运用与学习目标相辅相成的合适技术能够有效地加强互动和提高记忆。

教学方法是教师用来向学员展示学习内容的技术或方法。本文探讨的教学方法包括：讲座、小组讨论、专家组讨论、演示/回归实证、监督下的观察和实践、自主阅读、计算机辅助教学（光盘和互联网/内联网），角色扮演、模拟和游戏。以下分析将包括教学方法的适用性、相关学员的特征、优缺点总结以及适当内容的示例。

讲座

讲座可能是针对多位学员最常用的教学方法。提高讲座效果的方法包括：制订明确的目标、精心准备和组织、尽量安排更多的互动、经常允许被学员打断，使用视听、实例和故事来加强学习效果，鼓励提问，并提供小组讨论机会。

虽然在讲座过程中学员通常是被动的，但在较低级别的认知领域讲座是有效的教学方法[4]。讲座还可以用来为后续的教学方法（例如小组讨论或

模拟)提供基础信息。讲座的优势在于能够以符合成本效益的方式向大量人群传播大量信息。讲座的一个缺点是不能实施个体化教学。所有学员均以相同的进度接收相同内容。讲座另一个缺点是信息往往只能记忆较短时间。遗憾的是,讲座对情感或心理运动行为的影响也是无效的[4]。

小组讨论

小组讨论是以学员为中心,让学员相互之间及学员与老师之间交流信息、感受、经验和观点。这种方法在认知和情感领域的教学中是有效的[4]。小组讨论的一个优点是能够激发学员主动学习,从而加深理解和记忆所学知识。小组讨论的一个主要的缺点是一位或两位学员可能主导对话或者太害羞而不愿参与讨论——教师必须扮演引导者的角色来减少发生这样的情况。若使小组讨论达到效果,小组人数应较少,学员必须提前了解一些拟讨论内容的相关知识。当有人担任小组组长或协调人时,小组讨论往往是最有效的。适合小组讨论的主题包括病例回顾和影像学解释。

专家组讨论

专家组讨论对于学员来说往往是被动的,但与讲座相比其被动程度小些,好处是通常会讨论问题的各个方面。正因为如此,专家组讨论可能会有效地调动情感领域,但有一个缺点是需要组建专家小组,针对一个主题提出不同意见。适合专题讨论的主题包括没有明确循证医学的治疗方式,以及存在明确的意见二分法的讨论,如 12 小时和 24 小时轮班。

演示/回归实证

这是讲授心理运动技能的有效工具,也可以用来增强情感或认知技能[4]。虽然学员在观看导师展示所需技能时可以选择主动或被动的角色,但必须积极参与回归实证过程。关键的一点是执行教学演示的教师需要十分了解内容,并能够回答由此引起的问题。演示者在回归实证过程中帮助改变学员的方式以提高学习效果也是非常重要的。这种教育方法的道具包括执行该技能所必需的实际设备、解剖模型、人体模型、人类患者模拟器、动物模型或未经防腐的尸体。每种道具均有各自的优缺点。

为了最大限度地发挥成功执行程序的潜力,学员必须首先了解程序、适应证、禁忌证和潜在的并发症。学员还必须适应操作实际设备,能够找到患者解剖学标记,并通过练习实际技能发展肌肉记忆。

George 和 Doto 描述了传授临床技能的简单五步教学法[5]。第一步是概述。渴望学习技能的成人学员,必须明白为什么需要这种技能,以及如何将其用于患者护理。在第二步,教师准确地展示技能,在整个演示过程中教师不作讲解。这让学员在头脑中知道技能表现从头到尾应该是一个什么样子。在第三步,老师重复演示,但花时间详细讲解每步操作。允许学员不清楚时提问。第四步,由学员讨论技能。这有助于教师评估学习者是否理解并记住了程序的每一步。第五步,由学员首次进行回归实证。由教师仔细观察并在必要时提供反馈或指导。经成功尝试后,应允许学员反复练习,直到学员感到其本人已达到所需的熟练程度和舒适程度。作者继续列出教师应如何分析和解决学员表现存在的不足之处。这比传统的"见一次,做一次,讲解一次"医学中常用的惯例稍微详细一点,但它的确有助于提高学习效果、记忆效果和信心,最终有助于提高成功率。

演示/回归实证作为教学方法的一个主要优点是学员通过视觉、听觉和触觉感官积极参与,这有助于提高学习和记忆效果。一个缺点是这种方法耗时费钱,需要具备设备、耗材和空间才能有效。演示/回归实证的适宜主题包括气管插管和外科环甲膜切开术。

在监督下的观察与实践

这种方法使得演示/回归实证更进一步,最适合于实验室或临床领域。为学员提供了角色模式,允许学员实践某些技能,并及时给予点评。在真实情境下进行学习,涉及心理运动、情感和认知领域。因此,信息记忆效果更好些。这种方法的缺点是耗费时间,并且一次只能点评少数的学员。另外,师生之间的风格、信息和反馈可能存在不一致。结构化的教师培训计划可能有助于减少互操作者的差异。这种教学方法适合的主题包括患者评估和治疗方式,如高级程序或药物管理。

自主阅读(文本、期刊和壁报论文)

这种自我指导技术对于心理运动或认知领域的学习是有效的。这种方法要求学员发挥主动作用,而教师扮演引导者或咨询人的角色[4]。这种方法可能最适合通过小组讨论或模拟为深入学习奠定基础。这种方法的优点包括符合成本效益、时间有效性、可访问性、自我决定进度和一致性。缺点包括学员必须具备读写能力,能够独立工作并能自我激励。这种教学方法适合的主题包括飞行生理学和职业安全与健康管理(OSHA)的更新。

计算机辅助教学(交互式光盘和使用互联网/内联网)

这种教学方法是一种自我指导技术。教师负责设计旨在引导学员独立实现学习目标的材料和活动。这种方法对于心理运动或认知领域的学习是有效的。这种方法要求学员发挥主动作用,而教师扮演引导者或资询人的角色[4]。这种方法的优点包括符合成本效益、时间有效性、可访问性、自我决定进度和一致性。缺点包括学员必须具备读写能力,能够独立工作并能自我激励。这种教学方法适合的主题包括实验室值的判读和病理生理学检查。

提供计算机辅助教学的商业软件包,大部分软件能够收集和报告学员数据(每个模块花费的时间、测试分数等)以及准许的继续教育时间。可以在借助或没有信息技术(IT)人员的帮助下,程序也具备选择开发自己的系统的功能。计算机辅助教学的初始成本包括硬件、软件和IT支持。必须解决硬件和软件兼容性问题以及可访问性问题,特别是涉及远程访问时。

类似的学习形式包括观看视频。一项研究发现,接受视频成像训练能够提高手术室护理人员的初次插管成功率[6]。

角色扮演

有一种类型的角色扮演是使用标准化的患者来传授评估技能。由一人当众扮演患者,而由指定学员对该"患者"进行评估。可以公布也可以不公布标准化的患者(如在进行正常临床实习中遇到的患者)。在评估之后,由学员、"患者"和教师分别总结教学事件过程中学员的表现。这种教学方法涉及情感、认知和心理运动领域。本方法的优点包括患者的主诉是标准化的或一致的,并且允许在逼真的学习环境下进行。缺点包括教学的时间密集性。

模拟

通过模拟创建了一个人工体验,使学员参与反映真实生活情况的活动,而不需要承担实际护理患者情况的风险后果。这种方法对于认知领域更高层次的教学,以及促进掌握心理运动和情感技能是有效的[4]。由学员发挥主动作用,而教师负责设计学习环境,推动学习过程,并总结学员表现。

具有动态响应的两种人类患者模拟器(HPS)包括 METI(www.meti.com/home.html)和 Laerdal Sim Man(http://www.laerdal.com)。关于宾州州立大学 Milton S. Hershey 医学中心如何使用 HPS 的信息,请访问网站 http://pennstate-medicine.org/2010/08/16/simulation-center-vid-eo-tour/。

模拟的一个优势在于允许学员在安全而真实的环境中练习临床判断和熟练技能。这可以帮助学员认识到并避免个人缺陷(需要迅速做出决定,提高患者的复杂性,由于压力造成的错误,不能把自己看作团队的一部分),团队缺陷(难以协调冲突行为,沟通不畅,不情愿质疑那些具有资历和/或权威的人,未建立明确的目标和角色,存在相互冲突的职业文化)和背景缺陷(不完整的临床数据,不可用或不提供帮助的家庭成员,经常打断思路和行动,以及警惕性下降和疲劳)[7]。模拟还可以帮助学员培养批判性思维能力。缺点是价格可能很贵和属于劳动密集型,并非所有的程序均能获得适当的资源来确保模拟逼真和有效。模拟训练的合适主题包括心脏骤停模拟和创伤后复苏模拟。

游戏

许多程序已经成功地将游戏整合到技巧教学袋中。游戏的优势取决于选择的类型,包括学习过程中的主动探索以及有趣的氛围。

虽然互动游戏往往能够更好地帮助学习和记忆,但作业单和文字游戏也能够有效地帮助自主学习。作业表和字谜生成器可以在网上找到。

可以纳入到课堂类型的环境的其他互动游戏包括危险(jeopardy)和百万富翁("millionaire")。这些游戏可以使用卡片抽认卡或 PowerPoint 模板构建,可以在网上找到。

显然,不存在所有情况下均适合所有学员的完美教学方法。在选择教学方法过程中要求教师评估学员的需求和学习准备,制订学习目标和内容大纲,并考虑可用的资源。此外,无论选择哪一种教学方法,当与其他策略和工具结合使用时,通常能够更有效地增强学习效果,提高师生互动和效率。

运用技术

毫无疑问,技术可以用来促进学习过程。要点在于确保所选择的方法与行为目标相一致并相辅相成。如果华丽的 PowerPoint 演示文稿缺乏合适且有用的内容,则达不到预期的教学效果。

评估学习

这包括评估学员是否完成了教师设定的行为目标,以及教师能否满足学员的需求。通常情况下,通过对学员进行测试(包括书面、口头测试或回归实证)完成评估,并完成评估工具(包括书面或口头)。如果要颁发继续教育学分,则可能需要在考试后获得及格分数和完整的课程评估。书面评估工具可以使用开放式问题或李克特式评分量表。书面评估对于大型团体有帮助,并提供匿名回应。在规模较小的群体中,通过问答环节的口头讨论经证明是有帮助的。

效能型教师的特点

已经有许多关于有效的大学生和医学教育的原则文章。医疗主任可以借鉴文献来提高其教学水平。

教学

Chickering 和 Gamson 针对提升本科教育的学习提出七项有效措施:①鼓励学生和教师之间交流;②发展学生之间的合作共赢;③使用主动学习技术;④及时反馈;⑤强调任务的时间要求;⑥寄予很高的期望;⑦尊重多样化的人才和学习方式[8]。这些方法中有许多可参见其他作者的有趣文章,并得到研究人员验证。

临床

角色建模是一种有效的临床教学方法。一项研究表明,临床角色模型最值得期待的是临床技能、同情心和优秀的教学技能,而角色模型的学术头衔和研究成果并不重要[9]。在 2002 年由 Wright 和 Carrese 带领完成一项研究中,确定了有效角色模型的特点以及有效角色建模的障碍[10]。高度重视的医师角色模型应具有个人素质(良好的人际交往能力、阳光心态、追求卓越和成长、正直和具有领导能力)、教学能力(建立融洽关系的能力,制订具体的教学理念和方法,并致力于引导学员成长),以及超越障碍(例如不耐烦、自负、寡言、过度自我膨胀,难以记住患者名字和面孔)的卓越临床技能堪称有效的角色模型。

Neher 描述了一个五步式临床教学模式,这种模式倡导简单、谨慎的教学行为,称为"微型技能",易于学习,能够较容易地用作大多数临床教学的框架。这五个微技能是:①获得承诺;②探究支持性证据;③传授一般规则;④强化所做的正确事情;⑤纠正错误[11]。

如何设计有效的演讲

许多资料指出,人们最恐惧的事情就是在一群人面前说话。教师可以通过练习和设计有效的表达方式来克服这种恐惧。虽然本文无法帮助你克服当众讲话的恐惧,但它可以帮助并指导你设计有效的表达方式。虽然本文重点是设计讲座类型的 PowerPoint 演示文稿,但是这些原则能够适用于任何教学场景。

首先,教师应该牢记要讲解的内容,并能够回答目标学员的问题。如果不知道答案,那就去研究一下,并将结果及时告知提问题者。请勿试图欺骗自己,那样只会损害自己的信誉。

在开始准备演示文稿之前,必须知道你的目标受众是谁,以及处于什么类型的授课环境(例如大教室、小组讨论、实验室环境等)。其次,请注意,有效的演示文稿应包含对受众有用的信息,并通过以吸引人的方式介绍内容并调动受众学习("哪些是对我有用的"),以此来帮助受众理解并记住所讲内容。作为教师,一个好的经验法则就是确保自身能够透彻理解这些信息,并能够以多种通俗方式向新学员讲清楚主题。

制作有效演示文稿的下一步是概述你要讲什么。表 30-2 给出了一种格式。

最后,练习你的演讲!当你的压力水平越低时,相应地你会更容易地运用你的知识和感召力来吸引受众。

使用 PowerPoint 时需记住的要点:

1. 避免"因 PowerPoint 而失败"——幻灯片过多、幻灯片过于忙碌或啰嗦、过多的分心(音频或视频剪辑过多)、幻灯片切换分散注意力、过于"炫

目"，均不利于演讲效果。使用一些内置的保留因子是可以的，但应注意不要过度使用

2. 使用较暗幻灯片背景——黑色、蓝色、紫色、绿色

表 30-2 制作有效演示文稿的格式

简介 （"告诉受众你要告诉他们什么"）
• 引起受众的注意——可以使用一个引用、一个不寻常的事实、一个故事、一个场景、一段视频剪辑或者一个问题。使用幽默时需要小心 • 告诉受众他们能获得什么。（受众为什么要听呢？） • 建立您的信誉（您的资历和经验）——简单扼要。受众为什么要听你的演讲？ • 这部分应该占用你大约 10% 的时间
正文 （"告诉受众"）
• 选择的关键点不超过 3~5 个 　° 选择主要点之间的适当过渡 　° 不要觉得你必须告诉受众关于某个主题的所有信息 　° 请记住 Ralph Waldo Emerson 的名言："伟大的教师能使困难的内容变得简单"[12] • 按照逻辑安排这些要点 　° 提出问题以引导受众参与 　° 在提问时，应明白富有含义的暂停/沉默的重要作用 • 用数据和例子等支持要点 • 把演讲放在受众的水平上，并运用"KISS"原则 • 这部分应该占用你大约 80% 的时间
结论 （"告诉受众你刚刚同他们讲了什么"）
• 回顾关键要点 • 留出时间回答提问 • 结尾时用令人难忘的陈述或故事重申所刚刚讲过的要点，以使受众理解"他们应能得到的收获" • 这部分应该占用你大约 10% 的时间

3. 保持前景（文字）明亮，并使用对比色—白色、黄色、粉红色、浅蓝色、浅绿色

4. 另外，许多教师发现白色背景搭配黑色文字较为有效

5. 避免使用多种和模糊字体

6. 使用大字文本——至少 24 点字体

7. 尽量少用文字！正文应该作为讨论的起点，不应该冗长或试图包括方方面面，以免教师或学员仅是专注于阅读幻灯片而忽略听讲

8. 请记住，不管幻灯片看起来有多棒，均不能弥补准备不足、缺乏专业知识或有效的教学技巧

9. 熟能生巧——排练你的演讲，就好像你正在向一群学员宣讲，一定要练习控制时间和过渡

互联网上有许多网站可以查看或下载 Power-Point 技巧、模板和示例。在谷歌（www. google. com）上搜索简单的关键词"PowerPoint"，在 0. 02 秒内即可得到 1. 8 亿个结果。也存在模板、插图和演示文稿的商业化供应商。另外，不要忽视与同事交流分享演示文稿的重要作用。最后，记得要注明资料来源—出色的 PowerPoint 演示文稿可能需要花上几十小时乃至数百个小时来研究、设计和完善。如果使用别人的工作成果，一定要征得允许并注明出处！

总结

富有成效的教学是医疗主任的一项关键技能，有助于培养自信合格的转运人员和提供优质安全的患者护理并改善预后。幸运的是，成人教育理论已经成熟，很容易适应复杂的转运环境。

参考文献

1. Griffin J. Technology in the teaching of neuroscience: Enhanced student learning. *Advances in Physiology Education.* 2003;27(3):146-55.

2. Knowles MS, Holton E, & Swanson RA. *The Adult Learner: The Definitive Classic in Adult Education and Human Resource Development.* 5th ed. Houston, TX: Gulf Publishing Company; 1998.

3. Benson EP. Online learning: A means to enhance professional development. *Critical Care Nurse.* 2004;24(1):60-3.

4. Bastable S. *Nurse as Educator: Principles of Teaching and Learning.* Sudbury, MA: Jones and Bartlett;

1997.

5. George J & Doto F. A simple five-step method for teaching clinical skills. *Family Medicine.* 2001; 33(8):577-8.

6. Levitan R, Goldman T, Bryan D, Shofer F, Herlich A. Training with video imaging improves the initial intubation success rates of paramedic trainees in an operating room setting. *Annals of Emergency Medicine.* 2001;37(1). Viewed at www.MDConsult.com on 29 February 2004.

7. Schull M, Ferris L, Tu J, Hux J, Redelmeier D. Problems for clinical judgment: Thinking clearly in an emergency. *Canadian Medical Association Journal.* 2001;164(8). Viewed at www.MDConsult.com on 29 February 2004.

8. Chickering AW & Gamson ZF. Seven principles for good practice in undergraduate education. *Am Assoc Higher Educ Bull.* March 1987:3-7.

9. Wright S. Examining what residents look for in their role models. *Acad Med.* 1996;71:423-6.

10. Wright S & Carrese J. Excellence in role modeling: Insight and perspectives from the pros. *Canadian Medical Association Journal.* 2002;167(6). www.MDConsult.com. Accessed February 29, 2004.

11. Neher JO. A five-step "microskills" model of clinical teaching. *J Am Board Fam Pract.* 1992;5(2):419-24.

12. Freeman C. *The teacher's book of wisdom. A celebration of the joys of teaching.* Nashville: Walnut Grove Press; 2001.

31. 紧急救治转运人员的培训

Tim Hutchison, MD

Jacqueline C. Stocking, RN, MSN, MBA, NREMT-P

引言

飞行或紧急救治地面转运计划的总体质量高度依赖于全面和细致的培训课程。培训是安全、卓越的患者护理和客户服务所依赖的基础。医生们均为其接受个人教育和培训而引以自豪。相同的个人归属感、胜任力和自力更生感应植根到每个转运团队成员的内心和灵魂。倘若没有医疗主任的密切参与和领导，教育和培训将不会成为优先事项，教学质量也将受到影响。经过适当的培训，我们作为医生认为成功护理患者最重要的统一标准，能够在紧急救治转运环境中加以保留。

紧急救治转运培训课程应能够详细描述您的服务领域和客户的独特之处，并规定您的课程的明确目标。对于转运类型和可用资源，基于学术性三级医疗中心方案可能不同于那些农村非学术中心方案。换句话说，定制的培训必须适合您的教学大纲使命和可用资源。由于方案具有多样性，本章不尝试提供一刀切式通用培训课程，而是解决所有方案面临的培训挑战。可以从《航空医学服务协会：航空医务人员教育指南》中找到课程开发所需优质资源。

有效的培训能够扩展新转运团队成员已经掌握的知识和技能。在初步选择新的团队成员时，扎实的先决条件经验是极其重要的。入门级飞行机组人员的先决条件是应在适当繁忙的系统中至少有三年，但最好是五年的工作经验[1]。除了过硬的工作经验之外，最佳雇佣人选应是高度自我激励、具有团队合作精神、友善、机智、冷静、宽容、谦逊、具备成熟的决策和批判性思维能力的人才。

最初的训练应侧重于使航空转运团队有能力更好地评估、诊断、治疗和稳定危重患者的技能。为了实现这一目标，必须向新的航空转运队伍成员传授制订关键决策途径的技能，以及确定行动临界条件的技能。应该传达关于患者护理"适宜性"的理念。新的航空转运团队成员必须能够在治疗模式上做到保守和激进之间的平衡，原因是这些和患者的敏锐度有关。必须教导他们，每一种干预（包括药理、手术或心理干预）均具有发生并发症的风险，无论作出干预或不干预的决定均不能掉以轻心。采取行动的临界条件必须与具体敏锐度相关，且应综合考虑患者获益与干预的风险。当患者的受伤或疾病的敏锐度升高时，航空转运团队必须适当提高干预的速度和程度。

不同于医学上的其他领域，航空转运团队发挥了扩展了医师执业范围作用，在某些州，这种扩展是受法律约束的。尽管护士和护理人员的传统教育模式与医生教育模式不同，但是三种模式应尽可能地融合在一起。医疗主任需要认识到，在某些形式教育中虽令人遗憾但非常常见的居高临下、轻视和羞辱的作风，对为航空转运人员进行教育而言毫无益处。传统模式的另一个很大分歧是自我观念和同行评审。这个差距需要得到所有新的机组人员的认可和解决。应该告诉机组人员，需要花费时间才能精通，而且会犯错误。脆弱的自我、缺乏自信、不能自我批评均会使这个过程变得困难。应传达一种特点是非常敏感的非惩戒方法和"为所有人的教育利益"理念。能够快速评估患者、作出鉴别诊断、开始特定治疗以及进行紧急病例复查是航空转运团队成员取得成功的关键。

教育模式

传统上，培训是通过教学、临床和程序方法相结合来完成的。这些方法各有优缺点，最佳方法可能依据具体教育目标不同而有所不同。新的航空转运团队成员也会有自己首选的学习方法，希望在其职业生涯的这个阶段已经知道他们自己是什么类型的学习者，具体分为听觉型、视觉型、运动型等。应鼓励航空转运团队成员对自己的教育负责。只有个人真正了解自己在哪些方面不懂，才能采取适当补救措施侧重于具体的不足方面。医疗主任的职责是发现航空转运人员的不足之处，并分配资源将其不足转化成强项。此外，还应鼓励航空转运人员要提问,不仅是让他们及时受到启发,而且要增强他们的理解以牢固地记住内容。当学员真正理解伤害或疾病的病理生理学基础时,往往有助于他们长期记住知识,而不仅仅是依靠机械背诵治疗方法。

教学

我们所有人都知道传统的教室和教授模式,当然这些均有其作用。正式的讲座准备工作非常繁重,但在对于培训较少几个新的小组成员时往往不切实际。侧重于小组或个别人的"小型演讲"可以是非常有效的教育工具。小型讲座是自发的,以临床为中心的,可以在回顾病历期间或当机组人员与医生一起工作时可以进行非正式的讲解。正是临床相关性和小组形式才确保这种方法获得成功。在小组中往往没有恐吓因素,相反会鼓励双向的信息交流。

临床

在培训航空转运人员时,涵盖各种领域的临床轮转非常重要。根据教学方案的任务,需要临床经验的领域包括:

- 成人 ICU(针对航空转运任务的医疗、手术、创伤、转运、烧伤等)
- 心脏/心血管重症监护室(CICU/CVICU)
- 儿科重症监护室(PICU)
- Cath lab
- 急诊部(ED)——成人和儿科
- 手术室(OR)
- 入院前
- 阵痛和分娩/围产期
- 新生儿 ICU
- 高级程序实验室

医疗主任参与制订这些轮换是非常重要的。许多护士主管、临床教育工作者和医生不知道临床轮转的重要性,或者紧急救治航空转运团队所面临独特临床挑战。由医疗主任负责是向他们解释为什么需要进行这些临床轮转培训,以及需要他们如何帮助教导航空转运团队。制订明确的临床轮转目标能够澄清期望是什么,并有助于使学习经验标准化。寻找专科的临床轮转,例如 PICU、高危产科(OB)等,对于社区和农村飞行计划来说是一个挑战。通常学术型三级保健医院很愿意在专业领域提供临床轮转,但可能不接受免费提供。医院总是

优先考虑本医院的转运团队成员或住院处医生。如果转运项目不是医院资助的实体,通常需要负责提供临床指导的医院和转运项目之间签订正式合同。该合同应能够解决人力资源问题,例如工伤及医疗事故保险和患者隐私。应该提前确定新的转运团队成员和/或教学机构的观察员能够提供的直接患者护理水平。赔偿和医疗事故保险总额与直接患者护理水平密切相关,各方应了解自己的角色、责任水平和限制。

程序

训练和保持程序性技能对于机组人员来说是一个挑战,特别是如果不经常使用特定程序。下面是紧急救治转运场合下比较常用的程序:

- 气管插管
- 声门上急救气道(LMA/King Tubes™)
- 外科环甲膜切开术
- 环甲膜穿刺术
- 胸管胸廓造口术
- 胸腔穿刺引流术
- 中心线插管
- 骨内线插管

应使用 Chapman 阐述的心理运动技能的 8 步列表法向转运人员传授程序[2]。方案应尽可能经常纳入这些步骤。

1. 确定可接受的技能水平。
2. 确定何时执行该程序。
3. 选择执行该程序所需的仪器和设备。
4. 确定程序的关键步骤。
5. 记住步骤的顺序。
6. 制订执行程序的心理图像。
7. 根据反馈练习程序性运动。
8. 评估程序是否合格。

转运团队必须尽一切可能获得程序经验。机构中有尽可能多的内科和外科医生愿意培训转运工作人员是至关重要的。医疗主任应该尝试与主要医生群体(包括外科医生、急诊医师、麻醉医师、危重病专家和心脏科医师等)会面,并强调这些医生在培训中所发挥的很重要且有价值的作用。飞行机组也必须主动要求内科和外科医生允许他们执行某些程序。请求"同意"在重大创伤复苏期间执行程序对于转运团队来说具有挑战性。例如,可以说:"Smith 医生,我戴上一些手套,帮你为患者插入胸管好吗"?这种方法有助于拉近信任,允许受

控制的监督,并且通常使得新的转运团队成员执行手术的大部分工作。转运团队在间歇期间要努力做到"行动到位"和"在合适的地点和合适的时间"。为了确保做到上述几点,医疗主任应该积极主动协调机组人员收到所有代码的材料、重大创伤复苏、卒中警报和其他快速反应病症。提前明确转运团队在这些情况下的角色可以帮助确保在这些情况下团队成员间的相互协作。医院机组人员比起非医院机组人员所具备的一个优势是,能够有机会在整个医院的不同科室,例如 ED、OR、导管室、代码组等,在停机期间维持他们的程序技能。

动物实验室对于培训和保持手术技能来说也是非常有价值的。动物实验室必须符合您所在机构动物审查委员会的标准,并获得该委员会的批准。非学术性课程可以从当地兽医的动物实验室获得帮助。在使用当地兽医服务时,转运工作人员必须了解保密和谨慎的关键要求。各种经分离的动物组织可用于模拟的人类手术。动物的喉和气管是很好的环甲状腺切除术模型;同样,动物胸腔也是很好的模拟人胸管插入模型。制备有效、简单、便宜的管胸腔造口模型的方法是:通过使用两个猪肋骨或牛肋骨包装(用塑料盛放以模拟胸膜),放置在医院卷起的毯子中,肋骨和毯子之间用多个海绵隔开(模拟肺),全部用泡沫胶带固定。已普遍将火鸡和鸡骨头用为骨内针头插入模型,但也能找到来自各种骨内分销商的培训师。动物组织的缺点是没有外部解剖结构,而这一点对在体内执行手术来说是极为重要的。

对新鲜和保存的尸体(捐献者本人事先同意捐出身体)进行手术培训也是一种选择,但具有成本高、可用性有限和可能传播疾病等缺点[3]。还使用死亡不久的患者进行手术培训。在培训之前是否应获得同意的问题引起广泛争议,并引发了一些伦理问题[4]。

人体模型和动态人体模拟器已经得到广泛应用,并且已经用于各种手术的训练,包括骨内输注、气管插管、静脉穿刺、中心线导管插入术、胸腔穿刺引流术、缝合和紧急分娩。它们是有用的辅助材料,但其设计得更为耐用,缺乏活组织的柔韧性和真实感。

在借助患者传授手术时,很重要的一点是应考虑技能组合和临床情况。需要实施救命手术的危重患者或易怒患者无法为新的转运团队成员创造最佳的教学环境。在此类情况下,由教师在实施手术时传授要点可能更好些。Hedges 精心描述了应向新的转运团队成员传授的主要教学要点。5 具体包括:

1. 为什么要进行手术?
2. 是否有禁忌证?
3. 需要什么材料?
4. 患者需要知道哪些?
5. 如何实施手术?
6. 会出现什么问题?
7. 如何评估手术?

教育技术与工具

医疗主任可以使用各种技术和工具来改进学习过程。根据具体教育目标,这些技术和工具既可单独使用也可联合使用。

互动场景

对于无论是个别机组成员还是小组而言,交互式场景均是有效的教学工具。互动应当以轻松和非正式的方式进行,以便鼓励新的转运团队成员参与其中。这些内容是以临床为主,由教师提供病例相关的完整的病史、体检结果,然后由新的转运团队成员据此解释相关的实验室和影像学检测结果。然后要求新的转运团队成员制订出鉴别诊断和治疗计划。教师应该适时提出关键和发人深思的问题,以推动学习和关键的决策过程。

交互式场景也可用于应对较为复杂客户情况,例如患者拒绝让转运机组人员进行必要的干预、不适当的患者目的地以及患者提出不切实际的期望或要求。转运机组人员通过角色扮演练习,使得他们能够更容易实时处理这些敏感局面,从而保持融洽客户关系。

技能展览会

技能展览会是采用护理站形式的教育机会,旨在侧重于特定手术和/或基于知识的技能。护理站应该安排 15~20 分钟展示时间,并且侧重于实用的和临床相关的材料。为了适应该课程的初衷,至少每年举行一次成人和儿童展。儿科展览会可能包括:儿科气道站,涵盖直接和视频喉镜检查、声门上气道装置使用、环甲膜切开术和喷射式呼吸机管理;骨内站;用于创伤和医疗案例的患者模拟器的交互式场景,配备实验室和影像学检查;紧急分娩站。成人展览会将包括许多以上加上 12 导联心电图（ECG）、主动脉内球囊泵（IABP）、Impellay 设备™ 和心室辅助装置（VAD）站、外科环甲体切开术和管状胸廓造口术站。根据自己的计划要求可以增加多个护理站，并可能包括安全、GPS/导航、救生等非临床区域。应考虑向区域 EMS 和医院供应商开放这些技能展览会，以促进团队合作。

病例回顾

经常性针对挑战性或感兴趣的转运进行病例回顾是一种有效的教育技术。病例回顾倾向于个性化教学，并强调"这可能是你要遇到的情形"，适用于所有人应"吸取教训"的信息。让机组人员介绍他们"所观察到的"病例，以帮助他人认识到目前出现的无法预料的挑战。医疗主任负责确定每个病例的教育获益，包括感兴趣的实验室检测值、X线片、非典型的介绍，或是对治疗的反应。病例回顾还应包括不经常遇到的临床情况，如环境紧急情况。

病例回顾应作为每个转运团队的质量保证（QA）、质量改进（QI）、全面质量改进（TQI）、持续质量改进（CQI）、方案或流程改进（PI）或质量和安全性（Q&S）流程的重要组成部分。从他人的困难病例中吸取教训，提倡"人人因教育而受益"的理念，将事故转化为适用于所有人宝贵的学习经验。在公开场合讨论病例时，整个转运机组必须理解保密性和敏感性的重要性。

自主教育

自主教育可能是飞行机组学习过程中最重要的一部分。然而，通常情况下，个人需要帮助了解存在哪些不足，应将其精力放在何处。医疗主任的责任不仅是发现这些不足之处，还应提供必要的支持和资源用于转运机组人员的补救。

自主学习最能了解培训课程的多个方面。所有机组人员均应细致研究和了解方案手册，不仅是最初的，而且是经修改和更新后版本。包括 12 导联心电图和实验室解释在内的诸多技能，最好通过自主学习来掌握。医疗主任有责任确保转运团队具备必要的教育媒体，可以是在机组人员的住处或者是医疗图书馆。

仿真模拟人

仿真模拟人已经发展到了不起的复杂程度。

Laerdal™ 和 METI™ 仿真模拟人的许多型号均能提供了几乎不限临床场景的逼真模拟。Laerdal™ 和 METI™ 模型能够在屏幕上提供生理反馈（血压［BP］、心率［HR］和节律、温度［T］、氧饱和度［SpO₂］，呼气末二氧化碳［EtCO₂］）、有创监测和呼吸机管理以及临床上可触知的脉搏，以及可听见的心脏和肺部的声音。审查者可以使用脚本方案，撰写新方案或者更改方案，以便新的转运团队成员总是遇到挑战。检查者还可以通过远程扬声器和麦克风与新的转运团队成员交流，然后根据要求或酌情插入 12 导联心电图（ECG）、X 线照片或实验室数据。仿真模拟人也能对电气、药理学和介入等干预作出响应。他们有能力实施诸如静脉插入、胸腔闭式引流术、心包穿刺术、腹腔灌洗、气管插管和外科环甲膜切开术等手术。可以通过诱导喉痉挛、牙关紧闭和舌头血管性水肿来模拟气道困难。

仿真模拟人不仅能为转运机组人员教育提供了令人兴奋的新尝试，而且也能为不常遇到的危重患者提供农村供应商教育。仿真模拟人的独到之处在于：提供者能够快速评估患者，启动特定治疗，可视化治疗反应，在受控情况下使用协调一致的团队方法解决并发症。仿真模拟人也可放置在直升机、飞机或救护车（或转运车辆模拟器）、在类似于医院环境的房间中、在户外模拟现场环境，或困在车辆中，以增加真实性场景。

医疗主任很重要的一项工作是要充分利用仿真模拟人的最大潜力，记住这些方案具有挑战性，需要重要的关键干预措施、有不足之处并强调团队合作。仿真模拟人非常适合引入新的方案，例如心脏骤停后降低体温或仅是改善现有技能（如快速序贯诱导（RSI）插管）的表现。作为医疗主任，可能难以避免过度参与这种方案，这就是为什么许多模拟器辅助器被置于屏幕或单向玻璃后面的原因。应当记住的重要的一点是，转运团队在模拟条件下犯错要好于实际情况下犯错，所以尽量保持中立并放手让转运团队做出决定。在模拟练习之后进行总结对团队的学习也是至关重要的，检查者应询问学员他们认为自己做得好的地方，以及认为自己可以做得更好的地方。模拟练习的数字化记录使团队能够通过观看视频进一步总结表现，并就表现和团队协作情况开展深入讨论。

仿真模拟人的主要缺点包括成本高和检查者/操作员的学习曲线。由于这些仿真模拟人中有许多是一系列复杂的气动、电气、液压和计算机相互作用,因此操作员或管理者的训练和技能水平可能相当广泛,以确保其正常运行。在模拟过程中,训练有素的操作员排除故障是非常有帮助的,也强烈鼓励这样做。这需要转运团队领导投入大量的资金和时间。

评估转运团队的知识、判断和表现

评估转运团队的知识、判断和表现是医疗主任应完成的一项重要任务。欲成为准确的评估者,医疗主任必须是公正、精通临床的有效榜样,积极参与计划的日常工作,熟悉计划的使命,包括紧急救治转运机组团队成员接到求助电话时面临的特有挑战。评估从面谈过程开始,通过定位、质量保证流程和持续培训继续进行评估。

用于评估医疗团队对知识或内容掌握情况的方法包括评估测试,这些测试通常是基于核心急重症护理知识的多项选择考试。问题的范围涵盖从较低水平的准确记住信息,如正常的肺毛细血管楔压(PCWP)值,到更高水平的分析问题,例如介绍复杂病情患者情况的和需要确定下一步合适的治疗干预。通常情况下,会将知识评估测试问题进行分类,旨在使得考官能够识别出应试者那些科目(例如心血管、多系统创伤和儿科等)表现良好,而哪些科目表现欠佳。然后,在立足能力的定位计划期间,可以将表现较差的领域作为目标。除了按类别划分的百分比分值外,还记录了测试总分数。现有商业知识评估测试可用于转运机组成员,包括基本知识评估工具(BKAT)、认证飞行注册护士(CFRN)和认证飞行医务人员(FP-C)。另外,该方案也可以选择开发自己的特定计划考试。但是,如果开发当地的考试,必须注意确保测试工具的有效性和可靠性。使用多项选择考试能够避免主观性的可能性,提高了测试工具的可靠性。

评估转运团队判断或批判性思维技能所使用的方法包括在实际患者护理情况下、在临床轮转期间或实际转运期间的直接观察以及使用人类患者模拟器。为了达到最佳效果,一旦确定了预期,并提供或展示了示例,评估者应该被严格限定为仅是观察,只有当患者的福利或安全可能受到影响时才进行干预。如果实施患者护理,观察员/指导者可能无法观察到护理者实施或省略的护理各个方面。当然,并非所有的预算或机身均能在定位过程中容纳三人的医务人员。在这种情况下,应该在临床环境中进行观察,或者通过在实验室情况下使用人类患者模拟器来获得最佳效果。如果培训必须安排在"工作中"进行,则应制订严格的教师培训计划,只有那些被确定为临床指导教师的机组成员才能被允许指导和评估受训者,直到证明达到最低标准为止,认为受训者能够独立安全操作。

用于评估批判性思维的另一种方法包括论文风格笔试。在理论上这与基于场景的测试类似,但采取书面形式而非实时讨论。在这种情况下,以书面形式提供包括实验室测试值、12 导联心电图和 X 线片在内的患者情况。受试者必须撰写关于患者的完整评估和计划,明确在体检过程中拟评估的哪些要素、相关的阳性和阴性检查结果、需要的哪些额外测试、实验室结果的解释、心电图、影像学检查结果、工作诊断和受试者的治疗计划,包括药物和服用的剂量。还必须确定重新评估的方面。虽然这种考试比多项选择考试更容易编写,但是考试难度更高,而且如果不止一人参加考试,则具有评分主观性及评分可靠性不高的内在风险。

用于评估转运团队技能方面表现的方法包括演示/回归实证、转运时或临床轮转期间的直接观察,以及在先进手术实验室观察尸体、动物、人类患者模拟器或人体模型。根据计划标准或手术手册评估个人的表现。虽然经技能评估所评估的机械适应力不仅仅是批判性思维能力,但某些方面的判断可以通过所了解的适应证、禁忌证、适当的手术、并发症以及排除设备故障和支持响应的数据,特别是使用基于情景的方法等来评估。

在质量改进过程中不应忽视评估知识、判断和表现的组成部分。使用既定的表现指标和合规基准审查图表是非常重要的。可将个人的统计数据与计划的汇总统计数据进行比较,以判断趋势或监测合规性并遵守计划标准。另外,可以将个人当前的统计数据与其本人三个月、六个月或十二个月前的统计数据进行比较,以评估补救措施有无改善或效果。

技能的教学、保持和记忆

以优化时间和获得令人满意学习体验的方式教授心理运动技能可能具有挑战性[6]。也许更大的挑战是培养能力,以确保和评估紧急救治转运机组成员的技能维护和保持,特别是高风险、低容量的先进手术。已经证明人类患者模拟器能够提升新的转运团队成员和医师在训练时的体检技能[7]。可以假设，模拟器对于旨在强化技能维护和评估技能保持情况的教学情境也是有益的。然而，不太清楚的是确保最低能力所需手术的最低数量和类型，以及维持最佳技能所需的补救频率。但是，有一些数据支持新的转运队员达到熟练程度所需最低插管次数。Brown 和 Hubble 在 2011 年对汇总的关键紧急救治转运气道管理文献（包括 36 项研究和 4574 例手术）进行了荟萃分析，并报告了紧急救治转运环境下气道管理的成功率。他们发现所有临床医师和患者的 RSI 置信区间为 96.7%，气道介入的成功率达到 95%[8]。

对应于 95% 成功率的类似置信区间，由 Warner 和 Calhoun 完成的一项研究检查了达到首次通过率和整体成功率达到 95% 置信区间所需的气管内插管次数与救护学员培训期间的关系。他们得出的结论是成功的概率是累积的，并与 OR 中实际活体插管次数有关。他们得出的结论是，需要操作超过 20 次现场插管才能达到可接受的负责急救新辅助转运团队成员的气管插管成功率[9]。

对于转运团队所运用的其他手术技能，在培训过程中胜任每种手术所需的实践次数仍然是未知的。所需次数高度依赖于技能的复杂性、个人学习新技能，以及学员在动态临床情况下（通常是在严峻的环境中）对真实患者实施技能的能力。研究生医学教育认证委员会（ACGME）针对急诊医学住院培训的手术和复苏制订了指南[10,11]。这些指南规定了患者护理和实验室模拟应达到的次数，如下所示：

- 心脏起搏：6 次
- 中央静脉通路：20 次
- 胸管：10 次
- 环甲膜切开术：3 次
- 插管：35 次

这些次数是最低标准，由急诊医学评审委员会的小组共识确定。这些次数如何转化为紧急救治专业转运医学仍然是未知的，但它们也许可以作为医疗主任培训转运队伍的经受时间考验的起点。

评估 CPR 训练掌握情况的研究表明，应安排在初始训练的六个月内进行复习训练，并可以有效利用精心设计的自我教学媒体[12]。另一项用于评估环甲膜切开术训练及其成功率的研究得出结论认为，紧急气道管理提供者应接受 5 次以上的人体模型训练，或直到能够在 40 秒内完成环甲膜切开术[13]。文献作者还指出，为了达到环甲软骨切开术技能最佳掌握效果，最合适的再训练间隔时间还有待确定。对飞行中紧急情况训练效果的研究表明，机组人员的信心增加至少能维持六个月[14]。关于此课题的另一项研究发现，每年进行一次训练飞行机组人员没能保持救生技能知识达到安全水平，并建议更经常地安排训练[15]。众所周知，诸如高级创伤生命支持（ATLS）、儿科高级生命支持（PALS）和高级心脏生命支持（ACLS）等课程每两到四年就需要进行一次复查。本要求是基于知识和记忆的内容会随时间而降低的事实。不太为人所知的是技能的表现如何迅速降低到令人不满意的程度。因此，严格的以技能为主的训练指导原则可能无法满足个别负责医务机组人员的需求。技能恢复可能需要每月、每季度、每半年或每年进行一次训练，具体时间取决于个人情况、任务概况和实际飞行的技能表现频率。

显然，技能维护和保留的频率和方法必须根据计划和转运团队成员的需要而特殊制订。此外，培训计划应纳入个人运行审查信息和汇总改进质量数据。还应鼓励机组人员不断评估和反思自己的做法，以找出其在知识或能力方面存在的差距[16]。为了获得最佳的团队性能，医疗主任必须积极参与初始和持续的培训过程。

立足能力的教育

关于成人学习者立足能力的教学效率的文献很多，但与转运团队教育相关的文献却很少。转运领域专业人员面临的特定挑战包括：不同的教育和临床背景（ED、ICU 和 EMS）、不同学科（MD、RN、护理人员和 RCP），患者人群（从新生儿到老年人）和转运模式（地面转运、固定翼飞机和直升机）。

立足能力的教育计划的目标是"提供能够满足个人与高级从业者角色期望相关需求的过程"[17]。立足能力的教育的一个注意事项就是所确定的核心能力必须针对具体的角色和计划。这往往说起来容易但做起来难。一个人如何确定从初学者到成为先进水平的转运团队成员所需的可接受最低的知识基础和技能组合？那么一旦确定了最低期望后，个人应如何去验证能力呢？另一个立足能力教育的注意事项是，事实上这个过程是以学习者为导向、自我调节的。经常提供反馈意见让老师纠正表现，并通过定向继续进行。由教师负责学习核心知识和技能，在转运环境下运用所学到的知识，并证明具备达到特定水平操作的能力。

医疗转运系统认证委员会（CAMTS）已制订出标准，以满足医疗转运专业人员对初始和继续教育的需求。这些标准涉及教学主题、临床部分、技能维护和完成所需课程[18]。

政策与程序

感染控制和预防

存在所有患者遇到传染病传播的可能性。因此，空勤和地面医务人员应该接受通用预防措施教育，重点放在医疗转运环境的特殊注意事项。另外，培训课程应纳入转运环境中可能遇到的传染病的病理生理学和传染性。遵照职业安全与健康管理局（OSHA）职业接触血源性病原体最终规则（29CFT 1910.1030），制订出职业接触血液传播病原体的接触计划。该计划应涵盖通用预防措施；洗手；针和锐器的处理；工程控制；避免摄入血源性病原体；处理和标记传染性标本；清洁环境、工作面和设备；个人防护设备；传染性废物处理；洗衣处理规程；乙肝疫苗接种；暴露事件评估和跟踪；病历；职业接触培训和记录保管；和额外的人力资源。

手术政策和程序

如果每个人均需以相同的方式工作时，则应制订操作政策作出明确和/或确保一致性。医疗转运系统认证委员会建议应至少每年审查一次所有政策，并根据需要进行更新[14]。规程是确保信息"如何"适用于计划的资源。

机组中的医务人员应该接受计划的政策和规程指导，并且应该具备相关良好的工作知识。此外，机组人员应熟知赞助机构的相关政策和规程。

特别的重点领域

方案

医疗主任应履行的一项义务是撰写并批准方案。方案是转运机组人员的"圣经"，用于指导患者护理。这些应该符合您所在地区的最新护理标准，同时也反映了医疗主任在患者护理方面的理念。这些应该是非常具体和详细的，还应务实、简洁和可用。其内容应既明确又准确，以便机组人员知道何时实施医疗控制。转运机组人员也应该能够认识到方案确定的其自身局限性。只有经常更新并经常与转运机组人员一同总结，方案才能发挥作用。将紧急救治转运的新标准纳入方案是具有挑战性的，原因是这些标准通常与区域转诊医师专家可能掌握的标准不同。方案有助于医疗主任解决问题，随时了解最新文献，经常和转介我们所转运患者的医生专家沟通。

方案手册应规定有组织的方法用来评估患者、特定疾病/伤害、药理学、干预措施、目的地政策、复苏指导原则、海拔高度对患者的影响以及实施医疗控制的适当时机。

医疗主任面临的挑战之一是使转运团队及时了解最新的方案变动和更新。本方案属于"活的文件"，可以经常因护理标准的变化而改变，并且将这些信息传害给工作人员可能引起问题。一种方法是指定一名小组成员作为"方案的保管人"，只能由医疗主任和这位指定人完成所有修订、批准和确认。应保管好"主方案"手册，保管形式可以纸制的也可以是电子版本，所有修订均记录在案，并注明存档日期。智能电话使这一切变得更加容易，机组人员可以仅下载方案的更新版本，对于大多数组织而言，超过每年或每半年更新一次更新这些版本是不现实的。所有的"过时"方案均应存档和做好保管，以便倘若由于前几年提供的护理引起法医问题，个人能够参考当时计划护理标准。医疗主任较难向机组人员传达所有重要的信息，尤其是在多个基础项目条件下，转运团队通常会调整多个时间表。一种技术是群发标记为**重要**或**SYNK**（须知内容）的电子邮件，当机组人员看到这样主题的电邮时，都会知道自己有义务阅读该电邮内容。这些重要的通信应保存在共享驱动器或远程服务器上，并可用于传达方案变更、QA闭环项目、设备故障排除等。

医疗管理

所有的医疗转运均需要医疗管理，医疗主任有责任确保转运队全天候（7天×24小时）建立适当的医疗监护。

航空医师学会（AMPA）的意见书中阐述了医疗监护的责任和权力。对于院前患者转运和院际转运，AMPA认为由航空医疗主任或指定人员负责提供医疗管理。对于院际转诊，如果转诊或接收医师希望提供医疗管理,建议在患者转诊协议中或在转诊请求时明确说明这一点。

尽管转诊医师可能最熟悉患者和所提供的医疗护理,而接收医师通常是专家,但是这些医师通常不熟悉转运队团队的药物和能力。另外,如果出现问题,转运团队可能很难联系上他们,且浪费掉宝贵的时间。如果需要话,应由医疗管理医生负责联系专家,并将信息转达给转运团队。医疗主任应该与地区专家有良好的关系,这样只要在方案的指标范围内,均能够将此专家的特性传达给机组人员并得到机组人员的重视。

医疗管理通常以三种方式之一提供:在线、离线和视觉。

在线医疗管理

在线医疗管理是指医疗管理医师与转运团队之间的实时语音通信。一般来说,在线医生是紧急医生,他们熟悉转运团队的方案和能力。医疗主任有责任确保医疗管理医生受过充分的培训。鉴于你经常与许多医生打交道,其医疗管理培训应包括在可以利用医疗管理情况基础上全面了解书面方案,这可能是一个挑战。比起培训提供医疗管理的医生来说,通常培训转运团队会更容易些。编制尽量少使用医疗管理的特定方案通常不那么艰巨。

这能保证医学管理者的数量充足,原因是他们不会由于琐碎的指令被呼叫离开工作地点。还应确保在需要他们时,都是遇到复杂而不寻常的问题。无论方案多么完整和全面,都无法解决所有问题,在这些情况下应该使用医疗管理。在困难的情况下,医疗管理通常是为了证实机组人员的管理和判断,并使他们知道没有其他办法可用。

航空转运团队和在线医疗管理医师之间应该树立相互信任的合作意识。需要在线医疗管理的情况包括但不限于:偏离方案;将护理职责移交给另一个不太合格的机构;转运团队质疑转运的医疗必要性的情况;转诊医师因疏忽拒绝对特定患者实施某些必要的手术而会危及该患者的安全;倘若患者由于中毒或精神疾病而丧失能力导致拒绝时,则对其自身或他人构成危险;如果转运时间超过确定该区域的时间范围,则为了获得更高级别的救治而使危重患者飞往目的医院外的其他医院;以及针对患者所提不合理请求的特定病例。

离线医疗管理

离线医疗管理是指转运团队遵照书面方案或

者长期委托的情况,且没有实时的语音通讯。方案和离线医疗管理应当足够具体和全面,以确保只有在真正需要的情况下才能使用在线医疗管理。

可视化医疗管理

当转运过程中医疗管理医师在场时,可以进行可视化医疗管理。当然,有一些患者的敏锐度和复杂性需要可视化医疗管理。可视化医疗管理也有利于医疗主任能够直接观察转运队伍的技能、决策和互动,因此可以作为有价值的质量保证工具。

QA、QI、TQI、CQI、PI、Q&S

出现上述多个名称的医学主题一定很重要,均值得讨论。由于质量保证(QA)与航空机组人员的教育有关,因此应进行讨论。有关更深入的探讨,请参阅 QA 章节。另一个很好的资源是"航空和地面患者转运:原理和实践"中的"研究与质量管理"一章[19]。大多数转运机组新成员对质量保证过程知之甚少,而医疗主任的责任就是新成员进行教育,了解质量保证对新成员有何影响,以及明确对新成员的期望。质量保证人人有责,所有机组人员必须负起自己的责任。为了鼓励参与,医务人员必须参与制订过程的指标。重要的指标包括但不局限于以下各项:适当运用手术和药物等干预措施;现场和起飞时间;正确运用和医疗必要性;患者评估;准确解读诊断信息,包括心电图(ECG)、实验室结果和 X 线片;正确目的地;合适的文件,以及任何客户或安全问题。

QA 委员会应该由航空机组人员的同行组成,确保每个专业都有委员会的代表。QA 委员会应该考虑轮换成员,这样每位成员都觉得有参与感。各成员应在开会前查看所有或选定的图表。那么,每个人都应该讨论其本人的观察和建议。通常情况下,QA 委员会的回答进行分级,即承认遵守或不遵守以下各方案以及患者结果部分。在对特定的医务人员作出评定之前,委员会有责任试图了解差异。一般来说,应让医务人员感觉到质量保证委员会褒奖他们的质疑。

在"公正文化"运动(Dekker,2007;Marx,2009;Reason,1997)中,可以找到紧急救治转运医学专业确立的患者和手术安全的很好的入门书。公正文化承认系统和人类永远是不完美的,但项目必须学会有效地管理系统和人的可靠性。公正文化就是努力创造公平和开放的学习环境,重点放在设计安全系统和管理行为选择上。管理人类行为对于医疗主任来说是非常具有挑战性，但是让机组人员负责是确保患者安全的首要任务之一。公正文化根据差异之处将人类行为分为三类：人为错误、危险行为和鲁莽行为。人为错误是一种不经意的行动、失误或错误，能够通过调整流程、规程、培训和设计进行有效管理，而医疗主任有责任安慰和支持个人，同时解决问题。危险行为是由于选择增加风险的行为所致，该行为未认识到危险或不相信存在危险的合理可能性，可以通过提高情境意识、消除激励冒险措施以及指导相关人员来进行管理这种行为。鲁莽行为是有意识地忽视了重大的和不可接受的风险，最好通过补救和惩罚性行动来管理这种行为。用于分类特定差异的合理指南是询问同样接受过培训的机组人员，在相同的场景、环境和培训水平下，是否会作出相同的决定。

通过质量保证过程，成长和变化的机会应该变得明显。这是质量保证文献中详细描述的"闭环"过程。这一"闭环"可能需要更改方案、教育或再培训机组成员；致电或拜访客户；提取数据以进一步阐明问题；或者设计一项研究来改进流程，最终改善结果。但是，当建立质量保证过程后，医务人员必须明白质量保证是出于教育目的，而非以惩罚为目的。应该向所有人传达"不责备，但改正"的始终如一理念。

安全和航空医学资源管理

每个转运计划都应该安排全面的安全培训课程。这应列为最重要的事——甚至比患者护理还重要。本文的目的是提供安全教育的关键内容。更好更全面的讨论请参阅 AMPA 增刊 Blumen 等人编写的《航空医学转运的安全性审查和风险评估》。

每个机组成员都必须成为安全专家。每个人都有责任保持高度警惕和时刻警觉，消除麻痹思想，团队协作管理工作量，并在出现不安全情况时说出自己的担心。绝不允许出现"搭便车"的情况，任何人都应保持不能自满。正如 Reason 的模型所阐述的情形，事故不是由一个事件导致的，而是由一连串事件所导致。采取行动阻断事件的链条，能够避免许多事故的发生。HEMS 安全专家建议说："开放和有效的沟通也许已经阻止发生 80% 的 EMS 事故。"没有人能够消除 HEMS 的风险，但我们都可以通过合作和人人参与安全管理使风险降低到最低。必须教导医务人员，让他们勇于把发现的问题讲出来。每一位机组人员每天、每次转运、每时每刻都应树立安全第一的"态度"。

客户和公共关系/营销

必须教导转运机组人员，每当他们穿上飞行工作服并开始工作时，他们都在从事客户和公共关系工作以及市场营销。虽然项目可能有单独的营销人员，但是每个人都有责任推广项目的理念。这意味着愉悦、不贬低、友善、宽容和关注客户的需求。只需要花 5 分钟就能激怒客户，但这五分钟内所造成的伤害可能需要十年时间才能修复。航空机组人员必须了解他们的客户并适当改变方法。

角色扮演和互动场景可以极大地帮助转运机组人员处理困难的局面。应允许他们"推卸责任"而说："这是我们医疗主任要求我们这样做的"。应始终避免对抗，特别是在情绪激动的医疗场合下。当需要医疗主任协调时，通常努力搞清楚转运机组人员和客户的各自问题是有帮助的。有助于理解转运人员的顾虑和顾客的顾虑。最好尽可能多地收集信息，等待几天，以便让当事各方平复情绪，然后致电或拜访客户。在联系客户时，最好是倾听并认可客户的问题，而不是试图和客户争论和对抗。应始终让客户感觉到他们的关切得到重视，并将予以解决。尽管客户并不总是对的，但他们应感觉自己是对的。道歉并且说对不起并不总是意味着你一定是错的，但表明你足够重视和客户的关系，并承认出现这样的局面是令人遗憾的。如果在出现特定问题之前医疗主任与客户建立了良好关系，则许多麻烦都是可以避免的。相关医疗主任的一项重要任务是定期拜访客户增进联络，并宣传你项目的理念和能力。AMPA 制订了关于医疗主任在市场营销中作用的立场声明。

可以通过多种方式来开展市场营销。通过商品进行市场营销是比较有效的，但让人联想到制药公司，其缺点是医生知道得太清楚了。

客户会因为你们优秀、有能力、能够关注患者和客户的需求而订购你的服务。没有比通过培训和教育更能让顾客相信你的标准是堪称完美的方法了。作为区域 EMS 提供商，我们有责任解决客户的教育需求。我们应该尽一切努力提高我们地区 EMS 的整体水平。经过这样的努力，项目以积极阳光的形象推向市场。

团队合作

在航空和地面紧急救治转运中是非常强调团

队合作的重要性,但实际上对于团队合作如何影响患者预后,减少医疗错误和导致事故的错误,以及如何以高效协调的方式训练和准备机组人员进行交流知之甚少。许多作者(最近是 Williams 和 Rose)均已详细说明医疗错误和航空错误之间的相似性[20]。在所有错误中人为因素占据很高的比例,这些错误中的大部分是多因素的,涉及整个团队。每个人都知道什么时候团队在什么时候会取得成功;也知道什么时候事情不顺利。Stohler 在采访 6 名飞行护士时使用了 Giorgi 所描述的现象学方法[21,22]。Stohler 询问这些护士哪些因素有助于对团队实现高绩效? 这项研究发现了四个主题:合作、相互尊重和信任、适合性标准和协同作用。

此外,Williams 和 Rose 描述了富有成效团队的关键组成部分。首先,必须存在支持性环境,团队各成员均同意分担工作量。其次,团队在遇到困难之前必须进行充分计划。了解并管理可用资源对于制订有组织的计划至关重要。第三,一个高效的团队必须有能力以协作的方式解决问题。人们更愿意使用预先制订的整套解决方案来解决问题,并且不愿意综合新的解决方案。通过场景模拟,机组人员可以针对一些常见问题练习"预先制订好的"解决方案。第四,必须教导航空团队如何以简明、有组织、清晰、细致的方式有效地进行相互交流。传授机组人员如何解决冲突也很重要。倘若不能解决冲突,会对团队在危机情境下的表现产生不利影响。

当然出现团队错误的原因比较复杂,但有文献列出了六个主要团队错误,详见 Williams 和 Rose 撰写的关于 EMS 团队合作论文。在表 31-1 中列出这些内容。

目前陆军动态研究小组和多位医生/护士联合开发出非常好的课程,称为应急小组协调课程(ETCC)[23]。早期的数据表明,这门课程可以通过改善团队活力实现显著减少人为错误。使用患者模拟器的团队培训是另一项改进紧急救治转运的团队活力令人振奋的成果。

STARCARE

STARCARE 是由 Dick[24] 描述的一套指导原则,作为所有机组人员都应努力遵循的行为准则和道德规范。决不能排除必要的医疗管理。表 31-2 中列出 STARCARE 的各项要素。

表 31-1 团队错误

- "搭便车":个人对团队贡献很小,但却获得了好处。在这个过程中,个人占用空间、资源和时间等,并由于个人的自满情绪导致降低团队的整体表现。
- 社会性懒惰:这些人关注结果对自己有何影响。如果既没有奖励也不会追究其责任,那么他们缺乏执行的动力。
- Ringlemann 效应:简单地说,就是随着团队成员人数增多,团队的效能反而下降,也称"人多反误事"。
- 风险转移:团队在决策时相对于个人更愿意冒险,原因是风险转移到了团队而不是个人。换句话说,"团体性思维"。
- 群体思维:在争取团队统一意见的过程中,小组做出不合逻辑或容易出错的决定,原因是没有人希望变得与众不同或者显得固执己见。
- Abilene 悖论:即使行动违背了团队整体或个人作出的决定,团队也会屈从于来自外部的压力。

表 31-2 STARCARE

- S-安全:我的行为对我、患者、同事和公众来说是否安全?
- T-团队作战:我的行为是否适当顾及了我的同事,包括其他机构的意见和感受?
- A-关注人的需要:我是否把患者当作一个人来对待? 我让患者感到心里温暖了吗? 我和气吗? 我能叫出他们的名字吗? 我有没有告诉他们预期会发生什么? 我是否对他们的亲属也给予同样的尊重?
- R-尊重他人:对于我的患者、我的同事、我的共同回应者、医院的工作人员和公众,我是否按我希望他们给予我的尊重态度来同样尊重他们?
- C-客户问责:假如现在我和通过电话处理问题的客户面对面,我是否会看着对方的眼睛并说:"我愿意为您和患者尽最大的努力"。
- A-适当性:考虑到我所面临的情况,我所提供的护理在医学上、专业上、法律上和实践上是否适当?
- R-合理性:我的行为是明智的吗? 根据我的经验,在这种情况下我的同事会采取同样的行动吗?
- E-道德:我的行为是否在各个方面均公平、诚实? 我对这些问题的回答是否公平诚实?

课程

关于培训课程的详细总结不在本章的范围之内。本书和其他地方提供了许多优良资源[18,19]以及我们专业中常用的许多资源。表31-3中提供的概要更多是作为完整性的清单提供，而不是详细和全面的说明。

总结

医务人员的培训是一项艰巨的任务，但是在医疗主任的亲自参与下，机组人员能够掌握完成集体任务的技能。航空医学医师属于快速发展和进步的专业，作为医疗主任，迫切需要及时了解当前和最近的进展，原因在于始终需要快速转运患者以确保最佳的治疗结果。一支团队的好坏取决于其团队领导者，必须记住这一点你们的转运团队期待并应得到强有力的领导。人们尊重转运团队的所有品质均反映出通过自己每天的行为和对待患者的方式所树立的榜样。

表31-3　培训课程清单

培训课程清单
☐ 安全性/AMRM
☐ 飞行生理学
☐ EMS/集体意外事故负责人
☐ 搜索和救援/幸存
☐ 危险物质

患者护理
☐ 神经疾病
☐ 心血管疾病
☐ 呼吸疾病
☐ 肾病
☐ 胃肠疾病(GI)
☐ 外伤
☐ 烧伤
☐ 儿科疾病
☐ 高危 OB
☐ 新生儿
☐ 毒理学
☐ 传染病
☐ 监察
☐ 心电图解读
☐ 实验室化验结果解释
☐ X 线片解释

航空和飞机相关设备
☐ 主开关
☐ 燃油关闭阀门
☐ ELT
☐ 氧气切断装置
☐ 广播/通讯
☐ 转子制动器
☐ 灭火装置
☐ GPS 设备
☐ 紧急出口方案
☐ 防护/安全设备
☐ 救生装备/工具包

医疗设备
☐ 氧气供应、雾化器、面罩、计算氧气使用量
☐ 呼吸机
☐ 输液泵
☐ 起搏器
☐ 心脏监护仪/除颤器
☐ 手动、多普勒和自动 BP 袖带
☐ 有创血流动力学监测仪
☐ 脉搏血氧仪
☐ 呼气末二氧化碳监测计
☐ 约束
☐ 夹板
☐ IABP/VADS/ECMO
☐ 实验室诊断；I-STAT 和检乳器
☐ 培养箱
☐ 胎儿监护仪

参考文献

1. Association of Air Medical Services (AAMS). *Guidelines for Air Medical Crew Education*. Dubuque, IA: Kendall/Hunt; 2004.
2. Chapman DM. Use of computer-based technologies in teaching emergency procedural skills. *Acad Emerg Med*. 1994;1(4):404.
3. Roberts, Custalow, Thomsen et al. *Roberts,and Hedges' Clinical Procedures in Emergency Medicine*. Philadelphia,PA: Saunders; 2004:1430-31.
4. Iserson KV. Law versus life: the ethical imperative to practice and teach, using newly dead emergency department patients. *Ann Emerg Med*. 1995;25(1):91.
5. Hedges JR. Pearls for the teaching of procedural skills at the bedside. *Acad Emerg Med*. 1994;1(4):401-404.
6. George J, Doto F. A simple five-step method for teaching clinical skills. *Family Medicine*. 2001;33(8):577-578.
7. Karnath B, Thorton W, Frye A. Teaching and testing

physical examination skills without the use of patients. *Acad Med.* 2002;77(7):753.

8. Brown L et al. Airway management in the air medical setting. *Air Medical Journal.* 2011;30(3):140-148.

9. Warner. Paramedic training for proficient prehospital intubation. *Prehospital Emerg Care.*2010;14(1):103-8.

10. Accreditation Council for Graduate Medical Education. ACGME program requirements for graduate medical education in emergency medicine. ACGME website. https://www.acgme.org/acgmeweb/Portals/0/PFAssets/2013-PR-FAQ-PIF/110_emergency_medicine_07012013.pdf. Accessed July 29, 2014

11. Accreditation Council for Graduate Medical Education. Frequently asked questions: Emergency medicine review committee for emergency medicine. ACGME website. https://www.acgme.org/acgmeweb /Portals/0/PDFs/FAQ/110_emergency_medicine_ FAQs_07012013.pdf. Accessed July 29, 2014

12. Braun, O. Maximizing skills retention. *Occupational Health & Safety* 2002;71(12):40.

13. Wong D, Prabhu A, Coloma M. What is the minimum training required for successful cricothyroidotomy? *Anes.* 2003;98(2):349-353.

14. Wright A, Campos J, Gorder T. The effect of an in-flight, emergency training program on crew confidence. *Air Med J.* 1994;13(4):127-131.

15. Wynn J, Black S. Evaluation of retention of safety and survival training: content versus industry standards for training. *Air Med J.* 1998;17(4):166-168.

16. Carley S, Driscoll P. Trauma education. *Resus.* 2001;48(1):47-51.

17. Moore K. Competency based orientation. *AirMed.* 1998;4:5.

18. *Accreditation Standards of CAMTS* 9th ed. Commission on Accreditation of Medical Transport Systems. Anderson, SC; 2012.

19. Holleran R. *Air and Surface Patient Transport: Principles and Practice.* St. Louis, MO: Mosby; 2010.

20. Williams KA, Rose WD. Team work in emergency medical services. *Air Med J.* 1999;18(4)149-153.

21. Stohler SA. High performance team interaction in an air medical critical care transport program. *Air Med J.* 1998;17(3):116-120.

22. Giorgi A. *Phenomenology and psychological research.* Pittsburg, PA: Duquense University Press; 1995.

23. Simon R, Morey J, Locke A. *Full scale development of emergency coordination course and evaluation measures.* Andover, MD: Dynamic Research Corporation; 1997.

24. Thom Dick, Baystar Medical Services, San Mateo, CA, 1990.

32. 航空医学转运住院医师的培训

Sangeeta Sakaria，MD，MPH，MST Tiffany Kniepkamp，MD
Ira J. Blumen，MD

引言

住院医师乘坐医用直升机或飞机的机会堪称无与伦比的体验。这些机会在很大程度上取决于住院医师个人和航空医学项目；同样，住院医师接触的航空医学转运从没有飞行经历到完全适应的强制性参与飞行计划。传统的住院医师培训使得医师能够在其选定的医疗实践范围内处理几乎所有类型的疾病和伤害。然而，在大多数住院医师项目中，很少培训医生掌握这些知识并在飞机或地面救护车或事故现场有效地运用。

住院医师教育应侧重于使住院医师对临床轮转和实习期间获得经验做好准备。另外，住院医师应该为自己所选择的职业道路做好准备。由于许多专业均要求与紧急救治航空或地面医疗转运互动，因此所有住院医师都接触或直接接受转运医学方面的培训会很有帮助。

在全美各地的住院医师培训中，只有少数医学领域能够提供转运医学专业的临床或教学经验。紧急医学培训计划能够提供更多的机会和接触，其次是儿科计划，能够提供儿科和新生儿重症监护患者的转运经验。其他的培训计划，包括外科手术（主要是外伤）、产科和心脏病科接触的转运医学的机会很有限。本章中所讨论的大部分内容是关于急诊医学。另外，更多的讨论侧重于直升机转运而非紧急救治地面或固定翼飞机航空医学转运。

暴露于航空医学转运

急诊医学[1]和 EMS[2]的核心内容对于现场或飞机上的医疗实践没有太多帮助，例行的住院医师培训并不包括为医师转为飞行医师做好充分的准备。但是，掌握航空医学转运知识是所有住院医师培训的一个重要方面，特别是对于急诊医学（EM）。不管 EM 医生选择何种类型的实践，医生都很可能

会在其职业生涯中参与航空医学转运项目。这可能发生在农村或社区急诊室的转诊医生，三级护理中心或创伤中心的接收医师或 EMS 医疗主任。此外，一小部分住院医师将继续担任飞行计划的医疗主任或航空医生。

关于帮助医师对对航空医学转运有一个基本的了解进一步支持说明，可参见紧急医疗和现行劳工法（EMTALA）的解释。该联邦法律规定了对出现急诊病症的患者进行"合适转移"的要求。在本章节中写道，"……根据需要，通过合格的人员和转运设备进行转移，包括在转移期间使用必要和医疗上适当的生命支持措施"。医疗保险和医疗补助服务中心将有关转运方式（航空或地面转运）和医务人员选择的决定权交给转诊医生。因此，转诊医生必须熟悉其服务区域内的航空医学项目（医务人员和飞机）的能力和局限性。

住院医师的角色

在接受航空医学转运的范围内，住院医师有机会担任几个不同的角色：搭机乘客、第三方机组人员或专职航空医生。作为搭机观察者，住院医师不是日常的机组成员，其目的主要是为了获得经验，了解航空医学转运、EMS 和院前护理。即使有的话，住院医师可能很少直接参与患者护理。当作为第三方机组成员时，住院医师以团队补充成员身份积极参与患者护理。但是，这些住院医师可能不会直接参与医疗决策，也不会像专职的航空医务人员那样充分发挥作用。最后，住院医师可能担任专职飞行医师，担任团队的第二号成员。这些住院医师能够为转运提供直接的临床患者护理和医疗指导。

住院医师获得航空医学转运第一手资料的机会非常有限。根据 Rao 在 2000 年的一项研究，仅有 9% 的航空医学项目飞行配备全职或兼职的住院医师[3]。在 2003 年，Hoyle 发现有 16% 的经认可的

住院医师具备一定程度的飞行医师经验[4]。

经分析 2013 年阿特拉斯与航空医学服务数据库（ADAMS）发现，在使用住院医师或主治医生作为专职或替代航空机组人员的 251 个项目中，只有 13 个（5.2%）属于直升机项目[5]。早在十年前，Hoyle 领导的研究确定了 20 个由住院医师担任飞行医师的 EM 住院医师项目[4]。在 18 个（89%）调查对象中有 16 个安排住院医师担任第二号机组成员。还是在 2013 年，Savino 等人调查了 160 个 EM 项目，其中 106 例受访者中有 69 人（65%）提供了航空医学经验。遗憾的是，在他们的壁报交流中没有说明所提供的参与程度或经验水平。在那些做出回复的项目中，有 25（36%）个项目有正式的培训课程或者培训的目标和目的[6]。

直升机 EMS 经验

直升机 EMS（HEMS）经验的优势和不足根据住院医师在转运团队内所扮演的角色而有很大的不同。对于三个角色中的任何一个，住院医师最好同时具备院前和院际环境的经验。在整个美国，医疗直升机的现场响应平均百分比是 34%[7]。然而，地理差异、资源的局限性（使用创伤中心、地面 EMS 和 HEMS），以及从属关系、关系、方案和转诊模式的差异都可能影响院前团队做出的决定以及现场的 HEMS 使用。

根据 Nichols 等人的研究，"院前环境中的亲身经历能够获得许多的教育益处，包括更加熟悉 EMS 操作，增进了解院前服务供应商所面临情况，作为 EMS 教师身份的参与，提高无线电基础通信的能力，接触灾难计划以及参与 EMS 研究的机会[8]。"

获得的入院前或院间的经验将使住院医师深入了解医疗转运环境气所带来的挑战，以及航空和地面 EMS 供应商所作出的临床决定的思考过程。这种视角能够帮助加强医疗转运人员和急救医疗机构之间的团队合作和沟通。

作为一名专职的机组人员和飞行医师，住院医师在院前和院间环境下均能获得评估、治疗和稳定危重患者或伤员等方面无可比拟的经验。作为机组的一名专职人员，医师通过紧急救治转运掌握更高水平的知识、经验和适应性。这有助于提高安全性、改进患者护理和决策，并进一步增强了团队合作和沟通。

作为团队成员，住院医师必须学会与院前人员、医院服务提供商、患者和其家庭成员进行交流和互动。必须理解每次沟通的重要性，原因是这会影响将来的转诊和飞行。首要重点必须始终是确保安全和患者护理。然而，每次转运也应该被视为一个机会，可以让转诊或接收人员对个人、团队、飞行计划，甚至赞助医院获得正面或负面的看法。

飞行一定会给专职的飞行医师带来独特的挑战，住院医师必须为此做好准备。与较为熟悉的医院环境相比，事故现场（"现场响应"）的工作环境可能很严峻，资源可能有限。住院医师需要更加独立工作，更多地承担作为人数受限团队的成员的责任，而远逊于他们的实习培训期间在其他地方的条件。

住院医师/护士机组人员可能需要对患者实施复苏，并执行紧急救生手术，但不具备医院环境中常见的丰富资源当涉及资源限制时，一些医院之间转运可能与现场响应差别不大。住院医师和飞行护士可能身处不熟悉的转诊急诊室或重症监护病房（ICU），身边没有能够协助他们治疗危重患者的转诊人员（医生或护士）。一旦飞行团队到达，转诊人员转而处理其科室的其他患者的情形并不罕见。

另外，HEMS 的经验并非没有风险。尽管大多数项目均采取措施确保机组和患者的安全，但在美国事故的发生速度令人惊讶。可悲的是，自 1998 年以来，美国直升机 EMS 平均每年发生十多起事故，其中约有四起属于致命事故[7]。在 2010 年，急诊医学住院医师主任委员会（CORD）在一份立场声明中阐述了这一风险，本章后面将对此进行讨论。

调度考虑

在训练过程中什么时候应由住院医师做好准备担任航空医生？根据 Hoyle 的研究，大部分项目的住院医师是在研究生阶段（PGY）2 级（61%）开始的。发现有一个项目（6%）住院医师开始时是以 PGY1 身份飞行，3 个项目（17%）的住院医师开始时是以 PGY3 身份飞行，3 个项目（16%）的住院医师开始时是以 PGY2 或 PGY3 身份飞行。住院医师准备担任飞行医师可能是住院医师课程的结果，并且接受了担任飞行医师的培训。作者经亲自调查用于提供航空医学经验的 13 个项目，发现有 39% 的住院医师在培训的第一年开始飞行（担任观察员），有 46% 的住院医师在第二年开始飞行，有 15% 的住院医师在第三年开始飞行。

安排飞行机会是向住院医师提供充分接触航空医学转运服务的另一个挑战，同时最大限度地提高学习经验。无论住院医师是担任专职飞行医师、第三方机组人员还是观察员，一些项目都有特定的飞行医学轮转安排，在此期间，住院医师将轮班专门服务于飞行项目，在等待转运时执行机组人员职责。其他项目指定一名在急诊室值班的住院医师担任飞行医师或观察员。该住院医师在正常 ED 当班期间监护患者，但能够随时按要求参与转运。后一个系统的主要优点在于能够有效地利用时间，住院医师在飞行当班时能积极地监护患者，而不是消极等待转运。这个系统的三个主要缺点包括：可能会扰乱住院医师在急诊室的工作流程；对直升机停机坪的响应时间可能会延迟；当飞行住院医师参与转运时，需要另一位医师接替该住院医师处置急诊室患者。这项任务通常分配给高级住院医师或主治医师，由于需要额外的签字，可能会引起患者担心安全问题。如果由住院医师担任的航空医生对 ED 的流程至关重要，那么在非常繁忙的飞行计划中，这一系统可能不是一个可行的选择。

专业转运

在航空医学转运中看到的重症或受伤患者具有多样性和急性性质，这使得住院医师能更多地接触到急诊室或住院处很少见到的病例表现。产科并发症、紧急手术以及危重儿科和新生儿病例在航空和地面紧急救治转运中相当常见，通常直接进入专业护理区，如接生房、ICU 或手术室。在一些飞行项目中，住院医师（EM、儿科、产科或手术）可以作为专职机组人员或第三机组人员参与飞行。然而，对于许多航空医学项目，可使用专业团队代替负责所有成人和儿科转运的单一团队。这些专业团队可包括新生儿或儿科的主治医师、研究员或护士从业者，或产科护士从业人员。这些专业团队的经验和专业水平有利于他们的特定患者人群。使用专业团队可以减少住院医师接触这些特殊患者和转运。然而，如果空间和重量限制允许住院医师与专业团队成员一同参与这些转运，学习机会是非常宝贵的。

由医师参与转运的专业团队也可能存在安排问题。儿科或产科住院医师或同事专门服务于转运团队的情况较为罕见。更常见的情形是，当接到参与转运请求时，前述各类医生可能正在儿科重症监护病房、新生儿重症监护病房或接生室当班。在这种情况下，在转运过程中，有些医生必须再次监护他们的患者。

儿科住院医师参与转运

儿科住院医师参与儿科和新生儿紧急救治转运的情况在过去几年中有所不同。Fazio 在 2000 年进行的一项研究显示，儿科住院医师参与了 79% 的儿科转运和 74% 的新生儿紧急救治转运[9]。Kline-Krammes 等人最近在 2012 年进行的一项研究显示，儿科住院医师参与儿科和新生儿转运的比例分别下降到 55% 和 42.8%。这项研究进一步表明，当住院医师参与时，他们担任组长的次数分别占 42.4% 和 44.4%。住院医师减少参与可能是由于紧急和重症护理的教育议程日益转变，以及出现由护士领导的转运团队所导致[10]。

在 Kline-Krammes 调查中，95% 的受访者建立了儿科转运队，其中 80% 主要使用地面救护车进行转运。有 39% 的住院医师需要参与儿科转运。有 94% 的受访者成立了一个新生儿转运团队。在 90% 的项目中，地面救护车作为主要的交通工具。只有 29% 的儿科住院项目需要住院医师参与新生儿转运。在住院医师能够参与新生儿转运之前，超过 90% 的项目要求完成新生儿复苏教程（NRP）。此外，新生儿重症监护病房（NICU）的经验、结构化的转运过程或临床技能的演示，并不是所有项目的常规要求[10]。

住院医师减少参与紧急救治转运导致住院医师减少接触危重或受伤的儿童以及实施救生手术。Kline-Krammes 等人提出，儿科和新生儿紧急救治转运可以使儿科住院医师获得高敏度患者和手术的经验，同时仍然配备专门的转运团队，还有远程医疗管理医生可以为其提供指导。这种紧急救治转运经验与正规的课程相结合能够使得住院医师有更多机会接触重病或受伤的儿童。它还将提供提高领导能力和手术技能的机会。在调查中，有50.8%的受访者认为住院医师应当强制性参加医疗转运，86%的受访者认为住院医师应该接受医疗转运方面的教育[10]。

住院医师培训的课程和现行方法

没有单一渠道提供推荐的医疗转运课程，以使得住院医师为各种机会和他们在接受培训期间和之后可能的角色做好准备。一些专业组织和出版机构试图解决航空医学转运方面的住院医师培训问题。另外，由多个专业组织、各种州的规定以及医疗转运系统认证委员会（CAMTS）制订了航空医学机组人员临床和教学培训的指导原则或标准。然而，在目前强调循证医学的时代，关于如何开发最优化培训住院医师成为航空医生共识方法，很少有数据可供借鉴。

一些组织的指导原则更多侧重于地面EMS，而不是航空医学转运。这很可能是因为事实上在大多数住院医师项目中参与航空医学转运是可选的，其中住院医师有机会飞行。因此，就航空医学转运而言，住院医师参与机会的差异较大。由于已经制订急救医学培训的广泛的课程要求和压缩的学术时间表，而评估和确定住院医师培训的最佳实践的时间有限，因此，制订了有关航空医学转运标准化课程的建议。

急诊医学的核心内容可参见"急诊医学临床实践模型（EM模型）"[1]。是由六家机构，即美国急诊医学委员会（ABEM）、美国急诊医师学会（ACEP）、急诊医学住院医师主任委员会（CORD）、急诊医学住院医师协会（EMRA）、急诊医学住院医师评审委员会（RRC-EM）和学术性急诊医学协会（SAEM）共同制订EM模型。2013年的本文件修订版本中唯一的参考文件是确定"医生任务"改为"院前护理"，其定义为："积极参与入院前护理；提供直接的患者护理，或在线或离线的医疗指导，或与入院前医疗供应商进行交流；将入院前护理的信息纳入到患者的评估和管理中。"没有使用其他参考EMS或航空医学转运作为EM核心内容的预期组成部分。

紧急医疗服务的核心内容[2]很少重视航空医学转运教育，而该核心内容是在2011年经紧急医疗服务（EMS）批准下制订的，作为美国医学专科委员会（ABMS）的急诊医学附属专科。正如ABEM所述，这个核心内容"定义了实施EMS医学所必需的院前患者治疗的培训参数、资源和知识"。HEMS曾被视为EMS核心内容的一个核心能力，涉及用于"直接转运到具备经皮冠状动脉介入治疗（PCI）能力的医院"的"直升机EMS（HEMS）激活"的患者护理和医疗知识。此外，"航空医学"被列为"经特殊考虑的转运系统"类别的基于系统实践核心能力。

研究生医学教育认证委员会（ACGME）[11]阐述了关于EM住院医师的EMS要求。但是，唯一提及"航空救护飞机"是指需要参与航空医学转运住院医师计划。ACGME指出，住院医师必须具备紧急医疗服务（EMS）、急诊准备和灾难管理方面的经验。

- EMS经验必须包括地面救护设备的操作，并应包括直接医疗指挥。
- 这应该包括参与多人伤亡的事故演习。
- 如果项目要求住院医师乘坐航空救护飞机，则在招募住院医师过程中，必须通知住院医师这一要求和相关责任。

紧急医疗服务的专科训练的ACGME项目要求包括航空医学转运的若干参考[12]：

- 顾问和/或项目教员应包括那些具备航空医学服务特殊专业技能的人。
- 应该建立能为初级临床机构访问的航空医学转移和医院间转运服务。
- 应确保航空医学转运的医疗指导的宣传和教育，或具备医疗转运期间的航空医务人员监督的经验。

美国急诊医师学会（ACEP）未规定针对航空医学转运的培训，但对EMS医疗主任的资格提出了建议[13]。

- 应熟悉EMS系统的设计和操作
- 具有院外急救护理的经验
- 常规参与基站无线电测向
- 积极参与BLS和ALS的EMS人员培训
- 积极参与医疗稽查过程，对BLS和ALS患者护理活动进行审查和总结
- 接受过涉及地区和州EMS系统的行政和立法过

程的教育

在 2010 年，急诊医学住院医师主任委员会（CORD）发布了一份关于住院医师参与航空医学转运的声明，阐述了教育方面注意事项以及安全问题。他们的立场是：

CORD 认为，住院医师的安全在所有培训环境中是最为重要的，航空医学经验会使住院医师面临更高的风险。CORD 认为，急诊医学住院医师必须了解患者的航空医学转运，包括选择、EMS 医疗指导、飞行能力和安全以及飞行生理学，CORD 认识到一些项目已经在此培训中建立了卓越学科的领域。CORD 认为达到充分的理解不需要飞行经验。要求或允许住院医师乘坐旋翼飞机飞行的项目应确保飞机经过认证，并按照相关认证委员会颁布的最高标准进行维护。项目还应确住院医师在首次飞行之前接受过航空医学转运的风险教育[14]。

Verdile 等人在适用于 EM 住院医师的 EMS 课程模型中建议，"住院医师的绝对最低限度培训应确保有能力为 EMS 人员提供离线（间接）和在线（直接）医疗指导[15]。"另外，Verdile 推荐实施 21 小时的教学 EMS 培训，其中安排一个小时用于紧急航空医学护理。文章还建议住院医师每年有 16~24 小时的现场经验，包括观察、指导、参与患者护理和现场评估。

担任航空医生的住院医师培训

在针对此讨论进行的有限调查中，13 个提供航空医学经验的住院医师计划中有 12 个安排了 EMS 和/或直升机 EMS 的结构化教育计划。在未提供结构化课程的项目中，住院医师仅能以观察员身份飞行。对于提供结构化培训的住院医师项目，飞行医学的当前定位和培训时间每年从 5 小时到大约 50 小时不等，每年用于在地面转运培训上的时间从 0 小时到 200 小时不等。培训方面的差异似乎主要归因于参与航空医学转运的可选性质。

专门针对航空医学转运的建议以及飞行医师培训项目的核心内容可参阅 2003 年美国 EMS 医师协会航空医学服务工作组（NAEMSP）的正式声明[16]。该文件指出："这个核心内容的目的是为医生提供包括固定翼和旋转翼转运在内的所有航空

医学转运组成部分的全面教育。"重点放在飞行医师培训，也许是出版的最详细最全面的课程。本文分为 8 个教学信息类别和 7 个实用定位组成内容，总结于表 32-1。

表 32-1　NAEMSP 航空医生培训项目和核心内容类别

教学信息
• 航空医学转运的历史和目的
• 飞机操作、空中交通系统和 FAA
• 航空医学转运设备
• 飞行团队成员/角色
• 航空转运指南
• 飞行生理学
• 法律和伦理问题
• 项目的细节

实践导向
• 航空和飞机安全
• 通讯
• 医疗设备
• 检查清单和操作
• 飞机旅游和定位
• 案例场景
• 定向飞行

还是在 2003 年，Nichols 等人 8 发布了 West Michigan 航空护理使用的 4 天住院医师定位详细内容，其中住院医师以第三名机组成员身份飞行，参与了转运了各个方面。作者指出住院医师的主要培训目标是：

• 在直升机内部和周围演示安全惯例。
• 作为功能性医疗机组成员操作，以提供最佳的患者护理。
• 演示与航空医学转运有关的教学和实践知识。

课程包括约 22 小时的教学和动手实践操作训练，详见表 32-2。

Hoyle 经评估 18 个住院医师培训项目后发现除一个外其他所有项目（94%）均开设了在担任飞行医师前所需要的培训课程[17]。课程用时 2~24 小时不等，平均用时 5 小时。有三分之一在课程在结束时对住院医师进行测试以证明其能力。所有课程均包含表 32-3 所列主题的教学法。

32. 航空医学转运住院医师的培训

表 32-2　急诊医学住院医师飞行定向课程[8]

天	主题	形式	持续时间
1	航空医学简介	教学	30 分钟
	航空简介	教学	75 分钟
	FAA 安全简报	实践	15 分钟
	飞机杂物操作	实践	15 分钟
	机舱座位/安全带固定	实践	15 分钟
	机舱设备/组件概览	实践	15 分钟
	头盔使用/配件和机库参观	实践	15 分钟
2	住院医师的角色和职责	教学	30 分钟
	医疗方案	教学	15 分钟
	飞行前评估/转运记录简介	教学	15 分钟
	气道设备概述	实践	15 分钟
	监护设备概述	实践	15 分钟
	药物概述	实践	15 分钟
	飞行演练	实践	15 分钟
	备用飞机定向	实践	15 分钟
	患者准备练习场景:	护理站	15 分钟
	• 需要 RSI 的救护车中的现场患者	护理站	15 分钟
	• 需要心脏介入的患者	护理站	15 分钟
	• 飞行中需要插管的患者	护理站	15 分钟
	• 用药地点/制备	护理站	15 分钟
	• 患者的飞行评估/完成转运记录		
3	安全项目的简介	教学	15 分钟
	听力保护	教学	30 分钟
	知情权	教学	30 分钟
	防火——设备的使用	教学	15 分钟
	昼/夜方案	教学	15 分钟
	飞机周围的安全/加油	教学	15 分钟
	压力管理	教学	30 分钟
	机组资源管理/人为因素	教学	30 分钟
4	飞机保养	教学	30 分钟
	通讯	教学	15 分钟
	诊断和报销	教学	30 分钟
	高空生理/飞行应激	教学	45 分钟
	轮班当值/统一政策/机组医务人员教育	教学	15 分钟
	实践场景:	护理站	15 分钟
	• 紧急出口/发动机停机	护理站	15 分钟
	• 飞行中的患者手术	护理站	15 分钟
	• 神经系统急症	护理站	15 分钟
	• 代谢/血管急症	护理站	15 分钟
	• 儿童心脏骤停		

表 32-3　飞行医师课程的教学主题

教学课程
● 飞行生理学
● 飞机安全问题
● 飞行中的飞机紧急情况
● 场景响应安全问题
● 通讯（如何使用飞机通讯系统和生成报告）
● 机组成员之间互动
● 机组—转诊机构/转诊医师互动
● 患者的情况
● 在航空医学环境下护理患者
● 飞机医疗设备
● 飞机氧气设备

除了必须进行医院间转运的培训外，现场响应带来了保证针对这一特定环境的补充培训的若干额外危害。Hoyle 经过调查发现，有 15 个项目开设了正式的定向课程，涵盖了现场响应安全性问题。但是，只有 22% 的项目单独提供了"现场"培训课程，讲解现场响应和自我解救的危险和危害。

Savino 最近对急诊医学住院医师进行了调查，不仅询问是否具备航空医学经验，还询问了航空医学培训和课程。在提供航空医学经验的 69 个 EM 课程中，有 25 个（36%）开设了正式的课程，或制订了该培训的目标和目的[18]。在对调查作出的回复中，这些项目中有 15 个和研究人员分享了他们的课程。Savino 的壁报论文中确定了课程的十个不同组成部分。Savino 的壁报分析（表 32-4）列出了 15 位住院医师的培训项目中的常见项目。

表 32-4　常用的课程组成部分

组成部分	项目
方案和手术	12（80%）
医学知识	10（67%）
系统	10（67%）
安全性培训	9（60%）
管理职责	9（60%）
飞机定位	8（53%）
团队培训	7（47%）
医学指导	4（27%）
研究	3（20%）
财务	1（7%）

医疗转运系统认证委员会（CAMTS）没有专门说明针对飞行医师的培训或课程。但是，它们提出了所有机组人员在临床安全教育方面应达到的标准。从根本上讲，如果一个住院医师要担任第二个专职机组人员，对他们的培训和教育应该与主要机组人员保持一致。无论项目是否获得认证，或者单个机组人员所从事的职业（护士、医师、护理人员、EMT 和呼吸治疗专家等），这都是实现安全和成功转运的一个重要概念。在某些情况下，机组人员的组成、个别项目或州政策可能会决定每个机组人员的具体责任。然而，所有机组人员必须在临床实践、安全性、项目政策和程序方面均具有丰富的知识和经验。

对于住院医师担任航空医生而言，其临床经验、培训和熟练程度在转运医学课程中几乎不存在问题。最具挑战性的领域是满足 CAMTS 或州的管理机构推荐的转运专题的所有必要培训。表 32-5 列示出芝加哥大学航空医学网络（UCAN）住院医师培训项目的组成内容。它包含 CAMTS 标准以及管理州内 HEMS 项目的伊利诺伊州特殊 EMS 车辆规章中引用的规定。本课程适合所有专职或专业的飞行机组人员。

对各种非临床主题进行初步培训可能是一个挑战。在整个住院医师的转运职业生涯期间保持不断进步和能力是一项更大的挑战。转运量和飞行小时数，以及住院医师何时可以乘坐航班（即如果作为航空医学转运月份的一部分住院医师间歇性飞行，在整个实习期间安排转运轮转），均可能会影响到他们的熟练程度。虽然没有文献阐述这个问题，但有趣的是，和飞行频率较低的住院医师相比，飞行频率更高的住院医师的航空医学转运相关技能不太可能下降。但包括转运呼吸机操作、飞机无线电操作、设备定位知识和安全意识等技能可能会以不确定的速度下降。尚未确定有关此类问题的进修培训所需时间。有人可能认为，在每个飞行班次或轮转开始时都应该涵盖这些问题，可作为飞行简报的一部分，或作为拟由住院医师完成核对清单的一部分。无论如何，每个项目均应该建立机制，以确保住院医师始终具备相关知识和作为飞行团队成员独立工作的能力。

表 32-5　关于芝加哥大学航空医学网络(UCAN)的飞行医师的住院医师培训要求概述

教学内容*	一般信息
• 适用以下各项的解剖学、生理学和评估* 　。成人患者 　。儿科患者 　。新生儿 • 先进气道管理和机械通气 • 心脏急救和高级心脏重症监护 • 呼吸急救 • 多处创伤(胸部、腹部、面部) • 儿科创伤 • 儿科医疗急救 • 高危产科急诊 • 新生儿急救 • 代谢/内分泌急救 • 毒理学 • 热灼伤、化学灼伤和电灼伤 • 突发环境事件 • 血流动力学监测、起搏器、AICD、IABP、中心线、肺动脉和动脉导管 • 药理学 • 感染管理 • 有害物质的识别和响应 • 灾难和分诊 • 现场管理/救援/解救	• 航空医学转运简介 • 转运培训计划的定位 • 机组人员的角色和职责
临床部分*	**转运和安全教育**
• 重症监护 • 急救护理 • 新生儿重症监护 • 儿科重症监护 • 产科——分娩 • 院前急救 • 气管插管 • 胸管 • 环甲膜穿刺术	• 飞机定位;飞机内部和周围的安全以及飞行中程序 • 转运患者的注意事项(评估、治疗、准备处理和设备) • 转运设备教育 • 医疗转运环境中的氧气治疗:危险意识、如何读取气瓶水平,对压缩气体连接的基本常识;有关气瓶可用持续时间的知识 • 每架所用飞机的具体能力、局限性和安全措施 • 装载和卸载患者 • 白天和夜晚飞行方案 • 加油政策 • 飞行中的急救和紧急着陆程序(即姿势、氧气和固定设备) • 飞机撤离程序 • 飞行中和地面灭火程序(使用灭火器) • 使用应急定位发射器(ELT) • 地面救护车的定位、安全和程序 • AMRM(航空医学资源管理)和人为因素 • 高空生理学/飞行应激物 • 航空术语和通讯 • EMS 无线电通讯 • "公正文化" • 安全和风险管理培训(威胁和错误管理培训或类似内容) • 睡眠剥夺、睡眠惰性、昼夜节律和识别疲劳的表现 • 压力识别和管理 • 生存训练 • 质量管理:支持培训计划的使命声明和护理范围 • 法律方面 • 保管记录
认证*	
• BLS • ACLS • PALS • NRP* • ATLS	

* 对于其他培训计划,这将是"适合于培训计划的使命和护理范围"

航空医师学会（AMPA）是住院医师在转运环境下进行培训的额外资源。虽然 AMPA 没有为由住院医师担任航空医生提供特定的课程，但自 2003 年以来，他们提供了医疗主任的核心课程。设立的核心课程由三部分组成，对应于连续几年的第一部分、第二部分和第三部分作为年度航空医学转运会议的会前会议。确定"核心课程"所提供的内容是为了提供必要的基础知识，并满足医疗主任的 CAMTS 教育要求。这些主题中有许多与机组人员培训所需要主题相似。此外，本教材的内容是为医疗主任编写的资料，并为协助医务人员的培训提供全面的资料和参考。

定向飞行

飞行中培训通常能够提供最有价值的经验，原因是住院医师亲身了解航空医学机组人员、入院前服务提供商和转诊医院工作人员所普遍面临的困难、局限性和局面。

然而，与其他机组人员相比，在由住院医师担任飞行医师的培训方面，定向飞行并不多。一般来说，HEMS 飞行机组的其他成员（在由住院医师担任航空医生角色之前，飞机上的护士、护理人员）。呼吸治疗专家等）完成可持续八周或更长时间的综合临床和非临床课程。在此期间，新聘人员通常在能够承担患者护理职责之前参加大量定向飞行。

Hoyle 领导的研究调查了回复 17 个住院医师培训计划的定向飞行次数。对于这些定位飞行，在住院医师担任航空医生角色之前，先将患者放在机上。定向飞行的次数从零到超过十多次飞行。大部分培训计划（44%）要求四到六次飞行，22% 的培训计划要求十次以上飞行，22% 培训计划不要求飞机上转运患者，11% 培训计划要求一到三次飞行。未确定住院医师达到熟练水平所需的飞行次数。这个决定依赖于培训计划，并可能受急诊医学住院医师审查委员会规定的工作时间限制的影响，该规定可能会限制住院医师进行观察飞行的可用性。

在定向飞行期间住院医师所随同飞行的人也不是固定的。由于住院医师通常和富有经验的飞行护士一同飞行，HEMS 环境下的大量教学由非医师人员讲授。这也是因为很少有主治医生被培养成能够提供多年飞行的经验和见识的飞行医师。在 Hoyle 的调查中，在定向飞行中仅有三个培训计划是住院医师与主治医师和飞行护士一同飞行；在所有定向飞行中仅有一个培训计划是住院医师和主治医师一同飞行。在四个培训计划（29%）中，住院医师和护士或护理人员一同飞行；在剩下的培训计划中，初步受训的住院医师和高级水平的住院医师一同飞行（8 个 PGY2 培训计划，9 个 PGY3 培训计划和 2 个 PGY4 培训计划）[4]。

监督与评估

住院医师必须确信自己接受的培训和接触的危重症足以使危重患者的病情稳定。但是，住院医师仍要接受培训，并需要建立制度以确保正确监督、指导、建议和评估住院医师的表现，以改善患者预后并避免出现错误。通常的急诊科经验，即由主治医生亲自出诊以核实住院医师的决策和援助困难手术，在飞行任务期间不存在这种情况。由于受到飞机的空间限制，直接进行监督几乎是不可行的。相反，这种"支援"通常是打电话给主治医生，或者执行预先制订的医疗方案。

航空医学培训计划通常以在线或离线的医疗管理下或者常设医疗指令（例如方案）下执行。当住院医师以专职航空医生的身份飞行时，主治医生的监督通常是通过无线电或电话接听方式进行。

使用书面绩效评估和持续质量改进等其他方法来评估住院医师是很重要的。根据 Hoyle 的调查，28% 的培训计划对住院医师担任的飞行医师的表现进行了书面评估。然而，89% 的培训计划制订了持续质量改进流程，旨在帮助发现由住院医师担任的飞行医师的诊断和管理错误[4]。通常由培训计划的航空医疗主任或首席飞行护士听取飞行护士的意见后完成对住院医师的评估。

建议

住院医师参与航空医学转运所存在的巨大差异以及住院医师以航空医生身份接受相关培训的机会有限，使得在此方面开展实质性和具有统计学意义的研究是不切实际的。同样，由于这种接触、机会和培训方面存在的差异程度不同，对住院医师以航空医生身份进行培训难以实施国家标准化课程。然而，为了成为安全的机组成员，并在航空医学转运过程中提供充分的患者护理，住院医师以航空医生身份接受足够多的培训是非常重要的。

为了满足成为两人小组专职成员的重要要求，由住院医师担任的飞行医师必须具备扎实的临床知识和技能，并且能够独立且熟练地应付转运环境的各个方面。一般来说，担任航空医学培训计划医疗主任的教育要求与医务人员的教育要求非常相似。对于医师机组人员和医疗主任来说，CAMTS

的教育和安全指导原则代表了黄金标准。

对于住院医师作为第三名机组人员的培训要，通常是根据专门培训计划制订的，始终要求住院医师由两名受过全面培训的成员陪同。这些住院医师需要接受更多的培训而不是偶然的观察员身份观光，但可能不需要完整的转运安全课程。住院医师飞行多长时间可能决定其本人的飞行定向和接受培训的程度。

通常在场的住院医师(或其他入院前或医院护理提供者)属于随意的观察员或"搭乘者"，旨在了解航空医学转运，并获得一些第一手经验。至少需要由飞行员提供飞机乘客安全简报。此外，许多培训计划可以使用其搭乘计划作为向同事宣传本计划和正确使用航空医学转运的机会，以便他们有可能在将来请求转运。

急诊医学和其他领域的大多数住院医师从没有机会飞行。所有住院医师至少应该在实习期间学习一些基本知识，以他们更好地为与航空医学培训计划的互动做好准备，作为入院前和医院间转运团队关键组成部分。医生需要了解哪些患者适合进行航空医学转运，以及如何评估其服务区域内的医疗转运资源。并非所有的飞行(或地面)培训计划均是以均衡方式创建的，而当有选项可用时，转

诊医师需要确定安全转移每例患者所需合适资源(飞机或地面车辆和医务人员)。

医师必须了解 HEMS 安全的重要性。对于提出请求的医生来说，这应当包括了解天气对航空医学转运有怎样的影响。恶劣天气下不应多方求助直升机，应按照顺序依次呼叫几种航空医学系统直到有单位接受任务。恶劣的天气是培训计划拒绝导致寻找直升机飞行的最常见的原因。有证据表明，多方寻求直升机支援的做法可能会影响到航空医学专业人员、患者和整个社区的安全。最初被其他计划以天气有关的问题为原因拒绝的飞行发生了多起事故。

核心课程

从逻辑上讲，不同层次的住院医师参与航空医学转运的核心内容应有所不同。表 32-6 详细列出了应考虑的不同组成部分的概述，以及每个参与者期望的最低限度的培训。本表中没有详细列出临床要求，但与表 32-5 中的临床要求一致，最好是专职机组人员和第三方机组人员所受培训的一部分。转运和安全教育部分对专职飞行医师和第三机组人员来说可能是相同的，但也可能因培训计划的政策和期望而有所不同。

表 32-6　住院医师的核心课程建议

核心课程	所有住院医师	观察员/搭乘	第三名机组人员	专职机组人员
一般转运信息				
选择患者	√	√	√	√
选择转运方式(直升机、固定翼飞机、地面转运)	√	√	√	√
飞机性能(在服务区内)	√	√	√	√
机组配置/能力	√	√	√	√
医疗指导/医疗管理	√	√	√	√
安全和风险注意事项 ● 天气注意事项 ● 多方直升机求援	√	√	√	√
航空医学转运简介	√	√	√	√
转运培训计划的定位		√	√	√
机组人员的角色和职责			√	√
临床教育				
教学部分*			√	√
临床部分*			√	√

续表

核心课程	所有住院医师	观察员/搭乘	第三名机组人员	专职机组人员
认证*			√	√
医疗方案*			√	√
转运和安全教育（接下页）				
乘客安全简报		√		
飞机定向(适合于所用的每架飞机) • 特定能力 • 局限性 • 垃圾处理 • 飞行中程序 • 安全措施		√	√	√
飞机内部和周围的安全		√	√	√
装载和卸载患者			√	√
患者转运注意事项 • 评估 • 治疗 • 为转运患者做好准备			√	√
白天和夜晚飞行方案			√	√
加油政策			√	√
紧急程序 • 飞行中的紧急情况 • 紧急着陆程序(即姿势、氧气和固定设备) • 使用应急定位发射机(ELT) • 紧急出口 • 发动机关闭			√	√
转运设备教育			√	√
医疗转运环境中的氧气治疗： • 危险意识 • 气瓶计量计和连接 • 气瓶使用持续时间			√	√
飞行中和地面灭火程序(使用灭火器)			√	√
地面救护车的定位、安全和程序			√	√
航空医学资源管理(AMRM)和人为因素			√	√
高空生理学/飞行应激物			√	√
航空术语和通讯			√	√

续表

核心课程	所有住院医师	观察员/搭乘	第三名机组人员	专职机组人员
EMS 无线电通讯			☑	√
"公正文化"			☑	√
安全性和风险管理			☑	√
疲劳管理 ● 睡眠剥夺 ● 睡眠惰性 ● 昼夜节律 ● 识别疲劳的表现			☑	√
压力识别和管理			☑	√
生存训练			☑	√
质量管理*			☑	√
法律方面			☑	√
转运文件			☑	√
定向飞行			√	√
检查清单 ● 飞行前 ● 现场降落 ● 医疗设备 ● 常规安全程序 ● 紧急程序			√	√
飞行中的患者程序			√	√
熟练测试			√	√
持续 QA			√	√
住院医师表现评估			√	√
日常安全简报			√	√

√推荐作为核心课程的一部分

☑由培训计划政策和期望决定

*适合于任务说明和护理范围

检查清单

尽管在航空医学转运环境下未证实设备和安全检查表,但它们的目的是帮助减少错误。核对清单已成为整个医学领域成熟的安全工具。这些检查清单在各种临床环境中均能有效地提高患者和员工的安全性。检查清单能够加强遵照指导原则,减少人为因素的错误,并减少不良事件的发生。

检查清单可以作为航空医学环境中初始训练和复训的重要组成部分。应逐项填写检查清单，不允许凭记忆填写[19]。应包括所有医疗设备（担架、呼吸机和气道袋等）、药物和安全程序。对于由住院医师担任的航空医生来说，检查清单有助于确保熟悉设备、政策和程序。它还允许交叉检查设备清单，用作医疗主任的质量控制工具，并有望在与飞行护士或其他机组成员一同填写时提高安全性并增进团队合作。在每个班次开始时应安排住院医师检查设备位置，以帮助确保他们能够快速找到所需设备。涵盖紧急着陆和现场响应等项目的特定检查清单可帮助住院医师记住对安全和熟练操作至关重要的问题。

Hoyle 发现，28% 的被调查培训计划不要求安排由住院医师担任的航空医生填写。根据美国联邦航空管理局（FAA）的规定（联邦航空条例121.315），由飞机的驾驶员负责填写每次起飞和着陆的检查清单。医学和航空安全的相似之处是显而易见的。作为航空医学转运团队的一分子，航空医生应承担相同的责任。

模拟

基于情景的教育和模拟对培训住院医师和其他飞行机组人员来说有重大的益处。模拟搬运患者、现场响应、紧急着陆以及各种临床场景，训练住院医师完成拟需要执行的身体动作——尤其是倘若可以在直升机或地面救护车上进行模拟。与传统的教学法相比，这有助于牢固记忆。模拟的另一个好处是为医疗主任和/或其他教师提供观察住院医师表现的机会，否则他们可能没有这样的机会[20]。还能够发现并纠正可能的错误。

总结

目前还没有一个适用于培训住院医师参与航空医学转运和他们扮演各种角色的公认课程模式。有几项研究着眼于急诊医学住院医师参与航空医学培训计划的机会，并发现现有急诊医学住院医师的航空医学课程之间的差异很大。尽管实际上很少有培训计划使用由住院医师担任的航空医生作为机组成员，但航空医学转运仍然是入院前和院间转运的关键组成部分。对于能够满足所有住院医师需求，并训练住院医师担任第二或第三位机组人员或航空医学培训计划的医疗主任的课程模式，已期待很久。

注意：作者衷心感谢 Sarah Kline-Krammes 医学

博士的贡献，她对关于参与转运的儿科住院医师的讨论提出了宝贵意见，并对编写本章前一版本的 John D. Hoyle、Jr. 医学博士表示感谢。

参考文献

1. 2013 Model of the clinical practice of emergency medicine. American Board of Emergency Medicine website. https://www.abem.org/public/docs/default-source/publication-documents/2013-em-model---website-document-pdf.pdf?sfvrsn=8. Accessed on August 9, 2014.

2. The EMS Examination Task Force. The core content of emergency medical services medicine. American Board of Emergency Medicine website. https://www.abem.org/public/subspecialty-certification/emergency-medical-services/the-core-content-of-ems-medicine. Accessed on August 9, 2014.

3. Rau W. 2000 medical crew survey. *Airmed.* 2000;6(5):17-22.

4. Hoyle JD, Loos SA, Jones JS. Training of residents for their role as flight physicians: A survey of emergency medicine training programs. *Acad Emerg Med.* 2003;10(12):1404-6.

5. Atlas and Database of Air Medical Services. ADAMS website. http://www.adamsairmed.org. Accessed on October, 2013.

6. Savino P, Mastenbrook J, Mazurek P, et al. Air medical curricula in emergency medicine residencies. [poster presentation] Air Medical Transport Conference; Norfolk, VA; 2013.

7. Blumen I. A tale of two rotors. [presentation] Air Medical Transport Conference: Virginia Beach, VA; 2013.

8. Nichols K, Williams M, Overton DT. A flight orientation curriculum for emergency medicine resident physicians. *Air Med J.* 2003; 22(2):26-9.

9. Fazio RF, Wheeler DS, Poss WB. Resident training in pediatric critical care transport medicine: a survey of pediatric residency programs. *Pediatr Emerg Care.* 2000 Jun;16(3):166-9.

10. Kline-Krammes S, Wheeler DS, Schwartz HP, Forbes M, Bigham MT. Missed opportunities during pediatric residency training: report of a 10-year follow-up survey in critical care transport medicine. *Pediatr Emerg Care.* 2012 Jan;28(1):1-5.

11. ACGME Program Requirements for Graduate Medical Education in Emergency Medicine. Accreditation Council for Graduate Medical Education website. http://www.acgme.org/acgmeweb/Portals/0/PFAssets/2013-PR-FAQ-PIF/110_emergency_medicine_07012013.pdf. Accessed on March 7, 2014.

12. ACGME Program Requirements for Graduate Medical Education in Emergency Medical Services. Accreditation Council for Graduate Medical Education website. http://www.acgme.org/acgmeweb/Portals/0/PFAssets/2013-PR-FAQ-PIF/112_emergency_medical_svcs_07012013.pdf. Accessed on March 7, 2014.

13. American College of Emergency Physicians. Medical direction of pre-hospital emergency medical services. *Ann Emerg Med.* 1993; 22:767-8.

14. Council of Emergency Medicine Residency Directors (CORD). Statement on Resident Participation in Air Medical Transportation. CORD website. http://www.cordem.org/i4a/pages/index.cfm?page-

id=3343. Accessed on August 9, 2014

15. Verdile VP, Krohmer JR, Swor RA, Spaite DW. Model Curriculum in Emergency Medical Services for Emergency Medicine Residency Programs. *Academic Emerg Med.* Jul 1996;3(7):716-20.

16. Thomas SH, Williams KA. Flight Physician Training Program—Core Content. [position paper]. Air Medical Services Task Force of the National Association of EMS Physicians (NAEMSP). 2002-2003; 458-60.

17. Hoyle JD. Training resident physicians as air medical transport physicians. In: Blumen IJ, ed. *Principles and Direction in Air Medical Transport.* Salt Lake City, UT: Air Medical Physician Association; September 2006.

18. Savino P, Mastenbrook J, Mazurek P, et al. Air medical curricula in emergency medicine residencies. [poster presentation] Air Medical Transport Conference: Virginia Beach, VA; 2013.

19. Degani AW, Earl I. Cockpit checklists: concepts, design and use. *Human Factors.* 1993;35(2):345-359.

20. Cydulka RK, Emerman CL, Jouriles NJ. Evaluation of resident performance and intensive bedside teaching during direct observation. *Academic Emerg Med.* April 1996;3(4):345-351.

33. 医学模拟

Kenneth A. Williams, MD
Randy S. Wax, MD, Med

引言

尽管模拟用于飞行员训练已有很长时间历史，但最近模拟才成为转运团队医疗护理和教育的重要组成部分。模拟在航空、核电和工程等高可靠性行业已经应用了数十年。技术上的革命不断推动改进支持基于模拟的医学教育和其他模拟医疗用途所需的硬件和软件。近来，高保真度患者模拟器成本的降低促使整个医疗保健行业模拟应用呈爆炸式增长。有趣的是，高保真仿真器的出现也促进了低保真仿真策略的扩大应用。鉴于对患者安全的日益关注，加之培训时间缩短以及重视立足能力的教育，这些均迫使人们重新考虑将真实患者作为主要学习模式，特别是对于低发生率高风险的疾病，现在已经接受了针对医疗提供者的基于模拟的教育。此外，模拟已成为开展研究、评估医疗多个方面和开发改进护理的方法的重要工具。

本章回顾了医学模拟的基本方面，并确定了转运培训计划使用医学模拟的机会。

了解模拟在医疗护理中的作用

医学教育模拟

良好的医疗护理源自三方面：知识、技能和判断力。成人学习者能够通过课堂教学、阅读和讨论等各种方式获得知识。最好是通过操作实践来学习技能；而通过经验、反馈和反思来获得判断。因此，传统的教室最适合于只讲授良好医疗护理的一个组成部分。患者体验可以学习技能和判断，但是要承担患者受到伤害和大量培训时间的风险，特别是对于罕见的疾病、局面和手术。

模拟提供了独特的教学工具，相比传统的传授技能和判断的教学教育策略，模拟具有显著的优势。在课堂上回忆和背诵事实的能力往往与在现场的正确操作无关，特别是在危急情况下。一些情况（如颈部严重创伤时气道管理、飞机起火、暴力型患者）严重危及生命和/或极度罕见，以至于倘若有

新手在场的话，不能允许该新手领导临床护理，剥夺他们培养专业技能的机会。倘若不进行模拟，就必须依靠教学方法、运气和充足的训练时间，让合适的学生在合适的地点和合适的时间处置合适的患者，并得到正确的监督。模拟使得教育工作者能够可靠地创造危急和/或罕见的临床遭遇，以此提高学生达到学习目标的可能性，同时避免学习过程中导致患者承受因出错带来的后果。虽然在实际的护理过程须避免出错，但模拟允许学员有机会犯错，并从他们的行为的后果中吸取教训，创造出比起因考虑到患者安全而提前终止他们的行动的教学更有效的学习体验。有的模拟故意包含错误，其教学目标是找出错误和进行管理。模拟课程之后进行立即和全面的汇报是基于模拟教育的一个组成部分，这提供了一个讨论护理和学习的极好论坛，并且通常通过模拟课程的音频和视频重放进行提高，这一优点是真实临床环境所不具备的。

基于模拟的评估

越来越多的医疗服务提供者希望记录熟练掌握立足能力的临床技能，涵盖获取病史到实施复苏技能。其中一些技能的实际表现很少见，而其他一些表现则很难在繁忙的临床环境中进行评估。模拟非常适合这些评估。能够记录、评估个人和团队的表现，用于提供有用的反馈。可进行一系列评估来测试基准表现，确定标准合规性并解构易出错的情况，或重新制订发生错误的实际案例。

研究中的模拟

有越来越多的研究专注于模拟本身。为了充分模拟特定的临床环境，需要什么水平的模拟保真度？人体模型插管能否充分训练提供者在临床环境中进行高级气道管理？汇报模拟课程的最佳技巧是什么？通过在真实临床环境中放置人体模型，或者通过临床现场的模拟设置（拖车和卡车等），能否提供最佳移动模拟？模拟研究人员正在研究这

些问题以及类似的问题。国际医学模拟教育协会（ssih.org）对模拟中心进行认证，组织年度医疗模拟会议，并出版《医疗模拟》杂志。

模拟除了作为研究课题外，还可以作为研究工具。精心设计的模拟能够准确再现临床情况，因此可以用来比较提供者的行为、评估方案、设备或其他因素变化的影响。例如，在为多人伤亡大规模杀伤性武器（WMD）事件建模的罗得岛灾难措施期间使用模拟，以测量十二个受过训练和对照响应小组的反应[1]。很显然，这是一种不太可能发生临床情况，甚至是一次也不会发生，无法记录下环境中的有用临床数据，更不用说十几次了。模拟使得开展这种研究成为可能，作为实际情况的模型（尽管不够完美）。

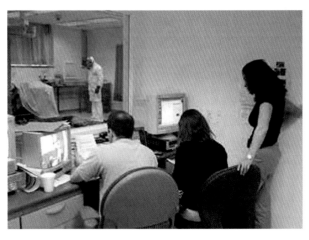

图 33-1 寿命医疗模拟中心的控制室查看 RIDI 大规模杀伤性武器事件（罗得岛普罗维登斯）场景[a]

模拟评估

可以使用模拟评估提议的设备、车辆、临床设置的设计和其他医疗装置之间的比较。设备完善的模拟中心应该能够模拟建议的情况，并且允许评估和比较各种选项，以便帮助转运团队选择设备、车辆或配置。通过运行各种典型和不寻常的临床情景，使用高仿真人体模型和其他模拟支持，团队可以发现设计或选择的弱点，从而优化布局，提高效率。尽管需要作出很大的努力，但可以避免采购、设计和配置设备过程中出现成本高昂的错误。倘若转运团队成员因在座椅上受到正确约束而无法触及设备的关键部件（例如监视器按钮），可以证明模拟在评估中的潜在价值。

模拟开发

无论是开发新的护理途径或方案，优化当前实践，还是整合新的团队成员和资产配置等均能够通过模拟来实现。转运团队整体合作，可以通过使用模拟作为应用新知识的工具，或者通过有效模拟以新的方式评估新技能和当前判断的有效性来改善护理。特别是在转运团队环境下空间和重量的局限性可能禁止这些"工作中"活动，在此情况下模拟可以作为有效的开发工具。示例包括开发新型患者护理设备（例如气囊泵）的方案，或者通过在各种临床场景（例如不稳定的气道管理或患者频繁需要除颤）下模拟机组人员座位位置和设备放置，以此来优化可以在各机组成员之间可以共同承担的任务。

模拟选项

虽然医疗模拟通常意味着使用先进的技术和设备，但是低科技策略也同样有效。使用基于模拟纸质记录并以小组形式进行讨论的案例能够创建模拟的"回合"或"交接"事件，从而提高批判性思维和沟通技巧。使用标准化患者的角色扮演被越来越多地用于在各种医疗环境中传授和评估沟通、检查和人际关系技巧。CPR 人体模型和插管头等基本模拟器可以作为高效的学习辅助工具，特别是当与音频/视频记录和专家汇报配合使用时。举例来说，篮球是用于传授心肺复苏按压的极好且廉价的模拟工具，并且当学员脱离篮球时以及当在汇报时讨论这些事件的视频时，能够快速地纠正所犯错误。技术进步使得模拟有越来越多的选择，包括交互式计算机化人体模型、基于计算机和互联网的模拟器，以及能够刺激多种感官来创造人造临床体验的虚拟现实设备，但是在许多情况下更多基本的模拟选择已经足够用了。

虽然医疗护理使用模拟的机会非常多，但是可以考虑包含不同目标的主要活动描述，并且可能需要不同的专业知识和资源。学习目标的范围可以较窄，例如学习如何掌握特定的技能（例如插管和除颤等）。面向过程的学习对于新手来说尤其重要，这些新手需要掌握一套技能以应对各种临床场景。这些技能中的许多技能可以通过基本模拟器来掌握。更复杂的学习目标,比如团队合作和判断力,当遇到临床情景(例如重大创伤和复苏等)时,可能需要将知识和程序技能与解决问题的技能结合起来,因此需要更复杂的模拟环境以实现怀疑暂停——受试者在模拟环境中,如同在真实的临床环境一样工作的状态。所要求的保真度或模拟的逼真程度可能因具体目标而有所不同。强有力的线索,例如脉搏血氧计因缺氧恶化发生音色变化,调度员通过广播传递的声音,直升机的运动(通过模拟平台的轻微摆动和适当定时的窗户照明来模拟)或呕吐物气味(从市场购买),虽然比较简单但会显著提高真实感,从而停止怀疑。

任务训练器

部分任务训练器允许学员练习独立的技能或手术(如气管内插管、静脉插管插入、环甲膜切开术和锁骨下静脉置入术)。新学员在对实际患者操作之前应练习这些技能。更有经验的提供者可能希望使用部分任务模拟器来学习先进的或新方法,探索替代技术,或保持很少用到技能的实战能力。任务训练器可能是低仿真(不太真实)或高仿真(非常真实)。一个低仿真任务训练器的示例是使用橡胶管来练习Ⅳ插入。高仿真模拟可以包括虚拟现实模拟器,结合逼真的显示、力量反馈和复杂的计算机交互等功能。可从市场上购买这种虚拟现实任务训练器用于例如外周静脉插入和支气管镜检查等操作。创新型模拟领导者通常会制作针对特定技能的任务训练器,当尚无市售型号时,可以将低仿真度解决方案和高仿真解决方案相结合,以达到所需效果。例如,由一个演员躺在担架上,一只手臂靠在宽松的衬衫内侧,另一只接受静脉插入任务训练的手臂伸出衬衫袖子。因此,演员在受试者技能训练时给予回头反馈,这样能够极大地增强真实感,甚至仅使用廉价的任务训练器效果也不错。在某些情况下传授某些任务时,一些廉价且简化任务训练器和更为昂贵的模型一样有效。因此,选择时应该小心地将任务训练器与受训者的技能水平相匹配,并且与教授任务所需的仿真水平相匹配。

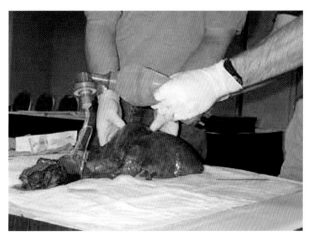

图 33-2　使用牛气管/肺进行手术气道训练;AMPA 气道管理课程[b]

基于人体模型的模拟

目前已出现复杂的高仿真人体模型,能够做到让学员和"患者"之间进行真实的互动。成人大小的模拟器已经补充了现有的产科、青少年、儿科和新生儿模拟器。表 33-1 总结了许多与基于人体模型的模拟器相关的功能,但此表未能提供具体品牌或模型的细节。

目前主要有三家以高仿真人体模型为主的国内制造商:Laerdal Medical Corporation、CAE Healthcare 和 Gaumard(参见建议的阅读材料和资源)。全部三家制造商均能提供具有先进的气道、呼吸、心脏和其他生理功能的产品;可从制造商处了解最新功能。

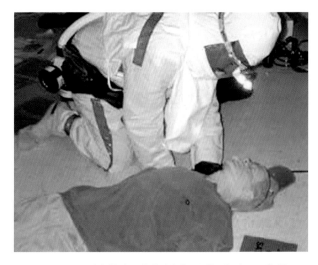

图 33-3　罗得岛州普罗维登斯寿命医学模拟中心(Lifespan Medical Simulation Center)的 EMT 评估在大规模杀伤性武器场景、RIDI 大规模杀伤性武器场景下模拟患者[c]

33. 医学模拟

表 33-1　高仿真人体模型模拟器的共同特征

系统	功能
气道	<ul><li>接受口咽和鼻咽气道</li><li>接受经口鼻途径的气管内插管</li><li>改变气道困难<ul><li>牙关紧闭</li><li>舌头和咽喉肿胀</li><li>喉痉挛</li><li>颈椎固定</li></ul></li><li>允许使用替代的气道设备</li><li>可能无法正确关闭声门上气道<ul><li>喉罩气道</li><li>咽喉气管气道</li><li>食道阻塞气道</li><li>联合导管</li><li>光索导引管</li><li>可视喉镜</li><li>光纤喉镜</li><li>环甲膜切开术</li></ul></li></ul>
呼吸	<ul><li>改变呼吸频率、呼吸音、潮气量、肺顺应性、氧饱和度、呼出二氧化碳浓度(监护仪读数或气道气体)</li><li>模拟气胸</li><li>执行引流胸部减压和胸管插入</li><li>连接到机械呼吸机(潮气量和其他测量值均可能不准确)</li><li>执行支气管镜检查</li></ul>
循环	<ul><li>产生可触及的径向股动脉和颈动脉脉搏,这些脉搏伴随着血压的变化而适当消失</li><li>改变心音,引入杂音</li><li>在患者监护仪和除颤器上生成心电图节律</li><li>执行除颤、同步复律和经皮起搏</li><li>通过非侵入性装置或动脉管路手动测量血压</li><li>在显示器上显示血流动力学压力测量值和波形</li><li>进行心包穿刺</li><li>执行胸外按压</li></ul>
神经	<ul><li>与学员交流(通过受控麦克风和预先录制的声音)</li><li>睁开眼睛,改变瞳孔大小(有些型号)</li><li>当检测神经肌肉阻滞水平时拇指颤搐(一些模型)</li></ul>
监测能力	<ul><li>产生连接至导联(心脏监护仪、除颤器)的 ECG 心律信号</li><li>临床监测装置的接口</li><li>显示过期的气体浓度(某些型号)</li></ul>

整合基于模拟的教育

必须通过合理使用科技来达到航空转运和地面转运团队成员的教育目标来调节对新技术的热衷。以下是一系列旨在帮助向培训计划引入模拟的步骤,侧重于使用基于人体模型的模拟以提高学习效果。

制订合适的学习目标

首先应明白目标是训练。模拟是一种工具。接受过成人医学教育培训且具有经验的工作人员或顾问必须参与一切基于成功模拟的培训计划。培训计划应进行学习需求评估,以确定新人和有经验的工作人员在教育方面存在的差距。新员工可能需要定位在航空环境或地面环境中工作,熟悉所使用的设备或安全程序。经验丰富的工作人员可能需要练习以应对诊断挑战、解决问题或不常遇到的临床场景或任务(如需要外科气道或气胸紧急减压)。在每种情况下,将一组学习目标确定为课程的目标。那么经设计的方法可能会使学员朝着这些目标前进。由于人的行为是可变的,所以真实的模拟课程需要在人体模型软件站得到专家指导,还需要一些引导学员向期望的目标努力的手段,通常是借助模拟室中的演员,这些演员能够提供学员向学习目标迈进的提示。

匹配学习所需的合适学习策略

一般来说,成人通过基于问题的体验式学习获得的效果最佳。对于一些学习目标,分小组讨论案例可能是不需要基于模拟学习的有效策略。通过部分使用任务训练器能够最大限度地促进掌握操作技能。整合更复杂的概念,例如危机管理、团队合作或解决临床问题,可能需要使用高保真的基于人体模型的场景,以充分重现临床环境使得学员停止怀疑,随后是专家点评。鉴于与教育相关的大多数培训计划的时间和预算有限,我们必须选择最有效、最快速、成本最低的教学策略来满足学习需求。其次,医学教育专家是必不可少的。

获取必要的资源

基于模拟的教育所需最重要的资源是专业知识。有效的课程设计需要经过培训的医学教育工作者应具备两个领域的专业知识:临床内容领域的专业知识和基于模拟教育的专业知识。最理想的情况是一个人同时具备临床和模拟专业知识,但在许多情况下可以从外部资源获得模拟、教育或临床咨询,以便开设课程。

根据计划的基于模拟培训的频率,培训计划需要选择开发内部教师资源,或与外部模拟中心签订合同由其负责提供培训。可以从许多信誉卓著的模拟团体获得模拟教师培训,包括哈佛集团 www. harvardmedsim. org)、匹兹堡大学 WISER 研究所(www. wiser. pitt. edu)和位于多伦多的 ASSET 集团。有二十一家机构提供医学模拟研究金(截至 2014 年 8 月)[2]。没有资源开发内部模拟功能的转运项目,应联系附近的教学医院或大型院前医疗项目,以确定可能获得的本地资源。

通常通过考虑由多个项目或机构之间联合购买模拟器,或者开发出可以从一个机构迁移至另一个机构的便携式模拟培训计划,这样可以节约成本。在加拿大,艾伯塔冲击创伤航空救援协会和安大略航空救护基地医院计划提供了成功的移动模拟计划的得到广泛认可的实例,这为基于模拟的教育提供了内部和外部机会(图 33-4~图 33-6)。将模拟器放置在模拟飞机机舱或救护车内部,能够创造更加逼真的训练环境,包括空间限制,甚至模拟的噪音。另外,可以在真实的飞机或地面救护车内放置模拟器,以便在地面进行训练,或者倘若费用允许,也可以在空中进行训练。在某些管辖区域,模拟器已经获得飞行教育适航性批准。

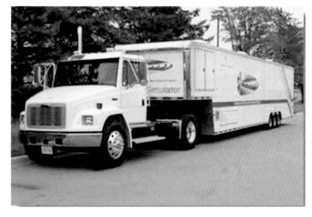

图 33-4 METI HPS 模拟器,用于录制学员表现的视听设备,以及位于能够在机构间移动的移动拖车内的其他辅助设备[d]

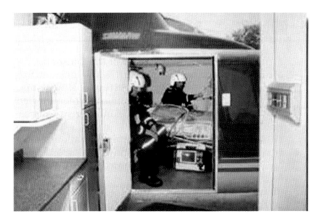

图 33-5　位于移动拖车内的模拟直升机[e]

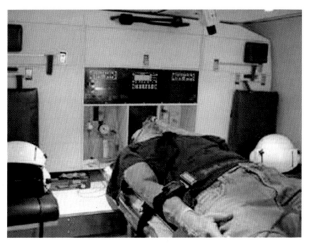

图 33-6　使用与实际飞机所使用的完全相同临床设备创建的真实机舱环境[f]

开发适当的模拟场景

设定一两个清晰学习目标的简单场景往往比更长时间、更为复杂的场景学习效果更好,特别是当教师和/或学员不了解模拟时。由于人为因素、危机管理失败、设备使用不当、高级心脏生命支持(ACLS)算法出现偏差等原因,明显简单的医疗问题(例如心室颤动心脏骤停)能够提供重要的学习机会。教师必须考虑学员可能采取的正确和不正确的行动,并确定需要采取什么行动以成功地完成方案。还应该为方案设定时间限制,说明患者在哪个时间点死亡,或者"慈悲规则"允许终止方案进行总结。

我们还必须考虑提高场景学习效果所需的模拟保真度。加强和医疗管理的模拟无线电通讯,由演员扮演飞行员角色或意外模拟设备故障(例如氧气系统泄漏)均可能会增强教育体验或使学生偏离主要的学习目标。

评估和汇报的规划

基于模拟训练的大部分学习内容在此场景下进行,并总结经验。场景录像带回顾是提供学员表现的客观证据的一种强大技术,能够帮助学员反思自己的长处和需要改进的地方。将患者监视仪图像叠加到学员和人体模型的相机图像上能够帮助整合学生表现和患者状态的后续变化之间的联系。应该鼓励参加课程的其他人从独立的空间观看模拟,通常是具备现场音频和视频直播功能情况汇报室,记录下表现和需要改进的地方。分配用于汇报的时间应至少和模拟场景所用的时间一样长;这将有助于避免冲击这种学习体验的关键方面。应该给学员提供机会,首先让他们自我评价自己的表现,尽可能在没有老师指导情况下发现问题。在具有与基于模拟的训练和汇报相关经验的高绩效小组中,学员通常能够很好地汇报自己的表现,领导者可能仅需要提供很少的指导。但不足之处是,学员可能不清楚他们自己是否真的达到了场景的临床目标,或者可能过于自我批评。因此,教师应清楚自己有责任促使学员反思他们的表现,帮助学员置身于其对应于其培训水平和经验适当环境中,帮助各位学员制订具体的学习计划,提高在现实世界中操作能力。虽然教师的技术各不相同,但确保模拟表现始终令人信服的积极方法(除非是正式能力或补救方案的一部分),通常会促使合作和成功研讨。

在确定如何将模拟纳入到能力评估策略时,教师必须考虑形成性评价和总结性评价之间存在的差异。大多数培训计划使用模拟来提供形成性的教育体验,旨在通过模拟器中重复的机会提高未来的表现,作出明确的反馈并与之前的表现进行比较,以帮助学生随着时间的推移而喜欢上学习。虽然模拟可以作为岗位候选人选拔、晋升或资格认证的考试,但是必须认识到此类关键性决策必须基于明确可靠和有效的评估策略,并且基于模拟的评估项目必须与纯教育、产品评估、研究和其他模拟项目截然不同。否则,团队成员不太可能完成现实的任务,而且汇报课程会呈现不同的局面。大多数课程要求员工参与模拟学习的机会,但在这些课程中不对个人表现进行评分。

基于模拟教育的未来方向

技术进步推动提高患者模拟的保真度。学员们偶尔会抱怨说，尽管目前模拟器具备很多特征，但是缺乏生理特征（如患者移动、出汗、毛细血管再充盈和肢体温暖等）会在场景中让人感到困惑或分散注意力。在新生儿模拟器中引入随氧饱和度变化的经模拟发绀，是显著提高保真度的一个示例，对学员在场景期间作出决策产生重大影响。迫切期待改进的虚拟现实模拟策略（如具有更好的计算机生成图像功能的护目镜、触摸反馈手套）或经改进人体模型面市。

目前针对确定最佳教育策略正开展相当多的研究，旨在利用模拟器最大限度提升学习效果。同样，对正确使用模拟器进行能力评估和认证的研究可能会促使扩大使用模拟器用于医疗主任和雇主的高风险决策。最后，由于公众、保险公司和政府关注减少医疗失误和提高患者安全性，可能会迫使医疗机构在许多领域强制使用模拟。能够在基于模拟的教育中获得早期经验的航空和地面紧急救治转运项目，在未来几年可能会更好地定位于追求更安全实践，并有可能推广他们的专业知识，在EMS和医院同行之间进一步提高患者的安全性。

"看一次，做一次，讲解一次"这句古老的谚语，正逐步越来越不能反映医疗领域教育领域的情况。医疗模拟作为重要工具，能够帮助新手和富有经验的医疗提供者在紧急救治转运环境中通过训练、研究、评估和开发来提供安全和有效的患者护理。评估患者预后、转运团队安全性和团队绩效的证据应列为提高模拟使用研究的主题。

参考文献

1. Williams KA, Sullivan F, Suner S, et al. Rhode Island Disaster Initiative, *Int. J. Risk Assessment and Management* 9(4): 394-408.
2. Simulation Fellowship Directory, Society for Academic Emergency Medicine website. http://www.saem.org/membership/services/fellowship-directory?Fellowship_Type=Simulation. Accessed on August 15, 2014.

分值计数

a. Figure 33-1: Control room view of the Lifespan Medical Simulation Center, RIDI WMD Incident Scenario, Providence, RI. Photo courtesy of K Williams.
b. Figure 33-2: Use of bovine trachea/lung for surgical airway training; AMPA Airway Management Course. Photo courtesy of K Williams.
c. Table 33-3: EMT assessing simulated patient during WMD scenario, RIDI WMD scenario, Lifespan Medical Simulation Center, Providence, RI. Photo courtesy of K Williams.
d. Figure 35-1: METI HPS Simulator, audiovisual equipment for recording student performance, and other support equipment located within a mobile trailer that moves from base to base. Photo courtesy of Ontario Air Ambulance Base Hospital Program Mobile Simulation Centre.
e. Figure 35-2: Mock helicopter located within mobile trailer. Photo courtesy of Ontario Air Ambulance Base Hospital Program Mobile Simulation Centre.
f. Figure 35-3: Realistic cabin environment created with clinical equipment identical to that used on actual aircraft. Photo courtesy of Ontario Air Ambulance Base Hospital Program Mobile Simulation Centre.

推荐阅读

1. Jha AK, Duncan BW, Bates DW. Simulator-based training and patient safety. In: *Making Health Care Safer: A Critical Analysis of Patient Safety Practices. (AHRQ Evidence Report #43).* (Note: This is a concise evidence-based review of simulation in medicine.)
2. *British Medical Journal*, March 18, 2000;320(7237) (Note: This issue contains multiple papers from leaders in the field describing the use of simulation in aviation and medicine.)
3. Quality and Safety in Health Care, October 2004; supplement 1. (Note: This issue contains multiple reviews of topics in simulation and team training in health care.)
4. The Society for Medical Simulation website. http://www.socmedsim.org/ (Note: This website contains links to many resources, including an "Ask the Wizard" feature that allows people to ask questions of worldwide simulation experts.)
5. The Center for Medical Simulation in Boston website. http://www.harvardmedsim.org/ (Note: This website contains useful lists of references relevant to simulation, examples of cases and videos.)
6. Laerdal Medical Corporation website. www.laerdal.com.
7. CAE Healthcare website. http://caehealthcare.com/patient-simulators/.
8. Gaumard Scientific website. www.gaumard.com.

34. 紧急救治转运环境中的应激

Charles W. Sheppard, MD

引言

在紧急救治转运环境中不可避免地存在应激，这是影响机组人员表现和安全的主要因素。应激的定义为对任何不利刺激（应激源）的生物反应总和，这些刺激往往会干扰机体的内环境稳定。应激源是指能够导致身体或精神紧张的物理、化学或情感因素，这可能是疾病因果关系的一个因素。类似地，紧张是指对抗、不安或不平衡，往往与情绪的生理指标有关。用简单的话来说，应激就是指一切能导致作出打斗或逃跑反应的东西。这种反应或大或小，取决于个人所感知到的"威胁"。应激本身可能是有益的也可能是有害的。应激有利的一面是促进提高警觉、注意力增强、表现提升和认知能力改善。不利的一面是，过度的应激（特别是长期应激）可能会导致情感问题，包括自杀、高血压、心血管疾病、崩溃和容易出错的表现。持续性的应激比间歇性应激导致的问题更大[1]。

航空和地面医疗转运的应激来源

急诊医疗服务（EMS）以及更为迫切的紧急救治转运所面临的环境充满了应激因素。航空和地勤人员的应激有几种形式，从应激性质上说，既可能是短暂的，也可能是长期的。应激可能来自情绪/心理、环境或身体。一般而言，应激源不会以明确定义的类别或单独类型形式出现；相反，应激源是在个人生活中发生其他事件条件下以组合形式发生。

紧急救治转运充满了情绪性应激源。机组人员可能遇到可怕的伤害、令人难以置信的困难局面、危险的情况和可怕的处境。此外，由于进入这个领域的人员的品质，有愿意帮助和服务的意愿。紧急救治机组人员有追求完美的动力，并期望他们能够（也应该）解决每个问题。此外，通常期望他们不会有任何情绪，至少不会表现出来。因为他们经常面临不确定的情况，所以有很大的预期压力（"当我到达那里时我面临的是什么？"）

身体应激源包括转运担架、解救或放置/放下患者等繁重体力劳动。机组人员也存在受伤的风险。

航空医学环境具备一组独特的应激源。飞机本身的环境非常嘈杂，并会遇到显著的振动。飞机内部经受着极端的温度。机组人员在外部环境下经受天气的考验。另外，与所有 EMS 一样，紧急救治团队需要轮班、工作时间不固定、紧张工作之后需要应对无聊时间。从飞行员的角度来看，航空医学飞行环境所面临的潜在危险仅次于军队。飞机往往进入未准备好着陆区的"现场"，而且往往是在晚上。飞行员必须应对电线、树木和高楼等始终存在的危险物。另外，还有要求速度的持续压力。飞行员必须对天气情况做出最终决定，并且可能需要承受真正的压力或感知到"多次飞行"的压力。另外，可能有自我施压的感受："如果我不执行飞行，有人可能会死"。

最后一个应激源是同为机组人员的同事。他们必须在极端的身体压力和精神紧张下，在狭小的空间里不断地交流，制造出进行交流的压力（和舒适）的机会[2]。

应激反应

每个人对特定应激源的反应都不一样，因此对某人来说很大的应激源而对另外一个人来说只是较小应激源。因此，很难预测个体对给定应激源的反应。研究时必须考虑与不承受特定应激源影响的群体相比，那些承受相同应激源的群体。遗憾的是，针对医疗转运环境下开展的应激科学研究很少。因此，我们必须使用对于其他群体的研究，其中一些是相似的而另外一些人是不同的。

许多研究均考虑了轮班工作的影响[3,4]。所有这些均证实，这是应激的重要原因以及与应激相关疾病的主要原因。一般公认轮班工作会导致多项身体和心理指标出现变化。已有研究证实轮班工作可导致酗酒、滥用药物（包括处方和非处方）、胃病和社会分数下降等的风险上升。一项针对女护士的研究显示，经过六年的轮值夜班后女护士冠心病的风险升高。尚未开展很好的研究来观察轮班是否比固定排班更好或更差。应注意的是，大部分受试者的每班工作 8～10 小时，但许多重症监护项目采用的 12～24 小时班次。

直升机经受着显著的振动（固定翼飞机的程度稍低），本身就是一个应激源[5]。在生理上，振动模拟发抖，导致产生的热量和血管收缩增加。在炎热的环境中，这可能会导致发生急性中暑或卒中，以及长期的肌肉疼痛和无力。此外，振动可导致背部问题，以及女性生殖系统问题。飞行员和其他机组人员普遍存在慢性背部问题。飞机上的环境非常嘈杂。噪音会导致头痛、听力损失、内分泌问题、情感衰竭和睡眠障碍。嘈杂的环境也会导致烦躁不安。

最后，以上所有情况均可能导致机组人员之间的交流变差或"同事压力"。一项对 ICU 护士的调查显示，人际交往是这些护士最常见的应激源[1]。值得注意的是，同事们也把它列为主要的支持来源。

应激环境导致肾上腺素和皮质醇的分泌增多，并开始增强免疫反应。如果应激未得到缓解，免疫系统就会受到抑制，导致疾病的风险升高。此外，肾上腺素和皮质醇的长期升高会导致高血压，并可能导致冠状动脉疾病、可能导致卒中和肾功能衰竭[5,6]。

长时间的极度压力可能导致即使是训练有素且经验丰富的人也会以非典型的方式作出反应。应激的主观感受有助于维护个人的"打斗或逃跑"机制。

压力过大

压力是累积的，能够从一种活动或情况传递到另一种。随着压力的增加或始终得不到缓解，个人变得不堪重负，最终出现"职业倦怠"。个人可能最终使用不同的无意识机制来应对过度压力。

要考虑的第一个反应是遗漏了一般性行动。常见的例子包括忘记锁门、取下发动机盖或解开系绳。出错是指对接收到的刺激作出不正确的响应——例如，在听到驾驶舱报警后关闭引擎出错。不遵照方案或检查清单代表第三种机制即排队。这对应于遵循常规事件顺序的不必要的或不常见的延迟。当涉及常规程序和任务或忽略可用信息（飞机仪器等）时，过滤走捷径。

取近似值是一个人可能是其本人不知道的另一种反应，具体示例包括计算药物量不准确或不正确地识别距飞行障碍物的距离。另一个可能的反应是无法分析和处理日常信息，这被称为注意力分散。另一方面，经回归发现一个人实施的行为与之前习得行为是一致的。最终反应机制是没有能力执行手头的任务，发生"僵住"或崩溃。

在压力增大到无法承受之前，机组人员可能表现出情绪不稳定。这可能表现为无法与机组其他人员相处，过度愤怒，与患者交流不畅，或难以和上级相处。这可能会让别人觉得其本人在自我毁灭。另一方面，这个反应可能是"烈士综合征"，具体表现是机组人员主动承担额外的加班和工作，自愿参与每项任务，并始终不停地工作。后者可能更加难以识别，原因是我们潜意识中欣赏那些承担所如此多任务的人；但遗憾的是，这也会得到毁灭性的结局。

慢性压力的后果可能甚至超过急性压力，导致身体受到伤害。压力导致皮质醇升高，长时间的压力会导致发生高血压、心血管疾病、肾衰竭、糖尿病、疾病和抑郁症的风险增加[5]。除非人们想办法缓解压力，否则会不可避免的出现问题。这导致"职业倦怠"。

职业倦怠

熄火最初是用来描述喷气发动机突然发生故障的术语。在 20 世纪 70 年代，Freudenberger 首次将这个词与人联系在一起，描述了压力对人类产生的灾难性影响。今天这一术语是指因压力而导致不能正常工作的人。职业倦怠（原义为"熄火"）目前被定义为（适用于人）：身体或情感力量或动力的耗尽，通常是长期压力或挫折导致的结果。这已成为医疗保健的一个主要问题（事实适用于所有辅助性专业）。职业倦怠已经成为失去医护人员的主要原因。虽然没有关于紧急救治转运服务的具体数据，但这可能是一个严重问题[7]。

职业倦怠可能表现为一系列的反应，从完全的自我毁灭，甚至自杀，到简单的放弃紧急救治工作而寻找其他职业。在此期间，可能会出现婚姻关系破裂、失去友谊等。目标应该是提早发现压力的表现，以便在出现职业倦怠之前进行干预。在职业倦怠之前几乎总是会出现迹象和症状。在这时候进行干预通常能成功预防职业倦怠（或者至少是在更多的自我毁灭方面是成功的）。

职业倦怠的症状包括：

- 否认：不愿意承认存在问题。
- 过度工作：增加工作量或在工作上花费过多时间；这是一种否认的形式，试图证明"一切都很好"。
- 焦虑：顽固地认为会发生不好的事情。
- 恐惧：对上班或打电话有强烈恐惧感
- 愤怒：对同事、患者、转诊机构、调度等发脾气
- 孤立：脱离家庭、朋友和同事
- 逃避：迟到，对工作提不起兴趣
- 殉难：夸大不可缺少的感觉，需要"亲力亲为"
- 成瘾：人格发生变化，如不可靠、行为古怪和不可预期性；可能会自行用药治疗
- 冒险：表现出可能令人尴尬、不适当或危险的行为，包括滥用药物或性行为
- 抑郁症：显示最危险的症状之一，原因是这可能导致自杀，特别与冒险行为叠加时（意外自杀）

应对机制

一些研究表明，事件发生前的存在的应对压力机制是人们如何应对压倒性事件的最大决定性因素[1,5,7]。另外，这些机制最可能成为人们如何应对日常慢性压力的决定性因素。因此，重要的是项目应切实努力传授有效的应对机制并监测机组人员的压力迹象。

能够有效应对压力的机制有哪些？与许多事情一样，最简单的事情就是最重要的，包括丰富的营养和充足的睡眠。鉴于几个原因锻炼计划是非常重要的。首先，锻炼会"刺激"压力荷尔蒙（打斗或逃跑），其次，锻炼提供了与工作无关的释放出口。维持"放下工作的生活"是重要的，这可以是培养一个爱好、志愿者工作和教学等。在这个计划中，可以制订出包括朋友、家人、同事等参与在内的应对机制。避免压力的累积能够更容易应付突发的压倒性事件。把事情讲出来，并允许展现情绪，对缓解压力是非常有帮助的。

在项目层面，研究证实旨在改善治疗任务准备的行为训练疗法能够显著提高满意度，减少疾病和"紧张"的感觉。此培训旨在提高处理患者护理的技能和知识[1,2]。压力管理研讨会和放松技术培训也能有效地减少职业倦怠。临床监督/指导也被证明能够降低护士的压力和职业倦怠。通过"评估"项目中的个人的想法、建议和意见，为他们提供支持的文化，正逐步广泛用于管理压力。飞行员受益于支持飞行安全决定的培训计划，该计划能够显著降低飞行员的压力。避免"我们需要执行更多次飞行"的压力，是帮助减轻压力的重要手段。支持机组人员以积极的方式做出决定，并以积极（教育）的方式纠正错误，能够减轻机组人员的压力。持续的能力培训有助于减轻"作业焦虑"，并提高胜任力。对于培训计划的各个层次，均鼓励提早识别出压力，据此改变行为和个性，做到在出现职业倦怠前干预。

对于重大事件，须认真考虑重要事件压力管理（CISM）。多年来这些干预措施一直用于重大事件，然而关于其有效性存在相互矛盾的证据[8]。事实上有重大证据表明，与没有正式的培训计划相比，CISM可能使情况变得更糟。现有的证据表明，如果要达到有效，就必须安排有相似背景和培训的人员参与。一般来说，结果与事前应对技能的相关性大于与事后干预的相关性。

总结

压力既是紧急救治转运服务的祸根又是福音。被吸引到的这个领域人在压力环境下通常会"茁壮成长"。然而，即使这些人可能会被持续的压力所压垮。无论是作为个人还是作为一个整体，我们所有人均有义务为我们共事的人提供支持。这应该包括鼓励在身体和情感上照顾我们自己。我们应该意识到情绪稳定性日益变差，身体上的问题越来越多，人格的变化，并据此提早干预能够防止职业倦怠。

参考文献

1. Edwards D, Burnard P. A systematic review of stress and stress management interventions for mental health nurses. *J Adv Nursing*. Apr 2003;42(2):169-200.
2. Felton JS. Burnout as a clinical entity-its importance in health care workers. *Occ Med* 1998;48(4):237-250.
3. Gordon NP, Cleary PD, Parker CE, Czeisler CA. The prevalence and health impact of shift work. *Am J Pub Health*. Oct 1986;76(10):1225-1258.
4. LaDou J. Health effects of shift work. *West J Med*. Dec 1982;137(6):525.
5. Schwartz AR, Gerin W, Davidson KW, et al. Toward a causal model of cardiovascular responses to stress and the development of cardiovascular disease. *Psychosomatic Med*. 2003;65(1):22-35.
6. Sluiter JK, Van der Beek AJ, Frings-Dresen

MHW. Medical staff in emergency situations: severity of patient status predicts stress hormone reactivity and recovery. *Occup Envir Med.* May 2003;60(5):373-374.

7. Prag PW. Stress, burnout and social support: a review and call for research. *Air Med J.* 2003;22(5):18-22.

8. McNab AJ, Russell JA, Lowe JP, et al. Critical incident stress intervention after loss of an air ambulance: two year follow up. *Prehosp Disaster Med.* 1999;14(1):8-12.

推荐阅读

1. American College of Emergency Physicians. Circadian rhythms and shift work. ACEP website. http://www.acep.org/webportal/PracticeResources/issues/phywellness/PREPCircadianRhythmsandShiftWork.htm. Accessed on May 9, 2014.

2. American College of Emergency Physicians. Emergency physician shift work (Policy #400166, Approved September 2003). ACEP website. http://www.acep.org/webportal/PracticeResources/PolicyStatements/PhysicianWellBeing/EmergencyPhysicianShiftWork.htm. Accessed on May 9, 2014.

3. American College of Emergency Physicians. Avoid burnout by managing your stress. ACEP website. http://www.acep.org/webportal/membercenter/aboutacep/careers/residentsres/profskills/ManageStress.htm. Accessed on May 9, 2014.

4. Stress. Hospital eTool - HealthCare wide hazards module. OSHA website. http://www.osha.gov/SLTC/etools/hospital/hazards/stress/stress.html . Accessed on May 9, 2014.

5. National Institute for Occupational Safety and Health (NIOSH). Stress at work, NIOSH website. http://www.cdc.gov/niosh/stresswk.html. Accessed on May 9, 2014.

6. National Institute for Occupational Safety and Health (NIOSH). Stress management in work settings, DHHS (NIOSH) Publication No. 87-111. http://www.cdc.gov/niosh/87-111.html May 1987. Accessed on May 9, 2014.

35. 航空医学机组人员的压力、滥用药物和上瘾病症

Jessica Falk, RN, BSN, EMT
Winnie Romeril, BA, MA, NREMT-P
Daniel Muller, Pilot
Jack Davidoff, MD, EMT-P

引言

航空和急救服务的工作场所普遍奉行的"努力工作,尽情享受"的道德标准,只是可以降低涉及压力、毒品和酒精问题的发生率和流行率怀疑指数的诸多因素之一。航空医学专业人员被认为是各自职业中"精英中的精英"。这可能会导致行业中的一些人将其所目睹同事的危险行为合理化。他们可能会告诉自己,"他们只是在发泄情绪","他们能够处理妥当",或者"在这里这不可能发生那样的事"。

航空医疗主任和航空医学项目的主要目标是通过提前发现潜在的风险因素和/或疾病,提升航空安全和机组人员康乐,确保正确的管理,努力留住训练有素的经验丰富的人员。在紧急救治地面转运过程中,安全性和机组人员的康乐同等重要。目标是提高和保持机组人员的良好表现和长期供职,并确保机组中医务人员在转运过程中不会丧失工作能力。

影响飞行安全的因素包括各种身体、心理和环境等多种因素。航空医学飞行机组人员的人格特质、航空环境压力、内源性心理压力源、身心障碍等,共同构成航空医学错综复杂的关系。鉴于所有飞行机组人员均可能面临与航空环境相同的压力,应该为飞行机组的所有成员采用相同的标准,使其胜任其职责。

压力因素

压力通常被定义为对不利条件(称为压力源)的反应或响应。该术语描述了人类生理学(包括神经生理学)如何特定情况下施加于其的要求作出反应。压力是人类生活中不可避免的一部分。个人

有效工作和执行指定任务需要最佳压力。这种最佳压力可以促使:

* 专心思考和深思熟虑
* 有精力和斗志
* 对个人表现的切合实际期望
* (通过积极主动,面向目标)提高工作成果
* 增强自尊(达成目标时)[1]

可以将航空转运和地面转运环境中的压力源分为三大类:

* 环境压力源
* 操作压力源
* 生活压力源[2]

从身体的角度来看,急性压力是对突发或意外事件作出的反应,导致化学级联反应的释放,研究显示女性与男性的机制不同。通常所知的"打还是逃"反应时分泌的肾上腺素和去甲肾上腺素快速进入血液中。对女性而言,这种化学释放是由雌激素增强奥托西汀介导的。雌激素和催产素能够抑制"打还是逃"反应,并促使女性遇到压力时采取"照料与结盟"策略。在男性中,睾酮会刺激肾上腺素分泌,同时减少催产素的影响。由于过去60年来大多数的压力研究放在男性上,这种差异对在长期高度紧张的职业的有何影响,例如女性飞行员和航空医学提供者,还有待研究[3]。

传统的压力研究认为,身体在三个精心定义的阶段中起反应,称为一般适应综合征(GAS)[4]。尽管这里没有作出充分的讨论,但足以说明,根据所感知的危险程度,警报反应会导致能量爆发,肌肉力量增大,听力和视觉更敏锐,或者在其他极端情况下,出现完全崩溃。GAS急性期过量分泌肾上腺

素可导致肌肉震颤，协调性变差，出汗过多。

然而，如果长期对个人的要求过高，就有可能超过一个受过训练的人以有组织方式应对的能力。适当地或不适当身体试图基于个人的感知（即主观认为的压力）来维持其唤醒状态，并且启动各种适当地或不适当心理机制，用于试图应对所感知的情况。随之发生疲劳，可能出现头痛、烦躁不安、失眠和血压升高等体质症状[5]。包括攻击性和易怒等与压力有关的行为可能会变得明显。

航空应激因素

训练有素的人能够升华内心压力感受，以免表现出恐惧和愤怒。例如，美国陆军飞行员受过训练后，能够识别和抵抗航空环境中最致命的压力源，这些压力源具有容易记住的"死亡"（毒品、疲惫、酒精、烟草和低血糖症）提示[6]。

压力能够累积，随着时间的推移，反复分泌肾上腺素可导致免疫力下降。此外，个人会主观地将压力的影响从一个环境带入另一个环境。在急性发作后很长一段时间（表35-1），可能会出现无意识的心理调节，如遗忘、出错、排队、过滤、马虎、注意力退化、退缩或崩溃[7]。

表 35-1　飞行员和空中医务人员（AMP）的心理调适抽样表现

心理调适	定义	飞行员反应的示例	AMP 反应
遗漏	遗漏特定的操作	忘了减速	在实施侵入性操作之前忘记对相应部位进行消毒
出错	对刺激作出错误的响应	激活错误的开关	错误的用药剂量
排队	连续推迟必要的行动；突出的不恰当的"注意顺序"	未能采用检查清单	未能执行 RSI 程序的所有步骤
过滤	删除某些特定任务	忽略仪器操作的导航帮助	忽视呼吸机报警
近似	取近似值	使用仪表着陆系统（ILS）方法不够准确	目测血管加压滴注
注意力不集中	"觉知域"崩溃	无法整合常规信息	只关注严重伤害而忽视气道受损
退化	返回到最早的学习行为	按照适合于以前飞机类型的方式操作控制器或选择器	使用 BVM 对患者过度通气（速度太快或量太大，或两种情况都存在）
崩溃	无法完成手上的任务	放弃岗位，僵住	无法启动或完成使命，僵住

对这些机制的完整讨论在本章的范围之内。概括起来，只要出现此类不寻常的行为风格的增多，就应该进行认真调查，以确定是否存在问题。滥用药物病症也必须列为调查的组成部分。

每个具备成为航空医务人员所需人格形态和气质的个人，更需要关心工作场所的任务结构和功能等紧迫问题，而非关注于探讨人性和人性的弱点。这是适当的，值得这样的关注。但是，航空医务人员及其领导一定不能轻视在这样高风险充满感情的工作环境中所面临的压力。作为真实生理反应的压力表现，在21世纪仍被视为医学专业人员的弱点，让人难以相信这是可以治疗的。应寻求对压力管理技巧进行简单和有效的培训，并将其纳入继续教育课程，并由所有人员和监督人员实施（表35-2）[8]。

表 35-2 应对压力的十个技巧

1. 相信自己能够应付;制订解决工作和家庭问题的行动计划。
2. 学习放松练习。试着深呼吸、想象和冥想。
3. 停止内疚。理性地对待自己在家中和工作中的期望。努力做到完美既不可能也不可取。
4. 跟朋友谈心。讲出自己的问题,获得朋友帮助解决问题的启示。
5. 进行休闲活动。比如练习一种技能,弹奏乐器,进行写作。
6. 制订定期的锻炼计划。锻炼能够降低皮质醇和其他压力荷尔蒙水平,避免这些激素损害身体。尝试每周进行 3 次有氧运动,每次至少 20 分钟。
7. 充分休息。大多数人每天需要七至八个小时睡眠。如果有睡眠障碍,请增加日常锻炼。不要靠毒品或酒精来放松。
8. 吃低碳水化合物饮食。碳水化合物能增加胰岛素水平和使心情欠佳。
9. 提高沟通技巧。学会寻求帮助。消除误解,以免升级成怨恨和仇恨。
10. 学会接受并适应变化。现代生活中发生重大工作和生活变化比较常见。这些变化可以帮助我们学会适应。在发生晋升、搬迁、生育或离婚等重大变化期间,需要花些时间来恢复、重新调整和重建。

人格类型和压力

认识到对压力敏感的人格形态和可能滥用改变情绪的药物,可以帮助医疗主任发现潜在的问题,以便尽早干预。每个人均有人格特质,从时间上表现出来的行为,从早期的成年阶段就可以看出,这种行为随着时间的推移而不再改变、普遍和持久[9]。人格特质往往是适应不良行为模式的"罪魁祸首",而一个人的行为在转运环境中可能很重要。鉴于紧急救治转运工作场所的独特需求,航空医务人员中适应不良人格特性可能具有较高普遍性,原因是他们属于医疗行业的其他部门[10]。

所有对人有特殊要求的行业,这样人格特质的发生率均高于平均水平。例如,许多飞行员在模棱两可的情况下可以很果断,而几乎不在意别人的意见或感受[11]。尽管这种能力在驾驶舱内是必不可少的,但被列为根据"精神障碍诊断和统计手册"第四版(DSM-IV)定义的 B 组范围规定的适应不良的人格风格[12]。了解这些"特质"能够阐明这些机组成员的心理优势和弱点,并帮助识别隐匿性物质使用障碍[13]。当思维、情感和行为模式导致个人和社会失调、冲突和/或痛苦时,人格特质就成了问题。可以肯定的是,必须小心谨慎,避免对有问题的人格类型的人草率地过度诊断个性问题[14]。然而,具有这种人格特质的人,倘若在其他方面行为正常,但可能难以在压力条件下工作,或者难以遵守纪律和且特异性情况下不愿对权威作出适当的响应[13]。

在面试和招聘过程中,应该尝试诊断出不能承受压力的人格特质。这样做会避免以后出现造成安全方面和/或人力资源问题。这些人遇到压力时可能是强硬的,不愿意妥协的,在极端的情况下会爆炸性地或间接地表达愤怒,从而产生人际间的紧张关系,造成破坏性的影响[15]。

这种态度会增加所有机组人员的情感脆弱性,继而威胁到飞行安全[16]。根源于人格问题的行为——例如,脾气暴躁、不可靠、长期不遵守飞行纪律和被动攻击性行为——可以而且应该对其进行心理健康评估。

所有这些评估应包括物质使用障碍的筛查。如果考虑到物质使用障碍的频率,可以发现很惊人(一项研究显示达 74%)[17]。对于经确定医疗上不合格但可治疗的问题,虽然所有相关人员都十分关切,但航空医学飞行机组人员和医疗主任还有一个选择是据此将其开除。对于由医生与 FAA 一起批准的波动性疾病,发现和治疗物质使用障碍对于视为具有医疗合格飞行能力的机组人员来说可以保护其职业。

应对机制

药物滥用

在西方文化中,药物滥用是一种常见的应对机制[18],在航空业中比普遍知道的情况更为普遍,影响更大[9]。药物滥用不仅是一种应对机制,而且用于帮助促进睡眠,改善功能,而帮助机组人员长时间工作和承担多个岗位。航空医务人员和医疗主任有责任考虑帮助提前发现物质使用障碍的细微因素,避免影响飞行安全和机组人员的工作表现[17]。

就本文而言,将使用表 35-3 所列术语。本节首先讨论与物质使用有关的一些问题,然后重点讨论物质滥用和误用问题。

表 35-3　物质使用、误用、滥用和依赖/成瘾的定义

物质使用：饮酒或服用合法药物，如烟草、非处方药或处方药。

药物误用：将处方药按非处方药服用，或让由未经医生开具处方药的人私自服用。

在医学领域，药物转用是指本来应由患者服用的药物，却由护理提供者服用，即属于这一类。镇静催眠药、抗焦虑药、镇痛药和兴奋剂是通常被错误使用的物质。

物质滥用："物质使用的适应不良模式导致临床上出现明显损害或痛苦"[8]，由此可能影响工作、家庭、包括身体上的危险病症、法律问题和经常性社会问题。

依赖/成瘾：随着物质使用障碍的继续，需要更多的物质来获得预期的效果，所需恢复时间更长，导致放弃社交活动。"强迫性和重复使用可能导致对药物有耐受性，并减少或停止用药时出现戒断症状[8]。"

吸烟和飞行

吸烟是一些医学界普遍接受的习惯，尤其是在高压力环境下。因此，人们往往低估了吸烟所带来的影响。吸烟不仅有短期的影响，而且有多种长期的影响。此外，烟草被认为是一种高度成瘾的药物[19]。

吸烟与患上许多疾病具有相关性，包括心脏病、循环系统疾病、肺部疾病、多种癌症和成瘾症[20]。吸烟导致疾病的方式，包括相对剥夺心肌和其他组织的氧气，刺激呼吸道和其他器官的内层，导致血管的缩窄。在航空领域，吸烟能够降低对缺氧和加速的耐受力[21]。

夜间视力对缺氧特别敏感，在3048m（10 000ft）以下的高度可能发生视力缺损，尤其是吸烟者。如果不补充氧气，吸烟者在1524m（5000ft）高度的夜间视力下降接近40%[22]。

经常吸烟者通过产生更多的血红蛋白来适应缺氧。然而，这反过来又可能导致血液变稠，导致深静脉血栓形成和卒中等并发症[23]。除了对航空医务人员的影响外，许多患者由于疾病原因对烟草非常不耐受。把患者放在一个狭小的密闭空间里，且与刚吸完烟的工作人员一起，可能会使这些患者中的一些人面临较易发生呼吸问题的风险。

有研究表明，将药物、咨询、替代活动和参与支持团体等策略相结合是最有效的长期戒烟方法[24]。烟瘾大的成功人士通常会采用咨询、支持小组、尼古丁贴片或口香糖相结合策略，也可能采用药丸形式的药物。遗憾的是，并非现有的所有药物均获得联邦航空局（FAA）允许在飞行期间使用。即使如此，应该鼓励机组人员戒烟，即使这会导致其短时间内暂停飞行工作。安全和工作表现的改善能够弥补时间损失。

酒精滥用

酒精是合法的毒品。据美国国家酒精中毒研究所估计，酒精滥用和依赖会影响大约5%～8%的所有飞行员。

根据美国联邦航空局的飞行员手册，海拔高度和酒精对大脑有叠加影响。当与海拔高度联合作用下，两杯饮料的酒精含量可能与三或四杯饮料所产生的影响相同。酒精会干扰大脑利用氧气的能力，产生组织中毒性缺氧。酒精很快进入血液，因此这种效应起效很快。另外，大脑是血管极为丰富的器官，能迅速感知到血液成分的变化。对于飞行员来说，高空氧气供应量较低，以及大脑使用低含量氧气的能力较低，二种情形构成了致命的叠加效应[25]。"

众所周知，酒精及其代谢产物对人体的影响可能持续48～72小时。宿醉通过致使脱水增加、疲劳、营养，从而影响到工作表现[26,27]。

在酒精滥用方面，饮酒会显著损害社会、人际关系和/或职业功能。此外，酒精依赖包括耐受性，而且往往合并医疗和精神问题[14]。这些疾病通常发生在20岁到40岁之间，并伴有酒精滥用，是航空医学中遇到最常见的精神问题。

一般难以发现酒精使用障碍。呼气时可觉察到酒味、工作时间内血液中酒精浓度升高、酒精相关事件、家暴事故、失眠、原因不明的胃肠问题、频繁轻伤、实验室化验异常（如 MC、GGT、SGOT、SGPT、尿酸或甘油三酯水平升高）、慢性抑郁、易怒和焦虑，特别是感到飞行员正常人格发生变化时，这些均是出现严重问题的指标[27]。即便如此，这些因素往往被那些富有同情心但却被误导的督导人员和同事所忽视或忽略。飞行外科医生或心理健康诊所可所使用现有的客观筛查测试（如 CAGE 问卷、密歇根酒精筛查测试（MAST）、酒精使用障碍鉴定测试（AUDIT）和 McAndrew 酒精中毒量表）[28]。

物质使用障碍

问题的范围

尚不清楚航空医学行业实际药物滥用的发生率。在航空医学行业进行的 2012 年药物滥用发生率匿名调查研究显示,大约32%的受访者认为医疗服务提供者存在药物滥用情况,达到了安全风险关键点[29]。

正如其他研究所引用的那样,控制获得药物是医院重症监护病房(ICU、急诊室)医务人员的关键任务。航空医学机构也是如此。在 2012 年调查中,34%的受访者表示,他们知道行业中有同事使用受管制药物用于娱乐用途。还是在这次调查中,14 例受访者表示,他们已经服用受管制药物或不受管制药物用于娱乐目的(n = 287)。根据反馈,芬太尼、吗啡和咪达唑仑是最常用的药物[29,30]。

也有飞行员曾经使用和滥用过能导致可怕结果的多种物质(药物)。据 FAA 报告的审查药物和酒精滥用情况,在 2004~2008 年期间民航飞行员死亡事故中,发现42%的遭受致命伤害飞行员经检测对毒品/药物呈阳性(n = 1353)。发现这些药物包括从非处方药(OTC)到麻醉药和非法物质。虽然从 1989 年以来可卡因和大麻的使用出现下降,但人工合成的阿片类药物的使用增加了一倍[31]。

另一份美国联邦航空局的报告指出,在 15 年内出现涉及民用航空事故的所有飞行员(n = 5321 人)中有 467 人(占 11%)曾服用药店购买的 OTCs、常见被滥用的处方药,或非法药物(不包括酒类)[32]。

鉴别药物滥用或成瘾的飞行人员

成瘾的飞行员在一定时间内往往未被发现,原因是他们通常聪明、能干并深受同行喜欢[33]。在预聘体检期间,雇主应全面调查是否有物质使用的迹象。除了常规的血液检查外(如 11 个专家小组非转运部门(非 DOT)筛查),倘若应聘人在检查期间坚持穿长袖衬衫,医生应对其重点排查。要特别注意鼻子和四肢,包括尝试脚趾和文身之间寻找针痕,原因是图案很容易隐藏注射针孔。如果怀疑存在物质使用障碍,家族滥用药物史可能增加怀疑指数。

在医疗保健行业工作的药物滥用者非常善于隐瞒自己的问题,能够蒙骗同事和上级。由于这种不确定性、信息不明确,以及担心可能误判,因此上级和同事没有采取后续行动。表 35-4 列出最近发现物质滥用典型情况。

表 35-4 最近发现的典型物质滥用情形以帮助识别物质滥用者[33]

体征和症状
• 增加睡眠模式
• 体重减轻或增加
• 不讲卫生
• 面容疲惫
• 发抖
• 恶心、呕吐、腹泻
• 瞳孔变化、头晕、出汗

与行为或与工作有关的变化
• 迟到次数增多
• 回避目光接触
• 安排混乱或缺勤
• 工作绩效在高效和低效之间变动
• 经常脱离工作岗位(长时间上洗手间或存放药物的贮藏室)
• 受控物质和非受控物质数量不对/库存遗失
• 他/她的患者投诉疼痛情况增多
• 高于正常的损耗/溅出或破损
• 未能根据要求获得联合签名
• 自愿参与涉及受控物质的机会
• 喜欢不受监督的轮班工作
• 在不合适的时候(例如天气较温暖时)穿长袖以盖住针眼或过度淤伤。
• 个人和专业上孤立

飞行中的用药注意事项

药物的定义是指用于诊断、预防或治疗疾病或症状的物质。一般认为药物能治疗疾病。

在航空环境下所使用的药物类型包括:

• 社会毒品:酒精、咖啡因、尼古丁

• 非处方药(OTC)

• 替代疗法和补充剂

• 处方药

包括处方药和非处方药在内的许多药物的常见副作用是:嗜睡、判断障碍、胃部不适和视力障碍。虽然地面上的副作用可能很小,但由于环境因素，例如飞机类型、飞行类型和飞行高度，较难预测药物带来的影响[34]。由于不同药物之间的相互作用，可能对特定药物或其成分过敏，直接作用和副作用，因此飞行可能禁止服用药物（表35-5）。

表35-5　药物和物质的问题——和飞行相冲突的原因

常规副作用
● 倦睡
● 判断障碍
● 胃部不适
● 视觉障碍

个体因素
● 潜在疾病（新药物或改变现有的药物均可能存在相互影响的风险）
● 对药物的耐受性（根据过去的经验可能无法作出预测）
● 疲劳
● 应激
● 对药物或药物成分过敏

日益严重的环境问题
● 飞机类型（设计、机身和特性）
● 飞行类型
● 海拔高度
● 速度
● 环境温度

非处方药

非处方药（OTC）是指任何合法的无需医生开具处方的药物，能够用于缓解不适症状。

在1998年，美国有48名飞行员因使用非处方药而死亡[35]。在航空医学飞行人员考虑使用非处方药时，必须考虑以下事项：

● 非处方药仅能隐藏症状和潜在的状况
● 非处方药通常不能"治愈"疾病
● 通常认为非处方药不具有危险性
● 非处方药常含有酒精和/或抗组胺剂
● 非处方药往往有副作用，如焦虑、烦躁、紧张、失眠

鉴于航空医学的飞行人员均熟知此类信息，应调查机组人员未上报使用未经批准非处方药的情况，原因是这样的行为可能表明其试图治疗更为严重的身体问题，例如物质滥用的副作用。

所有飞行人员普遍担心被查出失去资格的病情。尽管可以理解，但隐瞒这些问题会带来安全风险，更不用说由此引起的判断失误，因此航空工作岗位不能接受这样的行为。

替代疗法和补充剂

有些人认为替代性疗法无害；然而，已知个别的替代性疗法会有很强的影响，可能导致与其他药物相互作用。例如，普通的草药助眠褪黑激素仅能由美国联邦航空局根据具体情况批准。其他可能会对药物筛选得到正常值，或者改变心率或血压。替代疗法应和OTC一样，同等谨慎对待[36]。

处方药

当航空医务人员感觉不好时，最好不要登机等完全恢复正常后再参与工作[37]。针对特定身体状况的处方药限定在开具正确无误时在受控制环境下使用[38]。在为航空医务人员开具药品之前必须考虑三个问题：

● 继续飞行是否会加重病症？
● 身体状况是否会对工作表现产生不利影响？
● 药物是否会影响飞行安全和/或患者护理？

自我给药

航空机组人员有时倾向于自我治疗。由于工作方便和药物临床知识的原因，这种情况尤其可能发生在执业医生身上。虽然最好始终有这样的干预、指导和监督，但机组人员还是有时会服用OTC治疗轻微疾病[39]。在这种情况下，个人应在飞行前在地面应当对特定药物进行个人试用至少24小时。倘若药物或剂量发生改变，即使是小的变动，仍应按照同样的方式处理。在确认没有副作用之前，不应尝试飞行。

个人飞行前的测试

航空机组人员负责自我评估自己的安全飞行的能力，服用任何形式药物的航空机组人员应问自己以下问题：

● 感觉自己适合飞行吗？
● 我真的需要服用药物吗？
● 飞行之前，我是否在地面上对此特定药物进行至少24小时亲身试用，以确保它不会对我的飞行能力产生任何不良影响？

如果对这些问题有一个回答是"否"，则该航空机组人员不应参与飞行。

滥用和依赖

使用非法毒品

普遍存在酗酒的人使用和滥用非法物质的情形[40]。当出现此类问题时，应在物质使用障碍条件下从评估和治疗方面考虑这些问题。可采用专为医疗保健提供者定制的治疗。模式范围涵盖从通过员工援助计划（EAP）的治疗到使用州转诊机构，由组织进行跟进。恢复到主动飞行状态应视情况而定。

药物误用

在机构的医疗方面，药物转用会给组织带来安全隐患，并使得飞行和患者护理出错增多。医疗提供者滥用药物的首要因素是他们能够接触到成瘾药物。很容易获得这些药。

以多种方式转用药物：

- 在药物浪费过程中
- 给患者施用非活性物质（生理盐水）
- 故意少用剂量
- 将药品替换成生理盐水，恢复小瓶（重新黏上，隐藏针孔）或安瓿（黏拼在一起）
- 实际给予不受管制的镇静类药物，比如异丙嗪，却记录为给予患者芬太尼、哌替啶等麻醉药，实际却将麻醉药窃为己用。在这种情况下，患者昏昏欲睡，看似麻醉起效，麻醉剂貌似计数有序。

在交接时，所有医疗人员均必须检查麻醉剂，以寻找是否有篡改的证据（瓶盖不能旋转，安瓿是否看起来是打破后重新拼接，小瓶顶部有无刺孔）。此外，虽然不是万无一失的，但是计算机化的药物分配系统能够帮助减少分流的数量，原因是受管制物质的可说明性显著升高。

在 2012 年物质滥用调查中，约 75% 的受访者表示他们曾使用药物用于娱乐目的，或者知道有同事曾告诉其本人，从工作场所获得过药物[29]。

预防

根据美国麻醉师协会（AANA）的建议，最好的预防是所有医科学生在其职业生涯的早期接受物质滥用知识的培训[41]。这种入门性培训以及后续教育应包括关于药物转移、篡改、识别和报告等主题。

聘用后，航空医学雇主应制订面试过程和入职培训期间药物滥用政策的标准。在录用前阶段和每年检查期间应进行完整体检，努力寻找药物滥用的迹象，详情参见以上所述。

体格检查应该是完整的，并且应该在就业前和年度考试中寻找药物滥用的迹象，如前所述。很重要的一点是观察趋势，例如药物有无破损、丢失和使用数量过大，这些均提示可能存在药物分流。所有的航空医学服务都应建立相应的政策和程序，以确保机组人员可能使用或滥用的受管制物质和其他药物的没有纰漏。电子药物分发装置（EMDUs），如 Pyxis 和 Omnicell 非常适用管理所有药物、静脉输液针和注射器的去向。然而，没有一个系统是万无一失的。因此，作者建议在使用 EMDUs 的同时结合视频监控药品分发地点，并定期进行非计划药物筛查。

代理进行药物筛查的人必须检测物质是否正确。了解所在机构的处方中有哪些物质不能通过血液筛选来检测，如依托咪酯。这种镇静用非受管制物质的娱乐用途，常用于高级气道程序，据说在入院前服务提供商中呈上升趋势。在少数悲剧性情况下，使用这种药物娱乐性试验导致人死亡[29]。

本行业中每一个人均有责任树立意识并采取行动。正如美国司法部缉毒署手册中所述，"许多受过良好教育、训练有素、经验丰富的医护人员因药物滥用失去了自己的家庭、事业和前程。可悲的是，一些医护人员甚至因吸毒成瘾而丧生，原因是他人看到这些人的使用毒品的症状和体征后拒绝提供帮助。通过参与，你不仅可以帮助那些可能在做违法行为的人，更重要的是，你的行动可能会影响成瘾的员工或同事的安全和健康，以及那些可能与他或她接触的患者或公众[32]。"

正是不幸的情况使公司受到震动后意识到存在滥用物质的问题。虽然大多数公司认为通过基本的筛选程序采取了适当的预防措施，但仍存在未发现的滥用情况。在发现存在物质滥用情况下，可以理解的是公司应审视自己的政策。在一个示例中，由于药物过量而导致丧生促使航空医学公司采取措施。这家公司的流程改进后的结果如表 35-6 表示：

表 35-6　代理采取措施以阻止事故发生前后的物质误用和滥用

发生事件前	发生事故后
• 新录用的 MedPro 11—专家小组药物审查	• 新录用的 MedPro 11—专家小组药物审查
	• 入职前体检
• 因怀疑而进行的毒品筛查	• 实施随机药物审查计划
	• 职业健康供应商随机样本池选择过程
	• 受管制物质的定期药物审查项目代理
• 根据信用制度分配受管制物质（遵照州方案）	• 在公司的所有地点均安装电子式药物分发装置（EMDU）
• 使用日志表跟踪服用情况	• 服用后去除和补充受管制药物需要生物医学标志
• 通过患者的记录核实服用情况	• 核实浪费需要 2 人的生物医学标志
• 出现浪费时需要填写受管制物质浪费表	• 受管制物质的人员重新补充 EMDU
	• EMDU 报告所有装置的行为
	• 患者文件继续作为备用验证
• 人工审核出入	• EMDU 自动向受管制物质代理人提供数量出入报告
• 通过患者记录核实	• 进行一对一面谈
• 进行一对一面谈	• 对分发区域进行录像监控以实施额外核实
• 将所有非受管制物质和给药装置统一保管	• 将给药装置迁入 EMDU
	• 所有药物均进入 EMDU
• 没有正式的员工援助计划	• 实施员工援助计划

治疗

在从酒精滥用康复时，飞行人员必须摆脱依赖药物（如安塔布涩）才允许返回到飞行岗位。就飞行员的 FAA 模式而言，如果使用防复发药物，在返回飞行岗位之前需要观察六个月的戒断药物治疗效果。完成康复计划后，飞行员必须完全戒酒，完全遵照他或她的病后治疗计划的各项要求，并认真遵守计划中的其他要求。在关于 HIMS（人为干预动机研究）项目的研究中，美国联邦航空局的酗酒专项康复计划指出有百分之十的飞行员在 3 年内重新出现酒精滥用。该项目未涵盖其他形式的物质滥用[42]。

在药物滥用康复方面，有越来越多的计划适用于有执照的航空医务人员。在美国，这样的项目可能会或可能不会提供给虽持有证书但无许可证的医护人员，取决于公司和州的情况。一些医院网络已经整合了康复、同事支持和重返岗位计划。康涅狄格州的 HAVEN（健康援助干预教育网络）就是这样的计划，提供"长期酌情治疗"，其中包括长达五年的药物筛查和支持小组的监测[43]。

在美国的许多州，转诊机构能够将需要帮助的医疗专业人员和康复计划、法律援助和支持团体联结起来。一些航空医学项目制订政策，旨在使用监督和审查系统使康复后的航空专业人员重获新生。根据为医护专业人员颁发许可证机构的具体政策，不同项目之间、美国州与州之间、地区之间的内容均会有所不同。

根据作者对航空医学行业药物滥用的初步调查，参与药物滥用的供应者应该没有共同特点。超过一半的受访者表示虽存在药物滥用问题但工作经验丰富的航空医务人员应该获得康复机会,并有望继续从事患者护理工作,而四分之一的人认为不应继续从事患者护理工作,其余的受访者未拿定主意[29]。

飞行计划中值得关注的其他障碍

焦虑障碍

良性形式的焦虑是人类正常情感体验的一部分[5]。焦虑的一般性特点包括担心/恐惧、执着、害怕失去控制,偶尔会出现严重的生理症状,干扰社交和职业功能。焦虑可以在没有警告或提示的情况下发生。

针对紧急救治转运团队和航空人员的培训旨在通过根据方案定期训练个人处理特殊情况来减轻焦虑[44]。航空航天医学使用"恐惧的表现(MOA)、害怕飞行(FOF)和飞行恐惧症(DSM-Ⅳ-TR 中的特定恐惧症)"来描述这样的问题[15]。

严重的焦虑会明显降低人的注意力,使人难以专注于手头的工作。颤抖可降低敏捷性。心悸、气短、胸痛、恶心和头晕能分散人的注意力,影响工作表现[45]。恐慌(极度焦虑、现实感丧失、害怕失去控制)可能导致人暂时性丧失功能。这种焦虑可以表现为抑郁和物质滥用,尤其是酗酒。

入职前的评估以及定期有计划的重新评估有助于识别出机组人员应对压力能力的变化,并在这些变化导致安全性和患者护理出现问题之前提早干预。应考虑心理健康咨询以评估表现出这些症状的航空机组人员。由于焦虑症状在影响工作之前会影响生活的其他方面,依靠饮酒来自我治疗,或使用未经许可的抗焦虑药物,导致物质滥用成为焦虑症状的突出表现[28]。

关键的一点是要主动解决潜在药物滥用问题,原因是发展到成瘾/导致疾病时焦虑的症状和体征才会明显起来。许多机组人员经评估和治疗后重新返回飞行岗位,可避免需要采取更极端的行政措施。

适应障碍

鉴于适应障碍是飞行员最为常见的精神疾病诊断之一,值得在物质使用障碍背景下进行讨论。适应障碍的特征是出现临床上明显的情感或行为症状,是对可识别的心理应激源或压力源作出的反应[14]。这种障碍的严重程度是按超出某一特定压力源的预期痛苦来表示的。它可能涉及重大的社会和/或职业损害。适应障碍的主要特征包括工作状态不佳、注意力下降、抑郁、焦虑、注意力不集中、失眠、疲劳、社会关系的暂时性变化以及决策问题。鉴于这些损害均与航空职责不符,医疗主任应将当事人送交精神卫生评估和治疗。

冲动控制障碍

冲动控制障碍包括无法抗拒冲动或心理驱使,忍不住以伤害自己或他人的方式行事[46]。已经相当明显,无节制的使用药物和饮酒会造成这样的障碍。然而,鉴于上述讨论的原因,在这两种障碍之间做出决定十分重要:存在冲动控制障碍不符合飞行任务的规定,而存在使用物质障碍的情况并不一定违背该规定[47]。对于这两种障碍,尤其应重视无法控制攻击性冲动,不管是什么原因,它都属于冲动或无纪律的行为。存在这样的障碍会引起其他机组人员对当事人的可靠性、可信赖程度产生特别想法和担心[48]。几乎很少选择间歇性爆发障碍的人执行航空任务,原因是他们既往有较长时间的人际关系不稳定、有非法行为和滥用药物史[9,49]。然而,具有隐蔽性物质使用障碍的个人可能仅仅是作为平均个体完成严格的航空或医疗训练计划。虽然工作表现很长时间均合理且正常,但偶尔出现极端脾气的爆发,应该被认为是可疑的,需要对该成员进行失代偿监测。与航空相关职业的压力增加(或者,实际上是生活压力源变大)可导致不能控制冲动的次数增多[50]。倘若不是这样,如果有人患上冲动控制障碍,他/她会表现出更为扩散和持续性冲动[46]。在一个不太可能的情况下,有冲动控制障碍的人应在可确保进行评估的航空环境较长时间工作,这样的病症所需要的长期治疗使得个人不太可能重新回到飞行岗位。

情绪障碍

这些障碍的特征是情绪失调(无论是情绪高涨

还是情绪低落）为主要心理特征。情绪障碍可分为四大类：双相情感障碍、抑郁障碍、一般内科疾病引起的情绪障碍和物质诱发的情绪障碍[14]。物质滥用常见于个人试图自我服药来缓解症状。在区分情绪障碍和物质使用障碍时必须谨慎，原因是障碍可与各种情绪和行为异常有关，包括情绪低落、判断力下降、自尊心膨胀或自大、睡眠紊乱、体重明显减轻或增加、精神运动性激越或迟滞、疲劳、注意力不集中、意念飞跃、不适当的负罪感、优柔寡断、自杀意念和过度参与很可能产生不良后果的放纵行为（疯狂消费和滥交等）[51]。这些情绪和行为异常背离航空安全和飞行任务的要求。

自杀信号

企图自杀本身不是一种精神疾病，而是其他心理障碍的症状[50]。简而言之，是难以忍受的情感痛苦导致自杀，并认为个人能承担的唯一选择是要么接受持续不断的残酷情感上的痛苦要么死亡。在实施自杀之前，绝望、痛苦和失控均较为常见[52]。自杀未遂与其说是"结束一切"，不如说是让别人意识到可能是由于未经治疗的酗酒、药物成瘾或上述其他精神或心理疾病引起的痛苦[53]。抑郁和随后的自杀企图也可能源于对于一个具有挑战性的生活事件作出的正常反应。无论触发什么，患者期望的结果是得到帮助。未遂者最常使用的方法包括药物过量，自杀身亡者用枪、一氧化碳或自缢[54]。对飞行员自杀或自杀企图知之甚少。在大多数情况下，失败的或即将失败的亲密关系是自杀或自杀企图的主要诱因，其次是行政/法律问题、精神障碍、配偶去世和工作上的冲突[55]。2008年CDC的一项研究发现，一般人群中约有四分之一的自杀者与饮酒有关[56]。但是，对于飞行员来说，大多数情况下都涉及物质滥用，通常是酒精滥用[57]。

总结

航空医疗主任的主要目标是通过提早发现潜在危险因素和/或疾病并确保实施正确管理，提高飞行和患者安全且增进机组人员的健康。由于物质滥用是现代社会一种常见的解压方式，而航空医务人员相对容易获得多种常见的滥用药物，因此必须对相关药物和酗酒问题的发生和流行保持高度的警觉性，注意微妙因素提示较为明显的物质使用障碍。当航空医学飞行机组人员在可疑情况下返回工作岗位之前，必须考虑影响飞行安全的多种因素，如人格特质、航空环境压力、内源性心理压力源和航空医学飞行机组人员的心理障碍，能否被排除在诊断之外。考虑到可获得有效的治疗方法，发生物质使用障碍时无需永久性禁止航空机组人员参加飞行工作。医疗主任有责任指导治疗方向进展，宽容纪律，以避免失去高技能、训练有素的人员。

虽然不能完全杜绝航空医学紧急救治环境下物质滥用，但每个人均有责任尽一切努力阻止或发现同事物质滥用，并在必要时使其恢复。

注：作者衷心感谢 Joseph Molea，MD，CAP 本章上一版本所作出的贡献。

参考文献

1. Troiani TA, Boland RT. Critical incident stress debriefing: keeping your flight crew healthy. *J Air Med Transp.* 1992;11(10):21-4.
2. Kay GG. Guidelines for the psychological evaluation of air crew personnel. *Occup Med* 2002;17(2):227-45.
3. Taylor SE, Klein LC, Lewis BP, Gruenewald TL, Gurung RA, Updegraff JA. Female responses to stress: Tend and befriend, not fight or flight. *Psychol Rev.* 2000 Jul;107(3):411-29
4. Bowles S, Ursin H, Picano J. Aircrew perceived stress: examining crew performance, crew position and captain's personality. *Aviat Space Environ Med.* 2000;71(11):1093-7.
5. Goorney AB. Anxiety associated with flying: a retrospective survey of military aircrew psychiatric casualties. *Br J Psychiatry.* 1971;119(549):159-66.
6. Aeromedical terrain for flight personnel. [Field Manual 3-04.301]. Washington, D.C: Headquarters, United States. Dept. of the Army; 2000.
7. Adapted from Molea J. Stress, substance abuse, and addictive disorders in air medical flight crew. In: Blumen IJ, Lemkin D, eds. *Principles and Direction of Air Medical Transport.* Salt Lake City, UT: Air Medical Physician Association; 2006:344.
8. Molea J. The Dangers of Stress, *Vital Signs Magazine.* 2004:6- 8.
9. King R. Aerospace clinical psychology and its role in serving practitioners of hazardous activities. *Hum Perf Extrem Environ* 1999;4(1):109-11.
10. Adams RR, Jones DR. The healthy motivation to fly: no psychiatric diagnosis. *Aviat Space Environ Med.* 1987;58(4):350-4.
11. Butcher JN. Psychological assessment of airline pilot applicants with the MMPI-2. *J Pers Assess.* 1994;62(1):31-44.
12. Retzlaff PD, King RE, Marsh RW, Callister JD, Orme DR. The Armstrong Laboratory Aviation Personality

Survey: development, norming, and validation. *Mil Med.* 2002;167(12):1026-32.

13. Gabram SG, Hodges J, Allen PT, Allen LW, Schwartz RJ, Jacobs LM. Personality types of flight crewmembers in a hospital-based helicopter program. *Air Med J.* 1994;13(1):13- 17.

14. Diagnostic and Statistical Manual of Mental Disorders, 4th ed, Text Revision, (DSM-IV-TR). Washington, DC: American Psychiatric Association; 2000.

15. O'Connor PJ. Clinical aviation and aerospace medicine. Differential diagnosis of disorientation in flying. *Aerosp Med.* 1967;38(11):1155-60.

16. Yanowitch RE. Medical and psychiatric aspects of accident investigation. *Aviat Space Environ Med.* 1975;46(10):1254-56.

17. Anti-drug program for personnel engaged in specified aviation activities--Federal Aviation Administration. Final rule. *Fed Regist.* 1991;56(172):43974-6.

18. Jex SM, Hughes P, Storr C, Baldwin DC Jr, Conard S, Sheehan DV. Behavioral consequences of job-related stress among resident physicians: The medicating role of psychological strain. *Psychol Rep.* 1991;69(1):339-349.

19. Laviolette SR, Van der Kooy D. The neurobiology of nicotine addiction: bridging the gap from molecules to behaviour. Nat Rev Neurosci. 2004;5(1):55-65.

20. Koop CE. Tobacco addiction: accomplishments and challenges in science, health, and policy. *Nicotine Tob Res.* 2003;5(5):613- 9.

21. Allen ME. Nicotine withdrawal at 10,000 m. *Cmaj.* 1986;135(3):194.

22. Dalitsch W 3rd. This month in aerospace medicine history—July 2003. *Aviat Space Environ Med* 2003; 74(7):804-5.

23. Kenkel D, Lillard DR, Mathios A. Smoke or fog? The usefulness of retrospectively reported information about smoking. *Addiction.* 2003;98(9):1307-13.

24. Yoshimasu K, Kiyohara C. Genetic influences on smoking behavior and nicotine dependence: a review. *J Epidemiol.* 2003;13(4):183-92.

25. Federal Aviation Administration, Pilot Handbook. FAA website. http://www.faa.gov/library/manuals/aviation/pilot_handbook/media/PHAK%20-%20 Chapter%2016.pdf pg 16-14. Accessed on February 1, 2013.

26. Cook CC. Alcohol and aviation. *Addiction.* 1997;92(5):539-55.

27. Yesavage B. Hangover effects on aircraft pilots 14 hours after alcohol ingestion: a preliminary report. *Am J of Psychiatry.* 1986;143:1546-50.

28. Antidrug and alcohol misuse prevention programs for personnel engaged in specified aviation activities. Final rule; technical amendment. *Fed Regist.* 2001;66(223):57865-7.

29. Falk J, Romeril W. Substance Abuse in HEMS Survey. http://freeonlinesurveys.com/s.asp?sid=2a35sp5bodiftr731016. June 6, 2012. Accessed on February 1, 2013.

30. Stocks G. Abuse of propofol by anesthesia providers: the case for re-classification as a controlled substance. *Journal of Addictions Nursing.* 2011; 22(1-2),57-62.

31. Canfield D, Dubowski K, Chaturvedi A, Whinnery J. Drugs and Alcohol in Civil Aviation Accident Pilot Fatalities From 2004-2008. https://www.faa.gov/data_research/research/med_humanfacs/oamtechreports/2010s/media/201113.pdf. September 2011. Accessed on February 1, 2013.

32. Botch S, Johnson R. *Drug Usage in Pilots Involved in Aviation Accidents Compared with Drug Usage in the General Population: from 1990 to 2005.* (Office of Aerospace Medicine, DOT/FAA/AM-08/10). Washington, DC: Federal Aviation Administration: April 2008.

33. US Department of Justice Drug Enforcement Administration. Drug Addiction in Health Care Professionals. Office of Diversion Control website. http://www.deadiversion.usdoj.gov/pubs/brochures/drug_hc.htm. Accessed on February 1, 2013.

34. Beary JF 3rd. Pseudoephedrine producing postural hypotension in a pilot. *Aviat Space Environ Med.* 1977;48(4):369.

35. Bourgeois-Bougrine S, Carbon P, Gounelle C, Mollard R, Coblentz A. Perceived fatigue for short- and long-haul flights: a survey of 739 airline pilots. *Aviat Space Environ Med.* 2003;74(10):1072-7.

36. Herbs and supplements. Pilot Medical Solutions website. http://www.leftseat.com/herbs.htm. Updated January 25, 2005. Accessed on February 1, 2013.

37. Shaner S, Brooks C, Osborn R, Hull M, Falcone RE. Flight crew physical fitness: a baseline analysis. *Air Med J.* 1995:14(1):30-2.

38. Rayman RB. Passenger safety, health, and comfort: a review. *Aviat Space Environ Med.* 1997;68(5):432-40.

39. Dille JR, Mohler SR. Drug and toxic hazards in general aviation. *Aerosp Med.* 1969;40(2):191-5.

40. Jones EM, Knutson D, Haines D. Common problems in patients recovering from chemical dependency. *Am Fam Physician.* 2003;68(10):1971-8.

41. Wright E, McGuiness T, Maneyham L, Schumacher JE, Zwerling A, Stullenbarger N. Opioid Abuse Among Nurse Anesthetists and Anesthesiologists. *AANA Journal.* 2012; 80(2):120-128.

42. FAA program helps pilots address alcohol abuse problems. https://www.ohiobar.org/forpublic/resources/lawyoucanuse/pages/lawyoucanuse-452.aspx. Accessed on February 1, 2013.

43. TV News Report by Fox Connecticut. http://www.youtube.com/watch?v=5xfC25y1dqQ. November 23, 2010. Accessed on February 1, 2013.

44. Hawkins F. Human factors in aviation. *J Psychosom Res.* 1979;23(6):435.

45. Sparks PJ, Simon GE, Katon WJ, Altman LC, Ayars GH, Johnson RL. An outbreak of illness among aerospace workers. *West J Med.* 1990;153(1):28-33.

46. Lion JR. Disorders of Impulse Control. In: *Treatments of Psychiatric Disorders*, 2nd ed. Gabbard CO, ed. Washington, DC: American Psychiatric Press; 1995:2458-67.

47. McFadden KL. Policy improvements for prevention of alcohol misuse by airline pilots. *Hum Factors.* 1997;39(1):1-8.

48. Cooper CL. The stress of work: an overview. *Aviat Space Environ Med.* 1985;56(7):627-32.

49. Burt VK. Impulse-control disorder: not elsewhere classified (Chapter 24). In: *Comprehensive Textbook of Psychiatry*, 6th ed. Baltimore, MD: William & Wilkins; 1995:1409-18.

50. Kraus JF. Epidemiological studies of health effects in commercial pilots and flight attendants: a review. *J Uoeh.* 1985;7(Suppl): 32-44.

51. Johnston R. Clinical aviation medicine: safe travel by air. *Clin Med.* 2001;1(5):385-8.

52. Cullen SA. Aviation suicide: a review of general aviation accidents in the UK, 1970-96. *Aviat Space Environ Med.* 1998;69(7):696-8.

53. Pakull B. The federal aviation administration s role in evaluation of pilots and others with alcoholism or

drug addiction. *Occup Med.* 2002;17(2):221-6,iv.

54. Ungs TJ. Suicide by use of aircraft in the United States, 1979- 1989. *Aviat Space Environ Med.* 1994;65(10, pt 1):953-6.

55. Gibbons HL, Plechus JL, Mohler SR. Consideration of volitional acts in aircraft accident investigation. *Aerosp Med.* 1967;38(10):1057-9.

56. Rabin R. Alcohol a common factor in suicides. New York Times website. http://www.nytimes.com/2009/06/19/health/19suicide.html?_r=0. June 19, 2009. Accessed on February 1, 2013.

57. McBay AJ. Drugs and transportation safety. *J Forensic Sci.* 1990;35(3):523-9.

36. 航空医学转运人员的生存

Scott E. Mcintosh, MD, MPH

Colin K. Grissom, MD

引言

虽然大多数的航空医务人员可能永远不会遇到真实的生存场景,但每个人都必须为此作精心准备。医疗主任应该掌握他们的转运团队所需生存技能和训练的第一手知识,并准备好帮助设计和教授这门课程。生存技能训练可能关系到成员的生死。航空医学人员可以在几种可能的场景下发现自己所处的危险局面。飞机可能在偏远地区坠毁,坠机幸存者必须照顾好自己,等待救援的到来。由于天气原因或机械故障,飞机可能在偏远地区紧急着陆,使航空医务人员处于危险局面。在搜索和救援行动中,航空医学人员被直升机投放到偏远的荒野场景以便实施医疗照顾,而直升机离开此地去转运其他的救援人员。如果直升机因天气原因或机械问题无法返回现场,则此时的航空医学机组人员由救援人员转变成需要被救援的对象之一。

航空医学队的成员必须依靠自己生存,等待救援的到来。当身处危险处境下,必须利用一切可用资源,重点放在治疗受伤部位,保持身体内液体平衡和不脱水,寻找庇护所,并发出求救或可能脱困的信号。生存需要作充分的准备——一个人要么携带工具,要么能够临时准备设法生存下来,并向救援队发出信号。野外生存不是一个被动或愉快的过程,这需要准备、工作、忍受不适和保持积极态度。

生存优先顺序

生存优先级随个体而异,并且依赖于情境。可以根据生理规律迅速确定优先顺序:人在没有氧气下能存活三分钟,在无体温下能存活三小时,没有水下能存活三天,没有食物下能存活三周。应首先解决最直接威胁生命的问题。在飞机事故中,首要任务是使自己和他人脱离眼前的危险。通常采取以下步骤:

1. 离开飞机,并在 12 点钟方向(飞机的机头)与机组人员会合。
2. 镇定下来并整理思绪。
3. 评估受伤情况。
4. 保持温暖干燥。
5. 寻找营养物(首先是水,然后是食物)。
6. 评估环境条件和地形特征。
7. 计划并建造庇护所。
8. 计划并生火。
9. 计划发出求救信号。
10. 评估可能的具体时间和救援可能到来之前需要坚守的时间。

关键的决策之一是尝试自救还是留在原地,等待救援。在医疗飞机事故或紧急着陆时,通常最好待在原地等待救援,原因是飞机会被发现失联;紧急定位发射机(ELT)将被激活,会启动搜救行动。在其他危险情况下是否需要自行撤离、派人寻求救助,还是留在原地等待救援,需要根据地形情况,自己或同伴是否受伤或生病,以及当事人的能力来进行综合判断。如果当事人超过预定的时间还未到达,而且已通知其他人和自己的位置和行程,那么最好留在原地,原因是很快会启动有组织的救援行动。如果迷路的当事人几天后仍未被发现失踪,导致推迟救援行动,那么个人或团体就应该开始自行撤离。

领导和态度

有趣的是,在危险环境中 10% ~ 15% 的人会做出正确的反应,能够在合乎逻辑和理性思维情况下对处境作出判断。有 75% 的人会进入情绪休克的状态,必须被告知该做什么。剩下的 10% ~ 15% 会做出不适当的反应,例如,恐慌和继续采取不理性的行动,从而进一步危及个人或团体安全。那些反应适当的人通常会成为领导者。对幸存者的分析揭示了特定的人格特质和主题。那些善于应付困境的人通常具有复杂的人格，能够适应新的和多变的情况。他们通常富有同情心，能够积极地与多种性格类型的人进行交流。在困境中表现良好的人通常是冷静的，对新情况和新环境持开放态度进行应对。领导者通常会受过最多的野外生存和户外技能训练。无论是群体还是独自一人，积极态度可能是困境中求生最重要的特质。

生存意志意味着生死的区别。这种驱动力通常会把精力放在确保生存所需的直接目标上，如庇护所、温暖和水。一个有用的助记符是"STOP"：停下来、思考、观察、计划和行动。利用这种简单的助记符帮助我们集中精力分析形势，制订生存计划，而不是被恐慌和焦虑所压倒，这可能使情况变得更糟糕。互相安慰，鼓励发扬团队精神和凝聚力，能够鼓舞士气，改善最终结果。

准备

生存取决于两个原则：装备和训练。重要项应包括与生存关键因素有关的基本生存用装备。这些因素包括医疗、衣物、取水、生火技能、庇护所和发出求救信号。这里不讨论医疗问题，原因是一般认为航空医务人员会有医疗用品。以下逐一讨论其他五个关键因素。

服装

医疗转运系统的认证委员会（CAMTS）指出，航空医学机组成员应穿上"在覆盖区域环境中生存相关的合适外衣"。生存训练应该包括讨论衣物的保温特性、分层技术和系统，以及在不断变化的温度和环境中保持热平衡。救生包应携带适合季节或环境的应急服装。应急衣服应该包括帽子、手套、绝缘层（绒头织物）和风雨罩。通过新陈代谢产生热量来平衡散失到环境中热量来维持核心体温。在困境中，一个人可能因环境的原因会面临更大的热量损失，而且在生存环境中新陈代谢所需燃料来源（即食物和水）也比较缺乏。紧急衣物加上庇护所，将有助于维持核心体温，通过推迟出现体温降低实现延长生存时间。在严寒的天气环境中，即使是短期生存，紧急衣物也是必要的。

取水

水对维持生存至关重要。根据环境的具体温度，人在没有水的情况下仅能存活数天。如果有水，在没有食物的情况下仍可以存活数周。救生装备必须包括水瓶、净水药片和一个用于收集和盛水的大型塑料袋。假定所有地表水均都受到污染，应使用净水药片、过滤或煮沸进行处理。如果这些处理方法均不可行，比起因脱水导致死亡，不如冒险饮用受污染水并承担后续发生的结果。应避免饮用尿液。在缺少的情况下，通过限制活动来减少出汗，以减少对水的需求。在冬季的积雪环境中，可能没有流动水，必须融化雪才能获得水。这需要用到生火用一个金属杯或一个碗——这两样都装在救生包中。还可以在水瓶或其他容器中加入少量的水，然后加入雪，摇匀，然后放在衣物层之间，用身体的热量将雪融化为水。不建议吃雪来维持不脱水，原因是这种方式会消耗身体热量，易导致体温过低。然而，聪明地使用雪化水可以挽救生命，这是一位 22 岁的男子在尼泊尔的一次徒步旅行中在暴风雨中迷路成功得救实例（Zimmerman，1997）。在积雪的岩石下并且没有任何能补充营养的食物，他存活了 42 天。他把雪制成雪球，然后放在太阳下晒，然后从雪球中吸水，以此来保持身体不脱水。

生火技能

在困境中，火可以通过补充和帮助维持体温来拯救生命。救生工具包必须携带生火用品；对于在大多数困境中的大多数人来说，使用钻木取火或弓和钻等方法是不切实际的。高品质的防风火柴和打火机是必不可少的。火柴和打火机可能会在寒冷、潮湿、多风的环境下会失效。也应携带打火石和火镰生火工具包，这些可以从市场购得。尽管这些物品能够提供了初始火焰，但仍需要额外的知识、技能和实践来启动和维护火。个人救生包中也应携带少量的生火起始材料（干燥易燃材料）。可使用涂有凡士林的纱布；在市售的工具包中有的会提供其他类型易燃物。生火是必须学习和练习的技能。

图 36-1 显示了生火的几个阶段。首先选择一个背风的地点，并遵照图 36-1a 至图 36-1e 所示步骤操作。

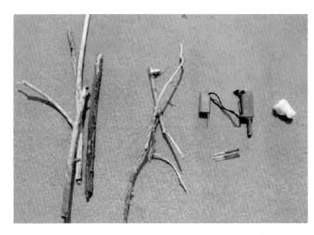

图 36-1a　生火用品——蘸凡士林的棉花、火柴或火石生火器、火绒、点燃[a]

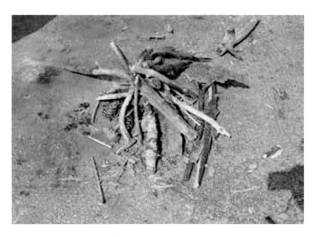

图 36-1c　将棉花和一层引火物(较大的干树枝和开叉棍)以倾斜的方式放在火绒上，确保空气可以达到每个部分[c]

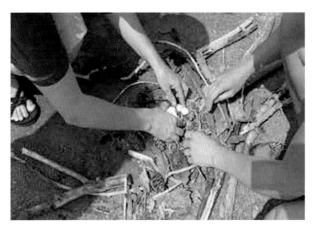

图 36-1b　首先把小的干燥常绿小枝等火绒放在地面上[b]

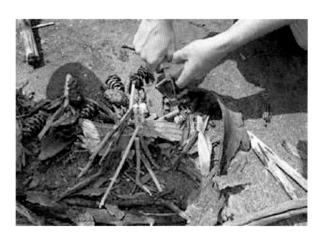

图 36-1d　将点燃的火柴、蜡烛或点烟器插入到倾斜的底座中，或使用火石和火镰点燃棉花[d]

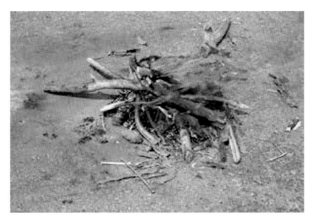

图 36-1e　随着火势变旺，添加更大的引火物和燃料(大棍、劈柴)。保持火势小些,这样你就可以靠近取暖了[e]

图 36-1　生火阶段

生火的基本原则适用于任何环境,冬季和夏季应相应的稍作修改。首先选择没有风的地点,倘若是冬季,可以是被岩石或雪洞遮挡的区域。在生火之前应提前收集好火绒、引火物和燃料。生火需要一个平台,在夏天可以选择泥土或岩石,在冬天可以选择绿色原木或树枝作为平台。直接在雪上架火在燃烧时会下沉,而雪上的绿色原木上架水会减缓下沉的过程。开始架火时,先在较大的干木头上以倾斜方式放置的小干树枝/干草(火绒)下放一个蜡烛(扁形茶蜡烛效果最好)或浸透凡士林的棉球。在火绒上方加一层更大的干树枝和劈柴(引火物),确保空气可以达到每条树枝。然后将点燃的火柴或点火器伸入倾斜的底部,以点燃蜡烛或和涂满凡士林的棉球。火势变旺后,添入大块的引火物和较大的木棍和碎木板(燃料)。保持火势小些,这样你就可以靠近取暖了。较大的火堆也可用于发出求救信号,但应单独架一个用于你的庇护所取暖的火堆。

庇护所

保护足够的庇护所对于通过帮助保持体温维持生存至关重要。可以携带遮盖物,如帐篷,或利用飞机的部件制作。也可以使用合成材料和天然材料临时制作庇护所,例如两棵树之间设置一个防水布或利用树枝(夏季)雪(冬季)搭建一个庇护所。庇护所的功能是提供所需小气候的延伸,例如由衣服提供的静止温暖空气,以及保留身体、火或其他热源产生的热量。设计合理的庇护所应是在使用简单工具条件下较容易且快速地搭建,能够很好地保护不受太阳、风、雨和降雪等严酷环境侵害(图 36-2)。庇护所的类型和大小取决于环境温度的极值、是否有雪和积雪的深度、地形的自然特征,以及能否获得木柴、炉子和燃料。如果不能提供外部热量,庇护所必须小而且防风以保持体温。一般来说,由天气条件决定需要多少时间和精力可以建好庇护所。气候越冷越潮湿,利用庇护所保持体温和维持生存就越重要。

在炎热的夏季环境,可以用小树、树枝、草丛、树叶堆、小洞穴,在倒下树木的洞或茂密的常青树制作/作为天然庇护所。避免阳光照射且通风良好也很重要。与太阳照射方向垂直的挖掘的简易战壕式庇护所可以减少太阳照射的时间(越深越窄越好),并使遇险人员能够与较深的凉爽地面接触。

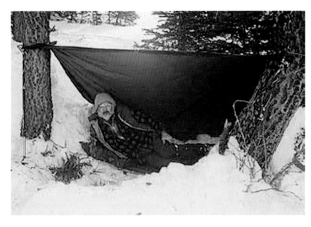

图 36-2 单坡庇护所。两侧应用灌木丛或雪封闭,前面生火堆ᶠ

在寒冷天气下的积雪环境中,由于雪是很好的隔热材料,因此用雪制成的庇护所可以保暖。为保持温暖最有效的雪制庇护所是在雪堆中挖出一个雪洞(图 36-3)。如果在雪洞入口的顶部水平挖出雪洞的地面,热量就会被留存在洞里。使用泡沫垫、背包、干树叶、草或常绿树枝搭成的"床",来避免与雪或寒冷的地面相接触。如果构造得当,雪洞是最温暖的冬季避难所类型,需要使用铲子并花费时间来建造雪洞,使得挖掘者又湿又冷。树下的沟或洞比起雪洞更容易建造,但它们不够暖和。如果可能的话,应在有树的区域建造庇护所,这样能够防风并且容易获取木柴。

在任何环境中,均可以使用救生工具包中的一块坚固的塑料加固天然构建的庇护所。救生包中可能有一个大的重型塑料垃圾袋,具有多种用途:露营袋、携带木柴或水,或收集雨水。重型塑料也可以用绳子系住四个角用作防水布,可以在任何季节使用,来完善天然庇护所(图 36-2)。

发求救信号

用于发出信号的装置和方法包括电子、听觉和视觉方式。电子设备包括手机、电台和紧急定位发射机。如果有手机或电台,显然打电话求助是首选。提供尽可能多的信息,包括所在地点、人数,以及受伤情况。记得要提供手机号码,并指定回电话的时间用于后续联络。在预定通讯时间点之间关闭手机,以节约电量。为了实现手机或无线电通讯,可能需要派一名成员爬到山脊上。飞机的紧急定位发射机很可能被触发,并发出关于遇险者所在地点的信息。

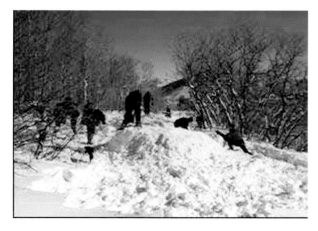

图 36-3a 通过堆雪制成的 Quinze 型雪制庇护所[g]

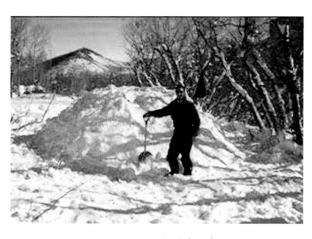

图 36-3c 让雪变硬[i]。

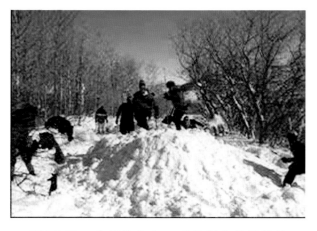

图 36-3b 为制作 Quinze 型雪制庇护所进行堆雪[h]。

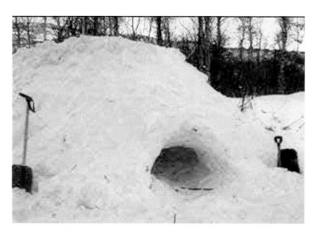

图 36-3d 在硬雪堆中挖出一个雪洞[j]

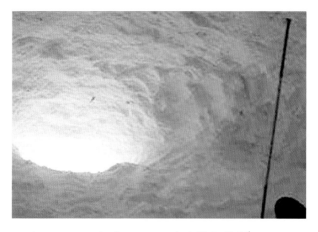

图 36-3e 完成 Quinze 型雪制庇护所[k]。

图 36-3 Quinze 型雪制庇护所狭窄——Quinze 型雪制庇护所,建造时先堆雪,使其变硬约一小时,然后在硬化雪堆中挖掘出一个雪洞。雪洞的地面应在雪洞入口的底部水平,目的是使热量留存在洞里。请参阅最后一张图,显示雪洞内部地面看到的入口。建造一个 quinze 雪洞需要工作几个小时,需要借助铲子,使得挖掘者又湿又冷。这些都是身处困境中的明显缺点。然而,建成的雪洞在各种冬季环境中均能提供温暖而干燥的庇护所,即使在猛烈的暴风雪中也是如此

哨子是最有效的发出听觉信号装置,但是实际上在偏远荒野环境下有可能不会召唤到任何人。吹口哨比呼喊消耗体力小,而且特别的口哨声比人的声音传得更远。三声口哨声(或三个其他类型的声音)是通用的求救信号。

有效的视觉地对空信号装置是玻璃信号镜,从几英里以外就可以看到,但需要阳光的帮助。(图36-4)白天很容易发现烟雾,而在夜晚较容易发现篝火或手电筒。与传统手电筒相比,采用发光二极管(LED)技术和闪光灯设置的新型灯的效果更好,亮度更高,从很远处就能发现,并且可节省电池电量。飞机上携带的闪光式紧急信号装置可作为发送视觉信号的另一种工具。地面视觉信号(如在岩石、原木、灌木丛或雪上写"SOS"或"HELP(救命)")能够引起飞经此地的飞机的注意。字体应该尽可能的大,至少91cm(3ft)宽,5.5m(18ft)长,并且应该具有自然界中通常没有的特征,例如直线和方角。大多数飞行员能够识别出下列地对空急救信号:

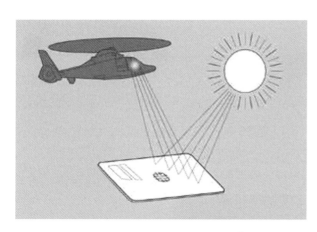

图 36-4a　使用镜子发信号[l]

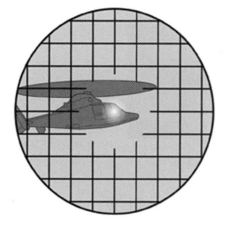

图 36-4b　描准和发送信号时通过镜子查看[m]

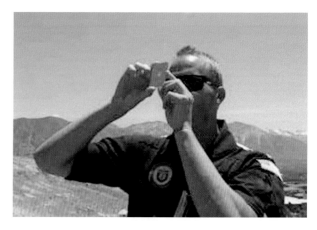

图 36-4c　瞄准信号镜的方法[n]

V 需要援助
X 需要医疗援助
→ 朝此方向前进

如果你离开坠机地点努力自救,你应该指明你前进的方向,并在前进的过程中留下间歇式信号。

培训

CAMTS 指南建议四种季节气候下的培训计划应做到每年安排二次训练课——一次指定在火热环境下,另一次指定在寒冷环境下。理想的情况是,由医疗主任帮助监督选择教练和具体的生存训练课程。教练要具备丰富的生存技能和知识。教学应当提供尽可能多的动手训练,原因是困境的压力要求具备熟练的技能。生存能力训练的重点应分为两个一般性领域:①坠机后的直接事件——撞击保全、立即疏散和灭火;②从失事事件到援救到来期间的长期生存课程——使用救生包和与水、火、庇护所和发送求救信号有关的专题。

每次生存训练课通常需要一整天,并可能包括讲座和技能工作站,参见表36-1的概述。

可以由小组成员和当地每一个领域的社区"专家"讲授,如军事生存专家、当地滑雪巡逻队、搜救人员和私人专家。这些人或组织可能对生存训练感兴趣,能够提供独特的视角。

通常最好以轮换的形式传授和实践技能。这些工作站可以采用竞争方式(如最快速地生火或建造最坚固的避难所)以提升兴趣和动机。

最后,在组织层面的生存训练将测试和加强个人和组织已受过的培训。项目主任和医疗主任应偶尔组织实际的"生存技能场景",例如在现实环境中进行阶段性的坠机和强迫生存演习。应从调度员反应、飞行员行动和机组人员生存能力等方面分析演习。

表 36-1　生存能力训练课的内容

讲座
• 撞击安全性、正确的疏散、飞机关闭程序
• 生存心理学
• 生存和救援过程

技能工作站
• 熟悉救生工具包
• 搭建庇护所
• 生火
• 发送求救信令技术
• 定位和使用 GPS

美国蒙大拿州海伦娜市作战航空生存学校的 Frank Heyl 曾指出,"每个人天生就有求生的意志,但这就像肌肉或技能。你必须培养、训练、增强这种意志力。"

救生工具包

应携带两种类型的救生工具包:①由每个人携带的小型个人救生工具包;②较大型飞机工具包。

个人救生工具包

个人救生工具包应该足够小,方便执行各项任务。本工具包应能缩小到可以放入口袋(如飞行服腿袋),万一发生坠机时不会与工作制服分离。个人救生包内装有衣物、取水用具、生火用品、遮蔽物和发送信号用品等。个人必须了解并曾练习过每一项的功能。表 36-2 中列出了个人救生工具包装备。

飞机救生工具包

CAMTS 指出"飞机必须配备适合覆盖区域和工作人员数量的救生装备",而且"应根据政策正确维护救生装备,并在必要时提供给机上工作人员。"飞机救生工具包中装有一些更大的物品,但其中有一些必备小物件与个人救生工具包中的小物件相同。飞机救生工具包内装有用于取水、补充营养、生火和发送信号所需必要物品。药箱也是飞机救生工具包的重要组成部分,但假定医疗转运机会精心装备好医疗用品。CAMTS 还指出,"必须建立关于检查救生工具包内容物和定期耗材失效日期的政策"。表 36-3 中列出飞机救生工具包中的各项装备。

表 36-2　个人救生工具包

• 个人药品
• 水瓶(小型软质折叠气囊包)
• 净水药片
• 金属杯或碗
• 防水防风火柴
• 打火机
• 点火器
• 高碳水化合物高能量饼干(至少 600kCal,约 2509kJ)
• 衣服和防风/雨罩
• 指南针
• 大型厚塑料袋
• 绳索
• 光源如 L. E. D. 和有多种设置的头灯(可能是头带式轻便灯)
• 折叠刀和/或带刀片多功能工具,如 Leatherman 或瑞士军刀
• 口哨
• 信号镜
• 太阳镜

表 36-3　飞机救生工具包

• 手电筒
• 便携锯
• 铲子
• 带刀片的多用途工具,如 Buck 工具或 Leatherman。
• 信号装置(照明弹)
• 救援用闪光灯
• 信号镜
• 口哨
• 蜡烛
• 防水防风火柴
• 点火器
• 指南针
• 太空毯和合成毯
• 驱虫剂
• 捕鱼工具
• 硬糖
• 高能量脆饼
• 净水药片
• 金属蛋糕锅
• 尼龙绳
• 垃圾袋
• 大的防水布
• 小铲子
• 雪地鞋(冬天)
• 保暖用非羽绒睡袋(冬季)
• 太阳镜或护目镜(冬季)
• 救生手册、附带铅笔
• GPS
• 小金属杯
• 备用电池(AA、C 和 D)

总结

医疗主任应负责航空转运团队的安全,包括高质量生存能力训练的设计。这种训练应遵照 CAMTS 的建议,确保每一位团队成员均掌握上述救生知识和技能。生存能力始于心态和准备。机组人员接受可能发生的坠机培训、疏散要求,以及掌握可能需要较长时间没有支持情况下的生存能力。培训计划该展开专门训练以应对每一种可能性。保证生存最重要的因素包括医疗、服装、取水、生火技能、庇护所和发出求救信号。为了具备全部这些生存因素,必须进行专门准备和训练,以掌握相关知识和技能。生存用品是必要的。应随身携带个人救生工具包,飞机救生工具包应装有适当的装备并定期进行检查。生存需要准备、专门训练和积极的态度。

图片目录

a-e. 图 36-1a 至 1e:生火的各个阶段。照片由 Scott McIntosh 提供

f. 图 36-2:单坡庇护所。已获得《野外生存的必需品》一书作者 Elsevier、Bowman W. 和 Kummerfeldt P. 等人的转载许可。参见:P. Auerbach, ed. Wilderness Medicine. p. 777-804. © 2012 Elsevier

g-k. 图 36-3a 至 3:Quinze 型雪制庇护所照片由 Colin Grissom 提供。

l-n. 图 36-4a 至 4c:使用镜子发求救信号。

图像和照片均由 Scott McIntosh 提供

推荐阅读

1. Bowman WD. Wilderness Survival. In: Auerbach PS. *Wilderness Medicine*, 4th ed. Mosby: St. Louis, MO; 2001:673-708.
2. Morton PM, Kummerfeldt P. Wilderness Survival. *Emerg Med Clin North Am.* 2004;22(2):475-509.
3. Zimmerman MD, Appaduriai K, Scott JG. et al. Survival. *Ann Int Med* 1997;127(5):405-409.
4. Worley GH. Wilderness Communications. *Wilderness Environ Med.* 2011; 22(3): 262-269.

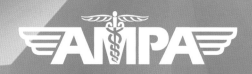

第V部分：
临床

V

37. 转运生理学：供航空医学医师参考

Ira J. Blumen，MD
Lauren Bence，MD
Leigh-Ann Jones Webb，MD

引言

航空医疗主任和航空/地面医疗人员均必须熟悉转运环境施加给患者和医疗人员的许多局限性和条件。对于直升机和固定翼飞机转运来说，这些独特的挑战均是真实的，能够显著影响患者护理和医务人员安全。正因为如此，飞行高度和飞行生理学必须列为航空医疗主任必备知识之一，而且必须纳入对航空机组医疗人员的培训。

飞行生理学有两个主题需要关注。第一个是与飞行高度相关的并发症，涉及物理气体定律，并能够预测人体对大气压力、温度和体积变化做出怎样的反应。第二个主题涉及飞行的压力。

然而，应考虑重要的一点是我们不再仅是处理飞行高度或飞行生理学。虽然在固定翼飞机转运过程中，高空生理和飞行压力对飞行的影响最大，但直升机转运也不能免受这些压力的影响，尤其是直升机在高海拔地区执行的飞行任务。了解并知道这些压力对于使用地面救护车的转运人员也是有利的。更恰当地说，这个专题可被称为"转运生理学和转运压力"。

为了使医疗团队在转运环境下提供最佳患者护理，必须深入了解转运生理学，尤其是对于转运身体状况已受损的患者。

历史

几个世纪以来，人们就已经注意到海拔高度对人体的影响。在 1783 年，第一次载人氢气球升空，达到了 2743m（9000ft）的高度。在这两个小时的飞行中，唯一的飞行员开始体验新环境带来的生理影响。这些影响包括在上升过程中温度下降，而在降落过程中飞行员的一只耳朵有急剧压力感。十年后，一位由医生担任的飞行员和他的乘客首次记录了高空处客观生理变化。在地面上，经检查飞行员的脉搏为每分钟 84 次。在高空处，经测量该人的脉搏现在为每分钟 92 次。

在 1804 年，首次证实了高空旅行的危险性。在海拔高度超过 6096m（20 000ft）的高空，机组人员出现了呕吐、手脚冻伤和意识丧失。他们灯笼里的火焰熄灭了。约 60 年后，有两个英国人乘坐气球升空至 9448.8m（31 000ft），观察到许多生理变化。在 5791.2m（19 000ft）高空处，二人的脉搏增加到每分钟 100 次；在 5943.6m（19 500ft），呼吸受到影响，感觉到心悸，手和嘴唇变蓝，两人出现读取仪器困难。在 6553.2m（21 500ft）高空处出现的感觉类似于晕船。在 8686.8m（28 500ft）高空处，出现极度肌肉疲劳，有一段时间麻木持续七分钟。

背景

重要的一点是在开始探讨"飞行压力"之前，首先重新审视三个基本主题。对大气、物理气体定律和座舱增压有一般性了解，有助于说明人体对大气变化会作出怎样的反应，并着手解释飞行的几种压力。

大气

为了了解物理气体定律如何影响患者的护理，首先回顾大气成分是很重要的。大气由一系列均匀百分比的气体组成，最大高度约为 21 336m（70 000ft）。占比例最大的是氮气（78.08%），其次是氧气 20.95%。大气余下的成分是所占比例很小的氩、二氧化碳、氢、氖和氦。

可以使用几种方式来描述大气。可以使用大气内所包含的温度分层来描述大气，或者使用能够预测高度对人体影响的生理区来描述大气。许多这些可预测的影响是基于在任一给定高度能够观察到的大气属性。大气在任一给定点上所施加的力或重量称为气压或大气压力。在不同海拔高度还会观察到温度和体积的变化。表 37-1 列出海拔高度、气压和温度三者间的关系。

表 37-1 在地球大气中与海拔高度相关的影响

海拔高度		气压			温度	
（m）	（ft）	（Pa）	（torr）	（PSI）	℃	℉
0	0	101 375.2	760	14.70	15.0	59.0
305	1000	97 720.2	733	14.17	13.0	55.4
610	2000	94 272.1	706	13.67	11.0	51.8
914	3000	90 823.9	681	13.17	9.1	48.4
1219	4000	87 513.7	656	12.69	7.1	44.8
1524	5000	84 341.4	632	12.23	5.1	41.2
1829	6000	81 238.1	609	11.78	3.1	37.6
2134	7000	78 203.7	586	11.34	1.1	34.0
2438	8000	75 307.3	565	10.92	−0.9	30.4
2743	9000	72 479.8	542	10.51	−2.8	27.0
3048	10 000	69 721.3	523	10.11	−4.8	23.4
3353	11 000	67 031.8	503	9.72	−6.8	19.8
3658	12 000	64 480.2	483	9.35	−8.8	16.2
3962	13 000	61 928.5	465	8.98	−10.8	12.6
4267	14 000	59 514.8	447	8.63	−12.7	9.1
4572	15 000	57 170.1	429	8.29	−14.7	5.5
4879	16 000	54 963.3	412	7.97	−16.7	1.9
5182	17 000	52 756.5	396	7.65	−18.7	−1.7
5486	18 000	50 618.7	380	7.34	−20.7	−5.2
5791	19 000	48 549.8	364	7.04	−22.6	−8.7
6096	20 000	46 549.9	349	6.75	−24.6	−12.3
6401	21 000	44 687.9	335	6.48	−26.6	−15.9
6706	22 000	42 825.9	321	6.21	−28.6	−19.5
7010	23 000	41 032.8	308	5.95	−30.6	−23.1
7315	24 000	39 308.8	295	5.70	−32.6	−26.7
7620	25 000	37 584.7	282	5.45	−34.5	−30.1
7925	26 000	35 998.5	270	5.22	−36.5	−33.7
8230	27 000	34 412.4	258	4.99	−38.5	−37.3
8534	28 000	32 964.2	247	4.78	−40.5	−40.9
8839	29 000	31 516.0	236	4.57	−42.5	−44.5

海拔高度		气压			温度	
（m）	（ft）	（Pa）	（torr）	（PSI）	℃	℉
9144	30 000	30 067.8	228	4.36	−44.4	−47.9
9754	32 000	27 447.2	206	3.98	−48.4	−55.1
10 363	34 000	25 033.5	188	3.63	−52.4	−62.3
10 973	36 000	22 757.7	171	3.30	−56.3	−69.3
11 582	38 000	20 688.8	155	3.00	−56.5	−69.7
12 192	40 000	18 757.9	141	2.72	−56.5	−69.7
12 802	42 000	17 033.8	128	2.47	−56.5	−69.7
13 411	44 000	15 447.7	116	2.24	−56.5	−69.7
14 021	46 000	14 068.4	105	2.04	−56.5	−69.7
14 630	48 000	12 758.1	96	1.85	−56.5	−69.7
15 240	50 000	11 585.7	87	1.68	−56.5	−69.7

大气的分层

离地球最近的大气层是对流层。一般说来,这一层在地球表面上方延伸达到 8～14.5km(5～9 英里)的高度。具体高度取决于测量的位置,而赤道和南北两极是两个极端。这种差异是由于受热空气的上升而导致。在对流层中,沿高度方向每升高 305m(1000ft),温度就会下降约 2℃(3～4℉)。此外,气压的显著变化将开始显现出来。直升机转运和相当数量的固定翼飞机转运是在这一层内执行。这也是大多数天气变化发生所在层。

对流层顶在对流层和下一层之间形成的边界是平流层。平流层连接上层大气,并包含臭氧层。这上层从对流层顶上方延伸约海拔高度 50km(31 英里),但准确高度在赤道和两极之间会有所变化。尽管这一层之前的温度已达到一个恒定温度(−69℉/−56℃),但会逐渐增加到−3℃。气压在这一层的初始部分继续下降。平流层不会出现湍流。大多数喷气式飞机通常会在这一层的下部即 10 668～13 716m(35 000～45 000ft)的高度飞行。臭氧的最大浓度位于平流层顶附近,能够将平流层和下一层即中间层分开。

中间层延伸到至地球表面上方85km(53 英里)的高度。在这一层范围内,温度再次随着海拔高度的增加而下降,直至达到−93℃。中间层顶将中间层和与下一层即热层分隔开。中间层、中间层顶、平流层和平流层顶共同构成了中层大气。

热层从中间层顶延伸至地球表面上方 600km(373 英里)处。这是上层大气,其温度随着海拔高度的增加而升高。由于接收来自太阳的热量,温度最高可升至 1727℃。地球上方从 965～1930km(600～1200 英里)是外逸层,代表着真空式空间。

电离层形成了抵御紫外线辐射的防护屏障,范围为距离地球表面 80～960km(50～600 英里)。这一层与中层大气的最高水平和上文所述温度层的上层大气相重叠。

大气的生理区

构成地球大气层的有四个生理区。这些区域内发生压力变化,导致生理影响。

第一层是生理区或称高效区。它从海平面延伸至约 3657.6m(12 000ft),气压从 760mmHg 下降至 483mmHg。这是正常生理功能最能接受的区域,除非个体适应于更高的海拔高度,或进行补充氧气。随着暴露时间的延长,会适应气候,但可能仍会发生小问题,特别是如果个人继续升高、用力过猛或保留时间过长。

生理缺陷区是指 3657.6～15240m(12 000～50 000ft)的范围,表现出气压从 483mmHg 显著下降至 87mmHg,同时温度也出现显著下降。除非采取适当干预,否则正常生理功能在该区域的上限会受到严重损害。大多数商业和私人飞行发生在这个区域和生理区。

其余区域为局部空间等效区和总空间等效区。局部空间等效区从 15 240m(50 000ft)延伸全193km(120 英里),在高压环境下需要补偿能够影响生理变化的气压变化。

总空间等效区是从海平面以上 193km(120 英里)处延伸,代表"真正太空",在该环境下会出现失重状态。

物理气体定律

气体定律的基本知识将有助于解释当身体暴露在不同海拔高度出现的变化。

波义耳定律

波义耳定律(Boyle law)与气体膨胀有关。该定律指出,当温度保持不变时,给定质量气体的体积与其压力成反比。一个例子是飞机改变高度时。当飞机上升和高度增加时,气压会降低,封闭空间内的气体体积膨胀。飞机飞行高度下降时,情况正好相反。(假设温度是恒定的)。

波义耳定律的公式是:$P_1V_1 = P_2V_2$ 或 $V_2 = (P_1V_1) \div P_2$。根据定义,$P_1 =$ 初始压力;$P_2 =$ 最终压力;$V_1 =$ 初始体积;和 $V_2 =$ 最终体积。

当飞机的高度上升时,周围的气压就会降低,根据波义耳定律,封闭空间内的气体体积将膨胀(图 37-1)。飞机飞行高度下降时,情况正好相反。

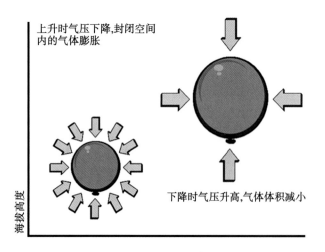

上升时气压下降,封闭空间内的气体膨胀

下降时气压升高,气体体积减小

海拔高度

图 37-1　波义耳定律

根据波义耳定律,能够计算不同海拔高度的气体膨胀率。在直升机通常飞行的高度(除山区外,

高达几千米),气体膨胀将相对较小(10%~15%)。在海平面 2438m(8000ft)处,气体膨胀率将达到30%。这一高度是非加压飞机的一个重要考虑因素。这也代表了许多增压飞机在 10668~12 192m(35 000~40 000ft)飞行时座舱的大致海拔高度。表 37-2 列出海拔高度和气体膨胀间的关系。

表 37-2　不同海拔高度下的体积比

海拔高度(m)	海拔高度(ft)	大致体积率
海平面	海平面	1.0
914.40	3000	1.1
1524.00	5000	1.2
2133.60	7000	1.3
3048.00	10 000	1.5
4572.00	15 000	1.8
5486.40	18 000	2.0
6096.00	20 000	2.2
7620.00	25 000	2.7
9144.00	30 000	3.3
12 192.00	40 000	5.4
15 240.00	50 000	8.7

在临床上,波义耳定律可以影响体腔或具有封闭气体空间的医疗设备部件。静脉流速、气动抗冲击服装压力(PASG,也称为 MAST 裤子)和气管内导管气囊扩张和扩展均会改变。受影响的体腔包括胃、肠、中耳和鼻窦。在伤害和病理中发现的其他潜在空间也可能受到影响,需要加以考虑。这些包括但不限于闭合性气胸、pneumocephaly、肠壁囊样积气症和皮下气肿。还应考虑波义耳定律对某些疾病过程的影响,如阻塞性肺病。

对波义耳定律的理解有助于解释大气和肺之间交换空气的机制。当封闭的气体空间尺寸增加一倍时,在这种情况下,空间内肺部的压力将减少一半。当胸廓和隔膜的运动导致胸部扩张并增大时,胸腔内的压力会降低,变得比周围环境压力小。结果,空气会涌入,直到肺内的压力重新等于周围空气的压力。

道尔顿定律

道尔顿定律(Dalton law)的分压描述了不同海

拔高度处气体所施加的压力。该定律指出,气体混合物的总压强等于混合物中所有气体的单个压力或分压力之和。道尔顿定律可以表示为:$P_t = P_1 + P_2 + P_3 \cdots Pn$。根据定义:$P_t$ = 总压强;$P_1 \cdots P_n$ = 含有"n"种气体的混合物中每种气体各自分压。

每种气体施加的压力均等于该气体所占总混合气体中总气体浓度的比例。在海平面处,总气压为760mmHg,大气中氧的百分比等于20.95%。海水平面处氧分压(PO_2)是:PO_2 = 20.95% × 760mmHg = 159.22mmHg。

从海平面到21 336m(70 000ft)高度,大气中每种气体的比例保持不变。随着高度的增加,总气压下降,气体组分的分压也会降低,从而产生较少的压力。在3048m(10 000ft)的海拔高度,大气压力为523mmHg。尽管氧气的比例维持在20.95%,但氧气的分压会下降,如下所示:

PO_2 = 20.95% × 523mmHg = 109.56mmHg(表37-3)。

表37-3 大气中的各气体

气体	占大气百分比	分压(mmHg)	
		在海平面	在3048m(10 000ft)处
氮气	78%	593	408
氧气	21%	160	110
其他气体	1%	7	5
大气总量	100%	760	523

海拔高度的分压下降是氧气进入体内的一个重要考虑因素。氧气需要通过压力差才能穿过肺泡进入血液。由于氧气分压下降,导致较少的氧气进入体内(图37-2)。新生儿,尤其是早产儿,在上升过程中随着肺泡氧分压下降,比成人更容易出现缺氧。尽管通常成人的肺泡-动脉氧分压差约为10mmHg,但新生儿的差异大得多(约为25mmHg)。因此,即使 P_aO_2 温和下降也会导致新生儿缺氧。

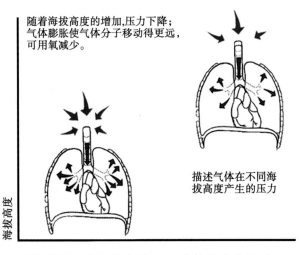

随着海拔高度的增加,压力下降;气体膨胀使得气体分子移动得更远,可用氧减少。

描述气体在不同海拔高度产生的压力

海拔高度

图37-2 道尔顿定律——对氧转移的影响

此外,压力随着高度的增加而降低,随着气体分子在给定体积的空气中移动得更远,气体的膨胀使得可用的氧气减少。因此,每次呼吸较少量的可用氧气进入肺部(表37-4)。这些压力变化的最终结果是缺氧。虽然这对大多数人来说构不成问题,但慢性疾病患者可能由此会受到损害。例如,患有肺部疾病的人在海平面上的氧饱和度为92%,而在增压商用飞机上氧饱和度可能会降到80%,这时出现症状。

在标示 PaO_2 的栏中所列数据应仅视为近似而已,原因是在临床和传输设置下,PaO_2 会随年龄、血红蛋白含量和基础病理生理学而有所不同。实际公式为:$A\text{-}a(O_2) = (FIO_2\%/100) \times (P_{atm} - 47\text{mmHg}) - (PaCO_2/0.8) - (PaO_2)$。根据定义:$FIO_2$ 是吸入氧分数;$Patm$ 是以 mmHg 为单位的气压;47mmHg 代表体温下水的分压;0.8 是"呼吸商容差系数"。由于二氧化碳置换了肺泡中的氧气,所以必须减去肺泡中二氧化碳估算值。将动脉 $PaCO_2$ 除以0.8得到肺泡二氧化碳的估计值。一些参考文献习惯于将 $PaCO_2$ 乘以呼吸商容差因子1.25。最终结果相同。

亨利定律

亨利定律解释了气体在液体中的溶解性,指出"溶解在1ml液体中的气体数量与液体接触的气体分压成正比。"气体的分压和气体的溶解度决定了

表 37-4 海拔高度对氧合的影响

海拔 (m)	海拔 (ft)	气压 (mmHg)	环境 PO_2 (mmHg)	肺泡 PO_2 (PAO_2)* (mmHg)	动脉 PO_2 (PaO_2)* (mmHg)	$PaCO_2$* (mmHg)	饱和度%
海平面	海平面	760	159.2	103.0	95	40.0	98
304.8	1000	733	153.6	98.2	90	39.4	98
609.6	2000	707	148.0	93.8	86	39.0	97
1219.2	4000	656	137.5	85.1	77	38.0	96
1524.0	5000	632	132.5	81.0	73	37.4	96
1828.8	6000	609	127.6	76.8	69	37.0	95
2438.4	8000	565	118.3	68.9	61	36.0	93
3048.0	10 000	523	109.5	61.2	53	35.0	91
3657.6	12 000	483	101.3	54.3	46	33.8	88
4267.2	14 000	447	93.6	47.9	40	32.6	83
4876.8	16 000	412	86.3	42.0	34	32.0	77
5486.4	18 000	380	79.6	37.8	30	30.4	72
6096.0	20 000	349	73.2	34.3	26	29.4	66
6705.6	22 000	321	67.3	32.8	25	28.4	63
7315.2	24 000	295	61.8	31.2	23	27.4	60
7620.0	25 000	282	59.2	30.4	22	27.0	58

* PAO_2 表示肺泡氧分压;PaO_2 表示动脉血氧分压;$PaCO_2$ 表示动脉血二氧化碳分压。

溶解于液体中的气体量。碳酸饮料瓶或罐是这一定律的常见示例。盖上盖子后,液体上方的气体与溶解在液体中的气体形成平衡。当移除盖子时,液体上方的气体压力降低,使得液体内的气泡从溶液中逸出并释放出来。

亨利定律的另一个例子是弯曲症,这是一种减压病。水肺(自给式潜水呼吸器)潜水员上潜太快时,会导致氮气从体液中逸出,并在组织、关节和血液中形成气泡。特定的海拔高度阈值不能预测对亨利定律的临床反应,以及患上减压病的概率。然而,有证据表明最近进行过水中呼吸器潜水的健康个人在低于海拔 5486m(18 000ft)处发生高空减压病。暴露在 5486~7620m(18 000~25 000ft)之间期间,减压病的发生率较低。大多数病例发生在暴露于超过 7620m(25 000ft)海拔高度的个人。高危个人暴露的海拔高度越高,患减压病的风险就越大。

亨利定律进一步解释了肺泡和血液之间的气体转换。气体往往趋向于从高浓度区向低浓度区域转移。根据道尔顿定律,随着某种气体的分压变化,该气体在溶液中的含量也会发生变化。

查理定律

查理定律指出,当压力恒定时,气体的体积几乎与它的绝对温度成正比。随着温度的升高,气体分子运动会加快,气体的体积也会增加。查理定律的公式是:$V_1/V_2 = T_1/T_2$。根据定义:V_1 = 初始体积;T_1 = 初始绝对温度;T_2 = 最终绝对温度;V_2 = 最终体积;绝对温度 = 以 C 表示的温度+273℃。这一公式是在十八世纪法国热气球活动兴起过程中发现的(这也在航空医学转运开始时起到了一定的作用)。

座舱高度

创建人工大气或座舱高度,代表首要防止海拔高度变动影响。在增压飞机中,将压缩空气泵入舱内以创建和保持明显小于实际飞行高度的座舱高度。三个因素共同作用,以维持飞机内恒定压力:根据飞机的机身结构可引入压缩空气量;已知空气从飞机中的泄漏率;控制空气流出。

飞机制造商根据飞机机身结构,具体规定每架飞机的最大压差,即最大增压极限。利用巡航高度的已知大气压力和最大压力差,可以计算出可达到的人工座舱高度。飞行高度处的"外部"气压与人造"内部"舱压的差值是座舱压差。飞行员可将座舱压力从零调节到最大压力差(由飞机制造商确定)。因此,机舱高度可能随着飞行高度的变化而变化。在飞行高度处于 9144~12 192m(30 000~40 000ft)时,增压飞机往往可以创造内部舱高度 2134~2438m(7000~8000ft)。这相当于舱内气压等于大约 0.75atm(565mmHg),这也防止了增压飞机在改变高度时膨胀和收缩过多。在较低高度飞行时,具有较高座舱压力差的飞机能够创建超过地面高度压力的座舱压力。当转运患减压病患者时这可能是有用的。在可能的情况下,机舱高度应该根据患者的要求、目的地或起飞高度来确定。

虽然增压机舱具有明显优点,但训练有素的医疗人员还必须知道座舱突然失去压力(减压)可能性、减压可能的原因和可预见后果。增压设备故障或飞机结构损坏(即窗户出现裂纹或异物)可能导致机舱压力下降或减压。减压的效果将取决于以下几个因素:机舱总体积、机体结构缺陷的大小,飞行高度及飞行高度和机舱高度之间的压力差。

在快速减压过程中,压力在一到三秒内通过大的缺陷骤降。这会导致爆炸性噪声、温度急剧下降以及飞向洞口的碎片。飞机在机舱内气体膨胀情况下会因湿气凝结而起雾。这种雾可能会被误认为是机舱内的烟雾。未经牢固固定的机组人员、患者和设备可能会被抛出机舱,此外倘若靠近较大机舱缺口甚至会被推出。

机舱内 PO_2 的迅速下降会导致机组人员缺氧,这是在高空迅速减压后最为严重的临床后果。血液中的氧气张力会迅速下降。根据具体的海拔高度,个人的有效工作效能会迅速受到不良影响。在快速减压过程中,首先必须为飞行员和医务人员补充氧气,最后为患者补充氧气。快速减压导致的另一个重大事件是空气在封闭空间内迅速膨胀。然后应松开所有的导管、胸管和鼻饲管。(下一节将更详细地讨论这些相关主题)。

直升机是不能加压的,不能制造人工气体。因此,这些飞行器不能阻止高度变化的影响,原因是座舱高度将与实际飞行高度相同。小型无减压功能飞机不具备抵抗气体定律影响的功能,因此通常飞行高度限定 3048m(10 000ft)以下。

人们通常认为只有 2438.4m(8000ft)以上的高度会影响患者或机组人员,但情况并非总是如此。根据波义耳定律的性质,乘坐直升机或无增压飞机且存在耳部问题、鼻窦问题或上呼吸道感染的机组人员或患者,可能会感受到高度 305~610m(1000~2000ft)变化所带来的气压变动影响。当迅速上升到 2438.4m(8000ft)(2438.4m 的机舱高度或无增压飞机 2438.4m 的实际高度)高空时,高达 25%的人会出现症状。几乎每一个暴露在 3657.6m(12 000ft)高度的人都会出现症状,通常被称为"高空病"。

飞行和转运的压力

为了更好地了解各种压力对患者和医务人员的影响,认识"压力"和工作表现之间的关系十分重要。从需求和满足该需求能力之间的感知失衡导致压力。压力会导致疲劳和工作表现欠佳。然而,熟悉压力源可以减轻压力对生理的影响,而持续练习或熟悉"任务"可以减轻压力对行为的影响。

高级心脏生命支持(ACL)患者模拟、高级创伤生命支持(ATLS)患者模拟、继续教育课程和 EMS 灾难演习、坠落飞机的演练,都是为了让参与者熟悉所练习的任务而精心设计的。同样,全面了解和理解转运压力能够防止直升机或固定翼医疗转运过程中的相关并发症。

存在两种类型与航空环境和航空医学转运有关的压力。它们是转运的压力和自我施加的压力。重要的一点是要认识到这些压力可以累积,它们可能导致严重的生理和情感损害。许多作者和组织已经确定了许多飞行压力。一般来说,确定了九种飞行压力。这些压力包括:缺氧、气压、热效应、湿度/脱水、噪音、振动、重力、第三间隙和疲劳。

这些压力的影响随转运方式的不同而有所不同。直升机的振动、噪音和湍流通常比其他转运方式更为严重。这些压力中的许多可能也会影响地面转运。因此,即使是从未参与过直升机或固定翼转运的转运团队也能因了解这些基本压力知识而受益。在这九种压力中,对地面转运影响最大的依次是噪音、振动、温度、重力和疲劳。

高度的显著变化会使患者和转运团队承受额外的生理压力。三个主要因素会影响航空转运过程中遇到并发症的发生率、发作和严重程度:上升率(或下降率);达到的高度;以及在该高度的停留时间。当这些因素中的任何一种或其组合超过个人适应新环境的能力时,就会出现不同程度的并发症。先前受到损伤的患者和幼儿,由于其生理差异,面临患上与高度相关疾病的更大风险。对儿童来说,症状的严重程度会随年龄增长而降低,但必须时刻注意是否出现症状。

缺氧

缺氧可被定义为足以导致生理功能受损的身体组织氧气缺乏。在航空医学转运中,缺氧最具威胁性的特点是其起病具有隐蔽性。机组人员参与飞行任务时,可能未注意到出现症状。

缺氧的分类

根据其不同病理原因,可将缺氧分为四种生理类型:乏氧性缺氧;血液性缺氧;循环性缺氧、组织性缺氧。

乏氧性(高空)缺氧是肺泡毛细血管膜气体交换不足所致。血液供氧不足会导致组织缺氧。常见的原因包括气道阻塞、换气/灌注缺损、吸入的空气中氧分压不足。乏氧性缺氧是高空所遇缺氧最常见的原因,在 3048m(10 000ft) 以上可能比较明显。由于没有补偿机制(补充氧气或增压舱),海平面 98% 的血氧饱和度将下降到 87%(10 000ft, 3048m) 和 60%(22 000ft, 6706m)。

血液性缺氧是由于血液的携氧能力下降所导致。原因包括贫血、失血、高铁血红蛋白血症、一氧化碳中毒、某些药物和过量吸烟。

循环性缺氧是因体内血液循环变差导致的缺氧。当心脏输出量不能满足组织需要、静脉血聚集、动脉痉挛、血管闭塞或长时间的正压呼吸或换气时均可能出现这种缺氧。

组织性缺氧是指身体组织不能利用可用的氧气。在这种情况下,虽然环境中有足够的氧气,但身体组织无法利用现有的氧气。一氧化碳和氰化物中毒、酒精摄入和麻醉剂均可能导致这种缺氧。

值得注意的是,上述所有这些类型的缺氧均可

能是由于高空暴露所致,但在航空医学转运中最严重的问题是血液性缺氧和高空缺氧。

缺氧的体征和症状

所有人在缺氧时均会受到影响,不管原因如何,症状都是一样的。症状的发作和严重程度可能因人而异。有些人可能比其他人更能耐受几千米的高度。倘若暴露在足够高的高度下,所有患者和机组人员均会开始出现轻度缺氧症状。然而,增压舱内的转运通常会消除或降低缺氧并发症的可能性。

许多因素可能会影响个体对缺氧的敏感性。体力活动、身体素质、新陈代谢率、饮食、营养、情绪和疲劳等均会影响人的缺氧阈值。身体健康的人通常对与高度相关问题的耐受性较高。此外,体力活动的增多会导致身体需要更多的氧气,并更迅速地导致缺氧发作。酒精摄入可能造成组织中毒性缺氧。吸烟产生的一氧化碳能够降低血液与氧气结合的能力。暴露在极端温度下会导致人的新陈代谢率加快,继而导致需要更多的氧气,并降低缺氧阈值。

许多诱发性疾病在高海拔时加剧,包括肺炎、慢性阻塞性肺病、急性哮喘、气胸、心脏病和心力衰竭、休克和失血。潮气量低的儿童和个体对缺氧性损害反应能力较差,因此更容易发生相关的并发症。

呼吸系统

呼吸系统对缺氧作出的最初反应是呼吸速率加快且呼吸深度加大。提高换气的阈值约为 1219.2~1524m(4000~5000ft) 海拔高度。在海拔约 2438.4m(8000ft) 的地方,动脉血氧饱和度为 93%。在约 6705.6m(22 000ft) 处会出现最大反应,此时每分钟换气(呼吸速率/分钟乘以潮气量)几乎增加一倍。大部分增加是继发于潮气量的改变,而非继发于呼吸速率的改变。换气过度会导致二氧化碳分压($PaCO_2$)下降,造成呼吸性碱中毒和氧合血红蛋白解离曲线左移。这样会使得氧气和血红蛋白结合增加,继而输送到组织中。

缺氧也会导致肺血管床出现明显的血管收缩,继而引起肺动脉压力升高,并增加心脏右侧的工作负荷。酸中毒也是一种有效的肺血管收缩剂。紧急供氧可以缓解缺氧,但同时会减少肺泡换气,增加酸中毒和维持肺血管收缩。

航空医学转运期间的一个重要考虑因素是可以让患者服用药物。中枢神经系统抑制剂可抑制通常在高海拔出现的缺氧呼吸反应。这强调需要认识缺氧的早期症状,正确监测患者,并积极治疗出现缺氧的患者。

中枢神经系统

当 PO_2 下降到 50~60mmHg 时可能开始出现脑缺氧。也可能会在更高氧分压下发生缺氧效应,这取决于个人的身体状况(包括诱发性疾病),以及他们的活动水平。缺氧的强效血管舒张作用能够克服低通气血管收缩作用,导致脑血流量增加。

缺氧状态会导致机能功能下降。由于大脑和眼睛对氧气需求量大,因此这两个器官会受到显著影响。对于眼外伤、眼手术或视网膜疾病的患者,应给予补充氧气。

可以观察到的最初中枢神经系统的体征和症状包括兴奋、健谈、精神愉快、多动和不安。中枢神经系统(CNS)缺氧的进展效应与缺氧事件的严重程度和持续时间成正比。随着持续存在中枢神经系统(CNS)缺氧,患者或机组人员将表现出注意力下降、记忆力下降、感官输入(声音、味道)减弱、视野退化和/或深度知觉减退、抑郁、判断力下降以及精神错乱逐渐加重。如果不及时治疗,患者最终会失去知觉,大脑活动停止,随之发生死亡。

高海拔地区固定翼转运过程中,由缺氧导致的无意识是一个严重的问题。有效工作能力时间(EPT)是指一个人能够在缺氧环境中执行关键职能的时间长度。有效意识时间(TUC)一词通常与有效工作能力时间互换使用,适用于经历氧气供应中断或暴露于缺氧环境的飞行员以及机组医疗人员。如果在缺氧环境下机组人员无法在飞行中采取预防或纠正措施,则患者护理和转运安全均可能受到严重损害。

随着出现症状的变化,有几个因素能够影响EPT。在高海拔处,有效工作能力时间会缩短。随着上升速度的加快、体力活动的增加和疲劳等导致有效工作能力时间也会缩短。使用烟草、酒精摄入或某些药物均会导致 EPT 缩短。对 EPT 的最显著影响是快速减压。突然失去人造座舱高度(增压飞机),会迅速造成缺氧环境。

对于暴露在不同海拔高度的个人有效工作能力时间如表 37-5 所示。

表 37-5　有效工作能力时间

海拔高度 (m)	海拔高度 (ft)	有效工作 能力时间
3657.6~6096	12 000~20 000	30min 或更长
6705.6	22 000	5~10min
7620	25 000	3~5min
8534.4	28 000	2.5~3min
9144	30 000	1~2min
10 668	35 000	30~60s
12 192	40 000	15~30s
13 716	45 000	9~15s

心血管系统

与呼吸系统和中枢神经系统相比,心血管系统对缺氧有相对较高的耐受性。心率将在大约1219.2m(4000ft)的高度开始增加,并会在大约6705.6m(22 000ft)处达到最大心率。

可以观察到心血管系统对缺氧的反应分为两个阶段。心输出量的最初增加是由于心率加快和血管收缩引起的。心脏活动的进一步增加将导致需要更多的氧气,并且已经缺氧的心肌会随着心率下降、低血压和/或心律失常而作出反应。

缺氧的生理阶段

以前,将缺氧按生理学分为四类。另一种描述缺氧的方法是检查在不同的海拔高度可预测的缺氧生理阶段。与每个阶段相关的症状有助于解释缺氧现象。

无差异的阶段

缺氧的无差异阶段是指暴露于从海平面到海拔 3048m(10 000ft)范围。一般情况下,如果未出现并发症,血氧饱和度的范围为 90%~98%。心率和呼吸频率均会增加,以对抗缺氧的影响。在大约1219.2~1524m(4000~5000ft)处,可能会出现视力模糊和视野收缩。在 1524m(5000ft)处,夜间视力下降 10%;而在 3048m(10 000ft)处,夜间视力可下降 28%。在整个无差异阶段,个人通常不了解自己的症状,也可能没有明显的损害。

代偿期

尽管代偿期出现各种明显症状,但可能并不容易识别缺氧的这一阶段。在代偿期内,3048 ~ 4572m(10 000 ~ 15 000ft)高度处的机组人员或患者会出现和无差别阶段相同的症状,但呼吸速率、心率、收缩压和心输出量均会有更明显的增加。不受影响个人的血氧饱和度会在 80% ~ 90% 范围内。夜视能力将下降 50%。在主观感受上,个人可能会开始出现恶心、头晕、倦怠、头痛、疲劳、缺氧、恐惧、忽冷忽热。在暴露于 3657.6 ~ 4572m(12 000 ~ 15 000ft)处 10 ~ 15 分钟后,会出现明显的中枢神经系统症状。会出现判断力差、效率下降、协调性受损和烦躁不安。

失调阶段

失调阶段通常出现在 4572 ~ 6096m(15 000 ~ 20 000ft)的高度,此时的血氧饱和度将在 70% ~ 80% 之间。身体的代偿机制和生理反应已不能弥补氧气缺乏,在此阶段个体通常会意识到出现缺氧症状。然而,有些人可能在没有意识到主观症状时就已失去知觉。

缺氧、头痛、健忘、意识水平下降、恶心和呕吐(尤其是儿童)等主观症状更为明显。客观地说,感官能力下降了。可能出现无力、麻木、刺痛、触觉和疼痛感减弱、视敏度受损更为严重。反应时间、短期记忆、协调性、言语能力和书写能力均显著受损。人格特质可能会发生改变,出现攻击性行为、好斗、兴奋、过度自信或抑郁症。可能会观察到发绀,但不应据此视为失调阶段的突出临床指标。

当急诊科患者主诉出现明显的缺氧症状,这时往往处于缺氧阶段。

关键阶段

临界期是缺氧最严重的阶段。以前可能被忽视的症状再也无法忽视了。此阶段客观的观察结果会变得非常严重,包括无法保持直立、上肢抽搐、癫痫发作、迅速失去知觉、昏迷乃至死亡。在 6096 ~ 7620m(20 000 ~ 25 000ft)的高度,血氧饱和度下降到 60% ~ 70%。

缺氧的治疗

在航空医学转运中,对缺氧的主要"治疗"手段是针对其进行预防。尽管与高度相关的患者缺氧是一个问题,但常规使用脉搏血氧测定法和补充氧气能最大限度地降低这一危险。第二个重点是识别出主观和客观症状。在转运过程中能够密切监测患者,包括采用体检、脉搏血氧测定法和呼气末 CO_2 检测器等,这是个关键。医务人员能够监测机舱高度是明智之举。

无论缺氧是否由于高度或其他病因所致,补充氧气始终是治疗缺氧的关键。

氧疗的目的是提高肺泡的氧浓度,降低心肌负荷,减少对肺部系统的需求。

可以使用氧气调节公式(也被称为高空氧需求公式)计算在任一座舱高度和目标高度所需的 FiO_2。计算公式为:$(FIO_2 \times BP1) \div BP_2 =$ 所需 FIO_2。根据定义,FIO_2 是患者目前吸入氧气浓度分数;$BP1$ 表示当前气压;BP_2 是所在高度气压或目标气压;所需 FIO_2 是新的期望 FIO_2。

例如,患者目前在海平面水平的转诊医院接受 44% 的 FIO_2 氧气治疗。使用飞机在机舱高度为 2134m(7000ft)条件下转运该患者。欲达到相同的氧饱和度,则新的所需 FIO_2 是:$(0.44 \times 760$ 托$) \div 586$ 托 $= 0.57$。本 FIO_2 可以通过每分钟 7 ~ 8 升的简单呼吸面罩或 6 升的非再生式氧气系统实现。

使用本公式修正的另一个考虑是计算相等氧量的最大海拔高度。对于需氧量较高的患者,航空机组医疗人员可选择将氧气输送量改为 100%,并确定患者可耐受的最大机舱高度。公式为:初始 $FIO_2 \times BP_1) \div$ 最终 $FIO_2 = BP_2$。根据定义:初始 FIO_2 = 患者当前吸氧浓度分数;最终 $FIO_2 = 100\% = 1$;最后,$BP1 =$ 当前气压;$BP_2 =$ 目标气压或高度气压。

例如,在一所位于海拔 305m(1000ft)城市的一所转诊医院里,对于 80% 血氧饱和度的患者将采用 100% 氧气转运。等氧最大高度的计算值为:$80 \times 733 = BP_2 = 586mmHg$。参照表 1586mmHg 的气压相当于 2133.6m(7000ft)的高度。

这些计算在航空医学转运中很有用。当使用脉搏血氧仪时,计算似乎不那么重要。然而,脉搏血氧测定法可能无法充分反映患者的氧需求。当使用脉搏血氧仪监测患者时,机组人员往往依靠显示器读数调整疗法,但读数可能不是最可靠的。因此,建议使用常规氧调节公式。

如果补充氧气后缺氧仍然很明显,医疗人员必须考虑机载氧气系统是否出现故障、患者病情的恶化,或患者不能耐受气压的变化。在低氧血症情况下,应提高 FIO_2 水平,而在某些情况下,增加 PEEP

能够容易地补偿高空缺氧的影响。然而,在接受最大氧气支持的罕见患者中,低空飞行可能使人工座舱压力接近于海平面,导致氧气分压增加。当在机械上可行时,通过提高机舱增压来提高人造机舱的高度也可能是有益的。有时,可能需要进行其他几种方案的组合。

由于一般不监测飞行员和机组人员,因此更应关注他们是否缺氧。在高海拔航空医学转运中,检查机组人员的血氧饱和度可能是有益的。此外,美国联邦航空管理局(FAA)对如何使用氧气有具体规定。适用于按需空中巴士(包括患者转运)的美国联邦航空条例规定,当飞行员在机舱高度为3048m(10 000ft)以上飞行超过30分钟,以及高于3657.6m(12 000ft)飞行时,均应补充氧气。在机舱压力高度超过4572m(15 000ft)的情况下,飞机的每个乘员必须使用补充氧气。

气压

气体定律的影响直接导致海拔高度对人体和某些医疗设备的影响。气压的变化会从多个方面影响医疗人员、患者和设备。身体对不断变化的压力作出生理反应时,可能出现几种类型的"伤害"。这些伤害能够导致组织实际损伤,或者仅会引起个人疼痛。

在讨论气压的影响时,经常用到三个不同的术语。减压障碍表示与压力相关损伤的一般主题。压差的力学效应直接导致的损害,被称为气压伤;与气体的分压和溶解气体有关的并发症称这之为减压病。

气压影响身体的机制可分为三种。第一种遵循波义耳定律,涉及封闭空间内的气体随环境压力而变化。如果空气不能逸出,则会产生正压,这可能导致相邻结构的破裂或压缩。第二种机制遵循亨利定律,对应于血液中溶解气体的释放。第三种机制适用于水下环境中的气压变化(即水肺潜水),以及其对组织中各种气体浓度的影响。后一个主题不在本章讨论范围之内。

气压性中耳炎

气压的变化会导致中耳的紊乱。鼓膜将外耳和中耳分隔开,咽鼓管通过鼻咽构成中耳和外部气体之间的连接。咽鼓管一般起到单向阀的作用,允许气体逸出,但不允许气体返回到中耳。随着高度的增加,鼓膜后中耳内的气体会膨胀。在上升过程

中,每升高152.4~305m(500~1000ft)或者当压力差约为15mmHg时,气体就会通过咽鼓管排出,从而使得中耳和周围气体之间压力平衡。随着高度的下降,中耳内的气体收缩,在中耳内形成负压,导致向内拉鼓膜。正常情况下,咽鼓管不会让被动运动的空气进入中耳。然而,咽鼓管可以通过鼻咽的正压或者利用颌肌主动打开,使得与中耳的压力平衡。

在正常情况下,中耳的力是均衡的,不会发生意外。然而,如果个人出现上呼吸道感染(URI)、过敏或鼻窦问题,咽鼓管可能被阻塞,均衡可能受到限制。因此,建议出现呼吸道感染、喉咙痛或耳部感染的机组人员不要飞行。

气压性中耳炎,也被称为中耳挤压或耳阻塞,会影响到机组人员和患者。随着攀升过程中的均衡化,耳朵可能会出现胀感。在上升或下降过程中,如果压力不平衡,就会出现剧烈疼痛、压痛、眩晕、恶心、耳膜穿孔和出血。由于耳膜振动功能减弱,可能导致听力下降。通常情况下,当压力差接近100mmHg时,个体会出现症状。症状的严重程度将取决于个体的初始条件、上升或下降速度以及个体的代偿机制。

航空医学人员应熟悉气压性中耳炎的早期症状。气压性中耳炎的治疗针对的是中耳与大气之间的压力均衡。在症状加重之前,应努力平衡压力。可以通过打哈欠、吞咽或做瓦尔萨尔瓦动作实现平衡。Frenzel动作是建议的另一种治疗。可通过强迫关闭声门和嘴,同时收缩上咽缩肌和嘴巴肌肉完成这一动作。在下降前约15分钟使用局部血管收缩喷鼻剂可能是有益的。如果担心患上气压性中耳炎,应在降落前五分钟唤醒睡觉的患者,让他们更频繁地做吞咽动作。

对于婴儿,可考虑采取在起飞和降落给予吮吸瓶。虽然这可能降低出现气压性中耳炎的可能性,但由于吞咽更多空气,这可能会导致起飞后出现胃肠道不适增多。

始终建议从高空缓慢下降,下降速度应为152.4m/min(500ft/min),以尽量减少症状的发生。如果下降太快,飞行员可能需要再次升高,以使得中耳内压力平衡,然后再次尝试下降。

如果飞行结束后持续疼痛,可使用减充血剂和止痛剂。症状未见缓解的个人应避免再次高空暴露,直到所有症状和体征均恢复正常为止。鼓膜(TM)红斑通常在一到三天内消退。当TM背后有血

迹时，需要两到四个星期消退。在再次飞行前应确保鼓膜穿孔愈合。这可能需要几天到几周的时间。

气压性外耳道炎

外耳道通常是开放的、充满空气的空腔，与周围的环境相通。如果外耳道阻塞，封闭的空气空间在上升到高空期间会承受环境压力的增加，导致外耳挤压或气压性外耳道炎。可能是由于耵聍、耳塞或其他异物而导致阻塞。因此，在起飞、着陆或飞行高度发生明显变化时，不建议佩戴紧密配合的耳塞。

航空性鼻窦炎

正常情况下空气可以无障碍地进出窦腔，气压的影响会是最小的。然而，如果个人患有感冒或鼻窦感染，导致黏膜衬里肿胀，空气可能会被困住，随着海拔高度的增加空气会膨胀。在下降过程中也会发生此种情况，此时肿胀的黏膜阻止空气进入鼻窦，导致黏膜水肿加重。这通常被称为鼻窦挤压。充满空气的前额窦或上颌窦的未能平衡，可导致疼痛或眼睛上方、下方或后面有压力感。疼痛可能持续数小时，可能伴有带血的鼻涕或鼻出血。筛窦和蝶窦很少导致这种气压伤。

对于气压性鼻窦炎的治疗类似于对气压性中耳炎的治疗，最有效的方式是使用血管收缩喷鼻剂，并返回到一个更高的高度。

气压性牙痛

在上升过程中最为常见的情况是，被困在牙齿填充物、龋齿、脓肿或牙冠中的空气可能导致严重牙痛。这种类型的气压伤被称为气压性牙痛或牙挤压。这通常与最近的拔牙、补牙、牙周感染、牙周脓肿或蛀牙有关。虽然这一问题比较罕见，但疼痛可能非常严重。治疗措施应包括预防性牙科护理、降到较低的高度和疼痛控制。牙科手术后，至少过24小时才允许乘坐飞机。

气压性胃痛

气压性胃痛是指气压变化会对胃肠道（GI）系统产生的不良影响。在正常情况下，胃和肠中通常含有一种可变量的气体（成人中高达 1000ml），其压力近似于周围的大气压力。胃和大肠含有的气体远多于小肠中的气体。在 5486.4m（18 000ft）处，封闭的可扩展空间中的气体体积会增加一倍，

但症状通常不会加重，直到达到 7620m（25 000ft）的高度，此时的气体体积膨胀为原来的三倍，症状加重。

随着在上升时气体膨胀，个人可能会出现不适、腹胀、腹痛、恶心、呕吐、嗳气、肠胃气胀、气短或换气过度。腹部内容物显著膨胀可能导致静脉血聚集，继而可能出现晕厥。此外，严重疼痛引起的血管迷走神经反应可能导致心动过速、低血压和晕厥。

压力性胃痛极少构成严重的问题。然而，摄入大量碳酸饮料、嚼口香糖（吞咽空气）、吃大量的食物，以及先前存在的胃肠道问题都可能导致肠道内的气体量增加。哭闹的孩子和喂奶的婴儿往往会吞入大量的空气。为了防止气体膨胀导致的肠道并发症，建议避免喝碳酸饮料、不要吃产气食物和大餐。穿宽松和不受限的衣服也可能是有益的。肠梗阻患者或近期接受腹部手术患者在乘飞机前必须放置开放的鼻胃管。经过大型外科手术后，可能持续存在空气潴留，建议推迟高空固定翼飞机转运 24~48 小时。

气压对呼吸系统的影响

除了已经详细讨论的缺氧外，还应特别注意疑似或已记录的气胸患者。现有气胸的患者。由于被困气体的扩张，正患有气胸的患者在高空容易发生进一步萎陷。一经放置胸管，仔细监测有无缺氧迹象、肺管故障或闭塞，经采取如此措施，大多数患者均可以被安全地转运。必须监测经人工换气的患者是否可能出现张力性气胸。

在直升机从事故现场转运时，在转运前为患者放置胸管并不总是可行或切合实际。正常上升 305~610m（1000~2000ft），气压变化最小，气胸体积的变化将小于 10%。如果这是唯一可能改变的因素，可能不会对患者产生不利影响。然而，在转运过程中，机组人员必须密切监测患者有无任何临床恶化。

气压性创伤

气压性创伤是存在肥胖时气压变化的潜在并发症。脂肪组织的氮浓度较高。在气压发生变化的情况下，脂肪细胞膜可能会受损，导致氮会被释放到血液中。同时会释放大量的脂类，导致脂肪栓塞。

气压性创伤的症状与减压病或脂肪栓塞的症

状相类似。机组人员应观察肥胖患者是否出现严重呼吸困难;胸痛;颈部、肩膀或腋部有无淤点;苍白;心动过速。

在执行航空医学转运前,对肥胖患者给予100%氧气约15分钟,能够最大限度降低气压性创伤的潜在副作用。这将有助于去除患者体内的氮,使风险降低约50%。

怀孕期间的注意事项

对于怀孕的患者或怀孕的飞行机组人员而言,胎儿缺氧可能是航空医学转运过程中要注意的问题。然而,现有研究的结果提示接受航空医学转运时,孕妇或胎儿没有显著的相关风险。胎儿的动脉血氧分压明显低于母亲的动脉血氧分压。海平面上健康胎儿的脐动脉血液中动脉氧合(PaO₂)为32mmHg,而母亲的 PaO₂ 约为 100mmHg。在2438.4m(8000ft)的高度,母亲的动脉血氧分压(PaO₂)下降到64mmHg,而氧饱和度约为90%。胎儿动脉血氧分压(PaO₂)仅从 32mmHg 下降至25.6mmHg。除了胎儿动脉血氧分压较低外,胎儿血红蛋白与成熟血红蛋白二者的氧解离曲线不同。因此,与母亲的血红蛋白相比,胎儿血红蛋白在较低 PaO₂ 条件下饱和更为充分。

气压对医疗设备的影响

在任何医疗设备的给定空间内封闭的空气均会经受大气压力的变化。气管导管气囊会受到高度显著变化的影响,应对此进行评估,以防止上升过程中气囊破裂或气管壁承受过度压力,以及降落时空气密封不够。用水代替 ET 管气囊内的空气可以消除航空医学转运中出现的潜在并发症。IV 容器中的空气在上升过程中会膨胀,从而导致 IV 流量的增加。在下降时,IV 在空气体积减小时会减慢。军用抗休克裤(MAST)及气动夹板也会受到压力变化的影响。在高空时,由于过度充气可能发生间室综合征,远端循环可能受到损害。在下降时,气动夹板的气压不足可能会导致支撑不足。下降时可能出现血压变化(低血压),或者在上升过程中出现远端循环受损。

减压病

座舱增压损失可能会导致多种减压疾病,原因是血液溶解的气体会被释放。尽管减压病的高度阈值是 5486.4m(18 000ft),但极少在 7620m

(25 000ft)以下出现减压病问题,除非最近暴露于(24 小时内)加压气体(如水肺潜水)。在海拔7924.8~14 478m(26 000~47 500ft)的地方暴露 30分钟至 3 小时将导致 1.5%的减压病发生率,且减压病的严重程度随着海拔升高和暴露时间延长而变大。

减压病可分为两种类型。第一种类型涉及被困气体(气体留存在各种体腔中),遵照波义耳定律。这也被称为气压伤。这些症状迅速出现,上文已经作过描述。第二种减压病与逸出气体有关,遵照亨利定律(血液中溶解的气体被释放)。这些症状在较长时间内不会出现。在 6096m(20 000ft)高度以下极少出现此问题;在 10 668~12 192m(35 000~40 000ft)处,平均个体在大约 20 分钟时出现严重或致残病症。

弯曲症是指涉及关节的肌肉骨骼综合征,是由血液中的氮气体释放到关节周围的组织所导致。常见症状是剧烈的搏动痛或隐隐作痛。此外,可能有相关的麻木、刺痛或其他含糊不清的主诉。最常见受累关节是休闲潜水者的肩部和肘部。对于专业潜水员和飞行员来说,膝盖和臀部往往是最常见的受累关节。可以通过用夹板固定肢体或对受累关节施加压力(如血压袖带)来缓解症状。按摩或活动受累肢体通常不会加重疼痛。在所有减压损伤中至多有 75%的人会出现弯曲症。诊断的困难在于这一症状经常与肌肉或关节劳损类似。

气体栓塞阻塞肺血管后导致窒息。典型的症状包括气短、咳嗽、胸骨后疼痛、胸闷或灼烧感。气促被描述为有窒息感觉,和个人出现心动过速、呼吸急促和缺氧。常见表现是无法控制的干咳,深吸气后加重。胸部疼痛最常见于深吸气、增加活动或吸烟后出现。颈部、手臂或腹部没有放射状疼痛。这些症状常与肺栓塞相似,并可导致心血管性虚脱。

减压病可能引起各种皮疹,伴有或不伴有刺痛、麻木和瘙痒。释放气泡也会引起皮下气肿,常累及颈部和其他部位。如果累及颈部,患者可能会主诉呼吸或吞咽困难,并可能会注意到发声变化。

其他重要器官,包括大脑和脊髓,可能受到减压病的影响。这可能导致头痛、视力障碍(视力模糊、盲点)、感觉障碍、部分麻痹、精神混乱、面部或颌部疼痛、癫痫发作或意识丧失。

所有形式的减压病的急救均是从给予 100%氧气开始的,并应必须包括快速下降。对于给予氧气或从高空下降后未见缓解的严重症状,必须进行高压氧舱治疗。如果患者最近曾进行过潜水,即使经吸氧后症状得到明显缓解,仍应考虑给予高压氧舱治疗。这是因为内部器官可能仍继续受到影响而没有明显的表现。

如果水肺潜水者在最后一次潜水后很短时间内就乘飞机,可能患上减压病的风险很大。借助压缩空气潜入达 9.1m(30ft)的深度,会导致人体吸收的氮是正常氮量的两倍。其后,在超过 2438.4m(8000ft)的高度飞行则相当于非潜水者乘未经增压的飞机在 12 192m(40 000ft)高度飞行。在亨利定律作用下,氮可能在逸出后留在体内,导致出现减压病。美国联邦航空局建议水肺潜水者在潜入 9.1m(30ft)深度后,应延迟至少 12 小时后再飞行;而在需要分阶段上升之后,应延迟至少 24 小时后再飞行。

噪音

噪音和振动可能是航空医学人员遇到的最恼人和最不方便的因素。与飞行的许多压力一样,对噪音的耐受性和影响存在个体差异。暴露时间越长,噪声越强烈,潜在损伤就越大。

噪音一般是指大声的、令人不愉快的或不需要的声音。倘若空中或地面上的转运工具内部的噪音过大,可能会干扰患者,并使护理工作更为复杂;可能造成口头交流受到干扰,并导致听力下降。由于飞机发动机、螺旋桨、转子、通风系统、无线电设备产生的噪声过大,导致无法使用医疗监测设备监测血压或肺。因此,机组中的医疗人员使用其他手段监测患者很重要。可通过有创和无创监测设备进行感知或监测血压。脉搏血氧仪能够提供患者氧合和呼吸状态的有价值信息,和二氧化碳探测器可用于评估插管的患者。噪音也可能会阻碍机组人员、患者和工作人员之间的交流。因此,密切观察患者生命体征、胸胀、腹胀、意识水平和不适的变化,都可能提示患者病情出现的变化。

在飞机工作过程中,机组人员和患者均应戴上某种形式的听力保护装置。长期暴露于强烈的噪音可能导致暂时性或永久性的耳部损伤、工作效率下降、不适、头痛、疲劳、恶心、视力障碍和眩晕。可供选择的减弱噪声的方法包括使用耳塞、耳机和头盔。

振动

所有转运工具所固有的振动,可能会干扰对患者进行评估和一些常规的生理功能。航空医学转运过程中的振动最常见的来源是飞机的动力装置,和飞机可能遇到的湍动气流。在直升机转运过程中,在过渡到悬停或在恶劣多变的天气状况下,振动最为严重。对于固定翼飞机转运,当在高速、低空飞行以及在湍流天气中穿透云层过程中,振动增加。当使用地面救护车时,倘若路况较差、紧密车辆悬架、狭窄的轴距,和高的重心会使车辆行进中颠簸和剧烈晃动,这会导致脊髓损伤、脑内出血或骨科损伤患者或致使其过于痛苦。某些患者,如新生儿,可能对这一点特别敏感。

暴露于中度振动会导致代谢率轻微增加,类似于轻微的惊吓反应或轻微的运动。低频振动可能导致疲劳、气短、运动病、胸痛或腹痛。眼睛的低频振动也可能导致视力模糊。

飞机振动可能干扰人体的正常体温调节,导致循环血管收缩和排汗能力下降。无论是高温还是低温均可能加剧振动的潜在影响。对于低温患者,振动可能使患者病情恶化。对于高温患者,振动导致循环血管收缩,继而可能延缓患者机体的冷却能力。这可能会超出身体的补偿性冷却机制,损害排汗和散热的能力。

在航空医学转运期间,振动可能会干扰有创和无创患者电子监控。飞行中的振动也被证明会导致活动感知起搏器出现功能障碍。

飞行员或机组医疗人员几乎不能消除或减少飞机的振动。地面车辆的转运人员也是如此。然而,为了尽量减少振动的影响,医疗人员应努力避免或减少其本人和患者直接接触车辆框架。车上所有人能够接触到车架的部分均应放置衬垫。应使用软垫座椅和担架垫等充分填充物。应适当地放置毯子或其他垫子,以避免与飞机的舱壁或地面车辆的侧面直接接触。应始终适当地限制患者和机组人员,以尽量减少振动的影响。对于地面转运车辆,还应注意轮胎气压、适当载荷、减震器和整车保养。

热效应

在航空转运过程中,患者和机组人员均可能暴露于显著的温度变化,这可能导致临床和手术并发症。对于固定翼飞机转运,主要应考虑低温因素。在高度增加过程中,高度每增加 305m(1000ft),环境温度平均下降 2℃(3.5℉)。在直升机转运和地面转运中,患者和机组人员均可能会暴露于季节性变化、地理因素或高度变化所导致的极高和极低温度。

在航空医学转运过程中,与正常热舒适区显著偏离可能导致对症状和手术有较大影响。高温和低温均会促使新陈代谢加快,导致对氧气的需求和耗氧量增加。这种额外的热应激可能严重损害缺氧患者。

长时间暴露于极端温度还会导致易怒、工作效率下降、运动病、头痛、定向障碍、疲劳、不适,以及应对缺氧等其他压力的能力下降。此外,其他的压力如脱水、振动、酒精和药物中毒以及某些已存在的病情均可能使热应激的影响倍增。

热暴露的影响可以被包括振动、脱水、酒精和药物中毒等其他压力放大。此外,气候温度变化能够产生空气湍流,从而对飞机、机组人员和患者造成不利影响。

许多因素可能会加剧或减轻暴露于温度变化的影响,这些因素包括空气流通、暴露持续时间、衣服的状况和类型以及身体状态等。医疗人员应尽一切可能采取措施,以防止与热应激有关的潜在并发症。机舱应保持舒适的温度,尽量减少暴露在周围环境极端温度下。预防寒冷暴露和低温的措施应该从舒适的舱内温度着手,通过辐射和传导以尽量减少热量损失。使用多层衣服或毯子以限制热辐射损失和对流的影响。脱下湿衣服或大的湿敷料,可以防止蒸发和传导所导致的过度热量损失。

倘若长时间暴露在高温下,可能需要增加口服液体或静脉注射液体以防止脱水。在患者和机组人员能够进入凉爽环境之前,增加通风、冷却水雾或使用湿润敷料可能是有益的。

不管使用哪种医疗转运工具,建议医疗人员始终应"根据天气来穿衣"。在夏天,医疗人员穿转运用磨砂服及医院实验室外套可能是合适的。然而,当天气逐渐变冷时,仅穿这些衣物是不够的,机组人员应准备好长时间"意外"暴露于多种因素下。这可能是由于事故、转运工具故障、地点偏僻或环境控制发生改变所致。在冬天,适宜的服装包括冬季外套、手套、帽子和多层衣服。

重力

经常会讨论和争论航空医学转运过程中作为应激源的重力(G-力)的影响和重要性。在常规飞行操作过程中,重力不会对患者或机组人员产生显著的影响。然而,了解引力能够解释这种力与飞机中的机组人员和患者的位置以及安全和事故中存活有怎样的关系。

当一个人坐在座位上时,针对施加于该人身体上的重力的反作用力,等于他或她的体重,称为1"G"。对于执行航空医学转运的大多数飞机而言,尽管重力不是一个重要因素,但在飞机上升和下降时以及飞行速度或方向改变时,身体需要承受施加的G-力。加速度是指速度的变化率,可用G来衡量。

在理论上,通过在飞机内保持患者或机组人员的体位,可以增加或降低G-力的作用。在减速(降落)过程中,坐在朝前座椅的人倘若未经束缚或束缚不当可能会受伤或从座椅上被甩出。相比之下,向后座椅在碰撞减速期间能提供更好的约束。

对于心脏病患者,可以通过将患者的头部朝向飞机的后部进行定位,有可能会改善飞机加速期间的心肌灌注。随着负G-力增加,会出现血液聚集在身体的上部。对于颅脑损伤的受害者或液体负荷过重的患者,升高正G力会使血液聚集在下肢,因此可能是有利的。通过将患者头部朝向飞机前部进行定位,能够做到这一点。对于头部受伤的患者,这可能会降低在起飞过程中颅内压短暂升高的危险。

湿度/脱水

随着高度的增加,空气冷却,空气中的水分含量显著下降。因此,增压飞机从外部干燥大气中吸入新鲜空气,导致增压舱内湿度水平极低。此外,干燥的医用氧气会导致患者进一步脱水。

在长时间的高空转运过程中,患者和机组人员均会暴露于非常低的湿度下。机组人员和患者均可能会出现脱水症状,具体可能包括黏膜干燥、口干、嘴唇干裂、咽喉疼痛、声音嘶哑、眼睛干燥或发痒、口渴。

湿度下降是一个特别重要的原因,原因是湿度与患者气道分泌物有关。干燥的气道分泌物可导致气道阻塞、萎陷、气体交换效率降低和低氧血症。此外,呼吸道分泌物可能变得黏稠,导致缺氧。脱水还能刺激下丘脑,导致代谢速度加快,需氧量增多。

在航空医学转运过程中必须采取措施避免脱水。飞行中氧气应加湿后才能用于所有患者,而且必须正确测控液体摄取(无论是通过口还是静脉输注),尤其是在长时间转运期间。同样,转运前发生的脱水可能会因高度诱发的血流动力学变化而加重。

第三间隙

在长距离或高海拔航空医学转运过程中，可能会出现或加重第三间隙，即液体从血管内间隙流入血管外组织。许多因素共同作用来维持细胞壁的完整性，任一因素发生改变均可能导致液体渗漏。血管壁周围的压力有助于保持血管内的液体，但环境压力降低时可能导致液体从血管内部渗漏到组织中。血管内压力增加，或细胞壁通透性增加，均有可能导致液体流失。

已经存在液体渗漏的心脏病或肾病患者，可能面临因高度增加和气压下降所导致第三间隙增加的风险。烧伤患者也面临第三间隙的风险，以及不显性失水增加的风险。

可能出现的症状和体征包括水肿、脱水、心率加快和血压下降。包括极端温度、振动和 G 力等在内的其他飞行压力也可能加重第三间隙的潜在发作和并发症。

疲劳

疲劳被认为是转运压力之一，同时还被视为构成飞行压力的其他影响因素和自我加压的最终结果。缺氧、重力、气压变化和脱水均会导致疲劳，可能会损害机组人员和患者。通过了解可导致和诱发疲劳的要素，医疗成员能够减轻这种压力源的影响。

疲劳是指在过度心理活动或体力活动或不活动之后的一种状态或状况。在转运环境中长时间患者护理所带来的情绪压力和生理压力可能是非常具有挑战性的，并可能导致疲劳。机组医疗人员尽量减少可导致疲劳的因素，特别是本来应在其直接控制下的自加压力，这一点十分重要。在本章的下一节中会更详细地讨论疲劳。

自加压力

航空和地面医疗转运要求"团队"的每一位成员发挥最大的效能，以确保最高水平的航空安全和患者安全。因此，不能低估自加压力的重要性。对于许多机组人员，自加压力的影响会更大，而且是比转运各种压力更为常见的因素。在航空或地面转运期间，自加压力能够对所有人均产生不利影响，能够影响到身体性能和应激。因此，清楚地了解这些压力对于达到最佳安全和患者护理是很重要的。首字母缩略词"DEATH"常用来记住以下这些要素：药物、疲惫（疲劳）、酒精、烟草和低血糖（节食/脱水）。然而，另一种处理所有重要的自加压力的方法是进行个人评价。

飞行员和机组人员均熟悉班次开始前的常规飞行前操作，并熟悉出发前指定的飞行前检查清单，以验证飞机的机械状态和飞行准备情况。然而，比起飞机系统故障，由于飞行员（或机组人员）各种身心受损情形而导致事故和事件更为多见。美国联邦航空局关于航空决策的咨询通告建议，飞行员在飞行前仔细地对自己身心和飞机作精心准备工作，以评估飞行员的身体和情绪准备是否符合飞行。医疗组的每一个成员均执行同样的过程，作为评估其本人自加压力的方法，并确定是否达到"I'm safe（我是安全的）"。"I'm safe（我是安全的）"中的各字母依次对应着：疾病（illness）、药物（medication）、压力（stress）、酒精（alcohol）、疲劳（fatigue）和饮食（eating）。这个简单的个人检查表（表 37-6）包含所有受损表现常见的要素，每个机组成员均能轻松记住。

表 37-6　"I'm safe（我是安全的）"的检查表

"我是安全的(I'm safe)"的检查表	
疾病（illness）	我有什么症状吗？
药物（medication）	我现在服用处方药或非处方药是否会影响我的工作表现？
压力（stress）	我现在是否出现压力体征和症状？当在工作、家里或个人独处时，我是否会感到匆忙或有压力？本次转运是否有哪些细节会导致应激情境？
酒精（alcohol）	在过去的 8 小时或 24 小时内，我是否饮过酒？
疲劳（fatigue）	我是否经过充分休息？
饮食（eating）	在整个飞行过程中，我是否摄入足够的营养且充分补充了水？

疾病

急性或慢性疾病能够轻易地损害飞行员或机组人员健康。即使是轻微疾病也会严重降低工作效能。2000 年 12 月，一架医疗直升机在飞行员因恶心而不能自控后发生坠机，导致飞机最后接近着陆过程中瓦解。

发烧、头痛、不舒服、疼痛或其他分散注意力症状等疾病会妨碍判断、记忆力、警觉性和集中注意力的能力。此外，须当心需要使用药物以改善自己不适的疾病。如果疾病严重到需要药物治疗，则应考虑这一问题是否严重到不宜飞行（或从事地面转运）。还应注意，在飞行过程中，大气压力和海拔高度的变化可能导致上呼吸道感染（URI）、过敏、鼻窦问题、咽喉痛、耳部感染或胃肠道疼痛等加重。

最佳原则是在生病时不要飞行，但这并非总是可能的。作为"I'm safe（我是安全的）"安全检查表的组成部分，每个成员均应该问自己，"我有什么症状吗？"

药物治疗

有时，虽然不属于医疗状况，但有人正在服用的处方药或非处方药可能会干扰其工作表现、感知、决策和运动技能。

机组人员必须了解可预见的副作用、用药过量问题、过敏反应，他们可能服用的药物之间可能产生潜在协同作用。处方药的潜在副作用往往比非处方药物副作用严重。强效止痛药、安定药和镇静剂可能会损害判断力、记忆力、警觉性、协调性和视力。其他药物，如抗组胺药、肌肉松弛剂、降压药和用于控制腹泻和晕车的药物等，也会损害相同的关键功能。抗组胺药常引起嗜睡，而减充血剂可引起兴奋或紧张。咖啡、茶、软饮料和巧克力所含的咖啡因对许多人而言，也是一种强烈兴奋剂。当与减充血剂混合后，咖啡因可以使一个人变得越来越"亢奋"。一些止咳糖浆含有减充血剂和抗组胺药。其他一些药物使用酒精作为配料的基础。在航空医学环境下应值得特别关注的是，任何抑制神经系统的药物，如镇静、安定药或抗组胺剂，均会使飞行员或机组人员更容易缺氧。

虽然已知药物具有潜在不利影响，但每个人可能对相同药物的反应不同。最佳方法是阅读并遵照药品标签上的警告。如果药物标签警告了副作用，请考虑等待两倍的建议间隔时间，以确保自己是"安全的"。显而易见的注意事项是避免在上班时或转运前服用任何新药物。

根据美国联邦航空管理局（FAA）的规定，禁止飞行员执行任务时使用对飞行员技能产生不利影响或降低安全性的任何药物。考虑到医疗人员在整个飞行和患者安全方面所起到的关键作用，根据常识整个转运团队应采用相同的合理方法。

压力

往往难以意识到压力的影响。未能意识到压力，对飞行和完成转运而言可能是危险的。未能管理压力往往会导致判断能力下降、决策出错、工作效率下降、注意力不集中、沟通能力变差、有偏见和自满。飞行员承受压力时可能会忘记或忽略程序步骤，遵照较低的绩效标准，并往往出现空间定向障碍和理解错误。觉知失误可能导致误读地图、图表和检查表，对距离和高度判断失误，时间感知力下降。在一项研究中，研究对象是在四年内曾涉及大型飞机事故的700多名海军飞行员，结果发现那些出现处理压力的对应机制不足的症状的飞行员，更容易出现飞机事故。

其他常见的体征和症状包括焦虑、易激惹、冲动、攻击性、情感隔离或孤僻、注意力差，以及健忘。个人也可能出现腹泻、消化不良、尿频、头痛、磨齿、出冷汗、吸烟增加或暴饮暴食和酗酒或药物使用或滥用。

每个人都很熟悉压力。压力是生活的一部分，原因是我们人类需要适应不断变化的家庭环境、工作环境和生活的各个方面。我们每天都要承受不同形式和程度各异的压力，并可能对压力有不同的反应。有些形式的压力是正常的、必要的，而且可能是有益的。只有当压力过大，影响到我们的身体或心理机能时，才会成为问题。适度的压力可能是具有挑战性但实际上有益的——原因是这种压力会产生的积极影响，推动我们超越自己。这样的压力促使我们精力充沛，且警觉性提高，甚至帮助我们保持专注于手头的问题。这种压力是有益的。人们可能会把这种压力的体验称为"打气"或"给电"。

最大的压力源包括情绪上令人不安的事件，如争吵、家庭成员死亡、分居或离婚、失业或财务灾难。然而，在转运医学中，日常事件可能会对飞行员和机组人员构成不同的压力源。这也包括了"常规"转运。遇到恶劣天气、夜间作业、现场转运、在恶劣条件下进行仪器进场、在高密度交通区域飞行、乘坐备用飞机飞行、在陌生区域飞行都是潜在压力源的示例。设备故障、患者的重要疾患，并与其他成员的人际冲突也可能给飞行员和机组医疗人员造成压力。如果存在"I'm safe（我是安全的）"（疾病、药物、酒精、疲劳和饮食的各单词首字母组合）的其他要素，也会在个体压力中起到重要作用。

无论是压力过大还是压力源过多所致的压力

水平过高时,我们以积极的方式应付压力的能力会受到损害或不堪重负。通常,此时人们把自己描述为"压力大""筋疲力尽"或"不知所措"。在这一点上,重要的是要找到积极、富有成效的方式来处理压力,更重要的是,解决造成压力的问题或情况。否则,压力会导致生理、情绪和行为障碍,容易影响个人的健康和工作表现。

每个人均会有不同程度的压力和焦虑,可以在没有出现坏结果情况下得到处理。每位机组成员均应意识到不同的压力源以及自身耐压的情况。应对过度压力最好的方法是预防。最好是避免遇到机组人员可能无能应对情况。这并不总是可行的,原因是压力源往往来自外部,可能超出个人的控制范围之外。

处理个人压力的方法有很多种。最有效的策略是确定压力源,然后评估可以使用哪些资源来限制压力,或者减轻压力造成的影响。应探索可能的解决办法,并采取适当行动。最后,需要评估结果,根据情况进行纠正或更改,然后再试一次。

酒精

饮酒会对飞行带来严重的危害。酒精是一种镇静剂、安眠药和成瘾性药物,无论饮酒数量多或少均会对飞行能力产生不利影响。28g(1oz)酒、一瓶啤酒或113g(4oz)葡萄酒均会损害飞行员的工作技能。至少在三小时内可以通过呼吸和血液检测到这些饮品中所含的酒精。此外,在"高空"时,摄入酒精的影响有加剧的趋势。在3048m(10 000ft)喝1杯酒相当于在海平面喝2~3杯酒。

联邦航空条例(FAR)91.17监管飞行员使用酒精和药物。除其他规定外,本条例规定,任何人在饮用含酒精饮料后八小时内或仍处于酒精作用下或血液酒精含量为0.04%或更高或使用违背安全且对个人能力产生不利影响药物后,均须暂停担任飞机机组人员。

酒精阻断大脑的神经冲动,降低大脑使用氧气的能力。大多数不良反应出现在对飞行十分重要的器官,包括大脑、眼睛和中耳。酒精会使人的反应变慢、损害判断力、损害记忆力、损害视力、损害听力、增加疲劳感,并使飞行员更容易出现空间定向障碍和缺氧。

酒精的代谢可能会因人而异,飞行员在饮酒后超过八小时仍可能受到影响。此外,当身体完全代谢掉适量的含酒精的饮料后,个人可能还仍然因宿醉而数小时功能受损。一个应遵照的优良原则是,在饮酒后须间隔12~24小时后才允许驾机,具体时间视个人饮入多少酒量而定。在某些情况下,宿醉的影响可能会持续更长的时间,饮酒后甚至持续长达48~72小时,并可能像醉酒本身一样危险。症状包括判断力下降、疲劳、易怒、头痛、头晕、口干、鼻塞、胃部不适和畏光。

这些关于酒精的关切和考虑应同样适用于机组医疗人员。除了危害所提供的医疗服务外,还应关注医疗人员所对确保转运安全所发挥的重要作用。

疲劳

疲劳对飞行安全而言是最危险的危害之一。飞行员和机组人员通常仅是在发生严重的错误时,才会注意到疲劳的存在。所有转运团队成员,包括医疗人员、救护车司机和飞机驾驶员,必须避免精疲力竭或疲劳,以防止判断失误、注意力难以持续集中、工作能力和工作表现下降。

疲劳可分为两种基本类型。首先出现的是急性疲劳,这是日常工作的正常结果。在经历了一段时间的较大的脑力和体力压力后,包括剧烈的活动、久坐、繁重的脑力负荷、强烈的情绪压力、单调和失眠等,人会感到疲劳。急性疲劳常伴随着疲倦感、警觉性降低、渴望休息、注意力不集中、分心、估算时间错误、需要更强刺激、忽视次要任务、准确度/协调性/控制力均下降、不能察觉误差的累积。

通常经过充足睡眠后,急性疲劳会消失。此外,定期运动和适当饮食也有助于消除这一危害。虽然我们所有人均可能受到急性疲劳的影响,但轮班飞行的机组人员,或在时区变化下工作的人,特别容易受到影响。应考虑改变睡眠模式,以减轻疲劳的影响,避免进一步使转运变得复杂。

慢性疲劳可能比急性疲劳更为严重,通常是一种自我施加的压力,而不是飞行的压力。慢性疲劳通常是在两次急性疲劳发作之间没有足够时间恢复所导致。出现的症状和体征包括:身心疲劳、失眠、抑郁、烦躁、判断力差,食欲不振、体重减轻和反应慢。在某些情况下,根本原因可能与个人因素(家庭、金钱等)有关。必须相应地处理急性疲劳和慢性疲劳的致病因素,以避免损害患者的护理或危及个人或转运安全。

近年来,有关卫生保健提供者疲劳问题的担忧、争议和研究受到了广泛关注。这也引起了对医疗直升机飞行员的关注。自1985年以来,联邦航空管理局(FAA)已规定飞行员的最长工作时间。美国联邦航空局已经开始担心疲劳是导致多起直升机 EMS 事故的一个因素。经修改后的联邦航空条例纳入值班时间限制(24 小时内 14 小时值班)、最长飞行时间(24 小时内飞行 8 小时)和下一班之前需要休息(10 小时)。

当飞行员需要携带和回应寻呼机时,"候召时间"算作"工作时间",而不能被列入规定的休息至少 10 小时之内。尽管很少的航空医学项目在飞行时会安排住院医师担任专职第二机组成员,但有很多项目会安排住院医师担任第三机组成员或观察员。最初于 2003 年 7 月建立毕业后医学教育认证委员会的工作规则(ACGME),用于规定住院医师和研究员的限制。这些规则将适用于所有住院医师的活动,包括住院医师何时参加空中或地面紧急救治转运项目。经修改的规则于 2011 年 7 月生效,ACGME 修订版本限定住院医师每周最长工作 80 小时(取四周内平均值),而 PGY-2(毕业后 2 年)及以上住院医师每次需要 24 小时值班。PGY-1 住院医师的值班时间不能超过持续 16 小时。

在预定的工作时间之间至少要休息 8 个小时,在值班 24 小时之后至少允许休息 14 个小时,且每周休息一天。ACGME 还鼓励住院医师采用警觉的管理策略,特别是在连续工作 16 小时之后以及从晚上 10:00 至早上 8:00 值班期间采用策略性的憩息。

ACGME 住院医师通用项目岗位要求超出了设定的工作规则。它们还要求住院医师和教员必须证明理解和接受他们与适勤相关的角色;管理他们在临床工作之前、期间和之后的时间;以及识别他们自己和同事的出现的包括疾病和疲劳在内的损害。为了解决警觉性管理和减轻疲劳的问题,他们还对项目提出以下要求:

- 教育全体教职员工和住院医师识别疲劳和失眠的迹象;
- 教育全体教职员工和住院医师的警觉性管理和减轻疲劳的过程;
- 采用减轻疲劳过程以管理对患者护理和学习的潜在的负面影响,如午睡或支援候召计划表。

美国国家运输安全委员会(NTSB)已确定疲劳是每种转运方式事故的因果或影响因素。自 1972 以来,他们已经发布了近 80 条与疲劳有关的安全建议。在 1998 年,NTSB 主席向转运和基础设施委员会、众议院汇报提交了转运中人员疲劳证词。对委员会作证之前,转运和基础设施委员会主席,众议院,以交通人的疲劳。主席指出:"转运营运中的人员疲劳可能是转运业中最为普遍的安全问题。"在 2000 年公布的共识文件中,科学家估计所有交通事故中 15%~20% 事故与疲劳相关,官方统计通常低估疲劳的影响。此外,他们还指出疲劳对事故的贡献超过了酒精和毒品。

尽管有 FAA、ACGME 和许多研究的调查结果和建议,但航空医学转运界对工作时间和疲劳仍然存在分歧。越来越多的项目安排他们的医务人员每天 24 小时轮班工作,并尽量采取不同的政策来防止疲劳。不同于住院医师的毕业后医学教育委员会规则,遗憾的是,没有制订一致公认的工作规则来管理转运团队。除了 24 小时轮班,另一个机组人员调度之外的担心是某些团队成员兼任几个岗位或轮班,经常连续轮班。

在 2004 年,航空医学安全咨询委员会(AMSAC)制订了关于医疗人员休息指导方针的"推荐作法"。他们建议按照几乎与飞行员同样的方式安排现场医疗人员轮班,限定最长值班时间为 14 小时,两个班次之间至少连续休息 10 小时。不建议安排的任何班次的工作时间超过 14 小时。如果计划的班次工作时间超过 14 小时,AMSAC 建议应满足六个要求,详见表 37-7。

表 37-7　AMSAC 对超过 14 小时计划值班的建议

AMSAC 的建议
1. 项目可以合理地期望机组医疗人员不需要例行执行超出与飞机、设备、用品准备所要求的义务,以及和/或与其飞行值勤表现直接相关的行政职责。
2. 允许这些机组医疗人员在每天完成其医疗人员职责后休息。
3. 医疗人员在被安排轮班之前,必须至少连续休息 10 个小时。这是为了避免在与其他岗位连续轮班或轮班前的引起显著疲劳的活动。
4. 倘若机组人员(或飞行机组人员同事)认为其不适合,或感觉继续工作不安全,无论值班时间长短,该人员均有权要求"暂停"执行飞行义务。在这种情况下,不应继续进行任何不利的人员行动或不适当的压力。
5. 管理人员定期检查飞行量、频率和任务持续时间,以确定十四小时以上的预定班次的效率。
6. 医疗人员不应该接受其本人知道超过二十四小时的飞行或轮班,除非经经理确认机组人员在先前二十四小时轮班后已经至少连续休息十个小时后予以批准。

较长时间的值班并不是导致与班次相关疲劳的唯一因素。对许多职业，特别是医务工作者来说，另一个潜在危险工作是轮班。研究人员已经发现，由于轮班工作而导致的昼夜节律紊乱与工作表现下降、注意力不集中和反应慢有关。在 1992 年，Gold 等人发现，与不轮班的护士相比，轮班护士报告更多的"事故"（包括工作上的失误、工作中人身伤害、由于瞌睡导致的车祸）。

下夜班后开车回家的惯例，对医护人员来说是一个重大的职业风险。Steele（1996 年）报告了对急救住院医师的调查结果，发现近 75% 的车祸和 80% 的近距离撞车发生在值夜班后。同年，Novak 报告说，大约 95% 的夜班护士在工作 12 小时后，报告当下夜班驱车回家途中发生车祸或差一点发生车祸。

尽管不能完全消除疲劳，但可以管理问题并降低风险。必须建立审核值班时间的制度，以确保当出现疲劳后给予援助。医疗转运专业人员必须解决机组人员遇到的疲劳问题，以积极处理患者安全和转运安全问题。

饮食

均衡的饮食和补充充足的水分代表了最终自加压力和要素，以确保"I'm Safe（我是安全的）"。不适当的饮食、低血糖或脱水能够引起恶心、头痛、头晕、无力、判断出错、易怒、紧张、颤抖、意识丧失。应注意避免出现低血糖或脱水。

感官上的错觉

飞行生理对航空医学转运的某些影响与飞行员有更为具体的相关性。感官错觉是飞行员训练中值得广泛关注的一个主题，但往往当涉及医疗人员时会被忽视。无论是飞行员的飞行经验还是他们在飞机上所担任的角色，所有机组人员均可能经历感官错觉以及飞行中可能出现定向障碍。因此，医疗人员更好地了解潜在危害的工作知识有助于他们更好地了解驾驶舱内的情况，以及他们本身和飞行安全会受到怎样的影响。

错觉是指对现实的错误认识。方位定向错觉是指对个人的位置或飞机相对于地球表面的运动的错误感知。接到眼睛和耳朵的信号以及骨头、关节、皮肤、肌腱和肌肉感觉到被施加的力，能够帮助身体判断相对于环境的运动和位置。在飞机上，这些视觉、前庭和本体感受的信号均参与平衡，告诉身体"哪一

边坚持不住了"。这些系统也会向大脑提供导致感官错觉的错误定向信息，从而导致空间定向障碍。通常认为，与飞行中的其他生理问题相比，空间定向障碍是导致飞行事故增多的影响因素之一。

空间定向障碍（SD）是指个人无法确定其本人相对于地面或悬停时相对于重要物体的位置、姿态和运动。SD 分为三种类型。Ⅰ 型是不能察觉的 SD，飞行员不能察觉所有均是错误的。因此，由于没有意识到问题，飞行员不能作出任何纠正，往往造成致命事故。对于 Ⅱ 型 SD 而言，能够发现问题，但可能会将问题归结为仪器故障或其他异常所导致。Ⅲ 型 SD 是指失去正常工作能力。飞行员知道有些判断出现严重错误，但由于定向障碍或过于恐慌致使失去正常工作能力，而无法行动。有一种压倒性的运动感觉，飞行员不能依靠视觉观察或飞机仪表来定位自己。对于仅由一名飞行员驾驶的飞机，Ⅲ 型 SD 可能是致命的。但是，如果配备一名副驾驶，能够重新控制飞机，往往可以避免事故。

如前所述，包括视觉、前庭和本体感觉在内的三种感觉系统，是保持平衡和定向的重要因素。当这些功能正常地结合使用时，这些感官可以防止感官错觉和空间定向障碍。

视觉系统

视觉是用于判断飞行环境的主要感觉，眼睛是视觉系统的受体器官。视觉系统能够获得 80% 的定位信息。当没有足够的参考点时，眼睛无法正确判断空间方向，而前庭和本体感觉系统在飞行中可能是不可靠的。在本章的下一节中会更详细地讨论视觉系统和夜间视力。

通过比较飞机相对于固定参考点的位置，眼睛也有助于确定飞行的速度和方向。然而，当失去飞机外部的视觉信息时，例如在仪表气象条件（IMC）下，飞行员必须依靠飞机仪表的视觉输入来保持空间定向。因此，对航空的 IMC 条件培训须保持高度优先，尤其是航空医学转运方面。

视力错觉

有许多视觉错觉，其中一些描述如下。其中有一些错觉在夜间变得明显而且更具挑战性。夜间照明或低光照条件会限制视觉参照点，从而造成固有风险。

与地面灯混淆：飞行员在夜间时可能会将地面灯误以为星星。这种错觉提示飞行员操纵飞机按

异常姿势飞行,以保持将看错的地面灯处于飞机上方。如果由于阴天条件而看不到星星,地形的无光照区域与黑暗的天空融为一体,会导致错误地把地形视为天空的一部分。

相对运动错觉:是指错误地感觉自己相对于其他运动的物体在运动。举个常见的例子,有一辆车停在交通信号处,另一辆车停在它的旁边。静止车内个人可以察觉到当第二辆车向前运动时他/她本人向后运动。当在水上或高草上盘旋或在编队飞行过程中均会遇到这种错觉。

高度深度知觉错觉:当缺乏足够的视觉提示时,飞行员会丧失深度或高度感知。当驾机飞过没有视觉参考的区域,例如巨大的水体、雪原或沙漠,会导致对高度的错误感知。因误判飞机的真实高度,飞行员参照地面或地上的其他障碍物,可能会驾机在较低的危险高度飞行。当在能见度受雾、烟或雾霾影响的地区飞行时,也会产生同样的错觉。

大小距离错觉:这种错觉是指对距物体或地面的距离产生的错误感知。当飞行员或机组人员将不熟悉的物体大小错误地判断为他们所熟悉物体的大小时,会出现这种错觉。如果视觉线索,如直升机停机坪、着陆区、跑道或树木的大小与预期的大小不同时,会出现这种错觉。当接近更大的区域时,容易产生飞机飞得过低的错觉。相反,当接近较小区域或跑道时,容易产生飞机飞得过高的错觉。当在夜间看到另一架飞机的位置灯时也会出现这种错觉。如果所观测的飞机突然飞入烟雾或阴霾中,飞机会显得比以前更远。

假地平线错觉:当飞行员把云层与地平线或地面混淆时,会产生这样的错觉。通常情况下,云堤是唯一可供定位的参考点,而可能误以为倾斜的云层是水平的,从而导致飞机以倾斜的姿态飞行。飞行员长时间关注驾驶舱内的任务后向外眺望时也会出现这种错觉。这种混淆后可能导致飞机保持和云堤平行的姿态。

前庭系统

前庭系统在身体的空间定向中起着至关重要的作用。内耳中的感觉器官负责感知运动。耳蜗管只与听觉有关。椭圆囊和球囊是两个大的腔室,能够感知头部相对于引力、线性加速度或其他加速力的方位。这三条半规管相互垂直,代表了空间的全部三个平面。它们判断角加速和减速,并且在飞机中负责感知滚动(围绕前后轴的运动)、俯仰(从一侧到另一侧轴的运动)和偏航(围绕垂直轴的运动)。

前庭错觉

在飞行中遇到的最常见前庭错觉是倾斜错觉、死亡螺旋和 Coriolis 错觉。这些被归类为角加速度和减速度刺激半规管所导致的躯体旋动错觉。

倾斜错觉:倾斜是最常见的前庭错觉,也是最常见的空间定向障碍。当个人的感知与水平指示(人为地平线)之间不匹配,导致其误以为角运动。在平直飞行期间,飞行员会正确地感知其本人保持直线和水平。然而,在慢速滚转时,尽管姿态指示器显示飞机处于坡度,但飞行员仍感觉飞机在沿直线水平方向飞行。如果飞行员发觉慢速滚转,他可能迅速恢复,改平坡度,恢复平直飞行。然而,即使姿态指示器显示平直飞行,飞行员现在可能仍感觉飞机正朝着相反的方向转弯。如果不相信飞机的仪表,飞行员可能会感到需要操纵飞机转弯,使飞机与自己错误感知的水平位置保持一致。而飞行员应该相信仪表,保持平直飞行。为了应对错误感知的垂直位置,飞行员可以按滚转的原来方向倾斜身体,直到错觉消失为止。

Coriolis 错觉:Coriolis 错觉在飞机所有前庭错觉中是最危险的。每当开始长时间转弯时,飞行员就会在不同几何平面上突然产生头部运动,这时会出现压倒性定向障碍。当飞机开始转弯并持续一段时间时,与偏航轴相对应的飞行员半规管达到平衡。填充半规管的内淋巴液不再运动,不再弯曲的胶质壶腹脊顶,导致位于下方的毛细胞无移动。结果是没有运动的感觉。如果飞行员头部在除转弯平面以外的几何平面运动,偏航轴半规管从旋转平面移动到一个新的非旋转平面。然后液体在那个管道里流速减慢,导致产生与初始转弯方向相背离的转弯感觉。同时,在旋转平面内引入其他两个管,液体能够刺激其他两个壶腹帽。全部三个管的联合作用导致在三个不同的旋转平面上产生了一种新的运动知觉:偏航、俯仰和翻滚,导致压倒性的翻滚感。

死亡螺旋:通常会在固定翼飞机上出现这种错觉。如果飞行员进入旋转并保持几秒钟,则飞行员的半规管达到平衡,并且感觉不到运动。当从旋转中恢复后,半规管能够感觉到减速。这导致产生沿相反方向旋转的感觉。如果外部视觉线索不足,飞行员可能忽视仪表,并开始纠正旋转的错觉,并重新沿原来方向旋转。

本体感觉系统

与视觉和前庭系统相比,本体感觉系统在平衡方面的作用不太明显。这一系统能够对作用在推动骨骼肌、肌腱、皮肤、关节和内脏感受器上的力作出反应。无论飞机相对于地球的位置如何,当肌肉对重力感觉作出反应时,都会产生"凭直觉"的感受。在飞行中,G 力(即离心力)也会与重力结合,并向大脑发出涉及定向和平衡的错误信号。

本体性错觉

这些错觉单独发生比较罕见,而更多的是与前庭系统相关,而非视觉系统。本体感觉错觉也可能导致错误感知真实垂直方向。如果在转弯、倾斜、爬升和下降过程中没有目视参考物,身体只能感觉被牢牢地压在座位上。由于这种感觉通常与爬升有关,导致飞行员可能会错误地判断这些动作是爬升。当从转弯恢复过来且座位上的压力减轻时,会产生另外一种错觉,即产生下降的错觉。

空间定向障碍的预防

不可能完全消除各种空间定向障碍。感官错觉可以发生在任何人身上,原因是这属于正常功能,而且人类感官具有局限性。然而,经过了解潜在危险、进行适当训练来掌握如何克服这些危险、熟练仪表操作和保持良好健康,这些也许能够最大限度地降低这些错觉导致空间定向障碍的不良影响。

为了防止空间定向障碍,飞行员必须相信飞机的仪表,并尽可能多地接受飞行模拟器的训练,原因是错的结果往往取决于飞行员的经验和训练。除非飞 IFR,飞行员应做到飞行时始终配备视觉参考点(无论是实际地平线或由仪器提供的仿真地平线)。最后,应考虑飞行的压力和其他能加重导致空间定向力障碍错觉的因素(表 37-8)。

晕动病

即使是健康的个人,感官上的冲突,主要是在视觉和前庭系统间的冲突,可导致晕动病(当在飞机上发生时,也被称为晕机),并导致已经受损的患者或机组人员的压力增大。主要有两种理论,这两种理论均与信号与大脑不匹配有关。第一种理论认为,当刺激前庭器官的信号与前庭刺激不匹配时,就会产生晕动病。第二种理论认为,当大脑中储存的关于力对身体特定影响信息与这些力量造成的实际影响不相符时,就会发生晕动病。这种不匹配的结果引起的一系列症状,通常被称为晕动病,具体可能因人而异:恶心、出冷汗、呕吐、面色苍白、姿势不稳、出汗、分泌过多唾液、头痛、视力模糊和焦虑。

表 37-8　引起空间定向障碍的因素

- 缺乏视觉参考
- 夜间飞行
- 注意力不集中
- 缺乏经验
- 缺氧
- 低温
- 酒精或毒品
- 突然的动作
- 不必要的头部运动
- 疲劳
- 吸烟
- 低血糖
- 心理压力源,包括焦虑、偏见和情绪压力。
- 眩光
- 来自前庭和其他机械性感受器的不充分提示
- 预期错误
- 重力
- 前庭系统疾病

晕动病最常用的药物是抗组胺药。然而,由于该药在航空环境中会引起睡意,因此不建议使用。临床试验表明,新的"不会使人困倦"药物,如恩丹西酮(Zofran™),以及第二代抗组胺药,如西替利嗪(Zyrtec™)和非索非那定(Allegra™),并不能比安慰剂更有效地减少晕车症状。尽管如此,许多航空医学团队仍常使用恩丹西酮来应对晕机的影响。

仔细观察视力

解剖学和生理学

夜间视力是航空和夜间飞行的一个关键因素,可能会导致失去地面灯光或地平线作为空间参考。这会对飞行员的视觉、前庭和本体感觉系统产生不利的影响。为了更好地理解夜间飞行所带来的视觉挑战,我们需要对眼睛的工作原理有基本的了解。

如果把人眼比作照相机,视网膜将是那些记录胶片内容的胶片。视网膜是一个由排列在眼睛的内表面组织的感光层。通过角膜和晶状体的光线经过一系列的化学和电子事件在视网膜上形成图像,这个图像触发的神经脉冲通过视觉神经传递到大脑的视觉中枢。视网膜内部有十层,包括唯一对光敏感的层即感光层。感光细胞是杆状细胞和视锥细胞。

外周视觉和夜间(暗视)视力,是由周边视网膜更密集的视杆细胞提供。光杆细胞比锥细胞对光更敏感,甚至能够探测和处理光的一个光子。视杆细胞主要负责非常低的光视觉。视杆细胞能够看到是否存在光,但不识别颜色,为我们提供了黑白视觉。日光(明视)视觉和色彩辨别视觉主要由锥体细胞介导,这需要更多的光线才能发挥作用。在光线十分昏暗的房间里,眼睛可以看到东西,但看不到东西是什么颜色。中间视觉介于明视觉和暗视觉之间。在大多数的夜晚环境中,夜晚有足够的环境光防止真正的暗视觉。

暗适应是指当一个人从一个比较明亮的环境转移到一个较黑暗的环境时,视觉阈值下降。尽管视杆细胞的敏度高,但暴露于明亮光线后,这些细胞的不应期或恢复时间长达一小时。在适应黑暗过程中,视觉阈值下降有两个关键因素。在最初经低光照射时,视锥细胞迅速适应。由于视锥细胞的不敏感性,这些细胞无法在低光下探测到光子。第二个且更显著视觉阈值下降是在视杆细胞适应后出现。据估计,当从明亮光进入到弱光环境下,用时约 20 分钟完成暗适应是足够的。然而,具体所需时间视多种因素而定。

应注意的重要一点是,由于周围的视杆细胞的解剖密度,中央锥体细胞(中央凹)在夜间有一个中心盲点。这个盲点在延伸距离上更为明显。为了改善功能,个人可以进行适当的训练,以便观察小物体上方、下方或相邻几度,这样部署在周边的视杆细胞能够捕获光子,并且可以维持物体的视觉参照。

无助的暗(夜间)视觉导致视力较差。对于具有 20/20 明视觉的人,经估计,在低光照条件下该人的视敏度下降到 20/200。夜间视敏度在很大程度上取决于所观察物体与其背景的对比度。因此,最重要的是在执行转运之前将飞机的挡风玻璃/窗户擦得一尘不染。在转运过程中导致视敏度进一步下降的外部因素包括天气状况、遮阳板和光线或激光反射。在夜间飞行过程中,需要检查辅助暗视觉或使用夜视设备。

夜间飞行安全已成为日益重要的课题。根据 Baker 等人的 2006 年回顾性研究,经回顾国家运输安全委员会记录的 22 年内 EMS 直升机坠毁事故,全部坠机中事故的 48% 发生在黑夜。致命坠机事故中合计 68% 事故发生在黑夜。他们得出结论,在黑夜中坠毁比白天坠毁更可能致命,二者致命事故的占比分别为 56% 和 24%。

夜视装置

美国民航,包括航空医学转运,主要采用两种类型的夜视装置技术。第一种常见于直升机急救医疗服务(HEMS),是夜视镜(NVG)。夜视仪专门供夜间目视气象条件下使用。夜视仪是夜视成像系统(NVIS)的组成部分,而夜视成像系统包括兼容的内部和外部飞机照明、光滤波器、正片、头盔式夜视仪和辅助设备。夜视仪(NVG)利用环境光和近红外能量来创建环境的图像。对于美国民用航空,夜视镜是双目、通常由电池供电的头盔式装置。可用的环境光包括自然光(即月光和星星)和人工光源(即人造光)。第二夜视装置是增强型飞行视觉系统(EFVS)或增强型视觉系统(EVS),最常见于安装在固定翼飞机上,但也可以用于直升机。这些实时成像系统依赖于热成像的前视红外(FLIR)技术和产生视觉增强的飞机传感器。通常这代表近至中范围红外能量,用于在驾驶舱的屏幕上或平视显示器(HUD)上形成图像。根据联邦航空管理局(FAA)的术语,可通过主飞行显示器(PFD)屏幕查看 EVS,也可以通过 HUD 查看 EFVS,而 EFVS 可视为 EVS 的子设备。

需要注意的是,这些类型的装置也可以在白天低能见度条件下使用。从环境中获取光或红外线等的能量,即热能,这决定了夜视装置的操作特性。NVG 能够处理光,而 EFVS 不能处理光;但 NVG 型和 EFVS 型夜视装置均能处理环境中的红外能量,仅是所处理的波长不同。这些技术能够相互补充,且不会相互排斥。虽然对这些技术的详细解释超出了本章的范围,但对每一项技术进行总结是适当和必要的。

夜视镜(NVG)是与民用直升机 EMS(HEMS)项目最常用的夜视装置。1999 年,美国联邦航空局首次向 Rocky Mountain 直升机签发补充型号检定(STC),允许民用 HEMS 项目使用夜视镜(NVGs)。夜视镜应用经过多年的充分发展,越来越多的 HEMS 项目应用夜视镜来提高夜间作业的观察力。了解 NVG 工作原理的最简单方法是查看自己的数码相机或智能手机。借助所有这些设备,你都没有直接观察你要看的东西。相反,你能从拟观察场景的屏幕上看到电子成像。

夜视仪是包含传统光学镜头和复杂的电子设备的光电装置,称之为图像增强器,由光电阴极、多通道板(MCP或倍增器)和荧光屏组成。由光子组成的夜间环境光线进入前方的夜视镜的镜片后,撞击光敏表面的光电阴极。光子由光电阴极转换成电子,然后推向包含数以百万计倾斜玻璃小管的MCP。对于每一个进入倍增器的电子,在MCP的另一端有几千个出口,从而增强了环境能量。所产生的电子现在必须被转换回光以形成可用的图像。当将电子推向图像增强器的最后组件即荧光屏时,发生最后一步。荧光粉在被电子击中时会发光,创造出更明亮的原始场景,然后通过另一组透镜将光线处理成观察者可查看的图像。根据荧光粉的具体类型,颜色输出可能会有所不同,但通常是单色的,即一种颜色。通常会使用绿色,原因是从生理学角度绿色往往是对人眼最有益的颜色。

另一方面,红外视觉系统利用安装在飞机前部的红外摄像机捕捉外部图像。照相机镜头将图像聚焦到传感器板上。传感器板由非常小的像素阵列组成,对能量敏感。然后将阵列输出发送给处理器,由处理器将热图像转换为光栅或位图格式的图像。然后由HUD装置或PFD屏幕处理经格式化数据并进行可视化。这些红外增强型视觉系统与夜视镜相比具有一个明显优势,具体来说,该系统不仅可以在夜间使用,而且也可以在白天低能见度气象条件下使用。

有足够的数据支持军用飞机和民用飞机应用夜视装置。主要益处是能够增强用户的观察力。借助夜视或弥补视觉下降装置,不需要暗适应。与无辅助的夜间视力相比,视敏度也有显著改善。例如,当在弦月条件下使用夜视镜(NVG)时,经正确聚焦的夜视镜能够很容易地实现夜间视敏力当于20/40或更好,相比之下,未经辅助的夜间视力仅为20/100或更差。因为通过NVG观察器能够看到经倍增的光,这些装置的另外一个优点是能够消除肉眼夜视时可能出现的视网膜中央凹盲点。视网膜中央凹是眼睛最锐利视敏度的部分,它含有丰富的锥细胞,需要光线才能发挥作用。

然而,相对于夜视装置提供的各种有利之处,夜视装置也有一些缺点。缺点之一是视野(FOV)减小。肉眼的垂直度和水平度的视野分别为120°和200°。航空所使用的红外照相机可能有些不同,但典型相机的水平视野约为30°,而垂直视野约为20°。具备NVG的FOV局限于约40°,正在研发的全景模式下视野为120°,但尚未进展到商用阶段。视野变小会降低周边视力,并可能导致空间定向障碍和观察力下降。另一个缺点是失去深度知觉。这两个缺点和其他限制使得很有可能导致一些用户会出现定向障碍,降低执行任务效率。先前有飞行员曾指出视野受限是仅次于知觉失误的阻碍。尽管飞行员曾接受过改善距离判断的训练,但一些飞行员表示自己曾过低和过高估计过距离。

和夜视镜(NVG)一样,增强型视觉成像也是一种单色二维显示,肉眼视觉能够看到的许多但不是所有的深度线索,也能在图像中找到。图像质量和红外传感器的性能水平在很大程度上取决于大气条件和外部光源。为了补偿,用户必须能够充分控制相机传感器增益和图像的亮度。对于EFVS,这些因素显著影响图像质量和透明度,即通过HUD图像观察外部情况的能力。此外,某些系统特性可能会在飞行的关键阶段显示伪影,因此可能会混淆或分散飞行员的注意力。

环境条件可能会对有效使用夜视镜产生不利影响。倘若夜视镜出现致密物质(例如水蒸气、沙尘、雪、烟雾等)引起的问题,可能会阻挡接收环境的能量。对于NVG,雪也能反射过多的光线,导致降低视觉质量。地形的对比度和内在反射光线会影响视觉,其次,地形本身在一定亮度水平下也能影响视觉。例如,与具有均匀纹理的广阔沙漠或水体相比,田野/森林图像的对比度和质量均会更好些。与夜视镜(NVG)相比,红外相机系统通常受水分和微粒的影响较小。

外部光和飞机灯光既有利又有弊。通常情况下,使用夜视镜的个人在中间视觉下工作,具有明视(视锥细胞/白天)和暗视(视杆细胞/夜间)。视锥体是活跃的,但视杆也没有完全"停止工作"。这使得能更迅速地适应恢复肉眼夜视。正确设计的NVIS驾驶舱灯光不会降低夜视镜的性能。因此,能够迅速从NVG视角切换到查看夜视镜下方仪表,不需要适应过程。当飞行员从使用夜视镜改为不使用夜视镜时,可能出现某些适应问题。当夜视镜出现故障或抬起夜视镜时,会出现这样情形。在这种情况下,用肉眼观察外部可能需要一些暗适应。相比之下,使用红外相机系统的飞行员正在观察周围环境的更大屏幕视图,因此也失去了一些暗适应,这可能在夜间需要切换成向外观察时出现问题。

使用夜视镜(NVG)的其他缺点是影响佩戴头盔式夜视镜的机组人员生理因素。首先装置的重量会使颈部在碰撞时受伤的风险更高,其次已经观察到颈部肌肉紧张和疲劳(无论是飞行期间还是之后)。有飞行机组人员报告头痛。有些人在长时间使用夜视仪后,颜色视觉的感知可能会受影响长达数小时。适当的训练技术有助于降低 NVD 负面生理影响。尚没有足够的证据表明使用安装的夜视装置的机组人员会受到长期的生理影响。表 37-9 概述了夜视镜(NVG)的一些潜在的缺点。

表 37-9　夜视镜(NVG)的潜在缺点

- 启动成本较高
  - 采购 NVG 的初始成本
  - 对飞机照明进行必要改装
- 辅助视野减小
- 视敏度下降
- 失去深度知觉
- 缺乏辨色能力
- 颈部紧张和疲劳
- 需要日常维护
- 需要反复训练

务必应认识到,尽管 NVGs 和 EVS/EFVS 装置能够显著改善肉眼夜视能力,但和白天肉眼视力相比,这种夜间视力仍存在显著降低。这些装置不能把黑夜变成白天。此外,这些装置与多种错觉和注意力分散有关,包括误判漂移、低估地形上方的障碍间隙和高度、弄错外部光源的性质和误判飞机姿态。

夜视装置能够提高飞行员在黑暗或低能见度期间的观察能力。虽然这些技术可以相互补充,但是使用 NVG 与红外相机技术带来各自独特优点和缺点。借助足够多的视觉参考点,肉眼能够更好地判断空间定向,但在夜间这种优势消失了。辅助夜视试图解决这个问题,并提高观察力,并且能够显著降低飞机与地形或人为障碍物发生碰撞的可能性。倘若使用得当,夜视仪能够提高夜间视觉飞行规则(VFR)操作的飞行安全性。

总结

医疗转运是向危重患者或受伤者提供医疗服务的人员面临的重大挑战。在深入掌握转运生理和飞行/转运压力后,机组人员将能够提供最佳患者护理。训练有素的机组人员能够预测潜在并发症,并能够在实施航空或地面医疗转运之前和过程中通过适当的干预,将这种影响降低至最低。

缺氧是高空航空医学转运中可能遇到的最大潜在危险。充分了解缺氧及其原因、症状以及正确使用有效的干预措施是至关重要的。

气压变化对封闭空间空气的影响可能使患者护理复杂化,给机组人员和患者带来痛苦或不适。应能够预见医疗设备和体腔中的气体膨胀,并采取适当的预防措施。

转运压力和自加压力会使得在航空或地面医疗转运期间的患者护理变得更为复杂。此外,这些压力可能导致机组人员的工作效率受损。为了最大限度降低自加压力的影响,每天和每次转运前,医疗人员参照"I'm Safe(我是安全的)"检查表作好飞行前身心准备尤其重要。

注释:作者衷心感谢 G. J. Salazar,MD 对夜视装置章节所作出的重要贡献。

推荐阅读

1. Ackerman N. Aeromedical physiology. In: McCloskey KA, Orr RA, eds. *Pediatric Transport Medicine.* St Louis, MO: Mosby; 1995:143-157.
2. *Guidelines for Air Medical Crew Education.* Alexandria, VA: Consortium Publication by AAMS, AMPA, ASTNA, and NFPA, Association of Air Medical services; 2003.
3. Blumen IJ, Rinnert KJ. Altitude physiology and the stresses of flight. *Air MedJ.* April-June 1995;14(2): 87-100.
4. Blumen IJ, Dunne MJ. Altitude Physiology and the Stresses of Flight. In York D, ed. *ASTNA Core Curriculum for Flight and Ground Transport Nursing;* Denver, CO: Air & Surface Transport Nurses Association; In Press.
5. Bose CL. The transport environment. In: MacDonald MG, ed; Miller MK, assoc ed. *Emergency Transport of the Perinatal Patient.* Boston, MA: Little Brown and Company; 1989:194-211.
6. DeHart RL, Davis JR, ed. *Fundamentals of Aerospace Medicine.* 3rd ed. Philadelphia, PA: Lippincott Williams & Wilkins; 2002.
7. Elliott JP, Trujillo R. Fetal monitoring during emergency obstetric transport. *Am J Obstet Gynecol.* 1987;157(2):245-247.
8. *Federal Aviation Regulations, Airman's Information Manual: Part 91.17.* Renton, WA: Aviation Supplies and Academics; 1991.
9. Transport physiology. In: Holleran RS, ed. *Air & Surface Patient Transport: Principles and Practice,* 3rd ed. Salt Lake City, UT: Mosby International; 2002.
10. Salazar G, Temme L, Antonio JC. Civilian use of night vision goggles. *Aviat Space Environ Med.* 2003;Jan;74(1):79-84. Aerospace Medical Association (ASMA) website. https://www.asma.org/asma/media/asma/pdf-policy/2003/civilian-nvgs.pdf. Accessed August 21, 2014.

38. 转运环境中的气道管理

Steven Bott, MD

Eric R. Swanson, MD

引言

气道管理是危重患者或受伤患者转运的重要组成部分。气道通畅是航空和地面重症医疗提供者的基本技能之一[1,2]。在紧急情况下插管的挑战包括非禁食患者通常在不受控制的环境下改变精神状态和减少心肺储备,常常导致插管操作困难,而且更危险。如果再加上这些困难,紧急情况可能决定由立即可用的供应商执行程序,无论他们是否经过最佳训练和经验是否丰富。由于这些原因,据报道,在各种紧急医疗服务(EMS)环境中紧急气道管理成功率的差异性非常大。

快速插管(RSI)的定义是使用镇静/催眠药物和神经肌肉阻断药物,以促进从保护性气道反射的自发通气快速过渡到具有受控气道的受控通气。与其他技术相比,RSI 的潜在优点包括插管成功率提高、气道控制更快、并发症更少和患者的生理压力降低。一些研究表明,经院前 RSI 改善了患者预后[3,4]。RSI 已经成为大多数紧急救治患者转运环境下首选的气道管理方法[2~13]。最近对 196 个航空医学项目的调查发现,在 114 名受访对象中,有93%的项目使用了 RSI[14]。

有几篇论文强调了包括 RSI 在内紧急气道管理方面存在的困难。Gausche 等人指出,对已包含球囊阀氧面罩(BVM)通气的医护人员执业范围增加医院外气管插管(ETI)并不能提高城市 EMS 系统治疗儿科患者的生存率或改善神经功能[15]。San Diego 医疗人员 RSI 试验得到的初步结果显示,重型颅脑损伤行 RSI 患者插管成功率仅为 84.2%[16]。随附的评论指出,RSI 应确保院前服务提供者能够达到类似于医院所见的插管成功率。他们指出,San Diego 试验中的 15% 次失败率并且不符合 RSI 应"从不或极少失败"的医院预期[17,18]。多项结局研究显示,与住院插管相比,行院前急救气管插管的创伤患者的发病率和死亡率均升高[19~21]。Dunford 等人报告行院前 RSI 患者子组中氧减饱和发生率为 57%,而心动过缓的发生率为 19%[22]。在2012 年出版的一项实践管理指南中,东方创伤外科

协会推荐 RSI 用于创伤患者的院内急诊插管,但得出的结论是缺乏足够的数据用于推荐或反对 RSI 用于院前救治[23]。紧急呼吸道管理的并发症和失败的高风险不限于院前,皇家麻醉医师学院和困难气道协会的第四届国家稽查项目(NAP4)从英国国民医疗服务体系的近 300 万例气道管理中收集到回顾性气道管理结局数据[24,25]。他们的结论是,在ICUs 和急诊部门的紧急气道管理的严重并发症和失败风险要高于选择性气道管理风险,而其中这些欠佳结局是可以预防的。

鉴于紧急气道管理是转运医学的一个组成部分,仍有许多问题有待解决:既安全又有效的紧急气道管理需要哪些必备技能?需要哪些设备?服务提供者如何实现并保持这些必备技能的熟练程度?转运系统能采取哪些具体措施来帮助其机组成员提供安全有效的紧急气道管理?本章讨论了建立和维持紧急救治转运系统的成功紧急气道管理计划所需组件。

目标

成功的紧急气道管理的目标应集中在以下方面:

必须预防和/或迅速治疗缺氧。气道管理不当最严重的并发症包括患者死亡或缺氧性脑损伤。多份资料表明缺氧并发症往往是可以预防的[24~26]。气道管理的首要目标包括预防和治疗缺氧。

应采取措施,最大限度减少胃内容物误吸的风险。许多急性病患者或受伤患者均有饱腹感和/或胃低 pH 值。此外,许多患者还出现急性和/或慢性疾病导致的胃轻瘫。这些因素把危重患者置于误吸高风险之下,这种误吸可能导致严重后果。NAP4 指出,误吸是与气道管理相关死亡的最常见原因[24,25]。

应避免低血压、换气不足和意外换气过度。这些会加重原发病或损伤,特别是创伤性脑损伤

（TBI）。Davis 等人发现辅助 RSI 患者航空医学转运与改善结局有关，这表明航空医学人员与地面 EMS 同行相比，也许能够提供更好的插管后管理。这可能是因为他们受过更好的培训和使用更好监测手段，因此能减少这些并发症[27]。

院前气道管理和住院急救气道管理的成功率及并发症发生率相当。在医院外环境下建立气道所面临的挑战超过在医院建立气道的挑战。然而，很明显，为了达到与其他环境所见结局改善一样水平，医院外环境的 RSI 必须采用相同的高成功标准。医院外服务提供者应该建立与医院环境相同的标准和实践审查。院前急救系统可以实现很高急救气道管理的成功率，且并发症的发生率非常低[28]。

必须限制喉镜检查尝试。多次喉镜检查与患者死亡风险上升相关[24~26]。连续尝试喉镜检查导致成功率大幅下降。此外，借助喉镜经多次尝试可能引起上气道损伤和水肿，可能无法实施球囊阀氧面罩（BVM）通气。推迟采用另一种技术会导致死亡或缺氧性脑损伤的风险升高。借助喉镜尝试操作次数应限制在三或四次。快速识别失败的喉镜检查，转而采用具有较高成功概率的另一种技术，是更为合适的方案。利用经预先计划综合方法发现喉镜检查失败后，应迅速采用替代技术。对大多数患者而言，声门上气道和外科环甲膜切开术是喉镜检查失败后推荐替代技术[29~32]。

必须避免或迅速识别和纠正错位和脱落的气管内管。一些研究报告院前气管插管出现错位气管内管（ETT）高发生率达到不可接受的水平[33~34]。错位或脱落 ET 管仍然导致可预防的院前和院内死亡和缺氧性脑损伤[25,26]。插管后，应评估每位患者的胸部起伏、呼吸音和氧饱和度情况。此外，必须验证 ETT 插管深度是否合适，然后采用二氧化碳图评估每个插管均得到妥善放置。食道插管探测器可能是重要的辅助手段，特别是二氧化碳图技术故障或没有心输出量的情况下。经初步确认正确放置 ETT 管后，高度警觉持续评估和监测，包括应用连续二氧化碳图，对验证持续气道安置至关重要[23,25,29]。

优化紧急气道管理

为了落实上文概述的各目标，紧急呼吸道管理项目的多个组成部分必须准备就绪。在院前 RSI 的联合立场文件中，国家的 EMS 医师协会（NAEMSP）联合美国急诊医师学会（ACEP）和美国创伤外科医生委员会学会（ACS-COT）确定了九个院前急救 RSI 项目必备最低要素（表 38-1）[29]。急救救治转运项目应在工作中纳入这些最低要素。所列第一个要素是医疗指导。这是院前气道管理项目取得成功最关键的一点。当医疗主任本人积极主动推动时，其他各要素更有可能得以实现。优化急救气道管理要求转运项目制订适当的培训和质量改进计划，预先计划逐步实施急救气道管理，有足够的备选方法应对喉镜检查失败，建立程序并能够经持续监测以确认初始和持续的 ETT 放置，防止缺氧、误吸、通气不足、意外过度通气和低血压。

表 38-1　NAEMSP 关于院前 RSI 程序最低要求总结

- 急救指导
- 适合 RSI 的患者选择
- 失败 RSI 的培训和设备
- 标准化方案
- 药物储存资源
- 连续监测和记录气道管理之前、过程中、之后生命体征数据
- 用于验证初始和持续气道安置的培训和设备，包括连续二氧化碳图
- 持续进行质量保证和表现评估
- 保证最优工作表现的研究

紧急气道管理的培训和质量改进

未开设标准化的培训课程，用于紧急救治航空转运项目高级紧急气道管理的初始或持续培训。然而，NAEMSP/ACEP/ACS-COT 的立场文件针对使用 RSI 的医院前项目提出适当建议[29]。这些建议包括 RSI 的教学训练、学习基线临床 ETI 和 RSI 的技能和持续教育，并在表 38-2 中对此作了总结。

理想的情况是，培训项目包括密切监督气道管理经验，既包括受控的手术室环境，也包括不受控的急诊部门或入院前环境。许多航空转运项目均使用手术室，而手术室是唯一在受控环境下获得临床经验的地点；然而，它依赖于可用性和适当的指导。

对于已掌握良好 ETI 技能和工作中经常实施持续气道管理的医疗人员，可能仅通过说教和使用模拟器进行培训，就足以保持技能。不管采用何种方法来实现和保持操作能力，需要制订结构良好的计划来优化成功的紧急气道管理，并尽量减少并发症。

**表 38-2　NAEMSP 关于院前 RSI
提供者培训的建议**

1. 正规的教学培训
    a. RSI 技术
    b. RSI 的适应证和禁忌证
    c. RSI 药理学
    d. 失败的气道方案
    e. 救援技术
    f. 气道管理中的关键决策
2. 基线临床 ETI 和 RSI 的技能
    a. 从过往经验或受监督的临床培训获得良好的 ETI 技能
    b. 受监督的临床 RSI 训练
3. 持续的技能维护培训
    a. 经常性教学培训
    b. 经常总结临床经验，可以是回顾在职表现也可以是受监督的手术室（OR）培训
    c. 如果缺乏足够的临床经验，基于模拟器的培训可能是一个可行的选择

需要落实审查和持续的质量保证程序来识别潜在系统或提供者的缺陷。质量改进过程应至少包括审查所有气道管理遇到情形的过程。应当对困难或失败的气道管理事故进行详细分析。此外，教育讨论可以帮助其他提供者吸取别人在困难情况下的经验教训。

医院外急救插管进行质量改进和研究的困难之一是缺乏统一的定义、术语和报告格式。美国 EMS 医师协会发表了一份立场文件，推荐统一报告院外气道管理数据指导原则[35]。该文件建议所有 EMS 系统监测医院外气道管理程序的质量。统一气道管理数据表的模板可以从该集团的网站（www.naemsp.org）上获取。

选择合适的气道管理计划

维持氧合是患者护理的最高优先事项，比气道控制还要重要。患者不会死于没有受控制的气道，但会死于缺氧。如果患者已经缺氧，根据计划应该首先以最快的方式实现氧合，然后倘若有需要，则控制气道。自发通气患者的缺氧管理应包括基础生命支持措施，例如体位调整、吸氧、吸痰、刺激患者更有力呼吸，倘若有需要，使用鼻或口咽部气道。如果经采取这些干预措施后，患者仍处于缺氧状态，通常需要尝试某种正压辅助自发通气。选项包括球囊阀氧面罩（BVM），或使用能够提供持续气道正压通气（CPAP）或无创正压通气（NIPPV）

的系统。对于院前环境或病情迅速恶化且显然需要进行气道控制的患者，辅助 BVM 通气可能是这两种情形唯一合理的选择。一旦实现氧合，就可以更安全、更可控的方式进行气道控制。由于需要紧急气道管理的大多数自发通气患者仍有气道肌张力和气道保护性反应，因此应尽行快速插管（RSI）。

对于呼吸停止患者来说，首要任务是实现氧合。如果需要的话，借助口咽气道的 BVM 通气几乎始终是最快的方法，而且通常应该首先尝试。应采取措施降低面罩通气过程中误吸风险，包括在可能的情况下升高患者的床头，或使用反向 Trendelenberg 位置；倘若不会损害气道通畅性，则使用 BVM 下温和气道压力（<25cmH$_2$O）和环状软骨压力。如果 BVM 通气失败，应该尝试最快的替代方法来实现氧合。快速且高成功率的选项包括插入上声门气道，通过直接或视频喉镜或开放手术环甲软骨切开术插管。哪种技术被认为对单个患者和提供者而言是最快的，就使用哪种技术。在某种替代技术失败的情况下，应该尝试另一种技术，而不是坚持成功可能性较小的技术[26,29,31,32]。插入声门上气道通常是实现氧合的最快速替代方法。在达到氧合后，可以根据情况控制气道。呼吸停止的患者通常在达到氧合后就可以实施 RSI，原因是即使患者的保护性气道反射最初不存在，但一旦达到足够的氧合，就会恢复保护性气道反射。

对于心脏骤停患者，在实施气道控制之前，当务之急是实现氧合、开始 CPR 和快速性心律失常除颤。如果 BVM 通气不成功，那么应使用最快速的替代方法来实现氧合，无论是声门上气道（SGA）、视频或直接喉镜检查和气管插管还是环甲膜切开术，均可以。一旦达到氧合，下一个重点是采取适当的措施实现恢复自主循环（ROSC）。在完成 ROSC 后，实施气道管理[36]。大多数心脏骤停的患者通常不需要 RSI。然而，经采用 ROSC 或有效心肺复苏术（CPR），可能会恢复气道保护性反射。如果患者努力呼吸或不松弛，则应在实施气管插管（ETI）之前给予麻痹性药物。

遗憾的是，有时无法通过视频或直接喉镜检查为有些患者插管，使得这些患者在 RSI 过程中面临相当大的缺氧和死亡风险。麻醉文献中插管失败率为 0.1%～0.4%，急诊部（ED）环境下插管失败率约为 1%～3%。在条件不受控制的院外环境

下,插管失败率可能会更高。在给患者服用 RSI 药物之前,理想的情况是要确定哪些患者插管会失败。遗憾的是,已证明用于检测困难气道的许多方法和筛选试验对于行插管法的 ED 患者而言效用有限[38]。

如果认为采用现有技术的插管会失败,特别是倘若存在面罩通气或环甲膜切开术失败的高风险,除非患者濒临死亡且没有其他可行的选择,一般不应尝试 RSI。关于不可能经口腔插管可预见的原因包括:大量的血管性水肿、晚期上呼吸道感染、术后上颌下颌骨固定、强直性脊柱炎或晚期类风湿性关节炎导致的颞下颌关节不动,以及硬皮病、放射疗法或烧伤疤痕挛缩导致的不能移动的皮肤和/或软组织[31]。面罩通气失败的危险因素包括肥胖、阻塞性睡眠呼吸暂停史、胡须、年龄>57 岁,以及没有牙齿[39]。最安全的选择可能是延迟气道管理直到获得额外的资源,例如麻醉师和/或外科医生(无论是转运前还是转运后)。无论选择哪种技术,在实施气道管理之前应采取措施优化自发通气,例如吸痰、补充氧气、使患者取坐姿或反向 Trendelenburg 位置、插入口腔或鼻咽部气道。

对于可预见困难气道患者,最安全气道管理方法是在消除意识和/或自发通气之前控制气道[31]。这些都是非常先进的技术,仅适用于非常熟练的从业人员,通常是指麻醉师,目前超出了大多数非医师类院前服务提供者的工作范围。清醒气道管理的选项包括经鼻盲探气管插管、清醒视频或直接喉镜检查、清醒光纤镜经口或经鼻插管或手术气道。使用局部麻醉剂的局部或皮下渗透有助于实施所有这些技术。如果清醒气管插管不适宜,则通常保持自发通气的气道控制是最安全的方法。精神状态改变的患者或不能配合清醒气管插管的患者,可能会出现这种情况。可以通过使用合理剂量的氯胺酮、异丙酚、右美托咪定或其他镇静药物来实现维持自发通气的镇静。必须非常谨慎地使用这些药物,以避免过度镇静导致的呼吸停止,特别是精神状态已经改变的患者。适用于自发通气插管的技术包括直接或视频喉镜检查、经鼻盲探气管插管、光纤镜经口腔或鼻腔插管,或手术气道。需要注意的是,清醒患者在插管失败后,RSI 是为 ED 患者实施插管最有效的方法[40]。

无论预期会遇到怎样的困难,均应制订应对失败气道方案,患者个人应提前同意计划,并准备好合适的设备待用。

有计划的逐步实施 RSI

图 38-1 中列出普遍接受的逐步实施 RSI,而表 38-3 中列出 RSI 的基本前提。

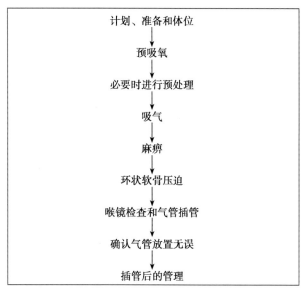

计划、准备和体位
↓
预吸氧
↓
必要时进行预处理
↓
吸气
↓
麻痹
↓
环状软骨压迫
↓
喉镜检查和气管插管
↓
确认气管放置无误
↓
插管后的管理

图 38-1 逐步实施快速插管

表 38-3 快速插管的基本前提

1. 假定所有患者均有饱腹感。
2. 在 RSI 之前或过程中,除非需要达到足够的氧合,一般最好避免 BVM,以防止插管前的胃扩张和误吸。
3. 使用 BOTH 作为诱导剂(镇静/安眠剂)和麻痹剂能够提高气管插管成功率,且减少并发症。
4. 诱导剂量是指引起全身麻醉的剂量,通常是比"清醒"镇静使用剂量高出 2~3 倍。
5. 应使用环状软骨压迫来防止被动反流,但损害面罩通气或喉镜检查除外。

在使用药物诱导呼吸停止之前,优化预吸氧十分关键。目标是在诱导呼吸停止后,实现可能最长持续时间的无呼吸氧合。无呼吸氧合持续时间允许有更多时间来实现控制气道,在停止插管尝试之前使用可能会失败的 BVM。可通过创建氧气储存库(只要有心脏输出,氧气储存库就能维持输送氧气),实现无呼吸氧合。有三种潜在的氧气储存库:与血红蛋白结合的氧(Hgb)、在血浆中氧和在肺部的功能残气量(FRC)中氧。Hgb 通过正常红细胞压积和 100% 的 SaO_2 储存约 200ml 氧,血浆储存约 50ml 的氧。FRC 是迄今为止最大的潜在氧气储存库,一名健康的成年男性可储存约 1500ml 氧气。

麻醉学文献公认的目标是 FRC 中实现 80% 肺泡的(或呼气末)氧。通常氧气消耗速度约为 250ml/min,导致表面健康患者在 RSI 后的无呼吸氧合能达到约 6 分钟。

FRC 中实现最佳氧气储存有几个可变因素。第一个是输送补充氧气的肺泡氮排出率。这取决于输送氧气分数(FiO_2)和等于呼吸速率 x 潮气量的分钟通气量(MV)。氧气输送系统应能输送最大可能的 FiO_2。这就需要接近于 1.0(100%)的 FiO_2 和具有完美面罩密封的密封系统。能够输送高 FiO_2 的密封系统包括一些(但不是全部)的市售 BVMs、麻醉 Jackson-Rees 电路、一些 CPAP/BiPAP 机器、NIPPV 功能呼吸机和典型麻醉机呼吸机管道。目前可用的 BVM 系统能够在正压通气下输送非常高的 FiO_2,仅需要具备良好的面罩密封。然而,借助负压自发通气许多夹带高比例的室内空气,导致 FiO_2 仅为 50%~60%。理想的 BVM 符合自发和正压通气下输送高 FiO_2 的要求,需要较低的吸气力打开吸入阀,而且是一次性的。目前作者知道 Ambu SPUR 是唯一合适的市售 BVM[60]。通过具有尽可能高的氧气流量和完美面罩密封的理想 BVM 系统自发通气完成预吸氧,是大多数患者接受急救气道管理预吸氧的最佳方法。必须小心保持面罩密封性良好,否则会夹带室内空气。二氧化碳图波形能够为完美面罩密封提供有力证据。

"非循环式呼吸器"氧气面罩不能提供足够的面罩密封,并会夹带大量室内空气,除非氧气流动速度很快,至少大于 45lpm。大部分氧气流量计无法输送足够的流速,因此也无法达到非循环式呼吸器氧气面罩的最佳 FiO_2,通常达到的呼气末氧浓度仅为 50%~60%。如果由于患者躁动或胡须无法做到理想的面罩密封,具有最大氧气流量的非循环式呼吸器也许能够输送最大可能 FiO_2,但无法像 BVM 那样输送面罩通气。无论使用何种系统,在高 FiO_2 和正常 MV 下用时最长 3 分钟可以达到 80% 肺泡 O_2。这一持续时间可能会因强制换气过度而缩短,但一定会因换气不足而延长,否则应在 BVM 或 NIPPV 辅助下通气。

实现最大储氧的另一个可变因素是 FRC 的大小。通气血流(VQ)不匹配,包括肺不张、降低 FRC。大多数危重患者或受伤患者出现 FRC 显著下降[41]。肥胖也能显著降低 FRC。采取措施升高 RSI 期间的 FRC 也能显著延长无呼吸氧合持续时间[42]。这些措施包括在 RSI 之前调整患者体位,升高患者床头或取反向 Trendelenburg 位置、强迫自发换气过度,或采用 BVM 或呼吸机进行辅助通气。在喉镜检查期间通过输氧鼻管补充氧气也能有助于维持肺泡氧浓度,显著延长无呼吸氧合持续时间[43]。在实施 RSI 之前采用这些技术来优化预吸氧,可能是首次尝试 ETT 即获得足够的氧合和出现气道灾难二者之间的唯一区别。

预处理药物适用于减轻喉镜检查和插管的生理反应,并抵消一些 RSI 药物的预期用药影响。可适当进行静脉补液,以防止镇静剂/诱导剂所导致的低血压和负压自发通气损失,特别是与预先存在的低血容量。重复服用或过度剂量的琥珀胆碱可导致的儿童或成人的心动过缓。喉镜检查也可能导致心动过缓,尤其是儿童。婴儿、幼儿和学龄前儿童应接受阿托品($20\mu g/kg$)预处理以防止心动过缓。一些医生使用非去极化神经肌肉阻断剂的肌纤维收缩剂量以缓解琥珀胆碱导致的潜在颅内压(ICP)升高,尽管发作持续时间仅有五分钟。在预吸氧过程中也有 10% 的接受者在 RSI 之前出现明显的麻痹,这使得这种操作不适合于急救呼吸道管理。适当剂量的镇静剂/安眠药能够缓解琥珀胆碱所导致的颅内压(ICP)升高以及喉镜检查的反应。一些医生也在使用利多卡因($1mg/ml$)以缓解琥珀酰胆碱和喉镜检查所导致的颅内压(ICP)升高和症状反应,不过尚没有有利数据支持这一做法。足够剂量的镇静药/安眠药可能能够满足这种需要,特别是当使用适度剂量的阿片类药物(如 $1~2\mu g/kg$ 芬太尼)时。阿片类药物也能够延长原本很短的依托咪酯作用时间。

镇静药/安眠药用于诱导全身麻醉。适应证包括使患者处于舒适的无意识状态、预防 ETI 所导致的高血压和颅内高压。RSI 的理想镇静药/诱导剂能迅速使患者失去知觉,而且作用持续时间较长。这些药物能够降低大脑氧代谢率(CMRO),降低颅内压(ICP),维持脑灌注压,并维持心血管功能,副作用小。尽管尚没有理想的药物,但有几个选项可用于院外 RSI:苯二氮䓬、依托咪酯、氯胺酮、巴比妥类和丙泊酚。已经证明一些镇静剂(如巴比妥、美索比妥、异丙酚)能够补充不全麻痹并有助于 ED 的 RSI 操作[44]。

咪达唑仑和依托咪酯是航空医学转运系统中最常用 RSI 的镇静剂。已有报道,依托咪酯和航空医学环境下高插管成功率以及血流动力学不良影响的低发生率有关[12,45,46]。它能够降低 $CMRO_2$ 和

CP,而且对可用镇静药/安眠药最血流动力学影响最小。以 0.3mg/kg 的剂量适合于大多数患者,但严重休克患者应减少剂量。这可能导致高危个体在单剂量给药后 12~48 小时内出现显著肾上腺抑制,特别是恶病质患者或感染性休克患者。依托咪酯作用持续时间也很短,短于罗库溴铵或加用琥珀胆碱起效持续时间,导致可能出现麻痹而无镇静。咪达唑仑能够降低脑氧代谢率(CMRO)和颅内压(ICP),但可能会导致剂量依赖性的低血压[47],经常对 ED 和院外 RSI 出现剂量不足[48]。0.05~0.2mg/kg 的剂量是合适的,对休克和/或精神状态改变患者的剂量应相应降低。氯胺酮能够导致释放内源性儿茶酚胺,可降低颅内压,但它能够直接作用于负性肌力并能升高 $CMRO_2$,适用于创伤性脑损伤、颅内压升高或尚未明确休克患者。然而氯胺酮(1.5~2mg/kg)可以选择作为持续哮喘状态患者的诱导剂,原因在于而氯胺酮是温和的支气管扩张剂。异丙酚和美索比妥能够降低 ICP 和 $CMRO_2$,但偶尔会导致过度血流动力学抑制,对大多数需要急救 RSI 的患者是安全的。目前不再生产硫喷妥钠。

神经肌肉阻滞适用于为促进气道喉镜检查和 BVM 提供气道平滑肌松弛,并防止气道操作所导致的呕吐或喉痉挛。最常见的是使用去极化剂琥珀胆碱实现院外 RSI 的麻痹。琥珀胆碱(1.5mg/kg 适用于成年人,2mg/kg 适用于儿童)作用起效最快(30~45 秒),是最有用的急救 RSI 药物。琥珀酰胆碱的最大缺点是它具有副作用,包括潜在的致命性高钾血症、心动过缓、恶性高热。提供者清楚地了解这些禁忌证至关重要。罗库溴铵是起效最快的一种非去极化麻痹药物。当按 1.2mg/kg 给药时,在 55 秒时起效与琥珀胆碱相当,不过起效仍明显延时。作用持续时间更长,长达 90 分钟,导致难以评估是否实现足够的镇静和镇痛。当禁忌使用琥珀胆碱时,罗库溴铵是 RSI 的合适选择。表 38-4 列出预处理、镇静和神经肌肉阻滞的示例性 RSI 方案。

使用环状软骨压迫(CP)是有争议的。无论食管是位于甲状软骨的后面还是侧面,95% 的患者均会出现食管闭塞[49],并且肯定能够防止一些误吸情况,不过对照试验中均没有记录这一情形。当患者失去知觉时,立即应用 CP 应该是合适的。如果有必要借助 BVM 提供或辅助通气,则应保持环状软骨压迫以限制胃扩张,除非这会损害 BVM 通气。环状软骨压迫可能损害喉镜检查;如果是的话,暂时释放 CP 进行外部喉部操作以改善声门可视化是合适

的,然后恢复 CP。否则应保持环状软骨压迫,直到 ETI 完成,ET 袖带充气,并确认在气管中放置 ETT。

表 38-4 预处理、镇静和麻痹的 RSI 方案样本

预处理
利多卡因 1mg/kg IV
• 对于头部有外伤或 ICP 风险升高的患者
芬太尼 1~2μg/kg IV
• 对于头部有外伤或面临 ICP 升高、缺血性心脏病、动脉瘤或动脉夹层风险的患者
阿托品 0.02mg/kg IV(最小剂量为 0.1mg)
• 行喉镜检查的 1 岁以下幼儿
• 服用琥珀胆碱的 1~10 岁孩子
• 接受重复剂量琥珀胆碱的青少年和成年人

镇静药/安眠药
依托咪酯 0.3mg/kg IV
• 休克患者使用 0.15mg/kg IV
或咪达唑仑 0.15mg/kg
• 休克患者按 0.08mg/kg IV 使用

麻痹
琥珀胆碱 1.5mg/kg IV
• 10 岁以下儿童按 2mg/kg IV 使用
如果禁忌使用琥珀胆碱,则按 1.2mg/kg IV 使用罗库溴铵

当肌纤维自发性收缩停止后或在服用琥珀胆碱 45 秒或给予 RSI 剂量罗库溴铵 55 秒后,应进行喉镜检查和气管插管操作。如果患者出现缺氧,应暂停气管插管操作;在重新尝试喉镜检查之前,应通过 BVM 通气重新达到氧合。

应根据设备情况、操作者的能力和患者因素,来选择电子喉镜检查或直接喉镜检查。借助电子喉镜,医疗人员能够更容易地实现并保持熟练施救操作。借助电子喉镜,能够更容易地对肥胖患者实施插管。与总气道污染患者可能更容易与直接喉镜插管,或气管插管型喉罩气道(LMA)。对于气道受到严重污染的患者,采用直接喉镜或喉罩气道(LMA)进行插管可能会更容易。气管内导管插管器(弹性树胶探条)应可用于直接喉镜检查[50,51]。

插管失败的支持方法

实施 RSI 的航空和地面医疗转运项目应务必制订方案和配备应对插管失败所需设备。应该做好准备,以利用至少一种无创和一种有创(外科)备

份技术。当面罩通气失败或喉镜检查失败时,可使用声门上气道[23,29,31,32]。有许多有效的装置可用,但喉罩插管(I-LMA)的独特能力也有利于实施成人盲探插管术,且成功率高。如果针对成人通过 BVM 通气、直接和/或电子喉镜检查尝试氧合,但实施声门上气道失败,应立即行环甲膜切开术[23,29,31,32]。在无创方法失败后推迟行环甲膜切开术是导致本来可预防的发病率和死亡率的公认原因[26]。可由训练有素的医疗人员迅速执行开放或经皮 Seldinger 技术,这种技术成功率高,且并发症发生率低。针对失败的气道管理应用经环甲膜穿

刺喷射通气尚不清楚。麻醉学文献中完整记录下不良成功率和非常高的严重并发症发生率[24~26]。在转运环境中难以固定经环甲膜导管使得这种技术变得更加危险。幸运的是,儿童急救有创呼吸道管理较为罕见,但能够预见这种操作是非常困难的,原因是结构的尺寸小,而且甲状软骨覆盖了环甲膜,因此环甲膜切开术或经环甲软骨穿刺喷射通气不可行。对于气道失败的儿童,经气管喷射通气可能是一个可行的选择,不过只有很少数据支持相关疗效或安全性。在图 38-2 和图 38-3 中分别列出青少年、成人和儿科患者的 RSI 示例。

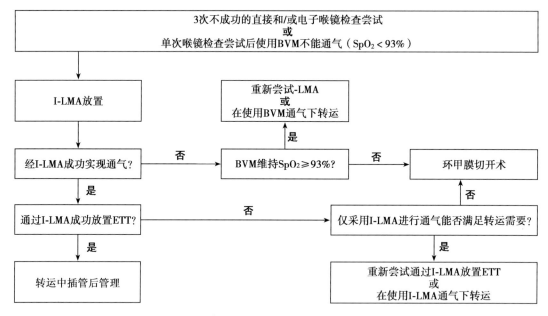

图 38-2 青少年和成人插管算法失败示例

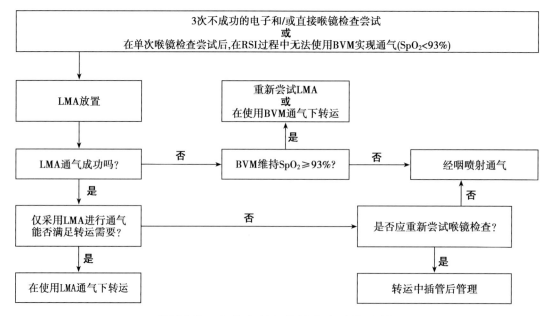

图 38-3 儿科患者气管插管失败的示例

确认和监测

验证 ET 气管放置正确无误至关重要。无法识别的食道插管能够被迅速证明是致命的。插管放置的临床指标,例如通过声带的 ET 管可视化、听诊呼吸音、上腹部没有声音、胸部随着通气对称性起伏、ET 管出现冷凝均已被医院证明是不可靠的[57~59]。在存在不利环境因素的医院外环境下,这些指标可能用处也不大。

最近一些关于医院外插管后未识别错置 ET 管比例的研究令人担忧。Katz 和 Falk 指出,25%的由护理人员插管患者未对其识别错误放置的 ET 管(17%食管和 8%下咽)[33]。Jemmett 等人发现 EMS 人员未识别错误放置 ET 管的比例为 12%(9%食管、2%右主干、1%下咽)[34]。这些报告强调应当始终如一地使用 ET 管放置确认的客观衡量措施。

应注意 ET 管的合适深度,然后应采用呼气末二氧化碳(ETCO)检测结果和/或误吸入食管检测装置(EDD)等方法客观评价每次插管。可以通过比色检测器、定性检测器或定量二氧化碳图来检测 ETCO$_2$。存在呼出的 CO$_2$ 和适当的 ET 管深度强烈提示气管内放置无误。NAP4 执行摘要强烈建议使用用于确认的连续二氧化碳图和持续监测所有住院且经气管插管的患者[25]。NAEMSP/ACEP/ACS-COT 联合立场声明还强烈建议对所有经气管插管的院前急救患者使用连续数字或(最好使用)波形二氧化碳图[29]。尽管二线装置(如注射器或球囊抽吸 EDD)不如 ETCO$_2$ 那样可靠,但对心脏骤停或 ETCO$_2$ 监测技术故障而言也有一定用处。应注意下咽 ET 管可能导致使用 ETCO$_2$ 和 EDD 抽吸装置作出错误评价,不过二氧化碳图可能会显示异常 ETCO$_2$ 波形。使用两种装置评估急性的、非常严重的支气管痉挛时,也会得到错误的结果。当气管的确认方法得到可疑结果时,如果可行的话,应使用喉镜检查或纤维支气管镜检查确认安置情况。如果这些方法失败或病危患者不具备这些条件,则应使用开放环甲膜切开术确认和/或替换 ETT 放置。应对每名患者连续监测氧饱和度。当患者每次活动或患者病情出现恶化时,均应重新确认 ETT 的位置。记录确认的细节的气道管理报告表格,可能是有用的教育和质量保证工具,有助于防止失败的气道管理和未识别的食道插管导致的发病和死亡。

插管后管理

插管后的管理包括服用持续镇静药物。阿片类药物连同间歇咪达唑仑丸剂或注射异丙酚均是合适的方法。除非最佳的氧合、通气、ICP 管理或患者安全需要这样做,否则不应使用持续麻痹,但必须保证足够的镇静。必须固定好 ETTs 以防移位。

ETT 放置的持续验证需要警觉、监测用于固定 ETT 的方法、观察空气泄漏的情况和持续二氧化碳图。头部活动导致气管插管脱落的风险升高,尤其是儿童,可能需要固定颈椎。

使用呼吸机控制通气(CV)能够降低可能会导致脑血管收缩和呼吸重叠的意外过度通气的风险。经适当的设置 CV 也能降低气压伤的风险。从现场飞行的非常短时间的转运可能不允许花费时间设置呼吸机,但 CV 应能够用于较长时间的转运,特别是对儿童。

总结

最近的报道继续突出围绕紧急气道管理的争议,特别是涉及医院外气管插管和 RSI。紧急救治转运项目能够覆盖广阔的地理区域,项目中的医疗人员经常会接触到需要进行挑战性紧急气道管理的高敏度患者。这些病例常常需要使用先进的技术来进行紧急气道管理(包括 RSI),转运团队通常是经验最为丰富的供应商。利用这些先进的气道技术有望改善患者的结局。然而,这项责任要求承诺全面的气道管理计划。紧急救治转运项目的气道管理目标包括:预防和快速治疗缺氧、急救气管插管的成功率达到住院施救水平、有限的尝试插管、避免或提早发现放置错误或移位的 ETT、在气管插管之前、期间或之后防止低血压和意外换气过度等并发症。

实现这些目标要求急救救治转运项目汇集技术精湛、经验丰富的医疗人员,强有力的医疗监督,安排培训和提高气道管理质量,有计划的逐步加强 RSI,为插管失败制订多种支持方法,并建立确认 ET 管安置无误和持续患者监测的程序。

参考文献

1. O'Malley RJ, Rhee KJ. Contribution of air medical personnel to the airway management of injured patients. *Air Med J*. 1993;12:425-8.

2. Vilke GM, Hoyt DB, Epperson M, Fortlage D, Hutton KC, Rosen P. Intubation techniques in the helicopter. *J Emerg Med.* 1994;12(2):217-24.

3. Bernard SA, Nguyen V, Cameron P, et al.. Prehospital rapid sequence intubation improves functional outcome for patients with severe traumatic brain injury: a randomized controlled trial. *Ann Surg.* 2010;252(6):959-65.

4. Kwok H, Prekker M, Grabinsky A, Carlbom D, Rea TD. Use of rapid sequence intubation predicts improved survival after out-of-hospital cardiac arrest. *Resuscitation.* 2013;84(10):1353-8.

5. Syverud SA, Borron SW, Storer DL, et al. Prehospital use of neuromuscular blocking agents in a helicopter ambulance program. *Ann Emerg Med.* 1988;17(3):236-42.

6. Murphy-Macabobby M, Marshall WJ, Schneider C, Dries D. Neuromuscular blockade in aeromedical airway management. *Ann Emerg Med.* 1992;21(6):664-8.

7. Rose WD, Anderson LD, Edmond SA. Analysis of intubations. Before and after establishment of a rapid sequence intubation protocol for air medical use. *Air Med J.* 1994;13(11-12):475-8.

8. Rhee KJ, O'Malley RJ. Neuromuscular blockade-assisted oral intubation versus nasotracheal intubation in the prehospital care of injured patients. *Ann Emerg Med.* 1994;23(1):37-42.

9. Falcone RE, Herron H, Dean B, Werman H. Emergency scene endotracheal intubation before and after the introduction of a rapid sequence induction protocol. *Air Med J.* 1996;15(4):163-7.

10. Sing RF, Reilly PM, Rotondo MF, Lynch MJ, McCans JP, Schwab CW. Out-of-hospital rapid-sequence induction for intubation of the pediatric patient. *Acad Emerg Med.* 1996;3(1):41-5.

11. Sing RF, Rotondo MF, Zonies DH, et al. Rapid sequence induction for intubation by an aeromedical transport team: a critical analysis. *Am J Emerg Med.* 1998;16:598-602.

12. Swanson ER, Fosnocht DE, Neff RJ. The use of etomidate for rapid-sequence intubation in the air medical setting. *Prehosp Emerg Care.* 2001;5(2):142-6.

13. Swanson ER, Fosnocht DE. Effect of an airway education program on prehospital intubation. *Air Med J.* 2002; 21(4):28-31.

14. James DN, Voskresensky IV, Jack M, Cotton BA. Emergency airway management in critically injured patients: a survey of U.S. aero-medical transport programs. *Resuscitation.* June 2009;80(6):650-7.

15. Gausche M, Lewis RJ, Stratton SJ, et al. Effect of out-of-hospital pediatric endotracheal intubation on survival and neurological outcome: a controlled clinical trial. *JAMA.* 2000;283(6):783-90.

16. Ochs M, Davis D, Hoyt D, Bailey D, Marshall L, Rosen P. Paramedic-performed rapid sequence intubation of patients with severe head injuries. *Ann Emerg Med.* 2002;40:159-67.

17. Wang HE, Yealy DM. Out-of-hospital rapid sequence intubation: is this really the "success" we envisioned? *Ann Emerg Med.* 2002;40(2):168-71.

18. Mizelle HL, Rothrock SG, Silvestri S, Pagane J. Preventable morbidity and mortality from prehospital paralytic assisted intubation: can we expect outcomes comparable to hospital-based practice? *Prehosp Emerg Care.* 2002;6(4):472-5.

19. Bochicchio GV, Ilahi O, Joshi M, Bochicchio K, Scalea TM. Endotracheal intubation in the field does not improve outcome in trauma patients who present without an acutely lethal traumatic brain injury. *J Trauma.* 2003;54(2):307-11.

20. Davis DP, Hoyt DB, Ochs M, et al. The effect of paramedic rapid sequence intubation on outcome in patients with severe traumatic brain injury. *J Trauma.* 2003;54(3):444-53.

21. Bukur M, Kurtovic S, Berry C, Tanios M, Margulies DR, Ley EJ, Salim A. Pre-hospital intubation is associated with increased mortality after traumatic brain injury. *J Surg Res.* 2011;170(1):e117

22. Dunford JV, Davis DP, Ochs M, Doney M, Hoyt DB. Incidence of transient hypoxia and pulse rate reactivity during paramedic rapid sequence intubation. *Ann Emerg Med.* 2003;42(6):721-8.

23. Mayglothling J, Duane TM, Gibbs, M et al. Emergency tracheal intubation immediately following traumatic injury. *J Trauma.* 2012;73(5 supp.4):S333-40.

24. Cook TM, Woodall N, Frerk C; Fourth National Audit Project. Major complications of airway management in the UK: results of the Fourth National Audit Project of the Royal College of Anesthetists and the Difficult Airway Society. Part 1: Anesthesia. *Br J Anaesth.* 2011;106(5):617-31.

25. Cook TM, Woodall N, Harper J, Benger J; Fourth National Audit Project. Major complications of airway management in the UK: results of the Fourth National Audit Project of the Royal College of Anesthetists and the Difficult Airway Society. Part 2: Intensive care and emergency departments. *Br J Anaesth.* 2011;106(5):632-42.

26. Peterson GN, Domino KB, Caplan RA, Posner KL, Lee LA, Cheney FW. Management of the Difficult Airway, a Closed Claims Analysis. *Anesthesiology.* 2005;103(1):33-9.

27. Davis DP, Hoyt D, Ochs M, Poste J, Cavitt J. Aeromedical transport of severely head-injured patients following paramedic rapid sequence intubation [abstract]. *Air Med J.* 2003;22:28.

28. Chester A, Keefe N, Mauger J, Lockey D. Prehospital anaesthesia performed in a rural and suburban air ambulance service staffed by a physician and paramedic: a 16 month review of practice. *Emerg Med J.* 2014; 31(1):65-8.

29. Wang HE, Davis DP, O'Connor RE, Domeier RM. Drug-assisted intubation in the prehospital setting. *Prehosp Emerg Care.* 2006;10(2):261-71.

30. Practice Guidelines for Management of the Difficult Airway. An Updated Report by the American Society of Anesthesiologists Task Force on Management of the Difficult Airway. *Anesthesiology.* 2003;98(5):1269-77.

31. Practice Guidelines for Management of the Difficult Airway. An Updated Report by the American Society of Anesthesiologists Task Force on Management of the Difficult Airway. *Anesthesiology.* 2013;118(2):251-70.

32. Henderson JJ, Popat MT, Latto IP, Pearce AC, Difficult Airway Society guidelines for management of the unanticipated difficult intubation. *Anaesthesia.* 2004;59(7):675-94.

33. Katz SH, Falk JL. Misplaced endotracheal tubes by paramedics in an urban emergency medical services system. *Ann Emerg Med.* 2001;37(1):32-7.

34. Jemmett ME, Kendal KM, Fourre MW, Burton JH. Unrecognized misplacement of endotracheal tubes in a mixed urban to rural emergency medical services setting. *Acad Emerg Med.* 2003;10(9):961-5.

35. Wang HE, Domeier RM, Kupas DF, Greenwood MJ, O'Connor RE. Recommended guidelines for uni-

form reporting of data from out-of-hospital airway management: position statement of the National Association of EMS Physicians. *Prehosp Emerg Care.* 2004;8(1):58-72.

36. 2010 American Heart Association Guidelines for Cardiopulmonary Resuscitation and Emergency Cardiovascular Care Science. *Circulation.* 2010; 122:S729-S767.

37. Kwok H, Prekker M, Grabinski A, Carlbom D, Rea TD. Use of rapid sequence intubation predicts improved survival among patients intubated after out-of-hospital cardiac arrest. *Resuscitation.* 2013;84(10):1353–8.

38. Levitan RM, Everett WW, Ochroch EA. Limitations of difficult airway prediction in patients intubated in the emergency department. *Ann Emerg Med.* 2004;44(4):307-13.

39. Kheterpal S, Han S, Tremper KK, Shanks A, Tait AR, O'Reilly M, Thomas A, Ludwig A. Incidence and predictors of difficult and impossible mask ventilation. *Anesthesiology.* 2006;105:885-91.

40. Bair AE, Filbin MR, Kulkarni RG, Walls RM. The failed intubation attempt in the emergency department: analysis of prevalence, rescue techniques, and personnel. *J Emerg Med.* 2002;23(2):131-40.

41. Mort TC. Preoxygenation in critically ill patients requiring emergency tracheal intubation. *Crit Care Med.* 2005;33(11):2672-5.

42. Altermatt FR, Munoz HR, Delfino AE, Cortinez AE. Pre-oxygenation in the obese patient: effects of position on tolerance to apnoea. *BJA.* 2005;95(5):706-9.

43. Ramachandran SK, Cosnowski A, Shanks A, Turner CR. Apneic oxygenation during prolonged laryngoscopy in obese patients: a randomized, controlled trial of nasal oxygen administration. *J Clinical Anesthesia.* 2010; 22(3):164-8.

44. Sivilotti ML, Filbin MR, Murray HE, Slasor P, Walls RM. Does the sedative agent facilitate emergency rapid sequence intubation? *Acad Emerg Med.* 2003;10(6):612-20.

45. Swanson ER, Fosnocht DE, Jensen SC. Comparison of etomidate and midazolam for prehospital Rapid-sequence intubation. *Prehosp Emerg Care.* 2004;8(3):273-9.

46. Swanson ER, Fosnocht DE. Etomidate for pediatric prehospital rapid-sequence intubation. *Prehosp Emerg Care.* 2004;8(1):87.

47. Davis DP, Kimbro TA, Vilke GM. The use of midazolam for prehospital rapid-sequence intubation may be associated with a dose-related increase in hypotension. *Prehosp Emerg Care.* 2001;5(2):163-8.

48. Sagarin MJ, Barton ED, Sakles JC, Vissers RJ, Chiang V, Walls RM. Underdosing of midazolam in emergency endotracheal intubation. *Acad Emerg Med.* 2003;10(4):329-38.

49. Zeidan AM, Ramez Salem M, Mazolt JX, Abdullah MA, Ghattas T, Crystal JG. The effectiveness of cricoid pressure for occluding the esophageal entrance: an experimental and observational Glidescope study. *Anesth Anelg.* 2014;118(3):580-6.

50. Perina D. Use of the gum bougie decreases cricothyrotomy rates in the air medical environment. *Air Med J.* 2003;22(1):32.

51. Heegaard WG, Black C, Pasquerella C, Miner J. Use of the endotracheal tube introducer as an adjunct for oral tracheal intubation in the prehospital setting. *Air Med J.* 2003;22(1):28-31.

52. Davis DP, Valentine C, Ochs M, Vilke GM, Hoyt DB. The Combitube as a salvage airway device for paramedic rapid sequence intubation. *Ann Emerg Med.* 2003;42(5):697-704.

53. Martin SE, Ochsner MG, Jarman RH, Agudelo WE. Laryngeal mask airway in air transport when intubation fails: case report. *J Trauma.* 1997;42(2):333-6.

54. Martin SE, Ochsner MG, Jarman RH, Agudelo WE, Davis FE. Use of the laryngeal mask airway in air transport when intubation fails. *J Trauma.* 1999;47(2):352-7.

55. Gibbs MA, Swanson ER, Tayal VS. Use of the intubating laryngeal mask airway in prehospital patients with failed rapid sequence intubation. *Acad Emerg Med.* 2003;10:467.

56. Swanson ER, Fosnocht DE, Matthews K, Barton ED. Comparison of the intubating laryngeal mask airway versus laryngoscopy in the Bell 206-L3 EMS helicopter. *Air Med J.* 2004;23(1):36-9.

57. Andersen KH, Hald A. Assessing the position of the tracheal tube. The reliability of different methods. *Anaesthesia.* 1989;44(12):984-5.

58. Birmingham PK, Cheney FW, Ward RJ. Esophageal intubation: a review of detection techniques. *Anesth Analg.* 1986;65(8):886-91.

59. Kelly JJ, Eynon CA, Kaplan JL, de Garavilla L, Dalsey WC. Use of tube condensation as an indicator of endotracheal tube placement. *Ann Emerg Med.* 1998;31(5):575-8.

60. Kwei P, Matzelle S, Wallman D, Ong M, Weightman W. Inadequate preoxygenation during spontaneous ventilation with single patient use self-inflating resuscitation bags. *Anesth Int Care.* 2006; 34(5):685-6.

39. 危重患者航空医学转运的几点注意事项

Jesse L. Hatfield, MD
Gregory Poirier, RN, CCRN, EMT-P
Stephen H. Thomas, MD, MPH

引言

当转运到具有高技能人员和先进诊断和治疗技术的机构后,能够优化危重患者和受伤患者的护理。对于一些高敏性患者,通过能够接触先进的医疗方法的适合的合格且有经验的医疗人员早期关注,能够改善预后。由于与危重病护理专业知识进步相关的经验和技术往往集中在大中心,几十年来,日趋增多的患者类型(例如创伤、烧伤、心脏疾病、新生儿)已经形成专科化和区域化[1~6]。

护理的区域化不可避免地需要在不同医院之间转运患者。根据涉及各种类型患者的不同地理位置证据,发现由富有经验的医院外护理服务提供者的协调一致的努力能够最大限度提高顺利和成功完成医院间危重护理转运的可能性[7~10]。

应权衡医院间转运的获益和转运危重患者的潜在风险——风险很低,但并非为零,且根据现有的证据很难准确地作出估计[11]。几十年来详细阐述了转运患者所涉及的风险,包括氧合和通气异常、血压的有害改变和心肺骤停[12,13]。幸运的是,通过使用具备紧急救治专业知识的训练有素的人员能够降低一些风险[14]。

归根结底,转运患者的决定必须基于这样一种判断,即在接收机构获得的潜在患者获益超过转运的风险。转运计划可以通过降低转运风险来有利地影响风险/收益情况,这是通过培训、合作、临床洞察力和关注细节来实现的。

项目的使命

如果转运项目决定其使命包括在医院间转运危重患者,则必须解决经考虑的特定问题。由于各种类型的患者经常遇到护理区域化的问题,对转运项目解决医院间紧急救治转运需求的可能性日益增大。由于经济和其他方面的压力(如建立企业医院网络),导致资源密集的干预措施和程序越来越集中化,转运项目渴望被要求执行紧急救治医院间转运的任务。

无论指定医院间转运模式出于何种动机,紧急救治转运项目均在建立、监测和支持护理区域系统方面发挥重要的作用。例如,紧急救治转运项目可以与医院合作,以克服系统内与传输有关的低效率。转运项目应保持中正且客观的立场,通过多次转运相同指标疾病或损伤的同类患者,监督和努力纠正过度使用资源等问题。项目的使命应包括推动转诊机构和接收机构之间的协作,并不断努力尽量为危重患者和受伤者提供最佳的综合护理系统。

项目的理念

在大多数地区,航空医学项目已经开始转运创伤患者。事实上,由于航空转运应能够改善受伤患者结局的道理在于其速度快,还应考虑到创伤的"最佳治疗时间"。

虽然在许多情况下,速度显然有助于改善治疗结局,但显然这一问题还有待改进。即使 Baxt[15] 所作的开创性现场创伤救援研究发现航空转运团队的院前时间较长,但创伤结局文献的总体结果证实除了转运本身外还有其他值得注意的要点[16]。

除节省时间外其他益处在于转运机组人员能够提供高质量院前转运稳定性和高水平的转运过程中的紧急救治[17]。一些项目以及那些习惯于快速周转和较短床旁时间的项目管理员,可能难以接受稳定某些危重患者所需的较长地面时间。常规转运危重患者的航空和地面转运项目必须牢记,总的目标是改善患者预后——并非完全速度至上。在许多情况下,优化转运前稳定性可能会改善结局。因此,预期延长转运时间可能是危重患者转运的组成部分。处理需要尽快给予明确干预的紧急情况,不应低于速度的重要性。对于这些患者,延长的地面时间可能是有害的。正如在转运环境中经常发生的那样,转运人员正确判断何时"装载并出发"和"就地抢救"至关重要。

关于机组人员的组成和医疗人员培训的主题在相应章节中作了详细说明。不过,本文重点介绍与紧急救治转运相关的几个方面。

机组人员的组成

航空转运团队和地面转运团队的成员组成可以有所不同。美国的大多数项目使用非医师紧急救治转运团队,其成员主要是护士/护理人员。然而,负责紧急救治转运的团队成员的文凭,不如团队成员坚持参加严格的初始和持续培训课程重要。事实上,虽然侧重于机组人员组成且方法严谨的结局研究较为罕见,但现有文献表明,无论是在美国还是在其他国家,由配备医生和非医生的紧急救治转运项目均能有效地完成了医院间紧急救治转运任务[17~19]。

无论转运团队由怎样的成员组成,当涉及紧急救治转运时,保持灵活性十分重要。团队成员的临床专长领域应该能够互补。根据特定患者的需要(例如生病的新生儿或主动脉内球囊反搏泵患者),项目应努力具备调整紧急救治人员(或增加人员)的能力。根据临床和后勤保障的情况,可能增加的额外人员包括一名医生、一名体外循环治疗师、第二位护士或呼吸治疗师。

需要增加人员的常见情形是转运危重新生儿;尽管紧急救治转运团队具备丰富的转运经验,但在新生儿护理方面的经验有限。因此,对于此类特殊转运,项目可能需要一名新生儿学家或新生儿护士陪同转运人员[7]。如果在转运过程中危重新生儿需要一氧化氮,则需要增加一名呼吸治疗师。

保持机组成员组成的灵活性的另一个优势是:能够以降低的运营成本转运更多类型的患者。编制专业人员名册既能够维持稳定的转运团队人员组成,又能够根据具体患者需要选择更多的人员。这促进了互惠关系,其中专业人员负责对转运人员进行教育,转运人员负责转运环境培训。

经验、培训和教育

为了满足紧急救治转运项目对转运人员的特殊要求,应从具备过护理与拟转运患者类似特征的患者工作经验的众多申请人中选拔转运护士。对于那些因其专门擅长现场创伤管理而被招募的护理人员,必须通过聆听教学和临床轮转在重症监护室(ICU)环境下实习来扩展紧急救治医学方面的基础知识。如果转运机组团队中包含呼吸治疗师,这些人也必须曾多次接触过 ICU。持续进行继续教育,制订项目的临床轮转和教授计划,应该能够反映指定转运项目的需要,以确保其教育内容适合用于拟转运患者群体。

关于成功开展紧急救治人员培训的方法,首先是从背景各异(至少有一些护理危重患者和受伤患者的经验)的众多申请人确定积极主动的人选。这些人在应对护理 ICU 患者人群所需要面临的特殊技能和技术管理挑战方面,应展现出最佳表现。紧急救治转运团队人员的全面培训可能包括但不局限于以下:保持获得多项课程证书,包括 ACLS 高级心脏生命支持、ATLS(高级创伤生命支持)和 APLS(高级儿科生命支持)和 PALS(儿科高级生命支持)等。负责转运新生儿的转运机组人员发现维护新生儿复苏计划(NRP)及时更新的益处。

紧急救治支持基础(FCCS)课程是教育内容最新补充。在一些转运项目经验方面,加强对紧急救治问题的认识是有效的方法,这些问题包括血流动力学监测、基于酸碱病理生理学、电解质平衡和机械通气等。FCCS 对于缺乏重症监护病房中丰富工作经验的转运人员而言尤其有用。

转运项目的教育工作并不能完全依赖于教学和认证课程。由于后一种方法是培养优良绩效转运机组人员必要组成部分,这些更注重以个人为中心应辅以团队建设练习和模拟训练。这些类型的教育和"实践"机会为机组人员在无风险环境下学习如何协作和解决问题提供了可能。

传统上,自愿投身航空医学转运的人员能以迅速、高效地为患者提供干预服务为荣。然而,护理危重患者所需技能乍看起来似乎平淡无奇;在重症监护转运过程中,应通过一丝不苟地注意细节和前瞻性规划优化患者护理,以确保顺利完成转运。转运机组人员必须能够轻松地从现场创伤反应所需技能和思维方式转换到管理心源性休克患者所需技能和思维方式,也许是连续性任务。对于新机组成员,特别是那些主要临床经历是转运创伤患者的新成员,进行转换具有挑战性。即使具有丰富紧急救治医学经验的机组人员(如 ICU 护士)也会发现接受继续教育对跟上新发展来说至关重要。

移动 ICU

飞机和紧急救治地面救护车均可以被视为扩展的 ICU,在转运过程中应能够提供相同水平的护理和专业技能。因为利用飞机已经成功转运过最危重的患者(有一些是很长的距离),因此这同样适用于直升机和固定翼飞行器[20,21]。

因为他们努力提供转运条件下ICU,紧急救治转运团队必须能够管理ICU级先进的生命支持设备,包括有创血流动力学监测、血流动力学波形判读、机械通气呼吸机的操作、ICU药剂学的启动和滴定、使用主动脉内球囊反搏泵和心脏辅助装置。

医疗控制

对于特定紧急救治转运项目(由护士、护理人员、呼吸治疗师或其他专职医护人员组成其转运团队),能够在直接(在线)和间接(离线)医疗监督下提供护理。大多数转运项目利用急诊医生提供在线医疗指导。尽管急救医学领域越来越多地涉及紧急救治,但是大多数急诊医师担任的医疗主任应当预先安排紧急情况下"根据需要"随时联系与项目的转运情况相关的亚专业(例如新生儿科)的重症监护专科。虽然数字会有出入,一些飞行项目的50%或以上的任务均是在不同医院间转运危重患者。因此,危重病专家属于涉及协助紧急救治相关的间接医疗监督(例如审查病历、制订政策和程序)宝贵的资源。

通讯

需要通讯专家的参与是项目得以成功执行有效紧急救治转运不可或缺的部分。在医疗主任或其他掌握临床专业知识人员(如在通讯和调度中心工作的飞行护士)协助下,通讯专家负责分类和协调转运请求的后勤工作。紧急救治转运提示需要通讯专家作出比现场创伤传输请求更复杂的判断。例如,对紧急救治转运的请求可能会引发在派出车辆之前需要获得更多信息和/或调动额外资源。通信专家接受收集信息的培训,以便他们能够利用适当的资源和人员,加快调度适当的车辆。在调度车辆之后,通讯专家继续通过保持转诊人员、转运人员和接收人员之间交换信息通畅,继续为执行安全且有效的转运尽一份力量。

设备

设备的选择

紧急救治转运的设备选择应符合所有一般转运指导原则。一般性建议指出,转运设备应便携、轻便、耐用、整装,能够承受机械、热和电应力。此外,转运设备应易于清洁和保养,不得干扰飞机导航或通讯系统。

考虑到空间因素,无法详细讨论紧急救治转运团队可能使用或遇到的各种设备的详细情况。根据项目遇到的患者概况,机组人员需要熟悉不同类型的呼吸机、监测仪、输液泵、心室辅助装置、一氧化氮输送系统、主动脉内球囊反搏泵和起搏器/除颤器。须牢记的一个重要事实是,重症监护病房(甚至是在患者的家中)中的某一设备顺利运转并不能保证无缝切换到转运环境中。与转运医学的许多其他方面一样,处理设备问题的最佳方法是全面了解设备的工作原理,以及如何解决转运过程中出现的问题。例如,某一地区内患者在配备家用心室辅助装置条件下出院,紧急救治转运机组人员会从负责这些患者且基于医院的心脏服务获得"在职"服务。

如果机组人员希望遇到配备不常见装置的患者,则花费在学习特定设备的详细操作的这种教育时间是值得的。成人体外膜肺氧合作用(ECMO)代表着紧急救治的最新成果,偶尔执行此类患者的不同医院间转运[22]。无论是直升机转运还是固定翼飞机转运过程中均使用了心室辅助装置[23]。似乎可以合理推测,在ICU环境中应用的最先进的干预措施也可能作为在转运环境中(以某种形式)最终采用的方法。

监测

紧急救治机组人员的目标之一是保持在转运前就已开始的监测。紧急护理人员的目标之一是在转运前保持监测。由于转诊医疗机构可能资源有限,而且转诊医院提供的资源可能不适合转运环境,因此转运机组人员应携带进行通气和创伤性血流动力学监测所需设备。根据特定转运的后勤和临床情况,在转运过程中应用ICU环境下的血流动力学监测可能不可行。在这种情况下,机组人员有责任协调获得监测设备,以便在接收医疗机构使用。一般来说,转运机组人员的工作目标是在患者接受不同医院间护理期间维持最高水平的转运前监测。与本章中所讨论的其他主题一样,相关性讨论与转运方式无关;先进的监测是地面、直升机和固定翼飞机紧急救治转运的必备能力。

医疗人员可能遇到的内部转运监测包括经常遇到的(例如动脉线路转导)、有些是新颖的(例如膀胱探针监测腹内压)、虽属于实验性的但偶尔遇到(例如双频指数处理 EEG 设备)[24]。一般性指导原则是:紧急救治转运人员应该准备好处理可能会在其服务范围内使用的各种系统。关于特定类型监测的一些注意事项如下,可作为紧急救治监测应用转运原则的示例。

颅内压监测

对于颅内压监测,转运人员应确保压力系统对患者保持关闭状态,并仅在受控环境中进行定期读数时打开。对于脑室造瘘患者,机组人员应保证脑室造瘘袋在转运过程中处于水平(应保持转运前水平)。仅允许在医生的指导下进行调整,引流袋应放在患者耳屏处。

肺动脉导管

对于患者的肺动脉(PA)导管,转运人员需要特别注意的两个问题是:①确保在转运过程中不挤压导管;②警惕导管脱落。不应采用永久性楔形描记器转运患者,而应该放空导管气囊中的气体,并收回 PA 线,直到记录下可接受的描记为止。转运人员必须警惕 PA 导管脱落迹象(例如出现室性心律失常和波形减弱)。如果担心导管错位,机组人员应改变患者体位、让患者深呼吸或咳嗽。如果这些操作不起作用,机组人员应考虑撤出 PA 导管线,使得端部位于右心房内(根据插入位置,深度约为 20~25cm)。

心室辅助装置

在转运过程中,心室辅助装置(VAD)是特别需要密切监测的血流动力学干预措施[23]。鉴于该装置具有独特监测功能和相关干预问题的特性,因此仔细注意细节是安全和有效地转运 VAD 患者所必需的。例如,VAD 患者心脏节律异常是机组人员进行监测非常重要的指标,原因是不同 VAD 患者在心律失常护理一些方面有所不同(如抗凝、提供手泵心脏输出支持或除颤前需要断开电源)。

实验室参数

紧急救治转运项目也会报告实验室参数的监测。航空医学紧急救治转运人员使用便携式床旁监测装置,已经能够报告儿科患者的简化稳定性和成本效益护理[25]。在相关的注释中,监测呼吸机相关生理参数是内部转运护理的重要组成部分,下一节将对此进行讨论。

机械通气

在转运危重患者过程中,强烈推荐使用机械呼吸机,原因是其具有控制和监控的优点[14,26~28]。许多依赖呼吸机患者需要大量支持以维持足够的氧合和通气。例如,对于成人呼吸窘迫综合征(ARDS)患者,维持组织氧合和保护肺部可能需要上调 FiO 滴定、增加呼气末正压(PEEP)和/或采用受控压力模式。传统面罩活瓣气管内通气可能无法能充分维持患者的氧合。手动通气也可能导致(更常见)通气过度(更常见),伴随生理状况恶化[27]。

与手动通气相比,使用机械通气能够减少潮气量、呼吸频率和 PEEP 的变化。切换为机械通气也能使机组人员从提供手动呼吸较累人的工作中解放出来。事实上,对于长时间转运,手动通气是不实际的,原因是这样会带来不可预知且不一致通气支持的风险。

转诊医院应对危重患者使用转运呼吸机,然后在转移到转运工具之前评估稳定性情况。尽管这种做法会延长转运前花费的时间,但仍然是很有价值的,原因是这种做法使得机组人员能够观察患者对呼吸机转换的耐受性。由于危重患者的呼吸机转换可能并不总是进行得很顺利,最好有机会利用现有转诊医院呼吸机的"安全网"来解决问题。

在选择转运呼吸机时,应考虑某些标准。根据紧急救治转运项目的转运人群概况,呼吸机应该能够为成人和儿科患者提供支持。这就要求潮气量输送和通气频率以及控制通气压力的能力上均具有高度的可变性。机械呼吸机应能够在容量模式或压力控制模式下提供通气。

当在容量控制模式下使用时,转运呼吸机应该能够在肺顺应性改变的情况下提供预设潮气量。可以通过设定吸气时间、呼气时间和流速来确定潮气量。这一特性使得转运人员能够提供不同的吸气/呼气比(I/E 比值),如果需要的话,可提供反向 I/E 比值。

当采用压力驱动方式时,呼吸机应能控制驱动压力,并通过预设的安全阀消除过量气道压力。由于危重患者常常需要 PEEP 以维持氧合,因此,转运呼吸机应该具有可变的 PEEP 控制。此外,如果在转运过程中采用无创正压通气,则转运呼吸机必须能够适应无创模式的氧合和通气。

紧急救治转运机组人员必须熟练掌握随着高度变化调整机械呼吸机。当气压随高度降低时,呼吸机系统中的气体体积变大。通过在线监测体积和压力,确保持续关注体积和压力的变化是必要的。为了保持始终如一的潮气量和压力,转运机组人员必须准备对呼吸机作出必要的调整。

血氧定量法和波形二氧化碳图能够有助于辅助在紧急救治转运过程中使用机械呼吸机维持充足的氧合和通气。用脉搏血氧仪持续评估氧合能够及时提醒转运机组人员氧合的不利变化。采用侧流或主流传感器技术评估呼出的二氧化碳结果,可以用于定量测量通气。

监测呼出气体中二氧化碳的额外优点是能够提示气道中气管内导管移位的最早迹象。二氧化碳监测(显示数字)和/或二氧化碳图(显示图表)有利于转运机组人员能够提早发现并纠正通气异常。当转运项目选择机械呼吸机时,还应考虑呼吸机的耗氧率。大多数转运呼吸机被设计成利用加压氧气作为驱动内部部件功能的方法。由于这些呼吸机消耗大量的氧气,如果转运工具能够容纳液态氧(LOX)系统,则推荐使用这样的系统。液态氧(LOX)系统重约 20~23kg(45~50Ib),能够显著提升携氧能力——10 800ml LOX 容器所容纳的氧气相当于 16 瓶氧气。LOX 系统使用方便,避免了在空氧气罐和满氧气罐之间搬运患者。如果转运系统没有 LOX 系统,则转运人员必须能够使用多个氧气瓶。最重要的是,紧急救治转运机能人员应能够计算出指定转运可能的氧气需求,以确保转运工具上准备好足够的氧气。

呼吸机应配备压缩机以供应能够在 21%~100% 之间调节的 FiO_2。固定式压缩机和加气压缩机足够用了。固定的系统可使用自带电池,也可以使用从呼吸机上取下的电池。这两种类型的压缩机均需要监测,以确保正常运转。必须定期更换和清洁用于输送室内空气系统的过滤器,机组人员必须小心地防止呼吸机空气混入口阻塞。

在选择装置时,还应额外考虑转运呼吸机的安装、重量和便携性。此外,必须考虑有效的电池容量。必须将呼吸机安全地安装在某一位置,以方便访问。安装装置应具有释放能力,以使氧气能够进入发送和接收设施。电池应易于维护和充电,并且

当电量低时能够发出足够的报警;选择电池时,所选择电池应满足即使电池电量低,但呼吸机仍具备完整的功能。当呼吸机采用交流电源运行时,系统应确保为电池充电。

一氧化氮疗法

当紧急救治团队向体外膜肺氧合作用(ECMO)中心转运时,通常遇到的呼吸机特殊情况是新生儿接受吸入一氧化氮(NO)治疗。正如那些在转运过程中使用过的人所注意到的那样,在内部转运过程中给予 NO 治疗是优化患者结局的关键机制[29]。给予 NO 治疗且联合通气支持和其他适当的治疗方式,适用于治疗缺氧性呼吸衰竭的足月或接近足月新生儿(>34 周妊娠期)(伴有肺动脉高压的临床或超声心动图证据)。对于这样的新生儿群体,已证明一氧化氮(NO)能够改善氧合,并降低体外膜肺氧合作用(ECMO)的需求。不应将一氧化氮应用于那些已知依赖从右向左分流血液的新生儿。(儿科和成人患者偶尔使用输氧鼻管输送一氧化氮,但这在紧急救治转运环境下仍然是罕见的)。

一氧化氮(NO)通气系统的设置取决于所使用的设备。通常由呼吸治疗师或同等人员负责准备设备。无论使用何种特定设备,当转运团队进行一氧化氮治疗时,初始剂量通常为 20ppm。对于在转诊医疗机构使用除 20ppm 外的其他剂量且出现临床获益的患者,应使用相同剂量一氧化氮条件下转运(尽管公认的最大剂量为 80ppm)。根据(非公开的)Boston MedFlight 的数据,提供 NO 治疗的直升机或其他转运工具不需要清理。

意外断开连通一氧化氮(NO)可导致突然、严重的低氧血症和肺动脉高压;应特别注意防止在患者转运过程中一氧化氮通气回路的中断。倘若脉搏血氧仪出现突然改变,应仔细检查所有一氧化氮连接。倘若在几分钟内不使用手动复苏器,一氧化氮(NO)就会转化成二氧化氮(NO_2)。因此,在为患者通气之前,必须对已几分钟未使用的复苏器挤压五到六次,以清除 NO_2。

如果可能的话,转运机组人员应记录下患者对一氧化氮(NO)有无初始反应(无论是转运机组人员还是转诊医疗机构的人员首次使用)。这一数据点可以作为预测停止给予一氧化氮后有无反弹的低氧血症的重要指标;最开始对一氧化氮没有反应的患者中更可能发生反弹的低氧血症。

总结

护理呈现区域化和三级护理中心的发展共同推动在不同医疗机构之间转运危重患者的需求增多。决定转运此类患者的航空或地面医疗转运项目必须能够在转运过程的各个阶段提供先进的床旁紧急医疗服务。可以通过灵活的且以患者为中心的机组人员配备、基础广泛的培训计划、精心制订的患者护理指导方针以及适当的设备选择，来优化提供的此类先进护理。转诊人员、接收人员和转运人员之间的沟通对顺利完成医疗机构间紧急救治转运十分重要。转运前的交流有助于获得最佳的转运前计划。转运过程中的通信线路保持了对单个患者状况的灵活性和反应性的机会。最后，质量保证和应用审查过程形式的转运后通讯将有助于确保系统在医疗机构间紧急救治转运的方法上持续改进。

注：作者衷心感谢 Karen Driscoll、RN 和 Mark Saia、EMTP 对本章上一版本所作出的贡献。

参考文献

1. Pollack M, Alexander S, Clarke N, Ruttimann U, Tesselaar H, Bachulis A. Improved outcomes from tertiary center pediatric intensive care: A statewide comparison of tertiary and nontertiary care facilities. *Crit Care Med.* 1991;19(2):150-9.
2. MacKenzie EJ, Rivara FP, Jurkovich GJ, et al. A national evaluation of the effect of trauma-center care on mortality. *N Engl J Med.* 2006;354(4):366-78.
3. MacKenzie EJ, Weir S, Rivara FP, et al. The value of trauma center care. *J Trauma.* 2010;69(1):1-10.
4. Albright KC, Branas CC, Meyer BC, et al. ACCESS: acute cerebrovascular care in emergency stroke systems. *Arch Neurol.* 2010;67(10):1210-8.
5. Klein MB, Kramer CB, Nelson J, Rivara FP, Gibran NS, Concannon T. Geographic access to burn center hospitals. *JAMA.* 2009;302(16):1774-81.
6. Berge S, Berg-Utby C, Skogvoll E. Helicopter transport of sick neonates: A 14-year population-based study. *Acta Anesthesiol Scand.* 2005;49(7):999-1003.
7. Hon K, Olsen H, Totapally B, Leung T. Air versus ground transportation of artificially ventilated neonates: Comparative differences in selected cardiopulmonary parameters. *Pediatr Emerg Care.* 2006;22(2):107-12.
8. Harrison TH, Thomas SH, Wedel SK. Success rates of pediatric intubation by a non-physician-staffed critical care transport service. *Pediatr Emerg Care.* 2004;20(2):101-7.
9. Plevin RE, Evans HL. Helicopter transport: help or hindrance? *Curr Opin Crit Care.* 2011;17(6):596-600.
10. Thomas S, Kociszewski C, Hyde R, Brennan P, Wedel SK. Prehospital EKG and early helicopter dis-patch to expedite interfacility transfer for percutaneous coronary intervention. *Crit Pathways Cardiol.* 2006;5(3):155-9.
11. Fan E, Macdonald RD, Adhikari NK, et al. Outcomes of interfacility critical care adult patient transport: a systematic review. *Crit Care.* 2005;10(1):R6.
12. Thomas S. Report to the City of Portland: Helicopter transport into Maine Medical Center. Portland, ME; December 17, 2004.
13. Braman S, Dunn S, Amico C, Millman R. Complications of intrahospital transport in critically ill patients. *Ann Intern Med.* 1987;107(4):469-73.
14. Davis D, Dunford J, Hoyt D, Ochs M, Holbrook T, Fortlage D. The impact of hypoxia and hyperventilation on outcome following paramedic rapid sequence intubation of patients with severe traumatic brain injury. *J Trauma.* 2004;57(1):1-10.
15. Baxt W, Moody P. The impact of a rotorcraft aeromedical transport emergency care service on trauma mortality. *JAMA.* 1983;249(22):3047-51.
16. Ringburg AN, Spanjersberg WR, Frankema SP, Steyerberg EW, Patka P, Schipper IB. Helicopter emergency medical services (HEMS): impact on on-scene times. *J Trauma.* 2007;63(2):258-62.
17. Thomas SH, Arthur A. Helicopter EMS: Research endpoints and potential benefits. *EM International.* 2012; http://www.ncbi.nlm.nih.gov/pmc/articles/PMC3235781/. Accessed on August 21,2014.
18. Brown B, Pogue K, Williams E, Hatfield J, Arthur A, Thomas SH. Helicopter EMS transport outcomes literature: Annotated review of articles published 2007-2011. *EM International.* 2012;. http://www.ncbi.nlm.nih.gov/pmc/articles/PMC3235781/. Accessed on August 21,2014.
19. Thomas S, Judge T, Lowell MJ, et al. Airway management success and hypoxemia rates in air and ground critical care transport: a prospective multi-center study. *Prehosp Emerg Care.* 2010;14(3):283.
20. Haddad M, Masters RG, Hendry PJ, et al. Intercontinental LVAS patient transport. *Ann Thorac Surg.* 2004;78(5):1818-20.
21. Kjaergaard B, Christensen T, Neumann PB, Nurnberg B. Aero-medical evacuation with interventional lung assist in lung failure patients. *Resuscitation.* 2007;72(2):280-5.
22. Haneya A, Philipp A, Foltan M, et al. First experience with the new portable extracorporeal membrane oxygenation system cardiohelp for severe respiratory failure in adults. *Perfusion.* Mar 2012;27(2):150-5.
23. Walters WA, Wydro GC, Hollander T, Brister N. Transport of the ventricular assist device-supported patient: a case series. *Prehosp Emerg Care.* 2005; 9(1):90-7.
24. Deschamp C, Carlton FB, Jr., Phillips W, Norris D. The bispectral index monitor: a new tool for air medical personnel. *Air Med J.* 2001;20(5):38-9.
25. Macnab AJ, Grant G, Stevens K, Gagnon F, Noble R, Sun C. Cost: benefit of point-of-care blood gas analysis vs. laboratory measurement during stabilization prior to transport. *Prehosp Disaster Med.* 2003;18(1):24-8.
26. Davis D, Buono C, Ramanujam P. The incidence of hyperventilation and desaturations in head-injured patients undergoing rapid sequence intubation by air medical crews. *Air Med J.* 2005; 24(5):203-204.
27. Thomas S. Hyperventilation in patients with traumatic brain injury: Lessons for the acute care provider. *Salud Ciencia — Journal of the Sociedad Iberoameri-

cana de Información Científica 2004;12:22-6.

28. Thomas SH, Orf J, Wedel SK, Conn AK. Hyperventilation in traumatic brain injury patients: inconsistency between consensus guidelines and clinical practice. *J Trauma*. 2002;52(1):47-52; discussion -3.

29. Kinsella JP, Griebel J, Schmidt JM, Abman SH. Use of inhaled nitric oxide during interhospital transport of newborns with hypoxemic respiratory failure. Pediatrics 2002;109(1):158-61.

推荐阅读

1. Tasker RC. Inter-hospital transport for children and their parent(s). *Arch Dis Child*. 2005; 90(12):1217-1218.

2. Winsor G, Thomas SH, Biddinger P, Wedel SK. Inadequate hemodynamic management in patients undergoing interfacility transfer for suspected aortic dissection. *Amer J Emerg Med*. 2005;23(1):24-29.

3. Foley, DS, Pranikoff T, Younger JG, et al. A review of 100 patients transported on extracorporeal life support. *ASAIO Journal*. 2002;48(6):612-619.

4. Blackwell TH. Interfacility transports. *Sem Resp Crit Care Med*. 2002;23(1):11-18.

5. Woodward GA, Insoft RM, Pearson-Shaver AL, et al. The state of pediatric interfacility transport: Consensus of the Second National Pediatric and Neonatal Interfacility Transport Medicine Leadership Conference. *Pediatr Emerg Care*. 2002;18(1):38-43.

6. Gebremichael M, Borg U, Habashi NM, et al. Interhospital transport of the extremely ill patient: The mobile intensive care unit. *Crit Care Med*. 2000;28(1):79-85.

40. 危重或受伤儿科患者的航空医学转运过程

Michael T. Bigham, MD
Richard A. Orr, MD
上一版本的投稿人
James H. Hanson, MD

引言

危重儿童和受伤儿童的解剖、生理和行为反应与危重和受伤成人有明显不同。为了更好地管理婴幼儿的特性，支持实施区域化的策略得到了普及[1~4]。区域化的新重点是儿科医疗机构间的转运，使得更广泛的患者群体能够接受到具备儿科专业技能的三级和四级医疗中心专业化护理[5]。无论是在美国还是国际上，儿科的院际转运其本身已经发展成真正的临床服务[6]。

本章重点讨论转移前问题和转运问题。需要考虑转运的指征、方法（航空或地面转运）、团队的人员构成和培训以及所需设备。与实际转运过程相关的临床因素分为三个部分：评估、稳定和转运。虽然这几部分在教学意义上是相互独立的，但实际情况中存在显著重叠。

成功转运危重或受伤儿童的过程比普通实际转运更复杂。转运过程是指从最初接到转诊医院电话（或是现场团队打来的现场请求支援电话）开始到完成与指定转运相关所有事项的表现改进审查止。转运过程中也应从区域儿科中心（RPC）工作人员的教育外联延伸至转诊医院（医院间转运）或第一响应者（现场救援电话）。

需转诊至地区儿科中心患者的适应证

医院间

一般来说，到未设立儿科重症监护病房（PICU）的医院就诊但又确实需要重症监护的儿童，是需立即转运至 RPC 的候选对象[7]。危重儿童或受伤儿童均不会归入成人重症监护病房[7]。

第二组通过转运至 RPC 接受最好治疗的儿童包括包括那些在转诊医院的一般儿科病房或急诊科室治疗"失败"的患者。由于各医院表现出不同水平照护儿科病患者的能力，因此不同医院的转运门槛将有所不同。转运可能因专科护理而获益的相对稳定患者是合适的。尽管门槛会有所不同，但如果需要持续性的提供最佳护理，则需要将有些病情患者转运至 RPC。

院前急救和现场呼救

直接从疾病或受伤现场转运至 RPC 接受最佳护理的儿科患者中，大多数是那些有持续性外伤的患者，不过内科患者部分（如出现严重呼吸困难、癫痫发作或中毒症状的患者）也可能受益于直接转运。关于是否需要将儿科患者直接从现场转运至 RPC 的主要决定因素是时间。当能够在 30 分钟内通过航空或地面转运完成将患者转运至 RPC 时，而且患者未表现出马上危及生命的病情，例如气道阻塞或极度休克，此时将儿科患者直接转运至 RPC 可能是合适的。当判断从开始转运到在 PRC 接受确定性护理为止的时间超过 30 分钟时（通常许多农村地区会出现这样的情况），在转运至 RPC 之前应将患者送至最近的医院进行初步评估和治疗。

不同地区之间、不同州之间、不同县的直接转运标准均存在差异。表 40-1 列出从现场到 RPC 转运儿科创伤受害者应考虑的一般性标准。在特定区域内，根据针对该地区医院能力制订的方案，将其他诊断结果的患儿直接转运至 RPC 可能是合适的。

从初级保健机构或紧急护理中心转诊的儿科医疗和外科患者可能受益于紧急救治转运到 RPC，但仅限于属于时间敏感型最终救治的患者（如导管依赖性心脏异常患者的前列腺素灌注）[8]。在这种情况下，与国家 EMS 响应时间相比，紧急救治转运服务的响应时间往往显著延长。大多数经初级保健和紧急护理中心转诊的患者需要激活当地的 EMS 并转运到当地的社区医院。EMS 和区域卫生保健系统必须建立并遵照紧急救治转运应用的指导原则，以促进正确选择患者和确保临床获益[9]。

表 40-1 从现场转运儿科创伤患者至区域儿科创伤中心的一般性标准

符合标准的儿科创伤患者可被视为适合从外地直接转运至 RPC
生理   • 初始收缩压(SBP)<80(6 岁以下，则<70)或无法触及肱动脉   • 需要先进的或持续的气道支持   • 格拉斯哥昏迷评分在 12 分以下
解剖学   • 头部、颈部、胸部或躯干的穿透伤，或肘关节和膝关节穿透伤且伴有血管损伤   • 导致连枷胸的肋骨骨折   • 烧伤：[3]20%体表面积([3]如果年龄在 10 岁以下，15%体表面积)   • 外伤性瘫痪   • 骨盆骨折   • 截肢或近截肢(单个脚趾除外)
受伤机制   • 车辆辗过头部或躯干   • 两个或多个长骨(肱骨、股骨)骨折   • 从行驶车辆(汽车、摩托车和自行车等)中甩出   • 从>3m(10ft)高处跌落   • 汽车/行人或汽车/自行车相撞导致伤害(冲击速度>5mph)   • 车辆碰撞事故得到解决用时>20 分钟   • 在同一车厢内发生死亡   • 车辆翻车   • 高速车辆碰撞，导致乘客严重受伤
符合本节标准的患者应被转运到最近的基层急诊室
• 遭受创伤后无脉搏且无呼吸   • 不稳定的或难以控制的气道   • 生命体征快速恶化   • 到达创伤中心所用总转运时间>30 分钟。可根据基层医院医生直接指令放弃时间限制。   • 基层医生医嘱

转运方法：航空与地面

为了确定转运的最佳方法，需要考虑以下多个影响因素：动员和响应时间、团队组成结构、合适的直升机或固定翼飞机着陆地点是否可用、疾病的严重程度和时间敏感性、和 RPC 之间的距离、转诊医院现有治疗儿科患者人员的专业技能。务必根据每位患者具体情况考虑转运方案[10]。

美国儿科学会指出："对于儿科患者来说，转诊医疗机构应确保转运团队接受过儿科护理方面专门的训练和并拥有此方面丰富经验，或者再没有其他的团队能提供更适当的儿科专业转运能力。团队的到达速度或稳定过程的速度不应优先于所能提供的儿科护理的质量[11]。"例如，RPC 接到社区医院的儿科医生打来的电话。该医生希望转介一名七岁的阻塞性脑室腹腔分流术患者，请求进行评估和管理。孩子头痛，轻微的意识障碍，生命体征正常且其他指标稳定。转诊医院位于距 RPC 48km(30 英里)(地面距离)和 24km(15 英里)(直飞距离)处。根据当时的具体时间，可以达到合理的地面行驶速度。决定调动内部的 RPC 地面专业转运团队，该转运团队能在 15 分钟内"出门"，并在 45 分钟内到达转诊医院的患者床边。大多数儿科危重病专家认为地面转运是一个合适的选择。倘若同一位患者出现精神状态加重、瞳孔变化或心动过缓等体征,则最适合的行动方案是使用航空转运将患者转运至有儿科神经外科医师的医院。

再举一个例子,RPC 接到距其 80km(50 英里)(地面距离)和 48km(30 英里)(直飞距离)乡村医院的急诊医生打来的求援电话。该医生描述九月龄的婴儿脸色苍白、体凉、有斑点、体温过低且"松软"。没有测量该婴儿的血压,多次静脉针刺尝试均没有成功。调动 RPC 的地面转运队做好准备需要用时 15 分钟,需要在地面行驶 1 小时后抵达转诊医院。直升机空中救护就绪,并且能够在五分钟内"出门",飞行 15 分钟后抵达转诊医院的直升机停机坪。非医疗专业直升机团队的能力受到 RPC 工作人员的好评。在这种情况下,显然应选择航空转运转运患者。

令人遗憾的是,大多数转运决定并不那么明确。在第一种场景下,如果地面转运需要 2 小时才能达到转诊医院,正当调动内部团队时,转诊医生打电话过来说患儿出现惊厥,应如何作出选择?此时作出的决定可能是采用航空方式转运患儿。然而,转诊医院可能未建直升机停机坪,需要航空转运机组人员距医院 20 分钟车程的机场降落,导致使用飞机转运所节省时间失去价值。如果唯一的航空转运非专业团队缺乏执行儿科紧急救治转运或管理儿科休克的重要经验,RPC 医生会给出怎样的建议?一项研究表明,尽管和非特定专业的转运团队相比,响应时间更长和在现场时间也延后,但由一个儿科专业护理转运队转运患者发生转运中意外事件数量更少,且在医院的死亡率降低[12]。当以地面为主的儿科专业团队转运时间较长时,最好选择与 RPC 的专家进行电话或远程医疗临床管理咨询[9]。对于这些和大多数情况,均会有无数的影响因素,进行选择时需要深刻理解航空医学和地面转运资源是如何纳入到当地、地区和州紧急医疗保健系统[9]。

用于帮助 RPC 的医疗控制医师确定哪些会成为航空转运受益者的前瞻性方法正在不断进步。PRISM(儿科死亡风险)评分和 PIM(儿科死亡指数)是确定哪些患者在到达 PICU 后存在死亡风险的公认方法[13,14]。有研究提出,RPC 的医疗控制医师应确定拟转运儿科患者的死亡率评分,并将其视为确定转运方式的重要因素。然而,对于不在 PICU 中的患者,开发或计算这样评分的过程可能比较困难。Orr 等人指出,在院前阶段使用 PRISM

评分低估了院前转运期间主要干预措施的要求,以及到达 RPC 后的重症监护要求[15]。还审查了其他多种方法。McCloskey 等人指出:"插管、年龄和生命体征状态可用于预测是否需要转运团队[16]。"Orr 等人总结道:"四个简单的转运前影响因素准确地预测了院内死亡率。"所列出的影响因素包括血压、呼吸频率、警觉性和氧气需求[17]。还研究了其他生理学客观评分。Kandil 等人开发了儿科转运风险评估(TRAP)评分,这是一种新颖的儿科转运客观评估工具,其中的偏高评分与 PICU 入院超过 24 小时相关。这个评分可能有助于作出转运儿科患者的分流决策,但是尚未得到前瞻性或此单一中心以外的其他研究中心的验证[18]。Pterillo-Albarano 等人通过开发和评估转运 PEWS(TPEWS),修改了转运环境下的 Brighton 的儿科早期预警系统(PEWS)评分,并指出这可能会影响临床分流决策[19]。表 40-2 列出了可能有助于确定最佳转运模式的一般性标准和具体标准。

通常认为最重要的影响因素是实际转运本身的持续时间(即从患者离开转诊医院至抵达 RPC 所花费的时间)。以牺牲其他各项为代价来强调这一因素的重要性是短视行为。虽然实际转运的持续时间很重要,但转运过程的另外两个要素(评估和稳定性)具有相同或更大的意义。

特别重要的时间节点是从调动转运小组到抵达转诊机构之间的时间段。转运患者的关键性时间段必须与选择拥有丰富转诊机构儿科紧急救治转运经验的转运团队的必要性相平衡。必须认识到,经验丰富的儿科转运团队通常会给边远的医院或现场的儿科患者带来一定程度的宝贵专业知识[20]。有时儿科患者可能会在未经适当评估或启动全面护理的情况下被"赶出"急诊部门。这些飞行团队中的一些人可能会把重点放在最短"地面转运时间"或"最佳治疗时间"的观念上。这种观念是在二十世纪七十年代早期在美国某一地区对创伤患者观察后得出的结果。此外,在护理人员没有进行高级气道管理时进行观察。在这些情况下,时间至关重要。然而,今天的航空医学服务更加复杂,必须有能力在转诊现场为儿科患者提供重症监护。飞行团队应能够给患者带来更高水平的护理、先进的技能和附加设备,以便在实施转运前和转运过程中提供全面护理。必须认识到转运过程中的时间紧迫性和护理质量均十分重要[21]。

表 40-2 正确使用航空医学转运:儿科患者

一般性原则
• 患者需要紧急救治支持,包括动脉血压或中心静脉压监测、人员、药物或设备,但在转运过程中不能从当地地面救护车服务中获得,包括但不限于血管活性药物输注。
• 患者的临床病症要求在转运模式下花费在医院环境中的时间尽可能短。
• 可能出现可能与地面转运有关的延误,包括道路障碍、地形和交通等原因所致。
• 患者位于不具备正常地面交通条件的地区。
• 患者需要转诊医院或医疗机构所不能提供的特定或及时治疗。

特殊标准
• 患者正出现或具有较高风险出现心律失常或心脏衰竭,需要转诊医院所不能提供的干预措施。
• 患者正在经历或有较高的风险患上呼吸衰竭或呼吸停止,且对最初的治疗没有反应。所有需要辅助通气的儿科患者均应得到转运。
• 患者需要有创气道操作,包括气管内插管或经鼻气管插管、气管切开或环甲膜切开和辅助通气。
• 患者出现下列任一不稳定的生命体征:
○ 每分钟呼吸频率<10 或>60 次。
○ 新生儿收缩压<60mmHg
○ 2 岁以下婴儿的收缩压<65mmHg
○ 2~5 岁儿童的收缩压<70mmHg
○ 6~12 岁儿童的收缩压<80mmHg
• 患者出现以下任一种临床症状:
○ 近淹溺伴缺氧征象
○ 神志改变
○ 低血容量性休克
○ 持续性或反复惊厥
○ 急性细菌性脑膜炎
○ 急性肾功能衰竭
○ 不稳定的中毒症状
○ 体温过低对立即被动复温无响应
○ 多处创伤
• 患者已经入住非 RPC 医院寻求立即必要的外科手术,包括开颅、开胸或剖腹。应将这些患儿转运到RPC 接受术后护理。

团队成员构成

转运危重患儿至 RPC 的最优机组人员包括儿科重症监护医生、具有儿科重症监护的重要经验的护士,具有重要的急救医疗服务(EMS)经验的护理人员、曾受过儿科气道管理和通气特殊训练的呼吸治疗师。每个机组成员还应深入了解航空生理学、适当安全培训、沟通技巧和航空医学环境注意事项等相关知识。

在实践中很少能实现这种理想化的团队结构,而通常是其他情形的必要的团队配置。有一些研究比较了不同的团队人员构成,包括医生的配置[22~26]。研究结果表明,在一般情况下,如果飞行团队作好了充分准备,飞机上不需要医生。应该根据培训和经验情况而不是根据教育或学位来选拔机组人员。无论团队成员结构是怎样的,Edge 等人观察到的儿科专科训练的重要性,得到了 Orr 等人的肯定[12,27]。Edge 报告由专业团队负责的 49 次转运儿科患者仅有 1 次(2%)出现不良事件,而由非专业团队负责的 92 次转运儿科患者有 18 次(20%)出现不良事件。Orr 曾报告由专业儿科患者转运团队转运的 1.5% 儿童曾发生一起或多起意外事件,而非专业化团队转运儿科患者时高达 39% 的患儿出现意外事件。经综合这些数据得到的结论是:专业的儿科转运团队能够降低转运过程中的发病率。

转运团队的培训

虽然目前联邦政府尚未规定儿科紧急救治转

运团队的培训要求,但确实已建立州标准。此外,还公布了培训建议和认证标准[28,29]。简单地说,"未经过适当培训或掌握应对个别患儿病情技能的团队,不应承接涉及儿童的生命和健康的任务,特别是如果有更好的转运选择时[30]。"以下从认知能力、操作技能、沟通技能和其他技能等几方面介绍了美国儿科学会(AAP)指导原则培训要求[28]。以下定义的技能是培训的组成部分,但初始和持续掌握技能需要制订全面的培训计划。

认知能力

认知能力包括识别和区分常见的儿科症状和体征的能力,以及评估包括胸片和动脉血气在内的辅助临床数据的能力。重要的是团队能够在转诊医院制订或继续执行明确管理计划,而不是推迟实施这种管理一直到抵达RPC止。指导原则强调,在进行护理之前不需要确诊。其他必要的认知能力,包括能够预测、识别并阻断患者病情恶化的最可能的原因。转运团队还应具备制订和/或维持复杂药物治疗的能力。"通常只能通过接受儿科紧急救治方面的重要培训和经验来达到"合适的认知能力水平[30]。

操作技能

航空和地面转运团队所必需的操作技能包括先进的气道管理(包括"引导气管插管"),建立血管通路(外围、中心和骨内通道),引流减压胸管放置,和其他潜在拯救生命的急救操作,如心包穿刺术。McCloskey强调指出"鉴于与基础医院急救部门相比,转运环境是不利的,因此需要高水平的儿科操作训练和经验。"她还指出:"……通常不适宜地认为操作技能是最重要的。在某些情况下,有人错误地认为向团队成员讲解插管和实现患儿的血管通路能够证明该人具备转运患儿的资格[30]。"关于适当操作技能的持续培训应包括手术室、动物实验室、尸体实验室、模拟实验室和其他受监督的训练场所的培训。

沟通技巧

有志成为儿科转运团队成员的申请人必须具备广泛的沟通技巧。到达转诊医院或现场的团队通常面临着高度紧张、情绪化的气氛。团队必须与患儿、患儿的父母、其他家庭成员、保安人员以及其他人员进行专业化的交流,同时评估和稳定患儿病情。根据临床情况也可能需要改变转诊人员制订

的治疗计划。团队必须有能力执行不同的职能,而且不会疏远或诋毁配合他们工作的其他专业人员。如果认为已经发生管理不当,可以在后续不存在紧张形势的压力时再进行处置。紧急救治转运团队内部也必须学习和实践沟通技巧。作为综合性机组资源管理(CRM)计划的组成部分,沟通能够增强交换意见,升级安全意识,并实现转运团队成员间共享心智模式[31]。

其他技能

转运团队成员必须具备单人和独立工作的能力。方案永远不能涵盖所有可能的情况。因此,批判性思维和意识是需要培养的非常急需技能。此外,紧急救治转运团队成员的技能组合应纳入全面的CRM计划[29]。1979年NASA美国国家航空航天局(NASA)培训研讨会首次提出CRM概念,其重点关注的是驾驶舱中的人际沟通、领导和决策[32]。已建立用于优化转运团队之间采用CRM的培训计划,并已经成功使用模拟来培训个人此项技能[33]。

培训计划

有了上述技能的目标,必须制订结构化的培训计划,以促进掌握技能,并且必须与转运项目的任务和护理范围保持一致。应广泛筛选被视为潜在团队成员的全部人选。这不仅包括联系所提供的介绍人,而且还包括联系准员工先前就职单位的主管(特别是未列为介绍人)。遗憾的是,由于雇主所处的法律环境,有时很难获得相关的信息。一些人建议至少拥有三年紧急救治工作经验可作为加入紧急救治转运团队的先决条件[29]。

潜在的团队成员应该已经成功地完成多门培训课程结业,包括儿科高级生命支持(APLS)、高级心脏生命支持(ACL)、儿童高级生命支持(PALS)和新生儿复苏术(NRP)。额外的有参考价值的认证课程包括高级创伤生命支持(ATLS,仅需要审核)、转运护士高级创伤课程(TNAATC)、急救员(EMT)、新生儿儿科转运附加资格证书(C-NPT)和经认证转运注册护士(CTRN)。应定制培训以提高机组人员培训中已经掌握的认知和操作技能水平。例如,具有丰富儿科重症监护经验的护士教育计划可能需要侧重于操作技能,而具有护理工作经验且多次完成现场操作的团队成员可能需要增强认知能力。

所有潜在的航空转运团队成员均必须深入了解

高度和气压对患者的状况和他们自身的工作能力有怎样的影响。本书的第 37 章深入探讨了这些问题。

认识到加入团队的影响因素，例如人员、实践范围和转运方式等，必须调整培训计划，以使初始和持续的能力与团队所能提供的服务保持一致。需要对所有设备进行初步培训，包括救护车定向和飞机定向。各团队成员还必须对联邦规则有一个基本的了解，例如紧急医疗和积极劳动法（EMTALA）条例以及轻便和义务的健康保险行动（HIPAA）规则[34,35]。EMTALA 条例规定转诊医生不仅应负责适当的稳定性，而且也必须确保患者在转运途中得到合适的护理。作为提供转诊医院和医生的服务，飞行项目可以提供教育计划和材料以便于选择合适的转运团队和转运方式（航空或地面转运）。HIPAA 法规规定了患者健康信息的隐私。

在设计全面的培训计划时，在转运团队开始独立工作之前，需要一套技能和/或认证。通常是在预聘方面与辅导式的定位途径相结合而获得这种"初步培训"。在完成正式培训课程后，"继续培训"对培养员工来说十分重要。继续培训应包括认知、操作、沟通和其他技能。这种培训应包括定期安排与转运环境中儿科实习有关的教学研讨会，以及参加国家教育会议，并开设儿科转运医学方面的课程。强调疑难儿科转运情形的病例回顾具有相当大的价值。在医疗保健方面的低仿真和高仿真模拟的经验，特别是涉及紧急救治转运的，在过去十年中呈指数级增长。虽然缺乏儿科转运至患者结局相关性的数据，但围绕模拟场景的引导式讨论确保了低风险、高收益的学习环境[36]。

McNab 总结了适当训练的重要性[37]。他强调适当培训转运工作人员可能有助于使儿童发病率显著下降。他还指出，适当的培训不但能够缩短住院时间，还能够降低永久性脑功能障碍或其他主要残疾的发生率。适当的医疗人员培训可能会促进长期医疗保健费用下降。

转运设备和药物

儿科转运的一项关键任务是能够随时提供适当的医疗设备和供应品。表 40-3 和表 40-4 总结了

表 40-3　儿科转运所用设备

呼吸设备
• 氧气输送装置（50psi 带报警系统）
• 流量计—高流量（15L/ 分钟）和低流量
• 新生儿呼吸机；小儿呼吸机
• 使用呼气末正压（PEEP）系统
• 面罩活瓣（BVM）装置，自行充气（新生儿、儿童尺寸为 450ml，成人尺寸为 1000ml）
• 透明面罩（婴儿、儿童、成人）
• 喉镜，镜片（弯曲喉镜 2、3、4，直喉镜 0、1、2、3、4），灯泡和电池
• 气管内插管（未戴袖带 2.5~5.5，有袖带 4.0~9.0）
• Magill 镊子（儿童和成人）
• 气管插管探针（儿童和成人）
• 口腔导气管（0~5）
• 喉罩气道
• 胸管、放置设备和 Heimlich 阀门
• 便携式空气和氧气瓶
• 具有导管的雾化器
• 抽吸器—球囊式注射器和便携式抽吸器
• 抽吸导管—气管和咽（婴儿、小孩和成人）
• 标本收集器
• 喂养管（5、8、10Fr）
• 鼻咽气道（婴儿、幼儿和成人）
• 输氧装置（即鼻插管和氧气面罩、管道和连接器）
• 鼻胃管（婴儿、儿童、成人）
• 牙垫
• 压舌板
• 氦氧混合剂

40. 危重或受伤儿科患者的航空医学转运过程

监测设备	其他设备

• 听诊器
• 心脏呼吸监视器
• 脉搏血氧计
• 适用于新生儿、婴儿、儿童和成人的血压袖带（自动和手动）
• 患者温度计
• 配备儿科和成人适用电极的心电监护仪/除颤器
• 氧气监测仪
• 呼气末 CO_2 监测（比色和连续在线）
	• 胶布
	• 手臂夹板
	• 动脉管路维护系统
	• 膀胱导尿管（婴儿、儿童和成人）
	• 血管通路套件：
	  ○ 静脉导管
	  ○ 导管
	  ○ 骨内针/EZ IO 打入器
	  ○ 中心管
	  ○ UAC/UVC 导管和放置设备
	• 采用可编程输液安全复核技术的输液泵
	• 血培养管
	• 小手电筒/手电筒
	• 保温装置，隔热毯
	• 所有年龄/重量合适的经批准的约束装置（经 FAA 和 DOT 批准）

表 40-4　儿科转运用药

儿科转运所用药物	
呼吸系统用药 • 氨茶碱 • 特布他林 • 沙丁胺醇 • 旋肾上腺素 • 固醇（地塞米松和甲泼尼龙） • 硫酸镁 • 表面活性剂（早产儿） 心脏用药 • 腺苷 • 胺碘酮 • 阿托品 • 氯化钙或葡萄糖酸盐 • 呋塞米 • 多巴胺 • 肾上腺素 • 降肾上腺素 • 利多卡因 • 硝普盐 • 前列腺素 E1（先天性心脏病婴儿）	神经系统用药 • 短效和长效抗惊厥药物 • 利多卡因 • 渗透疗法（甘露醇或 3% 盐水） • 肌松药 • 纳洛酮 • 阿片 • 镇静剂 抗生素 • 广谱抗生素 其他药物 • 恩丹西酮 • 碳酸氢钠 • 维生素 K • 平衡盐溶液 • 胶体 • 50% 右旋糖酐 • 苯海拉明 • 含有葡萄糖和盐水肝素的静脉注射液

必要设备和药品的样本清单，这些清单是在加利福尼亚州紧急医疗服务局制订的《儿科医疗机构间转运项目指南》和美国危症监护医学学会制订的《医院间和医院内转运危重患者指南》基础上修订的[38]。

医疗主任与医疗控制

儿科转运团队需要由了解婴幼儿患者急救评估和管理独特性的医生来领导。

医疗主任

项目的医疗主任应由具备急性医疗照护和转运专业知识的医生担任。医疗主任应当在开展服务的州获得执照，并负责监督和评估转运团队人员提供的医疗服务质量。与转运协调员协作，该人确保所有提供服务的医疗人员具备相应技能力且能够到位[29]。尽管转运医学的儿科没有特定的亚专业培训，但新生儿科，儿科重症监护和急救医学研究生一般均能提供这方面的培训。儿科转运共识声明描述了医疗主任的职责，包括：

1. 培养和监督团队（包括团队的选择、定期审查和制订任务说明）
2. 开展培训和教育
3. 制订标准、方案和指导原则
4. 遵守当地和国家标准
5. 团队认证
6. 作为医院管理部门和社区的联络人
7. 质量保证和提高
8. 选择设备和药物
9. 财务规划和创收
10. 研究协调
11. 制订与转诊医院间的转运协议
12. 引进新技术和治疗
13. 社区服务[39]

医疗控制

由现有最有经验的临床医生给予在线医疗控制来保障所转运患儿的利益。通常由指定医院科室（例如拟接收转运患者的 RPC 的 PICU、急诊科或外伤部）当班高级医生负责此项工作。

当转诊医院（或院前病例现场的单位）进行联系时，RPC 的受理医师也承担部分医疗控制的责任。当收治患者并给予正在进行治疗医嘱后，受理医生需要承担更多医疗控制责任。转诊医院的人员在等待转诊小组到达的过程中负有作出决策的责任。一旦转运团队到达转诊医院或现场，交由该团队承担主要护理责任。他们应该与负责最终临床指导的 RPC 的医疗控制医师保持联系。当转运团队不是基于 RPC 时，他们的医疗主任有责任为他们提供精准的儿科方案和培训。医疗控制可能比较复杂，至少由两名医生（可能还会更多）共同负责一位患者。

然而，在大多数情况下，RPC 的接收医师应当对拟执行的具体治疗或操作方面拥有"最终决定权"，除非这些医师直接违反了其他特定的常规医嘱、方案、规章制度，或者他们危及转运工作安全的危险。

当转运团队具有丰富的知识和经验时，他们可以在转诊医院或现场以提供专业、高质量和学院护理能力的方式展示自己。经验表明，在大多数情况下，转诊医院工作人员或院前护理提供者愿意承担起支持性辅助作用。然而，偶尔会发生负责转诊的医疗人员或院前护理服务提供者不同意提出的护理计划。典型的分歧情况是转运团队认为在开始实际转运前应放置高级气道，但转诊医院的医疗人员不同意。处理这种情况的最佳方式是要求 RPC 的医疗控制医生直接与转诊医疗人员沟通。这一举措通常会化解困难局面。转运团队不应和转诊医院或院前护理人员对抗。当完成转运任务后，可以采取冷静、理性和专业的方式解决分歧。由于随着时间的推移，转诊医院和现场工作人员会积累经验，这样会增进信任和友谊，并化解困难。

通讯

进行有效通讯对于成功转运危重或受伤儿科患者十分重要。

院前（现场）转运

应该建立标准以便将患者导诊到 RPC 或最近的合适医疗机构（表 40-1）。航空/地面医疗团队可以作为第一批救援人员。更有可能的情形是，现场会有第二批救援人员。消防人员或地面护理人员已经开始评估和稳定患者。基地医院、飞机、航空医学团队和地面单位之间通常通过无线电进行通讯。能否实现成功通讯取决于无线电系统的完整性。在某些情况下，通过手机完成部分或全部通讯。

RPC 的医院内部通讯应当既准确又熟练。如果需要将患者直接转到急诊部,应尽快通知急诊室有患者就诊。同样,当转运创伤患者时必须通知创伤科;如果有患儿可能需要入住 PICU,也需要尽快通知 PICU。

医院间转运

转诊医院和 RPC 之间的最初沟通通常是打电话给 RPC 内科值班室请求转运。RPC 必须制订方案,以确保转诊医师能够随时与儿科重症监护专家(在线医疗控制)交流。最让处置危重患儿的转诊临床医生感到沮丧的是,在 RPC 话务员忙着转接相关人员期间,转诊临床医生很长时间均无法拨入电话。理想情况下,RPC(通常是紧急通信中心)内部应设立与医院话务员和主交换机分开的专用直拨电话线("800 号")。

一旦 RPC 医师同意接收患者并决定应进行转运,接下来取决于选择哪里的航空/地面医疗团队。如果选择内部转运团队,根据医院内制度应及时调动该团队。如果该团队需要登上转运工具并在赶往转诊医院途中,则务必保证通讯通畅。当航空/地面医疗团队不在 RPC 地点时,接收医师必须立即联系该医疗团队的通信中心以安排转运。这个调度中心必须安排经验丰富的人员每天 24 小时在岗,以便能够随时提供可用性通知。纳入具备医疗知识的人员(即护士或护理人员),以加强通讯中心的人员配备。理想情况下,接收医生会与转运团队的主管通话,以告知其拟转运患儿的状况,并提供相关的临床和用药细节。

转运团队和转诊医院工作人员进行第二次沟通,告知预计到达时间,并询问最新的患者状态情况。同时,飞机的飞行员通过查看前往转诊医院和返回 RPC 途中的天气情况,并准备实施转运。飞行员应该对拟转运患者的年龄和状况"不知情",以免过度影响他的决定。

最有问题的通信往往是在飞机内部。如果安全措施得当,机组人员会始终戴安全帽。机组人员必须能够在不必取下安全帽情况下与转诊医院、接收医院工作人员、患者、相互之间进行交流。转诊医院和接收医院医疗人员均应能够直接或通过航空医学通讯中心联系转运团队,告知被转运人的病情变化并提出护理建议。例如,最新的动脉血气测定结果可能表明在转运团队到达后需要尽快实施

气管插管或其他治疗,而且需要安排在途中额外的准备措施。

抵达转诊医院后,转运团队应通知相应的通讯中心。在评估患者情况之后,当务之急是转运团队直接联系接收 RPC 的医疗控制医生。可以就目前治疗方式的适当性和修改病情管理作出决定。在首次通电话时,转运团队也可以通知医疗控制医师其预计到达时间(ETA)。但是,如果需要进行气管插管、开胸术或中心静脉插管等手术,则需要后续联系医疗控制医师,以通报最新情况和患者对这些治疗出现的响应。无论何种情况,在离开转诊医院后,转运团队或拟接收患者特定单位的通讯中心应向 RPC 通报最新 ETA。

当转运团队"离开"十分钟后,应当通知 RPC 的接收科室,以便能够为接收患者做好最后的准备。当完成困难的转运,看到儿科专业团队在床旁挂好"吊瓶"待命,且呼吸机就位,这是最令转运团队鼓舞的场面。转运机组人员向接收人员作关于患者情况的全面口头汇报[40]。最后,将从转诊医院收到的(或在转运途中获得的)所有患者病历和影像学检查结果均提供给 RPC 团队。

表 40-5　转运患者过程中与安全交接患者相关的主要特点

航空/地面医疗转运护理的安全交接
1. 航空/地面医疗转运团队应该将护理交接的教育纳入所有医疗/通讯中心团队成员的能力培训
2. 航空/地面医疗转运队应制订指导以下人员护理交接的交接实践程序 　a. 转诊医疗机构/现场 EMS 团队和航空/地面医疗人员 　b. 航空/地面医疗人员和接收医疗机构
3. 这种交接过程应该以无干扰和标准化方式提供准确且最新的信息
4. 航空/地面医疗转运团队应与紧急医疗服务人员、急诊部门医护人员、住院医护人员和重症监护室医护人员合作,以多学科的方式确定个人交接的组成部分

临床因素

如上文所述,危重和受伤的婴儿和儿童的各种解剖学、生理和行为反应均与成人有显著不同。表 40-6 概述了这些独特的特点和响应。

表 40-6 区分儿科和成人患者的特征

儿科患者的特点	结果
解剖学	
体表面积相对较大	热损失率较高且体温低
肌肉骨骼系统的保护性作用发育不完全	肺、肝和脾等一些器官更容易受伤
头部占身体的比重较大	头部受伤发生率较高(头部是相对较大的目标)
婴儿期仅能用鼻呼吸	鼻孔必须保持通畅,否则应由护理人员打开气道
舌头口腔比重偏大	气道较易发生阻塞,进行气管插管困难更大
会厌相对于气道直径偏大	进行气管插管困难增加
喉组织未发育完全	插管导致喉受伤的风险升高
8 岁以下儿童的气道最狭窄部分是声门下	在大多数情况下,无需使用套囊 ET 管(当肺部出现如 ARDS 或哮喘等特殊疾病时,建议使用套囊)
下气道较窄	容易阻塞。吸痰难度增加
气管更短,即新生儿气管长为 5cm,成人气管长约 11cm	当放置过低时,在右侧或左侧主支气管放置管端的发病率更高,而当放置过高时易出现意外拔管
幼儿的气管-支气管-肺泡复合体的残余氧含量较少,而且呼气通常低于临界开放体积	执行某些操作时,低氧血症的发病率升高。示例:从停止预充氧到放置高级的气道并恢复通气的时间
颈椎/脊髓损伤往往较高,累及韧带而不是骨性结构	X 线片较难诊断出损伤,以及损伤是否严重且完整,肋间和膈肌呼吸是否受到影响。其结果是损伤更可能是致命的
在出生开始几年里中枢神经系统的发育不全	癫痫发作的阈值较低
生理	
婴儿免疫应答能力较低	严重感染的发生率较高
糖原/葡萄糖储备量较少	低血糖发生率较高
自主神经系统是高效的。迷走神经张力高,且气道操作易引起心动过缓	保持血压,直到血容量减少为中度至重度。将皮肤表征作为即将休克早期指标比较重要
行为	
经常无法提供病史	作出诊断的难度加大
不愿意与父母分开	转运人员需要开动脑筋确定何时适合将患儿和父母分开
药物过量往往意外发生,且由一种药引起	能够更好的个性化治疗特定中毒者
不考虑潜在后果的冲动行为频率较高	意外伤害的发生率较高,尤其是男孩(3:1)
自我保护能力较低	由其他人造成的损伤发生率较高

转运团队护理的组成部分

第一步:评估

病史

在开始对患者进行评估时,机组成员会同时从转诊医院工作人员、院前护理服务提供者和患者家庭成员那里了解病史。对于婴儿,出生史可能是有意义的。

一般状况

经验丰富的转运团队在进入转诊医院或现场后会迅速对儿科患者的病情稳定性作出初步评估。患者的皮肤体征、意识水平、心率、血压、呼吸频率、体温和血氧饱和度均比较重要,患儿的面部表情可能比较重要。如果患儿看上去比较痛苦,那么比起具有相同生命体征且看起来无不适感的患儿相比,应对该患儿给予更多关注。

皮肤表征

往往不够重视正确利用皮肤表征。皮肤表征能够较好地间接反映血压和外周灌注。应能够观察到的皮肤表征包括:

1. 皮肤温度——热、温暖、正常、凉爽或冷。
2. 斑点——有无斑点? 如果有,多大范围? 仅有外围斑点是糟糕的;外围中心斑点提示心输出量非常差。21-三体综合征患者更容易出现斑点。
3. 皮肤氧合——充足氧合的小孩呈正常的毛细血管充盈,且组织呈粉红色。氧合不充分的孩子脸色苍白。如果脸色苍白,程度怎样? 仅是四肢苍白,还是躯干也呈苍白? 仅当血液氧合或灌注非常低时,才会出现发绀。
4. 水分——潮湿、正常、干燥。请注意,幼儿出现"隆起"较罕见。

意识水平

最好采用儿科格拉斯哥昏迷量表确定意识水平。另一种常见的评估儿童心理状态方法是 AVPU 系统——警觉;对言语刺激的反应;只对疼痛刺激作出响应;或无意识。即使在出现严重心肺损害时,儿科患者也可能保持精神状态,因此,即使其他参数表明患者病情不稳定,护理人员不应根据患者"醒着且精力充沛"过分相信患者的临床稳定性。

心率

心率从新生儿的约 150 次,到 12 岁时逐渐下降到正常成人值(60~100)。心率的上升或下降与温度直接相关(每℉ 大约变化 5%,每℃ 大约变化 10%)。低心率是令人担忧的,原因是心动过缓与心脏骤停、颅内压增高、体温偏低和某些严重中毒均有关。可能导致心动过缓的具体用药实例是过量使用 β 受体阻滞剂和可乐定。

心动过速常见于婴儿和儿童,提示可能存在严重异常。导致患儿心动过速最常见的异常(除疼痛、发热或恐惧外)是低血容量,这是以体液容量偏低为特征的病症。应仔细评估患者的血容量状况。婴儿的窦性心动过速可能高达 220 次/分钟。如果心率高于 220,可以考虑诊断为室上性心动过速(SVT),特别是如果心率不随时间而变化时。一般来说,尽管心动过速常常可以归因于转运条件下的疼痛、发热或恐惧,但应将心动过速视为病情严重程度的十分敏感指标,或作为临床恶化的早期指标。

血压

血压随年龄变化很大。婴儿正常血压值约为 60/30,而青少年达到成人正常血压值。对于自主神经系统完好的儿童,即使出现严重的基本病理情况(全身血管阻力升高伴有心率增加)时血压也保持不变。只有在婴儿期心肌收缩力(收缩变力性)会出现很小幅度增加。评估收缩压和舒张压之间的差值即脉压会有所帮助。例如,血压为 90/70 的儿童的脉压为 20。应关注收缩压;脉压变窄提示低血容量导致血管阻力增加,迫切需要补液。狭窄的脉压也可能与心肌收缩力受损有关。心脏压塞是引起儿童脉压变窄的一个罕见原因,但也应考虑,特别是在创伤后。张力性气胸可引起脉压狭窄。在这种情况下,胸导管放置至关重要。脉压变宽可能是由于先天性心脏或血管疾病、败血症或药物反应所导致。

呼吸频率

婴儿正常呼吸频率为每分钟 40 次,而十岁以上儿童的青少年的正常呼吸频率会有所不同。呼吸暂停在婴儿中较常见,可由感染、呼吸道阻塞、贫血和伴有或不伴有运动动作的惊厥而导致。呼吸急促可能是婴儿出现伴有基础性先天性心脏病或与酸中毒的肺炎。这些病症能够导致代偿性过度通气。先天性代谢缺陷病有时出现酸中毒继发呼吸急促。高血糖和低血糖也可能与呼吸急促和中毒有关。转运团队测量血糖是简单而必要的。

观察呼吸的用力程度(有无收缩、鼻翼扇动和咕噜声)和注意呼吸频率同等重要。儿童的胸壁非常柔软,比起成人更容易观察到回缩。认识到这些体征可作为呼吸窘迫和可能即将出现的呼吸衰竭的指标十分重要。

体温

虽然所有年龄段的正常体内温度是 37℃ 或 98.6°F,但婴儿维持体温尤其困难。必须密切关注体温。体温过低可能是有害的。使用确保连续监测的测温探头是有用的。转运团队可能需要转运寒冷的环境下裸露且体温过低的孩子。

需要及时采取复温措施。关掉所有空调。把暖袋放在孩子的下面或身上。给孩子盖上温暖的毯子,除非需要暴露以接受评估或进行处置操作。在出门进入户外环境前把患者安全地包好。可能需要飞行员/驾驶员升高飞机或车辆内部温度,以帮助维持温暖的转运环境,并使患儿的体温保持在适当的水平。这样做可以用空气速度换取机舱内的热量,晚几分钟送达发热的患者比早几分钟送到体温偏低患者要好。

体温过低也被认为对心室颤动后心脏骤停是有益的。发烧会提高新陈代谢率,因此消耗氧气和生成二氧化碳。

氧饱和度

所有的转运团队均应该测量氧合血红蛋白饱和度(SaO_2)。当血氧饱和度(SaO_2)低于 95% 时,应立即采取纠正措施。低于 90% 的 SaO_2 反映了血液氧合障碍。如果不采取适当的干预措施,患儿到达高空后血氧饱和度下降更为显著,这一问题会变得更加复杂。先天性心脏病或慢性肺病的儿童属于例外。与 RPC 医疗控制医师讨论 SaO

目标值。

其他体征

用于评估和记录的其他体征包括瞳孔的大小、形状和反应性、呼吸音、心音、脉搏质量、有无心脏杂音、颈静脉扩张、周围水肿、肝脏肿大和黄疸。腹部膨胀常是由于患儿啼哭吞入的气体在高空膨胀所致。因此,经常需要进行鼻胃管置入和胃减压术。

实验室和影像学检查数据

汇总用于移交给接收 PRC 的实验室数据十分重要。然而,不应过度推迟执行转运或过久等待实验室检测结果。仅当检测结果会使急救护理有显著差异时,才容许推迟转运患者。有时,在转诊现场进行"抽血"化验可能是合适的,并安排将化验结果用电话或传真发给 RPC。对转移运团队特别重要的检测结果包括血糖、血红蛋白/红细胞压积和动脉血气,原因是这些指标决定是否需要立即干预。对于抽搐患者,获得血清钠的检测结果非常重要。尿液分析有助于确定创伤受害者是否出现血尿。有经验的紧急救治航空转运团队或其相关的RPC 会要求转诊医院的工作人员在飞行期间进行这些检测。研究表明,床旁监测的实验室测试具有成本效益而且高效[41]。

对诊断有重要意义的影像学检查往往应在转运团队抵达前完成。在这些情况下,应由团队审查诊断性研究。如果患者需要气管内插管,则需要胸部 X 线片以保证管端安置无误并评估有无气胸[42]。

评估的摘要

进行危重转运时,应在初次接触患者时测量所有生命体征,并至少每十分钟重复一次。观察作为病症加重早期标志的皮肤表征,也很重要。如果患儿的皮肤温度正常且呈粉红色、无斑点,通常表明该患儿没有直接危险。如果患儿面色发白、体凉有斑点,提示病情严重——通常由于低血容量所致。当患儿感到痛苦时会显示出情绪,不过有时即使严重受损,患儿也可能隐藏情绪。当完成评估并立即完成必要的救生操作后,当务之急是咨询 RPC 的医疗控制医生。

第二步：稳定

气道

婴幼儿的气道和成人气道在解剖学上存在许多差异(表40-6)。由于婴儿依赖于鼻孔通畅，因此鼻分泌物阻塞气道时会严重影响婴儿。先天性狭窄的鼻孔(后鼻孔狭窄)能够产生同样的影响。吸痰是保持呼吸道通畅的关键。倾斜头部的操作较为重要，但婴儿颈部容易伸展过度，必须避免。呼吸道内有食物、玩具或其他异物是呼吸道受损的常见原因。

口腔气道对儿科的价值有限，原因是尽管鼻咽气道可能有些作用，但患儿很难适应。应使用100%氧气面罩活瓣通气(一些罕见的先天性心脏病患者除外)。确保获得配合良好的面罩较为重要，并密切观察胸部是否出现足够的偏移。临床医生应该认识到，当对婴儿或幼儿使用面罩通气时，应该建立胃减压机制，通常采用鼻胃管。未经检查的胃和肠的充气可导致膈肌功能障碍和无法充分通气/充氧。如果患者出现呼吸衰竭，需要气管插管，转运团队或转诊医院有能力实施儿科插管，应选择最有资格的人为患者插管。如果缺乏气管插管的专业技能，可对患者进行充分的面罩通气，并且应将患者转运至能够实施气管插管的最近医疗机构以便进行插管。无法插管和无法通气构成呼吸道紧急情况，需要伴经气管喷射通气紧急环甲膜切开术或常规环甲膜切开术。

估计超过2岁儿童正确气管导管大小的原则是将孩子的年龄加上十六，然后除以四。另一种常用方法是将管子远端放在患者第五个手指的末端上，并选择一个尺寸相同的管子。第三个方法是携带叠层卡或Broselow胶带，上面列出拟治疗儿童身高和体重所对应的正确管子尺寸。

一个常见的问题是气管插管放置的合适深度。普遍使用的原则是管子放置的深度(从顶部到牙龈的测量距离)应为管子内径的三倍。根据年龄的公式来计算管的大小，然后将管放置到所选管子内径三倍的深度，这样做得到的放置正确率仅为63%[43]。

在插管过程中，假定患者饱胃，并且始终准备好抽吸。此外，在插管过程中使用环状软骨压迫(Selleck操作)将起到两个作用：①通过喉部复合体的向后移位来闭塞食管开口来防止误吸；②将声门向后移动更容易可视化，便于气管插管。然而，这只适用于无意识的患者，至少有两人进行操作，并应避免过度施压，可能会阻塞气管。

仔细观察和确认气管导管放置无误是必要的。许多患儿插管被放入支气管或食道。如果在医院，进行胸部X线检查可确保插管位置无误，但院前急救人员没有X线机。听诊外侧胸部以发现呼吸音是否对称，这会是有帮助的。听诊胃部区域查看有无呼吸音，也有助于验证管道位置。现在推荐使用比色或连续二氧化碳图以确定初始和持续的气管置管。如果患者的诊断或身体特征提示气管插管非常困难，建议寻求转诊医院麻醉工作人员帮助。

固定气管内导管(胶带、ET支架等)对于防止转运过程中的意外拔管至关重要。不管肌肉是否放松，保持持续镇静均是十分重要的。切勿在未给予镇静剂情况下对患儿实施化学药麻痹。一旦患儿被恢复氧合和通气，常常变得更加活跃，因此无意导致管脱落的可能性升高。

当转运经气管插管患者时暂时停止通气是一个好办法。这些是意外拔管最常见的情况。如果负责通气的人未能与负责搬运患儿的人协调一致地移动，则即使已经固定好的气管插管也可能向远端移动进入主支气管，或近端脱离气管。因此，在进行这些移动时，暂时停止通气是可以接受的。这样做能够降低意外拔管的发生率，并且如果适当地预先充氧，不会伤害患儿。

呼吸

始终确保胸部运动良好，并倾听有无不正常的呼吸音。无论是否采用氧气袋还是呼吸机，潮气量均应足以引发良好的胸部扩张。调整气量直到胸部产生足够移动。随着时间的推移，过多的潮气量或超过35mm水的吸气压力峰值会造成伤害。然而，在短时间内，肺换气不足更值得关注。给予的呼吸应与患儿自发呼吸的速率相同。由于我们倾向于使用比自发呼吸更大的潮气量，所以按正常速率的每分钟通气量都是足够的。对于婴儿开始按每分钟30~35次呼吸进行通气，而随着年龄增加通气的呼吸速率下降，十几岁的儿童下降至每分钟12~15次呼吸。各年龄组给予的潮气量一般应为6ml/kg，或应设定压力以达到相同的潮气量。监测呼气末二氧化碳（CO_2）能够为判断通气是否充分提供初步的指导。

啰音提示存在肺炎，肺分泌物过多或肺水肿，应为患者吸痰。干啰音提示上气道有异物，并在这些情况下吸痰是有用。在冬季处理婴幼儿时要特别警惕。呼吸道合胞病毒（RSV）感染常伴有大量的浓稠分泌物，可能阻塞患儿呼吸道。临床医生必须始终牢记婴幼儿的气道相当狭窄，而且比大孩子或成人的更宽气道容易出现明显阻塞。

哮鸣音是主要的呼气噪音。吸气时听到的喘鸣声音更大。哮喘的哮鸣音是对称的。不均匀的喘鸣声或明显的单音音节提示考虑有无异物吸入和主支气管阻塞。喘鸣常伴有胸骨上方缩回。如果能够排除异物误吸，应考虑是否使用吸入型支气管扩张剂。当呼吸音不对称（比如单侧胸扩充分，而另一侧不充分），应考虑气胸、主支气管意外插管、胸腔积液、肺异物和肺炎。如果需要对具有上呼吸道阻塞表征的儿童进行气管插管，则预期使用比其他情形所用较小的气管内导管。

最好避免对哮喘患儿实施气管内插管。然而，如果确实有必要，需要使用比通常使用压力更高压力"移动胸部"。哮喘患儿出现"空气滞留"，呼气时间不足，会导致空气"堆积"，并增加肺部膨胀，导致肺实质破裂和气胸。在下一次呼吸之前，等待呼气声消失。通过降低呼吸速率而非增加呼吸速率可改善哮喘儿童的二氧化碳（CO_2）水平，原因是延长两次呼吸间的呼气时间能更好地清除肺的二氧化碳。

如果 ET 管的尖端在支气管内，每次慢慢退出 1cm 直到呼吸音均匀，然后小心地重新插入（re-tape），以降低意外位移的概率。如果儿科通气患者出现气胸，则应执行分流或胸管引流，除非进行明确护理的时间非常短，并且没有循环衰竭、张力性气胸或缺氧的证据。未进行通气或呼吸音均匀患儿（在短时间转运期间飞机的机舱压力等于或接近海平面）的小的无症状性气胸可能不需要胸廓造口术。

所有转运团队均应能够非常熟练完成儿科患者的胸腔造口管的放置。当进入胸腔时，应暂时停止通气。这降低了在吸气过程中膨胀的胸廓造口装置穿透肺部的可能性。一旦放置了导管，即使胸膜腔不排出空气，也要把管子留在胸膜腔内。可能是由手术本身导致气胸，后来在转运过程中，尤其是难以发现时，可能导致血流动力学受损。

循环

儿童心输出量差最常见的原因是血管内容量减少。如果患者出现休克的临床体征，如持续性心动过速、皮肤苍白、发凉、有斑点、脉搏微弱、毛细血管再充盈延迟、黏膜干燥、心理状态不佳（延缓出现的表征），则必须进行容量管理。利用 20ml/kg 或等渗盐水或乳酸林格氏液。避免使用含有右旋糖酐的晶体，原因是这可能会导致高血糖，通过渗透性利尿导致肾脏液体流失增加。此外，应避免使用含有 5% 葡萄糖和半正常（0.45%）盐水等低渗溶液的推注液体。使用这样的液体可能会导致低钠血症，这将增加惊厥发作的风险。此外，这些液体不会停留在血管内，而是会渗漏入间质组织。

在治疗休克时，应重新评估患者，并根据使用初始剂量晶体的反应，确定是否需要额外推注 10~20ml/kg。经常需要重复注射。作出这一决定时，应仔细观察皮肤表征、生命体征、脉搏的速度和质量。将提高脉搏的质量（力量和持续时间）与血管内容量增加建立相关性是合理的。

在出血或严重贫血的情况下，可能需要使用浓缩红细胞。院前急救人员可能无法获得血液制品；然而，在许多情况下，在从现场或转诊医院开始转运途中紧急救治转运人员可以获得血液制品。

当给予足够容量后，但血压、脉搏和灌注仍然较差时，应考虑给予肌力支持。最佳正性肌力药物的选择取决于已知或推测的休克状态病因。

确定肝脏是否肿大。这提示心脏衰竭，并合理指导了解何时停止给予推注液和开始给予正性肌力药。如果患者出现心力衰竭，胸部 X 线片显示心脏肥大并可能出现肺水肿。如果血压低，开始按 0.1μg/（kg·min）剂量给予肾上腺素是一个不错的选择。通常也会建议给予多巴胺。开始按 5μg/（kg·min）给药，然后根据需要增加剂量以达到目标血压。如果所需多巴胺剂量超过 10μg/（kg·min），则通常需要加上肾上腺素。

接收医师可能要求给予其他输液，包括米力农、多巴酚丁胺、去甲肾上腺素和去氧肾上腺素等。大多数患者最初可以单独使用多巴胺或肾上腺素来稳定病情。

较难获得提供液体和药物的血管通路,特别是血管收缩的患儿。尝试外周静脉通路,但不要花很多时间这样做。考虑在胫骨近端、胫骨远端、股骨远端或肱骨头早期置入骨内针。儿童的胫骨近端提供了良好的解剖学标志,并且从头部和颈部周围的气道管理中去除了进入下肢的通路。肱骨近端能够向所有其他骨内部位提供优质的血液。如果没有其他容易到达的路线,可以尝试将 IV 导管放置在颈外静脉中。根据一些转运团队制订的方案,通常允许由已经证明熟练掌握经技术的团队成员采用 Seldinger[19] 方法放置中心 IV 管路。在极少情况下,要求转诊医院的外科医生帮助放置血管通路是合适的,也是必要的。一般来说,及时建立骨内通路比在现场或在转诊医院延迟实现中心静脉通路时更有利。

神经系统

遭受严重创伤的儿童通常伴有头部损伤,并且面临脊柱损伤的危险。凡是出现意识水平改变或脊柱可能受伤时,均需要固定脊柱。固定颈椎也会限制气管内插管患者的颈部运动,降低意外拔管的概率。

如果怀疑脑损伤,确保良好通气并尽快获得循环通路十分重要。合适的血压且避免高浓度的二氧化碳对于优化神经系统最终结果十分必要。维持 $ETCO_2$ 在 $30 \sim 35mmHg$ 范围内。更高水平的过度通气可能会使结局恶化。

惊厥在儿童中较为常见。尤为常见的是伴有发热、低钠血症、低血糖和低血钙的惊厥。惊厥对所有方面均会造成令人担忧的后果,往往需要采取积极措施来阻止不良后果。治疗惊厥最常用的药物是苯二氮䓬类药物。然而,这些药物经静脉注射或直肠给药会影响通气和心理状态。这可能导致需要进行气管内插管和机械通气。反复使用苯二氮䓬类药物会增加呼吸暂停和过度镇静的风险。使用作用时间更长药物如苯巴比妥或苯妥英钠(或更容易给药的磷苯妥英制剂)会更好。儿童急性惊厥发作管理越来越多使用左乙拉西坦,部分原因是由于门诊相对地无缝过渡到使用左乙拉西坦,不过这种药物未能取代苯巴比妥或磷苯妥英管理急性惊厥发作的有效性[44]。

对于正在惊厥发作患儿的另一个重要选择是鼻内给药(咪达唑仑)。当患者没有静脉通路时,鼻内给药可作为有效的给药方式。鼻内给药为惊厥发作患者提供了安全的无针给药路径,且能够快速地送达所需药物。

一些儿科危重病专家开始倡导使用苯巴比妥用于控制惊厥的一线药物。这种情况有以下几个原因。当呼叫转运团队时,患者往往患有难治性复杂的惊厥,应该考虑使用长效制剂。如果选择苯巴比妥,应从 20mg/kg 的剂量开始。尽管患者可能通气不足,但这些患者不会像那些服用苯二氮䓬类药物的患者那样频繁出现呼吸暂停。如果患者在首次给药后出现抽搐,则应在十分钟内给予全量 20mg/kg 苯巴比妥。如果需要,继续增加 5mg/kg 的剂量。

磷苯妥英是管理惊厥的另一个不错的选择。负荷剂量为 20mg/kg 苯妥英当量。这是局灶性发作的更好选择,可能比苯巴比妥引起更少的呼吸抑制。

总结

密切关注儿科患者的 "ABCs" 是绝对必要的。了解儿科患者和成人患者之间的生理、解剖和行为上的区别,可以为危重或受伤患者提供足够稳定的能力。

在院前急救(现场)环境中,最重要的建议是宜尽早(不要延后)转运患儿接受明确护理。这些选择包括在农村或城市地区的急诊室,或是在一些大城市中通常设立的区域儿科中心。如果不会马上出现心肺功能受损,而患儿正在接受充分氧合,则最好推迟气管插管和现场 IV 路径尝试。在转运途中,可根据患者病情需要尝试气管插管和静脉通路,但成功率往往低于在现场或接收医疗机构内实施这些操作成功率。

当转运团队抵达转诊医院设时,决定何时"保留患者"(留下和继续稳定),以及何时"搬运患者"(开始转运)并不是那么简单。经训练和累积经验才能具备做出正确决定的能力,这种能力代表着微妙的平衡。咨询 RPC 的医疗控制医生通常是有帮助的。Whitfield 等人回顾了 1106 个新生儿转运的稳定时间[45]。平均稳定时间为 55±36 分钟。机械通气患者稳定时间明显长于不通气的患者,而需要正性肌力支持机械通气患者的稳定时间最长(156±93 分钟)。

在开始实际转运之前，最后检查静脉输液管道的通畅性、气管导管的位置是否适当和是否固定，监测器的工作状态以及鼻胃管、胸廓造口管和尿液引流管的完整性均十分重要。最后检查呼吸机并评估充分氧合和患者通气的必要参数比较关键。出发前至关重要的一点是需要检查患者的体温。治疗体温过低和维持体温的机载设备是必不可少的，应该予以提供。

在转诊医院稳定病情经常能够挽救生命和防止残疾。训练有素的转运团队能够完成包括快速诱导、气管插管、容量复苏、放置中心管、放置胸管、放置鼻胃管和插入 Foley 管等非常高级的技术。执行这些操作需要时间，通常比预期的时间要长。不应低估由经验丰富的转运团队实施稳定技术的意义。在这种情况下，"拉起就跑"可能不是最佳患者护理的方法。

第三步：在转运过程中的护理

儿科患者转运过程的第三个组成部分是实际转运（即，移动患者身体时）。这可以定义为从患者离开转诊医院或现场的时间到实际交付给 RPC 或其他接收医疗机构的时间。

当从地面救护车和飞机移入或移出患者时，有经验的机组人员均知道气管内管、输液管和鼻胃管等医疗器械移位的发生率较高。在这种情况下，应由航空医学团队的成员负责管理通气患者的气道。

当转运小组与患者一起乘地面救护车到达飞机时，应要求救护车"待命"，直到飞机升空。通过采取这种预防措施，如果飞机出现机械问题，或者患者突然出现心脏骤停等病情恶化，团队还有一条"脱险通道"。

如果由不能增压的飞机负责完成转运，则应在升空前小心谨慎地关注患者上升达到指定高度受到的潜在影响。本手册的其他章节部分回顾了相关物理学定律。简单地说，大气压力的变化导致气体随着高度的增加而膨胀。包含空气的身体内部或医疗装置均会受到这些变化的影响。在没有人工增压的情况下，高度越高产生的影响越大。这会导致胃减压，和将无菌水用于 ETT 袖口膨胀。由于在高空处单位体积氧的绝对量因气体膨胀的作用而降低，因此肺泡氧水平下降，导致 PAO_2 降低。如果患儿在海平面的氧合状态勉强平衡，则该患儿在高空飞行的非增压飞机内部会快速减

饱和。

起飞前，飞行员应参与有关高空生理效应的讨论。可以明确的是，到达接收医疗机构最合适的路线可能需要更多的时间，但通过在较低的高度飞行可以改善患者的护理。例如，当从加利福尼亚北部偏远地区转运患者前往旧金山湾地区时，在低海拔的海岸上空飞行比在 1828.8 ~ 2133.6m（6000 ~ 7000ft）的高空飞行需要更多的时间。如果能够防止低氧血症，花费更多的时间是值得的。

起飞前，机组应再次重新评估 IVs 的通畅性和气道的状态。应注意最后一组转运前的生命体征指标。机组人员应在心里回顾与拟转运患者有关的解决问题技巧。例如：

- 当转运化学麻醉的通气患者时，是否能够立即获得肌肉松弛剂或镇静剂等药物？
- 是否计算出合适剂量？
- 手上的喉镜是否有完好的灯泡和合适尺寸的镜片？
- 是否需要重新插入需要更换的气管插管？
- 如果呼吸机出现故障，应采取什么措施？是否可立即使用手动通气的方法？
- 由于在许多飞机上很难听到呼吸声，机组人员将负责不断监测血氧饱和度、呼气末二氧化碳（CO_2）和通气压力。
- 如果通气压力开始增加，机组人员会采怎样的解决问题步骤？由哪些机组人员负责实施？
- 有主要和次要的抽吸源吗？
- 如果单独的 IV 失败并且不能完成快速启动时应怎么办呢？
- 能否通过肌肉或直肠给予关键性药物？

应急情况清单项几乎是无穷尽的。机组人员必须在起飞之前制订并协调计划以处理这些问题。

在转运途中，重新评估和稳定必须是连续的。由于飞机上倾听呼吸音、心音、科氏音和说话声的能力下降，因此需要在飞机上测试评估能力。由于在转运途中与医疗控制医生沟通的能力受损，因此决策技能也受到挑战。

到达接收单位后，应按照标准化患者交接的形式进行相对正式的责任转移[40]。在最近的立场声明中，AMPA 强调了将关键性患者护理信息移交给接收团队系统化程序的重要性。此时，患者转运程序的有效部分完成了。当所有的 QA 和外展活动结束后，就完成了完整的转运过程。

以家庭为中心的护理和转运

有时显然患者最好由父亲或母亲陪伴。有时让父母和哮喘、哮吼或会厌炎患儿分开，往往会导致该患儿因焦虑而出现病情恶化。在这种情况下，如果技术上可行的话，最好让患儿的父亲或母亲陪同患儿一同上救护车。

AAP 已经认识到以家庭为中心的护理，不仅使得家庭和医疗人员结成更强有力的联盟，但也提高了沟通和健康结果，同时患儿在亲人的陪伴下焦虑会减轻。虽然以家庭为中心的护理日益成为很多急诊部和重症监护病房的标准做法，但院际转运期间纳入家庭为中心的护理尚未实现标准化。从过往来看，转运人员对在转运过程中父母陪同的担忧包括：处理好斗和难以相处的父母、在父母在场时难以控制患儿、转运工具的空间不足及在家庭成员面前提供医疗或执行操作的焦虑。最新的数据表明这其中的许多担忧在减轻，数据显示大多数转运人员认为在患者父母陪同下其仅有很小的压力，有98%的转运人员认为在患儿父母在场情况下执行医疗操作几乎或根本没有困难[46,47]。此外，大多数受访问家长赞同在院际转运期间陪同患儿。值得注意的是，仅当能够确保家长、患儿和转运团队安全情况下，才允许院际转运过程中有家长陪伴。因此，当患者家属表现出敌意、好斗或"酒醉"的情况下，应推迟由家长陪伴。患儿家长乘坐转运工具时也必须戴适当约束装置，不应将患儿放在其家长的膝上或用胳膊抱着。

转运护理的质量

在实践中，儿科转运团队和非专业转运团队执行转运患儿时存在巨大差别。多年来，在新生儿和儿科转运领域均未建立绩效指标。绩效指标对基准组织以及鉴定转运作业和临床护理的最佳实践均十分重要。美国医学研究所描述了用于加速改进护理品质的 3 步法（又名达到最佳实践）：

1. 召集专家成员确定措施

2. 测量、分析和报告绩效，以查明患者护理的不足之处

3. 检查所提供的护理信息并据此加以改进[48]

Bigham 和 Schwartz 报道专家得出的区域和国家共识的质量指标，目前正在追踪和报告（表 40-7）[49,50]。这些数据将作为建立儿科转运最佳实践的工作基础。

表 40-7 俄亥俄和国家新生儿和儿科紧急救治转运质量指标得到的共识

俄亥俄新生儿/儿科转运协作质量标准
• 医疗设备故障
• 插管成功率
• 插管前给药
• 给予哮喘患儿类固醇
• 四小时内地面转运转运至 ICU
• 转运过程中出现低血压
• 在转运过程中患者心脏骤停
• 新生儿体温过低
• 标准化患者交接
• 验证气管导管放置
• 使用灯和警报器
• 转运过程中适当的患者束缚
• 连续监测 $ETCO_2$
• 转运中的不良药物事件
• 机组人员受伤
• IV 浸润
• 治疗装置移位
• 转运时患者家属陪伴
• 评估和管理疼痛
• 调度时间/现场时间/总传输时间
• 按性别/种族/族裔/年龄/宗教信仰/保险状况/转诊医院划分的所有指标

美国儿科学会转运医学分会国家质量标准峰会
• 治疗装置意外脱落*
• 验证气管导管放置*
• 转运团队平均动员时间*
• 首次尝试气管导管放置成功*
• 与转运有关的患者受伤率
• 用药错误率*
• 转运过程中患者医疗设备故障率
• 转运过程中执行 CPR 比率*
• 报告严重事件发生率（SREs）
• 到达目的地时意外出现新生儿低体温症*
• 与转运有关的机组人员受伤率*
• 使用标准化患者交接*
*反映了俄亥俄新生儿/儿科质量协作度量表中的指标

其他注意事项

自满情绪的因素

所有经验丰富的机组人员承认在即将抵达 RPC 时墨菲定律（"有可能出错的事就一定会出错"）开始发挥作用。在转运过程的早期阶段，当机组人员对自己所作的工作感到自满时，特别容易发生这种情况。大约在这个时候，呼吸机会发生故障，IV 会渗入皮下组织，患儿会开始醒来，到 RPC 的电梯似乎永远不来。然后机组人员完全像白痴一样匆忙赶往 PICU。在这个时候，机组人员感到无地自容，心中暗自发誓以后转运时再也不自满……直到这样的情况再次发生。

临床研究

Stroud 等人最近强调了紧急救治转运领域的研究现况。他指出，与其他医学领域相比，涉及儿科/新生儿院际转运的研究文献依然较少，并指出转运研究的性质主要是回顾性，以及基于实践和地理多样性的合作研究工作所面临的挑战[51]。需要建立旨在通过多中心合作解答相关临床问题的有组织的转运研究网络，并应由 AMPA 成员领导该研究网络。

总结

危重病或受伤儿童会受益于区域性儿童中心（RPC）可用的资源，包括儿科重症监护室（PICU）。此外，需要专科护理且相对稳定的患者也能从 RPC 获益。必须建立制度以高效地转运此类患者。

实现成功转运过程比实际转运更复杂——必须根据具体情况考虑制订每个转运方案。有时可能将速度列为一个重要的考虑因素。在其他时候，应优先考虑具有较多儿科技能和专业知识的转运团队。

应考虑到预转运和转运的问题，包括转运的适应证、转运方式（即地面、直升机或飞机）、团队成员构成和培训以及可能需要的设备。应考虑的临床因素包括评估、稳定和实际转运。转运后的问题也列为该过程的重要组成部分，包括 RPC 工作人员对转诊医院和公共安全急救人员的表现发展审查和教育宣传机会。

参考文献

1. Chang RK, Klitzner TS. Resources, use, and region-alization of pediatric cardiac services. *Curr Opin Cardiol* 2003;18(2):98-101.
2. Feudtner C, Silveira MJ, Shabbout M, Hoskins RE. Distance from home when death occurs: a population-based study of Washington State, 1989-2002. *Pediatrics.* 2006;117(5):e932-9.
3. Saugstad OD. Reducing global neonatal mortality is possible. *Neonatology.* 2011;99(4):250-7.
4. Staebler S. Regionalized systems of perinatal care: health policy considerations. *Adv Neonatal Care.* 2011;11:37-42.
5. Consensus report for regionalization of services for critically ill or injured children. Council of the Society of Critical Care Medicine. *Crit Care Med* 2000;28(1):236-9.
6. Ramnarayan P, Polke E. The state of paediatric intensive care retrieval in Britain. *Arch Dis Child.* Feb 2012;97:145-9.
7. American Academy of Pediatrics Committee on Hospital Care. guidelines for air and ground transportation of pediatric patients. *Pediatrics.* 1986;78(5):943-50.
8. Joyce CG, MD; Schwartz, HP; Bigham, MT. Pediatric critical care transport in the primary care setting: Is this where we should be? Transport Dispatch.(American Academy of Pediatrics Section on Transport Medicine). 2012.
9. Appropriate and safe utilization of helicopter emergency medical services. Air Medical Physician Association website. https://ampa.org/sites/default/files/attachments/Proposed_Joint_Position_Paper_on_HEMS_July_6_2012.pdf. 2013. Accessed August 16, 2014.
10. Guidelines Committee of the American College of Critical Care Medicine; Society of Critical Care Medicine and American Association of Critical-Care Nurses Transfer Guidelines Task Force. Guidelines for the transfer of critically ill patients. *Crit Care Med* 1993;21:931-7.
11. Beddingfield FC 3rd, Garrison HG, Manning JE, Lewis RJ. Factors associated with prolongation of transport times of emergency pediatric patients requiring transfer to a tertiary care center. *Pediatr Emerg Care.* 1996;12(6):416-9.
12. Orr RA, Felmet KA, Han Y, et al. Pediatric specialized transport teams are associated with improved outcomes. *Pediatrics.* 2009;124(1):40-8.
13. Slater A, Shann F, Pearson G. PIM2: a revised version of the Paediatric Index of Mortality. *Intensive Care Med.* 2003;29(2):278-85.
14. Pollack MM, Ruttimann UE, Getson PR. Pediatric risk of mortality (PRISM) score. *Crit Care Med.* 1988;16(11):1110-6.
15. Orr RA, Venkataraman ST, Cinoman MI, Hogue BL, Singleton CA, McCloskey KA. Pretransport Pediatric Risk of Mortality (PRISM) score underestimates the requirement for intensive care or major interventions during interhospital transport. *Crit Care Med.* 1994;22(12):101-7.
16. McCloskey KA, Faries G, King WD, Orr RA, Plouff RT. Variables predicting the need for a pediatric critical care transport team. *Pediatr Emerg Care.* 1992;8(1):1-3.
17. Orr RA VS, McCloskey K, et al. Four simple pre-

transport variables accurately predict in-hospital mortality. *Critical Care Medicine*. Jan 1995;23:A224.

18. Kandil SB, Sanford HA, Northrup V, Bigham MT, Giuliano JS. Transport disposition using the transport risk assessment in pediatrics (Trap) score. *Prehospital Emergency Care*. 2012;16(3):366-73.

19. Petrillo-Albarano T, Stockwell J, Leong T, Hebbar K. The use of a modified pediatric early warning score to assess stability of pediatric patients during transport. *Pediatric Emergency Care*. 2012;28(9):878-82.

20. Wallen E, Venkataraman ST, Grosso MJ, Kiene K, Orr RA. Intrahospital transport of critically ill pediatric patients. *Crit Care Med*. 1995;23(9):1588-95.

21. McPherson ML, Graf JM. Speed isn't everything in pediatric medical transport. *Pediatrics*. 2009;124(1):381-3.

22. Beyer AJ, Land G, Zaritsky A. Nonphysician transport of intubated pediatric patients - a system evaluation. *Critical Care Medicine*. 1992;20(7):961-6.

23. McCloskey KA, King WD, Byron L. Pediatric critical care transport - Is a physician always needed on the team? *Annals of Emergency Medicine*. 1989;18(3):247-9.

24. Rubenstein JS, Gomez MA, Rybicki L, Noah ZL. Can the need for a physician as part of the pediatric transport team be predicted - a prospective study. *Critical Care Medicine*. 1992;20(12):1657-61.

25. Strauss RH, Rooney B. Critical care pediatrician-led aeromedical transports - physician interventions and predictiveness of outcome. *Pediatric Emergency Care*. 1993;9(5):270-4.

26. Suominen P, Silfvast T, Korpela R, Erosuo J. Pediatric prehospital care provided by a physician-staffed emergency medical helicopter unit in Finland. *Pediatric Emergency Care*. 1996;12(3):169-72.

27. Edge WE, Kanter RK, Weigle CGM, Walsh RF. Reduction of morbidity in interhospital transport by specialized pediatric staff. *Critical Care Medicine*. 1994;22(7):1186-91.

28. Woodward GA, Insoft RM, Kleinman ME, American Academy of Pediatrics. Section on Transport Medicine., *Task Force on Interhospital Transport. Guidelines for Air and Ground Transport of Neonatal and Pediatric Patients*. 3rd ed. Elk Grove Village, IL: American Academy of Pediatrics; 2007.

29. *Accreditation Standards of CAMTS*. 9th ed. Commission on Accreditation of Medical Transport Systems. Anderson, SC;2012. http://camtsshelley.homestead.com/04FINAL_9th_EditionStds_9-5-12.pdf. Accessed August 18, 2014.

30. McCloskey KA. Emergency interhospital critical care transport for children. *Curr Opin Pediatr*. 1996;8:236-8.

31. Maynard MT, Marshall D, Dean MD. Crew resource management and teamwork training in health care: a review of the literature and recommendations for how to leverage such interventions to enhance patient safety. Adv Health Care Manag;13:59-91.

32. Cooper GE, White MD,Lauber JK eds. Resource Management on the Flightdeck. [proceedings of a NASA/Industry Workshop (NASA CP-2120)]; 1980.

33. Droogh JM, Kruger HL, Ligtenberg JJ, Zijlstra JG. Simulator-based crew resource management training for interhospital transfer of critically ill patients by a mobile ICU. *Jt Comm J Qual Patient Saf*. 2012;38(12):554-9.

34. DiSimone RL. Health insurance reform legislation. *Soc Secur Bull*. 1997;60:18-31.

35. Peth HA, Jr. The Emergency Medical Treatment and Active Labor Act (EMTALA): guidelines for compli-

ance. *Emerg Med Clin North Am*. 2004;22:225-40.

36. McBride ME, Waldrop WB, Fehr JJ, Boulet JR, Murray DJ. Simulation in pediatrics: The reliability and validity of a multiscenario assessment. *Pediatrics*. 2011;128:335-43.

37. Macnab AJ. Optimal escort for interhospital transport of pediatric emergencies. *Journal of Trauma-Injury Infection and Critical Care*. 1991;31(2):205-9.

38. Warren J, Fromm RE, Orr RA, Rotello LC, Horst HM, Med ACCC. Guidelines for the inter- and intrahospital transport of critically ill patients. *Critical Care Medicine*. 2004;32(1):256-62.

39. Woodward GA, Insoft RM, Pearson-Shaver AL, et al. The state of pediatric interfacility transport: Consensus of the Second National Pediatric and Neonatal Interfacility Transport Medicine Leadership Conference. *Pediatric Emergency Care*. 2002;18(1):38-43.

40. Air Medical Physician Association. [Position Statement] Safe handoff of care in air/ground medical transport. *Air Med J* 2012;31:77.

41. Macnab AJ, Grant G, Stevens K, Gagnon F, Noble R, Sun C. Cost: benefit of point-of-care blood gas analysis vs. laboratory measurement during stabilization prior to transport. *Prehosp Disaster Med*. 2003;18(1):24-8.

42. Sanchez-Pinto N, Giuliano JS, Schwartz HP, et al. The impact of postintubation chest radiograph during pediatric and neonatal critical care transport. *Pediatr Crit Care Med*. Jun 2013;14(5):e213-7.

43. Orf J, Thomas SH, Ahmed W, et al. Appropriateness of endotracheal tube size and insertion depth in children undergoing air medical transport. *Pediatr Emerg Care*. 2000;16(5):321-7.

44. Abend NS, Monk HM, Licht DJ, Dlugos DJ. Intravenous levetiracetam in critically ill children with status epilepticus or acute repetitive seizures. *Pediatr Crit Care Med*. 2009;10(4):505-10.

45. Whitfield JM, Buser MK. Transport stabilization times for neonatal and pediatric patients prior to interfacility transfer. *Pediatr Emerg Care*. 1993;9(2):69-71.

46. Davies J, Tibby SM, Murdoch IA. Should parents accompany critically ill children during inter-hospital transport? *Archives of Disease in Childhood*. 2005;90(12):1270-3.

47. Woodward GA, Fleegler EW. Should parents accompany pediatric interfacility ground ambulance transports? Results of a national survey of pediatric transport team managers. *Pediatr Emerg Care*. 2001;17(1):22-7.

48. National Research Council. *Performance Measurement: Accelerating Improvement*. Washington DC: National Academies Press; 2005.

49. Bigham MT, Schwartz HP. for the Ohio Neonatal/Pediatric Transport Collaborative.. Quality metrics in neonatal and pediatric critical care transport: A consensus statement. *Pediatr Crit Care Med*. 2013;14(5):518-24.

50. Section on Transport Medicine: Neonatal/Pediatric Quality Metrics Project. AMPA Section on Transport Medicine website. www.aap-sotm.org/Home.html. Accessed August 16, 2014.

51. Stroud MT, Meyer K, Moss MM, Schwartz HP, Bigham MT, Tsarouhas NT, et al. Pediatric and Neonatal Interfacility Transport: Results from a National Consensus Conference. *Pediatrics*. Aug 2013;132(2):359-66.

表格目录

a. Modified from: Medical Advisors Committee, Association of Air Medical Services: Position Paper on the Appropriate Use of Air Medical Services. *Journal of Air Medical Transport*. September 1990;9(9):29-33.

推荐阅读

1. Stroud MT, Meyer, K, Moss, MM, Schwartz, HP, Bigham, MT, Tsarouhas, NT, Douglas, WP, Romito, J, Hauft, S, Meyer, MT, Insoft, R. Pediatric and Neonatal Interfacility Transport: Results from a National Consensus Conference. Pediatrics 2013; Aug; 132(2):359-66.

2. Bigham MT, Schwartz, HP, for the Ohio Neonatal/ Pediatric Transport Collaborative. Quality Metrics in Neonatal and Pediatric Critical Care Transport: A Consensus Statement. Pediatr Crit Care Med 2013;14:518-24.

3. Orr RA, Felmet KA, Han Y, et al. Pediatric specialized transport teams are associated with improved outcomes. Pediatrics 2009;124:40-8.

41. 新生儿的航空医学转运

Juan C. Acosta, MD

Michael Stone Trautman, MD

引言

新生儿院际转运是新生儿护理的重要组成部分，为转运紧急或急救条件下患者提供了安全的环境。

虽然在 20 世纪 60 年代末才出现新生儿航空转运项目，但现在越来越多的专科性新生儿航空转运项目应运而生。经过最近十年的发展，专科护理的区域化和新生儿重症监护的进步使得航空转运成为转运项目的重要组成部分[1]（图 41-1）。对于许多新生儿来说，获得训练有素的新生儿转运团队对他们的生存至关重要，原因是及时的转运可以降低此类患者人群的发病率和死亡率。

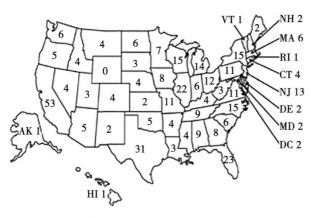

图 41-1　美国的 398 个新生儿转运团队的地理分布

新生儿转运团队的主要目标是迅速稳定患者病情，并在转诊医疗机构开始高级护理。该团队在转运过程中为新生儿提供危重治疗，并向控制医生传递重要信息，包括基本病史和体检结果。培训人员，以便提供安全的转运环境，这有助于实现改善患者预后的主要目标。建立有效的领导、训练有素的人员、适当的设备和系统的所有组成成员之间开放通讯线路，包括各自的转诊医院和接收医院，以此建立起的系统可实现危重新生儿能够在不同医疗机构之间安全地转运。

航空医师学会（AMPA）和美国儿科学会（AAP）的转运医学分会以及其他机构通过研究能够提供教育和推进科研发展，并支持新生儿转运团队成员。

团队的组成与培训

在美国新生儿转运系统包括医院、社区、公共服务、军事或现有提供者的组合形式。紧急救治新生儿地面转运可以作为独立的专业转运团队，也可以作为航空医学项目的一个组成部分。拥有合格且训练有素的转运人员是新生儿转运团队能够发挥作用的关键。这些人员不仅需要了解和管理新生儿疾病，而且还必须能够在转运环境下工作。他们能够融入团队非常重要。

转运团队的组成差别很大，这取决于它们是属于专职还是由单位指定的小团队以及转运类型。一个团队通常由两名或三名医疗专业人员组成。护士、医生（三年的住院医师或受过更高组别培训的住院医师）、呼吸治疗师（RTS）和医疗急救人员/护理人员的组合均有成功转运的案例（表 41-1）[1]。虽然没有研究证明一个团队的成员组成与另一个团队的成员构成相比有特殊的优势，但是经专门培训执行新生儿/儿科转运团队比接受一般性培训的转运团队发生的不良事件更少。（有人建议，转运队应根据地区需要和所提供的差异化服务来设计）。

应调整团队的培训和教育以涵盖转运所涉及的特定领域，包括飞行生理学、飞行作业、飞行安全、紧急情况和生存。联邦航空管理局（FAA）法规和医疗转运系统的认证委员会（CAMTS）标准针对此类培训指定具体内容和时效。发布的航空医务人员教育指南包含了关于团队培训的优质内容[2]。

团队的所有新生儿护理人员均应充分了解新生儿复苏、转运稳定病情以及最常遇到疾病的病理生理和管理。初始培训时可将新生儿复苏计划[3]、儿科高级生命支持[4]和高级儿科生命支持[5]等课程作为基本内容。有关病理生理学机制、新生儿的评估和管理的更详细信息，可从专题讲座、技能实验室、在地区新生儿重症监护病房实习等渠道获取。模拟场景为实践罕见事件或提高团队的技能和沟通能力提供了机会。除了"专业"外，讨论沟通技巧、记录、道德和压力管理也比较重要。

表 41-1 单位自建和专职新生儿转运团队的 12 种最常见的团队人员组成[1]

团队的组成	单位自建 n(%)	专职 n(%)
RN-RT	92(40.2)	47(44.3)
RN-RT-NNP	44(19.2)	7(6.6)
NNP-RT-physician	36(15.7)	8(7.5)
RN-RN	15(6.6)	12(11.3)
NNP-RT	10(4.4)	4(3.8)
RN-新生儿学专家	5(2.2)	1(0.9)
RN-RN-RT	4(1.7)	1(0.9)
RN-RT-EMT(基础或中级)	3(1.3)	—
RN-NNP	3(1.3)	5(4.7)
RN-RT-护理人员	2(0.9)	3(2.8)
RN-护理人员	1(0.4)	8(7.5)
RN-新生儿研究员	2(0.9)	—

注：EMT(初级或中级)指获得基础或中级水平国家注册证的急救员。

继续教育对巩固知识和技能至关重要。项目应安排预算资金，用于派遣成员参加地方和国家会议，与他人分享和更新他们的知识。转运医学的 AAP 分支、AMPA 和航空医学服务协会均提供了优质课程。许多项目均涉及该领域所需的临床研究，并在如《航空医学杂志》和《危重病医学》等专业科学期刊上发表评论结果。

设备

需要由自给自足的团队转运新生儿患者。转运团队需要具备基本的和专门的新生儿设备，包括以易于获取方式摆放的药物，这样可以最大限度地减少潜在的医疗差错，而且转运团队不应依赖由转诊医疗机构提供药物或供应品。配备耐用、重量轻、易于转运的新生儿储存包，要求能防水和耐病

原体。这些包必须符合当地、州、联邦和联邦航空局的要求，而且应在转运环境中进行过测试。每个转运团队均应制订描述如何组织和维护他们的包、补充新物资或丢弃过期药物的方案。不推荐用于治疗从早产儿患者到成人患者的单一通用储存包，原因是包含太多特定年龄产品(包括不可互换的药物)，可能会对新生儿有害。应该记录经航空转运设备的重量，原因是该设备能导致飞机重量和平衡的问题。转运人员应熟悉经批准的用于固定飞机中或转运工具内部所有设备的方法，在转运患者前与机长一同进行检查。此外，该方案应规定检查设备的频率、安全技术(包括固定设备和患者)，以及适当的人员培训。表 41-2 和表 41-3 列出转运新生儿所采用的常规设备。表 41-4 列出每件新生儿用设备和其重量。应定期向飞行员提供这些信息，以便飞行员计算此类专业转运的重量和平衡。

转运设备应紧凑、耐用、易于固定，并具有交直流两用较长时间电池供电能力。该设备应与其他设备兼容。任一设备应与其他设备和接口(如气体和电气连接)兼容，而且重量应轻。设备应该能够在不降低性能下承受各种温度、振动和大气压力的变化，并对其评估以确保不会干扰飞机的航空电子设备。由于天气条件可能会影响设备的性能，因此，很重要的一点是在使用设备之前确定温度波动、振动和/或气压的变化是否会影响该设备。测试结果的参考获自位于得克萨斯的布鲁克斯空军基地的美国空军航空医学研究院。本书的其他章节中对航空医学转运所用生物医学设备作了更详细的讨论。

转运保温箱或婴儿人工抚育器是新生儿转运最重要、最独特的设备。它可能是所使用的最大和最重的一件设备，并且会影响团队的组成和配置。有几款市售的转运保温箱均已获得 FAA 批准。在获取转运所需婴儿人工抚育器时，不仅要考虑温度调节、氧气和湿度，而且还应考虑它是否与团队已有其他设备兼容。在转运过程中，充足的患者可见度和可访问性是选择和配置设备的重要因素。许多转运保温箱均配备了机械呼吸机。这款新生儿转运设备可能会影响配置。转运过程中可使用多种呼吸机模式，包括时间循环压力限制、容量循环或流量循环压力支持。许多转诊重症监护病房使用高频通气。可以配备转运保温箱用于提供这种通气模式。不过，重要的一点是应考虑电源要求、气体利用率，以及海拔高度对这些不同类型呼吸机

表 41-2　根据生命线紧急救治转运托马斯检查表改进[b]

新生儿紧急救治转运包检查表

顶部包

- 1~5 新生儿血压袖带 1ea
- 10ml NS,2
- 体温探头,2
- 新生儿导联,2
- Biox 探头,2
- 电极贴片,6
- 温度计,2
- 小手电筒,1
- 安抚奶嘴,1
- 迷你耳罩,1
- 听诊器,1

前上方口袋

- EZ IO 钻头：
  - 15g 15mm,2
  - 15g 25mm,2
  - 15g 45mm,1
- EZ I 稳定剂敷料,1
- EZ IO 包中装有 16g,18g IO,1
- IO 带,2
- IO 导管,2
- 转运包,6
- 交接表/新生儿名字带

前下方口袋

- 多巴酚丁胺 1000mg/250ml,1
- 多巴胺 800mg/250ml,1
- 配备 3.5dl,3.5sl,5.0dl 脐带导管的脐带线套件 1
- 协议书,1

大型干净黑色袋

- 注射器管,2
- 配药笔,2
- 旋塞阀,3
- 微量过滤器,4
- 增设装置,2
- 微孔增设装置,4

小型干净黑袋

- 20,30ml 注射器,1ea
- 60ml 注射器,4

连接

- 儿科和新生儿传感器,1ea
- LP 15 儿科和新生儿传感器,1ea
- Primary/Alaris 不含乳胶输液器,4
- 新生儿和儿科/成人血液回路管,1ea

外部长包#1

- 胸管 8,10,12,1ea
- Heimlich 阀,2
- 针吸取套件:(30ml 注射器,Stop-cock,18G Angiocath,Lg Bore Kink Resistant Extension Set),2

蓝色/绿色包

- 过滤吸管,2
- Smart Sites,4
- 18g 针头,10
- T-连接器,2
- 直形连接器,2
- 1ml 注射器,5
- 3ml 注射器,10
- 5ml 注射器,2
- 10ml 注射器,2
- 24g Insytes w/wings,2
- 22g,26g Angios,2ea
- 24g Angios,4
- 14g,16g,18g,20g Angios,2ea
- 2×2 纱布,5
- 小型/大型 Tegraderm,1
- 止血带,2
- 二苯乙醇酮,2
- 止血钳/剪刀,1
- 盐水 IV 标签,
- 10ml 0.9%NS,4
- 1/2",1"丝绸胶带,1ea
- 1/2",1"布胶带,1ea
- 必妥碘和酒精,10ea

蓝色/橙色袋子

- 足跟加热器,2
- 血培养瓶组,1
- 生物危害品袋,1

橙色包#1

- D5.45NS 1000ml,1
- D5 250ml,1
- D5 100ml,1
- D10 250ml,1

橙色包#2

- D5.2NS 500ml,1
- 0.9NS 1000ml,1

橙色包#3

- 保鲜膜
- 额外的小型固定器,1
- 小型固定器,1
- 大臂板,1
- 早产儿臂板,1
- 婴儿臂板,1
- 新生儿臂板,1

外部长包#2

- 消毒布,1
- 9×12 塑料袋,1
- 8Fr. 饲管,1
- 8,10,12Fr Salem Sump,1
- 35ml 导管顶部注射器,1

药品袋

- 阿昔洛韦 1000mg/20ml,1
- 腺苷 12mg/4ml,3
- 胺碘酮 150mg/3ml,3
- 氨苄西林 500mg,2
- 头孢曲松(罗氏芬)1gm,2
- 葡萄糖酸钙 10%,1
- 地塞米松(德卡德龙)4mg/1ml,5ml Vial,1
- 苯海拉明 50mg/1ml,1
- 多巴胺 40mg/1ml,1
- 多巴酚丁胺 250mg/20ml,1
- 呋塞米 10mg/1ml,1
- 庆大霉素 20mg/2ml,2
- 妥布霉素 40mg/ml,2
- 肼屈嗪 20mg/1ml,1
- 克林霉素 150mg/1ml,1
- 头孢噻肟 1g,2
- 拉贝洛尔 100mg/20ml,1
- 依托咪酯 2mg/ml,1

药品袋

- 地高辛(拉诺辛)100μg/ml,1
- 去甲肾上腺素 4mg/4ml,1
- 普鲁卡因胺 1g/10ml,1
- 甲泼尼龙 40mg/1ml,1
- 万古霉素 500mg,1
- 血管加压素 20u/1ml,1
- 恩丹西酮 4mg/2ml,2
- 维库溴铵 10mg,1
- 8.4%碳酸氢钠,1
- 无菌水 10ml,3

盒代码药品

- 肾上腺素 1:10 000(0.1mg/ml),4
- 阿托品 1mg(0.1mg/ml),3
- 4.2%碳酸氢钠(0.5meq/ml),4
- 10%氯化钙 100mg/ml,1
- 纳络酮 2mg/2ml,4
- 25%右旋糖酐,1
- 利多卡因 100mg/5ml,1

呼吸系统用药

- 沙丁胺醇 5mg/1ml,1
- 消旋肾上腺素 0.5ml,3
- 异丙托溴铵 0.5mg/2.5ml,3
- 肾上腺素 1:1000,1

注释:常规设备检查表留出日期和每部分首字母缩写的位置。

表 41-3 根据生命线紧急救治转运呼吸治疗师的转运包° 改进

危重新生儿转运呼吸治疗包检查表

在黄口袋内部
- Ballard 6,8,10,12,14 法国,1ea
- Survanta Kit,1
- 抽痰管 6,8,10,12,14,fr,1ea

气管插管包

包前面口袋
- 手柄,1
- Miller blade 00,0,1,1 1/2,2,3,4,1ea
- C 电池,2 节

包内口袋
- Mac blade 1,2,3,4,1ea
- 胎粪吸引器,1
- 剪刀,1
- OP 气道 40,50,80,90 100,1ea
- Magill 镊子(儿童和成人),1ea
- 弯钳,1
- 1"布胶带,1
- 2%盐酸利多卡因,1
- 1/2 康乐宝,2
- 二苯乙醇酮安瓶,4
- Blade bulbs,2
- 生物危害品袋,1
- NS Bullets,6

包内部
- 无气囊式 ETT 2.0,2.5,3.0,3.5,4.0,4.5,5.0,2ea
- 胶管管头 ETT 3.0,3.5,4.0,4.5,5.0,2ea
- Cuffed ETT 5.5,6.0,6.5,7.0,7.5,8.0,8.5,9.0,1ea
- King 气道 2,2.5,3,4,5,1ea
- LMA 1,1.5,1ea
- 儿科 Stylette,1
- 成人 Stylette,1
- 新生儿 Stylette,2
- 小儿探条,1
- EZ 帽,1
- PediCap,2

左隔室外部
- Omniflex,1
- Extra Small CPAP,1
- 小 CPAP,1
- 大 CPAP,1
- 婴儿安全栏,1
- 婴儿输氧鼻管,1
- 小儿输氧鼻管,1
- 成人输氧鼻管,1

前面隔间外部
- 听诊器,1
- 儿科 NRB,1
- 成人 NRB,1
- 婴儿 NRB,1
- 婴儿雾化面罩,1
- 成人雾化面罩,1
- Dragon 雾化面罩,1
- 新生儿 BVM 面罩,1
- 婴儿 BVM 面罩,1
- 幼儿 BVM 面罩,1
- 儿童 BVM 面罩,1
- 成人 BVM 面罩,1
- 球状抽吸装置,1
- 小容积喷雾器,1
- Peds Ambu,1
- 迷你心脏雾化器,1
- O_2Key,1

右侧隔室外部
- Humidivent,1
- Omniflex,1
- Green Neb Flex tube,1
- Neb flex tube,1
- Green Tpiece,1
- O_2 减速器,1
- 气末正压阀,1
- O_2 加长连接器,1
- 多适配器,1
- 连接器袖袋,2
- EtCO₂ 适配器-LP15,1
- 压力计适配器,1

塑料袋
- Air/O_2 快速连接器(Ohio,Chemtron,MedAir),1ea
- 橡胶槽垫圈,4
- O_2 Christmas Tree,1

顶部隔间
- 1Bronchotron(phasitron)Circuit,1
- 盖上白盖后完整(连接到相变管),2
- 橙色连接器,1
- Humidvent,1
- Omniflex,1
- 婴儿测试肺,1
- O_2 导管,1

氮供应
- 1 橙色连接器,1
- 导出管,1
- 取样管线,1
- 一氧化氮日志,1
- InoStat Bagger,1
- Red and White Phasitron Tubing,1ea

注释:常规设备检查表留出日期和每部分首字母缩写的位置。

表 41-4 转运的新生儿设备的重量[d]

| 新生儿转运设备 ||
重量（lbs）	设备
113.3	带 Crossvent 2i+TXP-20 的婴儿人工抚育器、Welch Allyn CS Propaq、内置血氧计的航空保温箱
10.9	Aeronox 一氧化氮输送系统（Aeronox Nitric Delivery System）
25.7	救生包 15 监视器/除颤器
22	Alaris 输液泵
10	额外用品和电缆
20.2	（2）一氧化氮罐
20.2	（2）氧气 E 瓶
20.2	（2）空气 E 瓶
11.45	Sentec 经皮监测仪
20	机载生命支持系统舱模块
17.65	呼吸袋
38.15	托马斯包（Thomas Pack）
3.1	Istat
1.1	感冒药

性能的影响。一些呼吸机既可用于新生儿也可用于成人。必须清楚应密切评估输送量、压力和速率，以确保它们符合新生儿的呼吸管理理念。应对转运团队开展转运生理学的教育，特别是高度变化对呼吸机功能的影响和需要进行哪些调整。

必须定期标记和检查气瓶和氧气。当估算特定转运所需的氧气量时，将预期需求量增加一倍。对于新生儿转运，需要具备混合氧气（从 21% 到 100%）的能力。测量血氧饱和度必须使用通过电磁干扰测试的脉搏血氧仪。脉冲同步是关键，尤其是出现过大的振动和移动时。整体恒定的心血管监测（包括温度）是必要的。体温过低是早产新生儿很常见的一种情况，必须进行充分的监测和纠正，以改善新生儿的结局和在转运过程中的稳定性。

尽管吸入一氧化氮现在是重度肺动脉高压治疗的标准护理法，但应由接受过充分设备培训的专门小组来负责管理。应通过 Transport INOvent 系统

（德恩欧美达公司生产）、AeroNOx 输送系统（PulmoNOx 医疗公司生产）或通过 INOmax DS 输送系统（INO therapeutics 公司生产）给予一氧化氮[6,7]。尽管 FDA 已批准这些设备可用于一氧化氮治疗，但基于用于呼吸支持的呼吸机的气体流动特性，这些设备的性能有所不同。很重要的一点是监视器应安装在正确的方向。

新生儿航空医学转运面临的挑战

噪音和振动

在转运过程中患儿护理会受到噪音和振动的影响。这也会干扰评估者，而转运团队必须依靠其他方法来监测。机组人员可能会受到影响，特别是长期暴露在噪音和振动下。这可能导致头痛、疲劳、眩晕和/或听力损害（可能是永久性的）等等。转运团队不仅要保护患者的听力，也要保护自己的听力（可戴头盔、耳塞或耳机）。

早产儿由于高噪音而出现感音神经性耳聋的风险增加。声振刺激早在妊娠 24 周就能引起胎儿作出反应，随着胎儿临近产期刺激阈值降低。动物研究表明，未成熟耳蜗的外毛细胞易受噪音破坏作用的影响。高噪声水平和飞机振动均能引起生理变化，包括外周血管收缩、心率增加、血压升高和血氧饱和降低。已制订关于职业性声音暴露限制的建议，在转运过程中不应超过 60 分贝[10]。现有新生儿保护听力措施并不能使噪音水平降至推荐水平。为了进一步降低噪声，建议尽可能始终使婴儿人工抚育器保持关闭状态，并使用耳塞或耳机保护婴儿的听力。虽然对防止振动几乎无能为力，尤其是振动与湍流天气条件有关时，但所有人员和患者都应受到适当的束缚。

热环境

在航空和地面医疗转运过程中，患者和工作人员会暴露于波动范围很大的温度下。在转运过程中监测患者和婴儿人工抚育器的温度很重要。温度变化会使新生儿更容易以辐射、蒸发、传导和对流等方式失去热量。使用暖空气可以流通的双层保温箱，能够最大限度地减少传导、辐射和对流所导致的热量损失。早产儿因蒸发损失的热量是较多的，会导致在转运过程中血流动力学不稳定性，而加湿空气有助于减少蒸发所导致的热量损失。

呼吸窘迫

呼吸窘迫是转运新生儿至地区 NICU 最常见的原因。新生儿呼吸窘迫的病因因胎龄不同而异。在早产儿中,最常见的病因是表面活性剂缺乏。在分娩前 48 小时以内给予产前的母体类固醇能够最有效地减少这种疾病和其他极度早产并发症。对于足月儿,呼吸窘迫的最常见原因包括新生儿暂时性呼吸急促(TTN)、呼吸窘迫综合征(RDS)、败血症、肺炎、气胸、羊水、血液或胎粪误吸。其他不太常见的呼吸窘迫病因包括肺发育异常(如囊性腺瘤样畸形)、气道异常(例如喉气管软化、声带麻痹和通道闭锁)或胸廓畸形(如胸萎缩症)。呼吸窘迫相关的临床表现包括但不限于呼吸急促、鼻翼煽动、回缩、呼噜和发绀。可通过正确放置的气管导管完成几种表面活性剂制剂给药。每种制剂均有推荐的剂量和给药方法。

慢性肺病

即使是短时间的高氧和/或通气也可能导致早产儿患上慢性肺疾病或支气管肺发育不良。在转运过程中,特别是在给予表面活性剂后,很重要的一点是应根据需要调整呼吸机以避免这些并发症。通过鼻导管、面罩、鼻 CPAP、配备 CPAP 的气管导管或呼气末正压(PEEP)滴定氧气可以保持血氧饱和度——早产儿的 SpO_2 保持在 90%~94%,而足月婴儿的 SpO_2 保持在 95%~100%。应通过脉搏血氧仪持续监测所有经转运新生儿的无创氧合。放置口腔或鼻胃管并抽吸胃内容物十分重要。转运团队必须决定是否为了/针对复苏、气道稳定、频繁和/或严重的呼吸暂停或明显呼吸窘迫实施插管。在气管插管后,应通过 CO_2 指示仪或两肺对称听诊呼吸音的质量和对称情况,来确认插管位置无误。注意气管导管的深度,调整呼吸机的设置以保持以下参数:

- 早产儿 SpO_2 90%~94%;足月儿 95%~100%
- PaO_2 约为 45~70
- $PaCO_2$ 约为 40~45
- pH 约为 7.25~7.45

产前超声检查、产妇的产前和产时病史、患者检查、胸部 X 线片和动脉血气均对诊断和治疗有帮助。如果不容易实现可接受的氧合和通气,则应使用 AAP/AHA 课程传授的肺"DOPE"考虑转运过程中最常见的并发症。转运团队应该经常性检查气管导管有无移位或阻塞、有无气胸或突发设备故障,包括气体供应耗尽、气体输送管断裂和呼吸机故障。也应考虑影响通气的其他因素(即低血容量、低血压、持续性肺动脉高压、先天性心脏病等)。

持续性肺动脉高压

持续性肺动脉高压(PPHN)通常是出现在出生后的第一天,可能作为原发性疾病存在,但更常见的是与其他新生儿疾病有关。原发性 PPHN 是因肺发育不良或子宫内动脉导管闭合所致。PPHN 的次要原因包括低氧血症、酸中毒、败血症、胎粪吸入和先天性膈疝。治疗应侧重于潜在的疾病。肺实质病变或肺顺应性差的患者可能会获益于容量吸收法(表面活性剂、高频振荡通气(HFOV)和/或通气量模式)。患者经常出现氧气不稳定和重度低氧血症(主要是通过 R-L 分流),导致酸中毒和心肌功能不全。由于胎粪吸入综合征(MAS)可导致 PPHN,所以许多治疗措施也适用于 MAS 患者。当新生儿吸入 100%氧气而导管动脉血气之前和之后的氧分压之间的差值超过 15mmHg 或导管脉搏血氧仪读数前后的减值超过 10%,就可作出诊断。如果大多数分流发生在心房内水平,则这种差异可能不明显。当超声心动图显示没有先天性心脏病,卵圆孔未闭和/或动脉导管从右向左分流,并测量或估计肺动脉压力升高(超正常水平),据此确认诊断。管理应着眼于优化氧合、通气、灌注,同时最大限度地减少氧不稳定、R-L 的分流和酸中毒。

镇静:PPHN 是具有氧不稳定特征的疾病过程。最小刺激和有计划镇静可能会尽量减少这种不稳定。对机械通气新生儿经常使用的镇静计划为每四小时交替注射 0.1mg/kg 吗啡和咪达唑仑,确保患者每两小时接受一种药物。可对需要辅助通气的指定患者短期使用非去极化的麻痹剂,如洋库溴铵(或像维库溴铵等麻痹剂)。

氧气:氧(O_2)是一种强效的肺血管扩张剂。需要根据需要给予辅助供氧(可能需要 100%),以保持 $SaO_2 \geq 90\%$ 和 $PaO_2 \geq 80$ 托,直到消除氧不稳定性。

通气:需要密切监测 PPHN 婴儿是否出现呼吸衰竭。由于在转运过程中大多数明显 PPHN 患者会出现代偿失调,因此他们需要插管和机械通气支持。过度的高通气量和过度的肺扩张可能会使肺动脉血流量和心输出量进一步下降,从而产生相反的效果。通常使用高频通气来治疗这些患者。转运团队需要注意即将出现的右心衰竭和气胸的表征。

酸碱状态：如果存在呼吸窘迫/呼吸衰竭，可能需要机械通气和/或高频通气来纠正呼吸性酸中毒（目标 pCO_2：35~40；PH 值：7.35~7.45）。对于持续性酸中毒而无明显高碳酸血症（pH<7.35 或碱缺失>5）的患者，在充分支持灌注和心输出量足量的情况下，可合理使用 1~2mEq/kg 碳酸氢钠使得 pH 值正常化（7.35~7.45）。

血流动力学稳定性：体积扩张对于维持足够的组织灌注和氧合是必要的。使用生理盐水注射（10mg/kg）或升压药（多巴胺和/或多巴酚丁胺 5~20μg/（kg·min））来维持组织灌注（毛细血管再充盈<3 秒，平均脉压>40 托）。提高收缩压和平均血压至较高水平，但仍在正常范围内（SBP：60~80s；MBP：50~60），这可能有助于减少 R-L 分流和改善氧不稳定性。

表面活性剂：对实质性肺部疾病或胎粪吸入综合征（MAS）患者应考虑给予表面活性剂。由于胎粪对表面活性剂的灭活作用，故 MAS 患者可能需要更大剂量（6ml/kg）。

吸入性一氧化氮（INO）：一氧化氮属于特异性肺血管扩张剂，能够改善氧合，降低对体外膜肺氧合作用（ECMO）的需求，减轻低氧性呼吸衰竭的严重程度并缩短机械通气时间。通常 INO 治疗从百万分之二十（ppm）开始。证据仍然不足以支持用于早产儿[11]。尽管 INO 治疗能够使 PPHN 新生儿患者对 ECMO 的需求降低 50%或更多，但立即停用 NO 治疗可能导致反弹性低氧血症和PPHN 恶化。

体外膜肺氧合（ECMO）：ECMO 是长时间体外循环的一种形式，是为未能进行医疗管理的患者预留的一种有创手术，而且可能导致可逆性呼吸衰竭。在转运之前在转诊医院需要由高度专业化的团队和借助设备实施 ECMO[12,13]。飞机必须有足够的机舱空间和足够的总飞行载重能力，以便能转运设备和更多的人员。在美国，有几个中心具备ECMO 转运能力。

先天性心脏病

先天性心脏病（CHD）发生率为每 1000 例活产婴儿中发生 8 例。虽然这些患者中仅有 30%需要紧急干预，但在新生儿从胎儿转变为新生婴儿过程中，有一部分婴儿中会出现急性和危及生命的问题。某些 CHDs 依赖于通畅的动脉导管，以提供充分的血液混合、氧合和/或全身灌注。伴有肺血流量减少的发绀型 CHDs，如肺动脉闭锁/狭窄、法洛四联症（TOF），以及大动脉中隔完整的转位，均需要肺动脉导管血流畅通。通常患者在出生时或出生后不久出现这些病症。

左心发育不全综合征是一种非发绀型先天性缺陷，通常在出生后几天到一周内发生动脉导管闭合时病症变得明显。当导管关闭时，主动脉内血流不足，导致出现组织缺氧，继而发生代谢性酸中毒和休克症状。极端情况下，患者的表象往往会被错误地归因为败血症。当评估疑似 CHD 患者时，很重要的一点是测量四肢血压值和导管前后血氧测定，这些有助于区分 CHD、PPHN 和败血病。在考虑患者出现与导管相关的心脏病变时，开始给予前列腺素 E_1（Prostin VR Pediatric®）输注。初始剂量为 0.03~0.1μg/（kg·min）。前列腺素 E_1 能够维持或提高导管通畅率。副作用包括呼吸暂停和心动过缓，可能会比较严重并需要患者接受气管插管和机械通气支持。如果可能的话，应该事先和心脏病专家讨论如何管理已知的先天性心脏病患者，以确定该特定心脏病变的最佳护理计划。

膈疝

先天性膈疝（CDH）的发生率为每 2000~5000例活产婴儿中有 1 例患儿。左侧 CDH 更为常见。85%的缺陷发生在妊娠早期，膈肌左后侧部分闭合不全（Bochdalek），而 13%的先天性膈疝发生在右侧。这种疾病常与染色体异常、神经管或心脏缺陷或肠旋转不良有关。胸腔中存在腹部器官会导致肺发育不良、表面活性物质缺乏和 PPHN。幸运的是，产前超声检查能够发现大多数缺陷，并计划在地区围产期中心进行分娩。患者在社区医院意外分娩会是一项艰巨的挑战。管理 CHD 对存活至关重要。体检中发现的舟状腹是诊断的线索，倘若 X 线片显示胸部存在肠道就可作出诊断。如果在这种病情下分娩，重要的一点是立即插管，不要使用面罩为这样患者通气，应为患者放置合适尺寸的replogle 管，连通至持续抽吸器，以保持为肠道器官减压。提供 100% FiO_2 和初始设置为 4ml/kg 的机械通气（如果需要，可以设置为低压力和高速率）。调整呼吸机的设置实现导管前 SaO_2>90，pH>7.25，PaO_2 60~80 和 $PaCO_2$40~70。如果需要的话，仅需稍微改动通气,确保让婴儿有时间调整。任何时候均都可以考虑高频通气(如通气不足)和/或一氧化氮(如存在低氧血症)。使用输血或升压药支持血压。尽量减少干预,保持耐心是护理这样婴儿的重要原则。

缺氧缺血性脑病

缺氧缺血性脑病(HIE)是出生时发生神经损伤的主要原因,大约每1000例新生儿就有1.1例。尽管新生儿护理取得了进步,但神经系统的预后仍然较差,约有25%的存活者出现了长期的严重后遗症。HIE是一个术语,用于描述新生儿期由于缺血缺氧事件导致的异常神经行为。所有器官均会受到缺氧事件的影响。婴儿可能出现呼吸窘迫、肾功能异常、肝功能异常、弥散性血管内凝血(DIC)、需要正性肌力药物治疗的低血压、低血糖、低血钙、代谢性酸中毒、呼吸衰竭、惊厥或PPHN等。在转运过程中HIE的管理是支持性的。很重要的一点是通过使PaO_2或氧饱和度保持在正常范围内以维持足够的氧合。CO_2浓度应保持在正常范围内,应避免呼吸不足或过度,原因是这两种情况均会影响脑血流量,并可能导致更多的脑损伤。心血管稳定性也是维持恒定的脑灌注的关键。对于足月儿,期望平均动脉压(MAP)至少为45~50。对于早产儿,目标是MAP应等于或大于其以周为单位的胎龄。评估婴儿的神经系统状态,包括任何惊厥活动,如果出现,则用苯巴比妥治疗。监控电解质,必要时提供支持。

目前有证据表明,低温有利于治疗足月新生儿缺氧缺血性脑病(HIE),能够改善生存和神经发育预后[14,15]。为了从低温治疗获得最大益处,应该在出现窒息后尽快开始。分布在全美的几个III级单位能够进行低温治疗,这些单位具备所需的足够多设备,包括神经影像学和神经生理检查服务。目前,一些转运项目能够主动或被动地提供低温治疗,但目前的安全性和有效性数据尚不足以支持转运过程中的低温治疗。

腹壁缺损

脐膨出和腹裂是最常见的两种腹部缺陷,二者的发生率为每10 000例活产婴儿出现4例患儿[16]。脐膨出是指肠穿过脐带区膨出,通常由囊(由羊膜组织组成)覆盖,脐带连接到这个膜上。腹部的基本器官(肠、肝、偶尔还有其他器官)留在腹外,膨出到脐带的底部,但仍受羊水的保护。脐膨出新生儿通常会有其他器官系统的缺陷或相关的染色体异常[17]。应考虑脐膨出患者的其他缺陷,尤其是转运过程中可能需要给予治疗的先天性心脏缺陷。

腹裂是前腹壁全层缺损,其中肠未被覆盖,并通常是从脐带右侧的缺陷膨出。位于腹部外的肠道器官可能包括胃、小肠和/或大肠,偶尔也有肝脏、卵巢或睾丸。暴露的内脏可能有纤维保护层,并可能扭转。腹裂极少与其他先天性缺陷有关,且对胃肠道无关,但可能与肠闭锁相关[18]。小尺寸的腹壁缺损或肠扭曲可能会影响外置肠道的血液循环。

破裂的脐膨出应像腹裂一样治疗。存在以上任一缺陷的婴儿均会因肠道暴露而损失过多的热量和体液。

血流动力学稳定性和体温调节对管理这些疾病均至关重要。应立即放置胃管进行抽吸,以防止胃肠道内气体膨胀。应建立至少一条大的静脉输液管或导管进行液体复苏。应轻柔地检查暴露的肠道是否有足够的血液循环,然后装入肠袋或用保鲜膜包住。在转运过程中,这些婴儿可能需要补充生理盐水和给予额外的温暖环境的支持。如果婴儿出现呼吸窘迫,应避免使用袋和面罩通气,这可能会进一步使肠道器官膨胀,可考虑气管插管。对于腹裂患者,应使患者的缺陷部位向下(此做法几乎总是正确的),以尽量减少肠系膜上供血紧张。应评估肠灌注,这可能需要使肠道复位以最大限度地灌注。避免为这些患者放置脐导管。

肠梗阻

食管和直肠之间的任何地方均可能发生肠梗阻。往往存在羊水过多的病史。出生后不久,一般在最开始的几次喂食后,新生儿会出现胆汁性呕吐和/或腹胀,提示远端小肠梗阻。在出生后一两天内可能出现大肠梗阻,表现为腹胀或排便延迟。初次新生儿检查时应注意肛门闭锁。

肠梗阻的管理是采用多端孔吸引导管减压(Replogle管)以抽吸。滞留在幽门外的气体在高空处会按照波耳定律发挥作用,并可能导致呼吸系统受损。稳定气道和建立静脉通路均是必要的。

患有食道闭锁的新生儿(每3000~5000例活产

婴儿中有1例）往往伴有心脏、肾脏和/或骨骼系统等方面的异常。超过75%的此类婴儿通过瘘管将气管连通远端食管，确保气体以单向方式进入胃肠道。如果可能的话，应避免使用机械通气，以减少通过瘘管进入胃肠道的空气量。仅能将多端孔吸引导管（Replogle 管）轻轻地伸入上部的小袋，并且应放置到吸吮器以减少口腔分泌物的吸入。应抬高新生儿的床头，以防止胃分泌物通过瘘管流回肺部。

总结

航空医学转运是许多地区新生儿围产期计划的重要组成部分。结合紧急救治，在整个美国实现这些基本服务的新生儿地面转运区域化是可能的。须牢记婴儿不是小大人。为了提供足够的新生儿护理，医护人员必须保持掌握最新的知识和新生儿技能。随着医疗系统的发展，您必须不断评估您的转运能力和需求，包括您的新生儿团队的适配性和组成，维护并了解相关设备，而且必须建立完善的安全和质量保证机制，以提供良好的新生儿护理。这必须包括了解最常见的新生儿病症、新生儿体温调节和在转运过程中如何监测患者和设备。与患者家人、转诊医生和接收医生以及医院工作人员进行沟通，对为新生儿患者提供最佳护理至关重要；团队合作能够改善患者结局。

参考文献

1. Karlsen KA, Trautman M, Price-Douglas W, Smith S. National survey of neonatal transport teams in the United States. *Pediatrics.* 2011;128(4);685; originally published online September 26, 2011.
2. Kaftan H, Wynn RJ. High-risk neonatal care. In: *Guidelines for Air Medical Crew Education.* (Association of Air Medical Services). Dubuque, IA: Kendall/Hunt; 2004.
3. Kattwinkel J, ed. *Textbook of Neonatal Resuscitation,* 6th ed. Elk Grove, IL: American Academy of Pediatrics & American Heart Association; 2010.
4. Ralston M, Hazinski MF, Senior Science Editor. *Textbook of Pediatric Advance Life Support.* Dallas, Texas: American Academy of Pediatrics & American Heart Association; 2006.
5. Fuchs S, Gausche-Hill M, Yamamoto L, eds. *Advanced Pediatric Life Support: The Pediatric Emergency Medicine Resource*, 4th ed. Sudbury, MA: Jones & Bartlett; 2004.
6. Lutman D, Petros A, Inhaled Nitric Oxide in Neonatal and Paediatric Transport. *Early Human Development.* 2008;84(11):725-729.
7. Jesse NM, Drury L, Weiss MD. Transporting neonates with nitric oxide: The 5-year ShandsCair experience. *Air Med J.* 2004;20(1):17–19.
8. Kinsella JP, Griebel J, Schmidt JM, Abman SH. Use of inhaled nitric oxide during interhospital transport of newborns with hypoxemic respiratory failure. *Pediatrics.* 2002;109(1):158-161.
9. Dhillon JS, Kronick JB, Singh NC, Johnson CC. A portable nitric oxide scavenging system designed for use on neonatal transport. *Crit Care Med.* 1996;24(6):1068-1071.
10. Committee on Environmental Health, American Academy of Pediatrics. Noise: A hazard for the fetus and newborn. *Pediatrics.* 1997;100(4):724-727.
11. Donohue PK, Gilmore MM, Cristofalo E. Inhaled nitric oxide in preterm infants: A systematic review. *Pediatrics.* 2011;127(2);e414.
12. Linden V, Palmer K, Reinhard J, Westman R, Ehren H, Granholm T, Frenckner B. Inter-hospital transportation of patients with severe acute respiratory failure on extracorporeal membrane oxygenation – national and international experience. *Intensive Care Med.* 2001;27(10):1643-48.
13. Wilson BJ Jr., Heiman HS, Butler TJ, Negaard KA, DiGeronimo R. A 16-year neonatal/pediatric extracorporeal membrane oxygenation transport experience. *Pediatrics.* 2002;109(2):189-193.
14. Khurshid F, Lee K-S, McNamara PJ, Whyte H, Mak W. Lessons learned during implementation of therapeutic hypothermia for neonatal hypoxic ischemic encephalopathy in a regional transport program in Ontario. *Paediatr Child Health.* 2011;16(3):153-156.
15. Jacobs SE, Hunt R, Tarnow-Mordi WO, Inder TE, Davis PG. Cooling for newborns with hypoxic ischaemic encephalopathy. *Cochrane Database of Systematic Reviews.* 2007;4(CD003311).
16. Brantberg A, Blaas H-GK, Haugen SE, Eik-nes SH. Characteristics and outcome of 90 cases of fetal omphalocele. *Ultrasound Obstetrics Gynecology.* 2005;26(5):527-537.
17. Drewett M, Michailidis GD, Burge D. The perinatal management of gastroschisis. *Early Human Development.* 2006;82(5):305-312.
18. *Fanaroff and Martin Neonatal-Perinatal Medicine: Diseases of the Fetus and Newborn*, 9th ed.Vol.2. Saunders-Elsevier; 2011.

图片目录

a. Figure 48-1: Geographic distribution of the 398 neonatal transport teams in the United States. Karlsen KA, Trautman M, Price-Douglas W, Smith S. National survey of neonatal transport teams in the United States. *Pediatrics.* 2011;128(4);685. Reproduced with permission of the American Academy of Pediatrics.
b. Table 41-2: Modified from the Lifeline Critical Care Transport Thomas Pack Checksheet. Courtesy of Lifeline Critical Care Transport, Neonatal Transport Team, Riley Hospital for Children, Indiana University Health.
c. Table 41-3: Respiratory Therapist's Transport Bag. Courtesy of Lifeline Critical Care Transport, Neonatal Transport Team, Riley Hospital for Children, Indiana University Health.
d. Table 41-4: Weight of Neonatal Equipment for Transport. Courtesy of Lifeline Critical Care Transport, Neonatal Transport Team, Riley Hospital for Children, Indiana University Health.

415

推荐阅读

1. Task Force on Interhospital Transport. *Guidelines for Air and Ground Transport of Neonatal and Pediatric Patients*, 3rd ed. Elk Grove, IL: American Academy of Pediatrics; 2007.

2. AAP Committee on Fetus and Newborn & ACOG Committee on Obstetrical Practice. *Guidelines for Perinatal Care*, 6th ed. Elk Grove, IL: American Academy of Pediatrics & American College of Obstetricians and Gynecologists; 2007.

3. Jaimovich DG, Vidyasagar D, eds. *Handbook of Pediatric & Neonatal Transport Medicine*, 2nd Edition. Philadelphia, PA: Hanley & Belfus, Inc; 2002.

4. Cloherty JP, Eichenwald EC, Stark AR, eds. *Manual of Neonatal Care*. 5th ed. Philadelphia, PA: Lippincott, Williams & Wilkins; 2004.

42. 孕妇航空医学转运

Lindsey Little Lohrenz, BSN, RNC-OB

Torri D. Metz, MD

上一版本的投稿人

John P. Elliott, MD

引言

航空医学转运和地面紧急救治转运怀孕患者时为转运团队提出了独特挑战,涵盖转运工具局限性至缺乏产科患者护理经验的机组人员。即使有先进的培训和技术,子宫仍是"理想的保温箱",能够获得快速、安全的航空或地面医疗转运至地区产期中心促使存活率提高、短期和长期发病率降低,而且在子宫内转运婴儿的住院成本下降(特别是在30周胎龄仍未出生时)[1,2]。尽管有这些明显的益处,但只有少数产科专职转运团队,因此,迫切需要培训非产科转运团队,以了解这一亚群患者所特有的身体状况和治疗方法。本章将概述孕妇航空和地面医疗转运的具体问题,重点是孕妇生理、一般身体状况、药物和干预措施的差异。

理念

围产期护理系统的任务应该是确保孕妇的安全和及时转运。记录多次飞行中分娩或新生儿转运的围产期系统低于这目标。为了避免晚期宫颈扩张患者或危及孕产妇或胎儿的"恐慌性转运",为了满足这一构想通常需要提早转运产科并发症患者。转运产程活跃的患者、转运过程中分娩和新生儿转运均可能导致结局更糟和社会成本升高。在转运开始前或过程中(不是在患者抵达接收医疗机构时),包括早产(PTL)、未足月胎膜早破(PPROM)和妊娠期高血压疾病在内的产科急救护理问题应该已经开始出现。这需要转诊医生、接收医生和转运团队之间进行密切沟通。转运队需要准备给予colytics、抗生素和/或抗高血压药物转运,同时监测胎儿。有经验的团队能够在转运过程中提供持续的稳定和护理,改善母婴的结局。

孕妇解剖学与生理学

妊娠会改变正常的女性解剖结构和生理状态,从而对航空或地面医疗转运的护理产生重大影响。

心脏

对于妊娠患者,孕妇血容量增加了约1500ml[3],心输出增加30%~50%[3]。孕妇的基线心率也比基线高15~20次/分钟(bpm),而且血压相对偏低(比基线低5~15mmHg)。鉴于血容量增加,传统休克的迹象和症状不明显,直到失血量达到2000~2500ml[4]。在这些情况下,补液必须更加有力。另外,盆腔血管的血流量大幅度增加,足月妊娠期间子宫每分钟血流量约为每分钟500ml[3]。这种血流量增加会导致在发生创伤或产科出血时加速大出血。

子宫增大也会影响心血管血流动力学。所有怀孕患者应取左外侧倾斜位置转运,原因是在20周妊娠后,子宫可部分闭塞下腔静脉,造成仰卧位低血压,继而导致子宫胎盘功能不全和胎儿窘迫。右侧卧位也是可以接受的选择。通过将受束缚的患者倾斜至少15°靠在颈部固定装置/靠背板上,并使用毛巾、枕头或靠背板后面的装备袋进行支撑,完成对创伤受害者的正确定位。怀孕患者取仰卧位(不倾斜)可使心脏输出量减少30%[4]。

呼吸系统

孕妇的呼吸系统在怀孕期间会发生显著变化。孕妇出现相对呼吸性碱中毒。孕妇的胸腔直径增加,而且潮气量增加30%~40%[3]。肺总容量减少约5%,功能残气量减少20%[3]。孕妇的胃排空也会减慢,导致误吸的风险增加,特别是在插管的情况下。

肾脏

肾小球滤过率增加50%,这可能会导致肾脏排泄药物加快[3]。由于肾脏滤过加快,因此为了达到与非孕妇相同治疗效果,通常需要服用更高剂量药物。例如,在和癫痫患者相同剂量的苯妥英(dilantin)时孕妇仍可能发生癫痫,原因是妊娠中期和晚期的血清药物水平较低。

血液

孕妇由于血浆容量增加会出现生理性贫血[3]。他们通常还会出现白细胞轻微增多(白细胞计数升高)。怀孕是一种高凝状态,表现为孕妇的纤维蛋白原实验室值升高[3]。凝血酶原时间(PT)、活化部分凝血活酶时间(APTT)、凝血酶时间均怀孕前值相比与出现下降,但一般保持在正常范围的下限[3]。

急救指导

转运的适应证

孕妇的身体状况和/或胎儿的状况提示需要转运孕妇。总的来说,当孕妇需要高级的资源或专科护理时,适宜转运孕妇。当护理者预期新生儿由于早产或已知的先天性异常需要进入新生儿重症监护病房(NICU)时,此种需要转运孕妇。

一般在围产期医师或其他具备高风险妊娠专长的合格医师医学指导下实施孕妇转运。医疗主任的职责之一是确定适当的转运指征。表 42-1 中列示出建议的适用范围。然而,孕产妇飞行的具体适应证与地区资源、能力和地理密切相关。

表 42-1　转运的适用范围

- 早产
- 早产儿胎膜早破
- 产前出血
- 产后出血
- 妊娠高血压疾病(慢性高血压、子痫前期和子痫)
- HELLP 综合征
- 妊娠并发症(糖尿病酮症酸中毒、尿脓毒症等)
- 产科创伤
- 胎儿畸形
- 宫内发育严重受限
- 胎盘植入性疾病
- 宫颈内口松弛
- 转运人员要求

机组人员配置

建立有效的产科转运队需要适当的人员配置。孕产妇转运团队需要具备专业知识、技术技能和临床判断,以便在产科紧急情况下提供熟练的护理。孕产妇转运护士一般拥有在三级产科中心护理患者方面丰富经验。他们所具备的先进临床判断能力使得他们敢于尝试更困难的孕产妇转运,例如晚期宫颈扩张(>4cm)、重度阴道出血或子痫患者。受过一般成人或儿科技能交叉训练的飞行机组人员能够完成多项转运,但转运时间和转运的复杂性可能会限制这些人员执行转运。如果转运途中有早产的可能,应由新生儿飞行护士陪同转运。在经验丰富的转运孕产妇人员参与的飞行项目中,往往不需要产科医生或住院医师,仅需依赖强有力的在线和离线医学指导。

转运孕产妇机组人员必须深刻了解孕产妇生理、妊娠并发症和分娩过程(早产患者的分娩过程往往会加快)等工作知识。必须具备使用抗分娩药、子宫兴奋剂和紧急分娩操作的经验。还应具备使用胎儿监护仪和多普勒仪器评估胎儿的技能。所有参与转运的个人均应该能够实施新生儿复苏、成人心肺复苏和静脉注射治疗。

只要有可能,母体转运团队就受益于替代团队配置的概念。凡有可能,孕产妇转运队能够从可替代团队配置的理念中获益。一般来说,转运团队应该由熟练掌握产科和新生儿复苏技术的人员组成。然而,当妊娠患者是创伤受害者时,经验丰富的急诊医疗服务提供者所具备的专业知识对患者有益,并使得团队所有成员在其各自的经验领域发挥作用。

由转运机组人员根据他们的经验和培训作出最终的转运决定。咨询转诊医生和接收医生进行可能有助于指导作出此决定。

转运工具的选择

转运孕产妇的合适转运工具包括私家车、地面救护车、直升机或固定翼飞机。最佳转运工具的决定应基于转诊医生和接收医生之间的协商,根据精心制订的方案,能够在需要时协助迅速转运。当选择转运工具时,根据航空医学转运系统认证委员会(CAMTS)标准,转运团队应该考虑孕产妇患者的体位要求,以便机组人员可以随时访问气道[5]。对于没有骨盆通路的小型飞机转运项目,在转运活跃分娩或晚期宫颈扩张的患者时需要更加保守。表 42-2 中列出针对孕产妇状况的建议转运方式。

表 42-2　各种产科指征的适当转运方式

转运的原因	转运方式		
转运途中并发症风险	私家车	地面救护车	救护飞机
低风险			
无出血前置胎盘	√	√	√
轻度先兆子痫	√	√	√
中高风险			
早产	—	√	√
早产儿胎膜早破（PPROM）	—	√	√
分娩时 PPROM	—	√	√
子痫或重度子痫前期	—	√	√
前置胎盘出血活跃	—	√	√
胎盘早剥	—	√	√
产科创伤	—	√	√
活动性出血植入性胎盘？	—	√	√
严重孕产妇医疗并发症	—	√	√
转诊医生因某种原因要求转运	—	√	√

设备

航空转运遇到的一些挑战会限制每次转运所携带设备的数量和重量。地面转运可能对空间也有限制，但重量是次要考虑因素。专用设备包非常有用，包中装有孕产妇和新生儿专用装备和药物（表 42-3 ~ 表 42-5），以及用于成年产妇紧急抢救的设备[6]。当转运复杂多胎妊娠妇女时，请记住多带一套新生儿装备。孕产妇转运团队还应获得包括多普勒或超声仪器等在内的胎儿监测设备，以评估飞行中胎儿的心率（见本章胎儿评估部分）[6]。

表 42-3　建议的急救分娩工具包设备

急救分娩 Ki
• 剪刀/手术刀
• 凯利钳
• 脐带夹
• 胎盘用塑料袋
• 新生儿复苏毯
• 4×4 方形纱布
• 吸球或 DeLee 吸引器
• 无菌手套

表 42-4　建议的新生儿复苏工具包设备

新生儿复苏工具包
• 喉镜和喉镜片（尺寸 00,0,1）
• 正压通气装置和新生儿面罩
• 气管导管（规格为 2.5,3,3.5,4）
• 胎粪吸引器
• 新生儿静脉注射包（24g 和 26g 血管导管）
• 急救脐静脉导管放置套件（3.5F 和 5F 导管）
• 鼻饲管（规格为 6F 和 8F）
• 肾上腺素 1∶10 000
• 弹带绷带和/或敷料
• 听诊器
• 监测新生儿血氧饱和度和心率设备

表 42-5　建议产科转运可使用的药物

转运所用产科药物
● 硫酸镁 20mg/500ml
● 甲基麦角新碱(methergine)0.2mg/ml
● 催产素(pitocin)10USP 单位/ml
● 米索前列醇(cytotec)
● 特布他林(brethine)1mg/ml
● 吲哚美辛(indocin)
● 硝苯地平(procardia)
● 硫酸镁 50%1g/2ml
● 葡萄糖酸钙 10%1g/10ml
● 肼屈嗪(hydralazine)20mg/ml
● 湍泰低(labetalol)HCL 5mg/ml

在转运过程中的护理

孕产妇护理

孕产妇护理永远是第一要务。优化孕产妇状态也能优化胎儿状态。孕产妇的监测频率取决于其本人的健康状况和机组人员的判断。评估应包括子宫的触诊活动,包括宫缩的频率、持续时间和强度。每 15~30 分钟还应评估胎儿心率和孕产妇的生命体征。所有妊娠患者均应给予面罩吸氧,并且根据孕妇和胎儿状况给予静脉输液。

妊娠期高血压疾病患者的感官刺激均应保持在最低水平。这可以通过保持灯光低亮度、为患者提供耳塞、关闭监视器警报以及尽量减少热负荷和警报来实现。如果使用转运直升机转运先兆子痫患者,应遮挡窗户防止闪烁眩晕以避免可能导致子痫发作,这一点十分重要。

胎儿评估

当能够保证孕妇情况稳定时,就可以评估胎儿的健康状况。在转运过程中评估胎儿状况比"存活阈值"(通常为妊娠 24 周)更为重要。在超过此孕周后,如果能够在新生儿学专家指导下分娩,新生儿的存活率超过 50%[7]。由于倘若胎儿死亡则无必要转运,因此,在离开转诊医疗机构应记录下胎儿心音。例如,如果转动孕妇在妊娠 25 周进行早产,目的是安排她在一家三级中心新生儿重症监护病房(NICU)进行分娩,但如果胎儿在子宫内已死亡,就不需要再转运该患者。如果胎龄不详,一般

来说,子宫在妊娠 20 周时到达脐部,此后以每周胎儿身高增加约 1cm。当有疑问时,转运至具备 NICU 功能的医疗机构。

在转运过程中,通常每 15~30 分钟评估一次胎儿心音。正常胎儿心率是 110~160bpm[8]。如果产妇在分娩过程中出现宫缩,则在宫缩之前、期间和之后分别评估胎儿心音,以确保胎儿能够耐受那种压力。可听见的胎儿心率减速(尤其是在宫缩之后),表明子宫胎盘功能不全,有时可以通过提高母体氧合、液体复苏和左侧倾斜得到改善。也可以通过询问孕妇胎动情况来评估胎儿状况。活跃的胎动让人安心,而且不太可能是胎儿酸中毒。可通过子宫外触诊来评估宫缩频率和强度。

现在有一些转运团队使用便携式胎儿心率监测器来连续监测转运的患者。当担心胎儿状况时,这样做可能是有价值的。这种情况下的另一种方法是采用连续多普勒监测。然而,关于转运环境下胎儿监护合适频率的文献还很少。目前没有证据表明在转运过程中连续性监测优于间歇性监测。专家共识指出,应至少间歇性地监测胎儿[6]。对于多胎妊娠(双胞胎、三胞胎等),单纯使用多普勒监测会更加困难。在这些情况下,使用超声波检查,对于确保所有胎儿心率正常是有帮助的。

常见诊断及相关药物

了解常见诊断和常用孕产妇用药知识对转运团队成员很重要。即使患者目前没有分娩,在转运待产妇过程中往往需要使用抗分娩(停止宫缩)的药物,原因是难以预测何时分娩且分娩进展迅速。在预计早产分娩条件下,在实施转运之前,大多数早产转运(<34 周)会接受首剂倍他米松或地塞米松,以加速胎儿肺部成熟。其他药物将取决于临床场景。以下章节详细介绍按常用转运指征分类的常用药物[9]。

早产

早产临产是通过航空或地面转运将待产妇转运至更高水平医疗机构的常见指征。转运的目的地是抵达具备照护早产儿能力的医疗机构,在那里分娩。早产临产的定义是指在妊娠 20~37 周内伴随逐渐发生子宫颈变化的有规律的子宫收缩[10]。早产临产所使用的主要药物是宫缩缓解剂(用于抑制子宫活动)。见表 42-6。

表 42-6 早产临产使用药物抑制子宫活动

宫缩缓解药
特布他林（Brethine）
• 刺激 β 肾上腺素能受体
• 松弛包括子宫肌层的平滑肌
• 剂量：每 20 分钟给予 0.25mg SQ×3
• 当 HR>120，请勿给药
硝苯地平（Procardia）
• 平滑肌弛缓剂
• 降低宫缩强度
• 负荷剂量：10~20mg PO q15~20min（40mg 最大剂量）
• 维持剂量：10~20mg PO q4~6 小时
• 请勿使用速效型或舌下剂量
• 可能导致低血压
• 在使用硫酸镁 2 小时内请勿使用
吲哚美辛（Indocin）
• 通过降低子宫肌层前列腺素输出来抑制子宫收缩
• 负荷剂量：50mg PO 或 PR
• 维持剂量：25mg PO q6 小时，最长 48 小时
• 妊娠 32 周后不要使用（可能导致动脉导管过早闭合）。
硫酸镁（MgSO$_4$）
• 抑制神经传导到子宫平滑肌，继而降低宫缩
• 负荷剂量：在 30min（20mg/500ml）内给予推注 4~6g，然后保持 2g/h 的维持速度
• 有证据表明，暴露于硫酸镁可降低极早产儿的脑性麻痹发生率[12]
• 需要对毒性症状进行系列评估
○ 每小时深腱反射
○ 每小时测量一次液体的摄入量和输出量
○ 每小时评估一次意识水平
○ 呼吸速率（如果下降，与呼吸抑制有关）
○ 每 1~2 小时检测呼吸音，用于评估肺部水肿的证据。
• 中毒的症状：
○ 深度腱反射减弱
○ 口齿不清、嗜睡、肌肉无力
○ 呼吸抑制
○ 肺水肿
○ 胸痛
○ 心脏骤停
• 毒性治疗：
○ 在 2~3min 内给予葡萄糖酸钙 1g
• 保持将 MgSO$_4$ 注入 LR 的主 IV 管，并通过输液泵控制速率

早产新生儿在分娩时出现乙型链球菌感染的风险升高[11]。分娩时给予青霉素能够降低这种风险。因此，接收医生或转运医生为了预防预防乙型链球菌感染，也往往给予抗生素治疗。

早产儿胎膜早破（PPROM）

早产胎膜早破（PPROM）是指在妊娠 37 周前发生胎膜破裂[13]。PPROM 的产妇面临早产、早剥、绒毛膜羊膜炎和脐带脱垂的风险[13]。由于数字宫颈检查能够增加宫内感染的风险，因此这些患者应避免进行此项检查。转运医师通常会使用抗生素解决潜伏期延长。研究表明，接受 7 天预防性抗生素治疗 PPROM 孕妇与没有接受抗生素治疗的孕妇相比，前者怀孕时间更长（或分娩间隔更长）[13]。在这种情况下，有多种有效的静脉抗生素治疗方案可供选择。一般来说，转运 PPROM 孕妇时携带某一类型的宫缩缓解剂，原因是该孕妇的分娩往往会突然开始且进展迅速。请参阅早产临产章节中关于各种宫缩缓解药物的详述。

先兆子痫

先兆子痫是妊娠期高血压疾病，孕妇出现血压升高（>140/90mmHg）和蛋白尿（24 小时>300mg）[14]。先兆子痫使 5%~10% 妊娠复杂化，是导致新生儿和产妇发病率和死亡率的主要因素。重度先兆子痫与终末器官损害有关，包括卒中、肾衰竭、肝破裂、血小板减少、肺水肿和死产[14]。先兆子痫的孕妇可能出现头痛、右上腹疼痛、恶心/呕吐、视力变化、反射亢进、惊厥（子痫）和/或明显水肿。HELLP 综合征是严重先兆子痫的子集，此时孕妇出现溶血、肝酶升高和血小板偏低。

转运过程中的先兆子痫、子痫和 HELLP 综合征的治疗方法包括服用硫酸镁用于预防孕妇惊厥，并使用抗高血压药以控制孕妇血压（表 42-7）。当血压>160/100mmHg 时应进行治疗，目标值为 140~150/90~100mmHg。抗高血压药物有助于降低孕产妇脑血管意外的风险，同时维持子宫胎盘灌注。

子痫

与先兆子痫相关的母性强直-阵挛发作活动最可能是子痫，应按此对症治疗。子痫可导致孕产妇死亡，必须给予积极治疗。治疗的最终目的是使胎儿顺利分娩。然而，转运过程中的首要任务是给予患者硫酸镁以防止再次发生惊厥（表 42-8）。在惊厥过程中无需监测胎儿。

表 42-7　先兆子痫、子痫和 HELLP 综合征的治疗

孕妇惊厥发作的预防
硫酸镁（$MgSO_4$）
• 提高癫痫发作阈值
• 作为脑血管扩张剂
• 脑血管痉挛缺氧导致脑中枢神经系统烦躁不安
• 负荷剂量：30min 内静脉推注 4g（20mg/500ml），然后保持 2g/h 的维持速度
• 治疗血清范围：4～8mg/dl
• $MgSO_4$ 可能引起中毒（关于 $MgSO_4$ 毒性的症状和治疗，请参阅本章的早产临产章节）
抗高血压药
拉贝洛尔（trandate）
• 剂量：20mg IV q10～20 分钟
• 如果初始剂量没有反应，则剂量依次增加到 40mg、80mg，然后 160mg。
• 最大剂量：300mg
肼屈嗪（apresoline）
• 剂量：5～10mg IV q15 分钟

表 42-8　转运过程中子痫发作的治疗

孕妇子痫发作的对症治疗
硫酸镁（$MgSO_4$）
• 尝试使用 $MgSO_4$ 作为治疗子痫的主要药剂
• 剂量：如果尚未使用 $MgSO_4$，应在 5～15min 内静脉推注 4g
○ 或者在 3～5 分钟内再次静脉推注 2g
○ 或者如果没有建立静脉通路，则给予 5g IM ×2
劳拉西泮或地西泮
• 劳拉西泮：癫痫持续状态需要给予 4mg IV
• 地西泮：5mg IV 是癫痫持续状态的替代处方

产后出血

　　临床上根据重度阴道出血伴低血容量症状可诊断为产后出血（PPH）。传统上，PPH 的定义是指阴道分娩失血超过 500ml 或剖宫产分娩失血超过 1000ml[15]。治疗方法包括子宫按摩、排空膀胱、使用药物和外科手术。PPH 条件下最常用药物是子宫收缩剂（表 42-9）。PPH 的主要原因是子宫收缩乏力，使用子宫收缩剂促进子宫收缩[15]。在这些情况下，进行积极的液体复苏也十分重要。

表 42-9　在产后出血情况下常用药物

子宫收缩剂
催产素（pitocin）
• 刺激子宫收缩
• 剂量：500～1000ml 液体中含有 30 个单位（10USP 单位/ml）
• 如果没有静脉通路，则给予 10 个单元 IM
• 请勿未经稀释即静脉推注
• 依据子宫张力滴定
米索前列醇（cytotec）
• 用于刺激平滑肌收缩的前列腺素
• PPH 的剂量是经直肠给药 600～800μg
甲基麦角新碱（methergine）
• 用于刺激平滑肌收缩的血管收缩药
• 剂量：0.2mg IM（0.2mg/ml 安瓿）
• 可以每 2～4 小时重复给药一次
• 禁忌证
• 包括先兆子痫在内的高血压疾病
• 请勿给予 IV
• 可导致高血压危象或脑血管意外
卡前列素（hemabate）
• 用于刺激平滑肌收缩的前列腺素
• 剂量：250μg IM（250μg/ml 安瓿）
• 可以每 15～20 分钟重复给药一次
• 最大剂量：2mg
• 必须冷藏储存
• 禁止用于哮喘或慢性肺病患者
• 导致孕妇严重腹泻

创伤

　　美国的紧急医疗服务（EMS）系统能够高效地将创伤受害者分流到合适的创伤中心。但是，当评估妊娠超过 20 周的创伤受害者的转运需求时，EMS 系统往往不能无法识别出需要前往合适水平医疗机构接受治疗的胎儿。处于妊娠中期或晚期的一级创伤患者，最好是转运到同时具备 1 级创伤救治能力和 3 级产科和新生儿科室的医院。需要由产科医生、儿科医生、急诊医师、创伤外科医生和 EMS 组成的多学科团队管理孕妇患者。

42. 孕妇航空医学转运

在评估怀孕的创伤患者过程中,很重要的一点是牢记首要任务始终是稳定孕产妇的状况。

请记住本章前面详细介绍的妊娠生理变化,这些对如何管理外伤妊娠患者非常重要。由于咽部充血和黏膜水肿,导致气道管理困难。贲门括约肌也会出现扩张和松弛,升高了误吸的风险。推荐每次为孕妇插管时使用环状软骨压迫。子宫增大使膈肌抬高,导致肺活量减少。这意味着胸管必须放置在高于在第二肋间或第三肋间处,原因是孕妇患者应对呼吸窘迫的能力较差。腹部创伤可能导致释放前列腺素,继而刺激子宫收缩。由于妊娠患者明显晚于非妊娠患者出现休克体征和症状,因此即使患者血压正常,也应积极给予补液[4,16]。

胎儿的存活依赖于获得充足的子宫灌注和氧气输送。胎儿在妊娠早期受到骨盆的保护,但在妊娠后期脆弱性增加。胎儿死亡最常见的原因是孕妇死亡或胎盘早剥。胎儿发病率随着孕妇出现血压和盆腔损伤而升高。当孕妇出现休克时,胎儿存活的机会仅为20%[16]。胎儿非致命性损伤可能会在子宫内痊愈[17]。不能根据对胎儿的潜在危害,而取消母体评估所需的必要测试,如影像学检查[4]。

在心脏骤停期间,孕妇患者应取仰卧位,由医生手动使子宫移位。使患者取仰卧位,在胸骨上部处实施胸部按压。如果预计实施胎儿复苏,应给予肾上腺素来增加胎盘血流量,原因是心肺复苏法(CPR)不足以使胎儿获得充足氧合[18]。母体呼吸暂停和心搏停止时,胎儿有能够维持两分钟的氧气储备。心脏骤停后4分钟内,应根据医疗控制规定启动死后剖宫产。有研究表明,在母体心脏骤停后5分钟内分娩的婴儿中有70%婴儿神经系统未受损伤。排空子宫也会使得母体的血流量增加50%,并可能提高孕妇的存活可能[9]。

胎盘早剥和子宫破裂是与外伤相关的两种产科并发症,可能危及母亲和胎儿生命。

胎盘早剥

胎盘早剥是指胎盘与子宫壁分离。这种情况通常是由于机动车事故或殴打情况下产生的剪切力所导致的。在胎盘剥落处发生出血。较大的剥离会损害胎儿氧合。这也可能导致母体大量失血。胎盘早剥的一般特征包括腹痛、阴道出血和宫缩。然而,子宫中可以隐藏多达2000ml的失血,而不出现阴道出血。有时可依据子宫底高度升高发现隐藏的较大胎盘剥离。如果担心出现剥离,转运团队可以进行一系列的子宫底高度测量。首要任务是进行积极的液体复苏和快速转运。为保证足够的子宫灌注,孕妇的收缩压应保持在80mmHg以上。

子宫破裂

在发生过度的钝性腹压时,可能出现子宫破裂(或子宫腔缺损)。当发生穿透性创伤时,也可能出现子宫破裂。当发生很大的子宫破裂时,胎儿可能被挤入母体的腹腔。子宫破裂还可能导致大量的母体失血进入腹腔。发生子宫破裂时,可能出现胎儿心动过缓或没有胎心音、母体腹痛或低血容量性休克。快速转运和积极给予液体复苏可以挽救孕妇的生命。根据子宫缺损的范围和位置,子宫破裂的确切治疗包括在实施探查性剖腹手术时修复缺损或实施子宫切除术。

总结

产科患者的航空和地面医疗转运是地区产科/新生儿医疗保健系统的关键组成部分。转运产科患者不仅仅是将患者送到具备NICU的医院。启动积极疗法使得转运队能够稳定医疗/紧急救治的紧急情况,使用适当药物来抑制子宫收缩可以阻止早产患者出现持续宫颈改变,可能使早产胎儿在宫内进一步发育。许多药物、设备和诊断均是产科独有的。富有经验且积极主动的转运团队能够使得这些患者的结局有显著不同。

参考文献

1. Lee SK, McMillan DD, Ohlsson A, Boulton J, Lee DS, Ting S, et al. The benefit of preterm birth at tertiary care centers is related to gestational age. *Am J Obstet Gynecol.* 2003;188(3):617–22.
2. Lamont RF, Dunlop PD, Crowley P, Levene MI, Elder MG. Comparative mortality and morbidity of infants transferred in utero or postnatally. *J Perinat Med.* 1983; 11(4):200–12.
3. Gabbe SG, Niebyl JR, Simpson JL, ed. *Obstetrics: Normal and Problem Pregnancies*, 4th ed. Philadelphia, Pennsylvania: Churchill Livingstone; 2002.
4. Desjardins G. Management of the injured pregnant. Trauma.Org website. http://www.trauma.org/archive/resus/pregnancytrauma.html. Accessed July 21, 2014.
5. *Accreditation Standards of CAMTS.* Commission on Accreditation of Medical Transport Systems. 9th Ed., Anderson, SC, 2012. http://www.camts.org/04FINAL_9th_EditionStds_9-5-12.pdf. Accessed

August 21, 2014.

6. Wilson AK, Martel M-J, & Clinical Practice Obstetrics Committee. Maternal transport policy. *J Obstet Gynaecol Canada* 2005; 27(10):956-8.

7. Stoll BJ, Hansen NI, Bell EF, et al. Neonatal outcomes of extremely preterm infants from the NICHD Neonatal Research Network. *Pediatrics.* 2010;126(3):443-56.

8. American College of Obstetricians and Gynecologists. Management of intrapartum fetal heart rate tracings. (Practice Bulletin #116). Washington, DC: ACOG; November 2010.

9. American Academy of Pediatrics/American College of Obstetrics and Gynecologists. Interhospital care of the perinatal patient. In: *Guidelines for Perinatal Care*, 6th ed. Washington DC: AAP & ACOG; 2007.

10. American College of Obstetricians and Gynecologists. Management of preterm labor.(Practice Bulletin #127).Washington, DC: ACOG. June 2012.

11. Verani JR, McGee L, Schrag SJ, & American College of Obstetricians and Gynecologists. Prevention of perinatal group B streptococcal disease—revised guidelines from CDC, 2010. In: Centers for Disease Control and Prevention (CDC). *Morbidity & Mortality Weekly Review.* 2010; 59(RR-10):1-36.

12. American College of Obstetricians and Gynecologists. Magnesium sulfate before anticipated preterm birth for neuroprotection. (Committee Opinion #455). Washington, DC: ACOG; March, 2010.

13. American College of Obstetricians and Gynecologists. Premature rupture of membranes. (Practice Bulletin #80). Washington, DC: ACOG; April, 2007.

14. American College of Obstetricians and Gynecologists. Diagnosis and management of preeclampsia and eclampsia. (Practice Bulletin #33).Washington, DC: ACOG; January, 2002.

15. American College of Obstetricians and Gynecologists. Postpartum hemorrhage. (Practice Bulletin #76). Washington, DC: ACOG; October, 2006.

16. Ruffolo, D. Trauma care and managing the injured pregnant patient. *J Obstet Gynecol Neonatal Nurs.* 2009;38(6):704-14.

17. Vanden, T. L., Morrison, L. J. et al. Cardiac arrest in special situations. *Circulation.* American Heart Association; 2010: Part 12:3.

18. Katz VL, Dotters DJ, Droegemueller W. Perimortem cesarean delivery. *Obstet Gynecol.* 1986;68(4):571-6.

推荐阅读

1. Wilson AK, Martel M-J, & Clinical Practice Obstetrics Committee. Maternal transport policy. *J Obstet Gynaecol Canada* 2005; 27(10):956-8.

2. Torgersen CK, Curran CA. A systematic approach to the physiologic adaptations of pregnancy. *Critical Care Nurs Q.* 2006;29(1):2-19.

3. Ruffolo, D. Trauma care and managing the injured pregnant patient. *J Obstet Gynecol Neonatal Nurs.* 2009;38(6):704-14.

43. 创伤管理：航空医学人员的问题

Nicholas Conwell, MD

M. Bruce Lindsay, MD

Louis Scrattish, MD

引言

"在创伤患者中已经显而易见的是，以前健康状况良好的患者受伤后通常能够修复创伤，并且因此往往外观很健康，看不出曾经受到过严重伤害。因此迫切需要制订管理规则来确认损害机制的重要性。要做到这一点，不仅需要对院前工作人员进行适当的培训，而且接下来还要与后续的治疗医生进行沟通[1]。"

——Peter Rosen, M. D. , 院前创伤护理

Rosen 博士列举了我们在护理和转运受伤患者方面面临的许多挑战。尽管显然有必要转运病情不稳定创伤患者，但许多患者经初步判断仅是轻微受伤，后续却发现伤害较重，也应需要进行转运以接受确切治疗。在派遣紧急救治航空或地面医疗人员之时到后续抵达患者床旁期间，有些患者病情出现恶化。其他患者在转运过程中出现病情不稳定。因此，航空或地面医疗人员必须尊重转诊提供者的诊断和转运决定以及受伤机制，并且必须将这些信息传达给接收医疗小组。

背景

航空医学转运起源于护理和转运战场上受伤的士兵。像许多技术取得进步一样，航空医学转运是由军方率先开发的，后来经改良后应用于民用。美国军方于1951年1月1日在韩国正式建立了陆军直升机撤离项目。自第二次世界大战（WWI）以来，快速转运的同时给予紧急救治所带来的益处的最好证据就是战场死亡率的下降。

第一次世界大战期间，战场伤员的转运时间为12~18小时。在那些转运幸运者中，有20%被认为是不可挽救的。第二次世界大战在液体复苏、分流系统和野战医院方面取得了进步。后来护理时间缩短至6~12小时，死亡率下降至5.8%。在韩国，美国军方率先实施迅速撤离以稳定伤员病情；新组建的直升机服务部门仅负责执行撤离转运任务，结果大大缩短了将伤者送到陆军流动外科医院的时间。实现伤员得到干预的时间为2~4小时，死亡率下降至2.4%[2]。

在越南战争期间，转运和早治疗的进步使得从受伤到获得治疗的时间进一步缩短。"Operation Dust-off"引入了配有医务人员的大型直升机，可以在转运途中救治患者。设立"Operation Dust-off"确保了在越南作战的美国士兵不超过35分钟即可得到紧急救治。报告的死亡率在1%和2.3%之间[3,4,5,6]。

1966年，美国国家科学院发表标题目《意外死亡和残疾：被忽视的现代社会疾病》白皮书，推动了现代民用急救医疗服务（EMS）的发展[7]。1972年，科罗拉多州丹佛圣安东尼医院（St. Anthony Hospital）成立了第一个民用医疗直升机项目。

显而易见，为了获得最佳结局，航空医学项目必须支持其开展经营所在地区创伤系统的发展。仅简单地缩短转运时间对于被送往不能提供所需干预的医院的患者几乎没有作用，快速转运也不能帮助急需有效的转运系统的转诊急诊部门（ED）的听任病情发展的患者。同样，由航空医学人员进行的早期积极复苏优于在转运途中提供"支持性"护理，而"支持性"护理是常规地面转运的典型特征。

平民因创伤死亡可分为三种情况。第一种情形（约50%）在现场在几秒至数分钟内死于大面积头部受伤或出血。第二种常见情形（大约30%）是在事件发生后数分钟至数小时内，受伤者因呼吸道阻塞和持续出血而死亡。最后一种情形是（大约20%）在受伤后几天至数周因败血症和多器官系统衰竭而死亡[8]。

航空医学转运是为了撤离和管理受伤患者而开发的。从受伤现场转运患者降低了可预防的创伤死亡人数[9]。迅速获得明确的医疗服务影响后两种情形的死亡人数比例。早期在现场治疗最危重患者（通过院前情况下很少提供的训练和设备确

保气道通畅），能够降低第二种情形下的患者死亡率。快速转运到创伤中心，通过早期诊断和迅速实施正确干预，降低了后两种情形的死亡率。缩短复苏时间和实施明确的干预措施可以减少脓毒症和多器官功能衰竭等并发症。在这种情况下，快速转运的益处与接收医疗机构的专家提早管理和持续管理患者密不可分。

准备

创伤患者的病理范围很广。范围涵盖从封闭性颅脑损伤、气道不稳定到开放性骨折和活动性出血。其他患者群体均未出现各种需要积极且立即干预的危及生命的情况。

通过精心准备方案，转运前稳定患者病情和转运途中的积极治疗，能够在航空医学环境下实现对受伤的患者最佳护理。在医疗转运环境中提供护理，特别是在救护飞机上，堪称是一种可能性的艺术。

飞机和地面救护车固有的物理性限制（包括机舱大小、噪音、振动、照明和湍流）使得在转运过程中难以执行其他常规程序，甚至无法实施。空间和重量的考虑事项通常限定医疗人员为 2 人。患者通路可能受到严重限制；往往仅能接近患者的头部和躯干的一侧。语言交流受到噪音、振动以及头戴式耳机或头盔施加限制的影响。考虑到这些因素和转运的持续时间，紧急救治转运团队在开发之前必须制订总体计划，以便评估和管理患者。可根据需要调整此计划。转运团队必须准备好优先执行现场患者的评估和管理某些方面，延缓或推迟其他事项至转运工具或将接收医院的创伤服务部门。

航空医学项目必须制订管理和评估机组人员活动和实践的政策许多项目会根据距离对待命请求作出分级响应。如果接到来自超出预定距离地点的请求，工作人员应收集电话或传真，他们可能会出发以限制响应时间。有些项目根据预先设定的损伤机制（机动车辆碰撞时甩出）或生理描述（无反应的受害者）监测应急通信和自动启动[10]。

另一项政策必须控制对外伤性心脏骤停患者请求的响应。直升机没有可供依据指征对因钝性创伤所致心脏骤停患者作出响应。但是，能够挽救少数发生心脏骤停的穿透性创伤患者的生命。这些患者的鉴别因素应该是指失去生命体征的时间，时间每流逝一分钟，返回自主循环的可能性就会显著下降。15 分钟没有生命体征是普遍接受的这些患者终点。未明确规定的何种情况下可以派出服务队、起飞、飞往目的地、降落到患者身边，并能够在这个时间段内提供有意义的干预。因此，除非转运团队恰巧在该区域，能够从所负责的任务中抽身，否则不会派往现场救治创伤性心脏骤停的患者。

医疗主任必须在当地的紧急医疗系统内工作，并与法医制订停止救治或当场宣布死亡的政策。倘若飞行团队包括独立执业医生，可由该医生在此情况下自行决定无需联系医务监督部门。无论机组人员配置如何，如果宣布患者死亡，必须给死者附上相应的凭证，并建立医案。现场宣布死亡不应干扰或延误在现场救治其他患者。

医疗和项目主任应配合接收医院的医护人员，方便救治患者。为了改善患者护理，创伤小组和机组人员之间应建立良好工作关系。在合适的行政支持下，机组人员可以加速将患者直接送至 CT 扫描仪进行隔离性严重闭合性颅脑损伤（CHI）检查，或送到手术室进行紧急手术。在接收创伤小组和急诊医生建立良好的工作关系情况下，能够提早安排相应支持人员，提高救治效率。

为了救治创伤患者，必须能够轻易地获得正确的成人和儿科设备和药物。具体来说，必须提供常规监测仪，包括呼气末二氧化碳（CO_2）容量检测仪、标准气道设备、救护气道替代品、经皮或开放环甲膜切开术套件、胸管和手术器械，以及中心静脉或骨内血管通路设备，确保转运团队能够方便地获得并应用。

尽管在许多医疗环境下航空医学机组人员均能十分方便地获取输血用血液，但这通常与创伤场景响应有关。选择携带血液的转运项目必须建立能够适当储存 O 型阴性血液的系统，且确保随时可用、有保障，并且能够在很少或没有预先警告的情况下轻松补充[11]。

ATLS 方法

对创伤治疗的全面回顾不在本章范围之内。由于转运团队受到人员限制，因此高级创伤生命支持[12]（ATLS）是应遵照的非常好的模式。创伤患者的评估和管理通常应遵循简略的 ATLS 指南；ATLS 的算法非常适合航空医务人员练习的容易分心的环境。在 ATLS 所传授的线性评估和管理方法也适用于紧急救治转运团队。通常,团队中仅有两名高级从业人员,限制了同时进行干预。初步调查的目标是在识别时进行适当干预,这是一项标准。

在进行初步调查的同时应进行监测和启动静脉穿刺。应评估和重新评估气道。航空医学机组人员必须比其他人更加主动地固定好气道,原因是在转运途中实施插管非常困难,往往无法进行操作。静脉注射(IV)通路必须安全且备份,或应容易重新建立。每种情况均将决定评估和干预的程度。一例患者时可能仅需简单的现场评估,然后搬运和出发,在转运途中完成监测和 IV 穿刺。其他时候,机组人员需要在出发前花费相当大的精力和时间稳定患者的病情。在给予患者镇静剂或麻痹剂之前,必须先完成简短的"残疾"评估。神经系统检查(包括格拉斯哥昏迷量表的组成部分)、瞳孔检查和活动四肢的能力可能会对患者的即时治疗和处置产生很大影响。事实上,在患者进入手术室之前,飞行机组人员进行的神经系统检查往往是唯一的此类检查。在院前环境下很少有充分暴露或一定程度的暴露。充分暴露使患者面临体温过低的风险,同时几乎不能提供机组人员采取行动需要依据的信息。

对于失血性休克进行评估和分类尤为重要。尽管无论患者身处飞机中还是在急诊室,其生理指标没有区别,但在转运途中监测这些参数的能力却明显下降。正因为如此,航空医学服务提供者必须具备良好的评估技能,并且必须对休克的早期标志物高度敏感。本文专用于介绍失血性休克,全面讨论已经超出了此范围。但以下会讨论分类特征。

虽然根据 I 级休克的诊断不能转运患者,但几乎所转运的每位患者都会出现符合 I 级休克的体征和症状,这是因为患者由于受伤或飞行本身而不焦虑的情形很罕见。同样,大多数创伤患者均符合 II 级标准,既有轻度心动过速又有呼吸急促。事实上,如果需要,这些类别中的任意的患者均应接受晶体推注和疼痛控制。直到患者出现 III 级休克体征,飞行机组人员才会真正感到担忧。遗憾的是,精神状态改变是 III 类或 IV 类休克的两个主要症状之一,机组人员并不总能评估这种情况。

飞行机组人员由于医疗转运环境的噪音、振动和其他干扰而无法进行语言交流,继而在患者出现休克后不能发现其精神错乱。虽然低血压可作为 III 级或 IV 级休克的依据,但并不总是能够轻易获得。飞机振动往往会导致监视器失效或变得不准

确。固定患者可能会导致管路扭结或断开。由于固定、捆扎和振动的原因,很难测量和区分脉搏。由于噪音的原因,导致无法进行听诊。如果建立了相应的监测,则可以通过毛细血管充盈、呼吸急促的变化和 CO_2 水平降低来评估不明显的低血容量恶化的体征。考虑到上述情况,就能够理解航空医学服务提供商为何积极评估受伤患者、实施容量替代和气道控制。后续章节会阐述特殊人群以及具体的治疗概念。

应从第一响应者那里获得导致伤害事件的历史,原因是航空医学人员负责将此信息传达给接收的医护人员。通常应该对接收组进行全面的二次调查,以加快转运。通常将全面的二次调查推迟给接收团队,以加快转运。转运团队的目标是尽早确定和治疗危及生命的伤害,快速转运以使患者得到明确救治。

训练有素的飞行人员可能会对其患者进行广泛的评估和管理。对于创伤患者来说这不一定是可能的或适合的。在事件环境下,时间过短导致患者难以达到平衡状态。患者可能因疼痛、内源性儿茶酚胺或恐惧而过度分心,难以提供可靠的病史或检查结果。本章节的开头引言没有一处比要求航空医学人员为患者提供救治更为真实。由于以下两个原因之一而转运这些患者:患者出现确定的或可疑的严重伤害。应谨慎地尊重转诊人员根据患者外貌作出的评估结果,在对患者进行治疗和转运时,应牢记往往并存不明原因的伤害。

在转运前,几乎所有创伤患者均应该被固定。即使转诊人员"排除"患者脊柱损伤,但假定该患者存在潜在的脊柱损伤是一种很好的做法。这些患者伤害较严重需要航空医学转运,并且根据限定,可能难以充分"分散注意力"以便可靠地临床清除脊髓损伤。每例患者均有其独特性,对于例外情况可能需要谨慎,故保守地接近创伤患者可以避免由于还有未被发现的伤处而给患者造成额外的伤害。

紧急部门问题

在转诊急诊室(ED)时,负责创伤患者护理和治疗的人员需要熟练掌握患者评估和管理以及良好的沟通技巧。在某些情况下,航空医学人员在重伤患者的初始管理方面可能比转诊的医疗团队更有经验。不同的服务提供者可能治疗同一例患者

的方法不同。照护患者时，必须以着眼于保护患者的方式来解决不同治疗理念的分歧，但并能不贬低转诊医疗人员。应向患者和转诊人员充分解释改变病症管理方法的依据。遗憾的是，照护患者偶尔有必要依赖于"飞行方案"或"常规医疗指令"，以便对患者进行适当的管理。

在飞行机组到达之前，创伤患者经常不进行脊柱固定。有时候这样做是适宜的，这可能是由于采用了不明确的医疗决策。严重受伤的患者需要航空医学转运或紧急救治地面转运至创伤中心，通常会伴有分散注意力的伤害、严重伤害机制或与转运相关的严重焦虑，这些可能会妨碍临床上评估脊柱的能力（无论先前是否进行影像学评估）。应将这些患者取仰卧位放回颈托，并固定在靠背板上。通知患者和转诊人员这是常规"政策"，这样解释通常是足够的。

对于需要航空医学转运的患者，气道干预的指征比同一患者在急诊部门下干预的指征更应主动。在转诊 ED 时实际气道干预程序未必与转诊医生所完成的程序有所不同。由于潜在的并发症和在飞行中纠正的能力有限，机组人员固定气道的阈值可能较低。这个问题往往成为插管的"决定"。机组人员应按惯例向患者、家属和转诊小组解释插管的适应证，以及由于转运环境的限制会有怎样的不同。对于航空医学人员来说，观察直到患者明确表示气道需求不是一个可行的选择。ED 的"常规"插管程序在航空转运过程中只不过是例行公事。

与气道管理类似，确保足够的血管内通路最好在地面完成。飞行机组人员应具备获得骨内通路较低门槛，原因是对于某些患者而言这一方法比起外围通路明显起效更迅速。多条道路是必备的，原因是不容易识别出"丢失或被吸收"的管路，而且在转运途中不能被替换。在航空转运或地面医疗环境中的液体管理通常与急诊部门没有什么不同。因此，当我们在创伤治疗室看到允许性低血压的更大价值和应用时，相应地，在转运环境中也应考虑创伤患者液体管理需要的变化。

可能较难在不发生潜在并发症情况下管理受伤患者的疼痛。在转运途中与患者进行语言交流比较困难，从而阻碍评估镇痛效果。许多创伤患者出现低血压或容量耗竭，使得这些患者对镇痛药的心脏抑制作用更加敏感。由于起效快，半衰期短，在这种环境下常规推荐使用芬太尼。氯胺酮正在成为越来越受欢迎的替代品，原因是这种药不会导致低血压或呼吸抑制，除镇痛外，还具有明显的镇静作用。

尽管航空医学人员的主要职责是提供患者护理，但公共关系和确保下次转诊也是每个转运岗位的非常重要的工作内容。航空医学人员有独特的机会提供实时教育和教育宣传。虽然直接的反馈可能会尴尬或不合适的，但只要做出适当的护理就能示范应该或可能已经做了什么。将适当的治疗和及时的跟进记录（描述确认的伤情）相结合，将对转诊医生以后提供救治产生积极影响。对于许多创伤患者，当初始主述时表现出需要转运的明显适应证时，接下来该患者在接受不必要的影像学检查时情绪会非常"激动"，这种激动情绪不仅会延迟转运以接受到明确的治疗，而且还可能使患者在急性损伤环境下暴露于不必要的辐射。为了加快今后对患者的救治，需要向转诊团队传递紧迫感。通常应由接收创伤中心或创伤系统的工作人员承担这一教育职责。

现场问题

无论是进入新的 ED 还是在现场降落，航空医学人员均会遇到陌生甚至敌对的自然环境。天气条件可能会限制团队照护患者的能力。接近患者可能远远达不到处理急救问题最佳条件。明亮的阳光可能会限制喉镜检查过程中关键界标的可视化。当患者困在车辆里时，管理该患者的气道并不罕见。负责插管的临床医生可能需要跪下，甚至仰卧，以获得实现患者声带最佳可视化所需的角度。

严寒可能会导致输液管破裂，并将柔性气管导管变成坚硬的"鱼叉"。患者容易出现体温过低，导致心输出量减少、精神混乱和凝血病。严重过热会导致非显性失水和精神状态的改变，同时也会给飞行机组人员带来安全问题。视觉和听觉刺激过于强烈，除非个人注意力高度集中。需要兼顾现场安全、人身安全和患者护理，难以平衡三者。情感受影响的旁观者、受伤的患者、宠物，甚至农场动物均会带来潜在的危害，需要时刻保持警惕。

对于在离开现场之前执行稳定病情程序的价值（所谓的"留在现场进一步处理"）对比为患者提供最低限度的干预和加快转运或"搬运即出发"之间的争论不断。现场干预可以挽救生命。这种情况最明显的例子就是气道管理。对于高级从业者来说，没有可以接受的理由来延迟保护不稳定的气道。更为困难的问题是决定何时干预具有潜在不稳定气道的患者。从受伤起的时间、基础疾病、稳定性和转运时间均能影响此决定。如果施救者不够熟练、经验不足或者选择错误的患者进行干预,则有可能对患者造成威及生命的危害或延误明确的救治。在识别可能具有难以解剖学困难气道的患者方面没有任何无礼之处,并且选择暂时性稳定气道,直到有更多的人员和设备可用。总体目标必须是高效的现场管理和持续的紧迫感,这样才能使患者获得确定性救治。施救者经验越丰富就能越好地评估患者情况、计算转运时间,并在需要时果断干预。

航空医学人员必须牢记转运停止时"安全第一"的座右铭不会停止,也不应该依靠现场的 EMS/消防人员来确保其安全。现场的院前服务提供人员可能会认为,航空医学人员掌握他们不具备的现场安全和解救技能。飞行机组人员可能必须保持自信,并坚持认为应将患者交给工作人员,而不是处于危险境地。就如 EMS 和消防人员在行凶者在场并携带武器情况下不会接近枪伤患者一样,航空医学人员可能不适宜接近被困在燃烧的车辆中的患者,或爬上有潜在的危险障碍物或下到需要攀登技能的区域。

被困的患者

民间药物的独特之处在于对被困患者的护理。被困患者具有其他情况下不会遇到的医疗挑战。困住最常见于机动车辆碰撞中,当时情况下患者身体被受损车辆卡住。其他不太常见的困住包括倒塌的建筑物或沟槽、地窖、储罐、洞穴、隧道事故和沉没车辆的密闭空间。患者被困在密封空间内,给急救人员带来了重大的问题。这些环境对救援人员构成了不寻常的危险。救援相关问题的详细讨论不在本文范围之内,但是航空医学人员必须对其个人人身安全保持警惕。在许多这些情况下,机组人员有理由要求将患者移交给他们。很少有航空医学人员受到相关训练,能够在洞穴、狭窄的空间、大角度或其他高风险的救援环境中工作。

然而,患者被困在车辆中的情况非常普遍,值得具体讨论,其中大部分事件也适用于其他情况。根据定义,难以接近患者。由于解救装置和救援人员所发出的噪音使得局面变得更加复杂化,沟通可能受到限制。患者的身体位置很少是在平坦表面上的"俯卧"(从周围哪个方向均能靠近)。当救援人员全力解救患者时,可用的通路可能会间歇性地出现。事实上,在获得更大的患者通道之前,医疗人员难以为患者提供救治服务。其他时候,因为车辆或患者的任何移动都可能导致难以忍受的疼痛,因此在患者服用药物之前几乎不能实施解救。尽管可以肌内注射吗啡或氯胺酮等药物,但是如果可能,最好进行静脉注射。肌内注射的明显缺点是推迟了药物起效时间,难以调整药物效果,并且由于较大的剂量而使半衰期更长。

在现场实施气道保护和控制是最困难的。应保护患者的气道免受灰尘或其他刺激物的伤害。在地震、建筑物倒塌或爆炸期间,可能会有大量的灰尘释放进入空气中。空气中的颗粒物可能对气道刺激作用特别强,从而加剧呼吸道疾病。在建筑物倒塌和其他施工环境中,混凝土粉尘对患者、护理人员和救助人员均有危害性。当混凝土粉尘与气道中的水分结合时,会发生化学灼伤和轻度气道阻塞。情况允许时,救援人员应戴上防护面罩。也可以给患者戴上防护面罩或紧紧贴合的非循环呼吸面罩来阻止灰尘。高级气道控制措施最好推迟到解困后实施。然而,可使用盲插气道装置(例如喉罩气道(laryngeal mask airway, LMA)或者 King Supraglottic Airway™)进行快速气道控制,用于确保呼吸暂停或面临即将丧失气道风险患者的气道通畅。随着可视喉镜的进步和便携性,能够在许多困难的情况下实现气管插管的明确气道控制。对于不可避免的呼吸衰竭患者,如果其他方式均失败,可以在现场实施经皮或开放性环甲膜切开术。

局部挤压伤可能导致连续直接压力继发的血管损伤,继而导致组织缺血。当经解救后去除夹闭结构的压力时,缺氧和酸中毒组织的再灌注可能导致挤压伤。缺血会导致肌肉分解并释放出肌红蛋白、钾、乳酸和其他细胞内物质。还会增加的血管渗透性,导致局部水肿和液体的第三间隙。挤压综合征所导致的主要死因与第三间隙引起的血容量减少以及高钾血症和代谢性酸中毒引起的心律失常有关[13]。延缓的发病率和死亡率与相关的肾衰竭、成人呼吸窘迫综合征(ARDS)和弥散性血管内凝血(DIC)有关[14]。

对航空医学人员的意义是多重的。如果救援人员抵达时患者仍被困住,则机组人员应在解救之前和过程中应实施积极的液体复苏,以解决之前就存在的血容量不足和受伤相关的出血以及预期毛细血管渗漏的第三间隙。看似"稳定"的被困患者在获救后可能进入不可逆转的休克。建议在解救期间进行心脏监测。如果患者出现心脏骤停,则治疗疑似高钾血症和酸中毒是必不可少的。患者可能会耗尽大量的资源,特别是液体。飞行机组人员应该认真考虑这一点,并带来额外的晶体和胶体,或尽可能利用地勤人员的资源。

可能需要解决温度调节。受困患者无法保护自己免受周围环境的伤害。体温过低和体温过高均会对患者造成严重伤害,特别是在伴发伤害或基础医疗疾病的情况下。可以有效地使用蒸发以冷却被困住的患者,以及输入过冷液体。更难以解决的是通过与冷表面接触导致热损失继而引起体温过低。救援人员和医疗人员应尝试把患者从混凝土板、金属或冰中移出。体温过低患者出现可导致不可挽回导致 DIC 和血管萎陷的低灌注、酸中毒和出血的风险增加。

现场截肢

当肢体被卡住会导致患者死亡时,截肢只是最后的唯一手段;原则是"生命比四肢更重要"。现场截肢的范围包括:肢体被卡住,需要积极或不可避免地花费很长时间用于解救;尽管给予静脉输液复苏,但患者血流动力学仍不稳定。被卡住肢体需要紧急现场截肢另一个指征是:如果不能迅速救出患者,马上会导致患者或救援人员的身体受到进一步损害[15]。示例包括:结构倒塌、工业事故和环境暴露。如果患者气道安全、出血得到控制,并获得 Ⅳ 或 IO 通路,则在进行现场截肢之前应仔细考虑和保留。如果患者病情能够稳定下来,并且现场被认为是安全的,则可花费更多时间来解救被卡住的肢体。

如果认为需要进行现场截肢,应由最有资格的医生或机组人员执行此手术。虽然有可能不用麻醉完成手术,但显然这会造成生理和心理方面的创伤。分离麻醉剂氯胺酮可能是理想的药物,原因是它兼具镇静和镇痛作用。氯胺酮也不会导致低血压或呼吸抑制。很重要的一点是应考虑完成截肢可能需要的相应设备和用品。完整骨骼可能具有特别挑战性,原因是航空或地勤人员携带的标准装备中不包括 Gigli 锯或骨锯。

在《急救战争手术北约手册》中详细描述了手术本身[16]。简而言之,主要目标是将患者与卡住的肢体相分离。次要目标是保持肢体长度和恢复用于组织采集的肢体,以便进行移植。如果情况允许的话,应抬高肢体使其高于身体的其他部分,以便在应用近端止血带之前使静脉血回流。止血带应尽可能在远侧使用,但不应超过关节。在完成消毒和铺巾后,应尽可能在远端在周边切开皮肤,并允许其缩回。然后,以类似方法在缩回皮肤的水平处切开暴露的肌肉。手动收回肌肉,向近侧暴露椎管和骨。如果时间允许的话,在切开之前应捆绑椎管。在手术修复期间,应留下长的缝线尾部以方便以后进行识别。在邻近缩回的肌肉组织处切断骨头。完成手术后,骨骼和肌肉最短,其次是皮肤,每个均具有较长的长度。伤口会呈浅碗状。将生理盐水浸泡的纱布置于开放的骨头上,然后在整个伤口上实施加压包扎法。止血带可以留在原位以帮助止血,直到可以实现更准确的处理。

基于问题回顾转运期间创伤问题

头部受伤

创伤性脑损伤(TBI)患者的主要治疗目标是预防继发性损伤。已受伤的大脑非常容易再次受到损伤。脑缺氧、低血压、颅内出血,高碳酸血症或低碳酸血症、低血糖或高血糖和脑水肿均能导致继发性损伤[17]。维持脑灌注压(CPP)至关重要,避免低血压也十分关键。严重受伤的大脑可能丧失自动调节灌注压力的能力,因此依赖于足够的血压。低血压和后续的神经组织缺血能够显著加剧继发性级联,并导致更坏的结局。即使低血压仅发作一次也会导致死亡率翻倍[18]。可能需要积极的液体复苏来预防低血压。指南建议收缩压保持在 > 90mmHg,并保持 MAP > 80mmHg[19]。如果液体复苏失败,应使用血管加压药维持 CPP。由于头皮伤口处会流失大量血液,因此头皮裂伤也需要提早干预。如果直接按压不能控制出血,可以使用缝合、缝合器缝合术、结扎或夹紧血管、头发交叉固定术,使用止血纱布和头发编织技术来控制出血。

缺氧也会导致受损大脑发生严重的继发性损伤。TBI 后的缺氧性损伤显示残疾和死亡率升高[20]。提早实施积极的气道管理至关重要。如果由经验丰富的人员管理气道,则已证实现场插管能够改善严重创伤性脑损伤患者的预后。头部受伤患者应避免实施鼻气管插管。波形二氧化碳图是确认院前急救情况下气管导管放置无误最可靠的方法[21]。更传统的方法,如呼吸音的听诊、观察胸部有无抬高以及是否出现导管雾,可能难以在现场进行评估。

充足的通气对管理严重 TBI 患者而言也是必不可少的。低碳酸血症和高碳酸血症均可能对结局产生不良影响。由增加通气导致的低碳酸血症降低了动脉 pCO$_2$,并导致脑血管收缩,继而可能导致继发性脑损伤。高碳酸血症有相反的作用,能够引起脑血管扩张和脑血流量增加,导致颅内压增高。过度通气仅有一个适应证,即在急性脑干疝的情况下,可作为降低颅内压(ICP)的一种方法。出现高血压,心动过缓和不规则呼吸被称为库欣反射(Cushing),代表 ICP 升高和疝出的征兆。目前指南还建议避免通气过度或通气不足,呼吸机的目标是维持血碳酸正常(PCO$_2$ 35~44)[22,23]。简单地调整患者体位也能帮助降低 ICP,例如抬高床头,或者倘若患者被固定在靠背板上则使患者保持头高脚低位。没有证据证明院前使用高渗生理盐水能够降低死亡率,而且院前环境下使用甘露醇的资料还不充分[24]。当转运患者以接受更准确处理时,如果需要,可以进行手术减压;如果确实使用了渗透性利尿剂或高渗剂,则不应延迟转运患者。

除脉搏血氧仪和其他标准监护仪外,应监测接受通气的创伤性脑损伤患者的潮气末 CO$_2$。特别是在转运环境中,如果不借助连续的定量二氧化碳测定仪,几乎不可能维持手动或机械通气的患者的正常血碳酸。使用的呼气末二氧化碳图是非常宝贵的工具,凡有可能帮助调整呼吸频率或潮气量以尝试实现正常血碳酸状态时,均应使用该工具。头部受伤的患者也伴有脊椎或脊髓损伤的高风险。推荐进行完全固定,包括使用颈托和靠背板以防止受到进一步损伤。对患者进行快速神经系统检查以发现有无明显的神经系统缺陷并监测与基线相比有无变化也是至关重要的。如果患者需要气管插管,则在镇静和麻痹患者之前进行前述检查,这一点尤其重要。精神状态和瞳孔功能的急剧变化或出现新的神经功能缺损,均能提示颅内过程迅速恶化。

脊柱损伤

通常由航空医学人员负责转运脊柱损伤患者。预计所有创伤患者均可能出现脊柱损伤。脊柱损伤管理的目标是防止继发性损伤,并减轻最初损伤。大约55%的脊髓损伤发生在颈部[12]。适当固定脊柱是必不可少的,包括颈托、使用泡沫垫/胶带/卷起的毛巾限制侧向头部运动、长的靠背板。如果时间和情况允许,可以填充靠背板以保护患者免受与压力相关的皮肤皲裂,并且提供更好的舒适性。

对疑似颈椎损伤的患者均应考虑特殊气道。颈脊髓损伤的并发症包括呼吸衰竭、缺氧、通气不足、误吸和膈肌功能受损[25]。膈神经起源于 C3~C5 颈神经。C5 水平或以上的伤害均可能导致膈肌麻痹并继而导致呼吸衰竭。如果脊髓损伤虽未伤害膈肌,但使肋间肌肉或腹肌麻痹,则患者的生命和功能残留能力可能降低,从而导致渐进性呼吸衰竭[26]。此外,患者会出现因刺激脊髓损伤所引起的渐进性水肿或形成血肿,导致压迫脊髓和神经根,继而导致逐渐呼吸衰竭。在转运过程中经常重新评估患者的呼吸功能非常重要。

在首次出现呼吸功能恶化的体征时,应考虑早期插管。对疑似脊髓损伤的患者建议使用手动中线固定气管插管。与使用硬的颈托气管插管固定相比,气管插管期间更容易进入口腔,使得前后位移显著减少[27]。与直接喉镜检查相比,使用 Glidescope 等可视喉镜能够提供更优异的声门图像,使得在插管期间]引起的颈椎运动最小[28,29]。弹性树胶探条是另一种气道辅助器具,当试图对固定的患者进行插管时会非常有用的。

由于交感神经链的去神经支配,神经源性休克是颈椎或胸椎水平脊髓损伤的潜在并发症。交感神经紧张损失导致全身血管阻力和血压降低。在 T1~T4 水平交感神经传导丧失至可导致心脏失去交感神经支配,使得来自迷走神经的副交感神经传导不受阻碍。一般来说,神经源性休克患者身体温热,外周扩张,低血压伴相对性心动过缓[30]。如果可能的话,应尽量避免低血压,如果出现则尽快纠正。在给予血管加压药支持之前,应实施积极的液体复苏,直到排除休克的其他原因。如果怀疑有神经源性休克,虽给予液体复苏,但患者仍然是低血压,则应给予血管加压药。目前的建议是保持收缩压>90mmHg,并维持 MAP 在 85~90mmHg 以改善脊髓灌注[31]。

糖皮质激素的使用仍然存在争议。甲泼尼龙是唯一被认为能够改善创伤性脊髓损伤患者预后的类固醇。一些研究显示,在患者发生创伤性、非穿透性脊髓损伤后 8 小时内给予甲泼尼龙,患者的运动恢复得到改善[32]。然而,证据是有限的,其使用存在争议。对脊髓损伤患者是否使用类固醇仍然取决于医生,最好推迟到由负责接收的脊柱外科医生处理。

胸外伤

气胸

航空医学团队在转运胸部创伤患者时必须考虑几个问题。当使用飞机转运时,气胸患者面临病情迅速恶化的较高风险。随着高度的增加,气压和大气氧分压均呈指数下降。大气压下降将导致胸腔内滞留空气膨胀[33]。在医疗转运直升机飞行的常规高度上,体积膨胀了大约10%,而且通常相对来说是无关紧要的。然而,创伤患者对于肺或心脏功能的微小变化的代偿能力均受限。机组人员应假定已知的气胸在飞行过程中可能会恶化,并且会影响血流动力学的稳定性。如果患者出现呼吸困难加重、低血压、呼吸音减弱,颈静脉扩张或气管偏移,机组人员应立即为患者减压。尽管胸腔穿刺引流术是一种临时性的措施,但可能会挽救张力性气胸发作患者的生命。

对于经插管的患者,即使是轻微的气胸也应尽快排气。正压可使气胸迅速恶化,导致张力性气胸。在时间和情况允许的情况下,应在插管后及转运前立即放置胸管。尽管可以在转运途中插入胸管,但是会严重影响无菌操作,此外由于空间有限和紊流,导致发生生物危害的风险大大增加。另外,在大多数飞机上,患者一侧的通路受到极大限制,导致可能无法放置胸管。

血胸

因血胸而不断出血的患者对航空医学环境提出了另一个独特的挑战。肺实质受伤是导致创伤患者出血最常见的原因。血管损伤通常会更严重,但发生率较低。高达25%的血胸与气胸有关。对于病情不稳定或有症状的患者,急需放置胸管。直接引流超过1500ml表明受伤严重,这是应实施胸廓切开术的指征[34]。

用于复苏的血液制品的可用性可能受到限制。当预计转运创伤患者,特别是现场飞行时,飞行机组人员应考虑储备血液制品,以便容易地获取。当在两个医疗机构之间转运创伤患者时,可以从转诊医疗机构申请更多血液产品以补充飞行机组人员的供应。对出血患者而言另一种有用的辅助工具是自动输液装置,该装置已成功地配合放置胸管使用。这些装置的可用性可能会受到限制,但在血液制品有限的情况下可能是有用的。这也限制了同种异体输血的感染和不兼容的并发症。

心脏压塞

心脏压塞是穿透性或主要钝性胸部创伤可遇到的另一种危及生命的伤害。航空医生可能会遇到急性心包堵塞的患者,需要对心包紧急减压。如果怀疑患者心包压塞,并且尽管对其进行容量复苏,但患者仍出现低血压和病情恶化,则应进行心包穿刺。压塞性生理的常见症状,例如呼吸困难、胸痛、低血压、颈静脉怒张和心音低沉可能难以或不可能在院前环境下检测到。如果可以的话,超声检查可以在患者代偿失调之前提供快速诊断,并提高心包穿刺术的准确性。通常完成剑突下进路。然而,超声引导能够提高成功率,还能减少采用不同方法出现的并发症。

如果心包穿刺术能够恢复血液并改善患者的临床状态,那么应立即进行开胸手术和/或立即转运到能够提供明确手术治疗的医疗机构。值得注意的是,心包穿刺属于一种临时性措施,最终患者仍需要行外科手术。如果不能及时进行开胸手术,可以重复进行心包穿刺术,或者将猪尾形导管插入心包腔内,以便排出更多心包积血[34]。

开胸手术

急救开胸手术仍有争议并取决于医生。只能由专门接受过此手术培训的医生进行急救开胸手术。这些手术应限定于具有特定适应证的患者,原因是生存率较低。在穿透性创伤的情况下,如果满足以下所有条件,行开胸手术应该是合理的:①患者在现场或医院有生命迹象;②尽管给予液体复苏,但患者病情仍然不稳定,无脉搏的持续时间未超过15分钟;③距离最终手术不到45分钟[35]。

如果确定性处理不到十分钟的路程,那么立即转运以进行持续的复苏和获得确定性资源(例如手术室、经过适当训练的外科医生)可能优于在现场行胸外科手术[36]。此外,如果距获得确定性处理超过45分钟,鉴于生存率极差,则不应执行。由于侵入性极强,成功率低,严格选择患者至关重要。

在钝伤的情况下,紧急行开放式开胸术的生存率低于穿透性创伤的生存率,复苏成功的情况较为罕见[34,37]。一小部分钝伤患者行开放式开胸术后可能存活,包括:①飞行医师及时发现患者失去生命体征;②经超声检查迅速确诊患者出现心脏填塞;③患者没有明显的不能生存损伤。院前紧急开胸存在争议,是危险的,给可用资源造成很大的负担。由于侵入性极强,成功率低,严格选择患者至关重要。

骨外伤

航空医生对骨科创伤进行初步处理是为了解决当时的出血问题。在出血得到控制后,应将重点转到损伤的神经血管状况。如果骨折或脱位影响血流量,则应立即采取行动。可能需要处理骨折移位或脱位,以恢复损伤的远端组织灌注。在转运之前,应固定所有的骨折,包括损伤部位上方和下方的关节。由于大多数飞机的空间有限,可能需要减少严重骨折移位,以便在飞机上正确安置和固定患者。在安放夹板之后,应重新评估血液循环以确保远端组织得到灌注,而且夹板不会限制血液流动。

鉴于充气夹板的夹板尺寸和体积膨胀,骨科创伤的确会给航空医学环境带来一些独特的问题。股骨牵引夹板是固定股骨骨折的较好方法。通常使用 Hare 牵引夹板,但是向远侧延伸装置的长度会导致无法将患者搬入许多直升机中。Sager 夹板不会造成类似的问题,也许更适合这样的环境。飞机中的夹板尺寸和安置位置各不相同,应在搬运戴夹板患者之前进行评估。

应在院前环境下评估所有创伤患者不稳定性骨盆骨折的可能性,尤其是在血流动力学不稳定的情况下。骨盆在骨折后会扩大,可容纳 4L 以上的血液。临时用腹带包扎可降低盆腔容积,产生压塞效应。这样做还能够固定骨折,继而减缓出血并减轻疼痛[38,39]。减少骨盆腔容量的最简单方法是将两腿内旋绑定在一起。可使用普通床单围绕骨盆周围包裹,并用夹子固定或牢固捆绑[40]。容易购置许多其他市售临时用骨盆包扎带,且与审理部门或医疗机构密切相关。

在航空转运过程中,应谨慎使用充气夹板,如军用防休克裤(MAST)。环境压力降低时导致膨充气装置膨胀,因此增加施加到经固定部位的压力。这种增加的压力最终会危及已受损肢体的血液循环。还应注意不要过度复位骨折。过度复位会导致脱离恶化,并加重出血。骨盆复位的目的是使髋关节、腿部和膝盖保持在解剖学中立的位置。

髋关节脱臼是真正的骨科急症,常见于多系统创伤。应在受伤后 6~12 小时内复位,以减少无血管性坏死、关节炎、神经损伤和关节不稳定的发生。髋关节向后脱位占 80%~90%,坐骨神经损伤占 10% 以上。10%~15% 的病例可见前脱位,并可累及股骨周围神经血管束[41]。比较重要的一点是应评估所有脱位患者在复位前后的神经血管状况。不同于骨盆骨折,即使患者血流动力学不稳定,复位也不应延迟实施转运。

体温过低

体温过低会增加创伤患者的总体发病率和死亡率,值得特别关注。环境暴露、输入低温液体、出血或服用影响温度调节的药物的副作用均可能导致体温过低[42]。航空转运环境属于有害环境。即使在中等温度下,热负载和卸载也会使患者暴露于旋翼洗流,并且可能会出现明显的对流热损失。在转运过程中,机舱通常远达不到理想温度,进一步导致热量损失。

输注较冷的晶体和胶体液能够迅速导致传导性的热损失。许多静脉注液加温器和强制通风加热毯装置均适用于直升机。出血性休克导致组织灌注不足,继而代谢功能降低,伴随产热减少[43]。应谨慎使用镇静和镇痛药物。它们可以通过损害中枢介导的血管收缩来影响自然体温调节,进一步促导致体温过低[44]。机组人员可采用的最重要预防措施是小心规划和包装;幸运的是,在通常情况下这样做足以预防体温过低。

特殊人群

有几种人群具有生理独特性,值得特别讨论。这些人群包括:极限运动员、儿科患者,怀孕患者和老年患者。前三种人群有类似之处,他们在生理上均能够更容易地代偿血容量损失,因此导致较难发现低血容量性休克的体征。在理想条件下,较难察觉这些患者的血容量损失;在航空医学环境中更是难上加难。

运动员

运动员代表了有氧调节的生理范围的最远端。他们的基线生理状态使得他们能够显著代偿严重出血而不出现明显的代偿反应。尽管当患者受到压力时,这种调节作用会给患者带来巨大的生理益处,但可会掩盖创伤时的受伤程度。

外周灌注不足和精神状态改变的迹象可能是

患者活动性出血的唯一线索。激动且好斗的患者与头部受伤或者中毒患者的症状相似，而事实上前者精神状态变化的原因是休克。仔细关注主要和次要的调查以评估是否出血是至关重要的。出血的常见生命体征变化将大大延迟，等到出现心动过速或低血压时，可能会出现严重的休克[45]。

儿科患者

创伤是导致 1 岁以上儿童死亡的主要原因[46]。与成人不同，给定力量在儿科患者整个身体中分布得更为广泛，导致多发性损伤发生率更高。儿童的保护性肌肉和皮下组织较少。肝脏、脾脏等脏器更为靠前，因此这些脏器更容易受伤。大部分与儿童创伤有关的死亡是由于创伤性脑损伤所致。儿童的头部与身体之比更大，颅骨更薄，大脑的髓鞘包覆较少，这些均导致头部受伤会更严重[47]。由于患儿大脑不能承受进一步的灌注不足或缺氧性损伤，因此对头部受伤的儿童及时进行气道管理和预防低血压至关重要。

由于生理储备掩盖了液体流失的体征和症状，因此较难发现儿科患者的休克。患儿可以保持接近正常的生命体征直到血管萎陷。即使出现严重出血，唯一明显的异常体征也可能仅是心动过速伴有皮肤灌注减少。幼儿通过增加心率而非收缩力来补偿心输出量减少。在患儿开始出现相互低血压之前，患儿可能已失去 25%～30% 的血容量[47]。与典型的成人相比，当儿童失血相当于成人 II 级失血时，则会表现出 I 类失血性休克的体征。儿童失血在成人 III 级范围内时会出现 II 级失血体征。正常的小儿收缩压不应低于 70mmHg 加上其年龄的两倍之和，舒张期约为收缩压的三分之二。

受伤儿童的低血压代表失代偿性休克，并提示失血达到 45% 或更高。仅次于气道紧急事件，儿童患者因出血而导致的低血压属于第二紧急情况；这代表了临终前状况，需要立即进行干预。对于低血容量的儿童实施静脉通路可能极具挑战性；骨髓（IO）通路是一个很好的选择。儿童的红骨髓比例较高，皮层较薄，更容易进入，能够迅速补充血容量。已发现 IO 通路比周边通路更快，而且与中心静脉访问相比并发症率更低[48]。

估计儿童的血容量为 80ml/kg。应根据体重 20ml/kg 晶体实施液体复苏，并应根据生理反应重复进行液体复苏。如果对第一次晶体推注的反应不足，则应该准备血液，同时给予第二次 20ml/kg

的晶体推注。如果第二次推注未能显著改善血流动力学，则应按 10ml/kg 输注浓缩红细胞。

创伤孕妇

创伤是 35 岁以下妇女死亡的主要原因，也是造成孕产妇死亡的主要原因[49]。在常规体检结果显示休克之前，母体生理学的变化能够对失血作出惊人代偿，包括血液从胎儿回流母体。因此，当母亲病症勉强稳定时，可能腹内胎儿已处于危险状态。由于孕妇特殊身体状况很容易掩盖液体流失，因此飞行机组人员必须假定每位受伤孕妇均存在严重隐性出血，而无论其生命体征如何。积极的容量复苏和气道管理改善母亲和胎儿的预后的首要任务[50]。

当两条生命均可能处于危险之中时，负责照护患者的人员会感到焦虑。转运团队可以解决的最重要问题是细致照护"母亲"和观察妊娠所诱发的生理变化。一般认为，胎儿的健康和其母亲的健康直接相关。航空医学人员不需要进行必要的胎儿干预或监测。尽管可以对胎儿心率进行可行的监测，但不论是否有监测，机组人员均应该像已确诊胎儿窘迫那样治疗母亲。

由于可能会很快发生缺氧，因此应当对怀孕的创伤患者实施积极的气道控制。除了潮气量之外，怀孕会导致所有肺容量减小。胎儿的代谢需求导致耗氧增加。生理变化和代谢变化的共同作用导致氧储备减少而氧需求增加。转运过程中应给对所有患者辅助供氧。应该积极管理气道，且应小心地接近气道。即使在正常的怀孕期间，也存在激素诱导的黏膜变化。这会导致水肿和脆弱性增加，且伴随出血风险。由于妊娠子宫压迫胃导致误吸的风险升高，还会导致降低食管下括约肌张力和胃排空延迟。为了降低误吸风险，在插管过程中可以使用环状软骨压迫。如果可能的话，也应容易获得抽吸装置。快速插管是首选，而且这种方法特殊怀孕相关禁忌证。

妊娠期血管内总血容量逐渐增加，胎儿足月时达到高于正常水平 45%[51]。由于心率和心搏量增加，心输出量增加多达 40%。心率的增加幅度通常不超过每分钟 10～15 次以上[52]。需要这种高动力状态以满足胎儿的代谢需求。由于循环容量增加，因此急性出血不一定出现低血压。子宫血流量与母体血压成正比，甚至在血压正常的患者中，由于出血的代偿效应导致血管床的血管收缩，子宫血流量可能受损。

妊娠患者低血压最常见的原因是仰卧位低血压综合征。从孕中期开始,妊娠子宫已经长到下腔静脉水平。当母亲仰卧时,扩大的子宫会压迫腔静脉,导致心脏前负荷减小。随后,心输出量下降,最终导致低血压。同样,腹主动脉受到压迫,导致子宫胎盘血流量减少。将患者向左侧倾斜 15°~30°,或用手将子宫向左侧移位,均能解决主动脉腔静脉阻塞。抬高患者下肢也将有助于静脉回流。

随着妊娠的发展,妊娠子宫使得大部分腹腔内容物和隔膜移位。发生创伤时,胎儿的结局在很大程度上取决于母体的结局;一个例外是直接对子宫造成创伤,而妊娠子宫为母亲提供了一些保护。腹部遭受钝伤时,妊娠子宫吸收了大部分的力量。严重的后果包括胎盘早剥、早产、胎膜早破、羊水栓塞、盆腔静脉栓塞、子宫破裂和胎儿死亡。胎儿死亡最常见的原因从高到低依次为胎盘早剥、母体休克和母体死亡[53]。在妊娠晚期腹部受到穿透性创伤时,最常见妊娠子宫损伤,胎儿死亡结局相当高。

由于仅进行必要的干预,因此妊娠不会受到院前或医院间选择药物的影响。常规使用依托咪酯、氯胺酮、丙泊酚、琥珀胆碱和非去极化麻痹剂是合适的。努力最大限度减少缺氧和低血压事件是必要的。在母体低血压的情况下,使用血管加压剂可能对胎儿有害。尽管母亲的血压可能会得到改善,但血管活性剂也会导致子宫胎盘血管收缩。应首先尝试用晶体和胶体改善血流动力学。然而,在心脏骤停期间,必要时应使用血管加压药。

胎儿的最佳治疗方法是实施最佳母体复苏。但是,当母亲心脏骤停而且胎儿达到存活胎龄时,必须考虑立即行剖宫产手术。应在母亲心脏骤停 4 分钟内作出决定,并应在 5 分钟内娩出胎儿。在实施整个剖宫产期间必须对母亲进行积极的复苏操作,包括心肺复苏(CPR)、气管插管、液体复苏和 ACLS 药物治疗。应当在较短时间内娩出胎儿后继续对母亲实施 CPR,在减轻主动脉腔静脉阻塞后可看到成功复苏[54]。当有训练有素的医护人员在场时,尽早决定通过行剖宫产术分娩胎儿,可能会挽救母亲和胎儿的生命。

老年患者

与以上三种类型患者相比,老年患者的生理储备较少,因此难以承受受伤或出血的压力。总体血容量随着年龄增长而降低,心输出量下降,血管收缩能力下降,老年患者对循环儿茶酚胺的反应性降低。再加上共病疾病的积累和药物的影响,这些患者可能对血容量减少非常敏感,并可能在病程早期发生血管萎陷。加上这种微妙的状态,可能难以确定老年患者的基线。可能难以确定基线时是否存在基础高血压或低血压。服用心率控制剂的患者可能无法对低血容量产生心动过速反应。随着年龄增长,最大心率也会自然降低;进一步限制了代偿的能力。这些因素均会显著影响如何解释老年患者在遇到创伤时生命体征。对于老年患者,应该有较高的怀疑伤害和较低的积极复苏措施的门槛。

集体事故/灾祸

在真实集体事故的初期阶段,令人怀疑应用航空医学转运能否实现最佳利用有限资源。使用多名曾受过救援训练的院前人员建立并维护着陆区,或者由多名护理人员(现场 EMT 和转运团队)急救一名患者是不切实际的。直升机可能更适合转运设备和人员。直升机也可能对现场指挥员有帮助,利用这个空中平台能够更好地掌握情况。医疗人员可以为多名受害者提供现场分诊和治疗,或者向提供支持的附近医院作出响应。在某一时刻,一旦进行了分诊和现场治疗,并且救援和院前资源已到位,航空医学转运能够帮助将患者从现场转运至相距较远的医院或转运到专科中心;从而化解了大量患者的影响。患者的实际问题与本章其他章节中所述患者的问题相同。

最新的创新和新的方向

一般而言,医学的发展以及急诊医学的进步和急性疾病和伤害的急救护理将推动医疗转运的应用范围。当然,建立航空医学转运初衷支持这一假设。对于创伤患者的救治即将迎来新的发展。虽然转运的适应证范围可能维持不变,但转运前和转运中的干预措施可能会扩展,在持续进行的研究支持下,肯定会得到更好的界定和指导。表 43-1 列出了一些最近的创新或新方向,而表 43-2 则列出了有关机组人员配置的注意事项。

表 43-1 最近的创新和新方向

- 中间气道装置在继续发展。LMA™(属于喉罩气道)、喉管 LTS™ 和 SALT Airway™ 均是最近的创新产品[55,56]。
- 定量潮气末 CO_2 能够提供与 SaO_2 协同治疗通气患者的信息,对于管理危重患者或受伤患者至关重要。
- 用于活动性出血的现场控制的治疗包括:QuikClot™、TraumaDEX、纤维蛋白黏合剂和重组因子Ⅶa[58,59,60]。
- 可用于成人的骨内通路装置包括:B. I. G.™、EZ-IO™[61] 和 FAST 1™[62,63,64,65]。
- 继续定义最佳的复苏液、容积、复苏时间和生理终点,容许性低血压的应用越来越得到认可[66,67,68,70]。继续开发和评估血液替代品[71,72]。
- 目前正在研究针对于无脉搏、放血的穿透创伤患者实施治疗性低温和通过快速诱导低体温获得"假死"[73]。
- 需要提高监测标准生理参数的能力,特别是在现场。需要实时监测重要器官损伤的创新性生理参数来指导复苏。
- 舌下 pH 值可能会被列入评估休克状态的监测项,并有助于实施积极复苏[74,75,76]。
- 在院前和航空医学环境下使用和评估便携式超声检查仪[77]。显然,经验丰富的操作人员能够使用超声波检查仪帮助在院前、转运前和转运过程等条件下对创伤患者进行评估、复苏和作出转运决策。所提供的信息可用于指导选择急诊室、手术室或放射科室作为起始目的地,并为随后的复苏和采取治疗措施提供便利。作者认为基于临床怀疑而转运患者的腹主动脉瘤破裂应在飞行中进行确认。这些信息显著加快了患者到达接收医疗机构接受救治[78]。紧急救治转运人员应使用超声检查确认有无心搏、评估气胸、腹腔积血和腹主动脉瘤。这种装置可用于促进中心管路放置和确认气管内插管。实施这项技术的两个最大的障碍将是用途教育,以及在寒冷气候或季节考试期间必须暴露所导致体温过低的风险。

表 43-2 机组人员配置

- 航空医学转运已从最早只需要一名飞行员的疏散取得长足的发展,目前可以利用专业转运团队和设备转运危重患者。
- 毫无疑问,专业团队是有益的,并能够改善患者的护理。
- 对比纳入医生和未纳入医生的航空医学机组人员的研究没有对照医师培训(一名住院医师不等同于一名专门定期参与飞行机组的经验丰富急救医师、重症护理人员或麻醉师)。
- 有些情况下,飞行机组应纳入医师。
- 航空医学转运的未来方向是派遣特殊任务小组。通过改进分诊和损伤/疾病严重程度评分将能够改善机组人员配置的选择。并非每一次转运均需要医生陪同,但是许多患者会因经验丰富、训练有素的医生作为机组成员之一而受益。
- 随着急诊医学的发展,急诊医学住院医师跟上了急诊科对人员的要求,可能需要这样的医师更多地参与院前和转运医学。

总结

关于创伤患者的航空医学转运比其他适应证的研究更为深入。航空医学环境的实际适应证和干预基本不变。航空医学环境给对患者进行评估和治疗增添了难度,这是无可争辩的。尽管如此,机组人员的快速转运和高级护理无疑一定有助于选定患者取得良好结局。我们行业未来面临的挑战将是进一步确定哪些人群能够因快速转运和提供救治而获益,并更好地明确为整个社区带来潜在的益处。最后,航空医学转运业需要充分包含和体现预防伤害是创伤的终极"治疗"手段。在妥善解决我们本行业相关的死亡和伤害问题之前,难以对公共卫生产生最佳影响。

作者衷心感谢本章原作者 M. Bruce Linsday,MD 博士为更新本文所作贡献。

参考文献

1. Soreide E, Grande C. *Prehospital Trauma Care*. New York: Marcel Dekker Inc; 2001:xiii.
2. Neel SN. Helicopter evacuation in Korea. *US Armed Force Medical Journal*. 1955;6:681-702.
3. Neel SN. Army aeromedical evacuation procedures in Vietnam: Implications in rural America. *JAMA*. 1968;204:309-313.
4. Jacobs LM, Bennett B. A critical care helicopter system in trauma. *Journal National Medical Association* 1989;81:1157-1167.
5. Grabram SG, Jacobs LM. The impact of emergency medical helicopters on prehospital care. *Emergency Medicine Clinics North America*. 1990;8:85-102.
6. Bzik KD, Bellamy RF. A note on combat casualty statistics. *Military Medicine*. 1984;149:229.
7. National Academy of Sciences, National Research Council. *Accidental death and disability: the neglected disease of modern society*. Washington, DC: National Academy Press; 1966.
8. Trunkey D. Initial treatment of patients with extensive trauma. *New England Journal Medicine*. 1991;324:1259-1263.
9. Falcone RE, Herron H, Werman H, Bonta M. Air medical transport of the injured patient: Scene versus referring hospital. *Air Medical Journal*. 1998;17(4):161-165.
10. Berns KS, Caniglia JJ, Hankins DG, Zietlow SP. Use of the autolaunch method of dispatching a helicopter. *Air Medical Journal*. 2003;22(3):35-41.
11. Sharley PH, Williams I, Hague S. Blood transportation for medical retrieval services. *Air Medical Journal*. 2003;22(6):24-27.
12. American College of Surgeons Committee on Trauma. Advanced Trauma Life Support for Doctors, *Student Course Manual*, 9th ed. Chicago, IL: Hearthside Publishing Services; 2012.
13. Oda J, et al. Analysis of 372 patients with crush syndrome caused by the Hansshin-Awaji earthquake. *J Trauma Injury Infect Crit Care*. 1997;42:470.
14. Smith J, Greaves I. Crush injury and crush syndrome: a review. *Journal of Trauma*. 2003;54:S226-230.
15. Zils, SW, Codner PA, Pirrallo RG. Field extremity amputation: A brief curriculum and protocol. *Academic Emergency Medicine*. 2011;18: e84.
16. Bowen TE, Bellamy RF. Emergency war surgery. In: *United States Emergency War Surgery NATO Handbook*. 2nd revision. Washington, DC: US Government Printing Office;1988.
17. Boer C, Franschman G, Loer SA. Prehospital management of severe traumatic brain injuries: concepts and ongoing controversies. *Curr Opin Anaesthesiol*. 2012;25(5):556-62.
18. Chesnut RM, Marshall LF, Klauber MR, et al. The role of secondary brain injury in determining outcome from sever head injury. *J Trauma*. 1993;34(2): 216.
19. Brain Trauma Foundation, American Association of Neurological Surgeons; Congress of Neurological Surgeons. Guidelines for the management of severe traumatic brain injury. *J Neruotrauma*. 2007;24(suppl 1): S1.
20. Chi J, Knudson M, Vassar M. Prehospital hypoxia affects outcome in patients with traumatic brain injury. *J Trauma*. 2006;61(5):1143-41.
21. Grmec S. Comparison of three different methods to confirm tracheal tube placement in emergent intubation. *Intensive Care Med*. 2002;28(6):701.
22. Davis DP, Peay J, Sise MJ, et al. Prehospital airway and ventilation management: a trauma score and injury severity score based analysis. *J Trauma*. 2010;69: 294-301.
23. Dumont TM, Visioni AJ, Rughani AI, et al. Inappropriate prehospital ventilation in severe traumatic brain injury increases in-hospital mortality. *J Neruotrauma*. 2010; 27:1233-1241.
24. Cooper DJ, Myles PS, McDermott FT, et al. Prehospital hypertonic resuscitation of patients with hypotension and severe traumatic brain injury: a randomized controlled trial. *Jama*. 2004;291:1350.
25. Velmahos GC, Toutouzas K, Chan L, et al. Intubation after cervical spinal cord injury: to be done selectively or routinely? *Am Surg*. 2003;69:891–4.
26. Mansel JK, Norman JR. Respiratory complications and management of spinal cord injuries. *Chest*. 1990;97:1446–52.
27. Gerling MC, Davis DP, Hamilton RS, et al. Effects of cervical spine immobilization technique and laryngoscope blade selection on an unstable cervical spine in a cadaver model of intubation. *Ann Emerg Med*. 2000;36:293–300.
28. Griesdale DE, Liu D, Mckinney J, Choi PT. Glidescope® video-laryngocope versus direct laryngoscopy for endotracheal intubation: a systmatic review and meta-ananlysis. *Can J Anaesth*. 2012;59:41.
29. Turkstra TP, Pelz DM, Gelb AW. Cervical spine motion: a fluoroscopic comparison during intubation with lighted stylet, Glidescope®, and Macintosh laryngoscope. *Anesth Analg*. 2005;101:910.
30. Baron BJ, McSherry KJ, Larson JL, et al. Spine and spinal cord truama. In: Tintinalli JE, Strapczynski JS, Ma OJ, eds. *Tintinalli's Emergency Medicine: A Comprehensive Study Guide*. 7th ed. New York, NY: McGraw-Hill;2011:1722.
31. Hadley M. Blood pressure management after Acute Spinal Cord injury. *Neurosurgery*. 2002;50(3):S58-S62.
32. Bracken MB. Steroids for acute spinal cord injury. *Cochrane Database Syst Rev*. 2012;1:CD001046.
33. Dehart RL, ed. *Fundamentals of Aerospace Medicine*. Philadelphia, PA: Lea and Febiger; 1985:152.
34. Erckstein M, Henderson SO. Thoracic trauma. In: Marx JA, Hockberger RS, Walls RM, eds. *Rosen's Emergency Medicine*, Vol I, 7th ed. Philadelphia, PA: Mosby Elsevier; 2010:387.
35. Moore EE, Knudson MM, Burlew CC, et al. Defining the limits of resuscitative emergency thoracotomy: a contemporary Western Trauma Association perspective. *J Trauma*. 2011;70:33.
36. Hunt, PA. Emergency thoracotomy in thoracic trauma-a review. *Injury*. 2005;37.1: 1-19.
37. Fialka C, Sebok C, Kemetzhofer P, et al. Open-chest cardiopulmonary resuscitation after cardiac arrest in cases of blunt chest or abdominal trauma: a consecutive series of 38 cases. *J Trauma*. 2004;57:809.
38. Bottlang M, Krieg JC, Mohr M, Simpson TS, Madey SM. Emergent management of pelvic ring fractures with use of circumferential compression. *J Bone Joint Surg Am*. 2002;84:43–47.
39. Bottlang M, Simpson T, Sigg J, Krieg JC, Madey SM, Long WB. Noninvasive reduction of open-book pelvic fractures by circumferential compression. *J Orthop Trauma*. 2002;16:367–373.

40. Routt ML Jr, Falicov A, Woodhouse E, Schildhauer TA. Circumferential pelvic antishock sheeting: a temporary resuscitation aid. *J Orthop Trauma.* 2002;16(1):45.

41. Fiechtl JF, Fitch RW. In: Marx, JA, Hockberger, RS, Walls, RM, eds. *Rosen's Emergency Medicne*, Vol I, 7th ed, Philadelphia,PA: Mosby Elsevier: 2010:619.

42. Tsuei BJ, Kearney PA. Hypothermia in the trauma patient. *Injury.* 2004;35:7-15.

43. Kjetil S. Clinical and translational aspects of hypothermia in major trauma patients: From pathophysiology to prevention, prognosis and potential preservation. *Injury.* 2013.

44. Danzil, D. Accidental hypothermia. In: *Rosen's Emergency Medicine,* Vol I, 7th ed. Marx JA, Hockberger RS, Walls RM ,eds. Philadelphia, PA: Mosby Elsevier; 2010:1868.

45. Cabanas J, Manning JE, Cairns CB. Fluid and blood resuscitation. In: Tintinalli JE, Strapczynski JS, Ma OJ, eds. *Tintinalli's Emergency Medicine: A Comprehensive Study Guide.* 7th ed. New York, NY: McGraw-Hill; 2011:1722.

46. National Center for Health Statistics. *Health, United States, 2007, with Chartbook on trends in the Health of Americans.* Hyattsville, MD: U.S. Department of Health and Human Services, Center for Disease Control and Prevention, National Center for Health Statistics; 2007.

47. Cordle RJ, Cantor RM. Pediatric trauma. In: Marx, JA, Hockberger, RS, Walls, RM, eds. *Rosen's Emergency Medicine,*Vol I, 7th ed.Philadelphia, PA: Mosby Elsevier; 2010:262.

48. Foex B. Discovery of the intraosseous route for fluid administrations. *J Accid Emerg Med.* 2000; 17: 136.

49. Fildes J, et al: Trauma: The leading cause of maternal death. *J Trauma.* 1992;32:643.

50. D Baker. Trauma in the pregnant patient. *Surgical Clinics of North America.* 1982;62:275.

51. Letsky E: The haematological system. In: Hytten F, Chamberlain G, ed. *Clinical Physiology in Obstetrics,* Oxford: Blackwell Scientific Publications; 1980;43-78.

52. DeSwiet M: The cardiovascular system. In: Hytten F, Chamberlain G, ed. *Clinical Physiology in Obstetrics,* Oxford: Blackwell Scientific Publications; 1980;3-42.

53. Bhatia K, Cranmer H. Trauma in pregnancy. In: Marx, JA, Hockberger, RS, Walls, RM (Eds). *Rosen's Emergency Medicine,* Vol I, 7th ed. Philadelphia, PA: Mosby Elsevier; 2010;252.

54. Oats S, Williams GL, Rees GA. Cardiopulmonary resuscitation in late pregnancy. *BMJ.* 1988;297:404,.

55. Bowers W, Wagner C. Field perimortem cesarean section. *Air Medical Journal.* 2001;20(4):10-11.

56. Ocker H, Wenzel V, Schumucker P, Steinfath M, Dörger V. A comparison of the laryngeal tube with laryngeal mask airway during routine surgical procedures. *Anesth Analg.* 2002;95:1094-1097.

57. Genzwuerker HV, Finteis T, Hinkelbein J, Krieter H. The LTS™ (laryngeal tube suction): a new device for emergency airway management. *Scand J Trauma Emerg Med.* 2003;11(3):125-131.

58. Pepe PE, Raedler C, Lurie KF,Wigginton JG. Emergency ventilatory management in hemorrhagic states: elemental or detrimental? *Journal of Trauma.* 2003;54:1048-1057.

59. Wright FL, Hua HT, Velmahos G, Thoman D, Demitriades D, Rhee PM. Intracorporeal use of the hemostatic agent QuickClot in a coagulopathic patient with combined thoracoabdominal penetrating trauma. *Journal of Trauma.* 2004;56:205-208.

60. Alam HB, Uy GB, Mille D, et al. Comparative analysis of hemostatic agents in a swine model of lethal groin injury. *Journal of Trauma.* Jun,2003;54(6):1077-1078.

61. Holcomb JB. Methods for improved hemorrhage control. *Critical Care.* 2004;8(suppl 2):S57-60.

62. Davidoff J, Fowler R, Gordon D, et al. Clinical evaluation of a novel intraosseous device for adults: prospective, 250-patient, multi-center trial. *JEMS.* Oct, 2005;30(10):suppl 20-23.

63. Calkins MD, Fitzgerald G, Bentley TB, Burris D. Intraosseous infusion devices: a comparison for potential use in special operations. *Journal of Trauma.* 2000;48(6):1068-1074.

64. Hubble MW, Trigg DC. Training prehospital personnel in saphenous vein cutdown and adult intraosseous techniques. *Prehospital Emergency Care.* 2001;5(2):181-189.

65. Frascone R, Kaye K, Dries D. Solem L. Successful placement of an adult sternal intraosseous line through burned skin. *Journal of Burn Care & Rehabilitation* 2003;24(5):306-308.

66. Macnab A, Christenson J, Findlay J, et al. A new system for sternal intraosseous infusion in adults. *Prehospital Emergency Care.* 2000;4(2):173-177.

67. Kramer GC. Hypertonic resuscitation: physiologic mechanisms and recommendations for trauma care. *Journal of Trauma.* 2003;54:S89-99.

68. Revell M, Greaves I, Porter K. Endpoints for fluid resuscitation in hemorrhagic shock. *Journal of Trauma.* 2003;54:S63-67.

69. Cubick MA, Atkins JL. Small-volume fluid resuscitation for the far-forward combat environment: current concepts. *Journal of Trauma.* 2003;54:S43-45.

70. Bickell WH, Wall MF, Pepe PE, et al. Immediate vs. delayed fluid resuscitation for hypotensive patients with penetrating torso injuries. *New England Journal of Med.* 1994;331:1105-9.

71. Tisherman SA. Trauma fluid resuscitation in 2010. *Journal of Trauma.* 2003;54:s231-34.

72. Proctor KG. Blood substitutes and experimental models of trauma. *J. Trauma.* 2003;54:S106-9.

73. Malhotra AK, Kelly ME, Miller PR, Hartman JC, Fabian TC, Protor KG. Resuscitation with a novel hemoglobin-based oxygen carrier in a swine model of uncontrolled perioperative hemorrhage. *J. Trauma.* 2003;54:915-24.

74. Tisherman SA. Suspended animation for resuscitation from exsanguinating hemorrhage. *Crit Care Med.* 2004;32(2):S46-50.

75. Marik PE. Sublingual capnography: a clinical validation study. *Chest.* 2001;120(3):923-7.

76. Baron BJ, Sinert R, Zehtabachi S, Stavile KL, Scalea TM. Diagnostic utility of sublingual PCO_2 for detecting hemorrhage in patients with penetrating trauma. [abstract]. *Academic Emergency Medicine.* 2002;9:492.

77. Marik PE, Bankov A. Sublingual capnometry versus traditional markers of tissue oxygenation in critically ill patients. *Critical Care Medicine.* 2003;31(3):818-22.

78. Kikpatrick AW, Breeck K, Wong J, et al. The potential of handheld trauma sonography in the air medical transport of the trauma victim. *Air Medical Journal.* 2006;24(1):34-39.

44. 紧急救治转运的骨科和运动医学考虑事项

Brent Hardman, MD

Moira Davenport, MD

引言

航空和地面医疗转运团队通常会遇到骨科创伤。基本了解这些条件的解剖学和生理学知识有助于指导最初的管理和转运决策。本章将回顾胸部损伤和脊髓损伤以及骨盆和长骨骨折。还会介绍基本运动医学条件和考虑因素。

胸部损伤

胸壁是指覆盖整个胸腔的骨骼和肌肉结构。在钝器伤(机动车辆事故、跌倒、与另一名运动员碰撞、与运动器材直接接触)之后,胸壁受伤极为普遍。损伤的严重程度涵盖挫伤和断肋到气胸和连枷胸。钝性胸部创伤的死亡率为10%,约占创伤死亡总数的25%。高死亡率是由于出现并发胸内脏器损伤所致。心脏压塞、膈肌破裂、主动脉夹层和肺挫伤等相关病症的死亡率也很高。了解如何治疗这些疾病以及每种疾病可能发生的并发症对转运医学而言均非常重要。

胸骨骨折

发现多达8%的钝性胸部创伤患者发生胸骨骨折,18%的多发性创伤患者发生胸部损伤;这些通常是由于与方向盘、安全带、头盔或其他防护设备的撞击所致。患者本人通常会注意到的胸骨局部剧烈疼痛可能是胸膜炎所致。触诊往往感觉疼痛。胸骨移位的程度与胸部损伤相关风险有关,特别是可能压迫和撕裂锁骨下静脉或动脉的前胸锁骨脱位。在这些病例中经常出现前胸壁淤斑,这提示损伤严重。后锁骨脱位可能在临床上更难以发现,但由于纵隔损伤导致的死亡率会更高。对此类患者的管理应该包括固定脊柱、疼痛控制和转运到创伤中心。在非常可能发生血管损伤时,应积极补液。

连枷胸

当胸壁的一部分与其余部分分离时,就会形成连枷胸,发生率占胸壁损伤患者的5%~13%。通常三根或更多根连续的肋骨,每个肋骨在两个或更多个位置发生骨折。"连枷"一词来源于这些患者在吸气时出现的矛盾运动。由于膈肌在呼吸过程中向下收缩,而呼吸时胸壁会扩张。然而,由于多处肋骨骨折,实际上破坏了前述压力模式,导致肋骨基本上位于肺的顶部,随着胸腔因呼吸减压而向内移动肺。这会导致潮气量和每分通气量的严重下降,并可能危及生命。相关的死亡率高达50%。肺挫伤始终伴随连枷胸,导致空隙水肿和进一步缺氧。连枷胸相关的潮气量减少加上肺挫伤导致缺氧常常影响患者的呼吸状态。

根据健康检查得出连枷胸的诊断。通过观察患者的胸壁,如果看到矛盾运动就足以作出诊断,但是也较难充分评估。改变有利位置,从患者的脚趾向上观察胸部,并触诊胸壁本身,这种方法可能对诊断有所帮助。

连枷胸的初始管理包括辅助供氧和密切监测患者。应密切关注生命体征,包括使用脉搏血氧仪。急性发病情况下的进一步治疗需基于临床的判断。如果患者病情不佳,似乎即将呼吸衰竭,则应对患者进行插管。如果患者仍保持充足的氧饱和度和呼吸力学,使用麻醉药物控制疼痛并继续执行转运比较好。如果患者处于中度氧饱和和警觉状态,则给予无创气道正压作为临时性措施可能有助于完成地面转运。然而,在飞行过程中,当患者的呼吸力学可能进一步受到压力时,此时可能导致患者病情恶化。对于飞行前身体虚弱的患者,应确保呼吸道通畅。

气胸

与飞行有关的最大问题之一是气胸。气胸是覆盖肺部的胸膜脏层和覆盖胸腔的胸膜壁层之间出现的空气积聚。通常情况下,钝器伤和穿透性创伤中均会遇到气胸,但也可能见于爆炸伤、潜水损伤、医源性损伤或COPD、肺炎、哮喘和癌症等医学状况。在某些情况下,气胸是自发的。在发生创伤的情况下,最常见的原因是骨折的肋骨刺破肺脏。气胸的症状包括胸膜炎性胸痛和呼吸困难。

气胸的最主要两种类型为开放式和封闭式。在有外伤的情况下可能出现开放性气胸,多见于刺伤和枪伤,会留下从大气直接进入胸腔的直接通道。正是这种洞导致空气进入胸膜腔。当胸壁完好无损时,更常见的是发生闭合性气胸。当骨折的肋骨刺穿肺脏后,肺中的空气进入胸膜腔。

然后气胸可以继续划分为张力型、稳定型或单纯型气胸。张力性气胸是机组人员最担心的病情之一。据报道,张力性气胸约占所有气胸的5%。张力性气胸是肺和胸壁之间出现空气积聚,这种气体压力是高压而非低压。

张力性气胸的病理生理学是有趣的。在吸气过程中,肺脏扩张,在大气作用下产生负压,导致空气自由流入肺部。当肺脏的一小部分受伤时,例如被骨折的肋骨刺破时,允许空气从肺中逸出进入胸膜腔。然后在呼气过程中,空气不能被泄漏出来,气道萎陷,导致空气滞留在胸腔中。这实际上形成单向阀,仅允许空气进入气胸。在每次呼吸时,有非常少量的空气进入张力性气胸,导致胸膜腔内的空气和压力的累积。压力的累积会影响整个胸腔。首先,它会导致受累肺脏萎陷,致使肺内气体交换面积变小,继而导致缺氧和高碳酸血症。其次,它能够引起纵隔移位,通过减少心脏充盈而累及心脏。在严重情况下,由于胸腔压力的增加导致心脏的血液回流量减少,因此灌注减少,导致心率增加,血压降低。第三,它会使另一个肺萎陷。张力性气胸的体检结果往往显示出与气胸一致的但更为显著的体征。如果不治疗,张力性气胸将会进展至死亡。

为气胸患者插管可能是致命的。对于稳定性气胸,面临的危险是会进展为紧张性气胸。当为患者插管时,肺脏呼吸机制发生改变,产生负压力,导致空气扩张进入到肺部,乃至空气推开肺部并对其施加正压。随着现在施加到肺上的压力增大,稳定型气胸变成张力性气胸的可能性变大。航空转运过程中随着高度的增加可能会产生类似的结果,本章后面会详细讨论。当出现张力性气胸时,每次呼吸时进入胸膜腔的空气量均会增加,导致失代偿加快。

评估

对患者的整个胸部(包括上气道和气管)进行目视观察,以评估是否存在开放性或闭合性气胸,这一点十分重要。由开放性伤害导致的伤口可能会出现咕噜声。张力性气胸患者的气管可能偏离原位置。这种偏离会远离受累的肺。受累的肺通常会出现呼吸音减弱,以及叩诊时反响过强,胸壁组织上有咿轧音。生命体征表现为心动过速、呼吸频率增加和缺氧。在严重的情况下,缺氧可能表现为嘴唇和皮肤发绀。高碳酸血症可能表现为精神状态改变。

治疗

评估气胸患者所面临最重要的问题是患者处于稳定还是不稳定状态。如果患者不稳定,则应根据患者的气胸类型迅速采取措施。

对于稳定的开放性气胸,采取的治疗措施是对开放性伤口进行封闭包扎。可以在3个侧面上使用凡士林纱布胶带创建一个单向阀。最好选择干净的无毛区域。然而,在现场情况下,患者所在区域经常有污垢、沙砾和毛发。多种市售敷料均是可用的,均具有非常黏的黏合剂和不同尺寸规格。如果患者肺部也受到伤害,则患者在经封闭包扎后病情仍可能恶化,继而引起肺内张力性气胸。因为胸腔已经有一个开口,因此这种情形下的治疗可能会有所不同。提起闭塞性敷料将使空气逸出,能够减小张力。如果无效,可以使用手术器械来展开缺陷。随后重新封闭伤口。

如果这样不能释放被困住的空气,则患者病情不稳定,下一步应实施针刺减压术。对于此手术,需要使用大号针导管,例如8.3cm(3.25in)的14号导管。(尽管对导管的规格存在争议,但研究表明5cm(2in)针的长度足以满足65%患者的需要,而8.3cm(3.25in)针的长度足够满足99%患者的需要。)将针插入锁骨中线的第二肋间。这应与乳头和锁骨中部成一直线。这应该以90°的角度完成,以避免碰到重要的生理结构。当插入后,应会听到"嘶嘶"声,原因是空气急流从张力性气胸逸出,患者病症会迅速得到改善。一旦完成,应该取下针头并用胶带固定导管。然后将导管连接到Heimlich翼瓣(Heimlich valve)引流管上,Heimlich翼瓣是单向的,允许空气逸出,但不能进入胸腔。如果引流管不可用,或者如果Heimlich翼瓣引流管不工作,EMS人员通常会将切断的标准乳胶或非乳胶手套的尖端连接到导管的开口端,以使其有效地起单向阀的作用。如果两种方案均不可行,则应该保留导管(不盖帽)。

对于闭合性气胸,如果患者血流动力学稳定且无呼吸窘迫,则应保守治疗,根据需要辅助供氧和控制疼痛,并转运到医院。如果出现张力性气胸且患者病情不稳定,应行针刺减压术。应执行前述相同的步骤,并且再次将导管固定在肋间隙中,并用单向 Heimlich 翼瓣引流管维持;倘若不能获得向Heimlich 翼瓣引流管,则保留不盖帽导管。

飞行

航空转运过程中气胸最令人担心的特点是可能与高度有关的代偿失调。在某一压力下一定量的气体会因压力而改变体积。理想气体定律公式证明了这一点:

$$PV = nRT$$

其中:P 是大气压力(atm)

V 是气体的体积

N 是气体的原子数

R 是常量 0.08 206L*atm/mol*K

T 是以开尔文表示的绝对温度

就飞行而言,公式可以简化为 V = 1/P。这表明,随着压力下降,体积增大;随着压力上升,体积减小。健康男性平均总肺活量为 6.0L,而健康女性平均总肺活量为 4.2L。假设一般男性患者跌倒时,40% 的患者右侧会发生气胸,则在海平面的地面压力下气胸占据胸膜间隙 1.2L。如果使用直升机在610m(2000ft)高度转运患者,气胸的大小将增加到1.35L(45%)。随着高度的增加,气胸还会继续变大(图 44-1)。

换句话说,患者所处的高度越高,气胸就越大。

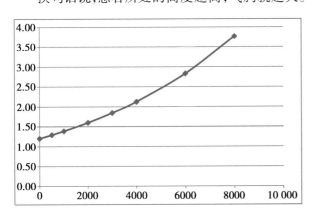

图 44-1　示例:在海平面处胸膜腔内滞留1.2L 空气,预计 40% 的气胸会扩大。体积(L)vs. 高度(m)

这适用于张力性气胸和一般性气胸。随着气胸扩大,呼吸和循环障碍的可能性增加。在能够加压的飞机中,机舱在飞行过程中被加压。无论飞机飞得多高,通常巡航机舱压力是 2438.4m(8000ft)。在患者有气胸的情况下这是有帮助的,原因是这能够将气体体积增加限制在 38% 以内。

转运的选择

对气胸患者最难的问题之一是能否乘飞机。在创伤环境中,这些患者往往会伴有其他伤害,且可能病情不稳定,因此最好到更远的更大型医院接受治疗。但是,高空存在危险性,原因是高空导致未经治疗的气胸扩大,患者症状加重。在适当的时候,可以通过地面转运转运病情稳定的患者。病情不稳定的患者应考虑航空转运。对于任何一种交通工具,在决定选择何种交通方式以及多快能够落实转运时,均应重点考虑距离和患者疾病/伤害的严重程度。张力性气胸患者只有行针刺减压术或安装胸管后才允许通过直升机或飞机转运。还必须考虑到,如果患者处于危重状态并即将出现呼吸困难,则航空转运可能会导致患者病情恶化。在这种情况下,可通过地面转运将患者送至最近的医院,或者在危急情况下采取在最低安全高度空运。

长骨骨折

在创伤受害者中最常见的伤害之一是长骨骨折。机动车交通事故(MVC)与膝盖撞击仪表板继而力分布在后面导致的股骨干骨折相关。行人vs. MVC 与胫骨和腓骨骨折相关。橄榄球和足球等的运动损伤与胫骨、股骨和髋臼骨折有关。高龄、骨质疏松、骨质减少或癌症的患者骨折的风险增加,原因是这些高风险患者遇到不严重的碰撞就可能发生病理性骨折。像老年奥运会这样的活动越来越受欢迎,促进老年人的活动水平得到显著提高,但这些活动也要求院前服务提供者掌握相关的基础知识。

评估

管理疑似长骨骨折患者的第一步是确保实施复苏 ABCs。在完成更为紧急的稳定(即气道和颈椎)之后,常常暂不处理长骨损伤。二次创伤调查通常包括长骨检查。应该首先脱掉长骨周围的衣服再检查长骨。应检查有无肿胀、开放性骨折、红斑和挫伤。触诊可以发现有无畸形或压痛，并且可以确定是否存在脉搏。如果患者警醒，还可以评估患肢的神经支配和知觉。

固定

在固定和可能减少已出现严重畸形之前，必须充分评估损伤情况。评估包括脉搏、知觉和运动功能（受累部位的远端和近端）。如果一段时间后没有脉搏，首先要做的重要鉴别是判断是否曾有脉搏。固定应包括对损伤部位上方和下方的骨折和关节进行固定，以确保受伤部位在转运过程中尽可能少移动。如果关节受到损伤，用夹板固定关节上方和下方的骨头。三种常见的夹板类型是箱式、真空式和牵引式夹板。应当在患处安装构造非常接近于正常解剖结构的夹板。如果出现明显的畸形并且无法达到正常的解剖结构，则应使用夹板对受伤的肢体以相对舒适的体位进行固定，同时保持正常的神经血管功能。

复苏

长骨损伤可导致大量出血。如果是开放性骨折或出血，也可能会丢失大量的血液。闭合性股骨骨折的典型失血量为 1~1.5L，而闭合性胫骨骨折的典型失血量为 0.5~1L。首要任务应是控制出血。可通过直接压迫实现控制出血。如果无法直接实施压迫，应使用伤口包扎、抬高或 Windlass 技术。对于 Windlass 技术，将较宽的绷带放在伤口上并打结系牢。然后将一个笔直的坚固物件（如笔）插入到结下并缠绕，增加压力，直到成功止血。如果出现严重出血，应使用止血带。紧急医疗服务（EMS）工作人员可提供多种敷料用于吸收血液，但不会阻止出血。不应使用这些敷料，原因是这些敷料仅能帮助患者在出血时减少病菌染污。在出血的情况下，直接按压的止血效果最好。

如果发生开放性骨折，应进行牵引和夹板固定。这不仅有助于稳定病情，而且还有助于维持止血。当骨折不合时，肌肉中的骨重叠和大的血液通道会促使出血加速。牵引也使潜在出血从球体转变成圆柱体形状，整体出血部位减小，这将减少血液可能沉积的空间。创伤患者可能会或可能不会显示低血容量性休克的警示迹象，如心动过速和低血压。获得静脉通路是非常重要的。但是，现场时间不允许进行静脉通路，应在转运途中进行。在完成止血和静脉通路后，应使用晶体治疗患者的

血容量不足。复苏的首要目标是维持必要的器官灌注。可通过推注生理盐水或乳酸林格氏液来保持收缩压>80mmHg 或现有桡动脉脉搏，以管理血容量不足。

特殊情况

当大的物件压迫到相当数量的患者组织时发生挤压伤。这种损伤机制通常与严重的骨折相关。然而，与此相关的肌肉损伤也可能比较严重，导致横纹肌溶解症、血容量不足、高钾血症，严重的情况下甚至导致死亡。伤害的数量与损伤的持续时间和程度有关。在院前环境下应积极提供晶体。

当受伤或出血后，由于肿胀和出血导致覆盖肌肉的筋膜鞘内的压力升高时，发生间隔综合征。这种压力升高会导致血流量减少，并使患肢血流灌注减少，从而导致局部缺血、细胞死亡和整个肢体的潜在危害。这种情形表现为 6-Ps：检查时异常疼痛（pain out of proportion to exam）、知觉异常（paresthesia）、苍白（pallor）、麻痹（paralysis）、无脉搏（pulselessness）和异型体温（poikilothermia）。常见的室间隔综合征可能仅表现为疼痛和知觉异常，而无脉搏和异型体温等其他检查结果通常在病情进展到晚些时候发现。处理措施应该是稳定患肢情况并送往医院进行确定性处理，通常是行筋膜切开术。

长骨骨折或骨盆骨折时可能发生脂肪栓塞，具体情况为，当皮下脂肪球通过静脉系统时栓塞，并且通常会楔入肺部。脂肪栓塞的症状与肺栓塞相同，但没有治疗方法。将患者置于侧卧位可能会稍微改善转运过程中的呼吸力学。应以正常的方式固定患者，随后使用长板以 45°~90° 的角度撑起。降低发生率的唯一方法是减少发生骨折。长时间不处置伴有严重畸形的骨折会使发生脂肪栓塞的可能性升高。

航空转运的特殊考虑事项

对使用夹板固定拟空运的患者时，须牢记最重要的事情之一是在飞行过程中重力（Gs）增加。基于这些重力的变化，所有的四肢必须用夹板牢固固定，这样才能限制飞行过程中四肢的移动。直升机的范围一般在 -1~3.5G 之间，但是实际的运行范围要窄得多。战斗机的重力范围可能高达 9~12G，但商用飞机的一般重力范围在 0.75~1.25G 之间。如果未能使用夹板正确固定，这些力量会导致骨折的肢体发生明显的移动。这不但会导致严重的疼

痛,而且会使出血和脂肪栓塞的风险升高。

骨盆骨折

骨盆骨折常见于钝器伤,发生率为 5% ~ 11.9%。这些可能危及生命的伤害一般在初步调查创伤受害者时就会发现。到达医院的患者的死亡率在 7.6% ~ 19% 之间。已经证明提早怀疑并实施适当管理能够控制血容量不足,并防止死亡。由于会很少孤立的受伤,通常骨盆骨折较为复杂。骨盆发生骨折时,必定大量的能量传递到身体内部。这种不好的能量也会造成其他伤害,最常见的是腹腔内病变。一般认为骨盆骨折的高死亡率主要是由于血容量不足和其他持续性伤害所致。估计单纯骨盆骨折的死亡率为 0.4% ~ 0.8%。骨盆骨折的常见原因包括 MVC(20% ~ 66%)、MVC vs. 行人(14% ~ 59%)和摩托车撞击(5% ~ 9.3%)。老年患者跌倒后也可能发生骨盆骨折(5% ~ 30%)。骨盆骨折会伴有出血,80% ~ 90% 的病例是静脉性出血。患者也可能伴有腹内损伤(16.5%),膀胱损伤(3.4%)和主动脉损伤(1.4%)。骨盆骨折患者也可能发生神经功能缺陷(10% ~ 15%),通常与 L5 和 S1 病变有关。

解剖学

骨盆由三块融合在一起的骨骼组成:髂骨、坐骨和耻骨。后部由骶骨组成。骨盆带是指所有骨盆骨结构形成的牢固的环。骨盆环对于体位、走动以及保护腔内重要器官是非常重要的。盆腔穹窿内部有大动脉。髂血管(然后分支到普通、外部和内部髂骨动脉及其分支)均位于盆腔穹窿内。较小的分支,如臀上动脉、髂内动脉的前支和闭孔动脉,均更易受伤。如果骨盆骨折损伤动脉,患者的血液可能流入腹膜后腔,而外观看不到失血。大约 40% 的骨盆骨折会有明显的出血。盆腔静脉系统反映动脉系统的情形,并包含位于骶骨前方的静脉丛。虽然动脉损伤可能更容易致命,但静脉损伤更为常见。

腰骶神经丛起源于神经根 L4 至 S3。这些通过骶神经孔穿出。股神经和闭孔神经沿骨盆行进。这些神经受损会导致多种症状,包括膀胱、肠和性功能障碍。

目前使用两种主要骨盆骨折分类系统。首选系统是 Young & Burgess 分类系统,该系统是以机械力学为基础,能够预测预后。

骨盆骨折主要分为三种类型,每种均与不同类型的力有关。

- 第 1 类:横向压缩:跌倒、被车撞到
- 第 2 类:前后压缩:压缩力
- 第 3 类:垂直剪切力:从高处坠落

到目前为止,第 1 类骨折最为常见,根据严重程度可进一步细分为三个亚型。始终存在耻骨支骨折,表现为压缩的或者屈曲的。

第 2 类骨折通常是由于前方压力打开耻骨联合导致脱离所致。这也可能导致发生耻骨支骨折。

第 3 类骨折是整个骨盆前部和后部的垂直定向骨折,所有骨折位置均向上移位。

除了三大类之外,还有由机制力学组合所导致的第 4 类骨折,具有所涉及多种力的特征。第 4 类骨折是最常见的骨折,也是与运动有关的最常见骨盆骨折,特别是身体接触性运动。严重的第 1 类、第 2 类和第 3 类骨折最常见的是动脉损伤。最常见的动脉损伤是臀上动脉和髂内动脉分支。盆腔损伤后出血较为常见,最常见的原因是骶静脉丛损伤。一般认为,尽管移位性骨折或开放性骨折常常伴有出血,通过复位或其他方式提供移位部分的并置,有助于阻止出血和止血。这可能是由于骨的复位运动和直接并置,以及后续压迫促使凝血和减少出血(不是稍微减小出血量),从而压塞出血。

评估

在现场首先应检查受伤的机制。高能量创伤导致骨盆骨折的发生率很高。应简短了解病史,包括现在患者感觉哪里疼痛。然而,在这种情况下,患者的身体状况会往往限制其向急救人员提供病史。从第一响应者那里获得关于事故和伤害机制的信息也是非常有帮助的。接下来,应进行彻底的畸形检查,包括骨突起的淤伤、两条腿长度差异和腿部转动。到达医院后,可能需要确定肛门或生殖器上伤口,这可能会提示开放性骨折。对于男性,应检查尿道口是否有血迹。也可能存在神经系统异常。可以通过窥镜检查确定女性患者有无阴道出血,可以通过直肠指诊男性患者有无高位前列腺。医疗人员可以轻柔地压缩骨盆,注意不要使任何骨折发生移位。如果发现受伤部位,应避免再次压迫。从以往情况来看,传统的骨盆"挤压"已作为一种快速简单的方法用于帮助诊断骨盆骨折。有一些研究表明,采用"挤压"法评估骨盆骨折的敏感

性和特异性较低,不应作为常用方法。

对非迟钝性患者(GCS>13)提出简单问题,用于评估是否存在盆腔/髋/下背部疼痛的灵敏度为67%,相比之下,"挤压"法的灵敏度仅为32%~37%。对于感觉迟钝性患者,使用格拉斯哥昏迷量表(GCS)检查钝性创伤患者的骨盆骨折发生率。在GCS>8但<14的患者中,11.4%的患者发生骨盆骨折。在GCS<9的患者中,19.4%的患者发生骨盆骨折。总的来说,对于警觉的、非感觉迟钝型患者,院前服务提供者可以询问该患者是否有盆腔、腰背或髋部疼痛。如果得到肯定答案,或者有骨盆骨折的体征,或者患者无法回应,在这些情况下均应该进行骨盆固定。

固定

如果怀疑血流动力学不稳定患者伴有骨盆损伤时,必须注意稳定病情并有效地封闭骨盆骨折。这种处理的目标是通过进行内部旋转和缠绕来帮助骨折移位复位来实现止血。

骨盆骨折管理的传统教学包括向内旋转两个臀部,并在骨盆周围缠绕一张被单作为悬带。为了拉紧床单,可以插入棒或棍,然后像使用止血带一样缠绕,以帮助将骨盆聚拢在一起。气动抗休克服也称为G-短裤或MAST,已成为减少和稳定骨盆骨折的流行选择。这种产品的缺点是体积大,使用起来困难,并限制接近患者骨盆区域以减少受伤。另外,对这种装置的不正确放气和移除可能导致严重低血压。也已证明这些服装不会影响患者住院期间的发病率或死亡率。已经生产出各种产品,包括Stuart夹板、London夹板、Dallas骨盆黏合剂、SAMsling和创伤骨盆矫正装置。尚未深入研究这些装置的效果。

复苏

在创伤的情况下,首先要做的是阻止患者出血。应止住外部出血,然后对怀疑骨盆骨折患者使用夹板固定。应在转运途中获得静脉通路,以便在没有任何延误情况下将患者转运至医院。然后推注晶体,直到出现可触知的桡脉冲。

转运

将疑似骨盆损伤的患者转运到适当的创伤中心是非常重要的。对患者实施滚木手法应控制在15°以内,以防止断骨移位和骨盆悬带造成的止血

中断。抄网式担架可以帮助这一点,原因是需要较少的滚动。在接收医院的医生检查患者之前,不应该将骨盆吊索取下。已经知道患者在移除该装置后出现失代偿,但如果通过夹板尝试平片检查,则该装置也会错误地得到正常的X线片。

航空转运的特殊考虑事项

建立静脉通路和给予晶体以保持现有桡脉搏是转运过程中最重要的目标之一。通常需要大量液体。G力(-1~3.5之间)的额外增加将导致所有未固定的东西(包括手臂和腿等)移动。所有的四肢必须用夹板牢固固定,这样飞行过程中四肢不会移动。尽管也存在其他因素,例如温度变化、压力和振动,但这些因素对管理骨盆骨折的影响较小。

脊髓损伤

脊髓损伤(SCI)是破坏性和相对常见的损伤过程,伴有严重急性和长期并发症。美国每年有近12 000人出现脊髓损伤(SCI)。最常见的原因依次是MVC(47%)、跌倒(23%)、暴力(14%)和运动(9%)。酒精所导致外伤性SCI约占总数的25%。虽然在某些情况下,脊髓损伤可能立即显现,但在其他情况下可能是隐匿的,如果处理不当可能会导致灾难性结果。近2%的钝性创伤患者会出现脊髓损伤。如果格拉斯哥昏迷评分小于8分,或者出现局灶性缺损,这一比例将大幅上升至10.3%。

一般认为,发生创伤后,脊髓损伤的发生率约为3%~25%。在解救、转运或早期处理伤害时均可能发生脊髓损伤。大约20%的脊髓损伤累及脊髓的不连续水平,致使整个脊柱处于危险之中。鉴于脊髓损伤(SCI)的严重破坏性,可能导致患者出现严重身体残疾且往往还会出现心理障碍和经济困难,过去40年来科研人员一直努力防止继发性脊髓损伤的发生。

在1971年出现EMS后,在广泛的常用平台制订了这些原则以及相关的护理标准,促使20世纪70年代到80年代整个SCI发生率的下降16%。已证明未能固定会导致神经系统结局变差,且神经损伤加重。

继发性损伤

继发性损伤是一种不会立即显现的脊髓损伤。约2%~10%的颈椎损伤患者会发生此类损伤。尚

不十分清楚这种现象的病理生理学原因。一般认为发病原因包括局部缺血、缺氧、炎症和水肿。未固定脊柱往往发生继发性损伤，但有时即使给予适当照护时也可能发生继发性损伤。这些患者在初始的几个小时内会出现脊髓水肿，并因此发生脊髓损伤。SCI患者的神经功能恶化证明了这一点。这种类型的伤害通常在三到六天达到顶峰，然后开始消退。

评估

对患者的主要评估应遵照典型的ABCD模式。脊髓损伤患者通常在脊柱骨折部位出现疼痛。但是，由于高能量才可能导致脊髓损伤，因此脊髓损伤患者往往会同时出现颅内和全身损伤。这将限制患者作出回应和主诉局部疼痛的能力。一般情况下，如果患者主诉疼痛、无力、没有知觉，或者无法配合体检，则应假定患者出现创伤性SCI。体检可能会发现患者知觉和肌肉力量的变化。皮节分布能够很好地指示脊髓损伤所在的部位。在急性情况下，其他需要注意的体征包括缺失反射、尿潴留、膀胱膨胀和男性阴茎异常勃起。

稳定病情

就本文而言，脊髓不稳定性与创伤有关；然而，脊髓不稳定性也可能与慢性病（类风湿性关节病）和先天性缺陷有关。重要的一点是不要推定椎体具有稳定性，应对所有颈部伤害按不稳定进行处理，直到以其他方式获得确切证明为止。

潜在脊柱损伤的初步管理着重于三个原则：

1. 恢复和维持正常的脊柱排列
2. 保护脊髓和保持完整路径
3. 建立脊柱稳定性

为了实现这些路径，标准护理要求在进行影像学检查之前固定脊柱。在解救患者期间，可采用许多新型装置来稳定患者颈椎和背部。美国外科医师学会对于患者的官方建议是：使用坚硬的颈托，坚固的靠背板、侧向支撑，并用带子或皮带绑在板上。

颈托和脊柱固定均有一些缺点。褥疮（在使用一至三天内出现）、难以保持气道、吞咽困难以及获得中心静脉通路和气道的选择有限，这些均是脊柱固定的一些常见的限制因素。此外，老年患者经固定后发生误吸的风险显著增加。也有报道脊柱固定术导致颅内压小幅升高（2.47mmHg）。最近，通

用脊柱预防措施的使用受到了抨击，特别是那些脊柱或颈椎损伤概率较低的患者。一项研究显示那些严格执行脊柱预防措施的患者死亡的概率增加了一倍，未经固定而导致伤害为66%，而因严格执行固定而需要治疗的为1032例[7]。一些论文作者甚至提出了新型分诊系统，以明确何时使用或不使用脊柱预防措施，但这些建议尚未被美国外科医师学会采纳。

尽管目前还没有关于脊柱损伤数据的很成功前瞻性试验，但在出现不稳定的脊柱损伤时进行支撑是合理的。院前急救人员最常犯的错误是在患者服用药物、饮酒、注意力分散所致伤害或不可靠病史的情况下不采取脊柱预防措施。如果患者严重受伤，需要利用航空转运从现场转运，如怀疑脊柱损伤，则应完全固定患者，直到该患者到达创伤中心接受评估。院际转运患者还需要考虑更多因素。如果患者在转诊医疗机构进行了确切的影像学检查，最终影像检查结果证实脊柱未损伤，并且经主治医师同意，则可以不对患者进行固定情况下转运。影像学检查报告和相片副本应随患者一同转运。如果在转诊医疗机构进行颈椎清理，则倘若认为固定能够改善患者在转运途中的舒适感和/或安全性，则仍应考虑进行固定。转运工作人员应该与接收医院和医疗指挥部确认是否存在预先制订的医疗机构间转运过程中实施固定的要求。

气道

保护气道不仅是创伤ABCDs中的第一项，也是对脊髓损伤患者最具挑战性的一项。膈肌受C3、C4和C5的神经根支配，而肋间肌受其各自的神经根T1至T11支配。如果C3以上的颈髓损伤，会导致患者膈肌麻痹甚至死亡。呼吸困难和呼吸骤停的症状指示应实施紧急插管和气道控制。

手动直线固定（MILI）的目标是施加足够的力来稳定头部和颈部，以限制插管过程中可能发生的移动。助手可以站在床头或侧面。当助手站在床头时，患者的颈部处于正中位置，助手用掌捧住头，同时用指尖抓住乳突骨。当站在床边时，仍将患者的颈部保持正中位置，但助手捧住乳突并用指尖支撑头部。然后可以将颈托的前部取下，理想的情况下，喉镜所需的任何力均会与助手的相反力相平衡，以保持颈部处于正中位置。已经证明这种方法能够减少不稳定性骨折的移动量。已经证明这种类型的固定会降低医师目视观察声带和杓状软骨

的能力,但是当施用环状软骨压迫时,这能使无 MI-LI 的患者恢复正常水平。已发现环状软骨压迫不会影响尸体的脊髓损伤。

选择 Miller 或 Macintosh 镜片不会影响颈椎受力程度(6.9+/−5.2 度),但与直接喉镜检查相比,GlideScopes 已被证明能够减少颈部运动量 57%。根据 Mosier J 等人的研究,已证明 C-Mac 系统也是一种有效的气道管理手段,急诊室的 C-Mac 成功插管率与 GlideScope 成功插管率类似。急诊医学年鉴 2013 年 4 月;61(4):414-20。已证明喉罩面气道有效且移位最小。尚未充分研究环甲膜切开术所导致的移位情况。这意味着什么?在紧急情况下,直接喉镜仍然是外科医生和麻醉医师所选择的方法,而在可选择情况下,首选灵活的支气管镜检查或 GlideScope®。

低血压

低血压往往与脊髓损伤有关。这通常可能与创伤本身或神经源性休克伴随的血容量不足有关。神经源性休克是由于外周维管结构的自主神经通路缺损所导致。这会引起血管舒张、低血压和心动过缓,继而导致灌注不足和休克。出现低血压的患者远期结局较差。

尚不十分清楚低血压导致长期神经学结局恶化的原因。据推测,由于脊髓损伤,低血压会导致血管中的血流量不足状态,这可能导致需氧量减少,并且更严重的情况下会导致血液凝固和局部缺血。目前建议保持平均动脉压(MAP)处于 85~90mmHg 范围内。对于典型的急性创伤患者,如果可行的话,使用晶体液和血液制品替代血容量是一线治疗方法。如果这些方法无效,可以使用去甲肾上腺素等血管加压药。对于心动过缓的患者,可以使用阿托品。

运动

越来越多的脊髓损伤是由运动不当所导致。美国的伤害发生率估计约为 7.3%。身体接触运动项目最有可能造成脊髓损伤,尤以足球和橄榄球最为常见。跳入浅水是另一个常见的原因。在所有情况下,很重要的一点是应遵照解救和稳定病情的一般性方案。

橄榄球头盔构成了一个独特的挑战,原因是必须使患者的脖子弯曲才能取下头盔。肩垫也需要弯曲患者脊柱和颈部才能取下。如果取下一件装备,则必须也取下另一件装备,否则无法保持颈部处于中立位置。因此,为了避免院前医源性伤害的风险,应在到达医院后再取下头盔或肩垫。如果需要解决气道问题,应拧开头盔上的防护面罩,为患者提供额外的支持。防护面罩由两颗铆钉固定在嘴的两侧。使用标准螺丝刀或头盔品牌专用工具可以轻松卸下。建议负责足球比赛常规救护的院前工作人员在他们的标准装备包中携带螺丝刀(菲利普牌和平头类型)。如果有必要的话,大多数橄榄球头盔都允许在耳朵处手动拉伸,以便取下头盔。另外,可以通过用标准石膏绷带切削器切割取下大多数头盔。可以在胸骨处接近肩垫,原因是肩垫在这种解剖区域以鞋带方式连接在一起。如果需要通过胸腔进行监护、CPR 或行针刺减压术,则使用创伤剪刀轻松剪断这些细带。

航空转运的特殊考虑事项

对脊髓受伤患者执行航空转运确实需要考虑一些其他转运方式不会遇到的特殊事项。首先应考虑缺氧问题,原因是在航空医学转运过程中随着高度增加会导致氧气分压下降。这可以根据 Servinghous 公式来解释:

$$SO_2 = (23\,400 \times (PO_2^3 + 150 \times PO_2)^{-1} + 1)^{-1}$$

根据公式看出,随着 PO_2 降低,患者身体的氧饱和度也下降。

氧气输送公式在很大程度上依赖于氧饱和度:

$$DO_2 = CO\left[(Hb \times 1.34)SaO_2 + 0.003PaO_2\right]$$

身体的氧饱和度和氧气输送均直接取决于氧气的压力。当飞机上升时,压力下降,这意味着输送到组织的氧气较少。如图 44-2 所示。

Servinghous 的计算未考虑 pH 值、2,3-DPG 或温度的变化。随着时间的推移,人体能够适应输氧的增加,但当飞行仅需持续几小时的情况,一般不会。

在许多航空救援的情况下,直升机是首选。用于航空医学转运的直升机不能加压,飞行的高度远低于固定翼飞机。EMS 直升机通常在 610m(2000ft)或更低的高度飞行。在大多数情况下,压力变化均不会引起问题,然而,压力变化对脊髓损伤患者来说可能是危险的。当使用固定翼飞机转运时,机舱高度为 2438.4m(8000ft),这种影响可能更为显著。对于在现场还出现呼吸困难的 SCI 患者来说,在高

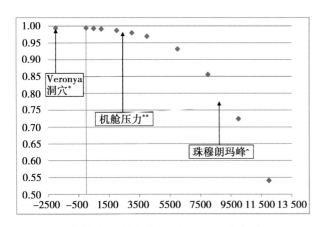

图 44-2 氧气饱和度 vs. 高度(m)

* Veronya 洞穴,也被称为 Krubera 洞穴是地球上已知最深的洞穴。深度为 2197m(7208ft)

** 2438m(8000ft)高空处飞机压力(机舱压力)

^珠穆朗玛峰是地球上最高的山峰。海拔 8848m (29 029ft)

空可能出现代偿失调。一般认为是由于氧饱和度之间差异较小,并且在失代偿状态下,可能足以使患者发生危险。所有此类患者在航空转运途中均需给予更多管理,航空转运不大适合此类患者。对于已经接受最大氧气治疗的患者,还需要在飞行中接受插管。

其他一些因素也会影响航空转运。快速变化的温度、巨大的噪音、湿度降低、达到三倍正常值的 G 力和振动均会引起患者体内平衡的变化。除了其他要求外,这些影响因素还会增加需氧量,以满足患者的需求。G 力的变化必须确保使 SCI 患者得到很好的稳定,原因是较小的失误有可能会被放大。

特定运动事项

体育赛事配备院前服务提供者越来越常见。除了上述特定伤害和管理之外,还有其他一些考虑因素值得讨论。

院前工作人员与现场运动伤害防护员和赛事医生建立通畅交流是非常谨慎的,原因是这些人可能会在现场配备专门针对运动员的医疗设备。还建议实行疏散方案,以便尽可能使现场伤害管理得以顺利进行。应尽可能以保护性方式实施复苏;现场复苏不够理想,应该避免。如有必要,救护车可以进入现场,以保护患者。如果院前服务提供者被安排为一项赛事中进行广泛的工作,提前浏览赛事管理机构网站以了解特定运动项目的医疗信息和注意事项是明智的。

热损伤通常是与体育赛事相关的另一种疾病。院前急救工作人员应熟悉与热相关的疾病、快速冷却方案和湿球温度。湿球温度是用来评估湿度、云层、风和太阳角度对环境温度影响的方法。湿球温度过高会增加热损伤的风险。赛事组织者经常根据这些信息来确定继续特定赛事的安全性。应该进一步考虑过度水合和随后的低钠血症的可能性,特别是耐力赛事。

特殊需要的运动员也获得更多参加体育赛事的机会。这一患者人群对医疗提供者来说特别具有挑战性。唐氏综合征患者可能出现颈椎不稳定性增加。应注意充分固定受伤的唐氏综合征运动员。轮椅运动员可能具有固有的自主不稳定性,容易引起生命体征的急剧波动。这种病情有时被这些运动员作为竞争优势,但在评估这些运动员受伤时必须小心。假肢运动员可能在假肢连接部位出现褥疮。这一部位也可能导致显著流失体液,进一步诱发这些运动员易于脱水。有越来越多的胰岛素依赖型糖尿病患者参与体育赛事。很重要的一点是应考虑到这些运动员低血糖,特别是那些在耐力赛中相互竞争的运动员。

像马拉松和铁人三项等大型赛事也值得特别关注。在这些比赛中发生热损伤非常普遍。还必须考虑体温过低,特别是在开放性水域游泳赛事和运动员不穿紧身游泳衣的情况。在路线上花费的时间也可能导致温度扰动。开放性水域游泳也可能遇到水质有毒。建议检查本地动物群,并为这些赛事提供医疗救护之前确定最近的毒物控制中心(联系电话)。长时间比赛(习惯在每个饮水站饮水)的运动员可能容易发生低钠血症。建议服务于耐力比赛项目的院前医护人员可以进行便携式电解质测试,以避免运动员低钠血症恶化,原因这很容易被误认为脱水。在大型耐力赛事中也可能发生心脏猝死,目前的统计数字显示,在马拉松赛中有五万分之一的人会在比赛中出现心脏事件。在这种情况下,立即使用除颤器至关重要。

遗憾的是身体刺穿部位也与体育赛事有关。在自行车赛/铁人三项和标枪比赛中发生的跌倒是最常见情形。在转运之前,不应从身体上取下刺穿物件。倘若取下物件可能会使血块松动,导致受伤者出现严重的临床恶化甚至死亡。如果可能的话,可以修剪刺穿身体的物件,然后在患者身体上稳定

447

后实施转运。

院前服务提供者在体育赛事的医疗护理中发挥着不可或缺的作用。与当地运动防护师/医疗人员沟通,而且熟悉与特定赛事有关的问题可以改善在此类比赛中提供的护理。

总结

在转运骨科受伤者过程中存在许多影响因素,特别是当使用航空转运时,原因是压力和氧气输送会发生变化。院前服务提供者了解这些物理变化对哪些病情会产生影响至关重要,尤其是那些参与直升机或固定翼转运的人员。应当仔细做好飞行前评估,以确保患者在高空时病情不会变得危急,例如未经处理的气胸或呼吸困难。在某些情况下,进一步解决在通常地面转运时不会遇到的问题,这一点很重要。总的来说,随着骨科伤害发生率增加,提供这一人群的准确病史、体检结果、治疗和管理均变得更为重要。

推荐阅读

长骨

1. Lee C. Prehospital management of lower limb fractures. *Emerg Med J.* 2005;22(9):660-663.
2. American College of Surgeons Committee on Trauma. *Advanced Trauma Life Support for Doctors.* Chicago, IL: American College of Surgeons; 2004.

胸壁

胸骨

1. Stephens NG, Morgan AS, Corvo P, Bernstein BA. Significance of scapular fracture in the blunt-trauma patient. *Ann Emerg Med.* 1995;26(4):439.

连枷胸

1. LoCicero J 3rd, Mattox KL, Epidemiology of chest trauma. *Surg Clin North Am.* 1989;69(1):15.
2. Velmahos GC. Influence of flail chest on outcome among patients with severe thoracic cage trauma. *Int Surg.* 2002;87(4):240.

气胸

1. Cottrell JJ. Altitude exposures during aircraft flight. Flying higher. *Chest.* 1988;93(1):81.
2. Lee C. Response: tension pneumothorax prevalence grossly exaggerated. *Emerg Med J.* December, 2007; 24(12): 865.
3. Ganong W. Fig. 34-7. *Review of Medical Physiology*

21st ed. [lung capacity information] McGraw Hill; 2003.
4. Britten S, Palmer SH. Chest wall thickness may limit adequate drainage of tension pneumothorax by needle thoracentesis. [needle size information] *J Accid Emerg Med.* 1996;13(6):426–7.
5. Hemmila MR, Wahl WL. Management of the injured patient. In: Doherty GM. *Current Surgical Diagnosis and Treatment.* McGraw-Hill Medical; 2005. http://accessmedicine.mhmedical.com/content.aspx?-bookid=343&sectionid=39702800. Accessed July 4, 2008: 214.

骨盆

1. Grotz MR. Open pelvic fractures: epidemiology, current concepts of management and outcome. *Injury.* 2005; 36(1):1.
2. Hauschild O. Mortality in patients with pelvic fractures: results from the German pelvic injury register. *J Trauma.* 2008;64(2):449.
3. Gonzalez RP. The utility of clinical examination in screening for pelvic fractures in blunt trauma. *J Am Coll Surg.* 2002;194(2):121.
4. Shlamovitz GZ. How (un)useful is the pelvic ring stability examination in diagnosing mechanically unstable pelvic fractures in blunt trauma patients? *J Trauma.* 2009;66(3):815.
5. Burgess AR, Young JW. Pelvic ring disruptions: effective classification system and treatment protocols. *J Trauma.* 1990;30(7):848.
6. Chong KH, DeCoster T, Osler T. et al. Pelvic fractures and mortality. *Iowa Orthop J.* 1997;17:110–114.
7. Mattox KL, Bickell W, Pepe PE. et al. Prospective MAST study in 911 patients. *J Trauma.* 1989;29(8):1104–1112.
8. Chang FC, Harrison PB, Beech RR. et al. PASG: does it help in the management of traumatic shock? *J Trauma.* 1995;39(3):453–456.
9. Revell M, Porter K, Greaves I. Fluid resuscitation in prehospital trauma care: a consensus view. *Emerg Med J.* 2002;19(6):494–498.
10. National Institute for Health and Clinical Excellence (NICE). Pre-hospital initiation of fluid replacement therapy in trauma. London, UK: NICE; 2004.

脊髓

1. Guidelines for the management of acute cervical spine and spinal cord injuries. American Association of Neurological Surgeons, and Congress of Neurological Surgeons; 2001.
2. The National Spinal Cord Injury Statistical Center. [website]. https://www.nscisc.uab.edu/.
3. Crosby ET. Airway management in adults after cervical spine trauma. *Anesthesiology.* 2006:104(6):1293–1318.
4. Hackl W, Hausberger K, Sailer R, Ulmer H, Gassner R. Prevalence of cervical spine injuries in patients with facial trauma. *Oral Surg Oral Med Oral Pathol Oral Radiol Endod.* 2001; 92(4):370–6.
5. Sekhon LH. Epidemiology, demographics, and pathophysiology of acute spinal cord injury. *Spine.* Philadelphia, Pa. 1976). 2001;26(24 Suppl):S2.
6. Kolb JC, Summers RL, Galli RL. Cervical collar-induced changes in intracranial pressure. *Am J Emerg Med.* 1999;17(2):135–7.
7. Haut, ER. Spine immobilization in penetrating trauma: More harm than good? *Journal of Trauma-Injury*

Infection & Critical Care. January, 2010; 68(1): 115-121.

8. Poonnoose PM, Ravichandran G, McClelland M. Missed and mismanaged injuries of the spinal cord. *J Trauma.* 2002;53(2):314–20.

9. Watts ADJ, Gelb AW, Bach DB, Pelz DM. Comparison of Bullard and Macintosh laryngoscopes for endotracheal intubation of patients with a potential cervical spine injury. *Anesthesiology.* 1997;87(6): 1335–42.

10. Nolan JP, Wilson ME. Orotracheal intubation in patients with potentialcervical spine injuries. *Anaesthesia.* 1993;48(7):630–3.

11. Kihara S, Watanabe S, Brimacombe J, Taguchi N, Yaghuci Y, Yamaski Y. Segmental cervical spine movement with the intubating laryngeal mask during manual in-line stabilization in patients with cervical pathology undergoing cervical spine surgery. *Anesth Analg.* 2000;91(1):195–200.

12. Devivo, et al. Causes and costs of spinal cord injury in the United States. *Spinal Cord.* 1997;35(12):809-813.

13. Armitage JM, Pyne A, Williams SJ, et al. Respiratory problems of air travel in patients with spinal cord injuries. *BMJ.* 1990; 300(6738):1498– 1499.

14. Waninger KN. On-field Management of Potential Cervical Spine Injury in Helmeted Football Players: Leave the Helmet On!! *Journal of Sports Medicine.* April,1998.

15. Dumont RJ. Acute spinal cord injury, Part I: Pathophysiologic mechanisms. *Clinical Neuropharmacology.* September/October 2001; 24(5):254-264.

449

45. 严重烧伤患者的评估、治疗和转运

Michael K. Abernethy, MD

Michael J. Schurr, MD

Benjamin M. Ho, MD

引言

记录在案的第一起使用直升机救援和转运受伤患者是在 1944 年 4 月。A U.S. 陆军的 YR-4 型直升机被派遣用于救援在缅甸偏僻丛林中坠毁的飞机的机组人员。然而，早在三个月前直升机就已首次实际应用于真正人道急救任务。1944 年 1 月 3 日，在新泽西州桑迪胡克（Sandy Hook）海岸附近，驱逐舰 USS Turner 因爆炸而沉没。几乎一半的船员立即遇难。幸存者被送至一家小型社区医院，许多船员严重烧伤。由于暴风雪的原因，大部分道路和机场均无法通行。尽管能见度低，风速大，海岸警卫队仍派遣 HNS-1Sikorsky 直升机从 CGAS Brooklyn Navy Yard 起飞执行任务。这架由指挥官 Frank Erikson 驾驶的飞机在巴特公园（Battery Park）装载 40 单位血浆和医疗用品。然后，他将货物顺利运至桑迪胡克医院（Sandy Hook hospital）[1]。这些危重烧伤人员能够成功存活下来归功于非常重要的医疗援助及时送达。这是有史以来第一次直升机直接负责救人。

流行病学

整个美国，每年约有 600 000 人因烧伤而前往急诊科就诊。一项大型研究表明，这些烧伤中绝大多数（92%）是由急诊医师处理的，无需烧伤专家进行急性干预[2]。每年大约有 45 000 名患者因烧伤住院，其中占全部住院烧伤患者中的 50%~55% 进入 125 家经美国烧伤协会（ABA）认证的烧伤中心。根据 ABA 国家烧伤库数据，从 2001 年到 2011 年，烧伤中心共收治 1 183 000 例患者。从 2008 年到 2011 年，烧伤中心平均每年收治约 22 000 例患者。烧伤面积大于其总体表面积（TBSA）40% 的患者仅占这些住院患者的一小部分（4.0%）。大面积烧伤属于罕见的个体。据报道，各种烧伤情况合计患者总数中有 72% 患者小于 10%TBSA。这些病例的平均死亡率为 0.6%。这些烧伤的两个最常见的病因

是火灾/火焰和烫伤，占略高于所报告烧伤病例的十分之八。5 岁以下儿童最容易发生烫伤，而其余年龄段则主要是火灾/火焰伤害。电灼伤和化学灼伤的频率要低得多，分别占烧伤中心收治患者的 4% 和 3%[3]。大部分烧伤患者仅需要评估、行非切除清创术和局部伤口护理。极少需要移植。除了烧伤面积大小外，还有其他几个因素影响将患者紧急送往烧伤中心的决定。即使在较小的 TBSA 灼伤中，电灼伤和化学灼伤也可能导致显著的生理紊乱和较高的相关死亡率。在没有皮肤灼伤的情况下也可能会发生吸入性损伤。非烧伤相关的疾病（坏死性筋膜炎、中毒性表皮坏死松解症和史蒂文斯-约翰逊综合征）的患者可能同样需要快速转运到烧伤中心接受专业救治。

死亡率

大多数烧伤死亡发生在现场。在每年火灾和灼伤导致 3500 例死亡中，75% 死于现场或最初转运过程中。在很多情况下，很难确定人员死亡是由于烧伤还是由于吸入烟雾中毒所导致[4]。

经检查 2012 年 ABA 国家烧伤储存库数据后发现，各烧伤医疗机构收治的 183 036 例住院患者的平均死亡率为 3.7%。这一死亡率看起来很低，但大多数烧伤中心收治的都是小面积烧伤，死亡率自然低。整体死亡率随着烧伤面积增大而增加。

即使在烧伤面积相对较小（<20% TBSA）的患者中，伴有的吸入性损伤也会导致明显更高的死亡率。经烧伤医疗机构收治后发生的死亡，通常是由于患者多系统器官衰竭和/或脓毒症所致。平均而言，死亡通常在住院第二周后发生。在入院后的第一个 48 小时内死亡较为罕见。在此时间段内死亡的患者通常会有大面积的烧伤，入院后接受终末护理。烫伤的总体死亡率为 0.73%，远低于类似面积火焰烧伤的总体死亡率。

45. 严重烧伤患者的评估、治疗和转运

虽然烧伤和创伤患者的初步评估方法相似，但二者的处理和转运以接受确定性救治的紧迫性是完全不同的。初始创伤护理的目标是确定有无潜在生命威胁、稳定病情，然后快速转运伤者以接受确定性救治，以降低发病率和死亡率。标准的高级创伤生命支持（ATLS）指南对这种初始创伤护理作了总结。对于烧伤患者，不存在需要迅速转诊至确定性医疗照顾的潜在的"时间依赖性病变"。只要已经给予适当液体复苏并实施适当的气道干预，紧急干预和快速转送至烧伤中心对整体发病率和死亡率影响较小[5,6]。

BAUX 评分

影响烧伤发病率和死亡率的四个主要因素是烧伤深度、烧伤面积大小、是否存在吸入性损伤和患者年龄。通常根据烧伤面积（部分和全部厚度）对患者进行分级和管理，以%TBSA 表示。特定烧伤的死亡率很大程度上取决于患者的年龄。35%TBSA 烧伤的 16 岁患者的死亡率为 4.2%。具有相同烧伤面积的 80 岁患者的预期死亡率为 54%。烧伤患者死亡率的更准确预测指标是 Baux 评分。这是将患者年龄加上%TBSA 烧伤得到的数字分数。这一评分也可用于衡量烧伤相对严重程度和预测患者预后[7]。大于 140 分的 Baux 评分一般认为无法存活（患者 80 岁，发生 60%TBSA 烧伤；或患者 50 岁，发生 90%TBSA 烧伤）。Baux 评分为 100 时对应死亡率约为 50%。在伴有吸入性损伤的情况下，统计分析表明，这相当于 TBSA 增加 17%，或将患者年龄增加 17 岁。这种吸入性损伤的修订 Baux 评分简化为 Baux 评分+17。发生 30%TBSA 烧伤的 50 岁男性，伴有吸入性损伤时对应的 Baux 评分为：50+30+17 = 97。这种情况对应的死亡率大约为 40%[7]。极端年龄时会有明显的统计学不一致性，但经证明 Baux 评分总体上能够有效地预测约 87%的烧伤患者的结局[8]。

病理生理学

皮肤是复杂的器官，能够发挥多种功能。皮肤能够保护身体内部免受外部环境的侵害，作为屏障防御各种因素、病原体和紫外线。同时，皮肤允许与外部环境相互作用，在知觉和温度调节方面起到重要作用。

皮肤分为三层——表皮、真皮和皮下组织。表皮是由角质化细胞组成的分层皮肤，作为主要物理屏障。真皮包含容纳神经和血管床的结构部分，以及免疫系统的分化细胞。皮下组织主要由脂肪细胞组成，具有毛囊、顶浆分泌和外分泌汗腺等结构，能够为身体隔热，并提供皮肤的美容轮廓[9]。

皮肤受到的热损伤导致局部和全身过程。局部热损伤能够产生三个同心体积的组织损伤。从伤口的中心向外，这些层依次是凝血区域、淤血区域和充血区域。由于烧伤暴露导致最直接损伤的皮肤区域会凝固坏死。这一凝固区域周围是灌注减少的区域，这一区域可能存活也可能无法存活，取决于烧伤护理和复苏的质量。在此淤血区之外是充血区，通常能够在 7~10 天内恢复。

与烧伤相关的全身性变化包括局部损伤部位发生炎症介质释放、毛细血管失去完整性以及主要的体液转移。当烧伤面积超过 20%TBSA 时，全身炎症反应导致距损伤较远的器官发生间质水肿[10]。在重度烧伤中，损伤部位和 GI 系统内可能发生细菌移位。本章后面将详细介绍缓解这些病理生理变化的治疗方法。在最初烧伤后，患者可能进入高代谢状态，心输出量增加，糖异生作用增加，出现胰岛素抵抗和蛋白质分解代谢增加。这种状况继发于下丘脑功能改变，伴有胰高血糖素、皮质醇和儿茶酚胺分泌增加，脓毒症和局部热损失[10]。

烧伤机制

烧伤单纯是对皮肤的非机械性损伤。烧伤程度涵盖从皮肤刺激到皮肤和下层结构受到完全破坏。最常见的损伤机制是热暴露，但电、辐射或化学物质也可能造成灼伤。

根据燃烧源和燃烧程度，火焰的温度范围为 537.8~1093.3℃（1000~2000℉）。由于高温和燃烧产物的热量，因此，倘若直接接触会导致深度烧伤。即使没有直接接触，过热的燃烧产物也会造成严重伤害。住宅火灾中的室内的地板处温度可以达到 37.8℃（100℉），但在与眼睛齐平处的温度会迅速升高至 315.6℃（600℉）以上。大多数吸入性损伤是由于在封闭空间内暴露于这些过热气体和燃烧产物所导致。火焰烧伤占烧伤中心收治患者的 44%，并与大多数吸入性损伤有关[3]。

接触性烧伤是因皮肤与高温物体直接接触所致。热传递的损害和程度取决于接触的表面积、接

触的持续时间、施加的压力和温度。手部接触性烧伤最为常见。深度接触烧伤通常是因较长时间与高温物体接触所致。这种烧伤通常是在意识水平改变（中毒、昏厥、闭合性头部损伤或癫痫发作后状态）情况下发生。接触性烧伤占住院烧伤患者的 9%。

烫伤是因直接接触高温液体所致。烫伤与接触性烧伤在外观上类似，但烫伤通常面积更大。烫伤最常见的原因是由饮料或食物溢出所致。暴露于过热的洗澡水也是非意外小儿创伤以及意识水平改变的成年人的常见原因。与烫伤有关的吸入性损伤或隔室综合征的发生率可以忽略不计。此烫伤占烧伤医疗机构收治患者的 33%，也是 5 岁以下儿童最常见的烧伤机制[3]。

电烧伤占烧伤中心收治患者的 4%。电烧伤中有 56% 属于发生在工作场所的事故。电流将从人体一点进入而流经身体后从另一点穿出，形成入口和出口伤。通过电阻的电流会产生热。由这种热量所致的这两点之间的组织损伤与电压成正比。电烧伤可分为高压（工业电）和低压（民用电）。当电流通过但不通过身体时，也会出现闪光型电烧伤。这种电烧伤通常与雷击有关。尽管外观初始良好，但电损伤可能与深部组织坏死、肾衰竭和急性心脏节律失常有关。

化学灼伤可能是由于皮肤暴露于今天使用超过 500 000 种市售化合物中的任何一种所致。化学灼伤程度取决于化合物的性质、浓度和暴露水平。也可能伴有热损伤。腐蚀剂往往会导致持续的深度凝固性坏死，直到通过冲洗去除。碱灼伤往往比酸灼伤更深，造成的伤害更大[11]。不管病因如何，所有化学灼伤的初始治疗均相同。必须脱掉受到污染的衣物，并且必须用大量水冲洗受累部位（特别是眼睛）以阻止继续灼伤。与电烧伤一样，化学灼伤通常是工伤事故（44%）所致，约占烧伤中心收治病例的 3%[3]。

初步评估和管理

院前

在院前环境中，一旦将患者转运至安全地点，并且已经停止烧伤进展，则应启动初始评估。最初的方法与创伤评估相似，重点是识别和处理直接的生命威胁。二者的优先次序是相同的：A（气道）、B（呼吸）和 C（血液循环）。如果发生大面积烧伤、面部深度烧伤或封闭空间内挤压病史，应特别强调气道评估，原因是出现气道水肿和阻塞发展的风险升高。在这些患者中，如果患者出现上呼吸道阻塞或呼吸窘迫的体征，则患者气管插管的阈值应较低。如果怀疑除烧伤外还有创伤性伤害，则应固定住颈椎。应获得静脉通路。如果预期给予大容量液体复苏，应该建立两个大的外周静脉输液通路。对于难以建立静脉通路的大面积烧伤，骨髓腔内通路系统可为标准外周静脉提供非常好的替代方案。

此时应取下戒指、手表和所有限制性材料。应进行从头到脚的二次检查。在大多数院前条件下，仅能粗略估计烧伤面积。对于大于 30% 的烧伤，开始给予成人的乳酸林格氏液输注应为每小时 500ml，6~13 岁儿童每小时为 250ml，5 岁及以下儿童每小时 125ml[12]。在开始实施转运前应在现场用大量水冲洗化学灼伤部位。应采用干净的干燥敷料包扎烧伤部位。还应注意避免体温过低。体温过低会导致血管收缩和寒战，这可能继而促使二度烧伤转化为三度烧伤。此时应按照方案进行适当镇痛。应将患者送往最近的医院以稳定伤情和进一步评估。

烧伤医疗机构的急诊部

当抵达急诊部门或直接送到烧伤科室，应由医院救治团队重新进行一次和二次检查。应对出现呼吸窘迫、缺氧或上呼吸道阻塞体征的患者实施插管。为了准确确定烧伤面积，应使患者完全暴露。应使用烧伤面积来确定最初的液体复苏率，但应调整液体测定速度以维持成人患者的尿排出量为 0.5ml/（kg·h）。复苏不足可能导致器官功能障碍（肾脏）。同样，复苏过度也可能导致器官功能障碍（肺）。复苏过度也会导致烧伤伤口水肿，这可能继而促使二度烧伤转化为三度烧伤。应通过病史详细了解损伤前后的事件，包括可能的创伤机制、意识丧失或化学暴露。应根据 ATLS 指南首先评估患者的创伤性损伤或符合美国外科医师学会（ACS）创伤标准的机制。对于这些病例的烧伤治疗是次要的。

对于 >20%TBSA 烧伤的患者，应为该患者放置 Foley 导管和鼻饲管。早期肠道喂养对于减少发生与烧伤相关的胃肠梗阻较为重要。如果可能的话，在受伤后的头四个小时内开始进行管喂养非常重要。应仔细监测排尿量和生命体征对液体复苏的反应,并相应调整静脉输液速度。应送检基本实验室项目和尿液分析。应从静脉血或无创血氧定量法获得碳氧血红蛋白水平[13]。如果是在急诊室,应尽早咨询区域烧伤中心以帮助指导治疗,并讨论转运方案。应通过静脉注射麻醉剂积极控制疼痛(见下文)。应使用二氧化碳图和脉搏血氧仪认真监测患者的呼吸状态。

在送往烧伤中心之前,不应清理烧伤部位或涂上局部抗菌剂、洗液或凝胶。这些干预措施可能改变患者送至烧伤中心后对其重新评估烧伤的外观。烧伤后可立即使用凉水冲洗一会,可以减轻疼痛。在此之后,降温不但不能真正起到积极作用,而且会加重颤抖/血管收缩,并使烧伤部位的灌注变差。因为热量损失过度会引起体温过低,所以不应使用湿敷料或床单。首选干燥干净的床单。厨房中常用的塑化聚氯乙烯薄膜(Saran Wrap TM)可作为理想的烧伤临时敷料。水蒸气、氧气和二氧化碳均能透过这种薄膜。这种材料容易获得,价格低廉,不会黏附到伤口上。通过减少对烧伤部位的刺激和创伤,这种材料能起到一定程度的镇痛作用。它能够使医生在不去除敷料的情况下检查烧伤,同时防止热量损失。和其他标准烧伤敷料相比,这不会增加并发症或升高感染率[14]。

吸入性损伤

吸入性损伤是一个通用术语,用于描述当呼吸道暴露于热和/或燃烧产物时观察到的几个不同过程。每个过程在病理生理学、时间顺序、诊断和治疗方面均有显著不同。三个子类别如下:

1. 吸入气体(一氧化碳或氰化物)的毒性反应
2. 上气道的热损伤
3. 非热下气道损伤

一氧化碳

在缺乏完全燃烧所需足够氧气的环境中,含碳化合物进行不完全氧化会生成一氧化碳(CO)。一氧化碳无色、无臭,比空气轻。当在通风不良的封闭空间内生火或使用火炉、加热器或内燃机时,大多数情况下会发生毒气暴露。正常人体代谢也会产生少量CO。吸烟者的碳氧血红蛋白(COHb)的基线水平为5%~7%。

与氧气相比,CO与血红蛋白的亲和力高250倍。暴露于CO导致血液的携氧能力下降和输送到组织中的氧气减少。除了由于输送不足导致组织缺氧外,还发现一氧化碳通过干扰细胞水平上的氧气输送而使患者产生缺氧。这是造成美国中毒最主要的原因之一,每年造成15 000例诊就医死亡和500起意外非火灾死亡事件。

在密闭空间内受到烟雾暴露/烧伤人员面临一氧化碳中毒风险较高,特别是那些意识水平(LOC)发生改变或中毒的人。在以某种方式确认之前,应假定这些患者已出现一氧化碳中毒。由于脉搏血氧仪不能区分血红蛋白是与氧结合还是与一氧化碳结合,因此即使在严重缺氧的情况下仍可能错误观测到高氧饱和度。对于出现肺部症状或LOC改变的每个火焰灼伤患者,均应测量COHb水平。

可以通过两种方法测定COHb水平。可根据多波长一氧化碳血氧定量法,采用标准标准诊断检测试剂盒测量动脉或静脉血液中的COHb浓度。这样的测试限于在医院进行,但在现场并不总是具备这样的诊断设备。可能必须送检血液标本,导致明显延后获得明确的结果。第二种方法更经济,而且越来越容易获得。使用手持式无创脉搏碳氧血氧测量仪(Masimo SPCOTM)能够实时得到初步筛查结果,并且可在治疗过程中的连续监测。这种小型电池供电装置借助类似于标准脉搏血氧仪的指尖式探头能够快速执行分光检查COHb测定。从标准血样获得的结果与从便携式碳氧血氧计获得的结果之间有很好的相关性[13]。此平台为集体事故的现场筛查提供了理想的分诊工具。平台已经进行了广泛的测试,并按惯例在院前转运环境下使用[15]。

虽然症状与CO水平有一定的相关性,但这种相关性并不确切。将相关特定症状与特定COHb水平相关联的概念不可靠。依据3例男性共十次低水平实验室一氧化碳暴露后出现的症状,从自1923年美国政府发布以来无数的医学文献中最常见的表格,至少在部分程度上可以作为依据。最近对1300多例一氧化碳中毒患者的调查表明,相当数量的水平低于20%的患者出现常归类为显著偏高COHb水平的多种症状,包括LOC、呼吸急促(SOB)、胸痛和精神错乱。有20%的COHb水平在40%和50%之间的患者没有出现LOC或明显的精神混乱[16]。虽然急性一氧化碳中毒的各种症状很常见,但没有一种症状与特定的初始COHb水平直接相关。

氧气对所有一氧化碳中毒均是疗效确切的解

毒剂。对于所有出现呼吸困难的患者或怀疑有 CO 暴露的患者,均应立即给予100%氧气。COHb 的半衰期取决于吸入氧气的压力和浓度。在室内空气中,半衰期为320分钟。在100%O_2条件下半衰期缩短至80分钟。在3.2倍大气压的高压氧(HBO)条件下,半衰期为23分钟。虽然严重中毒患者可能会迅速清除血液中的 CO,但组织中仍然可能存在滞留的 CO,需要更长时间才能清除。

表 45-1　COHb 的半衰期

O_2 治疗	半衰期
室内空气	320 分钟
100%FiO_2	80 分钟
等于 3.2atm 的 HBO	2 分钟

应监测出现轻度一氧化碳中毒症状的患者,并保持给予100%O_2治疗,直到该患者的 COHb 水平降至10%以下。对于出现呼吸窘迫症状或意识水平改变的一氧化碳(CO)水平升高的患者,应实施插管并给予100%O_2的机械通气。除了一氧化碳中毒外,这些患者的下气道损伤风险较高。采用 HBO 治疗出现严重症状的一氧化碳中毒患者(通常水平>25%)存在争议。现有随机试验不能证明给予一氧化碳中毒患者 HBO 是否会降低不良神经系统结局的发生率。一条主要批评意见是:从开始转运到进入高压舱过程期间所发生的延迟,使得往往当一氧化碳水平已经降低到接近正常值时才给予 HBO 治疗。需要进行更多研究,以便更好地确定 HBO 对治疗一氧化碳中毒患者所起的作用[17]。目前大多数高压氧舱中心似乎未建立关于治疗急性一氧化碳中毒的护理标准[18]。在治疗这种危重一氧化碳(CO)中毒和烧伤患者时,必须谨慎地评估理论上的获益与 HBO 相关风险(转运、缺乏患者的可及性者、气压伤)。为了确定最佳治疗方法,应鼓励提早和区域 HBO 中心讨论严重中毒患者情况。

氰化物

氰化物中毒的最常见来源是工业火灾或住宅火灾时吸入烟雾。就像含碳化合物不完全燃烧生成一氧化碳一样,氰化物(CN)是塑料、乙烯树脂、丝绸或羊毛等含氮材料不完全燃烧的产物。在火灾中,当温度超过315.6℃(600℉)时,氰化氢以气体形式释放,然后被患者吸入。

CN 是一种小分子脂溶性物质,在细胞水平上分布和渗透速度极快。CN 基本上能够在细胞水平上抑制所有氧(O)应用。大面积暴露后几秒内就会导致人死亡。所有严重急性 CN 中毒患者会立即死亡。对于每年数以千计的与火灾相关现场死亡案例,CN 可能是导致死亡的重要原因。

标准"氰化物解毒包"或"Lily 解毒包"已经在院前和医院环境下应用了数十年。解毒产品由硝酸戊酯、亚硝酸钠和硫代硫酸钠组成。吸入烟雾患者在 COHb 升高后可能具有低于基线的携氧能力。解毒包中的硝酸戊酯用于氧化血红蛋白,生成优先结合氰化物的高铁血红蛋白(METHb)。令人遗憾的是,所生成的 METHb 也可能会显著减少氧气输送。COHb 和新生成的 METHb 结合可导致致命的组织缺氧。静脉注射亚硝酸钠也可引起严重的低血压和心血管不稳定。由于这些考虑,氰化物解毒包不应用于治疗怀疑吸入烟雾后 CN 中毒的患者[19]。

在欧洲,羟钴胺(Cyanokit)已经有30多年的常规应用历史。FDA 在2006年批准该产品用于治疗氰化物中毒。羟钴胺素与 CN 结合生成氰钴维生素(维生素 B_{12}),可经肾脏排出。有几项研究/综述检查了使用羟钴胺治疗继发于吸入烟雾后可能的氰化物中毒[20,21]。在这种情况下迅速给予解毒剂的准确标准仍存在争议。氰化物中毒的初步诊断是根据病史和症状确定的。与一氧化碳(CO)不同,尚没有能够快速确定氰化物(CN)暴露的检测试剂盒或测试。由于半衰期约为1~3小时,因此,氰化物能够迅速从血液中清除。由于受到技术和转运限制,在能够准确测量氰化物浓度峰值的时间内难以分析吸入烟雾受害者的血液[21]。

在不使用特定解毒剂情况下,氰化物中毒治疗的基本方案是实施适当复苏。

虽然代谢性酸中毒烧伤患者可能是由于 CN 毒性所致,但更可能是由于复苏不足、一氧化碳中毒、未发现的创伤性损伤,或这三种情况同时存在所导致。常规使用氰化物解毒药治疗与吸入烟雾有关的心脏停搏/围心搏停搏仍有争议。

上气道损伤

吸入高温气体(通常是在封闭的环境中)可能会导致上气道的热损伤。直接热损伤通常局限于上气道,原因是上气道具有很大的热容量,能够吸收大部分热量,在到达声带时降低吸入气体的温度。这基本上能够保护下气道不受热损伤。后咽、口腔和鼻道均会迅速进展至水肿。根据损伤的程度,这种水肿可能进展到整个气道阻塞。水肿和烧伤也可能会使解剖结构变形,从而大大增加放置急救气道的难度。已知吸入性损伤住院烧伤患者中约 20%~30% 会出现上气道阻塞。

上气道阻塞是唯一真正与急性烧伤管理相关的"时间依赖性病变"。气道肿胀通常在受伤后数小时达到最大。根据最初的损伤程度和转运时间,一些患者在到达烧伤中心之前需要进行气道管理。病史对于确定存在上气道阻塞风险的患者非常重要。在封闭空间内较长时间暴露于高温或火灾的患者,特别是意识水平改变的患者,通常存在吸入性损伤的危险。相比之下,当点燃燃气烤箱或烧烤用具时发生脸部和上部躯干的火焰闪过不太可能造成明显气道损伤[22]。气道损伤的发生率随着烧伤面积增大而升高。除非与摄入高温液体有关,否则烫伤型灼伤的吸入性损伤的发生率可以忽略不计。观察到插管和口腔中烟尘或深度面部烧伤之间存在统计学意义的相关性。然而,与传统的教学内容相反,未观察到插管与鼻道中烟灰、烧焦的面部毛发和/或烧焦的鼻毛之间存在有统计学意义的关系[23]。对于许多烧伤>50%TBSA(尤其是儿童)的患者,即使未发生吸入性损伤,最终仍需要插管。大容积液体复苏、毛细血管渗漏和渗透压降低均可导致全身性水肿。这种水肿可能累及气道,造成复苏过程中阻塞数小时。

二氧化碳图是用于监测烧伤患者的重要工具。使用大剂量麻醉镇痛剂的烧伤患者或伴有呼吸系统症状的患者,均应使用二氧化碳图。二氧化碳图还可以用来监测休克状态下对复苏的反应。二氧化碳图对上气道阻塞的早期诊断和监测也具有特殊价值。基线波形形态能够指示气道阻塞。通常在患者出现症状之前,一段时间内的正常波形形态的改变能够提示存在进行性上气道阻塞[24]。

诊断为吸入性损伤并不要求立即实施气管内插管,特别是当能够在受控环境下监测患者时。然而,在转运过程中不并总能做到这样的密切观测。如果担心出现进行性上气道水肿,应在转运之前对患者进行插管。喘鸣、凹缩和异常嘈杂的呼吸音提示即将发生上气道阻塞。应由专业技能最强的医疗人员为这些患者立即实施插管。主要因为大多数烧伤中心前的服务提供者缺乏评估吸入性损伤

的经验,因此,难以诊断早期上气道阻塞。对于潜在上气道阻塞的过度诊疗,特别是对于长途转运以及烧伤面积较大的患者来说,肯定是有理论依据的。插管和机械通气不属于良性操作。根据个人关于气管插管和烧伤评估的培训和经验,必须权衡插管并发症和实际上气道阻塞风险的利弊[25]。表45-2 列出了早期插管的指征。

表 45-2 早期插管的指征

- 嘶哑
- 喘鸣
- 烧伤程度(TBSA 烧伤>40%~50%)
- 广泛的面部烧伤
- 口腔内烧伤
- 明显水肿或水肿风险
- 气道阻塞体征
- 吞咽困难
- 声音显著改变
- 使用辅助呼吸肌
- 需要肺部清洁
- 无法处理分泌物
- 呼吸疲劳的体征
- 氧合不良或通风不良
- 需要大剂量的麻醉剂
- 意识水平是气道保护反射受损。
- 没有烧焦的面毛或鼻毛

下气道损伤

下气道损伤很少是直接热损伤的结果。由于鼻咽和口咽具有很大的热容量,因此高温气体到达声带下方的情形较为罕见。下气道损伤是由于直接暴露于有机物质的不完全燃烧产物所导致。烟尘吸入受害者的下气道损伤与 COHb 水平之间有很强的相关性。即使这些患者可能没有外部热灼伤,可能仍需要烧伤中心利用其专业技能来管理这些患者的吸入性损伤。烟雾中含有能够到达终末细支气管并引发炎症反应的微粒物质。这种炎症和化学刺激可导致多种呼吸系统疾病,包括气道高敏性、毛细血管通透性增加、黏液分泌增多和气道上皮脱落[26]。这实质上是一种急性肺损伤,能够进展为成人呼吸窘迫综合征(ARDS)。

这一过程的比急性热损伤要缓慢得多,导致上气道阻塞。由于这种延迟,典型的下气道损伤病理在头 20~24 小时内通常不明显,因此,在烧伤前评估和转运过程中无需列为重点检查项。

气道管理

对于出现呼吸窘迫的烧伤患者、疑似吸入烟雾或一氧化碳中毒的患者或缺氧和/或高碳酸血症患者，均应通过非循环呼吸器面罩立即给予100%加湿氧气。还应通过脉搏血氧仪和二氧化碳监测仪持续监测这些患者。另外，如果有的话，应该使用脉搏碳氧血氧监测仪来持续监测 COHb 升高的患者。

表 45-2 中列出了早期插管的指征。当决定实施插管后，应执行标准 RSI 方案。如果担心可能发生颈椎损伤，则必须在插管过程使颈椎保持固定。剂量为 1.0~2.0mg 的氯胺酮是理想的诱导剂。氯胺酮也是有效的镇痛剂和镇静剂，效力能够持续 20 分钟。这会缓解立即插管后镇静和麻痹的需求。此外，依托咪酯、Versed（咪达唑仑）和丙泊酚均是常用的诱导剂。在急救烧伤中心为患者插管过程中，这些药物通常均不会引起低血压。大面积的 TBSA 烧伤和脓毒症（不包括诱导剂），是插管过程中出现低血压的重要预测指标[27]。在隐性出血的情况下，应该避免对烧伤患者使用丙泊酚，原因是丙泊酚会导致严重低血压。对于发生烧伤超过 24 小时的患者，唯一禁用琥珀胆碱。

根据吸入性损伤的严重程度，上气道解剖结构可能出现水肿和变形。应由先进气道管理经验最丰富的医疗人员实施气管插管。在这些困难的情况下，视频喉镜检查法比起直接喉镜检查法有许多优势，能够对气道解剖学结构进行更清晰的目视观察[28]。如果可能的话，目标是在成人体内放置规格为 7.5 或更大的气管内导管。这能确保进行支气管镜检查和充分肺部清洁。在即将出现上气道阻塞的情况下，应谨慎使用次级/后备声门下气道，如 King LT 或 LMA。进行性水肿可能会使器械移位或堵塞声门上方区域的气道。在气管插管失败的情况下，应考虑行环甲软骨切开术。

应始终使用二氧化碳图以确认导管放置无误。应对所有插管患者持续使用二氧化碳图，以监测患者有无导管移位或呼吸机故障。必须小心固定气管导管，以防意外脱落。由于进行性水肿的原因，如果 ET 管脱落，可能无法更换。由于胶带不能黏附在烧伤的皮肤上，因此不应使用。市售 ET 管稳定剂（例如"Tube Tamer"）非常适合用于初始评估和转运。插管后，应对患者使用长效镇静剂，并应使用大量镇痛剂，并密切观察患者的生命体征。典型的镇静剂包括氯胺酮、丙泊酚和咪达唑仑（Versed®）。在转运过程中，对所有插管的患者均实施机械通气。

烧伤创面的管理

本章的主要前提是针对单纯火焰灼伤、接触性烧伤、化学灼伤或电灼伤患者。有一部分患者同时发生烧伤和严重创伤。在这种情况下，严重创伤是指符合创伤中心 ACS 评估标准的损伤或机制。同时发生热烧伤和创伤的情形相对比较罕见，但这两种因素会对导致死亡有不利的协同作用。约 2%~5% 的烧伤患者伴有危及生命的严重创伤，如钝性胸部创伤、头部创伤或胸部创伤[29]。在军事环境中，25% 的烧伤伴有严重的创伤。在民用领域，烧伤患者伴有的严重创伤最常见的创伤原因是摩托车事故（MCA），其次是机动车辆事故（MVA）。与建筑火灾有关的跌倒是第三位的原因。被困在燃烧的车辆中（或下面）的 MVA/MCA 受害者暴露于机械创伤、热灼伤和吸入性损伤。这属于致命的环境，几乎 80% 的死亡发生在现场。被解救之后人员的死亡率约为 25%~50%。吸入烟雾同时伴有多发性创伤受害者的死亡率为 40%[30]。

烧伤的创伤患者的初始治疗和稳定非常简单。遵照 ATLS 指南，必须首先评估和治疗患者的创伤，然后管理烧伤（这是次要的）。严重烧伤且伴有创伤患者的初始复苏均相同——气道、呼吸和循环。在烧伤且伴有可能危及生命创伤的情况下，不应忽略区域创伤医疗机构而直接送往烧伤中心。

确定烧伤的面积和深度

合理管理烧伤的关键在于精确测定烧伤面积和深度。面积被量化为伤害累及的总表面积所占身体总面积的百分比。多年来，为了更准确地估计 TBSA，已经开发出许多工具。"九分法"是在 20 世纪四十年代由 Pulaski 和 Tennison 开发的，根据该方法可把身体划分为几乎等于九的倍数的部分[34]。1997 年，Nagel 和 Schunk 测定 1~13 岁儿童患者的手表面，包括手掌和手指，相当于约 1% 的总体表面积（TBSA）[35]。在教学上，关于在这种情况下选择什么作为测量单位，手掌 vs. 手掌和手指，这两种单位之间存在一些差异。这能导致明显的误差[36]。Lund 和 Browder 提出了更精确的估算烧伤面积方法,考虑了患者的年龄和烧伤深度。最近,系列减半已被证明等同于估计 TBSA 所用九分法[37]。尽管有这些工具,但在烧伤前中心环境下往往仍难以准确估计烧伤面积。大多数的研究显示非烧伤中心的专科医生会高估烧伤面积。关于荷兰烧伤中心转诊的回顾性研究显示,与该中心的烧伤专科医生相比,转诊医生高估 TBSA 达两倍[38]。同样,英国的区域烧伤中心开展的烧伤转运回顾性研究显示,TBSA 的标准误差分布为 20.5%[39]。在这两项研究中,这些误差作出治疗决定(例如需要转运、液体复苏)均产生影响。

表 45-3　九分法

身体部位	%TBSA
成人	
头部/颈部	9
每只胳膊	9
前胸部	18
后胸部	18
每条腿	18
会阴	1
儿童	
头部/颈部	18
每只胳膊	9
前胸部	18
后胸部	18
每条腿	14

燃烧深度按照惯例可划分为一度、二度、三度、四度。一度烧伤仅累及表皮。一度烧伤皮肤呈红色、干燥,有疼痛感。一度烧伤不会形成水疱。在更深的二度烧伤的外周会发现水疱,或者仅是在单纯日晒之后也会出现水疱。一般情况下,一度烧伤能够在七天左右愈合,不会留下永久性疤痕。一度烧伤不适用于 TBSA 烧伤面积的计算。

二度烧伤延伸到真皮层。二度烧伤细分为表面部分厚度灼伤和深Ⅱ度烧伤。表面部分厚度烧伤累及表皮和浅表真皮和少量深层真皮,其中包含毛囊、汗腺和皮脂腺。这种烧伤的临床特征是皮肤起疱,表面呈红色且潮湿,代表暴露的真皮。触碰

这种烧伤部位时患者非常疼痛,能够在不到两周内痊愈。然而,留下的疤痕往往是最小的。

深Ⅱ度烧伤延伸到真皮深层,并破坏毛囊、汗腺和皮脂腺。和表面部分厚度烧伤一样,深Ⅱ度烧伤的特征也是形成水疱,但暴露的真皮呈浅白色或黄色,不褪色,无毛细血管再充盈,无痛感。伤口需要二周以上至二个月方可愈合。会留下疤痕,疤痕大小随烧伤深度不同而异。长期的功能和美容效果通常可以通过手术干预和深Ⅱ度烧伤患者的皮肤移植来改善。

三度烧伤,也称为全层烧伤,累及皮肤所有各层。所有表皮和真皮结构均受到破坏。烧伤的皮肤外观焦黑、苍白、无痛、似皮革。需要手术修复和移植,留下明显的疤痕。

四度烧伤延伸到皮下组织,如脂肪、肌肉和骨骼,属于危及生命的损伤。四度烧伤往往需要截肢或重大手术重建。

液体复苏

液体复苏是烧伤治疗的基础。液体复苏的目标是预测和预防烧伤休克,同时避免过度复苏及其相关的并发症。复苏延迟、复苏不足和复苏过度可能导致发病率和死亡率升高。对过量补液敏感的患者包括儿童、老人和已知心脏疾病的患者。烧伤小于 20%TBSA 的患者通常不需要静脉输液复苏,通常可以进食和饮水。

与这方面的治疗相关的是建立适当的静脉通路。理想情况下,建立的外周通路应远离烧伤组织。大面积烧伤的患者可能很难或不可能做到这一点。烧伤面积大于 30% 的患者需要两个大口径静脉导管。如果静脉通路建立困难或延迟,则骨髓腔内(IO)注射系统能够为各年龄组提供快速、有效的静脉通路。可实现的最大流速为 150ml/min[40]。可以通过中心静脉导管 IO 针给予任何药物(包括血液)。外周静脉可能难以固定在烧伤的皮肤上,并可能容易脱落。一旦插入后,IO 针具有很好的机械稳定性,很难发生意外脱落。

烧伤休克是分布性休克和低血容量性休克的组合。此外,一般认为循环介质有助于降低心肌收缩力,随着血浆容量的减少和后负荷的增加,这损害到烧伤患者的心血管储备。随着细胞内和间质容积增加,由于血管壁损伤和血管内胶体渗透压降低,血浆和血容量减少。这形成了临床上两难的境地,原因需要对患者进行积极的液体复苏以充满血

管内腔,但这样做同时会导致水肿加重[41]。很重要的一点是避免多次液体推注,而是着眼于稳定状态的输液速率,使成人患者形成 0.5ml/(kg·h)的尿排出量。

许多研究均努力为烧伤患者的复苏确定最佳液体:晶体液(乳酸林格氏液(LR)、生理盐水和高渗盐水)或胶体(白蛋白、羟乙基淀粉)[42,43]。已发现晶体液同样有效,且在某些情况下优于胶体。乳酸林格氏液是大多数烧伤中心烧伤复苏的首选,原因是这款产品最接近于正常的血管内液。研究表明,基于标准 Parkland 配方的复苏通常会导致过度水肿和过度复苏。部分原因是由于在烧伤中心前环境下大大高估了烧伤面积[44]。自 2011 年以来,高级烧伤生命支持(ABLS)指南不再推荐派克兰公式(Parkland formula)。

在最初复苏期间,在准确确定患者体重和烧伤面积之前,ABLS 提供者手册对大于 30%TBSA 的烧伤患者建议以下复苏指导原则(表 45-4):

表 45-4　初始复苏指南

年龄	LR 的 IV 速率
5 岁及以下	125ml/h
6~13 岁	250ml/h
14 岁及以上	500ml/h

一经确定了烧伤面积和体重,应使用以下指南(表 45-5):

表 45-5　液体复苏指南

液体复苏	每小时速率
热灼伤或化学灼伤的成人患者:	
2ml×Wt×TBSA	0.125ml×Wt×TBSA
14 岁及以下且体重小于 40kg:	
3ml×Wt×TBSA	0.187ml×Wt×TBSA
高压电损伤的成人患者:	
4ml×Wt×TBSA	0.25ml×Wt×TBSA

Wt=患者的体重,单位为 kg
TBSA=烧伤占身体总表面积的百分比

在烧伤后的首个 24 小时内,热灼伤或化学灼伤的成年患者应接受 2ml LR×患者体重(以 kg 为单位)×%TBSA 灼伤。像派克兰公式一样,在前 8 个小时里应该给药一半。在首个 8 小时内的每小时速率等于 0.125ml×Wt×TBSA。实际上,每小时输液的速度应迅速调整至尿排出量。很多患者在接受医疗护理后,在一两个小时内就超过或低于初始设定值。

对于灼伤的儿童患者(14 岁以下且不足 40kg)的,输液的速率应为 3ml LR×患儿的体重(单位为 kg)×% TBSA 灼伤,每小时速率为 0.187ml×Wt×TBSA。体重不足 10kg 的儿童应使用 D$_5$LR 进行复苏。除这些液体要求之外,儿童患者还需要增加基线维护液体流速。

对于发生高压电损伤的成人患者,如果有深部组织损伤证据,或尿液中含有血色原(红色素),则按 4ml LR×患者体重(单位为 kg)×%TBSA 灼伤,开始液体复苏。在首个 8 小时内的每小时速率是 0.25ml×Wt×TBSA。

对于所有患者,应在首个 8 小时内给予一半的量[12]。例如,体重为 70kg 的 50%灼伤患者在首个 24 小时内需要的输液量为(2×70×50)= 7000ml。在首个 8 小时内应给予 3500ml 或 437ml/h。

很重要的一点是理解这些建议是液体复苏的起点。必须根据患者的生理反应(生命体征和尿排出量)来调整速率。某些患者会有较大的补液初始需求,因此,需要相应地调整复苏。这些情况包括:外伤、电击伤、吸入性损伤、深度烧伤,以及延迟出现病症的患者。

应对接受大容量液体复苏的患者实施血流动力学监测。应使用弗利氏导尿管(Foley catheter)监测尿排出量(UOP)。复苏目标如下:成人的尿排出量为 0.5ml/(kg·h),10~40kg 的儿童尿排出量为 1.0ml/(kg·h),<10kg 的儿童尿排出量为 2ml/(kg·h)。

表 45-6　复苏过程中尿排出量的目标

年龄	尿排出量
成人	0.5ml/(kg·h)
儿童 10~40kg	1.0ml/(kg·h)
儿童<10kg	2.0ml/(kg·h)

镇痛

大面积烧伤已被证明是人类忍受的最痛苦的伤害之一。即使很小的烧伤,根据烧伤的部位,也可能极其痛苦。标准烧伤治疗(清创和包扎)就会增加疼痛。无论烧伤的大小、深度或位置怎样,所有烧伤患者均会感到疼痛。令人感到矛盾的是，由于皮肤神经末梢被破坏，大面积全层烧伤患者的初始疼痛可能较轻微。所有烧伤护理的首要任务一定是进行有效镇痛[45]。麻醉药仍然是烧伤患者镇痛的金标准。给药途径对于镇痛程度和起效时间也是非常重要的。由于口服止痛药的吸收和起效延迟，因此，对于出现严重急性疼痛的烧伤患者不适宜口服。静脉给药是最有效的，其次是肌内注射（IM），再然后是口服。静脉注射始终是首选。由于IM注射的效果高度依赖于组织灌注和注射位置，因此应避免使用此方式。难以获得静脉通路绝对不应成为延缓镇痛或复苏的借口。骨髓腔内（IO）注射系统几乎能使所有患者在一分钟内获得接近"中心静脉管质量"通路。

正如已经记录的创伤患者情况，在急诊科和院前环境中，对于烧伤患者而言，零镇痛或缺乏足够的疼痛治疗是一个长期存在的问题。尽管在疼痛管理和先进的院前方案方面均取得了进展，但不同ED之间管理严重疼痛仍有有很大的差异[46]。其原因是多方面的，但主要基于对足够剂量麻醉性镇痛相关副作用的毫无根据的担忧。这些不利影响取决于特定药物、年龄、容量状况和其他医疗条件，不同人之间存在显著差异。

由于最常见的不良反应是呼吸抑制，因此需要仔细监测所有给予多剂静脉注射麻醉药的患者，特别要注意患者的呼吸状态。如上所述，二氧化碳图是评估呼吸频率和质量的最佳方法。脉搏血氧仪有几个局限性，根据探头的位置和患者的具体状况可能会非常不准确。即使氧饱和度>95%，特别是患者处于补氧状态下时，但实际上患者仍可能处于严重呼吸衰竭。对于所有接受镇静剂或多剂量麻醉的患者，均应考虑鼻咽气道。这能防止患者由于上气道肌肉组织松弛导致生理性阻塞。

特别是在烧伤的情况下，只要小心地根据患者疼痛情况进行滴定，同时监测生命体征，无需给予最大剂量的麻醉镇痛。由于无需担心呼吸抑制，可以给予插管患者相对大剂量的麻醉剂，仅受低血压等不良反应的限制。在医源性麻醉剂过量的最坏情况下，可通过给予纳洛酮快速逆转所有不良反应。不过，纳洛酮会使与所有麻醉药有关的镇痛作用均失效，并可能促使麻醉剂依赖患者戒除依赖。

虽然尚未发现积极治疗烧伤疼痛会影响死亡率，但显然这是值得去做的富有同情心事情。除此之外，倘若烧伤患者在伤害急性期接受足够的镇痛

剂，长期创伤后应激障碍（PTSD）症状可能会减轻。其他研究清楚地表明，未进行急性创伤性疼痛治疗和出现慢性疼痛综合征之间具有相关性[45]。

最早合成吗啡出现在19世纪初，而且吗啡一直是麻醉镇痛的黄金标准。吗啡可以通过口服、静脉注射（IV）或肌肉注射（IM）给药。严重创伤性疼痛的常用剂量从0.1mg/kg开始，应滴定至患者舒适为止。吗啡给药最常见的不良反应是潮红、瘙痒和恶心。这些归因于组胺释放。通过给予苯海拉明等抗组胺剂可容易地治疗这些症状。有几项研究表明以0.1~0.15mg/kg的剂量安全地给予吗啡时未出现明显低血压或呼吸抑制的症状[47]。静脉注射吗啡起效相当迅速，应根据患者的反应每10~15分钟给药一次。

氢吗啡酮是一种合成麻醉剂。它的效力约是吗啡效力的八倍。1mg的氢吗啡酮相当于约8mg的吗啡。和吗啡一样，氢吗啡酮可以通过口服、静脉注射（IV）或肌肉注射（IM）给药。已经发现与吗啡相比，氢吗啡酮具有更小的不需要的组胺相关副作用。有证据表明，氢吗啡酮是吗啡安全且有效的替代品。

芬太尼是合成麻醉药。$100\mu g$的芬太尼相当于约8mg的吗啡或1mg的氢吗啡酮。芬太尼可能是研究最多的院前镇痛药之一[48,49]。与其他麻醉剂相比，芬太尼起效十分迅速，且半衰期相当短。这些特性使得芬太尼是初始镇痛的理想选择，但它的长效镇痛效果不理想。芬太尼的静脉给药剂量是$1.0\mu g/kg$。芬太尼也可以通过肌肉注射（IM）经皮经药，不过这些途径不大适合于急性疼痛或灼伤。近几年来，鼻内芬太尼的应用已成为操作规程，特别是用于治疗儿科人群的急性疼痛。在获得静脉通路以给予用于控制严重急性疼痛的镇痛药方面存在固有的延迟，特别是对于儿童患者。芬太尼的标准IV制剂容易被鼻黏膜吸收。鼻内给予剂量为$1.5\mu g/kg$的芬太尼，在镇痛效果和起效基本上相当于静脉注射剂量为0.1mg/kg的吗啡。这能够实现快速镇痛，直到建立决定性静脉通路[50]。由于标准芬太尼浓度为$50\mu g/ml$，因此应用有一定的局限性。一般来说，当给予每个鼻孔大于1ml的剂量（共$100\mu g$）时，均不能被很好地吸收。

氯胺酮是一种分离麻醉剂，在标准剂量下兼有镇静药和镇痛作用。由于氯胺酮具有拟交感作用，因此，患者不会出现相关的呼吸抑制、心动过缓或低血压。已证明氯胺酮能够增加儿茶酚胺释放，导致升高心率和血压，这对可能存在低血容量状态的

患者来说有特别的益处。与大多数镇静剂和镇痛剂相比,氯胺酮相当安全。由于具有这些特性,氯胺酮被视为理想的创伤麻醉剂[51]。氯胺酮也可以用作 RSI 的诱导剂。经氯胺酮镇痛的患者通常会耐受气管插管,基本上不需给予长效麻痹剂、额外的镇静剂或镇痛剂。氯胺酮最常见的不良反应是恶心和呕吐。应考虑让患者预先服用止吐药,特别是儿科人群。一小部分患者可能出现一些兴奋,但这通常很容易用小剂量苯二氮䓬类药物治疗。喉痉挛经常被引用,但却是很少观察到的不良影响。喉痉挛通常与快速静脉推注给药相关。在发作过程中,可以对大多数患者手动通气。与大多数镇静剂和镇痛药不同,氯胺酮可以通过肌肉注射得到良好吸收。通过 IM 途径给予剂量为 4mg/kg 的氯胺酮后,约 4 ~ 5 分钟内起效。镇痛剂量从0.5mg/kg 开始。手术镇静或剧烈疼痛的剂量为按每公斤体重 1~1.5mg 进行缓慢静脉推注。可以根据需要每 15~20 分钟重复进行一次[52]。对于手术用时较长或长途转运的情形,可以按 1~3mg/(kg·h) 的速度滴注氯胺酮。与间歇式推注治疗相比,这种方法能够为患者提供稳定的镇痛/镇静。对于所有镇静操作,均必须使用脉搏血氧仪和二氧化碳监测仪进行连续监测。

已发现麻醉镇痛剂和低剂量氯胺酮之间有协同作用。研究人员发现,在给予标准剂量麻醉药基础上,额外给予剂量为 0.1 ~ 0.3mg/kg 的氯胺酮,能够大大减少严重疼痛患者的吗啡使用量。在这些剂量下,氯胺酮几乎没有镇静或解离作用[53,54]。有几项研究表明,吗啡和低剂量氯胺酮组合在医院以及院前环境下可起到有效的镇痛效果[55,51,56]。

焦痂切除术

肢体或胸部全层周围灼伤可导致焦痂,对肢体起到类似于止血带的止血效果。热损伤最初时和几个小时之后,动脉、淋巴和静脉血流相对不受阻碍。随着液体复苏,毛细血管通透性改善导致液体积聚在四肢的细胞外和血管外腔中。由于受到无弹性焦痂的限制,这种扩张性间质性水肿将逐渐导致四肢内部的间质压力增加,最终阻塞血管流量,导致烧伤部位远端组织缺血和坏死[31]。有时难以对烧伤患者作出诊断。与创伤性间隔综合征不同,严重烧伤的患者往往麻痹、镇静,无法配合体检。这些全厚度皮肤肢体烧伤的身体特性使得难以评估基线时的运动、知觉或血管功能障碍[31]。水肿和间质

压力升高非常缓慢,在受伤后首个 4~6 小时内极少需要行焦痂切除术。即使送往烧伤中心的时间明显延迟,使得肢体失去了动脉血流的迹象,在发生不可逆的缺血性损伤之前,可能还有长达两小时的额外时间窗口。这种水肿的最初治疗是抬高患肢。

有 EMS/HEMS 人员在现场进行肢体焦痂切除术的零星报道。大面积烧伤且在热损伤后立即伴有无脉性肢体的患者不太可能出现间隔综合征。这很可能是深度三度甚至四度烧伤。在这种情况下不需要行肢体焦痂切除术,并且急性烧伤患者在院前环境下也不应行肢体焦痂切除术。

胸部周围深度烧伤患者可能会出现类似的限制性情况。在这种情况下,虽不会阻塞血管流量,但焦痂和由此产生的水肿会限制胸壁运动,减少有效潮气量。这最终导致呼吸衰竭。尽管胸部焦痂切除术可以改善氧合和通气,但是造成这种病理的大面积烧伤的特殊性质导致即使进行干预死亡率仍非常高。医学文献中引用的院前胸部焦痂切除术仅有两例。这两例手术均是由 HEMS 医师完成的,并且与从受伤到开始治疗之间发生几个小时的延误有关。两例患者均死亡[32]。

焦痂切除术不属于良性手术,尤其是倘若没有医生指示或操作不正确,这种手术会导致不必要的活组织创伤、出血、周围神经损伤和肌腱损伤。在几乎所有情况下,这个手术均应推迟到患者到达烧伤中心后实施[31]。焦痂切除术几乎始终是一种可选择、非紧急的、应由烧伤中心实施的手术。在一项研究中,在转运以接受明确烧伤治疗之前,有 198个肢体通过焦痂切除术进行减压。受伤后平均转运时间为 2.3 天。其中,烧伤中心收治转诊患者时,117 例(59.1%)肢体的需要重新修正或新实施焦痂切除术[33]。热损伤后行筋膜切开术非常罕见,但对于发生严重电损伤的患者,应始终考虑筋膜切开术。鉴于判断的难度和技术难度,这些均要求应由烧伤专科医师行筋膜切开术或应在专科医师直接指导下由外科医生行筋膜切开术。

在烧伤中心进行正式评估之前,极少需要对患者行焦痂切除术。如果在长途转运前患者需要行焦痂切除术,应由技术最好的医生(如外科医生或骨科医生)完成该手术。对于大多数州而言,非医师院前护理提供者的执业范围内不包括焦痂切除术。

转诊专业护理

ABA 已经制订了分诊标准,以帮助确定哪些患

者需要专业烧伤评估。其中有许多患者需要 ED 稳定和由 ICU 收治。但是，并非所有符合这些标准的患者都需要入院。一些轻度烧伤患者可能需要立即转诊进行清创、包扎并由烧伤中心工作人员指导如何自行操作，但可作为门诊患者随访。尤其是手部烧伤，原因是需要尽快开始理疗，以防止长期功能丧失。只要满足几个条件，其他小的简单烧伤患者可前往门诊就医。这通常不包括任何全层皮肤烧伤以及手、脚、面部或生殖器烧伤。烧伤必须低于 10%，而且患者必须能够耐受口服补液。必须口服镇痛药来控制疼痛。家庭必须负起责任、能够接送患者，并能够支持门诊护理计划[57,58]。如果接收烧伤外科医师要求进行半紧急评估，可以通过私家车将类似情形的患者直接送到烧伤中心。

转诊过程从呼叫区域烧伤中心开始。美国烧伤协会的网站 www.ameriburn.org 提供了优势的烧伤治疗和转诊资源。转诊医师必须和烧伤中心分诊医师进行沟通。必须准确评估患者的状况和烧伤程度。双方交流时，应讨论阅读送往烧伤中心前如何进一步处理和患者转运的细节。

美国烧伤协会建议将符合表 45-7 中所列任一项标准的持续伤害患者送往烧伤中心[59]。

表 45-7　美国烧伤协会转诊标准

烧伤中心能够治疗成人或儿童，或这两种人群均能治疗。应转诊至烧伤中心的烧伤情况包括：
• 部分皮肤层烧伤大于 10% 的总体表面积（TBSA）。
• 累及面部、手、脚、生殖器、会阴或大关节的烧伤。
• 任何年龄段的三级烧伤
• 电烧伤，包括雷击伤害。
• 化学灼伤
• 吸入性损伤
• 烧伤可能使先前存在的内科疾病患者的管理复杂化，延迟恢复或影响死亡率。
• 对于烧伤且伴有创伤（如骨折）的患者，烧伤使得该患者面临发病或死亡的最大风险。在这种情况下，如果创伤能够造成更大的直接风险，在将患者转往烧伤医疗机构之前应首先在创伤中心稳定状况。在这种情况下，需要医师作出必要判断，并应与区域医疗控制计划和分诊方案相一致。
• 没有合格的人员或专业设备来照顾住院的烧伤儿童患者。
• 需要特殊社交干预、情绪疏导或康复干预的患者发生烧伤。

通过适当的教育，即使是对大面积烧伤的评估和初步治疗，实施起来也比较简单。烧伤的视觉特性使其非常适合通过远程医疗进行远程诊断和治疗。已发现远程医疗具备减少不适当的烧伤转诊和转运的巨大潜力[60]。在许多情况下，通过手机发送一些 HIPPA 兼容的简单数码照片，就可以作为有价值的分诊工具。为了确定适当转诊和随后的转运，对烧伤患者进行准确和询问式评估至关重要。

转运

尽管 ABLS 课程和 ABA 确实阐述了关于转诊和转运至烧伤中心的标准，但未讨论转诊的紧迫性。没有阐述转运的方式，仅提到"应由受过烧伤复苏培训人员进行实际转运。在大多数情况下，遵照美国各州法律，转诊医师必须对患者持续负责，直到完成转院[12]。"根据患者的状况、烧伤程度、距离和可用性，可以通过固定翼飞机、HEMS、地面紧急救治、地面 ALS、地面 BLS，甚至私家车来完成转运。

由转诊医师负责作出转运方式的最终决定。转诊医师保留对患者应负的医疗责任，直到转运到接收医疗机构。唯一例外的情况是医生担任转运团队成员。转诊医师和接收烧伤外科医生之间必须就转运的类型和紧急程度进行讨论。

只要没有复杂的因素（长距离、气道问题或不能控制的疼痛），烧伤小于 15%TBSA 的患者均可以通过 BLS 救护车转运往烧伤中心。应使用 ALS 或危重（CC）救护车来转运所有需要持续静脉输液和/或静脉镇痛的烧伤患者。只要呼吸道被固定且稳定，也可通过地面 ALS/CC 转运方式转运吸入性损伤患者。气管插管患者经适当的镇静和麻痹后应戴上呼吸机。除非转运所需时间很短，一般不鼓励手控通气。医疗人员必须熟悉高级气道管理、镇静、监护和呼吸机操作。当距离超过 322km（200 英里）时，应考虑使用固定翼飞机转运严重烧伤患者。医疗人员的技能水平应与患者的状况相匹配。

就院前烧伤管理而言，为了将患者现场送到区域烧伤中心而绕过当地 EDs 的做法几乎没有什么益处。研究表明，直接由烧伤医疗机构收治的患者与先由当地医疗机构稳定情况后再转诊的患者相比，二者的结局没有差别[61]。只要区域 EMS 能够实施高级气道管理，这种做法也可应用于 HEMS 对于烧伤(而不是烧创伤)患者的现场急救。

总结

如上所述——没有与大面积烧伤有关的"黄金时间"或时间依赖性病变。急救插管能够迅速消除与潜在上气道烧伤有关的急性生命威胁。从开始转运烧伤患者至接受确定性治疗通常需要几个小时,特别是在美国西部[62]。与较短时间的转运相比,这种通过地面、固定翼飞机或 HEMS(平均 7.2 小时)的长距离转运患者已被证明是安全的,患者的发病率或死亡率并不高[63]。正如上文所强调,在转运之前必须正确估算患者的烧伤面积估,并评估液体复苏和气道情况。由于转运烧伤患者所需要时间一般从 1.6~48 小时不等,发现大面积烧伤和吸入性损伤的患者并未因此而出现不良结局,因此,使用地面 EMS 而非 HEMS 执行 241km(150 英里)以下的转运发生的延迟不太可能对死亡率产生任何影响。这仍取决于适当的初始稳定伤情和在转运途中的医疗护理。

通常以 20%~30% TBSA 的烧伤面积作为 HEMS 烧伤转运的标准阈值[60,64]。有几个州和区域分诊方案均使用这一数值作为呼叫 HEMS 转运的阈值。如上所述,尚没有证据支持这样的建议。在这些案例中提到支持 HEMS 转运的唯一问题是超过 20%TBSA 烧伤的患者需要静脉注射液复苏。这可以由 IV 评级的地面 EMS 轻松完成。如果 HEMS 转运完全依据 20%TBSA 烧伤面积,则倘若在初始评估时经常明显高估烧伤面积,就会导致频繁过度使用 HEMS 转运轻度烧伤患者[65,66,5,67,36]。在两项研究中,发现直升机转运患者中半数为烧伤 <10%TBSA[64,68,65]。另有 37%的直升机转运患者在不到 24 小时内即出院[67]。由于常规 HEMS 飞行的平均成本超过 2 万美元,而且成本经常会更高,显然,HEMS 转运的成本经常超过治疗小烧伤的医疗成本。

烧伤创伤应首先在最近的医疗机构按创伤进行治疗。即使患者符合 ACS 创伤转诊标准,也不应绕过区域创伤医疗机构。一旦已评估并稳定住创伤性损伤,就可以执行烧伤转运。

需要行焦痂切除术是导致经常借助急救 HEMS 将患者转往烧伤中心的一个原因。如上所述,导致间隔综合征的病理生理学在数小时内进展缓慢。在受伤后 4~6 小时内必须施行焦痂切除术

的情况比较罕见。更为典型的情况是,在受伤后 12~24 小时内在必须施行的情况下完成此手术。在几乎所有的情况下,均可推迟此手术至将患者送到烧伤中心后施行。

在转诊医师已经确定通过地面 EMS(紧急救治、ALS 或 BLS)转运患者在医学上是合适的,但是没有这样的地面转运工具可用,在此情况下存在争论。在天气和/或其他地理因素可能导致地面转运严重延误的情况下也是如此。在这些情况下,通常默认使用 HEMS(是地面转运成本的 10~20 倍)。这不单纯限于烧伤患者。对于内科患者和创伤患者而言,这种情况更为常见。在美国的许多地理区域,与较少的 ALS/CC 地面转运资源相比,存在相互竞争 HEMS 服务的"可用性过高"[65]。这种饱和和竞争可能导致过度使用 HEMS,不仅仅烧伤患者,而是所有的医疗/创伤转运均存在过度使用 HEMS 的情况。考虑到 HEMS 与地面转运相比成本较高,加上航空转运固有的风险,作出选用 HEMS 决定不仅是为了方便,而应主要基于合理的医学判断和真正必要性[69]。

根据 ABA 国家烧伤库数据,烧伤中心每年收治约 880 例烧伤>40%TBSA 的患者。这对应的发生率为每天 2.4 例[3]。考虑到这些数据,如果凡烧伤>40%的患者均用直升机送往烧伤中心,那么每年大约发生 880 次飞行。假设每年全美直升机 EMS(HEMS)的飞行量为 400 000,70 次,相当于每 450 次飞行中仅有 1 次(0.2%)是由 HEMS 项目完成。这个数据显然被夸大了,原因是这其中有大量患者是通过地面 EMS 直接送往烧伤中心的,或者属于院间转运。许多长距离患者乘固定翼飞机到达烧伤中心。更现实的数据可能是每 700 次飞行大约有 1 次。实际上,由 HEMS 转运严重烧伤患者较为罕见。

不应经常使用 HEMS 将患者转送至烧伤中心。应保留 HEMS 用于快速转运大面积烧伤(大于 40% TBSA,或 Baux 评分>90)和/或插管后呼吸状况仍恶化的患者。在患者需要高级气道、液体复苏和止痛却无法及时获得地面 EMS 提供者的救援时,也应考虑使用 HEMS。对医疗反应延迟的患者出现上述多种并发症的风险更高。这些并发症的发展,例如肢体缺血、肾衰竭或呼吸衰竭可能需由烧伤专科医生进行更紧急的评估和治疗,因此,需要使用 HEMS 实施更快速的转运。化学灼伤一经清创和稳定(取决于烧伤面积和导致烧伤的化学物情况),

可能需要更紧急的评估。高压电灼伤最初可能具有良好的外观,但可能存在严重潜在损伤和生理紊乱。出现严重并发症(严重心脏或肺部疾病)的烧伤患者有可能迅速失代偿,因此,可能因更快速的 HEMS 转运而获益。可根据患者、家属和医生的选择,由社区医院提供明显大面积/无法存活烧伤的终末护理。

如前所述,发生大面积 TBSA 烧伤的重症烧伤患者属于罕见的个体。大部分院前医疗人员和 ED 医生在他们的整个职业生涯中均仅会遇到少数这样的患者。转运或照护严重烧伤患者的医疗人员(MD、RN、EMT、RT)有必要咨询负责接收的烧伤团队的初始或持续的患者管理问题。

参考文献

1. Beard BT. *Wonderful flying machines : a history of U.S. Coast Guard helicopters*. Annapolis, MD: Naval Institute Press;c1996.

2. DeKoning EP, Hakenewerth A, Platts-Mills TF, Tintinalli JE. Epidemiology of burn injuries presenting to North Carolina emergency departments in 2006-2007. *Burns* (J Int Soc Burn Inj.) 2009;35(6):776–782.

3. American Burn Association. *National Burn Repository 2012*. http://www.ameriburn.org/2012NBRAnnualReport.pdf. Accessed July 18, 2014.

4. American Burn Association. American Burn Association Fact Sheet 2012. Available at: http://www.ameriburn.org/resources_factsheet.php?PHPSESSID=94b8cd5b4fdd91f84e20378a48decb63. Accessed July 18, 2014.

5. Hallock GG, Okunski WJ. The role of the helicopter in management of the burned patient. *J Burn Care Rehabil*. 1985;6(3):233–235.

6. Muehlberger T, Ottomann C, Toman N, Daigeler A, Lehnhardt M. Emergency pre-hospital care of burn patients. *The Surgeon*. 2010;8(2):101–104.

7. Osler T, Glance LG, Hosmer DW. Simplified estimates of the probability of death after burn injuries: extending and updating the baux score. *J Trauma*. 2010;68(3):690–697.

8. Wibbenmeyer LA, Amelon MJ, Morgan LJ, et al. Predicting survival in an elderly burn patient population. *Burns*. (J Int Soc Burn Inj.) 2001;27(6):583–590.

9. Wolff K, Goldsmith A, Katz S, Gilchrist B, Paller A, Leffell D. *Fitzpatrick's Dermatology in General Medicine*. 7th ed. New York: McGraw-Hill Medical; 2007.

10. Sheridan RL. Burns. *Crit Care Med*. 2002;30(11 Suppl):S500–514.

11. Hettiaratchy S, Dziewulski P. ABC of burns: pathophysiology and types of burns. *BMJ*. 2004;328(7453):1427–1429.

12. American Burn Association. *2011 Advanced Burn Life Support Course Providers Manual*. http://www.ameriburn.org/ablscoursedescriptions.php. Accessed July 18, 2014.

13. Hampson NB. Noninvasive pulse CO-oximetry expedites evaluation and management of patients with carbon monoxide poisoning. *Am J Emerg Med*. 2012;30(9):2021–2024.

14. Wilson G, French G. Plasticized polyvinylchloride as a temporary dressing for burns. *Br Med J Clin Res Ed*. 1987;294(6571):556–557.

15. Nilson D, Partridge R, Suner S, Jay G. Non-invasive carboxyhemoglobin monitoring: screening emergency medical services patients for carbon monoxide exposure. *Prehospital Disaster Med*. 2010;25(3):253–256.

16. Hampson NB, Dunn SL, Undersea Hyperb Med Soc Inc. Symptoms of carbon monoxide poisoning do not correlate with the initial carboxyhemoglobin level. *Undersea Hyperb Med*. 2012;39(2):657–665.

17. Buckley NA, Juurlink DN, Isbister G, Bennett MH, Lavonas EJ. Hyperbaric oxygen for carbon monoxide poisoning. In: Buckley NA, eds. *The Cochrane Collaboration: Cochrane Database of Systematic Reviews*. Chichester, UK: John Wiley & Sons, Ltd; 2011. http://doi.wiley.com/10.1002/14651858.CD002041.pub3. Accessed July 18, 2014.

18. Byrne BT, Lu JJ, Valento M, Bryant SM. Undersea Hyperb Med Soc Inc. Variability in hyperbaric oxygen treatment for acute carbon monoxide poisoning. Undersea Hyperb Med. 2012;39(2):627–638.

19. Roderique EJD, Gebre-Giorgis AA, Stewart DH, Feldman MJ, Pozez AL. Smoke inhalation injury in a pregnant patient. *J Burn Care Res*. 2012;33(5):624–633.

20. Fortin J-L, Giocanti J-P, Ruttimann M, Kowalski J-J. Prehospital administration of hydroxocobalamin for smoke inhalation-associated cyanide poisoning: 8 years of experience in the Paris Fire Brigade*. *Clin Toxicol*. 2006;44(s1):37–44.

21. Borron SW, Baud FJ, Barriot P, Imbert M, Bismuth C. Prospective study of hydroxocobalamin for acute cyanide poisoning in smoke inhalation. *Ann Emerg Med*. 2007;49(6):794–801, 801.e1–2.

22. Jeschke MG. Acute burn care. In: Handbook of Burns,Vol.1.New York, NY: Springer-Verlag/Wien; 2012. http://dx.doi.org/10.1007/978-3-7091-0348-7. Accessed July 18, 2014.

23. Madnani DD, Steele NP, de Vries E. Factors that predict the need for intubation in patients with smoke inhalation injury. *Ear Nose Throat J*. 2006; 85(4):278–280.

24. Zwerneman K. End-tidal carbon dioxide monitoring: A VITAL sign worth watching. *Crit Care Nurs Clin North Am*. 2006;18(2):217–225.

25. Eastman AL, Arnoldo BA, Hunt JL, Purdue GF. Pre-burn center management of the burned airway: Do we know enough? *J Burn Care Res*. 2010;31(5):701–705.

26. Mlcak RP, Suman OE, Herndon DN. Respiratory management of inhalation injury. *Burns*. 2007; 33(1):2–13.

27. Dennis CJ, Chung KK, Holland SR, et al. Risk factors for hypotension in urgently intubated burn patients. *Burns* (J Int Soc Burn Inj.) 2012;38(8):1181–1185.

28. Griesdale DEG, Liu D, McKinney J, Choi PT. Glidescope® video-laryngoscopy versus direct laryngoscopy for endotracheal intubation: a systematic review and meta-analysis. *Can J Anaesth*. 2012;59(1):41–52.

29. Purdue GF, Hunt JL. Multiple trauma and the burn patient. *Am J Surg*. 1989;158(6):536–539.

30. Dougherty W, Waxman K. The complexities of managing severe burns with associated trauma. *Surg Clin North Am*. 1996;76(4):923–958.

31. Orgill DP, Piccolo N. Escharotomy and Decompressive Therapies in Burns. *J Burn Care Res.* 2009;30(5):759–768.

32. Kupas DF, Miller DD. Out-of-hospital chest escharotomy: a case series and procedure review. *Prehospital Emerg Care Off J Natl Assoc Ems Physicians Natl Assoc State Ems Dir.* 2010;14(3):349–354.

33. Brown RL, Greenhalgh DG, Kagan RJ, Warden GD. The adequacy of limb escharotomies-fasciotomies after referral to a major burn center. *J Trauma.* 1994;37(6):916–920.

34. Knaysi GA, Crikelair GF, Cosman B. The role of nines: its history and accuracy. *Plast Reconstr Surg.* 1968;41(6):560–563.

35. Nagel TR, Schunk JE. Using the hand to estimate the surface area of a burn in children. *Pediatr Emerg Care.* 1997;13(4):254–255.

36. Jose RM, Roy DK, Vidyadharan R, Erdmann M. Burns area estimation-an error perpetuated. *Burns.* (J Int Soc Burn Inj). 2004;30(5):481–482. doi:10.1016/j.burns.2004.01.019.

37. Smith JJ, Malyon AD, Scerri GV, Burge TS. A comparison of serial halving and the rule of nines as a pre-hospital assessment tool in burns. *Br J Plast Surg.* 2005;58(7):957–967.

38. Baartmans MGA, van Baar ME, Boxma H, Dokter J, Tibboel D, Nieuwenhuis MK. Accuracy of burn size assessment prior to arrival in Dutch Burn centres and its consequences in children: a nationwide evaluation. *Injury.* 2012;43(9):1451–1456.

39. Collis N, Smith G, Fenton OM. Accuracy of burn size estimation and subsequent fluid resuscitation prior to arrival at the Yorkshire Regional Burns Unit. A three year retrospective study. *Burns.* (J Int Soc Burn Inj). 1999;25(4):345–351.

40. Ong MEH, Chan YH, Oh JJ, Ngo AS-Y. An observational, prospective study comparing tibial and humeral intraosseous access using the EZ-IO. *Am J Emerg Med.* 2009;27(1):8–15.

41. Latenser BA. Critical care of the burn patient: the first 48 hours. *Crit Care Med.* 2009;37(10):2819–2826.

42. Perel P, Roberts I, Ker K. Colloids versus crystalloids for fluid resuscitation in critically ill patients. *Cochrane Database Syst Rev Online.* http://onlinelibrary.wiley.com/doi/10.1002/14651858. CD000567.pub6/full 2013;2:CD000567. Accessed August 21, 2014.

43. Cartotto R. Fluid resuscitation of the thermally injured patient. *Clin Plast Surg.* 2009;36(4):569–581.

44. Blumetti J, Hunt JL, Arnoldo BD, Parks JK, Purdue GF. The Parkland formula under fire: is the criticism justified? *J Burn Care Res.* 2008;29(1):180–186.

45. Holbrook TL, Galarneau MR, Dye JL, Quinn K, Dougherty AL. Morphine use after combat injury in Iraq and post-traumatic stress disorder. *N Engl J Med.* 2010;362(2):110–117.

46. Patanwala AE, Keim SM, Erstad BL. Intravenous opioids for severe acute pain in the emergency department. *Ann Pharmacother.* 2010;44(11):1800–1809.

47. Birnbaum A, Esses D, Bijur PE, Holden L, Gallagher EJ. Randomized double-blind placebo-controlled trial of two intravenous morphine dosages (0.10 mg/kg and 0.15 mg/kg) in emergency department patients with moderate to severe acute pain. *Ann Emerg Med.* 2007;49(4):445–453, 453.e1–2.

48. Garrick JF, Kidane S, Pointer JE, Sugiyama W, Van Luen C, Clark R. Analysis of the paramedic administration of fentanyl. *J Opioid Manag.* 2011;7(3):229–234.

49. Kanowitz A, Dunn TM, Kanowitz EM, Dunn WW, Vanbuskirk K. Safety and effectiveness of fentanyl administration for prehospital pain management. *Prehospital Emerg Care.* Off J Natl Assoc Ems Physicians Natl Assoc State Ems Dir. 2006;10(1):1–7.

50. Mudd S. Intranasal fentanyl for pain management in children: a systematic review of the literature. *J Pediatr Heal Care.* Off Publ Natl Assoc Pediatr Nurse Assoc Pr. 2011;25(5):316–322.

51. Svenson JE, Abernathy MK. Ketamine for prehospital use: new look at an old drug. *Am J Emerg Med.* 2007;25(8):977–980.

52. Sih K, Campbell SG, Tallon JM, Magee K, Zed PJ. Ketamine in adult emergency medicine: Controversies and recent advances. *Ann Pharmacother.* 2011;45(12):1525–1534.

53. Herring AA, Ahern T, Stone MB, Frazee BW. Emerging applications of low-dose ketamine for pain management in the ED. *Am J Emerg Med.* 2013;31(2):416–419.

54. Richards JR, Rockford RE. Low-dose ketamine analgesia: patient and physician experience in the ED. *Am J Emerg Med.* 2013;31(2):390–394.

55. Porter K. Ketamine in prehospital care. *Emerg Med J.* 2004;21(3):351–354.

56. Bredmose PP, Lockey DJ, Grier G, Watts B, Davies G. Pre-hospital use of ketamine for analgesia and procedural sedation. *Emerg Med J Emj.* 2009;26(1):62–64.

57. Sheridan R. Outpatient burn care in the emergency department. *Pediatr Emerg Care.* 2005;21(7):449–456.

58. Morgan ED. Ambulatory management of burns. *Am Fam Physician.* 2000;62(9):2015–2026.

59. American Burn Association. ABA burn center referral criteria. http://www.ameriburn.org/BurnCenterReferralCriteria.pdf?PHPSESSID=f0d3ceff6f78d-4917e7c0015310d1340. Accessed July 18, 2014.

60. Saffle JR, Edelman L, Morris SE. Regional air transport of burn patients: A case for telemedicine? *J Trauma Inj Infect Crit Care.* 2004;57(1):57–64.

61. Klein MB, Nathens AB, Heimbach DM, Gibran NS. An outcome analysis of patients transferred to a regional burn center: transfer status does not impact survival. *Burns.* (J Int Soc Burn Inj). 2006;32(8):940–945. doi:10.1016/j.burns.2006.04.001.

62. Klein MB, Kramer CB, Nelson J, Rivara FP, Gibran NS, Concannon T. Geographic access to burn center hospitals. *JAMA.* 2009;302(16):1774–1781.

63. Klein MB, Nathens AB, Emerson D, Heimbach DM, Gibran NS. An analysis of the long-distance transport of burn patients to a regional burn center. *J Burn Care Res.* 2007;28(1):49–55.

64. De Wing MD, Curry T, Stephenson E, Palmieri T, Greenhalgh DG. Cost-effective use of helicopters for the transportation of patients with burn injuries. *J Burn Care Rehabil.* 2000;21(6):535–540.

65. Slater H, O'Mara MS, Goldfarb IW. Helicopter transportation of burn patients. *Burns.* (J Int Soc Burn Inj). 2002;28(1):70–72.

66. Chipp E, Warner RM, McGill DJ, Moiemen NS. Air ambulance transfer of adult patients to a UK regional burns centre: Who needs to fly? *Burns.* 2010;36(8):1201–1207.

67. Vercruysse GA, Ingram WL, Feliciano DV. Overutilization of regional burn centers for pediatric

patients—a healthcare system problem that should be corrected. *Am J Surg.* 2011;202(6):802–809.

68. Vercruysse GA, Ingram WL, Feliciano DV. The demographics of modern burn care: should most burns be cared for by non-burn surgeons? *Am J Surg.* 2011;201(1):91–96.

69. Abernethy M, Bledsoe B, Carrison D. Critical deci-sions: safely excluding patients to reduce inappro-priate helicopter utilization. JEMS. 2010;35(3):84–91.

70. Association of Air Medical Services. AAMS fact sheet. http://aams.org/member-services/fact-sheet-faqs/. Accessed July 18, 2014.

46. 航空和地面紧急救治转运医学的 ACS、STEMI 和心脏复苏

Nathan Deal, MD

Adarsh Srivastava, MD

引言

近几十年来,紧急心血管疾病患者的护理取得长足的进步。美国心脏病协会在 2010 年发布了最新的心肺复苏和急救心血管护理指南。着重强调急性冠脉综合征(ACS)患者的急性稳定和心脏停搏后患者的护理。由于需要临床专家以及先进的设备和设施来照护这些患者,因此,更频繁地使用医疗转运基础设施,以快速和安全地使患者接受到所需照护。

患者转运指征和方法(航空转运与地面转运对比)

包括 ST 段抬高心肌梗死(STEMI)在内的急性冠脉综合征是美国发生死亡的主要原因之一。院前服务提供者和急诊医师的提早发现可使得 ACS 患者能够及时获得挽救生命的救治。作为发生 ST 段抬高心肌梗死(STEMI)患者的确定性治疗,已证明直接经皮冠状动脉介入术(PCI)优于溶栓治疗。美国心脏病协会(AHA)和美国心脏病学会指南建议,应对 STEMI 患者进行直接 PCI,目标是从医疗接触到球囊扩张的时间不超过 90 分钟。如果通过急救医疗服务(EMS)转运 STEMI 患者,则 90 分钟的时间目标范围扩展到不仅包括患者首次球囊扩张时间,而且还包括首次医疗接触至气囊扩张,旨在强调院前护理对于 STEMI 结局的重要性[2]。为了帮助实现这一目标,AHA 以及其他科学组织均建议急救医疗服务人员掌握和使用院前心电图(ECG)来评估疑似急性冠状动脉综合征患者状况。当出现与急性症状相关的心电图改变,例如两个连续导联的 ST 段抬高超过 1mm 或符合 Sgarbossa 标准的左束支传导阻滞,提示须将 ACS/STEMI 患者转运至最近具备 PCI 能力的中心。缺血性 ST 段压下移>0.5mm 或伴有相关症状的动态 T 波倒置可归类为不稳定性心绞痛/非 ST 段抬高型心肌梗死

(UA/NSTEMI)[3]。对于出现 UA/NSTEMI 的患者,必须施行早期有创策略,特别是那些顽固性心绞痛或血流动力学或心电不稳定的患者。

相关的问题是仅有少数医院具备 PCI 能力。更为复杂的是,大量患者居住的地点离具备 PCI 能力的医院较远[4]。随后,当在 90 分钟窗口期内不能通过其他方式将患者转运至医疗机构时,航空医学转运提供了一种安全省时的方法来帮助方便地照护 ACS/STEMI 患者。对于症状发作后两小时内或预期 PCI 延迟的患者,纤维蛋白溶解疗法可作为这些患者另一种备选治疗方法。在这些无法获得 PCI 或延迟 PCI 的情况下,推荐使用纤维蛋白溶解疗法来治疗 STEMI 患者,特别是经评估获益大于出血风险时(如年龄较小、MI 的前部位置)。

在心脏停搏后患者实现恢复自主循环(ROSC)后,护理的目标侧重于提高神经系统完整存活的可能性上。这种护理往往需要全面和综合的方法,但并非所有医院均具备这样的能力。为了对这些患者进行最佳治疗,接收 ROSC 后患者的医院通常提供心脏病治疗专业技能,包括 PCI 能力、重症监护病房和低温治疗模式。迅速判明需要转运的 ROSC 后患者并确定接收医院,可能会显著影响患者的存活。

近年来,许多 EMS 系统不断努力预先确定并指定医院作为 STEMI 患者和心脏停搏患者的接收医疗机构。通过将患者直接带到功能先进的医院,可以大大缩短获得确定性干预时间。但是,应当认识到,在全美国的许多地区,特别是乡村地区,可能无法转到其他医疗机构。在这些情况下,可能需要航空医学转运基础设施改善从初始接收中心到具备先进功能的医院之间的转诊。

转运队——配置和培训

负责转运危重 ACS 或心脏停搏后患者的航空

或地面医疗人员应具备处理这些患者可能出现的严重或危及生命状况的能力。有些人认为,最佳的人员配置将包括一名受过急救医学培训的医生、一名经过大量紧急救治训练的护士和一名呼吸治疗师。尽管一般公认并非每次紧急救治服务均能获得这样的人员配备,但要求负责照护 ACS 患者或心脏停搏后患者的工作人员应掌握多种技能(表 46-1)。

表 46-1　负责转运心脏病患者的机组人员须掌握的最低技能

负责转运心脏病患者的机组人员须掌握的最低技能
• 持续监测心脏和识别心脏节律
• CPR 和高级心脏疗法(如 ACLS)
• 气道管理(包括具备插管能力)
• 呼吸机管理
• 血管加压药管理
• 低温治疗
• 先进的心脏支持装置,包括 IABP 和 ECMO

所有转运机组人员均应熟悉航空和地面医疗转运所面临的独特挑战。这些挑战包括特定患者挑战,涉及转运生理学以及安全和高效地包扎和转运危重患者。也可能需要掌握诸如呼吸机、除颤器、静脉输液泵,主动脉内球囊泵、体外装置和其他器械等医疗装置的知识。机组人员也必须了解航空和地面安全程序以及如何正确沟通。

转运过程的组成部分

第一步:评估

经初始与 ACS 患者或心脏停搏后患者接触后,患者详细病史可作为评估的基础。可以从患者家庭成员、院前工作人员或转诊医院提供者处获得患者病史。应特别注意向患者提供了什么药物,包括阿司匹林和其他抗血小板治疗,或者针对闭塞性冠脉事件患者的溶栓剂。对于心脏停搏后患者,关于在 ROSC 前总停搏持续时间的信息可能会有所帮助。

与所有转运患者一样,主要评估应包括全面身体评估。对于 ACS 患者和心脏停搏后患者,心肌功能会显著降低,因此应特别关注终末器官灌注的迹象。由于血压、心率和血氧饱和度能够提供许多信息,提供者也应该知道这些数据的趋势,原因是在临床失代偿和即将发生停搏之前会有前述生命体征的变化。提供者应注意患者的体温,特别是倘若已经开始低温治疗时。如果尚未就绪,应对这些患者使用食管、直肠或膀胱探头进行持续温度测量。通过神经系统评估也可以获得有关灌注的信息,特别是应对行机械通气的患者进行镇静充分性评估。

第二步:稳定患者状况

转诊机构可能已基本稳定住 ACS、STEMI 或心脏停搏后患者状况。因此,转运团队应该把重点放在维持这些干预措施和采取尚未实施的措施上。可能需要为心脏停搏后患者安置高级气道,如气管内导管。在实施转运之前应确认导管的位置。确认方法包括胸片上气管插管适当定位的可视化、使用二氧化碳图以及证明双侧呼吸音均匀的前胸壁临床听诊。应注意妥善固定气道,确保在转运过程中导管不会脱落。应回顾呼吸机设置,并检查患者对机械通气的依从性情况。对于患者的舒适度、缓解疼痛和对机械通气的依从性来说,评估神经系统状态和适当进行镇静均至关重要。

推荐对 ROSC 后持续昏迷的心脏停搏后患者施行低温治疗。如果转诊医院未降低患者体温,则转运团队可能需要施行这种疗法。大多数降温方案建议立即冷却患者至 32~34℃ 的目标温度。有几款市售产品,可用于帮助促进开始施行和维持降低体温。转运团队应熟悉这些装置,并能够在转运过程中启动和保持其功能。在低温治疗环境下,苯二氮䓬类药物的镇静作用也可用于尽量减轻寒战,原因是寒战可能产生不必要的代谢负荷,并且会抵消降低体温对神经系统的有益作用。

如上所述,ACS 患者和心脏停搏后患者均可能出现明显的心肌功能障碍,需要药物和机械支持。应认真记录正在使用的血管加压药,以及患者是否已经获得足够的灌注。虽然关于补液和血管加压药的最佳组合的数据是混合的,但是如果可能的话,通常认为应根据目标 MAP≥65 来调整疗法的滴定。对患者也可使用多种机械支持装置,包括主动脉内球囊泵、经皮心室辅助泵和体外心肺装置等。需要掌握每种设备的专业知识并接受培训,此外机组人员应知道在他们的服务区域可能遇到的治疗方法。

第三步：转运过程中的护理

应该强调的是，这些患者代表了急救人员遇到一些最严重的患者。由于转运过程中的一系列原因可能导致发生临床失代偿，包括冠状血管再次闭塞、心律失常、灌注不足、出血和停搏。机组人员应该随时准备应对患者临床状况的变化，并准备好迅速作出反应。

如果机组人员在转运过程中有需要，应准备好多种设备和药物供机组人员方便地使用。为医疗包装和柜作好有效标记，并对设备进行标准化存放，这些可以帮助医疗人员迅速找到所需物品，不会发生不必要的延误。请参阅表 46-2 中所建议设备的清单。

表 46-2　建议转运心脏病患者所需装备

呼吸设备
供氧系统
配备呼气末正压活瓣的气囊活瓣面罩
呼吸机
喉镜片、灯泡和电池气管内管(各种规格)气管内导管探针
胸管(随附放置胸管所用适当设备)
抽吸导管和收集器
口咽和鼻咽气道

监护设备
心电监护仪和除颤器与血压计套袖(各种规格)
脉搏血氧仪
温度计(食管、膀胱或直肠)呼气末二氧化碳图

药物
等渗晶体液
镇静剂——苯二氮䓬类药物、丙泊酚、阿片制剂、氯胺酮
麻痹剂——腺苷、胺碘酮、阿托品
氯化钙
肾上腺素
多巴胺
多巴酚丁胺
右旋糖酐
利多卡因
硝基化合物(硝酸甘油、硝普钠)

第四步：转交护理

将护理任务有效地移交给接收医疗机构，代表了转运机组人员最后的患者护理任务。许多系统有能力提供转运人员和接收医疗机构之间电话通讯或能够遥测传输患者资料。为下游提供者更新患者状态变化，可以帮助这些提供者做好准备，并促使在患者到达时准备可能需要的治疗。重新强调有效沟通对于护理这些患者所起的核心作用是非常重要的。每位机组成员在讨论患者管理时应尽量全面和简明，以确保传达所有相关资料，不夹带无关的信息。

总结

在医学领域取得的一些进步包括建立区域系统、判读和传输院前心电图以及管理复苏和停搏后护理的发展，改善了对心脏病患者的护理。目前紧急救治转运团队经常用于将这些患者转运至能够最高效最安全地处理患者的医疗机构。必须妥善记录患者的病史、化验室和影像学检查结果、心电图和治疗干预措施，并交付给目的地医疗机构。此外，紧急救治转运团队在转运过程中必须有能力熟练地评估、稳定和监测患者。鉴于这一重大责任，紧急救治转运团队配备好设备，且训练有素，能够高效、安全地转运患者，并掌握照护急性心脏病的基本要素。

参考文献

1. Peberdy et al. Post-cardiac arrest care: 2010 American Heart Association guidelines for cardiopulmonary resuscitation and emergency cardiovascular care, Part 9. In: *Circulation.* 2010;122:S768-S786.
2. O'Conner et al. Acute coronary syndromes: 2010 American Heart Association guidelines for cardiopulmonary resuscitation and emergency cardiovascular care, Part 10. In: *Circulation.* 2010;122:S787-S817.
3. Balerdi et al. Aeromedical transfer to reduce delay in primary angioplasy. *Resuscitation.* 2011 Jul;82 (7):947-50
4. Palmer et al. Helicopter scene response for a STEMI patient transported directly to the cardiac catheterization laboratory. *Air Med J.* Nov-Dec, 2011;30(6): 289-92.

47. 主动脉内球囊反搏患者的转运

Renee Holleran,PhD,RN

引言

主动脉内球囊反搏(IABP)是用于改善心肌供氧,并减少心脏工作负荷的装置。IABP 的主要功能是增强心脏损伤患者的血液循环[1]。在 2013 年的美国心脏病学会基金会(ACCF)/美国心脏病协会(AHA)的指南中,将 IABP 的使用移至管理 STE-MI 治疗后的心源性休克治疗的 Ⅱa 类推荐中[2]。关于 IABP 是否是支持其过去适用的并发症(例如心力衰竭)的最佳方法,目前存在争议。此外,插入主动脉内球囊反搏(IABP)所需时间可以用于将患者快速送往心脏中心,旨在使患者接受转诊中心不能提供的救治[3,4]。

但是,由于许多医院缺乏足够的资源用于照护所有出现紧急心脏问题的患者,因此,许多患者必须转到其他医疗机构进行救治。在实施转运之前,仍可能需要为这些患者安置 IABP 以稳定病情。然后联系航空或地面转运服务部门,以便将患者转运至特定医疗机构。为了提供安全和优质的护理服务,转运服务机构的任务包括转运这些类型的患者,因此必须熟悉如何使用这些机器,并应安排最优秀的工作人员在转运过程中负责护理患者[1~7]。

IABP 的功能

主动脉内球囊反搏是在 20 世纪 60 年代由克利夫兰医学中心(Cleveland Clinic)开发的。这款产品是插入主动脉的球囊,其膨胀和收缩是按照心搏周期计时的。最初,IABP 必须通过手术完成插入或移除。直到 1979 年,出现经皮插入更小的导管和技术进步,才使得可由非外科医生在患者的床边能够将主动脉内球囊(IAB)插入患者体内。今天,在全球的许多地区均能获得这些装置,并且是便携式的,这为可根据病情需要转运患者提供了条件[5]。

可将 IAB 插入股动脉区域或通过经皮穿刺或动脉切口经胸入路。IAB 导管应该置于左锁骨下动脉下方大约 2cm 处并且在肾动脉上方。转运前必须确认导管的位置。许多导管提供了监测主动脉压的方法。

导管连接到驱动器控制台。控制台通常包括加压气体储存器;监视心电图、压力读数和波形的监视器;调节膨胀/收缩时间的装置;触发选择开关;电池备用电源。由于机器和机器版本不同,因此,每个转运团队成员均必须熟悉所使用的设备,原因是转运 IABP 之间总会有一些差异。

用于为球囊充气的气体是氦气或二氧化碳。氦气的密度低于二氧化碳密度,并且氦气的扩散系数更佳。二氧化碳在血液中的溶解度升高,倘若气囊破裂,能够降低气体栓塞的风险[5]。

根据对抗搏动法的原理,IABP 工作时能够改善心脏功能,增加心肌氧合。对抗搏动法描述了心脏舒张期的球囊膨胀,和在等长收缩期或心脏收缩早期的球囊收缩。当舒张期出现球囊膨胀时,主动脉压升高,从而使血液向冠状动脉近端移位,并远离身体其他部位。这种血液近端移位能够改善血液流向大脑、主动脉根部和冠状动脉。远端移位能够改善血液流向肾动脉和身体其他部位。球囊应该在心室收缩之前缩小,这样可以降低主动脉根部内的压力,减少后负荷和心脏负荷[1~7](图 47-1)。

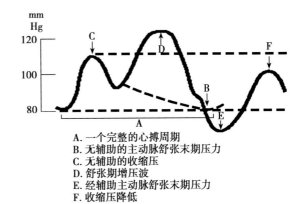

A. 一个完整的心搏周期
B. 无辅助的主动脉舒张末期压力
C. 无辅助的收缩压
D. 舒张期增压波
E. 经辅助主动脉舒张末期压力
F. 收缩压降低

图 47-1　IABP 波形

插入部位

通常是将 IAB 插入股动脉,这通常使得转运变得更容易一些。但是,IAB 也可以通过经胸入路插入,在转运过程中可能会带来一定的挑战。这些包括控制台在转运工具中的位置,应确保血流动力学支持不会中断,患者舒适度提高,并且维持转运团队监控泵并根据需要进行干预的能力[1,7]。

与使用 IABP 有关的并发症

使用 IABP 可能导致几种类型的并发症。最常见并发症与插入气囊的肢体发生的肢体缺血有关。插入位置也可能出血。如果患者根据其医疗管理的要求,已经接受或需要连续使用的抗凝血剂,则出血风险将会升高。转运队应该注意球囊故障,包括球囊破裂、球囊卡住均属于其他潜在并发症。

IABP 和转运患者

尽管在心血管护理方面取得了进步,但并不是所有的医疗机构均能提供所有可能需要的重症监护干预措施,因此可能不能救治休克的急性心肌梗死患者、血流动力学不稳定的患者、心肺旁路移植患者或需要机械支持或心脏移植的患者。因为这些资源有限,患者需要转到其他三级或四级照护机构。美国危重病医学学会指出,为了降低危重患者转诊至其他护理机构相关的潜在发病率和死亡率,

必须进行周密的规划;使用合适的具备资质人员,由这些人员计划和预测正在进行的急性患者需求;以及准备能够监测和维持患者生命体征的设备[8]。

需要由转运团队转运 IABP 患者,转运团队的各成员须熟悉 IABP 操作系统的各项操作和如何排除系统故障。转运团队必须全面掌握 IABP 控制台的操作和功能。关于 IABP 能力必须包括具备管理以下所有各项的能力:

- IAB 插入位置处出血
- IAB 扭结
- IABP 发生破裂
- 心脏停搏
- 泵失效
- 电源故障
- 患者对 IABP 的反应变化

由于转运过程中这些患者可能出现各种并发症且急救人员遇到多种挑战(参见表 47-1 总结),因此,应由掌握重要护理知识和临床技能的专业团队转运患者,以便不仅能够管理 IABP,还能够管理插入 IABP 的危重患者。转运医疗业务和临床管理者有义务确保,倘若根据他们的计划实施这些类型的转运,安排的转运人员必须具备相关资质并且有能力执行这些转运。

表 47-1 转运 IABP 患者过程中可能出现的并发症和相应干预措施[1~9]

并发症	干预
球囊泄漏或破裂	在转运过程中应始终激活气体监测警报,以便及早发现这种并发症。如果监视器处于打开状态,气体监视报警器被激活时,仪器会终止对抗搏动法,从球囊和系统中排出氦气,并提醒转运团队解决问题。如果导管管路中有血液,应使泵保持关闭状态,夹住导管,并通知接收医疗机构。应由转运团队负责提供血流动力学支持
高度变化	逐渐上升和下降可以帮助减少这些问题
心脏停搏	可以对患者施行心肺复苏术(CPR)。也可根据需要,为患者除颤和起搏。由于泵接地,因此在除颤过程中不需要断开。请参阅操作手册,了解 CPR 期间推荐的定时选择。必须将泵调成动脉压力触发模式,以便球囊随着胸部按压来充气和放气。如果按压不能产生波形,转运团队应启动 IABP 的"内部"触发器,以每分钟 80 次的速度使球囊充气和放气,以降低形成血块的风险
导管扭结	评估从控制台到患者的导管管路和电线,以确定有无问题
泵失效	从控制台上断开 IAB 管路。在管路末端使用附有 60ml 注射器的三通旋塞阀。按一半的体积手动为 IAB 充气和放气。根据需要提供液体和管理药物。在球囊上可能形成凝块之前所允许的最大空闲时间为 30 分钟,因此,重新启动球囊泵时,可能导致骤现栓子
电源故障	检查电池和转运工具的换流器。如果没有电,应手动为 IAB 充气和放气

47. 主动脉内球囊反搏患者的转运

许多转运团队安排多种人员进行 IABP 转运，包括常规转运团队成员[1]、陪同的灌注师、心导管护士或心血管危重护理护士。Sinclair、Wermanland Lewis、Ward 和 Courtney[7] 发现，负责照护 IABP 患者的人员，包括所有护士和高级急救员，无论是转运过程中还是在重症监护病房，均需要持续观察泵的工作状态，并与经验丰富的医疗人员合作，这一点十分重要。必须将继续教育和直接临床经验列为所有转运项目必备条件。

转运的准备

应根据患者的状况、时间依赖性干预的需求、实施此类型转运的资源可用性，来确定确定转运的方法和模式。设备、患者和陪同患者所需人员的重量和物理尺寸均会影响航空转运。飞行高度也会影响 IAB 所使用的气体。地面转运可能会受到将患者转运到特定医疗机构所需时间的影响。此外，由于许多这些患者可能必须送至数英里外（甚至是其他州）的医疗保健中心，因此，患者家属可能要求或请求陪同转运。无论是选择航空转运还是地面转运，在准备实施转运 IABP 患者时应考虑以下事项：

- 患者的体重和身高
- IABP 控制台的重量和尺寸
- 转运工具中 IABP 控制台的安置和固定方法
- IAB 的插入位置
- 导管和球囊尺寸
- 控制台和球囊生产商
- 转运控制台的电池寿命
- 所有转运设备的替代电源
- 患者在转诊中心的位置
- 通过胸片确认 IAB 的位置

为了转运和转运安置 IABP 的患者，医疗保健机构和转运团队应制订相应的政策和程序，概述准备和转运患者期间所需物品。如果转运团组必须使用转诊中心的 IABP 控制台，则应能够安全地将该控制台安置在转运工具中。还必须做好安排，以便把设备归还给转诊医疗机构。

另一方面，如果由转运团队提供转运控制台，则必须安排好时间以便由转运队进行调整，并确保在开始转运之前所作的修改或调整能够安全地工作。如果不确定转运过程中可以使用的设备，则 IABP 套件应包含适用于各种 IAPB 控制台的连接器。表 47-2 总结了 IABP 转运团队成套工具可能使用的设备[10]。然而，使用转运方案而且转诊医疗机构和接收医疗机构间应时行沟通，可显著降低设备遇到困难的可能性。

表 47-2　IABP 转运包设备

- 60ml 滑动式（导管）注射器
- 合适的 IAB/IABP 适配器
- 剪刀和凯利夹
- ECG 贴片
- 额外的储气罐
- IABP 操作手册
- ECG 电缆和动脉压电缆
- IABP 流程图

在转运之前，转运团队应获得并记录关于患者状况和 IABP 功能的基线信息。具体包括以下：

- 检查插入部位是否有出血、肿胀和水肿
- 检查插入部位远端的区域，包括四肢颜色、远端脉搏、皮肤温度、感觉和运动
- 在转运前测量尿排出量
- 充足的电源
- 确认有充足的气体供应
- 目前的 IABP 设置

在转运过程中的护理

转运工具的大小和类型会影响如何在转运过程中放置患者。如前所述，包括 IABP 控制台在内的所有设备均必须安全地固定。所有的设备都必须放在容易管理的地点，以便在转运过程中根据患者的状况使用。由于大多数 IAB 均是从股骨插入的，所以转运担架的头部应该升高 15°~30° 以尽量减少出现问题。在将患者安置到转运工具之前和之后，必须检查插入部位远端的脉搏。如果有情况表明 IAB 可能已经移动，则应在转运之前使 IAB 复位。

在转运过程中，应密切监测患者的心律、尿量和外周灌注情况。图 47-2 列出了转运过程中可能发生的球囊计时问题的总结[1]。转运团队必须清楚哪些变化可能提示 IABP 的工作情况，以及如何调整时间以确保患者获得 IABP 的最大收益[7]。由于机器和型号会有所不同，转运团队必须熟悉并胜任管理和处理可能的故障[1,7]。

尿量的变化可能表明 IAB 迁移至导致闭塞肾

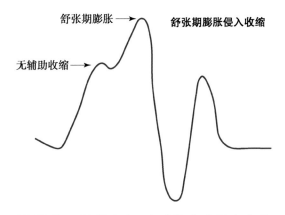

图 47-2a　过早充气:主动脉内球囊在主动脉瓣关闭之前充气

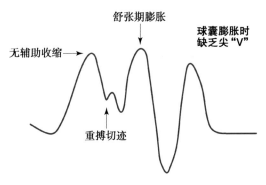

图 47-2b　膨胀延迟——主动脉瓣关闭较长时间后球囊膨胀

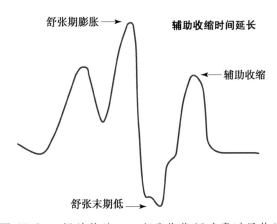

图 47-2c　提前收缩——舒张期期间球囊过早收缩

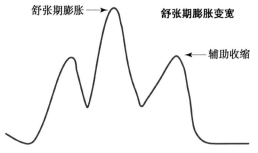

图 47-2d　延迟收缩——球囊可能阻碍左心室射血,增加后负荷

动脉的位置。左桡动脉脉搏的变化可能表明 IAB 向上迁移。如果有迹象表明 IAB 在转运过程中发生下移,则转运团队不应尝试去除球囊;应持续监测远端脉搏,减少球囊体积以防止主动脉损伤,使用高压警报,并通知接收医疗机构出现的问题,以便可在患者到达后能够启动适当的干预措施[2]。

插入部位外周循环的变化可能表明肢体缺血。转运过程中可能采取的具体干预措施包括采用被动或主动措施,以温暖患肢,实现充分液体复苏以避免血管收缩,以及应用硝酸甘油糊剂来增强肢体的血管舒张。应限制使用血管收缩剂[2]。

插入部位可能会出血。应施加有限的直接压力来控制出血,原因是这种力可能压缩 IAB 并限制气体流量。在转运过程中可使用膝关节夹或固定器稳定腹股沟部位[2]。表 47-3 总结了其他并发症和干预措施。

表 47-3　潜在的球囊计时问题(说明)[b]

潜在的球囊计时问题
提前膨胀:主动脉内球囊在主动脉瓣关闭之前充气。这可从动脉波形上形状不良的"V"反映出来。这导致在瓣膜闭合之前血液回流入左心室,导致左心室压力升高或主动脉瓣可能提前闭合。
充气延迟:主动脉瓣闭合较长时间后球囊才充气。由于球囊在重搏切迹之后膨胀,因此从动脉波形上看没有尖锐的"V"。这导致次优的冠状动脉灌注。
过早放气:在舒张期内,由于球囊过早放气抑制舒张压增强,因此导致次优冠状动脉灌注。可能发生冠脉和颈动脉血流逆行。球囊收缩被认为是继舒张期增压波后的急剧下降。这导致负荷减少后的次优化。
延迟收缩:这个错误对患者的损害最大。球囊可能阻碍左心室射血,并且可能增加后负荷,导致心脏在更大阻力下泵血,从而增加心肌的工作负荷和耗氧量。监测辅助主动脉舒张末期压力能够提醒护理人员两种压力可能相等。在动脉波形上寻找 5~10mm 的收缩前倾斜很重要。其他可识别的因素包括扩展的舒张期增压波和辅助收缩波形的持续上升速率。

必须识别和管理患者基础疾病(如心律失常、胸痛和气短)所引起的问题。许多患者可能需要给予某种类型的镇静剂来耐受转运。需要充分管理

患者晕机和晕车。

在到达接收医疗机构后,转运团队应向接收单位或危重病区提供报告。应起草整个转运过程的记录,并提交给接收医疗机构。表47-4包含了应该记录的信息摘要[5]。

表47-4　IAPB转运文件

- 转运之前、期间和之后的患者评估(可使用IABP球囊患者转运总结表)
- 方案规定的生命体征项
- IABP设置
- 转运之前、期间和之后的IABP压力;根据方案确定时间
- IAB插入部位的评估结果:有无出血;包扎完整性;如何固定? 并发症(如出现血肿)
- 插入部位的远端脉搏
- 肢体毛细血管再充盈
- 患肢有无知觉
- 患肢的颜色
- 患肢的固定
- 转运担架的负责人
- 通过胸片确认球囊放置无误
- IAB导管的类型和大小
- 波形
- 触发模式
- 时间
- 对抗搏动法(1:1,1:2,1:3)
- 转运过程中的警报状态
- 问题和干预措施
- 药物

总结

IABP患者的转运需要由组织良好、受过良好教育和做好准备的转运团队完成。应建立程序。大多数心脏辅助装置(例如IABP)的生产商能够提供有关这些装置操作的全面教育和培训。可在线获取有关使用转运IABP的信息。开通二十四小时的故障排除电话。

正如美国危重病医学学会所指出的,当使用合适的方式、人员和设备时,能够显著降低转运时患者的发病率和死亡率。转运项目能够包揽"一切"

的日子已经一去不复返了。仅能由本区域已证明具备安全和称职的专业技能的转运团队来负责转运IABP患者[9]。

参考文献

1. Sinclair TD and Werman HA. Transfer of patients dependent on an intra-aortic balloon ump using critical care services. *Air Medical Journal.* January-February 2009;28(1):40-46.
2. O'Gara PT (chair) and the American College of Cardiology Foundation/American Heart Association Task Force on Practice Guidelines. AHA Circulation website. http://circ.ahajournals.org. Dec 2012, Accessed on March 2, 2014.
3. De Waha S, Desch S, Eitel I, Fuernau G, Lurz P, Sandri M, Schuler G, and Thiele H. Intra-aortic balloon counterpulsation-basic principles and clinical evidence. *Vascular Pharmacology.* 2014;60(2):52-56.
4. Cheng JM, van Leeuwen M, de Boer S, Wai M, et al. Impact of intra-aortic balloon pump support initiated versus after primary percutaneous coronary intervention in patients with cardiogenic shock from acute myocardial infarction. *International Journal of Cardiology.* 2013;168(4):3758-3763.
5. Sweet LC and Wolfe A. Mechanical circulatory support devices in transportation. In: R. Semonin Holleran (Ed). *ASTNA Patient Transport: Principles and Practice.* 4th ed. St. Louis,MO: Mosby; 2010; 435-470.
6. Castelluci D. Intra-aortic balloon pump management. In: DJ Lynn-McHale Wiegand, ed. *AACN Procedure Manual for Critical Care,* 6th ed. Philadelphia, PA: Elsevier Saunders; 2011: 443-463.
7. Lewis PA, Ward DA, Courtney MD. The intra-aortic balloon pump in heart failure management: Implications for nursing practice. *Australian Critical Care.* 2009; 22(3):125-131.
8. Warren J, Fromm R, Orr R, Rotello L, Horst M, American College of Critical Care Medicine. Guidelines for the inter- and intrahospital transport of critically ill patients. *Critical Care Medicine.* 2004; 32(1):256-262.
9. Martin T. Transporting the adult critically ill patient. *Surgery.* 2012;30(5):219-224.

图片目录

48. 机械循环支持装置的转运考虑事项

P. S. Martin, MD

Michael Yeh, MD

引言

心力衰竭是患者发病率和死亡率的主要原因，影响了估计约 580 万美国人。每年新增确诊患者超过 550 000 例，65 岁以后发病率接近每千人 10 例。由于发病率和存活率均不断增加，因此心力衰竭的患病率也在上升。心力衰竭的出院人数从 1996 年的 877 000 人增加到 2006 年的 1 106 000 人。公共卫生和经济负担日益加重，2010 年的直接和间接费用估计约为 392 亿美元[1,2]。

心力衰竭属于进行性疾病，当传统的医疗管理方案均宣告无效时，维持心输出量的方法有限。晚期心力衰竭的药物治疗，如正性肌力注射，通常限于住院患者。心脏移植虽然能够提供更明确的治疗，但受限于患者并发症和合适供体的可用性。

心室辅助装置（VADs）是一种机械泵，能够提供循环支持来减轻衰竭的心脏负担，提供前向心输出量，并维持重要器官的灌注。在 20 世纪 80 年代早期推出的 VAD 最初设计成临时用于支持具有潜在可逆性状况的患者或等待心脏移植的患者。更新、更先进的装置已变得更加紧凑和耐磨，允许患者出院回家使用。此外，VAD 现在被用作终末期心力衰竭患者的永久性"终点"疗法，这些患者无法作为心脏移植的候选对象。经利用这些装置改善移动性后使得 LVAD 患者可以外出很远旅行，并有可能前往距其植入医疗机构较远的医院就医。随着社区中 VAD 患者人量增多，所有环境中的 EMS 人员均应该熟悉这些装置，以便在转运过程中为患者提供护理[3~5]。

VAD 的功能

心室辅助装置可用于支持左心室或右心室以提供全身或肺循环，但需要右侧 VAD 的孤立性右心衰较少见。可以通过两个独立的泵实现双心室（BiVAD）支持，每个心室一个泵。由于部分支气管静脉血流通过肺静脉返回心脏左侧，因此 BiVADs 必须提供比右侧（肺）输出更大的左侧（全身）输出，以防止患者出现肺水肿。

心室辅助装置包括植入的旁路或体外泵室，配备流入和流出插管。该装置通过经皮传动系统穿过腹壁和皮肤连接到外部控制器和电源。

在心肺分流术下进行中线胸骨切开术，完成外科手术安置。流入套管将血液从心室输送到 VAD 泵室。减压后的原始心室变成被动导管，对心输出量的贡献最小。根据所用装置的类型，可以在隔膜（腹腔内）之下或在隔膜之上（胸腔中）植入泵室，或者位于体外（第一代装置）。目前第二代、第三代和第四代装置均是可植入的。根据需要支持的心室情况，流出套管将血液返回到升主动脉（LVAD）或主肺动脉（RVAD）。经皮传动系统包含将装置连接到外部驱动器的控制线和电源线。

最早的"第一代"VAD 能够产生模仿心脏收缩和舒张的搏动血流。这些装置使用气动泵或电磁推进器板推动血液进入全身循环中。气动装置通过传动系统中的管道输送加压空气，以填充血囊或腔室并产生每搏输出量。装置产生的脉冲不能与心搏周期阶段相同步。脉动泵通常具有固定的每搏输出量，但速率不固定。因为脉动泵必须容纳具有充盈和排空功能的血室，所以脉动泵与更新的非脉动装置相比更大更重。脉动泵还需要更广泛的手术解剖进行植入，但不再普遍使用[4,5]。

在 2008 年推出的最新一代装置使用轴向或离心式旋流泵来产生持续血流量。轴流泵，如 Heart-Mate II®，由安装在中心轴上的旋转叶轮驱动，使血液沿轴移动。离心泵，如 HeartWare®，采用磁力和流体动力的组合，将宽叶片叶轮"悬"在一层薄薄的血液中，形成无需轴承的"无接触"系统。"悬浮"叶轮因此加速了装置周围的血液，向前推动血液进入循环。与脉动泵相比，这些最新的装置更小，更容易植入，更安静，并且由于运动部件更少而往往更耐用。大多数连续流量 VAD 仅用于为左心室提供辅助。系统驱动器自动控制泵的转速，在每个心搏周期的不同阶段变化，以产生模拟生理血流的脉动。在心脏收缩期间输送最大血流量,使得主动脉瓣开放,并且在心脏舒张期当发生左心室充盈时血流量最小。搏动指数表示在心搏周期内 VAD 产生流量脉动的幅度,作为天然心室功能与泵输出之间平衡的指标。由临床医生负责密切监测搏动指数,并进行调整以确保安全操作[5,6]。然而,佩戴持续流量装置的患者往往没有可触知的脉搏,这取决于患者所需的搏动指数,不熟悉 VAD 的现场急救员可能会感到不安。

最早的 VAD 需要非便携式大型外部控制器,几乎不允许患者活动。过去二十年来的技术进步,已经生产出更小的便携式装置,可由患者借助吊带佩戴或放入包中携带。这意味着使用 VAD 的患者可以出院回家并在社区生活得更久。在 1998 年,FDA 批准了两款第一代家用 VADs 产品。

VAD 支持的初始指征是"恢复的桥梁"和"移植的桥梁"。对于心力衰竭患者的潜在可逆原因,如急性心肌梗死、炎症性心肌病,心切开后休克或其他急性心源性休克,应为该患者植入 VAD 作为临时措施,以使心室功能有时间恢复。对于等待心脏移植的患者,如果在获得供体前死亡风险偏高,则也可为该患者植入 VADs[4,5]。

VAD 疗法已经延伸到接受常规治疗的顽固性心力衰竭的患者,但这些患者不适合移植。2001 年发表的多中心 REMATCH 研究比较了 129 例不适宜心脏移植的终末期心力衰竭患者的生存情况,这些患者被随机分为 LVAD 植入和最佳医疗管理两组。结果显示,全因死亡率降低 48%,LVAD 组 1 年生存率为 52%,接受药物治疗组 1 年生存率为 25%,这两组的 2 年生存率分别为 23% 和 8%[7]。除了生存率获得提高外,使用 LVAD 的晚期心力衰竭患者的生活质量也有所改善。随后,FDA 于 2002 年 11 月批准永久使用"第一代 VAD"作为心力衰竭的"目的疗法",后来于 2010 年批准新一代连续流动装置[4,8]。

最近,引入了例如 Impella 和 TandemHeart 等的经皮左心室辅助装置(P-LVAD)。这些装置在透视检查引导下插入,并且可用于急性心肌梗死患者或接受高风险经皮冠状动脉介入治疗的患者。TandemHeart(美国宾夕法尼亚州匹兹堡的 Cardiac Assist Inc)具有通过房间隔进入左心房的流入套管。流入套管连接到体外离心泵,能够通过流出套管将血液输送到股动脉中。Impella(Abioomed Inc.,Danvers,MA)是一种微轴导管安装泵,其叶轮和马

达位于穿过主动脉瓣的柔性导管的远端,能够通过将血液向前泵入主动脉减轻受损左心室的工作负荷。尽管在临床试验中的支持患者达到 7~14 天,但 FDA 只批准经皮装置最长达 6 小时的使用[9~11]。

SynCardia CardioWest 完全型人工心脏(TAH)是一种双心室气动微型膊冲泵,取代了两个原始心室,作为移植的过渡。这款产品可用于严重双心室衰竭患者、主动脉移植物或反流患者、左心室血栓患者、室间隔缺损患者或其他禁忌使用 LVAD 的患者。与非搏动性 LVAD 相比,TAH 与较低的血栓栓塞风险有关,并且没有获得性 von Willebrand 综合征病例报告。该装置也配备便携式的驱动器,允许患者出院回家,就像 VAD 一样。已发现,SynCardia TAH 的移植的存活率均高于对照组(79% vs. 46%)和一年生存率组(70% vs. 31%)[12,13]。

机械性心脏支持近年来进步迅速,进一步的微型化和新型材料有望改善患者的活动性并减少并发症。目前正在研制无需传动系统的无线装置,通过振荡磁场经皮供电,今后有望会降低感染并发症。

与 VAD 治疗相关的并发症

需要 VAD 的患者往往有许多潜在的共病因素,使他们的管理易受多种并发症的影响。表 48-1 列出了 VAD 疗法最常见的并发症,如下所述。

表 48-1　VAD 并发症

VAD 疗法最常见的并发症
• 感染
• 血栓栓塞事件
• 出血
• 高血压
• 室性心律失常
• 机械故障

感染

与所有植入假体一样,心室辅助装置也伴有许多并发症。尽管随时可能出现感染,但在植入后开始的两个月内感染最为常见。虽然装置的所有部件和放置装置的口袋均易感染,但是经皮传动系统是最常见的感染部位,并且它可以作为感染的通道传播到心室辅助装置(VAD)的其他部分。在一项多中心前瞻性研究中,等待心脏移植的患者(已植

入持续流动 VADs)中有 14%的患者发生传动系统感染,28%的患者出现局部感染[14]。也可能发生菌血症、心内膜炎和脓毒症。脓毒症是 VAD 患者最常见的死亡原因。与 VAD 感染相关的微生物包括革兰氏阳性球菌,如金黄色葡萄球菌、表皮葡萄球菌和肠球菌。革兰氏阴性微生物,如铜绿假单胞菌、肠杆菌和克雷伯杆菌也较为常见[5,15,16]。真菌感染与重复使用广谱抗生素有关,并具有高死亡率的风险,需要提早识别和及时确定抗真菌药物[17]。然而,VAD 相关感染似乎不影响可移植性或移植后存活[18]。

血栓栓塞事件

VAD 患者出现血栓栓塞事件和神经系统并发症(如脑卒中和短暂性脑缺血发作)的风险增加。装置的异物和血液湍流对血细胞的切变应力会激活凝血级联并导致形成血栓。大多数患者需要长期使用华法林和抗血小板药物(如阿司匹林等)抗凝,以预防神经系统事件。大多数连续流动装置的目标 INR 约为 2.0~3.0,不过一些临时脉动装置对应偏高的血栓栓塞事件风险,并且需要较高 INR(2.5~3.5)。遗憾的是,这些患者经抗凝完全逆转不现实。在严重出血的情况下,可以使用维生素 K 和少量新鲜冷冻血浆(FFP),但倘若完全逆转,会不可避免地导致 VAD 本身"凝固"。有趣的是,HeartMateXVE 等一些老式搏动装置具有生物假体材料的专用内部涂层,其允许进行纯抗血小板治疗;然而,最新型装置未应用此项技术[5,19]。

有越来越多的证据表明非脉动性 VAD 可能与患者原心脏的结构改变有关。尽管大多数连续流动装置的患者右心室功能得到改善,但有些患者可能发生右心室衰竭。这种并发症与住院时间延长和死亡率增加有关。一种可能的机制是急性左心室衰竭改变了心室中隔,从而改变了右心室的形状和大小,并且降低了其收缩力[20]。观察到旋转性 VAD 患者发生进行性主动脉瓣关闭不全,一般认为这是由于患者的每个心搏周期瓣膜开放和闭合不完全导致的萎缩和生化改变所致。主动脉瓣闭锁不全导致反流和前向输出量下降[21]。

出血和贫血

经常遇到与多种因素有关的出血和贫血。常见出血部位包括装置插入部位、中枢神经系统、胃肠道和鼻出血。长期抗凝直接导致出血风险增加。

血液湍流和切变应力也可以通过改变血管性血友病因子高分子量多聚体的形状而导致获得性出血素质。这种机制与 Heyde 综合征相似,具体来说,符合 Heyde 综合征的主动脉瓣狭窄患者,由于狭窄主动脉瓣膜流出道中 von Willbrand 因子受到破坏而出现胃肠出血。剪切力也会导致红细胞受到破坏,特别是在流入套管或泵中存在血栓以及流入套管的错位或移位情况下[19]。最后,一般推测非脉动性 VAD 的低动脉压会导致肠壁灌注不足,继续导致血管扩张和血管发育不良,这会进一步增加胃肠道出血的风险[22]。

高血压

患者长期管理的一项重要内容是控制血压。高血压与终末器官损害、神经系统事件风险增加和装置功能障碍有关。使用连续流动泵的患者的典型目标血压是 MAP 达到 60~85mmHg,一些医疗机构更严格控制的目标血压为 MAPs 70~80mmHg。

室性心律失常

对于使用最新连续流动装置的患者而言,室性心律失常,特别是室性心动过速或心室纤颤更为常见。这些患者中有许多人已放置植入型除颤器(AICD)。原因通常是由于与 VAD 的流入套管接触导致的心室壁刺激。常见的原因包括脱水或者为前负荷设置的搏动指数过高,这两种情形均会导致心室壁膨胀减小,增加了与流入套管相接触的可能性。

机械故障

机械故障或电力故障均是可能危及 VAD 患者生命的并发症。正确的自我护理包括保持连接器和呼吸机过滤器清洁,并定期评估电池状态。必须始终保持所有 VAD 部件干燥,原因是水可能导致装置发生故障。在更换电池时,倘若将两个电池全部移除,或者连接至交流电源,则这两种情形均可能会发生电源故障。电力公司应在停电后优先考虑为患者恢复供电,避免在患者居住期间出现计划停电,并且不能因患者欠电费就给患者断电。应通知当地公共安全官员其所管辖的社区有 VAD 患者,以便在紧急情况下请求该官员提供备用电源[5]。搏动血流 VAD 患者出现实际器械故障的情形更为常见。在一项研究中,搏动血流 VAD 的泵更换率为 34%,而连续流动装置的泵更换率为

9%,这也是不再普遍使用连续流动装置的另一个原因[23]。

VAD 患者的长期管理通常需要多学科的方法,由包括 VAD 协调员、初级保健医生、心胸外科医生、心血管病医生和其他专科医生组成的团队负责管理患者。还有必要开展专门的外展计划,以确保当地的急救人员接受中心培训,掌握正在使用设备的类型以及这些患者的正确急救管理。

关于 VAD 患者转运的一般考虑事项

对 VAD 患者的初步评估可能会遇到独特的挑战,特别是对患者循环状态的评估。测量血压和脉搏血氧定量法等传统措施可能既不可靠又不准确。最好通过触诊获得脉搏性 VAD 患者的收缩压,原因是 VAD 装置传输的声音会干扰听诊。植入最新连续流动 VAD 患者往往在无脉搏时不会出现症状,取决于泵的速度、容量状态和组织。可以在患者心前区或上腹部听诊旋转叶轮的嗡嗡声以确认泵的工作状态。无创血压袖带读数(NIBP)通常显示较窄的脉搏压,脉搏血氧仪波形也可能出现衰减。由于担心 NIBP 读数可能不准确,因此建议使用动脉多普勒来测量血压。如果将使用 NIBP 装置,则应使用多普勒测量初始血压读数。当使用多普勒来获得 VAD 患者的血压时,仅能听到几声多普勒发出的搏动(取决于具体的 VAD 的搏动指数设置)。听到的第一声搏动应该是收缩压,在实践中将其视为平均动脉压(MAP)。然后通过比较 NIBP 结果和多普勒的结果,以确定 NIBP 读数是否准确。如果参照多普勒结果多次出现显著差异,则不推荐继续依赖于 NIBP 装置。应评估其他全身灌注体征,如毛细血管再充盈和精神状态等。值得注意的是,听到植入连续流动 VAD 患者的科罗特科夫音(Korotkoff sounds)对应于平均动脉压,目标值通常为 60~85mmHg[3,24]。

VAD 患者通常高度依赖于充足的前负荷,并对容量变化敏感。VAD 正常工作需要足够的前负荷和较低的后负荷之间实现精密平衡。记住这一点最简单的方法是,"VAD 必须有东西可以泵,而且不靠砖墙泵送"。因此,脱水和高血压是出现 VAD 功能障碍的主要原因。应尽早建立静脉通路,如果有证据表明患者出现缺水,护理提供者应准备好静脉补液,或是根据需要积极治疗高血压[25]。大多数 VAD 不能耐受 100~110mmHg 的 MAP。除非患者的医生或植入中心指示,通常按常规不应给予硝酸盐。

在发生机械故障时,应检查所有连接,包括传动系统、控制器、电源和电池剩余电量指示。请勿同时取出两个电池,否则会彻底切断装置的电源。电池出现故障时,可能需要连接到备选交流电源。使用脉动装置的患者在主驱动器和备用驱动器均失效时,可使用手动泵。手动泵连接到动力传动系统通气过滤器的末端,每挤压一下,可以将一股脉冲的空气传送到推动板以产生每搏输出量。目前的连续流动 VADs 没有这样的救护装置;连续流动 VADs 要么工作,要么不工作[24]。

室性心律失常通常导致心输出量变化很小,因此,出现心室纤颤或心动过速患者仍维持血流动力学稳定的情况并不少见。使用轴流装置进行的过量容积卸载可能会引起心室壁或中隔吸入流入套管并诱发室性快速型心律失常(VT)。尽管没有症状,应处理致命的心律失常,使心脏能够输出足够的血液到装置。由于吸入事件导致的心律失常通常会对静脉输液产生反应,可能会导致增加抗心律失常药物,降低泵速。只能在植入协调员/医生的指导下调整泵速,不能作为初始治疗[26,27]。如果装置使用电池供电,则允许施行心律转变法和除颤,但在接通交流电源时应避免使用复律和除颤。无需断开控制器与传动系统的连接提供电疗法。根据大多数装置制造商的指导原则,严禁按压患者胸部,原因是按压可能使体内放置的硬件移位,继而导致放血[24]。然而,对是否执行心肺复苏术(CPR)的意见不统一。特别是由于技术进步能够制造出更小的装置,不太可能轻易移位,非常依赖于程序。这肯定是您的转运机构负责的机械循环支持计划必须澄清的问题。如果您所服务的项目的原则是当心室辅助装置失效时应进行心肺复苏术(CPR),则最合适的问题是"如果发生这种事件,患者本人的意愿是什么?"这些患者中的大部分人均制订了非常详细的事前指示,患者家属会很清楚。通常机械循环装置是患者的"最后的机会",这些患者非常清楚如果该装置失效,不需要作太多的努力。

家庭成员和其他照顾者往往接受过关于心室辅助装置的适当护理和故障排除的良好培训,并且在转运期间允许一位照顾者陪护患者可能是有帮助的。患者往往出院时会携带故障排除检查清单,其中包括紧急情况下的详细说明。尝试尽可能将患者送往准备植入心室辅助装置的医院,并从患者或家属那里获得 VAD 协调员的联系信息,并联系医院获得指导和通知。转运患者时携带装置的所有部件、额外电池、附件和手册,接收医疗机构可能缺少必要的部件。如果有的话,应获取所有家用药物的最新清单,并随患者一同转运。确保在转运之前所有线路均解开并固定好。保护经皮传动系统至关重要,在任何情况下均不应对线路施加拉力。

尽管 Tandem Heart 和 Impella 等经皮装置目前仅限于几小时或几天的短期使用,但对于无法离开这些泵的患者,可能需要将这些患者转运到其他医疗机构接受确定性处理。尽管实际转运植入此类装置的患者的经验仍然有限,然而地区心源性休克的"中心辐射型"转诊网络已经证明直升机能够成功转运 Impella 2.5L/min 和 5.0L/min 装置。

正确定位导管穿过主动脉瓣对 Impella 泵正常工作非常重要。以逆行的方式放置导管,确保远端流入孔口置于左心室内以及近端流出孔口在主动脉根部处。当将松弛部分引入导管时,在纺丝泵扭矩的作用下,可以将导管拉得更深,直至进入左心室。当抬高转运担架上患者的头部时可能发生这种情况。当对导管施加拉力时,也可能发生错位,将两个孔收回到升主动脉中。操作装置的 Impella 控制台也能监控其位置和功能。应将导管牢固地缝合到患者身上,并且在转运患者之前和之后评估其位置。可能需要完全固定激动的患者,或给予该患者适当化学麻痹和镇静剂,以防止导管移动。通过将导管拉回到适当的位置可以纠正导管移位进入左心室。如果流入口和流出口均位于主动脉中,则需要移除和更换导管。尽管不建议在转运过程中调整导管,但当泵发生故障时,转运团队应该有备份方案来实施正性肌力药物和/或增压剂支持[11]。

Impella 泵还需要清洁系统,通过导管输送含 20% 右旋糖酐和 50U/ml 肝素的水溶液,以防止血液进入马达。清洗压力保持在 300~700mmHg 之间,以防止马达过热,输液速度通常为 5~9ml/h。在转运过程中应密切监测清洗输送压力,并通过调整输液速度来纠正[11]。

转运团队偶尔遇到的问题是,已在一些患者体内放置 Impellas,作为"最后的努力"。已经一直给予这些患者最大剂量的血管加压药支持,但在放置辅助装置后,转诊团队不愿意撤掉血管加压药。请记住,Impella 是一种经皮放置的 VAD;它需要足够的前负荷和低的后负荷才能达到预期的功能。转运团队应准备好快速启动补充血容量,同时尽可能快地撤掉血管加压药。

由于 Impella 的电池寿命限定在约一个小时,如果可能的话,应该在 110 伏的交流电源上运行装置。还应该确认转运工具中的电气系统与装置相兼容性,以排除电气干扰[11]。

航空转运经验和注意事项

使用直升机和固定翼飞机能够安全地转运 VAD 患者,并发症极少。理论上的问题包括高空缺氧的影响,原因是患者在地面水平的基线 PaO_2 可能出现更明显的氧饱和度下降。此外,包括过度通气和心动过速在内的低氧血症生理反应可能增加心肌需氧量,降低心绞痛患者的缺血阈值,并引发房性心律失常和 PVC。焦虑可能会进一步升高儿茶酚胺,加重这些病情[28]。

血容量敏感的患者可能会受到飞机运动期间的血流动力学变化的影响,特别是在起飞期间。Snow 等人曾详细描述了在一架 Sikorsky S-76 型直升机起飞过程中,一名头部朝向机舱患者的出现了急性低血压。这归因于向心血汇集,通过恢复血容量得到解决。在随后的飞行中修改了转运方案,安排将患者的头部处于飞机的尾部,使得在起飞时中心血汇集,有助于减少发生飞行中的低血压[29]。患者头部在机尾的体位可能会限制接近患者的头部并阻碍管理气道。另外,通过限制飞机急转弯和其他突然运动可最大限度降低飞行的血流动力学影响。

灾害环境中的急救转运可能会遇到独特的挑战。在卡特里娜飓风之后,1 例 15 岁依赖搏动性体外 BiVAD 的男性扩张型心肌病患者(等待移植),由于医院断电,需要从杜兰大学医院转往另一个医院。由于装置是由汽油发电机供电,问题变得复杂化。将医院附近停车坪临时改造成直升机停机坪,需要拆除几个灯柱。在将患者转移到飞机上过程中,需要使用手动泵送以保持心输出量,同时使用最少的监测设备。另外,驱动器重达 180kg 而且过高,无法通过 Sikorsky 76C+ 直升机的门,因此必须卸下脚轮。尽管有这些障碍,在飞行护士和医生陪同下,飞机在 762m(2500ft)高度飞行 528km(285海里)顺利转运患者,没有出现并发症[30]。

报道首例海外转运 VAD 患者是在 1992 年,当

48. 机械循环支持装置的转运考虑事项

时患者通过包机从日本大阪飞抵美国德克萨斯州休斯敦。1例18岁特发性扩张型心肌病男性患者，在平均为3017.5m（9900ft）的高度飞行17小时，成功转运，且没有出现并发症。在2000年，1例26岁的加拿大男性特发性血小板增多症患者，因持久大面积前壁心肌梗死，近端LAD完全闭塞，并伴有严重左心室功能障碍（EF=15%），因此，乘坐从日本飞往加拿大的定期商用航班，在LVAD的保障下成功转运。患者曾进行了冠状动脉搭桥手术，术后复杂的疗程需要正性肌力药物支持、ECMO和主动脉内球囊泵，然后为患者放置了LVAD。在LVAD高级操作员、灌注师、飞行护士和呼吸治疗师的陪同下，患者从东京乘坐AirBus A340飞往多伦多。心脏辅助装置采用镍镉电池组的直流电供电。在起飞后前两个小时内，由于患者体内出现不可察觉的体液流失，导致高峰充盈率降低了10%～15%，经静脉输液后问题得到解决。在本次飞行期间，以及随后从多伦多飞往渥太华的Airbus A320飞机上，患者的状况均保持稳定。患者的总转运时间为21.5小时。另外，在驾驶舱未发现受到LVAD的电磁干扰[31]。

虽然Impella 2.5在转运过程中的使用未经特别批准，但重量轻，不需要与EKG或压力波形同步，也不受大气压力变化的影响。这些特性使得Impella 2.5也适用于地面或航空转运。据报道，2010年有两例直升机转运在Impella 2.5支持下的患者至密歇根大学的案例。这两例患者均出现心源性休克，需要暂时的机械支持，但48小时后未撤掉装置。两例患者均接受了机械通气和正性肌力药物支持，并进行了动脉压力监测。这两次转运均是使用贝尔430直升机完成，转运团队由一名飞行员、一名灌注师和两名飞行护士组成。在偏远医疗机构进行患者评估、转换输液、切换装置装备以及患者交接共花费大约1.5个小时。第一段飞行是在最大高度为457.2m（1500ft）的高空用时14分钟飞行90km（56英里），第二段飞行是在762m（2500ft）高空用时44分钟飞行距离超过161km（100英里）。转运团队提前制订了泵发生故障时的备用计划来为患者提供正性肌力药物和增压剂支持，但Impella在两个飞行阶段均运行良好，患者未出现任何并发症[11]。

医疗主任的影响

领导力强的医疗主管参与所有紧急救治转运项目是必不可少的。当涉及特殊转运任务，例如涉及放置心室辅助装置的患者时，这一点尤其重要。近20年来围绕VAD的技术发展迅速，近年来的发展速度呈指数级增长。鉴于这一事实，转运项目的医疗主任必须定期安排与当地的VAD协调员会谈，以确保医疗主任掌握最新情况。医疗主任负责保持项目政策、程序和方案均是最新的，更应重视对转运机组人员的培训。医疗主任必须考虑如何转运这些患者（通过航空转运还是地面转运），哪些因素可能影响选择转运方式的决定（转运工具的空间，以及是否需要FAA批准运载这些装置）、团队人员构成以及选择最佳教育方法以培训和维护医疗人员熟练掌握如何管理特殊患者。

制订政策、程序和方案

必须始终与您的主要医疗人员主管以及转运工具负责人（尤其是航空转运）密切沟通围绕制订项目VAD政策和程序的后勤工作。只要考虑增加或转运新的医疗设备，就需要咨询项目的航空业务部门。一旦清除这些障碍，可以进展到制订方案阶段。

患者护理方案作为一种工具，应当清晰简明，当转运团队遇到危机或不确定时，可以迅速参考患者护理方案。方案必须包含有关装置类型、预见的问题及其管理的最新信息，以及关于何时咨询命令寻求建议的清晰描述。医疗主任还应提及其他资源，这些资源在解决这些装置出现的问题时可能会有所帮助。由机械循环支持组织（MCSO）发布的"EMS指南"是非常有用的故障排除资源。于2012年1月发布的最新版本，可以下载PDF格式文件[32]，可方便地保存在机组人员的智能手机上。

附件48-1和附件48-2各自包含了VAD和Impella方案的示例。这些是由紧急救治地面和航空服务成功实践过的方案样本。医疗主任必须记住，个别项目可能必须单独制订质量标准。对这些方案补充的一点是，必须强调机组人员每次转运时必须联系接收医院的VAD协调员。这能够确保及时采取适当的干预措施，并已通知相应的临床服务机构患者即将到达。

培训计划

医疗人员培训计划必须包含定期预定会话存储区查看基本的VAD病理生理学、所在地区最常见植入类型的装置、并发症（诊断和治疗）以及转运考虑因素。除了这些要点之外,培训课程应安排通过机械循环单元轮换和/或模拟进行临床"实践"体验。模拟训练对于机组人员和医疗主任来说均非常宝贵。它提供了可以引入新装置的环境,并且可以了解机组人员对意外并发症的反应,而不会使真实患者处于危险之中。为了使模拟体验产生最佳教学效果,建议将模拟遇到的情况录制下来并回放给机组人员,然后进行详细的点评。附件 48-3 中包含了一个非常简单但有效的 VAD 模拟场景的示例,而相关附件 48-4 中列出关键行动。

质量保证和表现改进(QA/PI)

有效的 QA/PI 计划是每个转运项目绝对必要的组成部分。虽然这些装置的数量急剧增加,但是大多数转运项目仍然没有转运大量使用机械循环辅助装置的患者;这个事实强烈支持对这些转运的100%质量保证审查。项目的 PI 计划的成功取决于进行这种密切的监测,这是由医疗主任最终负责的工作。表 48-2 列出了潜在机械循环辅助装置 QA 指标的一些示例。

表 48-2　机械循环装置转运的潜在 QA 标志

潜在的 QA 指标
● 在现场有一定的时间
● 识别并记录器械的类型
● 执行并记录全面评估
● 通过多普勒确认初始 MAP
● 咨询患者家属,查看警报和检查清单
● 评估是否出现常见并发症
● 执行并记录正确的并发症干预措施
● 维持 MAP 为 60~85mmHg
● 记录下传动系统位置的保护和重新评估结果
● 将所有设备随患者一同转运
● 联系负责接收的 VAD 协调员

跟踪"现场时间"是非常重要的,不要急着催促机组人员,但应监测他们有时多久才能完成转运。医疗主任的职责是促使所管辖的团队尽可能安全高效地工作。通过监测这些时间,我们可以比较不同的工作人员在初步评估患者和为转运进行准备所花费的时间。然后可以调查极端情况,以确保那些用时最短的成员足够仔细,并确定哪些因素可能导致某些团队成员用时更短。及时检查数据并与机组成员分享这些结果能够极大促进提高各成员工作效率。

转运团队必须能够快速识别他们正在处理的装置类型,并使用由医疗主任提供给他们的资源开始排除装置的故障。很重要的一点是,转运团队应遵照方案,对装置/患者进行全面的评估,识别潜在的并发症,采取适当的干预措施,咨询患者家属和查看检查清单,并且认真记录他们所有的发现和思考过程。个别转运项目可能存在针对这些项目这特定情况其他独特的指标。关键是要确定哪些指标能够确保医疗主任对提高机组人员的工作表现具有最大影响力。

总结

心力衰竭是美国居民发病和死亡的主要原因。心力衰竭属于进行性疾病,患病人数不断增加,它的发病率和生存率均在增加。药物治疗具有明显的局限性,特别是在心力衰竭的晚期阶段,一个相当重要和相对较新的辅助手段是通过使用心室辅助装置和人造心脏对患者进行机械循环支持。

心室辅助装置,尤其是通过向前推动血液从受累的心室进入血液循环,"消除"心力衰竭,使心室成为"被动导管"。这可以促使心脏从急性事件中恢复,并且在慢性不可逆性心力衰竭的情况下可以永久地辅助心脏工作。近年来涉及这些设置的技术取得迅猛发展。今天使用的装置是连续流动式、小型、容易植入、能够改善患者的活动性和生活质量,并且基于装置的搏动指数可能导致患者出现无脉动。

机械循环支持装置导致许多并发症,包括感染、血栓栓塞事件、出血、高血压、室性心律失常和机械性故障。很重要的一点是,转运团队应非常了解这些装置的病理生理学,并能够识别最常见的并发症和能够快速实施适当的干预措施。

机械循环支持装置对紧急救治转运环境的人员提出了独特的挑战。有意识的患者可能出现无脉,这一情况可能带来很多影响。典型的监护设备,如听诊器、NIBP 装置、脉搏血氧仪甚至是体检均值得怀疑。必须使用多普勒测量血压,并且维持在比常规要低得多的 MAP(目标值为 60~85mmHg)。

执行这些紧急救治转运的团队需要非常了解装置的病理生理学、临床评估和如何排除故障。医疗主任通过制订政策、程序、方案、培训和临床体验,以及通过严格的质量保证和工作表现改进计划来监测转运团队成员的熟练程度,为推动团队胜任转运任务起着至关重要的作用。

参考文献

1. Lloyd-Jones D, Adams RJ, Brown TM, et al., Heart disease and stroke statistics--2010 update: a report from the American Heart Association. *Circulation.* 2010;121(7):e46-e215.

2. Hunt SA, Abraham WT, Chin MH, et al., 2009 focused update incorporated into the ACC/AHA 2005 guidelines for the diagnosis and management of heart failure in adults: a report of the American College of Cardiology Foundation/American Heart Association Task Force on Practice Guidelines,developed in collaboration with the International Society for Heart and Lung Transplantation. *Circulation.* 2009;119(14): e391-479.

3. Rowland CA. Pump it up with an LVAD left ventricular assist device. *Nursing.* 2012;42(4):47-50.

4. Van de Bussche TJ, Edwards LG, Elliott T, et al. Regionalized approach to emergency medical services training for the care of patients with mechanical assist devices. *Progress in Transplantation.* 2010;20(2):129-32; quiz 133.

5. Wilson SR, Givertz MM, Stewart GC,Mudge GH. Ventricular assist devices the challenges of outpatient management. *Journal of the American College of Cardiology.* 2009;54(18):1647-59.

6. Griffith BP, Kormos RL, Borovetz HS, et al. Heart-Mate II left ventricular assist system: from concept to first clinical use. *Annals of Thoracic Surgery.* 2001;71(3 Suppl):S116-20; discussion S114-6.

7. Rose EA, Gelijns AC, Moskowitz AJ, et al. Long-term use of a left ventricular assist device for end-stage heart failure. *New England Journal of Medicine.* 2001;345(20):1435-1443.

8. Puhlman M. Continuous-flow left ventricular assist device and the right ventricle. *AACN Advanced Critical Care.* 2012;23(1):86-90.

9. Kovacic JC, Nguyen HT, Karajgikar R, Sharma SK, Kini AS. The impella recover 2.5 and TandemHeart ventricular assist devices are safe and associated with equivalent clinical outcomes in patients undergoing high-risk percutaneous coronary intervention. *Catheterization and Cardiovascular Interventions.* Jul 2013;82(1)E28-37.

10. Naidu SS. Novel Percutaneous Cardiac Assist Devices. *Circulation.* 2011;123(5):533-543.

11. Griffith KE. and Jenkins E. Abiomed Impella ® 2.5 patient transport: lessons learned. *Perfusion.* 2010; 25(6):381-386.

12. Copeland JG, Smith RG, Arabia FA, et al. Cardiac replacement with a total artificial heart as a bridge to transplantation. *New England Journal of Medicine.* 2004;351(9):859-867.

13. Slepian MJ. The SynCardia Temporary Total Artificial Heart - evolving clinical role and future status. *US Cardiology.* 2011; 8(1):39-46.

14. Miller LW, Pagani FD, Russell SD, et al. Use of a continuous-flow device in patients awaiting heart transplantation. *New England Journal of Medicine.* 2007;357(9):885-96.

15. Sivaratnam K, Duggan JM. Left ventricular assist device infections: three case reports and a review of the literature. *ASAIO Journal.* 2002;48(1):2-7.

16. Gordon SM, Schmitt SK, Jacobs M, et al. Noso-comial bloodstream infections in patients with implantable left ventricular assist devices. *Annals of Thoracic Surgery.* 2001;72(3):725-30.

17. Nurozler F, Argenziano M, Oz MC, Naka Y. Fungal left ventricular assist device endocarditis. *Annals of Thoracic Surgery.* 2001;71(2):614-8.

18. Sinha P, Chen JM, Flannery M, Scully BE, Oz MC, Edwards NM. Infections during left ventricular assist device support do not affect posttransplant outcomes. *Circulation.* 2000;102(19 Suppl 3):III194-9.

19. Kurien S, Hughes KA. Anticoagulation and bleeding in patients with ventricular assist devices: walking the tightrope. *AACN Advanced Critical Care.* 2012;23(1):91-8.

20. Caccamo M, Eckman P, John R. Current state of ventricular assist devices. *Current Heart Failure Reports.* 2011;8(2):91-8.

21. Cowger J, Pagani FD, Haft JW, et al. The development of aortic insufficiency in left ventricular assist device-supported patients. *Circulation: Heart Failure.* 2010;3(6):668-74.

22. Letsou GV, Shah N, Gregoric ID, et al. Gastrointestinal bleeding from arteriovenous malformations in patients supported by the Jarvik 2000 axial-flow left ventricular assist device. *Journal of Heart & Lung Transplantation.* 2005;24(1):105-9.

23. Slaughter MS, Rogers JG, Milano CA, et al. Advanced heart failure treated with continuous-flow left ventricular assist device. *New England Journal of Medicine.* 2009;361(23):2241-51.

24. Keseg DP. Pumping life into failing hearts. What EMS providers should know about ventricular assist devices. *EMS World.* 2011;40(3):55-9.

25. Walters WA, Wydro GC, Hollander T, Brister N. Transport of the ventricular assist device-supported patient: a case series. *Prehospital Emergency Care.* 2005;9(1):90-7.

26. Vollkron M, Voitl P, Ta J, Wieselthaler G, Schima H. Suction events during left ventricular support and ventricular arrhythmias. *Journal of Heart & Lung Transplantation.* 2007;26(8): 819-25.

27. Cao X, Haft J, Dyke DB, et al. Increased Incidence of Ventricular Tachycardia Following Left Ventricular Assist Device Implantation with Continuous Flow Rotary Pumps. *Journal of Cardiac Failure.* 2006;12(6):S45.

28. Essebag V, Halabi AR, Churchill-Smith M, Lutchmedial S. Air Medical Transport of Cardiac Patients. *Chest.* 2003;124(5):1937-1945.

29. Snow N, Kramer R, Finch P. Rotor-wing transport of patients with a biventricular assist device. *Air Medical Journal.* 2000;19(1):7.

30. Owens WR, Morales DL, Braham DG, et al. Hurricane Katrina: Emergent Interstate Transport of an Evacuee on Biventricular Assist Device Support. *ASAIO Journal.* September/October, 2006;52(5):598-600.

31. Haddad M, Masters RG, Hendry PJ, et al. Intercontinental LVAS Patient Transport. *Annals of Thoracic Surgery,.* 2004;78(5):1818-1820.

32. Mechanical Circulatory Support Organization (MCSO). *EMS Guide.* www.mylvad.com/assets/ems_docs/00003528-2012-field-guide.pdf. Jan 2012. Accessed on August 21, 2014.

附件 48-1:心室辅助装置方案

心室辅助装置

方 案

标准:本方案适用于转运植入心室辅助装置的患者。这里所说的装置包括:LVADs、RVADs 和 BiVADs。转运的患者绝大多数是左心室辅助装置。

方案:

1. 保持患者气道通畅,并提供补充 O_2,保持氧饱和度 ≥95%。

2. 不惜一切代价保护和确定传动系统;不要让动力传动系统受到任何拉力。拉力可能导致插入部位出现故障,并引入潜在的感染部位。

3. 确定 VAD 的类型(我们项目目前使用 Heartmate® Ⅱ 或 Heartware®)。所有装置目前均是轴流式的;患者没有植入更多搏动性装置。如果装置不是在本医疗机构实施的植入,你们可能遇到其他类型的装置。

4. 须记住植入轴流式装置的患者可能没有可触知的脉搏,而且这些装置没有像老式搏动性装置那样的备用泵。

5. 应带上所有装备,包括后备驱动器、电源和手册。

6. 如果可以的话,请咨询并安排一位训练有素的患者家属陪同患者转运。

7. 确定患者的家用药物。

8. 治疗患者,而非处理装置。仔细观察灌注不足或精神状态改变的症状。

9. 最好首先用多普勒确认初始血压(BP)。如果 NIBP 装置的压力与初始多普勒压力相关,则可以使用 NIBP 装置。NIBP 装置可以工作,但显示的脉压窄。

10. 轴流式 VAD 患者的平均血压应维持在 60~85mmHg。

11. 虽然脉搏血氧仪能工作,但波形可能衰减。

    a. 这些装置非常依赖血常量。当显示"低流量(LOW FLOW)"警报时,应静脉补液。推注 250ml 生理盐水,以确保足够的前负荷和重新评估。当出现严重心力衰竭体征时,应多次推注;根据体征保护气道。

12. 保持"前负荷"和后负荷之间必要的精细平衡。积极治疗高血压。对于 SBP>100mmHg:

    a. 拉贝洛尔 20mg IV/IO q10 分钟×2 剂量;心动过缓时禁用。

    b. 如果患者出现心动过缓,给予肼屈嗪 10mg IV/IO,可以重复给予 10~20mg q10 分钟×2 剂量

13. 处理室颤和室性心动过速。

    a. 对于无症状患者:先补充血容量,然后给予药物(按照室颤-室性心动过速方案)。

    b. 对于有症状的患者:除颤;无需断开 VAD 控制器。

14. 如果 VAD 患者丧失意识:

    a. 在上腹部听诊以确定装置是否仍在工作。正常工作的装置会发出低音调的嗡嗡声。

    b. 确定血糖水平以排除低血糖。

    c. 如果装置不工作,患者无反应,并且出现灌注不良的体征,应检查电源和连接。请患者家属帮忙确保电池充电并正确连接。将装置与"机械循环支持组织的 VAD 参考"进行比较,以排除故障。

    d. 如果还不能工作;与患者家属协商确认患者的复苏努力的意愿,然后停止施救或开始心肺复苏术(CPR)和据指征实施进一步的复苏努力。

联系医疗指挥:

1. 在确定 VAD 属于以下情况之一时应尽快联系医疗指挥:

    a. 不起作用。

b. 在现有材料中没有提及。

c. 根据参考材料没有响应。

2. 可能遇到的任何问题。请记住,您也可以要求电话咨询的 VAD 支持专科医生。

附件 48-2: Abiomed Impella 心室辅助装置患者的转运方案

Abiomed Impella 心室辅助装置患者的转运方案

目的:旨在回顾转运使用 Abiomed Impella 患者的重要考虑事项。

可能负责执行的有关人员:LifeFlight 注册护士

关于 Impella 系统

Impella(Abiomed Inc.)是支持患者循环系统的血管内微型轴血液泵。Impella 导管通过股动脉或腋窝动脉插入左心室;将 Impella LD 通过升主动脉手术插入。当正确定位时,Impella 通过套管将来自位于左心室内入口区域的血液输送到升主动脉的出口孔。用户可以在自动化 Impella 控制器的显示屏上监控 Impella 的正确定位和运行。

配备 Impella 系统的患者转运

安置在自动化 Impella 控制器上的患者,所使用的部分 Impella 2.5 或完全 Impella 5.0LD 循环支持可维持长达 6 小时,在此时间窗口内能够安全地转运。保持最佳患者血流动力学状态和 Impella 位置正确无误是在转运过程中管理患者的两个关键因素。

Impella 装置的类型

Impella 2.5 通过周围插入的 9F 导管通过 13F 股动脉导管提供 2.5L/min 的流量。Impella 5.0 能够提供 5L/min 的流速,是一个 23F 中央导管,必须通过股骨或锁骨下静脉造口术放置。Impella 控制器是一个单件装置。

重要的考虑事项

- 规划是取得成功的关键。Abiomed 代表可以帮助规划转运。每天 24 小时可以拨打 1-800-422-8666 和他们联系。Abiomed 代表可以来到患者旁边。
- 在转运之前,应确保自动化的 Impella 控制器充满电。尽可能保持控制器连接到交流电源。
- 不要将控制器的连接器电缆压到 Impella 导管上。这种张力可能会使导管移出正确的位置并危及患者的循环支持。
- 在高度变化期间,应仔细检查清洗压力。
- 应定位控制器,应便于接近显示屏幕和软按钮,以查看警报并进行必要的更改。
- 医疗指挥将确保患者在转运之前进行抗凝。在转运过程中不会监测抗凝实验室。
- 在转运过程中,将红色 Impella 插头放在患者心脏的水平位置。
- 如果需要 CPR,则降低流量。
- 控制器被设计成能够在电池电源供电下运行至少 60 分钟。

LifeFlight 程序

1. 可以通过紧急救治地面转运(CCGT)或 EC 145 飞机转运 Abiomed Impella 患者。如果存在主动脉内球囊泵(IABP),则必须采取 CCGT 方式转运。注释:这是不太可能的,原因是这两种装置工作时相互妨碍,Impella 代表可能会让转诊医师停止 IABP,或者至少把它关闭。
2. 护理人员在出发前应参考 ECMO RN 转运清单(见附件 A),并接收医疗指挥报告(见附件 B)。在飞行中收到 Impella 飞行警报的机组人员应该在开始任务之前返航。
3. 灌注师不会陪同患者。

第 V 部分 : 临床

飞机配置

- 卸下长背板(LBB)、儿童板和状态袋。
- 通气袋必须重新放置到另一个区域并固定。
- 转动负责评估护士的座位,使其面向后方。

床旁注意事项

- 根据需要将 LP 12、创伤袋、便携式 O2、动脉管路等装备带到床边。
- RN-评估患者、更新报告、应用 LP 12,并准备 IV 泵、呼吸机和 IABP。准备好专用的中央静脉导管用于补液。

附加 Impella 装置信息 :

1. 通过超声心动图或透视检查确认 Impella 放置无误。
2. 注意导管的插入深度,并拧紧导管上的 Tuohy 孔以防止导管移位。(一直向右拧紧)
3. 携带他们的 Impella 控制器,并尽快该控制器归还给转诊医疗机构。
4. 如有问题或疑虑,请联系 24 小时临床支持热线(1-800-422-8666)。
5. 从交流电源上拔下自动 Impella 控制器。
6. 旋转 T 形旋钮,为手推车上的控制器解锁。
7. 从手推车上的静脉输液架上取下清洗液,并将其放在担架或转运工具的静脉输液架上。
8. 在转运过程中,必须固定控制器。

护理注意事项 :

1. 确认气管导管(ETT)的位置、大小和深度。
2. 保持最低的呼吸机设置(从床边的通气口复制过来),保持呼吸机压力和低体积。
3. 确定静脉注射输液是否是"非必需的",或者在转运过程中能否可以根据需要转换为静脉推注(PRN)。
4. 将所有必要的静脉输液切换为转运泵。如果可能的话,尽量让患者脱离血管加压药物。请记住,Impella 是 VAD,血管加压药物可能会严重限制其输出量。
5. 标记并确保所有 IV 插管和部位的安全,特别是明确标志并保持可见的所有部位可用于给药。
6. 监测动脉导管和肺动脉(PA)压力。评估 PA 导管波形。如果不在肺动脉中,则将其推进或拉回到右心房(RA)。记住放置在右心室(RV)会导致心室异位。
7. 监测并努力将 ETCO235 保持在 45mmHg。
8. 按照方案施用静脉输液、血液制品和血管活性药物。记录严格的输入/输出(I/O)
9. 持续监测 ECG 和 NIBP。
10. 考虑监测体核温度。
11. 确认已通过缝合或类似的方法固定住所有 Impella 管路。
12. 定期评估所有手术和血管部位是否出血,并注意 Impella 导管的深度,特别是每次移动后。记录下以下各项检查:

IABP : IABP 连通电源充电。IABP 会提供用于监测的动脉管路。如果 IABP 虽准备就绪,但已被关闭,应根据 IAPB 政策和方案进行管理。

呼吸机 : 呼吸机(如果使用的话)可以连接到 Fairfield 扶手的担架的头部。

起搏器/其他设备 : 将经静脉起搏器连接至心室起搏电极,并以相应的速率对心室进行起搏。如果患者需要心房/心室(A/V)顺序起搏,应借用转诊医疗机构的起搏器。

将患者转移到担架上 : Impella 控制器有一托架,可以在将患者转移到救护车或飞机的过程中,将 Impella 控制器悬挂在担架侧面栏杆上。

将患者转移至飞机中

- 安置好担架以搬运患者。
- 卸下 Impella 控制器,并将其放在飞机地板后部的 IABP 地板支架上。
- 像平常一样将患者安置到飞机中,注意不要扭结 Impella 管路。

- 用两个经批准的条带固定 Impella 控制器。
- 应将 Impella 控制器接通交流(AC)电源。

将患者转移到救护车中:

- 将 Impella 控制器放在方便的地方,并用 22.9cm(9in)的条带固定。
- 将装置接通 AC 电源。

注释:无论采用航空转运还是紧急救治地面转运(CCGT),在转运过程中均必须固定好所有设备。如果未能正确固定(捆绑)所有设备,则不能启动或继续实施转运。

在途中:由负责评估的护士给予/输入患者药物、液体和血液制品。按照流程图每 10 分钟监测一次流量和速度。

从飞机上卸下患者:按正常方式卸下担架。取下 Impella 控制器并挂在侧面扶手上。

飞行后:任务完成后,应填写 CQI 表格,以检查任务是否存在问题、难题和疑虑。

特殊注意事项:

1. 心脏停搏

- VF/VT-必要时除颤。
- 心搏停止——使用起搏器。
- 无论 Impella 是否会输送血液,均无需立即施行心肺复苏术(CPR)。
- 如果患者没有反应,请联系医疗指挥获取进一步命令。
- 请记住,使用 2.5L/min 的 Impella 的患者会有脉搏,但使用 5L/min 版本装置的患者没有脉搏。

2. 导管错位

- 如果收到错位警报,则提示装置已完全进入左心室或已经迁移回升主动脉。
- 飞行 RN 可以使用控制器来协助 Impella 复位。

参考文献:"植入自动 Impella 控制器患者的转运",Abiomed Inc. 2011 年 12 月

      Impella 2.5,5.0 和 LD 均是 Abiomed Inc. 的注册商标

附件 48-3：VAD 模拟场景:教育日

VAD 模拟情景:教育日

医疗指挥报告:

    LifeFlight 1 正在前往通用医疗中心(Generic Medical Center),以会合转运出现晕厥事件 50y/o 患者的救护车。该患者在 5 个月前因缺血性心肌病在我院植入 LVAD。过去两天该患者一直恶心、呕吐和腹泻。在家庭野餐之后,患者的其他家庭成员也病了。患者今天感到虚弱,站立时,发生昏倒。就在 EMS 到达之前,患者恢复了意识。目前生命体征:BP 60/40,HR 126,窦性心动过速,RR 24,在室内空气环境下氧饱和度为 96%。他目前的 GCS 为 15 分。他的体重是 80kg。我们没有额外的信息,看起来他们会早于您先到达,他们会将患者送到 ED 进行评估。

LifeFlight 抵达和评估:

    抵达后,患者刚刚早于你抵达 ED。患者神志清醒,GCS 评分为 15 分以上。患者面色苍白,感觉非常虚弱。生命体征如上所示,但当连通监视器时,患者目前处于 VF。患者的左前臂有 18 个 ga. IV,右前臂有 16ga. IV。仅灌注 150ml 生理盐水。

体检:

    VAD 控制器显示"低流量(Low Flow)"警报。

    皮肤干燥,肤色苍白。

五官:瞳孔等大4mm,巩膜无黄疸,结膜粉红色。

口咽通畅,黏膜干燥,心动过速。

颈部:颈静脉扩张(JVD),无杂音或甲状腺肿。

肺音正常。

心音:机组人员确认听到嗡嗡声,提示装置正在工作。

腹部(ABD):无触痛,无膨胀,从患者的上腹部有一条VAD驱动管路。部位外观干净、干燥且完整。

泌尿生殖(GU):患者今天没有排尿,时间是下午3点。

四肢:没有脉搏,肤色苍白,远端肢体冷。

神经完好无损,但不记得最近的事。

化验室:血糖值是110,

推荐的管理/响应

1. 机组人员进行即时的初步检查。

   a. 气道通畅,应给予高流量O_2。

   b. 机组人员通过患者家属了解VAD信息。

   c. 机组人员确定这是Heartmate® II和轴流式VAD。

   d. 机组人员确定"低流量(Low Flow)"警报,并咨询患者家属和查看检查装置清单,并讨论鉴别诊断。

   e. 机组人员表示不惜一切代价保护传动系统。

2. 生命体征:BP 50/40,HR 120,RR 24,室内空气环境饱和度为96%(RA),在氧气条件下饱和度为100%。

3. 机组人员确认ECG提示目前患者VF。他们不应该立即除颤患者。如果管理不遵照第5步,则患者无反应,并且除非回到第5步,否则即使施行额外的管理也会均无反应。

4. 由机组人员进行二次检查。pt. 如上所示;只有当他们提出要求时才会确认脱水的症状。

5. 机组人员应能够识别两个相互联系的VAD问题,即脱水和"低流量(Low Flow)"警报。机组人员应遵照方案:

   a. 启动给予250ml生理盐水静脉推注,以确保足够的前负荷和重新评估。当出现心力衰竭体征时给予多次推注,并按照体征保护呼吸道。

   b. 处理无症状VF

   i. 使用生理盐水补充血容量。

   ii. 放置foley管用于监测输出。直到给予2000ml才出现输出或生命体征变化。

   iii. 给予2升后患者感觉好转,但仍处于VF。

   生命体征:BP 90/68,HR 95,RR 20,氧饱和度100%。

   iv. 给予150mg胺碘酮或120mg利多卡因(IV)。

   (1) 如果完成VF得到解决,但频繁发生单源性心室早期收缩。

   (a) 机组人员开始为患者输注胺碘酮(1mg/min)或利多卡因(2mg/min)。

   (b) 当开始灌注后,PVCs症状消除。

   (c) 如果未给予患者输注,PVC会变成多病灶。

   (i) 患者VF复发直到施行适当的管理。

6. 当患者病情稳定并按以上所述处理后,机组人员将联络VAD协调员并开始转运。

   a. 当转运时,机组人员应经常重新评估患者。

结束

附件 48-4：VAD 模拟关键操作检查清单

VAD 模拟关键操作检查清单

1. 立即进行初步调查。   _____
   a. 补充 O_2。
2. 测量生命体征。   _____
3. 机组人员确认心电图(ECG)提示患者出现 VF。   _____
   a. 听诊上腹部以确认 VAD 工作时发出嗡嗡声。
4. 机组人员识别并询问患者家属 VAD 情况。   _____
   a. 通知他们这是 Heartmate® Ⅱ 轴流式 VAD。
   b. 与患者家属回顾检查清单。
   c. 识别"低流量(Low Flow)"警报并讨论鉴别诊断。
5. 进行二次调查并确定以下内容：
   a. 脱水症状。
6. 开始推注 250ml 生理盐水,以确保足够的前负荷。   _____
7. 开始处理无症状的 VF：   _____
   a. 按照以上所述补充血容量。
   b. 考虑 foley 管以确保补充足够的血容量。
   c. 一旦 pt. 开始产生尿液,静脉给予胺碘酮 150mg 或静脉给予利多卡因 120mg。
   d. 继续重新评估初步调查和生命体征。
8. 确定 VF 消退但仍存在异位。   _____
   a. 开始输注适当剂量的抗心律失常药物。
9. 如果不执行第 7 步和第 9 步,则机组人员应正确处理再次发作的 VF。   _____
10. 机组人员表示不惜一切代价保护 VAD 的传动系统。   _____
11. 联系负责接收的 VAD 协调员。   _____

总结意见：

评估人：_____

49. 体外膜肺氧合患者的院间转运

Michele Moss, MD

Wes McKamie, CCP

Richard Fiser, MD

引言

体外膜肺氧合作用（ECMO）属于救生时的较长时间机械支持,能够提供肺部氧合和通气支持,以及通过泵推动血液流动提供循环支持。心肺分流术通常是在手术室中通过胸腔插管完成,能够维持较短的时间（通常为几小时）,与此不同,ECMO通常通过胸腔外插管完成,能够维持较长时间,在某些情况下可维持长达4~6周。ECMO可用于常规重症监护支持难以治疗的肺衰竭、循环衰竭或同时存在的肺衰竭和循环衰竭。近年来,这种技术更频繁地应用于特定顽固性心脏停搏病例,通常称为体外心肺复苏术（ECPR）。

现在许多三级和四级儿科和新生儿中心均能提供ECMO。近年来,学术医疗中心或大型三级医院使用ECMO支持成年人呼吸衰竭不断增多,特别是在最近发生的H1N1流感大流行以后[1]。尽管许多ICU能够管理呼吸衰竭或心力衰竭的危重患者,但仍然没有ECMO能力。当ICU不具备治疗这些患者疾病的能力时,则需要将患者转运至更高级别的医疗机构。然而,这些患者的状况往往过于不稳定,无法由经验丰富的紧急救治转运团队借助机械呼吸机和加压药输液等通过常规手段实施转运,这种情况下需要在ECMO的支持下转运患者。如果适当地配置转运工具后,可以使用地面车辆、直升机或固定翼飞机来转运这些在ECMO支持下的患者。转运在ECMO支持下患者是耗时且昂贵的冒险,但许多患者经这种方式转运后,结局良好。

体外膜肺氧合法

存在两种基本类型的ECMO支持:静脉-动脉（VA）和静脉-静脉（VV）。尽管两种类型的支持所用的装备和管路均相似,但两种形式的ECMO的插管部位和临床指征有所不同。VA ECMO包括通过静脉套管排出身体内静脉血,然后使ECMO回路中的血液氧合,并通过动脉套管将氧合血液泵送回大动脉。由于VA ECMO能够"绕过"肺脏和心脏,因此可以用于支持心力衰竭和难治性肺衰竭。VV ECMO在体外循环中实现血液氧合和通气,然后将血液送回心脏进行循环。VV ECMO的成功使用需要右心室和左心室充分发挥功能,并用于支持难治性呼吸衰竭。表49-1列出了两种ECMO支持模式之间的几个关键区别。如上所述,静脉-静脉ECMO使管路中的氧合血液返回到右心,并且依赖于足够的自身心输出量使氧合血液循环到全身。

表 49-1　静脉-动脉 ECMO 和静脉-静脉 ECMO 的比较[a]

	静脉-动脉	静脉-静脉
临床应用	支持心力衰竭和/或呼吸衰竭	支持呼吸衰竭伴心功能稳定患者
套管部位	静脉/动脉（颈总动脉、股动脉、主动脉）	颈内/股静脉（一处或多处）
循环支持	直接支持	无直接支持;有益的间接影响
心脏的效益	降低 RV 前负荷 降低 LV 前负荷 提高 LV 的后负荷 灌注可能缺氧的冠状动脉	前负荷无降低 保持正常搏动降低 RV 的后负荷 向冠状动脉灌注充分氧合的血液
肺部血流的获益	显著降低总流量	使用氧合血液维持肺部血流量
血栓栓塞的风险	全身循环	主要支持肺循环

静脉-动脉 ECMO 套管

对于 VA ECMO,静脉套管通常通过颈内静脉(IJ)插入右心房。大多数中心的外科医生通过开放切口施行套管插入,但一些中心根据患者的体型采用 Seldinger 技术施行经皮套管插入。可以通过股静脉将套管向上推入下腔静脉(IVC),最好是达到右心房-IVC 连接点的水平,完成静脉引流。由于股血管较小,因此 ECMO 的股静脉插管通常限于较大的儿童和成人,而婴幼儿更多使用经 IJ 静脉的颈部入路。VA ECMO 的动脉插管可以使用右颈动脉和股动脉,或者在经胸插管的情况下,通过直接观察将套管插入主动脉中。通过颈部插管,将动脉套管插入右颈动脉并推进到主动脉弓。股动脉插管也可以用于 VA ECMO 支持。由于颈动脉插管和结扎与长期神经系统潜在后遗症相关,因此,一些中心更愿意使用股动脉插管。然而,股动脉插管存在腿部缺血的风险。股动脉插管的另一个潜在困难涉及动脉套管的长度。可通过将足够长的动脉套管伸入到胸腔来实现将 ECMO 管路中的氧合血液输送至患者的大脑、心脏和上半身。然而,这种长套管本身具有较高的流动阻力。如果放置低位的动脉插管,来自 ECMO 管路的氧合血液必须沿主动脉逆流至上身。如果左心室功能较差,顺行性主动脉流出量减少,则可以通过足够的脑部供氧来实现。然而,如果左心室功能正常或高肌力,则大部分流向上身和大脑的血流可能来自顺行的心室的含氧量较低的血液,而来自 ECMO 管路的氧合血液主要灌注下身。如果使用短股动脉套管,则应考虑使用脉搏血氧仪探头监测上身氧合,和/或使用近红外光谱仪评估脑组织氧合的充分性。

静脉——静脉 ECMO 插管

VV ECMO 的插管可能涉及使用一个、两个或多个静脉引流部位,具体取决于患者的体型、血管大小和套管的可用性。通常通过右侧颈内静脉或股静脉进行插管。具有多种规格用于静脉引流和输注氧合血液管腔的套管是由不同的公司生产,并且现有的规格范围较广,从 12Fr 至 31Fr。这些套管被设计成插入右侧颈内静脉以允许 VV ECMO 的单一部位插管。用于排出脱氧血液的管腔和用于回流氧合血液的管腔相互隔开一定距离,以努力最大限度降低氧合血液的再循环。也可以在多个部位(通常是颈内静脉和股静脉)使用单腔导管进行静脉引流和回流,从而实现 VV ECMO 引流。

病史

Bartlett 在 1977 年报道了两例使用 ECMO 患者成功实现院际转运,其中一例幸存下来,并出院[2]。1991 年 Wilford Hall 医学中心的 Cornish 等人报道了首批使用移动 ECMO 新生儿病例[3]。他报告了使用军用设备(包括航空和地面交通工具)成功转运的 12 例患者,距离涵盖从 27km(17 英里)到超过 2253km(1400 英里)。在转运期间无一例患者死亡。在使用 ECMO 的新生儿的总体经验的早期就曾出现此类报道,仅有四例幸存者。然而,这项研究表明,通过航空转运飞越极远的距离可安全地将依靠 ECMO 支持的患者成功地转运至三级护理中心。大约自 1990 年以来,美国有三家医疗中心定期进行移动 ECMO 转运,包括 Wilford Hall 医疗中心(WHMC)、阿肯色州儿童医院(ACH)和密歇根大学医疗中心(UMMC)。

2002 年,UMMC 报告成功转运 100 例患者,其中包括 68 名成人和 32 名儿科患者[4]。最常见的转运方式依次为采用专门配置救护车的地面转运(80%的患者)、15%的患者采用直升机(Aerospatiale Twinstar 和 Bell-230)转运和 5%的患者经由固定翼飞机(Cessna Citation V)转运。最常见的诊断是成人呼吸窘迫综合征,其次是心力衰竭、脓毒症、哮喘和新生儿呼吸窘迫综合征。68 例患者生存至拔管,其中 68 例患者生存至出院。在 2010 年,Clement 等人报道了阿肯色儿童医院(Arkansas Children Hospital)在 18 年内共转运 112 例患者。大多数患者是小儿和新生儿,成年人少,患者中位数年龄为 91.2 天[5]。75%患者选择的转运方式是直升机(最初使用陆军 UH-1 和最近使用 Sikorsky S-76),另有 12.5%患者选择使用固定翼飞机转运,最常见机型的是 King Air 或 Learjet,余下的 12.5%患者选择地面转运。无一例患者在转运过程中死亡,有 8 例患者从转诊医疗机构乘"出租车"前往另一个医疗机构,104 例患者被转运到 ACH。在这 104 例患者中,最常见的诊断是心力衰竭(48%),其次是新生儿呼吸衰竭和其他形式的呼吸衰竭,包括 ARDS。在过去的四到五年里,国际上有越来越多的中心报道了 ECMO 转运的有利结果,有些中心使用新开发、更轻型、更紧凑的 ECMO 设备[5,6,7]。

适应证和禁忌证

ECMO 转运的适应证反映了 ECMO 支持的适应证。一般来说，最常见的疾病类型是对常规支持无反应的呼吸衰竭，以及对常规药理学支持无反应的心力衰竭。已建立了完善的呼吸衰竭新生儿的 ECMO 标准[9]。传统上，一般入组标准包括：呼吸衰竭的可逆原因，胎龄>34 周，体重>2kg，无失控性出血或凝血病，无严重颅内出血，无致死性先天性缺陷，无不可逆性脑损伤证据，没有不可纠正的先天性心脏病。除了这些一般标准之外，还遵循以下特定于呼吸衰竭的标准：

1. AaDO$_2$>605mmHg 持续 4~12 小时
2. 氧合指数>35~60 维持 0.5~6 小时
3. PaO$_2$>3 但<60mmHg 维持 2~12 小时
4. 酸中毒和休克
5. 急性恶化 PaO$_2$<30mmHg

随着时间的推移和经验的积累，一些适应证和禁忌证已得到扩展到能够满足特定的临床情况，例如体量小于 2kg 的足月新生儿。对于年龄较大的儿科和成人患者，尽管尚未制订完善的标准，但通常应遵循新生儿氧合适应证。年龄较大患者人群的禁忌证还包括不可逆的肺损伤、致命的基础疾病、严重的凝血病或出血，以及严重的不可逆性脑损伤。对于所有患者人群，现在治疗严重呼吸衰竭可采用许多辅助疗法，包括高频振荡通气 HFOV）、一氧化氮、表面活性物质，以及在进行 ECMO 之前尝试的其他治疗。

也没有制订严格的心脏支持标准。一般情况下，对于患获得性严重心力衰竭和先天性心脏缺陷的患者，术前和术后均需要心脏支持。尽管包括血管加压药和机械通气在内的最大支持导致患者即将发生器官衰竭，但严重心力衰竭患者的 ECMO 适应证主要是心输出量不良。应首先考虑为这些患者施行心室辅助装置（VAD）插入，但是患者可能呼吸衰竭过于严重，或者病情可能过快恶化，导致不能施行该支持。由于可以在床边快速建立 ECMO，因此，可以采用 ECMO 为患者插管并稳定病情，然后过渡到施行 VAD 支持。一些先天性心脏病手术的术前患者可能需要 ECMO 支持，特别是当这些患者并发肺动脉高压或无反应性低氧血症时。当先天性心脏病术后患者不能撤掉体外循环、心输出量严重偏低且伴有持续性代谢性酸中毒或器官功能障碍加重，或出现严重的持续性低氧血症时，这些情况下均可能需要 ECMO 支持。这些患者往往有残留的心脏病变需要诊断，并最终再次手术。难治性心律失常也是术后患者以及无器质性心脏病患者的 ECMO 指征。如果发绀型先天性心脏病患者出现并发性肺部疾病，可能需要 ECMO 支持严重低氧血症。

心脏病患者的 ECMO 禁忌证包括以前的严重不可逆性脑损伤、致命的基础疾病或严重失控性出血或凝血病的一般禁忌证。还必须注意患者是否最终可作为心脏移植的候选人，特别是倘若患者被诊断为心力衰竭时。如果患者不是心脏移植候选者，并且心力衰竭的原因是不可逆的，则通常不需要 ECMO 支持。

ECMO 支持的其他各种适应证包括脓毒症（通常伴有严重肺源性成分）、未充分管理气管插管的气道异常或潜在的致命的药物吞服。

使用 ECMO 转运最常见的适应证是将患者从不具备 ECMO 能力的中心转运至能提供 ECMO 支持的中心。有时 ECMO 中心因需要支持的患者数量过多导致其医护人员或设备资源不堪重负，因此必须转运患者。此外，可能需要从一家 ECMO 中心将患者转运到另一家具备更多四级功能的中心，例如将需要心脏支持的患者转运至心脏移植中心。

可能难以确定转运严重呼吸衰竭或心力衰竭患者的合适时间。患者在 HFOV 或血管加压药支持等传统支持下可能状况稳定，但可能会迅速恶化或未能得到改善。通常按照惯例不能安全地转运这些患者。高频振荡通气 HFOV 尚未成功应用于转运环境，主要是由于高耗气率。设备笨重需要占用较大的飞机内部空间。当转诊医疗机构决定使用 ECMO 时，应考虑转运的距离和所需时间。提早鉴定对于常规安全转运这些患者而言至关重要。需要制订转诊至 ECMO 中心的具体标准，但目前尚未建立。医疗机构应建立早期转诊的地区标准，但几乎未落实。

工作人员

ECMO 转运所需人员数量多于传统转运所需人员。团队的组成取决于患者是否需要通过 ECMO 转运小组实施外科手术插管并为患者放置 ECMO，或者患者是否已经得到 ECMO 支持，而仅需处理转运 ECMO 管路。对于需要插管的患者，转

49. 体外膜肺氧合患者的院间转运

运团队成员应包括插管外科医生、外科助理、ECMO专员、医师、有能力护理 ECMO 患者的护士和呼吸治疗师。插管外科医生负责通过外科手术为患者插入 VA 或 VV ECMO 的套管（以当时患者具体病情为准）。这位外科医生可以是一名心血管外科医生，也可以是专门接受过 ECMO 插管培训的普通外科医生。作为移动 ECMO 转运团队的一员，外科医生可能转运机构的员工，也可能是来自转诊机构的工作人员。可以由转诊医疗机构的外科助理或由 ECMO 小组的成员提供手术帮助，但是外科医生需要合格的帮助，以安全地为患者实施插管。如果患者已经插管，则转运团队的组成不需要外科医生或手术助理。

ECMO 专员必须具有丰富的经验，能够设置、排除故障并运行 ECMO 管路。该 ECMO 专员必须能够快速诊断和并利用有限的支持资源解决问题。ECMO 专员通常是护士（RN 或更高级）、呼吸治疗师或灌注师出身，取决于医疗机构。还需要精通护理 ECMO 患者的护士，可以是转运 RN。呼吸机主要是由呼吸治疗师负责管理。尽管在为呼吸衰竭患者放置 ECMO 后，呼吸机几乎不需要操作，但如果可能的话，必须小心使用 PEEP 保持肺容量。

医疗人员必须具备管理 ECMO 支持的危重症患者的丰富经验，一般是主治医师或资深主诊医师。医生的作用包括初步评估和分诊患者，确定患者确实是 ECMO 候选患者。在理想的情况下，应在转运团队出发接患者之前确定患者是 ECMO 候选患者。但是，如果患者的临床情况在转运队伍到达之前恶化，则医师必须能够评估情况并作出决定。医生必须检查患者的病史、化验室化验结果和研究，以确定 ECMO 支持的适宜性。分通报患者情况是件困难的事，需要具备向转诊医疗机构和家属传递坏消息的经验。医生在 ACH 获得转运和 ECMO 的同意，解释两者的风险；在转运过程中为患者提供医疗护理和指导；并经常为插管提供镇静和止痛。

转运团队的所有成员必须熟悉转运环境，包括转运工具的安全运行，以及有能力在转运工具中护理患者。除了医疗人员之外，还需要能够完成长时间转运的飞行员或驾驶员。ECMO 的地面转运时间可能需要几个小时，这取决于患者是否必须由 ECMO 团队插管。即使患者已经插管，评估患者对 ECMO 的适宜性，转换到新管路以及稳定患者情况的这一过程至少需要两个小时，而且通常会更长。因此，飞行员和驾驶员在转运过程中须避免"超时"

的风险。

设备

由于受到空间和重量的限制，对标准的 ECMO 管路和安装进行重大修改以适合转运。因为这一点，去除了 ECMO 保护性监视器。必须将所有 ECMO 设备和用于护理患者的其他设备妥当地固定在转运工具中。除血液制品外，ECMO 团队必须做到完全自给自足，原因是不能保证转诊医疗机构能够提供所有专业设备。当然，如果在途中设备出现故障，则转运团队必须能够利用可用资源排除故障。

基本设备包括以下几项：

- 泵
- 氧合器和管路（导管）
- 供患者使用的担架或摇篮
- 转运监视器
- 呼吸机
- 输液泵
- 至少两个氧气瓶—可分别用于 ECMO 膜和呼吸机
- 即时测试（POCT）装置
- 装有药物的转运包
- 电池电源

如果患者需要由转运团队插管，则需要以下附加物品：

- 各种规格的静脉和动脉套管
- 手术包
- 无菌工作服、手套和口罩
- 电烧灼器和头灯

ACH Mobile ECMO 担架（图 49-1）由 Lifeport 底座、定制的拱形加强件、IV 安装支架和 power-strips 构成。设备的总重量是 79kg（175lb），带有启

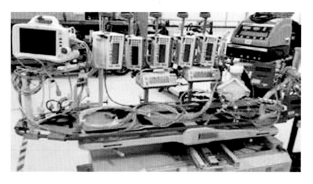

图 49-1　阿肯色州儿童医院（Arkansas Children Hospital）移动 ECMO 滑车[b]

动电路。担架的长度是 1.8m (72in),宽度是 45.7cm(18in),最大高度是 76.2cm(30in)。目前,ACH 使用 Levitronix Centrimag 泵或 Maquet rotoflow 泵,将泵安装在患者脚上方的泵托架上。以前,ACH 使用了一台滚轴头泵,但由于该泵过重,所以更换了这种泵。这两种泵的重量更轻,结构紧凑,但同样能够安全地为患者提供足够的血液流量。利用 Maquet 管路,并且在静脉管路中设置"更好的膀胱"。Maquet 所使用的氧合器是 Quadrox iD。使用两个 DLP 压力盒监测静脉回流压力和氧合器后压力。没有再使用其他管路监测。由于重量和体积的原因,放弃水浴控制管路和患者温度,使用经改良的 Allegiance K-Mod 毯式加热器作为热水器。使用标准的转运监护仪对患者进行监测,并通过 LTV 1000 为患者通气。使用 iStat 运行动脉血气

(ABGs)和活化凝血时间(ACT)。开发了一种 ECMO 运输包,其中装有注射器、连接器、静脉输液管、血液管、冲洗液、额外静脉输液和 5% 白蛋白。此外,由于转诊机构可能没有额外的 ECMO 配件,因此使用包携带额外的氧合器、备用泵头、管道和套管。将 E 圆筒滑入担架侧面的支架上,用作 EC-MO 导管上的吹扫气体。开发的推车采用不间断电源(UPS),该电源连接到三个可切换的隔离电路。如果离开医疗机构的转运工具没有配备适当发电机,并且电力供应不足,则可利用这个功能。冗余是所携带设备来说十分重要,当某一部件发生故障时可以使用后备部件。

应制订必要设备检查清单,以确保获得用于保障转运的所有设备。图 49-2 列出移动 ECMO 设备检查清单的示例。

移动ECMO检查清单

已经使用ECMO

飞行前设备检查清单——应在每次转运之前完成。

- □ Istat和转运包(绿色)
- □ Istat电子QC装置
- □ 配备Sprint Pack(电池×2)和墙上电线的呼吸机
- □ 出口氧气高压管(绿色卷曲线)
- □ 随附HME的呼吸机管路
- □ O_2气瓶×2(一个用于吹扫气,一个用于排气)
- □ 附带微流量计的调节器(用于吹扫)
- □ 随附快速连接器的调节器(用于排气)
- □ 管夹×8
- □ 延长绳线
- □ 西格玛IV泵(如果可以的话,优先于注射泵)+2个备用泵
- □ 注射泵(如有必要)+2个备用泵
- □ UPS推车
- □ 药房的黄色药盒
- □ 监护仪功能和连接好所有必要的探头/导联(ECG、POX、IBP电缆×2、温度探头)
- □ 工具箱
- □ 绊创膏
- □ 便携式抽吸泵和罐(Yankauer,存在抽吸管)
- □ 为预见的转运储备的协调员包。
  1. 根据患者体重准备合适的药物和剂量(D25、HCO_3、$CaCl$、$MgSO_4$、5%白蛋白)。
  2. 根据电路尺寸和操作使用正确的连接器。
  3. 提供转运过程可能用到的足够数量Istat测试条(ACT、EG7、葡萄糖和CG4)。
  4. 确认协调员包内物品清单。

- □ 灰色包
  1. 膜式肺
  2. 一包Plasmalyte "A"
  3. 合适规格的备用管路
  4. 后备血液泵
  5. 合适规格的Better Bladder
  6. 备用管路
- □ 手术包
  1. 套管-Biomedicus(每种规格2个动脉/静脉)(可选)
  2. 套管-RMI(每种规格2个动脉/静脉)(可选)
  3. 插管包
  4. 缝线、手术和动脉导管套件(前袋)

转运后检查清单——应在每次转运结束后完成。

- □ 所有包和设备都均放回OR走廊
- □ 在转运过程中将头盔放回架上
- □ Istat归还转运/Stat Lab
  (时间_____归还给_____)
- □ Pancake电池交还给转运团队
  (时间_____归还给_____)
- □ 归还的黄色药品包
  (时间_____归还给_____)
- □ 擦拭干净滑车,更换床单
- □ 根据清单为协调员包补充物品
- □ UPS插入红色插座
- □ 检查氧气罐,如有需要及时更换(>2000 psi)
- □ 更换和插入注射泵
- □ 清洁显示器电缆并更换探头/导联(温度探头、POXprobe、EKG导联)
- □ 放置在滑车的新传感器、放气回路和测试肺模型
- □ 检查DLP电池/运行
- □ 将未使用的Hemochron和Istat检测条返还CVOR
  确保所有文书工作均已完成并签字和注明日期。

图 49-2 阿肯色州儿童医院(Arkansas Children Hospital)移动 ECMO 检测清单

转运工具要求

选择转运工具时应考虑多种因素,包括距离、天气以及转运工具安全地容纳设备和人员的能力。转运工具必须有多个门,这样方便装卸。

转运工具的锁定机构必须简单快捷,如果分开,必须安装 ECMO 担架和管路。必须准备为 ECMO 电路提供所需的 110 伏 60 赫兹电流的电源。除了气瓶以外,还需要吸入、氧气资源和温度控制。需要留出可容纳多位护理人员的空间。如果转运工具无法容纳大型 ECMO 转运团队,那么

可能需要第二个转运工具来转运机组人员。由于返程不需要外科医生和手术助理,因此,他们可以与患者分开旅行。请参阅表49-2中不同转运方式的比较。

表 49-2　ECMO 转运工具的比较

	救护车	直升机	固定翼飞机/喷气式飞机
监护人员空间	一般来说足够	可以容纳4人	经常受限
噪音	最小	很大	中等强度
距离	0~322km(0~200英里)	最长达563km(350英里)VFR 最长达483km(300英里)IFR	>563km(350英里)
速度	30~80 mph	~165mph	~450 mph
重量	不受限制	受限:随天气和距离而异	基于飞机和配置而不同
装载并固定	相对容易	相对容易	可变的
每次转运的成本	"低"	"高"	"很高"

过程

每个项目均需要建立处理 ECMO 转运请求的流程,以减少应由谁负责做出决定的困惑。每个项目均需要建立处理 ECMO 转运要求的流程,以明确由谁负责作出 ECMO 转运决定避免混乱,尽量缩短起飞时间,确保所有 ECMO 转运团队均清楚转运并准备就绪。当接到请求电话时,应将电话转接给重症监护医师,如果患者需要转运,由该重症监护医师参与照护患者。应制订检查清单,便于重症监护医师收集所有患者相关病史和所需化验室数据,以确定患者是否可作为 ECMO 候选人。本章末尾处的图 49-3 是移动 ECMO 患者数据表的示例。须特别注意相关器官功能障碍的信息,可能会阻止患者成为候选人。举例来说,倘若患者出现心脏停搏,是否有足够的神经系统信息来确定患者仍然具有良好的神经功能——问题可以包括是否检查患者已脱离镇静,是否已执行 EEG 和 CT 检查,是否已进行神经学咨询。

检查清单还应包括需要通知实施转运人员的名单。该名单应包括以下人员:

- ECMO 协调员:由 ECMO 协调员确定当患者到达后参与转运患者的人员能否到位。
- 插管外科医生:该外科医生负责找到合适的外科助手。
- 参与转运的医生:可为该人制订待命时间表或

重症监护医师可以联系上的医生。

- 财务服务:由于实施 ECMO 转运的成本非常高,谨慎的做法是确保收款。
- 转运调度:如果他们没有接到电话,他们将需要检查转运工具的可用性;如果需要的话,还需要检查转运人员能否到位。
- 其他相关服务:例如,如果患者有严重的心脏衰竭并且可能需要心脏移植,那么该服务人员应清楚情况并作为接收过程的一部分。

一旦转运团队确定该患者是移动 ECMO 的候选人并且已经确定转运工具的可用性,则可通知该转诊医疗机构潜在 ETA。通常还须由 ECMO 协调员或专员通知转诊医疗机构对血液制品的要求,以便在到达时做好准备。对于婴幼儿,在插管前必须为管路灌注血液。在 ECMO 开始后,常常需要血小板。然后,ECMO 团队将尺寸合适的管路装配起来,并用晶体液"湿润"管路。大多数装备已经准备就绪,但有些装备需要从其他来源收集,特别是手术设备。通知药房提供返回接收医院后的所需特定输液和药物。

ECMO 转运的协调和最终确定起飞比较耗时,因此转诊医疗机构需要清楚作出快速反应是不可能的。由于时间的原因,濒临死亡的患者不能作为移动 ECMO 的候选人。ECPR 不可能使用移动 ECMO。对于已经插管的患者,可能需要两天时间才能安排移动 ECMO 转运。由于距离和漫长地面转运时间的原因,天气往往成为一个复杂的因素。

493

Mobile ECMO PICU
患者资料表

Patient Label Here

日期＿＿＿ 时间＿＿＿

患者姓名＿＿＿ 年龄＿＿＿ 体重＿＿＿

转诊医院＿＿＿ 州＿＿＿ 医院电话＿＿＿

城市＿＿＿ 传真＿＿＿

转诊医生＿＿＿

转诊的原因＿＿＿

简要临床史＿＿＿

目前ECMO患者？ □是 □否

如果选是：ECMO的日期：

ECMO支持的类型：□VA □VV □VA+V

套管部位： 动脉： 静脉：

套管部位：

ECMO流量：

氧合器： 扫流

膜内FiO2：

如果为否，请参考患者纳入排除标准：

无法控制的凝血障碍/出血？

可逆性肺病？ 否有无严重中枢神经系统(CNS)损伤/出血的迹象？

机械通气<14天？ 否致死性先天性异常？

TSP100 1

Mobile ECMO PICU
患者资料表

Patient Label Here

器官系统检查清单

心脏：

s/p心脏停搏？ □是 □否
（如果选是,病因？时间？节律？）

心律失常是病因？节律？

心律失常：

起搏： □是 □否

正性肌力药/升压药：

前列腺素 □是 □否

最近服用乳酸盐：

最近的回波日期和结果：

CVL: □是 □否 位置：

心脏内： □是 □否 位置：

动脉导管 □是 □否 位置：

呼吸系统

插管日期：＿＿/＿＿ 肺水肿Y/N 肺出血Y/N

机械通气的天数：

FiO2>0.60的天数：

通气方式： PEEP/MAP：

速率： Vt：

吸入N.O.： □是 □否 当前剂量

胸管 fiO2：

最近CXR描述： PIP/AMP：

最近的ABG：

TSP100 2

494

ECMO

移动ECMO PICU
患者资料表

Patient Label Here

神经系统

最近的神经系统影像学检查:

☐ 头部超声检查 日期 ____

☐ C.T. 日期 ____

☐ EEG 日期 ____

结果: ____

是否出现惊厥? ☐ 是 ☐ 否
如果是,抗癫痫药 ____
瞳孔: ____
镇静药/镇痛药: ____
神经肌肉阻滞: ____

肾脏

BUN ____ Cr ____ K ____
过去8~12小时的UOP: ____
目前需要CRRT: ☐是 ☐否 UF数量/小时 ____
透析: ☐是 ☐否 速率/小时 ____
腹膜透析管: ☐是 ☐否

代谢

葡萄糖 ____ ICa ____
Na ____ Mg ____
其他 ____ LFTs ____
白蛋白 ____

凝血/出血问题

PT ____ PTT ____ INR ____ ACT ____
血小板计数 ____ Hb ____ HCT ____
ATⅢ ____ HepXa ____
大出血: ☐是 ☐否 部位: ____
如果已经给予ECMO支持: 肝素剂量: ____
Amicar: ☐是 ☐否

TPS 100 3

ECMO

移动ECMO PICU
患者资料表

Patient Label Here

传染病

已知阳性培养物: ____
抗生素: ____

通知检查清单
1.) Angel One Dispatch ____ 通知时间: ____
由调度负责电话通知管理员(适用于州外转运)

2.) ECMO协调员

3.) CV外科医生(如果未给予ECMO支持)
CV外科医生将负责通知外科助理。

****注释-PICU主治医生负责确定参与ECMO转运的“医疗”医师,并通知“Angel One Dispatch(天使一号调度)”负责“医疗”的转运医师身份。**

ECMO协调员致电转诊医院/传真通知血液设置要求。

结果

☐ 接受移动ECMO转运。

☐ 不接受移动ECMO转运。

如果不接受,请说明原因: ____

TPS 100 4

图 49-3 ACH Mobile ECMO 患者的验收检查清单[d]

并发症

移动 ECMO 的复杂情况通常涉及机械问题,包括转运过程中电池和电力的中断、连接 IV 泵的电池故障、IV 泵压波动、氧合器故障或患者在活动过程中部分管路中断。经回顾 Clement 等人[5] 报告的由 ACH 转运的 112 例患者中,无 1 例患者出现 ECMO 泵故障、氧合器失效、套管脱落或死亡。但发生了与小型设备相关问题,例如电池故障和膜式氧合器泄漏。

结局

由经验丰富人员转运移动 ECMO 支持患者的结局与在 ECMO 中心安置 ECMO 患者的结局相似。经回顾的美国三个 ECMO 转运中心和三个外国中心的经验列于表 49-3。

表 49-3 经转运患者的 ECMO 生存率回顾

作者,年份	ECMO 中心	患者数量	患者类型	存活至出院
Heulitt,199510	阿肯色州儿童医院(Arkansas Children Hospital)	13	新生儿,呼吸衰竭	9/13(70%)
Rossaint,199711	德国 Virkow-Klin	8	呼吸衰竭成年患者	6/8(75%)
Linden,200112	瑞典 Karolinska	29	新生儿、儿科、成人(呼吸衰竭)	25/29(72%)
Wilson,200213	美国空军 Wilford Hall 医疗中心	42	新生儿和儿科;呼吸衰竭或心力衰竭	25/42(60%)
Foley,200204	密歇根大学医疗中心	100	成人和儿科;呼吸衰竭或心力衰竭	66/100(66%)
Coppola,200815	美国空军 Wilford Hall 医疗中心	68	新生儿和儿科;呼吸衰竭或心力衰竭	44/68(65%)
Clement,201005	阿肯色州儿童医院(Arkansas Children Hospital)	104	新生儿、儿科和成人;呼吸衰竭或心力衰竭	74/104(71%)

美国的三个中心报告各自转运患者均超过一次以上。结果表明 ECMO 总体经验越多,分诊合适患者的经验也越丰富。台湾中心仅转运过严重心力衰竭的成年患者。在他们的患者人群中,共转运 31 例患者,其中 20 例脱离 ECMO 或桥接到心室辅助装置,10 例生存至出院。这一生存率与在医疗机构内接受 ECMO 支持患者的生存率相似。Clement 等人 5 回顾了 ACH 的情况。在送往 ACH 的 104 例患者中,不包括依靠移动 ECMO 支持转运到其他医疗机构("乘出租车转运")的患者,经 ECMO 支持的患者中 71% 的人生存下来。在同一时间段内,在"内部"接受 ECMO 支持的患者,是指在 ACH 施行插管和管理的患者,存活率达到 76.4%,在同一时间段内,外国中心的 ECMO 总生存率为 75%。这三个生存率之间无统计学差异。在所有后来研究中,移动 ECMO 患者与医院内部管理的患者具有相似的生存率,表明 ECMO 转运是安全的。

总结

尽管 ECMO 转运需要大量的人力、设备和财力,但能够以这种方式安全可靠地转运危重新生儿、儿科和成人患者。当可以采用常规方法转送患者的过程中某一时间点,应确定这些可能需要 ECMO 支持的患者的优先选择。但是,这些患者的情况经常发生迅速恶化,需要高级 ECMO 支持,然后可以转运。ECMO 转运为这些患者提供了在需要时接受 ECMO 支持的选项。

参考文献

1. Roncon-Albuquerque R Jr, Basílio C, Figueiredo P, Silva S, et al. Portable miniaturized extracorporeal membrane oxygenation systems for H1N1-related severe acute respiratory distress syndrome: a case series. *J Crit Care*. Oct 2012;27(5):454-63.
2. Bartlett RH, Gazzaniga AB, Fong SW, et al. Extracorporeal membrane oxygenation support for cardiopulmonary failure. J Thorac Cardiovasc Surg. 1977;73:375-386.
3. Cornish JD, Carter JM, Gerstmann DR, Mull DM. Extracorporeal membrane oxygenation as a means of stabilizing and transporting high risk neonates. *ASAIO Transactions*. 1991;37(4):564-568.
4. Foley DS, Pranikoff T, Younger JG et al. A review of 100 patients transported on extracorporeal life support. *ASAIO Journal*. 2002; 48(6):612-619.
5. Clement KC, Fiser RT, Fiser WP, et al. Single institutional experience with interhospital extracorporeal membrane oxygenation transport: A descriptive study. *PCCM*. 2010;11(4):509-513.
6. Haneya A, Philipp A, Foltan M, et al. First experience with the new portable extracorporeal membrane oxygenation system Cardiohelp for severe respiratory failure in adults. *Perfusion*. Mar 2012;27(2):150-5.
7. Isgrò S, Patroniti N, Bombino M, et al. Extracorporeal membrane oxygenation for interhospital transfer of severe acute respiratory distress syndrome patients: 5-year experience. *Int J Artif Organs*. Nov 2011;34(11):1052-60.
8. Allan PF, Osborn EC, Bloom BB, Wanek S, Cannon JW. The introduction of extracorporeal membrane oxygenation to aeromedical evacuation. *Mil Med*. Aug 2011;176(8):932-7.
9. Van Meurs KP, Hintz SR, and Sheehan AM. *ECMO for Neonatal Respiratory Failure in ECMO Extracorporeal Cardiopulmonary Support in Critical Care* 3rd ed. Ann Arbor, Michigan: Extracorporeal Life Support Organization; 2005.
10. Heulitt MJ, Taylor BJ, Faulkner SC, et al. Inter-hospital transport of neonatal patients on extracorporeal membrane oxygenation: Mobile ECMO. *Pediatrics*. 1995;95(4):562-566
11. Rossaint R. [personal communication]
12. Linden V, Palmer K, Reinhard J et al. Inter-hospital transportation of patients with severe acute respiratory failure on extracorporeal membrane oxygenation – National and international experience. *Intensive Care Medicine*. 2001;27(10):1643-1648.
13. Wilson BJ, Heiman HS, Butler TJ, et al. A 16-year neonatal/pediatric extracorporeal membrane oxygenation transport experience. *Pediatrics*. 2002;109(2):189-193.
14. Huang SC, Chen YS, Chi NH, et al: Out of center extracorporeal membrane oxygenation for adult cardiogenic shock patients. *Artificial Organs*. 2006;30(1):24-28.
15. Coppola CP, Tyree M, Larry K, et al: A 22-year experience in global transport extracorporeal membrane oxygenation. *J Ped Surg*. 2008;43(1):46-52.

其他资源

1. Extracorporeal Life Support Organization International Registry. Ann Arbor, MI: July 2008.

图表目录

50. 脑卒中患者的转运

Azeemuddin Ahmed, MD, MBA

Joshua D. Stilley, MD

引言

不论年龄、性别或种族怎样,卒中仍然是所有人健康的主要威胁。美国每年超过795 000人发生卒中[1]。卒中是仅次于心血管疾病和癌症的第三大死亡原因,每40秒钟就有1人发生卒中,每3.3分钟就有1人死于与卒中有关的疾病[2]。卒中也是成人残疾的主要原因[3]。卒中的护理费用支出是惊人的,据估计每年卒中的直接和间接的费用约为530亿美元,预计到2050年将增加到2万亿美元以上[4]。基于这些令人清醒的统计数字,各方协调一致努力迅速而有效地识别和治疗卒中,通常包括急救转运服务。

背景

脑卒中分为两种主要类型,其中缺血性卒中占88%,出血性脑卒中(脑内出血和蛛网膜下出血)占12%[5]。缺血性卒中最常见的情形是脑动脉局部闭塞或远端血凝块栓塞到大脑所致。这会导致缺血性半影区,累及梗死的组织以及周围虽脆弱但勉强维持的受损组织。脑内出血是脑血管破裂的结果,通常是由于高血压、淀粉样血管病或缺血性卒中转化为出血性卒中所致。蛛网膜下腔出血最有可能是由于动脉瘤破裂所致,导致神经系统状态受损[6,7]。

在20世纪90年代中期之前,卒中护理相对较为普通,有被动和绝望感。在1996年,美国食品和药物管理局(FDA)批准使用组织型纤溶酶原激活剂(tPA,也称为阿替普酶),用于在发病3小时窗口期内治疗缺血性卒中患者[8]。后来在2008年欧洲合作急性脑卒中研究(ECASS-3)试验得出的结论是,筛选缺血性卒中患者有可能在4.5小时窗口期内因tPA治疗而受益。虽然扩展治疗窗口未经FDA批准,但是得到了美国心脏病协会/美国卒中协会的支持,将其作为治疗指南[9]。除全身溶栓之外,全美范围内正在日益接受和使用多种更先进的治疗方法,包括动脉内溶栓和从缺血性卒中患者体内取出机械性血块。全球选择性医疗中心发展介入神经放射学、神经外科和神经重症监护技术用于治疗出血性脑卒中患者,这也表现出越来越高的积极性。

随着近年来脑卒中护理越有越有组织性,因此出现了为脑卒中患者提供护理的医院。许多医院开发了一种脑卒中预警系统,当疑似卒中患者到急诊室就诊时,预警系统激活一系列的活动,包括医师快速评估、脑部成像和神经状况咨询[10]。为了进一步规范向脑卒中患者提供的护理服务,已经出现了初级卒中中心和综合性卒中中心,各自提供不同水平的服务。初级卒中中心能够为大多数卒中患者提供护理,并需要院前服务提供者、急性卒中团队、能够提供有效评估的急诊室、书面患者护理方案、适当的化验室支持、计算机断层扫描(CT)和磁性共振成像(MRI)检查、神经外科服务、卒中病房和康复部门给予积极支持[11]。综合性卒中中心能够所有这些服务,此外还能照护更大更复杂的卒中患者和需要血管内治疗的患者。第三种类型的卒中中心可视为急性卒中准备医院,目前正在开发中,其设计初衷主要是作为小型社区或乡村医院的卒中护理,可以为患者提供初发卒中护理,然后转运患者至更先进的医疗机构。联合委员会目前正在制订标准和认证卒中中心[11]。

患者转运的指征

院前

据估算大约21%的美国人口生活在农村地区,而且这些人口的医疗差异(例如肥胖、高血压和糖尿病的发病率较高)使其发生卒中的风险较高。急救人员可能需前往很远距离以外地点施救,而许多乡村医院通常很小,可能不具备24小时的CT能力,或者缺乏提供急性卒中护理必备基础设施[12]。对于这些类型的求援区域,可能需要执行医疗现场飞行,旨在评估并将疑似卒中患者转运到能够提供卒中救治的医疗机构。缩短出院时间和绕过缺乏照顾此类卒中患者群体资源的医疗机构可能对患者结局有益,特别是对于需要溶栓的患者[12,13]。

医院间

绝大多数由航空转运或地面紧急救治转运团队转运的卒中患者是在医疗机构之间转运。对于缺血性卒中患者,有几种患者可能需要转运。首先,患者可能已经在当地医疗机构接受了组织纤溶酶原激活剂(tPA)的评估和治疗,现在需要更综合的医疗中心的照护,这通常被称为急性卒中护理的"滴注和转运"方法[14]。其次,患者可能虽已经接受了tPA治疗,但状况未见改善或出现恶化,作为救援手段,这种情况下需要将该患者转运到能够进行动脉内治疗或取出机械性凝块的医疗机构。最后一种情形,患者可能虽已超过tPA窗口期,但仍具备接受动脉内或机械性再灌注治疗的条件,因此需要紧急转运[15]。在发生出血性卒中的情况下,患者通常需要得到当地不能提供的高级救治,包括对脑部破裂的脑动脉瘤行夹闭术或弹簧圈栓塞术、神经外科护理或重症监护病房入院[16]。

转运方法

目前转运卒中患者有几种可供选择方式,包括航空转运和地面转运。Thomas和Arthur指出,使用航空医学转运可以使无法及时(一个小时内)抵达初级卒中中心的美国人口数量从1.36亿减少到6300万[17]。与此相反,Olson和Rabinstein对一家转诊医院连续急性缺血性卒中患者进行了溶栓治疗后的回顾,得出的结论认为,与地面转运相比,经航空转运的缺血性卒中患者经溶栓治疗似乎对患者预后没有任何益处[18]。目前从外伤和心脏文献中推导出的一般性指导方针仍用于指导借助航空医学转运救治卒中,而开创性的科学研究为实践提供最终的指导仍尚无定论。

实际上,选择转运方式需要考虑多种因素,包括需要行驶的距离、患者状况的稳定性、天气状况、道路状况(包括交通高峰时间)、转运的目的以及可用的转运资源。应考虑目前所有因素,并与患者本人或其家属以及接收医院进行适当的讨论,才能决定使用哪种转运工具进行转运。

团队的组成

项目的标准团队配置适用于转运卒中患者,前提条件是该团队已接受过照护此类特殊患者人群的必要培训。儿童也可能出现卒中,因此如果可以的话,应选择专业转运团队转运疑似卒中儿童[19]。

转运团队的培训

认知能力

转运提供者具备履行其职责所需的广泛认知能力,涵盖记忆力、注意力、执行功能以及批判性思考能力。所有这些能力都是护理卒中患者所必需的——护理提供者必须能够处理大量的病史信息并进行体检。护理提供者还需要从医学和心理的角度来管理患者,原因是大多数卒中患者处于清醒状态(除非这些患者发生严重的缺血性或出血性事件)。

操作技能

为卒中患者提供医疗护理需要的操作技能与为创伤或心脏疾病患者提供照护所需的操作技能类似,技能包括开始静脉输液、气管内插管和呼吸机管理(如果需要)以及高效的患者救护。转运团队必须掌握出色的气道管理技能,原因是严重卒中的患者可能需要实施有创气道管理,而适当的氧合、通气和气道保护仍然是急救护理的基础。

沟通技能

正如任何提供急救和紧急救治转运服务的医务人员所期望的那样,保持冷静、清晰和简明的沟通风格,对于提供优质患者护理非常重要。自信而令人放心的行为举止有助于获得转诊医疗人员的信任,更重要的是,得到患者和其家人的信任。在转运卒中患者的过程中,高效准确地接收和传递信息至关重要。

培训计划

负责照护卒中患者的转运团队应接受大脑基本解剖学、急性缺血性卒中和出血性卒中生理学的专门培训。了解基本的生理过程和紊乱可以帮助临床医生更好地了解疾病,并根据疾病的情况处置患者,而不是完全机械性遵照方案[20]。建议转运团队成员学习美国国立卫生研究院(NIH)卒中量表,并获得相关认证,执行的评分测量应列为卒中患者的检查和记录的组成部分[21]。此外,建议宣传关于 tPA 的剂量计算和给药指导、卒中条件下的高血压管理以及 tPA 并发症的识别和治疗方面的培训(最明显的是溶栓后颅内出血或口舌水肿),均列为卒中教育计划的组成部分。最后,非常需要与照护卒中患者的神经科医生进行专门的沟通。转运团队成员通过交流可以询问管理问题,也可能观察神经科医师与急性卒中患者互动,包括观察作为卒中护理术语的 NIH 卒中量表的作用[22]。

医疗指导

医疗主任在转运卒中患者过程中起着重要作用。理想情况下,这位医师定期照护急性神经系统疾病患者,并了解与本主题相关的最新文献以及最新的临床治疗指南。牢固掌握卒中患者治疗和转运相关的科学知识,可以使医疗主任为转运项目制订合适的方案。这些方案必须清楚地阐明需要获得有关患者和转运考虑事项的信息,包括体检、头部位置、血压管理以及对神经状态急性变化的反应[23]。此外,这些方案应鼓励使用 NIH 卒中量表作为体检文件的一部分。医疗主任还负责采用讲座、模拟教学和方案测试等多种方式向转运机组人员传授急性脑卒中护理知识。最后,医疗主任应通过定期检查卒中转运、查看病历表的完成情况、提供的医疗服务、遵守项目方案情况和现场周转时间以及执行 NIH 卒中量表情况,促使转运机组人员参与质量保证工作。向转运团队成员提供反馈意见是非常可取的,而且有必要提供医疗指导意见[23]。

在规模较大的情况下,医疗主任应根据应急响应区域医院的卒中护理能力,针对急性卒中患者的目的地转运项目给予明确的指导。此外,与该地区的接收医院就院前卒中预警系统事宜合作,也能加快具有时间敏感的医疗状况的卒中患者的护理速度和转运。通过预先明确和理顺各项后勤细节,医疗主任能够给予转运项目大力支持[15]。

沟通

院前转运

在医疗现场收集的信息对于医院的今后护理

十分重要,原因是患者的家人通常不会陪同患者转运。鉴于许多急性卒中疗法均与时间密切相关,因此,应获得病史的第一项就是患者卒中发作的时间。这里的发作时间是指开始出现症状的准确时间。如果患者在卒中发作之后才被发现,则起始时间是指最近一次发现或知道患者未出现神经功能障碍的时间。了解患者症状的发展情况(即症状得到改善还是加重)也十分重要[15]。

了解患者的基线医疗状况也十分重要。患者过去的病史,例如既往卒中、先前或近期心脏病发作、糖尿病、高血压、近期做过手术、最近遭受创伤以及妊娠,都是需要从患者或其监护人那里提早获得的关键信息。应收集相关的患者所用药物清单,筛选胰岛素、阿司匹林、华法林(Coumadin)、氯吡格雷(Plavix™)和达比加群(Pradaxa™)等药物。转运团队应询问任何可能影响 MRI 成像的植入装置,原因是这些信息对于传达给接收团队而言十分重要(表 50-1)[15]。最后,应获得患者家属的联系信息或与医疗决定有关的持久性委托,原因是患者可能没有能力同意转运过程中可能需要实施的处置和手术。

表 50-1　脑卒中病史[15]

脑卒中患者关键的病史信息[15]
• 症状发作时间或最近一次患者清醒且无神经功能障碍的时间
• 卒中的病史(缺血性卒中或出血性卒中)
• 糖尿病病史
• 高血压病史
• 妊娠史
• 吸烟史
• 近期手术史
• 最近的创伤
• 包括抗血小板剂(阿司匹林/氯吡格雷)、抗凝剂(华法林/达比加群)和胰岛素在内的药品
• 存在可能限制使用 MRI 的植入装置(起搏器、植入泵)
• 患者监护人的联系方式(供患者丧失行为能力时联络)

医院间转运

对于医疗机构之间的转运,最初的采集信息与院前转运所收集信息的相同。然而极有可能获得一些额外的患者资料,应该在转运过程中收集这类信息以加强对患者的护理,并传达给接收医院。所有相关的诊断,包括应当进行实验室检查、心电图和影像学检查,并作为一种方式将结果传达给下一组患者,包括 tPA(如果适用),应该注意进行沟通。

tPA 的剂量为 0.9mg/kg,最大总剂量为 90mg。应推注 10% 的 tPA,余下的 90% 量在持续一小时的输注中给予[8]。

转运过程的组成

评估

评估卒中患者的首要目标是引出关键的上文所述病史信息,并将其与筛查体检结合起来,包括卒中严重程度的量化。转运团队需要进行一般性评估,包括目前的疾病情况和预测转运过程中的临床发病病程。稳定状况操作的程度和进取性取决于许多因素,包括患者的临床状况、到目前为止所采用的治疗方式以及转运距离。

转运过程中的稳定和护理

对于所有格拉斯哥昏迷评分(GCS)小于 8、不良呕吐反射、难以处理分泌物、严重呕吐、癫痫持续状态或昏睡的患者,均需要实施高级气道管理[24]。虽然多达 5% 的使用组织纤溶酶原激活剂(tPA)的患者会出现血管性水肿,但那些使用血管紧张素转换酶抑制剂(ACE)的患者更容易出现血管性水肿。这种临床病症最初是用苯海拉明(Benadryl™)和类固醇治疗的,但倘若血管性水肿严重或进展迅速,则很可能需要实施有创气道管理[25]。

理想情况是使用标准快速序贯诱导(RSI)技术实施有创气道管理,但是作出最终旁边决定时必须考虑患者的临床状态、气道评估困难程度、医疗人员安慰和程序化的方案。如果使用 RSI,确保在镇静和麻醉这些患者之前进行最全面的神经系统检查。考虑维持给予患者短效镇静剂和镇痛剂,同时避免使用长效麻痹剂,以便于以患者进行常规神经检查。

所有患者(尤其是缺血性卒中患者)的脑灌注均应避免相对缺氧,这一点十分重要。应严密监测非插管患者,并补充氧气使血氧饱和度保持在 92% 以上,同时了解一些严重基础性肺病或心脏病的患者可能无法达到特定的氧饱和度水平。插管的患者需要使用脉搏血氧仪监测氧饱和度,以及监测潮气末二氧化碳水平,以平衡通气、灌注和代谢三项参数,为患者的临床护理提供指导[15]。

卒中护理的另一个关键项是控制血压,应根据是否给予患者 tPA 使用推荐参数(表 50-2)[15]。应用等渗晶体液(最好是生理盐水)来纠正低血压,原因是在非低血糖情况下使用含右旋糖酐的溶液可能会损害患者脑组织。如果尽管补充了充足的体液,但患者血压仍然很低,那么应考虑给予血管加压药[15]。出血性卒中患者也存在血压指标,应根据当地神经科医疗人员的实践遵照该指标,原因是没有循证医学推荐的某项血压参数[16]。

表 50-2 脑卒中患者的血压管理[15]

缺血性脑卒中患者的血压管理[15]		
场景	BP 值(mmHg)	建议
不符合 tPA 或其他再灌注干预的条件	收缩压>220 或舒张压>120	开始给予拉贝洛尔* 和/或肼屈嗪**
	收缩压 220~120 或舒张压 50~120	观察
	收缩压<120,舒张压<50	以 70~100ml/h 速度推注 NS
给予 tPA 或患者符合其他再灌注干预的条件	收缩压>180 或舒张压>105	开始给予拉贝洛尔* 和/或肼屈嗪**
	收缩压 180~120 或舒张压 50~105	观察
	收缩压<120,舒张压<50	以 70~100ml/h 速度推注 NS

* 在 1~2 分钟内给予拉贝洛尔 10mg IV。每 10 分钟应重复或加倍给予剂量,直到达到总剂量为 150mg。每 10 分钟测量一次血压(BP)。禁忌证包括严重心动过缓(<60bpm)、心脏传导阻滞、发作期哮喘/COPD、心源性休克,明显的心力衰竭和可卡因/安非他明使用史。

** 如果拉贝洛尔无效,则在 1 分钟内给予肼屈嗪 5mg IV。可以每 15 分钟重复给予 5mg,直到达到总剂量为 15mg。观察是否出现低血压、心动过速、心悸、心绞痛、严重头痛或潮红。

在功能方面,应密切测量患者有无癫痫发作活动、姿势和瞳孔变化,尽可能在转运环境中仔细观察。在没有接受溶栓治疗的患者中,急性神经功能恶化可能表明缺血性卒中转化为出血性卒中,这需要相应地实施气道、呼吸和循环管理。如果患者在接受 tPA 治疗时出现急性神经功能恶化,应在怀疑脑出血时立即停止输注,并提供紧急支持性治疗。出血性卒中患者也容易发生神经功能恶化,因此也应该密切观察[15,16]。

血糖正常对于缺血性卒中的护理非常重要,因此必须对低血糖患者进行血糖校正,以维持受伤和健康脑组织的适当能量来源[15]。最后,识别急性卒中时的体温偏高对于防止继发性脑损伤十分重要,原因是由于代谢需求升高、神经递质释放增多或生成的自由基增多会导致防止继发性脑损伤。即使在急性发作时没有确定发热源,也应该对患者的发热进行治疗,并且应该控制患者的捆扎和飞机机舱或地面车辆驾驶舱的温度,以便为急性卒中患者提供适温环境[15]。

缺血性脑卒中患者在转运时应平躺,头部在中间位置,以优化脑灌注。抬高床头或使患者头部转向一侧可能会影响脑血流量[26]。将床头抬高三十度(如果患者无禁忌证),同时保持头部在正中位置以减少潜在的颅内压升高,可能对出血性卒中患者有利[27]。

护理的移交

转运团队须高效地将护理任务移交给接收临床医生,包括患者关键的病史细节、初步体检结果、到目前为止给予患者的药物,以及转运过程中患者病情的简要说明。告知患者家属的联系方式也很重要,原因是卒中患者常常由于言语功能受累或意识水平低下而无法正常交流。患者病历和影像学检查副本是需要移交给目的地医疗机构的重要信息。

其他注意事项

提高认识并加强普通公众和一线医疗急救员

对卒中症状的判断能力,对于提供卒中护理非常重要。对于普通公众来说,针对养老院中的老年人、购物中心和其他客流量区域的员工以及警务人员和政府办公室员工等非医疗公共服务人员的教育活动将为受众提供知识,且使他们能够初步判断发病个人可能发生卒中,及时拨打 911 呼叫急救护理人员[28]。对于院前急救提供者,使用经过充分验证的院前卒中鉴别工具,例如辛辛那提院前卒中量表(表 50-3)和洛杉矶院前卒中筛查表(表 50-4),将有助于确定发生卒中患者和启动急救措施,高效地将患者送往距离最近的合适医疗机构[29,30]。仿效成功实施的美国国家创伤系统,正在持续建设卒中系统,有望取得类似的成功成果。最后,转运医学享有独特的机会,能够在院前环境下进行研究,从而影响急症和紧急救治服务的提供。这当然适用于卒中研究,原因在于:一般来说,航空医学人员在提供标准的临床护理的同时,能够很好地招募现场的潜在受试者。拥有这种能力便于开展临床研究,以便调查改善这些危重患者的院前和院外护理的机会[31]。

表 50-3　辛辛那提院前卒中量表[29]

脸下垂	(患者露牙齿或微笑) 正常 : 脸部两侧均匀移动 异常 : 脸的一侧不随另一侧移动
手臂垂落	(让患者闭上双眼,伸直双臂 10 秒) 正常 : 两只手臂移动一样,或两只手臂根本不移动 异常 : 一只手臂不移动,或者一只手臂相对于另一只手臂偏低
言语	(让患者重述"故乡的天空是蓝色的") 正常 : 患者复述正确,无吐字不清 异常 : 患者吐字不清,复述错误或不能说话

表 50-4　洛杉矶院前脑卒中筛查表(LAPSS)[30]

	是	未知	否
1. 患者姓名:_____ _____ 　　　　姓氏　　　名字			
2. 病史表格: 　患者 　家属　　_____ _____ 　其他　　姓名　　电话			
3. 已知患者在基线或最后一次 　无症状且清醒的日期/时间:_____			
筛选标准:			
4. 年龄>45	[ ]	[ ]	[ ]
5. 惊厥或癫痫史无	[ ]	[ ]	[ ]
6. 症状持续时间小于 24 小时	[ ]	[ ]	[ ]

	是	否
7. 在基线时,患者既不坐轮椅也未卧床不起		
8. 血糖值为 60~400	[ ]	[ ]

9. 检查:观察有无明显的不对称性

	正常	右侧	左侧
面部微笑/面部歪扭	[ ]	[ ]下垂	[ ]下垂
握	[ ]	[ ]握力弱	[ ]握力弱
	[ ]	[ ]不能握	[ ]不能握
手臂力量	[ ]	[ ]不能抬起	[ ]不能抬起

	是	否
10. 根据检查结果,患者仅是单侧(而不是双侧)无力:	[ ]	[ ]
11. 第 4、5、6、7、8 和 9 项全部为是(或未知)→符合 LAPS 筛查标准:	[ ]	[ ]

如果符合 LAPSS 卒中筛查标准,请拨打具有"卒中代码"的接收医院;如果不是,则返回到适当的治疗方案(注意:即使患者不符合 LAPSS 标准,但也可能已发生卒中)。

最新的创新成果和新方向

阿替普酶是唯一获 FDA 批准的用于缺血性卒中的溶栓剂,但最近一项小规模的随机试验将替奈普酶看作是另一种用于治疗缺血性卒中患者的潜在药物[32]。除了化学溶栓之外,取栓块装置技术不断取得新进步,同时机械性再灌注方法也在不断发展。最后,针对急性脑卒中者外周冷却的研究越来越深入,可以通过为患者输入凉的生理盐水,或是通过使用冷却头盔或其他能够冷却输送至大脑的血液的市售装置,目的是保护脑组织不受局部缺血的损害[33]。卒中护理领域正在突飞猛进,近期的发展可能会增强转运团队为患者提供的照护。

总结

几乎一半的美国人口居住地点距离初级卒中中心超过一小时的路程[12]。随着一般认识到卒中是医疗急症,转运医学对于这些时间敏感型危重患者的护理中起着重要的作用。转运团队必须准备好了解疾病过程,学习识别和量化卒中,执行医疗方案,并提供有效和富有同情心的护理。

参考文献

1. Lloyd-Jones D, Adams RJ, Brown TM et al. Executive summary: Heart disease and stroke statistics – 2010 update: a report from the American Heart Association. *Circulation.* 2010;121:948-954.
2. Thom T, Haase N, Rosamond W, et al. American Heart disease and stroke statistics-2006 update: a report from the American Heart Association Statistics Committee and Stroke Statistics Subcommittee. *Circulation.* 2006;113(6):e85–151.
3. Miniño AM, Murphy SL, Xu J, Kochanek KD. Deaths: final data for 2008. *Natl Vital Stat Rep.* December 7, 2011;59(10).
4. Brown DL, Boden-Albala B, Langa KM, et al. Projected costs of ischemic stroke in the United States. *Neurology.* 2006;67:1390–5.
5. Dickerson LM, Carek PJ, Quattlebaum RG. Preven-

tion of recurrent ischemic stroke. *Am Fam Physician*. Aug 1,2007;76(3):382-8.

6. Rosamond W, Flegal K, Furie K, et al. Heart disease and stroke statistics–2008 update: a report from the American Heart Association Statistics Subcommittee. *Circulation*. 2008;117(4):e25–146.

7. Adams HP Jr, Bendixen BH, Kappelle LJ, et al. Classification of subtype of acute ischemic stroke. Definitions for use in a multicenter clinical trial. TOAST. Trial of Org 10172 in Acute Stroke Treatment. *Stroke*. 1993;24(1):35–41.

8. The National Institute of Neurological Disorders and Stroke rt-PA Stroke Study Group. Tissue plasminogen activator for acute ischemic stroke. *N Engl J Med*. 1995;333:1581–1587.

9. Cronin CA. Intravenous tissue plasminogen activator for stroke: a review of the ECASS III results in relation to prior clinical trials. *J Emerg Med*. Jan.2010;38(1):99-105.

10. Leira EC, Ahmed A. Development of an emergency department response to acute stroke ("Code Stroke"). *Curr Neurol Neurosci Rep*. Jan.2009;9(1):35-40.

11. Alberts MJ, Latchaw RE, Jagoda A, et al. Revised and updated recommendations for the establishment of primary stroke centers: a summary statement from the brain attack coalition. *Stroke*. Sep.2011;42(9):2651-65.

12. Saler M, Switzer A, Hess D. Use of telemedicine and helicopter transport improve stroke care in remote locations. *Current Treatment Options in Cardiovascular Medicine* (2011) 13:215–224.

13. Lees KR, Bluhmki E, von Kummer R, et al. Time to treatment with intravenous alteplase and outcome in stroke: an updated pooled analysis of ECASS, ATLANTIS, NINDS, and EPITHET trials. *Lancet* 2010:375(9727):1695-703.

14. Frey JL, Jahnke HK, Goslar PW, et al. tPA by telephone: extending the benefits of a comprehensive stroke center. *Neurology*. 2005;64:154–6.

15. Adams HP Jr, del Zoppo G, Alberts MJ et al. Guidelines for the early management of adults with ischemic stroke: A guideline from the American Heart Association/ American Stroke Association Stroke Council, Clinical Cardiology Council, Cardiovascular Radiology and Intervention Council, and the Atherosclerotic Peripheral Vascular Disease and Quality of Care Outcomes in Research Interdisciplinary Working Groups. Tables 4 & 10. *Stroke* 2007;38;1655-1711. [NOTE: The American Academy of Neurology affirms the value of this guideline as an educational tool for neurologists.]

16. Morgenstern LB, Hemphill JC, Anderson C, et al. on behalf of the American Heart Association Stroke Council and Council on Cardiovascular Nursing. Guidelines for the management of spontaneous intracerebral hemorrhage: A guideline for healthcare professionals from the American Heart Association/ American Stroke Association. *Stroke*. 2010;41;2108-2129.

17. Thomas SH, Arthur AO. Helicopter EMS: Research endpoints and potential benefits. *Emerg Med Int 2012*:2012:698562. 14 pages.

18. Olson MD, Rabinstein AA. Does helicopter emergency medical service transfer offer benefit to patients with stroke? *Stroke*. 2012:43(3):878-80.

19. Roach ES, Golomb MR, Adams R, et al. Management of stroke in infants and children. A scientific statement from a special writing group of the American Heart Association Stroke Council and the Council on Cardiovascular Disease in the Young. *Stroke*. 2008;39:2644-2691.

20. Wojner-Alexandrov, Alexandrov AV, Rodriguez D et al. Houston Paramedic and Emergency Stroke Treatment and Outcomes Study (HoPSTO) *Stroke*. 2005;36:1512-1518.

21. Adams HP Jr, Davis PH, Leira EC, at al. Baseline NIH Stroke Scale score strongly predicts outcome after stroke: A report of the Trial of Org 10172 in Acute Stroke Treatment (TOAST). *Neurology*. 1999 Jul 13;53(1):126-31.

22. Hughes PA. Comprehensive care of adults with acute ischemic stroke. *Crit Care Nurs Clin North Am*. 2011 Dec;23(4):661-75.

23. Acker JE, III, Pancioli AM, Crocco TJ, et al. Implementation strategies for emergency medical services within stroke systems of care. A policy statement from the American Heart Association/American Stroke Association Expert Panel on Emergency Medical Services Systems and the Stroke Council. *Stroke*. 2007; 38: 3097-3115.

24. Shafi N, Levine JM. Emergency management of acute ischemic stroke. *Curr Atheroscler Rep*. (2010) 12:230–235.

25. Fugate JE, Kalimullah EA, Wijdicks EF. Angioedema after tPA: What neurointensivists should know. *Neurocrit Care*. 2012 Jun;16(3):440-3.

26. Schwarz S, Georgiadis D, Aschoff A, Schwab S. Effects of body position on intracranial pressure and cerebral perfusion in patients with large hemispheric stroke. Stroke 2002:33(2):497-501.

27. Elliott J, Smith M. The acute management of intracerebral hemorrhage: A clinical review. *Anesth Analg* 2010;110:1419–27.

28. Teuschl Y, Brainin M. Stroke education: discrepancies among factors influencing prehospital delay and stroke knowledge. *Int J Stroke*. 2010 Jun;5(3):187-208.

29. Kothari RU, Pancioli A, Liu T, et al. Cincinnati prehospital stroke scale: Reproducibility and validity. Table X. *Ann Emerg Med*. 1999;33:373-378.

30. Kidwell CS, Starkman S, Eckstein M, et al. Identifying stroke in the field: Prospective validation of the Los Angeles Prehospital Stroke Screen (LAPSS). Figure 1. *Stroke*. 2000;31:71-76.

31. Leira EC, Lamb DL, Nugent AS, et al. Feasibility of acute clinical trials during aerial interhospital transfer. *Stroke*. 2006 Oct;37(10):2504-7.

32. González RG. Tenecteplase versus alteplase for acute ischemic stroke. *N Engl J Med*. 2012 Jul 19;367(3):275-6.

33. Lakhan SE, Pamplona F. Application of mild therapeutic hypothermia on stroke: A systematic review and meta-analysis. *Stroke Research and Treatment*. Volume 2012, Article ID 295906.

51. 脓毒症

Michael Jasumback, MD

引言

脓毒症可以被描述为宿主对感染性损伤的免疫/炎症反应。更确切地说,脓毒症被定义为存在两条及两条以上种全身炎症反应综合征(SIRS)标准加上客观或主观的感染证据。严重脓毒症是指出现以乳酸水平升高或低血压为特征的脓毒症诱发的器官功能障碍。脓毒性休克被定义为脓毒症加上顽固性低血压(尽管给予患者 20~30ml/kg 的晶体液复苏,低血压仍未见缓解)[1]。

背景

脓毒症是常见的致命疾病,2008 年美国有727 000 人因脓毒症住院。这与 2000 年相比,住院人数增加了 100%[2]。死亡率约为 20%~50%。脓毒症管理在过去十年取得了进展,使患者死亡率显著下降[3]。最常见的感染部位是泌尿生殖系统和肺部[4]。

转运的适应证和方法

由于技术要求较高的护理增多,而且需要医疗机构间转运危重的脓毒症患者,因此 ICU 的利用率升高。这些患者病情的危急性质决定了通常需要在转运期间实施高级护理。通常采用航空医学转运以尽量缩短转运时间。有时,通常由于天气原因或距离较近,可能需要通过地面转运此类患者。紧急救治转运(CCT)人员需要熟练掌握如何管理脓毒症的各个阶段。

在院前环境下,航空和地面医疗转运人员必须能够鉴别、评估和管理早期脓毒症。在现场环境下提早鉴别脓毒症可能对结局很关键。

团队配置

转运团队一般应有能力实施高级气道管理、给予和监测血管活性药物以及使用抗生素。一般来说,这意味着需要护士/高级急救员、护士/护士、护士/内科医生或护士/呼吸治疗师组合团队。

培训

脓毒症管理培训计划应包括疾病鉴别、管理原则、程序和信息传递等模块。医疗主任应密切参与特定地理区域的培训计划,以解决地理和政治关切。

认知能力

涉及与脓毒症有关认知技能的培训模块应包括重视在院前和院内环境下的疾病鉴别。此外,应讨论基于临床因素的管理策略,以及信息收集和移交技能。

提早鉴别

脓毒症的早期复苏对降低发病率和死亡率至关重要。在很大程度上,目标导向治疗的早期研究是由于推迟实施而未能成功[5]。Rivers 的早期目标导向治疗(EGDT)研究是由急诊科在最早时间段内首先实施积极治疗[6]。目前的初步研究表明,在现场鉴别疾病后可以更迅速地实施复苏、更快地给予抗生素治疗、更迅速地改善乳酸水平[7,8]。这些变化中的每一项均表明可以改善基于医院的研究患者结局,但未开展现场干预对患者结局有何影响的基于 EMS 的大型试验。

脓毒症的临床线索从掌握 SIRS 标准开始。表51-1 中列出 SIRS 标准。除了一项外,标准的其他各项均可以通过体检来确定。如果符合 SIRS 标准的两项或两项以上,而且怀疑感染或得到客观的感染检查结果,就可诊断患者为脓毒症。倘若有灌注不足的证据,例如在出现脓毒症后乳酸升高或低血压,可据此诊断为严重脓毒症;经充足血容量复苏后患者仍无反应,可据此诊断为脓毒性休克。正在试用医院前乳酸测定来帮助提鉴别和管理脓毒症。

院前鉴别脓毒症对航空医学团队而言至关重要。无论是在现场还是在院际转运过程中,航空医学人员鉴别和治疗脓毒症的能力可能对患者的结局至关重要。

表 51-1　SIRS 标准

两项或两项以上	
体温	>38℃(100.4℉) 或<36℃(96.8℉)
心率	>90
呼吸频率	>20 或 PaCO_2<32mmHg
WBC	>12 000/mm^3 或<4000/mm^3 或>10% 带状细胞
和	
怀疑感染或客观感染检查结果	

管理原则

脓毒症的管理原则包括:
1. 优化含氧量
2. 优化前负荷
3. 优化后负荷
4. 优化心排出量和血红蛋白
5. 提早实施适当的抗生素治疗
6. 如有必要,进行手术从源头控制

尽管已经有很多论文介绍 Rivers 博士和他的早期目标定向治疗的经典著作,但这仅是脓毒症管理的一部分。EGDT 仅阐述了脓毒症的早期管理,而"拯救脓毒症运动(Surviving Sepsis Campaign)"则确定了其他多种优化管理脓毒症的必要疗法[1]。

早期复苏

早期复苏的原则包括快速使生理终点正常化,参见 EGDT 内容并由 Jones 博士等人作的进一步阐明[9]。在达到生理学终点后,在随后的复苏步骤中必须小心保持目标。

复苏最先采取的步骤是最大限度提高血氧量。对于此类患者,首选目标血氧饱和度为 98%~100%。当无法使用无创手段(鼻导管、面罩或无创通气)进行充氧时,提示须为患者插管。临床医生对这些患者设定的气管插管阈值应该较低,原因是插管和镇静能最大限度地为患者提供氧气。

在氧气输送到肺之后,EGDT 的下一个终点是根据评估容量响应结果通过给予晶体液来优化前负荷。液体负荷的反应在很大程度上已取代以过有关中心静脉压力目标的建议。可以使用乳酸清除率或生命体征正常化等指标来衡量早期复苏的成功。

在达到足够的容量复苏后,EGDT 的下一个目标是优化后负荷以维持冠脉灌注。达到平均动脉压 65mmHg 可以证明这一点。这可能需要更多的容量,以及启动血管活性治疗。常用的血管活性药物包括多巴胺和去甲肾上腺素。尽管未能证明两种药物中哪个更好[10],但现在大多数专家仍认为去甲肾上腺素是首选药物。由于每一种药物均有其独特的品质,因此了解每种药物的药理学对于熟练管理脓毒症患者至关重要。

多巴胺能够刺激 α_1、β 和多巴胺受体,可以作为心动过缓患者和发生心律失常风险较低的患者的首选药物。多巴胺已被证明能够增加心率和氧气输送。另外,使用多巴胺与快速性心律失常的频率增加有关。去甲肾上腺素主要刺激 α 受体、贲门、有出现心律失常的风险或存在并存的心肌功能障碍。

在优化后负荷之后,下一个目标是优化心输出量和携氧能力。向组织输送氧气是心输出量和血红蛋白的功能。心输出量最大化可能需要使用正性肌力药物。最常用的药物是能够影响 α 和 β 受体的多巴酚丁胺。多巴酚丁胺的净效应是增加心输出量,伴有心率不明显增加或血压轻微下降。出于这个原因,多巴酚丁胺通常与相关的血管活性剂联合用药。目前公认的成功最大限度氧输送的衡量指标是中心静脉氧饱和度(ScvO_2)和乳酸清除率。这一复苏阶段的目标是在 2~4 小时内 ScvO_2 ≥70% 或乳酸水平下降。对于初始乳酸水平正常的患者,阻止乳酸水平升高也能表明复苏成功。作为衡量复苏的指标,未证明乳酸清除率劣于 ScvO_2[9]。氧气输送的第二部分是足够的血红蛋白;如果遵照 Rivers 的方案,则低于 7mg/dl 的水平应提示输注水平应调高为 8~10mg/dl。其他专家建议,应根据生理状况来决定输液,而不是仅依据固定的血红蛋白水平[11]。

操作技能

院前和医疗机构间环境下管理脓毒症所需的操作技能包括气道管理、呼吸机管理、静脉通路技术、血管活性药物管理和血流动力学监测。高级技能可能包括超声评估腔静脉、血清乳酸测定和动脉脉搏波形分析。需要根据可用的特定设备和转运团队所用的实践范围定制培训计划。

沟通技能

无论是在现场还是在医疗机构间转运环境下，转运团队均应收集和交流临床和病史信息，这一点比较重要。对于脓毒症，应交流的最重要的临床信息包括：

1. 输液量
2. 乳酸水平和变化率，如果知道的话
3. 血流动力学参数的变化
4. 既往所用的抗生素和其他药物
5. 低血压发作时间

可能相关的病史信息应包括疾病发作情况、有助于选择抗生素的细节（即怀疑的感染部位）以及可能影响复苏决定的共病因素，如出现免疫抑制、心力衰竭、肾功能衰竭等。

医疗指导与医疗管理

医疗主任应参与在线和离线管理。可能需要根据方案和实践问题的范围进行在线指导。例如，在施用抗生素之前需要在线咨询方案。此外，离线医务监督包括持续教育、制订医疗指导原则或常设医嘱（SMO）和质量保证（QA），均应由医疗主任负责。

为了使质量保证落地，应该对脓毒症或疑似脓毒症患者的转运进行检查，以非惩罚性的方式持续开展教育活动。转运团队应该清楚地了解他们鉴别和管理疑似脓毒症患者的预期表现。开发基准系统可能有助于这一点，医疗主任应亲自参与这种工具的开发。根据本人与 Ornge 医疗主任 Russell MacDonald 的私下交流（加拿大多伦多，2012 年 8 月），目前正在制订国际共识基准。关于特定转运的 QA 分析的关键问题应集中在：

1. 鉴别
2. 初始输送氧气策略
3. 充足的容量复苏
4. 充分管理后负荷
5. 适当使用血管加压药和正性肌力药物
6. 及时给予抗生素

转运过程

脓毒症或疑似脓毒症患者的转运越来越普遍。转运团队应考虑的主要因素包括：

1. 鉴别脓毒症患者
2. 确定复苏水平
3. 维持目前的复苏水平
4. 实施下一个复苏水平

所有这些考虑事项均需要清楚地了解脓毒症的病理生理和自然病史。脓毒症患者的院外管理能够对患者发病率产生显著影响，不过尚未证实患者的死亡率得到改善。

评估

在院外环境鉴别脓毒症患者需要密切注意生命体征异常、可用的临床信息和病史。当评估患者的医疗机构间转运时，可获得的信息与在现场环境中处理患者所获得信息存在明显不同。在这两种情况下，负责紧急救治的航空和地面医疗人员均会比较轻松。上面提到的临床线索应有助于医疗人员以合理的准确度鉴别出脓毒症患者或潜在脓毒症患者。

在现场环境中，确定复苏水平相当简单。鉴于航空医学人员很可能是 ALS 与现场医疗人员的最初联系人，因此很可能很少或根本没有实施复苏。在大多数情况下，由地面医疗人员开始为患者实施容量复苏和给氧可能是唯一的干预措施。

医疗机构间的转运通常要复杂得多。通过评估患者，与转诊人员讨论以及检查临床记录来确定复苏水平是至关重要的。关键因素包括容量复苏的程度、输氧、既往实施的抗生素和血管活性药物治疗、实验室检查结果。

转运过程中的稳定和护理

脓毒症患者具有疾病和复苏的连续性。经充分容量复苏的患者通常需要比非脓毒症患者更高剂量的维持液。必须继续实施液体复苏以保持足够的前负荷和支持灌注。当发生血管渗漏和第三间隙时，可能需要给予额外推注以维持前负荷。先前已经使用中心静脉压力来评估持续的预负荷水平。这在很大程度上被测量补液响应指标所代替。遗憾的是，在紧急救治转运过程中，很少会用上这样的指标。必须小心监测容量是否超负荷。过多容量与患者与死亡率增加有关[12]，而最佳测量容量方法仍未明确。

可能已经为患者输注血管活性药物，而且需要维护和调整输注。CCT 人员的目标是维持平均动脉压为 65mmHg 或以上。为了维持大脑或外周灌注，有时需要偏离此目标。必须注意避免特定的血管活性药物的副作用大于预期的复苏目标所带来的益处。一个典型的例子是使用多巴胺导致有害程度的心动过速。

灌注的第二个测量指标是 $ScvO_2$，应保持在 70% 以上。如上所述，可能需要进行多巴酚丁胺治疗或输液。如果临床情况允许，可能需要向转诊医疗机构申请血液。

如果需要，可用乳酸水平替代 $ScvO_2$ 来指导实施复苏。与监测 $ScvO_2$ 相比，转运人员更容易连续获得乳酸值。虽然许多转运在时间上不允许测量乳酸清除率（测量一般用时 2~4 小时），但通常认为乳酸水平下降是复苏成功的指标。

除了优化前负荷、灌注和输氧之外，如果已经开始，则必须建立或维持抗生素疗法。及时给予抗生素治疗对结局至关重要，千万不能拖延。这是脓毒症结局的关键决定因素之一，延迟或不适当的给予抗生素可导致死亡率显著升高[13,14]。

由于脓毒症具有连续性，航空或地面紧急救治转运（CCT）人员必须准备好根据需要实施各个水平的复苏。患者最初可以通过优化前负荷进行充分的复苏，但在转运过程中需要优化后负荷、心输出量支持，甚至输血。不断重新评估复苏目标对于优化管理而言是必要的。航空医学和紧急救治地面医疗人员应清晰地了解复苏的目标、操作顺序以及实现这些目标所需的治疗方法。

额外的挑战

院前和院间脓毒症的管理必须从鉴别开始。如上所述，临床线索可以引起怀疑。运用临床判断很重要，也许最重要的鉴别项是考虑患者主诉的传染性病因。尽管最初根据患者主诉认为与感染无关，但患者最终却被诊断为脓毒症，这些的例子非常多。即使是仅符合一项 SIRS 标准，也应对感染原因保持高度的怀疑指数。特别值得注意的是，即使是轻微的感染，一常见的例子的链球菌性咽炎，可能符合多项脓毒症标准，可能据此归为脓毒症，而实际上这种病不需要实施高级复苏术。在转运过程中如果鉴别患者为脓毒症，必须按照上述步骤立即开始实施复苏。

最新的创新成果和新方向

最近发表的论文探讨新的干预措施，如降温[15]、给予患者加压素[16]和提早使用降钙素原进行诊断[17]。目前的研究侧重于评估更先进诊断和干预效果。这些干预措施包括院前抗生素治疗、院前败血症评估工具和院外乳酸测量。

总结

航空和紧急救治医疗转运团队应该能够对脓毒症或潜在脓毒症患者实施重要干预。这些重要的干预措施包括：

1. 鉴别
2. 早期复苏
3. 早期给予抗生素治疗
4. 持续进行复苏

医疗人员必须易于鉴别和早期管理脓毒症。鉴于医疗机构间转运处于不同复苏阶段的脓毒症患者频率越来越高，航空医学人员也必须掌握如何实施更先进的管理，并且必须能够为患者实施逐步的、目标指导的复苏。

参考文献

1. Dellinger RP, Levy MM, Carlet JM, et al. Surviving sepsis campaign: international guidelines for management of severe sepsis and septic shock: 2008. *Intensive Care Med.* 2008;34:17–60.
2. Hall MJ, Williams SN, DeFrances CJ, Golosinskiy A. Inpatient care for septicemia or sepsis: A challenge for patients and hospitals. *NCHS Data Brief, No. 62, June 2011.* CDC website. http://www.cdc.gov/nchs/data/databriefs/db62.pdf. Accessed 7/24/2012.
3. Rivers EP, Katranji M, Jaehne KA, Brown S, Abou Dagher G, Cannon C, Coba V.: Early interventions in severe sepsis and septic shock: a review of the evidence one decade later. *Minerva Anestesiol.* Jun,2012;78(6):712-24.
4. Wang HE, Shapiro NI, Angus DC, Yealy DM. National estimates of severe sepsis in United States emergency departments. *Crit Care Med.* 2007; 35(8):1928.
5. Bishop MH, Shoemaker WC, Appel PL, et al. Prospective, randomized trial of survivor values of cardiac index, oxygen delivery, and oxygen consumption as resuscitation endpoints in severe trauma. *J Trauma.* May,1995;38(5):780-7.
6. Rivers E, Nguyen B, Havstad S, et al.; Early goal-directed therapy collaborative group. Early goal-directed therapy in the treatment of severe sepsis and septic shock. *N Engl J Med.* Nov 8, 2001;345(19):1368-77.
7. Band RA, Gaieski DF, Hylton JH, Shofer FS, Goyal M, Meisel ZF. Arriving by emergency medical services improves time to treatment endpoints for patients with severe sepsis or septic shock. *Acad Emerg Med.* Sept,2011;18(9):934-40.
8. Studnek JR, Artho MR, Garner CL Jr, Jones AE.

The impact of emergency medical services on the ED care of severe sepsis. *Am J Emerg Med.* Jan, 2012;30(1):51-6.

9. Jones AE, Shapiro NI, Trzeciak S, Arnold RC, Claremont HA, Kline JA; Emergency Medicine Shock Research Network (EMShockNet) Investigators. Lactate clearance vs central venous oxygen saturation as goals of early sepsis therapy: A randomized clinical trial. *JAMA.* Feb 24, 2010;303(8):739-46.

10. De Backer D, Biston P, Devriendt J. et al.; SOAP II Investigators. Comparison of dopamine and norepinephrine in the treatment of shock. *N Engl J Med.* Mar 4, 2010;362(9):779-89.

11. Vallet B, Adamczyk S, Barreau O, Lebuffe G. Physiologic transfusion triggers. *Best Pract Res Clin Anaesthesiol.* Jun,2007;21(2):173-81.

12. Boyd JH, Forbes J, Nakada TA, Walley KR, Russell JA. Fluid resuscitation in septic shock: a positive fluid balance and elevated central venous pressure are associated with increased mortality. *Crit Care Med.* Feb, 2011;39(2):259-65.

13. Kumar A, Roberts D, Wood KE, et al. Duration of hypotension before initiation of effective antimicrobial therapy is the critical determinant of survival in human septic shock. *Crit Care Med.* Jun,2006;34(6):1589-96.

14. Kumar A, Ellis P, Arabi Y, et al.; Cooperative antimicrobial therapy of septic shock database research group. Initiation of inappropriate antimicrobial therapy results in a fivefold reduction of survival in human septic shock. *Chest.* Nov,2009;136 (5):1237-48.

15. Schortgen F, Clabault K, Katsahian S, et al. Fever control using external cooling in septic shock: a randomized controlled trial. *Am J Respir Crit Care Med.* May 15,2012;185(10):1088-95.

16. Russell JA, Walley KR, Singer J, et al.; VASST Investigators. Vasopressin versus norepinephrine infusion in patients with septic shock. *N Engl J Med.* Feb 28,2008;358(9):877-87.

17. Giamarellos-Bourboulis EJ, Tsangaris I, Kanni T, & Hellenic Sepsis Study Group. Procalcitonin as an early indicator of outcome in sepsis: a prospective observational study. *J Hosp Infect.* Jan,2011; 77(1):58-63.

推荐阅读

1. Dellinger RP, Levy MM, Carlet JM, et al. Surviving sepsis campaign: international guidelines for management of severe sepsis and septic shock: 2008. *Intensive Care Med.* 2008;34:17–60.

2. Rivers EP, Katranji M, Jaehne KA, Brown S, Abou Dagher G, Cannon C, Coba V.: Early interventions in severe sepsis and septic shock: a review of the evidence one decade later. *Minerva Anestesiol.* Jun,2012;78(6):712-24.

3. Dellinger RP. Sepsis. *Crit Care Clin.* Oct,2009;25(4).

52. 医疗转运环境下的毒理学

Peter V. R. Tilney, DO, EMT-P

引言

在可检索的最近研究中,美国毒物控制中心协会(AAPCC)在 2011 年确定了大约 370 万次有毒物质暴露[1]。位于全美国及其相关地区的 57 个毒物中心为美国国家毒物数据系统(NPDS)提供了数据。这个信息库记录了每年在美国发生的相当多所有可报告意外毒物暴露和有目的的毒物暴露[1]。根据这些数据,值得注意的是,对于成人和儿童人群,毒理学突发事件均占有较高的发病率和死亡率。根据美国最新的可用死亡率数据,意外死亡和自杀死亡分别是居民死亡的排名第五和第十位的主要原因[2]。虽然没有明确确定,但是毒物暴露促进了这些原因的死亡。

大部分毒物暴露不具有临床意义。然而,有多达 7% 的急诊患者主诉时出现毒理学紧急情况[1]。在儿科毒物暴露人群中,这些病例中的大多数是无意的,通常只有很少的后遗症,而在成年人群中,较大比例的就诊患者是有目的的,并且有更高的相关发病率和和后续死亡率。表 52-1 概括了 2011 年总体上发生的五种最常见的毒物暴露,表 52-2 总结了五岁以下的儿科患者最常见的毒物暴露[1]。经查明,所列出的许多毒物均没有相应解毒剂,但医院外救护人员必须能够在可能的情况下向这类患者提供支持性护理和特定解毒剂。

转运团队通常遇到的患者通常是由于有意或无意的误用而暴露于毒物,或是暴露于治疗药物或非法药物而不是环境或工业暴露。

表 52-1 2011 年美国总体上最常见的毒物暴露[1]

毒物暴露	所占百分比
镇痛药	11.7%
化妆品和个人护理产品	8.0%
家用清洁剂	7.0%
镇静剂/安眠药/抗精神病药	6.1%
异物/玩具/杂项	4.1%

表 52-2 2011 年美国总体上儿科最常见的毒物暴露[1]

毒物暴露	所占百分比
化妆品和个人护理产品	14.0%
镇痛药	9.9%
家用清洁剂	9.2%
异物/玩具/杂项	6.9%
外用制剂	6.6%

另外,在过去的几十年里,有一些因其他疾病而接受治疗的住院患者,发生医源性事故或治疗意外副作用所导致的严重中毒[3,4]。一项研究甚至发现,高达 67% 的住院患者发生用药错误。这其中许多中毒导致不良事件,需要咨询毒理学家和药剂师,以帮助减轻出错的影响。还有一大类环境毒理学不在本次讨论的范围之内。环境毒理学涉及工业或农业事件以及大规模的危害行为(即恐怖主义),也需要毒理学方面的专业技能处置。

这一类型的危重患者在初始诊断和复苏阶段均需要积极治疗。参与这些阶段的工作人员必须具备适当的复苏知识,并具有理想补救措施的经验,以使患者能够在不受长期影响的情况下生存。虽然理想状态是实施循证治疗,但是这些患者人群的特征限制了高质量干预性试验的可行性。针对这些患者的护理建议通常基于药理学知识、动物研究、人类志愿者研究、病例报告和共识意见。本章的目的将是回顾特定中毒症状的鉴别、初始复苏和后续治疗,以便使工作人员为遇到这些特定患者做好充分准备。

在 1970 年,Mofenson 和 Greensher 一篇标题为"无毒食用"的论文中首次提出"中毒综合征"一词[5]。他们特别指出中毒综合征是一组与过量使用特定物质相关的体征和症状。自从这一术语出现以来,已经确定许多典型的中毒综合征。由于实

52. 医疗转运环境下的毒理学

际上可能有多种额外的共食入物,这使得诊断变得模糊,可能难以在临床上鉴别这些。然而,当单独使用时,某些类别的药物过量使用时会导致可预测的后遗症。如果执业医生能够快速诊断过量,则可以容易且有效地启动解毒剂和支持疗法,并且得到优良的结果。在某些情况下,可以通过特定的解毒剂逆转中毒综合征。表 52-3 列出了一些典型中毒综合征及其相关原因。

表 52-3　常见的中毒综合征及可导致中毒综合征的相关物质

中毒综合征	体征和症状	生命体征	原因
抗胆碱能药	<ul><li>视力模糊</li><li>昏迷</li><li>肠鸣音减弱</li><li>谵妄</li><li>皮肤干燥</li><li>瞳孔放大</li><li>潮红</li><li>肌阵挛</li><li>精神病</li><li>惊厥</li><li>尿潴留</li></ul>	<ul><li>心动过速</li><li>体温过高</li><li>瞳孔放大</li></ul>	<ul><li>苯托品(Cogentin®)</li><li>异丙托(Atrovent®)</li><li>氧托品(Oxivent®)</li><li>噻托溴铵(Spiriva®)</li><li>葡萄糖吡咯(Robinul®)</li><li>奥昔布宁(Ditropan®)</li><li>托特罗定(Detrol®)</li><li>苯海拉明(Benadryl®)</li><li>茶苯海明(Dramamine®)</li></ul>
胆碱能药	<ul><li>排便</li><li>精神混乱</li><li>排便</li><li>出汗</li><li>腹泻</li><li>呕吐</li><li>流泪</li><li>瞳孔缩小</li><li>肌纤维自发性收缩</li><li>流涎</li><li>惊厥</li><li>排尿</li><li>无力</li></ul>	<ul><li>心动过缓</li><li>体温过低</li><li>呼吸急促</li></ul>	<ul><li>有机磷酸盐(马拉硫磷)</li><li>蘑菇(属丝盖伞属和杯伞属)</li><li>氨基甲酸酯</li></ul>
拟交感神经药	<ul><li>焦虑</li><li>妄想</li><li>偏执狂</li></ul>	<ul><li>高血压</li><li>心动过速</li><li>瞳孔放大</li><li>出汗</li><li>体温过高</li><li>呼吸急促</li><li>肠鸣音亢进</li><li>惊厥</li><li>毛发竖起</li></ul>	<ul><li>安非他命</li><li>可卡因</li><li>麻黄素</li><li>甲基苯丙胺</li><li>伪麻黄碱</li></ul>
阿片类药物/镇静剂	<ul><li>昏迷,针尖样瞳孔</li><li>呼吸抑制</li><li>神志改变</li><li>休克</li><li>肺水肿</li><li>无反应</li></ul>	<ul><li>心动过缓</li><li>低血压</li><li>体温过低</li><li>呼吸抑制</li></ul>	<ul><li>阿片类药物(海洛因、硫酸吗啡、芬太尼、氢可酮和羟考酮)</li></ul>

续表

中毒综合征	体征和症状	生命体征	原因
血清素综合征	• 神志改变 • 激动 • 震颤 • 肌阵挛 • 反射亢进 • 共济失调 • 不协调 • 出汗 • 颤抖	• 体温过高 • 心动过速 • 低血压	• 氟西汀(Prozac®) • 舍曲林(Zoloft®) • 帕罗西汀(Paxil®) • 氟伏沙明(Luvox®) • 西酞普兰(Celexa®)
致幻剂	• 精神混乱 • 幻觉 • 肠鸣音亢进 • 恐慌 • 惊厥	• 高血压 • 心动过速 • 呼吸急促	• 安非他命 • 可卡因 • 苯环己哌啶(PCP)

在治疗毒物暴露患者时,很重要的一点熟悉这些毒物如何影响活体。药代动力学一种物质在活体内如何受到影响的研究(物质是如何分布和代谢的),而药效学是关于一种物质如何影响生物体(临床副作用)的研究。在照护毒物中毒人群时,了解二者间的差异十分重要。举一个明显的例子,如果患者暴露于某种药物,治疗和稳定的重点不仅仅是限制与身体的相互作用,而且还要治疗对患者的临床效应。因此,当开始护理时,医疗人员必须确定是何种毒物、进入体内的毒物数量和入侵途径。发生的毒物暴露途径包括通过非肠道、肠内、局部和吸入等途径。肠胃外途径包括典型的血管内、骨髓内腔、肌内和皮下注射。肠内摄入途径包括舌下、口

服和直肠给药。通过皮肤和黏膜发生局部吸收。暴露的时间因毒素的数量及其进入体内的途径而异。

表 52-4 概述了通过不同途径进入人体的典型暴露时间[6]。

初步处理和复苏

案例:渔业情况

你所在的飞行团队接到电话需要前往沿海社区医院急救过量服用药物患者。当急救人员到达时,转诊医生告知患者是一名 26 岁的男性商业捕鱼业人,他在一艘大型渔船上工作。显然,当他在甲板下方的"鱼舱"工作过程中,他被闻起来臭鸡蛋一样的有毒气体熏倒。周围的同事推测他可能下跌了 4.6m(15ft)掉入鱼舱。患者在现场接受正常手指穿刺,并通过 EMS 转运。患者的初始 GCS 为 7(E1、V2、M4)。发现患者出现低血压和心动过速。派遣的医生为患者插管保护气道,并确定患者过量吸入硫化氢。此时他想为患者提供亚硝酸钠作为解毒剂。通过航空转运转运到具备毒理学会诊能力的三级中心需要 35 分钟。现场的高级急救员打电话请求急救指导。

急救指导的问题:

1. 对于硫化氢过量应如何治疗？亚硝酸钠是首选的解毒剂吗？

2. 如果医疗主任对毒物不熟悉,可以利用哪些

表 52-4　暴露后吸收异物的时间[6]

进入途径	暴露时间
血管内	30~60 秒
骨髓腔内	30~60 秒
气管内	2~3 分钟
吸入	2~3 分钟
舌下	3~5 分钟
肌内注射	10~20 分钟
皮下	15~30 分钟
直肠	5~30 分钟
食入	30~90 分钟
经皮	数分钟至数小时

资源来快速确定适当的治疗方案?

3. 亚硝酸钠有哪些适应证和禁忌证?

4. 患者可以使用本解毒剂吗?

5. 预计这种解毒剂有什么"并发症"?

护理中毒紧急情况的患者从基本复苏技术开始,大多数医疗保健提供者均已习惯此技术并接受过长期培训。但是,必须考虑的重要事项是,在提供复苏支持的同时,急救人员必须积极确定患者所暴露的物质。在负责开始院外护理的现场救护人员到达之前,也必须建立相应的安全措施。评估事故现场和危险物质紧急情况的安全性不在本章讨论范围内,但毋庸置疑,如果在这些情况下使用航空医学资源,在启动护理之前确保"现场"安全最为重要。

在评估的初始阶段,工作人员必须确定患者在评估和治疗之前是否需要大致去污。有一些已知的案例中,当救护人员开始为中毒患者治疗时,而在复苏过程中,救护人员无意中发生中毒。如果要求执行某一类型的大致去污,理想情况下,必须在实施有创手术或治疗之前进行。必须根据毒物的情况,制订具体的去污方案。去污既包括去除衣服上的药片碎片或针头和注射器等简单操作,也包括在危险物质团队的协助下进行大规模的去污。无论采取哪种方式,直到能够确保救护人员的安全时再实施患者护理。

案例:最喜欢的"零食治疗"

直升机紧急救治转运服务接到电话须前往在该州的农村地区对一名18岁的失去知觉女性患者提供现场转运。在抵达时,发现患者无反应,伴有针尖样瞳孔。患者的指尖血糖值正常。求救的高级急救员说,他已经多次给予患者 Narcan®(纳洛酮),且患者有一定的反应。然而,效果是短暂的,患者再次失去知觉。急救人员担心患者在用时90分钟转往当地医院的途中神经系统状态会变差。发现该患者血流动力学稳定,且伴有呼吸频率下降。患者的男朋友解释说,患者为了娱乐而食入了"Chiclets",他希望停止进一步的治疗。飞行团队请求在线急救指导。

急救指导的问题:

1. 患者吃入了什么?

2. 应如何管理这个患者?

3. 是否应联系毒物中心?

4. 药物和随后的解毒剂会有哪些潜在的并发症?

5. 是否会在尿液或血清药物筛查中发现这种药物?

6. 可以遵照患者男友的愿意吗?

气道管理

就像所有的复苏一样,气道是最重要的。服用药物、滥用药物和其他毒物会降低患者维持气道通畅的能力。经最初的评估,救护人员必须确定患者是否需要需要积极管理气道或近期可能需要治疗。在患者在摄入毒物后,可以表现出完整的气道反射功能,但可能状况很快就会发生改变而丧失该能力。在医院外提供护理时,救护人员可能需要尽早确保气道通畅,以防止因毒素会进一步代谢而可能导致的后遗症。此外,如果预期患者可能需要实施积极的复苏技术,也可能必须尽早施行气道保护。

有效地管理气道需要几人的配合。根据培训和地点的不同,医疗人员有多种方法用于确保不稳定气道通畅。采取人造的口腔和鼻腔呼吸道或气囊-活瓣-面罩通气等基本技能,有助于保护气道,直到有效地放置确定的辅助呼吸装置。在预期患者需要确定插管的情况下,较长期的快速插管(RSI)是有效执行该操作的正确技术。在许多情况下,患者的气道反射功能减弱,救护人员必须准备好处理呕吐和其他并发症,同时将气管导管固定就位。如果患者出现并发症,必须提供抽吸器、监测设备(心率监测仪、脉搏血氧计、潮气末二氧化碳仪等)、气道辅助设备和辅助气道。

如果决定使用 RSI 技术为患者安置气道,医疗人员必须警惕诱导药物的药理学副作用。总体而言,插管诱导可导致患者体内的儿茶酚胺损失,导致实际手术过程中出现低血压。有多种诱导剂可供选择,但必须根据临床情况适当选择药剂。在患者镇静后,通常给予患者麻痹剂用于使肌肉松弛以允许气管内导管安全通过。医疗人员必须熟悉 RSI 技术所需使用的化学麻痹剂。Succinyne(Anectine®)是一种去极化肌肉松弛剂,禁止用于高钾血症、有骨骼肌疾病史、恶性体温过高或年龄较大的压伤或烧伤等患者。较长时间无反应的患者可能出现横纹肌溶解症,并可能存在高钾血症的风险[7]。对于无法提供相关病史的患者,可能需要使用非去极化剂(包括罗库溴铵(Zemuron)或维库溴铵(Norcuron)等)来松弛肌肉,以便尽量减少医源性后遗症。

如果医疗人员无法妥善保护患者气道,则可能

513

需要其他辅助装置，包括声门外气道装置（例如喉罩气道（LMA）和 King Airway 等）。当确保气道安全后，需要继续监测以保持其有效且通畅。气道辅助装置可能会发生脱落和阻塞，如果不能发现，可能导致有害的结局。

呼吸管理

案例：在封闭空间的孩子

一个县的农村地区发生火灾，前去救援的警察和消防人员能够从被火焰吞没的民宅中疏散一个家庭。在搜查过程中，他们找到一个轻度至中度灼伤的小孩。消防员在房屋内部搜寻时，发现患者处于在一个封闭的小房间里。尽管房间里有明显的烟雾，但是损坏不大。当飞行团队到达现场并建立静脉通路，然后确定患者有 26% 的部分深度烧伤。注意到这个小女孩失去知觉、缺氧、血压显著偏低。估计小女孩的体重为 18kg，根据体重开始给予适当输液。此外，使用 RSI 保持小女孩气道通畅。飞行团队联系医疗主任求助其他问题：

急救指导的问题：

1. 是否需要将这位患者送往烧伤和创伤中心？
2. 是否需要额外的干预措施？
3. 患者需要高压治疗吗？
4. 如果给予患者更多的解毒剂，预期会出现怎样的结果和并发症？

在急性中毒和服用药物过量的情况下，会有规律地发生呼吸困难。呼吸障碍后遗症可分为三大类。这三类包括呼吸衰竭、氧合障碍（或缺氧）和气道受损（支气管痉挛/支气管收缩）。在急性复苏时，经确定的呼吸功能受损必须归为上述类别中。然而，务必应注意，多种原因均会导致呼吸衰竭，如果不加以纠正，会导致神经系统和心血管系统的功能受损。

当评估患者呼吸有效性时，医疗人员不仅要评估患者的呼吸频率、呼吸质量和深度，也需要使用必要的监护设备。可使用持续的脉搏血氧仪监测是否缺氧，特别是在一氧化碳中毒的情况下。额外使用氧气一氧化碳检测仪用于鉴别一氧化碳（CO）暴露以及有限的氧合作用。（医疗人员需要知道，由于一氧化碳可以被判读为血红蛋白上的氧气，因此脉搏血氧仪读数可能会错误地偏高。）如果患者嗜睡、昏睡或昏迷，使用动脉血气分析（ABG）对于诊断缺氧和高碳酸血症至关重要。

如果出现支气管痉挛或支气管受到直接损伤（即吸入碳氢化合物），则必须迅速通过氧合和移除侵害剂来纠正观察到的气道损害。此外，在急性情况下，可以给予患者支气管兴奋剂（如沙丁胺醇或异丙托铵等 β2 激动剂），以减轻支气管痉挛的影响。

根据患者的表象、临床状况和复苏区域监测设备的结果，可以启动即时干预措施以维持患者的气道通畅。可以对这些插管患者启动呼吸机管理，以快速有效地纠正缺氧和高碳酸血症。对于那些清醒、警觉且无需气道管理的患者，可根据需要进行适当吸氧并给予药物治疗。

循环管理

案例：自杀未遂

当地的飞行团队奉命起飞，去急救一位 42 岁的男性，他在试图自杀时服用了大约 10 克维拉帕米。当将该患者送至当地急诊室时，发现该患者处于昏睡状态，但这保护了他的气道。发现该患者心动过缓，心率为每分钟 24 次，并伴有低血压（血压值为 58/32）。该患者不够服从，不能喝活性炭。为该患者建立了静脉通路。借助氯胺酮和罗库溴铵为该患者实施气管插管，以保护气道。现在给予患者多巴胺（20μg/（kg·min）），但低血压和心动过缓仍未见缓解。在将患者送往三级医疗中心之前，飞行团队电话求助急救指导。

求助于医疗主任的问题：

1. 飞行团队可以进行哪些额外的干预？
2. 钙通道阻滞剂过量有哪些预期后遗症？
3. 是否有药理学解毒药？
4. 下一步如何护理患者？

在急性中毒后应立即处理的最后一个方面是体循环。如果从患者主诉获悉患者曾接触药物，救护人员必须立即确定患者的血流动力学状态。在患者心脏停搏的罕见情况下，医疗人员依靠美国心脏协会（AHA）的高级心脏生命支持（ACLS）规则[8]。在 ACLS 案例中，完全心脏骤停患者的治疗方法相似。然而，当试图扭转原因时，医疗人员依靠"H 和 T"的助记符来实施适当的治疗。心脏停搏可能的病因之一是毒素。如果心脏停搏的确由于这种特定原因所导致的，那么在心脏停搏期间，医疗人员几乎没有时间来识别毒素。如果能够查明毒素，应该给予患者解毒剂（如果有的话），试图使血流动力学受损患者心脏恢复搏动。

在所有其他情况下，如果患者没有发生急性心脏停搏，则应量化患者的血流动力学状况，以确定脉搏、血压和皮肤颜色，作为患者血液循环状态的衡量指标。应该立即治疗脉搏发生显著变化的患者，包括阻碍体循环的心动过缓或心动过速。这种损害表现在同时发生的多项临床变化，包括低血压、神志改变、毛细血管再充盈延迟，甚至是呼吸窘迫。上文已经讨论了气道和呼吸干预方面的复苏措施。但是，必须建立静脉通路和提供液体复苏，以增强已减弱的血液循环。

需要适当的监测那些观察到脉搏变化的患者或已知暴露于心脏毒性物质的患者。在评估这些患者时，应完成 12 导联心电图，以了解食入后的二次效应，包括心肌梗死和心肌缺血。改变的代谢产物和电解质的其他影响可表现为脉搏异常（表 52-5），还可能与那些影响心脏组织电导的总体形态的物质有关（表 52-6）。

表 52-5　影响脉搏的节选药物和毒素[9]

能够导致心动过速的药物	机制
安非他命	拟交感神经药
可卡因	拟交感神经药
苯丙氨酸（PCP）	拟交感神经药
一氧化碳	细胞呼吸抑制剂
氰化物	细胞呼吸抑制剂
硫化氢	细胞呼吸抑制剂
抗组胺药	抗胆碱能药
吩噻嗪	抗胆碱能药
三环类抗抑郁药（TCA）	抗胆碱能药
导致心动过缓的药物	**机制**
地高辛	胆碱能药
有机磷酸盐	胆碱能药
β 受体阻滞剂	膜抑制剂
阿片类药物	交感神经阻滞药
锂	其他机制
卡马西平	其他机制
可乐定	交感神经阻滞药
毒扁豆碱	膜抑制剂
三环类抗抑郁药（TCA）	膜抑制剂

表 52-6　累及内部心脏传导的药物和毒素[9]

QRS 延伸	QTC 延伸	室性心律失常
丁氨苯丙酮	胺碘酮	安非他命
洋地黄	氟哌啶醇	咖啡因
可卡因	美沙酮	可卡因
苯海拉明	普鲁卡因胺	地高辛
TCA	磷酸酯类农药	氟化物
文拉法辛	氯丙嗪	茶碱
普萘洛尔	克拉霉素	TCA
普鲁卡因胺	索他洛尔	水合氯醛
拉莫三嗪	伊布利特	茶碱

许多药物不仅可能影响心脏本身，引起心律失常，还可能影响全身血管情况，相应地引起高血压或低血压。在这些情况下，注意实现正常的平均动脉压（MAP）对于确保适当的灌注至关重要。对于因毒物暴露所导致急性高血压的患者，迅速降低血压可最大限度地降低患者颅内出血、形成主动脉夹层、心肌梗死和充血性心力衰竭的可能性。对出现急性高血压患者，务必小心地降低血压。在拟交感神经药使用过量的情况下，使用 β 受体阻滞剂（即艾司洛尔或拉贝洛尔）实际上可能会加重高血压危象，导致非对抗性的 α 受体刺激。对于病因不清或疑似与毒性暴露有关的这一类型的患者，必须使用包括酚妥拉明等在内的 α-受体阻滞剂来控制血压。

长时间的低血压也可能对患者造成不利影响，包括心脏损伤、肾小管坏死和脑缺血。这些患者可能需要大量的液体复苏，以尽量减少毒素的影响。作为扭转低血压效应的第一步，应以 20～30ml/kg 开始实施积极的液体复苏。如果给予患者类晶体后几乎没有变化，则须使用血管加压药治疗。通常会选择去甲肾上腺素作为作为一线治疗，提供 α 和 β 受体来缓解低血压。尽管已经较少使用多巴胺，但它仍可用于伴有心动过缓的低血压患者。尽管仍需要使用包括苯福林等在内的其他血管加压药，但这些药物的效果有限。

当完成初步调查后（即"ABCs"），必须治疗其他危及患者生命的并发后遗症。在管理气道、呼吸和血流动力学状态的同时，实施额外的干预措施。对于知觉异常的患者，必须确定病因。在初步评估时，必须排除失去知觉的其他原因。完成测试指尖血糖值、乳突检查和完整的神经系统检查，这些可用于评估头部创伤。可以送检患者血样以帮助作出此决定,以下章节会对此进行讨论。也可以对患者进行影像学检查,以排除颅内损伤或病变。对于发生神志改变(相对于其通常神志状态)的患者,首先必须排除低血糖和麻醉剂过量。通过给予患者葡萄糖和纳洛酮可以容易地纠正低血糖和麻醉剂过量。

此外,许多发生各种毒性事件的患者可能会出现惊厥。一般惊厥管理继续侧重于通过保护气道和通气管理给予患者支持性护理,但需要及时控制惊厥。一线治疗需要使用苯二氮䓬类药物(劳拉西泮或咪唑安定),如果患者仍处于惊厥状态,则继而使用磷苯妥英或苯巴比妥。在很多情况下,在长时间惊厥发作时需要确定气道管理。有几种类型的中毒患者会出现难治性惊厥发作活动,除非提供特定的解毒剂,一般不能使患者停止惊厥。这些包括 INH、茶碱和三环类抗抑郁药等[10]。通常,如果长期停用毒素,大多数患者后续不再出现惊厥发作。患者可能会因毒物暴露而发生其他后遗症,可以对症治疗。这些后遗症包括横纹肌溶解症、过敏性反应和特定的药物反应(例如肌张力障碍、静坐不能、恶性高热等)。

医疗人员应熟悉在患者出现症状后初始复苏阶段可以开始给予患者少量解毒剂。一般医疗人员和医疗主任可从许多教科书、期刊和其他重要的资源获取信息,但有时这些信息不易获得,为了确保患者存活,从业人员必须能够确保这些信息随手可得。随着可用数字资源的出现,医疗服务人员不必记住全部必要的信息;但掌握常用的药物和可能导致中毒并发症的药物并知道相应的解毒剂,这通常十分有用。本章最后列出了一个综合清单。

毒物暴露的诊断

正如本章前面所提到的,必须迅速诊断和治疗毒物暴露,有时诊断和治疗须同时进行,以取得积极的结果。医疗人员必须获得详细病史和体检,并结合完成的实验室诊断和影像学检查以鉴别有毒物质。通过完成患者护理的这三个方面,可以很容易地识别大部分的毒物。

对于转运的患者,医疗人员团队必须快速有效地鉴别暴露。如果患者不能提供病史(由于不配合或失去知觉),则很重要的一点是识别患者所接触到的物质。家人、朋友或其他急救医疗服务(EMS)

提供者也许能够识别药物、滥用药物或其他环境毒素。有了这些数据,重要的是量化患者所接触毒素的量、确定发生暴露的时间以及接触的持续时间。根据详细的病史,医疗人员能够完成对患者体检,在大多数情况下,这有助于确认诊断。

必须完成全面体检以鉴定符合中毒的症状和体征。检查的最初部分必须关注本章前面所述的初步评估,以及相应的生命体征。然后,必须完成彻底的二次检查,以确定有无不容易注意到的后遗症。本检查应该包括评估重要系统(包括呼吸系统、神经系统和心血管系统),但也必须完成与特定毒素相关的具体评估。表 52-7 中列出了这些补充的体征。体检完成后,可以进行适当的实验室评估和影像学诊断检查。

表 52-7　受到毒物暴露影响的特定体检项

体检项	临床所见
头、眼、耳、鼻与喉(HEENT)	● 瞳孔大小和反应 ● 眼球震颤
心血管	● 心动过缓 ● 心动过速
呼吸系统	● 呼吸抑制 ● 呼吸急促 ● 支气管痉挛
胃肠道	● 腹部腹膜炎 ● 异物 ● 肠鸣音减弱或增强 ● 呕吐 ● 腹泻、便秘或顽固性便秘
肌肉与骨骼	● 肌阵挛 ● 深腱反射
神经系统	● 感觉障碍 ● 神志改变
皮肤	● 肤色 ● 发绀 ● 皮疹(病变或淤斑)

实验室检测

任何类型的服用过量患者均应完成标准的实验室检测和影像学检查。基本实验室检测往往不能明确鉴定出患者所接触的具体外来物质;根据观察到的实验室结果,在一定程度上可推测中毒后的后遗症。

能够完成的初始血清研究包括全血细胞计数(CBC)、综合代谢检查(CMP)和血浆渗透压。根据这些基础实验室检查结果,可以确定血清电解质是否异常、是否存在渗透量差值以及肾和肝功能衰竭。对于急性插管或呼吸窘迫的患者,需要使用动脉血气以确定 pH 值、缺氧和潮气末二氧化碳水平。通过血清和尿液实验室分析,可以进行其他毒理学筛查。如前所述,血清和尿液药物筛选仅能检出毒性摄取物的相对较少部分。总的来说,只有 40~100 种毒理学筛选可供选择[9]。与患者可能暴露于的超过 10 000 种物质相比,即时床边能够筛查数量更少[9]。

最常见的血清药物筛查通常只包括三至四种摄入物。然而,该筛查的实际意义在于,血清药物筛选在某些情况下能够提供血液中特定物质的水平。这些物质包括酒精(乙醇)、对乙酰氨基酚、三环类抗抑郁药(TCA)和阿司匹林。表 52-8 列出其他血清药物筛选。也可使用尿药筛选,通常用于(定性)确定是否存在典型"滥用药物"(表 52-9)。在许多情况下,临床过量用药的情形是相当有限的,但可根据这种使用情况来鉴别那些可能需要治疗的成瘾患者。需要特别注意的是,许多毒物筛选有其局限性,可能无法相应地确定是否存在毒素和代谢产物。

表 52-8　常用的市售血清药物筛选[9~10]

- 对乙酰氨基酚
- 乙胺嗪
- 一氧化碳
- 地高辛
- 苯妥英钠
- 乙醇
- 乙二醇
- 铁
- 异丙醇
- 锂
- 甲醇
- 苯巴比妥
- 钾补充剂
- 水杨酸
- 卡马西平
- 茶碱
- 三环类抗抑郁药(TCA)
- 丙戊酸

表 52-9　常见的市售尿液药物筛查[9~10]

- 安非他命
- 巴比妥酸盐
- 苯二氮䓬
- 咖啡因
- 可卡因
- 苯海拉明
- 多种抗心律失常药
- 阿片类药物
- 苯环己哌啶(PCP)
- 异丙嗪
- THC(大麻)
- 三环类抗抑郁药

最后,还有一些少量剩余的各种实验室样本可能免于再次对患者抽血。对于育龄妇女,需要通过血清或尿液样本来确定妊娠状态。毒素或列出的解毒剂可能会对未出生的胎儿造成伤害。如果确定患者已怀孕,患者或患者指定的委托人、医疗人员必须共同讨论拟实施疗法的风险与获益。应完成 EKGs 以评估过量情况下心率异常、心肌缺血和 QRS/QTc 延长。在少数选定的情况下,影像学检查对于鉴别胃肠道内的异物或药片碎片比较有用。腹部 X 线片最常用于检查食入金属异物的患者或已摄入铁或铅丸或油漆屑的患者。另外,还发现有一些患者尝试在胃肠道内放置小袋子以走私非法药物。这些"小包"也可以通过腹部成像进行识别。

诊断发生中毒的患者可能比较困难。转运人员必须利用患者的家人、朋友、同事和其他当地资源等各种可用资源来确定可导致暴露的一系列事件相关病史。此外,适当的身体评估和实验室分析可以帮助医疗人员确定可导致明显症状和体征的物质。

如果确定出毒素,则可根据需要可以在同时给予支持性护理下启动针对性治疗。

常见的毒物暴露和急救处理

必须清楚毒理学涉及丰富的临床知识和治疗。本章节不能代替教材、期刊或本领域的具体培训;可根据本章节内容初步鉴别常见的体征、症状、处理和具体的解毒剂(如果有的话)。在转运环境下负责照护患者的临床医师或者提供医疗指导的人可能并不精通毒理学领域,但是如果遇到这样的患者,工作人员必须能够紧急地获得相关资源。为了给这一特定人群提供足够的临床护理,在接触患者之前,必须准备好相关资源(包括毒理学家和书面标准)。如果医疗主任或转运人员不熟悉特定的中毒综合征或毒物暴露情况,在将患者转入严酷的转运环境之前,工作人员应该联系非常了解毒物和后续管理的毒物控制中心或急救人员。

本章节的最后一部分是急救人员在"现场响应"或医疗机构间转运过程中可能遇到的常见化学物质清单。这个清单还介绍了毒理学家已经确定的相应具体解毒剂和给药策略,是当前的护理标准(表 52-10)。

表 52-10 常见的毒理学暴露和相关的解毒剂

食入物	解毒剂	剂量
对乙酰氨基酚	N-乙酰半胱氨酸	• 140mg/kg PO,然后 70mg/kg q4 小时,最高为 17 倍剂量 • 1 小时内 150mg/kg IV 负荷,4 小时内 50mg/kg,然后 16 小时内 100mg/kg
砷、铅和汞	BAL	• 仅限 3~5mg/kg IM
苯二氮䓬	氟马西尼	• 0.2mg,然后 0.3mg,然后 0.5mg,最多 5g;如果患者有并发 TCA 中毒的症状,则不能使用虽未获准用于儿童,但可能是安全的
β-受体阻断剂	胰高血糖素	• 成人 5~10mg,然后每小时输注相同的剂量
	胰岛素/右旋糖酐	• 先是以 1 个单位/kg 静脉推注普通胰岛素,然后以 1~10 个单位/(kg·h)推注;应经常检查血糖 • 以 100ml/h 推注 D_{10},如果发生低血糖,则推注 D_{50}
	脂肪乳剂 20%	• 先是在 2~3 分钟内输注 5ml/kg,然后输注 0.25ml/(kg·min) • 先是在 2~3 分钟内输注 1.5ml/kg,然后输注 0.25ml/(kg·min)
钙通道阻滞剂	钙	• 连续监测,在几分钟内给予 • 通过静脉给予成人 1g 氯化钙(如果未建立中心通路,则使用葡萄糖酸钙) • 对于儿童患者,给予 20~30mg/kg/剂量 • 根据需要重复给药
	胰高血糖素和 20% 脂肪乳剂	• 也可以使用(请参阅上文 β 受体阻断剂部分所述剂量策略。与钙通道阻滞剂的剂量相同)
一氧化碳		• 高流量氧气 • 考虑高压治疗和神经后遗症
香豆定	植物甲萘醌(维生素 K)	• 1~10mg PO/IV
	新鲜的冷冻血浆(FFP)	• 按体重和计算的 INR 确定剂量
	凝血酶原复合物浓缩物(PCC)	• 按体重和计算的 INR 确定剂量

食入物	解毒剂	剂量
氰化物、硫化氢	羟钴胺	• 在 15 分钟内给予 NS(5mg/100ml)
	硫代硫酸钠	• 成人剂量为 50ml 25%(12.5g;1 安瓿);儿童剂量为 1.65ml/kg IV
	亚硝酸钠	• 成人剂量为 10ml 3%(300mg;1 安瓿);儿童剂量缓慢给予 0.33ml/kg IV
洋地黄糖苷	地高辛特异性 Fab	• 如果患者发生心室颤动,则需要 10~20 支;否则,应根据血清地高辛浓度或摄入量确定剂量大小
乙二醇	甲吡唑	• 在 30 分钟内给予 15mg/kg×1 的剂量,然后 10mg/kg q12h×4 剂量;然后每 12 小时增加至 15mg/kg 直至乙二醇<20mg/dl • 透析过程中调整剂量 • 维持血清水平为 8.6~24.6mg/L
	吡哆醇	• 每日 100mg IV
	硫胺素	• 100mg IV
氢氟酸	葡萄糖酸钙	• 外用润滑乳胶(3.5g/5oz);随意涂在受累皮肤上
铁	去铁敏	• 15mg/(kg·h) IV;据报道,更高的剂量也是安全的
异烟肼、肼屈嗪和一甲基肼	吡哆醇	• 如果不知道摄入剂量,给予成人 5g,儿童 1g;倘若给予大剂量的解毒剂可能会导致神经病变
局部麻醉剂等	脂肪乳剂 20%	• 先是在 2~3 分钟内输注 1.5ml/kg,然后输注 0.25ml/(kg·min)
高铁血红蛋白生成药	亚甲蓝	• 给予 1~2mg/kg IV;对于无贫血成人,每剂量为 10ml 的 10%溶液(100mg)
锂	不适用	• 血液透析
甲醇	甲吡唑	• 与针对乙二醇的剂量相同
阿片类药物	纳洛酮	• 2mg;少量以避免麻醉药脱瘾,倘若反应不足,则加大药量;对于儿童,给予相同剂量
有机磷酸盐	阿托品	• 测试剂量,成人为 1~2mg IV,儿童为 0.03mg/kg;滴定至肺分泌物干燥
血清素综合征	赛庚啶	• 4mg PO 或根据需要通过鼻胃管给药;没有可用的肠胃外形式;解毒剂可能会引起抗胆碱能效应
水杨酸盐	碳酸氢钠	• 剂量范围取决于 ASA 水平 • 对于 ASA 水平高于 100mg/dl 或慢性摄入大于 70mg/dl 的患者,开始实施血液透析
磺酰脲类药物	奥曲肽	• 1μg/kg IV q8~12hrs

续表

食入物	解毒剂	剂量
三环类抗抑郁药（TCA）	碳酸氢钠	• 成人的剂量为 44～88mEq；儿童的剂量为 1～2mEq/kg；最好使用 IV 推注而不使用缓慢输注 • 先是在 2～3 分钟内输注 1.5ml/kg，然后输注 0.25ml/（kg·min）
丙戊酸	肉毒碱	• 100mg/kg IV 或 PO 负荷剂量，25mg/kg q6h

总结

　　紧急救治转运人员仍能经常遇到毒理学紧急情况的患者。这一特定患者人群可能出现一系列严重的疾病，涵盖最小的副作用到危及生命的后遗症。总体而言，毒理学暴露会导致明显的发病率和死亡率。在医院外，工作人员不仅要迅速确定具体的中毒综合征，而且要及时启动适当的治疗，以尽量减少不良结局。在许多情况下，医疗人员可能无法仅根据患者的临床症状和体征来确定具体的暴露情况。使用实验室资源和训练有素的工作人员能够对所遇到的特定化学中毒综合征提供比较准确的判断。在某些情况下，必须在作出具体的食入物诊断之前启动支持性治疗和复苏措施。可以提供解毒剂，以尽量降低化学品暴露的不良反应。医疗主任和直接提供护理的医疗人员均应共同制订反映当前毒理学紧急情况治疗对应体征的方案。掌握解具体治疗方法和获得可用的资源将确保这一患者群体获得最佳的治疗效果。

参考文献

1. Bronstein AC, Spyker DA, Cantilena LR Jr, Rumack BH, Dart RC. 2011 Annual report of the American Association of Poison Control Centers' National Poison Data System (NPDS): 29th Annual Report. *Clin Toxicol.* Dec,2012;50(10):911-1164.
2. Hoyert DL, J. Xu. Deaths: Preliminary data for 2011. *National Vital Statistics Reports.* October 10, 2012; 61(6).
3. Kulstad EB, Sikka R, Sweis RT, Kelley KM, Rzechula KH. ED overcrowding is associated with an increased frequency of medication errors. *Am J Emerg Med.* Mar, 2010;28(3):304-9.
4. Salanitro AH, Osborn CY, Schnipper JL, et al. Effect of patient- and medication-related factors on inpatient medication reconciliation errors. *J Gen Intern Med.* Aug,2012;27(8):924-32.
5. Mofenson HC, Greensher J. The nontoxic ingestion. *Pediatric Clinics of North America.* 1970;17 (3): 583–90.
6. Katzung, BG,Masters S. *Basic and Clinical Pharmacology.*12th ed. New York, NY:McGraw-Hill; 2012.
7. Bagley WH, Yang H, Shah KH. Rhabdomyolysis. *Intern Emerg Med.* Oct,2007;2(3):210-8.
8. Vanden Hoek TL,Morrison LJ, Shuster M, et al. 2010 American Heart Association Guidelines for cardiopulmonary resuscitation and emergency cardiovascular care, Part 12: Cardiac arrest in special situations.*Circulation.* 2010;122:S829-S861.
9. Olson KR. *Poisoning and Drug Overdose.* New York, NY: McGraw Hill;2007.
10. Nelson LS, Hoffman RS, Lewin LA, Goldfrank LS, Howland MA, Fomenbaum NE. *Goldfrank's Toxicologic Emergencies.* New York, NY: McGraw-Hill;2011:1981.

推荐阅读

1. Holstege CP, Dobmeier SG, Bechtel LK. Critical care toxicology. *Emerg Med Clin North Am.* Aug, 2008;26(3):715-39.
2. Lam SW, Engebretsen KM, Bauer SR. Toxicology today: what you need to know now. *J Pharm Pract.* Apr,2011;24(2):174-88. Accessed Mar 14,2011.
3. Criddle LM. An overview of pediatric poisonings. *AACN Adv Crit Care.* Apr-Jun, 2007;18(2):109-18.
4. Shannon M. Ingestion of toxic substances by children. *N Engl J Med.* Jan 20, 2000;342(3):186-91.
5. Betten DP, Vohra RB, Cook MD, Matteucci MJ, Clark RF. Antidote use in the critically ill poisoned patient. *J Intensive Care Med.* Sep-Oct,2006; 21(5):255-77.
6. Calello DP, Osterhoudt KC, Henretig FM. New and novel antidotes in pediatrics. *Pediatr Emerg Care.* Jul, 2006;22(7):523-30. Review. Erratum. *Pediatr Emerg Care.* Feb,2007;23(2):82. Dosage error in article text. *Pediatr Emerg Care.* May,2007;23(5):354.
7. Hawley C. *Hazardous Material Incidents.*3rd ed. Independence, KY: 2008:320.
8. Olson KR. *Poisoning and Drug Overdose.* New York, NY: McGraw Hill;2007.
9. Nelson LS, Hoffman RS, Lewin LA, Goldfrank LS, Howland MA, Fomenbaum NE. *Goldfrank's Toxicologic Emergencies.* New York, NY: McGraw-Hill;2011:1981.

53. 在转运环境下的疼痛管理

Charles W. Sheppard, MD

引言

Albert Schweitzer 曾说:"痛苦比死亡本身更令人难以忍受。"医疗领域从业人员被请求帮助患者和伤者,这其中许多人(大部分)正在遭受痛苦。这不仅是能够缓解患者痛苦的良好"客户服务",而且还能改善患者的生理状态,预防并发症,最重要的是使工作更加愉快和有价值。遗憾的是,多项研究仍然表明在院前和急诊部门忽视疼痛或对疼痛治疗不足[1,2]。有相当多的证据表明,儿童和老年患者的疼痛管理更差[3]。

有大量证据表明,尽早治疗疼痛和积极改善结局,能够减少整体用药需求[4,5]。虽然住院部门已认识到这一点,推广了患者自控镇痛(PCA)泵、"超前镇痛"和 IV 之前的局部麻醉等技术,但是这些技术未被广泛应用于紧急情况或院外环境。需要改变多数人认为疼痛并不重要的观念。尽管大多数系统均制订了用于治疗缺血性(或疑似缺血性)疼痛的方案,但是很少制订治疗其他类型疼痛的方案,不过幸运的是这种方案在增多。

根据 1913 年出版的 Cope 关于腹部疼痛的书,现已深入研究了治疗腹痛会掩盖诊断背后的长期不解之谜。所有的研究(确实很少)均得出相同的结论——即治疗疼痛不会干扰诊断,而且大多数研究表明治疗疼痛促使更容易作出诊断[6,7]。因此,一般不再认为腹痛是疼痛治疗的禁忌证。同样,创伤外科医生也认识到疼痛对他们的患者是不利的,低血压、掩盖实际病情等担心被高估了。

治疗疼痛有许多方法,包括药理学和非药理学等方法。有许多心理调节剂会影响疼痛和疼痛感觉。这些包括焦虑、恐惧、无助和压力。另外,愤怒和动机对疼痛感知有显著影响。医疗人员尽可能多地利用这些(如避免愤怒)是重要的。信息是重要的痛苦缓解剂,既能减轻焦虑和恐惧又能克服无助感。尽可能地解除痛苦是很重要的,仅仅是承认就能使痛苦减轻很多。医疗人员也必须熟悉药物治疗的选择。

评估

应对所有患者评估疼痛情况并作记录。评估可以涉及疼痛评分,通常使用 11 点量表(0~10分)、视觉模拟评分,或简单的技术(例如询问患者是否疼痛)。应记录患者疼痛程度并在实施干预后重新评估。对于非研究的情况,询问患者"你感觉疼吗?"和"需要止疼吗?"等问题就够了。对于调查性研究,使用经确认的疼痛评分是适当的。儿科患者的疼痛更难以量化,但相对于成人更需要治疗。研究表明,通常父母非常擅长评估他们孩子的疼痛程度。针对慢性疼痛开发的复杂评分系统通常不适用于医疗转运环境。以下简要总结了典型的一维疼痛评分系统。

- 视觉模拟量表(VAS)。100mm 的量表,一端是"无痛",另一端是"所能想象的最大或最严重疼痛"。要求患者指出自己的疼痛所得分值。对于儿童患者可以修改为"笑脸"量表。通常认为 13mm 的变化属于临床上的显著变化。
- 数字评分量表(NRS)。要求患者在从"无疼痛"0 分至"难以忍受或可想象的最严重疼痛"10 分范围内评定自己疼痛的分值。
- 口头评定量表(VRS)。在一张纸上标出五个疼痛等级—"无痛"、"轻度疼痛"、"中度疼痛"、"严重疼痛","难以忍受疼痛",并要求患者选择一个。

应评估每位患者是否存在或可能出现低血压,原因是低血压会限制治疗的选择。另外,血压也是治疗过程中需要监测的重要指标,可以避免低血压。须注意心动过速不是疼痛强度的可靠指标。

治疗

在转运环境中口服药物有效属于罕见情况。因此,本章节讨论的大部分内容侧重于使用的注射药物。鼻内用药也越来越受到人们的关注并得到文献支持,而且当不允许进行静脉注射时,鼻内用药已经成为重要的备选。这里提到的药物包括对乙酰氨基酚、非甾体类抗炎药(NSAIDS)、麻醉剂和氯胺酮。本讨论也未详细说明所有那些重要但未在本文列出的辅助性治疗。这些辅助治疗包括是冰敷、热敷和夹板等。也有许多能够显著影响疼痛的心理辅助性治疗，但这里不作讨论。

对乙酰氨基酚

2010 年，注射用对乙酰氨基酚获得 FDA 批准。就用于发热的剂量和疗效而言，该药相当于口服药物。一些研究表明该药与镇痛用吗啡等效[8,9]。迄今为止尚没有院前环境下应用的研究，由于该药非常贵，因此在价格下降之前它的使用是有限的。如果负担得起，这可能是轻度至中度疼痛患者的良好选择，当然也适用于发烧，原因是该药不会出现与 NSAIDS 相关的出血问题。然而，并不清楚这些优点是否超过了这种药物高成本的不利之处。

NSAIDS

Ketorolac(Toradol™)是美国首个注射用非甾体抗炎药(NSAID)，后来出现布洛芬(Caldalor™)，最近出现双氯芬酸(Voltaren™)。酮咯酸常用剂量为静脉注射(IV)或肌内注射(IM)30mg；布洛芬的常用剂量仅为 400~600 IV。遗憾的是，这两种药均具有 NSAIDS 的所有副作用，包括胃肠道(GI)出血和血小板抑制。与所有非甾体抗炎药一样，这两种药也随附关于胃肠道毒性的黑色框警告。这两种副作用使得这些药物一般禁止用于外伤、潜在出血或手术。这两种药对于肾结石或胆结石患者是有用的；但令人遗憾的是，通常在完成检查后才会发现，如果"肾结石"实际上是动脉瘤，就会导致灾难。因此，一般认为在院外急救条件下使用非甾体抗炎药是相对较差的选择。有几项研究表明注射用酮咯酸既不比口服布洛芬更有效，也不能更迅速起效，因此口服布洛芬肯定更安全些[10,11]。

阿片制剂

由罂粟提取的麻醉剂均有一定的特性，包括镇痛、镇静、欣快、中枢神经系统抑制和呼吸抑制。这些特性随着使用剂量的增加而逐步显现。麻醉受体因个体而异(已确认有 17 个以上的亚受体)。因此，随着受体亲和力的变化，不同患者所需麻醉剂的剂量差异很大。麻醉剂最常见的副作用是恶心。恶心发生的频率因具体的麻醉剂而有所不同。恶心往往经常发生在服用可待因和哌替啶之后，而使用吗啡、氢吗啡酮和芬太尼时则较少出现恶心。注

射用麻醉剂效应持续时间差异很大，芬太尼是最短效剂之一，而美沙酮是最长效剂之一。在注射用麻醉药中，吗啡、芬太尼和氢吗啡酮应用最为广泛。值得注意的是，应认识到患者对麻醉品的反应差异很大。因此，所需剂量应根据患者反应进行调整，而不是按固定 mg/kg 剂量给药[12,13]。

吗啡可以通过 IV、IM 或皮下注射(SQ)给药，这三种方式等效。在没有 IV 的情况下，SQ 给药途径疼痛较小，且几乎与 IV 一样迅速起效。静脉注射能够在 5~10 分钟内起效，而药效能够持续 2~4 小时。常用剂量为 0.1~0.2mg/kg，可依据疼痛情况进行调节。吗啡的主要缺点是会导致释放组胺，继而导致血压下降。这对于创伤患者或临界血压患者而言显然是关注重点。如果组胺快速释放或以高浓度释放，也可能导致沿着静脉出现红色条纹(荨麻疹)。

在过去的几年中，哌替啶已经变得相当不受欢迎。这是因为人们认识到该药有较高的滥用风险；与其他麻醉剂相比，该药的镇痛作用不强；其药效持续时间短于吗啡和氢吗啡酮；它的代谢产物是有毒的去甲哌替啶，据报道这种代谢产物能导致儿科和肾功能衰竭患者发生惊厥及至死亡。

氢吗啡酮的起效和持续时间与吗啡非常相似。通常的起始剂量为 1mg IV，可以增加剂量来达到效果。该药的给药途径包括 IV、IM 或 SQ。由于两种药物的受体不同，某些患者使用该药的效果要好于吗啡，而另有某些患者使用该药的效果要劣于吗啡的效果。

合成麻醉剂芬太尼因其良好的心血管稳定性而多用于紧急情况。芬太尼不会引起释放组胺，对血压或心输出量的影响很小。该药也是研究最为深入的院前镇痛药之一[14,15]。在标准镇痛剂量(1~2μg/kg)下，发生严重低氧血症和低血压比率非常低。

通常的起始剂量是 1~2μg/kg，并且必须再次对个人进行剂量递增。芬太尼通常在 1~2 分钟内起效，药效可持续为 60~90 分钟(重复给药后可持续更长时间)。据报道当迅速给予高剂量(>200μg)静脉注射时，可导致妨碍呼吸的胸部硬化，但这在标准镇痛剂量中尚未见报道。

氯胺酮

氯胺酮是一种分离麻醉剂，因其具有优良的安

全性且不会导致呼吸抑制,所以在急救医学领域受到了相当的关注[17]。该药开始用于院外环境[18,19]。氯胺酮作为全身麻醉剂在全球不发达地区得到广泛应用。作为一种麻醉剂,氯胺酮是一种NMDA(N-甲基-D-天冬氨酸)阻断剂和谷氨酸盐抑制剂。它能使边缘系统从大脑更高级的皮质部分分离开来。这样能够保护脑干功能,如呼吸和气道保护,同时阻断疼痛和知觉输入。

氯胺酮能引起儿茶酚胺释放,导致血压升高和心输出量增加,使其成为创伤情况下的理想选择,但对于敏感的心脏疾病可能是个问题。该药也是支气管扩张剂,适用于治疗哮喘。由于其作为"麻醉药物"的历史,因此,在紧急情况下使用这种药物引起的政治问题通常比医疗问题更大。关于氯胺酮的另一个误解是该药能导致ICP升高。在20世纪70年代几个规模非常小的研究得出这一观点,但许多更近期的研究已推翻这种观点[2]。事实上,越来越多的证据表明,氯胺酮实际上能够提供一些神经保护作用[20,21]。在保护患者气道和呼吸十分重要的情况下,氯胺酮是一种理想药物。举例来说,山地救援、解救和严重烧伤等情况非常适合使用氯胺酮。

可通过IV、IM或鼻内给药等途径给予氯胺酮(参见下面的鼻内给药讨论)。由于氯胺酮不会导致呼吸抑制或低血压,因此越来越多地被用于痛苦的"救援"情况。

使用氯胺酮作为辅助剂

自20世纪80年代后期以来,外科文献中的多项研究表明,低剂量氯胺酮(通常为0.1~0.2mg/kg)和吗啡(LDKM)[22,23,24]的联合使用能够显著减少术后疼痛持续时间较长患者的吗啡使用量。还已证明氯胺酮可用于治疗耐受更高剂量吗啡的难治性严重疼痛。最近的多项急诊室研究和院前研究显示LDKM能够为无过度镇静或呼吸抑制的创伤性损伤提供良好的镇痛效果[25,26]。氯胺酮的典型剂量是0.1~0.2mg/kg,而吗啡的典型剂量是0.05~0.1mg/kg。最常见的不良反应是恶心和轻度躁动,这两种症状均容易用标准的止吐药和/或苯二氮䓬进行治疗。

激动剂—拮抗剂药物

纳布啡(Nubain™)、布托啡诺(Stadol™)和喷他佐辛(Talwin™)均是麻醉受体的激动剂和拮抗剂。这些市售药物的用途是防止滥用和依赖。遗憾的是,对于病情所致疼痛的患者,拮抗作用通常会导致疼痛缓解的上限效应,但不会影响呼吸抑制或低血压。这可能使得接收医疗机构难以在不引起严重的呼吸抑制或低血压情况下充分缓解患者的疼痛。由于已有一些止痛效果更胜一筹的药物,因此没有什么理由在院前环境下继续使用这些药物。

鼻内给药

传统的止痛剂给药途径包括口服、IV、SQ和IM。口服给药存在固有的起效延迟。IM和SQ给药的吸收会因注射部位和组织灌注情况而有所不同。静脉给药是首选的途径,起效最快,但仅能在建立静脉通路后才能实施。芬太尼是一种独特的阿片制剂,原因是其IV制剂能够通过鼻黏膜实现良好的全身吸收。

对于小儿人群,有几项研究表明鼻内(IN)给予芬太尼(INF)与静脉给予吗啡具有等同的有效镇痛效果[27]。研究还表明,在使用INF的医疗机构,患者更有可能在分诊时或不久之后接受阿片制剂镇痛。

与1.0μg/kg的IV给药剂量相比,芬太尼的IN给药剂量是1.5μg/kg。美国芬太尼IV给药标准浓度为50μg/ml。为了通过鼻内途径给药,使用小型注射器抽吸适当体积。将注射器的筒放入鼻孔内,轻松使溶液向后喷射。另外,在标准注射器的末端能够旋紧一些小型廉价雾化装置。这些雾化器以细雾形式输送IN药物,能够增强药物的吸收并提高生物利用度。如果需要额外镇痛,可在10分钟后第二次给予1.0μg/kg的剂量。

剂量通常会受体积限制。最好给予每个鼻孔的最大值是1ml。在标准浓度下,这限于67kg(147lb)以下患者的INF给药。澳大利亚和欧洲有几项研究使用180μg/ml浓度,获得良好的治疗结果,与儿科文献的结果相当。令人遗憾的是,在美国并不容易获得这种浓度的芬太尼,限制了成人创伤患者使用INF。2012年6月,FDA批准了拉赞达。这是用于突发性癌症疼痛的INF制剂和输送装置。该装置包括100μg/喷和400μg/喷两种规格。标准浓度的效用与更昂贵鼻内制剂效用相同,除非给药量过大时[28]。

现在也有一些研究表明，IN 氯胺酮在 3~9mg/kg 剂量范围内安全有效，而且据报道 9mg/kg 的剂量疗效最佳[29]。这一给药途径在作为辅助治疗的较低剂量下效果良好，至少对慢性疼痛是这样[30]。

总结

疼痛管理必须成为院外紧急救治的重要组成部分。每个项目均应建立疼痛对医疗人员和患者同等重要的文化。如果我们没有学会更好地管理患者的疼痛，应让别人告诉我们如何去做。可使用缓解疼痛的药物，而且越来越容易被理解。必须向医疗人员提供药物和教育，以适当且安全地管理患者的疼痛程度。有多种药物可供使用，并在适当的时候应按照方案或直接医嘱使用。

参考文献

1. Ricard-Hibon A, et al. A quality control program for acute pain management in out-of-hospital critical care medicine. *Ann Emerg Med.* December 1999;34(6):738-744

2. White LJ, et al. Prehospital use of analgesia for suspected extremity fractures. *Prehosp Emerg Care.* September, 2000;4(3):205.

3. Friedland LR, Kulick RM. Emergency department analgesia use in pediatric trauma victims with fractures. *Ann Emerg Med.* Feb 1994;23(2):203-207.

4. Weisman S J, et al. Consequences of inadequate analgesia during painful procedures in children. *Arch Ped Adol Med.* February 1998;152(2):147

5. Carr DB, and Jacox A, (Panel co-chairs). Acute pain management: Operative or medical procedures and trauma. Agency for HealthCarePolicy & Research clinical practice guidelines. AHCPR website. www.ahcpr.gov/clinic/medtep/acute.htm. Feb 1992. Accessed May 9, 2014.

6. LoVecchio F, et al. The use of analgesics in patients with acute abdominal pain. *J Emerg Med.* 1997;15(6):775.

7. Gallagher JE, et al. Randomized clinical trial of morphine in acute abdominal pain. *Ann Emerg Med.* Aug. 2006;48(2):150-60.

8. Craig M, Jeavons A, Probard J, et al. Randomised comparison of intravenous paracetamol and intravenous morphine for acute traumatic limb pain in the ED. *Emerg Med J.* Jan 2012;29(1):37.

9. Kwiatkowski JL, et al. Intravenous acetaminophen in the emergency department. *J Emerg Nurs.* Jan 2013;39(1):92.

10. Wright JM, Price SD, Watson WA. NSAID use and efficacy in the emergency department: single doses of oral ibuprofen versus intramuscular ketorolac. *Ann Pharmacother.* 1994;28(3):309-12.

11. Neighbor ML, Puntillo KA. Intramuscular ketorolac vs. oral ibuprofen in emergency department patients with acute pain. *Acad Emerg Med.* 1998;5(2):118-22.

12. Ducharme J. Acute pain and pain control: State of the art. *Ann Emerg Med.* 2000;35:(6):592-603.

13. Carr DB, Jacox A, (Panel co-chairs). Acute pain management: Operative or medical procedures and trauma Agency for HealthCarePolicy & Research clinical practice guidelines. AHCPR website. www.ahcpr.gov/clinic/medtep/acute.htm. Feb 1992. Accessed May 9, 2014.

14. Kanowitz A, Dunn TM, et al. Safety and effectiveness of fentanyl administration for prehospital pain management. *Prehosp Emerg Care.* 2006;10(1):1-7.

15. Kotwal RS, et al. A novel pain management strategy for combat casualty care. *Ann of Emer Med.* 2004;44(2):121-127.

16. Kanowitz A, Dunn T, Kanowitz E, et al. Safety and effectiveness of fentanyl administration for prehospital pain management. *Prehospital Emergency Care.* 2006;10(1):1–7.

17. Gurnani A, et al. Analgesia for acute musculoskeletal trauma: Low-dose subcutaneous infusion of ketamine. *Anaesth Intens Care.* 1996;24(1):32-6.

18. Bredmose PP, Lockey DJ, Grier G, et al. Prehospital use of ketamine for analgesia and procedural sedation. *Emerg Med J.* 2009;26(1):62-69,.

19. Svenson J, Abernathy M. Ketamine for prehospital use: New look at an old drug. *Am J Emer Med.* 2007;25(8):977-80.

20. Bar-Joseph G, Guilburd Y,Tamir A, Guilburd J. Effectiveness of ketamine in decreasing intracranial pressure in children with intracranial hypertension. *J Neurosurg Ped.* 2009;491):40-46,.

21. Greene S, Cote C. Ketamine and neurotoxicity: Clinical perspectives and implications for emergency medicines. 2009;54(2):181-190.

22. Bristow A, Orlikowski C. Subcutaneous ketamine analgesia postoperative. *Ann R Coll Surg Engl.* 2009;71(1):64-66..

23. Roytblat L, Korotkoruchko A, Katz J, et al. Postoperative pain: The effect of low-dose ketamine in addition to general anesthesia. *Anesth Anal.* Dec 1993;77(6):1161-1165..

24. Javery KV, Usser TW, Steger HG, Colclough GW. Comparison of morphine and morphine with ketamine for postoperative analgesia. *Can J Anaesth.* Mar 1996;43(3):212-215.

25. Galinski M, Dolveck F, Combes X, et al. Management of severe acute pain in emergency settings: Ketamine reduces morphine consumption. *Am J Emerg Med.* May 2007;25(4):385-390.

26. Jennings PA, Cameron P, Bernard S, et al. Morphine and ketamine is superior to morphine alone for out-of-hospital trauma analgesia, a randomized controlled trial. *Ann Emerg Med.* 2012;59(6):497-503.

27. Borland ML, Jacobs I, Geelhoed G. Intranasal fentanyl reduces acute pain in children in the emergency department: a safety and efficacy study. *Emerg Med.* (Fremantle) 2002,14(3):275–280.

28. Crellin D, Ling RX, Babl FE. Does the standard intravenous solution of fentanyl (50 microg/mL) administered intranasal have analgesic efficacy? *Emerg Med Australas.* 2010;22(1):62–67.

29. Yeaman F, et al. Sub-dissociative dose intranasal ketamine for limb injury pain in children in the emergency department: A pilot study. April 2013; 25(2):161–167,

30. Carr D, Goudas L, Denman W, et al. Safety and efficacy of intranasal ketamine for the treatment of breakthrough pain in patients with chronic pain: A randomised, double-blind, placebo-controlled crossover study. *Pain.* 2004;108(1-2):17-27.

推荐阅读

1. Agency for HealthCarePolicy & Research Clinical practice guidelines. AHCPR website. www.ahcpr.gov/clinic/medtep/ucute. htm

2. Joint Commission on Accreditation Healthcare Organization Standards. JCAHO website. http://www.jacho.org.

3. Dahl JL. Improving the practice of pain management. *JAMA*. 2000;284(21):2785.

4. Ducharme, J. Why is improving pain care so hard? *Em Med Australisia*. 2013;25(2):110-111.

54. 航空和地面医疗转运的感染控制

Thomas J. Doyle, MD, MPH

引言

本章的目的是为航空和/或地面医疗转运服务的医疗主任提供关于医疗转运环境中感染控制问题的概述。这些问题可以分为三个主要方面:一般性感染控制政策、特定传染病患者的转运,以及员工暴露方案和程序。

医疗主任应了解包括传染病传播在内的联邦、州、地方和机构法规。医疗主任尤其需要了解美国职业安全健康管理局(OSHA)的规定,以及对不遵照联邦标准的处罚。医疗主任必须与该计划的OSHA专员或临床护理监督员进行有效沟通,以确保合规。

一般性感染控制政策

医疗主任及其指定人员有责任推动遵照感染控制政策。医疗主任应首先找出并检查全部已制订感染控制政策和程序,以确保内容的准确性和相关性。这些政策应涵盖员工的筛选、员工培训和教育、使用防护装备和处理传染性废物。如果需要,医疗主任应审查和修改员工暴露于传染性病原体的政策。

员工健康评估

所有员工均应接受入职前病史询问和体检。不应由医疗主任例行执行员工体检。免疫史特别重要。也应记录下暴露于水痘情况。新员工应提供乙型肝炎疫苗接种证明文件,或拒绝接种疫苗的证明文件。每年应进行皮肤TB检测。

医疗主任还应考虑为机组人员进行以下免疫接种:

风疹(德国麻疹):育龄女性应该接种风疹疫苗,除非她们能够用文件证明风疹抗体滴度呈阳性或已接受风疹疫苗接种。妇女在接种疫苗或感染后应至少在三个月内避免怀孕。

风疹(麻疹)和腮腺炎:对于没有免疫接种或感染史的员工,应考虑使用MMR疫苗。

流感:机组人员应每年接种疫苗。对于那些出现免疫抑制或者切除脾脏的慢性病患者,强烈建议接种流感疫苗。应教育机组人员,流感疫苗还能够防止机组人员向患者传播流感。

乙型肝炎:应强烈鼓励所有机组人员均接受乙型肝炎疫苗接种。病毒通过血液和体液传播。病毒可以在人体外长时间存活,并且可以通过针刺和亲密接触传播。

员工
信息和培训

OSHA要求所有可能暴露于职业病原体的员工均参加培训计划。必须向员工提供此免费计划。必须每年重复一次此培训。如果影响职业暴露的任务或程序发生变化,则必须提供新的培训。美国职业安全与健康管理局条例29CFR 1910.1030规定了有关培训和记录保存要求的详细信息[1]。倘若不遵守职业安全与健康管理局(OSHA)的规定,可能会被处以大额罚款。

暴露控制政策

每个飞行项目和地面转运服务均必须制订旨在尽量减少或消除职业暴露的暴露控制政策。职业性暴露被定义为合理预期皮肤、眼睛、黏液膜或肠道外接触血液或其他潜在传染性物质,这可能是因员工履行职责所致[1]。以下列出暴露控制政策的常见组成部分。

综合预防措施

综合预防措施是指一种暴露控制方法,其中机组人员将所有人血液和其他潜在感染性物质均按已感染艾滋病毒或乙型肝炎对待。综合预防措施适用于血液、含血液的其他体液、精液和阴道分泌物。综合预防措施也适用于组织和其他液体,不管其中是否包含可见血液,包括脑脊液(CSF)、滑液、胸膜液、腹膜液、心包液或羊水。综合预防措施不适用于粪便、痰液、鼻腔分泌物、汗液、眼泪、尿液或呕吐物,除非其中含有可见的血液。综合预防措施不适用于唾液,除非唾液受到血液污染,或预计血液在环境中会受到污染[2]。

综合预防措施包括使用保护性屏障,如手套、长外衣、围裙、口罩和护目镜。这些用品作为屏障,用于减少医护人员的皮肤或黏膜接触潜在传染性物质[2]。

个人防护装备(PPE)

当预计会接触血液或其他体液时,机组人员应采取隔离防护措施以防止皮肤和黏膜暴露。在与每位患者接触后,应更换手套。对乳胶过敏者需要使用不含乳胶手套。凡需要接触患者血液或体液、黏膜或不完整的皮肤时,均应戴手套。处理受污染物品或实施静脉输液时,也应戴手套。

在可能产生飞沫或其他体液的操作过程中,应戴口罩和护目镜,以防止口鼻和眼睛暴露。已知或怀疑患有肺结核、白喉、肺炎、水痘、脑膜炎双球菌、麻疹或百日咳的患者均应戴口罩。

某些通过飞沫传播的疾病可能需要工作人员佩戴专门的面罩或呼吸器。N-95 呼吸器是具备过滤器的呼吸器,用于去除95%的悬浮颗粒。市场上有几种型号,尽管外观可能有所不同,但均须通过美国国家职业安全与卫生机构(NIOSH)认证。N-95 呼吸器是一次性的,仅限于用于单个患者。市场上有几种不同的 N-95 呼吸器,医疗主任应该与项目和/或医院供应商协调以确定使用哪种型号。N-95 呼吸器与常规外科口罩不同,用户需要在使用前进行适当的测试。有关测试的更多信息可以从 OSHA 获取[3]。如果驾驶员需要使用 N-95 面罩,则还需要进行适合性检验。

飞行服作为个人防护装备(PPE)

在 20 世纪 90 年代早期,航空医学行业成员就 OSHA 第 29CFR 1910. 1030(d)(3)(i)条和航空救护人员的个人防护装备规定向 OSHA 提出请愿。接受调查者表达了质疑,由于可燃性、极端温度和绊倒危险,可见 OSHA 的要求会给机组人员带来更多的危害。OSHA 接到"PPE 规定例外"的请求,并建议"飞行机组人员佩戴护目镜、口罩和防护手套,并拒绝防渗工作服的要求。如果工作制服被血液或血液制品污染,应在暴露后尽快更换或清洁制服[4]。"

在 OSHA 的国家局于 1993 年的回复中指出:"这些声明表明对规定的要求存在明显的误解。本标准的 PPE 要求是以绩效为导向的,并依靠雇主的专业判断来确定所需的保护范围。该标准要求个人防护装备应属于"适当"。如果在正常使用条件下,PPE 能确保血液或其他潜在感染性物质(OPIM)不会传染给皮肤、员工的基本服装、眼睛、口腔或其他黏膜,则 OSHA 认为个人防护装备(PPE)是合适的。这允许雇主根据暴露的类型以及在执行任务或程序期间能够合理预期会遇到的血量或 OPIM 的数量来选择 PPE[4]。

"便服外穿上棉质连身衣或 Nomex™ 阻燃飞行服均可视为个人防护装备,只要这些服装符合上述适宜性标准。如果这些服装被视为个人防护装备,则雇主有义务为员工免费清洗、洗涤、修理和/或更换。请注意,标准规定,应立即或尽快移除所有被血液或其他潜在传染性物质渗入的个人服装,并且在离开工作区之前应脱下所有个人防护装备,然后放在适当的指定的区域或容器中进行存储、清洗、去污或处置[4]。"

洗手

除了上述屏障之外,如果可行的话,机组成员应该在接触患者前后洗手。这是为了防止自身污染和交叉污染。即使戴手套,也应洗手。如果洗手设施不可用,则工作人员应考虑使用消毒洗手液或酒精泡沫制剂。

锐利物的注意事项

工作人员应采取措施防止针、手术刀和其他锐利物和装置的伤害。

无针系统是防止针刺伤害的最佳方法,应尽可能使用无针系统。只要有可能,均应使用安全帽针,这类针具有自动重新盖帽功能。除非使用单手勺舀法,否则针头不应该重新盖上。另外,在丢弃之前,针头不应弯曲、破坏或以其他方式操作。所有的锐利物均必须放在明显标示的防刺穿容器内。这个容器应放在飞机上,很容易接近。

感染性废物

所有感染性废物均应使用红色袋子或容器。应按照 OSHA 和州法规处理废物。

清洁消毒和灭菌

所有医疗设备均需在重新使用前妥善清洁和消毒。尽可能使用一次性设备,这样可以大大降低受污染设备致使患者感染的风险。某些设备在重新使用之前也可能需要灭菌。

特定病情患者的转运

血源性病原体

乙型肝炎

乙型肝炎病毒(HBV)通过经皮或黏膜暴露于感染者的血液或血清性体液进行传播。针刺或接触血液或体液均可能发生暴露。这种病毒可以在宿主体外存活一段时间。乙型肝炎病毒是未接种疫苗的医护人员发生感染风险最高的血源性病原体。发现针刺后血液出现乙型肝炎表面抗原和乙型肝炎抗原阳性的临床肝炎风险为22%~31%。非针刺暴露于血液(包括干血),也会增加感染的风险[5]。预防方法包括:疫苗接种;综合预防措施和锐利物的预防措施;为飞机和设备消毒。

丙型肝炎

丙型肝炎病毒(HCV)通过皮肤暴露于受感染患者的血液进行传播。在医疗保健环境下,通常会因意外针刺而发生此类感染。发生此病的风险低于从因针刺暴露而发生 HBV 的风险,并且罕见发生从黏膜到血液的传播,并且没有因完整或不完整的皮肤暴露而发生感染的记录。经皮暴露于 HCV 阳性源后,抗-HCV 血清转换的平均风险为1.8%[5]。预防方法包括:综合预防措施和锐利物预防措施;以及对飞机和设备消毒。

HIV

人体免疫缺陷病毒(HIV)通过经皮或偶尔通过皮肤黏膜暴露于感染者的血液或含有血液的体液进行传播。最常见的感染情况是因意外针刺而发生。据估计,经皮暴露于 HIV 感染的血液后发生 HIV 传播的平均风险为0.3%[5]。在与可见血液接触的情况下,或涉及将针放置到患者的静脉或动脉中操作相关的暴露或深度伤害的情况下,发生传播的风险较高。这种病毒在宿主体外的存活时间较短。预防方法包括:综合预防措施和锐利物预防措施;对飞机和设备消毒。

血源性病原体——节肢动物[6]

这些疾病是昆虫吸取感染者体内血液后,再叮

咬伤他人进行传播。如果患者没有出血,则转运此类患者通常涉及的职业暴露风险较低—除非飞机内滋生大量蚊子。预防方法包括:综合预防措施和锐利物的预防措施;为飞机和设备消毒。

表54-1 血源性病原体的媒介

媒介蚊虫
• 东部马脑炎(EEE)
• 日本脑炎
• 拉克罗斯脑炎
• 圣路易斯脑炎
• 西尼罗河病毒性脑炎
• 西部马脑炎
• 登革热
• 疟疾
• 里夫特裂谷热
• 黄热病
蜱媒
• 巴贝虫病
• 埃里希体病
• 莱姆病
• 落基山斑疹热
• 蜱传斑疹伤寒
• 兔热病

呼吸道感染

结核病

结核(TB)是一种由分枝杆菌、结核杆菌所导致的疾病。虽然这种感染可发生在身体的任何部位,但通常的靶器官是肺。当患者咳嗽或打喷嚏时,结核细菌通过被雾化的呼吸道飞沫传播。除肺以外身体其他部位的结核病患者,通常不具有传染性。在通风不畅的区域或空气不断循环的区域,长时间接触飞沫会增加感染机会。虽然一些研究表明,医院工作者的皮肤测试转换率高达50%,但是对 EMS 工作者的研究显示出皮肤测试转换率低得多,仅为0%~1.5%[7]。

在医疗转运环境中防治结核病从采取呼吸系统防护措施开始。飞行机组在护理患者和转运过程中应佩戴 N 95 一次性面罩[8]。具有单向气流能力的固定翼飞机在转运过程中应该使用这种能力来尽量减少再循环。插管的患者应在呼吸机管路上连接 HEPA 过滤器。在转运结束时,转运工具应

进行正常的消毒。

SARS

SARS 也称为严重急性呼吸系统综合征,是 2003 年 2 月在亚洲开始蔓延的一种以前未知的疾病,继而迅速蔓延到北美和南美以及欧洲。最后一批病例是在 2003 年 7 月报告的。SARS 是由与 SARS 相关冠状病毒(Sars-CoV)引起的。这种病毒通过呼吸道飞沫传播,传染性非常强。表 54-2 总结了 SARS 的临床表现。

表 54-2　SARS 的临床所见

- 25~30 岁患者所受影响最严重
- 少数病例为 15 岁以下
- 潜伏期为 2~7 天(最长为 10 天)
- 发热的前驱症状>100.4℉/38.0℃
- 畏寒和肌痛
- 3~7 天后,无痰干咳和/或呼吸困难
- 可能进展为低氧血症。10%~20% 的患者需要插管和通气。
- 病死率约为 3%

在医疗转运环境中,针对 SARS 的防护方法也是从严格的呼吸防护措施入手。需要与 CDC 检疫站和其他适当的州和联邦帮助机构进行协调。美国 CDC 的 24 小时响应电话是 770-488-7100。非典型肺炎患者的国际转运需要获得飞越国和前往目的地国家当局的批准。不应将 SARS 患者和无 SARS 患者一同转运。

理想情况下,固定翼飞机应该具有从前向后的气流,无再循环空气、配备 HEPA 过滤和隔离驾驶舱。应始终保持飞机通风,包括在地面延误期间[9]。直升机没有独立的驾驶舱。一些地面救护车特意为驾驶员设置了隔离室,而有一些救护车则没有。最近有些公司开发了便携式医用隔离装置。这些装置提供了用于隔离患者的容器,可以在担架上转运。从理论上说,这些装置允许使用没有单独驾驶舱或其他隔离机制的飞机转运传染病患者。转运团队成员在护理患者和转运过程中应戴上 N-95 一次性面罩。飞行员或地面车辆驾驶员也应戴上 N-95 面罩,除非转运工具为他们提供了隔离驾驶舱或隔离室。应当为插管患者在呼吸机管路上连接 HEPA 过滤器,而未插管患者应戴上口罩。应谨慎地遵照综合预防措施[9]。

在转运结束时,所有转运工具的门均应打开并

长时间排气,以确保完全空气交换。推迟到完成排气后,才进行清洁。在完成空气交换之前,不要使用鼓风机或风扇来重新雾化病毒。患者护理区需要使用 EPA 注册的医院消毒剂进行消毒。在清洁过程中勿使用可能使传染性物质重新雾化的压缩空气或气体。清洁患者护理区内的担架、垫子、墙壁、栏杆、面板、设备、地板、工作台面和其他物件。所有的医疗废物和受污染的物品均应按照当地规定收集在防泄漏生物危害袋或容器中,作为受管制的医疗废物处理[9]。在完成转运后,必须每天至少监测一次所有团队成员,连续 10 天,以查看有无发热或呼吸系统疾病[9]。

流行性感冒(流感)

流感是一种由流感病毒引起的呼吸道疾病。有三种不同的流感类型:甲型、乙型和丙型。甲型和乙型是大部分流感暴发的原因。丙型不会引起流感爆发。根据病毒表面蛋白将甲型流感病毒分成若干亚型,例如 H1N1 或 H5N1。乙型没有亚型。甲型流感病毒可见于人类、鸭、鸡、猪、鲸鱼和海豹。乙型仅存在于人类。甲型流感病毒能够出现抗原转变。这种转变可引起病毒蛋白质结构逐渐发生变化,导致去年菌株的抗体不能保护今年的菌株。这就是每年需要新的流感疫苗的原因。每年的流感疫苗是目前流行的几种甲型毒株和乙型抗原的组合。然而,疫苗不能完全预测抗原转变,并且有可能会出现一种全新的甲型毒株。因此,如果出现一种全新毒株,则需要大约一年的时间才能研制出新的疫苗。甲型流感的新型毒株在全球传播的过程被称为大流行病。上一次流感大流行是在 2009 年的 H1N1 流感。由于抗原转变,医疗人员不应完全依靠疫苗进行预防。病毒通过呼吸道飞沫传播,具有传染性[10]。转运已知或疑似流感患者的保护方法应与前述对待 SARS 患者的方法一样全面。

禽流感病毒

禽流感病毒也称为禽流感或 H5N1,通常是感染禽类的甲型流感病毒,与感染人类的流感病毒在遗传学上有区别。受感染的鸟类通过唾液、鼻腔分泌物和粪便传播病毒。偶尔,人类可能会感染禽流感病毒。与其他甲型亚型相比,H5N1 型流感病毒能够引起更严重的感染。幸运的是,这种亚型传染性较小。一般认为,大多数人类感染禽流感病例是由于接触感染的家禽或受污染的表面

所导致。但是,病毒被雾化并通过呼吸道飞沫传播也是有可能的[11]。

表 54-3　禽流感临床症状

常见的症状
• 发热
• 咳嗽
• 肌肉疼痛

较少见的症状
• 结膜炎
• 肺炎
• 急性呼吸窘迫

虽然流感病毒有许多不同的亚型,但在 2003 年至 2014 年 6 月期间,禽流感(H5N1)亚型与 14 个不同国家的禽流感暴发及死亡有关。印度尼西亚死亡人数最多(163 人),其次是埃及(63 人)和越南(62 人)。其他发生流感死亡的国家包括阿塞拜疆(5 人)、孟加拉国(1 人)、柬埔寨(33 人)、加拿大(1 人)、中国(30 人)、伊拉克(2)、老挝人民民主共和国(2 人)、尼日利亚(1 人)、巴基斯坦(1 人)、泰国(17 人)和土耳其(4 人)[12]。世界卫生组织网站提供有关禽流感感染传播的最新信息。涉及这种病毒和 SARS 在转运工具的防护方法和消毒方面相似。

脑膜炎

细菌性脑膜炎属于脊髓液的细菌感染。由于现有感染扩散到脑膜和脊髓液中,可能导致发生感染。当进行紧密接触和交换呼吸道和咽喉分泌物时,会发生脑膜炎奈瑟菌的感染。呼吸道飞沫不会传播这种感染。

在医疗转运环境中的预防脑膜炎方法应包括使用长外衣和口罩。飞行机组人员不需要戴 N-95 面罩。应为插管患者在呼吸机管路上连接 HEPA 过滤器。在转运结束时,应对转运工具进行正常清洁和消毒。

员工暴露方案和程序

医疗主任需要审查和/或执行关于员工暴露于疾病以及职业伤害的政策。当涉及暴露时,最常见的是应首先考虑医疗团队。然而,纳入可能也存在暴露风险的飞行员和机械师同样重要。主要暴露

风险问题包括针刺损伤、脑膜炎暴露和结核暴露。有时,后来发现转运的患者有脑膜炎或肺结核,这引起机组人员的担心。

医疗主任应在发生暴露的情况下确定机组人员可用的资源。这一地点可能是在医院,也可能是在办公室或诊所。需要为安排机组人员地点进行初步暴露后评估和检测,以及随访护理。在初始培训期间应明确机组人员所需的这种资源,倘若发生任何变更均需临时更新。职业安全与健康管理局(OSHA)要求对职业伤害和暴露及时记录和监督。

数小时护理之后

医学实践以及航空和地面医疗转运均要求每周 7 天(每天 24 小时)运行。因此,在“工作时间”之后,有可能发生机组人员暴露和伤害。医疗主任需要检查转运项目的暴露政策和程序,以确保安排地点立即进行评估。安排的工作完毕后检查地点通常是急诊室。医疗主任应协调负责评估部门的医疗人员和管理人员,以确保机组人员在必要时得到及时护理和给药。应向工作完毕后评估场所提供随访护理地点指南,以确保机组人员能得到适当的随访护理。

暴露预防方案

关于针刺伤暴露后预防有多种方案和工作步骤。美国疾病控制中心是获取医护人员感染控制信息的极好资源。医疗主任不妨利用 CDC 网站作为资源。另外,推荐一篇很好的文章即《1998 年卫生保健人员感染控制指导原则》[13]。不同预防方案的可用性可能导致会转运工作人员接受不同的药物处方,而药房可能没有相关药物库存,或需要发生暴露的个人自行担负昂贵的初始费用。此外,一些预防药物必须在几个小时内开始起效。

为防止出现问题,医疗主任应联系所选医院或临床场所的传染病专家和职业专家,以确定最新员工暴露检测和预防方案。如果存在时间或距离问题,大型飞行项目可能需要安排多个地点供机组人员使用。固定翼飞机项目的医疗主任可能需要确定州际或海外地点供机组人员使用。

医疗主任应该与药房沟通以确定推荐药物的可用性,并确保每天 24 小时供应。由于这些药物可能较昂贵,因此医疗主任应确保已建立如何分配药物的机制,并且由项目承担费用,员工免费使用药物。许多医疗保健机构均准备了“针刺包”,这是

预先装好的套件,其中装有同意书、部分测试项清单和一系列预防药物。医疗主任可以考虑利用这个资源来减少飞行机组人员遇到的问题。

医疗主任应了解所有员工的暴露和伤害,飞行项目应跟踪所有事件以识别方式。最后,如果发生重大伤害或需要解决转运团队成员可能遇到的问题,应能联系上医疗主任。

总结

总之,医疗主任在医疗转运环境下感染控制中的作用是多方面的,需要参与三个主方面。首先是制订或审查转运项目的感染控制政策和程序,以及掌握政府规定。其次,医疗主任应了解转运传染病患者的要求,这可能需要对机组人员进行暴露风险评估。最后,医疗主任应全面了解有关机组人员暴露和预防的政策和程序。

医疗主任积极参与转运机组人员的优势远好于因被动参与导致危机期间暴露相关的知识欠缺。

参考文献

1. Bloodborne Pathogens. U.S. Department of Labor Occupational Health & Safety Administration, Regulation (Standards 29 CFR) 1910.1030. OSHA website. http://www.osha.gov/pls/oshaweb/owadisp.show_document?p_table=STANDARDS&p_id=10051. Accessed on August 21, 2014.

2. Perspectives in disease prevention and health promotion update universal precautions for prevention of transmission of HIV, HEP B, and other bloodborne pathogens in health care settings. *CDC MMWR.* June 24, 1988;37(24):377-88.

3. Respiratory Protection eTool. U.S. Department of Labor, Occupational Safety & Health Administration website. www.osha.gov/SLTC/etools/respiratory/. Accessed August 21, 2014.

4. Personal Protective Equipment for Air Ambulance Crews. In: *Bloodborne Pathogens Interpretive Quips.* Washington DC: U.S. Department of Labor, Occupational Safety & Health Administration, National Office; 1993:59-60.

5. Updated U.S. public health service guidelines for the management of occupational exposures to HBV, HCV and HIV, and recommendations for post exposure prophylaxis. *CDC MMWR.* June 29, 2001;50(RR11):1-42. http://www.cdc.gov/mmwr/preview/mmwrhtml/rr5011a1.htm. Accessed on August 21, 2014.

6. Infectious Disease Information: Insect and Arthropod Related Diseases. National Center for Infectious Diseases website. http://www.cdc.gov/ncidod/diseases/insects/diseases.htm. Accessed on August 21, 2014.

7. Prezant DJ, Kelly KJ, Mineo FP, et al. Tuberculin skin test conversion rates in New York City emergency medical service health care workers. *Ann Emergency Med.* Aug 1998;32(2):208-213.

8. Bass JB Jr, Farer LS, Hopewell PC, et al. Treatment of tuberculosis and tuberculosis infection in adults and children. *Am J Respir Crit Care Med.* May 1994;149(5):1359-74.

9. Guidance on Air Medical Transport for SARS Patients. Center for Disease Control and Prevention website. http://www.cdc.gov/sars/travel/airtransport.html. May 3, 2005. Accessed on August 21, 2014.

10. The Influenza (Flu) Viruses. Center for Disease Control and Prevention website. http://www.cdc.gov/flu/about/viruses. Accessed on August 21, 2014.

11. Interim Guidance for Protection of Persons Involved in US Avian Influenza Outbreak Disease Control and Eradication Activities. Centers for Disease Control and Prevention website. http://www.cdc.gov/flu/avian/professional/pdf/protectionguid.pdf. Accessed on August 21, 2014.

12. Cumulative number of confirmed human cases for avian influenza A (H5N1) reported to WHO, 2003-2014 World Health Organization website. http://www.who.int/influenza/human_animal_interface/EN_GIP_20140124CumulativeNumberH5N1cases.pdf?ua=1. Accessed on August 21, 2014.

13. Bolyard EA, Tablan OC, Williams WW, et al. Guideline for infection control in healthcare personnel, 1998. *American Journal of Infection Control.* June 1998;26(3). Centers for Disease Control and Prevention website.. http://www.cdc.gov/hicpac/pdf/infectcontrol98.pdf. Accessed on August 21, 2014.

55. 紧急救治转运的生物医学设备与技术

Jack B. Davidoff,MD,EMT-P

Luis F. Eljaiek,Jr. ,MD

上一版本的投稿人

William Stubba,RN,EMT-P

引言

对于需要转运以得到稳定治疗的重症患者和受伤患者而言,紧急救治转运环境属于最先进的医院外环境。鉴于提供直接患者护理较为重要,当然有非常多的设备可供选择,用于协助航空转运供应者为患者提供照护。生物医学设备技术在过去几年中取得了长足的进步,能够提供多种可以轻松无创测量的方式。应牢记,这些仪器并不总是能够承受转运环境的压力。选择最耐用的设备,确保适当的维护并为此设备提供适当的环境,这样能够确保提供最可靠的数据,以协助对患者作出治疗决定。生物医学设备只有经指定人员操作和维护才能发挥其良好作用。持续地保持技能和维护设备有助于确保从设备获得的数据对于治疗患者而言是准确和有价值的。重要的一点是应认识到,倘若没有合格的人员负责评估数据并将数据整合到患者护理工作中,则所有技术和利用该技术获得的全部数据均是无用的。

飞行的压力

在九种飞行压力中,航空环境中有八种主要压力可能影响生物医学设备的性能。这些包括:气压变化、局部压力变化(在生理上会导致缺氧)、热变化、湿度变化、噪音、振动、疲劳和 G 力。第三间隙是唯一不会影响设备的压力源。本章讨论转运生理学,重点介绍每项与生物医学设备有怎样的相关性。

气压

大气压力是表面上方大气重量的量度。平均海平面的大气压为 29.92 英寸汞柱(约 1013 毫巴,101 375Pa),相当于 14.7Psi。由于 1in 等于 25.4mm,因此,29.92 × 25.4 = 759.97 或者约为 760mmHg。一般来说,高度每增加 305m(1000ft),压力下降约 1 英寸汞柱,经换算单位后,每 8 米的

高度为 1 毫巴。随着气压下降,气体膨胀,反之亦然,这遵照波义耳定律。

在 18 世纪,罗伯特·波义耳(Robert Boyle)研究了理想的干燥气体体积与其压力之间的关系。他发现,控制气体压力会导致体积作出反方向反应。波义耳发现的数学表达式为: $P_1V_1 = 2V_2$,其中 1 代表初始值,2 代表控制后的值。简而言之,气体的体积与压力成反比。在操作呼吸机、主动脉内球囊泵以及配备球囊或充满空气袖套的装置时,均须牢记这一重要概念。

分压

分压是指单种气体施加的压力,该气体既可以是混合物(如空气)的组成部分,也可以是溶解在液体(如血液)中或任何身体组织中存在的气体。将混合气体(FG)中的气体分数乘以所有气体(不包括任何水蒸气)的总压力即得到气体(P_G)的分压: $P_G = F_G \times$ 总气体压力(不包括水蒸气)。在海平面的空气中氧气和氮气的分压是:

PO_2:0. 21×1 大气压(atm)= 0. 21atm

PN_2:0. 79×1atm = 0. 79atm

因此,以毫米汞柱为单位,假设没有水蒸气,海平面氧气和氮气的分压分别为:

PO_2:0. 21×760mmHg = 160mmHg

PN_2:0. 79×760mmHg = 600mmHg

道尔顿定律指出,由气体混合物施加的总压力等于每种气体所单独施加的压力总和,假定仅存在单种气体而且占据整个体积;换句话说,任何气体混合物(例如空气)的压力等于各个气体(如氧气、氮气和每种次要气体)所施加的压力的总和。

$P_总 = P_1 + P_2 \cdots\cdots + P_{其他}$

其中 $P_总$ 是气体混合物(例如空气)的总压力,P_1 和 P_2 是组分气体(例如氧气和氮气)的分压。术语 $P_{其他}$ 用来表示混合气体中所有其他气体的分压。

这一点很重要,原因是在高海拔处单位体积的氧气和氮气分子数量少于较低的海拔处。尽管百分比含量不变,但每单位体积的分子数量较少。当设备和人员处于高空处,它们也会经历空气压力的下降和空气组分气体分压的降低。如果没有增压或提高氧气百分比,患者和机组人员就会出现缺氧。

温度

温度很重要,原因是我们仪器上的许多传感器都是在"室温"或环境温度下进行校准的,而当温度发生显著变化时不能稳定地工作。我们的许多转运工具(我们有相当数量医疗设备均存放在转运工具中),处于高温环境、低温环境或两种环境均会遇到,处于待命状态。这些转运工具内的温度可能会出现非常显著上升,从而导致出现错误和问题。电缆、软管、电路板,甚至液晶显示屏,均可能会受到这些温度的严重影响和/或损坏。应尽可能小心保护设备免受极端温度的影响。患者也可能因外周循环不畅而体温偏低,这可能会影响救护人员所依赖的许多无创性参数。

大气不是由太阳直接加热,而是由地球加热的。大部分来自太阳的能量以光能或短波能的形式到达。太阳能被地球表面吸收。这种能量使地球表面变暖,继而以长波能量加热大气。所以高空处的温度会下降。

查尔斯定律指出,在体积恒定条件下,气体的压力直接随绝对温度变化。换句话说,在给定的恒定气体体积下,温度越高,气体压力越高,反之亦然。

计算公式为:$P_1/P_2 = T_1/T_2$

其中 P_1 和 P_2 分别是开始压力和最终压力,T_1 和 T_2 分别是开始温度和最终温度。当用气体填充容器时,这一点很重要,原因是必须认识到,当在某一温度下填充气体时,随着高度的增加或温度下降,容器内的压力可能会显著下降,所能容纳的气体比最初预期的要少。

相对湿度(RH)

相对湿度(RH)是在给定温度下空气中水蒸气的密度与空气(假定空气在该温度下被水蒸气饱和)密度的比率。例如,如果在21℃温度下每kg空气含有 0.00777kg 水,而空气实际上能够容纳 0.01574kg 水,则相对湿度为 100×0.00777/.01574 或50%。20%的相对湿度视为属于干燥,平均相对湿度为 40%~60%,而≥80%的相对湿度可能令人感觉不舒服。

水蒸气是空气混合物中可变的组分。在零度以下 28.3m³(1000ft³) 的空气中,仅能容纳 2.27g(0.005Ib) 的水蒸气,而 37.8℃(100℉) 的空气可以容纳多达 1.4kg(3Ib) 的水蒸气。道尔顿分压定律还指出,当气体混合物被限制在一个区域内时,每种气体施加的分压等于假定该气体单独占据空间体积时所施加的压力。因此,如果分压为 99 996Pa(14.5Psi) 的干燥空气中加入了分压为 1379Pa(0.2Psi) 的水蒸气,则新混合的空气混合物的压力将达到 99 996+1379 = 101 375Pa(14.5+0.2 = 14.7Psi)。阻止水汽到达任何地方均是非常十分困难的。

冷凝会严重影响设备和测量参数。

噪声

噪音会影响机组人员觉察设备警报的能力。有些设备可能会利用声音来测量血压等无创性参数,而且很多设备在高噪声环境下不能正常工作。放大声音的听诊器可能会放大环境噪声,导致在高噪声环境下无法使用。

振动

可以使用频率、振幅、结构方向和持续时间来描述振动。振动不但可能会影响某一设备检测到的测量结果,并给出错误的数据,而且也会对设备本身产生不良影响。延长振动时间可能会损坏电路板、电气和机械连接、密封件等。

疲劳

疲劳是一种常见的压力源,不仅会影响护理人员,而且会最终影响患者护理。飞行环境本身就会导致航空医学人员的疲劳增加。生物医学设备必须尽可能做到"用户友好"。这样能够降低操作员出错的可能性。

G 力

G 力是由于方向和加速度发生急剧变化所导致。如果飞机突然发生改变,设备和传感器的判读或功能会受到影响。如果未能妥善固定,设备可能会被抛出。因此,对于固定翼飞机和直升机,各自的设备安装座必须能够承受 9G 和 4G 的前向力。同等重要的一点是,应注意加速力的变化可能会干扰静脉管路中的液体,除非静脉管路被增压。

硬件方面的考虑事项

还有两个重要问题需要解决。这两个问题是无线电频率和设备的功率要求。

RFI 和/或 EMI

无线电频率干扰(RFI)和电磁干扰(EMI)是重要的考虑因素。生物医学和航空设备(包括电气、导航和通信设备)均可能发出射频和/或电磁辐射,因此,可能会干扰任何这些系统的运行。应适当屏蔽所有设备,以避免可能出现的问题,如果有必要的话,应该在设备投入使用之前进行测试。

电源要求

固定翼飞机需要在 110 伏交流电(VAC)@400Hz 或 12V 直流电(DC)下工作。直升机工作时通常使用 28V 直流电。因此,运行生物医学设备通常需要使用逆变器。电池组可避免使用逆变器;但是电池的寿命并不是固定的,取决于电池的充电和暴露于热变化情况。

今天普遍使用的技术

航空和地面医疗转运工具均可以配置和准备多种医疗设备。这种技术大部分按惯例安装在转运工具上,也可以根据具体任务和患者的需要来选择专用设备。常见的生物医学设备包括:脉搏血氧仪(SpO)、无创式血压计(NIBP)、潮气末二氧化碳仪(EtCO)、呼吸机、温度计、主动脉内球囊泵(IABP)、体外膜氧合系统(ECMO)、液体加温装置和泵、心电监护仪/除颤器和有创式监护仪。

脉搏血氧仪

早在 20 世纪 70 年代初,Takuo Aoyagi 在日本京都岛津公司研究心输出量时首次发现脉搏血氧饱和度。脉搏血氧仪的原理是基于氧合和脱氧血红蛋白的红外和红光吸收。这些装置甚至可以在患者临床上出现发绀(毛细血管中含有大约 5g/dl 的未氧合血红蛋白)之前检测到缺氧。

使用配备红光和红外发光二极管(LED)的光发射器通过皮肤传输两种波长的光:处于 600～750nm 波长光带中红光和处于 850～1000nm 波长的光波段中的红外光。氧合血红蛋白能够吸收更多的红外光,并允许更多的红光通过。脱氧血红蛋白能够吸收更多的红光,并允许更多的红外光通过。与发射器相对应的是用于接收通过所测量部位的光的光电探测器。可以测量血液中的吸收变化,并且可以基于红光/红外光比率估算 SaO_2 和心率。

正在开发基于反射而不是吸收的新技术。反射血氧定量法采用三种波长的光,以及两个或更多的传感器。应在平坦表面上测定血氧,不应在可能难以测量良好的氧饱和度信号的后置使用。这种新技术可能会确保更好的准确性,并减少目前脉搏血氧仪所遇到的问题。此外,该仪器允许使用反射式血氧饱和度测定法进行 NIBP 监测,以及进行无创性测量葡萄糖、血红蛋白、胆红素、羧基血红蛋白和胆固醇。

由于羧基血红蛋白和高铁血红蛋白能够吸收与脱氧血红蛋白相同波长的光,因此,当这些水平升高时,导致非常显著地高估血氧饱和度(SpO_2)。另外,SpO_2 还有其他缺点:

- 它不能提供有关动脉血氧含量的信息。当在贫血状态下但 SpO_2 仍正常时,可能存在组织缺氧。
- SpO_2 不能反映通气是否充足。
- 探头的运动可能会引起等同于红光和红外光的节律吸收的伪像,大多数血氧计会将其解读为 SpO_2 读数高达 85%。
- 明亮阳光、荧光灯、手术室灯和红外加热灯均可能会导致高估 SaO_2。
- 使用血管内染料(如亚甲蓝、吲哚菁绿和指甲油)可能会导致低估。
- 八种压力因素中的飞行、射频干扰(RFI)和电磁干扰(EMI)等也会影响脉搏血氧仪读数的准确性。

无创式血压计

1733 年,当 Stephan Hales 牧师将玻璃管插入马的动脉时,观察到玻璃管中的血液液位上升,这是人类首次测量到血压。1905 年,Korotkoff 详细描述了听诊的声音,这后来成为听诊技术的基础(第一阶段是收缩压;第四阶段和第五阶段代表舒张压)。

自动听诊血压仪采用麦克风和基于声音的算法来估计收缩压和舒张压。由于可能受到外部噪音的干扰,因此这不是非常准确的方法。经 NIBP 评估的示波测量方法能够测量动脉脉压引起的振荡,是一种更准确的方法。这能够测量平均血压(BP),并估算出 SBP 和 DBP。新技术允许通过与患者的心电图 R 波同步来滤除伪影,从而将示波脉冲与伪影分离,确保得到更准确和快速的 NIBP 估值。

其他方法包括使用次声检测低频 Korotkoff 振动、使用与其他方法结合使用的超声，以及使用阻抗体积描记术（用于测量与动脉扩张有关的体积变化，可以标绘随时间变化的关系）。

潮气末 CO_2（$ETCO_2$）

在紧急救治转运方面，管理患者气道、通气和循环状态均需要尽最大努力和运用高度复杂的技术以取得最成功的结果。可以使用图形显示（二氧化碳图）或数字显示（二氧化碳测定术）来表示呼出二氧化碳的无创式测量值。由于肺是人体唯一能够正常和持续积累二氧化碳的隔室，可以使用循环呼出的二氧化碳以确认气道通畅和肺通气正常。

常用的技术包括红外光吸收和质谱分析法。采用两种不同的采样技术，即主流采样或旁流采样。当实施主流采样时，将气道连接器插入到靠近气管导管的气道回路中。这个连接器中有一个红外光源和一个传感器，用于检测二氧化碳吸收，并可以测量 PCO_2。在旁流技术中，将 T 形接头连接在管路中，允许采样管路抽吸呼出的气体进行分析，通常在主设备上完成分析。

主流分析仪能够快速测定 $ETCO_2$。需要加热分析仪以防止样品室窗口出现冷凝。旁流分析仪为气道管路增加了较轻的连接器，也可用于非插管患者。采样管口径小，可能会被分泌物堵塞。由于被抽吸的气体需要行进一段距离，这样会推迟旁流分析，而采样管路中的多种气体混合可能会对二氧化碳描记图平均值产生总体影响。因此，可能会低估 $ETCO_2$。便携式红外分析仪可能无法在低于零度或超过 $40℃$ 的极端温度下工作。在这些极端的温度下，传感器与患者气道之间会有温差。水蒸气可能凝结在传感器单元的窗口上，吸收红外光，从而产生错误的偏高 $ETCO_2$ 读数。在航空医学转运过程中，经常会遇到极端温度。所使用的设备应加热到超过体温，或采取方法减少或除去传感器中的水蒸气，以获得更准确的读数。

许多医疗保健服务人员使用比色气道探测器以确定 ETT 放置无误。这些仪器配备对 pH 敏感的指示器，用于检测连续呼吸的呼出二氧化碳。将该仪器连接到气管内导管和通气装置之间的气道回路中。湿度过大会在 10~20 分钟内损坏仪器，分泌物也会导致仪器损坏。

在循环骤停期间，肺通气将导致呼出二氧化碳值偏低和下降。BVM 正压通气可使含有呼出 CO_2 咽部气体进入食道和胃。喝入碳酸饮料会在胃中产生二氧化碳。食管插管和胃通气可能导致测量初始循环 CO_2，但每次呼吸时测量值往往较低，因此，每次测量时 CO_2 会被稀释，数值会降低。$ETCO_2$ 用于判断 ETT 放置时应基于至少 6 次通气呼吸后的数值判读。

任何导致不能换气的疾病，如呼吸暂停、严重支气管痉挛或气道阻塞均可能导致检测不到呼出的二氧化碳。影响气道和呼出二氧化碳的疾病也会改变二氧化碳图的外观，并可辅助用于护理和/或诊断患者。通过检查二氧化碳描记图，可以确定通气不足、过度通气、恶性高热、气道或呼吸回路阻塞以及支气管痉挛等情况。正常的二氧化碳分布图是气管导管正确定位的最佳指标之一，波形二氧化碳描记图是导管脱落的首要指标之一。

呼吸机

虽然需要整整一章或更多章节才能完成对呼吸机的深入讨论，但本章讨论一些呼吸机历史和基础知识。

背景

直到大约 250 年前才出现这项技术。1743 年，英国神职人员和生理学家斯蒂芬·黑尔斯（Stephen Hales）发明了一种帮助用于船上和矿山人员的装置。第一台机械呼吸机是通过手动充气的波风箱进行操作的，风箱将空气压入和流出受检者的肺部。正如所预期的那样，这个装置工作效果不太好。显然这个装置没有办法衡量吸气量或呼气量，因此效率不高。在 20 世纪 20 年代，人们发现了胸腔负压的原理，开始应用铁肺等器械。当然，铁肺也会引起腹部血液的集中，并减少心输出量。

正压呼吸机是人工呼吸的最新选择。根据流体和气体沿压力梯度移动的原则，在肺脏外部产生高压环境，因此空气会进入肺部。可分为两个系统：开环系统和闭环系统。需要安排人员密切关注、重新校准和经常操作开环呼吸机。这种呼吸机正在迅速被闭环呼吸机所取代。

大约早在 1953 年，出现了闭环呼吸机。萨克斯顿（Saxton）和迈尔斯（Myers）共同开发了第一个样机，该样机依靠二氧化碳的潮气末分压来提供反馈信息，并使用了红外气体分析仪。Mitamura 和他的同事在 1971 年共同开发了一种呼吸机，用于监测呼出的二氧化碳的分数。这种呼吸机能够将患者的二氧化碳水平保持在其初始值波动 9mmHg 以内。1973 年, 科尔斯 (Coles) 开发出用于监测潮气二氧化碳分数并作出相应反应的系统。这种机型能够使用比例积分控制器以固定的呼吸频率调整潮气量。计算机对于机械呼吸机技术起到了重要的作用。采用微处理器、算法和积分控制器来提供正确的氧气量。1987 年, Fleur Tehrani 开发出第一台利用多个变量控制通气的闭环呼吸机。第一台闭环呼吸机监测的变量包括动脉 CO_2 和 O_2 压力、呼吸系统顺应性、气道阻力、代谢率和气压。这款呼吸机能够计算呼吸频率和深度的值, 并使用这些数据来确定所需的体积和压力。随着接收器和传感器取得技术进步, 现在的闭环呼吸机更加可靠和高效。

呼吸机词汇表

　　航空和地面医疗转运人员必须熟悉一般性呼吸机, 并特别熟悉自己转运过程中会用到的呼吸机。部分知识应包括理解呼吸机术语, 包括呼吸机支持模式 (表 55-1) 和不同呼吸机的分类 (表 55-2)。

表 55-1　支持的模式

持续机械通气 (CMV)
- 预设潮气量和呼吸频率
- 呼吸机对患者没有反应

辅助通气 (AC)
- 患者的自发努力触发呼吸机输送预设的潮气量
- 如果患者没有触发辅助呼吸, 呼吸机将以预设的频率提供呼吸

间歇性强制通气 (IMV)
- 按目前时间间隔提供呼吸。允许自主呼吸

同步间歇性强制通气 (SIMV)
- 预设呼吸机呼吸与患者的自主呼吸同步, 以避免呼吸 "堆积"

呼气末正压 (PEEP)
- 在呼气结束时, 预设压力仍会保留在肺部, 以保持肺泡开放
- PEEP 需要与 CMV、AC、IMV 或 SIMV 一同使用

持续性气道正压 (CPAP)
- 尽管与 PEEP 类似, 但 CPAP 适用于完全依靠自主呼吸的患者

压力支持通气 (PSV)
- 虽然患者自主呼吸, 但呼吸机按照预设压力水平辅助患者的每次自主呼吸

按需阀
- 按需阀使得患者自主吸入超过输送的体积或在受控的两次呼吸之间自主吸入

表 55-2　呼吸机的分类

正压式呼吸机
- 使用压力使肺部膨胀, 导致胸内和肺泡为正压
- 呼气主要是被动的
- 一些新型呼吸机是体积呼吸机, 能够测量输送量和呼出量
- 注释 : 在顺应性下降的情况下施加正压会导致最大压力升高, 并可能导致气压伤

负压式呼吸机
- 通过调整无辅助时无法呼吸患者的预设呼吸模式, 协助或增加通气
- 在胸内形成负压, 迫使空气进入肺和肺泡
- 一些更新的版本可以感知呼吸并与呼吸同步
- 有些可能受到压力限制, 因此当达到预设的最大压力时, 将保持该压力

同频通气 (HFV)
- 使用更小的潮气量 (类似于或少于死腔) 和更快的频率 (每分钟超过 50 次呼吸)
- 结果是胸内压力和气道压力均较低, 因此相应地降低了气压伤和循环抑制的发生率
- HFV 不会干扰自主呼吸

高频喷射通气 (HFJV)
- 产生非常短的高压空气射流, 通过小导管或专门设计的气管导管输送
- 频率通常为每分钟 100~400 次呼吸
- 依靠被动呼气

流量断续器技术
- 与高频喷射通气 (HFJV) 类似, 但不使用高速射流, 也不需要特殊的 ETT 或管路

高频振荡通气 (HFOV)
- 利用隔膜活塞装置主动将气体输入和输出肺部, 并需要特殊的不顺应性管路

体温计

　　第一个温度计被命名为测温器。虽然有几个人同时发明了类似的装置 ; 然而, 意大利发明家圣托里奥·桑托里奥 (Santorio Santorio) 是第一个在装置上加上数字刻度的人。1593 年, 伽利略于发明了一种基本的水温计。1714 年, 德国物理学家加布里埃尔·华氏 (Gabriel Fahrenheit) 发明了第一个水银温度计。摄氏温标也被称为 "百分" 温标, 是由瑞典天文学家安德斯·摄氏 (Anders Celsius) 于 1742 年发明的。第二次世界大战期间, 德国空军的飞行外科医生西德尔·汉内斯·本金博士 (Dr. Theodore Hannes Benzinger) 发明了耳温计。今天通常使用依赖于热电阻或热敏电阻的电子温度计来测量温度。

这种装置会随着温度的变化而改变其电阻。使用计算机或其他电路测量电阻,并将其转换为温度后显示或供其他设备使用。体温是院前救护常常忽视的重要体征之一。在医院环境中,已经十分清楚体温过低会造成怎样的损害。当然,在紧急救治转运行业中,应该更多地关注监测体温,并预防和/或治疗体温过低。一般认为体温过低、酸中毒和凝血障碍是创伤患者死亡的重要原因。有人称体温过低是创伤患者仅次于低血容量和缺氧的第三大并发症。

主动脉内球囊

哈肯(Harken)于1958年首次描述了主动脉内球囊泵,作为通过反搏或舒张压增强治疗左心室衰竭的一种方法。遗憾的是,哈肯的技术导致患者出现大量溶血。在20世纪60年代初期,美国克利夫兰医学中心(Cleveland Clinic)的Moulopoulus等人开发出主动脉内球囊的样机,其充气和放气同步于心动周期。在1979年,随着经皮IAB的出现,即使非手术人员也能够在患者床旁将IAB插入患者。1985年,开发出第一个预折叠的IAB。这使得球囊可以经皮传入,而不是像早期需要设备通过外科手术引入,那时使用的球囊尺寸高达15French(Fr)。

主动脉内气囊泵治疗有多个目标:
- 增加心肌供氧量,降低心肌需氧量
- 改善心输出量和射血分数
- 增加冠脉和全身灌注压力
- 降低心率、肺毛细血管楔压和全身血管阻力

早期的装置非常麻烦,而且需要能携带大量的压缩气体,而新型装置更加紧凑,可以装入许多紧急救治的护理转运工具,包括直升机和固定翼飞机。

体外膜氧合作用

第一台血液充氧器是由约翰吉本(John Gibbon)医生在20世纪50年代设计的,用于在心脏手术期间维持患者的体外循环。充氧器依靠血液直接与空气接触进行充氧。充氧器受到各种并发症和器官恶化的限制。并发症是由于血液与空气直接接触所致,使用膜来使气体扩散,同时可阻止接触空气。克劳斯(Clowes)制作了第一台使用聚乙烯作为血气屏障的膜式充氧器。今天,体外膜氧合(ECMO)是一种特殊的程序,使用人造心肺机代替肺工作,有时也可代替心脏工作。

ECMO最常用于新生儿和幼儿,但也可作为心脏或肺功能衰竭成人的最后手段。对于新生儿,通过去除生成的二氧化碳废物使肺部得到休息,ECMO被用于支持或替代婴儿功能衰竭或发育不全的肺。其他考虑因素包括:持续性肺动脉高压、胎粪吸入、先天性膈疝、呼吸窘迫综合征和肺炎。ECMO还可用于支持出现肺感染或肺衰竭成人或儿童,可持续一段时间,以便治愈或提供治疗。这些患者中有相当比例人会出现严重但可逆的问题,具体表现为对药物或机械通气支持无反应。成人和儿童的其他适应证包括呼吸衰竭、心力衰竭或肺炎。

ECMO患者所面临的一些风险包括出血、感染和设备故障。医生应定期对自己的ECMO患者进行脑部扫描。已知一些接受ECMO的患者发生出血性和非出血性卒中。有些患者可能需要频繁输血或手术来控制出血。如果不能控制住出血,应停止使用ECMO。复杂设备的某一部件可能会出现故障(可能性较小),这可能会导致空气进入系统,或影响患者的血液浓度,造成患者重要器官(包括大脑)损伤或死亡。由于此原因,应安排经过培训的人员持续地监测ECMO管路。

静脉注射液体加温器和泵

早在1670年,就已经有输注药物的和注射剂型的记录。1853年,查尔斯·加布里埃尔·普拉韦斯(Charles Gabriel Pravez)和亚历山大·伍德(Alexander Wood)共同研制出一种可以刺穿皮肤的针头,最初用于注射吗啡。直到1954年,直到1954年,贝克顿-迪金森公司(Becton, Dickinson and Company)根据Jonas Salk博士的脊髓灰质炎疫苗的需要,才首次批量生产出一次性注射器和针头,以便为美国100多万儿童接种疫苗。

著名的Segway交通系统发明人狄恩·卡门(Dean Kamen)也是第一台可穿戴输液泵的发明人。AutoSyringe, Inc. 公司生产出第一台胰岛素泵,后来百特国际公司(Baxter International Corporation)收购了该公司。

今天,设备的各类已涵盖从压力输液袋到计算机化多通道设备。有些设备使用可充电电池;有些设备需要使用逆变器或其他电源。遗憾的是,许多设备需要专用管路套件或样本盒,这可能与其他管路套件不兼容,并且需要完全更换管路套件或适配器。但如前所述,体温过低属于严重并发症,需要避免或进行纠正。体液加热器对于避免体温过低

具有很大价值。

心电图(ECG)监护仪/除颤器

1887 年,圣玛丽医学院(St. Mary Medical School)的英国生理学家奥古斯都·D·沃勒(Augustus D. Waller)发表了第一个 EKG。1889 年,荷兰生理学家威廉·埃因托芬(Willem Einthoven)将他的狗吉米(Jimmy)爪子放在装有盐水溶液的玻璃罐中,得到了 ECG。埃因托芬(Einthoven)在 1893 年提出了心电图术语,但后来沃勒(Waller)宣称是他首先使用这一术语的。1895 年,他命名了五个偏转即 P、Q、R、S 和 T。选择 P 是由于使用字母表后半部分中字母的数学惯例。N 在数学中有其他的含义;O 用作笛卡尔坐标的原点;P 只是下一个字母。

1928 年,菲利普斯医疗系统公司(Phillips Medical Systems)开发出第一台便携式心电图机;该机器重达 22.7kg(50Ib),由一个 6 伏汽车电池供电。该公司后来被惠普公司(HP)收购。1938 年,美国心脏协会和英国心脏学会明确了导联 V1 至 V6 的标准电极位置和接线。

在 1775 年,阿比尔高(Abildgaard)发现,母鸡经电脉冲处理后变得毫无生气,恢复脉冲时在鸡的胸腔中发生电击。他报告说,通过经常重复实验,母鸡完全被击晕,行走困难,一天一夜未进食。不过,他进一步报告说,后来这些母鸡看起来良好,甚至还下了蛋。

1788 年,查尔斯·凯特(Charles Kite)撰写了一篇关于用电诊断和复苏死者的文章。有记录的第一例挽救是贝克(Beck)医生在 1947 年实施的。1999 年,双相波形除颤器面世。双相波形除颤器可以针对不同患者的阻抗进行调整,并可以为每位患者提供足够的电击。

目前有许多市售设备还能够监测有创性参数,例如动脉管路血压和肺动脉导管(Swan Ganz)管路。根据任务的细分和服务的人员配备,可以使用这种形式的监测。值得注意的是,应维持校准设备,并确保与转诊和接收医院均兼容的换能器和管路套件准备就绪。对工作人员从设备的使用和所涉及的程序进行适当培训也很重要。如前所述,极端温度可能会对这些装置的功能产生不利影响,既可能导致其根本无法正常工作,也可能使得电极和除颤器垫片等简单部件冻结而无法使用。显示屏通常使用利用液晶的光调制特性的液晶显示器,但是在极端温度下显示屏可能变得迟滞或不能工作。应注意防止设备受到极端温度的影响。

除颤器的能量以焦耳表示;当每秒有一安培的电流通过一欧姆电阻时,能量的单位就是一焦耳。焦耳已成为现代除颤器语言。阻抗是对电流的阻力。在身体中,阻抗与体重、温度、湿度以及身体与所使用的电极或垫片之间的接触质量有关。阻抗用欧姆表示。

早期的除颤器传递了一个载体的电击,被称为单相。对于双相除颤器,电击是通过两个载体传输的。该技术最初是为植入式除颤器而开发的,自此成为外部除颤器的标准。双相波形除颤器能够在比单相除颤器更低电流下终止心室颤动。制造商以不同方式应用这种双相技术。有些制造商采用最初是为内部除颤器开发的双相截断指数波形,还有一些制造商使用了"高能量"双相波形,能够在更广泛的能量设置范围内分配电压和电流。现有的第三种技术叫做直线双相波形,它可以最大限度地固定电压,并改变电阻,以便以针对各种患者使用时提供恒定的电流量。尽管进行了一些临床试验,但现有波形均未显示出具有临床优势。

在航空环境中,心电监护仪和除颤器均不会产生非典型的 RFI 和 EMI。采取适当预防措施将患者接地后,在飞机上为患者除颤是安全的。但是,在除颤之前必须通知飞行员,以防飞行仪器出现异常情况。

外部心肺复苏装置

众所周知,CPR 的质量是心脏停搏后果的预测指标。生理和动物数据表明,机械胸部按压装置比手动 CPR 更有效。获自复苏结果联合会心脏停搏注册的成人患者(已确认心室纤颤(VF)或室性心动过速(VT))的研究显示,在院外对 VF/VT 患者复苏期间,增加胸部按压部分(手按时间)是患者存活至出院的独立决定因素。然而,三项人体观察性研究表明,胸部按压出现中断比较常见,平均占总停搏时间的 24% ~ 57%。中断心肺复苏可能导致在尝试重新刺激时造成宝贵的数秒钟损失,并导致右心室血液的汇集。仅是保持适当的速度就是一项重大挑战。一项研究表明,人工心肺复苏术对应的按压频率低于 80 次/分钟,占总时间 37%。其他研究着眼于调查各种环境下执行正确心肺复苏术(CPR)所面临的挑战。研究人员发现正确执行 CPR 的百分比如下:在地面上 54% ~ 78%;行驶救护车后部占46%;担架上转运过程中为21%。

由于当时认识到高质量按压与良好结局有关,20世纪60年代初研制出第一台机械心肺复苏装置。早期的CPR装置属于活塞装置,利用压缩空气或氧气运行,需要将活塞居中放在胸骨上。研究人员已发现活塞装置比人工心肺复苏(CPR)造成的创伤小。在20世纪90年代,进一步改进了这些活塞装置,在与患者胸部接触的活塞部分增加一个抽吸装置,以使胸部主动恢复到正常状态,或主动为胸腔减压。在完成的使用防护衣式装置有限数量试验中,利用防护衣中可膨胀气囊间歇性地压缩,以实现增加和减少胸内压力。在理论上是把压力分布到整个胸腔,而不仅是在胸骨上方。

最新装置利用负荷分布带对前胸施加压力。最近试验显示血流动力学得到改善,冠状动脉灌注压高于通常与生存率改善相关的水平,而且与人工CPR相比,抵达急诊室的生存率提高。这些设备的另一个好处是,当为患者放置好设备并运行后,救护人员可以提供其他方面的护理。

超声

超声波的发现和应用应归功于两位物理学家。奥地利的卡尔·西奥多·杜西克博士(Dr. Karl Theodore Dussik)根据他对大脑传输超声波研究的研究,于1942年发表了第一篇超声学医学论文。在20世纪50年代,苏格兰的伊恩·唐纳德(Ian Donald)教授研制出超声波的实用技术和应用。

超声成像是使用高频声波生成身体内部器官、组织或血流的动态图像(超声图)。产前超声波检查较为常见,已成为早期产前护理的标准惯例。该操作是使用换能器将高频超声波流送入人体,并且超声波在内部结构反弹时检测回波。然后将声波转换成电脉冲,经处理后形成图像,显示在计算机监视器上。

在院前环境下,超声波可用于定位静脉和动脉以进行插管,评估水分平衡状况,并辅助早期诊断气胸、血胸、腹腔积血、视网膜脱落、主动脉损伤以及许多其他早期诊断有助于治疗的疾病,并在到达医院时加快治疗,改善患者结果。

随着技术的进步,现在可用的超声波装置非常小,能生成高质量的图像,并容易由院前护理提供者携带。

床旁检测(POCT)

床旁检测(POCT)是指在护理患者现场或其附近进行的医疗检测。这种技术的意义在于能在患者旁边进行检测,更快速地鉴别需要治疗或临床处理的问题。简单的POCT设备(如血糖仪、脉搏血氧仪和肺活量计)已经在ED和办公室中已较为常见,而且现在已经有了其他的测试工具,例如血液学检测、凝血研究和血液化学。可用的检测项包括电解质、葡萄糖、乳酸盐、ABGs、肌钙蛋白、药物浓度,以及许多其他项,具体取决于患者和相关护理人员的需求。

一般使用易于操作基于膜的测试条(通常由塑料测试盒包装),来完成许多床旁检测。床旁检测仅需要非常少量的全血、唾液或尿液,护理人员很容易收集到这些样本。

当与POCT和电子病历结合使用时,患者的发病率和死亡率下降与目标导向疗法(GDT)技术有关。POCT潜在的益处包括:更快速的决策和分诊,缩短操作时间,降低高度依赖性术后护理时间,缩短急诊室时间,减少门诊就诊次数,减少所需病床数量,保证专业人员时间利用最优化。

可充电电池

根据定义,电池是多个电化学电池的集合,但是在日常应用中,电池通常是指单个电池。随着技术的进步,要求电源应跟上设备日益增长的需求。虽然目前包括地面和航空在内的大多数转运工具均配备了能够提供设备所需交流或直流的逆变器,但是显然有时候需要使用便携式设备,并且需要能够持续足够长时间供电给确保完成任务的高效电源。

"电池"的使用可以追溯到本杰明·富兰克林(Benjamin Franklin),他在1748年描述了如何使用多个"莱顿瓶"或电容器。意大利解剖学家和生理学家路易吉·伽尔瓦尼(Luigi Galvani)指出,当使用莱顿瓶为解剖的青蛙解剖肌肉施加电流时,肌肉会抽搐。在1800年,沃尔塔(Volta)通过将许多伏打电池串联(将各个电池叠在一起)起来发明了电池。术语"电压"指的是电位,而术语"伏特"是为了纪念伏特(Volta),以其名字作为电压计量单位。

直到19世纪末,当干电池取代了湿电池之后,这些电池才能够便携式应用。第一种便携式电源是由加斯东普兰特(GastonPlanté)于1859年发明的铅酸电池。他认识到可以通过逆转通过电池的电流而对电池充电。因电池的阳极和阴极均为铅条,并被硫酸包围,据此命名。这款第一个可充电电池笨重，但能够生成所需的电流。在 19 世纪 80 年代，卡米尔阿方斯福雷（Camille Alphonse Faure）设计出更容易批量生产的改进电池。

直到 20 世纪 70 年代，凝胶电解质的发展取代了液体，研制出胶体蓄电池。这允许电池在非直立的位置使用，而不会发生泄漏或失效。20 世纪 90 年代中期研制成功锂离子聚合物电池，可以制成许多不同尺寸和形状，大部分足以实现便携。

干电池技术包括镍镉（NiCd）、镍锌（NiZn）、镍金属氢化物（NiMH）和锂离子（Li-ion）电池。在今天可充电干电池市场上，锂离子电池所占份额最高。同时，由于 NiMH 容量较高，因此 NiMH 在大多数应用中已经取代了 NiCd，但 NiCd 仍然用于动力工具、双向无线电和医疗设备。NiZn 是一项在商业上尚不成熟的新技术。

电子表格

1966 年发布的标题为《意外死亡和残疾：被忽视的现代社会疾病》白皮书，有力地推动了现代民用急救医疗服务（EMS）的发展。然而，没过几年，患者记录开始引起人们的注意。1973 年，州 EMS 领导认识到他们无法以任何方式或以任何标准格式或过程收集数据，以及进行不同州之间的数据比较。同一年，卫生、教育和福利部确定了 EMS 系统的 15 个必要组成部分。其中一个部分是"协调保存患者病历"。第一个规定 EMS 服务数据或记录的法规是 1973 年《急症医疗服务系统法》的一部分。

多年来，患者记录日趋成熟。由于认识到同一问题或事件可能对应不同的数据字段（跨所有 EMS 系统），因此需要标准化。1994 年，美国高速公路安全管理局（NHTSA）制订了全美共识文件，对 EMS 信息系统定义了 81 个重要要素。两年后，1996 年健康保险流通与责任法案（HIPAA）建立了隐私保护的电子病历（EMR）系统要求，允许迅速移交患者病历用于医疗护理和治疗。2001 年，美国州 EMS 负责人协会与其联邦合作伙伴 NHTSA、卫生资源和服务管理局（HRSA）的创伤/EMS 系统计划以及妇幼保健局合作，共同开发了国家 EMS 数据库，称为 NEMSIS（国家 EMS 信息系统）。签署了谅解备忘录，"承认需要在国家层面收集 EMS 数据"，以及指定"在国家层面期望收集的一组数据要素的具体定义"。五十个州和两个地区联合签署了备忘录。

随着技术继续快速发展，电子病历也在快速进步。在本书出版后，本章所讨论的硬件或软件内容均可能会过时。然而，记录的重要性是不变的。患者护理转运报告（"工作表"或"PCR"）的重要性不容忽视，无论是在院前、院间环境还是医院内均很重要。负责继续护理患者的人员，一同转运的人员，均希望在交接患者之前了解患者的情况。给他们尽可能多的信息将有助于作出诊断和治疗。如果医院工作人员从 EMS 报告获悉患者已经服用阿司匹林，可能不会再给患者服用阿司匹林。患者的病情越重，就越需要从转运记录中收集信息。患者可能无法提供病史，或者可能无法回忆起导致住院的事件，也可能不容易联系不上患者家人和/或朋友。医院工作人员可获得的唯一信息可能是获自医院前护理提供者的报告。

使用标准化 EMR 系统的优点包括标准化程序术语，为生物医学语义设定标准。通常使用转运记录和 EMS 患者护理报告进行质量保证评估和研究性研究。对随机报告定期进行筛选和检查，或审查报告数据用于 QA 和改进流程并不罕见。尽可能清晰地完整地完成每份报告将有助于质量保证工作。许多州均要求医院工作人员检查并向 EMS 机构报告关于患者护理报告的质量保证调查结果。

许多转运项目和组织依靠他们的表格记录来帮助合理收取服务费用。通常使用患者护理报告来确定所提供的服务和所涉及的里程数。最重要的是，该报告可以帮助确认需要为给定患者安排合适航空医学转运或紧急救治转运的原因。如果没有明确的文件来支持一种转运方式（例如直升机）优于一种转运方式，以及要求提供这种级别服务的人记录，则保险公司可能会拒付合理的索赔。

最后，须记住的一点是，和任何患者护理记录一样，工作表被认为是可以纳入法律诉讼的法律文件。有时候，可能会要求您讨论数月甚至数年前完成的报告。清晰而完整的文字记录将有助于您回忆事件，并帮助您讨论并可能为自己的行为辩护。

采购

评估、决定和采购生物医学设备的过程不会在一夜之间发生。在购买设备后，经过对功能、耐用性、可靠性、维护等诸多不符合买方需求的因素进行仔细比较后,通常会听取购买设备的情况。由于尺寸、安装架、外壳、接线或其他原因,可能无法将设备装入飞机或车辆的货架上。设备可能不符合买方的预期,或者工作性能不能达到买方的预期。所购设备可能与其他设备不兼容,或者与买方所交互的其他服务的设备不兼容。所用的一次性耗材可能太贵或不可用。可能涉及很多因素(表55-3)。如果可能的话,可以借用设备试用一段时间,并且在购买之前尽可能地全面研究一下。确定允许产品退货的期限,或者至少有可用的支持服务。

表 55-3　采购注意事项

研究
• 需要的服务和/或任务
• 采购/租赁选项的成本和/或可用性
• 重量
• 持续时间
• 可操作性(培训和维护技能)
• 质量保修
• 服务合同
• 电源或电池要求
• 安装(安全且易于使用)
• 监管限制
• 便携式
• 如果需要备份,设备具备冗余功能
• 本地服务或发送(如果需要,可以租用)

成本
• 购买
• 服务合同
• 附加物
• 培训
• 耗材

分级产品
• 特性/功能的基础级别
• 设备、一次性耗材和和服务的成本

试验
• 有时在分级前完成。
• 与设备相关的每个人均需要在特定的使用条件下评估设备。
• 联系使用设备的其他服务机构并学习他们的使用经验。

还有各种其他的方式帮助研究新设备。尽可能地利用您的供应商和销售人员。更重要的可能是从已经购买或试用一台设备的其他项目处获得情况和反馈。来自其他买家的口碑对于帮助选择设备、供应商或者两者兼顾非常重要。医疗转运人员,尤其是航空医学同事,极少会羞于介绍对他们的操作设备经验、什么是有效的和什么无效。设备销售代表的推荐可能会有帮助,但可能会有所偏差。在调查新设备时,个人的人脉或各种互联网论坛可能是宝贵的资源。

总结

虽然转运设备往往和常规床旁设备在尺寸和结构上可能会有显著不同,但在危重患者转运过程中的监测上应与 ED/ICU 环境中的监测类似。所有的设备都必须适合特定的紧急救治患者和转运环境。无论是通过直升机、飞机还是地面救护车转运患者,基本的设备要求基本相同。

一定的转运监测仪和设备均应是便携式的、耐用的、轻便的,并且由电池供电。在转运过程中,振动、运动伪影、电磁干扰和受限的可视性均可能对监测产生不利影响。但是,当转运人员熟悉自己的环境和设备时,这有助于确保设备正常工作,数据准确无误,且不会影响患者和转运安全。最好的转运设备仍然没有配血培训经验丰富的转运人员。

推荐阅读

1.　Brownstein BJ. How to make competitive purchasing meet your needs. *JEMS*; Sept 1992:77-82.
2.　Colett H. The evolution of biomedical technology. *Journal of Air Medical Transport*; May 1990:11-13.
3.　Riha CD. Biomedical equipment considerations for aeromedical transports. *Biomedical Instrumentation & Technology*; Jan-Feb 1993;27:22-30.
4.　Semonin-Holleran R, et. al. Biomedical technology: Using it during patient transport. *Journal of Air Medical Transport*; May 1991;10(5):7-12.
5.　Croswell DW. The evolution of biomedical equipment technology. *J Clin Eng*. 1995 May-Jun;20(3):230-4.
6.　Kirkpatrick AW, Breeck K, Wong J, et al. Potential of handheld trauma sonography in the air medical transport of the trauma victim. *Air Med J*. 2005; 24(1):34-39.
7.　Chipman DW, Caramez MP, Miyoshi E, Kratohvil JP, Kacmarek RM. Performance comparison of 15 transport ventilators. *Respir Care*. Jun 2007; 52(6):740-51.
8.　Bruckart JE, Licina JR, Quattlebaum M. Laboratory and flight tests of medical equipment for use in U.S. Army Medevac helicopters. *Air Med J*. 1993 Mar;1(3):51-6.

9. Roline CE, Heegaard WG, Moore JC, et al. Feasibility of bedside thoracic ultrasound in the helicopter emergency medical services setting. *Air Med J.* May-June 2013;32(3):153–157.
10. Ketelaars R, Hoogerwerf N, Scheffer GJ. Prehospital chest ultrasound by a Dutch helicopter emergency medical service. *J Emerg Med.* Apr 2013;44(4):811-7.
11. Rossi AF, Khan D. Point of care testing: improving pediatric outcomes. *Clin. Biochem.* 37(6):456–61.
12. Halperin H, Carver DJ. *SIGNA VITAE.* 2010;5 (Suppl 1):69 – 73. http://www.signavitae.com/articles/review-articles/135-mechanical-cpr-devices. Accessed on August 30, 2014.
13. EMS state of the science 2012. JEMS website. http://www.jems.com/special/state-of-the-science-2012. Accessed on August 30, 2014.

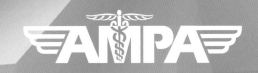

第VI部分：
业务操作

VI

56. 通讯

Shelley Sholl, ACS
Anne Marie Morse, EMT, ACS
Gregory A. Freeman, MBA, NREMTP
Ira J. Blumen, MD

引言

通信是航空或地面医疗转运项目中的一个重要组成部分。通信中心为一线机构，每周七天，全天24小时处于服务中，负责转运系统的所有方面，包括客户服务、客户安全、机组资源管理及其他。通信专家会为医疗人员提供患者情况、潜在设备问题及系统接口的干扰因素等详情。通信专家维持项目与客户之间的通信连接，协调基本至复杂及高要求的呼叫。在统筹协调中，通信员必须时刻牢记保证机组、患者及飞机的安全，同时注意其负责项目的实时需求。

有效良好的沟通是航空或地面医疗转运项目成功的关键。虽然通信系统的复杂性超出了大多数医务人员的知识范围，但应对通信有基本的理解，以便衡量如何在确定的任务、地理和资源受限情况下提供医疗服务。

人员配置

通信中心的首要任务是通过与所有参与转运过程的个体及单位及时准确的沟通，确保其安全。通信中心的工作人员通常被称为通信专家（CS），是每一个转运项目的关键组成部分。他们的专业知识、组织能力、客户服务和公关技能都会影响项目的安全性、效率和声誉。通信专家的职责范围包括群体关系到导航援助再到援助搜索和营救（转运）工作。通信专家可能会在地面工作，但是他们会与专业团队一起参与转运工作的每一步。从他们收到转运请求，到机组人员安全返回基地，这些敬业的专业人员一直与EMS供应商、医院、医务人员以及转运团队保持联系。正是因为通信专家在转运系统各个方面的参与程度，所以找到合适的工作人员对于优质转运服务至关重要。

当物色通信员工时，员工是否具有良好的语言沟通能力、多任务处理、组织能力和预测操作命令等的能力是极其重要的。员工标准必须在面试环节提出上述技能，且通过培训得以锻炼，然后进行继续教育得以加强。资格认证应考虑包括急救医疗医生（EMT）、急救医疗调度认证（EMD）、美国国家航空医学通信专家协会（NAACS）认证的飞行通讯员，NAACS操作控制专家及其他。此外，各国对履行通信专家职责的工作人员实行最低教育的要求。

培训

培训是通信中心人员人员配置过程中的关键步骤。即便员工已有通信经验，也应该进行项目特定培训，培训内容包括：航空、急救处理、机组资源管理、飞行追踪、运行控制等。对上述主题内容及项目涉及的方针和程序进行课堂培训。初次培训时，应认真考虑所需小时数。一个正式培训计划的制订应包含可测量的技能考核以及涉及信息的证明。基于情景实例的考核具有很大帮助，很容易显现不足之处。初次培训一旦完成，必须在试用期内进行继续教育，雇用后按季度进行继续教育。培训还应包括与飞行员、医疗人员、急救人员和其他工作人员"飞行"，以便在整个项目中配合通信专家。表56-1为初级课堂培训定位计划示例。表56-2为基于技能的定向计划示例。该计划是按12小时培训一次进行。

表56-1　熟悉课程

第一天	
08:00~08:30	简述/目标
08:30~09:15	培训前互动
09:15~10:00	各类转运概述
10:00~10:15	休息
10:15~10:45	文件编制/通讯中心文书工作 ● 文书工作实例

续表

第一天	
10:45~11:30	文书工作撰写 医学术语 • 儿科/新生儿转运中的专用术语 • 高风险产科转运中的常用术语
11:30~13:00	午饭/参观医院(如果医院允许)或其他机构,具体视情况而定
13:00~14:15	机房
14:15~15:00	讨论方针和程序
15:00~15:15	休息
15:15~17:00	飞行器/航运术语/测绘技能 • 飞行器术语 • 测绘技能/工具 • 仪表/目视飞行规则(IFR/VFR) • 最低气象条件 • 长途飞行与本地飞行
第二天	
08:00~08:15	讨论/问答
08:15~08:30	讨论/展望
08:30~10:00	Myers-Briggs 性格测试
10:00~10:45	无线电通信 • 所使用的主要无线电频率 • 800MHz 频率 • 卫星电话 • 移动电话
10:45~11:15	通话礼仪培训
11:15~13:00	午饭
13:00~14:30	通话练习 • 接线 • 等候接线 • 转线 • 会议电话 • 限度/特殊要求
14:30~14:45	休息
14:45~15:45	事故/事件后计划/应急措施 • 什么是PAIP(事故/事件后计划)? • 这不是突发事件,这是工作 • 何时开始计划 • 定期检查 • 不需牢记
15:45~16:45	话题讨论 • 学习类型 • 聆听技巧

表 56-2 熟悉阶段

阶段1:4次轮班 • 目标(即:医院、项目等) • 电话及无线电系统 • 传输类型(概述) • 表格及文档(概述) • 基本信息 • 通过耳机对控制台进行观察 • 技能训练及审查
阶段2:6次轮班 • 转运请求 • 飞行器信息 • 控制台限时——直接观察 • 技能训练及审查
阶段3:4次轮班 • 事故/事件后计划 • 医学术语 • 压力管理 • 控制台操作时间——直接观察 • 技能训练及审查
阶段4:7次轮班 • 控制台操作时间——自主 • 1~3阶段实施的审查 • 评估

通信专家的这份工作难度重重;它要求在压力和环境不断变化的因素下,做出快速决定。这是一份与众不同的工作,需要通信专家具备医学、调度、航空和地理等综合知识。

工作业绩标准

如在医疗职业中工作一样,通信专家的工作表现标准应按照项目政策明确制订,并按照定义明确的基于能力的考核方法进行评价。在培训初始定向阶段,应详细制订业绩标准,以清楚地说明对新员工的期望,期望内容应涵盖组织、部门和部门间的目标。每一个目标都应该列出具体的单项审查项目,并在培训计划中确定完成各项所需的时间框架。在各培训阶段结束时应进行技能推演及评审,用于检验受训者的培训效果进展。在每次轮班中,通信中心有不止一位通信专家值班,在整个培训过程中,有必要评估人际间沟通技能,这些技能应该在培训开始时公开讨论,包括擅长领域和成长的机会分析。

指导教师应提供描述所有评估信息及受训者进

展/或问题等的日常文件(每日观察报告"DOR")。在培训日结束时,指导教师必须与培训师一起审查每日报告,同时也应核查受训者优势与劣势、有关问题和关注事项,为学员提供成功的技巧。应妥善保管每日观察报告,以备学员和教练们参考。

年度审查时,业绩标准应包括技能、专业精神、人际沟通、专业发展及领导能力。每个标准应包含可衡量目标并按重要性加权。这些标准应转化为实际作用和职责。表56-3总结了通信专家典型业绩标准的实例。

表56-3 通讯专家业绩标准

通信专家应履行以下:
- 能够执行多任务作业,做出合理决定并快速思考
- 能够根据项目方针、指导原则和价值观来执行决策
- 能够高效通话并且报告信息给飞行员及医疗人员
- 能够熟悉项目特定技巧:当地和区域地图、医院护理级别、局部创伤分类方案和计划、医生和医疗专业指南、着陆区(LZ)参考书目等
- 计算机辅助调度(CAD)或文档信息的完成准确率达98%
- 测绘技能准确性达98%,包括定位给定地标;确定坐标、航向、距离,以及定位给定坐标;找出给定距离和朝向VOR等
- 熟悉特定领域知识,比如地标位置、医院专科特性和位置,以及飞行程序在当地灾难响应中的作用和培训核查
- 能够作为转运参与机构之间的联络人
- 能够提供以客户为导向的服务,展现自信并理解客户要求和需求
- 参加75%的部门员工会议
- 完成每季的继续调度教育
- 要有职业态度,包括语调、协助通讯专家常规工作范围以外事项的意愿以及团队合作与质量情况保证等
- 能够执行项目管理规定的其他职能
- 与美国国家航空医学通信专家协会(NAACS)提出的实践与训练标准实质相符

通信外包

有专门人员担任通信专家,这是理想的,且在大多数情况下是可取的,但这并非总能实现或符合实际。一些项目会采用多种选择来完成通讯专家的重要职责。调度中心可能会根据合同协调转运和通信。对于一些基于医院或医院发起的项目,安

保人员或单位人员可能参与执行这些职责。在这种情况下,制订具体的政策和程序以及对这些员工进行培训很有必要。应定期与管理层人员进行会议,以监控各方面的通信情况。

虽然可能对"双重角色"的通信人员有感知益处,但也有一定的明确缺点。当机组人员飞行时,通信专家应集中注意力于协调手头任务和保证安全上。其他工作职责引起的干扰可能会严重影响到转运相关工作,进而可能影响项目性能、安全和成功。

义务与责任

通信专家负责通信和安全等许多领域。其典型职责如表56-4所述。

以下工作与主要职责相关。

表56-4 值班通信专家的职责

- 接听与项目请求相关的电话和信息
- 启动和协调转运人员
- 准确恰当转达所有相关信息
- 按项目程序要求,向所有参与转运的医生、部门和机构发出通知
- 使用不同的测绘资源确定求救电话的位置
- 飞行员要求时,协助领航
- 协调地面转运
- 协调固定翼飞机医疗转运
- 持续更新通信中心内的信息资源
- 填写相应转运活动表格/输入数据
- 了解和操作无线电系统
- 操作所有的通讯设备,如传呼系统、录音机、电话等
- 报告设备故障以便提供适当的维修服务
- 协助培训新员工
- 向访客介绍通信中心
- 维护转运数据系统
- 参加强制性培训、教育和员工会议
- 保持工作区域干净得体
- 就问题和/或程序,与飞行员和医疗转运人员进行适当的接洽
- 协调专业团队转运

飞行追踪

通信专家最重要的作用是追踪和记录飞机的位置。这被称为"飞行追踪"。可记录于计算机数据库或纸制日志中,或通过在地图上标记位置来进行记录。位置报告可采取多种方式,包括:纬度和

经度；根据 VOR（甚高频全向导航系统）参考距离和径向；或参考地面上相关地标。除了地理位置，也可记录飞机地速、当前航向、预计航线飞行时间及其燃料状态。

美国联邦航空条例（FAR）第 135 部分第 79 节概述了飞行追踪的服务职责，见表 56-5。此外，医疗转运系统认证委员会（CAMTS）指定，飞行追踪的间隔时间最长为 15 分钟。

表 56-5　135.79 部分飞行定位请求

a. 每个持证者必须具有各航班定位程序，而美国联邦航空管理局（FAA）的飞行计划不在此列：
　　1. 至少向持证者提供 VFR 飞行计划中需要的信息；
　　2. 如果飞机误点或失踪，应及时通知 FAA 机构或进行搜寻并营救；
　　3. 如果航班在无法维持通信的地区停留，则应向持证者提供地点、日期和重建无线电或电话通信预估时间

b. 飞行结束前，飞行定位信息将保留于持证者的主要营业地，或保存在持证者指定的位于飞行定位程序规定范围内的其他地方

c. 每位持证者应向其指派的管理员代表提供其飞行定位程序和任何更改或增补版的副本，除非这些程序包含在本部分所要求的手册中

大规模人员伤亡事件搜寻与救援

一些飞行项目在社区中起到搜寻和救援（转运）作用，其他项目则不履行这些职责，而是把他/她们交给州或市政部门。对于执行这些职责的项目来说，通信专家需要了解其参与项目的期望和局限。如果通讯中心在这些多部门事件规划阶段参与进来，将会使救援工作更顺利、更有效。

事故/事件后计划（PAIP）

通信专家最重要的一个职责是协助事故/事件后计划（PAIP）。PAIP 明确了通信专家、行政人员和其他工作人员在发生事件或事故等情况下采用空中或地面救护时应遵循的程序。启动该计划的部分可能性原因包括飞机失踪或延误、呼救/错误报告、因天气、病情、飞机或救护车机械故障未按计划着陆以及救护车参与事故、特殊紧急事件和炸弹威胁等情况。计划包括启动时要完成的初始职责和启动中须完成的工作职责以及启动数日内须完成的工作详情。

PAIP 培训应每年进行一次，每季度评估一次，以确保准确性。培训内容应包含使用的所有转运方式：直升机、固定翼和地面。其均可以在几种不同的场景下完成，包括纸上推演或现场模拟，包括前往呼叫目的地转运途中或从呼救目的地返回转运途中。这些都有助于发现潜在的问题，以便在实际事件发生之前稍微调整计划。

应熟练利用纸上推演，便于提供一种可适当评估当前计划的手段，避免实施过多计划和详细调查。这些推演包含能涵盖各方面 PAIP 计划的情形，并要求工作人员参与整个流程，包括确定预防性紧急着陆和坠毁位置。在完成一次推演之后，需评估计划，并从团队成员中选择并纳入需改进区域。这也允许对计划进行常规评估，以确保进行任何必要的更新或更改。

现场模拟可以很简单，如协调晚点/失踪的飞机推演至各场景，包括在一个地区的多个机构定位降落在其领域的失踪飞机。有些服务甚至可使飞机降落在一个远程位置，培训其在定位前的实际生存技能。所有涉及即刻推演的机构和人员都应被告知事故是模拟的，在任何情况下都应该让每个人相信发生的不是真实紧急事件。如果在推演中利用无线电通信，则每传递一次后都应发出通知，说明"这是一次推演"。

通信中心

通信中心技术、能力等各方面因项目而异。但总体目标应该是相似的，即确保机组人员、患者和项目的安全，同时促进各科交流。通信中心设计目标应着眼于通信专家的功能性、工效学和安全性。为保证通讯中心可提供最有效的工作环境，其位置、照明、工作站设计、座位和设备放置是极其重要的。

位置

由于空间问题、设备的数量和设备与中心之间的距离，定位通信中心往往具有一定难度。根据通信中心使用的无线电/电话类型，可能需要有专门放置计算机服务器和无线电设备的房间。

通信中心应位于接近其余转运队的地方。房间应封闭，并在紧急情况下易确保安全。如果停电，房间须有备用电源，保证至少 30 分钟供电。当发生通信中心无法工作的灾难性事件时，应考虑安

排一个用于急救再配置的备用地点。备用地点中的笔记本电脑和微型电话线路应能随时可用,并定期进行推演。

如果通信中心在任何时候都需要一位员工运行,则应考虑中心位置和员工在休息、午餐等时间的换班情况。必须临近洗手间,且应考虑对通信中心所有工作人员进行培训。这些救援人员必须受到全面训练,以确保能够处理没有通讯专家在场时发生的情况,并能维持常态。

人体工程学

近年来,通讯中心人体工程学已成为讨论的话题,影响因素包括疲劳、背部颈部疼痛和疾病以及腕管综合征。当设计一个 24 小时服务的通讯中心时,可调座椅、可调节高度的桌子和舒适照明必不可少。其他电话和无线电配套手持通话器支持架或头戴式受话器等合适设备对防止颈部受伤也是必不可少的。

电话

项目通信涉及有线和无线通信的整合协调。由于标准电话是空中或地面医疗转运服务最常用的工作,因此任何一个通信中心必须至少配有一条专用电话线。大多数转运服务都有多条呼入和呼出电话线路。这些电话必须配置多种功能,包括呼叫转移、电话会议,且不同于无线通信,包括大多数无线电,甚至移动电话传输,此类电话通信是无法拦截的。

电话系统既可以整合至控制台系统中,也可以单独成为一个系统。无论哪种方式,在使用者和地面接收方面,都需要有恰当的支持。当发生多次系统故障时,系统备份也很重要。有些电话公司或医院电信部门也可以提供一条单独专用电话线路,这条电话线路不会经受本地电话网络系统控制。当主系统发生故障时,这条单独的电话线路不应受到影响。

专用电话功能是专用陆线或振铃电路,它将两个点直接连接起来,允许瞬时通信,不需拨号。不需用户通过控制盘拨号,可连接多条电路到中央控制台,建立一个远离多基地或其他机构的报警或内部通信系统。通信系统虽然费用高,但比普通电话系统响应更迅速,因为只要拿起电话就可以将它们激活使用。

无线电通信

无线电无疑是用于航空和地面医疗转运服务中的最常见的无线通信方式。在美国,由联邦通信委员会(FCC)负责监督所有的非政府无线电通信。并委托该委员会监测无线电频率的正确使用,包括调幅、调频、电视、飞机、海洋和陆地移动波段。覆盖 EMS 的代码见联邦通信委员会发表的第 90 部分"私人陆地移动无线电系列"。在医疗紧急情况下,该代码在 VHF 和 UHF 波段分配频率,供公共安全服务部门使用。美国商务部国家电信和信息管理局(NTIA)负责管理联邦政府使用无线电频率,协调部门间无线电顾问委员会(IRAC)并进行政策投入。IRAC 管理着使用无线电通信的 20 个军事机构和其他联邦机构。

一个典型无线电通信系统的构成设备较多。他们包括:

发射台:发射台是中转便携式、移动或基站无线电信号的设备。准确地说应被称为"收发器",既能传送信号也能接收信号。

中继器:在一个频率上接收信号并在另一个频率上传输的收发器。与双工频率一起使用。

便携式无线电台:一个小型手持设备,主要可供个人使用,可允许与其他笔记本电脑、手机或基站等通信。由于功率有限,与基站相比,它的射程有限。手持式电源输出功率通常为一到五瓦。

移动式无线电台:一种可以用来与其他便携设备,手机或基站通信的装置。这种装置主要安装在飞机或其他交通工具上。由于移动式无线电台含有外置天线和大功率电源,与便携式无线电台相比,它具有更广泛的射程。然而,在飞机上使用的移动式无线电台没有功率使用限制,他们若在更高功率设置下传输,可能会干扰其他频率。

基站:无线电台通常安装在一个固定位置,允许与笔记本电脑或手机通信。不像便携式或移动电话那样,基站没有空间限制,配有的天线功率更大,相比便携式或移动式台,产生的功率更高和范围更广。

无线电通信有一些固有局限性,其可能涵盖距离被称为范围。无线电元件可波及的范围受功率、障碍及大气条件影响。大多数无线电只能在无线电元件之间没有显著物理障碍时使用,这称为视线。航空医学环境下使用的无线电也有不同程度的此类局限性,除非通过重复系统或远程基站提高。

当评估当前通信系统或考虑新的系统时,对信息(语音或数据)传输有一个基本的了解是非常有用的。同时,也有助于熟悉不同的术语。"频率"是在特定时间范围内电波重复的次数;"波长"为两个相邻波的波峰之间的距离;电磁频谱是用来描述辐射带集合的一个术语。电磁辐射仅仅是光子流,每束都以波浪状方式走行,包括可见光、无线电波、微波、X线等。数字无线电系统取代了最新的FCC、国际公共安全通信官员协会(ACPO)制订的P25和窄带倡议,并已经进入了公共安全通信领域。互操作(Interoperabilty)指在不同类型通信媒介中沟通的能力,在与具有不同无线电系统的机构进行互助和程序通信上具有重要作用。通过联系当地APCO频率协调员或国家通信官员,可获得有关执行互操作的倡议信息。

按照特定方式改变频谱,可将语音和数据通过电磁波谱传输。对调幅(AM)而言,即通过改变基础波(载波)振幅来匹配信号(在这种情况下的声音)波动而对信息进行编码。在调频(FM)过程中,载波的振幅保持恒定,但其频率是根据发送的音频信号变化而改变。调频的一个优点是它产生的信号质量更高,并且受某些干扰的影响较小。然而,在日常运作时,调幅质量符合验收标准。无线电信号的频率测量单位为兆赫(MHz),也称为每秒周期数(CPS)。因此,以每秒123 000 000个周期传输的信号被称为123.0MHz。

无线电频率

电磁波谱的无线电频率部分可分为不同的区域或波段,FCC按照不同用途分配不同的波段。表56-6显示各波段和频率细分和频率范围。

表56-6 无线电波段和频率

波段序号	频率细分	频率范围
4	VLF(甚低频)	30kHz以下
5	LF(低频)	30~300kHz
6	MF(中频)	300~3000kHz
7	HF(高频)	3~30MHz
8	VHF(甚高频)	30~300MHz
9	UHF(特高频)	300~3000MHz
10	SHF(超高频)	3~30GHz
11	EHF(极高频)	30~300GHz
12	[至高频]	300~3000GHz

无线电波波长不同,其特点也不同。波长越长,无线电测距也越长,但是更容易遇障碍发生偏转。空中和地面医疗转运使用的最重要频段如下:

VHF(AM)——航空波段(118~136MHz)

该波段的无线电波及范围中等,传播距离较远,但具体以地形而定。此频率只供飞机使用,且具体频率可在飞机上改变。因为它在高空使用,信号范围通常非常好。由于FCC指定此波段仅用于航空,通常很少受到其他射频源的干扰。

VHF(FM)——低波段(30~50MHz)

此波段无线电波长较长,提供最大范围的公共安全频率,部分原因在于其可跟随地球曲率在地平线上传播。然而,它也有很多缺点:信号易受到建筑物、陆块、天气(闪电、雨水等)和电气设备的干扰。干扰表现为信号呈静态且无法读取,可能会导致多发静区。低波段也会遭受跳跃干扰,即其他高频信号从大气中的非可见层反射到地球上较远公里而导致。单一频率既可用于信号传输,也可用于信号接收,所以一次只能有一人讲话(单工模式);直到此人说"中断"允许返回时,信号才能被中断。VHF仅限于语音传输,因此不可用于遥测技术。VHF低波段主要用于需要大面积覆盖系统的广阔、平坦、开放的乡郊地区。

VHF(FM)——高波段(150~274MHz)

此频率无线电波长中等,是正常通信的绝佳选择。且在混合地形和城市中无线电传输效果都良好。虽然它相比低波段受干扰风险较低,但可能很难在建筑物内部传输。窄带和P25倡议主要会影响这个波段。频率窄带是指可用频率之间的传播。过去,这个波段的传播频率一直是25KHz。例如,频率155.340通常被认为是EMS到医院的频率。下一个可以使用的不会产生干扰的更高频率为155.365kHz。窄带将频率传播速率降低到12.5kHz,同时也降低了无线电中的允许功率,从而将干扰降至最低。根据FCC规定,2013年初,该波段的所有无线电系统都必须符合窄带标准。

UHF(FM)——超高波段(450~470MHz)

UHF波长非常短,并且通信通常被称为"视线"。UHF不易受中断,因为信号会反弹,甚至反射更高波段。它可在建筑和有大型障碍区域内传输。

然而,它可能被树叶和其他软结构减弱。由于 UHF 范围相对较短,总是需要中继器;进而将极大扩大覆盖范围并允许便携式电脑使用。

虽然特高频范围是从 300~3000MHz,但特定用途会指定频率分配。用于商业的频率范围(包括一些医学)和双向无线电(对讲机)的范围是 455~470MHz。其他 UHF 波段分配见表 56-7。

表 56-7　特高频频率范围及应用

特高频频率范围	应用
300~420MHz	政府用途,包括气象学使用
420~450MHz	无线电定位和业余"70cm"波段
450~470MHz	特高频商用频道无线电、通用移动无线电服务、家用无线电服务手提式双向无线电话
470~512MHz	电视频道 14~20、公共安全
512~806MHz	电视频道 21~69
806~824MHz	袖珍寻呼机及 Nextel 专用移动无线电波段
824~849MHz	移动电话
849~869MHz	公共安全(消防、公安、救护)
869~894MHz	移动电话
902~928MHz	工业、科学和医学(ISM)波段:无绳电话和立体声系统,数据链接
928~960MHz	混合演播室-发射器线路,移动电话(双向)
1240~1300MHz	业余无线电
1850~1910MHz	PCS 移动电话
1930~1990MHz	PCS 基站
2310~2360MHz	天狼星及 XM 卫星广播
2390~2450MHz	业余无线电
2400~2483.5MHz	ISM、IEEE802.11、802.11b、802.11g 无线局域网

FCC 已授权医疗人员使用 UHF 波段内的特定频率进行通信,包括 10 对频率(医学频道编号 1~10),每队均可用于信号发送和接收。这使得双工操作成为可能。涉及医疗转运的通信归入为第 1~8 频道,频道 9 和 10 用于行政管理。表 56-8 列出这些基站和移动医疗频道的频率。

表 56-8　特高频医疗频道频率

频道	基站/移动电话	移动电话
1	463.000MHz	468.000MHz
2	463.025MHz	468.025MHz
3	463.050MHz	468.050MHz
4	463.075MHz	468.075MHz
5	463.100MHz	468.100MHz
6	463.125MHz	468.125MHz
7	463.150MHz	468.150MHz
8	463.175MHz	468.175MHz

800MHz

从技术上讲,800MHz 位于 UHF 频率范围内。然而,这种频率通常作为单独体。目前,采用 800MHz 频率进行通讯已经得到普及,主要原因是混杂其他区域波谱。该频率范围很短,并且以直线传输;因此,必须使用中继器。800MHz 波段信号质量极佳,噪音小,没有跳跃干扰且不易中断。然而,它的树叶衰减性很强。此类型无线电通信通常用于城市地区,而且对拥有大型建筑的城市也可能是一种理想通信频率。

集群

800MHz 系统中的其中一个选项就是集群。集群系统于 1973 年首次推出,利用计算机协调中继器、共享频率和无线电传输的使用。当传声器被锁时,计算机化系统将会确定此时哪些频率无法使用,哪些可以使用进行传输。后续可能以不同频率集合传输。因为一般个人用户只使用系统较短时间,所以可发生共享。因此,一些机构的共享频率可能小于其有自己频率分配时的频率。

大多数的集群系统中设有司法管辖或机构。最常见的就是警察、消防、EMS 和公共工程部门。集群系统更具有通信隐私性、灵活性、高效性和高速性。此外,也使无声通信(通常通过计算机屏幕)成为可能。集群系统的主要缺点是成本较高。

项目 25/数字系统

项目 25（P25）遵循的数字系统适用于大多数以上述波段操作的系统。P25 数字系统可跨机构和设备厂商共同操作，可在常规或集群系统中使用，提高了数字模式下的语音质量。工作波段为 12.5kHz（与传统间距相比产生两个波道）或 6.25kHz（产生四个波道）。这些波道可用于采用单频单工的语音或数据。数据使用案例可能是 GPS 坐标定位转播、汽车/飞机系统状态（高度、速度、航向等）或用于调度信息的移动数据传输（MDT）。

无线电系统注意事项

当确定新的无线电系统，或者评估当前系统时，应该考虑以下几点：首先为覆盖率。很少无线电系统可覆盖项目飞行的每一个位置。但是，系统尽可能覆盖项目服务区域很重要。对于单一发射系统来说，该区域是由无线电频率、天线高度、发射器功率和在该地区存在的障碍等确定。对于网络系统来说，这些限制仍然存在，但是多个发射系统极大扩大了无线电覆盖区域。卫星的覆盖范围一般很广泛，包括高山、峡谷、转子屏蔽及天线位置（完全覆盖全美的唯一障碍）。

程序无线电频率可根据所需物理特性（绕过障碍物的能力、质量等）来选择，但也可取决于某一特定区域许可频率是否可用。在某些地区，获得只分配给某一特定飞行项目的频率很困难。来自其他用户的串扰，即使并非不可能，有时也会使关键空对地通信变得困难。集群和/或 P25 系统在解决这些问题上具有显著优势。

在确定指定频率覆盖区域上，塔台的位置很重要。塔台站点的覆盖范围通常为以塔台为中心的半径范围内，但也可能会受到站点周围障碍物的限制。塔台上天线的高度及其位置对确定覆盖范围也很重要。

显然，EMS 通信系统的可靠性很重要。在评估潜在或现有系统时，一定要检查通信链中的每一台设备：控制台、连接方式、接口箱（如果有的话）、发射器和天线系统。若花重金投资重型发射器而使用廉价的信号音遥控盒是没有意义的。

牢记服务区使用何种无线电系统类型很重要。并非每一种无线电系统都可以安装在飞机上。联系当地 APCO 许可频率协调商或国家无线电通讯官方了解您所在地区为实现所在州各机构间的互操作性而实施的措施。

蜂窝通信

蜂窝电话（"手机"）的工作电磁频谱范围为 800MHz 或 1900MHz（1.9 千兆赫）。在整个国家，他们使用的是塔台站点传播系统。信号从手机发送，系统确定哪个塔台站点接收的信号最强。接受信号最强的这座塔台用于管理通信。如果呼叫者从一个位置转移到另一个位置，则可使用不同的塔台站点。移动 Aircards 也成为计算机通过安全虚拟专用网络（VPN）通道互相传输数据的一种主流技术。

手机是医疗转运系统使用的一个很好的工具，它可以为医疗控制提供额外的通讯手段。2005 年春季航空医学安全峰会建议所有人员应携带手机作为一个额外的安全措施。如果事故或事件即将发生，携带手机会增加人员使用手机及时通知通信中心或救援人员的机会。

根据 FCC 美国联邦法规第 22 部分第 H 小节 22.925["若将手机安装于或携入飞机、热气球或任何其他类型飞行器中，则在飞机飞行时（不接触地面）不可使用。当飞机离开地面时，飞机上所有移动电话必须关机。"]，FCC 禁止在飞行中使用手机。

由于飞机的飞行高度，许多蜂窝基站将会立刻被访问，并有可能连接系统。然而，在飞机上携带手机是一个很好的办法，因为它可以在紧急情况下使用，或者在飞机着陆于无线电接触不到的地方时可以使用。

寻呼系统

许多转运服务使用某种寻呼设备来提醒值班机组准备转运。这些呼机可以语音、数字、字母-数字或双向字母-数字等方式进行呼唤。每种方式各有优缺点，具体应根据服务的最佳解决方案进行评价。

语音呼机利用射频和音频警报系统。通信专家通过电话分机或控制台上的音调警报页面拨入呼唤系统，然后宣布转运。这些呼机受限于无线电中继器范围，最远距离为 24～32km（15～20 英里），并且靠近接收站的任何人都可听见呼唤信息。

数字和字母-数字呼机均基于中继系统，该系统通常是由来自当地、区域和国家范围内的多家供应商提供。呼机可以租用或购买，价格从 20 美元到 150 美元不等。每月费用是 7 美元到 20 美元或更多,具体取决于寻呼服务范围。由于频率会更换,所以租赁传呼机较常见。寻呼机经常掉线、被踩踏或滑行等,这是现象已在大多数租赁选项中涵盖。

相比于语音和数字呼机,字母-数字呼机也有一些优势。字母-数字呼机可一次性为多个选定用户提供事件位置、患者目的与地面联系方式等相关信息,无需回拨获取具体细节。此外,也有双向文字通信呼机,可允许双向信息交换。字母-数字呼机还可用于向转运队发送患者的敏感信息,不必通过语音无线电信号传输,但此类信息可被扫描仪检测到。

卫星通信

近年来,由于卫星通信的可靠性和功能性不断提高,其变得越来越流行。特点包括通过卫星电话传输数据和语音、GPS 坐标传输、无线电集群、VPN 到家庭网络的宽带互联网连接。

卫星追踪已成为通信中心的常用工具,用于追踪转运途中直升机、固定翼飞机和救护车的进程。这些追踪程序根据所使用的程序可提供 GPS 坐标,包括经纬度和其他具体信息。追踪程序通常会提供一个映射接口,显示追踪状况的所有实时信息。数据已证明这些程序是定位事件或事故涉及车辆的极佳办法。这些服务通常是以用户为基础的,并要求购买初始设备以及每月交付用户费。

安全与质量保证

通信专家在项目安全和质量保证方面起着积极的作用。许多项目在每次转运开始时都会进行转运简报,以传达任何影响转运的飞机、医疗设备、即将进行的转运、安全或天气问题。通常的做法是让全体员工下班,然后全体员工在简报会上轮流值班,以确保信息的准确传播。会议应该涵盖项目的所有方面,包括医疗、航空、通讯、汽车技术人员和管理人员。鼓励多基地项目探索使用电话会议以及其他简报参与方法。

飞行后情况说明应该有飞行员、医疗人员、通信专家及其他涉及人员参与。事后情况说明允许每个参与转运的人员对进展顺利项目进行讨论,并找出值得关注的方面。

此外,通信中心应该是安全项目的一个组成部分,应派出安全技术委员会代表。通信中心也应纳入总体质量保证项目中,确保及时和客观地解决通信问题。

与外部机构及人员联系

通信专家是所有转运涉及机构之间的联络者。这些机构的固定联系者包括转运小组、医疗控制、急救人员、事件指挥官、执法机构和转介医疗保健机构。

在初次接收服务请求后,通信专家应即刻收集飞行员所需的基本信息,以确定飞行是否可行。虽然各项目间呼叫管理策略各不相同,但本文提及的程序具有典型特征。此信息包括来电者信息来电者姓名、回拨号码、转介机构、接收机构(如已知)和患者体重。然后,通信专家将选择并确定合适的飞机和小组(有些项目可能需不止一架飞机和一个机组)的可用性,并提醒飞行小组。如果飞行员接受请求,或者飞行员得到天气信息时,通信专家可以从呼叫方获取更多信息。这些额外信息可能包括:患者的诊断结果和病情、转介和接收医生、转介机构内患者定位(如 ED、重症监护室),和可能需要的特殊设备(如气囊泵、一氧化氮、不足月婴儿人工抚育器)。体检报告应完整简洁,应该包含看护者相关信息。为了达到最高标准化,应该使用一致的报告格式。表 56-9 显示了转运请求发生时可收集到的系列信息。虽然项目之间的格式(纸制与计算机电子版)和收集信息排版有所不同,但内容大体上是非常一致的。

此外为了实现医疗控制,可能要求通讯专家在医疗看护者和接收医生或急救部门之间进行电话/无线电或电话/电话转接或讨论。如果可能的话,这条线路应该被记录下来。通讯专家应避免传播用药或治疗医嘱。当将患者从现场或转介机构救助时,将可能会从医疗飞行机组递送到接收机构。报告应简短,并符合项目标准。

机组人员通信

通信专家必须有效地向机组人员传达信息。这些信息可能包括初始飞行请求、患者报告或病情更新情况、事件位置或转介机构内患者位置、事件描述和安全信息、无线电频率信息和天气更新信息。由于飞行机组与外部机构沟通可能会受限,因此通信专家可发挥传声筒的作用,促进飞行机组与外部机构沟通。

表 56-9　事件或院际转运信息

人口统计学	患者信息	特殊考虑/需求
初始信息 ● 时间 ● 来电者信息 　○ 来电者姓名 　○ 机构 　○ 回拨号码 患者位置信息 ● 现场信息 　○ 事件类型 　○ 定位 　○ 地标 　○ 经度/纬度 　○ 呼号 　○ 频率 　○ LZ 信息 -或- ● 转运机构 　○ 单位 　○ 城市/州 　○ 转运医生 　○ 转运护士 目的 ● 接收机构 　○ 单位 　○ 城市/州 　○ 接收医生	患者信息 ● 年龄（若为新生儿，胎龄） ● 姓名（姓，名） ● 性别 ● 体重 ● 出生日期 患者临床信息 ● 诊断 ● 生命体征 　○ 心率 　○ 呼吸 　○ 血压 　○ 体温 　○ 血氧饱和度 ● 格拉斯哥昏迷评分 ● 瞳孔 ● 气道辅助 ● 静脉注射 ● 药物治疗 ● 其他信息（化验、心电图、X 线等） ● 如果有辅助呼吸 　○ 吸入氧体积分数 　○ 比率 　○ 潮气量 　○ 呼气末正压/持续气道正压通气 　○ 方式 特殊设备需求 ● 心脏辅助装置 ● 一氧化氮 ● 不足月婴儿人工抚育器	若使用心脏辅助装置： ● 患者身高 ● 比率 ● 类型 ● 气囊泵 　○ 左心室辅助装置 　○ 右心室辅助装置 　○ 全人工心脏 若是产妇 ● 妊娠* ● 怀孕足月** ● 估计妊娠期 ● 预产期 ● 病史 ● 宫缩 　○ 是/否 　○ 频率 　○ 持续时间 ● 扩张 ● 胎膜 　○ 完整 　○ 自发性破水 　○ 胎膜早破 　○ 羊水 ● 位点

* gravidity＝妊娠

** Para＝怀孕足月妊娠；早产妊娠；流产。

教育及宣传

应给予通信专家一些适当的教育机会。虽然许多通信中心的确提供特定学科的继续教育，通常也有一些可让通讯专家受益的供医疗人员用的产品。通信专家对医疗和航空领域等相关知识了解越多，他们做出的贡献会越大。提高正式有效的继续教育项目可提高通信专家的知识水平，进而提高专业水平。此项目的两个重要组成部分，分别是最

少教育时长和指定主题列表。

美国国家航空医学通信专家协会（NAACS）已经制订并形成了飞行通讯员资格认证（CFC）课程，即针对通讯员培训的综合性课程。NAACS 同样也制订了操作控制专家课程（NAACS-OCS）。

NAACS CFC 课程是一种专为空中医学领域通信专家设计的为期两天的课程。课程包括：安全与 ACS、飞行追踪、测绘技能、压力管理、事故/事件后计划、客户服务、通讯人员资源管理、地面和固定翼

转运、医疗术语、航空气象、无线电通信和公共关系。

NAACS-OCS 课程比当前 NAACS CFC 课程更高级,它针对以下项目提供了更高要求的培训,包括航空政策法规、气象、导航、飞行追踪、空中交通管制、直升机作业控制具体信息、固定翼飞机和地面作业、航空通信、机组资源管理(CRM)和涉及操作控制的特定术语。

通信专家应参加任何飞行项目宣传活动。他们对通信系统、供应机构和医院资源的了解非常有助于宣传,并可加强请求机构与飞行项目之间的联系。

监管机构及协会

航空医学通讯中心由一些监管机构管理。将在此叙述这些机构及其在该行业中的重要性。

联邦通信委员会(FCC)

根据 1934 年所通过的联邦通讯法案(向国会负责的一家独立的美国政府机构),建立联邦通信委员会(FCC)。多年来,该法案一直被修订,据此,制订了相应政策,以管理通过电视、无线电、有线、卫星、电缆进行的州际和国际交流。FCC 负责分配特定用途的频段。上述见美国联邦法规第 2 部分第 1 章第 47 主题。将在本章后面部分讨论相关频段。

美国国家航空医学通信专家协会(NAACS)

NAACS 是一家代表通信人才的专业机构,并具有与其他航空医学和航空组织的联络功能。它的任务是在国家层次上,为航空医学通信专家代言,并通过教育、表彰和规范化提高航空医学通信专家的专业素质。该机构同样为通信人员的初步培训提供培训教材。

飞行通信认证课程的发展为通信专家建立了一个全美基础知识目录,这与当前最新相关的通信实践一致。认证是每个通信专家应达到的基线设置标准。如果强制通信专家专业认证,通讯专家将要展现一系列飞行项目可依赖的期望值,并进一步提升专业形象。

医疗转运系统评审委员会(CAMTS)

CAMTS 是航空医学转运项目和地面机构间转运服务的评审机构。通过参加自愿评审程序,可向自身、同行、医务专业人员和公众验证服务是否与质量认证标准一致。相比于通信中心,CAMTS 可为直升机和固定翼转运提供更详细的标准;这些标准涉及设备、培训、策略、协调和飞行追踪。

总结

良好的通信能力、客观的决策能力和先进的通信技术是保证航空医学项目成功且安全的重要部分。包括所有后勤人员在内的所有飞行机组人员必须团结合作以确保每次任务的成功。在此,通信专家是关键,因为他们要完成一系列的关键活动,包括飞行追踪、公共关系、报告和飞行协调。

推荐阅读

1. *National Association of Air Medical Communication Specialists Training Manual.* Otis Orchards, WA: National Association of Air Medical Communication Specialists (NAACS); 2004.

57. 灾害和多伤亡事件的航空医学救援

Kenneth A. Williams, MD

Abigail Williams, BSN, MPH, MS, JD

Ira J. Blumen, MD

前一版的作者

Sarah Kringer, MD

Amy Marr, MD

引言

世界贸易中心的恐怖袭击、东京地铁系统的沙林毒气攻击、卡特里娜飓风登陆、一列客运列车脱轨、一家大公司的金融崩溃和多辆车碰撞,都会造成非常严重的后果。有些造成人员死亡和伤害,有些淹没了当地的医疗资源,有些造成了其他方面的悲剧。本章重点介绍灾害和多重伤亡事故的航空医学救援。首先我们需要了解并非所有灾害都会造成伤害或疾病(例如企业财务崩溃、政府丑闻等),这一点非常重要。理解另一方面也很重要,那就是多重伤亡并不一定会造成灾难,相反,一人受伤或死亡(一个被绑架的政府领导人、一名被困在井里的儿童、一个宗教圣像的死亡)可能会造成灾难性的后果。

受害者是事件中以任何方式受到影响的人(或在某种情况下为动物)。受伤者是由事件引起受伤或疾病的受害者,而患者是寻求医疗或心理治疗的受伤者。受害者可能距离发生的事件很远(远离事件但与受伤者有关系的朋友或家人),有些人认为如果考虑到心理影响,这些远距离的受害者可能会成为伤员和患者。

关于多起事故和灾害的定义存在一些分歧。在某种程度上,这是因为定义必须分情况来使用。例如,相对于城市地区来说,救护车很少的农村地区没有足够的能力来处理车祸中的 10 个受害者。对于化学品泄漏来说,它可能会摧毁一座城市,但相对来说在农村地区影响可能会是无足轻重的。

一般而言,多重伤亡事故(MCI)是本地化的,社区基础设施尽管面对很大的压力但仍然保持完好。"申报 MCI"所需的伤亡人数有所不同,但可以根据社群在合理的时间内做出反应的能力或准备情况来合理确定。准备就绪的能力就是在合理的时间内响应和管理已定义的任务的能力。例如,航空医学直升机计划可以在给定天气、事先任务和维护参数的 10 分钟内对当地服务区内的医院做出响应,以便治疗和转运单个患者。同样的计划可能并没有准备好从船上进行绞盘救援,同时转运四名受害者,或为另一个大陆的患者提供国际遣返。准备工作表明了要提高准备情况的活动,必须包括计划、培训和实践,以及旨在降低可预见的不良事件的可能性、程度或影响的缓解行动。

MCI 是一个离散的事件,需要超出响应社区的医疗准备。人们普遍认为,MCI 的离散性包括有限的地理位置(例如坠机现场)和时间(以小时计,而不是几天或几周)。因此,MCI 的适当反应需要额外的资源的互相帮助,如该地区的航空医学项目,但一般不太可能需要全州或联邦资产。再次强调一下,虽然定义相同,但对 MCI 事件的直接反应可能会受限于本地或区域响应者,可分为救援(事件发生几分钟内的活动,旨在定位、移除和治疗伤亡事件)、响应(正在进行旨在稳定现场和受害者的持续数小时或数天的活动)以及恢复(使社区恢复正常功能的活动)。预计航空医学项目将参与到与 MCI 事件有关的活动的所有阶段。

相比之下,灾难通常是比 MCI 后果更广泛的事件。它可能包括社区基础设施(包括医疗、财务和行政资源)的破坏、受影响的人口或地理区域的规模或位置、应对或恢复所需的时间、接近或资源方面的挑战,或其他方面的因素。无论 MCI 与灾害行动之间的差异如何,相关活动的阶段都是一样的:

- 准备,包括缓解、计划和准备(通过演习和其他客观措施进行测试)
- 响应,包括立即救援和正在进行的响应,以及
- 恢复,包括对效果和行动后的报告的严格审查,恢复会导致进入下一个周期中的改进的准备

阶段。

还有一点也很重要,我们要谨记这些阶段可能不是相互独立的。例如,如果紧急反应者采取行动防止进一步伤害或伤害,缓解可能就是反应阶段的一部分。在救援过程中,有助于改进训练或设备选择的良好文件记录可能被视为准备阶段等。

在美国,"斯塔福德法案"(见"推荐阅读")赋予了总统宣布事件无论是作为紧急事件还是重大灾难有资格获得外部援助的权力。请注意,该定义是故意模糊的,并没有指定患者数量、受影响的平方英里或任何其他客观的措施:

- "紧急情况"是指在任何场合或事件中,在总统认定的情况下,需要联邦援助来提高国家和地方拯救生命的能力,以保护财产和公共健康与安全,或减轻或避免灾难对美国任何一个地区造成的威胁。
- "重大灾难"是指任何自然灾难(包括任何飓风、龙卷风、暴雨、涨潮、台风、潮汐、海啸、地震、火山喷发、滑坡、泥石流、暴风雪、干旱),或在美国任何一个地方的无论任何原因的任何火灾、洪灾、爆炸,总统的认定其引起足够的严重程度和损害,在本法案的规定下,需要重大灾难援助来增强国家、地方政府和救灾组织的能力和可利用资源来减轻损害、损失、困难或由此造成的痛苦。

美国联邦政府要求在灾害应对期间使用全美突发事件管理系统(NIMS)作为指挥和控制机构[1]。美国航空医学项目应该非常熟悉全美突发事件管理系统,并确保它是所有响应机构在其响应区域使用的指挥机构。其他国家的项目应该熟悉当地政府或其他机构的响应机构,并将其与全美突发事件管理系统融合在响应规划中。我们要谨记一旦联邦政府将全美突发事件管理系统作为一项要求,也就是对所有的医疗急救人员创造了医疗事实上的标准,航空医学和其他都必须遵守(Saunders v. Board of County Commissioners of Jefferson County Civil Case No. 00-B-791)。

灾害或多伤亡事件随时随地都可能发生,由于沿海人口集中、技术和文明的进步,政治冲突特别是恐怖主义和战争,发生频率和严重程度越来越高。尽管引起灾难或 MCI 有许多原因,但"新"类型的发起事件越来越少。我们对 MCI 或灾害的恶劣天气、爆炸、车辆碰撞、流行病和其他"共同"原因是比较熟悉的,这使得在某种意义上的反应的计划

和培训更容易一些,但是响应的细节会根据情况而有所不同。因此,急救计划人员和应急人员(包括航空医学转运)计划、训练和针对已知复发性灾难以及最有可能发生在其特定本地区域或响应区域内的多重伤亡情况制订适当应急程序至关重要。

灾难援助计划

并非所有灾难或多重伤亡事件都需要航空医学转运或其他航空服务的参与。在某些情况下,参与是禁忌的。但是,如果在计划的响应区域发生 MCI 或灾难,则针对航空响应的各个方面的详细灾难支持计划将会有所帮助。这样的计划将有助于在各种航空资源参与时顺利有效地整合各种航空资源。

对于计划或应对紧急情况的个人而言,他们通常会假设飞机总是可用的,并且在要求或需要时会自然"出现"。情况可能并非如此。如果没有仔细的计划,飞机可能根本就不会出现,即使飞机出现了,它们也可能不会被充分利用。在大多数情况下,医疗直升机(直升机紧急医疗服务,"HEMS")是第一个,也是唯一的在最初的灾难或应急响应时想到的飞机。然而,在灾难情况下,飞机可以用于各种其他应用。此外,HEMS 计划还必须考虑到,仅仅因为有 MCI 或其他灾难并不意味着就需要或要求他们的资源。因此,对于任何灾难的不必要的回应都不可能发生。

在地理服务区域内各种直升机服务或其他航空行动并不一定与其全面合作纳入灾难计划相关。在许多紧急和灾难情况下,各种任务可能由军队/公共服务和/或私人飞机来填补需求。在适当的计划下,可能会要求这些不同的资源参与灾难或 MCI 救援工作。每个航空医学项目应与其服务区内的其他项目,以及适当的应急计划机构进行协调,以确保:

- 在区域应急计划工作中考虑了航空医学资源
- 这样的考虑是合理的、现实的,并且
- 努力协调航空医学救援(包括新闻媒体等其他飞机的计划),以确保安全和最佳的响应

断断续续的规划(地方当局在其计划中包括当地的直升机计划,但没有告知直升机计划,或直升机计划有一个良好的航空救援计划,但没有纳入其他地方计划)将导致不合理的、不安全的或者效率低下的响应。演习和其他客观可衡量的准备以及准备活动是必要的,以确保计划是现实和可

行的。

航空资源：灾害响应的优势和局限性

航空资产可以在各种来源和程度的灾害和MCI中产生积极影响，极大地扩大了当地和区域灾难规划人员的物质和技术资源。

如果将航空资产纳入灾难计划并且条件允许使用，则可以使用直升机和固定翼飞机执行地面资源无法完成的任务，或通过航空转运更好地完成的任务。直升机具有独特的能力，可以直接从点到点飞行，并且可融入其他医疗和救援车辆或地面人员无法获得的资产（如孤立的治疗机构）。它们还能够避免地面交通障碍，如交通繁忙、建筑、道路阻塞和高速公路（在发生洪水、地震破坏、龙卷风残骸、积雪等的情况下）或其他破碎的地面转运系统。在某些情况下，直升机可能是唯一的救援手段。2005年，直升机和固定翼飞机救援并转运了数千名美国遇难者。在飓风卡特里娜的应对中就展示了有效利用航空医学转运和航空支援来应对灾难。

飞机在灾难和救援工作中有独特的优势。相比于直升机来说，它们可以行驶更远的距离，并且通常速度更快。许多飞机还可以携带比直升机或地面车辆大得多的载荷（设备和人员）。例如，卡特里娜飓风的许多受害者接受了固定翼飞机的二次转运，以便在距离灾区数百或数千英里的地方提供住所和医疗服务。

但是，直升机和固定翼航空资产具有固有的局限性。尤其是在灾难和紧急情况下，固定翼飞机最大的局限性是其需要在机场起降，或者至少在临时跑道上起降。他们也可能会受到某些天气条件的不利影响。

大多数直升机对灾害和MCI的响应也将受到天气条件的影响。云能见度低、风量大、和/或能见度不足可能会大大限制许多直升机参与响应的能力。直升机也仅限于特定的载荷（联合装备和人员），并且比固定翼飞机的飞行范围更有限。虽然他们不需要有跑道的机场，但是他们确实要求在安全的着陆区域没有障碍物。

灾害响应救援中航空行动的目标

航空灾难保障计划的目标与任何灾害和应急计划的总体目标大体都是相同的，包括：拯救生命；保存或保护财产；以及增强救援力量。

飞机可以拯救生命

飞机在远距离以高速转运重伤员的能力方面是无与伦比的。在发生灾难或MCI情况下（类似于任何创伤情景），可用直升机将受伤最严重的创伤受害者转运到合适的医院。也可以使用直升机将医务人员和设备直接转运到灾难现场或MCI以提供进一步的救灾援助。但是，为了使飞机在救灾中发挥用处，必须将其实际整合到应急计划中，并且条件必须足以保证安全运行。

直升机使用的潜在好处在灾难或MCI期间可能会更明显。可能需要将大量受害者快速转运到能够治疗众多创伤受害者的遥远机构处。特别是如果最近的医院不堪重负或无能为力的情况下，直升机可以帮助将严重受害者输送到这些边远地区的机构处。但是，用直升机转运多名受害者的实际用途需要多架飞机、仔细的协调和全面的计划。

航空救援可以保存/保护财产

直升机和固定翼飞机都可以在不同类型的灾害中保存或保护财产。例如，可以使用专门配备的两种类型的飞机进行直接灭火，还可以使用直升机将消防员转运到难以到达的地方。空中监视、损害评估、情报收集和人群控制是飞机可以保存和保护财产的其他方式的代表。

飞机可以增强救援力量

如前所述，飞机能够长距离转运人员、设备和物资，并且速度很快，使其可以在许多灾难和MCI中帮助救援。此外，直升机的独特能力使其能够在其他难以接近的地理位置处提供救援。

航空医学方案灾难支援计划的目标

下面讨论的是灾难救援计划的目标。这些是与当地应急计划官员会晤时应该讨论的话题，并希望将其以一种安全和适当的方式将可用的航空资源整合到当地的应急计划中。

确保航空资源整合

在整个方案的响应领域，应将航空资源纳入包括MCI和灾难计划的应急计划中。预计参与规划和应对灾害的人员在灾害应对计划的研究、编写和

57. 灾害和多伤亡事件的航空医学救援

实施过程中将会有不同的背景、不同的专业经验和不同的想法。一些规划者具有广泛的航空背景,而许多规划者则没有。

该计划应该意识到可以提供给应急响应者的公共和私人的其他航空资源。以简明易懂的格式汇编这些信息将有助于将直升机和固定翼资源纳入现有和未来的当地和区域灾难和多重伤亡计划中。

任何综合航空支援计划的一部分,无论是空中还是地面的人员以及交通工具,都包括提供给事件的适当的资源。通过将适当的使命与最合适的团队和交通工具相匹配,所有资产都可以发挥最大的潜力。然而,这种供给的资源在区域计划的一部分的互助资源方面上有一定的差距。

识别航空能力

当地和地区的应急计划人员、应急救援人员和其他"有关"的社区领导人应该了解直升机和固定翼飞机的救灾能力。虽然这些人中的许多人可能对直升机和飞机有基本的了解,但如果为了在灾害或 MCI 期间提供最合适的航空救援,应急计划人员必须全面了解直升机和飞机的操作、能力和限制。航空医学或固定翼方案应寻找这些人员,并向这些人员提供教育和资源,包括方案的灾难支助计划的副本,以便于查明该地区航空资产的具体能力。

识别航空资源

在灾害规划期间确定航空资源具有明显的优势。这些信息将为灾害协调员提供可能出现的不同需求和任务的可选方案。除了确定那些愿意参与救灾工作的航空运营人之外,还应该在地区计划中考虑具体的运营方面的因素,并将其反映在方案的计划中。在长时间的救灾过程中,有关服务年限和财务考虑的后勤标准可能因提供的各种直升机和固定翼服务而有所不同。另外,如果预计延长服务时间,则可以在预先计划阶段对其他问题(如备用人员的要求、维护、燃料和还需的人员数据)进行编目。理解支持偿还请求所需的文件、与负责此类计划和偿还的官员和实体建立关系、明确方案的能力和限制,都是查明航空资产提供的潜在资源的一部分。

识别着陆区

在规划过程中,确定预先指定的直升机和飞机着陆区域是非常有意义的。应尽可能确定城市和农村地区的永久性公共和私人机场和直升机停机坪、临时应急着陆区和其他可行的替代方案。应特别着力于寻找具有救援服务(燃料和维修)的着陆点,以及一些可能需要的地区(医院、庇护所、洪泛平原高地等)的位置。提前协调、选择和记录这些位置,将为协调紧急行动的人员、救援人员和飞机驾驶员提供有价值的信息。

促进沟通和鼓励协调

全面的航空支援计划应促进参与响应的组织和个人之间的沟通,并鼓励其积极协调。该计划还应该为航空运营人与社区之间的沟通建立一条线路。紧急计划人员、救援人员、直升机操作人员、其他航空专业人员和整个社区都将从协调一致的应急响应计划中受益。

可靠的沟通的重要性是不容置疑的。如果直升机和/或飞机来自私营部门、公共部门、军队和/或政府部门作出响应时尤其如此。一份精心准备的航空支援计划应为安全协调应对飞机的灾难或 MCI 提供一种方法。将项目的计划与区域计划进行协调所需的努力应该使重要的各方聚集在一起,指定降落区或参加演习等其他活动应该利用这些关系。

对灾害或 MCI 场地的空域管辖需要协调和理解,以及明确的沟通。可能的用户的参与(新闻媒体、私人飞机、政府和军事资产以及航空医学项目)将提高安全协调的可能性。其他管辖权问题包括飞机的运营和跨国(一个国家和另一个国家)救援者的做法、与国家协议/准则和医师医疗控制相关的医疗管理机构、飞机支持、加油和维修、人员工作/休息要求以及在传统基地的正常运行中可能会比较容易理解的其他问题,但是如果飞机在非正常运行的情况下被遥控,则会有很大差异。应该预料到这些变化,如果可能的话,在计划中加以解决。

解决操作的连续性

方案的灾害援助计划还应处理直接影响方案的灾害,包括内部事件。应该讨论飞机坠毁、机组人员不幸死亡、基地医院的能力发生了变化(救护车改道、关闭、合并、天气或政治行为造成的损害等)及其他内部事件,计划中还应标注解决操作的连续性的选项。无论在任何时期如何修改,重点应放在决定持续的操作是否安全和有利。例如,解决这个问题的一个简单的解决办法是列出停止计划操作的各种情况，直到有代表性的领导层审查了情况，并决定恢复运行。

理解灾难计划

该计划的灾难支持计划应该涉及上面讨论的主题，这里总结如下：

- 确保航空资源整合。
- 确定航空能力。
- 整合航空资产。
- 确定航空资源。
- 确定潜在的着陆区域。
- 促进沟通和鼓励协调。
- 解决操作的连续性。
- 按照与改善综合反应相一致的方式，在行动汇报之后进行评估演练。

应尽一切努力制订一个包括该地区航空资产在内的区域性灾难支持计划，并将此计划纳入其他区域性灾难计划。因此，航空医学项目应该了解灾害规划的基础知识和灾害应对的实际情况。

美国的灾害规划从医学的角度来看是一个分散和个性化的行为。这使得地方资产和环境的变化有了所需的灵活性，但是具有提高管辖权、指挥/控制、通信、后勤和准备就绪挑战的缺点。其他国家将救灾规划与地区乃至全国的紧急医疗救援系统集中在一起，大大改善了救灾工作的某些方面，但同时牺牲了地方的个性。

人类已经做出巨大努力来区分灾害和 MCI 与日常操作的响应，部分原因是认识到需要额外的资产和资源，部分是为了使灾害规划合法化，来区分其与日常应急措施的响应。在某些情况下，这种差异很好地解释了在这些特殊情况下所需的操作性改变，但是在许多情况下，灾难操作与熟悉的日常操作差异性越大，它们就越有可能失败。

例如，许多司法管辖区规定了与日常操作不同的灾难/MCI 患者跟踪和制图方法（标签，卡片等）。然而，在真正的灾难/MCI 事件中很少使用这些可选方法[2]。类似的例子还有分类方案（START，Jump-START 等）、患者和设备移动方案（多级分类、颜色编码患者处理场所、事故场景中的单一分段和转运路线）及使用陌生的通讯设备、背心、帽子等物品。这是有道理的，而且已经研究证实，缺乏熟悉度会导致在压力下缺乏使用。可选的方案是将灾害应对方面纳入日常工作（沟通计划、患者跟踪和

记录、场景的方法等），以便他们熟悉日常使用，或广泛投身于培训，包括实际的演习来促进熟悉。

通过回顾几乎所有的事后报告或汇报，都可以收集到这些灾难反应的现实情况，并且应该促进对灾难规划的总体思考[2,3,4]。

在接受了灾害规划的理解后，下面简要回顾一下在美国流行的标准灾难规划和应对方案。

大量伤患事件：3 级系统

美国急诊医师学院（ACEP）已经将 MCI 的范围量化为基于可用资源的三级系统。

一级 MCI

一级 MCI 对当地管辖区有轻微到中度的影响，其资源足够并且可用于回应和遏制不良情况。特点包括：正在执行正常的应急操作程序；激活了当地的部门事件指挥系统（ICS）；仅仅利用了标准的互助资源，但当地的灾难宣言没有发布。典型代表为由 EMS 处理两名或两名以上遇难者的机动车事故。

二级 MCI

二级 MCI 对当地管辖区有中度至重度影响，特点包括：需要来自周边社区（全县或地区）的多个司法管辖区的参与以满足多种伤亡的需要，或当地缺乏可用的资源；启动了扩大的重大应急或当地灾害操作程序，包括一个完整的 ICS；可能会启动国家灾害应对小组的某些组成部分以支持当地的行动，或向国家紧急行动中心（EOC）提供情报、报告和保持联络。

三级 MCI

三级 MCI 对受影响的人口具有灾难性的影响。特点包括受影响地区及其周围的资源不堪重负；地方和地区医疗资源也已无力承受；在操作的响应和恢复阶段都需要州和/或联邦援助；发布当地灾难宣言；并且发布国家灾难宣言。

在常规和日常的基础上，EMS 系统管理一级和二级事件。有多个遇难人员的正面的机动车事故或邻里火灾是 EMS 的普遍现象，其往往不被视为多重伤亡事件。尽管有这种看法，但在较小规模的 MCI 中所采用的基本原则也被推广到三级事件中。有效的回应涉及全面的规划和机构间合作。计划

必须是通用的和可扩展的,因为不可能考虑到所有的突发事件。根据社区情况,大多数二级事件死亡人数不到100人,重大伤亡人数不到500人。在扩展到三级事件报道时,计划应该集中在头48个小时。虽然联邦政府可以为这些事件提供援助,但是这些团队第一天就能到达受灾区的情况并不多见,研究表明绝大多数的死亡事件会在最初的24小时内发生。

例如,反映在这个计划上,前两个MCI级别应该是日常经验和操作的一部分。如果是这样的话,那么熟悉ICS以及常规使用可扩展和灵活的响应方案的重要性一目了然。如果将足以应对这些日常事件的互助计划扩大到州际水平,那么三级MCI所需的操作并没有显著不同。换句话说,尽管区分层次或"宣布MCI"对于某些目的可能是有用的,但应该从日常操作和规划中得出响应,而不是从一套不熟悉的操作方案中得出。这种方法确保了处理日常事件和大规模MCI和灾难操作的能力。

组织

事故指挥系统

事故指挥系统(ICS)是在20世纪70年代在加利福尼亚发生的一系列森林大火之后才开始发展的。这种逐级的组织可以准确、快速地评估人力和设备的需求。ICS的设计目的是为了由不熟悉的资产组成的"情境小组"。虽然这些概念对于任何组织结构都是有意义的,但在现有结构(如当地消防部门的指挥结构或医院组织结构图)中强加ICS来改变日常操作可能会导致混淆。由于美国已经要求遵守国家事件指挥系统(NIMS)[1],因此EMS和其他医疗机构熟悉这种结构并将其整合到日常指挥和控制操作中是有意义的。

事故指挥官(IC)是任何ICS行动的关键。在医疗灾难中,IC通常是现场EMS或消防服务的最高级代表。IC只有在高层人员到场时才能更换。到达现场的工作人员向IC汇报工作。控制局面的具体个人可以减少混乱,并将应急救援者分解为个人角色。IC通过将更大规模的事故委托给其他个人主要部门来负责指导事故的各个方面,具体为公共关系到业务和财务规划。他们传达的关于应急级别的信息、预计需要转运的受害者人数、所需的航空救援类型以及生物和化学污染的可能性都能

及时确定受灾地区和联邦的反应。更大或更复杂的事故中就要得益于统一司令部(UC),其由响应机构和受影响实体的代表以委员会形式指挥事件。

只有当事故指挥官熟悉所有参与者,并且指挥结构得到所有人的尊重时,ICS和NIMS才可能会非常有效。再次强调每日使用会滋生熟悉感。典型的ICS结构的某些方面在非常有限的操作中是没有意义的,但是每个事件在每个重要方面都受到控制和指挥的基本思想是有益的。当涉及多个响应机构时,术语、角色和期望的通用性会促进协调。当将ICS强制施加于已运作的系统时,或所有响应者不参与时,ICS可能会失败。

事故指令部分

IC担任主管,并且在需要大量或长时间操作的事件中将任务委托给特定部门负责人。运营、规划、物流和财务/行政是ICS的主要部分。事故或统一司令部由指挥人员协助,并得到安全、信息和联络官的支持。此外,应给事故领导分配通讯人员,以促进团队合作和有效的信息传递。

部门负责人负责事件的各个组成部分或大规模伤亡事故响应,如通信、供应和分流。医疗反应通常属于业务科。常规援助角色包括以下内容:

- 消防部门人员通常监督火灾和危险的抑制,以及搜救行动。
- 分流、治疗和受害者转运是地面和空中环境管理体系人员的责任。

多重伤亡可能会给社区带来人力和财力方面的压力。考虑到这一点,在事件发生之前与区域EMS服务、净化和清理人员、拖车公司和航空供应商发展合作关系是非常明智的。

这些活动应该成为每个ICS部门在协调一致的区域灾难应对系统中日常运作的一部分。这种制度应该到位,并承诺将这些规划和准备活动作为每个响应机构工作的一部分。

通信

有效的沟通在大规模伤亡事件或灾难中至关重要,是行动后报告"经验教训"部分中最常提到的不足之处。IC需要与每个科室负责人以及所有当地和区域医院联系。另外,这些医院需要向IC通报其资源可用性。拥有一个有冗余和强大的通信系统是非常必要的。

可互操作的通信(不同资产之间相互有效通信

的能力)是至关重要的,但最好通过一个有组织的系统来连接现有的调度和通信资源,而不是通过向每个响应者发出陌生的无线电并期望协调的通信行为。不仅通信设备要考虑互操作性,而且要考虑所传达的概念的互操作性。

现场管理

分诊

在大规模伤亡事件中进行分诊的目的是根据需要和可用资源,而不是根据出现的顺序或其他优先顺序,迅速有效地分配医疗资源并且向尽可能多的受害者提供援助。这是在灾难/MCI现场中应执行的最重要的医疗任务。分诊并不为每位患者提供明确的护理,因为必须从为最多的人提供最大的利益角度出发来分配医疗资源、物资和人员。在进行搜索和救援时或者当对每个受害者进行护理时都会对其进行分类。对所有受害者在提供其他护理之前进行分类的概念只适用于同时只可处理人数有限(每名可用救援者对应约2~3名受害者)的事件。显然,在发生大规模伤亡事件(卡特里娜飓风、大面积流行病等)时,在提供护理服务之前查找和分类所有受害者的做法是荒谬的。START(简单分治和快速治疗)方法是在美国大规模伤亡事件中被急救人员广泛使用的分类方法。这种方法不需要医生或护士的医疗专业知识,可以由现场的基本医务人员进行。医务人员评估每个患者的气道、呼吸、毛细血管充盈和意识水平。适用于儿科患者的分诊方法是JumpSTART系统,它对START方法进行了修改。JumpSTART旨在尽可能地解决儿童呼吸衰竭的问题。这些方法用于快速评估患者。START方法的目标是每个患者30秒的分流时间,JumpSTART方法的目标是每个患者45秒的分流时间。如果多个救援者正在进行评估,那么这些简短的评估就可以对大量的患者进行快速评估。

START和JumpSTART均设计为由经过急救员培训的供应商(能够测量脉搏和呼吸频率、评估毛细血管充盈能力、提供面罩通气等)进行使用,主要用于识别出血性休克患者的伤亡情况。它们没有经过在遭受非创伤性问题(例如生化恐怖袭击)的伤亡方面急救效果的验证工作。

尽管START、JumpSTART和其他类似的分诊方案在演习中运行良好,但是在实际事件中使用它

们也只是传闻。在实际的事件中,与日常实践一样,受过较高级培训的急救员(EMT或以上)运用他们的技能来优先考虑受害者[4,5]。事实上,如果一个高度熟练和经验丰富的EMS领导者来进行分诊,分诊工作会是最有效的。这样的人通常会收到命令,很好地了解可用的资源,并且有能力维持冷静和有组织的环境。最近颁布的SALT分诊计划(分类、评估、救生干预、治疗/转运)是高层次的判断(需要给定资源),它比固定计划更为现实。

此外,通过事后报告和文献中的记载已经多次证明,流动自救的受害者以及大部分初期援助和受害者的转运工作都是由旁观者或流动性受害者进行的,从而都是依赖于初步的分类,并且必须"待在救援到达之前",非常不可靠,而且还有一些必须考虑的其他事情。例如,能够自己行动的受害者往往会前往最近的医院急诊室,经常就使这个地方成为救护车大量转运受害者的一个不好的选择。此外,这些分诊方案通常假设在现场只有基本的医疗。在可提供更先进护理的情况下,例如ALS、EMS资源或航空医学团队(至少对于某些受害者),分诊类别可能只会指示需要快速高级护理的受害者,而不会标明转运优先级。

在最初的分类中,患者分为几类。有几种分类用于MCI患者的分类。常用的系统会将患者分为:即刻(严重,红色)、延迟(紧急,黄色)、最低限度护理(急迫,绿色)或保守(死亡/快死亡,黑色)。分诊人员需要在这个过程中迅速作出两个决定以指导应该将一个患者分属为哪一类:首先,医学成功的估计;第二,当保护资源的需求大于可用的资源时,需要保护资源。在每一次EMS事件中都会发生资源和需求之间的平衡,多重伤亡事件的压力给个人和系统带来了巨大的挑战。

即刻类型的患者,也被称为第一类,或红色、危急的患者,可能有生命危险的伤害,如果患者得到立即处理,可能会获救。这些是需要最紧急治疗的患者,除非现场的高级护理能够稳定病情,通常他们会被转运到区域创伤中心。需要立即治疗的病症的例子包括张力性气胸、呼吸窘迫、大出血以及超过体表面积25%的烧伤。现场的一个航空医学团队可能会稳定很多这样的患者,但那些无法治疗的患者会作为转运优先处理。延迟类别中的患者,也称为第二类,或黄色、紧急的患者,不会对生命或肢体造成直接威胁。延迟明确护理不会危及患者的安全。分类为适合于延迟治疗的病症的例子包括

轻微肢体骨折,以及少于体表面积的 25% 烧伤。ALS 社区的场景治疗可能包括疼痛管理、静脉药物等。

最低限度护理类别的患者,也称为第三类,或绿色、紧急患者,通常被称为"行走的伤员"。这些患者可以通过 EMS 以外的方式转运到社区医院,事实上,他们往往是自己到社区医院。在某些司法管辖区,现场有这些患者治疗和出院的机制(收集的事故征候汇报数据)。

保守类别,也被称为第四类,或黑色、死亡的患者,患者是致命的,尽管治疗,也很可能会死亡。在大规模伤亡事件中,花费在这些患者上的时间和资源可能能够更好地用于救援具有可生存损伤的患者,并且努力为尽可能多的患者提供服务。保守患者可能处于极端的年龄段,具有破坏性的头部受伤或处于不可逆转的休克状态。对这些患者的治疗目标是舒适和疼痛控制。

根据许多计划,一旦患者分为不分类别,如果可能的话,他们会被转移到治疗区。然而,地理、救护车通行、天气和其他因素可能需要灵活的执行计划。理想情况下,患者可以得到快速分类,并且在现场治疗区在没有中途停留的情况下被转运到适当的明确护理机构。在许多情况下,患者会与朋友或家人在不分类别中,并且由于分类类别的不同而不愿离开亲人。在许多事件中,最好是在交通枢纽附近有几个地理上便利的治疗区,而不是通过分类来收集患者。由于患者的病情可能改善或恶化,所有患者需要经常经过重新评估和重新分类以确定其类别。这种需求主张针对特定类别的治疗领域。一旦进入转运工具或治疗区域,如果事故涉及伤害,则患者的重新评估遵循标准的"高级创伤生命支持(ATLS)"主要检查。根据 ATLS 优先级对每位患者的 ABCDE(具有 C 型脊柱控制、呼吸、循环、残疾和暴露的气道)和治疗的检查回顾应该是一个持续的过程。如果可能的话,采用 SAMPLE(症状/体征、过敏、药物、既往史、最后一餐和伤害事件)历史记录。所有患者的首次调查和初始治疗优先于任何一名患者的二次调查。

灾区布局

灾害现场应分成事件附近的具体部门以对灾民进行评估和照顾。典型的部门包括:分诊部门、治疗部门、转运部门、分级部门、供应部门和通讯部门。分诊部门是确定患者严重程度和决定资源分配的地方。治疗部门是对受害者进行评估,对危及生命的伤害进行治疗,并就进一步的治疗和转运做出决定。转运部门组织所有转运安排,并与接收机构进行沟通。分级部门是地面车辆和飞机分组的指定地点,可以在交通部门要求的情况下做出快速反应。供应部门负责从多个机构采购和组装备用品和设备。通信部门负责维护部门官员和 IC 之间的无线电通信。同样,根据事件,每个类别中的需要几个部门可能都是合乎逻辑的。如果是这样,通信协调就是至关重要的。

治疗区域需要足够大以满足患者和护理人员以及到达的设备和资源的需求。治疗区域的设置也应该使患者接近他们的转运方式。暴露于有害物质中的治疗区域需要去除。治疗区域还需要考虑道路通行、场景安全、安全和风向等因素。

在治疗区内,患者应根据 CORE(急诊检查伤员定位)进行定位。在这个方案中,患者被放置在一个半圆形上,头部朝向圆心。这个位置允许多个患者由最少数量的护理人员照顾,护理人员可以在患者之间容易地移动以及迅速地观察患者的气道和呼吸。另一个好处是可以将受害者从半圆形的外侧移走并装载转运而不用中断半圆中心的正在进行治疗的其他受害者。护理者/设备进入圆圈中心的空间必须保持清晰。

转运

转运患者必须有组织性。在过去的许多灾难中,大部分危重患者被转运到几个密集的机构,而这些机构也接受了大多数的行走伤员,他们将自己送到最近的医院。而较远的机构只接收到了几个患者。

装载区是患者从治疗区域被送到等待航空或地面转运的地方。转运官员指定一个接收机构,并用标志信息和目的地记录患者。

一次只能在装载区内安排少量车辆以减轻交通流量。所有其他车辆应保留在分级部门直到收到要求到装载区的命令。救护车装载区应该最接近即刻和延迟护理患者,而大众转运的手段应该放在最低限度护理患者附近。如果符合逻辑的话,分级部门可以放置在患者护理区和 LZ 飞机之间以便救护车充当挡风。

空难医务人员在发生大规模伤亡事故时可以发挥许多功能。主要任务可能是将危重患者快速转运到区域创伤中心。这可以为不紧邻事故的机构的危重患者提供最佳护理。协调使用航空医学资源可缩短航路时间和周转时间。直升机可以很容易地避免地面转运障碍,如建筑或交通繁忙。直升机可以更容易地将患者转运到适当的远处机构,帮助患者远离患者众多的临近医院。对于没有得到充分净化的患者,不应考虑航空医学转运。未经充分净化的患者可能会污染飞机、机组人员,最重要的是飞行员,可能会使他们受伤。另外,直升机在转运之后的净化将使其很长时间停止服务。安全始终是飞机运行的首要任务。出于安全考虑,飞行员有权终止任务。

另外,HEMS可以将机组人员的扩展技能带到现场。直升机可以带来额外的人员和设备,从而大大提高现场处理资源的能力。事件指挥官与HEMS医疗控制公司合作,可以确定HEMS资源对于特定事件的最有效的使用。

在美国的实际事件中,缺乏响应的救援者和转运工具几乎不是问题,事实上,往往是问题的一部分。一些研究报告和大多数的行动后报告都提到了众多未经请求的医疗服务救援者的反应,他们既没有得到适当的培训,也没有纳入指挥系统,这增加了不安全和不协调的反应。如上所述,重新安置到彩色编码治疗区进行二次分流、装载和转运也很少见,因为那些流动者往往不愿意等待医疗援助,并且帮助周围的人。遵循这个系统要求在到达医院之前至少有四个救援组(首次分诊、重新安置到治疗区域、治疗/二次分类、装载和转运)来护理患者。在这种情况下,信息丢失和处理文件中的错误几乎是确定的。伤亡往往与不愿意根据颜色或严重性分开的群体(朋友、家人等)有关。

患者通过尽可能少的救援者被更有效地识别、营救和转运。在这个无线电通信时代,转运队很可能根据几个分流人员的指示,直接向几个分区或方向作出响应,从而最大限度地减少患者数据的丢失,并且更快速地管理[4]。除非在演习中练习,否则复杂的现场分诊和治疗结构不可能像传统方案那样建立起来。在实际情况下,大量救护车更有可能以协调一致的方式作出反应,通过转运最容易接触和受伤严重的患者在灾区提供一部分地区的护理。不要过分强调许多伤亡人员将自我救助和转运从而规避复杂的反应结构,往往会压倒最近的医院机构。除非报告显示在最近的医院有护理的能力,否则救护车可能应该避开它。

暴露

有害物质使灾难或大规模伤亡事件复杂化。安全的环境是防止进一步危及生还者、救援人员或医护人员的首要任务。如果卫生保健工作者有任何接触,就需要有适当的防护设备。经过特殊培训的危险材料小组将患者从受污染的地区脱离出来。受污染地区的救援人员或医务人员不得在治疗区域工作:这将确保未暴露的个人不受污染。

在患者进入分诊或转运区域之前,应该先对其进行初步的去污。传统上,去污包括脱下衣服,如果患者能走动,进行淋浴去污。如果受害者不能走动,则去污应包括用肥皂和水清洗。该技术即使在辐射暴露之后也具有95%的去污效果。

确定所涉及的物质也很重要。如果涉及危险物品转运车辆,车辆上将显示一个四位数的识别号码。这个号码前面是"UN"(联合国)或"NA"(北美)的字母,以确定号码的来源。另外,提单上应包含所转运物料的描述和标志号,通常包含在转运车辆的清单中。

化学战剂在1969年被联合国定义为"形式为气体、液体或固体的化学物质,由于它们对人类、动物或植物的直接毒性作用,因此可能会用于战争中"。致死化学剂包括发泡剂、神经毒剂、氰化物和窒息性毒剂。非致命的药物包括失能、呕吐诱导和催泪剂。许多毒剂的治疗都是支持性的,因为没有解毒剂可用。

1972年"生物和毒素武器公约"禁止出于非和平意图的生物武器的开发、生产和储存。自那时以来,没有任何生物武器被部队正式用于作战,符合了该协定。然而,生物武器还有许多可能使用的情况,以及许多潜在的生物制剂。情况包括亚急性长期流行到突然流行。暴露于生物恐怖事件的患者的检测和护理可能由于疾病的体征和症状可能从数小时延迟到数周而被混淆,并且疾病最初可能模仿轻微的非特异性疾病。感染性生物制剂的实例包括炭疽、脑炎病毒、肉毒杆菌和鼠疫。非感染性药物的例子包括过敏诱导剂。

虽然现场净化是可取的,但这是不太可能的。医院将接收受污染的患者(特别是那些自行转运或由旁观者和非整合人员转运的患者),因此应该准备对所有到达的受污染患者进行净化。航空医学项目应制订政策,禁止转运受污染的患者,以保护机组人员和飞机的安全。

潜在的飞机任务

直升机和飞机可以在救灾和救灾工作中发挥极大的作用。在考虑这些任务之前,必须完成两项基本任务。只有适当的使命与现有的航空资源紧密配合,才能取得最佳的行动效果。为了实现这一点,必须建立通信线路,并确定可用的资源并对其进行编目。

事故指挥官将负责评估现有飞机的任务能力,并确定操作重点。在大规模的灾难中,指定的空中操作负责人(AOM)可能有这个责任。所有救援者应该意识到与特定任务相关的任何特殊考虑。飞机操作者有责任熟悉"联邦法规"(CFR)标题14中的联邦航空管理局(FAA)的联邦航空管理规定(FAR),这些规定会影响其在每种潜在任务类型下的操作。

任何飞行活动的首要任务都必须是确保安全。这一点必须向所有无论是直升机还是飞机上或周围工作的人员强调。此外,还必须采取预防措施,确保飞机的操作不会干扰地面救援工作,或者干扰分诊官员和医疗团队进行患者评估和治疗。飞机运行不应通过制造过多的噪音、下洗或飞行碎片直接或间接地进一步危害事件中的幸存者、医疗团队或救援人员。

在大多数情况下,我们优先考虑的任务应该是救生。AOM 或 IC 负责根据确定的优先事项协调应对工作和指派飞行任务。当多架飞机对同一个灾区作出反应时,这一点尤为重要。

飞机任务分为以下四类:
- 救生
- 转运人员和设备
- 信息收集和协调
- 其他重要任务,包括救援/解救

在这些类别中有许多专门的任务,每个都有其自身的长处。每个类别的优先级根据手头的具体情况而有所不同。

救生

灾害和多重伤亡事件往往会使救援人员和潜在救援人员英勇努力来拯救生命和帮助他人。所有参与救援工作的人员都必须最大限度地提高安全性,而不要让自己、其他救援人员或受害者承担额外的不必要的风险。

重病或受伤患者的转运

装备精良、专用的紧急医疗服务(EMS)直升机和医务人员的主要责任是将重病或受伤患者从灾难现场送到区域创伤中心或其他适当的接收机构。在 MCI 或其他灾难中,可能会指示医疗直升机飞越或"跳过"最近的医院,转而使用更远处的机构。这样可以在短时间内减少最近医院被大量重症监护患者淹没的概率。

在大多数 MCI 或灾难情景中,初始的航空医学响应在事件发生的短时间内发生,通常在正式协调的航空操作的激活、空中管理的建立或灾害无线电频率的协调之前。因此,区域性的航空医学项目应该针对这种情况进行规划,建立可以常规使用的相互协调和沟通的手段,并在发生 MCI 的情况下再与大型运营机构合并。当患者需要专业护理、治疗或诊断,而在所在机构中不可实现时,医疗装备的直升机和飞机也可以用于医院到医院(医院之间)的转运。

有必要进行区域协调以避免航空救援中的相互矛盾和缺乏优先顺序的请求。例如,医院可能会要求直升机撤离一名需要转运的患者,但在事件现场或其他机构可能会有更大撤离患者的需求。调度中心与统一司令部之间的通信将避免这些问题。

搜寻和救援(SAR)任务

搜救行动的主要任务是寻找失踪人员或车辆(空中、海上和地面),或从难以进入的地区找到遇难者。一旦找到遇难者,通常会进行救援或撤离工作。虽然在大多数情况下搜救人员可能会提供初步医疗服务,但这不是他们的主要任务。

在正常情况下,大多数专用 EMS 直升机不处理这些搜救专业任务。除非对生命安全构成直接威胁,否则在一般情况下,救援行动应留给适当配置的飞机和经过适当培训的救援人员。通常,两用直升机(例如警察)、国营飞机和/或直升机、民用航空巡逻(CAP)、美国海岸警卫队(USCG)和/或现役或预备部队将进行这些搜救任务。

紧急撤离

当人们的生命受到人为或自然的外部威胁时,通常会执行紧急撤离任务。紧急疏散的主要原则是将未受伤的人员和轻伤的人员转运到远离危险的地方。

在灾难和其他极端条件下，飞机经常会被要求进行其他交通工具或常规检索程序无法执行的紧急撤离任务。在许多情况下，飞机可能是接触和转运救援人员和/或受害者的唯一手段。为了安全起见，最好使用专门配置用于救援和撤离的飞机。

在救援情况下使用直升机可能是非常有益的。直升机可以用来从屋顶、山腰、船只、水灾地区或其他难以到达的地方撤离人员。这些任务可以通过以下三种方式之一完成：

降落或悬停负载

直升机可能以这样一种方式降落或悬停，来直接将受害者装载到飞机上。

救援网/围堵设备

直升机可能会部署一个网络或其他围堵装置坠落并投射到直升机的下方。受害者然后可能爬上或被装入这个设备并且飞行到安全区域。

救援升降机

直升机可以配备轻型、可拆卸或永久安装的救援升降机，使他们能够执行否则将不可能完成的SAR、医疗或其他紧急疏散任务。利用升降机，受害者可以从偏远和/或受损的地点起飞，然后在飞往安全的LZ之前被抬进直升机。这种方法通常被认为比受害者飞机下面飞行更安全和更好。

人员和设备转运

将医疗队/物资转运到灾害现场

直升机对于及时将医疗队和医疗用品从指定的医院、机场或预定的取货点直接转运到灾难现场进行分类和初步治疗是非常有用的。

虽然这些似乎是相对不重要的任务，但也有一些固有的风险和责任。一旦空军操作系统启动后，AOM就应密切分析任务需求，确保飞机与任务相匹配。但是，在启动空中操作系统之前，空运供应商有责任在收到任务要求时确定其特定飞机是否适合所要求的任务类型。超载是一个严重的问题，飞行员应该有足够的信息来确定任务安全。

向受影响的医院转运医疗队/用品

直升机的另一个适当的用途是将医疗队和供应从更远的医院、收集点或供应中心快速转运到更近的医院。当主要接受医院被伤亡人员淹没，其资源（人员和/或供应品）开始变得不堪重负或枯竭时，这可能是必要的。在涉及长距离的情况下，以及从机场到受影响医院可用地面转运时，应考虑使用固定翼飞机。

转运灾害专家

飞机对将灾难专家快速转运到可以为救援行动作出最有效的贡献的灾难现场或应急行动中心（EOC）特别有用。这些任务通常发生在空中支援系统正在启动的时候，AOM可用于协调和安排航班。当地面转运系统中断或人员必须长距离转运时，也可能需要使用直升机或飞机。关键人员可以通过固定翼飞机或直升机从预先指定的集结点转运到当地的机场，也可以使用直升机直接迅速转运到灾区。

专业人员可能包括州和当地的公共安全雇员，如警察、消防、应急管理和应急工作人员。在安排这些航班时，AOM应考虑到要求的所有方面，包括在确定适当的飞机/救援者救援任务时要转运的人员数量、距灾难现场的距离、地面转运的可用性、机场可用性、飞机可用性以及请求的优先级。

关键设备的转运

灾害情况需要各种专用设备，从沉重的城市救援设备到专用的夜视护目镜。可能需要将所需设备快速移动很长一段距离，或者将其送到难以到达的位置，飞机可能是理想的选择。但是，转运关键设备的要求应该由AOM仔细筛选以确定航空转运的需求。通常情况下，除了在交通不便或时间敏感的情况下，地面转运更具成本效益，应该使用地面转运。

外部升降机

有直升机擅长的设备转运的非典型案例，例如外部升降机。在这种情况下，当将货物和设备吊装到屋顶或其他高处时，或者将货物转运到其他隔离的地点时，直升机能起到起重机的作用。

大多数直升机可用于转运飞机内不同数量、尺寸、重量和形状的货物。如果货物太大而不能装在直升机内，但其重量在直升机的起重能力之内，则可以在直升机的外部转运。

货物挂在挂钩在飞机的起落架上的一个网或其他收容装置上，并在直升机下向地面方向投射。

为了这个重要的任务,许多直升机都配备了安装在直升机底部的外部升降设备。没有这种专门设备的直升机仍然可以使用绳索和挂钩的外部吊索提供这种服务。但是,除非绝对有必要拯救生命,否则应该避免这种做法。

直升机的吊索载荷提供了货物的快速提货、转运和下降。在执行这些任务时,飞机可能根本就不必降落。但是,训练有素的地面人员必须在转运的两端协助处理货物。

人员和设备的返回

任何灾难结束后,人员和设备都需要返回原来的运营基地。这些任务可能不被视为高度优先事项,因此可能不适合使用飞机。每个任务将取决于具体情况和个别协议。在很多情况下,设备可能会在几天甚至几周内不能返回到原来的位置。此时,需要飞机支援的可能性不大,地面转运可能是最合适的返回设备方法。

信息收集和协调

机上协调和评估

在一些灾难情况下,飞机可能会被事故指挥部派遣作为监视空中平台来协助收集信息。机上的救灾管理人员可以观察和报告正在进行的救灾和救援工作,从而获得更好的整体视野。

空中协调

成功的航空安全取决于两个要素:所有参与者都很好地识别和使用的安全做法:以及协调一致的监督,通常称为空中协调。

当涉及救灾工作的飞机数量超过四到五架时,最好指派一架飞机监视飞机进出该地区的情况。这架飞机通常被称为"高鸟"。

根据行动的性质和飞机之间的接近程度,空中协调员可以通过以下方式显著改善行动:观察整体空中活动:为未经授权的飞机监控受限制的空间:提供现场飞机与航空运营中心之间的无线电连接:并监控运行安全。

所有航空参与者都必须认识到,空中协调和使用高鸟并不能取代联邦航空管理局适用于航空领域的空中交通管制条例。相反,高鸟预计将与FAA紧密协调,以便在受限制的空间内进行安全操作。

新闻收集

在现代新闻采访和传播的当天,媒体直升机和/或飞机能迅速抵达灾难现场或MCI。从新闻媒体飞机到地面的信息获取和传输可以为灾难协调员和广大公众提供有价值的信息。

灾害现场的实时航空照片和视频可以传播到地面,由灾害协调员审查以评估损害、评估救援工作、并协调进一步的救援部署。航拍摄影也可以查明问题领域。这个信息可以是"冻结的",并分发关于救济活动应该集中在哪个地点和级别的注释。

媒体提供的帮助可能是无法估价的。然而,有时他们的存在对于营救工作也可能是有害的,甚至是危险的。正因为如此,从事新闻采集的直升机在空域管理计划中得到了认真的考虑和适当的优先考虑。他们将被保证有机会完成他们的工作,也希望他们遵守所有适用的联邦航空条例、TFR、NOTA-MS 等。

灾难情报

灾害现场的影响评估、信息收集和核实,灾区地图绘制和航空摄影文件将是迫切需要的,并且是一个持续的航空支援任务。飞机的使用可以是一个非常有效的方法,因为其可以帮助快速确定灾害的整体影响、灾害的程度和类别及每个受影响地区的运营状况。地震、洪水、暴风雪和其他灾难可能导致极端广泛的地理界限的破坏。这些灾害的其中一个影响可能是暂时不使用地面转运工具进行快速调查和形势分析以制订全面的救灾行动计划。

损失评估人员转运

飞机可能被用来转运来自联邦、州和地方政府的代表来检查灾区,并评估损失程度。有两种类型的使命:VIP 访问和技术损害评估。只要有可能,应该用执行飞机来支持 VIP 访问。为技术评估小组提供了其他专门配置或装备的飞机。这些团队可能有专门的要求,其中可能包括 GPS 设备、数码摄影、陀螺稳定的支架或只是能够降落和进行地面检查。所有这些可能的要求将会对支持任务的飞机的选择产生重大影响。

安全和人群控制

直升机和飞机多年来一直由警察部门用于日常巡逻、监视、人群控制、安全和其他支援任务。在发生灾难的情况下，当其他转运方式可能不可用时，飞机可能是进行这些任务的最有效和实用的方式。

通过使用飞机作为空中观测平台，安全、军事和/或执法官员可以对特定区域保持警惕。除了对地面活动进行例行观测外，他们还可以观察那些可能利用灾难导致的暂时破坏"正常"警察保护的个人。通常情况下，空中执法机构的存在将是在可危的灾难情况下维持安全和信心的重要因素。

飞机也是确定地面人员安全通道的最佳途径。这些信息可以通过无线电传送给相应的救援人员或事件指挥官。参与安全任务的每架飞机都应该有一名警官，或者至少有一名对受灾地区有适当的了解合格的观察员。

其他关键的救援任务

消防

在发生灾难时，飞机可以发挥两种重要的消防能力。首先是直接灭火。特别装备的飞机可用于在燃烧的建筑物、森林火灾或其他积极燃烧或引燃的地区喷洒或滴洒水、消防装置或化学品。一些消防部门，美国林务局和美国森林服务部门聘用的合同运营人员都训练有素，并且有能力支持这一任务。对于未配置、志愿飞机和未经训练的机组人员来说，这不是一项任务，也不建议没有经验的未经培训的人员尝试执行这一特殊的任务。

飞机的第二个重要的作用是将消防员转运到偏远或其他难以到达的地点。因为它们具有在通畅的高层屋顶上、在树林里的小空地上或在其他有限的通道上独特的降落能力，通常配置的直升机能作为消防部门的辅助转运工具。

危险品环境下的操作

将飞机部署到有害物质的环境中会有多种风险，必须对飞机的使用情况进行仔细评估，以防止对地面或航空人员造成危害。在直升机或飞机进入有有害物质的环境之前，AOM 必须对事故进行彻底通报。如果在启动航空操作系统之前要求执行任务，请求机构必须向航空供应商提供这一重要信息。

在这些任务中需要考虑许多因素。首先，建立空对地通信至关重要，以确保参与操作的每个人的安全。

其次，在任务要求时，机组应要求来自要求管辖的垂直羽流散布信息，以确定场地周围的安全高度。有害物质溢出附近的飞机操作可能会改变风向和速度，极大地影响安全区和危险区之间的界限。

第三，受污染或经过污染净化的受害者或救援人员的转运会引起一些重要问题。一般来说，被污染的人不应该通过飞机转运。此外，不建议在没有专家指导的情况下，使用飞机从有害物质控制区域撤离经过污染净化的人员。污染物的"排气"可能会影响飞行机组人员和救援人员正常工作的能力。因此，除非合格的专家能够确定在转运过程中人员或飞机没有潜在的风险，否则应避免这些人的转运。

汇报

重大事故汇报

MCI 的灾难性质需要对事件进行心理支持，并提供适当的应对技巧。虽然大多数救援者在急切地参与护理的过程中表现良好，但在随后的日子里，问题可能会随着事件理解而发展。在这些时候，重大事件压力管理（CISM）计划提供了急需的支持。

这种管理应该是正在进行的操作的一部分，而不应该等到事件结束。应向所有机构提供进入 CISM 的机会，并应向机组人员提供支持。在许多较大的城市地区，CISM 小组正式接受 MCI 问题的培训，这些小组往往可以在没有现有单位的情况下签约到较小的地区。

事件评估

事件评估是一个持续的过程，应该随着问题得到认可和解决在一定程度上持续进行。CSIM 过程不是时间或地点上进行评估，而是在事件发生后一到两个星期，就应该进行个性化的服务和协调的多服务评估。此时应鼓励所有机构就事件和运作提供意见和观点。应使用无线电传输、录像和任何其他有助于事件同化的媒体来审查现场的管理情况。在事件评估会议中，关键的任务是确定任何一个运行良好的部分，或者没有尽可能好的运行。不可避免地要讨论通讯、外界支持、服务和信息协调以及志愿者和旁观者的使用及应对措施所特有的因素等问题。开展诚实的讨论,着眼于根本原因分析和培训、流程和计划实施。及时进行事后评估,通过事故评估后采取的纠正措施进行大规模伤亡演练通常是有帮助的。同时做到了课程强化和程序实践。同样,事件评估过程后演练也很重要,能够进一步完善和加强最佳响应实践。

总结

没有典型的灾难或多重事故,但是许多原因是共同的,是可以预测和计划的。虽然疾病的大小、程度和类型将随着灾难的类型和幅度的不同而变化,但拯救那些严重疾病或受伤的可治愈的受害者的机会就在最初的几个小时之内。

航空救援计划的目标与任何灾难和应急计划的总体目标是相同的——挽救生命:保存或保护财产;并且加强救援工作。凭借航空资源的独特能力,航空医学项目的领导者参与制订可以利用其服务的计划是至关重要的。

参考文献

1. National Incident Management System. U.S. Department of Homeland Security. http://www.fema.gov/national-incident-management-system. Accessed August 15, 2014.
2. Williams K, Suner S, Sullivan S, Woolard R: Rhode Island Disaster Initiative. *Medicine & Health Rhode Island* 86(7), July 2003, 207-210.
3. Williams A. "Lessons learned from disaster response." [Unpublished MPH thesis], Harvard School of Public Health, 1995. www.medical-law.com
4. Perry J. Report: Blaze highlights need for better emergency coordination Titan Report review of The Station Nightclub Fire.
5. Williams K, Sullivan F, Suner S, Shapiro M, Kobayashi L, Woolard R, et al. Triage Behavior of First Responders. [presentation]. Society for Academic Emergency Medicine, May 2004.

推荐阅读

1. Gum R. CBRNE – Chemical warfare mass casualty management. Medscape website. http://emedicine.medscape.com/article/831375-overview. Updated October 29, 2013. Accessed August 15, 2014.
2. Illinois Association of Air and Critical Care Transport & Illinois Disaster and Emergency Aviation Task Force. IDEA Support Plan. 2002.
3. Kaji A, Waeckerle JE. Disaster medicine and the emergency medicine resident. *Ann Emerg Med.* 2003;41(6):865-870.
4. Liudvikas J. CBRNE – Biological warfare mass casualty management. Medscape website, http://emedicine.medscape.com/article/831529-overview. Updated October 14, 2013.Accessed August 15, 2014.
5. Lovejoy J: Initial approach to patient management after large-scale disasters. *Clin Ped Emerg Med.* 2002;3(4):217-223.
6. Furin MA. Disaster planning. Medscape website. http://emedicine.medscape.com/article/765495-overview. Updated April 28, 2014. Accessed August 15, 2014.
7. Stephens E. EMS and terrorism. Medscape website. http://misc.medscape.com/pi/iphone/medscapeapp/html/A765132-business.html. Accessed August 15, 2014.
8. Waeckerle JE. Disaster planning and response. *N Engl J Med.* 1991;324:815-821.
9. Auf der Heide E. The importance of evidence-based disaster planning. *Ann Emerg Med.* Jan 2006;47(1):34-49. http://www.atsdr.cdc.gov/emergency_response/importance_disaster_planning.pdf. Accessed August 15, 2014.
10. The Stafford Act: Robert T. Stafford Disaster Relief and Emergency Assistance Act, FEMA, U.S Department of Homeland Security. http://www.fema.gov/media-library-data/1383153669955-21f970b19e8eaa67087b7da9f4af706e/stafford_act_booklet_042213_508e.pdf. Amended April 2013. Accessed August 15, 2014.

58. 有害物质：航空医学响应

David Alexander, MD, MC, FS

Ira J. Blumen, MD

引言

美国环境保护局(EPA)将有害物质定义为"在化学事故或其他紧急情况下短时间接触后可能对人类造成严重健康危害的任何物质"[1]。如果在涉及有害物质(hazmat)的事件中涉及多名受害者或严重受伤的受害者，可能需要航空医学转运。有害物质事件也可能需要航空医学服务将大量的人员转运到现场，以及进行患者撤离。重要的航空转运服务必须提前计划，并将其纳入任何既定的区域应对计划以避免危及地面或空中救援人员。

事件规划

美国1986年"超级基金修正案和再授权法"第三章要求州和地方政府建立和维护化学品事件管理的应急准备和应急系统[2]。这包括整合航空医学服务并纳入现场管理计划。

现场管理计划是通过将具体的地理区域和/或功能活动(部门)分配给负责人员来制订的。整个事件指挥官担任各个部门指挥官的总负责人。这使得事件指挥官可以评估总体情况，而不会被每个部门的细节分散精力。应该将航空医学转运系统纳入到事件响应计划的医疗部门。

所有EMS人员必须在医务部门指挥官的指导下工作，并且对事件指挥官负责。按地方事故指挥系统(ICS)的规定，航空医学人员向医疗部门指挥官(或其转运指挥官)报告[3,4]。

医疗部门可以进一步分为子部门。这些子部门包括患者抢救和解救、患者分诊、患者治疗和稳定以及患者转运部门。即使最初没有发现遇难者，如果未发现有害物质，则仍然可能存在受害者。因此，无论是否出现受害者，都应该建立医疗部门。如果发生大规模伤亡事故，危险品响应中的直升机将有助于迅速疏散遇难者。如果到适当的医院机构的距离太远，则应将直升机视为主要转运工具。医疗部门指挥官也应该考虑为受到严重创伤的受害者提供航空医学转运。直升机也可以将毒物控制中心的资源和人员转运到事故现场。

实际事故发生之前与当地危险物品部门进行预先计划将会在实际发生紧急情况时轻松融入ICS。直升机必须位于上风位置，并且远离事故地点。与初始响应者合作并在着陆区(LZ)要求方面提供建议将有助于确保安全集成。预先安排的事件无线电频率也将有助于将直升机响应纳入当地的指挥结构。

救援

危险物品作业小组应进行解救工作。任何参与救援的人都必须是受污染的，不应该参与患者的治疗中。

由于多种原因，不应将直升机用于危险品事故的救援行动。直升机本身有一个旋翼下洗，可能有助于在更广泛的地理区域传播污染。对于可能暴露于有毒物质的飞行员来说，救援行动也是危险的。如果飞行员能克服毒物，他还可能需要应付一架被击落的飞机(受另一场灾难的困扰)。此外，污染的飞机是不可用的资产。最后，美国联邦航空管理局(FAA)禁止飞入危险物区域[5]。飞机安置的首要原则是将LZ尽可能远离事故地点，并使直升机的飞行路线远离事故。

如果有毒物质悬浮在空气中，或可能影响呼吸系统，则不应让直升机接近隔离区或热区。这些类型的物质对航空医务人员以及进一步暴露在直升机下层的救援人员构成风险。失去医疗人员的后果决定了LZ必须位于逆风区而且远离隔离区。

去污

尽管所有参与者都做出了最大努力，但直升机仍可能受到污染。如果直升机在现场严重受污染，则不应允许其起飞。需要对其进行现场去污（"de-con"）。正常情况下，在现场对患者进行去污，直升机保持在安全距离内。不需要对航空医学资产进行现场去污。应答后需要对患者舱室进行去污，在完成之前不应该用于其他患者转运。

去污方法分为两个类别：物理去污和化学去污/去活化。可以通过用次氯酸盐溶液清洁被污染的表面来进行化学去污/去活化。军方有两种不同的去污溶液。用 0.5% 的次氯酸盐溶液完成皮肤去污，并用 5% 的溶液清洗设备。只有在立即用大量水冲洗区域时，才能用 5% 的溶液进行皮肤去污。使用 5% 的溶液会发生化学性皮肤刺激。

用 177g（6oz）次氯酸钙添加到 19L（5Gal）水中，可以制成 5% 浓度的次氯酸盐溶液。14kg（48oz）次氯酸钙混合 19L（5Gal）将产生 5% 浓度的溶液。溶液应该是现做的，并贴上标签。用 pH 纸快速检查，确保溶液呈碱性。一些可以廉价购买的产品有：Cloox™ 漂白剂、AquaChemGranularChlorinizer™（65% 次氯酸钙）或 Aqua Chem Shock treatment™（67% 次氯酸钙）。可以将 65% 次亚氯酸钙 11.3kg（25Ib）可以加入到 189L（50Gal）的水（一个大型塑料垃圾桶）中来制成 3.8% 的溶液，并可以进一步稀释。

皮肤去污是通过首先去除被污染的衣物来完成的。然后用 0.5% 的次氯酸盐溶液冲洗。整个过程完全没有摩擦，避免了皮肤刺激。之后，用大量的水冲洗该地区。诸如剪刀、担架、手套、监视器和围裙之类的设备通过用 5% 溶液冲洗并使其风干来清洁。

物理清除是另一种去污方法。水漂洗是最常见的快速去污方法。危险品小组或消防部门可以通过适当的保护性服装来实现这一目标。对于飞机，细雾喷雾用于净化飞机的外部。如果使用防火喷嘴，则不应设置直流，否则可能会损坏飞机。即使飞机远离被污染的材料，仍建议事后对其进行清洗。用漂洗水/肥皂或面粉溶液冲洗，然后用湿纸巾擦拭，可以产生与漂白土或荷兰粉末相同或更好的效果[6]。

所有从飞机上冲洗下来的材料都要收集。这样可以防止污染现场。所有雨水管道和积水点都应包括在内。这样可以防止当地的地下水位和水处理设施受到污染。需要防止地面进一步污染，不得在露天场地进行冲洗作业。冲洗操作应该在硬化着陆垫上完成。

患者治疗设备的净化方法是在水中煮 1 小时。如果物品不能煮，可以将其放在有肥皂的近沸水中一小时。然后可以进行风干并返回使用。如果设备被蒸气污染，如果不需要立即使用，可以将其放在日光下充气几天。如果不能做以上的这些，则应该使用漂白浆/溶液。如果用漂白剂溶液漂洗设备，则必须用正常的水冲洗。设备的金属片可以浸泡在次氯酸盐溶液中，然后用水冲洗。另一种方法是用 5% 的次氯酸盐溶液擦拭设备，然后用湿润的毛巾擦拭，然后擦干。净化过程可能会重复多次。

隔离

有害物质事件现场所有应急人员的主要职责是在现场保护公众和应急人员的健康。事故必须与公众有效隔离。是通过确定受影响的地区，并围绕事故建立一个边界来完成的。事故现场或其附近的人员被主要响应人员或危险品小组撤离。

事件现场又分为三个隔离区，如图 58-1 所示。分别是排除或限制区域，立即包围危险区：去污或限制访问区域：和救援或指挥区。前两个区域需要个人防护，通常不允许航空医务人员或直升机进入，特别是直升机旋翼下洗可能会增加污染的区域。救援或指挥区应保持清洁，没有任何污染物质。这是事故中转运发生的区域。LZ 的建立应远离隔离区。LZ 应该位于事故的上风，并且远离指挥区域。LZ 必须由主要响应机构设立，并且调度任务也应该与该机构协调。航空医学调度中心收集的初步信息应包括与主要机构协调的无线电频率，以及涉及的有害物质的类型。这些信息可能被传送到医院或毒物控制中心，以便为医院的去污和隔离区做好准备，并为受害者确定适当的治疗方案。

美国转运部（DOT）出版的"应急指导手册"（ERG）是针对特定隔离和撤离活动的综合性参考文献[7]。该手册可以被航空医学通信中心可用，并且可以作为一个非常宝贵的参考。如果主要响应机构没有处理有害物质的能力，该指南就特别重要。它可以对主要响应人员和空中医务人员提出建立隔离区方面建议。DOT 指导手册还可能提供直升机距离事故距离的指导。

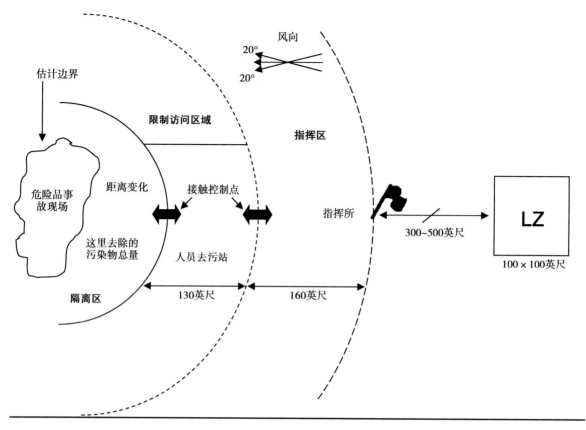

图 58-1　危险物质事故现场组织

机组人员保护

必须防止与有害物质的物理接触以避免医务人员发生中毒后遗症。防护设备的类型取决于材料的化学、物理和毒性潜力。还必须考虑身体暴露的可能性以及在隔离区执行的职责。

环境保护局已经确定了四个级别的个人防护：

- 等级 A：正压自给式呼吸器（SCBA），此级别需要气密的衣服。该级别是皮肤、眼睛和呼吸保护的最高级别。

- 等级 B：SCBA 和耐化学品的衣物可防止飞溅和低蒸气浓度。该级别不提供完整的皮肤和眼睛保护。

- 等级 C：需要通过呼吸器（供气或空气净化）进行耐化学腐蚀的衣物和呼吸防护。美国国家消防协会（NFPA）的消防服装符合这些标准。

- 等级 D：没有规定呼吸防护和最低限度的衣物防护。当不存在飞溅或呼吸危险的可能性时，使用这种水平的防护服。当受害者没有污染时，这个级别在主要净化之后使用。

机组人员和飞行员都必须受到保护，以免受到任何毒理作用（一名无行为能力的飞行员的后果显而易见）。D 级保护应该是航空医学人员的最高保护水平[8,9]。航空医务人员应该远离危险场所，并且应该接收无污染的患者，因此需要最好的保护。最好的保护是保持距离和防止接触/吸入有害物质。B 级服装包括工作服、安全靴/鞋、安全眼镜或化学防溅眼镜和安全帽。可选设备包括手套、面罩和逃生面罩。这种保护水平可能很繁重。航空医务人员可以使用医院隔离服或耐化学药品的跳伞服。作为机组人员的附加保护，患者可能会被放在一个袋子防止进一步发生环境污染。Ⅳ 管的入口区域可以被切成袋。也有商业患者隔离袋。

飞行机组在进入或离开危险区域时可能需要额外的保护。军方有一个用于化学战的机组人员，可以很容易地适应航空医学环境。面罩和护目镜装置通过香蕉夹连接到飞行头盔上。化学战飞行服通过木炭层吸收有害物质。在响应事件之前，这些飞行服必须被穿上，但是事实证明这是不切实际的。塑料外衣可能是更有用的，它被放置在普通的衣服上，并有一个包含呼吸源，提供快速一次性保护。商业机组人员防烟面具和护目镜很容易使用，并且能很容易适应机组人员飞行的条件。这些口罩中提供了氧气和无线电连接。

其中一些例子包括 Scott Aviation 359 或 893 系列以及 Intertechnique 的 EROS（紧急呼吸氧气系统）机组面罩。

在训练中必须使用机组人员的防烟面罩和护目镜，以避免在实际事故中使用时发生不必要的意外。护目镜和面具的组合会限制周边视野。人们必须习惯于使用它们，并习惯于克服任何缺点。军方要求每年使用这些服装飞行训练两到四次。

在危险事故中另一个机组人员的保护是无色蒸气。机组人员必须避免在这样的危险中飞行。通常蒸气会迅速在户外消散，避免立即危险区域将会提供保护。如果云层不可见，则可能发生意外的"飞越"。地面人员可以使用烟雾弹来标记风向和可能的暴露面积。如果不能使用烟雾弹，那么便携式烟雾发生器可以用来制造人造危险云，那么飞机就可以避开这些风向区域了。

分诊和治疗

航空医务人员可以帮助医务人员在现场进行分诊和治疗。直升机可以用来快速将更多的专业人员或设备转运到事故现场。

分诊的过程有助于优先考虑患者。有许多方法，但大多数人能识别四个级别的优先级：

- 优先级 I：重要——需要立即进行治疗和转运，以免影响发病率和死亡率。应对这些患者考虑航空医学转运。
- 优先级 II：严重——紧急转运是必需的，但直到所有优先级 I 患者被转运，所以可能会延迟。根据伤害的严重程度，可考虑将这一组用于空中或地面转运。
- 优先级 III："行走的伤员"——不需要紧急转运。现场评估和处理可能是必要做的。
- 优先级 IV：尽管进行了治疗，患者显然已死亡或即将死亡——这些患者不需要转运[4]。

分诊应该由最初的响应机构来执行。航空医务人员可能会提供帮助，但必须始终确保可以转运伤员。机组人员还可以协助现场治疗，但必须确保可以立即转运患者。针对有害物质暴露的治疗最初可以根据现场的材料安全数据表（MSDS）、DOT手册或美国国家职业安全与健康研究所（NIOSH）手册[7,10]上的指导。

最初的测试应确定任何伴随的疾病或伤害，以及急性毒性效应。还必须确定材料是否会继续影响患者。这些功能在现场启动，并且会在转运过程中继续。

必须与毒物控制中心或专门从事有害物质处理的人员进行协调来进行决定性的治疗。毒物控制中心通常有广泛的处理有害物质的数据库；他们通常也有可以使用的特定的抗毒素。化学品制造商协会的化学品转运应急中心（CHEMTREK）提供了另一种治疗信息资源。

CHEMTREK
化学制造商协会
化学品转运应急中心
1-800-424-9300

CHEMTREC 可以提供处理事件的信息及提供其他治疗资源的信息。例如，联系该中心可以获得以下资源：

- 石油和有害物质技术援助数据服务（OHM-THDS）
- 氯制造商氯应急计划（CHLOREP）

危险材料的识别

航空医学人员的主要职责不是确定危险物事件中涉及的具体材料。危险材料必须由第一响应单位进行识别，以便有效地调动危险材料小组，并隔离事故。这些急救人员必须确定所涉及的材料类型以及溢出物造成的危险。如果这些材料最初没有被识别出来，那么后面的所有响应者都处于危险之中，事故可能会波及更大的地理区域中去。

有几种方法可以识别可能的危险事故。NFPA建议分析一些可能有助于识别潜在危险场景的线索。这些线索分别为：

- 有危险材料场所或行业的先前知识。
- SARA 一级和二级（超级基金修正案和再授权法案）要求的库存文件。其中包括应当在现场的材料安全数据表（MSDS）[11,12]。
- 产品描述和标签
- 航运舱单和提单
- 容器的标记
- 容器的设计和形状
- 视觉线索或气味

事先了解常用有害物质的使用可能会使急救

573

人员考虑有害的现场。这些包括:

- 学校:化学和物理实验室
- 农场:农药、除草剂、肥料和无水氨
- 医院:放射性材料、传染性废物、液体或压缩氧气和麻醉气体
- 家庭:汽油、溶剂、肥料、游泳池的氯气和丙烷气瓶

标牌和标签也用于帮助识别物质。"联邦法规"第49章(49CFR)的DOT规定了危险物品的转运。还规范了有害物质容器、标签和转运材料的数量。

该DOT中已经将材料分为某个危险等级中。任何给定材料的分类与构成产品的最重要的危险物有关。危险物质类别包括爆炸物、气体、易燃液体、易燃固体、氧化剂、有毒物质、生物危害材料、放射性物质和腐蚀性物质。

标牌贴在产品容器和转运车辆上,符合各类材料的要求。标牌根据物质的标志号码及颜色和符号系统进行编码。标志号码由联合国分配给特定的产品。通过在"交通部应急指导手册"的黄色部分找到相应的号码,可用这些联合国或北美(UN/NA)标志号码来识别物质。然后读者将被引导到该特定产品以及具有相似特性的其他材料的指导页面。这些指南页列出了溢出物造成的危险类型,以及要采取的最初行动。

遗憾的是,并不是每一种有害物质都会被贴上标签。根据49CFR,只有当转运454kg(1000Ib)或更多材料时,才需要标牌。无论数量多少都需要标牌的材料有爆炸性A类、爆炸性B类、毒性A类、放射性Ⅲ类或不得与水接触的易燃固体。不同危险等级的混合负载只能贴上"危险"的标牌,而不是每种物质的标牌。

标牌还有其他的缺点。标牌很小,从远处可能只能通过颜色来识别。标牌可能会被损坏、模糊或使用不当。标牌和标签可能并不表示所有特定材料的危害(如材料可能是氧化剂和腐蚀性物质,也可能是有毒的)。由于天气的原因或被烟雾,火焰或云雾遮挡,标牌也可能会变得不可读。没有识别系统的情况下,标牌上会标示将不同物质混在一起的结果。

NFPA已经开发了一套用于建筑、仓储机构和生产场所的系统。就是我们所称的"704系统",该计划主要专注于张贴菱形标牌。每个菱形分成四(4)个较小的菱形,每个小菱形都有不同的颜色,并固定在结构的外部。较大菱形内的四个小菱形中的每一个代表一种特定类型的危险,如图58-2所示。

- 红色的菱形:在顶部,它表示储存物质的可燃性。
- 黄色的菱形:在右手位置,表示材料的反应性或不稳定性。
- 蓝色的菱形:在左手位置,表示潜在的健康危害。
- 白色的菱形:在大菱形的底部,它描述了材料的任何特殊危害。它可以指示放射性材料、与水反应的材料(W)或氧化剂(OXY)。

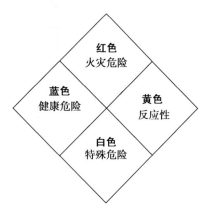

图58-2　NFPA 704系统标牌

材料的可燃性、反应性和健康风险评分为0(无危害)至4(严重危害)。我们还列出了特殊危险,如表58-1所示。

表58-1　危害等级

健康危害(蓝色)
4-致命的
3-极度危险
2-危险
1-轻微危险
0-没有危险

火灾危害(红色)(闪点)
4-低于22.8℃(73℉)
3-低于37.8℃(100℉)
2-低于93.3℃(200℉)
1-高于93.3℃(200℉)
0-不会燃烧

反应性(黄色)
4-可能引爆
3-爆发性
2-不稳定
1-通常情况下稳定
0-稳定

续表

特殊危害(白色)
ACID-酸性的
ALK-碱性的
COR-腐蚀性的
Ox-氧化剂
☢-放射性的
W-水反应性

图58-3所示危险标牌上指示的各种潜在危害包括:闪点为93.3℃(200℉)以上、有轻微的健康危害、无反应性、无特殊危害或考虑因素。

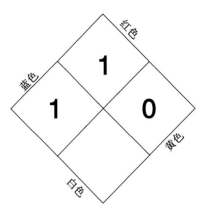

图 58-3　危险标牌

为了加强实验室安全,使用了与704编码类似的系统。这是有害物质信息系统或HMIS。物理风险、易燃性、人身伤害和所需的防护设备被放置在一系列堆叠的方块中。蓝色(物理)位于顶部,其次是红色(易燃),黄色(人身危险)和白色(防护设备)指示。物理风险和易燃性与704系统相同,物理危害类似于反应性。白色区域与704系统不同,因为它使用的符号代表用于进入特定区域的最少的防护设备。704系统也可以用字母表示。

HMIS通常用于标记各个容器。遗憾的是,704或HMIS不能识别特定的物质,49CFR系统也是如此。它们也不会用在转运环境中。

联邦法律要求使用704或HMIS。许多地方政府在其管辖范围内制订了条例,要求使用标签系统。这些地方性法规经常与国家标准一致。

化学品制造商、进口商和储存机构必须向雇员提供有关该财产的任何危害的信息("联邦法规"第29条"危险通信标准")。29CFR条例由职业安全与健康管理局(OSHA)监管。该危险通信标准由

五个主要部分组成:

- 危害确定
- 材料安全数据表(MSDS)
- 危险通信计划文书
- 标签和标牌
- 员工信息和培训

每个公司都可以设计自己的MSDS表格,这些表格提供了关于各个毒物对财产危害的信息。MSDS还描述了适当的有害物质的防护方法。MSDS必须提供以下信息:

- 化学和通用名称:这还应包括制造商的名称和地址,以及紧急情况和其他信息的电话号码。
- 化合物的标志:本部分包括化学物质中可能有危险的物质的名称。
- 暴露限制:OSHA设置化学物质的允许暴露限值(PEL)和阈值限值(TVL)。
- 化学和物理特性:本部分描述化学特性,包括外观和气味:沸点或熔点:蒸发率:以及化学品的重量(即沉没、漂浮或溶解于水中)。
- 物理危害:本部分由火灾和爆炸数据组成,包括闪点、易燃物(低于37.8℃(100℉)的温度下可燃物)与可燃物(超过37.8℃(100℉)的温度点燃),以及包含该化学物质的灭火方法。它还应涉及反应性,描述与空气、水或其他化学物质接触后会发生什么(即蒸汽释放、着火、爆炸)。
- 健康危害数据:本部分包括接触化学品的急性和慢性危害、接触途径和急救。
- 致癌可能性:本部分介绍化学物质引起癌症的可能性。
- 控制人员暴露的方法:本部分介绍了使用化学品时可能需要的个人防护设备(PPE)和其他设备。
- 安全处理、使用和储存注意事项:本部分概述了安全使用化学品的信息。

这些表格还可以帮助识别在事故中包含的有关有害物质[12]。健康危害数据将提供初步的急救考虑,但是需要通过毒物控制中心或CHEMTREK获得最终护理援助。

有些有害物质需要具有特定的形状或颜色的专门的容器。例如,压缩气瓶具有指示其内容物的标准颜色(绿色表示氧气,蓝色是氧化亚氮等)。牵引拖车或轨道车使用不同类型的散货集装箱,以及加压或不加压的集装箱。压力轨道车通常在顶部有所有的出口,而非压力轨道车在顶部和底部有出口。

所有以任何方式转运的有害物质都必须记录在转运文件上,不管转运量是多少。必须首先输入有害物质,或者将有毒物质与无害物质从颜色上区分开来。海运文件还必须提供危险等级,联合国 ID 号码,船上运载的集装箱的数量和类型。装运单据(提单)应该在卡车的驾驶室内,并且通常安装在车辆驾驶员侧的车门内侧。提单也可能位于拖车内,或直接附在集装箱上。

轨道转运票据位于驾驶引擎或守车。铁路转运单有两种类型。第一种类型包含所有车的顺序列表,以及其包括危险材料的内容的描述。第二种类型("方式法案")提供了有关每辆车内所装材料的信息以及空车中的有害物质残留物的信息。如果货物是通过空运的,那么货运单必须由驾驶舱内的飞行员拥有。如果货物通过水运,"危险货物清单"必须放在桥上或驾驶室内。

有害物质的非特异性指标可能是有害的气味、蒸气云、奇怪的有害烟雾或刺激眼睛,鼻子和喉咙。不能用正常方法熄灭的火焰、火焰喷射或压力容器发出的射流般的噪音也可能发出溢出信号。这些指标通常在距离事故很近的地方发生,对这些线索的评估对响应者被有害物质克服具有固有的风险。认识到这些指标通常是突然意识到一个人已经走到了一个他们不应该去的地方。有毒物质释放的一个非常不祥的指标是主要反应者从开始在远处观察到在现场无意识的反应。这通常表明是一种有效的毒素,可以迅速克服其受害者,并可能是空降的。

抵制进入事故现场诱惑,等待危险小组的到来,可能会令人沮丧,但救助者成为受害者是不可原谅的。为了协助航空医务人员处理这些困难的情况,医疗交通系统认证委员会(CAMTS)要求航空医务人员以及医疗主任和临床主管人员进行危险材料识别和响应的培训。即使"现场响应"或灾难响应不是该计划任务说明的一部分,如果遇到危险材料,这些人员也应该能够识别危险材料。

辐射紧急情况

衰变的原子自发释放能量或粒子。释放这种物质的原子称为放射性物质,释放出来的产物称为辐射。放射性核素是一种元素的放射性形式。暴露在外部或远距离辐射下的人受到了辐射,但没有辐射性。只有在放射性粒子的存在造成外部或内部污染的情况下,受害者才能释放辐射。

辐射分类

辐射可以分为电离或非电离。非电离辐射能量相对较低,不会造成急性辐射伤害或污染。对人类的不利影响局限于局部产热。以能量含量递减的顺序排序,非电离形式的辐射包括紫外线、可见光、红外线、微波和无线电波。

电离辐射是以与物质相互作用的能力命名的。原子由于电子的增益或损失而转换成离子。电离辐射比非电离辐射更危险,因为这些反应会导致 DNA 和 RNA 的断裂,从而破坏细胞代谢水平的重要生物功能。电离辐射频率高、波长短以及比非电离辐射多十亿倍的能量。电离辐射的常见来源是核反应堆、核武器、放射性物质和 X 线设备。由放射性标签识别的材料会产生电离辐射。

电离辐射以几种主要形式出现,包括代表粒子辐射的 α 粒子、β 粒子和中子;和非微粒形式的辐射的 X 线和 γ 射线。

α 粒子

α 粒子由两个质子和两个携带净 2+电荷的中子组成。它们起源于属于相对较重的放射性物质的原子核,可以从其源头移动数英寸。由于它们的质量和尺寸,α 放射粒子可以被一张薄纸或皮肤的表皮层阻挡。除非吸入或存放在伤口中,否则不会有毒。

β 粒子

β 粒子的质量很小,由从原子核发射的单电子组成,带有负电荷。它们只能从源头上散开几英尺,在人体组织中可以穿透 5mm,主要会造成热损伤。β 粒子能被一层薄金属挡住。尽管它们无法在皮肤中渗透到明显的深度,但是 β 粒子(如 α 粒子)如果被摄入或吸入,或伤口被这些颗粒污染,可能就会是有害的。

中子

这些粒子可能在核裂变过程中释放出来,或者由于几种同位素的衰变而释放出来。中子没有电荷,通过与细胞和组织内的原子核碰撞而电离。它们具有很强的穿透能力,并且代表可以使以前稳定在人体内的原子具有放射性的辐射的唯一形式。他们负责放射性沉降物。核反应堆、核武器和核加速器是中子辐射的常见来源。虽然它们可以穿透组织，但是它们能被30cm的水或专门的混凝土所阻挡。

γ 射线

γ 射线具有非粒子和无质量辐射的最高能量含量。它们的光子辐射源于原子核，代表了衰变原子核释放的能量。γ 射线可以深入组织，沉积能量，并与穿透的各层相互作用。通过宇宙辐射不断的低层暴露是一个常见的来源。由于放射性同位素衰变和直线加速器的辐射，γ 辐射是急性放射综合征的常见原因。深度为 2.5~5.1cm（1~2in）的铅屏蔽层或厚的混凝土将起到很好的 γ 射线保护效果。

X 线

X 线具有无颗粒，无质量辐射的第二高能量含量。与在原子核内产生的 γ 射线不同，X 线源自核的外部，并且被激发的电子导致发射。像 γ 射线一样，X 线也可以穿透组织，并且可以将能量沉积在细胞深处。他们通常的来源是医疗或工业性质的。

辐射

测量和检测

辐射剂量用 rad 和 rem 表示。辐射吸收剂量（rad）由每克组织吸收的 100 尔格能量来定义。人类的伦琴当量（rem）是由 rad 乘以相对生物效能（RBE）得到的。RBE 数量由所涉及的辐射类型决定。接触量不应超过 5rem/年。

辐射不能被人体感知。用于检测 β 或 γ 辐射的传统设备是盖革计数器（GM 或 Geiger-Mueller 测量仪）。合格的技术人员必须校准和操作此设备以获得最佳效果。重要的是，盖革计数器不检测 α 辐射。α 辐射是唯一内部摄入会有害的，所以有毒物质必须在摄入之前检测。α 探测器是复杂的，必须由有经验的健康物理学家使用。航空医学队的主要关注点是 β 和 γ 辐射，这两者都可能在很远的距离就造成伤害。

个人剂量计（如胶片剂量计）可用于量化救援人员在事件中的暴露程度。胶片剂量计需要进行进一步处理，除非事件现场使用了处理设备，否则结果不能立即在现场提供。辐射健康专家可以向应急小组提供有关辐射监测的信息，并向培训应答者提供帮助。一般来说，更多的航空医学人员培训时间应该投入到辐射监测方面，而不是初步确认和

管理上。监测对限制救援人员的暴露以及确定对受害者的健康影响具有直接的影响。

辐射暴露的临床影响

电离辐射的毒理作用取决于几个因素。这些因素对于妥善协调可能对辐射事件作出反应的院前和医院救援者的安全性也很重要。

辐射暴露的临床影响与辐射的类型、辐射量和暴露的性质（连续或间歇）有关。另外，电离辐射的有害影响可能受辐射源半衰期、暴露总时间、辐射源距离以及任何屏蔽（数量和类型）的影响。

距离辐射源的距离与所产生的暴露之间存在反平方关系，增加距离是减少暴露量的有效手段。通过加倍辐射源的距离，暴露量可以减少 4 倍。三角距离会使暴露量减少 9 倍。

当处理低能辐射（X 线）时，屏蔽可能是减少辐射暴露的有效方法。在处理中等或高能辐射时，由于所需要的铅或混凝土的量，屏蔽可能就变得不切实际。

辐射损伤

应急人员应该熟悉两类辐射伤害。第一类是暴露性损伤，这通常对紧急护理救援者和应急人员没有威胁。第二种辐射伤害是污染，可能对应急人员构成潜在风险。

暴露性损伤

暴露辐射伤害可以分为两类：一个人可能是局部放射损伤的受害者，或者可能遭受了全身暴露。

局部放射损伤

大量的辐射照射到身体的一小部分将会导致局部的辐射伤害。这些伤害经常发生在几个月甚至几年，但是也可能发生在较短的时间内。他们通常影响上肢，其次是臀部和大腿。通常这些伤害发生在职业环境中。另外，大人和小孩将未知的物体放在口袋里，可能会在不知不觉中接触放射源。局部辐射事故也可能是由于无意中暴露于强烈的辐射束而造成的。

局部放射损伤的最初临床表现描述了对皮肤的热损伤。虽然暴露后很快发生热灼伤，但是由于局部放射损伤引起的红斑会延迟出现。鉴别诊断中应考虑到任何患者的放射损伤，他们会表现出无痛的"烧伤"，但不记得热或化学损伤。

长时间的辐射暴露导致血管纤维化,导致组织坏死。结果将取决于血管和组织的损伤程度。这些局部损伤的分类可以分为四种类型,通过增加表皮和皮肤损伤来区分。在表58-2中给出了总结。

表58-2　局部辐射损伤

类型	表现	暴露	备注
类型Ⅰ	只有红斑	600~1000rad	类似于一度烧伤。红斑可能会延迟2~3周。300rad的剂量会导致脱发延迟(脱毛)。可能发生干脱屑或结垢
类型Ⅱ	经皮损伤或湿脱屑	1000~2000rad	严重程度类似于二度局部厚度热灼伤
类型Ⅲ	皮肤放射性坏死	>2000rad	严重疼痛伴有或没有感觉异常。类似严重的化学物质或烫伤。可能有必要植皮
类型Ⅳ	慢性放射性皮炎	数年经常暴露	可导致皮肤湿疹。常见溃疡和胃癌

全身暴露

在相对较短的时间内发生100rad或更多的全身暴露可能导致急性放射综合征。具有快速分裂细胞的器官系统,如骨髓和胃肠道,最容易受到辐射损伤。然而,随着更大剂量的辐射,所有的器官系统都可能受牵连,包括中枢神经系统。

在院前设置或患者在急诊室的表现来估计全身辐射受害者的暴露(以rad为单位)可能是困难的。剂量计和盖格计数器不是标准的院前或急诊部门的设备,在确定总的辐射剂量或暴露持续时间方面几乎没有什么帮助。受害者在暴露期间佩戴的机械剂量监测设备将是有用的,但是很少可用。相反,历史和身体及基线实验室的价值,是估计全身暴露的关键。这种技术被称为生物剂量学。出于此目的,主要指标包括症状发作的时间和绝对淋巴细胞计数的减少量。症状发展越早,剂量越高,预后越差。表58-3列出了全身暴露后可以预计辐射剂量的特征体征和症状。

表58-3　生物剂量学

指示	全身剂量	备注
恶心和呕吐: 　6小时内开始 　4小时内开始 　2小时内开始 　1小时内开始	>100rad(1Gy) >200rad(2Gy) >400rad(4Gy) >1000rad(10Gy)	前驱阶段是估计全身暴露的良好的临床/生物指标
48小时的淋巴细胞计数: 　>1200/mm³ 　300~1200/mm³ 　<300/mm³	100~200rad(1~2Gy) 200~400rad(2~4Gy) >400rad(4Gy)	预后:良好 预后:中等 预后:差
腹泻	>400rad(4Gy)	
皮肤红斑	>600rad(6Gy)	延迟发病
中枢神经系统症状:(定向障碍、共济失调、惊厥、昏迷)	>1000rad(10Gy)	排除创伤 几天内死亡

全身暴露后症状和体征的进展顺序可分为四个阶段:前驱阶段、潜伏期、明显疾病阶段和恢复阶段。在发生辐射事故后不久转运受害者的航空医务人员可以出现前驱阶段。然而,随后的机构间转

运可能发生受害者任何阶段的症状。

个体的易感性、放射剂量、剂量率和剂量分布将决定症状的发作、持续时间和特征(表58-4)。前驱阶段可在暴露后数分钟至数小时开始,并且是取决于剂量的。这个阶段最常见的症状包括恶心、呕吐和疲劳。接触少于100rad很少会出现症状。

在辐射事故6小时内没有出现恶心或呕吐的患者不太可能遭受全身暴露。在6小时内开始的前驱标记物表明暴露量超过100rad。更高的剂量将导致这些最初的体征和症状更迅速的发作,可能是由于急性组织损伤以及随后的血管活性物质(包括组胺和缓激肽)的释放。

表58-4　全身暴露

全身剂量(rad)	特　　征
5	无症状。正常的血液研究
15	可能会检测到染色体异常
50~75	无症状。可能会检测到血小板和白细胞计数轻度下降
75~100	在2天内,10%~15%的受害者会恶心,呕吐,疲劳。
100~200	前驱阶段:轻度恶心、呕吐和疲劳。6小时内发病,持续3~6小时 潜伏期:>2周 明显的疾病阶段: 48小时淋巴细胞计数>1200/mm[3] 男性的暂时性不育
200~600	前驱阶段:在2~4小时内恶心呕吐,持续<24小时 潜伏期:1~3周 明显的疾病阶段:造血 ● 200~400rad:48小时淋巴细胞计数为300~1200/mm[3] ● >400rad:48小时的淋巴细胞计数<300/mm[3] ● 全血细胞减少症可能在三周的潜伏期后发展。患者随后将患有呼吸困难、不适、紫癜、出血和机会性感染 ● 需要住院,隔离保护和救援 ● 高剂量范围可能需要在暴露7~10天内进行骨髓移植
600~1000	前驱阶段:1~2小时内严重恶心、呕吐和腹泻,持续时间<48小时 潜伏期:0~7天 明显的疾病阶段:胃肠道 ● 恶心和呕吐复发 ● 发烧,血性腹泻,脱水,电解质紊乱,早期败血症,出血 ● 白细胞计数降至零
1000~5000	前驱阶段:1小时内恶心呕吐 潜伏期:无 明显的疾病阶段:神经血管 ● 脱水、低血压 ● 定向障碍、共济失调、意识错乱、癫痫、昏迷 ● 红斑和脱发(发作可能延迟)
>5000	前驱阶段:几乎立即开始恶心、呕吐 潜伏期:无 明显的疾病阶段:心血管、胃肠道和中枢神经系统 ● 低血压、共济失调、脑水肿、癫痫发作(迅速发作)

在潜伏期,较低剂量的暴露将会导致解决前驱症状。通常发生在几天到几周的时间内。逐渐增加的辐射剂量将延长前驱阶段,同时限制潜伏期,直到看起来前驱阶段直接进入显性疾病阶段,而不能解决前驱症状时的某一点。

在明显的疾病阶段,特定的器官症状发展,患者感染和出血的风险最大。在这个阶段可能会出现取决于辐射暴露的总量的三种综合征:造血综合征(220~600rad)、胃肠综合征(600~1000rad)和神经血管综合征(多于1000rad)。

全身暴露量为600~1000rad时胃肠(GI)疾病最为明显。前驱阶段突然发生,表现为严重的呕吐和腹泻。潜伏期可能较短,继而出现持续的胃肠道症状,导致严重的体液流失、发热和虚脱。小肠对放射性敏感的黏膜细胞开始脱落,与造血功能异常共存,产生严重的血性腹泻。即使有加强的支持性护理,患者也很难幸存下来。

超过1000rad的全身辐射导致神经血管综合征。在如此高的辐射水平下,甚至对损伤相对有抵抗力的细胞也受到损伤。共济失调和意识错乱迅速发展,并伴有直接的血管损伤和循环衰竭。患者通常在几个小时内没有生命症状。

暴露水平较低的患者或那些有幸积极应对支持治疗的患者,将进入恢复期。进一步的管理是以具体的器官系统损伤为指导的。对这些幸存者来说,暴露于电离辐射的长期风险包括白内障、白血病和癌症的发展。

全身照射的平均致死剂量估计为400rad。

污染

污染是第二类辐射事故。放射性固体或液体颗粒可能残留在受害者的表面,导致外部污染。内部污染可能是吸入、摄入或吸收的放射性粒子的结果。中子、α粒子和β粒子是污染最常见的原因。与接触受害者不同,被污染的患者确实是另外一个挑战,对医院和院前人员有潜在的风险。

在大多数情况下,如果患者的情况允许,在提交给航空医学队之前,在入院前应对患者进行去污处理。转运人员不应接受未经去污处理的患者的护理,因为这些患者对救援人员造成放射性物质的健康风险。拒绝接收会减少放射性物质的潜在传播,并将减少医院工作人员或其他救援人员的潜在污染。

辐射受害者的管理

一般原则

辐射受害者的患者护理的一般原则与其他医疗紧急事件没有区别。最初的评估和管理是针对ABCs(呼吸道,呼吸,循环)。不存在需要立即干预的可生存辐射损伤的急性、威胁生命的并发症。应该支持紧急治疗,并且应针对预防并发症。

暴露的类型通常将决定响应、去污和受害者的治疗模式。迅速确定患者是否辐射暴露或污染很重要。辐射污染要求稳定后立即开始去污。没有受到污染的辐射暴露患者对医院工作人员或其他患者没有危险。这些受害者可以转运,不需要立即进行辐射暴露干预。

在任何时候,必须在患者的护理和救援人员和医护人员的人身安全之间保持适当的平衡。院前和医院的工作人员必须采取适当的措施,尽量减少暴露的风险,同时管理威胁生命的伤害,或对他们服务的患者进行去污处理。

对辐射事故现场作出响应的院前人员和其他救援人员可能受到重大辐射。除非是为了挽救生命,5rem临界值是暴露限值。美国辐射防护委员会已经确定可以接受在救命时的100rem的一次性接触,并且不会造成任何过度的发病。

辐射事故计划

联合委员会要求每个紧急事件部门制订辐射事故计划。公共安全机构和急救人员也经常制订辐射事故应急预案。

精心准备的计划的一个主要部分有助于确定重要的与感知的危险。重大辐射事故的发生可能是罕见的,但是感知辐射事故的发生率可能更大。涉及在学校附近转运放射性物质的卡车或火车的车辆事故可能会将数十名(或数百名)焦虑的父母及其子女送到急诊室。准备好的急救人员和急诊部门的人员可以评估潜在的风险,并在适当的时候纠正任何误解,并减轻公众对此的担忧。

剂量计和盖革计数器不是标准的院前或急诊科设备,通常在确定总的放射剂量或暴露持续时间方面帮助不大。机组人员在接触时佩戴的机械剂量监测装置将会有所帮助。这些可以从放射科和医院辐射安全官员处获得。预先规划好这些对于保护机组人员至关重要。通信中心应该有可用的联系号码，并且能够在发生已知的放射紧急情况时获取这些号码。另一种方法是让机组人员在发生辐射事故时获得这些信息。

缺乏经验、不完整的知识库和急救员和医疗保健救援者之间的相当程度的恐惧可能导致对辐射受害者的管理不善。如果发生医疗重大的辐射事故，准备好和实施的计划将为应急响应者和医疗保健救援者提供适当的知识库、管理协议和额外的可调用的资源。

院前管理

院前工作人员获得的历史信息对于辐射受害者管理决策至关重要。如有可能，救援人员必须收集有关确切类型、位置和持续时间的详细信息。对于内部暴露，应确定放射性物质的进入途径、类型和数量。如果事故发生在工业或实验室环境中，则在 EMS 人员到达之前，可以根据既定的协议，由现场人员进行初步的去污程序。去污的快速反应将限制对受害者的暴露，并将减少救护车和急诊部门进一步污染的程度。对于不稳定的患者，在快速转运之前进行的最少的行动是去除污染的衣服。

在将患者转运到医院之后，必须在转运人员和他们的车辆离开机构之前，检查其是否存在放射性污染。也必须在现场为任何救护车——空中或地面——以及对事故现场作出响应的人员进行该类检查，并且在没有患者转运的情况下提供现场评估和稳定性。放射性物质引起的外表面污染需要使用辐射检测装置进行去污和监测。

直升机的去污工作可以通过飞机的大量漂洗来完成。用水冲洗是最常见的快速去污方法。危险品小组或消防部门可以用适当的防护服来完成这个任务。对于飞机，细雾喷雾用于净化外部。提醒一下，如果使用了喷火嘴，不应设置直流，否则可能会损坏飞机。用水/肥皂的冲洗应该能适当地对飞机进行去污。在发动机区域喷洒细雾，以冲洗机械装置。确保收集所有冲洗的材料，以免污染当地的水资源。

医院管理

辐射应急的医院管理超出了本文的范围。但是，一些重要的观点应该提出。如果辐射暴露的受害者没有受伤的迹象，并且健康的话，可以在指定的去污机构中得到最好的服务。一般来说，医院资源应该用于需要医疗管理的辐射受害者。

航空医学服务和其他 EMS 机构应尽可能早并且尽可能合理地提前通知和提供信息。提前通知预计抵达时间（ETA）将使急诊部门能够执行其放射事故计划，并为受害者做好准备。

对危及生命的直接伤害进行管理仍然是治疗这些患者的首要任务。在患者复苏之后，仔细评估辐射受害者以确定是否有任何表面污染，或者是否有吸入或摄入放射性物质的可能性。

放射性核苷酸将继续造成组织损伤，直到将其从患者身上移除。内部污染可能有严重的影响。将这些物质加入到细胞中不仅可以导致急性毒性，而且还可以在未来几年产生持久的不利效果。通过螯合剂、肠道净化、阻断剂、肺灌洗或伤口灌洗去除这些放射性物质是非常重要的。

总结

直升机可以成为危险物品事件管理中的宝贵资产。使用安全合理，航空医学资源可以很好地融入总体规划，既能顺利进行事件管理，又能保障生命。将降落区远离隔离区，并确保所有患者在转运前都进行了去污，将增强机组人员和救援人员的安全。然而，救生干预绝不能拖延，但首先要防止受害者、机组人员和其他救援人员进一步受到污染。

必须制订一个有害物质和辐射事故计划，以提供预防的框架、实施程序和患者管理协议。救援人员、EMS 机构、航空医学服务和医院人员的充分培训和定期演习至关重要。这将最大限度地降低院前和医院人员的潜在风险，并确保对有害物质受害者进行适当的治疗。

注意：作者要感谢 Jacques Jones Lynch 的编辑工作。

参考文献

1. Environmental Protection Agency. Emergency planning and the community right to know programs. *Federal Register Rules and Regulations.* Washington, DC: US Government Printing Office. November 17, 1986;51(221):41573. EPA website. http://www.epa.gov/osweroe1/docs/er/EPCRAFRnotice11-17-1986.pdf. Accessed on August 21, 2014.
2. Environmental Protection Agency. Emergency planning and community right to know programs. *Federal Register Rules and Regulations.* Washington, DC: US Government Printing Office. November 17, 1986;51(221):41570. EPA website. http://www.epa.gov/osweroe1/docs/er/EPCRAFRnotice11-17-1986.pdf. Accessed on August 21, 2014.

3. Branstein AC, Currance PZ. *Emergency Care for Hazardous Materials Exposure*, 2nd ed. St. Louis, MO: Mosby-Year Book; 1994:547-550.

4. Sullivan JB Jr., Krieger GR. *Hazardous Materials Toxicology*. Baltimore, MD: Williams & Wilkins; 1992:352-364.

5. U.S. Department of Transportation. Temporary Flight Restrictions in the Vicinity of Disaster/Hazard Areas. 14 CFR Section 91.137, Federal Aviation Regulations (FAR). Federal Aviation Administration website. http://www.faa.gov/air_traffic/publications/atpubs/fac/1902.html. Accessed August 30, 2014.

6. Sidell FR, Patrick WC, Dashiell TR. *Jane's Chem-Bio Handbook*, Alexandria, VA: Jane's Information Group; 1999:9-52.

7. *2012 Emergency Response Guidebook*. Washington, DC:,U.S. Department of Transportation; 2012. U.S.Department of Transportation Pipeline and Hazardous Materials Safety Administration website. http://phmsa.dot.gov/pv_obj_cache/pv_obj_id_7410989F4294AE44A2EBF6A80ADB-640BCA8E4200/filename/ERG2012.pdf. Accessed on August 21, 2014.

8. Billinger MJ, Schultz RH. Material Institute of Occupational Safety and Health Guide to Industrial Respiratory Protection. [Department of Health and Human Services (NIOSH) Publication]. Washington, DC: U.S.Government Printing Office; September, 1987.

9. Pritchard JA. A Guide to Industrial Respiratory Protection, Department of Health Education and Welfare, National Institute of Occupational Safety and Health (NIOSH), Washington, D.C., 1979.

10. NIOSH. NIOSH Pocket Guide to Chemical Hazards. [DHHS (NIOSH) Publication] Cincinnati, OH: U.S. Government Printing Office; 1990:90–117.

11. Superfund Amendments and Reauthorization Act (SARA) of 1986, Title III Emergency Planning and Community Right-to-Know Program, Public Law 99 - 499, Washington DC: U.S. Government Printing Office; October 1986. GPO website. http://www.gpo.gov/fdsys/pkg/USCODE-2011-title42/html/USCODE-2011-title42-chap116.htm. Accessed on August 21, 2014.

12. Comprehensive Environmental Response Compensation and Liability Act (CERCLA), Public Law 96 - 500, UL USC 9601, 40 CFR, 300, 1980. EPA website. http://www.epa.gov/superfund/policy/remedy/pdfs/cercla.pdf. Accessed on August 21, 2014.

59. 现场管理与解救

Darren Braude,MD,EMT-P
Monty Gallegos,MBA,EMT-P

引言和定义

虽然机组人员通常不直接处理灾难或车辆救援工作,但是他们必须能识别危险,并且保证他们自己及现场的患者和其他人员的安全。

"现场"通常是指除了患者被转运到的医疗机构之外的任何位置。可能是疾病或受伤的地方,例如机动车辆坠毁的高速公路,或停车场、机场、路边或其他会合的地点。如果在疾病或受伤现场降落不安全或不可行,或者现场的条件会造成严重的延误时,则会发生"会合"。在现场降落的请求被称为"现场响应"或"现场飞行",在大多数情况下涉及直升机。有时候,在偏远地区,患者可能会直接从伤病地点被带到简易机场,然后与固定翼空中救护车会合。如果患者没有去过医疗机构,这就是会合现场飞行。

当飞行队到达时,通常患者将由急救员或其他地面 EMS 处理。对于大多数航空医学项目来说,最常见的现场响应是机动车碰撞,这将成为本章的基础。但是,这些问题中的大多数也直接适用于其他类型的现场响应。

地面人员培训

现场管理从包括执法、消防和 EMS 的地面人员的培训开始。这些人员的角色包括:选择着陆区、危险识别、边界防护、风和气象报告以及紧急情况下的灭火和救援。每个计划都应确保本地救援者经过了充分的培训。培训通常包括公共关系实地考察、远程教育(小册子、网站或视频)及在会议和课堂上的演示。

着陆区选择

根据先前提供的培训和正在进行的反馈,在降落之前通常由地面人员选择和标记着陆区(LZ)。由飞行员批准指定的 LZ。但是,所有机组人员都应该参加目标 LZ 的空中视察,并应立即向飞行员报告任何疑虑或危害。应特别注意可能会被旋翼冲洗掉的树木、电线、栅栏、稀疏的动物、旁观者和碎片等物质。每个机组人员必须知道正在飞行的特定直升机的最低 LZ 要求。表 59-1 列出了理想 LZ 的组成部分。

表 59-1　理想着陆区的组成部分

- 面积大
- 平坦
- 安全
- 通畅
- 十分显著
- 光线充足
- 常见
- 顺风

事故指挥系统

事故指挥系统(ICS)现在已被大多数消防部门、许多执法机构和 EMS 机构广泛使用。ICS 是最重要的,并且需要被严格遵循,在大规模事件期间,在某种程度上,在任何有航空医学响应的场合通常都是有效的。ICS 从任命一个指挥官(IC)开始,有责任和权力的明确描述。担任 IC 职务的具体人员由法律、法规、政策或当地习俗决定。根据事故的规模,机组人员可以直接向 IC 报告,也可以向营运、营救、医疗或航空运营部门的领导报告。机组人员应该在事件指挥系统内进行相应的工作。如果机组人员不清楚应该向谁报告,他们应该着陆前,或者至少在进入现场之前设法确定。

医疗控制及管理

现场的 IC 和 EMS 救援者可能会要求机组人员作出决定,并提供医疗领导。然而,机组人员应该小心地融入 ICS,认识到现场可能会有许多相互冲突的利益。这些相互冲突的利益可能包括但不限于以下内容：交通管制、灭火、持续的解救、护理其他不能空运的患者以及与媒体打交道。

机组人员应该认识并尊重现场的救援者。他们应该仔细聆听和收集信息，在适用的情况下提供建设性的反馈意见，并试图以无缝的方式进行护理，同时始终争取安全和最好的患者护理。他们应该记住，较小社区的许多救援者经常不能管理危重患者。此外，这些救援者可能认识遇难者，并且经常会在机组人员到达之前长时间努力进行救援工作。

现场调查

机组人员应该提防隧道视野。一名新的机组人员通常会非常专注于危重患者，以至于忽视了自身的安全。与此同时，现场的其他人可能会被直升机的视线和声音分散注意力，从而带来额外的安全隐患。安全是每个人的责任，重新评估是一个持续的过程。

每当到达现场时，机组人员都应仔细评估对自己、患者以及现场其他人的任何安全隐患。一些必要的评估可能要在登陆前在空中完成。剩下的工作在接近现场时完成。一旦这成为一种习惯，可以变得很简单，并且同时能进行其他活动。有效的现场照明可提高执行成功和一致的现场调查的能力，并且提高整体安全性。

现场几乎总是包含对救助者的多重潜在危害。表 59-2 包括许多与机动车碰撞时在高速公路上典型着陆有关的常见危险。其他类型的现场响应可能会带来额外的危害。类似于 ABC，飞行机组应确保在继续前确定已解决了已识别出的任何重大危险。

表 59-2　机动车碰撞现场的潜在危险

- 车辆交通
- 其他飞机（EMS、执法、媒体）
- 天气/冰
- 暴躁的患者、旁观者和家庭成员
- 牲畜
- 溢出的燃料和其他有害物质
- 下沉的电力线
- 火
- 不稳定的车辆
- 展开的安全气囊
- 用于车辆救援的电动工具
- 碎玻璃

如果机组人员在急救人员之前到达现场，他们需要评估涉及的车辆数量、患者数量、解救需要、灭火或危险材料支持，并且可以要求适当的附加资源。在这种情况下，机组人员之一将成为事件指挥官，直到追加资源到达接管。飞行机组的每个成员都必须了解自己的当地资源，并知道如何传达必要的信息以请求适当的资源。在这种情况下，机组人员应当向事故相关人员询问事故发生时车内有多少人，并寻找其他人在车内的线索，如大衣、夹克、皮包或教科书等。确保不会忽视受害者。

车辆救援

车辆可能涉及几种不同类型的事故。通常情况下，会发现车辆在路两侧、屋顶、其他车辆顶部、建筑物内部、悬挂在护栏上、缠绕在树上或灯杆上、甚至是在水中。

车辆救援涉及多个步骤，包括准备、规模扩大、危害控制、车辆稳定、初始和持续的患者接触、管理即时生命威胁、解救伤员救护和患者转运[1]。患者的接触和解救的过程可能就是打开车门一样简单，或者需要专业的重型救援队在很长一段时间内分几个阶段，使用各种液压、电动和气动工具进行救援一样复杂。建议参加汽车救援和解救课程。

为了自身的安全，未经救援人员的许可，机组人员不得在未经许可的情况下接近或进入车辆。任何时候机组人员进入车辆提供患者护理或协助解救时，都应佩戴消防服、头盔和护眼装置。机组人员还应该穿正确的鞋子，最好是高顶、皮革的工作鞋或靴子。

解救——关心被困住的患者

解救被困住的患者有几个困难。这些患者常常受到严重的伤害，与其接触受到限制。另外，现场通常会有目标相互冲突的很多人员，而解脱本身也会给患者和护理人员带来危害。飞行机组人员与现场的医疗救援人员讨论优先级是非常重要的。例如，有种情况下，对患者暂时延迟解救，而先进行关键医疗护理是最佳的。而另一些情况下，在治疗之前，先将患者解救出来是最佳的。也可能有机组人员不知道的特定的危险或限制。护理必须限于必要的干预措施，这些措施包括气道管理、氧气管理、静脉通路、镇痛、夹板或脊柱预防措施。

如果不对上述的危险类型进行简单的检查,则不应对车辆进行接触或解救。特别要注意不稳定的车辆,以及使用的机器。如果正在进行解救,机组人员在与救援队交谈之前不应该进入车辆。

对被困患者的气道控制很困难,对于既被困又需要紧急气道介入的患者预后较差。患者不能最佳定位时,快速气管插管是相对禁忌的,在这种情况下应谨慎使用。插管选择时,操作者位于患者头部上方,包括直接或视频喉镜检查:采用直接、视频或光学棱镜喉镜、气道外插管或数字插管进行面对面定位[2,3,4,5]。在这种情况下,无论是否需要药物辅助,推荐将气道外插管作为主要气道装置。解救后,可以通过装置对患者进行插管,或者可以移除气道外插管,并且在合适的情况下,再对患者进行插管。无论使用哪种设备,都应该小心谨慎,并在撤离过程中密切监视设备的移位:理想情况下,需要进行连续的呼气末 CO_2 监测。

一旦患者被解放,有几个选择可以将其从残骸中移出。包括短脊椎板、长脊椎板和 Kendrick 解脱设备(KEDs),所有这些都可以缓慢、谨慎或更快的速度使用,这取决于相关的患者护理优先级。例如,精神状态不佳和呼吸困难的低血压患者应迅速撤出,并且始终注意脊柱预防措施。而一个颈部疼痛和有明显的神经功能障碍的稳定的患者应该非常缓慢和谨慎地移出。

解脱过程中的镇痛有时被称为化学解毒,是很有争议的,但并没有对照试验。对患者和救援人员来说,好处是非常容易解救。在以下这些并发症的治疗手段有限的患者中,风险包括延误、低压、呼吸抑制和/或呕吐。救援者将需要根据具体情况具体对待。在大多数情况下,尽管对交感神经系统依赖的患者来说,小剂量的麻醉剂尤其是芬太尼应该谨慎使用,但是其是合理的。替代物包括一氧化二氮和氯胺酮。后者通常不会导致低血压或呼吸抑制,但可能是某些疑似颅内压升高的患者的禁忌。

总结

现场管理包括地面人员教育、着陆区域选择、与其他救援者的适当会合以及仔细的现场调查。车辆救援是一个复杂和危险的程序,值得机组人员非常小心。患者护理应关注有限的生命和肢体保护过程,不应危及机组人员或对患者造成进一步伤害。

参考文献

1. Kidd JS, Czajkowski JD. *Carbusters 3: Extrication Principles and Vehicle Design*. St. Louis, MO: Mosby, Inc; 1999.
2. National Association of EMTs (NAEMT), American College of Surgeons Committee on Trauma. *PHTLS: Prehospital Trauma Life Support,* 7th ed. St. Louis, MO: Mosby, Inc; 2010.
3. Campbell JE, ed. *BTLS: Basic Trauma Life Support,* 5th ed. New Jersey: Pearson Education, Inc; 2004.
4. Bjoernsen LP, Lindsay B. Video laryngoscopy in the prehospital setting. *Prehospital Disaster Medicine* 2009;24(3):265-270.
5. Amathieu R, et al. Simulating face-to-face tracheal intubation of a trapped patient: a randomized comparison of the LMA Fastrach™, the GlideScope™, and the Airtraq™ laryngoscope. *British Journal of Anaesthesia.* 2012;108(1):140-145.

60. 在旷野的医疗直升机搜索和救援行动

Colin K. Grissom, MD

Frank Thomas, MD, MBA

引言

通常情况下，需要用医疗直升机将危重病或伤员从转诊机构或高速公路事故现场转运到三级医疗中心。医疗直升机服务协助搜救行动的要求要少得多，但是由于医疗直升机可能是 SAR 行动的重要附属部分，所以也会有这样的情况发生。医疗直升机为搜救行动提供了几个优势：①能够对失踪的遇难者进行空中搜索；②是迅速地将救援人员、设备或物资送达受害者的方法；③提供早期现场复杂的医疗护理；④减少地面撤离所需要的救援人员数量，以及减少救援人员与敌对环境相关的危险暴露；以及⑤减少将患者转运到治疗中心的时间。

鉴于上述好处，可能会要求医疗直升机转运服务协助 SAR 行动。本章旨在介绍在 SAR 行动中起支持作用的航空医学直升机服务的指导方针。本章的重点是野外的 SAR 行动。因此，本章特别适合位于偏远野外地区内或附近的医疗直升机服务。然而，所讨论的许多问题也与在城市环境中如发生灾难性事故或自然灾害后的 SAR 行动中的医疗直升机服务有关。

SAR 医疗直升机援助算法

安全是任何参与 SAR 行动的医疗直升机服务的首要关键问题，在 SAR 行动的所有方面都强调安全。具体而言，本章描述了野外航空医学直升机救援的七阶段算法方法（表 60-1）：①在野外搜救中请求医用直升机支持；②获取关键信息；③救援前检查；④救援现场的空中评估；⑤与搜救人员面对面简报；⑥进行救援；⑦任务后的情况汇报和质量改进。

在搜救中请求医疗直升机支援

使用标准

SAR 中的大多数医疗直升机援助的请求将通过派遣行动中心进行，医疗直升机服务派遣人员将

从该处获得最初的联络信息。书面的 SAR 使用标准对于澄清医疗直升机在响应上述要求方面的作用非常重要（表 60-2）。接受或拒绝 SAR 行动是航空医务人员和（或）更高级的航空医学转运管理人员的责任。医疗直升机除了在表 60-2 中所列的 SAR 行动中适当使用之外，还必须符合特区安全和航空医学转运服务的行动政策。医疗直升机最初接受 SAR 任务是有条件的，因为在途中、现场或与 SAR 地面人员进行情况介绍时可获得进一步的信息。这些信息要么适当地确认使命，要么表明使命是不恰当的，还有其他的选择。

安全和 SAR 政策

安全从 SAR 人员最初的直升机支援请求开始，并在整个行动中继续进行，是医疗直升机服务的首要任务。空中医务人员的"安全第一"态度的一部分是不断重新评估安全风险与任务的 SAR 利益。

SAR 准则和政策特别针对可接受和禁止的飞机操纵和限制，以及空军医务人员参与地面行动的级别，对于安全来说至关重要。这些准则和政策因航空医学转运服务而异，具体取决于飞机的类型、位置，人员，培训和可用的 SAR 支持。要考虑的直升机操作和限制包括起升作业、一次起落架装卸、货物降低，夜间 SAR 操作和高度天花板。不包括悬停负荷，因为它通常不是由民用航空医学人员执行。机组成员在技术救援情况下的可接受参与程度的明确定义将为空中医务人员的操作提供界限。保守的做法是制订排除某些高风险活动的安全政策，除非航空医学转运方案专门提供了这些高风险活动的培训。货物降低可能是需要书面协议的经批准的程序，以指定如何以及何时执行该操作。同样，空中医务人员会在任何需要绳索和登山装备以确保安全的情况下被排除，相反，SAR 人员乘直升机穿梭到现场进行技术救援。在所有情况下，书面安全和特区政策对确定航空医学转运服务的作用都是重要的。

60. 在旷野的医疗直升机搜索和救援行动

表 60-1 航空医学直升机搜救行动的重要问题

1. 在野外 SAR 请求医疗直升机支持

- 请求是否符合在 SAR 行动中使用直升机的标准？（表 60-2）
- 请求是否符合航空医学服务的搜救与安全政策？
- 航空医学转运服务需要更高的行政许可吗？

（接受请求）
↓

2. 获取关键信息

- 谁在请求帮助，谁在现场？有人受伤吗？
- 受害者在哪里（GPS 坐标和口头描述）？
- 涉及哪些机构？指挥所在哪里（GPS 坐标和口头描述）？
- 对于需要救援的一方、SAR 队以及当地的 EMS 或执法机构，主要的和备用的通讯联系（电话号码或无线电频率）是什么？
- 是否需要专门的设备或人员？

↓

3. 救援前检查

- 飞行员为飞行提供了气象许可吗？
- 医务人员是否检查过所有精密设备（医疗、专业 SAR 和生存）？
- 是否需要专门的设备或人员？

↓

4. 救援现场的空中评估

- 救援队是否对空中做了初步评估？
- 最近的安全着陆区（GPS 坐标、高度）在哪里？地形是什么？
- 地面滑行有什么客观危险（水、落石、雪崩、冰、陡峭的地形）？
- 是否需要专门的设备或人员？
- 在地面滑行期间谁在地面提供协助？

↓

5. 与搜救人员面对面简报

- 要求航空医学转运队做什么，安全吗？
- 机组人员和飞机的能力怎么样？机组和飞机有什么限制？
- 直升机支援救援的备选方案是什么？
- 需要护理的伤害或疾病的性质是什么？
- 患者处有没有任何支持？如何与他们联系？
- 是否需要专门的设备或人员？
- SAR 行动的各个阶段是否经过口头排练？

↓

6. 执行救援

- 安全的关键点和 SAR 执行（TOMAS，见下文）是否在被持续监测？（表 60-3 和表 60-4）
- SAR 的所有阶段（最后见下文）是否得到精密监控？（表 60-5）

↓

7. 任务后的汇报和质量改进

（非正式和正式）

- 什么地方进展顺利？什么地方出了错？
- 对任务期间发生的问题我们需要做什么来纠正？
- 应该向谁通知出现的问题？

表 60-2　在野外救援中利用直升机进行患者撤离的标准

- 直升机救援可以安全地完成。
- 患者有危及生命的伤害或疾病，时间是至关重要的。
- 该患者具有非危及生命的伤害或疾病，但生理功能情况取决于即时护理。
- 地面撤离可能更危险，并且会将更多的人置于危险之中。
- 地面撤离会过度拖延。
- 地面撤离是不可能的。

高级行政审批

即使请求符合使用标准，在接受任务之前可能需要高级行政许可。行政批准可能取决于什么类型的 SAR 行动适合于支持。例如，在已知患者需要抢救和医疗服务之前，在最初搜索阶段协助 SAR 行动费用高昂，并且可能不能有效利用直升机资源。所以每个航空转运单位都需要决定如何最好地处理这些要求。

接受请求

如果请求符合直升机 SAR 利用的航空医学转运服务标准、SAR 和安全政策，并且通过了行政许可，则可以接受该请求。在这一点上，调度中心收集了启动 SAR 使命所需的更多关键信息。

获取关键信息

清晰、直接、明确的交流是安全参与 SAR 行动的关键要素，良好的沟通始于最初收到 SAR 请求时获得的初步信息。信息以发出请求者、需要帮助的人员、年龄、任何已知的伤害以及现场任何机构开始。SAR 行动过程中，通信至关重要，需要知道所有手机号码、无线电频率和指定的呼入时间以确保与现场的持续通信。最重要的是对 SAR 定位地点的准确描述，包括可用的 GPS 坐标、对可见的和突出的地标的口头描述、失踪方的最后已知位置以及 SAR 人员的位置和事件指挥中心。

通常受伤人员的确切位置总是不准确的。当一个偏远地区的一个群体用手机打电话，并要求救援一个生病或受伤的人时，通常会发生这种情况。最初的电话会经常由 EMS 调度员接收，并转发给当地警署以调动 SAR 人员。即使地面人员尚未到达现场，警长也可要求医疗直升机直接对患者作出反应。在这种情况下，医疗直升机在地面救援人员

面前到达 SAR 现场并不罕见。如果当地 EMS 调度接收到的受伤人员的位置不准确，并且不可能与现场人员取得联系，医疗直升机将被迫在空中搜索地面上已知的患者。这就是为什么在离开 SAR 现场之前，收集有关患者位置、无线电频率或手机号码以及手机后续联系时间等信息很重要的原因。

救援前检查

天气检查

作为救援前准备工作的一部分，飞行员必须获得飞行的气象许可。野外 SAR 行动可能需要几小时甚至几天的时间才能完成，所以天气预报是非常重要的评估。气象模式和当地山区天气可以改变和影响使命。天气是整个直升机野外 SAR 行动的关键安全因素。即使获得了初始的气象许可，也会不断重新评估天气，如果安全受到威胁，任务会中止。

专用设备

野外搜救行动可能需要特殊设备。在救援前，航空医务人员考虑已知的任务信息，并决定在直升机上检查和装载什么特殊装备。可能需要手持无线电收音机。个人和群体的生存包需要根据冬季和夏季环境进行更改。服装和鞋袜也根据季节和环境进行更改。额外的冬季环境专用设备包括雪鞋、铁锹和雪崩收发器。预测特殊设备需求是野外搜救任务中所涉及的医疗直升机服务的行动计划的一部分，以便在救援前准备期间准备好设备。

专业人员

野外 SAR 行动也可能需要专业人员。这取决于可用的机组人员配置，以及机组人员中是否加入了具有特殊专业知识的外部人员。例如，护理人员通常比护理飞行员有更多的与野外 SAR 相关的训练，尽管这不是普遍的。必须确保空中医务人员有医护人员。此外，SAR 人员可能会接受具有医疗直升机服务的特定类型任务的培训，并且可能会被加入到空军医务人员的特殊野外 SAR 任务中。无论具体的机组人员配置如何，认识到每个机组人员的局限性对于安全来说至关重要。

救援现场的空中评估

SAR 现场的初步空中评估对收集信息和对任务进行持续评估来说至关重要。无论空中医务人

60. 在旷野的医疗直升机搜索和救援行动

员在地面救援人员之前还是之后到达现场，都应该先进行救援现场的空中评估。请记住，从空中观察技术区域可能会产生误导，应该使用保守的判断来评估地面滑行的可能性，或者确定足够安全的着陆区。当不可能着陆到患者旁边时，应识别远程着陆区域，评估远程着陆区域与患者之间的地形。如果对于航空医学人员来说地形不安全，训练有素的SAR机组人员有责任将患者转移到安全地点。首先在现场的航空医务人员不会仅仅因为他们比SAR人员先到达就将患者从不安全的地方撤离。更好的办法是等待地面救援人员到达。

与SAR人员的面对面简报

在空中医务人员对空中进行现场评估之后，指挥中心的SAR与航空医学人员进行面对面的讨论。这次简报会在任何救援行动任务开始之前进行，是安全完成任务最重要的要素之一。在简报过程中，强调安全是头等大事，重视直接沟通，讨论以最安全的方式撤离患者的救援行动。

安全第一

安全始终是执行任务中的重中之重，优先于生病或受伤的医疗需要。SAR行动期间医疗直升机参与的最后决定必须由飞行员和空中医务人员来决定，而且与SAR事件的指挥结构无关。空军医务人员从不参与任何他们认为可能不安全，或者表现不佳的活动。批判性评估每个任务的安全性，进行保守的判断，随时保持拒绝任务的能力，以及为SAR事件指挥提供更安全的替代方案，是优化任务安全的关键。这在美国尤其重要，因为在野外地区对医疗直升机转运的请求可能来自当地的县级搜救组织，而这些机构在质量和经验上可能会有很大差异。由于机组人员的安全是第一要务，拒绝请求的选择可以在任务期间的任何时候发生。

任务期间优化搜救安全的关键点是反复评估（表60-3）。这个评估是在空中医务人员到达现场位置的时候进行的，他们登陆指挥所并与SAR人员互动后，以及在救援行动中，他们会在空中评估现场。航空医学人员需要考虑的一个重要因素是其他非航空转运选择是否可能是更好的SAR替代方案。有时SAR机构会要求直升机的支援，因为它明显是比地面救援和撤离更简单的选择。有时，直升机支援的要求是有道理的，因为这样可以节省很多地面救援所需要的时间，减少受伤的人数。有时候，直升机支援是有道理的，是因为对伤害或疾病来说时间至关重要。然而，其他时候直升机的支持可能是最简单的选择，这并不一定意味着它是最安全或最好的选择。空中医务人员最有资格评估直升机支持任务是否是合理的。SAR人员并不总能理解荒郊野外直升机救援所涉及的每一个问题。空中医务人员有责任批判性地评估任务、提出问题、并建议其他非空中救援方法。

表60-3 优化搜救安全的关键点

- 首先强调安全性高于患者护理要求。
- 保持随时拒绝任务或中止任务的选择。
- 直接、清晰、具体的通信用来沟通计划和提出问题。
- 空中医务人员经过适当的训练才能执行技术救援。
- 搜救将患者从特殊地形上解救出来，送到空中医务人员的安全地点。

通信

通信是安全参与搜救行动的关键要素，在与其他个人或机构达成共同目标时，通信是至关重要的。了解其他机构如何通信，以及了解现有的决策层次是很重要的，计划任务时需要重要的信息。这些信息包括受伤者的身份和位置，以及事故或搜索前发生的事件。了解SAR行动中涉及哪些其他机构、指挥结构（即谁负责）是什么、通信的相关无线电频率是什么以及协调计划是什么也很重要。在评估所要求的任务中收集尽可能详细的信息以支持医疗直升机服务。有些信息可能是以前从航空医学转运调度收到最初的援助请求时获得的，但是事件指挥中心可能提供了更多的详细信息。

患者的位置和地形

注意事项

如果直升机不能降落在患者位置处，评估患者与最近的降落区之间的地形对于规划救援至关重要。地形问题可能包括陡峭的山坡、悬崖、森林、植被、水或有雪崩危险的雪。关于陆上滑行的决定需要现场医务人员作出保守的判断。例如，使用雪鞋在平坦的或低角度的地形上穿越深雪到达患者处可能是合理的，但是在大于30°的陡峭的斜坡上用雪鞋穿越深雪到达患者处是不合理的，因为可能容易发生雪崩。同样，如果地面雪崩救援队出现在该地点并宣布该地区安全，并且机组人员穿着适当的雪崩救援收发器，那么在雪崩事故现场跳出直升机是合理的。

在夏季多山的环境中，走过陡峭的非特殊性地形可能是合理的，但是由不知情的救援人员使用绳索系统绑在一起的做法在航空医务人员的安全方面是不可接受的。航空医务人员为了到达患者处（需要绳索来确保安全的地形）而自行下降或爬上特殊地形是不安全和不可接受的。一般来说，如果需要专门的设备来安全地进行地形交涉，除非航空医务人员接受过适当的训练或技术熟练，或者由熟练的技术搜救人员陪同，否则他们不应该穿越这个地形。规划和执行搜寻和救援的所有关键点必须在启动空中 SAR 之前进行评估（表 60-4）。

表 60-4 规划和执行搜救任务的关键点

TOMAS
• 地形 terrain（暴露、悬崖、水、森林、植被、远足、积雪）
• 障碍物 obstacles（树木、松散的岩石、碎片、电线、日光、旋翼清洗、叶片清除）
• 方法 method（插入类型和地形，靠近患者或远离患者着陆）
• 备选方案 alternatives（等待 SAR、轮渡 SAR 人员，安置患者，不中止任务）
• 安全 safety（首先、最后、始终）

实施搜救

搜救行动阶段：(LAST)

搜救行动一般可定义为在自然灾害发生过程中或之后，在偏远的野外地区，或者较偏远的地区全力搜救人员。每个搜救行动都经历连续的四个阶段，即"LAST"：定位、接近、稳定和转运（表 60-5）。

表 60-5 搜救行动阶段

LAST
• 定位 locate（搜索部分，失踪人员尚未找到，没有确切的患者需要医疗）
• 接近 access（到达已知患者处的过程，可能需要技术援助）
• 稳定 stabilize（确保场景稳定安全，然后接近患者并提供医疗服务）
• 转运 transport（将患者从现场撤离，通过航空医学转运到医疗机构）

理解搜救行动四个阶段之间的明显区别有助于空军医疗人员确定他们可能提供的救援角色。定位是搜救行动的搜索要素，而接近、稳定和转运是救援要素。当患者的位置已知时，接近阶段开始，救援人员需要到达患者处。当航空医学队到达患者现场时，稳定阶段开始，首先要稳定环境，然后在开始转运之前，在医疗和情感上稳定患者。最后一个阶段是转运，选择能最有效地平衡各种转运风险和利益的转运方式，并且执行。每个阶段的时间和复杂程度可能会有所不同，具体取决于当时的环境。可能会要求航空医学转运服务参与到搜救行动的任何阶段或全部阶段。

定位阶段

在这个阶段，没有确切的伤员或患者需要医疗。所需的医疗水平或程度直到搜寻结束，找到并救出伤员或患者后才会知道。如果在搜救行动的定位阶段请求援助，则航空医学转运人员将只提供空中搜索或支援服务，直到找到失踪人员所在地。直升机运营成本高，因此，必须予以司法利用。县、州、联邦或私人非医疗直升机或固定翼也可以用来进行搜索。但是，在美国的一些地区，政府机构不能提供空中支援，他们可能会要求私人航空医学转运服务来协助搜寻行动。如何处理这些请求是每个航空转运服务的特权。

接近阶段

在这个阶段，对航空医学转运服务的搜索和救援请求即为指示使用直升机到达患者的位置，并且将救援人员转运到患者现场。接近阶段可以像登陆远处野外地区的患者附近一样简单，或者像从技术地形中撤离患者一样复杂。区分这两种情况很重要。在前一种情况下，直升机可以安全地靠近患者，对飞行队伍的风险最小。在后一种情况下，如果患者处于特殊地形，则可能需要进行地面救援以将患者转到直升机可以安全降落的区域。如果地形对航空医务人员来说不安全，则应该由训练有素的搜救机组人员找到患者，并将患者送到航空医务人员处。

稳定阶段

当航空医务人员接近患者时，稳定阶段开始。在医疗护理之前，安全仍然是首要任务，因为患者仍然处于荒凉的环境，可能有环境危险需要处理。

稳定阶段有三个组成部分:物理的、医疗的和情绪的。首要任务识别和稳定任何危险,以确保环境的物理稳定。在某些情况下,在敌对环境中稳定环境危险的最佳方法是尽快将患者从环境中转移。下一个重点是为患者提供医疗服务,并稳定伤员。最后一部分是在感情上稳定受害者。这一点提醒航空医务人员为有意识的受害者提供平静的环境。这不仅是良好的医疗护理,还可以减轻患者的恐惧和焦虑,减少机上不可预知的行为,从而提高在转运过程中机组人员的安全性。

转运阶段

野外搜救行动的最后一个阶段是转运阶段。将患者从野外环境中转移,并转运到医疗机构。患者可能会由医疗直升机转运,但是在野外的 SAR 行动中,不会自动发生。医用直升机可能会用于从偏远地区撤离非危重患者,因为在那里不可能进行地面撤离,或者地面撤离太危险或费时。当医用直升机将患者带到指挥所时,将重新评估医疗伤员,如果适合通过地面转运将患者带到当地的医疗机构,则就是一个更安全和更低成本的选择。通常情况下的响应中,医用直升机的主要目的是转运伤病员,而这种可能性反映了在野外 SAR 行动中医用直升机的不同使用情况。

任务后的情况汇报和质量改进

任何选择参与搜救行动的航空医学转运服务都会通过以正式的形式汇报每个任务情况,从而优化今后的搜救行动。任务结束后,航空医务人员会立即进行一次非正式的汇报,以便他们讨论航空和医疗问题。在以后的时间里,所有的工作人员都要参加正式的汇报,在这个过程中,会详细描述任务,并对任务进行批评指正,以便所有的机组人员,而不仅仅是参与这个特定任务的人员都可以学习。在整个汇报过程中,机组人员和可用的搜救人员讨论决定和行动。然后评估这些决定和行动如何优先考虑安全性、医疗护理和成本。航空和搜救行动问题是汇报的一个组成部分。另一个组成部分是医疗。这些组成部分的每一个都可以使用单独的记录文件。所讨论的一些问题是严格的航空或搜救行动问题,有些是纯粹的医疗问题,有些与二者都有关。在正式的汇报中会讨论一些问题,并提出一些教育性意见,而不需要采取进一步的行动。然而,有些问题可能需要继续与搜救团体联络来讨论

行动方面的问题。在这种情况下,会委派一些人执行后续行动。有些问题可能需要进一步的讨论和调查。这些问题将被提交给适当的航空、救援或医疗个人。

特殊的直升机考虑因素:升降或短距离作业

直升机升降或短距离转运是"外部人员负载"操作,在这种操作中,悬挂在绳索或缆绳上的人员被带到直升机的外面以便进入或撤离。升级系统是一种机械系统,它使用带钩的钢丝绳来降低或抬起连接在系带、篮子或垃圾上的人。短途转运是用一个钩子挂在直升机上的一条固定长度的线,钩子处挂有人。任何一个系统都可以用来在受害者或事故现场送入救助者,从一个地点撤离受害者,或将受害者和救助者一起撤离。如果直升机具有升降或短途转运能力,就增加了野外搜救行动的成功的可能性。升降和短距离转运系统允许直升机从附近没有可用的着陆区域的地形上撤离患者,因此有可能在空中有效地救援受害者,而不需要通过漫长、复杂和危险的地面撤离方法。当这些救援能力可用时,必须评估风险与收益的关系。例如,升降或短途转运的风险必须与地面救援的风险相平衡。此外,即使地面救援是安全的,患有时间危急疾病的患者也可能需要更快的升降或短途转运救援。

总结

在野外搜救行动中,可能需要医疗直升机的协助来快速到达偏远地区的患者处,并提供医疗护理和转运伤病员服务。参与 SAR 行动的任何医用直升机的首要任务是安全,在 SAR 行动期间的每个决策点都要考虑到这一点。医疗直升机服务在 SAR 行动中的参与始于当地机构请求医疗直升机的支持。从当地机构获取有关搜救行动的重要信息,对于决定是否接受任务以及为任务作出适当的准备是至关重要的。医疗直升机机组人员应该在 SAR 行动之前制订具体的升空前检查清单。一旦进入 SAR 位置,医务人员可以查看关于患者或患者的位置和状态的信息。一旦到达特区,在登陆特区指挥所,与特区人员讨论任务之前,医务直升机机组人员就可以从空中检查现场。在空中对现场进行初步调查对于识别着陆区域以

及评估将要发生搜救行动的地形是非常重要的。最好与搜救人员进行面对面的通报，以便具体了解医疗直升机需要服务的任务类型。清晰和直接的沟通是安全完成任务必不可少的。医疗直升机机组人员有权在任何情况下出于安全原因拒绝任务。患者的实际救援可以通过将直升机驶入非特殊性地形现场，或让 SAR 人员将患者从技术地形上撤离，并将患者送到最近安全着陆区的医用直升机机组人员处。然后根据受伤或疾病的情况对患者进行医疗护理和转运。最后，任务完成情况汇报对于发现任务期间发生的问题以及实施改善未来搜救行动的至关重要。

推荐阅读

1. Cooper DC, LaValla PH, Stoffel RC. Search and Rescue. In: Auerbach PS, ed. *Wilderness Medicine,* 4th ed. St. Louis, MO: Mosby; 2001:588-618.
2. Wilderness Evacuation. In: Forgey WW, ed. *Wilderness Medical Society, Practice Guidelines for Wilderness Emergency Care.* Guilford: CT: The Globe Pequot Press; 2001:1-6.
3. Tomazin I, Kovacs T. Medical considerations in the use of helicopters in mountain rescue, *High Altitude Medicine & Biology.* 2003:4(4):479-483.

61. 直升机事件医疗支持

Jeff T. Grange, MD, MBA

Stephen W. Corbett, MD, PhD

引言

直升机越来越多地被用于在越野赛、汽车比赛、摩托车赛、滑雪场、自行车比赛、竞技场、游轮、音乐会以及其他高风险场所等特殊活动中提供医疗支持。然而,规划这种支持的个人几乎没有可靠的信息来帮助他们确定何时需要航空医学人员和设备来提供最佳支持。

文献综述

尽管在大型集会和特别活动中存在 100 多篇关于医疗护理的文章,但没有标准化或一致的护理。描述护理准备以及在这些事件中遇到的患者的数量和类型的病例报告有很多。但是关于在这些活动中适当使用航空医学资源的问题的文章很少。

Dalton[1] 报道了在加利福尼亚州偏远的沙漠中使用直升机来转运越野比赛的患者的事件。他描述了美国历史上最糟糕的赛车运动事故,涉及八名死亡和十二名严重受伤的患者。在这份报告中,一名越野赛车手失去了对他的车辆的控制,并将其驶入了一群观众中。使用地面转运工具到达当地的创伤中心至少需要 2~3 个小时,所以用了大量的直升机来转运所有的遇难者。在这次大规模伤亡事件中,许多机构协调提供至少 12 架直升机,其中包括圣贝纳迪诺警长的空中救援、加利福尼亚公路巡逻、Mercy Air 和军方。

Butler-Hall 等人描述了在世界上最长的连续越野比赛 "Baja 1000" 中提供航空医学服务。由于创伤中心距离遥远,而且该地区缺乏现代化的有组织的 EMS,直升机已经成为在合理的时间范围内向现代化机构提供救援和快速转运的必须物。这些由在墨西哥 Baja 的 SCORE International 批准的赛事(San Felipe 250、Baja 500 和 Baja 1000)通常需要一到两架直升机,配备合格的急救医师(Symons 救护车)来提供初期抢救和紧急医疗服务。根据患者的状况和国籍,直升机将患者转运到当地救护车、当地医院或固定翼飞机。然后,许多患者乘坐固定翼飞机(Aeromedevac Inc.)飞往美国最近的创伤中心。由于这些比赛覆盖的地域广泛,响应和转运时间有时可能超过 4~8 小时。

由于涉及的内在危险,直升机已经用于可能比任何其他类型的特殊事件都要多的赛车运动。尽管由于交通拥挤问题和/或需要很远距离才能到达创伤中心,有个别文章和教科书建议在赛车场所使用空中救护车,但很少有数据可以支持这种做法[3~5]。在马恩岛受伤的摩托车赛车手和观众的 10 年描述显示,使用直升机使有关的死亡率下降[6]。作者将这种改善归因于更快速的转运及直升机上更合格的医务人员。

几位作者研究了为在冬季度假村受伤的患者使用航空医学转运的情况[7~9]。Hopkins 考察了医院外的临床变量,这些变量有助于救援者确定在冬季度假村的直升机紧急医疗服务的最合适使用情况[7]。他认为格拉斯哥昏迷量表(GCS)≤13 或脉搏血氧仪<89% 的患者在预测急诊手术的需要方面优于医生判断,并且如果证实有效,该理论可作为用于帮助救援者在未来决定何时激活 HEMS 的准则。

Prina 评估了利用直升机从加勒比游轮上疏散 104 名患者的整体益处[10]。在本研究中,大多数患者有心脏(34.6%),神经系统(20.2%)或消化系统(14%)方面的疾病。一个心室颤动和另外两个心脏骤停患者成功地复苏,15 个心肌梗死患者中的 5 个在机上接受溶栓治疗。他发现 96.1% 的案件中有空中转移。路径并发症和死亡率分别为 5.8% 和 2.9%,与严重心脏事件有关。邮轮业似乎正在利用空中救护车的转运来提供适当的患者护理,同时减少对其他乘客的经济和其他方面的影响。

尽管在特殊事件中提供医疗护理的具体方法有很大差异,但仍需要确定在这些事件中使用直升机的准则。

航空医学资源利用

确定直升机是否合适并不总是十分明了的。要考虑的因素包括：事件的性质、预期的伤害或疾病、事件的发生地点、响应时间、最终护理的转运时间、地形、人群规模、人群密度、天气、事件发生时间、事件持续时间、处罚机构或发起人请求、周围社区和场所的可用护理水平、公众的期望以及恐怖主义或其他大规模伤亡事件的风险。事件的性质往往是最重要的因素，因为它最直接影响到重大伤害或疾病的类型、严重程度和可能性，也能决定航空医学资源的潜在需求。例如，重金属摇滚音乐会倾向于有相当数量的创伤患者，而古典音乐音乐会倾向于有更多的医疗或心脏病患者[12]。由于创伤患者可能需要被带到该地区较远的专业中心，在医学上这种事件适合利用航空医学资源。

在赛车事件中对直升机的需要一般主要由事件的性质决定。例如，在汽车行驶超过 322km（200英里）的 Indy 赛事中可能需要直升机，最高速度与周边高速公路相似的合法街道拖车条上不会有这样昂贵的资源，特别是如果有额外的安全要求的话。底线是在特殊事件或群体事件中医疗直升机适当性的一个医疗决定，由在特定事件中负责护理的医生做出这个决定。该医生应与熟悉当地资源的规划者合作，仅依靠这些资源就可能对该社区提供例行紧急服务。

航空医学资源有时用于非医疗原因。例如，一些高知名度的赛车手和其他"贵宾"认为直升机总比地面救护车要好。事实上，他们要求场地或活动中配备与直升机上的同级的医护人员，而且他们的活动几乎与区域创伤中心相邻，在他们的活动中现场配备直升机，而不管是否具有医疗必要性。遗憾的是，众所周知提供航空医学资源不是没有风险的。不适当的资源利用可能要求医生对事件进行医疗监督，以指导其他决策者事件中的航空医学支持的风险和益处。决定事件中是否利用直升机应该是一个医疗决定，要考虑到包括财务、安全和其他因素所有的风险和益处。

尽管关于这个问题的文献很少，但许多专家建议考虑在涉及以下两方面的事件中使用航空转运：

1. 任何严重伤害风险极高，治疗时间非常敏感的赛事（如摩托车比赛，赛车，"高风险"摇滚音乐会，冒险赛车以及其他"极限"运动等）；

2. 使用直升机（或其他航空医学资源）可能会使转运时间缩短，临床水平显著。（请注意，一些体育项目，如冒险比赛和接力赛赛车可能在需要固定翼转运的极其偏远的地方进行，有时可以搭配直升机用来从伤病地点进行撤离行动。）

规划

在任何情况下医疗护理最重要的部分是规划过程。每个群体和/或特殊活动都应该制订基本的医疗行动计划。医疗行动计划的目的是列出在特定事件中组织和提供紧急医疗服务的具体细节。计划应该基于以往类似性质和持续时间事件的经验和统计，加上在特殊事件中影响紧急医疗救助的因素的客观证据。医疗行动计划应包括医生医疗监督、医疗侦察、护理水平、人力资源、医疗设备、治疗机构、转运资源、护理服务、紧急医疗行动、通信、指挥和控制、文件记录和质量管理[11]。许多组成部分可能涉及利用航空医学资源。

在活动开始之前，必须制订在一个活动中适当利用航空医学资源的协议。这些指导方针必须在事件发生之前分发给 EMS 人员。在规划所需的航空医学保险时，还必须考虑在需要空运的多人伤亡情况下备份计划，或为已参与事件中相关转运的直升机回补信息。应该制订直升机是否仅用于参与者和 VIP，或者每个人的决定。例如，一个医务人员协助偷偷越过赛道栅栏在看台上心脏病发作的人。医护人员知道 NASCAR 比赛就要结束了，通过快速的地面转运到最近的医院明显会由于赛场周边拥塞而延迟。如果医护人员知道直升机可以用于任何人，就可以决定转送患者到内场保健中心，并且将患者空中转运到医院而不是试图在拥挤的交通中争取时间。地方或国家的规则和法规也可能影响航空转运的利用决策。航空资源的利用应该以医疗需要为基础，地区而不是政治、财政或其他原因。

计划应该包括调查围绕特殊事件的所有潜在接收机构的能力（创伤中心、烧伤中心、神经外科手术中心、心胸外科手术中心等），以便每个患者都可以被转运到最合适的医院。由于某些事件的受欢迎程度和新闻报道越来越多，一些医院管理者主张将某些"高知名度"患者转运到他们的医疗机构，遗憾的是，有时会不利于患者护理。例如，一家医院的一名以上管理人员没有能力处理主动脉损伤，他们认为应该从一个著名的赛场接收任何"高知名度"的参赛者，而不是把他们送到稍微远一点但能够处理这样的伤害的一级创伤中心，动机可能与财务和营销机会有关。由于钝性胸主动脉损伤致死率高，仅次于钝性创伤死亡中的闭合性头部损伤[13]，将高速赛车事故后可能出现主动脉损伤的患者送到有能力处理这种紧急情况的机构是非常重要的，这在医学上也是适当的。直升机转运可以减少到接收医院的转运时间差，并且可以帮助确保患者的适当护理，而不管当地的政治和财务问题如何。

还应该规定加油（图 61-2）和任何航空医学资源的补充。尽管在大多数事件中这通常不是问题，但某些事件可能会面临挑战。例如，在 Baja 1000 中，摩托车、越野车和卡车通过墨西哥 Baja 山脉和沙漠，跑了大约 1609km（1000 英里）。由于地形广阔多样、赛车运行速度快、重伤风险大及缺乏 EMS 基础设施，直升机是为这种事件提供足够医疗支持

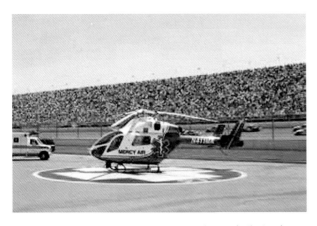

图 61-1　NASCAR NEXTEL 杯比赛期间在加利福尼亚赛道上 Symons 救护车和 Mercy Air 待命[a]

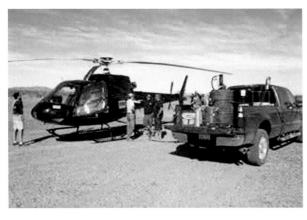

图 61-2　Baja 1000 期间，救援直升机在偏远沙漠加油[b]

的唯一途径。遗憾的是，当地的基础设施无法在活动或附近提供加油服务。因此，必须提前做好仔细的后勤计划，以便在 1609km（1000 英里）的赛场上战略性地预先加油。

行动

尽管大多数救护车与常规的 EMS 行动类似，但有些方面可能会有所不同。在标准 EMS 行动期间，许多航空医学资源常常会不经意地干扰交通和其他活动。然而在事件中，航空医学资源的作用应该是支持事件而不是成为事件，或者阻止事件的发展。在事件中预先指定的直升机着陆区（LZ）是很重要的。LZ 应该有良好的地面救护车、医院护理中心或其他救护站的通道，同时除了良好的着陆区的通常要求之外，也要尽量减少事件的中断。在可能的情况下，LZ 的定位也应尽量减少飞越拥挤的观众区域，例如看台。

事件是高知名度和高风险的，在电视直播中可能会发生不好的事情。由于此类事件往往具有高知名度的性质，因此机组人员必须保持在一起，并能够立即响应任何服务请求。想象一下，当允许飞行员在大型赛车场的观众席上徘徊，如果赛场上发生碰撞，飞行员可能就需要 15~20 分钟的时间才能从人群中返回到内场的直升机。

尽管大多数医疗事件是相似的，但某些问题（如需要提供的撤离设备或安全设备）可能是独一无二的。其中最常见的例子就是赛车运动中使用的各种头部和颈部保护装置。所有的航空医学团队成员都必须知道如何拆卸 HANS 设备、辛普森混合头部和颈部约束系统、Hutchen 设备、Isaac 设备等专用设备。对于从事摩托车活动的工作人员，他们应该熟悉胸部保护装置、Leatt 支撑装置和靴子的拆除方法。除个人安全设备外，在越野比赛期间可能在偏远地点降落的航空医务人员应该知道如何关闭任何赛车的电源、如何扑灭赛车以及如何安全快速地使用 Kendrick 解脱装置、鞋拔/鞋舌、解救设备和/或其他经批准的事件专用解脱装置来解救赛车手。

通常情况下，航空救护队在大多数交通碰撞事故中着陆，高速公路关闭，需要许多消防队员和其他专业人员协助。遗憾的是，在一些远程事件的医疗救援期间，实时救援更为重要。举例来说，因为无数的赛车会盲目接近事故现场，你可能不得不在黑暗的角落从撞坏的车辆里解救一名瘫痪的司机。

虽然飞行机组人员通常要求公众不要挡住道路，但在事件发生期间，可能不得不招募任何可用的人员来协助将伤员救出并送到直升机上。

理想情况下，分配给某一特殊事件的直升机应专用于该事件，而不应被分配非该事件现场的命令。在较小的社区或航空医学资源有限的地区，这几乎是不可能的，因为整个地区可能只有一架直升机可用。在这种情况下，无论是在事件中，还是在其基地，航空医务人员往往会被置于"待命"状态，但他们仍可对事件和社区做出响应。

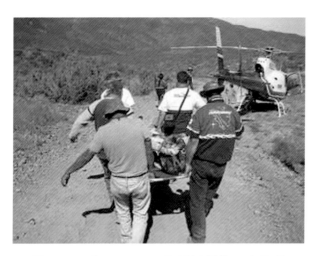

图 61-3　在 Baja 1000 期间招募坑工人员帮助转运摩托车赛车手[c]

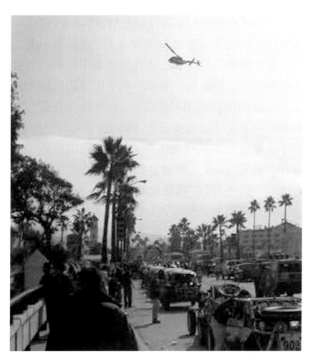

图 61-4　墨西哥 Ensenada 的 Baja 1000 中直升机盘旋起飞[d]

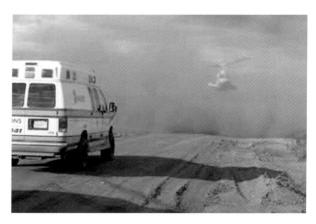

图 61-5　直升机降落在载有受伤沙漠摩托车手的地面救护车附近[e]

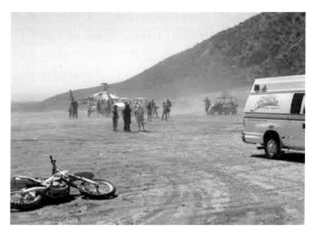

图 61-6　直升机降落在有受伤驾驶员的摩托车越野公园[f]

安全保障

随着恐怖主义风险的增加，必须提前解决在大型集会和特别活动中有关直升机利用的安全保障问题。使用直升机从固定场所转运患者时，必须在事件开始之前建立并保护专用的 LZ。LZ 应该在整个活动中保持安全，确保没有不相关的人员、车辆和其他垃圾，以确保连续和即时的可用性。在任何事件开始之前，对所有可能涉及装载和卸载患者的人员，或在飞机附近的其他人员，应该就直升机的安全情况进行简要介绍。由于在特殊事件中往往缺乏控制、环境恶劣，许多专家一般也建议不要让患者"热装"，特别是如果他们在场地接受了高级评估或护理的情况下，更应该避免让患者"热装"。这是因为在这样的环境中，与由热负荷带来的小的可感知益处相比，在这样的环境中伤害患者的风险显

61. 直升机事件医疗支持

著更多。规划过程的一部分还应该包括确定是否有空域限制、该地区可能有哪些空中交通及确定执法、媒体和其他航空器的医疗转运优先。对于往往会积聚大量空中交通的事件，例如海上摩托艇竞赛，非常希望 FAA 的官员参与到事件的计划和执行阶段。

由于越来越担忧飞机会被恐怖分子用作武器，现在已经很有必要采取适当的安全措施来防止潜在的劫持飞机的危险。随着围绕大型事件的空域限制日益增加，事先与场地和救援者、军队、地方机场和执法机构的协调也是此类事件的航空医学支援计划的重要组成部分。一些执法机构甚至要求在对某些"高风险"事件提供救援之前，对所有航空医学人员和炸弹搜索进行背景调查。一些安全专家甚至建议只要有可能，特别高风险事件的航空医学救援应由合格的执法机构而不是私人组织提供。

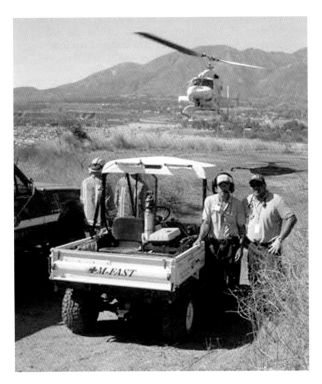

图 61-7 直升机在一辆载有"狂舞"导致严重的头部受伤而进行"Ozzfest"插管的患者的小型救护车附近起飞[g]

财务

特殊事件的航空医学支援的财务安排是有很大不同的。需要专门的航空医学资源时，尽管一些私人航空医学服务支援者免费为事件、场地或救援者提供医疗支持，以换取市场营销机会或者增加转运可以收费的患者的可能性，但是大多数私人航空医学服务支援者都会收取备用费。另外，许多公共安全的航空医学资源也是为社区服务的一部分。无论何时转运患者，私人救援者向患者收取惯常转运费是标准做法。有些场所在转运患者时会降低备用费，从而将部分或全部的航空医学费用转交给实际需要转运的患者。其他场所无论是否转运患者，都要支付一定的备用费。有人对转运患者的备用费减少表示担忧，认为这是场地过度使用航空医学资源以降低费用的诱因。但是，对转运患者的备用费减少仍然是特殊事件航空救护车保险的财务安排。

总结

虽然直升机越来越多地被用来为大型集会和特殊事件提供医疗支援，但在医学文献中关于这方面救援的文献很少。未来的研究对于确定在大型集会和特殊活动中何时、何地以及如何使用直升机来说很关键。

参考文献

1. Dalton A. 8 Dead, 12 Injured at California Desert Race. Jems.org website. http://www.jems.com/article/news/8-dead-12-injured-california-d. August 15, 2010. Accessed on July 6, 2012.
2. Butler-Hall I, Grange JT, Cotton A. Off-road: EMS caring for racers south of the border. *JEMS.* May 2011;36(5):44-6.
3. Grange JT, Baumann GW. The California 500 – Medical Care at a NASCAR Winston Cup Race. *Prehospital Emergency Care.* 2002;6(3):315-318.
4. Grange JT. Planning for Large Events. *Current Sports Medicine Reports: An Official Journal of the American College of Sports Medicine.* 2002;1:156-161.
5. Grange JT. Motorsports medicine. In: Rubin A. ed. *Sports Injuries and Emergencies, A Quick-Response Manual.* New York ,NY: McGraw-Hill; 2003:331-335.
6. Spencer-Jones R, Varley GW, Thomas P, Stevens DB. Helicopter transfer of trauma patients: the Isle of Man experience. *Injury.* 1993;24(7):447-50.
7. Hopkins CL. Youngquist ST, McIntosh SE, Swanson ER. Helicopter emergency medical services utilization for winter resort injuries. *Prehosp Emerg Care.* 2011;15(2):261-70.
8. McCowan CL, Thomas F, Swanson ER, et al. Transport of winter resort injuries to regional trauma centers. Air Med J 2006;25(1):26-34.
9. McCowan CL, Swanson ER, Thomas F, et al. Scene transport of pediatric patients injured at winter resorts. *Prehosp Emerg Care.* 2006;10(1):35-40.
10. Prina LD. Evaluation of emergency air evacuation of critically ill patients from cruise ships. *J Travel*

Med. 2001;8(6):285-92.

11. Jaslow D, Yancey A, Milsten A. National Association of EMS Physicians Standards and Clinical Practice Committee. Mass gathering medical care. *Prehosp Emerg Care.* 2000;4(4):359-60.

12. Grange JT, Green SM, Downs W. Concert Medicine - Spectrum of Injuries and Medical Complications Encountered at 405 Major Musical Events. *Academic Emergency Medicine.* 1999;6(3):202-7.

13. McGwin G, Metzger J, Moran SG, Rue LW. Occupant- and Collision-Related Risk Factors for Blunt Thoracic Aorta Injury. *J Trauma.* 2003;54(4):655-662.

图片目录

推荐阅读

1. Thompson JM, Savoia G, Powell G, Challis EB, Law P. Level of medical care required for mass gatherings: the XV Winter Olympic Games in Calgary, Canada. *Ann Emerg Med.* 1991;20(4):385-90.

2. Milsten AM, Maguire BJ, Bissell RA, Seaman KG. Mass Gathering Medical Care: A Review of the Literature. *Prehospital and Disast Med.* 2002;17(3):151-162.

3. Grange JT, Cotton A. Motorsports Medicine. *Current Sports Medicine Reports: An Official Journal of the American College of Sports Medicine.* 2004;3:134-140.

4. Grange JT, Bock H, Davis S. Motorsports EMS: An Evolving Specialty. *Journal of Emergency Medical Services.* 2004;29(5):92-114.

5. Grange JT, Baumann GW. On-site Physicians Reduce Ambulance Transports at Mass Gatherings. *Prehospital Emergency Care.* 2003;7(3):322-326.

6. Grange JT, Baumann GW. The California 500 – Medical Care at a NASCAR Winston Cup Race. *Prehospital Emergency Care.* 2002;6(3):315-318.

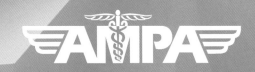

第Ⅶ部分：
航空与安全

VII

62. 航空医学安全:您的优先考虑

Ira J. Blumen, MD

引言

您的身份并不重要。如果您正在从事航空医学转运工作,或是对其有足够兴趣而阅读本书和本章的话,那么您很可能会认识到医疗转运环境的重要性。航空医学转运的安全性取决于每一个参与到转运各方面的个人,包括通讯专家、医疗团队、航空专业人士、项目领导以及接收病患的医疗人员。优先考虑病患和机组人员的安全是您的责任。

人们都说"知识来自于经验,而经验来自于糟糕的结果"。如果确是如此,那么纵观历史——尤其是自 1998 年以来——直升机紧急医疗服务在获取知识财富方面拥有着丰富的经验。然而近年来,美国的各类直升机紧急医疗服务事故却继续以惊人的速度发生着。

航空医学行业是否获取了足够的经验和知识来阻止这些事故发生呢?风险是否得到了准确的确认?我们是否竭尽所能去阻止未来发生事故呢?如果您在回复这些问题时心存犹豫,那就意味着我们在安全方面仍需再接再厉,才能规避不必要的风险并采取主动行动去控制风险。

风险评估

我们所做的一切事情中都暗藏着存在潜在严重后果的常规风险。每一门职业、每一段走过的路、每一种可食用的食物及每一个喜闻乐见的爱好都可能有某种程度的风险。在某种情况下,我们必须决定是否可接受某种特定的风险。

可接受的风险是个相对概念。在权衡利弊时,个人必须足够了解和熟悉该风险或活动。人们必须考虑该风险的确定性和严重性及任何健康影响的可逆性。根据情况,一项重要的考虑因素就是该风险是被自愿接受的,还是强迫施加的。最后,我们也必须考虑到该活动的优点,以及任何可替代选项的风险和优点。

质量专家通常认为"你无法对那些你无法量化的东西进行管理"。因此,对直升机紧急医疗服务相关的风险等级有所了解再决定可接受风险,以及如何管理该风险方面是至关重要的。

国家运输安全委员会,1988

1988 年美国国家运输安全委员会(NTSB)发布了一项研究,该研究对商业紧急医疗服务直升机的运行进行了评估。该报告发布于直升机紧急医疗服务行业事故率和死亡事故率最高的时间节点。虽然飞行项目的数量在 1981~1986 年间增长至原来的三倍多,然而事故的数量也发生了急剧增长。

国家运输安全委员会对 1978 年至 1986 年间发生的 59 起商业直升机紧急医疗服务事故进行了研究。研究表明,其中有十九起事故导致了人员伤亡,共造成 53 人殒命。根据国家运输安全委员会的报告,1980~1985 年间的事故率为每 10 万飞行小时发生 12.34 起事故——这几乎是根据联邦航空法第 135 部分进行临时运行的(空中出租车)直升机的两倍。研究还确定直升机紧急医疗服务的死亡事故率为每 10 万飞行小时 5.40 起,或者说比根据联邦航空法第 135 部分进行临时运行的其他直升机高了将近 3.5 倍。

国家运输安全委员会确定了与这些事故相关的四项主要因素:人为失误(68%)、天气(30%)、机械故障(25%)以及障碍物碰撞(20%)。国家运输安全委员会还确认了在直升机紧急医疗服务运行中出现的若干令人不安的趋势。竞争增大导致人们更重视转运量,而非飞行安全。在忽视极端天气条件的情况下,飞行员可能对接受、完成该飞行任务倍感压力(该压力来自自我施加或外部施加)。在飞行员培训中,通常也缺乏对天气条件和仪表飞行程序的解释说明。而且,国家运输安全委员会认为经过修订的紧急医疗服务的内部规定和项目实践往往会对冲突标准做出让步,结果就增大了受伤和死亡的风险。

国家运输安全委员会向联邦航空局以及美国医院急救航空医学服务协会(此为原名,现名为航空医学服务协会)提出了具体的建议。他们的建议包括:内部修订不应让步于碰撞标准;使用安全肩带和防护服(如头盔、防火服、防护鞋等);发展项目安全委员会;加强在极端天气运行;应急程序、飞行员与机组人员协调以及通讯交流方面的培训。

航空医学行业是如何回应和处理这些安全问题和建议的呢?他们增设了安全委员会、增加了仪表飞行规则(IFR)培训、增添了天气信息、减少了飞行压力、给每一架直升机配备四名飞行员、并实施多项飞机改良措施和其他安全措施。他们见证了事故数量的减少——然而这并没有持续很久。

原创性研究

在 1996 年,仅仅发生了一起直升机紧急医疗服务事故,而在 1997 年则发生了三起。1998 年发生了八起直升机紧急医疗服务事故,这开启了一个令人担忧的事故趋势。1999 年发生了十起事故,到了 2000 年又发生了十二起。该行业——无论是该行业、行业项目,还是该行业中的个人——终于开始提出问题并找寻答案了。

在 2000 年的秋季,芝加哥航空医学网络大学(UCAN)的安全委员会开始着手进行一项广泛的研究和安全研究课题。随着航空医师学会在全行业中出版并发行《航空医学转运中的安全审查和风险评估》,该课题的笔者们的努力至少在目前,即 2002 年 11 月已经告一段落。

直升机紧急医疗服务方面过去一直缺乏有意义的数据。在十多年间,唯一可获取的信息只有事故和死亡人数的数量——这都是一些未经加工的数字。之前也缺乏有关总年度飞行小时或是有关每年转运的病患数量的集合信息。之前事故率的信息也是无法获取的。甚至连有关直升机紧急医疗服务项目或是从事直升机紧急医疗服务的直升机的数量的报告都没有准确的统计。

尽管总体上缺乏可利用的数据,该团队的原创性研究在 14 年间第一次对直升机紧急医疗服务事故率、伤亡率和死亡率进行了确认,从而确定了风险的等级。而且,该团队也与其他职业、高危活动和各类日常活动的风险进行了比较。

重点分析:1998~2013 年

一项对直升机紧急医疗服务事故的分析继续将重点放在了自 1998 年以来所发生的事件上,以及如何将其与可追溯至 1972 年的整体事故数据库进行对比或关联上。

一项对数据的初步审查使得对事故数据库的纳入和排除标准进行重新评估变得很有必要。虽然国家运输安全委员会对"事故"、"事件"进行了定义,但是对直升机紧急医疗服务事故的定义仍未达成共识。其定义仍然取决于个体数据收集者和研究者。处于服役中的飞机或是可被机组人员使用去执行任务的飞机在 2002 年被纳入了定义中。它们可能是专用飞机、两用飞机、转运病患或是非病患任务中使用的飞机、进行"性能要求"飞行的飞机、加油飞行以及定位飞行的飞机。该定义中不包括固定翼飞机事故、国际事故、军事事故、未服役的、用于紧急医疗服务的飞机(即在其他飞机服役时进行维护飞行的飞机)、非专用飞机及任何"按需服务"飞机,比如,为移植团队动用非紧急医疗服务所使用的飞机。起初,执行培训任务的飞机并未被纳入其中,这是因为无法确定该飞机是否处于服役状态。2002 年前共有两起培训事故得到了确认。然而,从初步研究报告开始之日至 2006 年的四年间,共确认了七起培训事故。虽然所涉及的飞机可能未处于服役状态,并且专用飞机也未陷入危险之中,但是飞行员很显然遭受了伤害。因此,有必要在 2006 年对纳入标准进行调整。从 2003 年到 2013 年,在针对直升机紧急医疗服务任务的培训中共发生了十五起事故。

从 1972 年到 2013 年,共有 315 起得到确认的直升机紧急医疗服务事故(图 62-1)。其中包括 305 架专用紧急医疗服务飞机和 10 架两用飞机。315 起事故中共有 112 起事故导致至少一人死亡。这些事故共涉及 941 名直升机乘机人员。其中死亡 305 人,他们中有飞行员、护士、医师、医护人员、呼吸治疗师、病患、家属、警员、消防员以及观察员。自 1972 年以来,又有 106 起重伤、124 起轻伤事故发生,另有 406 人未受伤。图 62-2 显示了 1980 年以来的受伤人数和严重程度。

请参看重点区间图(1998~2013),共有 197 件直升机紧急医疗服务事故发生。专用直升机紧急

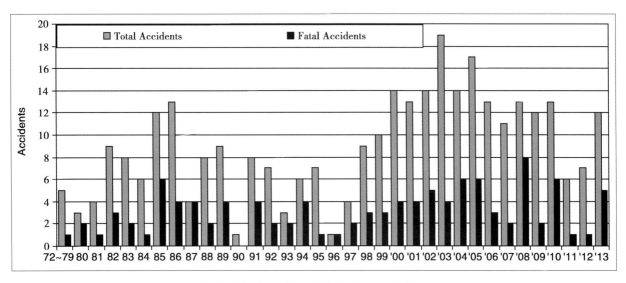

图 62-1 直升机紧急医疗服务事故和死亡事故，1972~2013

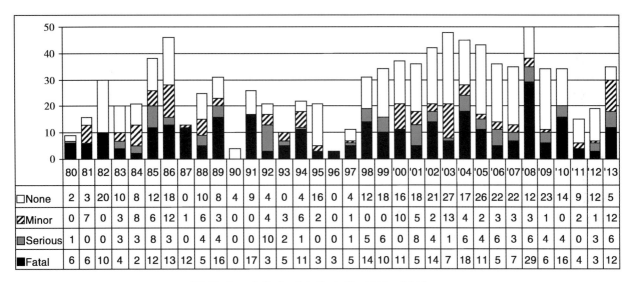

	80	81	82	83	84	85	86	87	88	89	90	91	92	93	94	95	96	97	98	99	00	01	02	03	04	05	06	07	08	09	10	11	12	13
□None	2	3	20	10	8	12	18	0	10	8	4	9	4	0	4	16	0	4	12	18	16	18	21	27	17	26	22	22	12	23	14	9	12	5
▨Minor	0	7	0	3	8	6	12	1	6	3	0	0	4	3	6	2	0	1	0	0	10	5	2	13	4	2	3	3	3	1	0	2	1	12
▨Serious	1	0	0	3	3	8	3	0	4	4	0	0	2	1	0	0	1	0	5	6	0	8	4	1	6	4	6	3	6	4	4	0	3	6
■Fatal	6	6	10	4	2	12	13	12	5	16	0	17	3	5	11	3	3	5	14	10	11	5	14	7	18	11	5	7	29	6	16	4	3	12

图 62-2 受伤和死亡的分类，1980~2013

医疗服务事故共有 190 件，其中又有 61 件死亡事故。这 197 件事故涉及 574 人，其中 172 人遭受了致命伤；其中有 142 名直升机紧急医疗服务机组人员、6 名两用飞机机组人员、18 名病患和 6 名其他人员。其中 66 人重伤、62 人轻伤、274 人未受伤。

过去的 16 年见证了全美范围内直升机紧急医疗服务事故数量的急剧增加。从 1988 年到 1997 年，专用紧急医疗服务直升机和两用机年均发生 5 起事故。自从 1998 年以来，美国直升机紧急医疗服务每年平均发生 12.3 次事故。2002 年的分析表明，从 1998 年到 2001 年每年平均发生 10.75 次事故。

1998 年至 2013 年间发生的 197 件事故中，有 64 件（32%）导致至少一人丧生。事故数据库显示，20 世纪 80 年代期间 39% 的事故都导致了至少一人丧生。1990~1997 年间，该比率升至 47%。尽管 1998 年以来事故数量有所攀升，但死亡事故的百分比却降低了近 30%。图 62-3 描绘了自 1980 年以来每年死亡事故的百分比。如图所示，最近六年中有三年都高于 40%，这种情况自 1997 年以来还是首次出现。2008 年全年共有 29 人死亡——这远远低于美国直升机紧急医疗服务历史上任何年份的数字——即 62% 的事故都导致了至少一例死亡。

直升机紧急医疗服务数据库

笔者于 2000 年至 2002 年进行的研究因严重缺乏数据而受阻。这些数据包括年度飞行小时、乘机病患、直升机紧急医疗服务项目和直升机的

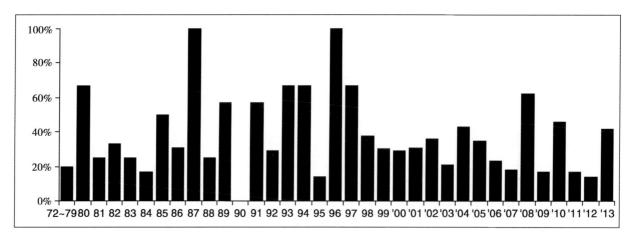

图 62-3 每年死亡事故的百分比

数量。因此，一种研究模式被开发出来，用来填补以上空白，该模式估算出紧急医疗服务直升机飞行了大约三百万小时（1972～2001），转运了大约两百七十五万病患。根据估算，在 2001 年的 231 个服务项目中，大约有 400 架专用直升机参与转运。

始于 2005 年的后续研究进行起来就较为容易了，这是因为其可以利用之前的两个互联网数据库。航行网提供的航空医学转运登记（AMT-R，现已无法使用）和航空医学服务地图及数据库（ADAMS，可登录网址 http://www.adamsairmed.org/进行使用）提供了极有价值的项目信息。然而，仍然缺乏记录总年度飞行小时，或整个航空医学行业所转运的病患数量的数据库。尽管有此障碍，但随着以往安全性研究和可靠性的确立，完成更全面的运营商调查就变得更加容易了。所调查的运营商数量从最初的五个（2002 年）扩大到 2005 年的九个，它们都是美国最大的一批直升机紧急医疗服务运营商。从那时起，参与其中的运营商的数量增加到了 20 个，涵盖了直升机紧急医疗服务项目和直升机数量的 90%。本调查目前涵盖了 1998～2013 年间的数据。各运营商每年都被要求完成一项针对上一年的调查，该调查包括以下数据：

- （统计年度结束时的）项目总数量
- （统计年度结束时的）专用直升机总数量
- 本年度总飞行小时
- （统计年度结束时，用于全体飞行队伍的）备用直升机
- 夜间飞行（%或小时）

- 现场反应（%）
- 独立供应商的数量，或（适合某些指定运营商的）可替代的转运模式的项目数量
- 独立供应商的数量，或（适合某些指定运营商的）可替代的转运模式的直升机的数量
- 驾驶/联合驾驶的专用直升机的数量
- 驾驶/联合驾驶的飞行小时数量
- 配备夜视镜的专用直升机的数量（或百分比）

来自航空医学转运登记、航空医学服务地图及数据库，以及笔者的私人数据库中的数据证实了在过去十年里直升机的数量有了显著增长（图 62-4）。与此同时，项目的数量由于企业合并和停业而有所减少。截至 2014 年九月，专用直升机紧急医疗服务项目的总数达到 215 个，其中共运行 843 架专用直升机。自 1998 年以来，该行业在专用飞机方面已增长将近 150%（219 个项目、343 架直升机），而专用直升机紧急医疗服务项目的数量实际上下降了 2%。回顾历史可见，从 1986 年开始，飞机的数量每隔 9～10 年就会翻一番。1986 年时共有 151 架直升机。而截止到 1995 年年底，该数字已增至 293。接近 2005 年年底时，该数字又翻了一番，此时专用直升机的数量已增至 585 架。但自 2005 年起，增速就有所放缓，在过去的十年里仅增加了 45%。

值得注意的是，图 62-4 中所描述的数据库和数量包括了专用直升机紧急医疗服务项目和飞机，但未将两用飞机或军用飞机包括在内。然而，航空医学服务地图及数据库对包括所有商业模式及运行种类在内（专用、公用和军用）的增长做了详细的记录。在 2003 年，该数据库包括 243 次服

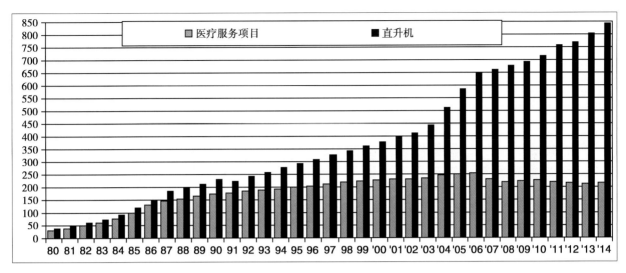

图62-4　专用直升机紧急医疗服务项目和直升机,1980~2014年

务、472个运行基地和545架直升机。自2014年九月起,航空医学服务地图及数据库显示,服务次数有了些许增长,达到258次,而基地和直升机数量分别飙升到了846和1020(图62-5)。值得重视的是,航空医学服务地图及数据库将项目(服务)、公共使用和军事行动也包括在内。它还将图62-4中未统计在专用飞机数据中的50多架备用飞机也包括了进来。

对20家大小运营商的调查表明,截至2003年年底共有779架专用直升机处于服役状态中。彼时,此类信息来自拥有286架正在服役的专用直升机的15家运营商。

运营商调查也收集了有关总飞行小时、夜间飞行和现场反应的信息。调查还将来自笔者数据库中整个运行行业的直升机数量与联合调查团队提供的每年运行的飞机数量进行了对比。在1998年到2013年间,运营商占据了每年运行飞机的78%~91%。这给样本"分组"数据与整个行业之间的良好相关性提供了极大的可信度。

随着服役直升机数量的显著增加,人们对此带来的影响进行了推测。有人质问此类新项目和飞机是否仅仅来自"已经存在"的项目和飞机,或者是否被转运病患会越来越多、飞行小时会越来越多。为回答此问题,我们对四种不同的数据点进行了评估:每个项目的平均飞行小时、每架直升机的平均飞行小时、每年直升机紧急医疗服务的总飞行小时,以及每年转运的总病患数量。

年度数据

图62-6和图62-7中的信息展示了来自2002年原始研究以及目前研究的数据。1980年至1985

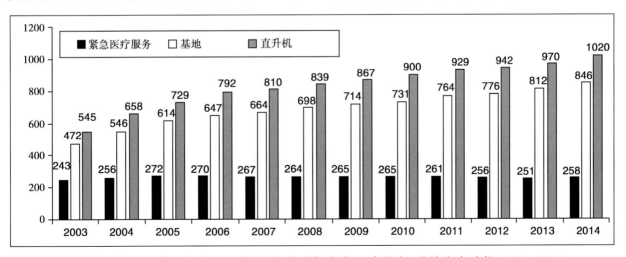

图62-5　航空医学服务地图及数据库:直升机紧急医疗服务、基地和直升机,2003~2014

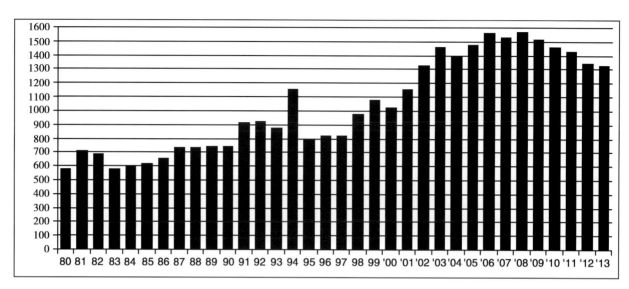

图 62-6 每个项目的平均飞行小时,1980~2013 年

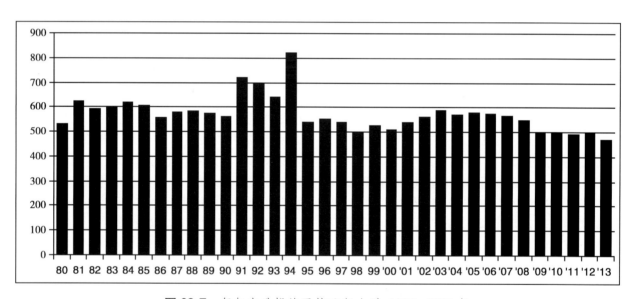

图 62-7 每架直升机的平均飞行小时,1980~2013 年

年的总飞行小时数据已经由《航空医学》发布,该杂志是现在《航空医学日报》的前身。1986 年至 1997年的信息是建立在 2002 年计算的基础上的,而该计算则依据各种不同的航空医学年度转运调查。对此类调查的依赖会产生的一个问题:即每年返回的调查的百分比的范围在 96% ~ 33% 之间。总之,年度结果相当一致。但 1994 年是个例外,与其他年份相比,该年度每个项目的平均飞行小时明显偏高,而承载英里数则明显偏低。1998 年至 2013 年的数据是建立在每年更新的运营商调查的基础上的,而该调查在该行业中的项目和直升机中占有较高的百分比。

对项目和直升机数量的变化有所了解后,那么

发现每个项目的平均飞行小时自 1998 年来总体稳定增长,在 2008 年达到巅峰的情况也就不足为奇了。在 1998 年,典型的直升机与项目之间的比率刚超过 1.5∶1,而到了 2013 年年底,该比率超过2.8∶1。然而自 2008 年以来,每个项目的平均时长每年持续走低。

最有价值的信息似乎是每架直升机的平均飞行小时。根据对运营商进行的调查,1998 年到2006 年间每架直升机的飞行小时并无明显下降,而飞机的数量却在持续增长。事实上,每架飞机的时长在 2004 年间有了逐步增长,然而增长在数年间相当平缓。这一切在 2006 年发生了变化。从 2006年到 2013 年,每架直升机每年的平均时长持续降

低,一直降至目前的 469 小时——这几乎比自 2006 年以来的每架直升机的平均时长低了 20%。除了 20 世纪 90 年代初期,自 1980 年(那时直升机的数量还不到 100 架)以来的飞行小时都稳定保持在每架直升机 500~600 小时之间,这一情况一直持续到 2010 年。

整个行业的每年总飞行小时表明,直升机紧急医疗服务正在接近每年 40 万飞行小时(图 62-8)。另据估计,自从 1972 年起,美国的专用直升机紧急医疗服务已经飞行了将近 7 百万飞行小时。

在运营商调查出现之前,对转运的病患数量进行精确估算要比评估飞行小时困难得多。依据 2002 年研究课题所收集的数据,每个转运的病患的预测飞行小时为 0.98,该数据被用来预测每年所转运的病患。随着包含转运病患数量的运行者调查的普及,用该数据去预测 2002 年到 2013 年的情况,如图 62-9 和图 62-10 所示,已经变得较为容易。自从 20 世纪 90 年代以来(彼时,病患数量达到顶峰——不足 700 人),每架直升机所转运的平均病患数量就持续走低。这一重要的行业统计数据在 2013 年降至了最低记录——现在每架直升机平均转运不到 325 名病患。

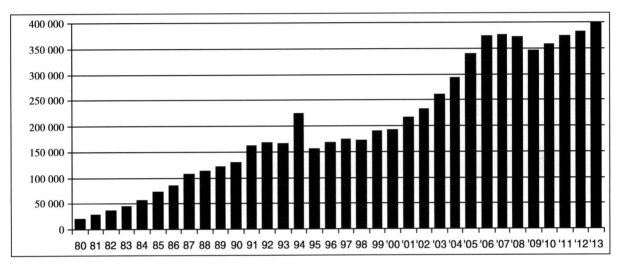

图 62-8　专用直升机紧急医疗服务的每年总飞行小时,1980~2013

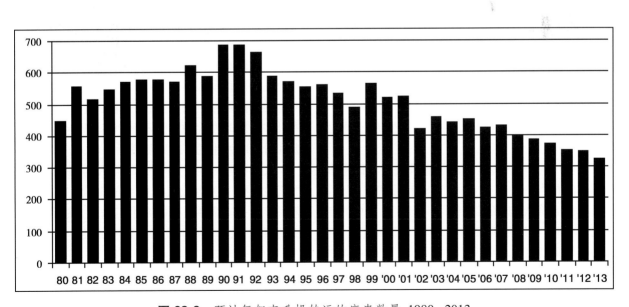

图 62-9　预计每架直升机转运的病患数量,1980~2013

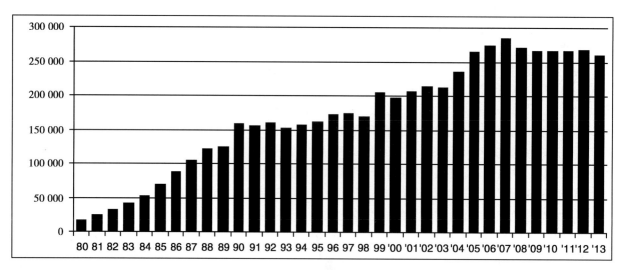

图 62-10　预计每年直升机紧急医疗服务转运的病患数量，1980~2013

直升机紧急医疗服务事故的特点：1998~2013

运营商调查也促进了对直升机紧急医疗服务事故进行分析。除了所有已经确认的信息，运营商还被问及夜间飞行和现场反应飞行的情况。

白天 vs 夜间：夜间运行时发生的直升机紧急医疗服务事故的数量仍然不成比例。从运营商调查中可知，在预计的 470 万总飞行小时（年度范围为 32%~40%）中，35% 都是在夜间进行。然而，在进行重点观察的年份（1998~2013）所发生的事故中有 49% 都发生在夜间运行时。在任何给定年份的事故中，该比率为 17%-71%。里奇弗雷泽 1999 年发表在《航空医学杂志》上名为"航空医学事故：长达 20 年的信息搜寻"的报告指出，20 多年来，49% 的直升机紧急医疗服务事故发生在夜间运行中。

现场反应：现场转运也占了直升机紧急医疗服务事故的相当一大部分。从 1998 年到 2013 年，经运营商调查确认，现场反应任务平均占了 34% 的年度飞行小时（年度范围，28%~38%）。与此相反，在与病患相关的任务中所发生的事故中，至少有 43% 都发生在现场飞行时。这一数字实际上可能更大，因为事故报告并非总是说明任务的类型。如果所有的任务都有相同的风险，那么 34% 的事故应该发生在现场飞行时。弗雷泽的 20 年报告确认了 42% 的事故发生在转运病患的任务中。而 2002 年的报告确认了 45% 的事故发生在现场飞行时，31%（自

1998 年以来的平均值）的事故发生在现场任务中。直升机紧急医疗服务安全性改善研究小组（本文笔者也是该小组成员）查看了所有类型的任务，包括加油、营销飞行、检修、培训、定位、院际转运以及赶赴现场。他们发现在 38% 的事故中，现场反应比任何其他类型的任务导致的事故更多。

病患转运任务：直升机紧急医疗服务安全性改善研究小组对 1998 年至 2010 年间发生的 144 起事故的根本原因进行了分析，发现 39% 的事故都发生在接病患的途中。22% 的事故发生在病患乘机时，14% 的事故发生在转运病患后的返程途中。26% 的事故未在转运病患的任务中发生。

飞行阶段：直升机紧急医疗服务安全性改善研究小组发现在巡航期间发生的事故（28%）比任何其他飞行阶段所发生的事故更多。起飞和降落时发生的事故数量紧随其后，两者都大于 20%。飞机攀升和盘旋时发生的事故不到 10%，助跑、下降、操纵和滑行时发生的事故紧随其后。

人为因素：正如预料的那样，人为因素对直升机紧急医疗服务事故有着巨大的影响。直升机紧急医疗服务安全性改善研究小组确认，在所有被分析的事故中，94% 的事故在导致事故发生的系列事件中的某个时刻都存在着人为因素，并且该因素作为一个影响因素而存在。问题并不总是由飞行员的行为或不作为造成的，也和机组的其他成员、机械师、地面人员等有关。

天气：天气也是 25% 的直升机紧急医疗服务事故中的一个因素。在所有事故中，33% 的事故至少导致一人丧生，与之相比，58% 与天气相关的

事故都会导致人员死亡。与笔者先前报道的1998年至2001年间的14%相比，25%这一比率算是戏剧性的转变。与这些研究发现相比，弗雷泽发现在20世纪80年代，22%的事故与天气有关，而20世纪90年代则为32%。值得重视的是，国家运输安全委员会1988年的报告发现30%的事故都发生在恶劣天气里，因此委员会得出结论，即恶劣天气是紧急医疗服务直升机的最大的单一危害。

机械问题：在直升机紧急医疗服务安全性改善研究分析中，因机械和维修问题导致的事故和天气导致的事故几乎持平。在评审过的144起事故中，共有24%的事故原因或影响因素应归咎于机械问题。

空中物体碰撞和可控飞行碰撞：人们发现空中物体碰撞（CWO）和可控飞行碰撞（CFIT）是在事故分析中的重要因素。空中物体碰撞指的是在能见度受限的情况下，飞行员无法及时看清障碍物或地形，因此无法避开碰撞而经常发生的事件。可控飞行碰撞指的是在仪表飞行规则条件下，或是在夜间，通常因失去态势感知而经常发生的事件。

在直升机紧急医疗服务安全性改善研究期间，人们发现空中物体碰撞是24件事故中的一个因素，或者说是每年平均两起事故中的一个因素。

可控飞行碰撞则应为30件事故负责（每年2.5起）。144件事故中共有54起，即从1998年到2010年间所有被评审的事故中的37%，都是由空中物体碰撞或可控飞行碰撞造成的。与此形成鲜明对比的是，弗雷泽仅对1990年到1998年间的八起此类事故（每年不足一起）以及期间18%的事故进行了报道。

直升机紧急医疗服务事故和死亡事故率

本研究一个重要方面就是持续地对限定研究期间（1998~2013）的直升机紧急医疗服务事故和死亡事故率进行了确定。为了进行有意义的对比，需通过计算对数据进行规范化。该计算是建立在预计的公开数据（如总飞行小时）以及数据库里已知的事故数量上的。图62-11显示，事故率从1996年开始逐步增长（每10万飞行小时0.62件事故）并持续到2000年（每10万飞行小时6.79件事故）。之后事故率开始逐步下降，但到2003年时又开始飙升。然而，2004年到2007年间，事故率又持续走低。2007年到2010年这四年间，又出现了轻微增长，之后在2011年再次降低至1996年以来的最低事故率——每10万飞行小时1.61件事故。2013年，该事故率又再次上升，并与2008年、2009年的事故率持平。

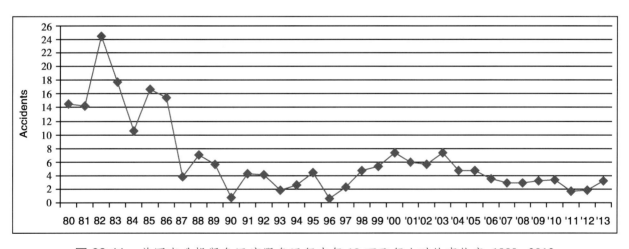

图62-11　美国直升机紧急医疗服务运行中每10万飞行小时的事故率，1980~2013

鉴于1998年至2013年间的平均事故率为每10万飞行小时3.9件事故以及参与紧急医疗服务的直升机每年平均飞行469个小时（基于2013年的运营商调查），这就相当于在54.4年的飞行时间中发生了一件事故。我们要将项目或直升机的数量考虑在内，而不考虑平均飞行小时。这将成为另

一种考虑事故的可能性的方法。自1998年以来，每年平均有11.9件事故与专用直升机紧急医疗服务项目相关。专用直升机紧急医疗服务项目的数目为215，也就是说你可以预测出每个项目每18.1年发生一件事故。若你将该对比建立在2014年的843架专用直升机的基础上，那么该预测将为每

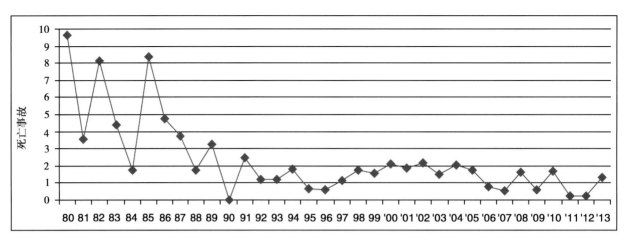

图 62-12 　美国直升机紧急医疗服务运行中每 10 万飞行小时的死亡事故率,1980~2013

70.8 年发生一件事故。

接下来的计算确定了每 10 万飞行小时的死亡事故率(图 62-12)。与事故率一样,死亡事故率在 20 世纪 80 年代早期和中期到 20 世纪 90 年代中期期间急剧下降。正如人们对事故率增长所预料的那样,1996 年到 2002 年间的死亡事故率稳步攀升。该事故率数年间保持平稳,然后在 2006 年再度开始下降。从 2007 年开始,死亡事故率就好像锯齿图案那样每隔一两年就有所增长。自从 1992 年以来,该范围介于每年每 10 万飞行小时发生 0.26～2.15 件死亡事故之间。1998 年到 2013 年间的平均每 10 万飞行小时发生 1.26 件死亡事故。

将直升机紧急医疗服务与其他航空运行相比较

总的来说,联邦航空局规定了三种主要的航空类型。联邦航空法第 135 部分所对应的"空中出租车"就被分为定时和临时两种,它包括航空医学转运和其他按需型空中出租车服务。航空法第 121 部分对定时和临时(包机)航线进行管控。第三类就是通用航空(第 91 条),其典型特征为休闲(私人)飞行、教学飞行、商务飞行、公司包机、公共服务以及其他重要服务。

联邦航空局和国家运输安全委员会的网站上刊登有一些原始数据,并将对统计数据进行规范化,以便其随时可用于不同类型的航空运行(http://www.ntsb.gov/data/aviation_stats.html)。在笔者撰写本文时,国家运输安全委会 2013 年的数据还处于初步阶段。国际直升机协会(HAI)的网站提供了若干与直升机相关的数据(www.rotor.com)。通过参考预计的每 10 万飞行小时发生的直升机紧急医疗服务事故和死亡率,我们就可能以一种更有意义的方式对不同种类的航空进行比较了。

在 20 世纪 80 年代初期和中期,美国直升机紧急医疗服务的事故率与其他航空运行相比则高的惊人。直升机紧急医疗服务的事故率从 1987 年开始明显降低。从那时起,尽管 1998 年以来事故数量有所回升,但直升机紧急医疗服务的事故率就一直低于通用航空和所有直升机飞行的每 10 万飞行小时的事故率(图 62-13)。然而,该事故率仍比联邦航空法第 135 部分所描述的定期和临时飞机运行的事故率高得多。

在 20 世纪 80 年代中的大多数年份中,直升机紧急医疗服务的死亡率远远高于其他航空运行。然而,在 1990 年却没有发生任何致人死亡的直升机紧急医疗服务事故。1992 年到 1997 年间,直升机紧急医疗服务的死亡率持续低于通用航空的水平,也低于所有的直升机运行的水平。遗憾的是,随着事故于 1998 年开始逐年攀升,死亡率也有所升高。1998 年到 2005 年间,直升机紧急医疗服务事故的死亡率超过了所有航空运行。2003 年则是个例外,那一年所有直升机运行的死亡率比直升机紧急医疗事故的死亡率要稍微高一些。自 2006 年以来,美国直升机紧急医疗服务的事故死亡率就已经低于通用航空,并与所有直升机运行的事故死亡率不相上下。但这并不包括 2008 和 2010 年,因为这两年内的直升机紧急医疗服务事故率要比所有航空运行的死亡事故率高。

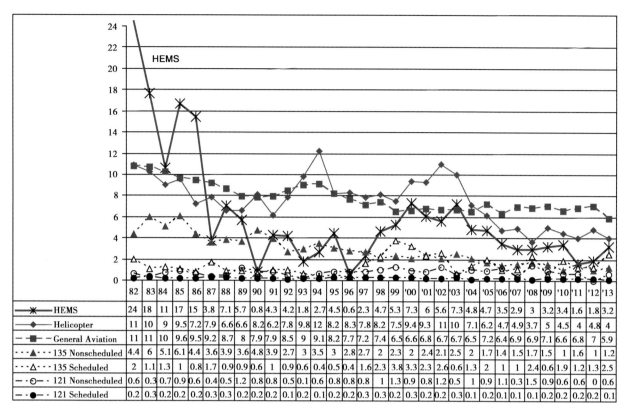

图 62-13　每 10 万飞行小时的事故数量,1982~2013

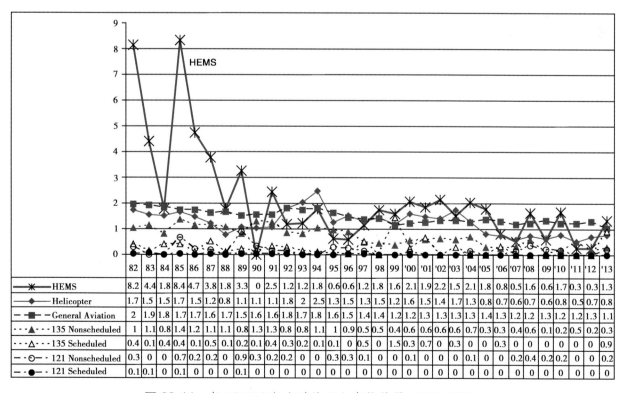

图 62-14　每 10 万飞行小时的死亡事故数量,1982~2013

高危人群

2002 年,芝加哥航空医学网络大学的安全委员会曾试图对航空医务员的风险等级进行量化。为了使数据规范化,有必要了解这两类数字:每年受伤或死亡的人数;该活动中涉及的人数(即:高危人数)。因此,航空医学转运与其他职业或每年可能造成死亡的常规风险,或者每 10 万人中的死亡率(最常见的对比)的对比使得很有必要对每年直升机紧急医疗服务转运所涉及的人数(如直升机紧急医疗服务中飞行员和医务员的数量)进行预估。死亡人数目前仍然未知,而参与紧急医疗服务的机组人员的数量则从未被记录过。

在 2002 年的研究中,预计每架直升机中的平均机组人员人数为 22 人(4 名飞行员、6~8 名作为一级护理人员的护士、10~12 名二级护理人员)。2001 年大约有 400 架专用医疗直升机,其中高危人群的数量为 8792 人。在对每年的直升机数量进行估算后,发现每年的机组人员数量都极其接近。

在 2005 年,由于可以对航空医学转运的登记、航空医学服务地图及数据库加以利用,我们决定要对初始计算(每架飞机配备 22 人)进行验证,或者对高危人群进行更准确的统计。这两个目标都已实现。我们仅关注不包括固定翼飞机在内的直升机紧急医疗服务转运项目,确认了 48 个单次直升机运行的项目。确实,机组人员的平均人数(飞行员和医疗人员)为每个项目 22 人(即每架直升机)。然而,2002 年时有一方面未被考虑在内,即在多个直升机项目中人员配置的含义。现已发现,一个项目中的直升机数量越多,那么这个项目里平均每架飞机上雇佣的人员就越少。有 41 个双旋翼飞机运行的项目,每架飞机平均配备 18 名机组人员。现已确认有八个项目使用了三架旋翼飞机,每架飞机平均 16 名机组人员。另有八个项目使用了四架旋翼飞机,每架飞机的平均机组人员数已降至 15 人。最后,在 11 个旋翼飞机项目中(每个项目使用 5 架旋翼飞机),每架飞机平均仅有 12 名机组人员。因差异较大,在 2005 年,我们决定使用运行 186 架飞机的 105 个项目的平均数,即每架飞机 18 名机组人员。因此,经计算,2005 年 585 架飞机中的高危人群为 10 530 人。因缺乏能确定每年运行多种直升机的项目数量的资料,我们决定每年通过重新计算来反映每架旋翼飞机的预计数量。因此,我们预计 2001 年的高危人群总数为 7200,而不是最初估计的 8792 人。

自 2005 年以来,我们就再没讨论过每架飞机机组人员的计算和预估问题,所以有关数据可能已经过时。随着独立供应商示范基地的快速增加,以及全天工作的医务员有所增多,该数字可能有所减少。有些项目目前使用四名飞行员、四名护士和四名护理人员(或其他二级机组人员)。

利用此方法对风险暴露进行预估的同时,也可算出平均机组人员和平均飞行项目的数量。当对原始数据进行规范化后,就不需要再考虑全年中个人的风险量,因为每个人所面临的风险被认为是相同的。

死亡人数和死亡率

为了与国家安全委员会(NSC)的数据保持一致,我们需要对直升机紧急医疗服务数据进行规范化,以便计算出某个特定年份中每十万风险人群的死亡率。首先,每年机组人员的死亡人数已经被确定(图 62-15)。在长达 34 年(1980~2013)对该部

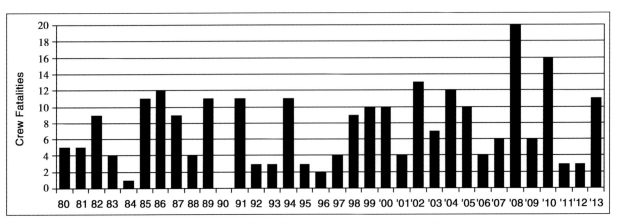

图 62-15 每年直升机紧急医疗服务机组人员的死亡人数,1980~2013

分进行的研究评论中,直升机紧急医疗服务人数已从大约700人升至15 000人。虽然这一增长看上去极为巨大,但这对改变每十万人中的比率来说简直微不足道。由于风险人群数量较小,那么每个死亡人数都会对死亡率产生巨大影响。直升机紧急医疗服务中机组人员的死亡率的估算范围为每十万人中有0~800人(图62-16)。在如此广泛的范围中对34年间的平均值进行计算,就可以得出一个平均年死亡率,即每十万机组人员中有189人死亡。若我们只关注1998~2013年这一区间,就会发现这几年的死亡率与20世纪80年代相比要低得多。每十万机组人员的死亡人数的范围更为狭小,为22~154人,这与16年间的平均数94人相差不大。

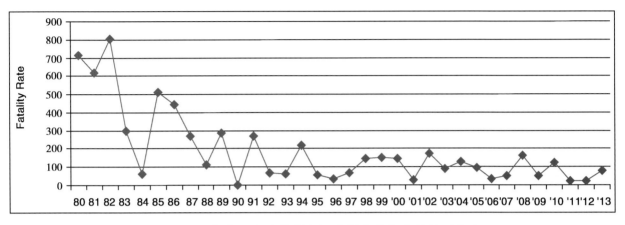

图 62-16　每十万直升机紧急医疗服务机组人员的死亡率

直升机紧急医疗服务:您的病患处于风险中吗?

医疗保健充满了风险。两项综合性研究的结果表明,每年有44 000~98 000名美国人由于医疗差错而死于医院。对这一数字进行规范化后,我们可以得出医疗差错导致的死亡率为每十万病患中131~292人。然而,国家安全委会提供了有关手术/医疗护理并发症的数据。这些数据基于已报道的死亡人数(与整个美国人口进行比较)。他们发现每十万人中的死亡人数为1.2人,这和上文所示结果差别巨大。

航空医学转运不属于医学治疗,航空事故也不被视为医疗差错。然而,人们认为这些事故代表了医疗保健环境中的不良事件。根据一个长达34年的研究,估计全美总共有5 800 000名病患接受过直升机紧急医疗服务。同一期间,36名病患在直升机紧急医疗服务事故中丧生。这与每十万接受转运病患的死亡率(0.62)是一致的。根据这一数据,人们可以得出以下结论,即住院后死于不良事件的病患比在医用直升机转运时死于航空事故中的病患所面临的风险更大。

直升机紧急医疗服务中的风险管理

对于大多数航空医学专业人士来说,AMRM指的就是航空医学资源管理。这个词与航空医学风险管理可以进行互换。

四项基本原则应该对航空和地面医疗转运运行的安全和风险管理项目的协调、执行和演变进行指导。这些原则包括:态度、参与度、教育和判断。简单地说,每个人都必须对安全性持有正确的态度,且每个人都应参与其中。接受适当的教育是确定、理解和主动管理风险的一项重要组成部分。最后,需要良好的判断将以上方面整合在一起;去辨别和分析某种特殊情况中所有的相关信息;并及时对备用措施进行评估。

可用6种风险管理方法来控制风险。这些经常会互相重复的方法包括:
- 风险自留
- 风险隔离
- 风险转移
- 风险规避
- 风险预防
- 损失减少

风险自留

第一个考虑的问题就是风险自留。对某些人来说，这可能看上去不像是风险管理技巧。因为一个项目或个人总是有意识地去对风险做出假设，并且未作出任何具体行动去降低风险或减轻损失。然而，不管出于何种缘故，当其他策略无法被考虑时，风险自留可能是唯一可被利用的选择。

风险自留有两种形式。第一种方式是有意的，或者说故意的——即确定其他可用的技巧都不合适，以及有必要保留伤害或损失的风险。在风险在无意间被保留时往往会出现一些问题。这可能是由于未能理解某种风险范围，或者仅仅是由于人们不愿花费时间去进行考虑和处理风险。

风险隔离

在这种方法下，项目可能会试图减少某种风险的可能性，但是却在预防事故发生方面无能为力。项目可能会选择独立的直升机机场，供自身的多个直升机项目或者是到访飞机使用。若直升机机场内发生事故或事件，那么受到牵连就不只是一两架飞机。有些家庭也会在进行商业旅行时使用该起降场。这些家庭成员会分别乘坐不同的航班分别飞行，而非以整个家庭乘坐一架飞机的形式进行。

风险转移

第三种可替代的策略为风险转移——有人可能会假设合同项下的条款有风险。对于基于医院的直升机紧急医疗服务项目，这可能会导致该飞行项目被终止，或者寻找另外的飞行项目来转运病患。在过去数年间，若干传统的基于医院的项目出于各种原因都会采用该策略。他们要么结束项目，或寻求不同的商业模式（可替代的转运模式，或者独立的供应商模式）。选择联邦航空法第 135 部分中的运营商 vs 运行您自己的 135 个项目，保险范围和按时计费都是风险转移选项的范例。

风险规避

若个人能避免暴露于风险中——或某方面的风险中——那么该风险影响你的项目的可能性就越小。这在某些方面与风险转移相类似。然而，这并非完全将某风险进行转移，而是通过制订策略，或是通过落实政策来避免与特定任务或活动相关的风险。

某些航空医学项目对每个飞行请求都进行分类，以确认该请求的合理性，决定是否接受该飞行，或者决定进行航空转运或者地面转运。项目也会对现场飞行或夜间飞行是否造成威胁进行确定，并且做出选择，从而避免以上情况。一些项目或运营商可能会列出更多的最低气象条件，或只允许在配备夜视镜的前提下进行夜间飞行。其他的风险规避种类包括不进行巡检项目，不允许家属随机，或不允许进行公共飞行。为了避免夜间飞行的风险，一些欧洲国家只在白天执行飞行任务。

风险规避的一个重要方面就是要对风险规避给运行本身带来的影响进行评估。若一个项目选择规避现场反应，回避低照明条件或在极端天气中进行的飞行，那么它还怎么去竞争呢？请求机构又该怎么办呢？竞争对手会不会蜂拥而上，去填补因你拒绝飞行而产生的空白项目，并在你的市场上站稳脚跟呢？一定要注意，有时候风险管理和业务决策是针锋相对的！

风险预防

当风险完全无法避免时，可以采取措施来阻止意外后果或降低损失的程度，从而将损失的频率和严重性降至最低。风险预防就是以上考量中的一种。在这种情况下，直升机紧急医疗服务项目将采取必要的行动，通过（对飞行员、医务员以及通讯专家的）全面培训，各种政策和措施等去预防损失。而且，风险预防与风险规避有些部分是重叠的。例如，一个直升机项目可能会选择只在白天进行现场飞行，或者只在预定降落区域着陆。项目可能也会认为双引擎飞机不太可能发生潜在的灾难性故障（如单引擎飞机发生引擎失灵），或者两名飞行员能降低飞行员失误的可能性。使用地形规避、自动飞行跟踪、辅助夜视镜这些新科技也是极为重要的考量。所有的选择都是为了降低事故发生的可能性，但却不能排除事故发生的所有可能性。

策略 1：减少大多数的事故中，综合培训和依照政策和程序进行运行的重要性再怎么强调也不为过。我们必须关注对自满和粗心[2]予以重视的航空医学资源管理。有时候，去区分自满和粗心这两种问题是十分困难的。来自国家运输安全委员会关于直升机紧急医疗服务的特别发现指出，有关自满和粗心的过错包括：

- 未关紧整流罩、闩锁和其他物件
- 未确定地面危险和离地净高
- 未遵守公司政策

- 分心
- 未补给燃料
- 未遵守检查清单
- 错误的计划、飞行前计划或决策决定
- 无意中激活开关
- 医务员多次要求飞行员取消飞行。
- "观光"

经过直升机紧急医疗服务安全性改善研究团队确认,以下干预策略能够减少自满和粗心所导致的事故和事件的数量,包括:

- 提高有关人为因素的培训
- 培养/提高总体安全文化
- 建立/遵守风险管理项目
- 提高航空医学资源管理方面的培训和利用。

第二个风险预防方法就是策略 2:拯救大多数生命。技术和培训都是促进商业飞行安全性的因素。致人死亡的航空医学转运事故的减少也很可能依赖以上因素——尤其是技术。

视觉障碍飞行在直升机紧急医疗服务事故中占了很大比例。直升机紧急医疗服务安全性改善研究发现,47%的事故发生在夜间,25%与天气有关,21%为可控飞行撞地,17%为空中物体碰撞。

航空专业人士和飞行器完成专家可能会以不同的方式和不同的术语来看待和称呼目前可利用的技术。然而,笔者通过视觉技术的方法来对抗视觉障碍的致命影响,这些技术包括:躲避系统;视觉系统;天气信息系统和自动飞行跟随。

躲避系统包括多种被设计用来警示飞行员物体、障碍物或地形的潜在危险的航空电子设备。此种类也包括交通规避或警告系统。视觉系统包括多种可使用的增强型视觉系统,包括各种夜视镜。增强型视觉系统已被军方使用了数十年。虽然起初民用直升机紧急医疗服务接受和整合该系统的过程十分缓慢,但是根据对运营商的调查,现在已经有超过90%的专用紧急医疗服务直升机都配备了此技术。天气信息系统中的新技术和设置也使飞行员能看到更多、更精确的天气信息,尤其当他们飞越国境到达先前基本没有天气报道能力的地区。最后,自动飞行跟随也使通讯中心能够比传统的口头进行的飞行跟随报告更准确,更频繁地观察到飞机的位置。

损失降低

最后一个风险管理策略就是损失降低。该策略旨在减少潜在的损失并降低损失的严重程度。因为单独使用该策略无法完全消除风险,所以要将本策略与其他风险管理策略联合使用,这样才能产生最佳效果。佩戴头盔或诺麦克斯飞行服就是直升机紧急医疗服务中降低损失的一种方法。生存培训和合适的救生设备也能减少事故中的损失,但是却无法阻止事故发生。

各项目都应特别注意项目人员所选择的救生设备是否合适以及设备存储的位置。传统的、供应充足的救生包都存放在尾桁处,但如果事故后机组人员无法到达该处,那么救生包也就排不上用场了。所以很多项目都选用了可由机组人员随身携带的个人救生背包。救生背包中包括适用的信号和通讯装置。在近年来发生的事故中,机组人员利用手机联系通讯中心,从而告知中心他们所乘坐的飞机刚刚坠毁,并协助引导救援人员到达事发地。因此,我们强烈推荐个人救生背包和手机!

总结

本章提供了有关直升机紧急医疗服务的详细信息。直升机紧急医疗服务令人受益匪浅,但同时与其相关的风险也极其巨大。航空医学行业中的各位同仁都拥有治病救人的能力,同时也会夺走他人的生命。我们有能力做到与众不同——我们的每一个人都有这种能力。

虽然本章提出了多种风险管理策略,但是却未能提供确切的解决方案,从而使该行业变得更加安全。本章没有、也不能回答每个人所提出的所有问题。您是怎样把风险管理做到最佳呢?您所做的决定是正确的吗?您怎么做才能起到作用呢?谁是下一位?如果您接到一份传真或电话,通知您有事故——或者有死亡事故发生,您该怎么办呢?然后还有其他的众多问题。您之前能够做些什么呢?您之前应该怎么去做呢?您将怎样去做呢?不管怎么做,问题总比答案多!

在每天的、每次的飞行中,我们每一个人都需要学习,再学习,去铭记安全基础知识。从每次"机会"中有所收获,并且与整个行业或社区共享该知识是非常重要的。直升机紧急医疗服务必须通过合理利用和吸纳新技术来应对自身所处的风险。

约翰伍登教练曾经说过,"不要让你无能为力的事情影响到你力所能及的事情"。要考虑你的选择。要考虑结果。更要考虑你无所事事所带来的后果。

　　在此说点私事吧，当笔者女儿初上幼儿园时，有一次她回到了家里，手里拿着一张传单。传单上写道：“停下来进行思考，然后做出正确的选择。”可能就是这么简单。每一天都要做出正确的选择。不要成为下一起事故中的受害人！让安全性成为您优先考虑的事情！

　　注释：本原创性研究的部分资金由国际医疗救援基金会赞助。

推荐阅读

1. Air Medical Service Accident Analysis Team. RM Wright, Jr, Chair. Air medical accident analysis: Final report. Alexandria, VA: Helicopter Association International; September, 2001.

2. Aviation Safety Reporting System (ASRS) website. http://asrs.arc.nasa.gov.

3. Blumen IJ and the UCAN Safety Committee. *A Safety Review and Risk Assessment in Air Medical Transport.* Supplement to the *Air Medical Physicians' Handbook*, Salt Lake City: Air Medical Physician Association; November 2002. www.ampa.org or www.flightweb.com.

4. Frazer RS. Air medical accidents: A 20-year search for information. *AirMed.* Sept/Oct 1999;5(5).

5. Frazer RS. Weather accidents and the air medical industry. *AirMed.* May/June 2000;6(3).

6. Frazer RS. Air medical accidents involving collisions with objects. *AirMed.* May/June 2000;20(3).

7. Frazer RS. Air medical accidents attributed to maintenance. *AirMed.* May/June 2002;21(3).

8. MacDonald E. The Next Accident. *Air Medical Journal.* Sept/Oct 2001;20(5).

9. NTSB Special Investigation Report on Emergency Medical Services Operations, (NTSB/SIR-06/01). Washington DC, Jan 2006. NTSB website. http://www.ntsb.gov/publictn/2006/SIR0601.htm. Accessed on Sep 01, 2006.

10. Veillette PR. Human error cited as major cause of U.S. commercial EMS helicopter accidents. *Flight Safety Digest.* Alexandria, VA: Flight Safety Foundation; April/May, 2001.

11. Improving Safety in Helicopter Emergency Medical Service (HEMS) Operations. Helicopter Association International. August 2005.

12. U.S. Joint Helicopter Safety Analysis Team. Year 2000 Report to The International Helicopter Safety Team. http://www.ihst.org/portals/54/JHSAT_Report.doc. September 2007. Accessed on September 19, 2014.

13. U.S. Joint Helicopter Safety Analysis Team Calendar Year 2001 Report to The International Helicopter Safety Team. http://www.ihst.org/portals/54/2001_Report.pdf. September 2009. Accessed on September 19, 2014.

14. U.S. Joint Helicopter Safety Analysis Team Calendar Year 2006 Report to The International Helicopter Safety Team. http://www.ihst.org/portals/54/jhsat/safety_reports/CY2006_USJHSAT_Report_09132010.pdf. July 2010. Accessed on September 19, 2014.

15. U.S. Joint Helicopter Safety Analysis Team. The Compendium Report: The U.S. JHSAT Baseline of Helicopter Accident Analysis. Volume I, (CY2000, CY2001, CY2006) To The International Helicopter Safety Team. http://www.ihst.org/portals/54/US_JSHAT_Compendium_Report1.pdf. August 2011. Accessed on September 19, 2014.

16. U.S. Joint Helicopter Safety Analysis Team. The Compendium Report: The U.S. JHSAT Baseline of Helicopter Accident Analysis. Volume II, (CY2000, CY2001, CY2006) To The International Helicopter Safety Team. http://www.ihst.org/portals/54/US_JSHAT_Compendium_Report2.pdf. July 2011. Accessed on September 19, 2014.

63. 航空医学转运中固定翼飞机的安全性

Darby Wix, BS, ATP

Denise Treadwell, MSN

引言

固定翼飞机在航空医学转运中扮演了重要角色,而其安全性在决策制订、培训和运行各方面扮演了重要角色。与旋翼飞机或直升机空中救护车相比,固定翼救护飞机是最常用的长距离快速转运病患的交通工具。固定翼飞机在某些地理区域和跨国境地区是最有效的转运方式。固定翼救护飞机所转运的大多数病患都需使用多种交通工具,这是因为飞机运行往往受限于可利用的飞机跑道或机场。将病患从入院前的位置进行转送的飞行通常都是由直升机来完成的。但是,在极少数场合中或在一些乡村地区,可能会使用固定翼飞机。对于固定翼飞机和直升机,出于安全考虑,必须对其不同的飞行阶段,飞机性能,飞行机组人员的经验以及其他影响因素进行分析,并且必须在计划转运阶段进行风险分析。

飞机类型

在固定翼飞机转运病患中可使用多种型号的通用航空飞机。在本书航空医学转运能力一章中将对此进行详细叙述。我们可根据引擎数量和推动模式对飞机进行分类。

单引擎

单引擎飞机因其高效的燃油功率,多用于短途飞行(通常少于805km(500英里))。根据型号,又可将其分为增压座舱和未增压座舱。它们在进出短距离跑道方面也有良好的表现。虽然这些飞机拥有完美的安全记录,但是它们却只有一个提供推动力的动力装置。

多引擎

多引擎飞机(通常拥有两个引擎)在固定翼飞机转运业更为常见。它们因拥有第二个进行推动的发动装置,因此可以提供额外的备用动力。虽然额外的引擎并不能保证其安全性,但它可在飞行阶段提供额外的安全空间。这取决于(本章所描述的)包括飞行员培训、引擎性能和不同的飞行阶段等在内多个因素。

引擎类型

固定翼飞机通常使用三种基本的引擎类型:往复式、涡轮旋翼式和喷气式。

与喷气式引擎的环形运动相比,往复式引擎的特定部位进行的是往复运动。此类引擎包括汽缸、活塞、连杆和曲轴。连杆的一端与活塞相连,另一端则与曲轴相连。这将活塞的直线运动转变成了曲轴的旋转运动,然后又使旋翼旋转起来。此引擎类型由于内燃对空气/燃料比率的要求,在较高高度时会缺乏功率。因此它们通常在低于5486.4m(18 000ft)的高度(增压座舱)和低于305m(1000ft)的高度(非增压座舱)进行飞行。

涡轮旋翼引擎通过利用旋翼的推动功率,可获得与喷气式引擎同样的功率。喷气式引擎利用扇叶的旋转系统对空气进行压缩,然后将其与燃油混合,并点燃该混合物来获取推动力。与喷气式飞机相比,涡轮旋翼飞机所需的跑道长度更短。与此同时,它又可提供比往复式引擎飞机更快的巡航速度。为了病患的舒适度,该类飞机也都进行了增压,并且在5486.4~8534.4m(18 000~28 000ft)的高度进行飞行。涡轮旋翼飞机提供多种多样的座位配置。机型更大的涡轮旋翼飞机还可同时转运多名病患。

喷气式引擎可为长途飞行提供最高效的推动力。此类飞机平均可飞行2780~4633km(1500~2500海里)。与旋翼驱动飞机相比,喷气式飞机需要在更长的跑道上进行起飞和着陆。喷气式飞机可在13 716m(45 000ft)的高度进行飞行,因此可以躲避大多数影响安全的天气现象。

依据目测飞行规则运行 vs. 依据仪表飞行规则运行

大部分的固定翼飞机都被批准按照仪表飞行

规则（IFR）进行飞行。该规则允许飞行员严格依据可显示姿态、前进方向和高度的仪表进行运行，并要求飞行员针对所运行机型进行更多培训以及仪表等级培训。目测飞行规则（VFR）未要求进行此类附加培训。依据目测飞行规则进行操作的飞行员必须能够目测到地面情况，并且根据可区分飞行方向和高度的视觉线索来进行飞行。若飞行员未进行仪表等级培训或未接受训练，那么当从目测飞行规则条件转到仪表飞行规则条件时，所产生的错误操作就会造成严重的安全问题。

飞行员注意事项

飞行员认证

联邦政府管理条例（CFR）是包含了联邦条例各方面的监管条例，涵盖了广泛的领域。联邦航空条例（FAR）就是由管理全美航空事宜的联邦航空局（FAA）制订的条例。联邦航空条例是联邦政府管理条例下的第14篇中的一部分。联邦政府管理条例第14篇第135部分要求飞行员需持有商用驾驶员执照或航空转运飞行员执照（ATP）。所需执照的类型取决于飞机和飞行的种类。商用驾驶员执照是飞行员驾机飞行的最低要求。该执照要求飞行员拥有250小时的飞行经验，并需通过实践测试。操作十座以下的飞机或非喷气式飞机必须获得该执照。航空转运飞行员执照要求最低1500小时的飞行经验以及通过一项包括展示仪器操作能力在内的实践测试。操作十座及以上的喷气式飞机和全部机型必须获得航空转运飞行员执照。该执照被人们视为基本的执照标准。

机组人员组成

某些固定翼飞机仅由一名飞行员操控。条例规定，除特殊情况外，喷气式飞机需两名飞行员驾驶，但是拥有涡轮旋翼和往复式引擎的飞机在遵守联邦条例的前提下，由一名飞行员即可进行安全操控。驾驶舱中的两名训练有素的飞行员可在工作量和增援方面表现出一些安全优势。他们可通过遵循机组人员资源管理（CRM）原则来分担或减少本来由一名飞行员完成的任务。这通常会涉及划分操作飞行员（PF）和非操作飞行员（PNF）责任的标准化操作规程（SOPs）。操作飞行员的职责仅仅是驾驶飞机，或是在自动驾驶运行时对飞机运行进

行监控。非操作飞行员需承担其他职责，包括无线电通讯、导航或其他可能会影响操作飞行员主要职责的任务。这包括训练、明确的标准化操作规程和准备充分的编排。在某些地点、天气情况和繁忙的终端环境下，如果没有第二个飞行员的协助，完成以上任务可能极其困难。

两名飞行员共同驾机也可将疲劳风险降至最低，并且能提高交通碰撞躲避的成功率。第二名飞行员的存在使得飞行员之间可以互相监控，确认对方是否有疲劳的迹象，并且帮助阻止对方分心。另一名飞行员可在定位终端操作区域的其他飞机时，以及阻止可能发生的飞行碰撞中提供协助。而且，在不可能的事件发生时（如一名飞行员丧失工作能力），另一名飞行员仍可对飞机进行安全操控。

飞行员培训

联邦航空局的条例要求飞行员需参加首次飞行培训，但并未对定期复训做出要求。联邦政府管理条例第135部分第351条（C）中提到，只要飞行员能成功通过第135部分第293条规定的年度能力测试，就无需进行定期复训。简单地说，如果飞行员能通过年度检查，那么就不再要求其进行定期复训。但这并未给飞行员提供机会去演练可能遇到的紧急情况。在培训方面所花费的时间能够大大提高飞行员处理紧急情况的能力。纵观历史，模拟器被证明是一种可提供该类培训的高效、划算的方法。在此类培训中，使用模拟器能够让飞行员练习在真实飞行中处理非常危险的突发事件，比如，在不同的终端情况下的引擎故障。模拟器还允许进行基于标准的训练，或者对飞行员成功执行某特定任务（如成功完成三次连续起飞和降落）进行评估，而不是要求在限定的数小时内在教室中完成培训。

天气

天气被认为是影响所有航空运行安全的众多因素之一。固定翼飞机和直升机的运行都同样受地面天气现象的影响。

结冰

固定翼飞机必须获取可在结冰情况下进行运行的批准，这通常指的就是能够在已知的结冰情况中进行飞行。此类飞机配备有预防结冰（防冰）或

对机身表面进行除冰（消冰）的系统。结冰现象通常出现在机翼的前缘、机尾、引擎进气道和旋翼位置。适当的飞行员培训在确保合理操作该类系统方面是极为关键的。这类系统能阻止主要部件的损坏，而后者损坏则可导致系统故障。

飞机运营商必须要运用清洁飞机这一概念。这就要求每架飞机在起飞前，必须对所有降雪或结冰进行清除。若有冬季降水的迹象，则必须在执行任务时以及起飞阶段中，在所有的表面上涂抹除冰液体，以阻止飞机结冰和防止机翼污染。根据除冰效率和黏度，可将除冰液体分为几类。有的用于除冰，而另一些则用于预防冰雪在飞机表面上聚集。飞行员应借助延期表来确定在液体失去除冰效率前允许在地面运行的时间。无论根据哪种除冰液体的延期表，飞行员都要负最终责任，确保起飞前将所有表面的所有污垢物都予以清除。

烟雾

烟雾导致能见度降低也会给飞机运行带来极大的影响。固定翼飞机的运行从天气预报站处受益颇多，因为预报站能对当前的地面能见度进行精准预报。这些报告被用来确定能见度是否达到了可供飞行员起飞的要求。在运营商的最低气象条件中（该条收录在经联邦航空局批准的运行说明中）、飞行员培训以及特殊机型的飞行员经验中都对能见度限制进行了定义。

经报道的能见度也能帮助飞行员在靠近机场并准备降落时做出决策。在联邦政府管理条例第135部分中，若天气报告显示能见度低于降落的最低要求，那么就不能在该机场进行降落。降落的最低要求是由该机场所采用的特殊规定所决定的。该规定中清晰的定义可帮助阻止进行"尝试性"的降落，并且帮助在低能见度的情况下保持安全。

雷暴

雷暴包含多个能影响固定翼飞机安全飞行的因素。风切变、微爆流、能见度降低、湍流以及结冰都会影响终端操作的安全性。如果可能的话，飞行员也要接受培训，避免在雷暴中以及雷暴附近进行飞行。他们也学习了在无意间穿过位于任何高度的雷暴时的程序。天气情况不仅影响飞行中的操作，也可能会给跑道带来污损。

有关跑道的考量

鉴于跑道湿滑、结冰或积雪等问题，我们有必要去制订具体的飞机程序或策略，以防止起飞和降落期间发生事故或事件。污损的跑道会降低所有飞机的制动效果。有关在此种情况下特殊飞机性能对跑道的要求，可参照关于该类型飞机加速停止或加速前进的数据。加速停止由飞机性能所决定，该性能与该机加速至起飞速度、取消起飞和停止所需的最短跑道长度有关。加速前进由该机在当前跑道条件下加速起飞以及继续起飞所需的最短跑道长度所决定。而飞机的起飞距离在湿滑或者污损的跑道上会有所增长。主要机场发布的有关制动系统的报告也能帮助飞行员确定现有跑道条件是否能够进行安全起飞或降落。值得注意的是，这些报告都是基于飞行报告进行发布的，所以经验丰富的飞行员需认真进行思考，从而判断该类报告是否适用所飞行的飞机类型。

机场运行

跑道长度和天气报告

机场类型和可利用的设施也会影响所转送病患的安全性。跑道的长度也至关重要，它取决于特定的飞机性能度量。较长的跑道可提供更大的安全空间和更完善的紧急操作。对起飞和降落性能的运算决定了某种特定机型所需的跑道长度。该运算是以温度、地面风、压力和飞机质量为依据的。然后将以上因素与机场评估、可用的跑道长度、跑道坡度和跑道情况（如湿度、干燥度、污损程度），以及起飞飞行路径中的障碍物进行对比。以上任何变量都会影响所需跑道的长度，因此必须在转运的计划阶段予以认真考虑。

大多数机场都安装有天气预报系统，可向飞行员提供有关当前天气情况的准确报告。此类系统会提供有关云幕、云层覆盖度、温度、露点、风向和风速的信息以及其他信息。这向飞行员提供了必要的信息，帮助他们确定飞机性能和所使用的仪表进场着陆方式及确定该机场中任何潜在的、危及运行的危险。

仪表进近

有两种基本的仪表进场着陆方式，即精密进近和非精密进近。精密进近方式可在仪表飞行规则的条件下，在飞机进场时向飞行员提供水平和垂直方向的向导。最常用的向导被称为仪表着陆系统

（ILS）。典型的仪表着陆系统允许飞行员在观察到跑道之前，从云端降至离地 61m（200ft）。能见度要求可低至 800m（半英里）。非精密进近方式仅能给飞行员提供水平方向的向导信息。非精密进近的例子包括使用甚高频全向信标（VOR）的进近方式；使用全球定位系统（GPS）；来自全向信标（NDB）的传输；以及定位信标（LOC）等的进近方式。此类进近方式要求飞行员下降到某个特定高度或最低下降高度（MDA），并且保持该高度，直到达到某一距离读数或某特定速度保持的时间终了。因为缺少垂直方向的向导，非精密进近方式只能提供较小的安全空间，并且通常适用于小型机，或者用作大机场的备用进近方式。

安全性的提高

培训

飞行中所用的训练装置可能是动态的，抑或是静态的。动态的装置或模拟器可提供最高层次的训练环境。静态的飞行训练装置更多地用于熟悉驾驶舱方面。接受了常规、定期模拟器训练的飞行员已经做好准备，去妥当处理可能发生的紧急情况。模拟器可使飞行员在驾驶飞机、处理紧急情况时、考虑仪表程序性能、进行机长行为、采取副机长措施、空降操作以及视觉训练等情况下锻炼他们的驾驶技能。演练也许不能造就完美，但是一旦发生情况，它就会对其产生重大影响。

安全管理系统（SMS）

安全管理系统（SMS）用于监控运行中各方面的潜在安全问题。一个安全管理系统项目包括以下部分：安全报告系统、针对所有领域的风险评估及用以提高安全性的测量工具。安全报告系统让所有的员工都能向管理层转达他们的安全顾虑。此类问题可由安全委员会解决，后者采取措施去确定趋势和提供建议，以预防未来发生问题。

风险评估工具提供了与特定航程或航行相关的前瞻性评价。影响安全性的因素包括天气、当日时间、值班日的长度、跑道长度等。每个因素都被赋予了一个分值，然后算出总分来确定整体风险。数值越高，与特定飞行的风险就越大。当数值达到预定阈值时，某种缓解程序就被启动来降低整体数值，进而减少正在进行中的安全风险。通过使用该工具可以识别、最小化或避免可能危及安全的情形。我们可对所收集的安全报告和风险数据进行量化，协助对整体系统进行改变，从而增加安全性。

空中防撞系统（TCAS）

空中防撞系统是一种航行监控设备，可在其他飞机接近时对飞行员发出警报。它会发出航行警报（TA），这是一种对接近飞行员所驾驶飞机的飞行物的听觉警报和视觉描绘。如果空中防撞系统确定有可能会发生撞击，则发出决断提示，并且听觉和视觉警报会指示飞行员以某种速度攀升或下降，从而躲避碰撞。此种选配设备可降低半空碰撞的概率。在当前的美国法规下，并没有规定固定翼飞机必须安装空中防撞系统，除非该飞机上配备有十个及以上的座位。但大多数从事空中救护运行的飞机都达不到十个及以上的座位这一要求。

固定翼飞机事故

国家运输安全委员会（NTSB）在 2006 年发布的有关紧急医疗服务运行的特别调查报告引用了 2002 年 1 月到 2005 年 1 月之间发生的 55 件紧急医疗服务（EMS）航空事件。大部分进行评审的紧急医疗服务事件都是有关直升机的，但是这 55 件事故中，有 14 件都与固定翼飞机有关。虽然机场所进行的固定翼飞机运行被认为可能会降低一些直升机紧急医疗服务中已经确认的事故风险，但是安全因素存在于已评审的事故中的两类转运模式中。这些共同因素包括根据（与联邦航空条例第 135 部分有关病患登机后进行的转运相比）不严格的联邦航空条例第 91 部分在病患未登机时进行的转运。

缺乏经紧急医疗服务运营商认可和实行的航空飞行风险评估项目；在紧急医疗服务运行中缺乏周密的调度程序；缺乏使用现成的技术来提高飞行安全的要求。国家运输安全委会在报告中列出的有关安全因素的七件典型事故中，有两件都牵涉到固定翼飞机。国家运输安全委员会在完成该评论后所提出的若干建议都是由航空急救行业运营商自己强加的，因为联邦航空局尚未推出这些规定。然而，事故仍然在包括美国在内的多个国家发生。2013 年，发生了三起导致伤亡的固定翼飞机空中救护事故。

63. 航空医学转运中固定翼飞机的安全性

总结

　　使用固定翼飞机进行航空医学转运构成了医疗系统的重要部分,并且极大地影响病患的治疗结果。此类转运与直升机救护转运有着相似的危险因素,但是主要因素会由于飞机性能和不同的任务而不同。根据某些理论,由于空运病患的危险特性,航空救护转运存在着内在的风险。但是迄今为止,提供支持该观点的证据的研究还为数甚微。所以,该观点可能是站不住脚的。我们必须采取措施来确定和减轻此类运行中的风险。

参考文献

1. Blumen I and the UCAN Safety Committee. A safety review and risk assessment in air medical transport. Supplement to *Air Medical Physician Handbook*. November, 2002; 2.
2. Handel DA, and Yackel TR. Fixed-wing medical transport crashes: Characteristics associated with fatal outcomes. *Air Medical Journal.* May 2011; 30(3):149-152,.
3. National Transportation Safety Board. *Special investigation report on emergency medical services operations.* [Special Investigative Report NTSB/SIR-06/01]. Washington DC: 2006. http://www.ntsb.gov/doclib/safetystudies/SIR0601.pdf. Accessed July 6, 2014.
4. Stiles C, Hutton S, Maitlen G. Aircraft Capabilities for Medical Transport. In Blumen IJ, ed *Principles and Direction of Air Medical Transport.* Salt Lake City, Utah: Air Medical Physician Association; 2014.
5. Treadwell D. *Standards for Critical Care and Specialty Fixed-Wing Transport.* Colorado: Air & Surface Transport Nurses Association; 2004.
6. United States Department of Transportation, Federal Aviation Administration (FAA). *Federal Aviation Regulations, Code of Federal Regulations and Aeronautical Information Manual.* Newcastle, WA: Aviation Supplies and Academics;1996.
7. U.S. Department of Transportation. *Pilot's Handbook of Aeromedical Knowledge.* Washington, DC: 2008.
8. United States Department of Transportation, Federal Aviation Administration (FAA). *Federal Aviation Regulations, Code of Federal Regulations and Aeronautical Information Manual. 14CFR Part 61.65.* Newcastle, WA: Aviation Supplies and Academics: Aug 31,2011(1996).

64. 地面救护转运安全性

Nadine Levick, MD, MPH

引言

地面救护转运安全——对于航空医学主管而言,先进处何在?重要性何在?

大多数急救护理转运项目都会承担同时涉及航空和地面救护的病患转运任务。对于众多项目来说,尤其在只提供固定翼飞机和/或直升机(旋翼)转运的项目中,因为机场着陆带和直升机机场的位置,通常都需要进行地面转运。与航空医学转运相比,地面转运部分可能涉及与航空医学项目转运队伍有着直接或间接联系的车辆。它可能是通用紧急医疗服务系统的一部分,抑或是医院紧急医疗服务队伍的一部分。在某些情况下,它甚至还可能是志愿者队伍中的一部分。在这种情况下,无论是在地面车辆的配置中,或是有关安全问题的协作中,使用航空医学团队的机会都十分有限。有关此类关系的数据(若有的话)十分有限,并且似乎在很多项目中,安全焦点都放在了航空医学转运工具上,而不在地面转运方面。将地面系统的安全性与航空部分的安全性一视同仁是至关重要的。

考虑到地面救护转运安全性的独特性质——它连接了公共健康、公共安全、紧急医疗护理、汽车安全、病患安全以及职业健康和安全,因此有必要采取一种与处理航空转运安全相类似的、系统的、跨学科的方法来处理地面部分的安全性。建立一种涵盖转运过程所有方面的全球安全系统是十分必要的。自从2006年本教科书的前一个版本发布后,地面转运安全方面又取得了长足进步。过去八年中取得的进步真正地改变了对于整个地面转运安全的关注,并且急剧地增强了人们对地面转运的重要性的意识。现在,甚至有专门聚焦于医疗转运的安全性的出版物,如"医疗转运系统中的安全性和质量"。该书在2012年由医疗转运系统认证委员会(CAMTS)出版。增强的意识也使得很有必要对最佳和最可靠信息进行评估,这些信息被用于有关政策、管理或是采购方面的政策决定。而且,已经有数个已经发生或即将发生的变化,这些变化和地面转运标准、标准的设立和发生以及安全方面和其意义有关。

确保地面安全转运的安全性的另外一个挑战就是,与航空转运不同,与地面转运相关的安全标准并未以与航空转运相同的方式进行规定。地面转运标准和指南来自多个不同的组织-并且所来自的组织数量有越来越多的趋势。这就使其变得极具挑战性。由综合服务管理局(GSA)颁布的存在已久的KKK之星生命救护规章正在逐步淘汰中,虽然它只是个有关购买的规章,而不是安全标准。国家防火管理局(NFPA)、美国检测和材料协会(ASTM)、医疗转运系统认证委员会(CAMTS)、救护服务认证委员会(CAAS)、国家紧急医疗服务公务员协会/模范转运工具设计规则(NASESCO/MVDR)、美国安全工程师协会/美国国家标准协会(ASSE/ANSI)以及自动工程协会(SAE)现在都以某种形式参与了地面转运标准和其安全性的制订工作,至于何种标准适用于什么情况,什么时候适用尚在研究中。让人充满希望的是,地面交通安全现在正变成一个热点问题,并且医疗转运提供商正在寻找完善的交通信息来推动决策决定。"符合KKK的规定就是安全的"那个时代已经结束了。美国运输研究委员会(TRB)的直升机紧急服务和医疗转运小组委员会,航空技术局第10(5)条[2]在2007年已经提供了一个宽广、独立、跨学科的平台和中心,以及来自与医疗转运相关的技术领域的信息。小组委员会筹备和呈现的成百上千的资料已经被以打印和包括Youtube在内的多媒体形式进行了下载[3,4]。

航空救护安全性的问题在国内[5,6,7,8,9,10]、在联邦内部[11]以及在学术界[12]都广受关注。通常与航空医学转运相关的安全问题和方法现在也开始逐渐体现在地面医疗转运方面。然而,它还未成为监管方面[13,14,15]的焦点。监管的缺失、不成体系的指南以及与医疗转运中地面转运工具的安全性相关的基础设施都在继续强调要加强航空医学主管对地面转运工具的安全问题的重视。这对于参与转运的一方以及扮演管理角色的一方都很重要。安全问题到底是什么?身处医疗转运行业中的我们对于风险和危险又知道些什么呢?我们如何对其进行量化?我们如何对该系统的安全性进行优化?近年来的迅猛发展提供了颇有价值的技术信息来处理此类重要问题。

对此类安全问题进行强调的研究都是最近才出版的,而大量研究都是于过去5~7年间出版的。

相关文献与多学科领域的结合使得流行病学和公共健康文献、交通、工程和人类工程学文献以及不利因素和风险管理领域联系到了一起[16]。

本章对地面病患转运的已知危险和当前的安全挑战进行了概述，并详细说明了若干对地面转运系统的安全性进行优化的多学科方法，以及若干可快速接近未来的说明。

背景

与航空救护转运的安全性不同，与地面救护转运相关的转运安全性以及职业和病患安全问题并未与相关的行业转运工具和职业安全的发展保持一致。地面救护转运在大多数除了生物危害的问题中，以某种方式在汽车安全、职业安全以及健康领域的范围外进行发展，并且未被病患安全基础设施所纳入其中。而地面救护转运工具的种类真可谓是五花八门，如，厢式货车、轻型和重型卡车和集装箱货运列车。此类情况更是加重了问题的严重性。令人担忧的是，以上的转运队伍是不受联邦机动车安全管理法（FMCSA）监管的，并且基本上不受联邦机动车安全标准（FMVSS）管辖，这是因为乘员都坐在驾驶员位置后 60cm（约 2 英尺）处[17]。这与直升机和固定翼医疗转运的安全标准、联邦航空管理法的监管条例形成了鲜明的对比。

地面救护车辆事故已经被发现并将继续作为紧急医疗服务中与工作相关的伤亡的最可能的原因。生物力学和流行病学研究表明，车辆后部的病患专区对于地面救护车辆中的乘员来说是最危险的区域[19,20,21,22,23,24]。

查明地面救护转运车辆（以及在该环境下所使用的产品）的安全性仍然受限于专家本身的观点以及杂乱的同行评价。幸运的是，近来有许多活动对于此情况的改善表示关注。最近新推出的美国汽车工程师学会检测标准对设备的加固予以重要强调。"救护车担架的完整性、保持性和对病患的约束"（SAEJ3027）[25]，"救护车设备安装"（SAEJ3043）[26]，以及即将发布的座位/乘车人员限制标准，"救护车病患隔间座位的完整性和对乘车人员的限制"（SAE J3026）[27]，"救护车病患隔间的乘员活动区域评估"（SAE J3059）[28]都将成为医疗转运管理需要熟知的标准。以上都不是车辆防撞标准，而是对设备和乘员限制系统的强调，认识到这一点也极为重要。这与标准客运汽车形成了鲜明对比（标准客运汽车完全置于联邦机动车安全标准的安全伞下），在后者的情况中，车辆被要求对其整体结构防撞性进行检测。

目前尚不清楚有关地面车辆标准的基础设施的变化发展（可参见本章前文）是否切实推动了此类车辆的整体安全性。目前多种不同的标准和迄今为止的大多数发展都是经各方协商一致而取得的，而非由技术汽车安全数据和专门知识所驱动的。因此，如前文所述，美国汽车工程师学会标准对地面转运系统的安全因素加以强调，而美国安全工程师协会/美国国家标准协会 Z15 条[29]中的车队安全标准（见下文）仍然是专注于安全，且与紧急医疗服务紧密相关的重要技术标准。目前有多个项目正在进行中，以便更好地确认、关注与交通有关的不良事件[30]。

遗憾的是，目前还没有专门用来确定和监督由救护车事故造成的伤害和其性质的全面的国家报告系统或数据库。因此，有关伤害发生的细节以及是由何种机械导致的伤害目前仍不清楚。虽然这一问题现在已变成人们关注的焦点和中心，但是有关地面救护的致命伤害的信息仍十分有限，或者很难对其进行评估[30]。

涉及科学的、数据驱动的、实用的、更安全的系统和设计方法的独立技术指南仍然受限于少数资源，而美国运输研究委员会航空技术局第 10（5）条中提及的紧急医疗服务安全性小组委员会[2,3,4]正是该全面资源中的一种。近来一项由国际医疗救伤基金会赞助的特别课题发表了白皮书，用全面、跨学科系统方法来引导新生儿转运方式的安全性。这是一个独特的课题，因为它将与医疗转运安全相关的所有不同学科整合到了一起——如，2014 年白皮书[31]中的"新生儿患者的安全紧急转运（SE-TONP）与新生儿转运系统安全概念"。

流行病学著作中有大量出版物呈现了与地面救护转运发病率和死亡率事故相关的数据[16,18,20,32~37]。这些出版物都得出了相似的结论，并且确定了来自十字路口撞车，以及高速行驶、使用灯光和鸣笛的严重风险和危险[19]。它们还确认了车辆后部病患隔间未系安全带而造成严重受伤和死亡的风险。后部隔间未系安全带的乘车者有着极高的死亡率（83%）[15]。正如美国运输研究委员会-航空技术局第 10（5）条[2,3]以及紧急医疗服务安全基金会明确表明，"标准的"美国包厢式救护车配置对供应商是十分危险的，并且使他们每天所做的工作变得复杂和危险。在紧急救援现场，地面紧急医疗服务供应商也处于危险中，这是因为由于能见度不高，他们处于被过路的车辆撞击的风险中。数据显示每五例与紧急医疗服务提供商转运相关的死亡事故中，就有一例是在此种情况下发生的[28]。

紧急医疗服务人员不系安全带经常被文献列为导致地面紧急医疗服务事故的高伤亡率的主要原因[19]。另有报告对未对病患隔间中的设备进行固定而导致的严重危害进行了描述。此类事件的例子包括未固定好的电击器/监视器造成严重的创伤性脑损伤，以及未经固定的氧气瓶在碰撞事故中导致严重、致命的头部伤害[10,41,42,43]。该调查结果由来自设计碰撞测试[21,·24]以及保险、诉讼记录[16]中的救护车安全研究中的工程数据所支持。随着智能手机和平板在转运行业中的广泛使用，与分心驾驶（如驾驶员发短信、打电话）相关的严重安全问题受到了人们的关注。对于地面车辆驾驶者，边开车边接打手机而导致事故的风险会增大五倍，而边开车边发送短信则会使事故风险增大23倍。处理这些可预测风险的策略现在正处于发展中，并在稍后有关创新的部分对其进行讨论。

虽然一些事故可能是无法预防的，但是很多致命的、导致人员受伤的地面救护车事故都是与紧急医疗服务人员的危险驾驶行为相关的。一份论文表明80%的事故是由20%的驾驶者造成的[12,29]。未在十字路口停车也被认为是风险极高的行为[12,23]。一些较大的紧急医疗服务商有明确的政策，要求地面救护车在红灯处或停止标志前必须完全停止。驾驶中可处置短信和手机的装置表现出了与日俱增的安全效益，因为当前众多致人死亡的地面医疗转运事故以及医疗直升机事故都与发送短信和接打手机有关[43]。

优化安全性

优化地面转运的主要措施——与航空转运不同——专注于一种针对安全性和风险管理的系统方法。这包括以安全为重点的调度操作和车队政策，比如执行一个周密的、具有正规安全管理监督和有关车辆运行的实用策略的安全项目；整合智能转运系统（ITS）技术；出于安全考虑对地面车辆进行选择（如原始设备制造商［OEM］，更多具有集成安全特征［如，电子稳定程序（ESC）和具有友好型内饰的防撞构造］的紧凑型车辆）；有效的人体工程学设计；以及使用个人防护用品和工具去处理已经确认的伤害和危险，从而将病患处理的危险降至最低。见表64-1。

表64-1　优化地面转运安全性的要点

紧急医疗服务系统的安全性
• 安全项目和路线图
• 惯例和政策
○ 安全驾驶政策和惯例
○ 针对司机的谈话与发短信政策
○ 针对供应商、病患和乘客的安全带使用政策
○ 安全监控和反馈
○ 在红灯及停止标志前停车
○ 紧急车辆操作员课程（EVOC）
○ 加固所有装备
○ 在后部使用可移动通讯工具
○ 告知驾驶员位于车辆后部的乘员是否处于危险位置。
○ 有关病患的处置政策和协议
车队安全管理
• 调度和车队运行
• 美国安全工程师协会/美国国家标准协会 Z.15 车队安全标准
智能转运系统（ITS）技术
• 驾驶员/车辆性能监控和反馈装置
○ 车内安装的硬件
○ 基于智能电话的设备
• 避免车辆碰撞技术
• 路边安全技术
安全设计和人为因素方面
• 车辆
○ 安全性更高的紧凑型车辆（如原始设备制造商大篷货车）
○ 原始设备制造商综合防撞性
○ 原始设备制造商加强型稳定性控制
○ 友好型内部构造
○ 前向式和后向式座椅
○ 为所有乘员配备的安全带
○ 日常设备的固定位置
○ 为所有躺在担架上的病患配备的斜跨式安全带
○ 注意人体工程学的范围
○ 理解抬举和承载的高度
○ 工作车辆能见度——外部的能见度，包括开门后的能见度
• 个人防护设备
○ 头部保护
○ 生物危害保护
○ 服饰的能见度
• 病患处置
○ 抬举和移动工具以及附属物

64. 地面救护转运安全性

经修订的美国国家标准协会/美国安全工程师协会 Z15.1 车队安全标准[29]（2012 年更新）是唯一全美认可的、适用于地面紧急医疗服务车队安全管理的车队安全标准。该标准可能会更重视紧急医疗服务车辆和车队的安全性，促进与紧急医疗服务车队的安全性相关的数据收集及协助使紧急医疗服务车辆的安全性与最新的汽车车队安全措施相一致。

车辆防撞性能设计以及乘员安全装置

车辆安全性能是总成系统的一部分——车辆的防撞性、内部设计布局和乘员的安全装置都包含在运行和调度政策中。有明确的证据表明，如上文所述，该系统对于地面医疗转运的安全性并未达到最佳[13~15,18~24,30,32~37,41~43,45]。

与航空医学直升机或固定翼飞机不同，地面救护车辆后部隔间的约束系统没有可确保其在环境中进行安全运行的特别设计或安全标准。考虑到在撞击时座位给乘员提供了主要保护，那么使用安全带的目的就是使乘员保持在座位上。任何固定起来过于复杂的约束装置，甚至那些更糟糕的、鼓励乘员从座位上站立的装置或者在车辆运行中进行移动的装置，都是有着潜在危险的。目前市场上销售的"吊架式"或"站立式"安全带已经引起了人们严重的关切。此类安全带因为鼓励乘员离开由安全带约束的座位而存在潜在的危险，而且它们还可能在发生事故时导致更严重的伤害。鉴于此类"吊架式"安全带没有安全检测标准（甚至也没有设置合理的用于检测的假人），那么声称这类装置十分安全是站不住脚的——事实上，此类装置在现实世界中可能无法保护供应商免受伤害，并且甚至可能导致伤害。有令人信服的证据表明，侧向安置的座椅上或者长凳上使用的任何四点式或五点式的安全带装置，即便是在车辆低速前行时都是十分危险的[44]。这是因为碰撞产生的冲击力的特性，以及侧向安置的长条座椅缺乏保护乘坐人员的保护装置。

在较大型的紧急医疗服务卡车上，接近就座的病患始终是个挑战。紧凑型车辆在设计上解决了这一问题，从而变得更加安全。对于大型的地面转运卡车，可滑向病患的座椅设计使得人们可以接近病患，同时仍然能够使医疗人员系着安全带坐在位置上。同样，正如紧急医疗服务安全基金会的近期工作中描绘的那样，某些担架轨道系统（如由欧洲标准机构 CEN 认证的系统）可能给担架提供相对于提供商的侧向、前向以及后向移动，这是十分有帮助的。

总之，在安全或设计标准缺失的情况下，购买任何产品都可能会产生问题。制造商可以做出任何他们想要的声明。但只有紧急医疗服务环境下汽车安全特殊领域的真正专家（他们对生物力学有着充分的理解），才有资格对那些不符合安全标准的设备的优缺点进行评价。对于非工程专家来说，有很多装置看上去好像是完美的解决方案，但是实际上它们比当前的惯常做法还要糟糕。在安全标准极为有限的情况下，这算得上是个新领域，所以我们应该多关注新发表的同行评审论文以及依靠独立客观的评价，而不是相信制造商的声明。正处于发展中的某些安全和设计标准应该努力减少当前颇具挑战的情况中出现的问题。

针对紧急医疗服务环境[6~20,24]而进行的同行评审的汽车安全工程检测明确地确定了若干可预测的、极为简易的安全提高措施和解决方案。这些措施和方案适用于后部隔间的设计、布局以及车辆防撞性。它们还包括：对于所有乘员使用现有的约束方式（安全腰带）的益处；（若医疗准许，躺在呈垂直角度或 45°角的担架上的）横卧病患所用的斜跨安全带；以及在所有时间将所有设备进行固定的需要[17~19,26]。此类研究也专门对各类危害进行了确认：如，非友好型内部表面和危险的头部撞击区域、后部隔间糟糕的设计和内部布局、不防撞的后部隔间及对头部防护的需求[17,18,19]。头部撞击区域的汽车级吸能垫可能会协助将事故发生时产生的不可避免的伤害降至最低。

一项新的示范工程——即紧急医疗服务安全基金会的创新设计模块（INDEMO）工程[46]，创建了一个更安全的、可配置的救护车内部结构的示范模块。它有一个等身的、透明的救护车内部结构。创新设计模块是基于最先进的技术、工程和人体因素科学进行设计的，并结合了经营医疗转运提供商的输入。它重点在于以一种手控方式对设计地面救护车内部结构的创新性方法予以展示。因此，从汽车安全角度来看，这更为安全，并且使工作实务更为高效。

头部防护装置的问题也是个重要领域[47,48]。鉴于航空医学转运提供商往往十分熟悉头部防护装置在航空环境中的用法，那么同一批提供商在地面车辆中不采用头部防护装置这一问题就值得人们关注了。在地面救护车辆中存在头部受伤的风险——并且该风险的程度甚至比在航空医学交通工具中的风险程度还要大。头部防护的设计和安全标准问题目前正在解决中。由于不同的风险和伤害机制，地面转运环境中对防护的需求与航空转运中不尽相同。基于目前为止所进行的研究[47]，用于地面转运的头部防护装置需要在一系列条件下才能起到保护作用。因此，需考虑到的装置特性包括以下属性：

- 病患与驾驶员之间的进行通讯的能力
- 听诊器听诊
- 在较大的水平重力中的效果，如在汽车撞击中
- 响应器的识别
- 体重轻、身高矮的人
- 生物危害保护
- 能见度
- 图像提高/"优秀级别"

目前，多个模型和一项设计标准正处于开发中，并且有多个将以上特性进行整合的紧急医疗服务专用的个人头部防护装置。

一项优化地面转运安全的做法就是将多个已接受的航空转运中的做法转化到地面救护车环境中来。例如，在起飞之前，确保、确认所有的设备和乘客都已被安全固定是极为重要的。此外，在转运中，一旦任何乘客处于危险境地或未被固定（如去照料个别病患的护理需求），要立刻将该情况通知到驾驶员，这是十分重要的，以便驾驶员可在乘员再次被固定好之前谨慎驾驶。当前，似乎在地面救护车转运中有着相反的做法——并且预计该做法极可能导致死亡后果。

此外，能见度高的服装也会在紧急情况下提高供应商的安全性。既然 2008 年的工人能见度法令[49]已经生效，那么这应该成为所有供应商的日常做法。

智能转运系统（ITS）

在目前以及在不远的将来，有着大量新科技可用来提高安全性和避免碰撞。这些技术都与驾驶员行为的改变[50,51]、智能车辆设计[52]，以及其他路边安全技术[53]有关。智能转运系统在客运车辆安全行业是一个业已成熟的领域，并且有希望很快就成为地面救护车安全性方面的一个重要部分。

配备实时驾驶员监控和反馈装置（一个可进行反馈的黑盒子）的驾驶员反馈技术已经在美国部分

地区得到了应用。大量的研究[50,51]表明，该装置在驾驶行为方面以及车辆安全性方面已经有了显著的提高。此类装置向驾驶员提供实时和及时的反馈。驾驶员表现的数据记录也在优化紧急医疗服务地面转运环境里的安全性方面给人们带来了极大的希望。这些装置被证明可用来减少安全带的数量以及紧急医疗服务人员超速的数量，减少车辆碰撞事故的数量和严重性，并且将车辆保养费用降至最低。若妥当使用，这些装置不仅成本效益高，而且单单在车辆保养节约费用方面就可以做到六个月以内回本。研究表明。它们可对安全性、成本效益以及反应时间进行优化。现在市场上已经出现众多该类型的装置。目前也有部分智能手机系统可将智能手机转变为车队管理工具，从而向驾驶员提供实时反馈并提高他们的安全表现，同时消除他们收发短信和接打电话带来的危害。这些都在2012 年紧急医疗服务安全系统峰会和 2013 车队远程信息处理研讨会[4]上由美国运输研究委员会-航空技术局所颁布的第 10(5) 条进行了描述。

其他设备可用来向驾驶员和车辆提供视频捕捉。这些装置似乎更容易打扰驾驶员，并且也需要大量的行政负担来进行监控和反馈。它们似乎对主动处理危险驾驶做法没有太大的影响力，并且可能尚未通过独立的同行评审。

在部分客运车辆上可用的智能转运系统技术可以向驾驶员提供潜在的道路或其他车辆危险的预警。可以通过汽车仪表盘进行通知，或者投射到挡风玻璃上进行通告。这些技术还没有与日常地面紧急医疗服务车辆整合到一起。经改良的车辆稳定系统已被证明在预防溜车、提高车辆转弯控制或高扭矩转弯方面颇有成效，但是尚未与地面救护车辆相整合。

其他装置，如可与道路信号进行互动的系统，已经在部分地区试运行，并且已获得了一些成功[53]。然而，它们在其他环境中的适用性、实用性以及长期有效性尚未得到证实。

人体工程学和生物危害

很多行业都存在大量的人体工程学研究，无论该研究处于静止状态还是活跃状态。然而目前为止，仅有数篇有关地面救护转运环境下的人体工程学的论文经同行审查后出版，而且 2005 年前这方面的论文几乎没有被发表过[54]。

对人体工程学进行充分的了解大大有助于提

64. 地面救护转运安全性

高和优化地面救护车辆设计的安全性。该人体工程学问题与汽车安全方面相互交织,确保提供商可在无汽车安全危害的情况下执行他们的任务,这才是重中之重。鉴于救护车辆所执行任务的复杂性,尤其是在地面转运环境下,是非常适合进行人体工程学评估和分析的。举个例子,针具处理箱应该放置在哪里?最佳意外伤应急处理装置又是什么?供应商该如何移动和抬举病患,使得他们可以进出地面车辆?在救护车中,是否坐着伸手就能触及病患和设备?每年都要进行成百上千万的紧急医疗服务转运,并且出现成千上万例工伤。很多工伤都是与地面救护车辆里或周边的糟糕的人体工程学设计相关,以及与来自处置病患的挑战相关。

个人防护装备(PPE)主要被设计用来进行生物危害保护。机械性损伤和与转运相关的伤害也会给提供商本身带来巨大的风险。非常重要的是,个人防护装备应该被设计用来保护提供商免受其接触的风险的危害,不管该风险是生物危害还是身体伤害——并且个人防护装备的这两个方面应该是兼容的。同样重要的是,车辆设计之初就要考虑对体液进行适当的去污,并且也能对车辆表面进行高效、容易的清洗。重要的是,要确保生物危害防护服可与紧急医疗服务地面转运中的其他安全和防护问题进行有效的结合。

医疗服务惯例、政策和车队管理

尤为关键的是,航空医学服务领域的领导层要接触不同的地面转运伙伴,并与之进行合作,以便和其决策者建立一种互相协助的工作关系。在航空和地面人员以及其管理之间建立亲密、信任的关系是极为关键的。在将航空转运领域的安全惯例和监管顺利地平移至地面转运时,应对病患、供应商的安全以及公共安全予以相同的重视。

地面救护车转运中的一个方面——即医疗转运供应商结构良好的惯例和政策——使得对安全性的处理与很多其他车辆转运相比变得更为容易。人员和病患安全性方面的意识与措施也是航空医学环境所理解和应用的典范。颇具讽刺意味的是,严格的安全预防措施、监控和监督已经被接纳为航空紧急医疗服务的一个重要组成部分,但是目前却未被相同的项目和医疗主管、甚至相同的人员引入到地面转运环境中。航空医学主管应该对其项目在地面转运中使用的车辆类型进行全面了解。他们应熟知对于地面车辆极为重要的安全问题。在

为航空医学服务制订安全计划时,也应将地面车辆的安全问题考虑在内。

基本上,地面紧急医疗服务提供商是一群高度负责任的群体,并且对其工作表现受到常规、严密的监控已经习以为常。他们也已经对遵循高度结构化的政策和程序习以为常了,尤其是在医疗转运方面。他们非常期盼严密的监督和审查。严密的监督和审查似乎也延伸到了地面车辆运行和安全方面。

确定与车辆安全性相关的最佳安全措施对于地面紧急医疗服务来说是一个挑战[13,14,15]。长久以来,救护车辆都未遵循机动车辆安全标准(FM-VSS),并且完全未遵守联邦机动车安全管理法。情况确实如此,即使早在 1979 年[55]国家运输安全委员会就曾建议其要遵守以上标准和管理法。然而,目前同行评审文献中有充足的数据可用来处理数据驱动型安全性方法和实用政策。通过访问联邦机动车安全管理法的网站,我们可以获取有价值的安全信息,尤其是有关手机使用的政策和工作时间方面的信息。

另外,有大量的驾驶员培训课程可对驾驶员的表现和车队的安全性进行优化。其中一个课程叫做紧急车辆运营商课程(EVOC),是 1979 年国家运输安全委员会[38]所推荐的课程。该课程是专家小组所开发的有关危险和安全意识的驾驶员培训项目。虽然目前已经有多个方案蓄势待发,但是紧急车辆运营商课程在全美并非是强制性的,并且它的成效也未经过独立分析。直到美国安全工程师协会/美国国家标准协会 Z15 标准[29]问世,全美范围内才有个别针对总体紧急医疗服务车队和驾驶员行为安全管理的指南出现。例如,国家紧急医疗服务协会和认证机构——救护车服务认证委员会(CAAS)以及医疗转运系统认证委员会(CAMTS)——向救护车服务的管理提供指导和认证。虽然目前在国家紧急医疗服务公务员协会(NASESCO)和救护车服务认证委员会(CAAS)的支持下制订了更为全面的标准和指导方针,但上述机构的指导方针涵盖了范围宽广的救护车服务管理,并且提高了有关救护车辆安全问题的意识。

在大洋洲及太平洋地区,目前存在具体的救护车安全设计和检测标准-AS/NZS 4535:1999[56],另外在欧洲还有 CEN 标准 EN1789:2002[57]。两者都是真正的安全性能标准,专注于车辆设计、约束系统完整性、安全性能检测、乘客保护以及动态碰撞

测试。CEN 标准也对救护车辆改装的防撞性进行了测试。专门针对救护车辆的美国指导方针符合有关综合服务管理(GSA)中 KKK 标准生命救护之星[58]制订的联邦采购规范。这些规范属于采购规范,而不是安全性能标准。与国际标准相比,这些采购规范并未解决防撞性问题,也没有解决有关设备或乘客约束、安全性或性能方面的问题。然而,不管是美国国家防火协会 1917 年标准[59],还是救护车服务认证委员会(CAAS)的项目都不是专门作为技术安全性能标准而进行使用。对于救护车中的儿童转运,也有"注意事项"的指导方针[42],虽然其未解决车辆设计或安全性能的问题。但是它们是实用的指导方针,可用来对救护车转运儿童病患的安全性进行优化。最近有一项旨在解决儿童转运的报告得到了发表,然而该报告主要是由医疗保健提供商编纂的,其中缺乏来自相关的科技汽车安全工程专家或技术文献中的实质输入。其中所建议的大量措施都与已出版的车辆安全文献相互冲突。

直到美国国家标准协会和美国安全工程师协会[30]车辆标准(2006 年 3 月初次发表)出现后,美国才出现了针对包含紧急医疗服务车辆在内的车辆管理的国家标准。美国安全工程师协会/美国国家标准协会的 Z 15.1[29]。车辆管理标准是一个巨大的进步,并且向车队的安全监管和安全管理工作提供了一个全面的模板。除了紧急医疗服务特有的安全措施,如安全驾驶措施、红灯处完全停车、停止标志以及对紧急车辆运营商课程的需求,可以说该标准是一个非常有价值的附属文件。

创新

2006 年以来的几年内,地面医疗转运安全方面在很多领域——如方法、标准、科技和设计方面已经取得了极大的进步。相关科技发展的变化速度也是相当之快。目前,无线生理传感器已在紧急医疗服务环境中得到了试用。2006 年几乎还不为人所知的智能电话和平板现在已经普遍存在了,并且在安全创新方面扮演着重要角色。目前已经有基于平板的科技工具对无线生理传感器、车辆开关和车队管理进行了整合。车辆设计开始将此类简化救护车设计的技术潜能进行整合。当谈到救护车的设计时,我们目前可获得更好、更安全、更廉价的技术。紧急医疗服务安全基金会的创新设计

模块(INDEMO)工程就是一个明显的例子。虽然救护车设计从 20 世纪 60 年代至今都没有什么变动,但是随着转运业对快速发展的车辆科技创新做出调整,救护车设计的安全性标准也在快速发展[62]。然而,因为多种被冠以安全创新名号的设计在经技术同行审查后发现徒有虚名,甚至在有些情况下还有倒退的趋势,所以我们要对安全创新持谨慎态度[63]。另有更多液态的、高效的、划算的工具可用于安全发展的交流——如,在线研讨会和播客,更重要的是,我们还可利用推特和其他社交媒体。

针对紧急医疗服务安全信息的评估

优化地面救护转运安全所面临的真正挑战之一就是如何对安全信息的可靠性和客观性进行评估。这是个复杂的、涉及多学科的领域,因为大量相关的技术信息和同行审查文献都是工程、人体工程学、安全性和其他非紧急医疗服务的文献[13,16]。这就使得航空医学主管很难赶上当前强调地面救护车辆安全性的发展。

虽然在上述环境中所呈现的安全工程学科中客观的、基于数据的信息仍很重要。但为了解决该问题,参考截止到 2006 年举办的科学会议中有关地面转运安全性的出版物和介绍是大有裨益的。

令人鼓舞的是,在国家科学院、医学科学院和工程科学院的美国运输研究委员会-航空技术局 10(5)的框架下,已经建立了类似于航空医学学科中建立的特定国家安全峰会[2]。此种独立的、基于技术的跨学科的举措就是向前迈进的一大步。本书的早期版本曾提出,以地面转运安全相关的不同的学科和基础设施(如工程学、汽车安全和防撞性)为代表的、用于地面转运的航空医学措施,将会成为一个重要的、非常有价值的方法。目前,按照航空技术局 10(5)条例进行的三次安全峰会(2008、2009 和 2012 年[3])(图 64-1)以及 2015 年即将进行的峰会的医疗转运/紧急医疗服务安全小组委员会已经证明了此类措施的重要性。该重要性已被成百上千的下载文件和音频所证明。

每隔数年举行的、旨在将地面和航空转运安全联系在一起的峰会都会向参与地面车队管理的人员提供一个听取航空领域的最新措施和管理发展情况的机会,反之亦然。这会促使航空环境中的安全措施和监管方法向地面转运迁移。

64. 地面救护转运安全性

图 64-1 扫此二维码可获取按照航空技术局10（5）条例进行的 2012 年紧急医疗服务安全峰会的多媒体文档（tagr. com/t/V4RBJj）

而且，使用已创建的、基于网络的资源，诸如由笔者创建的信息门户网（http://www. objectivesafety. net），以及参与紧急医疗服务安全基金会（http://www. EMSSafetyFoundation. org）这样的独立的、跨学科的联盟，有助于促进我们接近科技最前沿、获取当前实用的科技信息。

总结

与航空救护转运的安全文化以及综合安全监管相比较，地面救护部分仍然缺少安全标准和安全监管。因此，对于航空医学主管来说，熟悉地面转运中的风险和危害、具备将危害最小化和优化安全性的知识和资源是极为重要的。而以上两方面都与设计、措施和政策相关。地面转运的目标就是获取一个可对安全性进行优化的综合的、系统的方法。虽然安全文化是一种有用的管理理念——但最重要的是要给地面转运安全性系统提供一个详细具体的指南。

已经确定如下的地面转运风险和危害：提供商和其他就座乘客未使用安全带；未给病患使用斜跨式安全带；未对设备进行固定，以及使用了不符合人体工程学的方法。此外，救护车辆的设计、布局和防撞性方面也面临着挑战。其他已经确认的与车队管理相关的风险如下——超速、使用灯光和鸣笛、未在停止标志或红灯处停止车辆以及驾驶员过往的表现。

目前，有若干简单的解决方案可对技术、措施、政策以及优化设计方面的问题进行处理：

- 执行综合性安全方案和基本政策，如保证安全带的最佳使用、安全驾驶措施、严格的十字路口安全政策以及可确保对所有设备都进行固定的政策。以上都是提高安全性能的关键的、划算的做法。
- 新修订的 Z15 标准是一个非常有价值的工具，可用于设计和保持病患转运系统中地面车辆部分的安全方案和安全监管。
- 使用诸如"驾驶员反馈盒"或者智能手机平台监控和反馈装置之类的科技对安全驾驶和车辆处理进行优化已经被证明是非常有效的。
- 应考虑利用创新设计模块中所列举的高效的、创新的和科技驱动型设计。除了这些安全倡议，还应使用个人防护设备，如合适的头部保护装置和警示反光衣。
- 应利用现存的跨学科转运技术资源，包括联邦机动车安全管理法和美国转运研究委员会-航空技术局10（5）条例。

以上皆为可对地面转运的安全性进行优化的有用工具，并且其对地面转运与航空医学进行同样严格的监督。

参考文献

1. Overton JW, Frazer E, ed. *Safety and Quality in Medical Transport Systems: Creating an Effective Culture Commission on Accreditation of Medical Transport Systems.* Surrey, United Kingdom: Ashgate Publishing; 2012.
2. National Academies Transportation Research Board's EMS and Medical Transport Subcommittee ANB 10(5). Objective Safety website. http://www.objectivesafety.net/TRBSubcommittee.htm. Accessed on September 16, 2014.
3. National Academies Transportation Research Board's EMS and Medical Transport Subcommittee ANB 10(5), 2012 EMS Safety Systems, Strategies and Solutions Summit. EMS Safety Foundation website. http://www.emssafetyfoundation.org/2012TRB-SummitMultimediawithLinksBW.pdf. Accessed on September 16, 2014.
4. Transportation Research Board EMS Subcommittee ANB10(5) Fleet Telematics Seminar, March 6, 2013. https://www.youtube.com/watch?v=cGjiRzGIMJs. Accessed on September 16, 2014.
5. Meier B, Saul S. Fatal crashes provoke debate on safety of sky ambulances. *New York Times.* February 28, 2005.
6. Helliker K. Safety record of air ambulance industry under scrutiny. *Wall Street Journal.* March 4, 2005.
7. Levin A, Davis R. Surge in crashes scars air ambulance industry. *USA Today.* July 18, 2005.
8. Auge K. Colorado to require air ambulance licenses. *Denver Post.* January 25, 2006.
9. Miller L. Board: Air ambulance accidents needless. Air ambulance accidents should not have happened. *Associated Press, ABC News.* 25 January 2006.
10. Leib J. Feds support tougher standards of safety for air ambulance flights. *Denver Post.* January 26, 2006.

11. National Transportation Safety Board (NTSB). Special investigation report on emergency medical services operations. *Aviation Special Investigation Report.* (NTSB Number SIR-06/01, NTIS Number PB2006-917001). 2006.

12. Baker S, Grabowski JG, Dodd R, et al. EMS helicopter crashes: What influences fatal outcome? *Annals of Emergency Medicine* 2006;47(4):351-356.

13. Levick NR. Hazard analysis and vehicle safety issues for emergency medical service vehicles: Where is the state of the art? American Society of Safety Engineers Proceedings, June 2006.

14. Levick NR. A Crisis in Ambulance Safety. *Emergency Response and Disaster Management* 2002;4:20-22.

15. Levick NR. New frontiers in optimizing ambulance transport safety and crashworthiness [editorial]. *The Paramedic.* December 2002;4: 36-39.

16. Levick NR, Mener D. Searching for ambulance safety: Where is the literature? *Pre-hospitalEmergency Care.* January/March 2006;10(1)

17. Federal Motor Vehicle Safety Standards (FMVSS), Dept Transportation, National Highway Traffic Safety Administration (NHTSA), Docket No. 92-28, Notice 7.

18. Maguire BJ, Hunting KL, Smith GS, Levick NR. Occupational fatalities in emergency medical services: A hidden crisis. *Ann Emerg Med.* 2002;40:625-632.

19. Becker LR, Zaloshnja E, Levick N, Miller TR. Relative risk of injury and death in ambulances and other emergency vehicles. *Accident Analysis and Prevention.* 2003;35:941–948.

20. Levick NR, Better AI, Grabowski JG, Li G, Smith G. Injury Hazards in Pediatric Ambulance. [poster presentation]. Pediatric Academic Societies and American Academy of Pediatrics Joint Meeting. Boston, MA. May 2000.

21. NR, Li G, Yannaccone J. Biomechanics of the patient compartment of ambulance vehicles under crash conditions: testing countermeasures to mitigate injury, [technical paper 2001-01-1173] Society of Automotive Engineering (SAE International website) http://www.sae.org (type ambulance crash into search engine). March 2001. Accessed on September 16, 2014.

22. Levick NR, Li G, Yannaccone J. Development of a dynamic testing procedure to assess crashworthiness of the rear patient compartment of ambulance vehicles. Enhanced Safety of Vehicles, [technical paper series, paper # 454]. http://www-nrd.nhtsa.dot.gov/pdf/nrd-01/esv/esv17/proceed/00053.pdf. May 2001. Accessed on September 16, 2014.

23. Levick NR, Donnelly BR, Blatt A, Gillespie G, Schultze M. Ambulance crashworthiness and occupant dynamics in vehicle-to-vehicle crash tests: Preliminary report. Enhanced Safety of Vehicles [technical paper series, paper # 452]. http://www-nrd.nhtsa.dot.gov/pdf/nrd-01/esv/esv17/proceed/00012.pdf. May 2001. Accessed on September 16, 2014.

24. Levick NR, MD MPH, Grzebieta R. Ambulance crashworthiness frontal impact testing. International Enhanced Safety of Vehicles, [technical Paper, 09-0471]. Stuttgart, Germany. Objective Safety website. http://www.objectivesafety.net/LevickESV2009FrontalCrashtests-09-0471.pdf or http://www-nrd.nhtsa.dot.gov/pdf/esv/esv21/09-0471.pdf. June 2009, Accessed on September 16, 2014.

25. SAE J3027: Ambulance Litter Integrity, Retention, and Patient Restraint SAE International website. http://standards.sae.org/j3027_201407/. 2014, Accessed on September 16, 2014.

26. SAE J3043: Ambulance Equipment Mounts. SAE International website. http://standards.sae.org/j3043_201407/. 2014. Accessed on September 16, 2014.

27. SAE J3026: Ambulance Patient Compartment Seating Integrity and Occupant Restraint. SAE International website. http://standards.sae.org/j3026_201408/. 2014. Accessed on September 16, 2014.

28. SAE J3059: Ambulance Patient Compartment Seated Occupant Excursion Zone Evaluation, Work in Progress (WIP). SAE International website. http://standards.sae.org/wip/j3059/. Accessed on September 16, 2014.

29. 30ANSI Accredited Standards Committee. ANSI/ASSE Z15.1-2012 Safe Practices for Motor Vehicle Operations. Initial publication February 2006, revised 2012.

30. Reichard AA, Marsh SM, Moore PH. Fatal and nonfatal injuries among emergency medical technicians and paramedics. *Prehosp Emerg Care* Oct-Dec 2011;15(4):511-517.

31. Safe Emergency Transport of Neonatal Patients (SETONP) Neonatal Transport Systems Safety Concepts, 2014 White Paper [draft]. http://www.EMS-SafetyFoundation.org/prelimSETONP.pdf. Accessed on September 16, 2014.

32. Auerbach PS, Morris JA, Phillips JB, Redlinger SR, Vaughn WK. An analysis of ambulance accidents in Tennessee. *JAMA* Sept 1987;258(11):1487-90.

33. Centers for Disease Control (CDC), Ambulance crash-related injuries among emergency medical services workers in United States, 1991—2002. *MMWR.* February 28, 2003;52(08):154-156.

34. Kahn CA, Pirrallo RG, Kuhn EM. Characteristics of fatal ambulance crashes in the United States: an 11-year retrospective analysis. *Prehosp Emerg Care.* Jul-Sep 2001;5(3):261-9.

35. Ray A, Kupas D. Comparison of crashes involving ambulances with those of similar sized vehicles. *Pre-hospital and Emergency Care.* Dec 2005;9:412-415.

36. Heick R, Peek-Asa C, Zwerling C. Occupational Injury in EMS: Does Risk Outweigh Reward? (Abstract #121840) American Public Health Association, Dec 2005.

37. Levick NR. Transportation safety performance—how does EMS compare to commercial fleets? [poster presentation]. NAEMSP, January 2009. Objective Safety website. http://www.objectivesafety.net/NAEMSP2009TransportComparisons.pdf. Accessed on September 16, 2014.

38. Levick NR., USA ambulance transport safety challenges - what are we really measuring? International Congress on Emergency Medicine (ICEM) 2010 Annual Meeting, Singapore, 2010. Objective Safety website. http://www.objectivesafety.net/ICEM-2010poster.pdf. Accessed on September 16, 2014.

39. Best GH, Zivkovic G, Ryan GA. Development of an effective ambulance patient restraint. *Society of Automotive Engineering Australasia Journal.* 1993; 53(1):17-21.

40. Levick NR, Winston F, Aitken S, Freemantle R, Marshall F, Smith G. Development and application of a dynamic testing procedure for ambulance pediatric restraint systems. *Society of Automotive Engineering Australasia.* March/April 1998;58(2):45-51.

41. Associated Press. Girl, Medics Injured in Crash. *Hartford Courant.* October 6, 1999.

42. White J. Roll Over Crash Kills Medical Technician. *Washington Post*, Metro section. March 17, 2001.

43. Ohio EMT admits to using cellphone GPS in fatal crash. EMS1.com website. http://www.ems1.com/ambulance/articles/1991321-Ohio-EMT-admits-to-using-cellphone-GPS-in-fatal-crash/. September 16, 2014. Accessed September 16, 2014.

44. Richardson SA, Grzebieta RH, Zou R. Development of a Side Facing Seat and Seat Belt System for the Australian Army Perentie 4 x 4. *Int. J. of Crash.* 1999;4(3):239-259.

45. Biggers WA, Zachariah BS, Pepe PE. Emergency medical vehicle collisions in an urban system: *Prehospital and Disaster Medicine.* 1996;11:195-201.

46. EMS Safety Foundation. Innovation Design Module (INDEMO) project. http://www.INDEMO.info. Accessed on September 16, 2014.

47. Levick NR, Garigan M. Head protection: Are there solutions for emergency medical service providers? (Abstract #117405). American Public Health Association, Dec 2005.

48. Levick NR, Garigan M. A solution to head injury protection for emergency medical service providers. International Ergonomics Association proceedings. July 2006.

49. Worker Visibility Act. (23 CFR Part 634, Worker Visibility). November 21, 2008

50. De Graeve K, Deroo KF, Calle PA, Vanhaute OA, Buylaert WA. How to modify the risk-taking behaviour of emergency medical services drivers? *Eur J Emerg Med.* 2003;10(2):111-116.

51. Levick NR, Swanson J. An optimal solution for enhancing ambulance safety: Implementing a driver performance feedback and monitoring device in ground ambulances. 49th Annual Conference of the Association for the Advancement of Automotive Medicine Proceedings. 2005.

52. Integrated Project, Preventive and Active Safety Applications. PReVENT IP Liaison. http://www.prevent-ip.org/ - PR-07000-IPD-050131-v10-ERT-report on national and international cooperation, D7.11. 2005

53. Intelligent Transport Systems (ITS). Traffic Signal Preemption for Emergency Vehicles: A Cross-Cutting Study. NHTSA. January 2006, US Department of Transportation website. http://www.itsdocs.fhwa.dot.gov//JPODOCS/REPTS_TE//14097.htm. Accessed on September 16, 2014.

54. Ferreira J, Hignett S. Reviewing ambulance design for clinical efficiency and paramedic safety. *Applied Ergonomics.* 2005;36:97-105.

55. National Transportation Safety Board (NTSB). Highway accident report., (NTSB Number: HAR-79/04, NTIS Number: PB-296889/AS). NTSB website. http://www.ntsb.gov/publictn/1979/har7904.htm. May 3, 1979. Accessed on September 16, 2014.

56. Joint Standards Australia/Standards New Zealand Committee ME/48 on Restraint Systems in Vehicles, Standards for Ambulance Restraint Systems, (AS/NZS 4535).1999.

57. European Ambulance Restraint Systems Standards CEN, European Committee for Standardization (EN 1789).2007.

58. General Services Administration. Federal Ambulance Specification KKK-A-E 1822. Automotive Commodity Center, Federal Supply Service. 2002.

59. NFPA 1917:Standard for Automotive Ambulances. NFPA website. http://www.nfpa.org/codes-and-standards/document-information-pages?mode=code&code=1917. 2013. Accessed on September 16, 2014.

60. Do's and Don'ts of Transporting Children in Ambulances (Federal guidelines for child restraint for ambulance transport). EMSC/NHTSA. http://www.nhtsa.dot.gov or http://www.emscnrc.org. December 1999. Accessed September 16, 2014.

61. Air Medical Service Accident Analysis team. *Air Medical Accident Analysis: Final Report,* Alexandria, VA: Helicopter Association International; 2001.

62. Levick NR, et al., "Safety and operational innovation: Integrating global best practice and interdisciplinary technical expertise into ambulance design" [poster presentation].NAEMSP. EMS Safety website. http://www.emssafetyfoundation.org/NAEMSP-2012poster.pdf. 2012. Accessed on September 16, 2014.

63. Levick NR, Grzebieta R. Engineering analysis of 'safety concept' ambulances [poster presentation] NAEMSP, Objective Safety website. http://www.objectivesafety.net/NAEMSP2009SafetyConcept.pdf. January 2009. Accessed on September 16, 2014.

推荐阅读和其他资源

1. Overton J, Frazer, E. Safety and Quality in Medical Transport Systems. (CAMTS).Ashgate; December 2012. http://store-t1h3x1c.mybigcommerce.com/safety-and-quality-in-medical-transport-systems/.

2. Federal Motor Carrier Safety Administration (FMCSA) website. http://www.fmcsa.dot.gov/.

3. Worker Visibility Act (23 CFR Part 634, Worker Visibility). November 21, 2008.

4. Transportation Research Board EMS Subcommittee ANB10(5) Fleet Telematics Seminar, March 6, 2013. https://www.youtube.com/watch?v=cGjiRzGIMJs

5. 2012 EMS Safety Systems, Strategies and Solutions Summit. EMS Safety Foundation website. http://www.emssafetyfoundation.org/2012TRBSummit-MultimediawithLinksBW.pdf.

6. EMS Safety Foundation Innovation Design Module, INDEMO website. http://www.INDEMO.info.

7. Safe Emergency Transport of the Neonatal Patient, SETONP White Paper, 2014. EMS Safety Foundation website. http://www.EMSSafetyFoundation.org/prelimSETONP.pdf. ANSI/ASSE Z15.1-2012 Safe Practices for Motor Vehicle Operations.

8. EMS Safety Info Portal website. www.objectivesafety.net. (Note: At this site, current peer reviewed scientific papers are referenced, and there are recorded presentations from peer reviewed and other symposia that can be accessed, as well as links to other print and electronic resources.)

65. 对通用航空的介绍

Michael Jasumback, MD

引言

"通用航空"这一术语描述的是包括私人航空、休闲航空、农业经营、通勤和按需运行在内的航空领域。通用航空通常不包括航空公司和定期客运航班。在考虑以上限制条件后，我们可认为航空医学服务就是通用航空的一部分。

本章将对在航空医学服务中所应用的航空领域的通用规则和规定进行叙述。紧接着，将对适用于固定翼飞机和直升机运行的天气问题进行讨论；然后再对航空交通管控系统进行研讨。之后，本章将对选择飞机的若干通用规则以及航空医务员、飞行员和维修人员所起的作用进行讨论。

制度和条例

联邦航空条例

所有的民用（非政府）航空都受联邦航空条例（FARs）的管控。更确切地说，是受美国联邦法规14 1~198部分的约束。该制度涵盖了航空领域的各方面，包括航班运行、飞机和机组人员认证、维修、空域描述、机场运行和标志、飞行员培训以及其他细节。在大多数情况下，通用航空与第91部分和第135部分的运行事宜密切相关，并且与涉及飞机维修和机组人员认证的特殊部分相关。

联邦航空条例的第91部分对所有飞行都必须遵守的通用运行规则进行了描述。该条例包括通用设备要求、加油要求和飞行高度等事宜。第91部分也对飞行员的职责和权限，对仪表飞行规则（IFR）和目测飞行规则（VFR）的天气要求进行了定义。第91部分还对飞机仪表要求以及对于非商业飞机的特定维护和检查问题做了进一步的规定。最后，第91部分还将紧急事件的管理、紧急事件中的通讯以及机长的责任和职责等相关条例包括在内。

第135部分对通勤飞机和按需运行做出了进一步的规定。该部分包括航空医学转运、出租飞机、航空货运运行以及其他补偿性运行。务必要注意，当按照第135部分进行运行时，第91部分的所有制度仍有效力，故必须遵守该部分的条例。

按照第135部分进行运行时，承运人必须获取根据联邦航空局第135部分规定的空运承运人执照，遵守第91部分和第135部分规定的所有制度，并且必须具备联邦航空局批准的一系列操作规范。与第91部分的制度相比，第135部分的条例有着更强的限制性。总体来说，操作规范对于运营商也更为严格和具体。

第135部分中包括了若干详细的条例，涵盖了自动驾驶的使用、对乘客的概述、地形提示和警报系统以及附加的设备要求。与第91部分相比，第135部分中有关最低高度、维护、飞行员资历、检测和培训的条例更加严格。

也许在第135部分的条例中，最值得人们注意的重要部分就是135.261~135.273中所制订的飞行任务时间和休息要求。这将飞行员在任何24小时时段内的飞行时间限定在了八小时之内，并且在此之前和之后都要有10小时的休息时间。在某些情况下，该飞行时段可以进行延长，同时休息时间也相应地进行延伸。此外，此条例也对任何季度和年份中按照第135部分运行的飞行员的总累计商业飞行时间做出了规定。

第135部分第271条对直升机紧急医疗疏散服务（HEMES）中的飞行时间和机组人员休息时段的问题进行了详细阐述。同样地，该条例也对飞行机组人员的任务时间和休息时段进行了规定，但是该条例将机组人员在医院里的总时间也纳入了进来。此外，直升机紧急疏散服务中机组人员的休息时间被削减至8小时，而非原来的10小时。

至于机组人员，应该注意的是，根据联邦航空局的规定，航空医务员通常不被认为是"机组人员"或"空中乘务员"。事实上，除飞行员以外的航空医务员都被联邦航空局视为乘客。

操作规范

所有符合第135部分条例的执照持有人都被

要求拥有操作规范。这些规范对于拥有它们的特定运营商起着如同条例般的约束力。与联邦航空条例相比,这些操作规范可能更严格、也可能更宽松,这是因为它们对于持有规范的运营商有着明确的规定。例如,第135部对在仪表飞行规则情况下使用的飞机类型进行了限制。操作规范可能会颁发给使用未经第135部分批准的机场的运营商。

航空信息手册

航空信息手册(AIM)是由联邦航空局发布的手册,其主要功能是作为飞行员的教科书。它包括与导航、天气、机场和标记、航空交通管制和措施以及紧急程序和飞行问题的安全性相关的章节。航空信息手册被认为是非强制性的法定标准,但是航空机组人员在身处险境时往往不按照航空信息手册的规定进行处理。

航行通告

航行通告(给飞行员的通告)是提供给飞行员的通告。该通告告知飞行员关键时间的航空信息。飞行员按照联邦航空局发布的图表、程序和机场信息来执行飞行计划。该信息按需定期进行更新。然而,当空域、图表或者机场功能临时发生变化时,或被官方出版物排除在外时,就会发布航行通告。飞行员在飞行前要求对航行通告进行核查。

天气

天气问题对于理解通用航空和飞行操作是至关重要的。天气情况经常能决定是否可进行某次特别飞行以及此次飞行需遵守什么样的制度。当飞行路线沿线的天气处于仪表气象条件下时,此时可应用仪表飞行制度(通常简称IFR)。目测飞行制度(通常简称VFR)适用于整条飞行路线都处于目测气象条件的时候。根据飞行路线上遇到的气象条件,单程飞行可使用部分仪表飞行制度和部分目测飞行制度。也可利用飞行计划去确定是否去制订仪表飞行计划,以及是否此次飞行可同时包括仪表飞行制度和目测飞行制度。

用来进行航空决策的天气必须来自经过批准的来源。最常见的来源就是联邦航空局或美国国家气象局的航空专用资料。在极少数场合中,飞行员可能需要自己充当天气观察员。绝大多数航空天气报道都来自由联邦航空局或美国国家气象局

管理的机场或其他地点。这些报告可自动或手动生成,并且通过无线电和网络进行传播。

在第91部分中,目测气象条件通常被定义为离云层5km(3英里)和305m(1000ft)的目测距离,但是第135部分中的运行要求目测距离为3km(2英里),并且随着空域不同而改变。而且,第135部分对直升机在目测飞行规则下参照地面进行飞行做出了限制。在目测飞行规则下,并未对飞行计划作出要求,但在第135部分中,任何飞行都必须将适用的目测飞行规则的飞行计划信息报备给运行中心。

大多数进行短距离飞行的直升机和众多固定翼都是按照目测飞行规则飞行的。与仪表飞行规则下的运行相比,目测飞行规则考虑了更多的最短航线和低飞行高度。这就使得目测飞行在时间和燃油方面的效率更高。

仪表气象条件指的是任何不属于目测气象条件的条件。因此,在135部分中,任何小于3km(2英里)的能见度,或是飞行路径中包含穿越305m(1000ft)的云层情况下,必须按照目测气象条件进行飞行。仪表飞行规则需要有一个飞行计划。仪表飞行计划中包括飞机识别、速度、巡航高度、飞行路线、目的地、备选目的地以及对飞机、出发和飞行时间的描述。仪表飞行计划对飞行路线进行规划,并且根据可使用的设备情况,确定本次飞行是否为直航。

对仪表气象条件的重要考虑还包括目的地的预测天气、雷电规避以及结冰条件。根据所飞往的目的地的预测天气,飞行员决定是否应选择备用机场以及告知备用机场其飞行计划。这反过来又决定了此次飞行所需的燃油量。至于结冰情况,仅有经认证的飞机可以飞入已知结冰区域。这就大大限制了直升机在仪表条件下飞行至有较低结冰风险的地区,因为商用直升机几乎都未被批准飞入已知的结冰区域。

航空交通管制和空域

广义上来讲,航空交通管制中心(ATC)指的是在管制区域内提供安全、有序、高效的航空交通运行的机场塔台、飞行服务站、进场控制中心的结合体。根据环境可将管控空域分为五类。分类如下:

- A类:介于5486.4m(18 000ft)到182 880m(600 000ft)之间的所有空域

- B 类：大型机场周边，总高度达 3048m（10 000ft）的空域
- C 类：中型机场周边、总高度达 1219.2m（4000ft）的空域
- D 类：小型机场周边、总高度达 1219.2m（4000ft）的空域
- E 类：未列入以上各类的几乎所有其他空域

非管控空域——G 类——主要出现在雷达尚不能覆盖的美国西部区域。在非管控空域以及 E 类空域进行的目测飞行规则下的飞行不要求与航空交通管制中心进行通讯。仪表飞行规则下的所有飞行都需要与航空交通管制中心进行通讯交流。

在仪表飞行规则下，航空交通管制要负责飞机的间隔、协调多架飞机进场以及监管途中操作。根据仪表飞行规则进行的操作要求飞行员要与航空交通管制中心之间进行不间断的通讯交流。在特定的情况下，该通讯交流可在飞往非管制机场的飞行中发生中断。

有关飞机的考量

我们必须根据要飞行的环境，以及所要求的最常见的转运类型去选择航空医学转运中所用的飞机。在此环境下有必要将动力装置考虑在内，因为每个动力装置在不同的环境下才能最高效地运转。同时也必须考虑到结冰这一问题，因为其决定了在结冰条件下能使用哪种飞机。

事实上，航空医学转运中所使用的直升机都是涡轮驱动的。这类引擎的重量/功率比有助于旋翼飞机的飞行。此外，它们非常可靠，因此允许我们使用相对安全的单引擎直升机，虽然为了保险起见，很多运营商更青睐双引擎飞机。

与此相反，航空医学转运中所使用的固定翼飞机可能为活塞驱动、涡轮螺桨或涡轮喷射驱动的。此外，不管是单引擎还是多引擎固定翼飞机都被广泛应用于航空医学转运中。飞行距离较短、飞行高度较低时，活塞引擎的效率可达到最大；它们在 1828.8 ~ 3657.6m（6000 ~ 12 000ft）高度时最为高效。若高于该高度，如在大约 8534.4m（28 000ft）的高度时，涡轮螺桨更为高效。在更高的高度时，涡轮喷射式飞机的效率最高。

人员的作用

正如先前所讨论的，航空医学人员不被联邦航空局认为是"飞行人员"。机长应对飞行和飞行中的所有飞机操作的安全性能负全部责任，这已经在联邦航空条例第 91 部分第 3 条进行了描述。航空医务员担负着不同的责任，即对病患进行照顾。若以上责任在任何时候有所冲突，则应借助航空医学资源管理来确定应采取的行动方案。对于医疗主管和维修人员的作用的确定也是如此。当不同责任互相冲突时，本文其他篇章所描述的航空医学资源管理就是进行决策制订的基石。

总结

对通用航空的规则和条例有着大体了解对于全面理解航空医学运行是十分必要的。航空医学供应商并非存在于真空中，而是与飞行人员、维修人员、调度员以及航空交通管制处于复杂的关系中。影响非医疗供应商的条例也很复杂，但是只要大体上了解了它们的存在和程度，那么在航空医学转运中就可以进行更高效的交流和更优秀的表现。

推荐阅读

1. Federal Aviation Administration. *Federal Aviation Regulations.* US Government Printing Office website. http://ecfr.gpoaccess.gov/cgi/t/text/text-idx-?c=ecfr&tpl=/ecfrbrowse/Title14/14tab_02.tpl Accessed March 1, 2014. (Also available at www.faa.gov).
2. Federal Aviation Administration. *Aeronautical Information Manual.* FAA website.
3. http://www.faa.gov/air_traffic/publications/ Accessed March 1, 2014.
4. Federal Aviation Administration. *Pilots Handbook of Aeronautical Knowledge.* FAA website. https://www.faa.gov/regulations_policies/handbooks_manuals/aviation/pilot_handbook/ Accessed March 1, 2014.
5. Federal Aviation Administration. *Airplane Flying Handbook.* FAA website. http://www.faa.gov/regulations_policies/handbooks_manuals/aircraft/airplane_handbook/ on March 1, 2014.

66. 联邦航空局和航空医学转运

Matthew Rigsby, MS

Guillermo J. Salazar, MD, MPH

引言

联邦航空局(FAA)是联邦政府行政机构中的一个管理机构。该局为一个隶属美国运输部(US-DOT)的机构,经授权对全美民航和商业空间运行的各方面进行管理和监督。根据 1985 年的联邦航空法案,国家设立了联邦航空机构;然而,直到 1996 年其成为美国运输部的一部分时,联邦航空局才改为现名。

在安全和高效的保护之下,联邦航空局拥有数个职能,包括但不受限于:管理民航以促进安全、鼓励和发展民用航空工程、引入并促进新航空技术的发展、为民用、军用飞机发展和运行航空交通管制和导航、研究和发展美国国家飞机标准(NAS)、民用航空以及以及航空从业员的医师证明。

本章将对联邦航空局在监督、管理航空医学行业(包括飞行员的医师证明)所起到的作用进行深入研究。然而,本章将重点对直升机空中救护运行进行阐述。

联邦航空局直升机紧急医疗服务 (HEMS)特别小组的行动

直升机空中救护行业仍在持续扩大中。每年,成千上万的病患通过配备有训练有素的人员以及最新的、可在转运途中进行急救护理的医学监测系统和支持系统的直升机空中救护车进行转运。在美国,大多数直升机空中救护车都是由一名飞行员进行操作。因此该飞行员对确保医务员和病患的转运安全性负有终极责任。

在 2004 年 8 月,由于直升机紧急医疗服务(HEMS)联盟的快速扩大以及事故数量的惊人增加,联邦航空局创立了直升机紧急医疗服务特别小组,让其对政府以及行业进行审查和指导,以期减少直升机紧急医疗服务事故的数量。基于前期发现,该局制订并执行了一项行动计划,以减少事故数量、改善联邦航空局的证书管理进程。该特别小组持续对数据进行审查,并对各类建议进行更新。

其中一些建议将在下一章节进行讨论。

联邦航空局对 1998 年 1 月至 2004 年 12 月间的直升机紧急医疗服务事故进行的先期审查表明,可控飞行撞地(CFIT)、夜间飞行及由于疏忽而飞入符合仪表气象条件的天气都是直升机紧急医疗服务事故中的主导因素。在 27 起致人死亡的直升机紧急医疗服务事故中,21 起都发生在夜间飞行时。在 21 起夜间事故中,16 起最初都是在目测飞行规则下进行,之后由于疏忽而飞入了符合仪表气象条件的天气(IMC)中,从而导致可控飞行撞地发生。在该时间段内,大约 13 起事故都是由与维修相关的问题引起的。作为直升机紧急医疗服务特别小组行动的结果,航空局发起多种活动,对规章中并未要求的安全性进行改善。联邦航空局所发表的最突出的、旨在提高安全性以及向整个空中救护联盟施加影响的(主要针对直升机紧急医疗服务运行)行动和建议见表 66-1。

需要注意的是,虽然并非是联邦航空局直升机紧急医疗服务特别小组的一部分,直升机行业在 2006 年组建了国际直升机安全团队(IHST),进行数据收集、制订策略的工作,其目的是在 2016 年前将全球直升机事故减少 80%。该团队是参照了商业航空安全团队而组建的。后者已经大大减少了全美以及国际上的商业飞行死亡事故率。其成员包括联邦航空局、欧洲航空安全局、加拿大转运直升机运营商、直升机制造商和行业代表。

联邦航空局继续与直升机空中救护团队紧密协作,从而提高飞行运行、维修和直升机空中救护车的运行控制的总体安全性。直升机空中救护行业在 2003 年至 2008 年之间增长了 54%。截止到 2013 年 9 月,共有 970 架直升机和 331 架固定翼飞机[2]。相比之下,2008 年 9 月时共有 840 架直升机和 292 架固定翼飞机[3]。根据行业预估,每年直升机大约转运 400 000 名病患和移植器官,并且每年大约飞行 400 000 小时[4]。

第Ⅶ部分：航空与安全

表 66-1　在提高直升机紧急医疗服务安全性方面，按照时间顺序对联邦航空局做出的最突出的行动和提出的建议进行总结

- 与行业代表进行会晤：2004 年 8 月，联邦航空局与航空行业代表举行了会晤，就安全问题进行讨论并获得了反馈信息。代表们来自航空医学服务协会（AAMS）、国际直升机协会、国家紧急医疗服务飞行员协会以及其他与会运营商。

- 决策技巧：2005 年 1 月，联邦航空局发布了一则通告，旨在向安全检查员提供指导，去帮助运营商对飞行员和机械师的决策技巧、遵循程序以及机组人员资源管理规范进行评审。它包括联邦航空局和行业干预策略（8000.293 号通告，直升机紧急医疗服务运行）。此类原则在 2006 年 1 月 28 日发表的运营商安全警告（SAFO）06 001 中得到了进一步加强。

- 风险评估方案：2005 年 8 月 1 日，联邦航空局向检查员发布了一项指南。该指南旨在改进针对包括医疗人员在内的所有飞行人员的风险评估、风险管理工具和培训。（8000.301 号通告，直升机紧急医疗服务的运行飞线评估方案）

- 航空医学资源管理（AMRM）：2005 年 9 月 22 日，联邦航空局向运营商发布了一项指南，确定了航空医学资源管理（AMRM）培训的最低限度指南。该培训专注于飞行员、维修技师、航空护士、航空护理人员、医疗主管、特别小组成员（如新生儿团队）、通讯专家（调度师）、项目经理、维护人员、运行经理、后勤人员以及其他具体需要所确定的航空医学团队成员（AC No.00~64，航空医学资源管理）。

- 特殊重点检查项目：2005 年 9 月 27 日，联邦航空局发布了关于航空救护运营商检查和监督的修订版指标，并且特别关注运行管理、风险评估、设施和培训，尤其在远离凭证持有人的主要运行基地的异地进行的上述方面。

- 联邦航空局设立新办公室：2005 年 12 月，联邦航空局中进行飞行标准服务的航空转运部门设立了通勤、需求和培训中心分部（AFS-250），旨在处理有关第 135 部分和第 142 部分政策的问题。联邦航空局开始雇佣具有特定直升机经验的航空安全检查员，以期赶上行业增长的步伐。

- 失控（LOC）和可控飞机撞地（CFIT）：2006 年 1 月，联邦航空局向检查员下发了一本手册公告，其中对失控和可控飞机撞地程序的可接受模型进行了描述。该公告向检查员提供了一些信息，以供运营商开发失控/可控飞机撞地的避免程序以及对现有的指南进行阐述。（HBAT 06~02，直升机紧急医疗服务（HEMS）失控和可控飞机撞地事故避免程序）

- 航空转运手册公告（HBAT）06~01 以及操作规范（OpSpec）A021:0：2006 年 1 月 24 日，联邦航空局向检查员发放了有关直升机紧急医疗服务操作规范的修订版指南，对直升机紧急医疗服务操作的目测飞行规则的天气的要求进行了修订，其中包括有关减少夜间周边灯光和山区的不利影响的考量。（HBAT 06~01，直升机紧急医疗服务；OpSpec A021/A002 修订版）

- 有关第 142 部分中培训中心的指南：2006 年 2 月 24 日，联邦航空局向监管第 142 部分培训中心的培训中心项目经理发布了一则公告，其中告知了他们最近航空救护运行和培训标准的变化。（公告 8000.317，直升机紧急医疗服务第 142 部分培训中心所提供的运营商培训）

- 公共航空救护运营商：2006 年 3 月 2 日，联邦航空局向检查员发布了对参与航空救护运行的公共飞机运营商进行监督和监管的指南（公告 8000.318，公共直升机紧急医疗服务运行）。

- 地形提示和警告系统（TAWS）：2006 年 6 月 27 日，应联邦航空局的要求，航空无线电技术委员会设立了一个特别委员会去制订直升机地形提示和警告系统（HTAWS）的标准。该标准将被用于发展联邦航空局对于直升机地形提示和警告系统的要求，安装以及操作。更多具体评论将在本章稍后位置进行提供。

- 航空信息手册：2006 年 8 月，联邦航空局对航空信息手册（ATM）进行了修订，旨在向飞行员提供在夜间目测飞行规则下进行运行时，对周边灯光以及机场外/直升机机场着陆区域操作的指南。

- 对大型直升机紧急医疗服务运营商的监管：联邦航空局飞行标准服务部门成立了一个任务小组。该小组专注于对全美支持不同医疗项目的大型航空救护运营商的认证和监管要求。该小组的研究发现使专管航空救护运行的检查员数量有所增加。

- 运行控制中心：2008 年 5 月 5 日，联邦航空局飞行标准服务部门发布了一则咨询通告（AC 120~96）。该通告强调了航空救护运营商在成立控制中心和培训专家方面所使用的最佳方法。

- 联邦航空局/航空医学服务协会会议：2008 年 7 月 11 日，为了回应最近发生的事故，来自联邦航空局和运营商的 80 名代表进行了会晤，主要讨论在糟糕或恶劣天气下的夜间运行、风险管理、自满、管理局有关夜视镜（NVG）使用的政策以及直升机购物。

- 致联邦航空局检查员的公告:2009 年 1 月 12 日,联邦航空局向监管航空救护运营商的检查员发布一则公告(公告 8900.63),以查明有多少运营商采纳了联邦航空局所推荐的最佳做法。在调查的 74 个运营商中,采纳了不同程序的百分比为:
  - 决策制订技能和风险分析程序:94%
  - 对联邦航空局发布的有关失控和可空飞行撞地避免的指南的回应:89%
  - 运行控制中心的整合:89%
  - 飞行数据记录器和重设飞行的装置的安装:11%。
  - 地形提示和警告系统/直升机地形提示和警告系统装备:41%
  - 雷达高度计的使用:89%
- 建议规则制订公告:2010 年 10 月 12 日,航空机构发布了建议规则制订公告(NPRM)——航空救护和商业直升机运行,第 91 部分的直升机运行,和第 135 部分的飞机运行;安全措施和其他修正案,以上都和航空救护车和商业直升机运行相关。联邦航空局的建议规则制订对航空救护和商业航空运行,第 91 部分的直升机运行和第 135 部分的飞机的装载要求。
- 针对联邦航空局员工的行业专项培训:2011 年 11 月,联邦航空局针为主要的检查员举行了直升机紧急医疗服务行业专项培训。所有的直升机紧急医疗服务证书管理检查员都被要求参加此培训。最终,所有的主要检查员都将接受这种专项培训。
- 最终规则——直升机航空救护、商业直升机以及第 91 部分的直升机运行:基于 2010 年的建议规则制订公告,2 月 20 日,联邦航空局发布了一条最终规则,要求包括空中救护车在内的直升机运营商必须具备更严格的飞行规则和程序、更良好的通讯和培训以及其他的机载安全设备。

空中救护运行

联邦航空局并未参与到空中救护商业模式的发展或监管中。常见的空中救护商业模式包括:基于医院的模式、基于社区的模式,或者公用/服务模式。各种为固定翼飞机和直升机运营商而设置的商业模式给联邦航空局的检查员进行空中救护运行的监管工作提供了一个富有挑战性的环境。

在基于医院或医院发起的项目中,医院与独立的空运执照持有人就直升机紧急医疗服务运行问题签订合同,以支持该医院的医疗项目。运营商通常会提供飞行机组人员和机械师,以对飞机进行维护,而医院则提供医疗人员,有时还会提供直升机场。在此商业模式下,直升机紧急医疗服务的航空运行通常都是基于客户的设施(医院),并且通常远离执照持有人的主要基地、主要维护设施和管理。这就使担负监管任务的联邦航空局检查员们对飞行运行和维修活动的管理和运行控制变得极为复杂。它还使联邦航空局在证书持有地区办公室(CHDO)/证书管理办公室(CMO)所负责的地理区域位于异地时,而非运营商所在地时的运行的监管更为复杂。此类配置要求证书持有地区办公室(CHDO)/证书管理办公室(CMO)以及地理飞行标准地区办公室(FSDO)之间要进行重要的协调。该模式的其他变体可能包括医院执照持有人,为该医院提供直升机紧急医疗服务的功能。虽然这些配置通常被包括在证书持有地区办公室(CHDO)/证书管理办公室(CMO)所在地区中,但运行控制问题可能仍在客户与执照持有人,即医院和服务提供商[5]之间发生。

在基于社区的项目中,运营商/执照持有者将飞机和飞行及医疗人员设置在机场或机场外的位置。之后,他们对来自偏远位置的航空医学转运请求做出回应。与基于医院的项目一样,基于社区的运行(飞机可以多个地点为基地,并且/或者在该地点进行运行)给联邦航空局的检查员增加了复杂性,并提供了独特的挑战[5]。对于直升机来说,情况确实如此。这是由其独特的运行能力和移动性所致。

在公共/服务模式中,当地或美国各州的公共安全组织要对提供紧急疏散任务的飞机进行维护和运行。此类型的运行通常会对现场航空医学疏散飞行进行回应,并且大多数运行不提供区域间(如医院到医院)的医疗转运[5]。除非公共实体按照联邦航空局规定的第 135 部分:营运执照进行运行,国会明令禁止联邦航空局对公用/服务型飞机进行监管。

医学界的作用

航空安全决策与医疗决策是分开的。航空管

理局未对航空医学飞机的医疗护理进行管理或监督——该角色属于州立政府和航空医学界。

决定对机载病患或乘客进行紧急飞行并不意味着可以任何方式在飞行安全性方面做出让步。一旦确定航空转运的医疗需求，那么应由运营商根据非医疗飞行前因素（如天气条件、飞机维修、地形图、人员准备就绪）以及其他因素，做出有关航空转运方面的决策。医疗供应商必须了解该概念，并且总是要将可替换的转运和/或医疗管理方案考虑在内。合理的航空决策制订对每次飞行的安全性和成功至关重要，并且可能包括不将病患进行空运的决定。

联邦航空局的监管

联邦航空条例（FARs）是与美国航空活动相关的联邦条例的主体之一，并且被专门置于美国联邦法则第 14 条（14CFR）——航空和太空[6]中。联邦航空局负责确保民用飞机（包括租用或雇用的飞机）进行安全飞行。同样地，联邦航空局也对空中救护运营商的安全性及其是否遵守联邦航空条例进行检查。该职责由为此任务而受训的联邦航空局航空安全检查员履行。他们对个体运营商、空中救护运行、医疗设备以及所乘坐的飞机类型都非常熟悉。除了对运营商进行检查和监督，联邦航空局还采用基于风险的方法对如何减少事故的主要原因进行重点研究。

执行补偿性或出租型的空中救护运行的实体必须获得由联邦航空局授权的执照，并且需遵守第 135 部分，美国联邦法则第 14 条有关通勤和按需运行的条例。此类条例通常被称为"第 135 部分的制度"，并适用于乘客或货物登机后。这些实体进行的某些飞行可能是在联邦航空局的通用运行和飞行制度（通常被称为第 91 部分的制度）下进行的。美国联邦法则第 14 条，第 91 部分的制度适用于所有飞行，除非另有采用更严格的制度的要求。第 91 部分制度下进行的典型飞行任务是在两地之间飞行的非载客飞机，或者是与飞机维修相关的飞行。公共飞机运行必须符合第 91 部分的某些制度。

联邦航空局的监督工作覆盖了空中救护运行的所有方面，包括飞机的认证、飞行运行的监督、飞行机组人员和医疗人员的认证及向运营商提供指导去开展资源管理培训，如，航空医学资源管理，以

期提高航空医学界的安全文化。监督过程的若干方面将在下文进行讨论。

2013 年 2 月，联邦航空局发布了一道最终规则，要求空中救护运营商需具备更严格的飞行制度和程序、改良的通讯和培训以及其他机载安全设备。在此新制度下，所有符合第 135 部分要求的直升机运营商，包括空中救护运营商在内，都被要求遵守表 66-2 中制订的制度。

表 66-2　2013 年联邦航空局最终规则[a]

所有符合第 135 部分要求的直升机运营商被要求：
• 给他们的直升机配备无线电测高仪
• 当直升机在超越了岸边停机滑翔的距离时，要让乘客穿戴救生用具，并且给直升机配备 406 赫兹的紧急定位发射机（ELT），
• 在确定飞行计划中的备用机场时，可使用较高的最低气象条件。
• 要求飞行员就处理平光、雪盲以及灯光管制条件等进行测试，并且表明其在无意进入仪表气象条件后迅速恢复的能力。
此外：在新制度下，所有的空中救护运营商被要求：
• 配备直升机地形提示和警告系统
• 配备拥有四年飞行数据的监控系统。
• 若执照持有人拥有 10 架或更多的直升机空中救护车，应设立运行控制中心。
• 开始飞行前风险分析项目
• 确保机长持有仪表等级表
• 确保飞行员在起飞前对沿着计划路线的最高障碍物进行确定和记录。
• 在没有天气报告、目测飞行规则方法的程序和目测飞行规则飞行计划的机场/直升机场中，遵守目测飞行规则（VFR）中的最低气象条件，仪表飞行规则（IFR）运行
• 当医疗人员在飞机上时，根据第 135 部分的最低气象条件、飞行人员时间限制和休息要求进行飞行。
• 给医疗人员安全指示或者进行培训

运行规范

美国联邦法则第 14 条、第 121、125、135 和 145 部分有关标准的段落被称为运行规范，并且通常被称为"OpSpecs"。最初，运行规范中的 A4 段禁止所有的运营商从事空中救护运行工作。若运营商打算宣传和/或进行空中救护运行，必须通过相关的空中救护运行规范中的 A021 段（直升机）或 A024

段(飞机)[7]来对其解除限制后方可进行。

作为一则告知运营商有关空中救护飞行的联邦公报的公告,运行规范 A021-空中救护运行-直升机-于 2008 年 11 月 14 日发布。运行规范 A021 授权空中救护直升机服务进行病患院际转运工作、事故现场工作以及其他异地(未被利用的地方)工作。航空医学运行期间发生的与天气有关的事故导致目测飞行规则飞行中的天气限制也被收纳在此运行规范里。所有空中救护运营商将遵循第 135 部分中的最低天气标准,包括重新定位载有医务员的飞机位置。运行规范 A021 向直升机运营商提供了备用降落地址的纬度,以及授权其在白天或夜晚进行空中救护运行时,可在合适地点进行降落。管理局还加入一则条款,对使用夜视镜和地形提示和警示系统加以鼓励。

运行规范 A024-空中救护运行-飞机授权执照持有人按照第 124 部分或 135 部分在飞机中进行紧急医疗服务。作为要求,空中救护运行中使用的飞机必须至少配备医用氧气、吸痰器、担架、不足月婴儿人工抚育器或者其他经批准的病患约束/抑制装置。该飞机不需要专门用作空中救护飞机,并且设备也不需要进行永久性地安装。虽然此运行规范主要适用于固定翼飞机的运行,但也适用于旋翼飞机。

飞机和设备安装

美国联邦法则第 14 条对各种各样的活动进行了规定,包括但不限于下列活动:飞机设计、飞行员培训活动、热气球旅游、轻于空气的航空器、人造建筑物高度、障碍物照明和标记及美国国家飞机标准中对大多数飞机进行的安全运行。联邦航空条例又细分为多个不同的航空活动。每部分都对进行航空活动的运营商、制造商以及个人所必须遵守的条例进行了详细说明。

各部分都有数目众多的条例,以确保以下方面的适航性,如结构荷重、机身、性能、稳定性、可控性、安全机制、座椅必须怎样进行建造、氧气和空气增压系统、防火措施、夜视镜的兼容性、安全舱口、飞行管理程序、飞行控制通讯、应急着陆程序和其他限制及对飞机所有系统进行的测试。这些条例也对飞机性能的特殊方面,如时速速度、引擎性能、重量限制以及运行特性也进行了详细说明。

设计此类制度就是为了提高安全飞行、保护机组人员、乘客以及大众远离不必要的风险。对飞机

认证进行详细说明的条例分为四个部分:有关飞机的第 23、25 部分;以及有关旋翼飞机的第 27/28 部分[6]。

第 23 部分

本部分包括标准飞行、特殊用途、特技飞行及通勤的飞机所使用的适航性标准。本部分规定了发放和改变以上类型的飞机的型式执照所需的标准。用于标准飞行、特殊用途或特技飞行的飞机的最大起飞重量(MTOW)不可超过 5670kg(12 500Ib)。用于通勤的飞机的最大起飞重量不能超过 8618kg(19 000Ib)。本部分所认证的飞机包括比奇空中霸王飞机、里尔喷射机以及赛斯纳奖状飞机。

第 25 部分

本部分包含转运类飞机的适航性标准——转运飞机通常被认为是一种将乘客运至世界各地的转运机。转运类飞机既可以是配备十个或以上座位或者最大起飞重量大于 5670kg(12 500Ib)的喷射机;或者是配备 19 个座位或者最大起飞重量大于 8618kg(19 000Ib)的旋翼飞机。本部分所认证的飞机包括湾流系列飞机、波音 737 和空中巴士 A319。

第 27 部分

本部分包括正常类的旋翼飞机所使用的适航性标准。本部分所认证的旋翼飞机的最大起飞重量 3175kg(7000Ib)、可乘载 9 名或更少的乘客。本部分所认证的旋翼飞机为空中巴士 EC135、施瓦泽 300 以及贝尔 407。

第 29 部分

本部分包括转运类旋翼飞机所使用的适航性标准。最大起飞重量超过 9072kg(20 000Ib)、可乘载 10 名或更多乘客的旋翼飞机必须经 A 类标准进行认证。本部分所认证的旋翼飞机为空中巴士 EC145、西科斯基 S-92 以及贝尔 430。

航空医学的内部设备

用于航空医学转运的飞机通常都在生产后进行了大幅度的改装,以适应具体的医疗内部设备的安装。设备的安装要适应机身的结构特征,并发挥预期的医疗功能。若未进行合理安装和固定,那么在飞机发生事故时,飞机设备可能会对乘客带来严

重的危险。更糟的是,这些设备可能会成为导致事故的原因。保留重物或设备、安装设备,从而使其不挡住紧急出口、确保医疗设备和飞机飞行以及其他部分的兼容性、照明设备的兼容性及可燃性都是在对航空医学内部情况进行审批的过程中进行评估的关键方面。

关于联邦航空局对于产品和零部件的认证程序,可参看见美国联邦法则第 14 条,第 21.8 部分。对飞机的类型设计进行更改可被称为"微小变化"或"重大变化"。如美国联邦法则第 14 条中的 21.93 节所述:微小变化指的是未对重量、平衡、结构强度、可靠性、运行特征或其他影响该飞机适航性的特征造成可感知的影响。其他更改都属于"重大变化"。

美国联邦条例要求制造商必须按照联邦航空局有关适航性的指令进行设计和建造飞机部件。一旦飞机设计经过审批并且进行生产,那么它最终将获取一份适航证明书,以表明其可进行安全飞行。若在生产后对飞机设计或部件进行更改,那么必须根据更改的程度,通过多种渠道获取本次更改的批准。若更改较大,则可能需要业界批准或补充型号合格证。在美国,对飞机原有设计进行的所有重大更改,包括航空医学飞机内部设施的添加、必须由联邦航空局所批准的运营商进行;并且,必须由联邦航空局或联邦航空局授权的代表进行更改。微小更改或修补无需联邦航空局的批准。在对飞机配置进行任何更改前,出于谨慎考虑,运营商应与联邦航空局人员或指定人员进行协商。

联邦航空局的安全措施

与天气相关的决策制订

2006 年 3 月,联邦航空局和大学大气研究联盟在科罗拉多州的博尔德共同主持了一场天气峰会,旨在对与天气预报产品和服务相关的空中救护问题进行确认。与会者就对监管可能进行的改善、天气预报产品的提升以及与直升机紧急医疗服务运行相关的运行补救措施进行了探讨。与会者包括来自国家气象局、国家大气研究中心、国际直升机协会、美国直升机国际协会、航空医学服务协会、国家紧急医疗服务飞行员协会、国家航空医学通讯协会的诸位专家、生产商和运营商。

因此,2006 年 11 月,相关人士开发、发布了一

款试验性的、旨在改善航空医学运营商的决策质量的计算机工具。它向在有限地面观测能力的地区进行的直航提供了图形化的飞行计划,以对上升限度和能见度进行评估。该应用程序被称为直升机紧急医疗服务工具,其可通过登录航空数字数据(ADDS)网站进行获取。该网站为联邦航空局的航空气象研究项目赞助的国家大气研究中心所提供的免费公共服务。该工具可在下列网址获取:http://weather. aero/tools/desktopapps/hem-stool

夜视镜（NVG）

联邦航空局致力于提升紧急医疗服务直升机的安全性以及使用新科技,包括对夜视成像系统在内的认证。联邦航空局认为,夜视成像系统由下列部分组成:飞机内部和外部灯光、过滤设备、透明性、头盔式夜视镜及任何辅助设备[9]。自 1994 年以来,联邦航空局批准了大量有关夜视成像系统的补充型号合格证,用于在直升机紧急医疗服务直升机上安装夜视成像系统。联邦航空局制订了相关指南,以协助申请人申请对夜视成像系统的内部和外部飞机照明系统进行认证。

技术标准规定（TSO）-C164:夜视镜提供了有关夜视镜的特别指南,告知生产商,对于头盔式、双筒组装式夜视镜,以及最低性能标准的夜视镜都必须首先获得适用的技术标准规定[10]的批准和认可。虽然夜视镜并不与飞机相连,但其仍被联邦航空局视为在夜间进行目视飞行[9]时的设备和辅助工具。技术标准规定-C164 于 2004 年出版发行。

该规定参考了 2001 年 10 月 12 日出版的航空无线电技术委员会（RTCA）文档 DO-275-集成夜视系统的最低运行性能标准。技术标准规定-C164 对夜视镜设备的最低性能标准进行了规定。该设备向飞机运营商提供了一种可提高在夜视气象条件下运行的飞机的场景视野以及情景意识的方法。

联邦航空局主持了数次研习会,以协助申请人获得夜视成像系统的认证。对夜视成像系统与飞机照明系统的兼容性进行认证只是该过程的第一步。运营商也必须举行经联邦航空局批准的培训项目,对飞行员和机组人员使用夜视成像系统进行培训。

联邦航空局对联邦航空局指令 8900.1 中的夜视成像系统指南-飞行标准信息管理系统进行了修订。该指南利用大量行业输入信息编制而成,并且修订版也将建设拥有专业夜视镜的国家资源监察

员的队伍包括在内。虽然联邦航空局鼓励在合适的地方使用夜视镜，但这并不是一个万全之策，必须要进行调整从而满足个体运营商的运行需求。

飞行数据监控

飞行数据监控（FDM）系统投入使用已经三十多年了。这一过程需要系统的数据收集，之后对数据进行分析、并采取行动阻止可能导致事故发生的性能或维修事件。在飞机上安装可捕捉数据或模拟数据的装置，之后用计算机对下载的信息进行分析。因该系统对运营商执行安全程序方面有着重要的价值，所以联邦航空局大力推动应用该系统。当该系统与联邦航空局批准的飞行品质监控（FOQA）程序联合使用时，第135部分下的执照持有人可对飞行性能和运行数据进行收集。这些数据对执照持有人认为与安全程序相关的直升机状态和其子系统进行了描述。联邦航空局的咨询通告（AC）120~82对开发飞行品质监控程序的运营商提供了指南。

飞行数据监控（FDM）装置既可独立使用，也可与其他系统相结合。因它们相对较低的成本和较轻的重量，所以可向直升机和小型固定飞机的飞行数据收集提供非侵入式的替代选项或补充。它们能够捕捉到有关驾驶舱图像、操纵杆调整、控制输入、驾驶舱声音和/或周边音频录音的数据及大量有关飞机状态的数据。个体运营商可决定将他们打算记录和监控的参数或参数组合用于运行中。出于培训和品质保证的缘故，此类数据可被用来进行飞行后分析，并可用作运营商的安全管理系统（SMS）的组成成分。若事件或事故发生，防碰撞的飞行数据监控系统可向调查人员提供关键信息。

此技术的最大优点在于可提升运营商的安全文化。飞行数据监控系统可向执照持有人提供数据，协助发展其安全文化。执照持有人可选择使用数据来改正运行和维护程序、在培训中向飞行员提供及时重放功能、向教官提供一个确认需要更多指导的、被忽略的地区的工具及提供实际场景对飞行模拟器进行验证。

直升机地形提示和警告系统（HTAWS）

设计直升机地形提示和警告系统是为了通过提供更多的情境意识，从而降低可控飞行撞地事故的风险。直升机地形提示和警告系统将从水平位置的原始资料、垂直位置的原始资料以及其他基于飞机的数据来源中获取输入信息，并且将该数据与地形和障碍物数据控进行对比。直升机地形提示和警告系统对输入数据进行加工，然后生成展示信息、语音警告以及视觉警告，以警告飞行员注意与数据库匹配的地形和障碍物。直升机地形提示和警告系统主要用在仪表飞行规则下、目测气象条件和仪表气象条件中进行巡航的阶段。

联邦航空局承认，新障碍物出现的时间和它们被输入到直升机地形提示和警告系统中的时间之间存在滞后现象。直升机地形提示和警告系统是一种与数据库中的数据几乎一样的被动系统。飞行员仍应使用合理的飞行计划和可控飞行撞地避免技术，以确保安全。

2006年，应联邦航空局的请求，航空无线电技术委员会设立了特别委员会（SC）212来制订直升机地形提示和警告系统标准，以备联邦航空局在未来的立法项目中使用。特别委员会-212在2008年3月向航空无线电技术委员会发送了最终报告。随后，联邦航空局的飞机认证服务部门对报告中的数据进行了审评；2008年12月17日，联邦航空局发布了技术标准规定-C194，对业内的直升机地形提示和警告系统[11]的制造进行了标准化。

民用医学证明标准

航空医学运行安全性的关键在于机组人员的健康状况。这可以通过联邦航空条例中规定的定期体检对其健康状况进行主动监督来完成。此外，所有的飞行员都需承担个人责任，在每次飞行前对自己的健康情况和用药情况进行自我评估。然而，值得注意的是，此时分配到航空医学飞机上的医疗人员并不需要持有联邦航空局所发的医疗证明；然而，也应该鼓励他们在每次飞行前对自己的健康状态进行自我评估。

在当前的条例下，美国要求飞行员、飞行工程师、飞行导航员、空中交通管制塔楼的操作员以及为此类活动而受训的大多数学生出具医疗证明。该医疗联邦航空条例在美国联邦法则第14条，第67部分可见。此部分涵盖了实际医疗标准以及管理程序和要求[12]。联邦航空局未对参与空中救护运行的医疗人员或医护人员的医疗证明做出要求。表66-3提供了对第67部分所含医疗标准的总结。

表 66-3　第 67 部分,有关医疗证明等级的医疗标准的综述[b]

医疗证明 飞行员类型	一级 航空飞行员	二级 商业飞行员	三级 私人飞行员
远距视力	在进行或未进行矫正的情况下,两眼分别为 20/20 或更好		在进行或未进行矫正的 情况下,两眼分别为 20/ 40 或更好
近距视力	在进行或未进行矫正的情况下,距离 40.6cm(16in)进行测量时,两眼分别为 20/40 或更好(斯内伦等值)		
中距离视力	对于 50 岁及以上人员,在进行或未进行矫正的情 况下,距离 81.3cm(32in)进行测量时,两眼分别为 20/40 或更好(斯内伦等值)		无要求
色视觉	能够感知安全执行飞行员任务所需的颜色		
听力	证明其在背向监察员 1.8m(6ft)处用双耳可听到安静的房间内正常谈话的声 音,或通过下面的听力测验		
听觉学	听力言语识别测试:单耳至少可接收 70% 的言语。纯音听力测试:无助听设 备,最低值不低于:		
	500 赫兹	**1000 赫兹**	**2000 赫兹**	**3000 赫兹**
较灵敏的耳朵	35 分贝	30 分贝	30 分贝	40 分贝
最不灵敏的耳朵	35 分贝	50 分贝	50 分贝	60 分贝
耳鼻喉	无或者无可悲合理推断出的耳部疾病或状况,表现为眩晕或言语或平衡障碍		
脉搏	每秒脉搏跳动不合格。用其来确定心脏系统状态和反应性		
血压	无标准中所述的特定值。当前指南中最大值为 155/95		
心电图	35 岁时进行检查,40 岁后每年检查 一次。		无常规要求
精神状态	未诊断出精神病或躁郁症或严重的人格障碍		
药物依赖和药物滥用	诊断出有药物依赖或有药物依赖的病史即为不合格,除非出具让联邦航空医 务总署长满意的临床恢复证据,包括之前连续两年戒除该药物的使用。在过 去两年内有药物滥用病史即视为不合格。"药物"包括酒和其他药物(如五氯 苯酚、镇静剂和催眠药、抗焦虑药、大麻、可卡因、鸦片类药剂、安非他命、致幻 剂,以及其他精神药品或化学物质)		
不合格的条件	除联邦航空局另有规定,若申请者有下列历史,则检查员必须拒绝或推迟: ①需要服用降血糖药物的糖尿病;②心绞痛;③经过治疗的冠心病,或未经 治疗,但症状或临床表现显著的冠心病④心肌梗死;⑤心脏瓣膜置换术; ⑥永久心脏起搏器;⑦心脏置换;⑧精神病;⑨躁郁症;⑩严重的人格障碍, 经常出现过激行为;⑪药物依赖;⑫药物滥用;⑬癫痫;⑭意识障碍,并且对 病因无令人满意的解释;⑮神经系统功能短时失去功能,且对病因无令人满 意的解释		

美国联邦法则第 14 条中的第 61、63 和 65 部分提出，除飞行员之外，其他飞行人员、飞行教官、飞行机组人员无需医疗证明，并且还提出除飞行机组人员之外的航空人员也无需医疗证明。根据此条例的各部分，要执行需持有航空转运飞行员证书才能进行的任务，则必须持有一级医疗证明；要执行需持有商业飞行员证书才能进行的任务或执行空中交通管制塔台操作员的任务，则必须持有二级医疗证明；要执行需持有娱乐或私人飞行员证书才能执行的任务，则需持有三级医疗证明。驾驶航空医学直升机和飞机的飞行员可持有一级或二级医疗证明。

比如在美国联邦法则第 14 条，第 61 部分的第 23 节 14 中，对于 40 岁及以上的飞行员，一级医疗证明的有效期为其进行月度体检后的 6 个月；对于 40 岁以上的飞行员，此有效期为 12 个月；对于 40 岁以下的飞行员，二级医疗证明的有效期为其进行月度体检后的 12 个月，而三级医疗证明的有效期为其进行月度体检后的 60 个月；对于 40 岁及以上的飞行员，该有效期为 24 个月[13]。

尽管美国联邦法则第 14 条中的 §61.53 并非专门的医疗条例，但是其还是向参与航空运行的人们提供了若干通用的医学指导[14]。该节要求飞行员在执行航空任务前，要对自己的身体情况进行评估。需要明确的是，任何持有根据第 67 部分所颁发的医疗证明的人不可担任机长或担任其他任何岗位的飞行机组人员，虽然此人：

1. 知道或理应知道任何使此人无法满足飞行员操作所需医疗证明的医疗情况；或者

2. 因导致此人无法满足飞行员操作所需医疗证明的医疗状况，而正在服药或接受其他治疗。

美国联邦法则第 14 条，第 67 部分

联邦航空局的重要任务之一就是提供世界上最安全的航空系统；同样地，当与商业运行、航空转运以及其他载客活动（如转运病患的空中救护车或直升机紧急医疗服务）相关时，医疗联邦法则可提供更高级别的监督。为了反映其中的差别，联邦航空局医疗证书被分为一级、二级、三级这三个等级，其中一级证书的要求是最高的[14]。虽然各等级证书的标准十分相似，但在申请一级和二级证书的时候会进行更高水平的要求和审查。

虽然联邦航空局在确定飞行员医疗证明的合格性时会考虑诸多临床状态，但第 67 部分仅规定

了 15 种不合格的医疗状况[12,15]见表 66-3。出于飞行人员医疗证明的缘故，未在条例中专门提及的通用医疗状况在航空医学审查员指南（即指南）中有所提及。该指南向航空医学审查员提供信息，以对有此状况的申请者的医疗证明进行处理。虽然若干一般状况也可能使申请者无资格获得飞行员医疗证明，但医疗证明的发放需由联邦航空医务总署长进行裁决。具备这 15 条不合格状况，以及/或者若干其他一般医疗状况而无法满足联邦航空局医疗标准的飞行员可给予一项叫做"医疗证明特别发放的授权"（即授权）的豁免权。在经过深入的医学评估后，只要此飞行员医疗状况在其所要求的医疗证明等级的有效期间未被发现有丧失操作能力的巨大风险，那么此授权可由联邦航空医务总署长自行决定。每年大约 6% 的申请是在此授权过程中进行的。

表 66-4　第 67 部分中特定的不合格医疗状况

- 心绞痛
- 躁郁症
- 心脏瓣膜置换术
- 经过治疗的冠心病，或未经治疗，但症状或临床表现显著的冠心病
- 需要服用降血糖药物的糖尿病
- 意识障碍，且对病因无令人满意的解释；
- 癫痫
- 心脏置换
- 心肌梗死
- 永久心脏起搏器
- 严重的人格障碍，经常出现过激行为
- 精神病
- 药物滥用
- 药物依赖
- 神经系统功能短时失去功能，且对病因无令人满意的解释

与表 66-4 中所列出的特定的不合格医疗状况不同，授权过程中并不存在一般医疗状况的详细清单。此类状况可能涵盖任何器官系统，也可能包括所有的癌症类型、胃肠道情况、风湿疾病、关节炎、内分泌失调、糖尿病、神经病学状态、呼吸道疾病、睡眠呼吸暂停、使用正压呼吸机或眼部问题，此处略举数例。大部分一般医疗状况都可被认为是处于授权过程之下。总的来说，大多数有着特定的不合格医疗状态或是一般医疗状态的飞行员将会收到授权。2012 年，在拥有医疗证明的 581 850 名航

空从业者中，大约有 7%获得了授权[16]。

该指南对第 67 部分包含的监管标准进行了补充。补充内容为有关机构内科医生和航空医学检查者的决策制订信息。此参考资料由航天医学办公室发表，提供了大量的指导用以该条例的解释和应用。该文档包含有关机构医师和航空医学检查员的法律责任的基本信息，并且对进行检查的条件进行了阐述。该指南对检查技术和合格标准及完成和上交申请表格的行政程序进行了描述。

飞行员的医学证明

对医学证明的过程进行详细讨论已经超出了本章所讨论的范围。感兴趣的读者可涉猎五花八门的额外信息来源[15,17,18]。本章将在下文对该过程进行简短的总结。

美国的飞行员医疗证明要求，在医疗证明有效期间，任何既定的申请人突然丧失资格的风险是极低的。对申请人的医疗状态的初步评估是由航空医学检查员进行的。该检查员是在经过严格的审查和培训过程后、由机构指派的医师或骨科医师。该检查员被允许向申请医疗证明[19,20]的飞行员发放或拒发联邦航空局的医疗证明。在某些情况下，检查员可决定不采取任何行动，或推迟发放医疗证明。在所有情况下，机构要对各类申请进行评审，以确保其符合发放条件，或者解决那些被推迟授权或被检查员推迟的情况。在确定任何发放的合理性方面，机构总是最终的决策者。最终，联邦航空局的管理者要对任何特别医疗证明的最终决定负责；然而，该责任被委派给机构的联邦航空外科医生和医疗人员。这套相互制衡的系统提供了合理的保证，即只有符合资格的飞行员才能得到医疗证明。

理想状态下，该机构致力于使每个飞行员在离开检查员办公室时都能拥有一份有效的、正式发布的医疗证明。然而，在那些无法获得证明的情况中，该机构仍有进行评审和裁定的方法。

评审和申诉方法

在每个工作日里，联邦航空局都会收到超过 1100 份医疗证明的申请。2012 年，该机构收到了396 263 份新的或更新过的医疗申请，并且几乎绝大多数的申请都是以电子格式进行处理的。截止到 2012 年 12 月 31 日，总共有 581 850 名获得医疗证明的飞行员，其年龄为 16 岁及以上。其中，32.7%持有一级医疗证明，21.6%持有二级医疗证明，45.7%持有三级医疗证明[16]。航空医学检查员被要求在对申请者进行体检后的 14 天内，通过电子形式发送飞行员医疗检查的结果。这确保该机构有时间对有(医疗或行政)问题的申请进行评审，并且在 60 天内采取纠正措施。60 天后，确认已颁发的医疗证明的状态为"已颁发"，之后若想改正任何问题[21]则需要借助于法律诉讼。

检查结果一旦进行发送，将以对数据的完整性、准确性和内容进行电子化分析。不符合预定标准的检查将被拒绝，之后对其进行人工检查。大约40%的情况都是如此；大约 10%被拒绝的情况需要由该机构的医师进行评审和裁定。

目前的条例允许该机构去获取额外的信息或说明，只要这类信息或说明是对某种情况作出决定所需要的。信息请求可能有着宽广的范围，从一份来自申请者医疗状况的说明信，到有关入院或其他医疗的医疗记录的副本。信息请求可能会带来令人满意的医疗决定，不管是作为无条件的医疗证明，还是一份通过授权的、有条件的医疗证明[22]（如需）。遗憾的是，在一些情况中，在经机构医疗人员评审后，申请人被拒绝发放医疗证明。

若任何申请人是因为某些情况（全盘否定），而并非因为联邦航空外科医生而最终被拒绝发放医疗证明，那么该申请人可向联邦航空外科医生请求对之前的决定进行复审。然而，一旦联邦航空外科医生对某种医疗状况做出了最终否认，那么就只能向国家运输安全委员会的行政法法官提出申诉。根据情况，可向美国地区法庭或美国上诉法庭，包括美国最高法庭，提出进一步的诉讼。考虑到该机构所收到的申请数量庞大，最终否定的情况是极为罕见的。在 2010 年的年底，在所有处理的情况中，共拒绝了 5889 份申请[23]。其中，超过 92%的申请都是因为申请人未能提供额外要求的医疗信息而被拒绝的。434 人最终仍被拒绝，因为他们有严重的医疗问题，并且不符合医疗标准。这大约占了该年份处理的申请的 0.1%。

总结

作为联邦政府的一个管理机构，联邦航空局致力于提供世界上最安全、最高效的航空系统。航空医学运行就是该任务中的重要组成部分。自从联邦航空局设置直升机紧急医疗服务特别小组以来，联邦航空局就加大了监管力度，并加强了与整个航空界的合作。政府和业界在此管理框架内协力合作，已经主动采取了措施，以制订旨在减少航空医学事故数量的安全措施。

非常重要的是，针对安全性所做出的共同努力仍在继续中。持续的数据收集和分析是该方法的基本组成部分。而且，继续教育项目以及联邦航空局、航空医学界和公众之间的交流对于提高安全性也是极为重要的。

参考文献

1. Federal Aviation Administration. Fact Sheet - FAA initiatives to improve helicopter air ambulance safety. FAA website. http://www.faa.gov/news/fact_sheets/news_story.cfm?newsId=11957. October 7, 2010. Accessed August 2012.

2. National Air Medical Services GIS Database 9th ed. *Atlas & Database of Air Medical Services*. ADAMS website. http://www.adamsairmed.org/pubs/AMTC11_poster.pdf. September 2011. Accessed August 2012.

3. Air Medical Service Type Aircraft & Flight Crew Totals. *Atlas & Database of Air Medical Services*. ADAMS website. http://www.adamsairmed.org/pubs/air_medical_ac_staffing_2008-2010.pdf. Accessed August 2012.

4. National Transportation Safety Board. Public meeting of September 1, 2009. NTSB website. http://www.ntsb.gov/news/events/2009/hems/index.html. Accessed August 2012.

5. Federal Aviation Administration. Notice 8000.307. Special emphasis inspection program for helicopter emergency medical services. September 27, 2005. FAA website. http://fsims.faa.gov/WDocs/Notices/N8000-307.htm. Accessed August 2012.

6. Office of the Federal Register. Aeronautics and space, Parts 21, 23, 25, 27, 29, 91, and 135. In:*Title 14 of the Code of Federal Regulations (CFR)*. Washington, DC: US Government Printing Office; January 1, 2012.

7. Federal Aviation Administration. FAA Order 8900.1 *Air ambulance operations*, In: *Flight Standards Information Management System*, Vol 4. May 1, 2008. http://fsims.faa.gov/PICResults.aspx?mode=E-BookContents. Chap 5, Section 1. Accessed August 2012.

8. Office of the Federal Register. Aeronautics and space: Part 21. Certification procedures for products and parts. In:*Title 14 of the Code of Federal Regulations (CFR)*.Washington, DC:FAA; Revised January 1, 2012.

9. Federal Aviation Administration. FAA Order 8900.1, Conduct night vision imaging system evaluation inspection. In: *Flight Standards Information Management System*, Vol 6 Washington: FAA; May 1, 2008. http://fsims.faa.gov/PICResults.aspx?mode=E-BookContents. Chap 11, Section 22. Accessed August 2012.

10. Technical Standard Order C164. Night vision goggles. FAA website. http://www.airweb.faa.gov/Regulatory_and_Guidance_Library/rgTSO.nsf/0/AA8C9B79A832B91386256EB4004FFAA8?OpenDocument. Accessed August 2012.

11. Technical Standard Order C194. Helicopter terrain awareness warning system. FAA website. http://www.airweb.faa.gov/Regulatory_and_Guidance_Library/rgTSO.nsf/0/4E324B446BE11B-2D8625752300762A36?OpenDocument. Accessed August 2012.

12. Electronic Code of Federal Regulations. Medical standards and certification, Part 67. In: Title 14 of the Code of Federal Regulations. Washington, DC: US Government Printing Office; http://ecfr.gpoaccess.gov/cgi/t/text/text-idx?c=ecfr&sid=0fe8d-c3f4e696a0f1ba6922c8ffa0096&rgn=div5&view=-text&node=14:2.0.1.1.5&idno=14. Accessed August 2012.

13. Electronic Code of Federal Regulations. Certification: Pilots, Flight Instructors, and Ground Instructors -Medical certificates: Requirement and duration, Part 61 § 61.23. In: Title 14 of the Code of Federal Regulations. Washington, DC: US Government Printing Office; http://ecfr.gpoaccess.gov/cgi/t/text/text-idx?c=ecfr;rgn=div5;view=-text;node=14%3A2.0.1.1.2;idno=14;sid=98ec-0c5bb4316165ab0a0e2be9e21cc6;cc=ecfr#14:2.0.1.1.2.1.1.17. Accessed August 2012.

14. Electronic Code of Federal Regulations. Prohibition on operations during medical deficiency, Part 61 § 61.53. In: Title 14 of the Code of Federal Regulations. Washington, DC: US Government Printing Office; http://ecfr.gpoaccess.gov/cgi/t/text/text-idx?c=ecfr&sid=d13251cbef-3c674081092e100dd829ab&rgn=div5&view=text&node=14:2.0.1.1.2&idno=14#14:2.0.1.1.2.1.1.33. Accessed August 2012.

15. Salazar GJ, Silberman WS. Medical certification of civilian aviation personnel in the United States. In DeHart RL, Davis JR, ed. Fundamentals of Aerospace Medicine, 3rd ed. Baltimore, MD: Williams and Wilkins; 2002: 309-322.

16. Federal Aviation Administration, Office of Aerospace Medicine. 2012 Aerospace Medical Certification Statistical Handbook. Washington, DC; December 2013.

17. Federal Aviation Administration, Office of Aerospace Medicine. Guide for Aviation Medical Examiners. http://www.faa.gov/about/office_org/headquarters_offices/avs/offices/aam/ame/guide/. Accessed August 2012.

18. Federal Aviation Administration, Office of Aerospace Medicine. Medical certification decision making. In: Guide for Aviation Medical Examiners. Washington, DC: US Government Printing Office; http://www.faa.gov/about/office_org/headquarters_offices/avs/offices/aam/ame/app_process/general/decision/. Accessed August 2012.

19. Electronic Code of Federal Regulations. Representatives of the administrator, aviation medical examiners, Part 183 § 183.21. In: Title 14 of the Code of Federal Regulations, http://ecfr.gpoaccess.gov/cgi/t/text/text-idx?c=ecfr&tpl=/ecfrbrowse/Title14/14cfr183_main_02.tpl. Accessed August 2012.

20. Electronic Code of Federal Regulations. Representatives of the administrator, selection, Part 183 §

183.11. In: Title 14 of the Code of Federal Regulations. http://ecfr.gpoaccess.gov/cgi/t/text/text-idx-?c=ecfr&sid=a917d21eda531f38607b0053d9eb-9ba8&rgn=div5&view=text&node=14:3.0.1.5.33&id-no=14#14:3.0.1.5.33.2.3.1. Accessed August 2012.

21. Electronic Code of Federal Regulations. Medical standards and certification, delegation of authority, Part 67 § 67.407. In: Title 14 of the Code of Federal Regulations. http://ecfr.gpoaccess.gov/cgi/t/text/text-idx?c=ecfr&sid=d13251cbef-3c674081092e100dd829ab&rgn=div5&view=text&node=14:2.0.1.1.5&idno=14#14:2.0.1.1.5.1.1.3. Accessed August 2012.

22. Electronic Code of Federal Regulations. Medical standards and certification, special issuance of medical certificates, Part 67, § 67.401. In: Title 14 of the Code of Federal Regulations. http://ecfr.gpoaccess.gov/cgi/t/text/text-idx?c=ecfr&sid=d13251c-bef3c674081092e100dd829ab&rgn=div5&view=text&node=14:2.0.1.1.5&idno=14#14:2.0.1.1.5.1.1.3. Accessed August 2012.

23. Johnson, Brian. Presentation, March 2012, FAA AME Cardiology Theme Seminar, Albuquerque, NM.

表格目录

推荐阅读

1. Federal Aviation Administration. Aeronautical Information Manual. FAA website. http://www.faa.gov/air_traffic/publications/atpubs/AIM/index. February 9, 2012

2. Advisory Circular 27-1B, Certification of Normal Category Rotorcraft. FAA website. http://www.faa.gov/regulations_policies/advisory_circulars/. Accessed August 2012.

3. Advisory Circular 29-2C, Certification of Transport Category Rotorcraft. FAA website. http://www.faa.gov/regulations_policies/advisory_circulars/. Accessed August 2012.

4. Advisory Circular 00-64, Air Medical Resource Management. FAA website. http://www.faa.gov/regulations_policies/advisory_circulars/. Accessed August 2012.

5. Advisory Circular 135-14A, Emergency Helicopter Services/ Helicopter. FAA website. http://rgl.faa.gov/Regulatory_and_Guidance_Library/rgAdvisoryCircular.nsf/list/AC%20135-14A/$FILE/ac135-14a.pdf. Accessed August 2012.

6. Advisory Circular 120-82, Flight Operational Quality Assurance. FAA website. http://rgl.faa.gov/Regulatory_and_Guidance_Library/rgAdvisoryCircular.nsf/0/40c02fc39c1577b686256e8a005afb0a/$-FILE/AC120-82.pdf. Accessed August 2012.

7. Dillingham GL. Potential strategies to address air ambulance safety concerns. Testimony, April 22, 2009, Subcommittee on Aviation, Committee on Transportation and Infrastructure, House of Representatives. United States Government Accountability Office.

67. 国家运输安全委员会的作用

Robert L. Sumwalt, III

引言

在美国,无论何时发生涉及民用飞机的航空事故,都会要求国家运输安全委员会(NTSB)介入调查。美国国家运输安全委员会是一个由国会管理的独立的联邦机构,旨在调查转运事故、确定可能的原因以及发布安全建议,以预防类似事故发生。随着该机构也对所选铁路、舰队、公路和油管事故以及危险品的转运进行调查,其范围已延伸至航空事故以外。

国家运输安全委员会成立于1967年,最初与美国运输部(DOT)有着紧密联系。然而,因事故原因有时与美国运输部模态机构的不力监管有关,有关国家运输安全委员会的调查能力以及公正性的问题就产生了。为了回应此类问题,国会通过了独立运输安全委员会1974年法案。如名所示,此法案为国家运输安全委员会与美国运输部之间的纽带,并且使其成为一个完全独立的机构。独立性是安全委员会最大的优势之一——它允许该机构独立进行调查并探讨安全问题,而不受实际的或已感知到的政治压力的阻碍。

国家运输安全委员会的主要作用是提高美国转运系统的安全性。该机构对事故发生的可能原因进行确定,并且发布安全建议,以预防类似事故发生。但它并未错误或责任进行确定。实际上,根据美国国会49 § 1154(b)的规定,"与事故或事故调查相关的委员会报告的任何部分都可能作为证据,或者被用于对报告中提到的事件所造成的损失进行的民事诉讼中"[1]。

该机构总部位于华盛顿特区,雇用了大约400名工作人员。其中大约250名雇员在总部工作,而其余雇员则遍布全美四个区域办事处中。在400名雇员中,大约有125名在国家运输安全委员会的航空安全办公室任职;大部分其余的雇员与为数众多的、提供行政支援功能的雇员一起致力于调查其他交通模式的事故。

实际上,国家运输安全委员会的董事会由五名经总统任命、美国参议院确认的成员组成。该董事会对调查人员的调查结果进行监督。在调查完成之际,调查人员向董事会展示他们的报告、发现以及建议,以获取董事会的批准。该批准可能以董事会成员召开公开的董事会议的形式进行,也可能是以董事会成员先对报告进行阅读,然后单独进行电子化投票的形式进行。

自从1967年成立以来,安全委员会已经调查了将近140 000件航空事故,并发表了超过5000件与航空安全相关的安全建议。该机构并无管理特权;当发现有不足之处时,该安全委员会无法动用法律或条例来"解决"问题。然而,它们能做的就是向有关组织发布安全改善建议。该机构将每个建议都记录在册,之后定期跟进未执行的建议。在该机构的历史上,大约82%的安全建议都得到了成功实施。

对事故的回应

美国国家运输安全委员会全年无休的通信中心通过二十台电视监控器和电脑屏幕进行监督。新闻媒体会时常在第一时间就将重大转运事故通报给国家运输安全委员会。平时,此类通知都是来自联邦航空局或州政府官员或当地官员[2]。国家运输安全委员会将飞机事故定义为"在任何抱有飞行目的的人员登机到所有人下机之间发生的、与飞机运行相关的事件,并且在事件中有人员丧命或严重受伤或者飞机受到严重损害[3]"。每年全美约有1500件航空事故发生。

接到通知后,通信中心将该特殊转运模式(如航空、公路、海运、铁路等)告知执勤员。为对回应的程度进行确定,国家运输安全委员会管理部门对大量的人员伤亡以及调查的复杂性进行了快速评估。对于航空事故,国家运输安全委员会将以下列四种方式中的一种进行回应。

有限的调查:若事故未涉及人员伤亡,则进行有限的调查。在某些情况下,对有少量人员伤亡的事故也进行有限的调查。对于有限调查,国家运输安全委员会的调查员不会亲赴现场。而是将现场阶段的调查委派给联邦航空局。来自当地联邦航空局办事处的人员对事故进行回应、拍摄照片、记录残骸情况、进行采访，并且收集其他相关信息。一旦完成以上活动，联邦航空局就将此类信息转发给国家运输安全委员会中负责该事故的调查负责人（ⅡC）。虽然联邦航空局对与事故相关的信息进行了记录和收集，但是国家运输安全委员会仍保留分析和确定该事故可能原因的权利。大部分航空事故都以有限的调查形式进行处理。

现场调查：对于涉及少量人员伤亡的事故，国家运输安全委员会将通过从四个区域办事处派遣一名调查员的形式进行回应。（"现场调查"这一术语来自国家运输安全委员会曾在全美拥有数个"外地办事处"的时候。时至今日，这些办事处已合并成更大的区域办事处）。国家运输安全委员会的调查负责人将由参与调查的各方所担任，下面会对此进行讨论。通常，小调查组会在现场待上两天及以上，在此期间它们对残骸进行记录、安排采访以及收集相关信息。在每年调查的1500件左右的航空事故中，大约225~250件以现场调查的形式进行处理。

重点调查：对于大型事故——指的是造成重大伤亡或触及全美公众利益的事故——国家运输安全委员会将从华盛顿特区派遣一支调查小组。该小组的领导者为调查负责人，其余成员为国家运输委员会在各个领域的专家，如发动机、结构、运行、人为表现、存活因子以及适航性。通过读取飞行数据记录器和驾驶舱声音记录器对调查进行支持的专家、气象学专家以及可通过检查飞机部件确定故障模式的材料科学专家将在总部进行留守。主要调查通常都是在一名国家运输安全委员会成员的陪同下进行的。该成员将作为调查现场阶段的发言人。而且，调查小组将作为来自国家运输安全委员会办公室的运输救灾援助的代表，与受害人家属进行交涉。

现场重点调查：此类型的调查与重点调查相类似。然而，进行该调查的调查员并非由总部派遣而来，而是来自区域办事处之一。现场重点调查与现场调查存在很多共同点，这是因为参与调查的调查负责人都来自区域性办事处。但是又因为有来自总部的专家会加入调查小组，所以它又和重点调查相类似。正如在重点调查中那样，董事会成员经常会加入该小组，充当发言人的角色。除了调查负责人来自区域性办事处这一事实，实地重点调查和重

点调查的实施方式并无明显差异。众多直升机紧急医疗服务事故都以实地重点调查的形式进行调查。

调查各方

国家运输安全委员的制度允许那些向调查提供专业技术的组织取得国家运输安全委员会所组织调查的参与方身份。参与方身份允许各类组织积极参与到国家运输安全委员会的调查中来，并且与国家运输安全委员的调查员协力合作，去收集与调查相关的事实信息。根据规定，联邦航空局总是会被给予参与方身份。其他参与方成员通常包括飞机运营商、飞机和引擎制造商以及劳工组织，如飞行员工会、空中交通控制员工会以及机械师工会。

为了成为国家运输安全委员会所组织调查的参与方，来自各组织的代表应该向调查负责人进行申请参与方身份。参与方身份是一种权限——而非权利。就其本身而言，该权限是可以被取消的。当参与方不遵守国家运输安全委员的制度、不听从调查负责人的指示或者采取不利于调查的行动时，其身份将被剥夺。国家运输安全委员会的规则已用书面形式详细列出，并且要求所有参与方予以认可[4]。

国家运输安全委员的制度将拥有法律地位或者代表索赔者或承包人的人员排除在参与方身份之外。参与方代表也必须证明他的/她的参与有助于国家运输安全委员的安全调查，而且并非出于准备进行诉讼的目的。这是因为国家运输安全委员的调查都专注于发现和纠正事故的原因，而非专注于诉讼[5]。

国家运输安全委员会的调查行为

当调查员达到现场后，首先要做的就是查看现场，弄清楚他们要处理的问题。在他们到达的第一天，有时是第一天的晚上，调查负责人将举行工作会议，对参与方进行指派，并组成调查小组。

对于现场调查，可能只有一个调查小组参与。对于重点调查和现场重点调查，则会有多个调查小组参与。这些小组由国家运输安全委员会的专家作为团队主席，其余小组成员由来自各个参与方的代表担当。例如，运行小组由在飞机运行方面有着强大背景的国家运输安全委员会调查员担任主席。运行小组内的参与成员通常由来自联邦航空局、来

自运行飞机的参与方代表、来自飞机制造商的代表及其他向调查组提供专业技术的参与方所组成。

调查的现场部分可能会持续两天到一周,在有些情况下可能会更长。在现场调查中,各调查小组向四面八方散开,去收集各自领域的信息。每晚,各小组聚集在一起——通常是在宾馆的会议室——召开进度会,会上对他们白天的发现进行报告,并且陈述其第二天的计划。该过程非常透明,每个参与者都对调查结果及调查的方向了如指掌。

严格来讲,调查的现场部分就是一个收集信息的过程。在这一部分的调查中,不进行任何分析。当每个调查小组完成他们的现场活动后,每个参与成员都要在现场记录上签字,以表明他们同意(或不同意)所进行的活动。

在离开现场后,可能会有后续的小组活动。例如,一个小组可能会在引擎制造商的工厂再次召开会议,以对引擎进行拆除。另一小组可能在华盛顿进行会晤,对驾驶舱声音记录器进行评审。与此同时,还有一个小组赶去采访幸存的机组人员、家属和公司职员。

当调查的事实认定阶段接近尾声时,调查负责人将要求所有参与方提交意见。虽然参与方的意见并非强制性的,但是其重要性不可小觑。参与方的意见将正式告知国家运输安全委员会他们所认可的事实、分析和结果的一个机会,并且也提供了一个进行建议的机会。参与方的意见将由国家运输安全委员会调查员和董事会成员进行评审,以确保该调查对所有不同的观点都予以考虑。

调查过程时常会花费至少一年,甚至更长时间。在此期间,会有很多管理评审和制衡将这一过程有所延长。然而,此类评审能协助确认此报告的准确度和逻辑性。

大多数航空报告由国家运输安全委员会的航空安全委员会主任进行签发。然而,对于有着深远的安全影响或较大的公共利益的事故,国家运输安全委员会的员工将在正式的董事会议上提交报告,以便董事会对其进行审议。董事会议需通过国家运输安全委员会的新闻发布的形式,或是在其官站(www.ntsb.gov)进行刊登的形式,在联邦公报上公开宣布。董事会议向公众开放,并且进行网上直播。

在召开董事会议的数周前,董事会成员会收到事故报告的草案副本。他们与职员进行私人会晤,对相关问题和有关疑问进行讨论和澄清。在董事会议期间,调查人员将出具事故的细节,并接受董事会成员的询问。之后,董事会进行商议,并且就是否接受调查结果、可能的原因、建议和综合报告进行投票。阳光政府法案[6]不允许达到法定人数(三名或以上的董事会成员)的董事会成员会面讨论机构业务。鉴于此,董事会议使得整个董事会第一次有机会对事故进行讨论。这样,也向大众提供了一扇了解董事会的实际审议情况的窗口。

申请复议

国家运输安全委员会的制度规定,若申请人表示调查报告中有错误信息,或者可以提供调查结论中没有的新信息时,可以申请复议[7]。

安全性研究、听证和证词

美国国会也已授予美国国家运输安全委员进行安全研究以及召开调查听证会的权利。听证会与上文所讨论的董事会议不同,虽然董事会议通常也被人们误认为是听证会。

若委员会打算收集与某些安全问题相关的证言信息,其将召开调查听证会。与事故调查的事实认定部分一样,联邦条例指派参与方出席国家运输安全委员会的调查听证会,并且根据参与方所提供的各自领域的专业技术能力对其进行选择[8]。

听证会可以针对某类事故或者可能涉及特定的问题区域。例如,在2009年,委员会举行了一个为期四天的有关直升机紧急医疗服务安全的公众听证会[9]。在对问题区域进行听证后,安全委员会获取了直升机紧急医疗服务行业中各方面的信息,包括规模不一的公司,医院项目及对其进行监督的各方的信息。听证会以41名专家证人为其特色,他们分别代表8家直升机紧急医疗服务运营商、12个联盟、6家制造商和4家医院。

听证会对直升机紧急医疗服务行业进行了全面了解。它使人们更清楚地明白为什么该行业近年来如此快速增长,以及探索是否是不断增加的航空竞争压力导致了事故的发生。而且,听证会也对包括飞行计划、最低气象条件、飞行前风险评估以及安全提高技术(比如,地形提示和警告系统以及夜视成像系统)在内的飞行运行程序进行了核查。听证会对飞行记录器和相关飞行运行质量保证项目进行了讨论,对包括飞行模拟器在内的培训也进行了详细的研讨。

在听证会结束后,工作人员将听证会的文字记录摆放在一起，绞尽脑汁去思考可提高直升机紧急医疗服务安全性的方法。在听证会结束七个月后，工作人员向董事会提交了 21 条安全建议，以待批准。在公众参与的董事会议中，董事会全体同意采纳此类建议。其中，十条建议被发送到联邦航空局[10]，五条发送到公共运营商处，如，执行直升机紧急医疗服务任务的本地法律执行机构，但是其并没有义务遵守联邦航空局条例[11]，四条发送至美国健康和人类服务部，另有两条发送至联邦紧急医疗服务机构（FICEMS）[13]。

国家运输安全委员会也进行了一些安全性方面的研究。在 1988 年，安全委员会就商业紧急医疗服务直升机的运行进行了一项安全性研究[14]。该研究对 59 起紧急医疗服务直升机事故进行了评估，并促使安全委员会发布了 19 条安全性建议。在执行以上安全建议后，直升机紧急医疗服务事故的数量有所减少。然而，随着时间流逝以及直升机紧急医疗服务飞机的增多，事故的数量又有所增加。

在紧急医疗服务事故增长的促使下，安全委员会在 2006 年 1 月通过了一份特别调查报告，其中对过去三年间发生的分别导致 39 人和 15 人丧生的 41 起直升机紧急医疗服务和 14 起固定翼飞机紧急医疗服务事故进行了分析。在报告中，安全委员会确认了下列反复发生的安全问题：

- 在无病患乘机时，对紧急医疗服务运行要求不严格
- 缺少对直升机紧急医疗服务运行的航空飞行风险进行评估的方案
- 缺乏连贯的、全面的针对紧急医疗服务运行的飞行调度程序
- 未对利用技术（如地形提示和警告系统以及夜视成像系统）来提高紧急医疗服务的飞行安全性作出要求。

经国家运输安全委员会确定，若以上任一安全措施实施到位，那么在 55 件事故中，有 22 件可能都不会发生了。

该机构也被要求对国会感兴趣的领域进行查证。在国家运输安全委员会的直升机紧急医疗服务听证会进行后，国会举行了一场有关直升机紧急医疗服务的听证会，并且要求国家运输安全委员会对其进行证实。作为五名由总统任命的董事会成员之一，国家运输安全委员会的代表在其证词中对直升机紧急医疗服务在国家医疗保健中的所起到

的重要作用予以了认可，并且还表达了安全委员会员长期以来对此类运行的关心。"在各类环境条件下（如在严酷的天气下、在夜间、在陌生的着落地点进行直升机运行），与其他种类的商业飞行运行相比，安全、快捷地执行此类运行的压力使得事故的风险有所增加[16]。"

总结

作为一个独立的联邦机构，美国国家运输安全委员可自由对事故进行调查，并自行得出结论。该机构的主要任务就是提高安全性。国家运输安全委员会的调查不受政治压力或诉讼利益的驱动或影响。国家运输安全委员会通过对事故进行认真调查，从而确定所发生的事情，这样就能从中吸取教训，并将其运用到预防未来事故的发生上。国家运输安全委员会的调查运用了一套参与方系统。在该系统内，能向国家运输安全委员会提供技术支持的组织都可以参与到调查的事实认定阶段。参与方可确保调查保持透明，并且保证人人都可以表达和倾听不同的观点。

参考文献

1. United States Code (USC), Title 49, Section 1154. NTSB website. http://www.ntsb.gov/legal/ntsb_statute.html. Accessed on May 3, 2013.
2. Code of Federal Regulations (CFR), Title 49, Section 830.5 [list of reportable events]. Government Printing Office (GPO) website. http://www.gpo.gov/fdsys/granule/CFR-2009-title49-vol7/CFR-2009-title49-vol7-sec830-5/content-detail.html. Accessed on May 3, 2013.
3. Code of Federal Regulations (CFR), Title 49, Section 830.2. Government Printing Office (GPO) website. http://www.gpo.gov/fdsys/pkg/CFR-2012-title49-vol7/pdf/CFR-2012-title49-vol7-part830-subpartA.pdf. Accessed on May 3, 2013.
4. National Transportation Safety Board (NTSB). Certification of party representative. NTSB website. http://www.ntsb.gov/doclib/forms/NTSB_Investigation_Party_Form.pdf. Accessed on May 3, 2013.
5. Code of Federal Regulations (CFR), Title 49, Section 831.11 [party status info]. Government Printing Office (GPO) website. http://www.gpo.gov/fdsys/pkg/CFR-2012-title49-vol7/pdf/CFR-2012-title49-vol7-sec831-11.pdf. Accessed on May 3, 2013.
6. United States Code (USC), Title 5, Section 552b. Government Printing Office (GPO) website. http://www.gpo.gov/fdsys/pkg/USCODE-2011-title5/pdf/USCODE-2011-title5-partI-chap5-subchapII-sec552b.pdf. Accessed on May 3, 2013.
7. Code of Federal Regulations (CFR), Title 49, Section 845.41. Government Printing Office (GPO) website. http://www.gpo.gov/fdsys/pkg/CFR-2012-title49-vol7/pdf/CFR-2012-title49-vol7-sec845-41.pdf.

Accessed on May 3, 2013.

8. Code of Federal Regulations (CFR), Title 49, Section 845, Subpart B. Government Printing Office (GPO) website. http://www.gpo.gov/fdsys/pkg/CFR-2012-title49-vol7/pdf/CFR-2012-title49-vol7-part845-subpartB.pdf. Accessed on May 3, 2013.

9. National Transportation Safety Board (NTSB). Public hearing in the matter of the issues on emergency medical services helicopter operations safety. [Public hearing opening statement by Honorable Robert L. Sumwalt, chairman, board of inquiry]. February 3, 2009. NTSB website. http://www.ntsb.gov/doclib/speeches/sumwalt/HEMS_Opening_Statement_2-02-09.pdf. Accessed on May 3, 2013.

10. National Transportation Safety Board (NTSB). Safety recommendation. [NTSB Recommendations A-09-87 through -96 in letter to Honorable Randolph Babbitt, Administrator, Federal Aviation Administration, from Deborah A.P. Hersman, Chairman, National Transportation Safety Board]. 2009. NTSB website. http://www.ntsb.gov/doclib/recletters/2009/A09_87_96.pdf. Accessed on May 3, 2013.

11. National Transportation Safety Board (NTSB). Safety recommendation. [NTSB Recommendations A-09-97 through -101 in letter to public helicopter emergency services operators, from Deborah A.P. Hersman, Chairman, National Transportation Safety Board]. 2009. NTSB website. http://www.ntsb.gov/doclib/recletters/2009/A09_97_101.pdf. Accessed on May 3, 2013.

12. National Transportation Safety Board (NTSB). Safety recommendation. [NTSB Recommendations A-09-104 through -107] in letter to Honorable Kathleen Sebelius, Secretary, Department of Health and Human Services, from Deborah A.P. Hersman, Chairman, National Transportation Safety Board]. 2009. NTSB website. http://www.ntsb.gov/doclib/recletters/2009/A09_104_107.pdf. Accessed on May 3, 2013.

13. National Transportation Safety Board (NTSB). Safety recommendation [NTSB Recommendations A-09-102 through -103 in letter to Dr. Kevin Yeskey, MD, Chairman, Federal Interagency Committee on Emergency Medical Services, from Deborah A.P. Hersman, Chairman, National Transportation Safety Board]. 2009. NTSB website. http://www.ntsb.gov/doclib/recletters/2009/A09_102_103.pdf. Accessed on May 3, 2013.

14. National Transportation Safety Board (NTSB). Safety study: Commercial emergency medical service helicopter operators. NTSB Report No. NTSB/SS/88-01. 2009. Embry-Riddle Aeronautical University Libraries website. http://libraryonline.erau.edu/online-full-text/ntsb/safety-studies/SS88-01.pdf. Accessed on May 3, 2013.

15. National Transportation Safety Board (NTSB). Special investigation report on emergency medical services operations. NTSB Report No. NTSB/SIR/06-01. 2006. NTSB website. http://www.ntsb.gov/doclib/safetystudies/SIR0601.pdf. Accessed on May 3, 2013.

16. Testimony of the Honorable Robert L. Sumwalt, III Board Member, National Transportation Safety Board before the Subcommittee on Aviation Committee on Transportation and Infrastructure United States House of Representatives hearing on the oversight of helicopter medical services. Washington, DC, April 22, 2009. NTSB website. http://www.ntsb.gov/news/speeches/sumwalt/rls090422.html. Accessed on May 3, 2013.

推荐阅读

1. National Transportation Safety Board (NTSB). History of the National Transportation Safety Board. NTSB website. http://www.ntsb.gov/about/history.html. Accessed on May 3, 2013.

2. National Transportation Safety Board (NTSB). Annual Reports to Congress, Years 1996 – 2011. NTSB website. http://www.ntsb.gov/about/reports.html. Accessed on May 3, 2013.

68. 医疗转运飞机的性能

C. Tad Stiles, MD, ATP

Sandra Kinkade Hutton, RN, MBA, MSN

Greg Maitlen, ATP AME/RH, CFII ASE/AME/RH

引言

正如人们在 19 世纪中期的战斗中认识到了救护车的价值那样,人们在 20 世纪中期很快就对飞行救护车的价值大加赞赏。在美国,用于长途乡村转运和"边远地区"转运的固定翼飞机正日益成熟,而旋翼飞机也开始在交通高峰期、路况差的道路以及崎岖地形对病患进行转运。距离越远,转运中的病患稳定性方面的优势就越突出,偏远地方的病患生存率就越高。当我们在庆祝动力飞行的第一个百岁周年时,空中救护服务也在快速地增长。多个紧急医疗服务系统、医院和独立的运营商都正在进入该市场或正在扩展该市场,而另一部分人正对市场进行巩固或合并。

仅仅与飞行项目和运营商谈及不同的飞机类型就能引出我们对其成本和实用性的有趣观点。直升机和固定翼飞机有着不同的表现和性能。它们都受影响或受限于所能转运的病患数量、病患、机组人员和设备的重量、天气条件、外部温度、着陆地点的海拔和可利用性。考虑到并非所有的飞机都有执行所有任务的能力,所以航空医学主管有责任去了解这些变量在某次特定的航班中是如何在决定"出发"、"停止出发"时起到作用的。而且,之前在特定条件下对病患的转运可能在未来的联邦航空条例中是不安全的及/或者甚至是违法的。

下列材料试图将航空医学主管引入到飞机、飞机运行以及商业飞行的世界中来。笔者也将提供若干想法和指导来对通用飞机进行挑选,并且此过程不偏向任何制造商或型号。虽然该选择在本质有点专业,但出于完整性的考虑,将该选择以书面的形式写了下来。航空医学主管没必要去进行飞行培训,或者亲自获得飞行员证书,但是鼓励他们在参与有关紧急医疗服务领导工作和病患护理的决策时,使用本章的信息和/或资源以及文末的参考文献。这是因为这些决策与飞行环境和飞机性能问题相啮合。

选择您的飞机

来自俄亥俄州,代顿的进行首航的两位兄弟是否能预测到他们当初用木头和织物做出的发明物能扩展到今天数目繁多、用处不一的飞机种类呢?在过去几年间,我们见证了众多更小、更轻以及更高效的喷气式飞机。随着可与涡轮旋翼飞机的速度相媲美的双旋翼原型直升机进入试验阶段,直升机技术也在持续进步。截止本文结束时,已经有数目众多的"新兴"公司和业已存在的制造商引进了有待检测和认证的机型,它们在航空医学转运中的未来还尚未确定。随着倾转旋翼(混合型飞机/直升机)空中救护车可能变成最终现实,直升机的效率变得越来越高,制造商的选择也变得更为国际化。为了取得平衡,一个不断增大的二手飞机市场已经出现了。在一些情况中,很多飞机的可靠性在过去数十年中已经得到了证实。虽然二手飞机在购买或租赁价格方面有吸引力,但是它们的效率与最新的涡轮驱动型号飞机相比则显得有些不足。运行旧设备的每小时费用(直接运行成本)可能也较高。通常,与新款和更高效的型号相比,这些价廉的二手飞机有着较高的燃油消耗,同时也要求对磨损部位进行更多的维修保养,并且其零件不是触手可得或者有时候根本无法获得的。出于噪音和环境方面的考虑,或者出于无线电和设备性能的考虑,若干旧型号的固定翼飞机可能会被禁止在美国或欧洲的某些机场、空域、甚至高于某海拔的地方进行飞行。

航空医学主管应参与到用于其医疗保健或紧急医疗服务系统的飞机的选择工作中来。对于地面救护车的选择同样如此,若该项目同时包括空中和地面医疗转运——医疗主管应确定所选交通工具与任务是匹配的。在查看实际交通工具前,航空医学主管、运行人员以及商业决策人首先应该对该普通任务下定义,以便选择合适的飞机。

旋翼飞机项目可能会将其服务区域限定在 241~322km(150~200 英里)内,而直升机的可至范围可能会高达 563km(350 英里)。然而,固定翼飞机的范围从几百到几千公里不等。大多数直升机的速度都在每小时 201~282km(125~175 英里)之间,而固定翼飞机通常都是以每小时 225~885km(140~550 英里)的速度进行航行。对于更远的距离,人们通常更青睐固定翼飞机,而非直升机,这样可大幅度减少从一点到另一点的航行时间。然而,当转运或转运的距离在 241~322km(150~200 英里)之间时,活塞式或涡轮旋翼飞机可以在运行成本方面与快速伸缩起落架直升机相媲美。在某些情况下,与直升机相比,小型固定翼飞机可能是该距离上端更为经济的交通方式。另一方面,由于短途飞行的燃油消耗量过大,那么使用线条流畅的、快捷的 20 世纪 70 年代的老式商务喷气机执行此类任务可能太"奢侈"了。众多此类飞机在执行 1600km(1000 英里)以上直飞任务时更为划算,而在持续的高空巡航时所消耗的燃油也更少。总之,您对飞机的要求越多,那么飞行的成本就越高。

定义任务

选择哪种交通工具——地面救护车、直升机或固定翼飞机——能够满足您的项目需求,这是一个不可低估的重要步骤。一旦确定任务,包括确定病患的类型、转运期间所需的特殊设备(如新生儿人工抚育器或主动脉内球囊反搏泵)以及服务领域,那么开发一个将各种飞机进行比较的矩阵模型是大有裨益的,并且也会协助人们去除决策过程中的情感(因为从销售的立场看,有些飞机有更大的吸引力)。选择标准、按重要性对其进行排名、"填入空格"、之后看选项是如何出现,这些都将有助于飞机选择团队将可能性进一步缩小。此类标准的例子包括:

- 飞机技术规范:单引擎和双引擎飞机;可承载的病患和机组人员数量;运行要求和限制(着陆区或跑道的大小、天气和海拔)、客舱和货物的尺寸;整体尺寸等。
- 病患通道:承载一个和/或两个病患的能力,前/后负荷 vs 侧面负荷,装货间离地高度(滑轨高度)、病患托举问题、飞行中接近病患(在仍然系着安全带的情况下,处理呼吸道、进行心肺复苏

术以及其他关键技术的能力)

- 安全特性:着陆滑行紧急浮升设备、尾桨高度和/或为保护在直升机后部行走的人员而铺设的尾桨的管道/覆盖物、坠机缓冲座椅及机身的防撞性等。
- 性能参数:有效载荷/有效负载、无地效悬停(HOGE)、地面效应悬停(HIGE)、各种医疗配置的范围、类别 A 的功能、速度、一个引擎关闭后继续安全飞行的能力等。
- 可选设备:外部提升机、尾部旋翼桨叶上的高能见度涂料以及空调(在某些气候下可能要强制安装)。售后安装的病患装载系统使得将病患托举/滑行/旋转至机舱门并且通过机舱门变得更为容易。若您打算使用"单人"装载担架,谨记要调查锁定机械是否与当地的救护车互相兼容。因为我们不能指望医疗团队仅靠双腿就能使担架不在救护车后部四处晃动,这可不是一种安全的做法。
- 特别任务的灵活性:越来越多的紧急医疗服务项目正在通过仪表导航("可根据仪表飞行规则")进行操作;夜视镜的使用、预热和冷却的次数,这些都影响您启动飞机的速度以及在直升机着陆后,大家必须等待直升机进行冷却的时间以及最终关闭的时间。
- 财务数据:见下节。

运行成本

一旦确定了任务,我们就应该计算出所需费用。一些需要思考的重点就是,运行成本通常都是每小时被报告一次,而记账所需要的是每海里所花的费用。两种不同的飞机每小时所花的费用可能是相同的。然而,如果其中一架飞机更快,那么它每英里的费用就会少一些。与小型喷气式飞机相比,这种情况在一些大型涡轮螺桨引擎飞机上更常见。甚至在将它们与某些进行一个 241km(150 英里)任务的直升机型号相比时,情况亦是如此。另一方面,从长远来看,越快的飞机可能效率越高,尤其是在其飞行至其最大范围的直航中。

飞机制造商有关其飞机性能的文件通常是准确的,因为这些数据在制造和测试期间都受到了联邦航空局的密切关注。我们可随时利用一些资源,例如 www.helivalues.com 或 www.rotor.org,去参考各类飞机型号的运行成本数据。我们可从美国公

务航空协会（NBAA）和国际直升机协会（HAI）获取运行成本数据，也可获取来自诸如 Conklin & de Decker（www.conklindd.com）之类的咨询公司的资源和出版物。每小时的运行成本通常包括燃油、维修、用于主要引擎检查和彻底检修的货币储备。总成本包括机库和办公室的费用、机组人员的薪水和培训成本以及每次航行的个人花费。

值得强调的是，飞机之间是存在着差异和优缺点的。速度、效率、有效载荷（承载能力）、范围及在特定天气或海拔进行飞行的能力，这些都应在他们各自的运行成本中进行衡量。任何飞机型号都没有"免费的午餐"。最后要考虑的是，此信息最佳的来源应该是人们正在考虑的特定飞机型号的当前机主或运营商。通过进行研究和电话联络，人们很容易与机主或运营商取得联系，这是因为航空界小得如此惊人，且互相关联。

定义和概念

这是航空医学主管与飞机库进行交流的生存指南。虽然本书包含独立的、全面的术语表，但在考虑和对比多种飞机的性能时，以下定义和概念也很重要。为了方便航空医学主管理解飞机的性能、部件、设备和航空/飞行环境，我们也将其他信息和专业术语纳入其中。

动力装置

活塞和涡轮：活塞引擎（汽油往复式引擎，可在机动车上见到）的可靠性极强，且操作起来花费最少。虽然它们早在朝鲜战争期间就已经首次亮相，但大多数最新型号的活塞式直升机并不具备空中救护转运所需的性能。活塞式飞机在 322～805km（200～500 英里）范围的航程中可发挥出其最高能效。涡轮式引擎属于一种气体发生器。在该发生器中所排放的气体以不同的配置对涡轮叶片进行驱动。比起活塞式引擎，涡轮式非常可靠，并且更加强劲。它们可以是纯喷气式（军用和更久远的民用商业喷气机）、涡轮扇发动机（对导管风扇进行驱动的引擎叶片，效率更高，并且噪音更小，与喷射排气核心同时产生推力）、涡轮螺桨发动机（通过齿轮系统与涡轮引擎建立耦合，之后对常规推进器进行驱动）或者涡轮轴引擎（通过传动产生抬升力，从而驱动转子的涡轮引擎，因此专业术语称为"旋翼"）。涡轮螺桨发动机在 644～1126km（400～700

英里）的航程中可发挥其最大效能、而喷气式和涡轮风扇发动机在超过 1287～1609km（800～1000 英里）的任务中则是最实用的。在以涡轮为动力的直升机中，受热气体转动高速轴，然后后者对外部齿轮箱进行驱动。本评论中所讨论的所有直升机都为涡轮轴驱动。

单引擎和多引擎动力装置：一般情况下，活塞式单引擎飞机不用于固定翼飞机医疗运转，但是飞机和直升机中的单涡轮已经得到了广泛、可靠的应用。然而，考虑到在引擎故障中无备用动力装置可用，并且可将其与单引擎消耗燃油时诱人的低运行费用相比。在航空医学行业中，单引擎直升机是十分常见的，并且其自动旋转可在引擎故障事件中实现可控着陆。双引擎直升机也可在单个引擎发生故障时提供更大的安全系数，但是目前业内对此说法仍颇有争议。在为您的项目选择单引擎和双引擎这一问题做出抉择时，您应该根据任务轮廓和预算，将双引擎飞机和单引擎飞机的风险和利益考虑在内。

飞机和直升机的种类和类别：

固定翼类（飞机）

单引擎，活塞式：此类飞机可乘载两到五名乘客，并且可以每小时 225～290km（140～180 英里）的速度进行飞行。此类飞机可由一名飞行员进行操作。虽然此类飞机中有个别飞机进行了加压处理，但是大部分此类型的飞机都未进行加压。此类飞机的典型机型包括：BE-36 比奇富豪、赛斯纳 C-206 天栈、赛斯纳 C-185 空中货车、派柏萨拉托加 PA-32 以及派柏马里布 PA-46。在美国，此类飞机并不总是适用于转运病患、飞行人员和医务人员、并且一般不批准其进行紧急医疗服务。然而，诸多海外人道主义医疗任务工作会使用改良版的实用类活塞式单引擎飞机，从而对急需医疗护理的病患进行疏散。

轻型双引擎，活塞式：轻型双引擎活塞式飞机可乘载三至五名乘客（或一副担架和两名乘客），他们与机组人员共处于未进行隔离的空间中。它们可以每小时 257～370km（160～230 英里）的速度进行飞行；可以对其进行加压，也可以不进行加压处理；可由一名飞行员进行操作。该类别的典型机型包括 BE-58 比奇富豪、赛斯纳 C-310 以及派柏赛内卡 PA-34。

68. 医疗转运飞机的性能

中型双引擎,活塞式:此类飞机的特点为:乘客舱与机组人员(客场级双隔间)是隔开的,可乘载四至七名乘客或者一副担架和两名飞行机组人员,可以每小时 290~402km(180~250 英里)的速度进行飞行。可对其进行加压处理,亦可不进行加压处理;可由一名飞行员进行操作。在一名飞行员的情况下,某些飞机还可在空闲的机组人员座位上再安排一名乘客进行乘坐。此类别的某些飞机包括:赛斯纳钱塞勒 C-414、赛斯纳金鹰 C-421 以及派柏纳瓦霍 PA-31。轻型和中型双活塞引擎飞机适合有限范围内的航空医学任务(最远为 402~724km(250~450 英里)),这就要求减少病患管理和医疗设备。

涡轮螺桨(或涡轮旋翼喷气引擎):如上所述,喷气式涡轮引擎对旋翼进行驱动。与活塞式旋翼引擎相比,涡轮旋翼引擎更为可靠。大部分配备此引擎类型的飞机都可乘载六到九名乘客(或一副担架和四/五名乘客)。它们可以每小时 386~483km(240~300 英里)的速度进行飞行,并且可以对其进行加压处理,也可不进行加压处理。此类机型可由一名飞行员进行操作。涡轮旋翼飞机的范例包括:比奇空中国王 BE-90 100 或 200 型号,塞斯纳征服 C-441;三菱 MU-2,以及派柏夏延 PA-42。单引擎涡轮旋翼,如皮拉图斯 PC-12,也在美国、欧洲和澳洲参与航空医学紧急服务。单引擎涡轮旋翼飞机很少发生引擎故障,即便发生,人员也有可能幸存下来。当对飞机进行加压,并且由两名飞行员操作该类型飞机时,配置有医疗设施的单涡轮旋翼和双涡轮旋翼就成为了一架可靠高效的航空医学飞机,非常适合短程和中程范围的任务(805~1287km(500~800 英里))。

小型喷气式或小型涡轮喷气飞机:此种类的飞机包括盖茨 20 系列里尔喷气机(型号 LR-24,LR-25)大部分小型喷气式飞机可乘载四到七名乘客(或者一名病患加上两名医疗人员,有/无家属陪同)。所有机型都进行了加压,并且需要两名飞行员。小型涡轮喷气飞机可在长达 4023km(2500 英里)的范围中以稍低于音速的速度继续飞行。纯涡轮喷气引擎为 20 世纪 30 年代最简单、最原始的喷气式飞机。该机噪音极大,燃油效能在 9144m(30 000ft)以下极差。因此,出于环境原因,此机型通常被众多机场所禁止。然而,从成本的角度来看,使用此类飞机进行适当的长途转运也是合乎情理的。在此方面上,众多此类飞机仍在运行中,尤其是在国际病患转运中。

涡轮风扇型/小型喷气机:该机型与涡轮喷气飞机十分类似,只不过它们拥有"双转子"的同心轴/压缩机以及涡轮叶片。当位于低海拔时,大部分推动力来自导管风扇。当位于高海拔时,大部分推力将来自于射流核心。这些特性就使得涡轮风扇型喷气机与以相同速度、但配置更高的纯喷气机相比更静音、燃油效能更高。一些塞斯纳奖状型号的飞机可由单个持有特殊认证的飞行员继续操作。此类别的代表机型包括:数个塞斯纳奖状型号;塞斯纳奖状Ⅰ型、塞斯纳奖状Ⅱ型、塞斯纳奖状S-Ⅱ、塞斯纳奖状Ⅴ以及盖茨 30 系列里尔喷气机(LR-35,LR-36)。近年来,若干由美国国内和国际制造商生产的新小型涡轮风扇发动机也进入了市场,其作为空中救护车的用途目前尚未明确。至于国际转运,需要使用此总类型下的大型喷气机。

超轻型喷气机("VLJs"):一些人认为超轻型喷气机就是"入门级"小型涡轮风扇飞机的一种子类别。虽然大多数此类飞机可由一名飞行员进行操作,但它们的机舱实在是太小了,进行病患转运不是太实际。此类机型包括日蚀 500 及奖状野马。

旋翼类别(直升机)

按照全世界使用的惯例,可根据其引擎数量和重量对直升机进行分类。旋翼紧急医疗服务中最常见的直升机为单引擎直升机、轻型双引擎直升机和中型(中号)双引擎直升机。此外,还有大型(或重型)多引擎直升机,不过其通常不用与航空医学转运。多种分类都提供了根据重量进行划分的总方针,但是却并没有规定的标准或行业标准去遵循。对于众多直升机公司来说,各种分类就代表了销售其飞机的术语。例如,人们通常认为,一架轻型直升机的最大总重量要少于 3175kg(7000Ib);中型直升机的最大重量在 3175kg(7000Ib)和 5670kg(12 500Ib)之间;而大型直升机的最大总重量则超过 5670kg(12 500Ib)。以上都不是绝对数字,只是对飞机的总体分类。这就好像在问这个问题:衬衫的尺码到底多大才算是"大"呢?

单引擎直升机:单引擎直升机继续在美国发挥其强大的影响力,这是因为条例允许使用单引擎飞机。它们在拉美也颇受欢迎。然而,在欧洲市场,条例要求使用多引擎飞机,这就限制了单引擎飞机型号的出现。

航空医学服务地图及数据库(ADAMS)是一个

基于网络的地理信息系统，它包括有关航空医学提供商的描述性和地理信息。虽然该网站提供美国旋翼飞机和固定翼飞机的统计数据，但其实它只是一个自愿进行报告的网址。根据第七版（www. AD-AMSairmed. org），有 909 架旋翼飞机和 311 架固定翼飞机投入到了医疗转运中来。在 909 架旋翼飞机中，430 架为单引擎（47%），479 架为双引擎（53%）。单引擎飞机的操作便利性可给众多项目带来经济利益。尽管单引擎飞机的客舱更小，众多项目还是选择运行多架单引擎飞机，而非更贵的双引擎。美国航空医学转运中最常用的单引擎直升机包括奥古斯塔 119 考拉、贝尔 206 独行侠、贝尔 407 以及空中巴士公司（前身为欧洲直升机公司）的 A 星系列飞机（B1 至 B4）。

轻型双引擎直升机：拥有最大总重量（MGW）的轻型双引擎直升机可携带更多燃料、设备，当然，还有更多的乘客。此类的数个机型包括奥古斯塔 109 系列；贝尔 429；欧洲直升机公司 BO105（已停产）、空中巴士 AS355 和 EC135；以及 MD900 和 902。

中级/中型双引擎直升机：人们经常同时使用这两个类别，并且官方并未对其进行区分。此类飞机的购置价格以及运行成本更高，有能力乘载更多乘客进行更远距离的飞行。有特定任务轮廓要求使用此类型，但是对其总体情况进行评估是十分重要的，包括报销和频率。该机型可完成特别任务，从而证明其有更高的有效负载和更长的飞行距离，以及在某些天气条件下进行运行的能力。此类别的机型包括贝尔 412、430、222 和 230 型号，以及奥古斯塔 609（倾转旋翼机）；空中巴士 BK117、EC145、EC155 以及 AS365 系列。西科斯基 S-76D 系列和奥古斯塔 AW139 是最近加入到直升机紧急医疗服务中的机型，同时也是该类别中最大的飞机。

我们在选择飞机时，必须考虑到每架飞机都是有其独特特点的。如前文所述，我们强力推荐选择小组去探访一个运行多架飞机的项目或是让制造商把示范性飞机带进您的项目中。去寻找一架已经配备好紧急医疗服务设别的示范性直升机是极其罕见的，这也是对您正在评估的某个运行特殊型号的项目进行考虑的又一个原因。当几乎不可能去查看公司所配置的飞机时，我们可以尝试"想象"一下紧急医疗服务内部设备的情况。

飞机设备和选项

配备双重仪表飞行规则：驾驶舱分别向两名飞行员提供完整的仪表，以允许从任一驻地按照仪表飞行规则进行飞行。

配备仪表飞行规则：使用仪表，而非外部视觉提示对飞机进行控制和导航。联邦航空局条例对天气状况进行了定义，并且该天气状况通常适用于低能见度下起飞/着陆的情况（如雾或冰雹），以及在云层中飞行或是穿越云层时的情况。仪表进场程序用于"盲目"降落和寻找着落地址时。飞机和飞行员必须获得授权才能进行仪表飞行规则下的飞行。通常，在不考虑飞行机组人员能力和飞机设备的情况下，云幂和可见度仍然较低，无法获得允许或认证。这就需要"查看"飞行员在何处进行飞行以及在何处使用目测飞行规则。下文将对此进行解释说明。

结冰：在飞入可导致机体、机翼以及引擎上结冰的状况前，飞机必须被联邦航空局认证为"可在已知结冰情况下"进行飞行。此指示对飞机去除机翼、控制面、挡风板（挡风玻璃）、旋翼和/或喷气式引擎/涡轮旋翼的通风口处结冰的系统进行了定义。虽然云层在一年中的任何时间的中高海拔处随时可发生结冰现象，但是该认证对于任何地区进行的任何活动，或是在结冰状况可能发生的季节都是极为重要的。尽管有设备对飞机表面进行加热以减少冰的形成，或是在其形成之时将其去除，但是重度结冰或冻雨仍然可能击落任何一架飞机。通常，配备防结冰系统的直升机属于中级/中等类别或者更大型的类别。

夜视镜（NVG）：与日俱增的高科技将这一极具价值的装置带到了民用领域。众多直升机紧急医疗服务提供商在其夜间运行时增加了夜视镜的使用。夜视镜提高了观察到危险障碍物的能力，但是其无法取代最低气象条件或替代在非目测飞行规则状况下进行运行的能力。一项由联邦航空局批准的培训教程对夜视镜的性能进行了优化。飞机上的航空电子设备也必须进行改良和认证，以便对夜视镜进行使用。大部分新飞机出厂时即包括可兼容夜视镜的驾驶舱。

加压：某些飞机的机舱密封极其优良，这是因为引擎中释放的高压空气被注入机舱之中。加压不仅对维持平流层上部的生命极其重要，而且通过产生较低的机舱海拔，许多高海拔飞行产生的生理问题（缺氧、病患对氧气的需求、体腔中的空气等）也能被降至最低。加压是长途固定翼飞机转运中一个极佳的特性。它通常表现为内部机舱压力和外部大气压力的压差(最大差异)。它在缓解病患生理、设备以及体腔影响的程度上各不相同。我们将在本书别处另做讨论。

地形回避:联邦航空局要求众多商业运行飞机配备此类设备,以避免飞入较高地形或环绕型地形。设备和/或软件包括装载全球定位系统装置中已知地势的数据库,以及有前视或下视雷达能力的硬件。在仪表上以及/或者在多个地区进行夜间运行时,上升的地形是个很重要的安全问题。

交通回避:航空学中所讲的"交通"通常指的是其他飞机。联邦航空局要求所有商业飞机(到2020年,非商业飞机也要遵守此规定)必须在机上配备相应设备,该设备允许飞机和直升机可对其他飞机的位置、海拔、飞行路径、相撞的可能性进行探测,并且对于高端硬件设备,该设备实际上会向能采取及时行动去避免即将发生的碰撞的飞行人员发出即时指令。

天气回避:联邦航空局可能会对固定翼飞机有此方面的要求。三种基本设备类型——驾驶舱卫星气象图显示/改进型气象雷达数据链接、配有天线的机载天气雷达以及雷击探测设备尽管对于长距离飞行都是重要的问题,但其超出了本章的讨论范围。

目测飞行规则(VFR):飞行员必须在良好天气下使用外部可见参考物来对飞机进行运行和领航。众多直升机紧急医疗服务系统仍然受限于此,尤其是在现场反应中。

操作术语

适航指令(ADs):是联邦航空局发布的有关监管维护指令的公告。该公告可能要求检测元件或替换元件,或者对飞机的使用进行限制等。有时候,此类元件可能涉及较大的范围且价格昂贵,但是它们的主要目的是为了安全。强制性服务公告来自飞机制造商,但要求要与第135部分下的运营商的规定相符合。在您购买或租赁某种型号的飞机前,您需要了解其相关信息。

空中救护车:当您在运行救护车——不仅仅是飞机的时候,那么此概念就被包括在了其中。飞机所属的管理机构(如州政府或国家政府或者卫生署)可能会要求进行检测,以及其他的证件。那么找来的飞机可以做救护车吗?病患能够通过机门被抬举或装入机舱吗?它能承载得起病患的担架设施、医务人员、通风设备或者新生儿人工孵育器

吗?它能处理好高电耗设备的交流电负荷吗?

机身时间和引擎时间:基于使用的时间,要求定期对引擎进行一次检修。经过加压的飞机在特定的加压周期后和/或起飞和降落后,或者飞机因为过于陈旧,已经无法再进行飞行时,需要进行某些检验和维修。经过彻底检修和替换过的引擎拥有更短的加速时间,这通常也反应在一架飞机的总购买价格上。然而,加速时间长的引擎总是需要进行彻底检修或更换,除了某些非常老的模型涡轮。经常飞行的飞机(总飞行小时)可能会进行非常良好的保养,并且其机身上的腐蚀会更少,尤其当它们主要被用于载客运行或企业运行中。高飞行时间也会增加加压型固定翼飞机的费用,因为飞机的主体/机舱会随着每次飞行中的加压周期发生扩张和收缩。如考虑购买一架二手飞机,建议一定要由一名经验丰富的人士(通常为代理人)进行彻底的检查,以确定可能存在的问题,并将风险降至最低。

基本飞行重量:从运行角度讲,这指的是包括所需燃油、设备以及机上所有机组人员在内的飞机重量。这在重量和平衡计算上通常早已进行预估,所以您必须做的事情就是把病患的重量也添加进入,然后立刻就知道您是否已经"超重"(超过最大允许/安全起飞重量)。

A类:多引擎直升机上设计有联邦航空条例中所规定的引擎和系统隔离功能。A类程序对起飞和着陆信息(以及限制)进行了定义,而这些信息将被用于确保具备安全着陆的能力或者在飞行的关键阶段时引擎发生故障时继续进行飞行。

巡航速度:该速度对于特定的、到达某一特定高度的飞机来说是效能最高、最舒适的。此时,该飞机正在进行直线水平飞行。实际上,该飞机可突破巡航速度,但却受安全、空气动力学以及燃油的限制。

密度高度:这是针对所有飞机的一个概念型性能参数——尤其当飞机可能在其最高海拔飞行时。更重要的是,当最高海拔随着气压和周边温度而有所修正时。这极大地限制了美国西南多山地区的航空医学运行。然而,在夏季时,众多飞机无法向它们在冬天那样,从以上同一地点起飞,这一切都可归咎于"密度高度"。即使一架双引擎飞机可以起飞,它也可能无法弄清地形或是在一台引擎发生故障的情况下安全运行。

燃油消耗:指的是一架飞机以巡航速度飞行时所消耗的燃油率。它可以每小时所消耗的燃油体

积或重量来表示。燃油效率可能是选择飞机和运行时最重要的因素之一，因为燃油价格在过去十年增至了三倍。喷气燃料一种高度提炼的煤油，通常以单位磅进行测量和分配，多用于涡轮和喷气式引擎飞机中。

GPS（全球定位系统）：这是一个基于太空的导航系统，使用 24 颗由美国国防部进行维护的地球同步卫星。最近的一项称为 WAAS（广域增强系统）的进步使得航空导航发生了革命性的变化，让仪器进场程序有可能进入不受数目限制的着陆地址，如医院直升机场。此技术现可为数英尺内的用户查明精确的位置。因此，众多小型机场现在也可使用 GPS 仪表进场方法，允许来自小城镇或农村地区的固定翼飞机在恶劣天气中进行转运。众多地面紧急医疗服务系统也会将其维度/经度坐标发送给直升机，以便其可以找到位置。并未所有安装在飞机上（尤其是直升机）的元件都已经过认证可进行仪表进场着陆，然而有些公司在仪表上使用这些元件，使飞机在受限状况下降落在医院的直升机场中。

直升机 GPS 模式进至医院：如果您想要创建自己的仪表进场模式，从而进入您的医疗设施或者是您向其提供服务的设施，请雇佣一名在这个相对较新的领域——直升机紧急医疗服务中有经验的承包商。一个合适的 GPS 进场需要对周边地形和障碍物进行勘测，从而设计出一个安全的程序，用于在对目测飞行规则下的飞行有所限制的天气情况下进场。当前的模式是使用了一个叫做"PIS"（空间中的点）的概念。根据此概念，直升机可从仪表飞行规则下高度，使用 GPS 仪表导航安全盲降至预定空间中的地理位置（维度、经度和高度）。从这一点上看，它必须能够在恶劣天气发生后，以可视化的方式前进至批准的降落区域。此时，承包商所设计的程序必须经联邦航空局通过"飞行检查"的形式予以批准，并且作为"最终程序"出版。在规定的期限到联邦航空局进行复检之时，该出版物需可合法获得。提醒您的飞行机组人员，即使是在良好的天气状况下飞行相同的路线也要多加小心，这样做是十分明智的，因为窝蜂式铁塔几乎都是一夜之间就能被竖立起来，由此给您下次飞行时以及在能见度受限的情况下，按照仪表程序进行降落带来了严重的撞击风险。

最近由航空医学业所分享的数据表明，来自发展和执行这些进场方法的重大投资的成本回收几乎是可以保证的，这是因为先前因为天气原因而被拒绝或取消的任务数量在减少。任务安全性方面潜在的增长，与其他病患转运一道，都可能帮助回收承包商设计每个进场方法的成本，联邦航空局的飞行检查、订阅仪表飞行规则数据库、按照仪表飞行规则的直升机电子设备和认证、飞行员培训和仪表飞行的认证及飞行员薪水的增长。

近年来，美国和欧洲的航空医学服务业已将直升机 GPS 提升至了一个新高度——凭借所开发的程序，在不同设施之间转运病患的"全天候直升机"能够在不良能见度下，可视化地进行起飞，通过经过批准的程序攀爬至"空间中的一个点"，然后按照既定批准路线，仅依靠仪表飞向另一医疗设施，之后降落在该设施的 PIS 中，最后若该降落地点为合法的、视野清晰的，则进行降落。

HIGE（地面效应悬停）：此为直升机可进行操作，并仍能够（在盘旋中）高于地面保持静止的最大高度。

HOGE（无地效悬停）：此为在无地效提供额外的向上推力的情况下，直升机（盘旋时）保持静止的最大高度。这在无法进行降落的区域进行山地救援和/或吊装操作中极为重要。见"密度高度"。

保险：保险是飞机运行中的一个重要因素。虽然联邦航空局可能会批准您的飞机进行某种类型的运行，但这不意味着您的保险公司也会同意。要提前了解这个成本——保险可能会对一切行为进行指示，从要求您的飞行员需要多少经验，到您可以在那里进行运行。众多公司已经不再为第 135 部分下运行的双引擎活塞式飞机进行投保。在当前的法律氛围下，任何空中救护车都应该多多投保，这才是实事。

租赁和购买：在某些情况下，租赁可能会是一个更便宜、经济风险性更小的选项。然而，近年来，众多医院和其他项目都倾向于购买自己的飞机。当需要升级时，项目背后的资本来源会对新产品进行购买。需要一家具备航空运行相关工作知识的（包括税收要求）会计事务所或咨询公司参与进来。

维修项目：联邦航空局对飞机的检修方式和计划进行审批。是的，应该也为其编纂一份经批准的公司运行手册章节。手册中包括主要的费用项目，如"高温构件"检查或者在给定的时间间隔对引擎进行彻底检修。还要知道您所买的飞机上花费较高的部件什么时候到期。飞机将拥有一个经联邦航空局批准的"最低设备清单"，以指明该飞机是否

68. 医疗转运飞机的性能

或怎样在出现缺陷或功能缺失部件的情况下进行运行。机长通过将问题列在飞行员故障报告上的形式,拥有取消或推迟飞行或者延期修理飞机的最终权利。以上决定必须得到医学主管以及组织的尊重,这一点是极其重要的。市面上有各种各样的"计划",您可以为飞机的每个飞行小时购买一个维修项目。这被简称为"按时计费",是一个"医疗保险",但对您的飞机来说并非是必需的保证期。它减少了花费巨大的、计划外的维修所带来的惊吓,并提供了一个更为简单的预算过程。

最大起飞重量:是飞机可以起飞的绝对最大重量。包括飞机的空重、燃油、乘客和货物的重量。

最大总重量:是一架飞机被核准承载的最大重量。包括飞机的空重、燃油、乘客和货物的重量。起飞时的实际总重量(最大起飞重量)大体上要低于根据周边温度、高度、跑道以及滑行期间(仅飞机)消耗的燃油所定的最大核定总质量。

操作规范和"操作手册":这是空中出租车公司独有的公司制度和条例,包括如何使用飞机的限制。它还指示您可对哪种飞机进行操作,您公司的层次结构,以及谁应为运行决定负责。这是联邦航空局为每家公司所批准的,因此,它的操作总手册是具有约束力和监管权的。

水上限制:该飞机无此范围,导航和/或通讯设备被要求在离岸93km(50海里)的地方运行。

"第135部分":此部分与空中出租车证书,或执照相对应,凭该证书和执照可操作飞机,承载联邦航空局指定的人员或货物作为补偿。它指的是联邦航空条例的第135部分,其中包括一些专门针对空中救护直升机的新条例。联邦航空局必须对运营商证书上的每架飞机继续检查和审批。若您是一家新兴公司,那么您需要问的问题就是,您是否要到联邦航空局为自己申请证书,去雇用一名顾问呢?谁和联邦航空局专门专注于制订"第135部分"的规范、并为您操作?或者仅仅接触一家已经成立运行的空中出租车公司,然后和他们达成协议,在他们的第135部分证书上提供您的服务。或者,雇用一名独立的顾问、对任何各自的飞机丢失的档案或缺失的"黄标签"(可证明飞机上的每一新部件)的维修记录继续审评。这些都是购买者在租赁或购买任何飞机前以及在将新飞机呈现给联邦航空局之前,有价值的、名义上的最初投资。

性能:所有飞机的速度和攀爬能力都会随着高海拔、低气压和温暖的周边温度而下降。飞机所需的跑道长度、有效负载、操作引擎的损失以及直升机攀爬或在地面效应中盘旋的能力都会收到多种条件的限制。实用升限是飞机能够攀爬和维持的最大高度。这种参数将众多单引擎涡轮直升机和双活塞飞机可以或无法运行的情况包括在内(如夏季在美国西南的高原沙漠地区;或者是冬季从高山上撤离受伤的滑雪者或登山者)。炎热的天气和高海拔也会对所有固定翼飞机和直升机的性能带来限制。见"密度高度"。

产品/顾客支持:在选择飞机时,千万不可忘记飞机部件的可获得性以及24小时随时可进行维修的技术人员。众多传统的基于医院的项目都依靠运营商提供该类支持。然而,独立的提供商模式是直接与飞机的原生产商进行合作。在决定的过程中,必须对各方面的支持进行比较和衡量,虽然可能很难判定这一特定区域的实际价值。

航程:这是飞机携带有效燃料所能飞行的距离。它应该包括备用燃油,以便本次飞行在无法到达首选终点站时,可到达备用机场。范围不总是一个实际的概念,因为它受逆风(减少航程)、顺风(增加航程)以及其他因素的影响。耐久性就是一架飞机依靠其燃油保持在空中的时间。

培训:在选择飞机的过程中,一个经常被忽视的方面就是飞行员和维修团队的过渡培训。工厂培训在投保时会提供一些间歇。购买新飞机经常包括数节训练课,训练课的数量可根据所购买飞机的数量进行协商。越来越多的运营商开始使用模拟器,用于首次培训和/或定期复训。模拟器培训涉及飞行员的旅行和时间。联邦航空局要求每隔一段期间要进行定期复训,复训可在飞机上以及/或者模拟器上继续。

有效载荷:这包括一架飞机所携带的燃油、货物、可移动设备、机组人员以及乘客的重量。与其说它是一个实际值,不如说它是一个相对值。该相对值在出售飞机时经常被引用。有效载荷将燃油重量排除在外,而且是紧急医疗服务购买者应该关注的一个因素。在某些情况下,有效载荷或承载能力可以通过携带较少的燃油从而得到增大,以便保持在最大总重量之下。了解更多实践观念,请见"基本飞行重量"。

重量和平衡:使飞机保持在总重量之下仅仅是机长所面临挑战中的一半。重量必须按照批准的重量和平衡方式进行均匀分布。充满负荷的飞机的重力中心总是经过计算的,并且必须在固定翼飞机从前到后的限制之中，以及在直升机从一个侧边到另一个侧边的限制之中。任何飞行机组人员都不得超过这些限制。最糟糕的一个情境案例，比如说，在炎热的天气下将一架载有一名病患的超载直升机从山区进行起飞会带来灾难性的后果。这是因为高度可能无法被维持，即使该飞机最初可以起飞。见"密度高度"，飞机装载与该概念"互相权衡"。

总结

    总之，飞机医疗项目所用飞机的选择和运行可能超出了医疗主管的范围和管辖。然而，一些基本的飞机运行和性能知识，和航空环境和联邦条例对医疗主管对于飞行项目的责任和投入是极为重要的。

    无论您是一家新兴公司，还是一家存在良久、寻求升级的公司，选择一架飞机都是一个漫长、枯燥的过程。代表项目各方面的团队经常会带来最佳的成果。使用矩阵能帮助进行对比，因其可根据您的特定要求对标准进行规范化。花点时间去参观一下您正在考虑的飞机项目吧。飞机展示是很有帮助的，但是评价一架飞机最好的方法就是和那些每天操作相同品牌和型号的人士进行交谈。

附录

1. 美国联邦航空局
   www.faa.gov
   800 Independence Avenue SW
   Washington，DC，20591

2. 美国联邦航空条例
   如何查找特殊规则：www.airweb.faa.gov/Regulatory_and_Guidance_Li-brary

3. 美国宇航局格伦研究中心初学者航空指南
   如感兴趣，可登录国家航空和太空管理局的教育网址查找更多有关航空动力学和喷气推进的信息。www.grc.nasa.gov/WWW/k-12/airplane/

4. 美国商业航空协会
   www.nbaa.org（202）783-9000info@nbaa.org
   1200 Eighteenth Street NW
   Suite 400
   Washington，DC，20036-2527

5. 国际直升机协会
   www.rotor.com
   (703) 683-4646
   1635 Prince Street
   Alexandria，VA 22314

6. 康科琳和德克尔联合公司
   一个运行成本、税务问题的好资源
   www.conklindd.com
   (508)255 5975
   admin@conklindd.com
   P.O. Box 1142
   Orleans，MA 02 653
   www.start-flying.com

    探索此类推荐资源可以使航空医学主管获得相关知识，因为他们可能对直升机飞行的机械学和固定翼飞机的空气动力学十分好奇，也可能对如何操作飞机、航空环境、基本导航、甚至尝试互动性机舱或获取飞行员证明感兴趣。

69. 医疗转运的患者安全

Arthur J. French III,MD,CAPT USPHS（Ret.）

引言

病患安全可被定义为没有错误发生以及对伤害的预防。空中和地面医疗转运是由人进行执行的,而人是有可能犯错误的。然而,可以通过设计一些系统,使得人们很难做错事,却很容易做正确的事情,以此来减少错误的数量。医疗转运就是大型的、复杂的系统的一部分。考虑到该系统的复杂性以及每天接受治疗的成千上万的病患,有太多发生医疗错误的机会,同时也有机会去减少此类错误和避免造成伤害。据估计,通过大量的回顾和正常的事故报告机制,我们得知被检测出的错误的比率大概为50：1。可利用的组织错误报告机制的缺位就导致人们对转运医疗中的错误频率和未遂事件缺乏意识。缺乏有记录的不良事故数据并不能说明医疗转运的错误发生率很低。我们关于地面和航空医学转运系统的真实发生率的了解是缺乏相关数据的,这部分是因为我们缺乏来自法律和政府协调部门的组织和基金。

病患安全举措

1999 年医学研究会(IOM)有关医疗中人为错误的报告"人难免犯错:建立一个更安全的健康系统"使得病患的安全性问题引起了联邦政府、公众、媒体以及医学界的注意[1]。该报告预计每年多达98 000 名美国人死于可阻止的医疗事故。每年由此类错误造成的误工费、残疾以及额外的医疗护理费用高达 290 亿美元。根据该报告的结论,大多数此类错误都是系统问题的结果,而非个体供应商的糟糕表现造成的。并且,该报告还提出了一个四管齐下的方法来阻止医疗错误和提高病患的安全性。虽然此报告中所引用的死亡率和费用受到了质疑,但是总体上人们认同医疗错误确实会导致巨大的死亡率和额外的费用。大量研究,包括由医疗研究和质量机构赞助的众多研究,都支持医学研究会的结论。该报告引发了众多联邦级别的举措,包括质量跨部门协调机构(QuIC)的任务小组采取的行动。该小组是一个由联邦机构医疗提供商、用户、政策制订人组成的庞大组织,旨在协调联邦政府提高医疗质量的工作。

为了回应医学研究会的报告,克林顿总统指示质量跨部门协调机构起草了一份联邦计划,其中提出了若干减少医疗错误的举措。2000 年 2 月[2],该协调机构向总统递交了题为"为病患所做的重要事情:关于减少医疗错误和其影响的联邦行动"的报告。

该质量跨部门在其报告中向总统提出了若干建议举措,包括:

* 为众多医学专业建立精英人才中心
* 对错误进行根源分析
* 发展自发错误报告系统
* 给医疗提供者进行有关病患安全和减少错误的教育项目。

医学研究会的报告并未对入院前的病患安全问题进行评审或评论。在紧张的程序、快速序列以及多任务环境中,比如在急救部门和重症监护部门,发生的错误数量最多。可以预计的是,错误也会发生在动态的入院前的转运环境中。为响应该报告,美国急诊医师协会设立了一个"有关在急救部门环境下的病患安全"的任务小组,仅对急救医疗服务进行处理。2002 年,国家公路交通安全管理局(NHTSA)召开了一次有关紧急医疗服务中病患安全的圆桌会议,并发表了一份报告,其中提出了若干对未来努力方向的建议,尤其对确定入院前护理[3]中的错误程度进行了相关建议。

两份来自医学研究会的报告,"人难免犯错"和"跨越质量的峡谷",确定了信息协调、护理和技术方面并没有运作良好的系统。该报告呼吁对医疗系统进行一次彻底的重新设计。第二份来自医学研究会的报告确定了十条有关重新设计和提高护理的新制度。其中一条制度声明,安全性是一个系统属性。安全系统必须围绕人为因素进行设计,并且必须是系统问责制,而非个人的责任。必须对医院系统进行协调和改善,以便能减少错误,提高护理的质量。

医疗转运中病患安全的原则

大多数医疗错误都是可避免的。为了让预防措施行之有效,有必要建立若干从领域内收集和分析数据的方法,从而对局面进行可能的、最准确的描述。人们认为,只有通过将医疗连续统一体视为一个"系统",才能做出有意义的改善。我们需要一套强调预防,而非强调惩罚的系统方法来作为完成此目标的首选方法。只有对安全的强调以及提高安全性的责任贯穿于该组织的各个层级时,该举措才能取得成功。此活动需要来自团队的努力。来自锋线(尖端)的提供商通常都身处最佳位置,从而对众多问题和其解决方案进行确定,而那些处于管理角色(钝端)的人们则经常处于这样的位置——该位置允许其将所受到的教训进行执行和广泛扩散。只有通过创作和/或维持通讯交流的开放线路,才能成功地进行提高和改善。

有若干医疗转运环境中病患安全的基本原则。包括:

- 安全及时和高质量的急诊护理是医疗中的重要组成部分。
- 必须可获得充足的资金和资源,以支持转运系统结构、支持充足的人员配置、信息系统的整合以及执行设计用来提高病患安全的教育工作。
- 提高病患安全的工作必须包括对其对转运护理中的方方面面进行评估。
- 紧急医疗服务机构和提供商应该开发和接受一套有关病患安全的统一词汇。
- 报告医疗错误的系统必须专注于开发可改善病患护理的解决方案。
- 与私人和公众机构进行合作,从而提高病患安全的工作对于提高转运医疗的质量是极为关键的。

有必要在空中和地面医疗转运中塑造一个"安全文化"。可利用属于某人的错误这样的简单答案,来回答一些较难的问题,比如问题因何而发生。原因很少会是单一的,而是一系列潜在的、活跃的错误。通过理解真正的潜在原因,急救护理转运人员可以更好地找到自己的定位,从而预防未来事故的发生。个人项目中"所吸取的教训"也应该通过此系统进行交流,这样其他人就能从中有所收获,而没必要去强迫他们,或者他们的病患通过自身不良的经历去学习相同的东西。

解决病患安全的人为因素方法

对医疗错误的传统解决方法往往都强调个人责任、自主权以及问责制。来自其他高危行业(如航空、核能以及太空项目)的概念基于沃尔斯和立珀[4,5,6]的下列描述,提出了一个新方法。

- 对系统,而非对人进行强调。性能考核,比如错误率,都是系统的属性而非系统中个人的属性。提高性能,减少错误都要求对系统进行改变,而非对人进行改变。
- 采用非惩罚性的方法。不良事件和未遂事故都提供了了解该系统的机会。正规的制裁(特权受限),或者非正式的惩罚(矫正教育)都不鼓励错误报告,并且未改变该系统。
- 强调错误的多因素属性。复杂的医疗系统中的错误可能源自多种活跃的和潜在的因素。所有的因素必须按照里森的"瑞士奶酪"模式出现。
- 假定错误会发生。不要徒然地强调对于某个不可能达到的错误预防目标的个人责任,而要假定会出现差错,而且错误一定会发生。重新设计工作使其很难犯错,且在错误影响到病患之前让其在医疗提供商面前变得极为明显。而且,其提供"缓冲"来减少导致不良事故发生的错误所带来的影响。
- 强调医疗团队的合作。虽然医疗转运通常是由一至两个直接护理提供商进行的,但其并非是孤立的行为。传统的医疗培训和教育对个体提供商极为重视。提供商之间增加的交流和互动也能阻止错误的发生。
- 寻找潜在的错误。错误分析通常聚焦于发生在运营商"尖端"的活跃性错误。它们通常会忽略潜在的影响因素和发生在"钝端"的系统特性,而这恰恰会强迫运营商犯下错误。

人为因素工程学和教学系统设计

在充满挑战性的医疗转运环境中进行拯救生命的干预措施时,医疗转运提供商非常依赖生物医学诊断和治疗设备,他们潜在的假定就是该技术可以改善结果。每个提供商都意识到提供商、设备以及环境之间的互动实际上会增加错误发生并伤害病患的风险。通常,这是因为设备的设计问题导致了潜在的错误,或者没有假设可能犯错的人类会犯错误,并且保护操作者,从而避免重大错误。人为因素设计是一种试图对此类问题进行确认和解决的方法。此方法将互动系统设计中的人类优势和限制考虑在内。该互动系统涉及人员、技术以及工作环境,可确保安全性、有效性和使用的便利性。人为因素设计专注于系统是如何在实践中与受控的、易犯错误的人员身上发生作用的,并且试图设计可对安全性继续优化,并且将复杂环境下的错误风险降至最低的系统。人为因素设计的应用程序包括:

- 可用性测试:人为因素工程师尽可能对真实世界条件下的新系统和设备进行测试,以确定新技术带来的非计划中的后果。可用性测试也对应急措施进行确定——由于有缺陷的或设计糟糕的系统实际上会增加工人完成任务所需要的时间,锋线工人会对政策或安全程序进行回避。
- 强制函数:一部分设计阻止非计划中的或不合需要的行为发生,或仅在另一具体行动先被进行的情况下,允许使用其性能。强制函数不总是与设计相关。一个强制函数的例子就是将浓缩的、经静脉注射的钾添加物从病患护理区域进行移除,以避免由于疏忽造成的服药过量。
- 标准化:人为因素工程学的公理就是无论何时,设备和过程都应该进行标准化,从而增加其可靠性、提高信息流,并且降低岗位轮换培训的需求。此类例子包括将临床环境下的设备以及清单的使用进行标准化,作为一种确保安全步骤以正确的顺序进行的方法。
- 弹性:考虑到人可能会犯错误,以及意外事故可能会发生,此类流程必须在错误恶化前允许进行探测和减轻。根据来自其他高可靠性的组织的经历,弹性是一种关键的系统性质,可反应一个组织在即将到达安全边际时进行恢复的能力。

教育和培训是病患安全的重要部分。教学系统设计是教育和培训的系统发展,涉及任务分析、设计、发展、执行和评估等集成步骤。教学系统设计的概念被教育专业作为一项不同的专业进行接受和合并。教学系统设计的应用程序通过教学过程的设计对人为表现进行优化。不适当的教育和培训可能成为导致延误的、非计划中的后果的潜在安全条件。这与以下原则十分相似:"按照奔赴战场的情况进行训练,按照您所训练的情况进行战斗"。

错误报告和分类系统

传统上,医疗错误被视为可通过额外培训和重点个体关注进行弥补的失常现象或稀有事件。该方法已经失败,并通过似乎已经采取了纠正措施的假象,使得错误继续存在。人为因素方法已经接受了错误是常见的、不可避免的这一事实,并且对错误为何发生以及发生了什么进行了检查。一些航空医学转运机构已经建立了错误报告系统,并且已经从与同事分享教训(不怕害怕遭到报复)的机会中收益颇多,成为了阻止未来错误的解决方案的一部分。在航空或医学中并没有标准的分类法能对错误的种类和原因进行分类。一种称为人为因素分析分类系统(HFACS)[7]的原型分类系统被沙派尔和魏格曼开发了出来,并广泛应用于航空业中。这将在有关急救护理医疗转运中的人为因素的章节进行深度讨论。一些常用与病患安全环境中的术语有:

- 不良事件:不良事件指的是不幸事件、治疗意外事故、医源性损伤或其他与临床环境管辖下提供的护理或服务直接相关的不良事件。不良事件可能是由委任行为或疏忽(如用药错误、未进行及时诊断或未能进行妥善的治疗干预、不良反应或治疗的负面后果)而导致的。更多常见的不良事件的例子包括:错误手术部位、药物错误以及医源性医疗手术并发症。
- 警讯事件:警讯事件是一种不良事件。根据美国医疗机构评审联合委员会(JCAHO)的定义,警讯事件属于涉及死亡或严重伤害或风险的意外事件。严重伤害包括肢体缺损或功能缺损。严重的永久性功能缺失意味着之前并不存在的感觉、机动、生理或智力方面的损伤,并且需要进行持久性的治疗或经历生活方式的改变。
- 侥幸脱险:侥幸脱险是一种可能导致事故、伤害或疾病但是碰巧或通过及时干预并未发生的事件或情况。此类事件也被称为"临近失败"事件。侥幸脱险的例子是由于在确认病患身份时有所疏忽,而导致差点在错误的病患的身上进行手术或其他程序,还好最后时刻偶然间发现有误。侥幸脱险是供学习的机会,还提供了开展预防策略和行动的机会。侥幸脱险应该受到与导致实际伤害的不良事件相同程度的审查。所有的侥幸脱险都应该在病患安全习信息系统中进行报告和记录。

- 主动错误：这相当于运营商的不安全行为的实际佣金或所需行为的疏忽。主动错误包括决策错误、技术错误、知觉错误以及程序错误。运营商犯下的主动错误位于错误因果链的"尖端"。

- 潜在错误：指的是由于先前存在的状况，如组织政策和气候、培训不足、不安全的督导以及人员资源管理不善而导致的错误。这也包括不安全行为的先决条件，以及运营商不合格的条件，例如心理压力源、不良生理状态、体力限制、精神限制以及减少的个人准备。此类因素都被称为错误链的"钝端"。

根源分析

根源分析（RCA）是对与不良事件或侥幸脱险相关的、构成性能变化的基本或主导起因进行确认的过程。这种特殊的重点审查被用于需要分析的不良事件或侥幸脱险，并且建立了一个标准的、一致的过程，可增加不良事件或侥幸脱险分析的质量和一致性。根源分析对错误发生的原因和过程，尤其是对导致主动错误的"钝端"潜在系统错误进行了彻查。根源分析使用了一套遵循以下原则的系统方法：

- 对系统的强调和对人的强调；非惩罚性方法
- 对错误的多因子性质的强调
- 假设系统会发生错误
- 对人员互动的强调
- 对钝端和尖端的深入分析——潜在错误和主动错误

为了确认系统中的潜在错误，对"临近失败"的事件进行分析是十分重要的。导致危害的不良事件的流行病学是基于"事故金字塔"的概念上的。此概念在不良事件发生频率较低的其他高风险行业中已经得到了确认。该系统的错误频率较高，但是往往由于运气，系统中内置的保障措施会阻止错误导致不良事件的发生。此概念也被成为里森的瑞士奶酪模式，在此模式中，奶酪上所有的孔洞都需要排成行，等待不良事件的发生。安全性研究表明，错误与事件的比率大约为 10∶1——即每实际上发生一起非伤害类型的事件，就会发生 10 起危险事件；每发生一起伤害事故，就会发生大约 30 起非伤害事件。为了阻止导致伤害的不良事件，有必要对位于金字塔底的 300 起"临近失败"的错误进行分析。通常，各种各样的人们会犯下各种各样的错误。理解临近失败和事件链、确认和去除起作用的人为因素，以及干预事件链从而阻止事故是十分重要的。根源分析应该确认事件发生的原因和内容。也可使用"SHELL"领域模型对导致错误发生的事件链进行分析：

- 软件：操作策略和程序
- 硬件：飞机系统和病患护理设备
- 环境：执行任务的外部条件
- 活件（机组人员）：影响机组人员的人为因素
- 活件（其他）：对支持任务的人员（即监理人员、维修机组人员和调度员）产生影响的人为因素

根源分析有下列特性：

- 事实上，该评审是跨领域的，涉及与此过程最接近的领域；根源陈述应该包括原因和结果。
- 该分析主要专注于系统和过程，而非个人表现。
- 此分析通过质问"是什么"和"为什么"，对情况进行深挖，直到对该过程的所有方面进行评审，对影响因素也进行了考虑。
- 通过重新设计或开发能够改善性能、降低不良事件或侥幸脱险复发的新程序或系统，该分析对系统和程序中可能出现的变化进行了确认。

为了把事情做得更彻底，根源分析应将确定与事件或侥幸脱险联系最紧密的人为因素和其他因素，以及与事件或侥幸脱险发生相关的程序和系统（只有一种潜在原因的情况是极少出现的）包括在内。根源分析应通过一系列的问题对底层系统进行分析，以确定重新设计可在哪些方面减少风险。根源分析应对风险以及其对事件或侥幸脱险的潜在促进进行确认，并且向可在未来降低此类事件发生可能性的潜在改善提出建议，或者在分析后确定此类改善机会是不存在的。为了更加可靠，根源分析必须将该组织的领导者的参与（这包括包租根源分析团队、指导根源分析团队的参与、参与纠正措施计划的决策）包括在内；并且对与程序和系统联系最紧密的个人进行评审。根源分析的内部必须是一致的（如不与自身相违背或留下明显未被答复的问题），以及将对相关护理标准的考虑包括在内。根源分析也必须将纠正措施、结果测量包括在内，并且应该获取最高管理层的批准。

非专业技能和医疗团队管理

越来越多的人承认医疗提供者必须拥有出色的

临床技能,并且精通多种非专业技能。非专业技能被定义为"对专业技能进行补充的感知、社交以及个人资源技能,并且有利于安全、高效的任务绩效"。

- 领导力
- 交流
- 情境意识
- 任务分配和监督
- 职权

医疗转运病患安全的一个重要因素就是机组人员资源管理/全体机组人员协调培训。未达醉驾标准的全体机组人员协调被确认为多起民用和军用运行事故的起因。选择参与医疗转运运行的人员的独特人格档案使得团队交流和协调培训变得极其重要。在20世纪70年代,航空界意识到多起空难都是由于机组人员间不当的通讯和协调而造成的。因此,他们开发了培训项目,项目中对团队合作、通讯交流、压力管理以及其他人为因素原则进行了讲解。此类培训项目被称为机组人员或危机资源管理(CRM)或团队协作培训。在航空医学转运中,该培训通常被称为航空医学资源管理(AMRM)。在国防部卫生卫生系统的领导下,模拟医疗团队管理(MTM)项目已经被开发了出来。机组人员或危机资源管理和模拟医疗团队管理通常会引入一些与航空、医疗界所了解的方式不一样的做法——一个人作为该任务的单独仲裁人。它是一种对个人和系统进行最优使用的工具,可完成最安全、最高效的病患护理和转运。借助机组人员或危机资源管理和模拟医疗团队管理,指定的机组人员仍对飞行安全和病患护理全权负责,但是他们也被鼓励与系统中的其他人进行联系,后者可能有助于做出影响任务安全性的决定。

机组人员或危机资源管理和模拟医疗团队管理包括:

- 作为团队进行工作
- 互相支持
- 监督彼此的行动和决策
- 当注意到潜在问题时要讲出来,并且在以礼相待的同时,保持自信
- 保持团队的情境意识
- 执行团队的应急计划

最佳做法:模拟和检查单

众多医疗转运组织在其提高病患安全的项目中进行模拟时是非常积极主动的。病患模拟器被用来进行任务培训及培养个人和团队的非专业技能。模拟器允许对病患进行无伤害风险的实践机会。由航空和其他高风险行业中得到借鉴,使用与危机相关的认知协助项目(检查单)正变得越来越普遍。紧急事件通常处于高压和充满任务的情况下,因此需要快速、协调和准确的反应。使用与危机相关的检查单被证明可提高对医疗急救中的推荐程序的依从性。一些组织正在使用便于携带的电子装置,对病患的护理进行记录,而该记录被植入了电子性能支持/认知协助系统中。

总结

一个组织的病患安全文化必须将所有的空中和地面医疗转运团队成员包括在内。项目主管为该组织的安全性营造一种气氛,然后将必要的资源和时间分配给予病患安全相关的措施。首席飞行护士必须理解有关人为因素的原则以及其对医疗人员和病患安全的效果,包括机组人员/危机资源管理。通常,医疗主管就是该项目人为因素领域(即药理学、生理学和心理学)中的生命科学主题的专家。该项目的领导者,包括医疗主管和执行官,都对病患的安全性负有最终责任,并且必须确保病患安全项目处于运转中。该项目的领导者必须是该组织中病患安全方面的冠军。全体机组人员和维修人员,不管是上班还是下班,都有责任对人为因素的后果进行考虑,并且确保他们的情境意识和性能对于转运和临床任务是最优的。

参考文献

1. Institute of Medicine. *To Err is Human: Building a Safer Health System.*,Washington, D.C: National Academy Press; 1999. http://books.nap.edu/books/0309068371/html/index.html. Accessed August 9, 2014.
2. Wears RL, Leape LL. Human error in emergency medicine. *Annals of Emergency Medicine.* September 1999;34(3):370-372.
3. Wears RL, Janiak B, Moorhead JC, et al. Human error in medicine: Promise and pitfalls, Part 1. *Annals of Emergency Medicine.* July 2000;36(1):58-60.
4. Wears RL, Janiak B, Moorhead JC, et al. Human error in medicine: Promise and pitfalls, Part 2. *Annals of Emergency Medicine.* August 2000;36(2):142-144.
5. Fin R, O'Connor R, Crichton M. *Safety at the Sharp End: A Guide to Non-Technical Skills.* Farnham, UK: Ashgate; 2008.

推荐阅读

1. ACEP Patient Safety Task Force. *Patient Safety Task Force Report*. Dallas, TX: American College of Emergency Physicians; 2002.
2. Making health care safer: A critical analysis of patient safety practices: Evidence report/technology assessment number 43. [AHRQ Publication 01-E058] Rockville, MD: Agency for Healthcare Research and Quality website; www.ahrq.gov. 2001.
3. O'Connor RE, Slovis CM, Hunt RC, Pirrallo RG, Sayre MR. Eliminating errors in emergency medical services: Realities and recommendations. *Prehospital Emergency Care*. 2002;6(1):107-113.
4. Williams KA, Rose WD, Simon R. Teamwork in emergency medical services. *Air Medical Journal*. 1999;18 (4):149- 153.
5. Bagian JP, Lee C, Gosbee, J, et al. Developing and deploying a patient safety program in a large health care delivery system: You can't fix what you don't know about. *The Joint Commission on Accreditation of Healthcare Organizations Journal*. October 2001;522-532.
6. Risser DT, Rice MM, Salisbury ML, et al. The potential for improved teamwork to reduce medical errors in the emergency department. *Annals of Emergency Medicine*. September 1999; 34(3):373-383.
7. St. Pierre M, Hofinger G, Buerschapper C, Simon R. *Crisis Management in Acute Care Settings*. Heidelberg, Germany: Springer-Verlag; 2011.

70. 航空医学资源管理——一名潜在的救生员

Randy Mains,ATP（Helicopters）,BA,EMT-P

Ira J. Blumen,MD

引言

想象一下,您可以使用一种能预防美国80%航空医学事件的疗法。而且,治疗方法也很容易操作。您不必将其交给患者口服或通过注射、皮肤贴片。"病患"需要做的只是同意完成联邦航空局（FAA）要求的两件事情。

首先,他们每年必须参加8小时的课程,以了解导致大多数事故的人为因素。为了确保治愈效果,他们必须做的第二件事就是全面坚定不移地承诺组织中的每个成员从高层管理者那里接受的理念。这事值得做吗? 应该没有什么异议。

知道治疗方法已经问世,真是令人振奋。在过去的三十四年中,该疗法已经过测试、试用和验证,并被美国所有航空部门所采用。美国联邦航空局如此坚信的这个神奇治疗方法是什么? 它被称为航空医学资源管理（AMRM）。2005年出版的联邦航空局通告 AC No:00~64 提出了航空医学资源管理培训的最低指导原则。航空医学资源管理的根源来自于机组人力资源管理（CRM）,进入航空医学界已经有很长一段时间了。

据2013年2月11日《纽约时报》的一篇文章:自喷气时代以来最安全的航空业,从2011年到2012年是航空史上最安全的年份。这个事实在很大程度上归功于机组人力资源管理的元素。文章接着报道说:

安全记录的改善,部分原因是自发事故报告方案的出现,该方案鼓励飞行员和机械师传递错误信息而不用担心被惩罚。此外,飞行员组加大了通过一系列自发性项目来分担安全问题的力度。在确保这些信息不会被用来惩戒他们后,航空公司同意参与。联邦航空局的一个创建于2007年的基于网络的系统,现在包含来自44个运营商的信息。该结果被广泛认为是成功的,同时也催生了一种允许在事故发生之前识别风险的态度。

这种思维方式恰是"公平文化"的定义,这是在当今航空业盛行的一种做法。但并不总是这样。在公平文化中,鼓励公开报道和参与预防与改善。在"公平文化"中,人们认识到错误通常是系统故障,而不是个人失误。重点在于了解问题的根源,可以学习,改进过程,改变设计策略和系统以促进预防。

1979年,在安全方面,航空业与直升机紧急医疗服务行业在过去34年处于同样严峻的境地。早在上世纪六七十年代,完美服役的航空公司以令人吃惊的速度坠机,这是一种被称为可控飞行撞地（CFIT）的现象。多年来美国直升机紧急医疗服务行业也有相当的可控飞行撞地事故出现。

1978年12月28日,因机组人员失去态势感知,一架DC-8在俄勒冈州波特兰市外在燃油用尽后发生事故。所有这一切都成为航空公司的头等大事。所有三名机组人员都把注意力集中在错误安装的起落架指示灯上。事故发生后,国家运输安全委员会（NTSB）终于说了"够了!",并要求美国宇航局在艾姆斯研究中心进行调查,试图找出为什么有这么多客机撞毁。正如1986年的英国广播公司纪录片《错事》所指出的那样,"就好像有一种针对航空业的全新疾病在流行,没有人知道如何治愈它。"

美国宇航局（NASA）艾姆斯研究所工作组的调查结果震惊了整个行业。美国宇航局的研究人员分析了1968年至1976年间喷气机事故和事件的原因,认为飞行员失误更可能反映了团队沟通、领导、决策和协调方面的失败,而不是技术熟练程度的缺陷。根据对1968~1976年间发生的60起航空事故的研究,工作组发现所有撞机都由人为因素导致。从1979年美国宇航局的研究中诞生了彼时被称为驾驶舱资源管理的机组资源管理。

空难事故不算频发,但却非常明显,常常造成大量人员伤亡,引发对因果关系、公共报告和补救行动的详尽调查。美国宇航局对可追溯到1940年的航空事故进行的研究发现,所有民用和军事航空事故中有70%~80%涉及人为失误。

本章的目的是提供机组资源管理和航空医学资源管理中重要概念的概述。如果深入探究每个概念将写满这本书。本章可以作为比较当前您的方案正在使用或正在考虑使用的航空医学资源管理课程的基准，以确定是否涵盖所有相关主题。本章要素在航空医学资源管理课程中讲授时，将满足 FAA、联合航空要求（JAR-OPS）、欧洲运营（EU-OPS）、加拿大运输部、国际民用航空组织（ICAO）和医疗转运系统认证委员会（CAMTS）。

在本章中，术语机组资源管理和航空医学资源管理是可交换的，因为它们本质上是相同的，航空医学资源管理是空中医学界的机组资源管理。说到这一点，需要指出的是，虽然本章强调"空中"医疗资源管理，这里所描述的概念和实践基本上与地面救护车或在现场救援病患的工作是一致的。

您可能会问："航空医学资源管理的目标是什么？"航空医学资源管理是所有可用资源的有效利用，以确保安全和高效的运作。联邦航空局咨询通告00~64中对航空医学资源管理的一个非常好的定义是：

"航空医学资源管理解决了优化人机界面和相关人际关系问题的挑战，最大限度地关注通信技能和团队建设课程。这些问题包括有效的团队建设、沟通信息传递、解决问题、决策、保持情境意识，以及建立一个有利于最佳人类表现的操作环境，即使在富有挑战性的情况下也是如此。"

一位机组资源管理讲师将机组资源管理简洁地描述为："看、说、解决"，意思是首先确定存在问题，即在错误链形成中有一个因素，然后让所有相关的人知道它，再集体决定解决问题的最好办法。

我所喜欢的定义被称为"航空医学资源管理咒语"，它被设计成一个容易记又好理解的陈述，在每次任务开始之前、期间和之后，团队成员可以不断地问自己，就像一个迷你清单。一旦他们拥有了航空医学资源管理教导课程中学到的工具，他们就可以使用航空医学资源管理咒语作为一种不断自我评估的方式："我的行为或不作为如何影响这个任务的安全和成功完成？"

航空医学资源管理培训

在您的组织中，每年有多少小时用于航空医学资源管理培训，您的航空医学资源管理课程包括哪些内容？考虑许多商业航空运营商为使机组资源管理取得成功所做的工作。美国和全球的航空公司在机组资源管理培训上花费两到两天半的时间，包括一个飞行模拟器会议，飞行员在那里练习面向航线的飞行训练（LOFT）。面向航线的飞行训练培训为机组人员提供了在飞行模拟机上可能遇到的实际飞行情况的飞行情景。在面向航线的飞行训练培训期间，每个机组人员都会根据他们的机组资源管理技能以及他们的飞行技能和对某些紧急情况的处理进行评分。

航空医学资源管理培训涉及两个主要元素，首先是教导意识的培训和实践，第二是反馈和复训与实践。美国的直升机紧急医疗服务项目很少将飞行模拟器课程作为航空医学资源管理培训的一部分。

理想情况下，教导和意识培训不应少于八小时的航空医学资源管理课程，团队成员应接触并了解可能导致人为失误的主题。航空医学资源管理培训中至少应包含九个模块（表70-1），所有这些模块都将在本章中讨论。应该指出的是，这些模块中的很多并不是独立的或孤立的主题。在许多情况下，模块之间的重要概念和理念是重叠的。

表 70-1　航空医学资源管理培训模块

1. 机组资源管理和航空医学资源管理介绍
2. 沟通
3. 领导力、行为和团队建设
4. 失误
5. 决策制订
6. 信息处理和情境意识
7. 标准操作程序（SOP）
8. 压力、疲倦和疲劳
9. 基于案例的研究

此后每一年一度的航空医学资源管理课程都需要反馈、复训和练习。一个建议的选择是要包括最初教导课程的九个模块中的三个模块和每年复训课程中的三个模块。复训课程中的三个主题通常由团队成员选择，对他们来说，这是他们认为与组织最相关的"热门话题"。也许是过去他们觉得自己想讨论的东西。每年复训课程最后可以讨论基于案例的研究。以往针对真实世界事故或事件的案例研究突出了航空医学资源管理的良好做法和航空医学资源管理可以用来防止事故或事件发生的事例。

指令型和开放型

有许多出版物和在线资源包含必要的内容，并符合联邦航空局推荐或认证或管理机构要求的航空医学资源管理培训的最低标准。然而，为了真正改变行为，航空医学资源管理课程应该是"生动的"，促进的。然而，在最初的教学课程中，将会有更多的指令而不是促进,因为指导者需要讲授航空医学资源管理概念的基本基础和团队成员可以使用的工具。

试图通过教学作为一种技巧来鼓励适当的态度,通常取得的成功是有限的,因为人们,特别是成年人,不喜欢让别人告诉自己如何行动和思考。一般来说,告诉人们改变态度并非都是有效的。这就是为什么坐在电脑前"学习"航空医学资源管理不是推广航空医学资源管理课程的有效手段。如果它是改变人的态度和行为的有效工具,航空公司就会这样做。航空公司的机组资源管理通常总是促进的。现在是评估航空医学资源管理课程如何在您的机构或方案中进行的好时机。它是易化的还是基于计算机? 是否涵盖了联邦航空局推荐指南中的所有项目?

为了使促进的航空医学资源管理课程最有效,应该避免大型团队。理想情况下,一个班级中不应超过20~25名团队成员。由于人数较少,每个人都可以有机会向全班发表自己的观点和信念。如果超过这个数量,那么每个人就没有充分的机会毫无障碍地发表看法了。也就无法了解、听取和讨论他们的意见了。可能会错过改变态度或坚定信念的机会。如果由于项目规模、资源和局限性等原因,不能选择人数少的小组,则协调人和项目领导必须确保即使是最微弱的声音也有机会被听到。

机组资源管理或航空医学资源管理之所以不能在没有任何促进的情况下"教",是因为"教"课程不会改变行为。航空公司和武装部队发现,只有通过促进才能改变人们的信仰。那是因为人的行为是建立在他过去的经验、价值观和信仰基础之上的,这些可能是与别人不同的。因此,如果"告诉"人们去做不同以往的行为,就是向其暗示他们的价值观和信仰是错误的,这对于大多数人来说是没有说服力的。人们通常以一种他们认为合理的方式行事,他们常常觉得很容易就能向自己和他人证明他们的行为是正当的。

然而,飞行机组人员和直升机紧急医疗服务团队成员可能没有意识到他们的行为对其组织的其他成员产生的影响,或者他们的行为如何影响到任务的安全和有效执行。他们想考虑的可能是一种不会质疑其价值,但具有更积极作用的替代行为。当人们通过讨论、案例研究和促进来为自己决定,可能会有更安全或更有效率的方式去做事情时,就是态度和行为开始发生变化的时候了。

航空公司已经发现,促进可以使这个过程发生,尽管这不仅仅是为了表现不佳的人,或为了态度的发展。促进也可以用来强化有效的行为,因为它可以让人们理解为什么他们是好的,鼓励他们继续发展。

促进可以用于技能的发展,甚至知识的发展,因为它是一个允许自我分析和深入思考的有效工具。这往往是人们学习的一种更简单的方式,因为单靠记忆来学习某些东西是不够的。自我分析的技能不仅可以从培训课程中获得最大的收益,而且还可以用于工作中的持续自我发展。

谁应该参加航空医学资源管理培训?

联邦航空局在航空通告00~64中将航空医学资源管理的理念定义为:"通过管理所有可用资源,在改变过程中促进团队凝聚力和适应性,从而加强航空医学界的安全文化"。理想情况下,组织中的每个人,从顶层管理者到普通员工,都应该参加航空医学资源管理培训。这可能听起来很奇怪,但其原因很重要。团队中任何可能影响任务的人都必须知道他们的行为或不作为会如何影响该任务的安全和成功完成。表70-2列出了对任何任务的安全完成产生影响的团队成员的部分清单。

表70-2　应该参加航空医学资源管理
培训的团队成员

航空医学资源管理参与者
• 执行管理员
• 项目主管
• 医疗主任
• 首席飞行员
• 首席飞行护士
• 操作主任
• 安全主任
• 飞行员
• 维修技术人员和飞机维修人员
• 通讯专家,包括医疗、调度和飞行跟踪
• 飞行护士
• 飞行医务人员
• 航空医生
• 呼吸治疗师
• 专业机组人员
• 现场服务、当地机构
• 支持和行政人员
• 气象服务

考虑这个真实的例子。例如,想象一下,高层管理人员、医院或项目管理人员可能没有意识到潜在的后果,就要求制订可能对实地决策产生潜在危险影响的政策。在这种情况下,会使得作为团队成员的管理层成为错误链中可能导致事故或事故的薄弱环节。

一个很好的例子就是,项目或医疗主管做出决定,即在每次轮班开始的时候提醒工作人员病患数量是否减少,这意味着需要吸纳更多的病患。如果这位主管参加了航空医学资源管理课程,他/她很可能会问:"我的行为或不作为将如何影响到任务的安全和有效运行?"在这种情况下,他/她会说,该行动会对任务产生负面影响。飞行机组人员可能会感受到压力,做出他们通常不会做出的决定,以增加患者飞行的次数。例如,机组人员可能会将天气情况通知患者,或者因为天气而接受通常不会采取的呼叫。相反,他们决定接受或继续飞行,努力"增加数量"。

请记住,团队成员是在执行任务过程中能够影响机组人员决策的人员,自上而下包括组织中的高层管理者和一直到为飞机加油的人,形成一根链条。这根链条在抵御故障方面是非常脆弱的。回顾航空医学资源管理咒语,每个团队成员都对每项任务的顺利完成有着深远的影响,并且应该以每个任务为基础进行自我评估。完成航空医学资源管理课程的人员已经接触到了这些工具,并为认识可能导致事故或事故的陷阱奠定了基础。他们将能够为自己回答这个问题,正如计划或医疗主管根据政策向工作人员通报病患数量下降一样。

另一个很好的例子是:通讯专家(CS)接到一个航班请求电话。来电者通知通讯专家,他们已经打电话给"项目X",但是因为天气原因他们拒绝了该请求。通讯专家呼叫飞行员询问是否可以接受航班,但不通知飞行员因天气原因该航班已经被另一个项目组拒绝。

这种做法在行业中被称为"直升机购物",现在被认为是一种不安全的做法,且不止一次被证明是致命的。如果通信专家按照航空医学资源管理咒语,他/她可能会问:"我的行为或不作为将如何影响任务的安全和成功进行呢?"他/她会意识到,不告诉飞行员由于天气原因飞行任务已经被一名飞行员拒绝,飞行机组可能会处于危险之中。

人为因素的 SHELL 模型

在进入航空医学资源管理课程的九个推荐模块之前,应该讨论影响人类表现的人为因素的壳层(SHELL)模型。壳层模型通过检查程序运行的系统中所有重要组件之间的相互作用和关系来帮助定义任何生产过程。壳层模型是探索航空过程中各种关系的首次协调努力之一,可以应用于任何人类围绕机器工作的行业。

壳层模型由四个元素组成:硬件、软件、人件(人)和环境。您会注意到壳层模型中的人件-人件界面。那就是个人之间的关系。构成壳层模型的特定元素见图70-1。

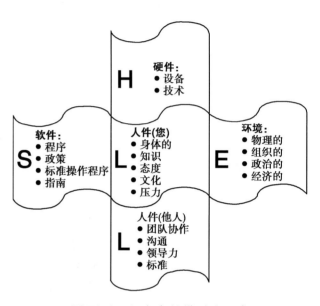

图 70-1　组成壳层模型的元素

机组资源管理/航空医学资源管理简介

航空医学资源管理成功

航空医学资源管理课程的成败有很多因素。课程内容显然对课程的成功至关重要。除了九个模块确定的核心主题之外,还有一系列额外的主题应该在综合课程中讨论(表70-3)。

有几个因素会阻止或阻碍航空医学资源管理的成功。对变革的抵制和对失败的恐惧是在计划层面以及个人基础上必须克服的两个重要因素。另一个因素是航空医学资源管理交付方法。促使课程生动的重要性已经进行了详细解释。

航空医学资源管理要成功,需要上层和中层管理者的支持。整个团队必须尽心尽责。

为了使团队成员完全"买进"机组资源管理或航空医学资源管理的概念,从他们进入课堂的那一

表 70-3　基本的航空医学资源管理话题

航空医学资源管理课程内容
● 人为因素
● 人为失误和可靠性
● 连锁失误
● 差错预防
● 威胁和错误管理
● 公司安全文化
● 标准操作程序（SOPs）
● 组织因素
● 健身和健康
● 冲突解决
● 压力
● 疲劳和警觉
● 信息获取和处理
● 态势感知
● 工作量管理
● 决策制订
● 有效沟通
● 管理

刻起，每个团队成员都必须承认他们都有一个非常重要的人性弱点："我们都会犯错。"

航空医学资源管理培训应该很有趣。玩乐和航空医学资源管理课程并不矛盾。一个轻松、开放和安全的环境对理念的自由流动至关重要。这样的环境让每个人都可以自由地分享自己的想法。开放性的机组资源管理或航空医学资源管理课中答案没有正确或错误之分，因为感觉、价值观和信念只是自由地表达出来，并且发表观点的人认为它们是正确的。告诉某人他的观点是错误的并不会改变行为。团队成员必须自己去得出结论。这就是为什么航空医学资源管理课应该是一个安全的、没有威胁的环境，因为这样团队成员就可以自由地表达自己，而不用担心被嘲笑、惩罚、批评或报复。

航空医学资源管理培训使所有利益相关者认识到人为因素的概念和方法——人为因素是致力于优化人类表现和减少人为错误的多学科领域。航空医学资源管理融合了行为和社会科学、工程学和生理学的方法和原理，是研究人们与机器一起工作的应用科学。

人为因素包含影响个人绩效和/或团队或机组人员绩效的变量。系统设计不当或操作员培训不足可能会导致个体的人为错误，从而导致系统性能

下降。而且，机组任务的设计和管理不当可能会导致群组错误，这也可能导致系统性能下降。人为因素需要多学科的努力来产生和汇编有关人的能力和局限性的信息，并将这些信息应用到设备、系统、设施、程序、工作、环境、培训、人员配备和人事管理，以期获得安全、舒心、有效的人为表现。

航空医学资源管理课程识别了我们作为团队成员（人类）都有的、可能会导致我们犯错误的特性。重要的是我们要知道航空医学资源管理不能更改个性，但航空医学资源管理训练可以改变一个人的行为，这是航空医学资源管理训练的最终目标。仅仅认识到这些航空医学资源管理特性就会为空中和地面医疗转运队创造一个更高效、更有警觉性的环境，还有最重要的是，安全的工作环境。

识别威胁和减少事故

在美国航天局研究六、七十年代的航空事故之后，您已经了解到机组资源管理是如何在 1979 年诞生的。下一个问题您可能会问："机组资源管理是否在减少事故发生？"答案是一个响亮的"是！"在优秀书籍"机组资源管理：原理与实践"（LeSage 等）中，作者注意到当美国海岸警卫队在空运操作中使用机组资源管理的原则时，撞机和事故减少了 70%。

海军安全中心断定，空难导致的飞行员和机组人员死亡数比战斗情况还多。1954 年，776 架飞机在非战斗事故中被摧毁。相比之下，2010 年有 13 架飞机在非战斗事故中被摧毁。海军认为经常性的机组资源管理培训可以大幅度降低航空事故的发生。所有美国海军和海军陆战队的飞行员和机组人员现在都必须进行机组资源管理培训。这同样适用于美国空军、美国陆军航空和美国海岸警卫队，对他们来说机组资源管理已经成为运营要求。

为了确定机组资源管理是否能减少差错，1995 年美国大陆航空公司开始了一项名为"线路组织安全审计（LOSA）"的突破性计划。这些安全审计的引入标志着航空公司"正义安全文化"的开始。线路组织安全审计已经成为当今使用的关键组织战略，旨在为运营错误制订对策。

这个围绕威胁和差错管理（TEM）框架建立的监测方案的目标是确定对航空安全的威胁，将这些威胁可能产生的风险降到最低，并采取措施管理操作设置中的人为错误。线路组织安全审计使操作者能够评估其对系统威胁，操作风险和一线人员错

误的适应能力，从而提供原则性的，以数据为导向的方法来优化和实施提高安全性的措施。

线路组织安全审计使用驾驶舱内的观察员收集关于正常运行航班上的机组人员行为和情况因素的数据。通过监视驾驶舱的飞行情况，观察员可以了解飞行机组的行为以及机组人员处理威胁、错误和不良状态的策略。线路组织安全审计的一个特别的优势是，它还可以确定优秀性能的例子，并用作强化训练其他机组人员的模型。表70-4列出了线路组织安全审计威胁和错误的例子。

表70-4　从线路组织安全审计观测航班收集的信息

在 LOSA 观测航班期间发现的威胁
● 每次飞行的平均威胁数量是 3.7
● 66%的威胁是环境问题（天气、机场条件、航空交通管制、地形）
● 33%的威胁与航空相关（地面、匝道、调度、机舱、操作压力）
● 航班的下降、靠近和着陆阶段包含最多的威胁、差错和相应的结果
● 29%的航班有管理不当的威胁，并导致某种形式的机组失误

线路组织安全审计观测飞行中常见的误差
● 平均每次飞行变成差错的威胁数量为 2.6
● 75%的航班有一个或多个错误
● 处理的飞机失误占所有失误的 36%。最常见的是无意的速度偏差
● 程序错误占所有错误的 52%。最常见的是凭记忆做检查清单
● 通讯失误占所有错误的 12%。最常见的是错过了航空交通管制呼叫
● 机组人员犯下错误后，未能做出响应。相当一部分变成了非预期的飞机状态；但是，受观察的机组人员在减轻他们错误的后果方面是成功的

有理由相信，在直升机紧急医疗服务航班中也可能有类似的统计数字，但由于飞机体积小，在大多数民用直升机紧急医疗服务飞机上不可能有观察员。飞机上没有容纳线路组织安全审计观察员的空间，而且这样做的话也会有超重惩罚。但是同样的，为了找出威胁和错误的目标，联邦航空局在查阅直升机紧急医疗服务事故数据后，确定了直升机紧急医疗服务事故的四个主要因素。

● 可控飞行撞地（CFIT）
● 失去控制（LOC）
● 无意飞入仪表气象条件（IMC）
● 夜间事故

沟通

萧伯纳说："沟通最大的问题在于，人们想当然地认为已经沟通了。"

沟通的一个定义是："信息的传递和意义的分享。当发送者的消息达到预期的目的时，就发生了有效的沟通。"

一个好的航空医学资源管理方案展示了团队内部清晰沟通的方法，总体目标是确保所有参与者理解任务、近期目标、任何危险以及所有已知的可选方案。

此外，所有团队成员都应该清楚了解与自己的行为或不作为相关的风险。航空医学资源管理的一个关键因素是有效的沟通。

艾伯特·梅拉比安（Albert Mehrabian）博士是加州大学洛杉矶分校心理学系名誉教授，主要研究人们如何沟通。他认为人们一直在交流，不管他们是否意识到这一点。他推理说，一条信息的含义中7%通过所说内容来传达；38%的消息存在于声音的语调中；55%的信息是通过面部表情和肢体语言传递的。当通过无线电或电话，或通过飞机的对讲系统进行讲话时，这当然是不可能的，因为接收者看不到讲话者或他的任何肢体语言或面部表情。梅拉比安的研究适用于面对面的沟通。

在有效的交流中也必须考虑到副语言因素。这包括语音语调、所说话语的重音、说话速度，以及任何停顿或犹豫，这些会超越单个语音或句子的单词，改变句子的形式和含义。在1990年1月25日搭载哥伦比亚国家航空公司052号航班的飞行员的空中交通管制（ATC）录音带上可以听到一个典型的例子。空中交通管制没有认识到该航班的燃油危机严重程度，因为管制员在无线电上与飞行员沟通时没有感知重音和音高的变化。因此，空中交通管制并没有对情况给予高度重视，飞机燃油耗尽坠落。录音带音频可通过以下网址访问：http://www.youtube.com/watch？v=uWgKHdJoCZw。

交流时要记住的要点

熟练的英语对于飞行安全至关重要，但即使是母语为英语的人也会遇到交流问题。当听者向说话者确认他刚刚听到的消息时,确认校正循环可以防止语言上的错误。换个说法进行解释是帮助做到这一点的很好的方法。

语境和预期会使听者听到他们期望听到的内容。一个典型的例子是:1977 年 3 月 27 日两架波音 747 飞机在加那利群岛的特内里费岛上一条雾蒙蒙的跑道上相撞,导致 583 人死亡。当荷兰皇家航空公司的一架飞机停在跑道上等待空中交通管制员的许可时,机组人员收到空中交通管制指令,规定了起飞后飞机的航线。飞行机组将此误解为起飞许可,再加上机长急于在恶劣的天气下起飞。结果造成了航空史上最糟的航空公司灾难。

航空术语,尤其是数字的使用,会导致混淆和错误。联邦航空局和国际民用航空组织(ICAO)共有 49 个实例,用相同发音的词来表达不同的含义。包括以下几个例子:

- 制动/中断
- 一/赢
- 二/到
- 错过/薄雾
- 右边/写
- 听到/这里

每当您在通信过程中有疑问时,一定要确认所说的内容。如果有疑问就澄清。例如,如果在无线电通话过程中有疑惑,请空中交通管制重复该信息以进行澄清。如果不确定,请不要假定您收到的信息是正确的。您有可能听错了。记住,只有在各方真诚和认真的努力下有效的沟通才会发生。

有效沟通的要素

有效的沟通包括发送者所有的口头和非口头信息。它认识到了各种假设和其他过滤器可能会歪曲的信息。它涉及主动聆听、完成发送、接收和反馈的完整循环,各方都理解了消息。在沟通时,通过描述性而不是评价性的,善意的而不是伤害性的语言给予有效的反馈。要具体而不是笼统,要使您的沟通及时,不要拖延,要保持平衡,不要片面。

有效沟通的一些要素可总结如下:

- 明晰:精确的信息不太可能被误解——"汤姆,电线在我们的下面。上!"
- 简洁:错误解读的可能性较小。
- 同理心:考虑您的信息是如何被接收或将要被接收的。
- 反馈:确认信息被正确地接收

沟通障碍

沟通的各个方面都有固有的障碍。熟悉并认识到这些障碍(表 70-5)对于航空医学资源管理和成功的沟通非常重要。了解如何消除沟通障碍(表 70-6)也是航空医学资源管理培训的重要任务。

表 70-5　沟通障碍

- 传输过程失败或消息不明确或模棱两可
- 语言问题或不熟悉的术语;首字母缩略词会造成混乱
- 用于沟通信息的媒介不清楚
- 信息接收过程中出现故障,接收机本应收到一条信息,但却收到了另一条
- 争吵中的情绪扭曲了信息
- 家庭环境中的情绪压力造成分神
- 听力和说话方面的身体问题使预期的信息未被理解
- 机舱内的噪音或无线电通信覆盖了小组成员的信息

表 70-6　消除沟通障碍的方法

- 确认:使用反馈给发送者,确保接收者正确理解了消息
- 询问:要求澄清
- 倡导:坚决捍卫"左边驾驶"的位置
- 主张:坚持自己

倾听

主动倾听是有效沟通的关键。但为什么听这么难呢?因为人类以每分钟 125 个词左右的速度说话,但能够以每分钟 900 个词的速度收听。大脑把多出来的时间用于预先计划、绕道、辩论和做白日梦。

主动倾听需要通过聆听和确认他人所说的话来理解他人看法的真诚的欲望。做这件事的一个好方法是问问题。一个很好的检查办法是,看看您是否理解了这个信息就是对您以为已经听到的内容的解释。在倾听的同时,提供目光接触,并使用有意识的肢体语言。听者的回应是确保有效沟通的关键。考虑一下 L.I.S.T.E.N. 的首字母缩略词:

- L 看起来很有兴趣
- I 询问问题
- S 盯住目标
- T 测试理解
- E 评估信息

- N 中立您的感觉

有效的倾听者是对他人的想法和输入开放和客观的人；注重解决问题，不责怪；并练习"积极倾听"技巧。

下次您和别人谈话的时候想一想。问自己："我是真的在倾听那个人，还是在思考我将如何回应？"大多数人在谈话时都在思考如何应对，而不是积极倾听。

冲突

冲突在生活中是不可避免的，特别是在工作场合。知道如何处理冲突会使您成为一个更好的沟通者。然而，冲突的后果可能并不总是正面的。表70-7列出了您应该熟悉的冲突的好坏方面。

表70-7　冲突的好与坏

冲突的好处
• 妥善管理，冲突可能是有益的
• 冲突是变化的根源
• 人们因冲突而学习和成长
• 冲突可以提供有关问题领域的诊断信息
• 冲突之后，可以重新建立更紧密的团结
冲突的坏处
• 长期的冲突会造成过度的压力，并对身心健康造成伤害
• 冲突牵扯时间、精力和金钱，让人无暇实现重要目标
• 冲突通常会产生自身利益，而损害组织的利益
• 激烈的冲突可能会导致谎言和信息扭曲
团队中的良好冲突
• 在良好的冲突中，团队关注问题和过程公平
• 团队使用更多而不是更少的信息
• 团队开发多种选择来丰富辩论
• 团队确立共同的目标
• 团队保持平衡的权力结构
• 团队在不强制达成共识的情况下解决问题

理解有效沟通的要素之后，抵制这些沟通的障碍和方法是掌握的基本技能。另外，认识到积极的倾听与传递消息一样重要，这将有助于使您成为一个更成功的沟通者和更有资源的团队成员。

领导、行为和团队建设

认识到建立一个团队需要时间是很重要的。

标准操作程序（SOP）通过提供一个让人们可以立即采取行动的框架，为团队建设提供了捷径。团队中的每个人都必须记住，忽视标准操作程序会对团队建设过程造成灾难性的影响。事实上，当团队成员决定不遵守标准操作程序时，他们在有助于保持操作安全的网外工作。由于无视标准操作程序，他们可能会让其他队员面临风险所有的团队都需要领导者。有时候，领导角色将根据当前的任务而变成另一个团队成员。要想成为一个好的领导者，有以下几个技巧可以遵循，包括：

- 将目标转化为任务
- 指定和分配任务
- 管理工作量
- 激励个人
- 促进投入
- 限制错误，而不是人
- 将机组人员的注意力集中在任务上
- 确保团队成员充分了解情况

如果您不是团队领导，那么成为一名优秀的团队成员同样重要。重要的是团队的共同关注点是实现一个共同的目标。追随者的责任应该是：

- 如果可能的话，监视飞行的安全或手边的任务（警戒）
- 向飞行员报告任何担忧（果断）
- 为飞行员提供支持，但在需要时随时要求提供信息（问询）。

没有相互尊重，一个有效的团队就不能存在。团队成员之间必须要合作。当一个团队组建和存在时，它就创造了一种公开沟通和参与的气氛。团队的精神在于，他们是一个凝聚力强大的团队，专注于成功和安全地完成任务。团队成员行事时会考虑其他团队成员，并予以支持。团队成员之间相互支持，并在要求需要的情况下帮助其他团队成员。解决问题时，一个团队专注于什么是对的，而不是谁是对的。一个有效的团队关注任务的安全完成。团队成员花时间相互倾听，确保相互理解。当一个团队讨论问题时，他们会就事论事，而不谈个性。

任何一个团队的理想行为模型都是在没有先入之见的情况下建立一个他人的心理模型。对自己的感受保持诚实，并在尊重他人感情的同时适当表达。使用问题和听力技巧探索他人的意图。考虑您的言行的后果是很重要的。不仅要考虑您要说的话，而且要考虑怎么说。

消极的行为对保障一个有效的团队是有害的。包括不断的批评、傲慢、自私、言行不一、不考虑其他团队成员,以及不假思索就发言。

致命态度

有五种致命的安全态度与决策失误和不可接受的行为有关。他们在团队环境中没有任何地位。

反权威

"不要告诉我该做什么"。有这种态度的人往往认为规则和制度是不必要的。他们通常会怨恨担任领导角色的人,而且往往会质疑一切。这些人希望事情按照自己的方式完成,当他们没有得到他们想要的东西时,可能会造成破坏性或生气。

冲动性

"快手弗雷迪"是一些飞行员在航空公司用来形容驾驶舱内太快的人的术语。他们迅速采取行动,而不先考虑后果。这些人快速得出结论和解决方案。治疗的方法就是放慢速度,退一步思考一下。有些飞行员说,"机长给您的手表上了发条",或者"机长伸手去拿您的帽子",意思是在做决定之前花点时间停下来思考。花时间评估情况或问题是值得的。

无懈可击

"这不可能发生在我身上。"这些人认为事故只发生在别人身上。这往往会导致自满,本章稍后会讨论。

2010 年,美国 EMS 飞行员协会组织了 444 名现役航空医学飞行员,问他们如下问题:"如果您今天飞行时遇到意外的仪表气象条件(IMC),那么您对于 IMC 条件下自己成功执行完整的仪表进近程序有多大的信心?"81% 的飞行员回答说,他们觉得"非常有信心"或"有信心"。同一份报告指出,52% 的飞行员遇到过仪表气象条件,他们"对所遇到的天气缺乏鉴别或了解"。

直升机紧急医疗服务事故的统计数据当然与 81% 的直升机紧急医疗服务飞行员的假设不符,他们表示对自己在仪表气象条件下成功执行仪器方法的能力"非常有信心"或"有把握"。对 1972 年直升机紧急医疗服务事故的回顾表明,相当大比例的事故是与天气相关的,并且是飞行员不注意飞入仪表气象条件的结果。看来,这种刀枪不入的感觉现在仍存在于许多直升机紧急医疗服务飞行员的头脑中,这也是事故率高的一个因素。

放弃

"有什么用呢? 我无能为力。"一个有这种态度的人结果好坏全靠运气,甚至可能会有一种"有人在外面陷害我"的态度来对待坏结果。

大男子主义

"可以做"的态度。这些人冒险证明自己,或给别人留下好印象。他们害怕承认不确定性或任务超载。

团队情况介绍会

情况介绍会是一个重要的团队建设的概念,并把团队聚在一起讨论一个共同的目标。美国宇航局对 7500 名机组人员进行了测试,并确定促进良好机组资源管理和团队合作的两个最重要的因素是全面的情况介绍——机组人员进行询问和宣传他们的立场。

一个良好的介绍会让每个人都知道目标,并描述如何达到目标。飞行前的通报会重点介绍飞行安全操作的项目,例如讨论在途中的天气。飞行后情况介绍会突出显示了什么是正确的,并讨论了需要改进的地方。

情况介绍会上,所有的团队成员都应该做出贡献,并尽量保持客观。情况介绍会是重要的,因为它们传递信息并确定基调。如果您是团队领导,它会告诉机组您会遵循标准操作程序。它让他们知道您平易近人,并会倾听。机组通报会传达期望,并教导机组人员,加强机组协调,促进合作,最终促进飞机或地面救护车的安全运行。

机组情况介绍会应回答"谁、什么、为什么、何时、何地、如何"等问题。它应该表达任务的目标,并解释您打算如何实现它们;它应该为机组成员设定期望;它将建立积极的工作关系。没有机组通报,团队的有效性大大降低。

一个团队的事后情况说明会为机组人员提供一个回顾任务和讨论薄弱环节和优点的机会,并相互提供反馈,以改善未来的任务。在汇报中,正如在任何通报中一样,重要的是关注"什么是对的",而不是"谁是对的"。首先赞扬总是好的,然后提出要改进的地方。记住,公开表扬,私下批评。

自信行为

有效的领导和团队建设需要一定的工具、行为和沟通技巧。自信的行为应该是领导,行为和团队建设首先考虑的,因为每个人都必须有这项能力,不管级别或资历如何,都要发言并被听取。每个人都必须知道他或她有权利和责任表达任何想法或疑虑。任何机组人员或领导人的一个有用的航空医学资源管理工具是传递信息时知道其紧急程度。这对于一个新的或没有经验的团队成员来说特别有帮助。简单的"PACE"首字母缩略词从最不紧急的事情发展到非常迫切的事:

- P 探索更好的理解:"吉姆,确认您打算……"
- A 警戒:"吉姆,您看到一英里外十点钟的塔楼了吗?"
- C 挑战:"我建议我们……"。(自信陈述)
- E 紧急警告:最紧急的通信"飞机九点,右俯冲!"

四个 PACE 步骤定义了问询的有序进展,旨在降低干预序列每个级别的风险。当另一个团队成员没有达到合理的专业标准时,PACE 技能可以使下级、平级或高级团队成员有效干预。PACE 问询提供的程序步骤将确保团队成员的干预始终提高安全系数。PACE 升级工具是精心设计的,绝对不会让糟糕的情况变得更糟。

有时候,特别是如果您是一个新的团队成员,您想知道什么时候您应该表明自己的立场。一些您应该坚定而自信的准则包括:

- 当您想澄清
- 当您有点担心
- 当您不明白
- 当您有相关的信息
- 当您有一个建议

自信行为是每个团队成员的权利和义务(表70-8)。对于那些只想"适应",或者不想产生问题的经验不足的成员来说,这似乎是不合适的或不现实的。但是,为了安全和团队的利益,这种思维方式必须加以克服。然而,重要的是要自信而不具侵略性。表70-9列出了指导原则和有助于实现这一目标的例子。

表 70-8　每个团队成员的权利和责任

- 您有权表达自己的意见
- 您有权得到尊重
- 您有权被倾听和认真对待
- 您有权要求他人提供信息
- 您有犯错的权利,以及倾听他人意见的责任
- 您对您的组织、团队成员和您自己的责任

打扰和分心

尽管我们喜欢认为我们擅长多任务,但我们并不擅长。我们的大脑是一个单一的处理器。开车时发短信是致命的,因为许多人已经伤心地发现

表 70-9　自信陈述

自信陈述准则
- 当您想要陈述时,不要问问题
- 坚持主题
- 关注问题,而不是个性
- 避免标签或呼叫名字
- 使用简短的描述性句子

如何准备自信陈述
- 通过叫名字引起他人的注意:"约翰……"
- 表达您的担忧:"天气似乎正在逼近"
- 陈述问题:"我们可能无法赶到医院。"
- 提出一个解决方案:"我们转向、调头还是降落?"
- 做出决定:"您怎么看?"

了。这就是为什么打扰应该被视为危险信号。

还要认识到,谈话是一种强大的干扰,特别是在您操作的关键阶段。例如在飞行中,每个人都必须遵循驾驶舱的无菌规则,飞行员和机组人员知道在飞行的关键阶段避免不必要的活动。

另一个干扰项是在做一个头向下的任务时。这大大降低了监测情境意识的能力。如果两个任务必须同时执行,则要注意浏览,并避免注意力在任一任务上停留过长。

错误

错误链

航空研究表明,通常至少有四个环节构成一个导致事故的错误链,平均数量为七个。研究还确定

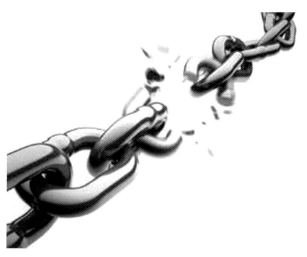

图 70-2　打破错误链

了可以组成错误链的十一个元素。因此,如果团队成员能够识别错误链中的十一个元素,他们可以避开、阻碍或减轻这些因素,从而打破这种联系,避免潜在的事件或意外。表明错误链形成可能开始的十一条提示是:

- 模棱两可:任何时候,两个或两个以上的独立信息来源不一致。例如,一个姿态仪显示右倾斜,但指南针上的航向或航向指示器没有相应的变化。

- 固定或专注:任何一个项目或事件的注意力都集中在排除所有其他项目或事件上。如前所述,人类不擅长多任务,而转移可能导致事故。这就是 1978 年在丹佛发生的 DC-8 坠毁事故,导致飞机用完燃料。

- 混乱:对特定情况的不确定感、焦虑或困惑。

- 没有人驾驶飞机:驾驶员的优先事项必须始终是"飞行、导航、通信"。许多事故的发生完全是因为驾驶员没有把开飞机放在首要位置。

- 没有人看窗外。不言而喻。

- 使用无证程序:使用在批准的飞行手册或检查表中未规定的程序来处理异常或紧急情况。

- 违反限制或最低操作标准:意图违反或实际违反条例、飞行操作手册或指令所规定的最低操作条件或规范。

- 未解决的差异:未能解决意见、信息或条件变化的冲突。

- 未能达到目标:飞行机组人员没有达到和/或维持确定的目标,例如 ETA、空速、进近最低点、高度和航向。

- 脱离标准操作程序:意图使规定的标准操作程序脱离或无意脱离。明确定义的标准操作程序是解决问题的协同方法的结果,可以消除时间的影响。总之,他们的目的是让您和您周围的人安全。违反标准操作程序通常会使您处于危险之中。

- 不完整的沟通:不完整的沟通是隐瞒信息、观点、意见、建议或问题的结果。也可能是因为不能解决误解、困惑或分歧而引起的。

这 11 个提示中的一个或多个的出现表明错误链中的链接可能正在形成。应该适当谨慎以避免、阻碍或减轻失误。这需要时刻保持警惕。始终注意可能形成的错误链中的链接。

错误的类型

总体上,共有五种错误类型:

1. 故意违规错误或违反标准操作程序或规定

2. 程序错误,意图是正确的,但执行有缺陷

3. 信息传输错误或解释错误时发生沟通失误

4. 熟练程度错误

5. 操作决策错误,机组人员做出一个决定性的决定,不必要地增加风险

1990 年,英国曼彻斯特大学的詹姆斯 T. 里森使用瑞士奶酪模型来描述事故的因果关系。他称之为人类系统的风险分析和风险管理。该模型将人体系统与多片瑞士奶酪堆叠在一起并排的比较。此后他的工作得到了广泛的任何,并被用于工程、医疗保健、航空和应急服务。它有时被称为累积行为。

里森识别了四个层次的人为错误,一个影响下一个。奶酪片从大到小,从任务到个人,到团队,到组织。(图 70-3)

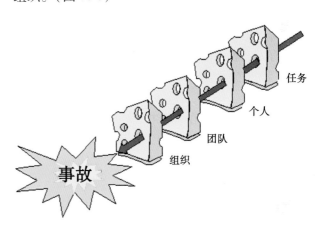

图 70-3 里森的"瑞士奶酪"模型

海因里希法则

赫伯特·海因里希是美国的安全先驱,他曾在 20 世纪 30 年代为旅行者保险公司工作,研究美国职场的事故。1931 年,在评估了 75 000 个工作场所事故报告后,他出版了他的著作《工业事故预防,一种科学的方法》。海因里希法则规定:"对于造成重大伤害的每一次职场事故,有 29 起事故造成轻伤,300 起事故未造成伤害。由于许多事故有共同的根本原因,处理未造成伤害的更常见的事故,可以防止造成伤害的事故"。此外,据估计,每发生一起重大事故,就有多达 3000 种不安全的行动或情况。

海因里希认为,所有工作场所事故中有 95% 是由不安全行为造成的。他在评估了上千次由监理人员完成的事故报告后得出这个结论,他们一般都指责造成事故的,没有对事故根源进行详细调查。

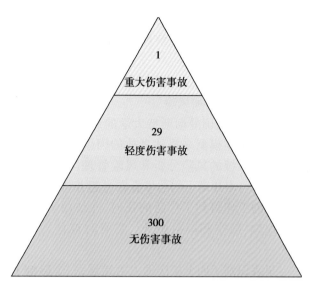

图70-4 海因里希三角形，海因里希定律的一种表示

海因里希定律的有趣之处在于事故经常发生。经常有人发表评论："是的，这几乎发生在我身上"，或者"我知道那儿有一个'陷阱'，我认为这只是一个时间问题。"

海因里希定律在直升机紧急医疗服务中或在任何人类围绕机器工作的工作中变得相关。如果工作人员始终保持警惕，始终关注工作中的潜在风险，就能预防事故的发生。一旦有团队成员认识到可能存在安全隐患的问题，可以发出警报，有希望能够解决和纠正，从而导致事故的发生。这个想法是："如果发生在我身上，或者差点发生在我身上，它就有可能发生在其他人身上"。如果发生什么团队成员认为不安全或者危险的事，他们应该报告从而使事故得到处理。

威胁和错误管理

飞行员和医务人员在复杂的环境中工作，团队与技术在复杂的环境中互动。在这两个领域中充满了大大小小的风险，威胁来自环境中的各种来源。安全对于这两个行业来说都是至关重要的，但是包括成本在内的许多因素都会影响安全工作方面资源（人员和设备）的保证。

威胁和错误管理（TEM）是将威胁对飞行安全的潜在后果最小化的行为。它的起源与前面讨论的线路运行安全审计的起源有关。最简单的比喻是把它想象成类似于驾驶者的防御性驾驶。防御性驾驶的目的不是教人如何驾驶，而是强调驾驶时可以使用的技术，以尽量减少安全风险。在航空领域，威胁和错误管理并不教飞行员如何在技术上驾驶飞机，而是采取积极主动的方式，提供最大化安全裕度的技术。在最简单的定义中，威胁和错误管理就是飞行员的防御飞行。

威胁和错误

航空和医疗环境的威胁通常可以定义为超出人员影响的事件或错误，这会增加操作的复杂性，必须加以管理以维持安全边际。威胁不是错误，但会增加出错的可能性。另一方面，错误被认为包括人员的行为或不作为，导致偏离操作或组织的期望或意图。如果错误没有得到抑制或管理，或者管理不当，最终的结果往往会降低安全边际，并增加事故或事故的可能性。这些未计划的和非预期的事件通常被称为非期望状态。

需要考虑的有不同类型的威胁。第一类是可观察的威胁。这些威胁可以预料到或不可预料。举例来说，一个已知的威胁可能是吹风会上预测和讨论过的一次强大的侧风或天气关闭。意外的威胁则是起飞后发动机故障或其他故障。

第二类威胁是潜在威胁。这些是系统、组织或个人中增加风险的因素，但在操作中不能直接观察到，包括设备设计问题、光学错觉、空中交通系统设计、培训理念和实践以及组织文化。

如果不采取措施防止或管理这些威胁，任何操作都可能出现威胁。您的操作中是否存在这些潜在的威胁？

- 您进行操作的地势？
- 您所在地区的天气情况？
- 您的飞机？
- 您的交通工具？
- 空中交通管制错误？
- 感知或真正的业绩压力？
- 疲劳？
- 不合理的时间表？
- 您所在组织的安全文化问题？

应对和管理威胁

个人、团队或组织如何应对计划中发现的威胁？威胁的影响发生在将来，威胁管理是错误管理的先驱。战略或对策必须到位，并用来提高对潜在威胁和错误的意识。通过提前规划，在发生负面后果之前，将会识别、遏制和减少更多的威胁和错误。

也许管理威胁最重要的策略是培训、经验和熟练。员工必须接受适当的培训，并获得安全工作的工具和资源。培训和实践使个人作为团队成员有机会变得熟练和精通,胜任不同的角色。

标准操作程序(SOPs)是防范威胁和错误的另一个保障。不遵守标准操作程序的员工更有可能犯下后续错误。相反,遵守标准操作程序可以大大降低发生事件或事故的可能性。政策、程序、手册、简报和核查单都代表了必须遵守的"规则",以减少错误。

监视和交叉检查行为、行动和事件是大多数航空或医疗专业人员所不具备的技能。相反,这些技能必须传授给全体队员。如前所述,第一步是接受所有的专业人才都是人类,因此容易犯错误。接受这一弱点是承担责任和避免冒险行为的必要条件。监测、检测、报告、控制和减少人为错误是提高安全性的最有效方法,重要的是要有保密和非惩罚性的事件报告程序。

从统计上来说,更好的沟通等于更少的错误。对于良好的机组资源管理,每个人都必须"在同一页面上"。团队成员必须保持自信,以确保他们的信息能被听到。"暗示和希望"综合征(做出一个微妙的暗示,希望另一个人会得到这个信息)在重症监护转运中没有地位。交流任何可能降低检测威胁能力的事情,或任何可能增加犯错机会的事情都是至关重要的。

每个人在管理工作量方面的能力都有所不同。个人能力会随着任务的复杂性、环境因素和个人行为而变化。高低工作量时期会很容易挑战一个人保持专注和基于任务的能力。高工作量时期可以使用一些工具来管理:

- 委托:将任务委托给他人,可以适当减轻自己的负担
- 优先考虑:首先做最重要的事情!
- 扩大可用时间:推迟不太重要的任务,将大型任务分解为一系列较小的任务。
- 管理分心:不要专注于一个细节,而忽略其他潜在的威胁。

有效管理飞行员的工作量有时可能降低出错的可能性,并提高安全性。实现这一目标的两种方法是有两名飞行员或安装自动驾驶仪。成本当然是二选一的一个因素,更不用说目前许多用于直升机紧急医疗服务的飞机不能容纳两名飞行员。但是,考虑如果不可能有第二个飞行员的话,安装自动驾驶仪可以帮助飞行员避免联邦航空局在直升机紧急医疗服务事故中发现的四个主要因素(可控飞行撞地、失控、无意间进入仪表气象条件、夜间条件)。自动驾驶仪减少了飞行员的工作量,并有助于在这些情况下保持情景意识和空间定位。

有效的领导对于威胁和错误管理至关重要。团队领导必须具备正确评估情况、发现潜在威胁、制订战略和作出决策的能力。为了有效——特别是在错误管理方面——领导者必须能够并愿意委派、接受他人的意见,且具有良好的沟通技巧。他/她应该以身作则,致力于项目、航空医学资源管理的成功以及错误的消除,以激励和启发他人也能如此。

警惕和保持良好的态势感知(SA)是识别威胁,决策和行动的基础。把态势感知想象成"为了避免意外您需要知道的事"。首先。SA 最简单的水平是注意。例如,注意到天气雷达或着陆区附近电线上的一些变化活动区域。有可能帮助飞行员感知态势和减少威胁的技术,包括地面接近警告系统(GPWS)、空中交通防撞系统(TCAS)和夜视镜(NVG)。态势感知的下一个层次是理解您的观察(通知)的实际含义。以天气为例,会不会有可能导致湍流或闪电的雷暴? 了解您的研究结果的意义,将带您到达更高级的态势感知——提前思考。您是计划一条不同的路线还是中止航班? 这三个术语—注意、理解和提前考虑——是态势感知的基础。以前曾用过感知、领悟和计划,但现在的趋势是使用这些常用词。

管理威胁和失误可以归结为三个基本的过程——避免、阻止和减轻——以尽量降低人为错误的频率和后果(图 70-5)。如前所述,人类很容易犯错,而且遗憾的是,不是所有的错误都能避免。但是,通过强调上述内容:培训、熟练程度、标准操作程序、监控、交叉检查和工作量管理,应尽一切努力避免其发生。这些安全措施的目标是避免错误或减少错误发生的机会。

有些错误可能会立即产生影响。但是,就很多错误来说,它们一旦发生,就有机会在发生不利结果之前进行阻止和纠正,如果被检测出来的话。可用于检测和阻止错误的技术包括验证、澄清和询问。检查和验证仪器、设置、数据、程序和沟通是检

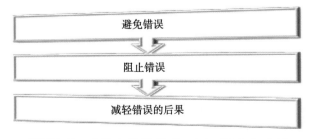

图 70-5　威胁和错误管理:避免、阻止和减轻

测错误的重要步骤。如果沟通好像有歧义，请弄清楚。当有疑问时，就提出疑问！依靠您的判断力和经验。如果您看到什么，听到什么，闻到什么，或者感觉到一些不寻常的或"不合常规"的东西，那么团队成员必须大声说出问题。这可能恰好能"阻止"威胁或错误，并预防事故或事件。

一旦确定发生了错误，必须尽快采取行动以减轻错误的后果。行动的过程将根据错误的具体情况而有所不同。但是，有几个因素会决定能否成功减轻错误。来自培训和经验的技术知识和技能，对于确定最佳解决方案并及时采取行动是必要的。领导能力、团队精神和团队自信都可以发挥关键作用，努力采取适当的行动来实施解决方案，并减轻错误的后果。这一行动促成决策。

决策制订

决策是判断或选择可用选项的过程。然而，这并不限于判断，而应包括了解使命的目标。应对每个团队成员进行培训，以确保他们有能力做出最好、最明智的决定，确保任务安全完成。通过了解他们的行为或不作为对使任务安全结果有何影响，每个团队成员都可以发挥重要的作用。

航空决策（ADM）在飞行的独特环境下的决策。美国联邦航空局（FAA）咨询通告 60~22 将 ADM 定义为评估一套既定情况并确定最佳行动方案的心理过程的一种系统的方法。这是飞行员计划基于可用信息要做的事情。

授权和责任

联邦法规规定，在飞机上飞行员拥有最终权力。在联邦航空局第 8000.301 号通告"直升机紧急医疗服务运行风险评估计划"中指出：

- 飞行员下降、取消、转向或终止航班的决定，超越其他人接受或继续航班的决定。
- 飞行员接受飞行任务的决定可以被其他人员通过使用合格证持有人的运行控制程序和政策否决，包括使用风险评估、管理工具和技术。

机长对所做的所有好的或坏的决定承担全部责任。如果他们的辩护是"我的团队成员告诉我这样做"，那么飞行员在法庭上就不会有任何争论。无论发生什么事情，无论天气好坏，下雨或阴天，晴天或多雾，有风或无风，飞行员都是负责飞机的安全和有效运行的终极团队成员。

这并不意味着飞行员不会接受其他人的建议、评论和意见。应尽可能让团队成员参与到决策过程中，鼓励他们提出任何新的观点，以确保取得安全和成功的结果。另外，如果任何一个人觉得其他任何一个人可能面临不必要的安全风险，那么团队成员有权利、也有责任保持自信并表达出这种担忧。

与往常一样，在飞行的关键阶段不应该说话，如极限天气，或飞行员在飞行任务中似乎超负荷的情况下——除非有确定的飞行安全风险。飞行员和所有的小组成员一样，只有一个处理器，在错误的时间分散注意力，不利于飞行安全。飞行员的首要任务就是让每个人安全到家。当您考虑决策的时候，考虑一下，转运您的飞行员真正掌握着您的生命。在正确的时间做出正确的决定对确保每个人安全返回至关重要。

决策过程

在危机情况下，团队做出正确决策的能力对于纠正已识别的威胁、避免错误或减轻已发生的错误至关重要。决策过程通常涉及许多步骤和决定。ADM 和航空安全文献促进了各种飞行中和飞行前决策缩略语的使用，包括 PAVE、DODAR、DECIDE 和表 70-10 所示的 3-P 模型。

表 70-10　航空决策缩略语

缩略语	含义
PAVE	飞行员 飞机 环境 外压
DODAR	诊断 选择 决定 行动 复审
DECIDE	检测到发生变化 估计需要应对变化或做出反应 选择一个理想的行动和结果 确定解决方案和行动 做必要的行动 评估行动以确定是否达到了预期的结果
3-P 模型	感知 处理 执行

无论您选择采用哪种缩略词模式,每种模式都可以提供简单实用的系统化方法来完成飞行各个阶段的各种 ADM 任务。在本章中,DECIDE 模型将用于扩展决策的基本方面。

检测

在适当的态势感知下,团队检测到发生了不良事件或错误,或预期结果未发生。应该使用所有可用的资源来识别问题,每个小组成员花时间清楚地接收和传输信息。为了确定问题,询问什么、什么时候、谁、为什么、在哪里通常是有帮助的。在决策过程中发生的严重错误是错误地检测到问题。

估计

如果发现问题,下一步就是估计和评估是否需要应对变化或做出反应。团队必须考虑改变对航空或患者安全的重要性,并确定哪些改变代表解决方案或改善问题。

有没有多项选择? 应该确定能够成功控制变化或解决问题的行动。通过团队投入,应该考虑可能纠正问题的行动。其他团队成员可以提供想法、选择和意见,可以作为一个共鸣板来评论选项和可行性。不要把团队参与看作是软弱的表现,而应该认为是良好的机组资源管理和航空医学资源管理的标志。在寻求输入和与他人沟通时,必须避免确认偏见—听取您想要或期望听到的内容,而不是实际上所说的内容。另外,任何人不应通过积极鼓励其他意见来引导团队成员的意见。培训、知识、经验、意识和纪律都会影响飞行员和医务人员对事件的反应。

在许多情况下,过度反应和关注可能会妨碍安全的结果。如果时间允许,可以考虑广泛的解决方案。什么都不做也可能是一个有效的选择。有些问题很小,不需要立即引起注意,特别是在任务负载较高时。其他问题需要立即从其他任务转移资源。理想情况下,立即需要解决方案的关键问题应该有预定的算法或清单,以帮助迅速提供可能的解决方案。

选择

一旦发现问题并考虑其影响,目标就是确定问题的预期结果,以及在特定情况下的最佳可行方案。另外请记住,改变决定不是优柔寡断。

一旦考虑了所有的选择,团队成员必须做出决定,并交流其意图。提供决策背后的理由也是有帮助的,例如,由于天气恶劣决定中止任务。

应该指出的是,飞行员传达他/她做出的每个航空决定是不现实的。但是,如果时间允许且合适的话,机组资源管理鼓励可能影响任务、病患或其他团队成员安全的重要决策的交流。

鉴别

会不会总有一个完美的决定供选择? 不,并非如此。有时候,可能只有一种行动方式。其他时候,飞行员和机组人员可以确定一个或多个可通向成功结果的解决方案。

做

如果问题需要解决方案,而且团队已经决定了行动的方向,那就到了采取必要行动并适应变化的时候了。有的解决方案需要独立执行,而其他解决方案则可以利用所有可用的资源来解决问题。如果其他团队成员需要被分配任务,请考虑他们的经验和工作量。

评估

一旦采取行动,小组负责人通常有责任评估行动的效果。

飞行时团队队长当然是飞行员。在地面、现场或在医院环境中,团队队长很可能是医疗小组成员。

团队队长应确定是否所有分配的任务都已经完成,以及是否达到了预期的结果。如果没有,领导和团队应该考虑采取不同的行动,或者重新考虑问题的原始定义是否正确。当情况没有得到改善时,团队应该回到这个过程,重新评估和确定一个新的解决方案(图 70-6)。

决策中的陷阱

当面对做决定的任务时,有时候您可能成为自己最大的敌人。每个团队成员的决定都可能受到许多因素以及一些陷阱的影响。对这些陷阱的最好的防御就是警觉。

未充分考虑问题而妄下结论可能会导致更多的问题。在考虑一个决定的时候,大脑倾向于对接收的第一个信息给予不成比例的重视。第一印象、估计或其他数据锚定了后续的想法和判断。这个陷阱通常被称为锚固。

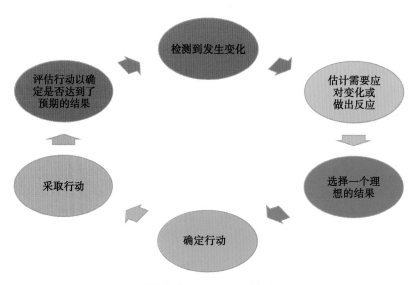

图 70-6　DECIDE 模型

没有有效地沟通是另一个要避免的陷阱。有效沟通的所有方面都可以发挥作用，包括倾听和反馈。当出现问题时，人们倾向于采纳对他们所呈现的情况的框架，而不是按照他们自己的意思重申问题。决策往往取决于如何看待选择，或如何构思问题。

许多人不愿意挑战"专家"或者那些经验丰富的人。他们可能不想发声、受到批评或者惹麻烦，因为害怕其他团队成员的"官方"反应。为了航空医学资源管理的成功，敢于发声必须成为新的标准。人们必须相信自己的直觉，说出自己的想法，并被他人听到。

自满可能是对安全的一个巨大威胁，也是一个可以避开的陷阱。一个自满的团队成员对现状非常熟悉和满足，并且可能不了解危险、麻烦或争论。如果意识到问题的存在，他们会本能地保持熟悉的事物，倾向于采取延续现状的替代方案。如果他们要寻找"新"信息，往往会支持他们现有的观点，同时避免与其相矛盾并支持变革的信息。

时间安排可能很重要，如果时间不够，可能会使决策和行动计划突然停止，或者根本就不开始。团队成员可能会觉得现在说话太迟了，或者没有时间来挑战现状或执行新的计划。

风险评估工具

决策应包括但不限于对团队可用选项的评估。这次培训还应该着重于如何处理来自规范的最后一刻的变化或条件。在直升机紧急医疗服务中，一个常用的决策工具是风险评估矩阵，它可以帮助做出"去/不去"的决定。矩阵考虑了可能导致事件或事故的事件链中经常被识别或考虑的最常见的风险因素。2005 年，联邦航空局为所有机组人员（包括医务人员）推动了风险评估和风险管理工具的改进。

该工具包含静态和动态因素（表 70-11）。静态因素是特定于机组人员和飞机的，而不是任务。它们是事先存在的事实，可以在班次开始时记录在矩阵中，并且可以在整个班次中适当更新。动态因素是特定航班的特定考虑因素，并在航班请求时输入。因素可能有不同的权重，但累积分数将决定是否可以接受航班，或者是否超过了预先设定的下降门槛，或找到降低风险的方法。

表 70-11　风险评估矩阵中的常见因素

风险评估矩阵	
静态	机组人员经验 资格和健康状况 设备条件和可用性
动态	当前天气 任务类型 地形 对区域的熟悉度 黑暗 距离

虽然在航班启动之前的决策可能会被矩阵简化，但是在静态和动态因素的短名单中还有许多考

虑。天气是一个非常重要的因素,它超出了目前的预测。飞行员必须知道公司标准操作程序允许起飞的最低天气条件,以及在哪里和如何获取当前的天气报告。在航班的所有航段中,需要根据上限和可见度做出合理的决定。还应考虑到降水、湍流、风、结冰和密度高度。

飞行前风险评估应确保飞机配置足够飞行。飞机是否具有仪表飞行规则(IFR)或视觉飞行规则(VFR)?是否已完成适当的飞行前检查,包括燃油服务?还需要考虑的是有可能帮助管理风险的技术的可用性。这包括但不限于:自动驾驶仪、雷达高度计、全球定位系统(GPS)、移动地图系统、机载气象雷达系统、夜视镜(NVG)和地形提示和警告系统(TAWS)。如果备用直升机在使用中可能有不同的配备,并且飞行员或医务人员对其不太熟悉,则应采取特别的预防措施。

飞行员和医务人员的评估可能与飞机一样重要。飞行员在直升机的制造和模型、服务区域、操作员和程序方面的培训和经验可能都是风险评估的因素。个人表现因素,包括疲劳和压力,也应在整个班次中考虑和监测。最后,考虑机组人员作为一个整体一起工作的经验。一个可能对飞机、服务区或医务人员不太熟悉的救援飞行员,也是风险管理的一个因素,还有缺乏经验的或新的医务人员。

使用得当的话,风险评估矩阵将成为飞行员和机组人员的宝贵决策工具。它有助于飞行前计划,并且是在必须作出关键性的去/不去决定时减少机组人员焦虑的一种手段。它从选项列表中消除了"让我们试试看"或"我认为我们可以做到"。这两个声明都意味着有一些疑问,并且是糟糕决策的代表。考虑一下,如果您的决定错在保守的方面,那么您已经为您做出的决定增加了额外的安全余地。

航路决策点

决策显然不会随着去/不去决定而结束。就像风险评估矩阵一样,一旦飞机在飞行中,有一种工具可以帮忙。航路决策点(EDP)可以成为直升机紧急医疗服务运营中真正的救生工具。航路决策点是由美国 EMS 飞行员协会开发的,旨在帮助飞行人员避免飞行到无意的仪表气象条件(IIMC),并决定何时该放弃任务。航路决策点协议是一种简单而又非常有效的工具,用于在遇到不良和/或恶化的天气条件时,减少直升机可控飞行撞地(CFIT)的可能性。该协议可以有效解决飞行员在临界天气条件下完成飞行的内部和外部压力。

航路决策点与仪表进近的决策点类似,即飞行员必须决定着陆或绕过的空间点,取决于他们是否可以看到跑道的环境。这个航路决策点工具的出色之处在于它的简单性。在何时决定由于天气而中止任务方面,它减少了飞行机组的压力。对于许多飞行员和机组人员来说,很难确定真正的能见度,且确切地知道他们是否符合公司的标准操作程序和联邦航空局的规则和法规。

就像仪表进近着陆的一个决策点一样,当在飞行期间达到预定的限制时,就可以达到航路决策点。每个操作员或程序都可以设置自己的限制,这些限制可能受到飞机类型、地形、夜视镜的可用性或其他机载安全技术的影响。在以下情况下,空速和高度是需要考虑的两个因素:

1. 空速比飞机的巡航速度降低 30 节。当进入能见度降低的气象条件时,这会经常发生。

2. 飞行高度低于夜间 152.4m(500ft)或白天91.4m(300ft)的最低航路高度。这发生在云幂迫使飞行员下降的时候。

一旦达到这些限制,飞行员必须在以下三个选项之中进行选择:

1. 尽快落地,或

2. 调头(改变路线),或

3. 如果航空器获得 IFR 认证并且飞行员现在可以凭借仪表飞行,则要求通过空中交通管制进行仪表飞行规则(IFR)处理。然后执行一个仪表进近着陆到合适的机场。

但飞行员不应该继续任务!

抱持"我认为我们可以做到"的态度到达航路决策点后继续飞行是危险的行为,会使飞机上所有人都处于危险之中。过多的直升机紧急医疗服务事故与持续的飞入仪表气象条件有关,而且机组人员已经付出了最终的代价。宁可犯保守主义的错误,而不是逆天气而行。此外,保守并尊重天气将确保每个人的生命安全,改天再飞。

信息处理和态势感知

态势感知(SA)是对您周围发生的事情有一个有效的心理图景。它是对一定时间和空间内的环境因素的认识,对它们的意义的理解,以及对它们在不久的将来情况的预测。美国航天局航空安全报告系统(ASRS)数据库的一项研究发现,85%的事故报告中提到了态势感知的丧失。这个严峻的统计数字强调了为每架直升机紧急医疗服务飞机安装一个自动驾驶仪的重要性。自动驾驶仪不会受到眩晕或空间定向障碍的影响。

人类拥有从周围接收准确信息以及周围发生的事情的感官系统，包括：

- 视觉系统：根据所看到的东西来感知位置的眼睛
- 前庭系统：内耳内通过平衡的方式感知空间位置的器官
- 体感系统：皮肤、肌肉和关节中根据重力、感觉和声音感知自己位置的神经

这些系统容易给出不正确的或虚假的信息，导致对所看到、听到或感觉到的东西做出错误的判断。这些系统有三类人为因素错误：

- 感知错误：人们可能会误解所看到、感受到或听到的东西。
- 响应错误：人们可能会对错误知觉进行错误响应。
- 注意错误：人们可能会错过周围发生的某些事情的线索。

我们的态势感知心智模式是由经验、期望和情况介绍会创造的，通过有效的沟通来分享。态势感知可以通过感官、空中交通管制的帮助和机组人员来维持。对于飞行员来说，监视飞行仪器可以增强精确的心智模式。

还有一些情况可能会导致态势感知的丧失，包括：

- 分心
- 工作量大
- 缺乏沟通
- 执行不当的程序
- 缺乏经验
- 天气
- 疲劳
- 不信任这些工具

警觉和自满

警觉：长时间保持注意力和警戒的能力。

自满：缺乏警觉；不了解实际的危险或缺陷；放松警惕。"这事我们以前做过几百次了。"

为了保持态势感知，必须保持警觉。警觉可能会受到分心的挑战，当面对分心时，应该分出轻重缓急。否则，如果有人过于专注于对任务的直接安全没有直接影响的任务，这些干扰可能成为错误链中的一个环节。解决的办法是确定在给定情况下哪个任务是最关键的并进行处理。在航空领域，飞行员的重点是飞行、导航和通信。曾经发生过因飞行员为小事分神而导致的飞行事故。飞行员必须保持警觉，并始终专注于飞行的首要任务。

值得重申的是，交谈在日常和紧张情况下都可能是一个强大的干扰。当飞行员在执行低头任务（观察仪器、调整无线电等）时，态势感知也可能受到影响，这大大降低了其监视飞行中发生的事件的能力。在可能的情况下，应安排或重新安排活动，以尽量减少任务之间的冲突，特别是在关键时刻。如果要同时执行两个任务，就要浏览以二者兼顾，而不能专注于其中一件事。将干扰视为危险信号。问："我这里有没有漏掉的，或者有没有忽略了我应该关注的东西？"在许多方面，这与态势感知的分类相似，处理当时最重要的事情，保证一切安全。

自满是对程序和飞行安全的重大威胁。无论一个人多么警惕，如果随着时间的推移没有发生任何问题，他/她会变得自满和放松警惕，从而使风险增加。自满的治疗方法是有意识地运用安全策略来学习、实践，并越来越精通于可能发生的事情。实施安全策略，并在没有感知危险的情况下，定期反复练习，直到变成自动化的安全习惯为止。模拟是在航空和医学领域实践的一个很好的方法。考虑一下，当您最不希望发生什么坏事时，您的风险最大。

标准操作程序

标准操作程序（SOP）是说明组织中的每个人如何执行、跟随和实施一项政策的详细的书面解释。它应该为每个机组人员在飞行、日常、不寻常和紧急事件的各个方面必须执行的各种任务提供一个一致的、标准化的模型。他们还可以为团队提供常见的业务实践、活动或任务以及医疗和通信协议方面的参考。

表70-12列出了标准操作程序的一些基本目标和优点。另一个好处是新员工可以参考书面标准操作程序来回答问题，而不必问别人应该怎么做。系统应该定期检查标准操作程序，以保持它们的现状和相关性。

项目内各层级文化必须始终坚持标准操作程序。遗憾的是，也可能有标准操作程序被忽略、无视或偏离的情况。表70-13列出了管理层和员工应

尽可能解决和避免的一些常见原因。

表 70-12　标准操作程序的目标和优点

- 标准操作程序使团队达成一致,从而获得最佳的机组表现。
- 标准操作程序设定限制或可接受的容差。
- 标准操作程序改善沟通,让每个人都能同步交流。
- 标准操作程序创建逻辑顺序并增强工作量管理。
- 标准操作程序提高态势感知能力。
- 标准操作程序规定了职责的优先级(角色和职责)。
- 标准操作程序加强了交叉检查和监督。
- 标准操作程序允许可互换的机组人员组成。
- 标准操作程序促进解决冲突,因为必须遵守书面内容。

表 70-13　标准操作程序被忽视或偏离的常见原因

- 企业文化(管理层对标准操作程序的承诺不足)
- 公司政策(日程安排、成本)无效或不明确
- 在培训过程中不重视严格遵守标准操作程序。"标准操作程序里是这么说的,但在这里我们的做法是这样的。"
- 不够警惕(疲劳)、分心和打扰
- 任务饱和,导致多任务能力下降或任务过载
- 对优先事项的管理不当(时间紧迫的情况下缺乏决策或不正确的决策)
- 没有交叉检查、机组人员协调或有效的备份
- 个人欲望或约束("强加于")
- 自满和过度自信

把标准操作程序看作简单而有效的安全管理工具。多年来,国家运输安全委员会(NTSB)引用了许多因对标准操作程序漠视或偏离而引发或导致的直升机紧急医疗服务事件。因此,只要您或您的团队决定不遵循标准操作程序,这个决定就应该被视为危险信号和增加了风险。

压力、疲倦和疲劳

压力管理

压力会降低绩效和作出冷静、理性决策的能力。一旦意识到压力,人们通常采用以下两种策略之一来应对:防御或应对。防御策略包括减轻症状(例如服用药物和酒等),或者通过否认有问题(否认)或者责怪别人来减轻焦虑。应对策略涉及处理压力的来源而不仅仅是症状(例如委托工作量、确定任务优先顺序、解决问题等)。应对是个人根据所感知的情况调整或者改变情况本身的过程。

一种帮助您的团队成员应对压力的方法是尽量确保他们不会变得任务超负荷。这可以通过任务分享和协助来实现。听取同事的意见,并关注他们。如果他们看起来有压力,那就讨论一下减轻压力的方法。

疲倦和疲劳

国际民用航空组织将压力定义为:由于睡眠不足或长时间不睡眠而导致的精神或身体表现能力降低的生理状态,这可能会影响机组人员的警觉性和安全操作飞机或履行相关职责安全的能力。

有三种类型的疲劳:

- 持续暴露于刺激引起的感觉疲劳,导致敏感度下降
- 肌肉疲劳,如重度锻炼或从事艰苦的体力活动
- 精神疲劳,可能是工作负荷、过度刺激、时差、抑郁、厌烦或缺乏睡眠的结果

我们都知道睡眠对我们的精神敏锐度的重要性。英国职业与环境医学杂志上发表的一项研究中,澳大利亚和新西兰的研究人员报告说,睡眠不足可能与醉酒有相同的危害。报告指出,每晚睡眠不足六小时会影响协调能力、反应时间和判断力,造成非常严重的风险。

疲劳和过度的压力可能会降低机组人员对细节的关注。虽然飞行员已经规定了工作时间,但是在夜间进行的长途飞行会产生较高的错误风险。医务人员并不总是仅在限定的工作时间内工作,因此可能会有过高的疲劳风险。在长时间的国际航班上,在没有适当的睡眠设备的狭窄的飞机上,或者晚上多个紧接的直升机或地面转运时,情况尤其如此。

压力可能会对任务产生影响,且工作环境以外的压力也可能影响机组人员的工作。飞行前飞行员经常使用首字母缩略词我很安全(I'm safe)来检查可能会干扰任务的安全执行和准确的态势感知的因素。所有团队成员都可以使用它作为快速检查清单,以确定他们是否适合当天的工作。

我很安全(I'm safe):

- 疾病：我有什么症状吗？
- 药物：我有没有服用任何处方药或非处方药？
- 压力：我是否受到工作的心理压力？担心个人问题？
- 酒精：我在过去的 8 个小时内喝过酒吗？ 24 小时内呢？
- 疲劳：我累了吗？有没有充分休息？
- 饮食：我是否获得了足够的营养？

基于案例的研究

医务人员从同行中学习回顾和讨论案例研究，机组资源管理和航空医学资源管理也是如此。一旦团队成员拥有航空医学资源管理的基础，使用案例研究可以带来一切。在综合航空医学资源管理课程中学到的概念可以应用于实际的事故和事件。与会者有望识别在特定事故或事件的错误链中形成的环节，并自行确定如何避免、阻碍或减轻该环节。如果早早发现，也许会阻止事故的发生。

在航空医学资源管理培训课程中，可以通过案例研究突出本章中的每个模块。在对实际事故或事件进行回顾的过程中，与会者会有"恍然大悟时刻"，并且获得可以收藏在他们的航空医学资源管理工具箱中带走的见解，希望能够帮助他们及其团队防止类似事件的发生。

总结

航空医学资源管理不仅仅是一个安全计划。通过减少团队中的人为错误，航空医学资源管理提高了操作任务的有效性，减少了事故的发生。为了使航空医学资源管理产生预期的结果，它必须成为一个组织中所有利益相关者所采纳和完全接受的思维模式。为了使航空医学资源管理在组织中发挥作用，应该获得从最高管理层到基层员工上上下下的支持。如果不能，任何航空医学资源管理项目都注定要失败。为了航空医学资源管理的繁荣和成功，必须建立一个尊重所有团队成员的投入，而不用担心被嘲笑、惩罚、批评或报复的公平文化。团队中的每一个成员，从最高管理层到基层员工，必须因为他们的见解和投入而受到重视。

请记住航空医学资源管理咒语会让您保持警惕："我的行为或不作为如何影响这个任务的安全和成功的结果？"这将帮助您找出可能正在建立的

错误链中的一个潜在的环节，让您避免、阻碍或减轻错误的后果。

在过去的 34 年里，航空公司通过在正义安全文化环境中充分体现机组资源管理的原则，扭转了令人震惊的安全记录。我们所有武装力量都知道一个好的机组资源管理项目的价值。无论是医疗机组人员还是地面救护车工作人员，EMS 共同体都可以通过遵守航空医学资源管理原则、提高警惕和参加年度航空医学资源管理更新教育课程来扭转曾无法接受的安全记录。只靠每年一到两个小时的航空医学资源管理培训是不够的。这种做法符合"法律条文"，却违背了法律精神。理想情况下，八小时的开放课程是最低要求。航空医学资源管理项目教育和随后每年的复习课程应该是常态，因为已经证明机组资源管理是一种容易过期的技能，必须通过不断的实践和每年的复习来加强。

直升机紧急医疗服务共同体可以扭转行业内令人震惊的事故率。治疗方法就在那里。它只需要用心投入、坚持不懈和正确的态度来完成。

推荐阅读

1. Mouwas J, Drew C. Airline Industry at its Safest Since the Dawn of the Jet Age. *New York Times* February 11, 2013. http://www.nytimes.com/2013/02/12/business/2012-was-the-safest-year-for-airlines-globally-since- 1945.html?pagewanted=all&_r=0. Accessed July 13, 2014.
2. Cooper GE, White MD, Lauber JK eds. Resource Management on the Flightdeck, Proceedings of a NASA/Industry Workshop (NASA CP-2120). 1980.
3. Shappell SA, Wiegmann DA. The Human Factors Analysis and Classification System–HFACS, 2000, DOT/FAA/AM-00/7
4. Introduction to Facilitation Skills, Global Air Training Instructor's CRM training manual. [abbreviated extract] In: *CAP 737* (*UK Civil Aviation Publication*). June 12, 2006: Appendix 9 (2)
5. Naval Safety Center. Naval safety center marks 50 years as "one-stop safety shop" service to navy and marine corps. http://www.public.navy.mil/navsafecen/Documents/SuccessStories/084_NSC_50_Yrs.pdf. Accessed July 13, 2014.
6. LeSage P, Dyar JT, Evans B. *Crew Resource Management Principles and Practice—Developing a Culture for Open Communication.* Sudbury, MA: Jones and Bartlett Publishers LLC: 2011.
7. In Memoriam - Robert L.Helmreich. University of Texas at Austin website.. http://www.utexas.edu/faculty/council/2012-2013/memorials/helmreich.html. Accessed July 13, 2014. (Note: Dr. Robert Helmreich was a leader in CRM research in aviation human factors and is often referred to as "The father of Crew Resource Management.")
8. Plane Crashes - The Wrong Stuff [BBC documentary]. http://www.youtube.com/watch?v=BCqgqDU_beQ. Accessed July 13, 2014.

9. Grote G, Helmreich RL, Strater O. et al. The threat and error management model (Chapter 8). In: Dietrich R, Childress TM eds., *Group Interaction in High Risk Environments*. Aldershot, UK: Ashgate: 2004.

10. Helmreich RL, Foushee HC. Why crew resource management? Empirical and theoretical bases of human factors training in aviation. In: Wiener E, Kanki B, Helmreich R, eds. Cockpit resource management. San Diego, CA: Academic Press; 1993.

11. Reason J. *Managing the risks of organizational accidents*. Aldershot, UK: Ashgate; 1997.

12. Sexton JB, Thomas EJ, Helmreich RL. Error, stress, and teamwork in medicine and aviation: cross sectional surveys. *BMJ*. 2000;320:745–749.

13. CRM Developer's Forum. http://s92270093.onlinehome.us/CRM-Devel/resources/crmtopic.htm. Accessed July 13, 2014

14. Ultra Flight Radio Show. Aeronautical Decision Making. http://www.ultraflightradio.com/segmenthelp/aeronautical-decision-making.html. Accessed July 13, 2014.

15. Helmreich RL, Foushee HC. Why Crew Resource Management? Empirical and theoretical bases of human factors training in aviation. In: Wiener E, Kanki B, Helmreich R, eds., *Cockpit Resource Management*. San Diego, CA: Academic Press;1993:3-45.

16. Heinrich HW. *Industrial Accident Prevention: a Scientific Approach*. New York, NY:McGraw-Hill; 1931.

17. Williamson AM, Feyer AM. Moderate sleep deprivation produces impairments in cognitive and motor performance equivalent to legally prescribed levels of alcohol intoxication. *Occup Environ Med* 2000;57:649-655. http://oem.bmj.com/content/57/10/649.short. Accessed July 13, 2014

71. 空中和地面医疗转运中的人为因素和疲劳

Arthur J. French III, MD, CAPT USPHS（Ret.）

引言

人为因素既会影响转运安全,也会影响医疗转运业务执行途中的医疗护理。这些因素对飞行安全和航空医学环境的影响最为显著。并且,它们也是急救护理地面转运服务需要考虑的重要因素。

人为因素研究是一个跨学科的领域。它涵盖了医学、生理学、认知心理学、工业工程和生物动力学专业。对于地面和航空医学工作人员而言,关于人为因素的概念和其对转运安全和临床服务业绩影响的知识是至关重要的。在工作环境中讨论人为因素的时候,有两个常用的定义。对人为因素传统的定义研究了人、人使用的工具和人的工作及生活环境之间的相互关系。从操作的角度来研究人为因素,就是研究在人工操作员同机器和环境配合的过程中,他们身体、生理、社会心理、心理、药理和病理方面存在的局限性。这种定义特别地阐述了当执行军事任务、商业任务或急救护理任务时,转运工具和病患护理环境的问题。已经得到确定的是,人为错误是造成了60%~90%的重大转运事故。这种错误导致的事故比率超过了设备和硬件故障所导致的事故比率。人为因素也会影响转运过程中的病患护理和相关效果。空中和地面医疗转运团队的负责人应该对影响他们服务项目的人为因素进行监控,并且,负责实施培训和采取应对措施来降低人为错误。人为因素不仅仅适用于医疗服务人员,也适用于在空中/地面医疗转运任务中,任何起到直接或间接作用的人员,包括调度员、监督员和维护支援人员。

人为因素是什么?

人为因素指的是在人工操作员同机器和环境交互的过程中,他们身体、生理、社会心理、心理、药理和病理方面的局限性(即六个"P")(表71-1)。人为事故和错误指的是非设备和硬件故障直接引起的事故和失误。在医疗转运环境中,人/机器的互动既发生在人与转运工具(飞机和地面救护车)之间,也发生在人与病患救护设备之间。人为事故可能会影响工作人员的安全和病患的护理,或医疗

转运任务的任何方面。下面提供了关于六种人为因素的简要概览。进一步的信息可以在补充阅读材料列表中找到。

表71-1 人为因素的"六个 P"

"六个 P"
身体的(physical)
生理的(physiological)
心理的(psychological)
心理社会的(psychosocial)
病理的(pathological)
药理的(pharmacological)

身体的:这个方面是指操作人员的身体状态、体力和身体能力。这方面的研究有人体测量学(身体测量),目的是弄清楚一个人是否有适合执行所派任务的身体条件。例如:活动范围,即能否够到控制器或者是开关,或者视敏度。

生理的:这方面指的是令操作者困惑、丧失能力、感到迷惑,注意力分散或迟钝的因素。他们包括缺氧、疲劳、晕机、宿醉、脱水、高温和噪音等等。航空医学转运培训课程中都涵盖了对这些问题的探讨。无论急性疲劳还是慢性疲劳,都是潜在的和常见的人为因素。随后将对其进行详细的探讨。

心理的:大多数人为因素相关的事故都涉及了心理因素。这些因素包括技术、注意力的持续时间、习惯模式、人格、判断力、注意力局限、情境感知的丧失、程序遵守和监管。以上仅仅列举了少部分。

生理社会的:这些因素会影响个人与他人的关系,包括个人与工作团队的人际关系、家庭压力、工作压力和机组人员协调。工作时间外的压力可能会对工作表现产生重大的影响。机组人员协调,也就是机组资源管理/危机资源管理(CRM)是事故预防培训中首先重视的一个因素。我们将随后讨论机组资源管理/危机资源管理。表71-2是基于霍姆斯和拉赫生活事件量表的生理社会压力列表。

表71-2　霍姆斯-拉赫社会再适应评定量表

生活事件	平均值
1. 配偶死亡	100
2. 离婚	73
3. 夫妻分居	65
4. 服刑	63
5. 亲密的家庭成员过世	63
6. 身体受伤或疾病	53
7. 结婚	50
8. 辞退工作	47
9. 复婚	45
10. 退休	45
11. 家庭成员健康上的变化	44
12. 怀孕	40
13. 性障碍	39
14. 家庭成员的增加	39
15. 生意的调整	39
16. 财务状况的改变	38
17. 亲密朋友的死亡	37
18. 工作内容改变	36
19. 同配偶发生口角的次数改变	35
20. 为重大目的进行抵押或贷款	31
21. 丧失抵押品或贷款的赎回权	30
22. 工作职责的改变	29
23. 儿子或女儿离家	29
24. 同公婆发生的问题	29
25. 杰出的个人成就	28
26. 配偶开始或停止工作	26
27. 开始或结束学业	26
28. 生活条件的改变	25
29. 个人习惯的改变	24
30. 与老板的问题	23
31. 工作时间或条件的改变	20
32. 住所改变	20
33. 学校改变	20
34. 休闲方面的变化	19
35. 教堂活动的变化	19
36. 社会活动的变化	18
37. 为不重要目的进行的抵押或贷款	17
38. 睡眠习惯的改变	16
39. 家人团圆次数的变化	15
40. 饮食习惯的改变	15
41. 休假	13
42. 圣诞	12
43. 轻微的违法	11

病理的:这些因素指的是影响工作表现的预先存在的急性或慢性病。例如,睡眠呼吸暂停、偏头疼或者不可控的糖尿病。它们会影响个人的工作表现。即使像病毒感染一样的小病也可能极大地影响个人的工作表现。

药理的:这些因素指的是处方的和非处方的(OTC)制剂、酒精和烟草。人们持有一个普遍的误解,认为转运工作人员可以使用某种处方或非处方药物,(如治疗上呼吸道感染的伪麻黄碱)原因是它们没有副作用。并不是药物有害,而是潜在的病理情况会导致转运人员短时间内不适合执行任务。即使现在的疾病或受伤不会减弱精神或身体的机能,一些非处方和处方药还是不适合执行安全转运任务的人员使用,因为它们有副作用。

医疗负责人的职责

医疗负责人是医疗转运组织中的"生命科学"专家,需要了解人为因素和疲劳可能会如何降低医疗转运工作人员的工作表现,会如何在病患安全方面导致结果不良事件。人为因素和疲劳这两个主题,尤其是其中的生理社会和心理因素,超出了大部分医师的传统专业临床知识范围。除非您的组织足够幸运,拥有航空心理学家或航空生理学家,否则航空医学行动的医疗负责人就是最训练有素和经验丰富的健康护理专业人员,其负责监控人为因素对医疗转运团队的影响。这类似于军事飞行中的外科医生范式。军事航空单位通常拥有指派给他们的专属医师,来提供初级健康护理和为他们的指挥官提供人为因素相关的专门知识。医疗负责人有责任了解影响整个医疗团队的身体、生理社会和其他人为因素压力源。这里的整个团队包括参与任务的非医疗机组人员和地面支援人员。这种医疗负责人和团队成员之间的"须知"关系可能会受到病患保密性和现场管理——雇员问题的影响。医疗负责人必须具有出色的人际交际技巧,展现出处理人为因素相关问题的专业能力,以维持团队成员的信心,并且打开交流的通道。每个人的安全都是至关重要,包括病患的。

人为因素分析需要使用跨学科的方法。医疗负责人需要具备关影响转运安全的其他方面的知识,例如:人为因素、疲劳、耐撞性/失事救助和个人防护设备的知识。这些话题将在本手册的其他章节进行探讨。业界鼓励医疗转运负责人通过可获取的联邦航空局（FAA）、学术和专业组织接受关于人为因素和疲劳的进一步教育。

且使他们保持最大程度的飞行和病患护理情境感知。

情境感知

人的工作表现是和情境感知能力直接成正比的。关于情景感知（SA），有很多定义。据航空心理学家米卡·安德斯雷看来，一个正式的定义就是："在特定的时间和空间内，对环境中所存在要素的感知、对其意义的理解和对其在不久将来的状态的预测"。卫生保健研究和质量管理机构对情境感知的定义是一个人对情境的感知与现实相符的程度。在团队管理/危急管理的情况下，情境感知包括感知团队成员（包括自身）的疲劳和压力、确定合适的目标和察觉情境的恶化状态。情境感知就是追踪工作人员工作环境中的事件和情况，并对它们分出轻重缓急。这就需要了解过去发生了什么，对将来任务的执行会产生什么影响。不能够保持对情境的感知可能会导致各种问题，加重危机。丧失情境感知在许多事故中都被认定为一种偶然因素。团队中的医疗和非医疗成员能够意识到自己和其他成员的情境感知丧失是极其重要的。情境感知丧失的表现有：

- 固着
- 模棱两可
- 自满
- 极度兴奋
- 迷惑
- 注意力涣散
- 不能解决矛盾
- 不能按期完成工作
- 沟通不良

如果说不是大多数的话，至少许多事故与情境感知丧失有关。也就是对海拔高度和仪表及监视器读数或地面障碍物的感知。当团队成员的状态位于压力-工作表现曲线的两端时，他们会丧失情境感知能力，不能正常工作。之前说到的"六个 P"因素中的任何单个因素作用或共同作用，都会导致急性或慢性压力的增加。团队成员并不能通过适应性行为来弥补这种情况造成的不良影响。医疗负责人必须认清影响医疗转运团队成员的人为因素压力源，应该采取预防性或矫正性措施。目的就是，无论在低压力，还是高压力任务中，都使团队成员的工作状态保持在压力表现曲线的最佳部分，并

情境感知-压力-工作表现之间的关系

压力是身体针对对其发出的指令做出的非特定反应。压力源是存在于我们所处环境中的发出这些指令的事件。在正常情况下，人类能够适应压力源。人为因素压力源可能是转运相关的，也有可能是非转运相关的，有时两者兼备。人为因素压力源可能是急性的（如糟糕的天气），也可能是慢性的（如疲劳）。疲劳，尤其是长期疲劳，往往是人为因素有关事故中的共同压力源。

压力源和情境感知之间存在直接的关系。工作表现随着觉醒程度的增加而提高，直到达到某一时刻，开始下降。耶克斯和多德森最先描述了这种觉醒-工作表现的倒 U 型关系假设。低水平的压力或刺激可能导致自满和情境感知的丧失。过度的压力或刺激会导致恐慌、工作倦怠和情境感知的丧失。人类在最佳水平的觉醒（压力）下，工作表现最好。当觉醒/压力水平较低时，人能够更好地完成复杂的任务。当觉醒程度低并且任务简单时（自满）或觉醒程度高并且任务复杂时（恐慌），人的工作表现都会降低。

导致事故的表面和潜在人为因素原因

人为错误是大部分医疗转运事故中反复出现的主题。然而，仅仅把事故和未遂事故归结于"工作人员的错误"这种事故归因的做法未免过于简单了。众所周知，事故的发生不仅仅由于单个的原因或事件，或者在大多数情况下，并非由于单个人。相反地，事故的发生通常是许多潜在和/或表面错误结合导致的最终结果。只有后者，即表面错误可能等同于转运人员的不安全行为。分析事故或未遂事故的目标就是确定这些活性和潜在的错误，以理解事故为什么发生，未来如何阻止事故的发生。

在 1990 年，里森把表面错误描述为工作人员的作为或不作为，并认为它们导致了事故。它们可能是错误或违规行为，在不同的具体事件中，它们也是不同的。传统意义上来讲，它们指的是"飞行员的失误"，是经常导致即刻和悲剧后果的最后的"不安全行为"。例如：在着陆前，忘记了拉下起落装置或在晚上飞经山区时，飞行高度太低了，还有

在天气状况恶劣时飞行,这些都可能导致严重的后果。

另一方面,潜在错误是指"高层"决策者所犯的错误。例如:监管者、管理者或行政人员。这些错误可能多个小时、多天、多周或甚至多年保持休眠状态或不为人所察觉,也不会造成什么后果。直到有一天,它们浮出水面,造成事故。举个例子,如果工作人员休息监控、质量标准的建立及监控或已知高风险行为个体的筛选及撤职的工作存在疏忽,其最终会导致失误(表面错误)的出现,这并不难理解。从这个角度看,一切都变得清晰了。转运人员的不安全行为可能是一连串事件导致的最终结果,其根源在于组织的其他方面,并且经常源于领导层。

人为错误是系统内部深层问题的表现。医疗转运组织是复杂的系统,它们需要在效率和安全之间权衡。事故调查员和空中及地面医疗转运服务组织的领导人面临的挑战就是如何确定并减少这些表面和潜在错误。最早关于事故归因的理论是"多米诺理论",由弗兰克·伯德于1974年提出。这种理论主张,事故,就像多米诺骨牌,是按顺序排列的一个序列。当任何一块多米诺骨牌倒下时,都可能牵连另外一块也倒下,进而引起连锁反应,最终导致所有的骨牌都倒下。相应地,事故也是如此。这个类比表明的是如果任何一块骨牌被从序列中拿走或强大到可以承受前面骨牌倒下造成的冲击,那么事件的连锁反应就中断了,事故或意外就不会发生。

在1990年,詹姆斯·里森提出了一种"现代化"版本的多米诺理论。该理论描述了在复杂的系列飞行操作中,表面和潜在错误可能出现的层次。从事故往前回溯,里森的"瑞士奶酪"模型的第一层次描述了工作人员、养护人员和设备人员等的不安全行为,这些行为会最终导致事故的发生。传统意义上来讲,在大多数事故调查中,这是常被忽视的共同因果因素。通常转运人员的作为或不作为同事故或意外可能有直接的联系。然而,不对因果因素做进一步的调查将只能是管中窥豹。

"瑞士奶酪"模型在事故调查中特别地有用。因为该模型让人注意到互为因果的系列事件中的潜在错误。举个例子,潜在错误像自满、疲劳、疾病和情境感知的丧失都会影响工作表现,但却可能被最尽心的调查员忽略。在"瑞士奶酪"模型的语境中,这些特别的潜在错误被认为是不安全行为的前

提条件。同样地,不安全的监管行为可能会促进不安全条件的产生,最终会导致不安全行为。例如:如果一个管理者把一位中下水平的护士和一位中下水平的急救人员搭配,那么病患的护理或甚至安全都会大打折扣。尽管如此,每当发生事故,工作人员将自然而然地承担大部分责任。然而,在许多情况下,监管层的潜在错误对事故的发生负有同等的责任,有时是更大的责任。有些人可能认为工作人员难免出错。传统的有限调查把责任归结于工作人员,而没有意识到项目管理层的责任,结果导致项目和病患继续面临风险。

"瑞士奶酪"模型并不止步于领导层或监管层。组织自身的各个层面都可能影响工作业绩。例如:如果预算吃紧,就可能做出最终影响安全的决策;培训可能会被削减或者转运工具部件可能不能及时地被修理或更换;薪水和效益可能会受影响,进一步导致频繁的人员变更;资格差的人员可能被聘用,他们可能不能获得足够的培训机会。结果,就可能出现能力较低的工作人员有时被委派极其复杂任务的情况。那么不用奇怪,像任务倦怠和情境感知丧失这种因果因素可能开始出现,转运过程中的工作表现就会降低。因此,任何事故预防机制想起作用,都必须确定各个层次的因果因素。

每一次事故都是独特的,我们应该料想到每一次事故的"漏洞"都总会是不同的。遗憾的是,在回顾了美国超过225件直升机特快专递事故之后,我们发现事情不是这样的。通常的情况是,这次事故与之前的雷同,事故的原因也大同小异,也就是说"奶酪的洞"是相似的。确定这些漏洞,它们通常都是系统错误,可以使我们在更严重的事故发生前,纠正问题。

人为因素分类和分析

转运或健康护理意外是不存在的,存在的是事故或未遂事故。每次事故都有可以确定的因果因素。如前面所提,几乎每次事故总是跟人为因素有关。即便是设备故障也经常是人为错误造成或促成的。在造成受伤、死亡或财产损失的每一次重大事故背后,都有更多的未遂事故。医院通过事故汇报系统追踪这些未遂事故。医疗转运组织也需要分析人为因素相关的事故和意外。为了找到根本原因,收集可靠的事故和未遂事故数据是必要的。实现这个目标并不容易。许多事故汇报系统并不

能提供事故发生情况的完整资料。既然多数医疗转运和病患护理事故都可以归结为人为错误，那么组织必须具备标准化的和全面的系统来记录事故的人为原因。

"SHELL"模型被开发用于航空事故分析，来考察五个影响人的工作表现并且相互关联的方面。它们是：

- S 软件：工作政策和程序
- H 硬件：飞机系统和病患护理设备
- E 环境：执行任务的外部条件（如天气）
- L 人件（机组成员）：影响机组人员的人为因素
- L 人件（其他）：影响任务支援人员的人为因素，例如：监管人员、调度人员、地勤人员、加油人员和维护人员

分析造成一次意外或事故的人为因素时，这五个方面都应涉及。可靠事故数据的收集对组织提高安全性而言是至关重要的。但这并不容易实现。针对错误分类，许多系统被提了出来。但这些系统可能不是建立在能提供相关人为因素整体情况的牢固理论框架的基础上。健康护理的通用标准也没有得到确立。为了让大家理解人为错误分类法的原理，这里提供了以下的示例系统。基于里森的表面和潜在错误概念，美国海军和联邦航空局开发了一个框架，来对"奶酪的孔洞"进行分类。这种分类法是被称为人为因素分析和分类系统（HFACS）。这个系统确定了四个层面的错误：不安全行为、不安全行为的前提条件、不安全监管和组织影响。详见表71-3。

对主要要素和原因类别的简要描述是从与事故联系最紧密的层面开始的，也就是从不安全行为开始。

不安全行为

错误和违规是转运人员经常做出的两种不安全行为。考虑到犯错是人的本性，那么就不应该对人的错误感到吃惊了。结果，任何事故中都能看到人为错误的影子，一个明显的人为错误通常都是导致事故发生的最后一根稻草。另一方面，违规是故意偏离权威或者无视规定。通常，它们的发生较不频繁。

不安全行为可以被分为三种基础的错误类型：基于技能的错误、决策错误和感知错误。另外，违规分为两种：常规的和特例的。

表71-3　人为因素分析和分类系统

- 不安全行为
  - 基础错误
    - 基于技能的错误
    - 决策错误
    - 知觉错误
  - 基础违规
    - 常规的
    - 特例的
- 不安全行为的前提条件
  - 工作人员的条件不达标
    - 不良精神状态
    - 不良生理状态
    - 身体/精神局限
  - 工作人员的不标准行为
    - 机组资源管理不当
    - 个人的准备度
- 不安全监管
  - 不充分的监管
  - 不适当的操作规划
  - 未能纠正已知问题
  - 监管违规
- 组织影响
  - 资源管理
  - 组织氛围
    - 架构
    - 政策
    - 文化
  - 组织流程
    - 运作
    - 程序
    - 监管

基本错误

基于技能的错误

在航空中，最具代表性的基于技能的行为就是"操作杆和方向舵"操作技能和其他无明显意识情况下使用到的飞行技能。基于技能的错误是非故意的行为。它们是高度自动化的行为过程中注意力的分散。所以，注意力缺乏和/或记忆丧失特别容易影响基于技能的行为。许多基于技能的错误都与注意力分散有关，例如：对事件的反应滞后、弄不明白轻重缓急、不能认识到极端情境、视觉扫描模式出现故障、无意间触发飞行控制系统和糟糕的技术。举个例子，试想一下，一个医疗人员如此专

注于开始静脉注射,以至于忽视了脉搏测氧器的警示,导致了病患的缺氧。从更个人的方面而言,您是否曾经有过把自己锁在门外、办公室外或车外的经历?您是否曾因为注意力分散或做白日梦错过出站口?这些都是高度自动化行为过程中出现的注意力涣散的例子。在家里,这些可能令人苦恼,但是在转运病患时,它们可能导致灾难性的后果。

记忆障碍,与注意力障碍相比,往往像是协议或清单中的遗漏项目,像丧失自己的位置感或忘记自己本来要做什么。在不断增长的压力情境下,经常会出现这种情况。即使没有特别的压力时,个体也会忘记操作熟练的流程步骤。例如,试想一下,医疗人员如此专注于给病患插管和确定插管位置,以至于没有注意到辅助供氧瓶没有挂起来或没有打开。从小处看,在家里,您奔向冰箱,却忘了要去取什么或者去了市场,买了一大堆百货回来,唯独忘了您去时要买的主要物品。

即使没有明显的注意或记忆障碍,基于技能的错误也可能发生。个体通常不会主动去忘记一个常见的程序、去分心或做出不好的表现,但这都是可能发生的事,对个人而言是未知的。

决策错误

第二种类型的错误是一种故意的行为,它按计划进行,但是在该情境下产生的结果却不尽如人意。这些不安全的行为指的是一些个体的作为或不作为,这些个体恰恰做出了糟糕的选择或者对当时的情境没有正确的认识。不管结果如何,个体总是做出了有意识的决定。典型的决策错误就是糟糕的选择(也就是糟糕的决策),对程序的不恰当执行或对相关信息的误读或误用。它们是被"严格"执行的坏计划,最后导致了坏结果。针对这类型的错误,人们可能会说个体的"本意还是好的"或这是一个"诚实的错误"。

知觉错误

当一位健康护理提供者对世界的感官感知与现实相背离时,就可能并且经常会出现错误。整体上来讲,当感官输入受阻或"不同寻常的"时候,知觉错误可能会发生。视觉错觉或空间定向障碍的发生就是这样的情况。在存在视觉障碍的环境中(也就是在晚上或天气不好的时候),当大脑试图去填充"该环境中空白的部分"时,就可能出现视觉错觉。药瓶标签上有空白信息时,也是同样的道理,

除了一些细节不同之外。当前庭神经系统不能确定您的空间方向时,结果只能做出"最佳的猜测",这时就可能发生空间定向障碍。在存在视觉障碍的环境中,因为缺乏视觉线索(地平线)或恶劣的天气,也经常会出现空间定向障碍。当相关线索像云朵和地形特征缺乏时,就很难判断飞机和地面之间的距离和闭合差。结果,个体只能依靠错误的或者匮乏的信息作出决定,这就可能导致错误,甚至出现可控飞行撞地的情况。

人因工程试图通过制造更方便使用的生物医疗和航空设备人机界面来降低知觉错误的风险,例如:除掉可能造成直觉混乱错误的药物处方形式或者设计通过触摸熟悉形状所发出的反馈加强正确选择的把手和控制器。

基础违规

常规的

第一种类型的违规往往在本质上是常规的或习惯的,是构成个人行为模式的一部分。试想一下,一个人习惯了以超出速度限制 8~16km/h(5~10 英里/小时)的速度驾车。这显然是违法的,但是很多人还是这样做,"常规性地"违法。这些违规行为是被宽容的,通常被称作是"曲解"法律。违规的人可能看起来会被监管部门(也就是警察)制裁,然而在 88km/h(55 英里/小时)区以 103km/h(64 英里/小时)的速度驾车通常不会被开罚单。如果以超过了限速 14km/h(9 英里)的速度驾车,会被开罚单的话,那么人们常规性违规的可能性就会降低了。因此,如果发现了常规性违规行为,我们应该沿着监管链条向上追溯,找出那些可能枉法的人。

特例的

特例违规行为,不像常规违规行为,是单独的一次偏离权威,并不一定是个人典型的行为,或者是被管理层纵容的行为。例如:在限速 88km/h(55 英里/小时)的区域,偶尔一次驾车速度超过了 153km/h(95 英里/小时),就是一次特例的违规。有重要的一点这里需要指出,那就是尽管特例违规可能是超常行为,但是不能因为它们的极端性质,就把超常行为等同于"特例"。相反地,特例违规之所以被认为是特例,是因为它们既不是一个人典型的行为,也不是权力机构纵容的行为。

不安全行为的前提条件

人为错误可能与几乎 80% 的转运事故有直接关系。然而，仅仅关注不安全行为，就像治病是仅仅关注发烧，没有考虑疾病的潜在进程。因此，深入挖掘不安全行为出现的原因是必要的。这第二个层面的错误有一个特征，那就是不安全行为的前提条件。这些条件可以分为两个主要类别。第一类是工作人员的条件不达标，其包括不良精神状态、不良生理状态和身体/精神局限。第二类就是工作人员的不标准行为。

工作人员的条件不达标

不良精神状态

无论做什么事情，精神上做好准备是必要的。在医疗转运环境和航空中可能更是如此。不良精神状态指的是那些可能影响人的工作表现的精神状况。首当其冲的就是任务固着、分心、精神疲劳、任务倦怠和其他生活压力造成的情境感知丧失。如果一个人精神上感到疲劳或处于不断增长的压力下，那么出现失误的可能性就增大了。不良精神状态还包括人格特征和不安全的态度像过于自信、自满、傲慢、恋家、急躁和错误的动机，它们都可能增加违规发生的可能性。

不良生理状态

不良生理状态指的是那些妨碍安全工作的医疗或生理状况。在医疗转运中，特别重要的是身体疲劳、生理功能丧失、压力过度和无数的药理和医疗疾病以及影响工作表现的已知异常情况。

身体/精神局限

身体和/或精神局限指的是任务所提出的要求超过了个人或团队能力的情况。例如：有些时候人的能力不足以在允许的时间内完成任务或干预。有充分的证据表明如果人被要求快速做出反应（也就是说，可以全面考虑所有可能或选择的时间更少了），那么出错的概率就会显著提高。再例如：在晚上，我们的视觉系统受到眼睛中光传感器功能的限制，视力会大幅度降低。然而，在晚上开车时，司机却不一定会减速或额外多加小心。在航空中，同样的局限可能导致看不到其他的飞机、障碍或输电线，因为视野中事物的对比或大小。

并不是每个人都具备必要的精神能力、天资或身体相容性，以在要求苛刻的医疗转运环境中成功完成工作。但是，通常很难确定这种类型的局限是否对导致错误发生起到了作用。在每一次事故和失误分析中，这类局限都必须被纳入考量。

工作人员的不标准行为

机组人员/危机资源管理

进行机组人员/危机资源管理是为了解决机组人员和任务安全执行相关的其他人员之间糟糕的配合问题。这包括非医疗人员、医疗人员、调度员、维护人员和其他支援人员内部和互相之间的配合。在任何需要个人进行交流的地方，都存在沟通不畅或者存在资源管理不到位的可能。但是，转运结束后，转运机组人员之间的配合并未结束。在转运开始前和结束后的情况介绍和汇报听取中都存在配合。机组人员/危机资源管理中的交流和任务配合工作对急救护理空中和地面转运是重要的。

个人准备度

如在航空中一样，在医疗中，人们期待工作人员都以准备好的状态出现在工作场所，以尽可能高的水准完成分配给他们的职责。在许多职业中，不理想的准备度对个人安全或其他人的安全产生的影响有限。但是，在急救护理转运中，个人身体或精神上没做好准备的话，会导致不安全的情况、失误和事故，甚至会导致死亡。例如：违背机组人员休息规定、药瓶指示规则和自我治疗规定都会影响转运中的工作表现。但并不是所有的个人准备不足都来自于违反规定的行为。例如：剧烈的运动方案、不良的饮食习惯或兼职工作可能没有违反任何现存的政策或规定，但却会对个人的身体或精神能力造成足够的损害以至于削弱个人的工作能力，导致个人做出不安全的行为。在启动一个任务前，转运机组人员任何时候都必须客观地评估他们的自身状况。管理层在确立职业要求时，一定要考虑准备度。

不安全监管

事件的事故因果链经常可以追溯到监管或管理链条。人为因素分析与归类系统描述了四类不安全监管：不充分的监管、不适当的操作规划、未能纠正已知问题和监管违规。

71. 空中和地面医疗转运中的人为因素和疲劳

不充分的监管

任何监管人员的职责都是为他或她身边的每个人提供成功的机会。为了实现这一目的,各层次的监管人员必须提供适当的工作环境、指导、培训机会、领导和激励。这里不充分的监管指的是有时候监管不适当、不恰当、不正确或者根本没有监管的情况。不充分的监管的例子包括未能提供指导、未能提供监督、未能提供适当的培训、未能追踪任职资格或未能追踪工作业绩。例如:设想有这么一个情况,在此情形下,未能提供充分的员工资源管理培训或者未能为某一特定员工提供参加培训的机会。可想而知,这个员工的工作技能就不会得到提升,如果其置身于紧急情形下,其就面临着失误和可能导致事故的风险。

不恰当的操作规划

在急救护理转运中,可能不存在"平常的"一天这种事情。有的日子好,有的日子坏,有的日子忙碌,有的日子缓慢。这种过山车的节奏和/或规划好的日程安排,有时可能导致难以接受的风险,需要牺牲员工的休息并且最终对工作带来不良影响。

这一类别包括员工搭配和人员配备的问题。当两个能力或经验不足的人员被搭档在一起,问题可能出现,并且经常会出现。这种类型的不安全监管的其他例子有未能提供适当的资源或正确的数据,未能消除不必要的危险或未能提供充分的机会让工作人员休息。

未能纠正已知问题

这类对应的是那些监管人员"已经知道"问题,但却不纠正的情况。问题可能存在于个人之间,可能涉及设备、培训或其他安全相关的领域。例如:未能启动矫正行动来纠正不适当的行为可能会营造一个不安全的氛围,但如果没有违反特定的规定或规章,这并不会被认为是违规。其他的例子包括未能发现有风险的工作人员,未能启动矫正行动来纠正对政策或程序的违反,未能上报不安全的倾向或者未能修理或更换有缺陷的设备。

监管违规

监管违规指的是监管者故意地无视现存规定和规章的情形。例如:有意地允许目前没有资质或执照的个人上岗就是监管违规。不能持续地执行政策和程序是监管违规的另外一个例子。

组织影响

高层管理层的糟糕决策可能直接影响监管行为和机组人员的状况和行为。这些潜在的错误通常涉及与资源管理、组织氛围和操作流程有关的问题。

资源管理

资源管理指的是对所有组织资源的管理、分配和维护。这包括所有的人员(管理的、医疗的、航空的和/或地面的和通讯的人员)、转运工具、设备、补给、设施和财政资源。不适当的人力资源管理,像不充分的筛选流程、糟糕的培训和不完备的人员配备模式,可能直接影响安全性。不适当的财政资源管理可能会导致用于适当和安全设备的资金缺乏,将对员工的工作表现和安全产生潜在的不利影响。最后,设施管理问题指的是不适当的工作空间设计和未能纠正已知的设计瑕疵。

组织氛围

组织氛围指的是一类范围广泛的可能影响员工工作表现的组织可变因素。组织氛围指的是组织内部流行的气氛或环境,表现为组织对待个体的一贯做法。组织氛围由三类内容构成:架构、政策和文化。架构指的是组织的正式构成。组织的架构表现为指挥链、权力和责任的委派、交流渠道和行为的正式问责制度。不把架构与运营环境最优匹配的组织或不愿意改变的组织,容易发生事故、意外和灾难。政策指的是指导现在和未来决策的行为方式和方法。政策可能指的是入门资质、日程安排、加班、请假、入门培训及常规培训、适勤、安全设备的使用、适当利用和最低气象条件等有关政策。当政策不清晰、相互对立或自相矛盾时,安全就会大打折扣。最后,文化指的是组织内大家心照不宣的或非正式的规定、价值、态度、信念和习俗。文化就是"一个组织里做事的方式"。其他与文化相关的问题包括组织正义感、心理契约、组织公民行为、集体荣誉感和工会/管理层关系。所有这些问题都会影响对安全问题的态度和安全工作环境的价值。

组织流程

这一类指的是组织内做事情的正式程序。它

又可以分为三个子类：运营、程序和监督。运营指的是管理层确立的工作特征和条件。这些特征包括运营期待、时间压力、诱因和工作计划等。当安排不恰当的时候，这些工作条件可能损害安全性。程序是关于如何做事情的官方或正式程序。举例来说，它包括工作标准、目标、归档和关于程序的指示说明等。其中如果有一项不合适的话，都会对员工监管、工作表现和安全性不利。监督指的是管理层对资源、氛围和流程的监控和评估，以保证有一个安全和卓有成效的工作环境。与它相关的问题有组织的自主学习、风险管理和安全计划的制订和实施。

睡眠、非同步性和疲劳

疲劳和工作表现下降

在许多职业环境中，包括转运、健康护理和其他轮班的工作环境中，疲劳都被认为是关于安全性的一个重大问题。疲劳可能是急性的，也可能是慢性的。研究表明疲劳和错误之间有着线性关系。由疲劳造成的错误可与酒精造成的错误相提并论。一个人24小时不睡觉造成的损害相当于血液中酒精浓度达到0.10%时造成的损害。造成疲劳的因素有一个人一天工作的时间长度、花在工作上的时间比例和睡眠的质量及时间长短。为了使疲劳相关的风险最小化和提高工作业绩、警觉性和安全性，人们制订并实施了多方面的计划。疲劳影响许多认知方面，包括警觉心和工作表现。疲劳造成的工作能力下降包括以下方面：

- 感官知觉降低
- 决策延迟
- 遗漏错误增加
- 动作作业能力迟缓
- 交流减少
- 情境感知丧失

心理学和神经生理学研究已经发现了决策疲劳现象的存在。实施困难的任务和做出困难的决策能力需要自律，受到个人内部资源的限制。安排事情的先后顺序的能力，也就是大家都知道的"执行功能"，据认为是位于大脑的前额叶皮质。自我消耗理论认为决策会用尽内部能量，其也会被外部压力消耗。这些外部压力包括疲劳和不良的饮食习惯。作为最后的结果，行政决策功能的能量会减

少，决策就会受到不良影响。疲劳经常被认为是造成事故的人为因素的共同之处。因为它是其他人为因素出现的催化剂。

睡眠和疲劳

疲劳可能是昼夜节律混乱、工作持续连轴转和自我造成的睡眠丧失导致的。自我造成的睡眠丧失是最常见的原因。睡眠丧失两小时后，工作表现下降就会出现。在一个人的一生中，睡眠的长短和结构是会发生改变的。随着年龄的增长，睡眠会变的更浅，变得更加紊乱并且整体夜间睡眠会减少。睡眠的能力降低了，但是人对睡眠的要求却保持不变。睡眠的质量和睡眠的数量一样重要。低质量的八小时睡眠和睡眠不足的效果一样。在睡眠期间，人可能短暂苏醒上百次，而睡眠者对此一无所知。一晚的失眠需要两晚的正常睡眠才能补救。酒（超过两杯）会对睡眠周期产生深刻的影响。酒会抑制快速眼动睡眠（REM），会导致戒断效果，进而导致睡眠紊乱。药物可能会延迟睡眠启动、睡眠结构和整体睡眠时间。环境因素，像噪音、光和温度也会影响睡眠。睡眠障碍也可能会影响睡眠和清醒度。研究估计超过七千万美国人遭受着睡眠障碍的折磨。在八小时的睡眠期间，睡眠障碍可能导致300~400次苏醒。睡眠呼吸暂停对24%的男性和9%的女性造成了影响。夜间肌肉抽动（腿抽搐），它是一种具体的睡眠障碍，每晚可能发生300次。睡眠药物，通常是苯二氮平类，会影响睡眠结构。非苯二氮平类药物，像唑吡坦（注册商标安必恩），对睡眠影响不大，但会造成残留的认知问题。

睡眠缺乏是累加的，最后的结果是累计的睡眠债。当个人面对每天的需求和压力时，首先会牺牲睡眠。在过去的几十年里，美国雇员的工作时间稳步上升，同时睡眠时间每天都在减少。美国睡眠基金会推荐的成人睡眠时间是每天七到九小时。超过三分之一的成年人的睡眠都达不到推荐的必要睡眠时间，每周通常会欠下七到八小时的累计睡眠债。在所有的工作人员中，上夜班的人员睡眠缺乏发生的比率（44%）远远高于上白班的人员（28%）。据报道，转运和健康护理行业睡眠缺乏的发生比率尤其高。睡眠缺乏会导致疲劳增加，会削弱人各个方面的能力。睡眠缺乏会提高工作事故和错误的发生可能性，降低安全性。

困倦是生理睡眠要求没有得到满足时，大脑发出的信号启动的生理状态。只有睡眠才能解救困

71. 空中和地面医疗转运中的人为因素和疲劳

倦。主观困倦是人的感觉,是自己说出的感受。它可以被环境刺激、身体活动和咖啡因等掩盖或改变。潜在的生理行事能力和自我陈述的困倦等级并不是对应的,明白这一点很重要。可靠地估计一个人的睡眠和清醒可能是困难的,尤其是当一个人已经感到困倦的时候。人们往往会高估入睡所需的时间和低估整体睡眠时间。人们还倾向于多报清醒度,所报大大地超过了生理指标所示。影响困倦的因素包括:

- 之前的睡眠/失眠
- 昼夜节律阶段
- 年龄
- 医疗情况/健康情况
- 药物/兴奋剂(咖啡因)
- 酒精
- 环境/工作条件

人的睡眠习惯通常由昼夜节律决定。人脑中的昼夜节律钟(位于下丘脑的视交叉上核)协调每天的生理周期,包括睡眠/清醒周期、消化、基础温度和荷尔蒙分泌。如果没有来自于环境的任何计时信息,生物意义上的一天是 25 小时。这就是为什么跨时区旅行时,去西方比去东方更容易适应。生物钟是固有的。克服这些强制性的周期,以便在白天和夜晚任何时候都能良好地工作,这样想是错误的。生物钟每天与环境线索(也称为环境因子),意思是给时者,保持同步(进行重新设定)。给时者包括超过 2500 勒克司的亮光和阳光(正常的室内亮度通常低于 500 勒克司),早上的光亮会提前昼夜节律周期,中午的光亮影响最小,晚上的光亮会推迟接下来的昼夜节律周期的到来。其他的给时者包括工作/休息时间安排、日常社交和娱乐。我们的生理程序决定我们一天中有两个时段最困倦。通常一天是 24 小时。在一天里,我们的困倦程度增加的时段是 03:00~05:00 时间段和 15:00~17:00 时间段。在 02:00~06:00 时间段,我们的行事能力和清醒度会降低。如果条件允许,我们应该利用生理"休眠周期"来安排小睡或"锚睡眠"时段。

当人们正常情况下该睡的时候,因为任何时间安排被要求保持清醒和活跃的话,就会出现不同步性。这种要求凌驾于生物钟之上,而生物钟已经提前设定好了白天活动和夜晚睡眠的时间。并且,这会造成环境同步因素之间的冲突,例如:白天-夜晚/光亮-黑暗周期。人类生活在以白天为导向的社会中,这在家庭和学校时间安排上特别明显。在休息的时间,轮班的工作者通常会调整回白天活动的模式,来进行社交和家庭互动。生物钟并不能立刻适应新的环境时间或工作/休息时间安排变更。实现个体不同程度的适应和所有生理机能的同步可能要花数日到数月时间都有可能。轮班工作的表现有睡眠障碍(与上白班的工作者相比,轮班的工作者有此问题的比率为 60% 比 20%),清醒时(工作时间)感到困倦的程度增加,身体或精神机能下降,感到疲劳的时间增加,消极情绪更多,请病假和去医院的事情增多,胃肠道问题增多,并且员工之间的交流减少了。

人们制订了许多不同的轮班制度,但是基本的轮班安排方法就两种。第一种是安排快速轮班,即隔几天轮一次。换班时间越靠后,生理节奏适应越快,因为生物意义上的一天要通常超过 24 小时。第二种方法就是安排间隔时间长的轮班,即两到三周轮一次,目的是给工作人员更多时间去进行生理节奏调整。"夜猫型"的人比"早睡早起型"适应的更快,适应能力随年龄的增长下降。人们对睡眠存在的误解是认为人们知道自己多累,还有"咬牙挺过去"的动力可以弥补睡眠造成的行事能力下降。安排好的休息时段并不能保证睡眠,原因是睡眠效率的降低。睡眠效率是睡眠时间除以总卧床时间。白天睡眠的睡眠效率低。睡眠实验室的发现表明比平时早入睡是困难的,除非欠下的睡眠债超过了环境因素的影响。工作人员并不能通过早睡来消除早起的影响,除非累积的睡眠债战胜了生理节奏因素。

应对疲劳的措施

为了实施抗疲劳措施,我们必须了解基础的睡眠生理机制。睡眠是极其复杂的过程。在这个过程中,大脑和身体在极其活跃和安静之间交替,但是永远不会停止运作。睡眠分为两个基本的阶段:非快速眼动(NREM)睡眠和快速眼动睡眠(REM)。非快速眼动睡眠又分为四个阶段:浅睡眠(阶段 1 和阶段 2)和深睡眠(阶段 3 和阶段 4)。在非快速眼动睡眠期间,自动的生理机能(心跳和呼吸)及精神活动放缓了。非快速眼动睡眠一个显著的地方就是睡眠惰性,也就是说,如果人在阶段 3 或阶段 4 被叫醒的话,这个人会迷糊 10~15 分钟,不知道自己在哪里。非快速眼动睡眠对生理功能恢复是必要的。快速眼动睡眠的特征是人生理和精神的活动放慢。身体是麻木的,但大脑是活跃的(会做梦)。快速眼动睡眠对保持认知能力是必要的。正常的睡眠结构由非快速眼动睡眠和快速眼动睡眠构成。在每一次睡眠期间，两者都会相互交替。典型的夜晚周期是90分钟，包括60分钟的非快速眼动睡眠和30分钟的快速眼动睡眠。大多数深睡眠都出现在睡眠时段的前三分之一时间。在夜晚的早些时候，快速眼动睡眠时间短，到了睡眠的后期，它持续的时间变长，并且更常出现。整体来看，25%的睡眠时间为快速眼动睡眠时间，50%的时间是非快速眼动睡眠的第二阶段。

在1980年，议会委托美国国家航空航天局（NASA）来找出疲劳因素并消除它们对航空安全的影响。美国国家航空航天局艾姆斯研究中心成立了"梦之队"，来基于科学和实践数据，开发有关警觉管理策略的教育和培训方案。他们的任务是解释疲劳背后生理机制的现存知识并利用这些知识来提高工作人员的睡眠质量、工作表现和警觉性。他们发现不单单依靠一种策略，把几种策略结合起来效果最好。在工作周期开始前或两个工作周期之间使用预防性策略，可能会减弱潜在的生理困倦。工作人员应该在开始工作前取得足够的睡眠，不要带着睡眠债开始工作，应该在开始工作前尽可能地睡饱。在24小时的时间里，工作人员应该努力取得八小时的睡眠。在常规的睡眠时间里，如果可能的话，应该保持"锚睡眠"。如果您感到困倦并且条件允许的话，您应该去睡。如果您自然醒来，15~30分钟内，不可能再入睡了，您应该起来，做一些放松的事，直到犯困。不要醒着躺在床上。工作期间的策略小睡，也叫"美国国家航空航天局小睡"，是另外一个工作策略。美国国家航空航天局的广泛研究证明了短暂的休憩对提高工作表现的有效性。如果工作情况允许的话，45分钟的有计划和协调的短暂美国国家航空航天局小睡是很有益的。

工作周期开始前，要把小睡限制在45分钟以下，以最小化临近工作开始前，陷入深度非快速眼动睡眠的可能，以免出现睡眠惰性。在其他时间，小睡应该超过两小时，完成至少一个非快速眼动睡眠/快速眼动睡眠周期。睡一段时间总比不睡好。好的睡眠习惯是第二种对抗策略。培养并实践一套睡前常规。如果饿了，就吃点零食；睡前不要大吃大喝。使用身体或精神放松方法；要在黑暗的、安静和舒适的房间里睡觉。如果30分钟内睡不着，那就从床上起来。使用"白色噪音"可以遮盖外界的声音。要经常锻炼，但临睡前不要。经常锻炼的人，非快速眼动睡眠时间会增长。在工作期间保

持警觉性的工作策略包括活动身体、跟其他人交谈和限制咖啡因的用量。研究已经证明，如果剂量合适的话，使用咖啡因可以提高警觉灵敏度。它15~30分钟生效，效果持续三到四个小时。咖啡因的使用不要在清醒时、开始工作时或小睡结束后。睡前不要使用咖啡因。均衡的营养对保持机敏也是必要的。大脑的运转需要持续的燃料供给。要避免食用简单的碳水化合物，其会导致胰岛素释放达到峰值；相反地，要食用复杂的碳水化合物和蛋白质。要不断补充水分，缺水首先影响的就是大脑功能。记住咖啡因是利尿的，所以使用咖啡因，一定要多喝水。感到渴并不是缺水的灵敏指示信号。尿量是缺水状态的最佳信号。

人为因素培训和教育

空中和地面转运团队的医疗负责人要保证所有团队成员都要接受入门和常规的教育，让他们了解人为因素压力源和其对转运及病患护理安全的影响。表71-4提供了一份人为因素相关话题的推荐列表。航空环境中，不允许出现哪怕很小的工作能力下降。然而，很多方案都强调客观的人为因素，像组织缺氧和高原生理，忽略了相关性更高的心理和心理社会因素。

表71-4　人为因素教育和培训的相关推荐话题

- 人为因素的定义
- SHELL模式
- 压力/工作表现（情境感知）之间的关系
- 人为因素在飞机事故中的作用
- 人为因素的"六个P"
- 酒精对工作能力的影响
- 生活事件压力源
- 昼夜生物节律
- 缺水的影响
- 低血糖
- 非处方药/自我用药
- 抗疲劳的措施
- 组织缺氧
- 急性和慢性压力
- 动机疲劳/职业倦怠
- 矫正镜片和隐形眼镜
- 太阳镜和护目镜
- 咖啡因戒断症
- 潜水后飞行
- 空间迷向
- 坠机生存性

医疗负责人应该通过不断参加医疗教育和加入航空太空医学会(网址:www. asma. org)这样的航空及病患安全相关的医疗组织增加有关人为因素的知识。美国联邦航空局(网址:http://www. hf. faa. gov)提供航空人为因素和事故分析的专业课程。

总结

人为因素影响机组人员和病患的安全,会造成操作事故和医疗护理错误。大多数病患安全意外和转运事故都是人为因素造成的。人为因素可以根据人为因素分析和分类系统进行确认和分类。紧急救护转运项目的医疗负责人应该是组织里最懂人为因素的人,应该具备人为因素与医疗转运工作关系的工作知识。医疗转运团体应该开发人为因素培训课程、警觉管理和疲劳对策课程、基于人为因素的病患安全分析工具和标准化的人为因素分析分类系统。

推荐阅读

1. Weiner EL, Nagel DC.. *Human Factors in Aviation*. San Diego: Academic Press Inc; 1988.
2. Wiegmann DA, Shappell SA. Human error analysis of commercial aviation accidents: Application of the human factors analysis and classification system (HFACS). *Aviation, Space, and Environmental Medicine*. 2001;72(1):1006-1016.
3. Shappell SA, Wiegmann DA. Applying reason: The human factors analysis and classification system (HFACS). *Human Factors and Aerospace Safety*. 2001;1(1):59-86.
4. Cosby KS. A framework for classifying factors that contribute to error in the emergency department. *Annals of Emergency Medicine*. 2003;42(6):815-823.
5. North M. Cause factor: Human. *Air Medical Journal*. 2000;19(1):4-5.
6. Department of Defense Human Factors Analysis and Classification System: A mishap investigation and data analysis tool. http://www.uscg.mil/safety/docs/ergo_hfacs/hfacs.pdf. Accessed August 6, 2014.
7. U.S. Coast Guard Crew Endurance Management. http://www.uscg.mil/hq/cg5/cg5211/cems.asp. Accessed August 6, 2014.
8. Elliott, DL, Kuehl KS. The effects of sleep deprivation on fire fighters and EMS responders: Final report. Fairfax, VA: International Association of Fire Chiefs; June 2007. www.iafc.org. Accessed August 21, 2014.
9. Dawson D, Reid K. Fatigue, alcohol and performance impairment. *Nature*. 1997;338:235.
10. Institute of Medicine. *Sleep Disorders and Sleep Prevention: An Unmet Public Health Problem*. Washington, DC: National Academies Press; 2005.
11. Lyznicki JM, Doege TC, Davis RM, Williams WA. Sleepiness, driving, and motor vehicle crashes. *Journal of the American Medical Association*. 1998;279(23):1908-1913.
12. Ker K, Edwards PJ, Felix LM, Blackhall K, Roberts I. Caffeine for the prevention of injuries and errors in shift workers. In: Buckley NA, eds. *The Cochrane Collaboration: Cochrane Database of Systematic Reviews*. Chichester, UK: John Wiley & Sons, Ltd; 2010:(5): CD008508.
13. Oto B. When thinking is hard: Managing decision fatigue. *EMS World*. May 2012;41(5):46-50.
14. Hardman JG, Moppett IK, eds. Human factors in anaesthesia and critical care. *Br J Anaesth*. 2010;105:1-83.
15. Dekker S. *The Field Guide to Understanding Human Error*. Surrey, UK: Ashgate Publishing Limited; 2006.
16. Rosekind MR, Gregory KB, Mallis MM. Alertness management in aviation operations: enhancing performance and sleep. *Aviat Space Environ Med*. 2006; 77:1256-1265.

72. 紧急医疗服务航空业中竞争和压力的风险

Ed MacDonald

引言

在过去二十多年间,"关注网络"发表了第一起事故通知,并且通过邮件将其进行扩散。通常,人们会在悲剧事件发生的数小时内读到此类报告。几乎每逢此类情况,笔者都会登录因特网去查找新闻报告或线索,或者与"知情的"朋友进行攀谈。笔者还会对该地区的天气和地形,以及事发时环境周边的光线情况进行研究。几天之内,笔者查到数个令人不安的线索或危险信号,让笔者不禁思考:为什么一开始飞行员就在此类情况下出了差错?此类危险信号并不仅仅出现在一起事故中——而是几乎出现在笔者阅读过的每一起非机械事故中。笔者发现,潜在危险的环境包括令人炫目的暴风雪、漆黑的夜晚或者是无法穿越的大雾,这些情况即使对于大部分新手飞行员来说都是可以预测的,更不用说那些经常出生入死、具备丰富经验的老飞行员了。的确,笔者利用最少的线索和信息,站在远处对该问题进行观察。笔者完全接受、并愿意等待国家运输安全委员会(NTSB)对此进行客观的分析,但是若干令人烦恼的线索一直在笔者脑海中萦绕,并且一切都清楚表明,笔者只不过是事后诸葛亮而已。笔者之前已经对数起事故进行了调查,当然清楚主客体分离对于进行彻底的调查是十分必要的。为什么飞行员一而再,再而三地驾机飞入漆黑的夜空或恶劣天气中?为什么他们会撞到地面?是什么在驱使着他们?似乎我们的敌人是某种形式或方式的压力,而其实这个敌人就是我们自己。国家运输安全委员的最终原因报告很少会出现与笔者关于空难的最初合理推测相违背的情况(如果有过的话)。

感知到的压力

没有人会否认在紧急医疗服务的世界中,尤其是在紧急医疗服务航空业中,至少存在一个共同的要素——存在着某种病患急诊感知到的压力。无

论投身于任何形式的竞争,都存在着两种极其强大的激励因素。此外,在过去十年间,全美国的项目/直升机数量已经增长至八百多架,通常它们摆放在离彼此几百码的距离之内。无论当地市场的距离和饱和度是否产生了不良的竞争压力,这在某些圈子中都是存在争议的。很显然,这是一种潜在的压力,我们必须根据第135部分有关运营商和当地项目条例对其进行处理和管理。当把各种对压力的认知合并在一起时,我们发现它们可能会有严重的风险,因此必须对其进行认真管理。假装此类风险不存在是相当幼稚的。

对那些影响飞行员和机组人员决策制订的主要压力进行确认是十分重要的,希望您能更清楚意识到一场事故的潜在前兆,从而能采取若干预防行为。任何成员或管理团队,包括医疗主管在内,都应该清楚此类风险,并且应该主动开展工作去减轻风险。在一种企业文化中,压力可能是十分微妙和隐匿的。经理或监管必须与飞行员和飞行团队成员进行开放式、可靠的通讯交流。一个与空难调查相关的、令人困惑的挑战就是在致命事故即将发生的数秒、数分和数小时前对飞行员和机组人员的思维模式进行解读。国家运输安全委员会的报告通常欠缺深度,但是彻底的根源分析方法,正如2001年紧急医疗服务航空界同行对近期事故进行评估的那样,可以向事故原因提供更有意义的见解[1]。

事故理论

隧道视野

一本有关事故理论的、简要的初级读本可能会帮助您了解压力是如何作用于决策制订的。西德尼·德克的隧道类比(图72-1)是一种有利于了解获取事故真正复杂原因的方法[2]。德克将此方法称为"进入隧道"。从隧道的外部,您可以看见整个

事件。您可以看到其中的迂回曲折以及其他的潜在后果,更重要的是,您可以看到发生的不良后果。您可能会发现自己在问,"为什么他们不选择别的路?"或者"为什么他们看不到不良后果即将到来?"此视野与从隧道内所看的视野大不相同。对于那些牵涉到事件中的人来说,他们正在做出彼时对其有意义的决定。而且更重要的是,他们看不到不良后果正在接近,否则他们本可以另有所为。如果您要想了解为什么人们会作出如此决定,那么您需要获取从隧道内看到的视野。

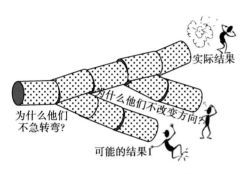

图 72-1　隧道视觉[2]

瑞士奶酪

另一个说明预防措施偶尔是如何失效的理论就是詹姆士·里森博士的"瑞士奶酪模式"[3]。此模式称,为阻止伤害祸及人员和资产而设立的防御充满了孔洞。一件事件的必要条件就是在连续防御中不出现一系列如图 72-2 所描述的孔洞。由于防御的数量和孔洞的移动性,此类"稍纵即逝的好机会"是不常见的。如图 72-1 中所认定的那样,防

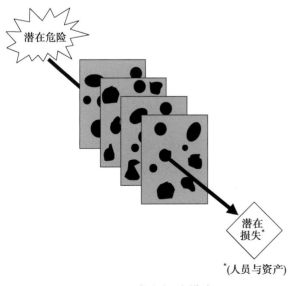

图 72-2　瑞士奶酪模式

御中的孔洞是由主动错误和潜伏状态所创造的。

表 72-1　防御中的孔洞

> **主动错误**
> - 在系统"尖端"所犯的错误和违规
>   - 通常有即时、短期的效果
> - 通常对于一起事件是独特的
>
> **潜伏条件**
> - 由"高层"决策制订人,即那些位于"钝端"的人员(监理、经理和管理员)所创立的。
> - 可多年保持潜伏状态
> - 可导致众多不同的事件

影响因素

监督力度不够

包括医疗主管在内的监管们是否负有主要责任,去积极处理企业中与飞行员和机组人员相关的风险因素呢?根据奇瓦莱利和萨瑟的《人为因素检查单,一个用于飞机事故调查的工具》[4],存在可导致任何事故场景的潜在监管因素。此类因素为:
- 指定的日程表/机组人员不合理
- 未能对机组人员的休息/职务津贴进行监管
- 未能建立适当的标准
- 未能对机组人员的培训/资历进行监管
- 未能屏蔽/淘汰已知的高风险飞行员
- 未能建立/监管质量标准
- 故意违规或指示他人违反标准、制度或条例
- 指令未能正确评估或感知实际任务的风险,包括以下几方面:
  - 环境危险/运行状态
  - 任务分配和机组人员的技能水平
  - 飞机和设备的限制

危险行为

奇瓦莱利和萨瑟还指出,可在任何紧急医疗服务航空项目中对事故或事件(或潜在风险)中的飞行员的性格和安全态度进行积极管理[4]。

已经确认的危险行为包括:
- 在飞行能力方面表现过度自信
- 表现出完成任务的多余动机
- 在工作中表现出愤怒/挫败感
- 有关事故飞行的特技动作和/或表现出与压力相

关的"付诸实践"的行为

- 对于情况过于独断或优柔寡断
- 执行任务/使命时缺乏信心
- 在危险环境中执行任务时,屈从于社会压力(来自命令或同行)。

值得注意的是,此类人格特点和潜在危险的行为不仅仅适用于飞行员。经理、通讯专家和任何飞行机组人员都会表现出某些此类特点,并且因此会带来飞行中的压力和/或风险。然而,必须要明白,在任何紧急医疗服务航空决策制订的讨论中,飞行员都对任何飞行负有最终责任。联邦航空条例91.3条,名为"美国机长的责任和权利",其中提到"飞机的机长对该飞机的运行负有直接责任,并对其有最终权力"。

压力、错误和违规

紧急医疗服务航空界已经受到了媒体的关注,并且对众多安全委员会、类别和会议进行了思考。人们认为,飞行的"压力"是不存在的。国家紧急医疗服务飞行员联盟(NEMSPA)已多次对该问题进行了评估。由国家紧急医疗服务飞行员联盟和国际直升机联盟在2001年秋天进行的一项调查发现,全国的紧急医疗服务飞行员仍会感到不同程度的压力。18%接受调查的飞行员(45/252)都会从他们自己的航空管理及从自己感觉超出能力的飞行感到些许压力。19%接受调查的飞行员感到,他们从项目管理或飞行中感受到了某种程度的压力。在相同的调查中,几乎48%的飞行员在加快反应或起飞次数方面感到有压力。一群数量不大,但却极为重要的飞行员觉得,他们在加快起飞次数、在恶劣天气中起飞、提高个人极限或者在生病或疲劳[5]的情况下进行飞行时倍感压力。

2005年,国家紧急医疗服务飞行员联盟和国际直升机联盟赞助进行了另一次调查,有超过800名直升机紧急医疗服务飞行员给予了回复。该调查再次揭示了大量与飞行员压力相关的重要因素。当被问及什么因素可能会导致直升机紧急医疗服务事故时,已经确定的92%的回应者将"挑战最低气象条件"确定为主要原因。而且,超过一半的回应者(56%)将"竞争"列为影响因素[6]。

2009年,国家紧急医疗服务飞行员联盟进行的一项风险评估调查对四种不同方面的"压力"进行了评估。调查结果已列入表72-2[7],该结果表明压力——不管是自我施加的压力和来自其他方面的压力——仍然是一件令人忧虑的事情。

表72-2　飞行员的压力

问题	否 n (%)	极少 n (%)	偶尔 n (%)	经常 n (%)
您是否感觉到在接受或完成一次飞行时会受内部压力(施加于自身的压力)的驱使?	89(35%)	75(29%)	83(32%)	10(4%)
您是否感觉到在接受或完成一次飞行时会受到来自其他项目的竞争压力?	147(57%)	49(19%)	51(20%)	10(4%)
您是否在接受或完成一次飞行时会受到来自医疗人员的压力?	145(57%)	57(22%)	48(19%)	6(2%)
您是否在接受或完成一次飞行时会受到来自管理人员的压力?	147(57%)	51(20%)	44(17%)	15(6%)

时间压力

布鲁曼等人在2002年对《航空医师学会手册》的增订内容"航空医学转运中的安全性评估和风险评估"中对与时间相关的压力进行了强调。根据美国宇航局(NASA)航空安全性报告系统(ASRS)数据库中的报道,与时间相关的压力经常被认为是导致事件发生的因素。此类压力集中于四个方面:病患状况、快速任务准备、承载病患的飞行以及燃油将尽。44%的时间都对病患的状况进行了报道,因此病患状况是时间压力方面最重要的因素。病患的临界情况可以产生一种最大紧迫性的感觉。结果,飞行前计划可能是不准确的,或者飞行前检查和检查表可能是草率、不完整的。其他报告将疏忽定义为未停机进行加油;未能获得或审阅正确的图表;飞越领空的、计划中的飞机维修;不准确的或不详实的天气概述;在决定飞行或不飞行前对天气概述进行的错误评估;美国宇航局的报告发现,无论病患是否已经登机,或者飞行员是否已经在去接病患的路途中,与病患状况关联的时间压力似乎都是存在的。

布鲁曼使用与国际直升机安全团队的模式相类似的技术,对 1998 年至 2010 年间的 144 起直升机紧急医疗服务事故进行了新的研究。这种直升机紧急医疗服务安全性研究课题被人们称为 OSI-HEMS(直升机紧急医疗服务安全性改善研究),可以向紧急医疗服务直升机的风险以及未来风险的减少提供极为重要的信息。

大多数项目都力图让飞行员不去了解任何医疗信息,以便其可客观地做出飞行决策。遗憾的是,飞行员并未像项目所希望的那样成功。直升机紧急医疗服务的飞行员十分清楚的是,当有重病患者或伤者需要转运时,通常会请求其提供服务。此外,飞行员可能会从医疗人员的言语和/或非言语信号中感受到紧迫感。一份来自航空安全报告系统的报告称,"没有任何航班比飞行人员的生命更重要,飞行人员不应该由于不完整或不准确的起飞前计划而受到伤害"。

人为因素分析

在 2004 年的航空医学转运会议上,来自联邦航空局的代表出示了一份对 1990 年至 2001 年间发生的紧急医疗服务事故的分析[9]。该分析确定直升机紧急医疗服务事故的数量有所增加。联邦航空局使用人为因素分析和分类系统(HFACS),去尝试了解人为因素错误在此类事故中产生影响的独特方式。人为因素分析和分类系统中的分类系统的设计初衷是为了对里森提出的有关人为错误的瑞士奶酪模式进行解释说明。

联邦航空局仅将不安全行为收纳在了其分析中。此类行为包括决策错误(DE)、技术错误(SBE)、感知错误(PE)以及违规(V)。拥有最高比例的错误为技术错误(69%),紧跟其后的是决策错误(31%),感知错误(26%)和违规(15%)。当此数据根据"位置"(接病患的路上、摆渡病患以及在基地重新定位)进行分析时,其他的不同点纷纷涌现了出来。50%的重新定位的事故都与感知错误相关,而技术错误、决策错误和违规平均分布在各个位置。当在不安全行为中对致命事故进行计算时,与技术错误、决策错误和感知错误相比(分别为

40%、38%和27%),违规与致命事故的相关性至少为以上的两倍(80%)。而且,当将在仪表气象条件(IMC)下发生的事故的状况考虑在内时,71%的事故都与死亡相关,而且目视气象条件(VMC)下仅有20%的事故与死亡相关。

此类数据表明,技术错误和仪表气象条件下的飞行代表了美国紧急医疗服务运行中的重大问题。虽然考虑到底什么才的确是高度受训的飞行员可能会令人吃惊,但是这与航空界的其他领域是一致的。此外,与其他不安全行为相比,违规代表了较高比例的致命事故。虽然还处于初步阶段您,但该研究代表了对紧急医疗服务事故相关的潜在人为错误进行分析的第一步,同时也是走向有效干预的第一步。

该研究与其他研究一起继续寻求以下问题的答案,即为什么飞行员会驾驶机况良好的飞机进入各种地形或其他障碍中?虽然国家运输安全委员会和联邦航空局已经参与到高能见度的问题中来,但应该清楚的看到,最佳和最有效的干预必须发生在当地项目和供应商的层面上,而不要坐等来自某些机构的措施。建立一个对安全航空决策制订有所促进和奖励的安全文化,以及阻止飞行员和医疗人员的冒险心态和"英雄心态"对于有效的风险管理是极为关键的。

外部和内部压力

执行飞行任务的飞行员和/或机组人员的压力可被简单分为外部压力和内部压力两种。进行飞行的外部压力的例子包括来自竞争、经济因素、市场营销、病患状况、全体机组人员、管理、同行或形象的影响。内部压力可与外部压力有相同的特点。一些实例包括紧迫感、英雄心态或援救心态、财务考虑、自我形象、利他主义、志向以及恶名或名声。其他基于项目动力学或个人价值的内部或外部动机/压力也可被加入该清单。国家紧急医疗服务飞行员联盟与其他专业的紧急医疗服务航空和临床组织展开合作,开发出"无压力措施",作为一种处于临界状态[10]时,增强人们意识及向减轻飞行压力提供工具的措施。

竞争

在 2002 年航空医学转运大会上的展示中,米歇尔诺斯提到,"对于错误的决策制订、减少安全考虑、淘汰安全基础设施、培训和教育及对发展安全

文化漠不关心来说，竞争是一条伪装的龙"。笔者已故的同事根据她对紧急医疗服务界中的竞争和其潜在风险进行的分析，一针见血地指出了问题所在。过去十年间全国紧急医疗服务直升机的快速扩展表明，竞争的号角已经吹响，增添直升机的比赛和扩张正在上演。

这一快速扩张给项目创造出了一种实际的需求，即将生存视为当务之急。这就将额外的压力放在了管理人员、飞行员和机组人员的身上，他们必须去寻找每一个可能进行飞行的机会。竞争的气氛可导致底线和良好的风险管理之间发生冲突。令人惊奇的是，仍然有人不相信项目之间的竞争会产生压力，但是大部分航空医学提供商甚至在潜意识层面也意识到了压力确实是存在的，起码我们要承认这一点。航空医学安全咨询委员会发表了一些推荐作法，去专门处理将起飞次数作为有竞争力的市场营销工具的问题。机组人员或飞行员担心低流量可能会使他们的基地关闭，这可能会潜在地影响有关起飞的决策。

天气

尽管与天气相关的事故受到了人们的关注，但是飞行员仍然不得不"证明"任何他们因天气原因而拒绝的飞行是合理的——即使他们根据最佳的专业判断打算拒绝、延迟或取消该次飞行。这种气氛创造了大量的机会，让飞行员感觉在执行他的/她的最佳专业判断和直觉与航空或医疗经理之间存在矛盾。为了避免产生矛盾或某些官僚文书工作，飞行员可能会进行他/她认为处于临界状态的危险飞行，这是极其危险的。

一名身处良好的安全文化中的经验丰富、训练有素的飞行员应该被给予充分的信任，在没有"事后进行批评"和外部压力的情况下做出保守的飞行决定。重要的是，要教会飞行员如何说"不"，而非强迫他们进行其认为不合适的飞行。出于保守而犯下错误属于良好的风险管理。直升机紧急医疗服务天气工具[11]就是来自天气预报界的一种反应，其现在识别美国某些地区是否缺乏低层次的天气预报。飞行员必须将以下方面考虑在内，即他们的天气计划必须要对诸如温度和露点差之类的基本概念进行研究，即使是在天气万里无云和目测飞行规则飞行条件这样的乐观预报中。

反应时间

我们永远都不应该将反应时间或起飞时间作为一种营销工具。AMSAC（航空医学安全顾问委员会）已经出版了若干建议做法（RP），旨在降低风险，包括一条有关竞争和直升机采购的建议做法。对于任何请求的反应时间都应仅仅根据飞机安全的、以专业的方式起飞的时间。它应该以任务为导向，而非以时间为导向。不现实的起飞时间会强迫飞行员以超出自己能力的方式进行加速，然而会带来无数的机会发生受伤和/或损害。在航空界，类似的故事数不胜数。在这些事故中，飞机在整流罩松弛、束缚带未放开、设备未固定、岸边动力接通的情况下进行飞行。过度激烈的竞争或者其他具有飞行项目（如对天气进行彻底核查）所产生的仓促回应对于机组人员和乘客的健康是极为危险的。

在竞争激烈的市场中运行

当在一个竞争激烈的市场中运行时，必须优先考虑良好的风险管理，而非创业精神。若有要求，通过采用最佳的飞机、人员和设备对于提供一个安全、专业和高能的飞行团队是绰绰有余的。在良好的客户服务、灵敏的后续服务、礼仪以及专业化方面，我们还有很长的路要走，才能赢得顾客、维持顾客。当一些项目的服务客流量仅仅是邻近系统或旋转系统的结果时，它们会投入额外的精力、时间和金钱对他们的服务进行"营销"。如果过度营销甚至会产生不良公共形象影响，如果它被认为是"贪婪的"或者自私自利的。看起来，供求的基本经济原理将对剩余部分进行挑选。长远来看，航空和医药安全性方面的成本削减无论对个人还是对集体的健康都是有害的。一次事故或事件对"形象"的破坏远比任何有价值的压力飞行要大得多。

当在竞争激烈的环境中进行运行时，坚持不懈地努力寻找社团信息共享和合作符合所有飞行项目的利益。这发生在美国各地的地区航空安全委员会中。此类委员会由某特定地区的所有航空和运营商组成。通常，委员会由美国各州、各县、各地区或城市的任何航空运营商组成。航空交通管制（ATC）、联邦航空局、紧急医疗服务运营商、电子新闻采访、公共安全和其他商业或公共运营商都应该被包括在内。通常，主飞行员、安全官员及其他运营商代表会进行会晤，讨论在日常运行中面临的重大的航空和运行安全问题。确保此类会议没有任何竞争性问题，并专注于良好和安全的运行是极为重要的。值得在委员会进行商讨的话题包括无线电通讯和程序、现场操作、多机种现场协议、最低天气条件、路线、着陆区域信息,分享信息和"给飞行员的通知"(诺塔姆),飞行拒绝或取消协议以及其他与安全性相关的话题。大多数此类委员会将出版协议书和/或会议记录,以确保所有的机构都能达成共识。会议应该定期举行、并且出席情况良好,以确保持续的警觉。

安全文化

飞行员和机组人员通常会进入到高度紧张的紧急医疗服务环境,因为他们觉得处于危险中是一件既有价值,又十分刺激的事情。在本章中,他们的这种态度或价值体系有很多缘由可供大家讨论。然而,重要的是,您应该意识到,飞行员的性格对该团队有关航空的决策制订有着巨大的影响。机组人员资源管理(CRM)是一种非常有用的工具,可对错误的决策制订进行控制。机组人员资源管理在有效性方面受到了诸多限制,如下所示:

专业文化反映了与某职业相关的态度和价值观。就飞行员而言,这与从事该职业的自豪和对工作的喜爱相关。然而,它还与对该职业的多重压力源的不切实际的否认相关——压力源包括疲劳、威胁、飞行时将个人问题抛之脑后的能力。不承认人为表现的限制是飞行员共有的特点,这样的态度能减少接受机组人员资源管理培训——保持单一的飞行员与各种因素作斗争、而不需要其他机组人员[12]的支持的刻板印象。

冒险

我们决不能低估向团队的所有成员,尤其是飞行员灌输一种保守的安全价值体系的重要性。当一名飞行员走进不断增加的紧张感以及紧急医疗服务环境的节奏中,他或她通常认为他/她的技能和故作勇敢,再加上能力超强的机组人员,会使得他们成为"生命拯救者"。如果他们进行联合,无论是以团队的形式或是个人的形式,承担风险的救助者心态——即事故的处方——已经基本形成。项目或供应商可能已经将所有的政策和海报落实到位,从而装出安全运行的样子,但是如果飞行员和/或机组人员的价值体系使他们认为冒险就是工作描述的必要部分,那么该安全文化的核心是有缺陷的。

当人们为了似乎更大的使命,而违反或忽视制度、标准、程序等的时候,风险承担就变得更危险

了。如果一名运营商决定每日飞行的最低飞行能见度为1600m(1英里),然后飞行员在飞行中恰逢这样的能见度,那么他或她应该立刻调头、改变航线或是着陆,而不应该继续在恶劣的条件下进行飞行。如果该飞行员认为,考虑到病患的情况,继续在不断降低的能见度中飞行是没问题的,那么他或她认为为了病患而承担风险是合情合理的,尽管这不符合"制度"。

管理风险

任何职业都存在各种各样的固有风险。对此类风险进行处理属于经理的任务。您首先需要确保组织中的每个专业人员都真正理解安全性与他们如影随形。应该和每个飞行员、通讯专家、维修技师和医疗机组人员进行面对面的会晤,会上应强调冒险、偷工减料、挑战天气以及违反制度和政策都是不能接受的。如果他们得到任何信息,例如,"我们正在失去航班量","我们必须不惜一切代价击败竞争对手"或"我们必须挑战、挑战、再挑战,并且建立一个朝气蓬勃的团队",而这都是以安全为代价的——以上想法必须被马上、坚决地摒除!如果那样或者任何其他令人有压力的消息正在公然或暗地里传播,那么现在必须停止了。

使用夜视镜可能会减轻一些与低水平目测飞行规则下进行夜间飞行的风险,尤其是在极为困难的低亮度地形。在无灯光或低亮度的恶劣地形上进行飞行的项目可能有意愿考虑此类装置。

风险评估过程,例如,处理所有潜在的风险的强劲的风险矩阵必须在每次飞行前安装到位,并且进行利用。如果它只是另外一张检查单,那么它将很快就变得无效或被边缘化。它必须是飞行员飞行前计划的重要因素。

出于对强烈的安全文化的需求,以及减少内部和外部压力、让风险管理在航空和医药中变得普遍起来的目的,罗伯特海姆莱奇博士提出:

"飞行员和医生都拥有坚定和相似的专业文化,其中既有积极面,也有消极面。积极面指的是在每个职业中都共有强烈的动机去把事情做好,并深感自豪。消极面指的是强调对完美的需要和个人无懈可击的深层直觉,以及对人性弱点(如疲劳)的抵制。

在德克萨斯大学进行的研究中,我们发现大部分身处各种文化的飞行员和医生都一致同意:

● 他们在紧急情况下的决策制订和正常情况下的

一样出色；
- 他们的表现未受个人问题的影响；
- 他们在高压下并未犯下更多的错误；并且
- 真正的专家会将个人问题置之度外。

在医疗文化中，还有其他针对安全的威胁。这包括禁止讨论医疗错误、对有害行为的容忍（如字迹模糊和医护冲突）、实践标准的可变性，以及医疗程序中广泛的个人差异[13]。

一个极其安全的、有组织的、专业的文化可作为内部和外部压力带来的不良影响的强有力的抗体。海姆莱奇博士对安全文化下了定义，该定义强调管理者拥有通过自身行动或不作为，而影响文化的能力："高风险尝试（如航空）中的安全文化可以与组织文化区分开来。安全文化是通过组织对安全和盈利之间的权衡的理解而表现出来的，并且表明其致力于安全性。它还表现在安全问题沟通的了解渠道中，并且感觉安全性仍然需要被强调。其他积极的安全文化的表现包括一个有强力的安全官员和前瞻性的安全项目，如安全出版物[12]。"

一个强大的安全管理系统对运营商和项目降低每个层面的风险是极为关键的。公平文化的建立（见第十章）和安全管理工具都会极大地增强紧急医疗服务航空界的安全性。

总结

管理团队的每个成员，不仅仅限于项目主管，还包括该组织的高级执行官、人力资源、首席飞行员、领航飞行员、检查飞行员、医疗主管、首席航空护士、首席护理人员，以及所有的监理人员都能，且必须强调、支持他们所采取的每个行动中的强大的安全文化。对于不称职的主管，必须保持持久的警惕性。作为管理团队的一名成员，主管对项目的价值和政策有着重大影响，希望主管能在建设和维护一个强大的安全文化方面发挥自己重要的作用。

参考文献

1. Wright D, chairperson, Air Medical Service Safety Summit Sub-committee, Air Medical Accident Analysis Final Report. Helicopter Association International. September 20. 2001.
2. Dekker S. *The Field Guide to Human Error Investigations.* Burlington, VT: Ashgate; 2002.
3. Reason J. *Managing the Risks of Organizational Accidents.* Brookfield, VT: Ashgate; 1997
4. Ciavarelli A, Sather T. *Human Factors Checklist, An Aircraft Accident Investigation Tool.* Naval Postgraduate School, Revised July 15, 2002.
5. Macdonald E. NEMSPA/HAI Joint EMS Line Pilot Survey. National EMS Pilots Association, 2001.
6. An Opportunity to Improve. [statements from the National EMS Pilots Association provided to the NTSB for consideration for the Hearing on HEMS Safety], National EMS Pilots Association website. http://www.nemspa.org/PubDocs/NEMSPA_NTSB-Statement_Feb09.pdf. Accessed August 16, 2014.
7. Presence and Source of Pressures under Marginal Weather Conditions. [risk assessment survey]. National EMS Pilots Association website. http://www.nemspa.org/index.php?page=PDF_show&title=Presence and Source of Pressures under Marginal Weather Conditions&case=20. 2009. Accessed August 16, 2014
8. Blumen IJ, et al. *A Safety Review and Risk Assessment in Air Medical Transport.* [AMPA handbook supplement]. Salt Lake City, UT: Air Medical Physician Association; 2002.
9. Boquet A, Detwiler C, Shappell S. for Federal Aviation Administration, *A human factors analysis of U.S. Emergency medical transport accidents.* Oklahoma City, OK: AMTC; 2004.
10. No Pressure Initiative. National EMS Pilots Association website. http://www.nemspa.org/index.php?page=PDF_show&title=No%20Pressure%20Initiative&case=23. Accessed August 15, 2014
11. Buehler L. New Helicopter Emergency Medical Services Weather Tool. In: *FAA Aviation News.* Federal Aviation Administration website.. http://www.faa.gov/news/safety_briefing/2007/media/janfeb2007.pdf. Jan/Feb, 2007. Accessed August 16, 2014
12. Helmreich RL, Wilhelm JA. CRM and Culture: National, Professional, Organizational, Safety. In: *Proceedings of the Ninth International Symposium on Aviation Psychology.* Columbus, OH: The Ohio State University, 1998:635-640.
13. Helmreich RL, Davies JM. Culture, threat, and error: lessons from aviation. *Canadian Journal of Anesthesia* 2004;51:R1.

73. 事故/事件后管理

Tammy L. Chatman

背景

在大多数方案中将其称为事故/事件后计划（post accident/incident plan，PAIP），而在其他方案中可能将其称为紧急行动计划（emergency action plan，EAP）。无论使用哪一种名称，这些综合性计划的目的都是在发生涉及方案人员、飞机（或地面车辆）和/或设备的转运相关事故、计划外事件或紧急情况下提供有组织的、系统性的、正确的即时应对措施。

任何重症监护转运方案的首要考虑事项都必须是安全。然而，我们已经认识到空中和地面医疗转运本身就存在风险。事故/事件后计划（PAIP）中按照优先顺序详细描述了需要采取的行动，并确定了在发生紧急情况时必须采取的各种措施的责任人。

计划响应的基础是明确规定事故、紧急情况或其他严重事件的预期责任。虽然每份 PAIP 中都会具体描述相关员工的职责，但决定事件响应是否成功的最重要一点是必要时的临时发挥能力。计划中所描述的职责无法涵盖每一种可能性。此类计划确实可提供适当的初步响应，但之后就要靠个人的常识进行引导。

飞机事故或事件需要方案管理部门、方案人员、交流中心工作人员、航空或地面操作人员、医院人员以及其他相关人员迅速且有序地作出反应。在分 PAIP 中分担责任的个人应该熟悉计划内容和各自的具体责任，而且应该做好在紧急事件中提供协助的准备。在紧急情况已经发生时才努力熟悉 PAIP 内容就太迟了！

提前计划、充分计划、并定期更新计划。计划演习——估计有一天你将用得到！请事先做好准备，不仅在事故发生后 24~48 小时紧急阶段内发挥作用，还要为你的任务、你的同事、你的家庭和你的客户提供长期需求。

航空事故/事件善后中绝大多数涉及丧葬管理，而丧葬礼仪各国风俗迥异，本书提供的相关内容仅供了解美国丧葬习俗及处理流程。

引言

没有任何风险的职业是不存在的，空中和地面医疗转运也不例外。即使在安全、技术进步和培训方面尽职尽责，也并不能保证在执行任务中永远不会发生事故或事件。医疗转运环境中无法彻底剔除发生人为错误和/或飞机故障的可能性。鉴于此，组织必须采取必要步骤，制订事件或事故的处理计划，并处理事件后的善后事宜。计划中应该包括一个即时响应事故/事件后计划（PAIP），该计划通常涵盖前 24 小时内的处理事宜。该计划被称为紧急期 PAIP。当发生严重伤亡时，应该将紧急期 PAIP 与长期 PAIP 结合，长期 PAIP 中涵盖医院过程或纪念活动等，包括事故周年纪念。由于大多数（如果不是全部的话）计划都有紧急期 PAIP（紧急通知单和前 24 小时的责任），因此本章将着重于长期 PAIP 的准备和制订。

一旦已经有了合适的紧急期 PAIP，则长期 PAIP 的开发过程可以分为不同部分：通知和信息控制；内部和外部客户管理；媒体传播；媒体通讯；家庭护理；殡葬和纪念计划；以及危急事件应激管理（CISM）计划。本章将对每个部分进行深入讨论。

组织可通过在预计划过程中进行投资，以预防由涉及严重伤亡的重大事件或事故导致的部分混乱和情绪波动。通过 PAIP 文件以外的预计划过程还可获得多种意想不到的受益。加强你所在地区的机构间联络；创建数据库，以协助客户服务和营销工作；以及对员工进行方案受益和服务培训。这些方法仅是预计划的少数几个优点。

本章中的一些建议很容易实施，而另一些建议可能需要相当长的时间才能完成制订并投入到方案的长期 PAIP 中。计划中无法涵盖所有可能发生的情况。但是最终在长期全面性 PAIP 制订过程中投入的时间都将是值得的，不管是在日常操作中，还是在危机中。需要切记的是，没有任何一种方法可以弥补真正的准备不足。

通知和信息控制

制订 PAIP 通知部分的第一步是确定在发生严重事件或事故时向谁通知、如何通知及由谁来负责通知。事故或事件的初步通知显然是紧急期 PAIP 的一部分。此外，在发生严重受伤或死亡的情况下，则必须有更完整的通知树和信息传播体系，且需要成为长期 PAIP 的一部分。

在开始制订通知文件时，首先要列出应该通知的所有个人/机构，按照什么顺序列举，以及如何安排时间。有些通知无疑需要立即进行，或者在最初几个小时内进行，而另一些通知则可在随后的过程中完成。每项方案都必须根据方案的具体情况自行决定通知谁以及何时通知。可通过多种方法向即时（或在数小时内）联络人列表中的人员发送通知。你可以免费使用传统的通信方式，只是这些方式会耗费更多的人力和时间；你也可选择使用市场上的任何大规模通知系统。基于网络的大规模通知系统可借助电子邮件、手机、传呼机、短信和/或传统电话快速传播信息。这些系统需要预先支付使用费用和维护费用，而且需要实施时间，但可确保你的方案不需要费多大事就可立即进入通信状态，与团队规模大小无关。可准备预定义信息或脚本化信息并进行存档，在需要时可根据具体情况在此类信息的基础上实现快速自定义化。对于技术精湛但预算紧张的组织，可以建立一个封闭式 Twitter 或 Facebook 群组，以便于通过"推文"或帖子向管理小组成员通知信息。每个方案中都应该确定哪种通知方法最适合其特定情况，然而实施并进行周期性检测。等到危机发生时再检测系统或新产品就已经太晚了。

一旦已经确定了要列入通话名单上的人员、通知顺序及通知负责人之后，接下来的步骤就是将他们分组，并确定内部和外部客户。了解哪些是内部客户、哪些是外部客户不仅有利于实现 PAIP 目的，还对策略规划、营销和客户服务都有价值。表 73-1 中提供了一份样本名单，其中列举了在事故发生后前 24～48 小时内可能需要通知的机构或个人。与名单本身一样，通知顺序也要根据具体方案决定。

可根据上面列表创建许多独立数据库，在危机时期这些数据库可以协助方案运行，而且在日常运营、营销和客户服务工作中也能提供帮助。发展独

表 73-1　通知列表样本

- 管理小组
- 医疗主任
- 调度主管
- 组成员
- 家庭
- 随行家属（如果已经在飞机上）
- 媒体公关/新闻发布官员
- 在方案列表中每个人的备份人员
- 其他地区的方案
- 供应商/制造商
- 医院/赞助机构
- 董事会成员/投资者/受托人
- 专业转运小组主管
- 医院/机场安全
- 操作人员/秘书/接待人员
- 转介/接收机构
- 调度中心
- 关注网络
- 专业团队家庭（如果已经在飞机上）

立调度、医院、消防/EMS、执法和区域性航空医学服务提供者数据库可以为你的组织提供多种形式的帮助。例如，调度中心列表（包含电话号码和传真号码以及每个中心可调度的消防部门/EMS 机构）中都有许多有益的使用方法，包括飞机坠落演习。纳入机场（每个中心的调度区域中都有）是对数据库的一个很好的补充。确保你在数据库中还纳入了塔台或机场电话号码。如果飞机已经晚点，或者要采取计划外或紧急着陆且需要帮助，则这些信息对你的调度中心非常重要。

无论你在使用 PAIP 的哪一部分，即紧急期或长期 PAIP，信息的准确性都至关重要。PAIP 属于动态文件，因此必须以动态文件对待。所有数据，从地址到电话号码再到姓名，都必须保持最新状态。可能需要开发一种相应系统以便跟踪列表中不断变化的个人联系信息（如手机号码或寻呼机号码）。对于你自己的工作人员或其家属的通知过程中所需的信息，必须采用不同的形式（例如传记和个人信息）采集或组织。

区域性航空医学提供者名单

每个通讯中心和 PAIP 都应该有一份区域性航空医学服务提供者名单，其中包括任务名称和紧急电话号码。应该在地图上绘制出每项任务的地点。这将有助于通信中心确定让谁负责搜索和救援。

73. 事故/事件后管理

如果发生事故或者由于任何原因导致你停止运行，则可通过该名单请求互助。

个人信息表

应该针对每名雇员制订一份完整且全面的信息表，以方便在通知每名受影响组员的紧急联系人。尽可能地使用组合表格以减少信息冗余和信息量。你可能会发现有些信息对于单身员工更重要，而有些信息对已婚人员更重要。尽管应该严格限制表格的访问权限，但在紧急情况下，应该确保计划负责人、人力资源部门或指定人员能够轻松获取表格。记得要针对管理人员在外地时必须获得信息这种情况制订一份相应计划。表格应该每年更新一次，或者在信息有变动时更新。表格应该包括表73-2中的信息。

表73-2 个人信息表

- 雇员的姓名全拼
- 家庭地址/电话
- 亲属和电话号码(家庭电话、工作电话、手机、寻呼机等)
- 儿童/儿童信息以及学校信息
- 宠物/动物信息
- 医师/牙医姓名/地址/电话
- 备用亲属(同上)
- 通知小组对个人的选择
- 宗教或信仰
- 教会隶属关系
- 退休/现役军人
- 器官捐献者信息
- 医嘱/预立指示/医疗保健和财务委托书
- 是否渴望全套荣誉葬礼
- 对机组人员(全体人员)的指导

个人信息列表请参见附录73-1。AMPA网站(www. ampa. org)中也提供了一份个人信息表样本，你可在该样本的基础上根据自己的计划进行自定义。

传记表

这种表格被用来向新闻媒体提供有关特定组员的信息，可在计划中发挥双重作用。首先，传记表可让组织有机会通过电视、印刷品和社交媒体向公众发布丢失机组人员的个人化信息。其次，可在对雇员做新闻报道时使用到传记表。应该在特定日期每年更新一次，例如，在生日、雇用日期等等。

传记表中应该附上一份雇员穿制服的近照，保存在雇员个人档案中。雇员的档案也应该每年更新一次或在必要时更新。照片可保存在方案的安全计算机网络上，并按姓名进行索引。管理/行政工作组成员可通过安全存储站点访问不同计算机上的照片和文档。一旦发生事故，可通过电子邮件将照片发送给新闻界。雇员应该了解并同意将使用哪些传记表和照片。雇员将传记表和照片的使用形式和目的告诉其家人也至关重要。在向媒体提供任何雇员的细节信息之前，都必须征求家属的意见，并始终要获得家属的同意。表73-3中汇总了传统表中的常见信息。附录73-2中提供了一份[方案]组员标准传记表样本。AMPA网站(www. ampa. org)上也提供了该样本。可在该样本表格的基础上通过添加或删除项目而进行自定义，以让表格适用于特定方案。

表73-3 传记表的内容

- 姓名
- 近期照片
- 服务年限/职位
- 雇用日期
- 出生日期
- 证书/认证
- 组织外的工作
- 家庭档案
- 爱好/业余兴趣/志愿者工作
- 雇员认为这份工作回报如何
- 其他可简单反映此人特点的个人信息

随行观摩(RIDE-ALONG)责任豁免/紧急联系人信息表

如果你的组织有随行观摩项目(ride-along program。注：随行观摩是指因个人兴趣爱好或为了撰写实况报告等目的而随工作组一起去任务执行现场，坐在旅客的位置进行观察)，应该实现表格和程序标准化。此表格中应包含主要和备用联系人的姓名、电话号码和地址。所有管理人员都应该知道，当飞机上有随行观摩人员时，一旦发生事故，应该在哪里获取随行观摩责任豁免/紧急联系人信息表。为谨慎起见，你的通讯中心也应该保存一份随行观摩责任豁免/紧急联系人信息表副本。这点对于离线调度或多个站点方案尤其重要。如果有随行观摩人员，则在每个航班开始时都以传真的形式发送该表格，并将该过程纳入航班任务简介程序中。如果飞机上随行观摩人员发生意外，你所在机构应该立即给其家人分配一名家属联络员（family liaison）。对待随行观摩人员的家属应该跟对待你自己的机组人员家属一样。附录73-3中和AMPA网站上都提供了随行观摩责任豁免样表。

内部和外部客户管理

虽然内部和外部客户的初步通知属于前部分通知的一部分，但这些关系的管理却是长期PAIP的一部分。一旦事件/事故的初步信息的准确性得以证实，就应该使用已创建的客户数据库通知相关的重要内部和外部客户。内部客户是指项目人员和机组人员、赞助医院及其工作人员（如果是以医院为基础或由医院赞助）、董事会成员、投资者和你的调度机构（如果不是你自己的员工）。外部客户包括转介和接收机构，例如消防部门、救护队、执法机构、医院和调度中心。公众也属于外部客户，但他们的通知将来自各种媒体渠道。前职员也应该归类为外部客户组；在特殊情况下，某些前员工可能会被列入内部客户名单中。

要全靠你自己立即通知所有的外部客户是不可能的。内部客户组小得多，尽管时间紧迫，但更容易通知。解决这种情况的一种方法是制订一个呼叫树，该呼叫树由预先确定的个人组成，其中还包括备用人员。呼叫树信息应包括白天和下班后的联系电话/电子邮件，以及每名呼叫者负责通知的个人或机构名单。呼叫树中还可包含机组成员、其他内部客户或外部客户，如消防部门或EMS官员或EMS协调员、创伤协调员（如适用）、调度中心或相应调度服务区的其他工作小组。将由方案的主要公众信息官（公众信息官员，PIO#1）或另一名指定人员在到达事故现场的途中负责进行第一次呼叫，从而启动呼叫树程序。呼叫树中的每个个人都有责任联系呼叫树中的下一个成员，以及其指定呼叫区域中的个人和机构。图73-1中举例说明了如何在呼叫树中通知。

可通过传真或电子邮件的形式公布一份关于事件或事故的常见问题（FAQ）及其答复列表，也可发布到相应网站和社交媒体平台上，以控制谣言和不准确的信息。在初步通知中通知你的客户，告诉他们何时、在哪里获得事件或事故相关的后续信息。对于政府行政人员、消防队长、EMS和创伤协

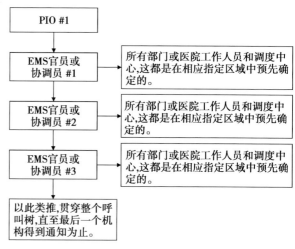

图 73-1　呼叫树通知

调员以及ED/ICU管理人员，这些信息将有助于他们在医院、村庄、城市和城镇等展开应对工作，以及协助他们寻找准确的信息，以安抚其员工和公众。

在此期间，与事件或事故相关的部门、工作组或医院保持密切联系至关重要。应该努力提供最新信息，这点在有幸存机组成员的情况下尤为重要。应该在头几天内安排项目组和相关机构之间进行一次严重事件应激晤谈（critical incident stress debriefing，CISD）。此类会谈有助于加快组织重获信心。保持充分的沟通，尤其是当你回到岗位后，这样有助于缓解焦虑情绪，并且可促进项目组和机构之间的进一步调节，尤其如果事件或事故发生在现场响应期间。

你在这场危机中说了什么以及如何处理，这都将会影响你所在的整个团队、与转介和接收机构之间的关系以及公信力，而且这种影响会在事故结束后依然持续很久。公开且坦诚的沟通对组织恢复至关重要，应该成为所有互动的一部分。社交媒体平台（例如你们团队的Facebook页面、Twitter、博客和YouTube）在事件或事故发生后可提供及时的持续沟通，将发挥重要作用。可将这些平台链接到你的网站，创建一个种轮轴效果。可简化通信过程，减少工作量，从而尽量避免拖延，尽快提供实时信息。

媒体通讯

每项方案中都应该有一个相应的媒体计划，以处理日常媒体关系和危机沟通。媒体计划的一部分应该是发展和保护组织的品牌形象。在重大事

73. 事故/事件后管理

件发生之前树立并保持一个积极的形象至关重要，以尽量减少对组织造成的负面影响。过去几年充满挑战的经济环境和不断变化的消费习惯迫使印刷行业和电视媒体行业裁员、合并及在许多情况下甚至会关闭。这便导致组织难以让外界听到自己的故事。随着包括网络和移动技术在内的社交媒体的出现，这个问题已经得以缓解（如果仍然尚未解决的话）。现在组织可以轻松创建自己的新闻体系，获得众多目标受众，并可持续控制信息的准确性。在媒体和公众面前建立积极的正面形象将是在严重事件或事故中成功存活和恢复的一部分。等危机已经到达媒体后再培养与媒体的关系就太晚了。

在制订媒体计划之前，方案组或机构应该先确定在发生事件或事故后由谁将向媒体发表声明。以下个人都可负责该项任务：

- 方案组/机构公众信息官（PIO）
- 计划负责人
- 医院媒体关系协调员
- 签约的外部机构

一旦已经决定由谁负责向媒体发表声明后，就应该制订沟通计划，制订时以谁是该方案的发言人以及如何保持信息流动为基础。有一点需要记住——在危机中，媒体会希望听到组织领导的意见。机构在培训媒体关系管理人员方面的范围和程度将取决于由谁担任 PIO 职位，以及组织的整体知觉风险。如果 PIO 属于委派职位，则应根据已经达成的预期标准制订职位描述。担任该职位的个人将负责日常和危机媒体关系，并应该接受这方面的培训。制订并实施方案组媒体政策（program media policy），指定由 PIO 负责处理所有媒体互动。随后应该将该政策传达给方案组或者机构工作人员。

媒体传播政策

每项方案都应该有自己的媒体沟通政策，但计划中应该包含一些特定条目，如表 73-4 所示。附录 73-4 提供了一份更详细的文件，即媒体传播政策中需要涵盖的条目（items to include in media communications policy），另见 AMPA 网站，还随附一份媒体咨询样本（sample media advisory），即附录 73-5。

表 73-4 建议纳入媒体通讯政策中的条目

- 一份含有以下信息的列表：媒体联系人、电子邮件、在线个人资料，例如网站和 Facebook，以及电话号码
  - 包括印刷品、电视、广播和社交媒体
  - 针对患者聚会、赔偿和其他特殊活动发送新闻稿等也将具有重要价值
- 根据预定内容制订媒体数据包（打印或保存在闪存盘/CD 上）
  - 与你们方案相关的 FAQs（常见问题）
  - 将照片保存在 CD/闪存盘（仅数据包）
  - 以电子版形式提供全体人员的照片
  - 飞行数据统计/安全记录
  - 方案组历史
  - 飞机规格和机组配置
  - 机组人员培训/认证
- 将你们的网站、Facebook 页面、Twitter 和/或 YouTube 账户作为在事件/事故后向客户/同事和大众传播准确信息的绝佳方法。
- 使用 Google Voice 等产品设置账户，以便与媒体或你所在团队进行沟通。在事件/事故发生之前该账户将属于私人所有。
- 安排面谈和情况介绍会时间。请在媒体联系你之后的第一个小时内发表声明。
- 包括相关组员的档案照片和传记。
- 为指定的媒体关系负责人提供定期媒体培训。
- 最初计划两个指挥站。
- 考虑通过各种资源向所有管理团队和管理人员提供危机交流培训。
- 在你们的网站上创建媒体部分，以便将所有媒体数据包发布到网站，并链接到社交媒体平台。注：向媒体发布新闻稿的现行方法处于不断变化中。现在许多机构将这些发布信息发送到他们自己的网站和其他在线平台上，并将媒体引导到这些网站，而不再采用电子邮件或传真方式。
- 确定将由谁负责管理层面的现场回应，并根据情况来决定如何到达现场。

使用媒体政策和预先指定发言人（PIO）可以减少与媒体交涉中可能出现的任何控制和/或假设问题。此外，还可以将向媒体发布的关键信息标准化。建议方案/机构至少培训两名可以担任PIO的人员。最初准备两个指挥站，特别是在媒体需求过度的情况下。还要考虑到休假或患病期间的任职安排。此外，委派一名媒体协调员（媒体协调员）也很有用，以便在事故发生后头一周协助PIO，尤其是在发生死亡或重伤的情况下。媒体协调员可以是组织内部的秘书或行政助理，将在危机中担任该角色。此人还将负责向网站管理员提供经批准的信息，以便在网站和社交媒体平台上发布。

公共信息官员

事故后的头24小时非常重要，需要向媒体传播大量重要信息。理想情况下，应该确定两名PIO，而不是仅一名，以及再确定一名媒体协调员。每个人都将有自己具体的任务。主要PIO（PIO#1）的责任包括：

- 在现场建立指挥站#1（如果在地理上可能）。
- 与计划负责人保持直接沟通。
- 协助向媒体提供准确的信息。
- 现场向媒体/相关机构提供媒体数据包。
- 在媒体联系后的第一个小时内发表声明，并通知正式新闻发布会的地点和时间。
- 一旦指挥站#1关闭，与PIO#2举行新闻发布会。
- 传播批准信息（即事先在获取家属批准的姓名/照片/传记；获得方案管理部门批准的新闻稿）。
- 作为联合信息中心（joint information center, JIC）的一部分，与相关机构的现场PIO合作，以确保向媒体提供统一信息。

第二名方案PIO（PIO#2）将在现场与PIO#1直接通信，并将在预先规定位置（即医院、机库等）建立指挥站#2。PIO#2的其他职责将包括：

- 安排面谈和情况介绍会时间。
- 在媒体联系后的第一个小时内发表声明。
- 与PIO#1举行新闻发布会。
- 发送/确认新闻稿的在线发布。
- 确定安装设备（卫星卡车、电缆等）的安全位置。
- 通知所在设施中与潜在"漫游"媒体相关的安全性。

媒体协调员属于"幕后"协调员，将在指挥站#2协助PIO#2展开工作。媒体协调员将负责：

- 传真/电子邮件/在线新闻发布等
- 担任文件（即媒体数据包、工作人员的简历、照片等）管理员。

- 募集并组织志愿者，以收集纸质和在线报纸文章、电视片段和社交媒体活动；处理手机、信息以及其他即使通讯信息等；记录所有的帮助和支持，并致谢。
- 在主电话线上设置备用的语音信箱问候语，如果操作员/接待员正在其他地方提供服务，则在委派志愿者接听电话之前可先播放问候语。应该给志愿者提供一份预先写好的信息，可在接听时将次信息提供给呼叫者。他们还应该把信息传达给适当的个人。应该将媒体引导到组织的网站/社交媒体网站，以便让他们获得更新后信息。
- 用方案名称设置"谷歌快讯"（Google alert），以收集事件/事故相关的所有在线信息。应该将快讯转到正在监视中的电子邮件地址。
- 提供在线传播给网站站长/信息系统管理员的批准信息。
  - 在网站的"新闻"（针对客户）以及"媒体"（针对媒体）部分发布信息。
  - 通过社交媒体仪表板产品（如Hootsuite）链接到方案的社交媒体平台上，即Facebook，YouTube和Twitter。
  - 发布与事故有关的初步信息。
  - 在有可用新信息时进行更新。
- 支持PIO。

一份资源文件中对这些责任进行了概述，标题为"头24小时：公众信息官员（PIO）和媒体协调员的建议责任"，见附录73-6和AMPA网站。随着需求的增加，可以在整个PAIP中找到其他责任。

最后，请考虑创建一项family PIO联络计划（family PIO liaison program），作为危机沟通计划的一部分。如果需要，将为每个组员家庭分配一名经验丰富的PIO（如果方案组中有合适的个人则可担任，或者也可以是来自当地PIO网络的可信个人）。此人必须是家庭联络官员（family liaison officer）之外的个人。家庭PIO联络员（family PIO liaison, FPL）并不能代替家属的声音，而在更大程度上是媒体缓冲人，为悲伤中的家属提供一定的空间，同时帮助他们与媒体进行对话，以及为媒体工作提供建议。家庭PIO联络员还要为每个家庭设置谷歌语音（Google voice）和Gmail账户。PIO可在家属的指导下借此与媒体沟通。FPL还将协助上传照片并安排面谈，并为家属归档媒体文章。

媒体关系培训

明智的做法是为所有管理人员提供基础的媒体

关系日常运作培训。一旦确定了组织的需求和资源,就可以通过各种方式实现此类培训。此类培训应该包括对模拟采访进行录像。以下对潜在可用培训资源进行了总结,其中大部分成本非常低或是免费的:

- 美国各州都有紧急事务管理局(emergency management agency),可负责提供基本和高级 PIO 培训课程。这些课程通常都是免费的,或成本极低。只要方案组属于本地(市、县、州)灾难计划的一部分,就有资格参加这些课程。许多管理局还提供桌面式的功能性全面灾难培训,可以帮助实施飞机坠落演习。

- 位于马里兰州 Emmitsburg 的应急管理学院(emergency management institute)提供了一套高级 PIO 课程。工作人员在完成国家基础和高级课程后就可以申请参加该高级 PIO 课程。此类课程每年会提供多次,但必须提前注册(在日历年开始时可注册申请当年的课程)。更多信息请参见 www.fema.gov 网站。

- 如果以医院为基础,或如果与当地医院有关系密切,请与医院讨论如何向医院员工提供内部媒体培训(如果可行)。你们的管理团队也可参加。如果医院没有这种类型的培训,请考虑联合起来为两个机构共同提供培训。

- 与你所在地区的其他航空医学机构和/或你们的航空供应商(如果有的话)联合组织,或通过州或地区性航空医学协会邀请一名教育工作者对工作人员进行媒体关系培训。该方法不仅可整合资源,让资源利用最大化,而且还可以让多个机构分摊成本。

- 加入国家信息官员协会(National Information Officers Association)。该组织可为来自全国各地以及加拿大的公众信息官员提供大量优质资源。国家信息官员协会负责举办全国性会议,提供媒体关系方面的优质培训和交流机会。该协会的网站为 www.nioa.Org。

- 参加媒体关系相关的地区或全国研讨会或会议,例如消防部门指导员会议(fire department instructors conference)、EMS Today 会议、JEMS 会议等。

- 与当地机构签订合同,让他们评估你们组织的需求,并根据你们的具体要求定制培训计划。这些机构通常都是公共关系公司。检查您的本地电话簿。

- 与你们消防部门的一名 PIO 交谈,了解你所在州内为消防工作人员提供的 PIO 课程。参加此类课程可能需要交纳注册费。

- 与你所在地区的其他当地 PIO 联网。投入时间与当地 PIO 建立关系,并与他们设立响应网络,这在危机期间非常宝贵。能够挖掘其他 PIO(非感情性参与)的专业知识和协助,以便为你们组织的 PIO 提供急需的额外协助。危机交流是一项极其具有压力的工作,需要 PIO 连续不断地长时间高效工作而无法休息;因此如果能得到他们信任的其他 PIO 的协助将非常有价值。

应急响应包

在发生严重事件或事故时需要作出响应的每名管理团队成员都应该随身携带一个应急响应包。包内应该包含表 73-5 中列出的全部或部分物品。

表 73-5　管理团队的应急响应包

1. 智能手机/备用电池/打火机适配器/充电器
2. 带有 PAIP 文档的笔记本电脑/平板电脑
a. 应该包括整个 PAIP,以及每个人的责任和部署位置。
b. 包括所有机构和个人的联系名单,从管理工作组到转介/接收客户
c. 这在事件发生期间将成为你的短期记忆
d. 由于疾病休假等原因导致工作组成员缺席时,常规责任范围可能会发生变化。请熟悉其他人的职责
3. 媒体资料袋,其中包含需要填写的空白新闻稿
4. 带有录音功能的录音机或智能手机
5. 方案组/机构的标志性背心(方便被看见和识别)
6. 手电筒/备用电池
7. 你们服务覆盖地区的 GPS 和/或地图
a. 工作组成员驾车到达事故现场的时间不超过 2 小时
b. 如果超过两个小时,应使用其他转运方式
c. 可联系当地的直升机或固定翼任务执行组,并安排将委派 PIO 转运到现场
8. 部门/方案组编号
9. 胶带/小帆布或其他形式的包扎物
10. 数码/一次性相机;已安装应用程序的智能手机/平板电脑,要确保能够实时录制音频/视频
11. 空白新闻稿
12. 能量条
13. 可选物品
a. 夹克
b. 换用衣服
c. 恶劣天气中需要穿戴的衣物
d. 剃须/化妆包
e. OTC 药物,如滴眼液和泰诺
f. 纸巾

家庭护理

一旦事件/事故发生已经核实,且已经得到相关组员的正面证实,则必须通知最近的亲属/应急联系人。如果可能的话,应该由当时的组织领导(不管由谁担任)进行通知。由于休假、疾病等原因,管理团队的任何成员都可能有必要参加伤/亡通知(在亲属/应急联系人表中列举)。家属通知方面需要考虑以下事项:

- 始终让一名以上人员(即计划负责人、牧师或其他团队成员)与亲属/紧急情况通知表中列举的雇员指定人共同参与。
- 在事故发生之前确定由谁负责你们的通知工作小组。要有备选人员。
- 确定谁是通知接收者。伴侣? 父母? 兄弟姐妹? 姻亲亲属? 子女? 通知接收者应该是亲属通知表中列出的某个人。
- 认识到这种情况下家庭动力学的多样性。
- 确定通知的发送地点。家? 工作单位? 州外?
- 为延误做好准备。
- 在严重受伤的情况下,最重要的是让家属到达雇员身边。
- 应为每名受伤或死亡的组员家属分配一名家庭联络官(如下所述)。
- 每个家庭都应该在媒体之先了解伤亡情况。有时候,由于智能手机和社交媒体的广泛使用,可能做不到这点。只要有可能,亲自告诉家属。
- 如果通过电话通知,则通知小组应尽快与每个家庭见面。在由于地理距离或媒体的介入而无法去面见家属的情况下,如果可能,让当地执法部门的工作人员亲自去家里通知。
- 在与家属说明是否有死亡或受伤情况时,尽量使用简单明确的语言;不要使用"去世"(passed away)等字眼。
- 如需要,协助其他通知,如合同雇员(技工或飞行员)或大家庭。
- 做好面对愤怒的准备。
- 在获取家属同意之前不要公布姓名。
- 如果涉及多名牺牲者,请为每个家庭指派一名联络员。在计划中预先规定并指定的中立区域内聚集。
- 通知过程对通知小组来说可能是一种创伤。
- 做好化解和/或询问相关家属的准备,特别是在需要通知多例死亡的情况下,或者在某个家庭的回应令人不知所措的情况下。

互联网为我们提供了许多关于死亡通知的优质资源,在网上和书店都可找到,例如 Janice Harris Lord 和 Alan Stewart 撰写的"我永远不会忘记这些词:死亡通知实用指南"。医院或当地牧师也可以为你提供帮助。角色扮演是了解实际通知过程的有用工具。对于可能涉及的人,这将是一种很好的练习方式。死亡通知的基本原则可以归结为以下几条:亲自及时、成对、采用通俗易懂的语言、怀有慈悲情怀。

家庭联络官员

不管组员是否受伤且需要住院或是否死亡,都应该为每一名组员家属分配一名家庭联络官(FLO)。家庭联络官员是根据每名雇员的意愿确定的,可在亲属/紧急情况通知表中找到。FLO 将对家属和方案组至关重要,因为他们将在事件/事故发生之后的数天和数周内提供指导。FLO 将成为家属和飞行方案组之间的关键人物。因此,立即通知 FLO 以及由计划负责人进行初步通报很关键。应该为每名 FLO 分配一部手机,以便所牵涉家属在必要时联系他们。

家属将需要持续通过 FLO 获得信息和支持。有非常重要的一点就是要让每名受影响组员的家属知道他们已经得到通知、且将继续得到通知,并且感受到方案组和工作人员真正关心他们。在这种情况下沟通是关键,要与家属保持良好积极的关系。在家属痛苦的时刻忽略他们以及他们所提出的问题只会导致他们产生负面情绪。这种做法不仅不合适,而且还可能会增加诉讼的可能性。如果提起诉讼,法律顾问可能会建议方案组和受影响家属之间停止交流,要做好应对这种情况的准备。非常重要的一点就是让家属不要产生被方案组抛弃的感觉。

在受伤严重的情况下,FLO 将需要在受伤组员住院期间对他的家属提供支持,并在此期间协助处理日常事务。在发生致命性事故后,FLO 也需要支持和协助每个受影响的家庭,以帮助他们办理丧事,处理家庭事务和福利问题。在任何一种情况下,FLO 都需要扮演着"看门人"的角色,协助每个家庭筛选、回应媒体和来电,以及负责将前来祝福的人安排在家中或医院。FLO 还将在发布 NTSB 调查报告时通知每个家庭,还需要协助计划负责人回答报告中可能出现的任何问题。

应该邀请家属参加为已逝世组员举行的任何纪念活动,包括本地举行的纪念活动,或在弗吉尼亚州罗阿诺克市全国 EMS 纪念服务处（National EMS Memorial Service）（www. nemsms. org）举行的纪念活动,或在科罗拉多州丹佛附近的航空医学纪念馆（Air Medical Memorial）（www. airmedicalme mo-rial. com）举行的纪念活动。如果计划为牺牲的组员建立纪念馆,则已故组员的家属应该参与纪念馆种类的选择和确定过程以及纪念馆的位置选择等实际过程,而且一旦纪念馆建立,要邀请他们前来参加纪念活动。每个家庭都可能希望在纪念馆中注入一些他们所爱之人特有的元素,应该允许他们的这种要求。让家属感觉到是整个过程的一部分非常重要,因为这对缓解他们的悲伤以及帮助他们从痛苦的阴影中走出非常重要。

在事故的一周年之际,应邀请家属参加方案组可能会举行的任何追悼会。家属可能会决绝参加,但邀请他们参与这种活动很重要。如果家属有兴趣,可继续与他们保持沟通,这可能是他们与已故亲人的一种感情联络。邀请他们参加方案组筹划的活动和短途旅游,以及打电话和访问,都可让他们成为方案组的一部分。也可在家属的家里为他们提供帮助,例如修剪草坪或其他家务活,这种点点滴滴的帮忙有助于缓解他们的崩溃情绪。最后,家属可能会选择拒绝,但你至少可以尝试,因为他们会感激这个想法。

幸存者护理

作为一个团体,我们知道如何纪念在执行任务中牺牲的同志。现已经制订了全面计划,以指导受影响机构纪念牺牲者的情绪过程。在照顾和处理战争幸存者或其他悲剧事件（如航空医学事故）的幸存者方面,我们尚未达到标准。我们并非有意为之,而是不知道该做什么以及如何去做。航空医学事件/事故的难点之一就是在事件发生后如何处理和对待幸存组员。由于每种情况和所涉及的人员都不一样,因此没有"千篇一律"的答案或按部就班式的过程。本节的目的是为方案组内幸存者的继续护理提供基础信息。以下一系列建议可纳入你们的计划过程中。

- 为受事件/事故影响的雇员提供带有薪酬和福利的行政假,供他们选项。暂时停止工作的需求因人而异;在幸存者做好上岗准备之前不应该给他们施加压力。要尽可能灵活处理,因为这不仅是正确的处理方法,还是保护你们组织最有价值的资产——员工,的最佳方法之一。

- 你们方案组不仅需要为执行任务中牺牲的员工制订一份财务计划,还应该为幸存者制订一份。在按照计划展开工作时会容易得多,压力也会减小。制订计划有助于降低犯错误或出现疏忽的可能性。

- 在人力资源部指派一名人员处理每名幸存者的残疾人保险,家庭医疗休假法案（Family and Medical Leave Act, FMLA）以及 Workman Comp 事宜和文件工作。幸存者及其家属需要有人协助处理这些问题。

- 事件或事故会对受影响的个人和家庭造成经济损失。事件造成的压力加上担心如何"赔付"可能会对个人和家属造成不可估量的负担。考虑如何提供适当的补偿和支持有助于缓解这种负担。这也可有助于避免不必要的诉讼。

- 在事件/事故之前选择一个地点,如果需要,可在该地点为幸存者提供交通部实验室检查服务。如果你的方案组不是以医院为基础的,这点尤为重要。

- 创伤性事件的反应具有个人化性质,在处理时应该本着该原则。没有处理这种情况的标准方式,应该根据具体情况灵活处理。

- 如果组员住院,如可能,需要事后报告住宿情况。

- 在适当的时间为所有幸存者提供与管理小组、安全委员会和其他工作组成员进行"问答"的机会。

- 需要认识到,在发生重大或轻微事件/事故后没有明显的身体伤害并不表示不会有心理创伤。

- 让幸存者能够继续留在组织并与组织中的其他成员保持联络。将他们与"工作"家庭隔离只会加剧他们经历的负面问题和痛苦的感受。

- 不鼓励通过施加压力的方式让任何幸存者重返飞行岗位。当组员已经做好返航准备时,给他们提供"自信"飞行的时间和机会。在飞机上没有患者压力的情况下提供短途飞行,这样非常有利于幸存者的康复和正式恢复飞行工作。

- 请做好幸存者无法返回飞行岗位的准备。

- 制订一份计划表,管理人员和家庭联络官员将根据该计划表在第一年内对幸存者进行报到登记。这种计划表将取决于事件/事故的性质和严重程度,以及每个个体的回应。

- 幸存者可能会在短时间或长时间内面临多次手术。疼痛治疗和管理可会导致一系列特殊情况。要意识到这种可能性,并考虑组织将如何通过预先确定的资源和支持提供帮助。
- 幸存者需要将自己和"与自己有同样经历"的人联系起来。空中和地面医疗转运幸存者网络(Survivors Network for Air and Ground Medical Transport)可在这方面提供宝贵资源。幸存者们可在 www. survivors-network. org 或 www. face-book. com/survivorsnetwork 网站上互相联络,或可通过电子邮件 khaugen @ survivors-network. org. 联络。
- 已经开发出了数字安全故事(digital safety stories),旨在协助管理以及协助其他飞行组成员了解幸存者的经历以及如何与他们联系。通过幸存者网络(Survivors Network)和医疗交通研究中心(The Center for Medical Transport Research)的合作,以及 MedEvac 基金会提供的资金,可使此类故事成为可能。每个人都从幸存者的角度解释事件/事故;让读者有机会深入了解幸存者的经历以及事件/事故是如何改变他们的。可通过幸存者网络和医疗交通研究中心获得此类故事(网站:www. tcmtr. org)。

当每天都发生不可思议的事件时,人类的同情心变化丧失,即我们所说的同情疲劳。我们处理完危机后会在短期内着手于其他事情,幸存者可能会在无意中被遗忘,而他们却不得不面对长期的身心伤害,而方案组的其他成员则会继续忙于自己的工作。这也是很多甚至所有幸存者所面对的现实,组织应该意识到这一点,并做好相应的准备。更全面的信息可参见幸存者网站开发的名为"事故/事故准备和恢复:幸存者对风险缓解、准备、响应和恢复的看法"的优质资源。这一工具非常有价值,可协助你们方案组为所有幸存者提供适当的富有同情心的帮助。可以在以下网站找到该资源:www. survivors-net-work. org、www. medevacfoundation. org 和 www. aams-visionzero. org。

受伤/死亡组员转运

如果你是跨越多个州飞行或在较大地理区域内飞行,你需要考虑如何在发生事故时将受伤或死亡的机组人员带回家。如果你们方案组有自己的固定翼服务(且不涉及事故),那么将会容易得多。

否则,可能需要与当地的航空医学固定翼供应商或包机服务商进行协商。如出现一例或多例死亡,一旦完成尸体解剖,相关殡仪馆也可安排遗体转运。可根据距离选择地面或航空转运方式。

- 一旦遗体已经在事故发生地殡仪馆中准备妥当,就可以转运到机场准备往家转运。
- 可安排当地 EMS 救护车去接收机场接送,将遗体带到选定殡仪馆。
- 然后可在转运过程中为每名牺牲者提供一面纪念旗。

此类详细安排应该事先制订出来,并且应该始终与家属的意愿保持一致。

葬礼和纪念计划

这是长期 PAIP 的一部分,方案组和个人常会选择忽略或避免。然而,强烈建议(如果不是强制性的)每个机构都应该制订一份分步葬礼计划,组织中的所有成员都需要熟悉、同意并理解该计划。雇员应该对葬礼计划进行讨论,并与家属分享他们的愿望。这也是雇员选择一名或数名个人作为他们自己的家庭联络员,以便在发生严重受伤或死亡的情况下与自己的家属进行联络。然而家属在选择葬礼方案时完全有可能忽视牺牲者的愿望,这点也应该提前预料到。

计划应包括守丧、葬礼和纪念选择。如需要,可以根据消防部门的模式采用不同的等级:1级——工作人员在执勤过程中死亡;2级——机构内的全职成员死亡;3级——退休成员死亡。应该提前确定好资源,然后根据方案组预先确定好的清单固定一份援助委托书,该委托书是针对所在组织和具体需求制订的。附录73-7中提供了一份守丧、葬礼和墓地选择清单,其中列举了守丧、葬礼墓地选择方面的指南和建议。网站(www. ampa. org)上也提供了该清单。

在悲剧发生之前,所有组员及其家属都有责任了解和理解他们可获得的福利和服务。在财产规划中了解自己的残疾和死亡福利非常重要。作为预先规划过程的一部分,可让人力资源部或保险代表参加员工会议,以讨论残疾和死亡福利,这种做法有利。

雇员应该让自己的家属和工作组了解自己的个人遗嘱以及是否期望荣誉葬礼,以便在发生事故后避免可能出现的混乱和困惑。完成雇员的航空医学葬礼选择清单(air medical funeral option checklist,请参见附录 73-8 中提供的样本）后，应该与亲属/个人信息和传记表保存在一起。为确保雇员的隐私，可将表格装在信封内，只有在执勤过程中发生死亡时才可打开。这种保密做法有助于减轻任何死亡遗嘱相关的困难。表 73-6 中总结了一份葬礼清单样本。

表 73-6　缩略版的雇员航空医学葬礼选择清单

守丧
☐ 私人　　　　☐ 公共　　　　☐ 无
☐ 仪仗队
☐ 在空勤人员、消防部门、EMS、执法部门工作人员的护送下步行
☐ 纪念旗
☐ 纪念雕版

葬礼
☐ 私人　　　　☐ 公共　　　　☐ 无
☐ 消防队长葬礼委员会协助举办荣誉葬礼
☐ 救护车遗体专用箱
☐ 哪个部门：
☐ 向墓地转运鲜花的消防车葬礼专用箱
☐ 哪个部门：
☐ 教堂内外的仪仗队
☐ 呈献给家属的纪念旗
☐ 呈献给家属的头盔和制服
☐ 风笛手　　☐ 在教堂　　☐ 在墓地
☐ 直升机低空飞越
☐ 教堂内穿制服的专业人员
☐ 由直升机和组员列队组成陨落队形
抬棺人—选择：
☐ 民用和空勤人员
☐ 全部为民用人员
☐ 名誉团体

纪念（开放式的）
☐ 仪仗队/护旗队
☐ 消防、EMS、执法部门参与
☐ 纪念旗

方案管理中应该仔细考虑到当今现实生活中存在的复杂家庭关系和多元文化差异。离婚、再婚、关系疏远、文化多样性和其他因素共同造成了一个雷区，在雇员发生严重受伤或死亡后家属处于情绪余波阶段期间，必须谨慎处理这点。意识到与家属互动中可能会产生的动力学可大大减少误解和错觉。航空医学葬礼前责任清单（Air Medical Pre-Funeral Responsibility Checklist）见附录 73-9，并在 AMPA 网站上提供。这是一份葬礼前责任清单

样本，将为你的组织提供守丧、葬礼或纪念前各项事宜指导。最后提醒一点，方案组必须对家属的愿望高度敏感。有一些家庭可能希望私人服务或葬礼，这些愿望应该得到维护。

家庭联络官员的责任

如前所述，家庭联络官员（FLO）将对家属和方案组至关重要，因为他们将在严重受伤或死亡事故后的数日或数周内负责应对相关事宜。

在与牺牲组员的家属初步会晤并提供支持和协助以及确定他们的悼念愿望之后，应该为他们指定一名方案组联络员。方案组联络员来自方案组，将负责与个人或委员会成员一起工作，协助规划和协调守丧、葬礼和纪念事宜。FLO 会将家属的意愿转达给方案组联络员。在这个过程中，要保持勤勉尽职，通过 FLO 与家属就葬礼/纪念规划过程等事宜保持频繁的沟通。如果已经填写好雇员航空医学葬礼选择清单，且家属选择按照清单办理，则应该使用该清单指导葬礼过程。如果组织没有参与牺牲组员的葬礼工作（根据家属的意愿），则联络员或委员会要严格参与追悼会服务的规划过程。所有牺牲组员的纪念活动通常会集中举办。必须决定是否让消防和 EMS 机构参与纪念活动，并确定日期和时间。FLO 的责任包括以下几个方面，尽管可根据方案组或家属的需要分配其他责任。所有受影响家庭都应遵循同样的程序。

- 作为家属和方案组之间的单接触点联系人。
- 联系家属，并安排与家属见面，以解释方案组可提供的援助，以及可提供的任何即时支持。
- 与方案管理部门和殡葬委员会面谈，向他们转达家属的意愿和需求，因为其中涉及牺牲者的守丧和葬礼事宜。
- 询问家属是否需要机构牧师或心理健康专业人员的支持，并根据需要安排。
- 确定家属或方案组是否计划在最终服务后举行招待会。
- 如果为家属服务，可与 FPL 一起担当看门人角色，无论在家中还是在医院都需要协助筛查和回应媒体、祝福者以及来电。
- 安排一些家属（立即/长期）出席纪念活动，以满足座位需求。
- 协助家属确定提交福利表格所需文件的必要性以及帮家属取得文件公证副本。
- 协助物流，如家属外出所需的交通和住宿、儿童照管、家务等。

- 在葬礼之前、期间和之后，为家属提供持续的沟通和协助。
- 协调方案组人员的家访和协助。
- 在葬礼之前、期间和之后，与葬礼委员会沟通，确认已经通知执法人员在家属附近的街坊巡逻。
- 收集已故组员的个人物品，以便之后交给家属。应在证人的目击下对这些物品进行盘点和记录。

在此期间，FLO 将要面对持续的悲伤、焦虑、愤怒和压力。重要的是要确保给 FLO 也提供缓解/倾诉机会，并提供接受持续咨询的机会。不应低估对同事及其家属的承诺。

雇员福利协调

每个机构都应该有一名人员或一个部门专门负责工作人员的福利事宜。应该针对在发生严重受伤或死亡时所需的物品制订一份清单。表 73-7 种列出了一些物品。

表 73-7　雇员福利协调

- 向预定数量的家庭提供紧急支票（如果是方案政策的一部分；支票在结算时从员工福利中扣除）
- 离职工资
- 残疾福利——短期和长期
- 养老金
- 纪念基金
- 方案组保险政策
  ○ 寿命
  ○ 工人补偿金
  ○ 旅行者保险
- 社会保障幸存者福利
- 特殊结算福利
  ○ 度假
  ○ 时间到期
  ○ 生病时间
  ○ 其他条目
- 持续性幸存者福利
- 幸存者的转介列表
  ○ 咨询机构
  ○ 支持小组

家属联络员或人力资源部门的工作人员应该耐心协助每个家庭处理严重受伤或执勤中死亡后的所有文件工作。预期在这段时间内，家属将经历身体和心理上的双重挑战，且将会很欢迎有人帮助他们理解并填写相关表格，以及帮助他们接打该过程中必不可少的电话。至撰写本章内容时，航空医

学人员有资格获得公共安全官员的福利（PSOB），前提条件是他们受雇于非营利性项目/机构，或以公职人员的身份为公共机构服务，不管是否有补偿。关于公共安全官员的定义请参见司法援助局（Bureau of Justice Assistance）的官网 http://www.ojp.usdoj.gov/BJA/grant/psob/psob_def.html#pub。

本地支援

事先联系与当地机构、企业和志愿者并做好安排非常重要，他们可在发生执勤中死亡事故时提供帮助。保留志愿者或组织内联系人的电话号码，以方便在发生事故时可快速联系到他们。这些联系人中的许多人在其他事件中也可发挥作用，例如周年纪念日、患者/工组员团聚等。基于医院的方案组可能会发现他们的医院已经与其中一些必要联系人针对其他事件建立了关系（表 73-8）。

表 73-8　本地支持和协助选择

- 国家专业组织，即消防队长协会，葬礼委员会（如可行）
- 有殡葬组织/规划经验的消防、EMS 和执法人员
- 风笛团
- 本地消防/执法部门的仪仗队和护旗队
- 高中或大学乐队
- 摄像师，负责记录事件，即守丧、葬礼、纪念活动
  ○ 家属副本
  ○ 组员副本
- 本地警方
  ○ 执法部门高级数据系统（LEADS）公告
  ○ 家属陪护
  ○ 在守丧/葬礼/纪念活动期间在家附近巡逻
- 当地军方（如果有退伍军人参与）
- 志愿者
  ○ 接听电话
  ○ 接收信息
  ○ 对鲜花和产品进行编目
  ○ 跟踪呈送者的姓名
  ○ 记录电话
  ○ 准备感谢卡
  ○ 收集新闻剪报、网络帖子和视频
- 你发送通知的当地民团组织，如同济会（Kiwanis）、狮子会（Lions）、扶轮社（Rotary）
- 可容纳大型聚会的场地
- 运输公司
  ○ 巴士
  ○ 豪华轿车

73. 事故/事件后管理

危急事件应激管理(CISM)计划

方案组应制订危急(立即反应)和长期 CISM 计划。还应该在长期计划中包含一项专门处理事故周年纪念以及由此可能会引发的各种反应的计划。如果发生事故,每名小组成员都应该对该计划有充分的了解。还应该为受影响的组员家属、专业转运团队人员的家属(如果涉及的话)和随行观摩人员的家属(如果涉及的话)提供咨询资源,这也是你们组织应该为他们提供的一部分照顾。表 73-9 中提供了 CISM 计划建议。

表 73-9　CISM 计划建议

1. 初步汇报
    a. 无论是轻微的受伤还是致命性事故,都要在 24 小时内完成初步报告。响应情况取决于事件/事故的严重程度
    b. 确保留有足够的时间让外面的机组人员返回
    c. 确定接待室的位置以及所需的房间数量
    d. 团队中要有一名心理健康专业人员,作为团队的一部分
    e. 借用地方航空医学 CISM 团队成员
        i. 与其他方案组合作(如果你所在地区有其他方案组),让每个方案组中的多名成员在 CISM 接受培训
        ii. 有助于提供即时响应,可通过和你们组员建立信誉的工作人员提供
        iii. 这需要预先规划和协调
    f. 考虑激活和借用国家 START 团队
        i. 1-866-879-0555 或团队协调员 1-775-742-3245 或
        ii. www.start4cism.org
2. 考虑使用空中和地面医疗转运幸存者网络(Survivors Network for Air and Ground Medical Transport)(www.survivors-network.org)
3. 预先指定一名人员(严格确认),以评估管理团队的状况,特别是计划负责人
    a. 计划负责人/其他主要参与者将没有时间哀悼
    b. 他们的持续功能将取决于哀悼和照顾自己的时间
    c. 确定强制"超时"的可能性,如果认为有必要
    d. 在现场关闭(抵达#2 指挥站)后立即汇报 PIO#1。#2 指挥站要留有一名 CISM 团队成员以便报告情况
4. 监督家庭联络员的情况,并听取他们的汇报,因为联络员也会有悲伤和压力
5. 听取当地有关机构的汇报
    a. 如可能,在事件/事故发生后的第一周内进行
    b. 应该对所涉及的所有组员、行政管理人员、调度员、消防部门人员、EMS 和执法机构开放
    c. 在中立场进行
6. 工作人员的会议次数
    a. 每次会议的平均参加人数应该为 3~6 人,以团队为基础
    b. 应该根据需要通过雇员援助计划(EAP)向团队成员提供额外的一对一咨询
7. 如果你们没有雇员援助计划,则应该允许雇员自己选择经认证的/公认的顾问
    a. 不应该让雇员自付费用
    b. 只要有必要,都应该制订雇员援助计划

针对任务报告中可能涉及的个人和团队提前制订一份列表也很有用,这样可避免无意中遗漏任何个人或团对。应该根据方案组的具体情况决定如何将各团队归类到不同的汇报环节中。大多数心理健康专业人员都建议让家属与工作人员和组员分开听取汇报。建议听取报告的个人或团体包括:

- 组员(空中和地面,如适用)
- 方案管理和行政部门工作人员
- 沟通交流专家和/或派遣人员
- 工作人员的家属
- 专业转运团队

- 相关机构
- 主办医院的工作人员:管理、公共事务、风险管理、安全等。
- 转介和/或接收医院(特别是当故事发生在另一地方的情况下)。
- 前组员

请切记,团队成员会随着时间的推移展现各种不同的情绪。这些情绪可能会自己消化和/或发泄出来,即对朋友、家人或其他团队成员表现出来。管理团队可能会面临来自转运团队的极端愤怒。在这种情况下,要时刻牢记这种愤怒并非针对某个人,这点非常重要;这只是在严重事件或事故后对压力和悲痛的一种反应。对压力和悲痛的反应因人而异,但会受性别、文化和精神性的影响,也会因为人生中的其他问题而被放大。需要记住的是,每个人对事件或事故的反应不同。

在重大事件或事故发生后第一年内可能会有员工选择离开,方案管理人员应该做好处理人员损失的准备。家人担心可能会迫使员工辞职,或者机组人员可能会发现自己没有继续坚持这份工作的信息。2000 年,笔者进行了一次非正式的 CISM 调查,其中涵盖在过去 10 年中发生过致命事故的 28 个方案组。在 17 名受访者中,82%在事故发生的第一年内失去了队员。这比事故发生之前这些方案组的正常员工退出率高 81%。在调查中作出回应的方案组百分之百使用了某种形式的 CISM,平均为两次回答时间。76%的应答者认为 CISM 的使用有益。

事件/事故的周年纪念日以及 NTSB 调查报告的公布对于许多方案组、家庭和机组人员来说都是特别困难的时刻。事件可能会被重新处理。要提前做好准备,并针对 NTSB 报告公布即刻后以及事件周年纪念前后的情况汇报工作制订相关计划。确保家庭联络员或计划负责人联系并通知家属即将公布 NTSB 调查报告(即使家属有可能已经知道),如果需要的话,并帮助家属理解报告结果。同时考虑为所有工作人员提供保密的个人咨询服务。让管理团队做好再次面对情绪波动的准备,与方案组工作人员在事件/事故首次发生时经历的情绪波动相似。在公布报告后,媒体也可能要对事件/事故做后续报道。媒体可能会根据报告的调查结果提出更多的问题,方案组需要提前预测媒体可能提出的问题,并计划如何进行回复。

PAIP 演习

完成 PAIP 后,计划和实施一次"逼真的"飞机事故演习以检测 PAIP,并确定其工作原理,这将非常有帮助。演习应包括以下内容:

- 以预先规划的场景为基础,通过实际媒体采访启动计划
- 管理团队对场景不知情
- 将所有管理/机构工作人员都纳入在 PAIP 上的呼叫树内,包括操作员/秘书
- 录制视频,或由派遣中心训练有素的观察员实时观察
- 演习期间在医院或现场安排飞机
- 如可能,停止使用飞机
- 如果发生真正的事件/事故,管理人员将进入他们将要承担的角色
- 给指挥站#1 和#2 派遣 PIO
- PIO 的媒体采访
- 通知组员

与你的管理团队一起耐心练习桌面演习,飞机坠落演习有助于解决一些可能会遇到的最糟糕的情况。在不断演习中你可以根据需要调整 PAIP 及其任何构成部分。此外,由你的转介机构和接收机构组成的主办焦点小组可协助你的组织确定客户的潜在需求,以及事件将如何影响他们。

总结

一旦完成了 PAIP,包括紧急期和长期部分,通过桌面、功能和全面演习对它进行测试;并根据演习结果进行调整,且每年需要进行一次审查和修订,以作进一步修订和调整。信息和人员会随时间发生变化。曾经运作良好的方法可能会随着时间推移而过时或者效率低下,因此你需要制订出更佳、更有效的方式来实现目标。

PAIP 的预先规划过程和制订并不容易,而且需要花费一些时间,但它却很有必要,而且最终形式的 PAIP 是非常有用的文件。让你的组织做好处理严重事件或事故的准备不仅有益,也是你的责任。该责任不仅延伸到飞行方案组、方案组工作人员和家属,还将包括你所服务的转介和接受机构、他们所在的社区及你所治疗和转运的患者,甚至远不止于此。你们方案组处理这类重大事件的方式和态度将决定你们在未来几年能否继续存在并蓬勃发展。如果你

已经做足了练习且做好了准备,则 PAIP 将在你成功处理危机的道路上发挥指导性作用。

推荐阅读

1. *Accident/Incident Preparation & Recovery: Survivors' perspectives on risk mitigation, preparation, response, and recovery.* Alexandra, VA: Survivors Network for Air and Ground Medical Transport; 2012.

2. *Funeral Service Guidelines.* Skokie, IL: Illinois Fire Chiefs Association; Jan 2006.

3. Hermes D. *Funeral Team Guidelines*, Skokie, IL: Illinois Fire Chiefs Association; 2006.

4. Myers D. The anniversary of the disaster: Mental health issues and interventions. In: *Disaster Response and Recovery: A Handbook for Mental Health Professionals,* Chapter 9. Rockville, MD; Diane Publishing:1994. http://www.psychceu.com/disaster/disaster.asp. Accessed on October 2012.

5. Mitchell JT. *The Anniversary Dilemma.* http://www.havenofnova.org/articles/coping_with_the_holidays/anniversary_dilemma.pdf. Accessed on August 1, 2014.

6. Mitchell JT. *Anniversary Self-Aid and Buddy Care for Those Who Helped.* August 2002. http://www.cism.cap.gov/files/articles/Anniversary%20Self-Aid%20&%20Buddy%20Care%20for%20those%20who%20helped.pdf. Accessed on August 1, 2014.

7. *Post Accident Resource Document: A Special Resource for Air Medical Transport Leaders in Times of Crisis.* Alexandria, VA: Association of Air Medical Services; 1999.

8. *Media Relations Guide.* Alexandria, VA; Association of Air Medical Services; 2004.

9. *Taking Care of Our Own: A Resource Guide.* [course guide]. Emmitsburg, MD: National Fallen Fire Fighters Foundation; 2003.

10. *Serving Those Who Serve: Beginning a Fire Department Chaplaincy Program.* Clifton, TX: Federation of Fire Chaplains, 2006. http://www.vfis.com/documents/ChaplaincyProgramBooklet-ServingThoseWhoServe.pdf Accessed on August 1, 2014.

其他资源

1. Survivors Network for Air and Surface Medical Transport. www.survivors-network.org

2. MedEvac Foundation. www.medevacfoundation.org

3. National Fallen Firefighters Fountain. www.firehero.org

4. Officer Down Memorial Page. www.odmp.org

5. Federation of Fire Chaplains. www.ffcfirechaplains.org

6. National Law Enforcement Officers Memorial Fund. www.nleomf.com.

7. PAIP section. www.flightforlife.org

8. www.fema.gov

9. International Critical Incident Stress Foundation. www.icisf.org

10. United States Fire Administration. www.usfa.fema.gov

11. Concerns of Police Survivors. www.nationalcops.org

12. International Conference of Police Chaplains. www.icpc4cops.org

13. Illinois Fire Chiefs Association. www.illinoisfirechiefs.org

14. Air Medical Memorial. www.airmedicalmemorial.com

15. The Center for Medical Transport Research. www.tcmtr.org.

16. Vision Zero. www.aamsvisionzero.org

17. Association of Flight Chaplains. www.flightchaplain.org

18. Surface to Air Response Team (START) CISM. www.START4CISM.org

附录

注:以下附件的样本可在 AMPA 网站(www. AMPA. org)上查看和下载。

1. 个人信息表

2. [方案组]组员的传记表

3. 责任豁免书(随行观摩同意书和紧急联系方式)

4. 媒体通讯政策中需要涵盖的条目

5. 媒体咨询样本

6. 头 24 小时:公众信息官员(PIO)和媒体协调员的建议责任

7. 守丧、葬礼、目的选择

8. 雇员航空医学葬礼选择清单

9. 航空医学葬礼前责任清单

附录73-1 个人信息表

姓名：_____

地址：_____

_____

_____

家庭电话号码：_____ 工作单位电话号码：_____

手机号码：_____ 传呼机号码：_____

E-Mail 地址：_____

紧急情况通讯方式：

姓名：_____

地址：_____

_____

关系：_____

（配偶、其他重要人员、父母、朋友等）

白天电话号码：_____ 夜间电话号码：_____

手机号码：_____ 传呼机号码：_____

雇主姓名：_____

雇主地址：_____

备用联系人：

姓名：_____

地址：_____

_____

关系：_____

（配偶、其他重要人员、父母、朋友等）

白天电话号码：_____ 夜间电话号码：_____

手机号码：_____ 传呼机号码：_____

雇主姓名：_____

雇主地址：_____

在通知配偶/其他重要人/父母时是否有任何担心或顾虑（健康问题？）_____

去你家里的大体路径概述：_____

_____

指定看管员：_____

地址：_____

白天电话号码：_____ 夜间电话号码：_____

备用看管员：_____

地址：_____

白天电话号码：_____ 夜间电话号码：_____

孩子：

73. 事故／事件后管理

孩子#1：_____

学校名称：_____ 学校电话号码：_____

学校地址：_____

孩子#2：_____

学校名称：_____ 学校电话号码：_____

学校地址：_____

孩子#3：_____

学校名称：_____ 学校电话号码：_____

学校地址：_____

孩子#4：_____

学校名称：_____ 学校电话号码：_____

学校地址：_____

紧急宠物/动物看管安排:宠物/动物：□有　□无

宠物数量：_____ 关在屋子里：□是　□否

物种：_____

_____

宠物看管员姓名：_____

地址：_____

白天电话号码：_____ 夜间电话号码：_____

1. 列出你希望陪同计划负责人去你家里通知并作为方案组与你家属之间的联络员的方案组/部门成员：

　　姓名：_____

　　姓名：_____

　　姓名：_____

2. 列出你想让他协助通知的其他人员：（例如你的部长）

　　姓名：_____

　　关系：_____

　　白天电话号码：_____ 夜间电话号码：_____

　　手机号码：_____ 传呼机号码：_____

　　雇主姓名：_____

　　雇主地址：_____

3. 牙医的姓名：

　　地址：_____

　　电话号码：_____

	是	否
4. 你是否是美国军队的退伍军人吗？	□	□
5. 如果你有资格享受军事葬礼,你是否希望如此？	□	□
6. 你是否想拥有一个全套荣誉葬礼吗？	□	□
7. 你是否是指定的器官捐献者？	□	□
如果是,则需要与体检医师协商。	□	□
8. 你是否已经立下医嘱？ 如果是,请说明保存地点：_____	□	□

723

9. 关于你死亡之后的事宜,你是否有什么特别的要求或指示?

_____

_____

_____

_____

附录 73-2　个人信息表

1. 姓名:_____ 出生日期:_____

2. 职位:_____

3. 服务年限(方案组):_____ 雇用日期:_____

4. 初次获得许可的年份:(选择所有适用许可)

　　护理:_____ 伞兵军医:_____

　　EMT:_____ 呼吸治疗师:_____

　　医生:_____ 管理:_____

　　飞行员:_____ 技工:_____

5. 地点:_____

6. 证书/资质证书:_____

_____

7. (方案组)以外的其他工作:_____

_____

_____

8. 你是否有医嘱? 如果有,请说明保存地点:_____

_____

_____

9. 爱好/兴趣:_____

_____

_____

10. 你认为这份工作回报如何?_____

_____

_____

_____

附录 73-3　责 任 豁 免

　　鉴于条款,我向_____申请了随行观摩名额,以观察其实践操作和程序,包括_____操作;鉴于条款,我已了解到这是一家非营利性公司,它部分依靠慈善捐款来支持其活动,包括_____;鉴于条款,我了解到,尽管公司已经努力确保_____操作的安全性,但该操作依然存在风险,而且_____在通过调度将伤员和患者转运到可提供护理的地点,在该操作中要避免所有伤害风险是不可能的。

据此,我特此声明,我将永不起诉＿＿＿＿＿＿,永远免除其责任,包括其成员、官员、主管、雇员、代理人、保险公司、附属机构、继承人和受让人,包括但不限于,＿＿＿＿＿＿＿＿＿＿(统称为"豁免"),使之不受牵连于:豁免声明中受害一方自己的过失造成的任何身体伤害(例如但不限于割伤、擦伤、骨骼断裂或折断、肌肉或肌腱损伤、头部损伤、化学烧伤、空气质量或空气压力有关的损伤)、疾病、死亡、财产损失、情绪困扰或社会损失(直接的、间接的、必然的)所导致的损害赔偿、代价、损失、费用、要求、索赔或因果关系责任。该声明中明确涵盖了＿＿＿＿＿＿＿＿＿＿豁免声明中受害一方自己的过失,前提为＿＿＿＿＿＿＿＿,发生地点＿＿＿＿＿＿＿。

我已经了解受害一方的过失可能包括在以下过程中未能使用合理的护理方法:地面、固定装置、设备或其他财产的维护;雇员和/或独立承包商的选择、培训或监督;安全程序或设备的选择、批准或维护;提供设备的使用或选择说明书;选择、供应或提供防护设备、衣服或帽子相关的使用说明;和/或提供急救或紧急医疗护理。

我同意,如果该协议的任何部分被认定无效,则其余部分应继续具有完全的法律效力。

我承认我有机会对本豁免协议的条款和条件进行审查、讨论、并提出问题。

该豁免书中考虑到了＿＿＿＿＿＿＿,允许我观察＿＿＿＿＿＿＿的运行过程,以及与其代理人和雇员一起在实际紧急情况或其他运行中参加＿＿＿＿＿＿＿＿＿。

是否提供并审核通用身体物质注意事项卡:是　　　否

我已阅读本协议,了解其条款,并了解一旦签署该协议将放弃实质性权利。

签名:＿＿＿＿＿＿＿＿　　　日期:＿＿＿＿＿＿＿＿

印刷体姓名:＿＿＿＿＿＿＿＿　　　印刷体工作机构名称:＿＿＿＿＿＿＿

紧急联系信息:

姓名:＿＿＿＿＿＿＿＿　　　电话号码:＿＿＿＿＿＿＿＿＿

地址:＿＿＿＿＿＿＿＿＿＿＿＿＿＿＿＿＿＿＿

附录 73-4　媒体通讯政策中需要涵盖的条目

制订一个媒体联系人和联系号码列表

- 包括印刷品媒介、电视、广播和社交媒体。
- 确定此列表中需要的媒体数据包(打印或保存在闪存盘/CD 上)的数量。
- 该列表对于发送新闻稿等,以及对于患者聚会、奖励和其他特别活动也非常有用。

采用预先规定的内容制备一个媒体数据包

- 与你们方案相关的 FAQ(常见问题)
- 通过 CD/闪存盘或方案组的 YouTube 频道,用直升机的 B-role 连续镜头拍摄数字文件
- 媒体徽章(仅限数据包)
- 保存在 CD/闪存盘上的方案文件照片(仅限数据包)
- 相关组员的数码照片
- 飞行数据统计/安全记录
- 方案历史
- 飞机规格和组员配置
- 组员培训/认证

媒体通讯政策中需要涵盖的条目(页码:2/3)

有人专门负责媒体签到,媒体达到后需要拿出数据包并签到。

如果你有网站和社交媒体,如 Facebook、Twitter、Blog 或 YouTube 等,那则是向客户和同事发送事件/事故后准确信息的绝佳方法。

- 关于事件/事故的初步信息(可采用 FAQ 格式)
- 新闻稿/媒体公告
- 持续信息,可减少调度和管理电话。
- 纪念/葬礼资讯
- 恢复服务信息
- 还要准备一个在采访之前派媒体人员参观的合适地方。这将有助于记者更好地了解你们组织及其工作人员。创建一个网站"媒体"部分,其中至少包含以下信息:
  ○ 方案组 FAQ
  ○ 历史
  ○ 组员培训/认证
  ○ 飞机规格

  安排面试和简报时间

- 请在媒体联系之后的第一个小时发表声明。
- 已经制订了新闻稿,以便填写信息。
- 确保管理团队成员有机会在传播之前检查信息的准确性。
- 安排带入一些食物,以便让媒体不必离开岗位。

包括相关组员的档案照片和传记。

为媒体关系的指定负责人提供定期的媒体培训。

最初计划两个指挥站。

- 在事故现场建立指挥站#1(从最初直到飞机撤离),并在预定位置建立指挥站#2。
- 以便接待正在寻找图像和信息的媒体。
- 为所有相关机构提供统一信息,以确保提供给媒体的信息一致。

考虑利用各种资源对危机交流中的所有管理团队和管理人员进行培训。

在你的网站上建立媒体部分,以便将所有媒体数据包条目发布到该网站。

确定将由谁代表从管理方回应现场,并根据情况确定他们将如何到达现场。

- 此人应该让手机保持畅通,以便他或她在到达目的地之前可在指定的简报站点与第 2 指挥站和 PIO#1 保持通信。
- 此人将负责在现场维持指挥站工作秩序,直到 PIO#1 媒体移动到第 2 个指挥站。
- 此人将根据事故发生地点,与现场协调员(飞行员、机械师和供应商代表)、NSTB、FAA、消防部门、执法部门和医院进行互动交流。
- 如果距离较远,可以考虑从自己的方案组(如果可行)或从地区方案组(直升机或固定翼)调用第二架飞机(如果可能),以节省旅途时间。

附录 73-5　媒体咨询样本

关于 XYZ 方案组事件(或事故)的声明

更新日期和时间

适用于即时发布

大约在今天上午(具体时间),一架载有＿＿＿＿＿＿机组成员和(如果有患者)的(方案组名称)直升机/固定翼飞机在(事故发生地点)坠毁。

飞机上的所有(人数)人在事件中受伤,随后被(转运到 XYZ 医院)或(在坠机中丧生)。机上人员包括(标准机组人员或专业转运团队)和一名患者(如果有的话)。机组人员全部处于(严重、危急等)状态。

这架飞机是(制造商)的(型号),生产于(年份),由(供应商,如果有)服务。我们当前正与美国国家运输安全委员会(National Transportation Safety Board)(如果发生人员死亡),以及联邦航空管理局(Federal Aviation Administration)和地方当局奋力合作。

相关人员的姓名将在(日期和时间)在(地点)举行的新闻发布会上公布。

联系人:姓名

传呼机或手机号码

姓名

传呼机或手机号码

附录 73-6　头 24 小时:公众信息官员(PIO)和媒体协调员的建议责任

PIO#1

- 在现场建立指挥站#1(如果地理位置可行)。
  - 媒体将先在现场聚集,以便"亲眼目睹"和评论。
  - 在受伤/死亡人员被送走之前回应都在现场。
- 与计划负责人保持直接沟通。
- 协助向媒体提供准确的信息。
- 向现场的媒体/相关机构提供媒体数据包。
- 在媒体联系后的第一个小时内发表声明
- 指挥站#1 关闭后,与 PIO#2 举行新闻发布会。
- 传播批准的信息。
  - 家属批准的名称/照片/传记。
  - 方案组管理部门批准新闻稿。
- 在现场与相关机构的 PIO 合作。
  - 消防/EMS/执法部门/医院。
  - 提供给机构的媒体数据包。
  - 给媒体提供统一信息。
    - 所有机构都必须向媒体提供相同的信息,这点很重要。
    - 减少"turf"问题。

PIO#2

- 建立指挥站#2.
  - 预先确定的位置
    - 医院
    - 飞机库
- 媒体协调员为新闻发布会/媒体提供的信息清单。
- 安排采访和简报时间。
- 在媒体联系后第一个小时内发表声明。
- 在现场与PIO#1直接沟通。
- 召开新闻发布会。
- 发送新闻稿。
  - 附录中以及AMPA网站（www. ampa. org）上的媒体咨询样本。
- 确定安装设备（卫星卡车、电缆等）的安全位置。
- 通知所在设施中与潜在"漫游"媒体相关的安全性。

媒体协调员

- 协助指挥站#2。
- 在新闻发布会时负责媒体签到
- 传真/电子邮件/在线新闻发布等
- 用方案名称设置"谷歌快讯"（Google Alert），以收集事件/事故相关的所有在线信息。
- 担任文件看管员。
  - 媒体数据包/机组人员传记/照片
- 发现和组织志愿者。
  - 收集在线和印刷报纸文章/录像/社交媒体帖子。
  - 处理电话/电子邮件/信息/在线社交媒体帖子/鲜花。
  - 记录所有的帮助和支持，并回写谢。
- 向网站/信息系统管理员提供在线信息。
  - 在"新闻"（针对客户）和"媒体"（针对新闻界）部门中发布信息（如果两个都有的话），并链接到组织的社交媒体平台上。
  - 针对事故初步公布信息（刚得知的事实）。
  - 在有新信息时进行更新。
    - 这点可通过媒体咨询的形式完成
    - 在确定后添加葬礼/纪念资料。
- 支持PIO。

附录 73-7 守丧、葬礼和墓地选择

丧葬礼仪各国风俗迥异,本书提供方案仅供了解美国丧葬习俗。

守丧

- 总体事项:
  - 有步行入场仪式吗? 请确定时间。
  - 访问卡。
  - 用于装慰问卡和勋章的卡片盒。
  - 用于装来访机构文件的篮子。
  - 确保为方案组订购鲜花(选择花店?)
  - 纪念雕版
    - 采用方案组的颜色。
    - 头盔和制服放置在桌子上。
    - 图片和个人物品。
    - 直升机模型,如果有。
    - 方案组剪贴簿。
- 仪仗队:
  - 指定一名官员制订时间表并监督守丧程序。
  - 确定发布时间。
- 手套:
  - 护枢者、仪仗队等所需的白手套。
  - 与制服店或殡仪馆负责人进行核查。
- 飞机库:
  - 彩旗——是或否?
  - 从哪里得到。
- 带有徽章的寿衣:
  - 受灾方案组穿戴。
  - 用什么。黑色电工胶带很好使用。
  - 从哪里得到。
- 纪念旗:
  - 在棺材上提供 EMS/US 或其他纪念旗。
  - 订购纪念旗和盒子。方案组应该承担旗帜费用。
  - 是否考虑由护枢者在墓地折叠旗帜? 名誉护枢者?
  - 与美国国旗和 EMS/医院标志(如果有的话)一起在展台上展示。
  - 旗帜放在救护车上,与棺材放一起。
- 其他旗帜:
- 如果死者还有其他服务单位,请考虑是否使用其他合适的旗帜。
- 确定是否由这些机构或方案组向家属进行折叠和展示。

葬礼

- 教堂的葬礼计划
  - 对计划进行审核,以确定活动日期和时间。
  - 关闭棺材(如果打开):拿开可能需要交给家属的物品(必须得到家属的许可),如飞行章。
  - 使用指定的旗帜。

- ○ 护柩者的责任——确定有谁主导,以及具体时间。
- ○ 鲜花(转运或摆置过程中所需的帮助)。
- ○ 组员家属的座位
  - 在哪里?
  - 游行计划—审查计划;进行讨论
    - 将由谁领导游行队伍?
    - 要具备与委员会沟通的能力,和/或
    - 在教堂展现的受灾方案组车辆。
- 悼词:有或无?
  - ○ 一位发言者或多位发言者?
  - ○ 发言人的姓名和头衔。
  - ○ 阅读顺序。
  - ○ 结论的大概时间(如可能)。
- 荣誉细节
  - ○ 受灾方案组成员。
  - ○ 制服:尽量着统一服装。
  - ○ 交通安排(也要考虑每个家属的交通情况)
  - ○ 访问部门/飞行方案组
  - ○ 通知访问部门和飞行方案组
    - 收音机、电话、传真,L. E. A. D. S 信息
    - 规模估算(RSVP 电话号码)
    - 葬礼后的午餐计划?
    - 地图或特殊打印指示(根据需要)
- 鲜花单位:消防部门运送
- 风笛手
- 游行乐队
  - ○ 在少数几个街区内可使用鼓手。
  - ○ 把当地学校作为一种资源。
- 摄影:
  - ○ 视频和静态照片
  - ○ 现场直播:是或否?
  - ○ 向每个家庭/机组人员提供照片和视频副本。
  - ○ 影像:考虑备用摄影师/不止一名摄影师。
    - 不同的角度/位置
    - 设备故障:如何处理
    - 挤在队列中:如何处理
    - 捕获每个家属在不同时刻的影像
- 抬棺人
  - ○ 家属是否要求机组人员穿制服?
  - ○ 每个家庭或方案组应该选择6~8 名护柩者。
  - ○ 如果家庭选择,可联合使用民用和方案组护柩者。
  - ○ 是否有荣誉抬棺人? 方案组或每个家庭可指定组员护卫棺材。

73. 事故/事件后管理

去往墓地的队列

- 救护消防车
  - 如果使用消防车,则应该由消防部门/EMS 成员负责装载和卸载棺材。
  - 将使用什么部门/EMS 服务?
  - 在葬礼的上午安排训练时间。
  - 确定死者的孩子/家属是否乘坐消防车。
  - 彩旗?
- 车辆彩旗——后面的彩旗上是否写死者的姓名?
- 车辆游行
  - 确定从教堂的游行顺序:(如果牺牲者多于一个人,则可能会有所不同)
    - 访问部门
    - 飞行方案组
    - 鲜花
    - 载有遗体的救护车
    - 家属/护柩者
    - 平民
    - 由直升机和组员列队组成陨落队形
    - 现场组员要注意头盔、靴子和制服。
    - 如果游行中涉及一名以上牺牲组员,则要在已故组员之间摆上鲜花。
    - 当救护车驶过时要敬礼。
    - 使用哪种直升机?
      - 受灾方案组(如果涉及多个飞行方案组)
      - 区域方案组。
  - 将使用哪些部门?
  - 游行队列要路过家吗?
  - 游行队列将经过消防部门吗?
    - 通知消防部门。
    - 要求陨落队形。
    - 消防车通过时要奏响警笛吗?
- 交通
  - 确定最后的旅行路线。
  - 给警察提供路线并请求适当的帮助。
  - 核查交通问题。
    - 火车轨道
    - 繁忙/危险的交叉路口

墓地/墓址

- 审核迄今为止的墓地计划。
- 另外还要讨论:
  - 服务次序
  - 在神职人员仪式结束时:旗帜、呈献、最后的敬礼、重组队列
- 呈献
  - 确定你希望呈现给每个家庭的旗帜、已故徽章、头盔或其他物品。

  ○ 由计划负责人呈献。可能需要助手携带物品。
- 风笛手
- 最终派遣
  ○ 也可以使用派遣队预先录制的信息并合并音频。
  ○ 解释最后一次飞行的意义。
  ○ 通过 PA 播放预录好的留言。
  ○ 低空飞行。
    ■ 受灾方案组/区域方案组
    ■ 有多少架直升机?
    ■ 将如何完成?
      - 由协调飞行员和所有参与飞行员在飞机集结待命地区举行简报会。
      - 指定纪念设施/墓地现场的飞越协调员
      - 单行飞行
      - 陨落队形中的最后一架飞机脱队;受灾方案组飞机,如果可能
- 消防云梯
  ○ 安排两辆卡车进入墓地。
  ○ 将美国国旗悬挂在梯子顶端(蓝色部位应该在左上角,因为游行趋向旗帜)。
- 午餐计划:时间和地点?

其他各方面

- 飞机库/医院彩旗
  ○ 布置——飞机库的前门或直升机出口的机库门。
  ○ 持续时间—30 天
- 新闻
  ○ 在悼念中给新闻界人员留座位并让他们加入很重要。
  ○ 向新闻界通知所有细节,包括游行路线。

宗教信徒的丧葬礼仪可与神职人员具体协商

  ○ 新闻工作者区域、卫星卡车等。

与丧葬承办人会面

- 丧葬过程的最关键部分是与丧葬承办人制订一份全面的工作安排。请记住,如果出现任何问题,都将是对他们商业信誉的损害。
- 解释你作为联络人的角色。
- 解释家属要求/同意参与计划。
- 解释没有丧葬承办人的许可,什么都不能做或什么活动都没法进行。
- 确认守丧和葬礼的细节。
- 与丧葬承办人一起制订最终计划。
- 对迄今为止的守丧计划进行审核并讨论:
  ○ 是否需要白手套?
  ○ 在棺材上覆盖旗帜,还是使用家属订购的棺材花篮?
  ○ 仪仗队的举办地点在哪里?
  ○ 要求对计划进行排练。
  ○ 在排练前要让家属和朋友们入座吗?

守丧、葬礼和墓地选择（页码：5/5）

向部门进行通知（是指除葬礼仪仗队之外的部门）

- 收音机、电子邮件、网站、电话、传真、L.E.A.D.S 信息

- 规模估算（RSVP 电话号码）

- 葬礼后的午餐计划？

- 访问单位是否需要地图或特殊打印指示？

墓地计划

去墓地确定墓址。考虑最坏情况和可能的天气条件（注意：可能使用收容教堂）

- 绘制坟墓的街道和位置。

- 制订停车计划。

- 确保大型车辆与树木和障碍物之间有足够的间隙，并确保地面足够坚实，能够承受其重量。

- 确定灵车或消防车的停靠点。

- 确定十字梯的位置。

- 确定其他特殊需求，例如：

    ○ 步枪队的位置（如军事荣誉）

    ○ 如果人群较庞大，可采用扩音器将音频放大。

    ○ 协调所需的沟通以及小组和活动的时间安排。

附录 73-8　雇员航空医学葬礼选择清单

荣誉选项：可使用所有、部门或不使用

守丧：　　□私人　　□公众　　□无

葬礼：　　□私人　　□公众　　□无

消防队长葬礼委员会协助举办荣誉葬礼

纪念（开放式）

- 仪仗队/护旗队

- 消防/EMS/执法/派遣/医院参与

- 纪念旗

守丧

- 仪仗队

- 在空勤人员、消防部门、EMS、派遣部门、执法部门工作人员的护送下步行

- 纪念旗

- 纪念雕版

葬礼

- 救护消防车

    ○ 部门选择（由哪个部门负责）：＿＿＿＿＿＿＿＿＿＿＿＿＿＿＿

- 向墓地转运鲜花的消防车葬礼专用箱

733

  ○ 部门选择(由哪个部门负责):_____

- 教堂内外的仪仗队
- 呈献给家属的纪念旗
- 呈献给家属的头盔和制服
- 最终飞程/派遣
- 风笛手
  ○ 在教堂
  ○ 在墓地
- 直升机低空飞越
- 教堂内穿制服的专业人员,墓地十字架
  □是　　□否
- 由直升机和组员列队组成陨落队形
  □是　　□否
- 抬棺人:选择
  ○ 民用和空勤人员
  ○ 全部为民用人员
  ○ 名誉团体

附录 73-9　航空医学葬礼前/纪念责任清单

计划负责人(PD)

- 确定方案组处于非服务状态的时间长度。
- 通知每名重伤或牺牲者的家庭联络员或指定联系人员(如果尚未意识到的话)。
- 与每名家庭联络员会面(应由死者事先确定或由 PD 指定),并讨论角色和责任。
- 获取每个家庭联络员的传呼机。
- 指定项目联络官与殡葬委员会合作。

家庭联络员和计划负责人

- 与家属见面并确定/讨论以下内容:
- 确定关于荣誉丧葬的意愿,以及家属的其他需求/问题。
- 家属有可能选择忽视死者关于荣誉葬礼的所有意愿,要对此做好准备。
  ○ 关于公共和私人葬礼/守丧的决定
  ○ 关于方案组参与葬礼的决定
- 根据 NTSB 的命令,解释尸检的必要性。
- 与每名医务人员的家属讨论组织对他们的财务承诺(包括方案组雇用的飞行员(本部分 135))。否则由飞机供应商处理。)
  ○ 确保每个家庭都了解会很快收到支票(如果是方案组政策的一部分)(方案组的福利套餐部门;涵盖紧急财务需求。)
- 与每个家庭讨论何时向媒体发布哪些信息(即照片、姓名、传记表等)
  ○ 在公布姓名之前协助每个家庭确定所有需要联系的家人/朋友。

73. 事故/事件后管理

- ○ 由于媒体需求,鼓励每个家庭在准备好之后立即公布机组人员姓名。
- ○ 提前发布信息可以实现信息控制和准确性。
- ○ 家庭可能会选择不发布传记表/图片。
- 为每个家庭提供 24 小时联络服务(手机/传呼机)。
- 根据需要协助选择丧葬承办人、教堂、墓地、日期、时间等。
- 如果死者超过一人,尽可能协调丧葬承办人,以确保尽量不要在当天举行葬礼。
  - ○ 为已故组员计划一项由方案组赞助的社区追悼会。
  - ○ 决定家属参与单独的方案组纪念。
  - ○ 在一项服务中向所有已故组员致敬。
  - ○ 向消防/EMS/执法部门/公众开放纪念馆。

PIO#2(如果超过一个 PIO)应该联系葬礼委员会/指定的葬礼协助人员。

- 让方案组管理部门负责更新葬礼和纪念进程。
- 作为方案组与提供帮助的个人或丧葬委员会之间的联络人。

治丧委员会/个人

指定殡仪或纪念人员与项目联络官一起工作。

守丧、葬礼和纪念人员

- 安排巴士转运民众。
- 将消防设备/救护车安排在教堂附近,如果使用的话。
- 教堂里的相机——是或否?
- 为相关人员提供纪念/葬礼路线图(即警察)。
- 装纪念帖的篮子。
- 消防部门/EMS 人员需要填写的来访者卡片。
- 仅限民众用的留言板。
- 负责让家属就座的人。
- 为家属和政要预留座位。.
- 在纪念中将每名组员的照片放置在画架上。
- 卡车的位置/媒体的现场转播。
- 合唱团的站台和座位(如果有的话)。
- 覆盖面很广的闭路电视。
- 当主要停车场满了后,可停在主停车场周边。
- 葬礼游行日的车辆时刻表
- 向当地执法人员通知守丧、葬礼、纪念活动等情况,以便提前安排巡逻对在家属的家附近巡逻。

PIO#1 应向当地公安部门发送执法部门预先调度系统(L. E. A. D. S)消息。

- 由计划负责人和家属批准。
- 应包括以下内容:消息途径[即州、县]
- 如下所示:(直升机方案组)非常悲痛地向您通知以下公职牺牲组员:事故发生在(日期、时间、地点)。组员的服务历史为(简短)。组员和(直升机方案组)的家属愿意在(日期、时间、地点),以(荣誉葬礼或纪念)的方式表达他们的纪念。步行通过的时间为_____。我们请求提供以下设备(发动机、员工车、救护车)。马车游行地点和应到达时间(通常提前 1 小时)。(或不要求派送设备,仅派送穿制服的人员。)结尾提供个人点评以及联系姓名和电话号码(治丧委员会成员或 PIO)

航空医学葬礼前/纪念责任清单(页码:3/3)

- 医院/赞助商/机库建筑物将半旗,挥动纪念旗。

财务总监或指定的人力资源部人员

协调以下内容:

- 方案组保险政策文书工作:
  - 工人赔偿
  - 工作小组的旅行保险
  - 人寿保险
- 应立即将支票(帮助支付开支)转给每名已故医疗组员的家属,以满足紧急财务需求(从雇员的利益出发)。
- 社区金融机构捐款。

媒体协调员/助理

- 复制所有已故组员的照片和传记表,以便用于随后的新闻发布会,前提条件是要得到家属的批准。
- 从 PIO/PD 获得有关机组人员葬礼/守丧相关的批准信息,以便发生给指定机构。
- 联系网站管理员,以便在网站上发布已批准的纪念/葬礼信息。
- 通过传真向消防、EMS、执法机构和医院发送批准信息。
- 订购纪念旗。
- 准备白手套和袖章(与治丧委员会确认)。
- 准备并协商在医院/机库悬挂黑色/紫色哀悼布帘(与治丧委员会合作)。

首席飞行护士

通知方案组的所有组员

- 电子邮件/网站
- 指定的电话号码,包括记录信息,以便让组员拨打(取决于方案组的规模)。

方案组联络员

- 联系治丧委员会和/或个人,以召开会议讨论殡葬纪念。

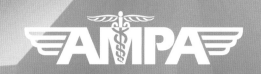

第Ⅷ部分：
　　美国军医转运

74. 美国陆军战场撤离:从内战至阿富汗战场

William G. White, Lieutenant Colonel, U. S. Army Nurse Corps

本章的内容仅供读者了解美军战场急救可资借鉴之处。然而对战争本身的看法往往与个人的政治信仰密切相关,本文中所包含的观点和主张属于作者的私人观点,不应该被解读为出版公司的观点,请读者在阅读时加以注意。

引言

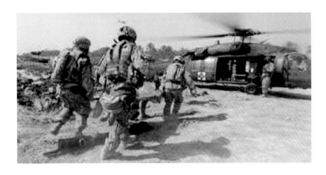

图 74-1 在伊拉克和阿富汗将受伤的美国军人撤离战场的速度快于历史上其他任何战争。在大多数情况下,伤员在受伤后 60 分钟内撤离[1]

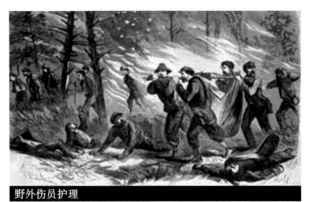

野外伤员护理

图 74-2 这幅内战图画描绘了 1864 年从莽原之役(Battle of the Wilderness)撤离伤员的典型方式[2]

背景

几个世纪以来,战争给数无数人民带来了毁灭与灭亡,也带来了重大的医疗进展,在战场后送领域,尤其是航空医学后送领域最为明显。从古代希腊组织良好的军队战斗开始,将伤员撤离战场一直是地面部队的一项难点。回顾美国内战,将伤员撤离战场需要花费数日,有时候甚至需要数周。在许多情况下,伤员不得不步行或爬行到战地救护站,有时甚至要步行或爬行 16km(10 英里)以上。

战斗航空医学后送先驱是第一次世界大战(WWI)的士兵[3]。自 20 世纪初以来,战场后送系统不断进行改进,以确保伤员的最大生存能力。美国军方在努力降低战斗中的发病率和死亡率的过程中面临着同样的挑战,也犯下了与历史军队相同的错误:医疗服务提供者不具备与任务相当的适当技能水平;在部署之前未实施适当的培训;在和平时期没有制订可靠的维持训练计划。用西班牙哲学家乔治·桑塔亚那(George Santayana)的话就是:"那些忘记过去的人注定要重蹈覆辙[4]。"

从历史上看,迅速撤离战场面临着许多挑战。在 WWI 期间,撤离战场的目的是在 6 小时内将伤员从战争现场转移至一个能够提供护理的稳定据点。当今,在"黄金时段"概念中,战场撤离的预期时间为受伤后 60 分钟。有证据表明,伤员到达手术室的时间越快(在 60 分钟内)[5],生存的可能性就越大。然而,快速转运只是该复杂撤离问题的一个方面。另一个挑战涉及在转移期间确保有足够技能熟练的人员(即医生、护士或医务人员)为伤员提供适当的护理。军方需要明确指出哪些专业训练对医疗服务提供者而言是必需的,以及如何在和平时期维持这种培训。需要解决所有上述挑战才能提供最佳的航空医学护理。

提供高质量的护理还需要确定基准点、数据收集和分析,以验证飞行机组是否处于正常运行状态。

美国内战中战场后送

使用可测量的战场后送结果已经演变成为了解决野外后送挑战的一个概念，尽管这并不是一个新的概念。再次以美国内战为例，在布尔溪（美国一小溪，曾是南北战争中的重要战场）第二场战役结束一周后，北方军队的军医处处长威廉·哈蒙德（William Hammond）在一次演讲中指出，在战斗结束八天之后仍有 600 多名伤员躺在布尔溪战场上[6]。当时的战场后送条件是最差的，严酷的现实是大多数伤员需要自己走路，或者在同伴的帮助下行走至救助站，而救助站有时候在 16~32km（10~20 英里）之外[7]。这是一种纯粹的伤员自我分类方法。许多严重受伤的伤员将死在战场上；那些最终到达救援站的人后来也有很多死于感染；只有最健康的伤员才能最终存活下来。哈蒙德将军认识到本场战斗的后送是一个问题，并以战场死亡率临床结果作为催化剂制订了一套有组织的后送系统。他任命乔纳森·莱特曼博士（Dr. Jonathan Letterman）负责制订战场后送系统，包括组建救护车队。该后送系统很成功，快速的战场后送直接挽救了许多生命[8]。

第一次世界大战期间的空运后送

第一次世界大战期间，军方领导人继续制订并完善战场后送系统。1915 年，法国人使用未经修改的战斗机将伤员从战场附近的机场转运到确定的护理地点。第一次有记录的航空医学后送是从战场上送走一名塞尔维亚受伤人员，这次转运后来被视为航空医学转运的诞生[9]。快速的后送将战斗人员的死亡率从 60% 降至 10%，前提条件是在受伤后 6 小时内将伤员送离。在第一次世界大战中首次为了拯救生命而制订后送时间表。1917 年，首次记录到一名受伤士兵由英国皇家空军用飞机送离。在此之前，将伤亡人员送达确定护理地点的平均时间大约为 3 天；而英国皇家空军能够在 45 分钟内将伤员从战场转运到医疗机构。至 1919 年，英法两国军方经常在战场和战争援助后送中使用飞机[10]。飞机可以大幅度提高转运速度，从而挽救无数生命。当时大多数飞机都没有配置患者转运装置，而是被作为"提高生存机会"的手段，现代术语为"伤亡人员后送"（CASEVAC）；这些患者通常无医务人员护理。

第二次世界大战（WW Ⅱ）期间的空运后送

1942 年，第二次世界大战期间，美国军方领导

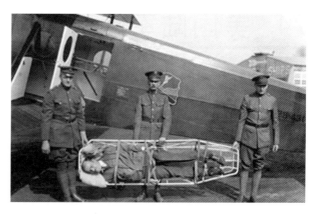

图 74-3　第一次世界大战中首次采用飞机将受伤人员从战场附近送至确定的护理地点。上图：de Havilland DHC，第一次世界大战期间的一种飞机，以及一名模拟患者[11]

人意识到，向海外战区附近的患者提供重症监护治疗所消耗的人力和物资都非常巨大。与部队转移以及粮食、弹药转运相比，医疗用品并不是空运的优先事项。重伤患者需要被送出战场。在第一年后送中，在无医护人员的参与下撤离了数千名患者。陆军意识到医疗服务提供者需要在空中陪伴这些患者，并提供护理。

因此要求军队护士成为伤员的转运提供者，但当时军方并没有经过训练的飞行护士。然而，民用社团确实有接受过飞行培训的护士：航空公司的航空乘务员。在 20 世纪 30 年代，大多数航空公司都聘请护士作为乘务员，因为从理论上讲

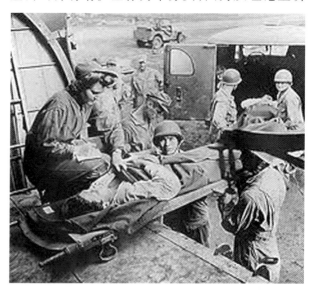

图 74-4　在第二次世界大战期间美国军队护士首次接受培训并被分配至陆军航空兵团。WW Ⅱ期间飞行护士在转运过程中负责照料受伤人员[12]

空中护士可安抚人们对飞行的恐惧情绪。在第二次世界大战期间，军方呼吁护士飞行员加入陆军，虽然陆军并不能保证加入后能够将他们分配到航空单位。

护士参加了选拔过程，需要军团护士长正式委任。选定护士必须身体非常健康，并且将要学习飞行生理学，以及丛林、北极和沙漠医学。他们还需要参加生存训练。这种训练持续 8 周，最后一项是毕业典礼。第一个毕业班有 39 名陆军飞行护士，而在肯塔基州列克星敦市 Bowmen 训练场接受训练的飞行护士达到 1514 名。陆军实际向陆军航空兵团分配了 500 名飞行护士，并在战争期间转运了 3864 名以上伤员[13]。然而，在 1947 年，陆军航空兵团正式独立出来，成为美国空军，而且分配至陆军航空兵团的军队护士也被归入空军。

朝鲜战争期间的空运后送

在朝鲜战场上，随着移动军医外科医院（MASH）的发展以及专用医疗直升机在战场后送中的使用，战场医疗服务迎来了重大革新。明确的手术护理与快速的后送组合将总体死亡率降低到 2.4%。尽管美国空军最初在战争初期使用直升机是为了搜救，但陆军配置医用直升机的目的只是为了将患者从战场转运到 MASH 单位，其中在下滑坡道上采用了特殊担架。直升机体积小，与二战初期一样，医疗服务提供者未考虑陪同伤员。陆军回顾了二战期间的教训，意识到他们需要一个能够容纳训练有素的医务人员的机身。当时，美国海军使用的一架直升机有医护人员[14]。

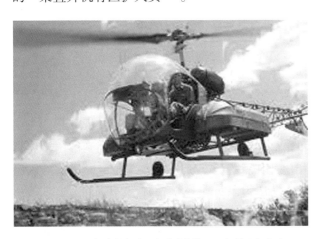

图 74-5　朝鲜战争时美军第一次使用专门的航空医学飞机将伤员从战场撤离。这些飞机体积很小，无法容纳医疗护理人员[15]

越南战争（越南称之为越南抗美战争）期间的空运后送

在越南战场上，陆军从飞行护士转换为飞行医务概念，并将第一架配有医疗护理人员的直升机用于航空医学转运领域。战场撤离速度提高，加之医疗护理人员在转运过程中为伤员止血，且保持气道和血液循环畅通，这些条件最终使得手术台上的总体死亡率降低至 2.6%。虽然这与在朝鲜战场相比似乎没有任何改善，但必须指出的是，更多的重症患者被以更快的速度送离战场。以前通常死于战场的受伤士兵现在有了生存的机会。在很多情况下，都可直接在受伤后 20 分钟内将伤员从战场上转运到外科医生的手术台上[16]。

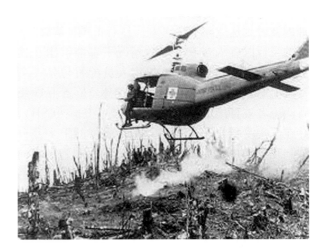

图 74-6　UH-1B Huey 被引入美国陆军的新医疗后送平台。这是美国陆军直升机第一次将医疗服务提供者专门作为医疗后送机组人员[17]

两次战争之间

1969 年，美国国防部长引入了一项新方案，以维持和平时期飞行员和医务人员的技能。该方案名称为农村社区的陆军 MEDEVAC（医疗撤离）单位，旨在协助交通部门，特别是协助处理与机动车辆碰撞相关的重大创伤。该方案在发生灾难时还将利用陆军设施协助民用团体，但不是替代民用应急系统，而是扩大民用团体。交通安全军队辅助（MAST）计划为陆军飞行医务人员提供了保持医疗技能的机会，而且对于一些城市来说，也是建立航空医学转运系统的一种经济方式。

随着向专业创伤手术设施输送经过培训的医疗服务提供者（经证明可挽救生命），民用团体迅速扩大了医疗撤离（MEDEVAC）概念。陆军的 MAST 方

741

案显示出了效果,尽管民用团体迅速增长,导致与陆军 MAST 方案相关的正式医疗训练短缺。平民创伤标准护理是紧急医疗技师(EMT)或医务人员的最低限度。很多时候,将由民用医务人员或 EMT 人员陪同 MAST 患者,以维护州级或县级方案。

民用团体在努力维持着转运创伤患者所需的适当技能。多年来,民航机构认识到医务人员在转运到医院之前的现场救护方面合格,但在重症监护转运方面尚不合格。发展飞行护士/机组医护人员配制已经成为许多地区的护理标准,也是直升机 EMS(HEMS)中最常见的机组配制。目前,只有少数几个以民用医务人员为导向的航空医学方案。

伊拉克战争期间的空运后送

在伊拉克战争期间,患者通常在受伤后 30 分钟内便可到达战斗支援医院。持有 EMT(基础)证书的飞行医务人员在大多数情况下都能够阻止伤员出血并提供快速转运。机组人员配置包括一名基础航空医生和一名非医务乘务长,负责照顾患者。患者被直接用飞机送至战斗支援医院(CSH),并在此接受特定医疗护理。在完成复苏手术几分钟到几个小时之后,战斗支援医院的护士将陪同 MEDEVAC 机组人员将伤员转运到伊拉克巴拉德的空军战区医院。陆军转运护士的唯一要求是获得护士执照,并接受重症监护或急诊医学培训。不需要事先筛选或飞行培训,也不需要标准文档。如果护士在重症监护室或急救室工作,则认为有资格空运患者。飞行生理学不属于主要因素。

阿富汗战争期间的后送

阿富汗战争给美国军队及其医疗后送系统带来了一列新挑战。阿富汗和伊拉克战场有很大的不同。阿富汗有很高的积雪山峰,战斗支援和战区支援医院很少。联合医院的工作人员不会讲英语也听不懂英语,阻碍了患者和护理人员之间的交流。直升机需要改装以减轻重量,以便让飞机可通过海拔 4572~6096m(15 000~20 000ft)的山峰。第一次改装是移除用于固定患者担架的飞行传输带,用肩带将患者固定在直升机的地板上。

在伊拉克,伤亡人员通常可在受伤后 20~30 分钟内被转运到战斗支援医院。在阿富汗,MEDEVAC 撤离时间要长得多。作战任务发生在更严峻的地区,远离 MEDEVAC 基地。这些障碍导致延误了患者的转运时间。步兵指挥部要求在 MEDEVAC 无法达到 10 分钟标准(从呼叫至直升机飞入空中)的情

况下通知美国国防部长。如果 MEDEVAC 在 60 分钟内不能接上患者并将他们送至医疗机构,则需要向华盛顿特区的将军发送一份报告。这些标准导致了转运至阿富汗的 MEDEVAC 救助数量增加,而且前线外科手术小队(FST)的数量也增多。前线外科手术小队的安置地点条件严峻,负责接从战场转运过来的伤员,因此可以实施紧急手术。随着 FST 战略布局的展开,MEDEVAC 将符合美国国防部设定的黄金时段标准。伤员在手术后出现问题,需要转移到下一级护理。患者通过插管连接在呼吸机上,有时血流动力学不稳定。在伊拉克战争中,战斗支援医院或急救手术队的护士将负责陪伴重症监护患者。飞行医务人员是美国陆军在战场后送中唯一可用的专业航空医学服务提供者。飞行医务人员接受基本的创伤护理训练,掌握了止血技术,但在重症监护医学方面几乎没有接受任何教育或培训。

在阿富汗,护士不能陪患者,因为护士在大多数情况下无法到达这种条件严峻之地。FST 失去一名护士会导致团队的手术能力减少一半。有时在复杂的创伤手术后几分钟内由飞行医护人员负责照顾重症患者。会向医护人员提供充满药物的注射器,包括麻痹剂、镇静剂和镇痛药。然后告知医护人员在以下情况下可"静脉推注"药物:患者开始变得焦虑或频繁四处走动,特别是如果患者通过插管与呼吸机相连的话。遗憾的是,大多数医护人员并不十分熟练静脉给药,也不了解许多药物的作用机制。在一些实例中,医护人员对患者给予麻醉药物,但却从未给予镇静药物。将瘫痪和非镇静状态的患者送到战区支持医院或战斗支援医院可能需要花费 40 分钟。一些插管患者没有接受药物,因为医护人员不敢注入陌生药物。在飞行过程中,有些患者呕吐、误吸,而且在某些情况下可能会死亡。

阿富汗的奇闻异事

最近一项研究比较了接受重症监护培训的美国陆军国民警卫队 MEDEVAC 单位的飞行医务人员与传统的现役军人 MEDEVAC 单位的医务人员。得出的结果是,与现役 MEDEVAC 的基础医护人员相比,国民警卫队 MEDEVAC 单位经验丰富的国民警卫队医护人员照顾患者时,受伤后 48 小时的死亡率下降 66%。观察到的数项病例阐明了当前正在接受单个 EMT 飞行医务人员照顾的患者的复杂性和尖锐性。

在一例病例中,一名头部有贯通伤的重伤海军陆战队员在某个海军救助站接受插管,并在一名基

础 EMT 飞行医护人员的陪同下撤离。在运往战斗支援医院的途中，患者的镇静作用消失，开始变得好斗，打掉了他的 ET 管，接着开始呕吐、误吸、处于低氧状态。该患者随后死亡。在另一例病例中，一名海军陆战队员在 IED 爆炸中受伤，并接受双侧下肢截肢。该患者在一名飞行医护人员的陪同下通过 MEDEVAC 撤离。在飞行 18 分钟后，该患者的状态在没有服用止痛药的情况下到达了极限，且双侧止血带失去作用。在第三例病例中，一名阿富汗当地男性在 IED 爆炸中遭遇穿透性躯干伤。该患者在转运中使用插管，血流动力学不稳定，接受了原位心包穿刺导管插管，由一名 EMT 飞行医护人员陪同。该患者的心包穿刺导管在飞行中脱落，在抵达战斗支援医院后立即接受了正中胸骨切开术。

另一个问题是飞行医务人员没有向接收医院提供任何患者护理记录，包括生命体征或药物。平均而言，巴格姆战区支持医院接收飞行中患者记录的时间低于 3%，而低于 1% 的时间接收患者的无线电报告[18]。

军队护士团被要求帮助解决这一个问题，就如在第二次世界大战期间一样。陆军医疗指挥部派出了 12 名接受过重症监护和急救培训的护士，分配到医疗撤离（MEDEVAC）单位、战斗支援医院和前线外科手术小队，以便在 MEDEVAC 直升机上提供重症监护。护士的选择依据为是否在职业生涯某个时间点参加过为期两周的联合航途护理课程，以及是否在重症监护区或急诊室工作。联合航途护理课程向护士们简单介绍了黑鹰（Blackhawk）直升机的情况。护士们学习飞行生理学和一些基本的重症监护技能，并参加了直升机水上生存训练。这些护士都无院前经验，都未实际在飞机上护送过患者，在到达航空部门时除 EMT 之外也都未从师于任何指导医师。

与 20 世纪 90 年代早期民事部门的情况一样，护士在院前地区担任角色，许多飞行医护人员对飞机上有护士这一事实表示不满。飞行医护人员觉得他们的技能远胜于护士，因此飞机上不需要护士。陆军航途重症监护人员与飞行医务人员之间也产生了类似的相互作用。在大多数情况下，两个不同团体大约在 3~4 个月内便形成了一种纽带。

历史再次重演，未接受任何初步和维持培训的飞行护士需要安全转运重症患者，同样未接受任何相应教育或培训，也没有任何实际经验的飞行医务人员则需要照顾重伤患者。当时的飞行医务人员接受过急诊技师基础水平的培训，此外还具备一些额外技能。护士和飞行医务人员都缺乏有效承担重症监护转运任务的相应培训和设备。

在阿富汗战场，适当的重症监护飞行训练并不是唯一的问题。还出现了其他一些问题；在 2010 年 10 月，塔利班的袭击导致阿富汗儿童死伤情况严重，包括烧伤、头部受伤和截肢。机组人员在转运和治疗儿童穿透伤方面没有经验。在 2011 年 1 月，受伤军犬数量也有所增加。军犬也被视为军队成员，他们也被授予了等级，比他们的管理员高一级。当军犬在战争中受伤时，MEDEVAC 被呼叫来负责它们的撤离。飞行机组人员还需要接受安全护理受伤军犬的培训。这种培训包括如何开始推注液体、治疗休克、护理腿部截肢、选择镇静药物和剂量及如何正确给犬戴上口套。这些都是阿富汗战场 MEDEVAC 人员面临的诸多新挑战，并非所有问题都得以解决。军方不断寻求新方法，以便为下次战争的医疗后送做好准备。

军队护士团目前正在评估航途重症监护护士所需的初步和持续培训类型。其中一项建议是将他们分配到前线外科手术小队，让他们从手术至转运的在整个过程中提供持续护理。其他建议是将护士分配到 MEDEVAC 单位，让他们与飞行医护人员一起组成重症监护转运小组，这不仅可维护机组的完整性，还可结合两种技能——有院前医疗经验的飞行医务人员和有重症监护转运经验的重症监护护士。

飞行医务人员也正在不断提高自身的技能。目前，选定的飞行医务人员参加了急救护理员课

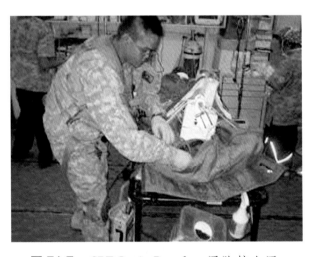

图 74-7　CPT Louis Penada。军队护士团，被派往前线作战基地 Tarin Kot（TK），被分配至第一轮航途重症监护护士飞往阿富汗，这是自二战以来首次派航途重症监护护士去战区，陆军有专门的军队护士，可被分配到军用航空医学后送飞机[19]

程,最终目标是将飞行医务人员通过认证升级为重症监护飞行护理人员。

护士和医护人员的两个附加培训方案都正在朝着正确方向前进,尽管仍然需要不断克服各种挑战,包括在和平时期定期进行重症监护转运模拟训练,以及维持重症监护飞行技能。

有时候,可从过去的经验教训中寻找到未来问题的解决方案。此类解决方案包括,例如,重新设计军队重症监护转运队的 MAST 方案,以及要求民用航空医学团体协助训练,取代陆军医护人员和护士。

总结

自内战以来,美军在战场后送方面已经取得了很大进展。军事医疗团面临着与前几次战争相同的挑战,包括:确定转运患者所需的相应提供者技能;确定完成转运任务所必需的培训类型;以及确定军队如何维持这些易退化的技能以备在将来使用。陆军医疗司令部一直致力于提高受伤士兵的护理质量,降低战场上的发病率和死亡率。战场后送方创新是战斗作业的诸多领域之一,已被证明可以挽救生命;当前这种创新正处于一种动态状态。目前,德克萨斯州圣安东尼奥市开展了一项试点项目,即在六至九个月内将陆军飞行医务人员转至 EMT。军方对护理人员技能维持问题也经过了周密的考虑。

参考文献和图片目录

1. Barker R Capt. Medevac crews in Afghanistan increase en-route patient care. DefenceTalk website. http://www.defencetalk.com/medevac-crews-in-afghanistan-increase-en-route-patient-care-46188/. Accessed on Jan 25, 2013.
2. General Sedgwick's death. *Harper's Weekly*. June 4, 1864. http://www.sonofthesouth.net/leefoundation/civil-war/1864/june/general-sedwick-death-last-words.htm. Accessed on February 20, 2013.
3. The History of the air ambulance. Air Ambulance Service website. http://www.airambulanceservice.com/history.html. Accessed on February 20, 2013.
4. Santayana G. Brainy Quotes website. http://www.brainyquote.com/quotes/quotes/g/georgesant101521.html. Accessed on December 10, 2012.
5. Manring, MM, Hawk A, Calhoon, J, Anderson, R. Treatment of war wounds: An historical view. National Center for Biotechnical Information website. http://www.ncbi.nlm.nih.gov/pmc/articles/PMC2706344. Accessed on February 5, 2012.
6. Hill MB. Treatment of the Sick and Wounded, Illustrated by Observations Made at the Seat of War. London, England: James Walton Bookseller and Publisher;,1870:19. http://books.google.com/books?id=VIFaAAAAcAAJ&pg=PA19&lpg=PA19&dq=bull+run+600+wounded&source=bl&ots=fXq_OKhkcO&sig=bTgkSgLn6338iEoXMLCNbR0Y-ByY&hl=en&sa=X&ei=HDAOVOWOLc2PNvmWgeA-J&ved=0CEcQ6AEwBQ#v=onepage&q=bull%20run%20600%20wounded&f=false. Accessed on September 9, 2014.
7. Manring MM, Hawk A, Calhoon J, Anderson R. Treatment of war wounds: A historical review, Clin Orthop Relat Res. Aug 2009;467(8):2168-2191. National Center for Biotechnical Information website. http://www.ncbi.nlm.nih.gov/pmc/articles/PMC2706344/. Accessed on January 4, 2013.
8. Wichtendahl K. Dr. Letterman, father of modern emergency medicine. National Museum Of Civil War Medicine website. http://www.civilwarmed.org/letterman-dinner/letterman-father-of-battlefield-medicine/?doing_wp_cron=1393814499.5107760429382324218750. Published online February 14, 2009. Accessed on December 22, 2012.
9. Lam D. Medical evacuation, history and development—The future in the multinational environment. NATO/OLAN Science & Technology Organization-Collaboration Support Office website. http://ftp.rta.nato.int/public/PubFullText/RTO/MP/RTO-MP-068/MP-068-19.pdf. Accessed December 22, 2012.
10. History of air ambulance and MEDEVAC. Mercy Flight, Western New York website. http://www.mercyflight.org/content/pages/medevac. Accessed on January 4, 2013.
11. History of air ambulance and MEDEVAC. Mercy Flight, Western New York website. http://www.mercyflight.org/content/pages/medevac. Accessed on January 4, 2013.
12. Wasps, WACS, and Flight Nurses. http://www.sammcgowan.com/wasps.html. Accessed on January 4, 2013.
13. U.S. Army Air Corps Flight Nurses - WWII during an evacuation. http://www.sammcgowan.com/wasps.html. Accessed on March 23, 2013.
14. Kreisher O. Rise of the helicopter during the Korean War. Aviation History website. January 16, 2011. HistoryNet website. http://www.historynet.com/the-rise-of-the-helicopter-during-the-korean-war.htm. Accessed on February 22, 2013.
15. Korean War and the Medevac Helicopter. Hovering Helicopter website. http://www.hoveringhelicopter.com/military-helicopters/korean-war-and-medevac-helicopter. Accessed on February 19, 2013.
16. Stewart E, Ekins A. War Wounds: Medicine and the Trauma of Conflict, Wollombi, Australia: Exisle Publishing; 2011: 55.
17. The Huey Medevac Helicopter in Vietnam. U.S. Military Helicopters website http://www.usmilitary-helicopters.org/bell-helicopter/huey-medevac-helicopter-vietnam. Accessed on January 19, 2013.
18. Yon M. Army Dustoff Medics Unprepared. Michael Yon Online Magazine website. https://www.michaelyon-online.com/army-dustoff-medics-unprepared.htm. February 23, 2012. Accessed on March 1, 2012.
19. The Sand Docs. http://sanddocs.blogspot.com/2011/01/medevac.html. Accessed on January 15, 2013.

75. 美国空军医疗转运

Bret J. Wood, DO

LaLainia M. Secreti, MD

Kevin L. Savidge, NREMT-P

> 本章的内容仅供读者了解美军战场急救可资借鉴之处。然而对战争本身的看法往往与个人的政治信仰密切相关,本文中所包含的观点和主张属于作者的私人观点,不应该被解读为出版公司的观点,请读者在阅读时加以注意。

引言:任务

美国空军(USAF)为需要明确护理转运的患者提供全球性的航空医学后送(AE)。这项服务是为人道主义和救灾援助行动、军事行动(包括战争和非战争)以及民政当局提供的。在固定翼飞机能够实施空中和陆地操作的任何地方都可运行航空医学后送系统。

航空医学后送系统的使命不断提升,现在已经是适应军方不断变化的需求。近年来的战争已经表明,医疗需求必须与战时重要的空运需求竞相发展。这就需要一个能够通过适当飞机迅速撤离患者的小医疗"单元"。因此,航空医学人员必须在多种条件下,在几种类型的飞机上接受训练。此外,随着医疗和技术的提高,需要将伤势更重的伤员转运到特定医疗点。转运这些患者需要掌握重要的护理专业知识并拥有相应设备,可将这些条件整合到现有系统中。

历史

如詹姆斯·南尼(James S. Nanney)在《空军医疗服务 1949~1999》中所述,在朝鲜战争初期,尽管美国国防部长 1949 年指出空运后送(AE)将成为全世界范围内转移受伤军人的主要方法,但美国陆军(USA)和 USAF 还未就航空医学责任分配达成一致见解[1]。新的空军(AF)医疗服务协助所有军队运行固定翼航空医学后送系统。当时用货运飞机改装成医用飞机转运患者,由飞行护士和医疗技术人员负责在航途中照料患者。在朝鲜的头几个月,美国和美国海军陆战队(USM)倾向于使用铁路和海上后送,因为 AF 医疗服务部门无法为从朝鲜到日本的系统性航空医学后送飞行提供足够的医疗人员。

主要的陆军空运后送直升机是 Bell H-13,而 AF 则利用第三空中救援中队的 H-5 救援直升机作为前线医用飞机。载有航空医务人员的第 315 空军 C-47 运输机也飞到了敌人炮火区最前线飞机跑道上,拯救了数千士兵的生命。空军第 801 医疗空运后送中队是参与 1950 年 12 月从长津水库撤离4700 多名伤亡人员的杰出部门之一。该中队也使得第一海军陆战队司令部从长津成功撤退至朝鲜东北部兴南港。陆军很快就建立了自己的直升机空运后送服务,分配给第八军陆军军医处;到 1951 年底,航空医学后送将战区美国海军(USN)医院的船只作为漂浮在水上的医院,而不是作为转运工具。朝鲜战争的死亡率是第二次世界大战的一半,其主要原因是空运后送;固定翼空运后送所需的工作人员明显少于船只后送。

美国空军(USAF)C-131A Samaritan 于 1954 年成为首个单一目的的空运后送双引擎飞机。Samaritan 完全加压,并有一个内置的治疗氧气供应设备。机组人员包括一名飞行护士和两名医疗技术人员。C-131A 可携带 27 名担架伤员,或 40 名能够行走的伤员(或两者结合)。至 1961 年,C-135 成为从海外到美国大陆(CONUS)快速空运后送的主要飞机。

在越南冲突期间,金兰湾机场(Cam Ranh Bay Airfield)是东南亚(SEA)主要的航空医学后送枢纽。大部分伤员在受伤不久后就被直升机接走。美国 UH-1"Dust-Off"可装载 6 个担架,或者 9 名可走动伤员(或者两者结合),以及一个内部救生绞车。UH-1大幅度降低了从受伤至到达医院的时间,从朝鲜战争时期的 5 小时缩短至越难战争期间的 30~60 分钟。太平洋司令部空军部队为菲律宾克拉克空军基地(AB)以及日本横田航空基地和立川航空基地医院提供定期的"国内"航空医学服务和跨洋喷气机服务。1968 年 8

月，USAF 收购了 C-9A Nightingale，该机型能够装载 40 个担架或 40 名可行走伤员（或两者结合）；C-9A Nightingale 于 1972 年 3 月在 SEA 开始飞行任务。装载担架的普通运输机继续负责大部分 AE 任务。为了筹备沙漠风暴（DESERT STORM，特指 1990 年以美国为首的多国部队针对伊拉克侵占科威特而发动的军事进攻），美国军事空运司令部（MAC）建立了一项专门转运伤亡人员的协调式多战区航空医学后送链，该后送链在波斯湾内采用医用 C-130 作为专用 AE，并采用 C-141 将受伤最严重的伤员转运至欧洲和美国大陆。联军伤亡较轻，沙漠盾牌（DESERT SHIELD，海湾战争保卫沙特阿拉伯的军事行动）和沙漠风暴中的大多数患者都归因于疾病和非战斗伤（NBI），将这些患者从西南亚（SWA）撤离到欧洲。前往欧洲和 SWA 的医护人员中有一半以上都是空中国民警卫队（ANG）和空军后备役（AFRES）的成员。这些部队占 AE 总人数的 95% 以上，在 200 个以上 AE 机组/分队中担任患者后送，即从 SWA 转运至 CONUS。

空军医疗服务于 1997 年 10 月开始培训特殊"空中重症监护"后送小组，旨在降低激烈战斗区附近的医疗设施需求。此类后送小组后来被重新命名为重症监护空运团队（CCATT），而且最终让空军能够在空运后送手术过程中治疗少数严重受伤或重症监护患者。军方拥有广泛的空运后送人员和飞机，并继续与 USA 交通安全军队辅助系统（MAST）和美国战斗救援直升机联合运营。

现在，从专用患者转运平台离开后，空军空运后送系统通过使用标准化医疗设备（与民用设施、物资、货物和部队运动以及患者转移和规划中使用的设备相同）而变得更轻便，也更具适应性。在准备转移前进行预先部署可以提高灵活性，从而缩短实现有效且高效全球覆盖的响应时间。导致国土安全部和 OEF/OIF（持久自由军事行动/伊拉克自由行动）发展的事件改变了空军患者转移方式。控制和使用资源的能力（以前不可用）实现了更灵活有效的患者转移系统。根据 DOD，从 2003 年 3 月 19 日至 2010 年 8 月 31 日，总共将 49 390 名人员从 OIF 撤离。从 2001 年 10 月 7 日至 2010 年 8 月 31 日，总共将 13 851 名人员从 OEF 撤离。

飞机（AC）

这里介绍的飞机人口统计资料摘自 David O'Brien 的《飞行外科医生指南》第Ⅲ卷[3]美国空军协会飞行外科医生检查清单[4]和美国空军实况报道网站[5]。美国空军（USAF）在医疗转运中主要使用固定

翼（FW）飞机，但继续使用 UH-1N Hueys 和 UH-60Blackhawks，或者适合用于搜索和救援的飞机。

C-130Hercules 是一种远程、四涡轮旋翼发动机飞机，其航程达 5632km（3500 英里），最高时速为 563km（350 英里）。C-130Hercules 被用于战术中，而非战略性撤离，是所有战区中空运后送转运的主要飞机。其配置各不相同，最多可配 74 个担架；可在 5791.2m（19 000ft）的高度保持海平面机舱压力，并且能够通过短跑道，这便使它适合用于前沿行动基地的人员和设备快速转运。氧气系统和医疗设备由空运后送小组安置在飞机上。支柱杆和皮带是飞机的一部分。提供了简单的厨房和卫生间设施。

C-17Globemaster Ⅲ 是空军库存中最新的运输机。这种多配置机身取代了以前在远程货物、部队和航空医学转移中使用的转运工具 C-141Starlifter。C-17 一种四引擎、远程、重型、可空中加油的货物转运飞机。C-17 的航程为 3862km（2400 英里），最高时速为 846km（526 英里），可容纳 36 个担架，54 名可走动患者以及护理人员。此外，C-17 还可满足短距离起降（STOL）要求，包括使用未准备好的机场，以及用于地面附加作业（备用），这在以前的远程转运中不可用。

KC-10 是一种三引擎、远程、先进的运油/货物飞机，其航程为 7080km（4400 英里），最高时速 996km（619 英里）。可通过采用患者支架托盘将其配置成航空医学后送机。KC-10 有 27 个托盘位置。

KC-135 是一种四引擎、远程、运油/货物飞机，航程为 2414km（1500 英里）。最高时速可达 853km（530 英里），可通过采用患者支架托盘将其配置成航空医学后送机。KC-135 有 6 个托盘位置。

C-21A Learjet 是一种双涡轮风扇式飞机，航程为 3218km（2000 英里），最高时速为 805km（500 英里）。可配置 8 个无担架的非卧床座位，6 个座位与 1 个担架，或 4 个座位和 2 个担架（由于空间限制不建议该配置）。由于通过前门装载担架很困难，因此建议先协助患者登到飞机上，然后在放置在担架上。需要配备便携式氧气罐和吸入设备。

C-12F Huron 是一种双涡轮旋翼式飞机，航程 998km（620 英里），最高时速 541km（336 英里）。可配置 7 个座位（无担架）、1 个担架和 3 个座位或 2 个担架和 3 个座位（由于空间限制不建议该配置）。需要配备便携式氧气罐和吸入设备。

美国空军（USAF）最近淘汰了两款普通机身。C-9A Nightingale 是一种中型双引擎喷气机，航程 4023km（2500 英里），最高时速 805km（500 英里）。它最多可容纳 40 个可走动患者，或 40 名担架伤员

（或两者结合）。C-9A 拥有自带电源式患者装载坡道、急救和治疗性氧气系统、特殊需求的患者护理区和飞行护士站。USAF 还停用了 C-141B Starlifter，一款远程喷气式运输机，航程 8045km（5000 英里），最高时速为 805km（500 英里）。其标准配置有 31 个担架和 75 个非卧床座位，但在不带非卧床座位的情况下可转运 103 个担架，或可转运 23 个担架和 90 个非卧床座位。治疗性氧气系统可以支持 80 名患者，可在 6705.6m（22 000ft）高度将舱内压力维持在海平面水平。C-141B 上配备了水冲式卫生间、洗脸盆和厨房。

民用后备航空机队（CRAF）是空中机动司令部（AMC）、民用航空公司和交通部（DOT）合作创建的，旨在满足国内空运后送需求，同时允许采用军用飞机部署和支持战区内任务。使用最广泛的民用飞机是波音 767 远程双引擎飞机，可配置 87 个担架和 52 个非卧床座位。配置时间估计为两个小时。需要以组模单元的形式配备氧气和抽吸装置。

失去了专用的医疗机体后，空军发现可以通过各种飞机和功能满足多种任务需求。增强后的跟踪和运动程序还使得飞机的可用性已知，且缩短了计划时间，降低了维护要求，同时还通过充分的准备提高了性能。这些能力使得其成为全球性需求。当有患者需求的地方没有飞机可转移患者时，需要花费大量的时间和资源来获取。患者支持平台（PSP）是一种精简的患者护理和转移配置，由一个担架和相关设备组成，设备的装载方式与飞机上的设备装载相同。使用现有飞机的原始想法遭到了斥责——资质普通（universal qualification）。现在的空运后送小组都要在其他机体上接受培训并取得资质，这样便有能力在任何认证的飞机类型中继续转运患者。

工作人员

这些航空医学机组的医务人员包括医务员负责人（MCD）、飞行护士（FN）和医疗技术人员。MCD 是一名飞行护士，负责监督患者的管理情况、医务员以及医疗任务的各个方面。其职责包括与机长和机组人员协调，以确保发挥最佳的任务执行能力。飞行护士提供护理，协调航途中的患者护理管理，并在需要时协助 MCD。主管医疗技术人员（CMT）负责监督其他医疗技术人员，确保有适当的医疗用品和设备可供使用，以及在需要时协助机组人员。其他两名航空医学后送医疗技术人员（AET）负责在航途中为患者提供护理；履行 CMT 分配的其他任务；以及协助乘客和患者。负责大多

数空运后送任务的空军后备役司令部（AFRC）和空中国民警卫队（ANG）成员也可能会参加民航医疗和地面重症监护转运项目，以及在繁忙状态和私人医院中提供帮助。

医务员还包括一名航空军医（FS）。航空军医是经过航空医学培训的医生，是患者护理方面的临床权威负责人，旨在提高临床能力。任务和全面协调的权威负责人仍然是 MCD。根据任务要求，重症监护团队可能会加入航空医学后送系统。

培训

航空医学后送机组人员在美国空军航空医学院（USAFSAM）接受初步培训，该学院位于俄亥俄州赖特-帕特森空军基地。USAFSAM 以前位于得克萨斯州圣安东尼奥市的布鲁克斯空军基地。培训内容包括熟悉空运后送设备、高空舱、生存和航天生理学教育。还针对特定的任务类型，在单位完成额外训练。飞行护士、医生和医疗技术人员还必须持续维持有效的专业认证资格，以及其他高级民用认证，如 NREMT-P、飞行医务人员认证（FP-C）或认证的飞行注册护士（CFRN）。除初步培训之外，机组人员还必须按照美国空军的要求维持其相应资格的合格性。合格性维持包括完成最小飞行时间、接受飞行和书面评估、体格检查、生理训练、设备培训、生命支持和离舱训练。重症监护团队成员还需要接受其他培训。

重症监护航空转运（CCAT）团队

重症监护航空转运（CCAT）团队在转运至医疗护理机构的过程中提供更高水平的护理，从而加强了航空医学后送系统。这些团队通常不是独立的，而是在 MCD 的指导下与机组人员合作运营。CCAT 团队被视为航空医学后送系统的资产。CCAT 团队包括一名重症监护医生（重症监护医生、麻醉医师或急诊医师）、一名重症监护护士、心肺技术人员。可扩增这些团队成员，以支持儿科或新生儿任务。此外，还有 CCAT 延伸团队，其中拥有一名非重症监护医生。当患者负荷较大时，CCAT 延伸团队可协助支持 CCAT 团队。

重症监护空运团队可快速部署，能够为成人、小儿和新生儿患者提供重症监护。此类团队可为休克、出血、呼吸衰竭、多系统衰竭和烧伤患者提供持续稳定的高级护理。重症监护空运团队配备一系列"ICU"设备，能够为患者实施 RSI（快速气管插管）、机械通气、胸腔插管、充分的 ACLS 能力、血管

活性滴注以及动脉和 ICP 监测。整套设备能够支持 3~6 名患者。整体而言,这些团队可将存在多种复杂医疗问题的患者尽快转运至特定医疗点,速度远远快于常规转运过程。

这些重症监护团队独立于典型航空医学后送系统,其中包括特种作战重症护理后送团队和战术重症监护后送团队。根据任务要求和可用机身,这些团队的组成结构也会有所不同。通常情况下,这些团队都在直升机平台上运行。

全球伤病员后送申请中心

由美国转运司令部(US-TRANSCOM)下属机构全球伤病员后送申请中心(GPMRC)与航空后送协调中心(AECC)共同负责根据空运后送战术原则协调空运行动的空运后送需求[6]。这项工作包括处理伤员转移申请、监测航途中伤员的处理情况、监测记录及安排飞机上的餐饮。GPMRC 和 AECC 共同协作,安排患者及时有序地转移,同时确保接收医疗设施做好接收患者的准备。患者转移申请联合中心(JPMRC)可定位可用机身,并与航空医学控制团队(AECT)进行协调。这样一来,计划者可决定哪些患者使用哪种飞机,需要哪些设备及送往何处。GPMRC 和 JPMRC 都与联盟空运中心(CAOC)和战区伤员转移申请中心(TMPRC)协调,以满足全球伤员的需求。

患者分类

空军指令 41-3017 和 41-3078 中指出,在空运后送系统中转移的所有患者都根据其护理需求分配到了一个接取和转移的优先级别。第一类是需要立即转运以挽救生命或肢体的紧急患者。第二类是优先权患者,此类患者需要立即接受当地无法提供的医疗护理;因此必须在 24 小时内接取,并尽快转运,尽量减少延误。第三类是常规患者,此类患者情况稳定,可在 72 小时内接取,也能够忍受航途停止以及"过夜"(RON)停留。

远征医疗支援

当前的空军医疗服务作战方针是针对"沙漠盾牌/沙漠风暴"(Desert Shield/Desert Storm)和"重建希望"(Restore Hope,军事行动名称)中的经验教训而制订的。很明显,军方需要一套"轻便、精简、模块化、快速部署"方案,以便能够在大范围作战和人道主义任务中提供医疗支持。制订远征医疗支援

(EMEDS)系统的目的就是为了满足该需求;EMEDS 系统是一个模块化的"医院",能够为 500~5000 人提供支持。该系统是逐步实现的,其中每个模块都扩大了现有的医疗保健设施。然而,这个较小"单元"的持续性却有限。EMEDS 可稳定患者(包括生命或肢体挽救手术),但是容纳患者的能力有限。因此,迅速转移患者变得至关重要。航空医学后送对该模块化系统至关重要,可以将患者转移到特定医疗点。此外,危重患者需要安全快速转运。

总结

美国空军的航空医学转运系统不断改善,以适应不断变化的军事和民用需求。目前,该系统为多种人道主义、灾难和军事应用提供快速的转移性重症监护转运。这些团队的工作人员必须定期接受高水平的医疗培训,持续熟练各种机体(固定翼或旋翼),并且要能够在不同的条件和地点运作。

参考文献

1. Nanney JS. *The Air Force Medical Service 1949-1999*. Bolling Air Force Base, Washington DC. Office of the Air Force Surgeon General; 1999.
2. Fisher H. U.S. military casualty statistics: Operation New Dawn, Operation Iraqi Freedom, and Operation Enduring Freedom. *Congressional Research Service. www.dtic.mil/cgi-bin/GetTRDoc?AD=A-DA535410*. September 28, 2010. Accessed August 21, 2014.
3. O'Brien DM. *Flight Surgeon's Guide Volume III*, 4th ed. Brooks Air Force Base, TX: United States Air Force School of Aerospace Medicine; July 1995.
4. Society of United States Air Force Flight Surgeons. Flight Surgeon's Checklist. 5th ed. Air Force Instruction 41-301, Worldwide Aeromedical Evacuation System. Department of the Air Force. May 2000.
5. U.S. Air Force Fact Sheets. USAF website. http://www.af.mil/information/factsheets/index.asp. Accessed on December 2012.
6. Department of the Air Force. Air Force Tactics, Techniques, and Procedures 3-42.5, Aeromedical Evacuation (AE). http://static.e-publishing.af.mil/production/1/af_sg/publication/afttp3-42.5/afttp3-42.5.pdf. November 1, 2003. Accessed on August 21, 2014.
7. Department of the Air Force. Air Force instruction 41-301, Worldwide aeromedical evacuation system. http://static.e-publishing.af.mil/production/1/af_sg/publication/afi41-301/afi41-301.pdf. August 1, 1996. Accessed on August 21, 2014.
8. Department of the Air Force. Air Force Instruction 41-307, Aeromedical evacuation patient considerations and standards of care. http://www.transcom.mil/tcsg_public/files/AFI_41-307.pdf. July 2011. Accessed on August 21, 2014.

76. 美国海军医疗转运

Patricia Christine Hasen,（APRN）Commander,Nurse Corps,USN

James M. Reilly,LCDR,Nurse Corps,USN

本章的内容仅供读者了解美军战场急救可资借鉴之处。然而对战争本身的看法往往与个人的政治信仰密切相关,本文中所包含的观点和主张,尤其关于美国海军战力的盲目炫耀,仅属于作者的私人观点,不应该被解读为出版公司的观点,请读者在阅读时加以注意。

引言

> 掌握海洋的人掌握了一切。
> ——地米斯托克利(524—460B.C.)

美国海军部队(海军、海军陆战队和海岸警卫队)作为一个综合性部队,在联合和多国行动中发挥作用,其范围涵盖整个军事行动。海军部队在海域内运作,海域包括"大洋、海洋、海湾、河口、岛屿、沿海地区,以及这些区域的上方空域,包括海滨区"[1]。海滨区包括两个地区:向海区(从岸边到大海)和向陆区(从海岸到内陆)。海军、海军陆战队和海岸警卫队是海洋上空、海面上、海面下和海洋相邻区域中作业的主要实体。为了有效地在海上领域中作业,海军部门须具有六项核心能力:前沿部署、威慑、海洋控制、兵力投射、海上安全和人道主义援助/救灾。

海军远征卫生服务支援(NEHSS)能够在整个海上领域部署海军人员,从而促进身心健康,并在整个军事行动范围内照顾患者和伤员[3]。在本章中,探索了美国海军部医疗转运的发展情况,以及目前的岸上和海上护理平台。

只要存在远洋轮船,伤员和患者的照顾就是公海、河谷、远海和三角洲航行的一部分。历史上的几个例子说明了这一点,包括雅典舰队(B.C.431~401)的Therapeia(希腊语是指"治疗、愈合")[4],和罗马舰队(Classis Misenensis,公元前28~330年)的Aesculapius(拉丁语是指天医,希腊语是指医学),两者都是有三列桨座的战船,可用作医院船只,或至少可作为接收患者和伤员的船只[5,6]。到图拉真(罗马皇帝,AD 98~138)时期,每个军团和军舰都有外科医生[7,8]。

在更近的时代,与古代一样,战斗人员的身体健康和对伤病者的护理对于整体战争的成功与否至关重要。1775年10月美国成立大陆海军后,第二届大陆会议于1775年11月28日针对患者或伤员制订了医疗护理海军远洋轮条例优先权,即"北美殖民地美国海军条例规则"第16条:"应该为患者或伤员留出一个方便的地方,以便于在外科医生提出建议时移除他们的吊床和寝具;应该委任部分组员照料患者或伤员并为他们提供服务,以及维持整洁的卫生状态。制桶者[桶制造商]应该采用被子和摇篮制造成桶(如有必要),以备用。"

在1775年10月13日的一次菲律宾大陆会议上通过了一项决议,即在大陆会议的授权下配备并派遣两艘武装帆船到大海上,以拦截英国的军事支援运输船。本次立法创建了大陆海军,该日期被定为美国海军的诞生日[10]。

美国独立战争(革命战争;1775~1783年)之后,由于战争资金是来自外国的贷款,新成立的美国欠下了巨款,处于金融危机之中。为了避免破产,国会实施了经济改革,成立了美国第一银行,解散了大陆海军和海军陆战队,出售了所有的船只,并遣散了水兵和海军陆战队。国会以经济复苏为重点,集中发展航运(商业)行业、关税收入和商业。国会相信健全的商船海员和安全航行是对国家的最大利益,因此颁布立法,制订了海员医疗保健条款[11]和支付政策[12],并创建了美国海岸警卫队的前身[13~15]和美国公共卫生服务体系[16]。

1790年,国会授权每艘商船都可配备一箱药品,由知名药剂师提供,并随附用药指示[17]。因此,美国医疗海运(无论是军用还是商用)的优先等级都是在国家诞生前后规定的。

在18世纪90年代初期,唯一的美国海军部队就是美国缉私船局的 10 艘船只。在欧洲战争期间，美国只有 10 艘可用船只，羽翼未丰的美国宣布中立，以避免卷入战争。这使法国人非常不满，因为法国人在当时的法国大革命战争中遭到严重打击。在公海没有保护的情况下，美国商船越来越多地遭到各国海盗的侵袭。在殖民统治下，这不是一个问题，因为皇家海军会为美国人提供保护。为了保护美国在海上的利益，国会于 1794 年 3 月 27 日通过了"为海军提供武器装备的法令"。自此建立了一支永久的海军部队，并提供资金建立了 6 艘护卫舰。美国海军因此重新建立起来，军舰上历史悠久的医疗护理得以继续，军舰上的设备和人员配置包括驾驶员座舱、病床、船上医务室及患者护理人员，例如外科医生、外科医生助理、船上外科医生的非专业帮手（打杂帮工的男孩）、船上医疗室助理员、护士、药剂师和医院陆军医护兵[18]。

为了更好地理解海军医学和医疗后送的职能范围，有必要了解美国海军部过去和现在的设施——需要记住的是，哪里有作战人员，海军医学部队就会出现在哪里。海军医学部队是一支全球性部队，在全球医疗保健网络中拥有 63 000 名医疗保健专业人员，为 100 万以上符合条件的受益人提供护理服务[19]。美国海军部的医疗支援团队服务于海军陆战队（绿方）和海军（蓝方），在必要情况下还为其他部门提供服务。因此医务人员需要在各种不同环境中服务，完成各种不同的使命，遍布南极、东南亚、西亚和美洲，乃至北极极地冰盖之下。海军医学部工作人员的独特之处在于他们除了与海军陆战队一起承担任务之外，还参与水面舰

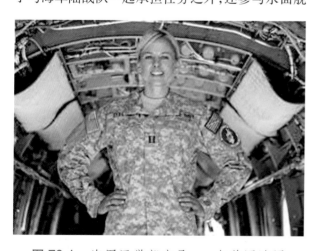

图 76-1 海军医学部官员——与美国陆军联合服务，以支持"2012 年的持久自由军事行动（Operation Enduring Freedom 2012）[a]"

艇和潜艇上的常规部署，且与全球其他军种共同分配任务，在空中、海上、海下、陆上为艰巨任务提供支持。

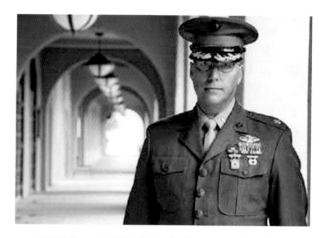

图 76-2 海军医学部官员——服务于海军陆战队 2011[b]

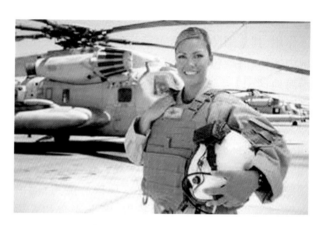

图 76-3 海军医学部官员——在海军陆战队提供航途护理，以支持 2011 年的持久自由军事行动（Operation Enduring Freedom 2011）[c]

美国海军部成立于 1798 年 4 月 30 日[20]，有三个主要组成部分[21]：

- 海军部：行政办公室，主要在华盛顿特区
- 作战部队包括：
  - 美国海军（USN），成立于 1775 年 10 月 13 日[22,23]
  - 美国海军陆战队（USMC），成立于 1775 年 11 月 10 日[24]
  - 后备部队
  - 美国海岸警卫队（USCG）成立于 1790 年 8 月 4 日[25,26]，是美国五大武装军队之一，也是唯一一支独立于国防部的军队。在和平时期，USCG 是美国国土安全部门的一个组成

部分[27]。

○ 后备部队

- 海岸设施：以下列不同形式向作战部队（称为"舰队"）提供支援：机械和电子设备的维修设施；通讯中心；训练场地和模拟器；船舶和飞机维修；情报和气象支持；修理部件、燃料和弹药的储存区域；医疗和牙科设施；以及空军基地[28]。

海军和海军陆战队，及其姊妹部队美国陆军（USA）、USCG和美国空军由世界上最强大的军事力量组成，衡量依据为其兵力投射能力。兵力投射就是应用一个国家的全部或部分国家权力（包括政治性的、社会经济性的、军事性的、信息性的）的能力。美国及其军队被认为是世界上的超级大国，有时也被称为超强大国[30]。

美国海军由海军和海军陆战队两个独立军种组成。美国海军部为美国提供兵力投射，从海上投射至空、陆、海[31,32]。因此海上作战能够独立于陆地基地（海洋基地）。其中一个例子就是美国航空母舰，有时被称为超级航空母舰，比其他国家的航空母舰更大、更具致命性。"航空母舰每一天都行使着海军的核心职能，包括兵力投射、前沿部署、人道主义援助、威慑、海洋控制和和海上安全"[33]。某个国家的海岸附近仅出现一架美国航空母舰都可能会相当令人不安，因为一艘美国航空母舰上大约有60多架舰载作战飞机。这比许多小国的整个联合空军都要大，技术上更胜一筹。美国海军有十艘现役尼米兹级超级航母，和两艘正在建造的福特级超级航母[34]。

美国海军部的兵力投射延伸到了海洋之外，各军种（USCG、USA、USAF）之间、部门之间、国际合作伙伴之间及非政府机构之间都可联合行动，互相协作[35~37]。从国土安全、人道主义援助、救灾到主要作战行动，美国海军部的兵力投射设施在越来越多的任务中发挥作用。在海军响应印度洋地震和海啸（印度尼西亚，2004年12月，统一援助行动[Operation Unified Assistance]，美国对印尼海啸采取的军事行动名称）之后，一系列人道主义救援和救灾活动得到扩展，涵盖了人道主义救援参与、卫生援助、工程和建设项目、医疗培训及与遥远和严峻地区的主题专家交流[39]。美国海军部曾协助处理以下自然灾难的善后事宜：卡特里娜飓风（2005年8月）和丽塔飓风（2005年9月）、巴基斯坦地震（2005年10月）、2010年海地地震（统一援助反应

[Operation Unified Response]）、2011年日本东北地震和海啸（友谊行动[Operation Tomodachi]）及2013年菲律宾共和国的台风海燕（团结行动[Operation Damayan]）。自2007年以来，美国海军已经部署了USNS慈悲号（Mercy）（T-AH-19），或部署其中一艘两栖战舰参加人道主义工作，作为"太平洋伙伴关系行动"（Operation Pacific Partnership）的一部分[40]。美国海军同时还将USNS安慰号（Comfort）（T-AH-20）和其他舰船部署到中美洲和南美洲，作为"继续承诺行动"（Operation Continuing Promise）的一部分；在非洲，则由非洲合作站（Africa Partnership Station）提供人道主义援助，参与海事安全、保安及医疗和工程建设领域。

美国海军的兵力投射在战争之外的其他行动中发挥了重要作用，这点在毁灭性卡特里娜飓风和丽塔飓风的善后事宜中得到了很好的体现。美国海军派了23艘船驶向墨西哥湾沿岸，提供直升机救援、为疏散人员提供医疗护理、转运救援物资，以及清理了1207km（750英里）道路、运走2万多吨碎片、恢复60所学校及完成了多项实用工程项目。海军和海军陆战队与其他部门合作，在位于新奥尔良市中心码头一侧的战斗两栖攻击舰USS Iwo Jima上进行作战。USS Iwo Jima（LHD-7）是该市唯一的功能性机场、中央指挥和控制中心、办公室和医院[41,42]。该两栖攻击舰在搜救期间可容纳数千名警察、消防和救援人员。可以想象，USS Iwo Jima本来可以向当地电网供电，在1929年秋天有过供电先例，当时Bonneville和Coulee水坝的水已经耗尽，严重降低了华盛顿州西雅图和塔科马的水力发电量。USS Lexington（CV-2）停驻在塔科马市，连续30天向该市提供电力，总共供应了4.25M千瓦时[43,44]。

海军为国家安全目标提供独特的能力。海军部队能够依赖海上基地，可以最低数量快速到达作战区域，启动并持续作战，而不必依靠岸基础设施。海军部队与美国、美国空军和美国海军的实力和能力联合后，可为美国提供一支强大且灵活的联合部队，拥有广泛的军事能力，从而在各种军事行动中发挥多种多样的功能[45]。美国武装部队是一支拥有先进技术的常规军事力量，在这个持续的非常规、不定期、不受限制的冲突和战争时代，面临着数量日益增加的新任务挑战[46,47]。为了满足作战人员在不断变化的环境中的需求，医疗团队必须具备灵活性和敏捷性能力，而且还要在适应变化的同时

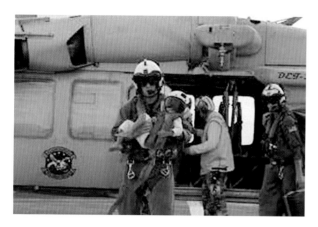

图 76-4 印度尼西亚共和国西美略岛（2006年7月15日）。一名海军机组人员在一次人道主义救援任务中从降落在美国军事海运司令部（MSC）医院船 USNS 慈悲号（Mercy）上的海鹰号（Seahawk）直升机上抱出来一名儿童[d]

不断改进。未来的成功取决于在任何时候、任何地点随时可协作（联合、共同操作使用、相互依赖）、有效、高效地提供所需服务[48]。

人们常说过去告知未来，必然是发明之母。接下来的几个章节中将重点介绍美国海军在海上和空中的医疗转运历史和发展。

美国海军水面医疗转运

> 我们回顾过去是为了唤醒未来。
> —John F. Kennedy（1960年8月14日）[49]

早期医院船

军事医学就像其他战争要素一样，利用技术时代的先进成果突破自身限制，从经验中吸取教训，有效利用现有的一切资源。早期医疗和交通是战斗单位的责任。出于必要，为了向伤员和患者提供护理，满足相应任务和预期伤亡人员的需求，需要更大的转运量。一直到黎波里战争（1804）时才首次提到美国海军医院船，当时海军改装了一艘带顶的双桅纵帆船，改名为 USS 无畏号（Intrepid），将其作为提供医疗服务的医院船[50]。

美国内战期间（1861~1865年），联军使用船只将伤员从战场转运到北方城市的医院。国有医院转运船与美国卫生委员会医院转运服务部门协同工作[51,52]。在1862年夏天，联邦军队重新整修了被捕的南部邦联（Confederate States）船只 Red Rov-

er 号，一种边轮式内河轮船，并将其改装成漂浮医院。这只船引以为豪的是配备有洗衣房和卫生间设施、9个抽水马桶、手术室、电梯、船员和患者厨房、用于防止烟雾和煤渣的纱窗帘及制冰机[53,54]。这只船上的工作人员包括陆军、海军、美国卫生委员会[55]和非军事人员，在1862年夏天沿着密西西比河航行，支持陆军的西部炮艇舰队（Western Gunboat Flotilla）。西部炮艇舰队后来被重组并转移至海军。Red Rover 号于1862年9月被海军购买，并于1862年12月26日被委任为第一艘海军医院船 USS Red Rover。Red Rover 支持海军的密西西比中队，并沿着西部河流向海军舰艇提供医疗用品。Red Rover 本质上是第一支支持河网地区部队的医疗支援船；其船员除30名外科医生和护士外还包括12名军官和35名男性。大多数护士都是男性，有几位来自圣十字天主教堂修女会的姐妹和一些黑人女护士。这是第一批在海军舰上服役的女性，他们为46年后成立的海军护士部队开创了先例[56,57]。1865年11月17日，第一艘海军医院船退役，在拆除船上仅有的枪支和铁板后被公开拍卖出售[58]。

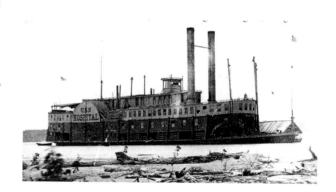

图 76-5 美国南北战争时期西部河流上的 USS USS Red Rover（1862~1865），其左舷绑着一艘冰船

1861年2月20日，邦联（Confederate States）成立了海军部，为南方联盟（the Confederacy）建立了几个办公室和办事处，其中一个是医学和外科办公室。在南北战争初期，100名美国陆军和海军医生中大约有30名辞职后加入了南方联盟[59]。在战争初期经历早期战斗灾难（吸取教训）之后，加之在美国卫生委员会和其他民间团体的推动下，双方都出于必要而作出了改善，包括部队卫生改进，以及建立了援助或现场急救站系统、战地医院、"军团医院"（邦联）和大型综合医院。用担架转运患者，或

76. 美国海军医疗转运

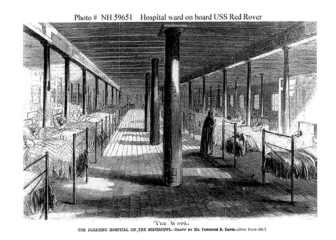

图76-6 Theodore R. Davis 的线雕画,刊登在"哈珀周刊"(Harper Weekly)上,1863年1~6月,第300页,描绘了病房场景。Red Rover 在内战期间曾经是西部河流上的美国海军医院船[f]

者患者自己行走至初步护理点;对于那些需要更高级护理的患者,通过货车、铁路或水路转运到大型综合医院。在了解了转运过程中适当护理的价值后,北方联邦军队增加了救护车和工作人员,同时南方联盟政府建立了独立的"军团医院",伤员在军团医院中接受护理,直至状态好转,可以转至更大的医院为止。由于"军团医院"是独立的,且在转运途中有工作人员陪护患者,因此即使在南方同盟军战地医院跟随战斗部队搬迁之时,患者仍然可以继续留在"军团医院"[60]。美国陆军医疗部队中的主要成员 Jonathan Letterman(1824~1872)对波多马克军团(Army of the Potomac)的医疗护理进行了重改,成立了第一个救护队,被称为"现代军事医学之父"[61]。

保存战斗力对任何部队都很重要。为了保护战争中的伤员,各方参加了1864年8月的日内瓦会议(Geneva Conference),并通过了"战场军队伤员状况改善"条例(1864年)[62],后来在"战争伤员状况相关的其他文章"(1868)中将该条例扩展至新建医院船[63]。这些是医院船处理相关的法律规则,于1907年10月被纳入第10次海牙公约(Hague Convention)。后来的公约将包括武装冲突中的航空医学后送平台。

在第一次世界大战(美国参战时间1917~1918)期间,医院船主要将永久残疾军人和受伤军人从战区的医疗设施转运到美国医院设施。陆军和(在较小程度上)海军继续使用医院船。美国海军的 USS Relief 号(AH-1)是唯一专门设计和建造的医院船(1918年)。所有其他医院船都是改装成的。为了保存战斗部队数量,美国军队出于实际需求,在法国和英国建立了大规模医院,以便让军队恢复并重返战场。陆军建立了向后延伸的复杂的营级后送路线(前线战壕、营级援助站、救护车绷扎所、机动和畜力牵引的救护车服务站及各种战地医院,燃气医院、不可转运伤员医院、轻伤员医院及一家备用的战地医院)。后送路线包括后送医院、流动医院、流动手术室、康复营、流动实验室、后送救护车团、医院火车和医院船[64]。在战争期间,海军运营并配备了三艘医院船[USS Solace(AH-2)、USS Comfort(AH-3)、USS Mercy(AH-4)],主要功能是跨大西洋转运伤员[65]。值得注意的是,这几只船的命名规则令人困惑,因为名字重复。例如,有几艘船被命名为慈悲号(Mercy):AH-4、AH-8 和 T-AH 19。

第二次世界大战期间(美国参与时间为1941~1945年),陆军主要负责将部队转运到美国,采用自己的船只转运。在战争期间军事政策不断演变,包括利用医院船作为后方医院直接接收和照顾离开战场的伤员。在第二次世界大战期间,陆军在任何特定战役中指挥的医院船数量都是最多的;陆军转运勤务部(民用商船员)运营24艘陆军医院船。此外,海军还运营三艘医院船[USS Comfort(AH-6)、USS Hope(AH-7)、USS Mercy(AH-8)],船员是海军,员工还包括陆军医务部的工作人员,在太平洋地区运作[66]。总体上,在第二次世界大战期间海军共运营了15艘医院船和3艘救护/后送转运船[USS Tryon(APH-1)、USS Pinkney(APH-2)、USS Rixey(APH-3)][67]。所有的医院船都主要是班轮改造的,货船不再被用作部队转运船[68],而后送转运船则是经过医疗改装工作人员转运船。1950年1月,陆军转运勤务部的工作人员和船只被转移到新设立的军事海运局(MSTS)[69]。

在朝鲜战场的准备期间(1950~1955),MSTS被派遣到两只医院船上,并部署到韩国:USS Benevolence 号(T-AH 13),在初期的海上试航期间发生撞击后沉没;以及 USS Repose 号(T-AH 16)。USS Consolation(AH-15)被称为第一艘配备直升机停机坪的医院船,以及第一艘通过直升机接收伤亡人员的医院船,而这几艘 Haven Class 船是第一批全部用空调控温的海军舰艇,也是首批直接通过直升机接收伤亡人员的船舶之一[70]。早期的服役直升机是西科斯基的 H03S-1，可携带一个担架，但由于患者的下肢不得不从后舱口伸出，所以作为后送平台的实用性有限。1951 年春天，韩国引进了功能更强大的泡顶 Bell 47（HTL-1、HTL-4），并配备了医疗后送侧包，每个滑垫上装有一个侧包，各配备一个丙烯酸玻璃护罩，以保护患者不受风吹。Bell 47 有接待一名可行走伤员的门诊能力[71]。最终，Sikorsky H05S 和 HRS 被引入到韩国。

海军在越南部署了医疗人员，协助海军陆战队，并于 1963 年为西贡海军基地配备了人员。1965 年，海军医学部地面部署扩大到迪石（Rach Gia）和岘港（DaNang），当时美国向越南派遣大量部队，而美国海军的登记库存中没有现役医院船，因此美国海军立即从后备库存中调出 2 艘 WW2 时代的医院船。被调出国家防护后备舰队（National Defense Reserve Fleet）后，USS Repose 号（AH-16）于 1965 年 10 月 16 日第三次被编入现役，USS Sanctuary 号（AH-17）于 1966 年 11 月 15 日再次被编入现役；这两艘船舰被重新列入海军船队名单后，经现代化改装成为一流的浮动医院，能够护理直接从战场上送来的伤员。USS Repose 号于 1970 年退役，USS Sanctuary 号是越南战争（越南抗美战争）期间唯一一艘海军医院船，于 1971 年 12 月 15 日退役。

越南河川作战部队中出现了另一种类型的医务漂浮治疗机构。河川作战部队的历史先驱无疑是美国南北战争期间的 Mississippi River 号和 USS Red Rover 号，在河川上作战，以防御敌人。当时的情况与 WW1 和 WW2 期间一样，陆军和海军在越南战争（越南抗美战争）期间继续合作。陆军河川步兵（4th/7th）与陆军医务人员一起登上海军舰艇 USS Colleton 号（APB-36），该舰艇是一艘兵营船，为在湄公河三角洲浅窄水域行动的新建陆军海军流动河川部队（MRF）提供支持。USS Colleton 号是越南战争（越南抗美战争）期间的唯一一陆军医疗设施，是在海军军舰的基础上改造的。海军医务人员与来自步兵营、医疗营和空中救护队的陆军医务人员联合工作。通过规模较小的以病房为单位的医疗救护船（或通过飞机）将伤亡人员转运到军舰上。随着对三角洲区域的不断渗入，供应和后送路线也增加，这就需要更大规模的医疗和保健设施。在苏比克湾对 Colleton 号进行了改造，将病房设施从一层扩展至两层。飞行甲板下的区域被清理，改造成伤员接收、分流、X 线、血库和高压灭菌器区域，并通过斜坡连接到驾驶舱，其中包含操作和恢复室、

医疗供应和存储间、一间 18 床病房、一间药房和一间牙科诊所。在需要加床的情况下，Colleton 号可利用船舶营房部分的停泊位置或撤换 MRF 操作人员。

Colleton 号基本上是一个独立于陆基的"海基"漂浮运作台，再补给了"DUSTOFF"直升机。Colleton 号的成功促使陆军装备另一艘海军舰艇——USS Nueces 号（APB-40）。USS Mercer 号（APB-29）最终取代了 USS Colleton 号支持河川作战[72]。1969 年，河川作战逐渐转移到越南，流动的河川部队解散。越南战争（越南抗美战争）之后，常规的河流作战任务基本上不复存在，然而海军特种作战小队在河川任务中活跃了二十多年，具备进入海军舰艇限制区域的能力。新的河川部队与湄公河三角洲和密西西比河（Mississippi River）的褐水海军（Brown Water Navy，即具备近海作战能力的海军）不同，可在绿水和褐水环境中发挥核心的海军功能，这意味着新河川部队已经从河流、支流和沿海地带延伸，经过大陆架一直延伸至绿色海洋。与之相对的是蓝水海军，即具备远征作战能力的海军。沿海河川部队（Coastal Riverine Force）创建于 2012 年，是海军河川部队（Navy Riverine Force）和海上远征安全部队（Maritime 远征 Security Force）合并而成的[73]；沿海河川部队隶属于海军远征作战司令部（Navy 远征 Combat Command）。

医疗设备、药物、医疗保健和医疗平台的革新和进步是一个持续不断的过程，并随着时代的变迁而不断发展。飞行的实现在军队和民用医务人员转运和照顾患者的方式方面带来了范例式转变。

早期的海军和海军陆战队航空兵

世纪之交（1890~1910）

史密森学会（Smithsonian Institution）的 S.P. 兰利（S.P. Langley）教授于 1896 年 5 月 6 日展示了一架无人驾驶飞机的飞行情况，该飞机引起了陆军部的兴趣，陆军部拨款 5 万美元，资助他建造一架有人驾驶的飞行器。兰利在成功的无人驾驶模型的基础上建造了一架载人飞行器，但这架载人飞行器在 1903 年 9 月份和 12 月份的试飞中都没有成功。9 天后，自行车机械师莱特（Wright）兄弟制造了第一架有动力装置的载人固定翼飞机。奥维尔·莱特（Orville Wright）驾驶一架 340kg（750lb）的动力

76. 美国海军医疗转运

飞行器,于 1903 年 12 月 17 日在 12 秒内行驶 36.6m(120ft)。在当天的第四次,也是最后一次试飞中,威尔伯·莱特(Wilbur Wright)在 59 秒内飞行了 260m(852ft)[74]。"飞机"自此诞生。

在 1908 年 9 月,海军成员 Lieutenant George C. Sweet 和海军造船师 William McEntee 在弗吉尼亚州迈尔堡旁观了莱特飞行器的首次陆军演示试验。12 月份,LT Sweet 撰写了一份报告,提交给海军新任海军部长纽伯里(Truman Handy Newberry),报告中规划了一架能够在军舰上实施侦察操作的飞机,并阐述了该飞机可能为海军部队带来的战术优势。该报告中建议购买飞机,以"进一步开发适用于海军的特殊功能"。但该建议被否决[75]。

在 1909 年 3 月,海军由新任总统威廉·霍华德·塔夫脱(William Howard Taft)和新任海军部长迈耶(George von Lengerke Meyer)领导。在海军部长迈耶的领导下,海军航空兵首次展开了大量实验。海军收到了许多来自设计师、航空学者和美国航空后备团的咨询,并于 1910 年委派华盛顿欧文·钱伯斯上尉(Captain Washington Irving Chambers),物资援助处助理(USN),去处理所有航空通信,"收集航空研究中可能会用到的所有东西及其对海战问题的影响"[76]。这是海军部组织中首次航空条例记录。钱伯斯上尉是在他的日常职务之外接受这项任务的,他一直负责该任务,直到 1910 年 9 月被任命为海军航空主管。

随着海军针对飞机对海军的适应性展开试验,两名有独创性的陆军军官也在空运后送中进行了实验。医疗队的乔治 H. R. 戈斯曼上尉(Captain George H. R. Gosman)和海岸炮兵部队的阿尔伯特·L·罗德斯中尉(Lieutenant Albert L. Rhoades)用个人资金设计了一架救护飞机,从佛罗里达州的巴兰卡斯堡(Fort Barrancas,现在的彭萨科拉海军空站所在地)转运患者。1910 年,这架救护飞机上升到 30.5m(100ft)的高空中,飞行五百码后坠毁。二人在向政府请求继续实验的资金支持后遭到拒绝。戈斯曼上尉后来说:"我清楚地看到,在后送中使用飞机可以节省成千上万小时的时间,最终会挽救成千上万的患者[77]。"

当莱特兄弟(Wright Brothers)设法获得美国陆军通信兵团的支助时,格伦·柯蒂斯(Glenn H. Curtiss)也在请求得到海军的支助,而二十岁的俄罗斯人西戈尔斯基(Igor Sikorsky)正在第一次尝试建造直升机。尤金·伊利(Eugene Ely,一名接受柯蒂

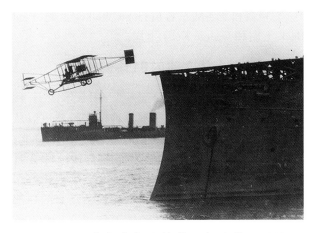

图 76-7 从船上起飞的第一架飞机。1910 年 11 月 14 日下午,尤金·B·伊利(Eugene B. Ely)在弗吉尼亚州汉普顿路 USS Birmingham 号(CL-2)(侦察巡航艇#2)的甲板上驾驶着他的 Curtiss 推进式飞机起飞,随后安全降落在威洛比。图片的背景中是 USS Roe 号(DD-24)(驱逐舰#24),即飞机救护舰

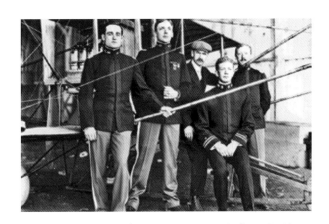

图 76-8 1910 年 12 月 23 日。向位于加州北科罗纳多岛的格伦·柯蒂斯飞行学校(Glenn H. Curtiss' Flying School)报告的第一堂课程。从左至右:John Walker 上尉(美国)、Paul Beck 上尉(美国)、格伦·柯蒂斯、LT Theodore Ellyson(USN)和 George Kelly 上尉(美国)

斯训练的飞行员)于 1910 年 11 月 14 日从 USS Birmingham 号(CL-2)船艏的木制平台成功起飞,并且在一个月之后演示了水上飞机,之后柯蒂斯写信给海军部长迈耶,为一名海军军官免费提供飞行指导,以"发展飞机的军事适应性[78]"。一个月后,LT TG 艾利森(LT T. G. Ellyson,首位海军飞行员)成为第一个按照命令报到飞行训练情况的海军军官,当时的训练地点位于柯蒂斯北部科罗纳多岛的圣地亚哥营地。第一堂课程有 4 名人员参加,即海军 LT

TG 艾利森和 3 名陆军官员：John Walker 上尉、Paul Beck 上尉和 George Kelly 上尉。

第一次世界大战之前（1911~1916）

1911 年，海军航空兵诞生。1911 年 1 月 18 日，尤金·伊利向美国海军演示他的飞行器可以从陆地起飞，降落在 USS Pennsylvania 号（ACR-4）上，且可返回陆地。这次成功演示促成了 1911 年 3 月的 25 000 美元拨款，作为 1911~1912 年创建海军航海署（Bureau of Navigation）海军拨款法案的一部分，用于"海军航海发展试验性工作[79]"。1911 年 5 月 8 日，美国海军征用了第一架飞机——一架拥有两栖飞行器功能的柯蒂斯 TRIAD 双翼飞机，能够在空中举起轮子，能够从陆地或水上起飞，能够降落在陆地上或水。柯蒂斯把这架飞机命名为 TRIAD，可用于陆地、海上和空中。该日期被定为美国海军航空兵（Naval Aviation）的诞辰。1911 年 7 月 1 日，海军在纽约哈蒙兹波特（Hammondsport）获得第一架飞机 Curtiss A-1Triad。在 1911 年 7 月的随后日期中，美国海军在马里兰州安纳波利斯的 Greenbury Point 建立了第一个海军航空基地，在同年 12 月，海军在柯蒂斯提供的土地上建立了北岛圣地亚哥航空营，用于冬季训练。Samuel P. Langley、W. Irving Chambers 上尉（USN）、Glenn H. Curtiss（飞行员和平面设计师先驱）和 Eugene Ely（接受柯蒂斯训练的飞行员）被视为是海军航空的先驱[80]。

1912 年也是海军陆战队和军事航空的里程碑。海军部长看见了直升机的潜力，按照首席机械师的助手 F. E. 尼尔逊（FE Nelson）的建议，授权 50 美元用于研发直升机模型[81]。军医协会召开了年会，并通过了一项决议，提倡使用救护飞机[82]。海军陆战队航空兵正式成立于 1912 年 5 月 22 日，当时的第一中尉为 Alfred A. Cunningham，USMC（首位海军陆战队飞行员，正式指定为第五号海军飞行员），还有 4 名海军军官在美国马里兰市的安纳波利斯海军航空兵营报道，"执行与航空有关的任务"（直到 1915 年 1 月才正式组建海军陆战队海军飞行学校）[83]。前五名海军陆战队飞行员被视为海军航空兵的奠定基础：第一中尉 Alfred A. Cunningham、Bernard L. Smith、William M. McIlvain、Francis T. Evans 和 Roy S. Geiger。

第一次世界大战（1917~1918）

海军和海军陆战队航空兵的装备和人力都加速增长。1916 年，战争在即，"拨款法案"为海军和海军陆战队航空兵发展拨了 350 万美元。预计用该资金配备 500 架飞机、系留气球、非刚体飞船和实验性齐柏林硬式飞艇（Zeppelin）。配有飞机弹射器的 USS North Carolina 号（ACR-12）称为美国第一艘携带和运营飞机的海军军舰[84,85]。

美国海岸警卫队（USCG）看到了航空的优势，及其在协助遇难船舶和搜索失事船只方面的直接关系。1916 年 3 月 21 日，美国海岸警卫队的埃尔默·斯通（Elmer Stone）中尉和少尉查尔斯·萨格登（Charles E. Sugden）被派去参加航空训练。在接下来的一个月，即 1916 年 4 月 1 日，斯通中尉向佛罗里达州彭萨科拉报告了飞行训练情况。在美国向德国宣战四天后，LT 斯通于 1917 年 4 月 10 日获得了飞行章，并被任命为第 38 号海军飞行员。直到 1920 年 3 月 30 日，再次被任命为 1 号美国海岸警卫队飞行员[86]。斯通中尉是海军水上飞机（NC-4）的著名飞行员之一，该飞机也是美国第一架成功横跨大西洋的飞机。该飞行团队于 1919 年 5 月 8 日从纽约州罗克威海军航空站起飞，于 1919 年 5 月 27 日抵达葡萄牙里斯本。

德国为彻底击溃协约国，违背苏塞克斯承诺[87]，宣布实行无限制潜艇战，使美国商船遭受重大损失，加之齐默曼电报事件[88]，于是美国于 1917 年 4 月 6 日对德国宣战。德国 U 型潜水艇的杀伤力非常强大，海军部采取反潜作战，这本来是海军航空的首要任务。海军陆战队航空兵建立了自己的部队和基地，军团的主要目标是为派往法国与陆军并肩作战的海军陆战旅提供空中支援。海军陆战队航空兵发挥着双重作用：第一海军陆战队航空连队在亚速尔群岛附近进行了反潜战；第一海军陆战队航空兵部队（减一个中队）为法国海军陆战旅提供战斗支援[89]。

救护飞机的发展在第一次世界大战期间取得了重大进展。法国空军成立于 1909 年[90]，被公认为世界上最古老的空军军队。法国于 1914 年参加第一次世界大战，至 1916 年，已经积累成由 334 架飞机和 14 艘飞艇组成的最大机体库存。几名美国飞行员与法国 Escadrille Americaine 中队（Escadrille 124；后来被称为 Escadrille Lafayette[91]）共同驾驶，直到 1917 年美国宣布参战并接管机体及其人员。Marie Marvingt 是一位有影响力的法国航空医学后送梦想家，被称为航空医学之母，在他的督促下，法国政府于 1917 年引进了一架固定翼飞机作为救护飞机。Breguet Bre 14 具有多种功能,其中一项功能就是航空医学后送[92]。美国在战场上试用了航空医学后送。在 1918 年 2 月份,负责洛杉矶 Gerstner Field 飞行员培训的官员 William C. Ocker 上尉(美国)和医疗部队军官 Nelson E. Driver 少校(美国)努力将 Jenny JN-4D 型飞机改装成救护飞机,用于营救坠落和受伤的飞行员[93,94]。1918 年 7 月 23 日,陆军航空兵出于对这些试用试验的回应,规定每个陆军机场都配备救护飞机[95]。这是美国首次展示用飞机转运患者。

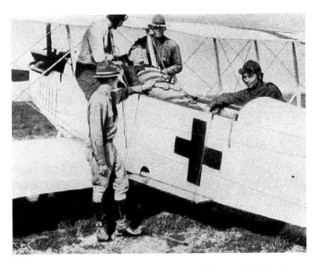

图 76-9 柯蒂斯 JN-4Jenny 被卸下后座驾驶舱后改装成救护飞机[h]

海军和海军陆战队航空兵取得了良好的战时记录。他们飞行 560 多万公里(300 多万海里),组成北方轰炸小组,攻击 U 型艇,在欧洲 27 个基地、加拿大两个基地、运河区一个基地、亚速尔群岛一个基地和美国十二个基地作战。长途飞船(柯蒂斯 NC)代表着战争在技术方面的突飞猛进。美国航空兵在战争中做出了巨大的贡献,以至于国会拨款建造第一艘航空母舰。

战后时代以及 20 世纪 20 年代

20 世纪 20 年代是经营和管理方面的十年增长期[96]。这一时期出现了三个阵营,在经济和技术繁荣方面都做出了杰出的贡献:飞船、舰载机和轻于空气的飞艇与飞船。20 世纪 20 年代对海军和海军陆战队航空兵最为重要的成就是在 1921 年成立了航空局,在 1922 年的第一艘航空母舰,俯冲轰炸继续发展,以及 1929 年成立了天才 Fleet Problem IX[97]。20 世纪 20 年代的军事和民用大奖赛为飞

行员提供了积极竞争,也为航空业的发展做出了重大贡献。

USS Jupiter(AC-3),即将第一支美国军队(第一航空支队)送往法国的军舰,于 1919 年 7 月 11 日被改装成第一艘航空母舰。该军舰于 1920 年 3 月进入码头接受改造,并于 1922 年 3 月 20 日服役,命名为 USS Langley(CV-1)[98]。

美国政府发现了和平时期军事航空的一项重要作用:送邮件。在 1918 年 5 月 15 日,邮政部利用陆军飞行员和六架 Curtiss JN-4H("Jenny")训练飞机,开始为纽约和华盛顿特区之间提供航空邮件服务。三个月后,邮政部接管民用飞行员、机械师和专门制造的标准飞机集团(Standard Aircraft Corporation)的邮件飞机[99]。允许在邮件航途中搭载数位乘客,但估计乘客们坐在狭窄而拥挤的空间中不会舒服。这种航空旅行方式与豪华的飞艇客舱形成鲜明对比。随着商业飞行业的扩大,国会通过了 1925 年的"航空邮件法案",该法案允许通过合同竞标的私人企业转运邮件。邮政部将航空邮件转运业务中广泛的灯光、航空、无线电服务、站点、着陆场和信标系统转移到商务部,并将终端机场转移到相应的自治市。

在战后时代,陆军将重点从营救受伤飞行员转移到患者转运,并对几种类型的救护飞机进行了测试和评估。陆军装备了一架 DeHavilland DH-4,可容纳两个 Stokes 担架和一名医务人员。同样,在 20 世纪 20 年代的非洲和中东殖民地战争期间,法国和英国也使用改装飞机转运伤员[100]。

1921 年 4 月,陆军申请了一架可以容纳四个担架和六个座位的飞机。这一请求最终以悲剧告终,即当时的 Curtiss-Eagle 救护飞机坠毁,引发了当局对救护飞机的怀疑,这一悲剧暂时阻碍了航空医学转运的发展[101~103]。Curtiss-Eagle 坠毁在一场狂风和雷电交加的暴风雨中,坠毁地点在马里兰州摩根敦,时间为 1921 年 5 月 28 日。造成飞行员和 6 名乘客死亡,其中包括荣誉勋章接收者陆军中校阿奇米勒(USA)和前国会议员莫里斯·康诺利(爱荷华州迪比克)[104]。尽管 Curtiss-Eagle 救护飞机事故暂时阻碍了飞机的使用,但却继续使用飞机作为医疗后送平台;1928 年,飞机的使用获得了正面的报道,因为当时美国海军陆战队(USMC)的基督徒 F·希尔特(F·Schilt)中尉驾驶飞机 10 次进入尼加拉瓜的奎拉利镇。希尔特中尉驾驶着一架 O2U-1Corsair 双翼飞机降落在一条小镇街道上,送来了

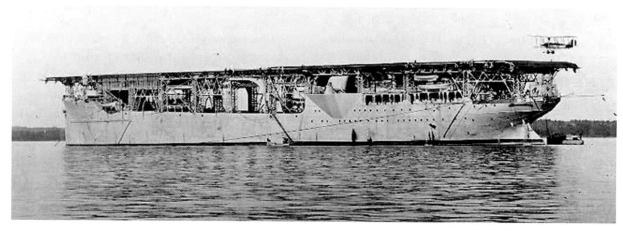

图 76-10　1922 年左右抛锚停泊的 USS Langley（CV-1），海上飞机 39-B 降落在其甲板上[i]

所需的医疗用品和一名救援指挥官，并在敌人的火力范围内送走 8 名受伤官兵。鉴于他的英勇行为，他随后被授予荣誉勋章[105]。

海军飞行医学始于 1922 年，当时有 8 名医务官员在佛罗里达州彭萨科拉市的 NAS 接受了飞行训练并作了报告，其中 4 名在陆军航空医学技术学院完成了航空军医课程。1924 年，航空局和医学与外科局（Bureau of Medicine and Surgery）的首脑同意并要求医务人员在美国陆军航空医学院完成为期三个月的课程，并在海军航空部队服务三个月，之后才被任命为航空军医。陆军学校和海军之间的协议于 1927 年 1 月结束，当时海军在华盛顿建立海军医学院航空系[106]。

20 世纪 30 年代

在 20 世纪 30 年代美国经济大萧条时期，海军航空领域几乎没有任何进展。美国工程进度管理署（WPA）制订了一份雄心勃勃的新政计划，美国重新开始奋斗，并正在通往复兴繁荣的道路上。提供了用于更多飞机和新船以及基地现代化的资金。海军参加了几项可突出航空母舰强大功能的人道主义任务，并继续证实了有从海上投射兵力的能力。在华盛顿州塔科马发生的停电事故中，飞机连续 30 天为该城市提供电力[107]。1931 年，海军航空部队被派往古巴关塔那摩湾，协助其他海军和海军陆战队在尼加拉瓜马那瓜展开救灾工作，当时一场大地震摧毁了这个城市的大部分地区。海军航空部队的飞机将医务人员、物资和食物转运到该城市。

海军于 1931 年 1 月 22 日订购了第一架旋

翼机，即皮特凯恩（Pitcairn）飞机 XOP-1 型自转旋翼机。在 1931 年 9 月 23 日，LT 阿尔弗雷德·M·普赖德驾驶 XOP-1 降落在 USS Langley 号（CV-1）上并在此起飞[108,109]。弗朗西斯·P·慕卡奇（USMC）少校于 1932 年在尼加拉瓜进一步测试了自转旋翼机，结果显示这种类型的飞机在预期运行中的主要价值是检查地面部队推荐的登陆场地，撤离"坐着"患者，以及转运重要人员[110]。

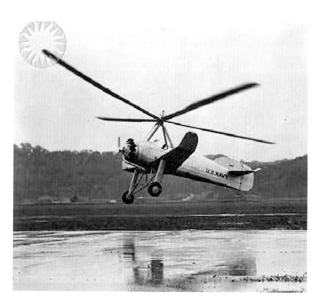

图 76-11　1931 年 6 月 1 日。美国海军 Pitcairn XOP-1 自转旋翼机的左视图，正准备降落在潮湿的路面上。地点：华盛顿特区的斯提亚海军航空站；时间：1931 年 6 月 1 日[j]

规模更大空中转运工具逐渐诞生，旨在缓解早期航空邮件转运机上不受乘客欢迎的拥挤环境。商用航空客舱的数量正在不断增加，波音航空转运公司(Boeing Air Transport)(联合航空的前身子公司之一)引入了客机女服务员服务。波音航空转运公司的交通管理员史蒂芬·斯廷普森(Steve Stimpson)采纳了护士艾伦·丘奇(Ellen Church)的建议,即注册护士负责提供咖啡和三明治,并安抚不安的乘客。1930年5月15日,本身就是注册护士的艾伦·丘奇成为世界上第一位空姐[111]。渴望发展客户业务的其他班机也开始仿效。艾伦·丘奇后来加入了军队护士服务部,获得了在北非、西西里、英格兰和法国服役的航空勋章。

雷达的出现是20世纪30年代最重要的事件之一。在20世纪30年代,海军发明了一种雷达系统,可以检测和提供目标的距离信息。在水面舰艇上进行初步试验之后,美国海军在1940年采用了术语"雷达"(RADAR)一词(无线电探测和测距)。USS Yorktown号(CV-5)是第一艘装备雷达的航母。雷达将在战斗管理和理论方面带来巨大变革[112]。

第二次世界大战(1941~1945)

如果有人对海军航空的重要性有任何质疑的话,1941年12月7日六架日本航空母舰飞机轰炸珍珠港事件便很好地回击了这种质疑[113]。在接下来的一周,美国加入了两场战役——大西洋战役,特点是保护水面舰艇进口原材料和出口战争物资(三场大规模的两栖作战除外);以及太平洋战役,其特点是阻止日本军队前往太平洋。

海军和海军陆战队航空兵的设备有限:7艘大型航母和1艘小型航母,5个巡逻联队,2个陆战航空联队,5900名飞行员,21 678名士兵,和5233架飞机。政府当时动员男性和女性都参军,以及进入工厂支持建造战争用舰艇、飞机和其他飞行器。科学家们掌握了先进的雷达、电子和专用设备等各种技术,军需官对分布广泛的舰队的支持能力也日益精炼,空军的优势和近距离空中支援部队也被视为至关重要。

1942年9月3日,海军陆战队开创了一项非常独特的空中战斗服务。海军陆战队多功能中队(Marine Utility Squadron)253(VMJ-253)成为南太平洋空中战斗航空转运团队(SCAT),后来证明这支转运团队对太平洋海军陆战队至关重要——提供军粮、备用品、紧急医疗护理、汽油和入境航班人员更换及去程航班的医疗后送。这种转运模式被称为"逆行式医疗后送[114]。"在1943年5月,LTJG理查德·尼克松(Richard Nixon, USNR;第37任美国总统)成为瓜达康纳尔岛(后来转移至绿岛)南太平洋战役航空转运司令部的主管人员[115]。

在瓜达康纳尔战役期间,瓜达康纳尔岛海军陆战队的空中服务翻了一倍,第403陆军运兵舰中队(Army Troop Carrier Squadron)与Tontouta的海军陆战队员联合,建立了军种间SCAT,由第25海军航空队的指挥官员统一领导。在1943年1月,第801医疗空运后送中队的军医、护士和医护人员在军种间SCAT报到。机组人员包括1名护士或医护兵,作为每个机组的内部组成部分。陆军医务人员负责监督伤员的装载是否适当,并为后方医院伤员提供航途医疗护理。严重伤员直接被用飞机送往新喀里多尼亚或澳大利亚的主要医疗机构,或者被送回家。随着战争转移到西南太平洋,SCAT加入了其他团队,形成了中央太平洋战役航空转运服务中心,该服务中心一直跟踪尼米兹作战到日本[116]。

海军于1943年引入直升机。进入库存的第一架直升机是200hp的Sikorsky HNS-1。从1943年到1944年,共接收了68个单元,这标志着美国海军部开始使用大批直升机[117]。在第二次世界大战和战后时期,直升机的试飞和试验促进了该领域的发展,这将永远改变未来战场格局。

在大西洋战斗前线,德国的U型艇恐吓商船。这便加重了美国和英国海军的护航和保护责任。作为应对致命性德国U型艇的一种手段,1943年5月,在美国海岸警卫队的推动和影响下,美英联合成立了"直升机反潜战争联合评估委员会[118]"。美国海岸警卫队设想使用直升机代替飞机、飞艇或软式小型飞船,以实现对抗U型艇的护航和保护。委员会成员包括USCG、USN、皇家海军和战争船泊管理局(War Shipping Administration)成员[119]。

在1943年引入直升机后不久,直升机作为拯救生命的救援和后送平台,其作用很快彰显出来,而且将永远改变军用和民用部门的患者转运格局[120]。1944年4月,卡特哈曼中尉(Carter Harman,美国陆军航空队)被视为美国第一个使用直升机转运伤员的人——实际上是首次使用直升机执行搜救任务。卡特哈曼驾驶Sikorsky YR-4直升机进入缅甸丛林,营救了三名受伤的英国士兵及其L-1B飞行员[121]。USS Turner号(DD-648)在1921年1月3日发生内部爆炸后沉没,当时正停泊在纽约和新泽西州之间的安布罗斯海峡上。美国海岸警卫队的飞机将幸存伤员转运至新泽西州的桑迪胡克医院,该医院的血液供应很快就所剩无几。鉴于此，美国海岸警卫队的弗兰克·埃里克森上尉，即首位直升机飞行员，驾驶着 HNS-1 号直升机，在 14 分钟内将两箱血浆从纽约血库送至该医院——如果使用汽车的话，要花费好几个小时。

随着德国 U 型艇的威胁减少，直升机作为反潜飞机的进一步研发资金也被削减。美国海岸警卫队继续进行试验，并结合了"投吊式声呐"、各种救援装备、担架和动力起重机。USCG 将目光投向和平时期的任务，集中精力将直升机作为海上搜救（SAR）平台。毫无疑问，USCG 实施的早期试验为海军和海军陆战队航空兵的未来 SAR 奠定了基础。旋翼飞机与现有设施相结合，显著扩增了 SAR 在军队中的能力，使得 SAR 能够进入其他受固定翼飞机和水上飞机限制的区域。

医疗后送于 1949 年 9 月 7 日经历永久性变革。当时当局对海军和海军陆战队并不感兴趣，陆军部部长助理，即后来的国防部部长路易斯·阿瑟·约翰逊（Louis A. Johnson）指出，在和平与战争时期，空运后送都是首选平台，而其他转运方式（如医院船）只能用于非常规情况下[122]。约翰逊部长认为核力才是未来的发展方向，他通过行政和财政手段几乎摧毁了海军和海军陆战队，并计划最终解散海军陆战队，将海军陆战队的设施转移给陆军和空军。众议院军事委员会（House Armed Services Committee）主席卡尔文森（Carl Vinson）代表和一位坚定的海军/海军陆战队支持者致电约翰逊部长，严厉向他强调了国家安全法案，该法案禁止转移任何主要作战职能[123]。约翰逊部长利用其他手段缩减美国海军部，他单方面取消超级航空母舰 USS United States（CVA-58）直接导致"海军上将起义"[124]。在与理查德·康纳利（Richard L. Connally）上将（美国海军部队东大西洋和地中海，从 1947 年至 1950 年）的谈话中，引用了约翰逊部长的对话内容：

"上将，海军正走向末路。现在没有理由供养着海军和海军陆战队。布莱德雷将军（General Bradley）告诉我两栖作战模式已成为过去。我们永远不会再需要两栖作战了。两栖作战模式将与海军陆战队一起消失在历史长河中。任何海军能够做的事情，空军都能办到，因此海军也即将消失[125]。"

尽管约翰逊部长采取了紧缩措施，但海军和海军陆战队仍然顽强地幸存下来。次年，即 1950 年，海军和海军陆战队展示了其前所未有的潜能。新技术改变了作战、患者护理和患者转运方式。

朝鲜战争（1950~1953）和 20 世纪 50 年代

1947 年的"国家安全法案"成立了国防部，并结束了统一争论。该法案重新组织军事结构，将独立的作战部和美国海军部与国家安全委员会、中央情报局和美国空军统一成联盟组织。军队正处于转型期，喷气引擎和直升机等新技术、装备和武器还没有完全整合，最大限度地利用新技术的战术准则当时还在制订中；而朝鲜战争于 1950 年开始。

第二次世界大战后的极端预算削减了国防开支，导致各军事部门之间发生剩余防务美元竞争。刚处于发展初期的美国空军和海军就杜鲁门政府考虑将海军航空缩减至海上巡逻（而让美国空军负责攻势性和战略性任务）而制订的攻势性和战略性任务提出了争议。毫无疑问，朝鲜战争证明美国航空母舰的兵力投射能力以及海军和海军陆战队的近距离支援是非常宝贵的军事财富和地理政治学工具，为美国的外交政策提供了支持。

在朝鲜战争期间，研究、设计、测试和评估继续引进了新技术和设备。引人注目的进展包括引进喷气引擎、有角度的航母甲板和重新配置的阻拦钢索、蒸汽弹射器、卫星和卫星发射、导向飞弹和直升机的广泛应用。直升机越来越多地参与各种任务活动，而朝鲜战争则成为海军直升机的试验场。至 1950 年，几乎每一艘航空母舰都配备了一架 Sikorsky 飞机作为值班机体以救援被击落的机组人员（该工作之前通过"飞机救护舰队"的驱逐舰完成），直升机取代了美国海军水面战舰上的水上飞机[126]。Sikorsky HO4S 直升机的主要作用是反潜作战及观察和营救，它是朝鲜战争期间海军库存中功能最强大的直升机[127]。毫无疑问，该直升机彰显出了它的价值，成为了战场医疗后送的固定装置。尽管美国空军的侵占行动超出了其自身的伤亡后送任务，但陆军仍然在战略空运之下承担了航空医学后送的原则性任务。1952 年 8 月 20 日，陆军公布了第一批正式的组织和装备表（TO&E 8-500A），其中将救护飞机视作医疗设备。因此，服务于 MEDEVAC 任务的总航空部队逐渐演变成了医疗队（救护直升机）[128]。

海军飞行护士

海军飞行护理起源于第二次世界大战中的陆

军空军护士。Lauretta M. Schimmoler 女士在该领域发挥了重要作用;她于1933年成立紧急飞行兵团,该兵团于1936年成为美国航空护士队(Aerial Nurse Corps)。她的组织和模式被公认为美国空军护士的先驱[129]。

在第二次世界大战初期,医疗后送由正规的转运中队负责,即逆行式医疗后送。简而言之,豆类和子弹是入境转运,医疗后送是出境转运。这种转运模式在初期运作良好,但患者人数不断增加。首次大规模的患者转运需求发生在阿拉斯加州,当时军队负责修筑2414km(1500英里)的 Alcan 公路(即阿拉斯加公路),其中受伤和生病的军人在严寒的条件下忍受了八个月。第二次大规模的转运需求发生在遥远的缅甸,当时战斗军队与日本兵作战(即缅甸战役)。至1943年1月,通过逆行式医疗后送总共从缅甸、新几内亚和瓜达康纳尔岛撤离了12 000名死亡人员。陆军航空队(Army Air Forces)医务人员短缺,无法为每一次飞行分派足够人手(护士和技术人员不属于医疗后送队的一部分),因此陆军航空队的第一位空军军医(Air Surgeon),即陆军准将 David N. W. Grant,提议建立一支飞行护士队。尽管遭到陆军军医署长(Army Surgeon General)的反对,但自此开始委派飞行护士[130]。在1942年10月,在肯塔基州的 Bowman Field 成立第507空运后送中队,随后第349航空后送大队(Air Evacuation Group)也成立。1943年6月,这两个单位被并入美国第一所飞行护士和航空医学技术人员学校,即空运后送陆军航空兵(AAF)学院。1944年10月,飞行护士课程被转移到德克萨斯州 Randolph Field 的航空医学院[131]。

军方能够从民用女乘务员部门获得大量首批飞行护士,因为这些女乘务员都是训练有素的注册护士,可胜任自主义务。为了对此提供帮助,海军向护士提供了自己的精英空运后送专家,海军护士的前两名于1943年12月在肯塔基州 Bowman Field 的空运后送陆军航空兵学院接受培训[132]。至1944年12月,海军在加利福尼亚州阿拉米达海军航空站(NAS)市开设了自己的空运后送学院;该学院的前24名海军飞行护士学员在短短的两个月内完成了培训。他们与24名医护兵和1名航空军医一起成为第一支海军后送中队(naval evacuation squadron)VRE-1的员工,该中队隶属于海军航空转运队(navy air transport service, NATS)。在冲绳战役期间,NATS VRE-1在六周内撤离了9600名伤亡人员[133]。

LT Norma Crotty(美国海军护士队)对这些飞机上的护理情况进行了描述,"担架堆叠成三四层,上面大约有30名患者。只有一名医护兵和一名护士。当时的情况就是这样[134]。"飞机上没有氧气,也没有水。飞行护士和医护兵向患者给了了血浆和吗啡,加强敷料,自主操作。

1945年4月7日,两名海军飞行护士成为太平洋战场上的首批海军护士。ENS Jane"Candy"Kendeigh 和 LTJG Ann Purvis 通过 R4D 货机转运救援物资,并将伤员从硫磺岛运往关岛[135]。海军飞行护士继续执行任务,同年晚些时候负责撤离伤员的职责分配给了海军航空转运队(NATS)。海军航空转运队与其他部门一起被视为美国空军空中机动司令部的先驱[136]。第二次世界大战之后,海军飞行护士在没有任务的情况下,被纳入正规的海军护士军营,阿拉米达的海军飞行护士学院也被关闭。

第二次世界大战之后关于海军飞行护士和医护兵的历史记录有限。于1942年成立美国空军后,航空医学后送(AE)任务(任务通常超过300海里/556km)从美国陆军航空队转移至空军护士队(Air Force Nurse Corps),而航空医学后送(AE)中的患者转移任务依然是海军航空转运队的责任。然而在朝鲜战争期间,海军协助空军实施战略性航空医学后送任务。

Bobbi Hovis 少尉(美国海军护士队)于1950年10月在空运后送学院(当时位于阿拉巴马州的 Gunter 空军基地)参加了飞行护士培训。该学院负责培训空军、海军和加拿大皇家空军护士;当时由于急需飞行护士,因此将培训从9周缩短到7周。中尉 Grade Hovis(在学院期间升职)加入了第1453医疗空运中队,该中队位于夏威夷檀香山的 Hickam 空军基地,是由空军和海军联合构建而成的。每支转运队(Service)都有自己的机组人员,包括一名飞行员、副驾驶员、导航员和飞行引导员,而且驾驶相应的机体,其中可容纳由空军和海军联合组成的综合医务人员,包括一名护士和两名医护兵,而且可根据患者的情况将护士增加至两名,将医护兵增加至四名。较大的机体有三名护士和十名医护兵。按照现在的标准而言,当时的配置是最低的:27kg(60lb)配备包,类似于扁皮箱,其中包含手术器械包、药物(大量青霉素)、换药用品、注射器、手动抽吸球和手动血压袖带等。在 C-97Stratocruiser(USAF)和 R7V Constellation(USN)之前使用的是

R6D(USN)和C-54(USAF)。早期的机体可以容纳大约25~30个担架，而较新的机体可容纳近100个担架（堆叠成五层）。现代机体是"heaven"系列，其中包含一间厨房和数间浴室。各种伤员与常见的穿透伤患者一起转运，并且所有患者都必须经过认证才能被转运。例如，头部伤患者和心脏病患者需要在30天的稳定期后才准许高空转运。此类患者将在医院中稳定，或者先被送到医院船上，再通过医院船送回家。据海军少校Bobbi Hovis（退役）回忆，在冬季受伤更普遍。"整架飞机上都是冻伤的患者，有些伤员甚至未射击过一次。我们不得不让机舱保持冰冷。我们都快被冻僵了，在绿色制服上套着夹克衫。"她还提到了铁肺患者，并记得曾经从菲律宾克拉克空军基地转运过一名铁肺患者[137]。

随着战争的进展，朝鲜空运后送路线改为从韩国首尔和釜山至日本羽田空军基地。在日本，患者被转移到横须贺的海军医院，这里是主要的患者护理枢纽。该医院于1950年由小型药房发展成为一家全面发展的医院，患者可留在这里康复，也可转移至美国。韩国空运期间患者数量急剧增加。"为了让你了解我们的患者数量，日本横须贺的海军医院几乎在一夜之间从一家50张床位的小医院扩展成一家5000张床位的大型医院[138]。"该医院在24小时内接受超过2000名患者（来自长津水库的伤亡人员），1950年12月14日，患者名单上有4388名患者[139]。海军飞行护士也在Martin Mars飞船（与泛美快船[Pan-American Clipper]的机身相同）上服役。中尉Grade Hovis（美国海军护士队）驾驶第二架Hawaii Mars从HI的Kihii泻湖飞行至加利福尼亚州阿拉米达。这些飞机频繁暂停在约翰逊和威克群岛、塞班岛、关岛、香港、父岛、硫磺岛和冲绳等地，以补充燃料或接上患者。与携带担架和可走动患者的第一架Hawaii Mars（货物容量15吨；133名可走动患者或84个担架与25个座位，安置在两个甲板上）不同，第二架Hawaii Mars只能携载可走动患者，因为难以装载担架伤员。

朝鲜战争后，海军飞行护士没有任务，而美国空军飞行护士足以在和平时期提供所需服务。海军飞行护士营被重新并入护士队（nurse corps），某些军营被转至正在扩张的牙医队（dental corps）。从朝鲜战争结束至20世纪80年代这段时间，关于海军飞行护士的文献很少。

女性一直被禁止在海军船舰上工作（医院船除外），直到20世纪70年代末女性才被分配至非战

斗船以及海岸驻地，之前在这些地方工作的全都是男性。迪戈加西亚岛的海军支援设施（Naval Support Facility Diego Garcia）就是这样的一个驻地，在这座全部是男性的环状珊瑚岛上引入女性的目的是减缓人员短缺问题。在准备向迪戈加西亚岛增加女性人员时，海军要求派一名女性海军护士到驻地诊所工作。Frances Shea上将，即后来海军护士队的负责人，于1982年4月派急救室护士Catherine Fournet中尉前往迪戈加西亚岛。她所在的新军营的非预期功能和重要作用是航空医学后送。

海军少校Fournet（在派遣后从中尉晋升为少校）在派遣过程中完成了13次从菲律宾克拉克空军基地至新加坡的医疗救援任务，1次从菲律宾克拉克空军基地至肯尼亚内罗毕的医疗救援任务[140]。Fournet少校自己未接受过任何正式的飞行训练，她建议未来的护士应该接受正式的航空医学后送培训。Shea上将找空军护士队（Air Force Nurse Corps）的负责人谈话，请求为美国空军飞行护士和航空医学后送技术员举办培训班，以便为迪戈加西亚岛驻地培训未来的海军护士[141]。因此，在迪戈加西亚岛护士营扩展为两个营，编为飞行护士，并在伊利诺伊州斯科特空军基地的患者调节中心创建了两个护士营。目前，迪戈加西亚岛仍然有两个护士营，护士们也继续在美国空军学院接受培训，美国空军学院于2011年搬迁至俄亥俄州赖特-帕特森空军基地（Wright-Patterson Air Force）。

海军救护飞机

为了支持全球反恐战争，海军协助美国陆军在科威特和伊拉克南部执行救护飞机任务。海军建立了第一家救护飞机公司，作为科威特、伊拉克南部和波斯湾联合部队的主要平台。2005年11月，关岛第2515海军救护飞机分遣队（NAAD）抵达了科威特美军比林营。这支包含六架飞机的专用救灾飞机分遣队包括佛罗里达州杰克逊维尔的直升机反潜中队（HS）15提供的三架HH-60H Seahawks，以及关岛直升机海上战斗中队（HSC）25提供的三架MH-60S Knighthawks。NAAD拥有112名工作人员（来自两个中队），以及来自美国各地的8名训练有素的医护兵。第一名主管官员是美国海军指挥官Todd J. Flannery，即HS-15的执行官。第2515 NAAD在科威特联军地面部队指挥官的管辖和战术控制下的科威特作战区域中作战，并隶属于

科威特美军比林营的科威特航空特遣部队。该特遣队在六个月的轮流部署中提供了无缝支持[142,143]。该部队在伊拉克巴士拉成立了一个分队（第 2515 NAAD-北部）。

医务人员在部署之前接受了以下附加训练：搜寻与救援、创伤生命支持、战术作战伤员救护、美国陆军航空医学院飞行医学课程（阿拉巴马州拉克堡）以及强制性能力训练。给每架飞机重新配置了一个担架管理系统、一个为医疗设备安全供电的电气系统以及一套医疗级氧气装置。每架飞机都配备了标准化设备和患者管理系统，其中包括：带有脉搏血氧仪和无创血压监测功能的 Zoll M 系列（CCT）心脏监护仪/除颤器；AutoVent 3000 呼吸机；便携式动力抽吸设备；ACLS、止痛药和其他药物；一个医用袋（混合气道和消耗品袋）；以及其他医疗装置，如背板、K. E. D. s、Sager 夹板和医用抗休克裤[144]。

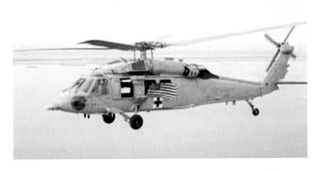

图 76-12　海军从 2005 年 11 月至 2012 年 5 月期间首次使用了专用救护飞机（第 2515 海军救护飞机分遣队）支援驻科威特、伊拉克和波斯湾的作战部队[k]

根据患者的情况，第 2515 海军救护飞机分遣队能够从位于科威特 Arifjan 营的海军远征医疗机构加入海军航途护理队。

每个机体的负载能力：

- MH-60S：最多六个担架，沿飞机纵轴左右两侧对齐叠放成三层，或者担架和可走动患者座位混合装配。
- HH-60H：由于反潜作战部件的内部隔间有限，作为舰队支援平台的一部分，最多可装载四个担架，在左舷侧堆叠成三层，另外一个沿着飞机的纵向轴线装置在右舷一侧。在实践中，HH-60H 最多可容纳三个担架，或担架与座位组合，这样可更好接近患者，同时还能容纳全套设备和全

部船员。

第 2515 海军救护飞机分遣队正式将其任务授权给 C 公司，即第 1~126 通用支援航空营。任务移交发生在 2012 年 5 月 22 日，地点在科威特比林营的乌代利陆军机场（Udairi Army Airfield）。

不管是出于纯粹的需求，还是因为采用了新兴技术，美国海军的患者转运工具一直在不断发展。患者的护理方式以及长距离转运方式都已经植根于战争、理论学说、战略和策略概念中。

理论学说

让我们学着以基本真理一样的方式进行思考。
　　　　　　　　　　　　　　　　—达里厄

理论学说—战略环节

理论学说被定义为"军事力量或其构成部门用于指导其行动以支持国家目标的基本原则"。理论学说具有权威性，但在实际应用中需要判断[145]。简而言之，就是指理论学说指南、战略描述（如何实现目标）和政策规定（如何操作）。理论学说和战略的颁布以自上而下的方式进行，即国家安全战略[146]、国防战略[147]和国家军事战略[148,149]。海军理论学说将国家军事战略中的海军组成部分与技术、战术和程序（战术级理论学说）结合起来。海军理论学说等级制包括海军理论学说出版物（美国海军部队的职能、作战哲学、海军部队作战任务原则）、海军作战出版物（作战等级理论学说）以及海军战术、技术和程序（战术级理论学说）[150]。

前面的章节重点介绍了有关海军患者转运发展的悠久历史。该发展过程包括历史的交叉点、既往战役、战斗、技术、文化及当时的地缘政治环境。通过分析经验教训，认识到了新兴技术和新技术、研究和设计及改进和创新领域的重要性。新的概念和理论逐渐发展成为理论学说。卡弗里循环战略周期（Caffrey loop strategy cycle）[151]简要地说明了这一点，说明中采用了历史驱动理论、演变为学说的理论、理论指导战略，这些理论学说描述并最好地支持军队如何实现其当前目标，支持所依政治目标，这些都会导致军队就业，从而书写历史，如此往复，不断循环。

军事医疗理论学说：卫生服务支援

卫生服务支援（HSS）联合期刊为各种军事行

动的联合卫生服务支持提供规划、准备和执行方面的理论学说[152]。海军战争期刊、海上和岸上海军远征卫生服务支持—或 NEHSS(NWP 4~02)描述了 NEHSS、其能力和组织关系,并强化了几种主要出版物中所涵盖的概念,例如 *Joint Vision 2020*、*Sea Power 21*、*Marine Corps Strategy 21* 和 *Naval Force Health Protection for the 21*st *Century*。

HSS 的目的是保持完成一项军事任务所需要的个人和群体健康[153]。HSS 有三项相关功能:维持、保护、运动和机动。为了实现这些功能,HSS 提供了七种重叠的护理功能。

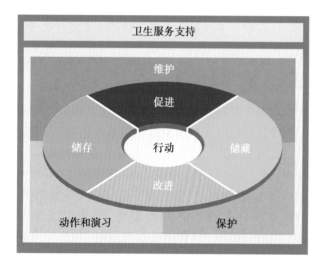

图 76-13 卫生服务支援有三项相关功能:维持、保护,运动和机动[1]。摘自联合出版物 4-02、卫生服务支援,pI-2

护理的分类学[154]

如图 76-14 中所示,持续性护理的分类学可分为 7 项护理设施,随后对其中五种能力进行了回顾。

现场急救员的能力:按时间要求定义,是指提供现场急救员护理的能力(即时医疗和稳定),以准备撤离至连续性护理的下一个 HSS 职能。这包括初级保健门诊服务、由非医师医疗人员提供的旨在提供院前急救创伤生命支持(PHTLS)的紧急护理服务、辅助服务及某些特定的医疗分项服务,例如基本心理健康、牙科和预防医学等。例子包括自我/伙伴援助、医院医护兵或海军陆战队的战斗救生者。

高级复苏护理设施:其特征是在尽可能靠近受伤的部位实施先进的急救医疗,以便让患者达到稳定,以及实现挽救生命/肢体的治疗目的。

这种设施包括高级应急服务、外科辅助服务、

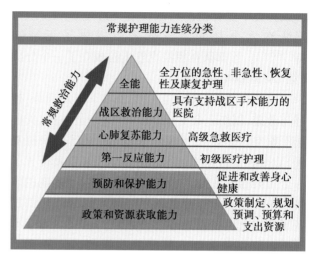

图 76-14 卫生服务支援的七项卫生护理设施[m]

住院和辅助服务(如营救护所[battalion aid station]、空运救援站[wing aid station]、休克创伤团[shock trauma platoon]、伤员接收[casualty receiving]和治疗船[treatment ship])。

- 角色 2 轻机动(2LM),具有高机动性,能够实施损伤控制性手术。(如前进性复苏手术系统)
- 增强版角色 2(2E),提供基本的二级保健护理、外科手术服务、住院、门诊和辅助服务(如外科手术队[surgical company])

战区住院设施:这种设施提供了医疗上维持作战区域兵力所需的卫生保障。该设施可提供基础护理,以将患者返回职位,和/或让患者达到稳定状态,以确保能够安全转运至作战区域以外的特定医疗机构。这相当于一家美国本土的综合性医院,可提供主要住院/门诊服务、紧急护理及强化医疗、手术和辅助设施。患者接受治疗,要么返回工作岗位,要么维持稳定状态以撤离到联合作战区以外的特定医疗机构(如远征医疗中心、医院船)。

特定医疗点的设施:这种设施有时被称为重建和康复治疗,可在联合作战区域以外为患者提供确定性治疗。可提供全面的预防性、治愈性、急性、康复性、恢复性和康复护理,包括国家灾难医疗系统(national disaster medical system)中的军事医疗设施、退伍军人事务部和其他民用医院(例如圣地亚哥海军医疗中心[naval medical center])。

航途护理:航途护理的目的是通过连续性功能在患者转移(后送)期间提供持续性护理,而不会对患者的临床状况造成影响。该护理包括暂时性医疗保健,以及对患者的留治和分期设施。伤病员后

送调度是一种伤亡管理系统,旨在通过成功的医疗护理功能协调患者转移。患者可能未接受后送调度(不包括在此系统中),也可能接受调度。每个服务分部都有有机载体,可通过这些载体将患者从受伤地点转运至初始治疗。从理论上而言,航途护理有三种形式:

- 伤员后送(CASEVAC)——通过船只、陆地转运工具或飞机实现的未经调度的伤员转移。
- 医疗撤离/后送(MEDEVAC)——传统上是指通过以下方式实现的患者转移:预先设计好的战术或后勤飞机(固定翼和旋转翼)、船只、和其他水上运载工具,临时装备并配有医疗护理人员以便于提供航途护理。
- 航空医学后送(AE)——USAF 系统,向医疗机构内以及机构间的调度患者提供时效性航途护理。

2012 年 1 月,联合参谋部外科主任提交了一份"关于条令、组织、训练、物资、领导力和教育、人员和设施(DOTMLPF)的联合变更建议书(DCR)",旨在提高国防部实施战术重症监护转运的能力(TC-CT)[155]。DCR 中指出了前进性复苏护理设施与战区住院设施之间在连续性护理方面的差距,尤其是重症监护患者的固定/旋翼战区内部撤离。USAF 能够通过重症监护空运团队(CCATT)转移重症监护患者,但这通常是作为战区间航空医学后送设施提供的,而不是战术环境中的战区内医疗后送。在未来,除了上述三种航途护理设施外,联合理论中可能还会包括战术重症监护转运。

作战部队的海上和岸上医疗设施

如下所述,可展开式医疗系统提供的卫生服务支持能力取决于他们打算提供的护理设施。任何操作平台上的医学实践都基于两个护理概念[156]:

1. 在作战环境(有限的资源环境)中提供的医疗服务与控制良好的固定医疗设施不同。作战环境中医疗设施的任务是挽救生命、提供紧急医疗服务、稳定患者的病情及将患者转移到特定医疗机构。因此,联合委员会的标准不适用。

2. 尽快使患者返回到工作岗位上,以保持作战力量。如果患者不能返回工作岗位,则治疗目的应该是让患者的情况保持稳定,以便转运至下一个护理机构。

当前的医院船

军事海运司令部目前运营两艘医院船,Mercy 级 USNS Mercy(T-AH 19,layberth San Diego,CA)和 USNS Comfort(T-AH 20,layberth Norfolk,VA)。这两艘医院船都是经过全面重改造的 San Clemente 运油船(1976 年装的龙骨),分别于 1986 年和 1987 年投入使用。每艘船上的医疗设施都归海军医学与外科局管理,这也是唯一需要总统或国防部长批准才能部署的平台[157]。每一个平台都配有精简操作人员(ROS),大约有 18 名民用美国商船船员和 58 名海军医疗和支援人员[158]。在完全运行状态(FOS)下,每个船队都可增加到 58 只商船和 1215 名海军人员(具体船只和人员数量取决于具体的任务),以便提供完整的补充医学和外科子项目。工作人员可包括联合服务、机构间、联盟和非政府人员。两艘船都处于为期五天的现役状态。

近年来,这些战舰已经被部署到波斯湾(进行战斗支援行动)、牙买加(作为移民加工中心)、波罗的海地区(支持北约演习)及古巴、印度洋、纽约市和新奥尔良(人道主义援助)。在历史上,它们曾支援人道主义任务,作为"太平洋伙伴关系行动"(Operation Pacific Partnership)和作为"继续承诺行动"(Operation Continuing Promise)的一部分,支持其任务,提供快速、灵活和流动的急救医疗和外科服务,以支援海上和岸上部队,以及在人道主义民间援助(Humanitarian Civic Assistance)、灾难或人道主义护理中提供流动的外科医疗服务[159]。船的高度相当于一座 10 层高的建筑物,长度相当于三个足球场,每艘船都具备相当于美国任何三级医疗机构提供的护理服务,能够提供全面的外科和医疗专业服务,有四套放射学设备、一套介入放射学设备、一台 CT 扫描仪、超声波单位、流动 X 线单位、牙齿随员、验光和透镜实验室、实验室和血库设施(保存 5000 单位血液)、中心无菌接收设备、医疗用品、烧伤护理、理疗、药房、两套氧气生产设备、一间太平间、洗衣房和厨房设施[160]。每艘船总共可容纳 1000 张床,被细分为 80 张重症监护病床、20 张麻醉后护理床、280 张中度护理床、120 张轻度护理床和 500 张有限/最小护理床[161~166]。此外,每艘船上都有一个含 50 张床位的伤员接收区域(ER/创伤舱)和 12 间手术室,包括一间专门设计的用于支持先进介入放射学手术的手术室。由于空间限制,每间 20 床重症监护病房只能容纳 15 例通气患者[167~169]。

在人道主义援助任务期间，这些舰艇可装载两架海军 SH-60（Seahawk）直升机。这些双引擎直升机在舰队中的主要任务是反潜战、反水面部队的作战、反舰搜索与标定。其次要任务包括搜救、医疗后送、垂直补给、通讯中继和公用事业、后勤和部队转运。SH-60"Seahawk"直升机停泊在 Comfort 号和 Mercy 号舰艇上，作为转运直升机，可用于搜救和医疗后送。直升机的航途护理以及医疗设备和用品都依赖于舰艇上的医疗设施[170]。

伤员接收治疗船[171]

最大的伤员接收治疗船（CRTS）是"大型甲板"平顶两栖攻击舰（大约 850m 长），类似于航空母舰（大约 1090m），是舰队中继航空母舰之后的第二大船只。美国海军拥有 8 艘"大型甲板"Wasp 级直升机船坞登陆舰（LHD），此类船坞登陆舰具有巨大的平顶，因此是伤员接收舰队中的首选船只；其巨大的平顶是从多架机体同时接收伤亡人员的理想平台，除了一间大型病房之外，还配备有一间大型手术单位（4~6 间手术室）和重症监护病房（多达 17 张病床），这些设备使其成为舰队中同类型 Haze Gray 舰艇中最大的船上医疗单元。LHD 还可容纳各种登陆艇气垫（LCAC）或机械化登陆艇（LCM），30~42 旋翼、倾斜转子和喷气机身。新型美国级直升机登陆突击舰（LHA）略小于 LHD。与 ICU 相比，LHA 的手术室和 ICU 较小，但仍然是 Haze Gray 舰队中第二大医疗单元。这两种船都可转运近 2000 名海军陆战队远征军（Marine 远征 Unit）或海洋远征旅（Marine 远征 Brigade）工作人员，还包括直升机（直升机、鹞式战斗机、V/STOL 鱼鹰）和登陆艇。通过飞机（USN/USMC 气动提升机，或美国救护飞机）或水上飞机，将伤亡人员转运至 CRTS。

大型甲板两栖作战伤员接收治疗船（CRTS）可同时容纳多个登陆机体，与 Mercy 级医院船和较小的 CRTS 相比，该款更适合用于大规模伤亡的战斗支援行动，而这些较小 CRTS 的直升机起降场也较小，限制了其用途。CRTS 可为登陆部队提供前进性复苏外科护理，以及医疗和牙科护理。医务人员包括 CRTS 的主要永久性船舶连队（两名医生、一名牙医、一名医务兵团官员、19 名医院医护兵），该连队在需要时可扩增，联合舰队外科小组（Fleet 外科手术组）（见下文）、美国海军陆战队远征队医务人员和其他医务人员。可通过医疗扩增计划将

CRTS 扩增至可容纳 84 名额外医务人员，以满足战时任务需求（2 名内科医生，1 名精神病医师，3 名麻醉医师，3 名普通外科医师，2 名骨科医生，1 名口腔颌面外科医生，1 名卫生保健医师，1 名高级护士，2 名注册护士麻醉师（CRNA），5 名认证的围术期护理护士（CNOR），6 名急救护士，2 名急救室护士，6 名医疗护士，24 名一般职务的医护兵，10 名外科技术人员，2 名医疗管理医护兵，2 名 X 线技术人员，1 名实验室技术人员，1 名生物医学设备维修技术人员，1 名药房技术人员，2 名精神病技术人员，2 名矫形技术人员和 3 名呼吸技术人员）。作战性能需求（ROC）和投射的操作环境（POE）提供了 4 间手术室、50 个重症监护/麻醉前用床（包括 15 台呼吸机）、45 间病房/支撑床和一间藏有 500 多份冷冻血液和新鲜冰冻血浆（FFP）的血库及一间步入式血库。其他辅助服务（包括放射学、实验室和药房）以及治疗和检查室、分诊空间、太平间和分散型战斗敷料站为船上的医疗设施提供了补充，让其更为完善[172]。该船的医疗供应区可支持 300 名受伤人员（100 名手术和 200 名疾病/非战斗伤患者）。还存在其他海上外科手术功能，例如航空母舰上的手术设施，或者非常小的轻型和移动式远征复苏手术系统（resuscitative surgical system）的手术设施；然而，这些手术点并不具备实施伤员住院手术的强大功能。

舰队外科小组（FLEET 外科手术组）[173,174]

每个舰队外科小组（Fleet 外科手术组，FST）各负责分配到的两栖作战准备小组（ARG）中的 3~5 艘船只。其中每艘船都是 CRTS 两栖作战舰，且至少其中一艘是"大型甲板"LHD 或 LHA 两栖攻击舰。

舰队外科小组（FST）——不要与陆军的前线外科手术小队（FST）混淆——创建于 1989 年，取代了动员医疗增强预备小组（mobilization medical augmentation readiness teams，MMART）。那时候，两栖攻击舰依赖于医院、诊所和舰队的医疗增援人员。FST 军营现在属于两栖部队的指挥官，为伤员接收治疗船（CRTS）提供灵活性更高的员工配置。FST 可通过海军陆战队空地特遣部队（marine air-ground task force，MAGTF）提供前进性复苏护理设施，以支持远征战斗群（ESG）。有九个舰队外科小组，每个小组都有 16 名指定的医务人员，包括 1 名外科医生、家庭医生和 1 名担任特遣队负责人的医生（非

特定专业人员）、1 名军医总队（Medical Service Corps）、1 名注册护士麻醉师（CRNA）、1 名认证的围术期护理护士（CNOR）、1 名重症监护护士、1 名高级医护兵领导、2 名实验室技术人员、2 名手术室技术人员、1 名呼吸治疗技术人员、1 名先进的 X 线技术人员和 2 名一般职务的医护兵[175]。当 FST 没有登陆在舰艇上时，则在主船上担任职务、在两栖作战准备小组（ARG）中协助其他船舶或任务及维持专业技能或在地区军事医疗设施担任指挥员。

航空母舰[176]

超级航空母舰具有 51 床位的高级复苏护理设施，但通常未配备血库或无类似于 CRTS 和 FST 的综合外科设施。医疗区域包括三张配备齐全的重症监护病床，一间手术室，基本的 X 线和超声波设备、药物服务、初级保健、音频测试、镜面装备、临床心理学、物理治疗、预防医学和牙科服务。

工作人员包括 1 名高级医学官员（航空军医）、1 名普通外科医生、1 名麻醉师（普通医学官员）、2 名航空军医（舰载飞行联队的设施）、1 名医师助理、临床心理学家、物理治疗师、医疗保健管理员、重症监护/急救护士、放射卫生官员、高级牙科医生、口腔外科医生、口腔科医师、3 名普通牙医及 50 名各科医院医护兵。航空母舰的卫生部门也可在航空母舰战斗群的其他船只上担任咨询性和主要的 MEDEVAC 机构。如果可能的话，为了有利于大型甲板 CRTS，通常可推迟来自外部的伤员接收。

远征复苏手术系统[177,178]

远征复苏手术系统（ERSS）是一套由训练有素的人员和设备构成的反应灵敏、可灵活移动的系统，可在一系列海上和岸上军事行动支援活动中，针对特定任务在靠近受伤地点处提供特定的前进性复苏医疗能力。ERSS 的重点是在作战行动中或在其附近实施即时的生命和肢体挽救手术、创伤护理、医疗后送和航途护理。该系统包含三个可扩展模块，且可以根据需要采用额外人员来扩展现有的 FST 设施，以支援分程作业、特殊作业和其他作业。下面对三个组块进行简单讨论。

远征外科手术组（EST）模块：EST 可提供前进性初级紧急复苏（伤情控制）手术。该模块具有高度可流动性，能够在诸如导弹驱逐舰（DDG）、导弹巡洋舰（CG）等小型平台或其他船舶或远征海岸站点运行和操作。远征外科手术组包括 1 名普通外科医生、1 名麻醉师、1 名重症护理员和 2 名 OR 技术人员；该模块能够在 45 分钟内执行任务。设备和用品的外科模块可为多 5 种损害控制病例提供护理，且能够让患者保留 2~4 个小时。

远征创伤组（ETT）模块：ETT 可提供前进性初级应急目测、生命和肢体挽救措施，且具有高度流动性，能够在诸如导弹驱逐舰（DDG）、导弹巡洋舰（CG）等小型平台或其他船舶或远征海岸站点运行和操作。远征创伤组包括 1 名急诊医生、1 名助理医师和一名独立责任医护兵（independent duty corpsman）。

航途护理组（ERCT）模块：ERCT 可在采用飞机或地面转运工具的持续性护理期间为患者提供治疗。航途护理组可安全转运患者，并在转移至不同护理设施期间为有临床状态变化风险的患者提供关键的/必需的连续性医疗护理。航途护理组能够为 2 名情况稳定（也并不一定必须稳定）的伤员提供 2 小时的医疗护理。该组的工作人员包括 1 名飞行医护兵，可借助远征创伤组模块的重症监护护士扩充该模块。

海军远征医疗设施

海军远征医疗设施（EMF）的概念与舰队医院的概念相似，因为它是模块化的，且具有流动性。EMF 的概念也与其姊妹机构陆军战斗支援医院（CSH 或"CASH"）和空军远征医疗中队（EMEDS）相似。概念中的不相似点是规模。海军远征医疗设施是原先旧舰队医院的妹妹。为了满足规模较小的新任务需求（需求和作业区域都较小），EMF 项目将舰队医院的 500 床位平台改为为更小的可扩展式模块化 10-、81-、116-或 273 床位的 EMF 平台，改造后的平台具有扩展式前进性复苏能力，也具有战区住院能力。EMF 的使命是在全方位军事行动中为先进的基地环境提供标准化、模块化、灵活性作战服务支援和医疗/牙科服务。EMF 的第二使命是在海外人道主义援助以及和平时期的行动中为美国政府机构提供卫生服务支援和民用支援护理，支援内容包括人员配备、医疗材料、设备，以及根据具体任务提供的特定供应补给品[179]。

EMF 可为单站或双站机构提供多项部署选项，从而让指挥官拥有更大的灵活性。鉴于 500 床舰队医院（Fleet Hospital）是用 400 个 ISO 集装箱转运的，因此出于需要创建的可快速部署的较小 EMF 平台（EMF-10）很容易通过航空转运转移，可在数小时内安装就绪，以便提供强大的岸上手术设施。较大的 EMF 模块可提供战区医院设施，通常位于敌方威胁较弱的环境中，并且配备了人员和装备，以提供复苏、初步伤口手术、术后管理和初步恢复服务。EMF 是自给自足的，但外部通讯、燃料、水、垃圾处理和一些专业服务除外。为了保护 EMF 免受化学和生物威胁，最近引进了一种新型综合性集体保护系统，作为化学硬化远征医疗设施（CH-EMF）。这种附加保护系统可允许医务人员在设施内进行操作，而无需携带个人防护装置[180]。

在伊拉克自由行动的战斗初期阶段，海军于 2003 年 3 月部署首批战斗支援远征医疗设施（EMF）。2004 年 4 月 1 日，海军重新掌控了 Arifjan 营地以帐篷为基础的 EMF 科威特第三作战任务，并在陆军第 62 医疗旅（Army 62nd Medical Brigade）和美国陆军第三师（Third United States Army）的领导下的特遣部队中执行任务。后来在附近修建了一套永久性设施，并于 2011 年 11 月 3 日完成了 EMF 科威特海军医学部的最后一批分配工作。在

非洲和阿富汗，海军医学部的工作人员也会为 EMF 提供人员补给。

高级复苏手术系统[181~186]

美国海军陆战队（USMC）建立了高级复苏手术系统（FRSS），以满足更多模块化和流动性医疗设备的需求。这种可迅速部署的具有前进性复苏设施的高度可操作性创伤手术小型单元（轻型和精简型）能够在作战单元附近提供"损伤控制"手术干预能力，从而减少受伤和手术介入之间的时间间隔。这是海军陆战队卫生服务支援部门中流动性最高且最轻的组成部分。该想法源于 R. Adams Cowley 博士的"黄金时段"，即患者必须送达特定医疗点（手术干预）才能获得合理的生存机会的时段。在 20 世纪 70 年代，Cowley 博士将军事 MEDEVAC 模型与经过医学训练的马里兰州士兵一起载在警用直升机上，直升机可将患者转运到马里兰大学的创伤部门。

高级复苏手术系统（FRSS）由 8 人组成：2 名普通外科医生，1 名麻醉师，1 名重症监护护士，2 名外科技术人员，1 名独立执勤医护人员和 1 名一般职务的医护兵。FRSS 要求航途护理系统团队在手术后转移患者。该系统需要在一小时内做好任务准备，并能够同时处理 5 名伤员（2 例术前，1 例术中，2 例术后），且可在需要再补给或人员支援之前，能够在 48 小时内处理高达 18 名主要手术患者。在远征中，可在一个小时内将 FRSS 拆卸完毕，并通过 2 架 CH-53 直升机（大型起重机转运）重新定位在 2 个 USAF 463-L 托盘上，或定位在一辆高背多用途

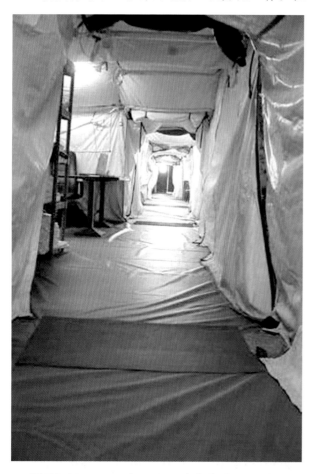

图 76-15　2005 年，EMF 科威特内部走廊，从手术室看向前门的视图"

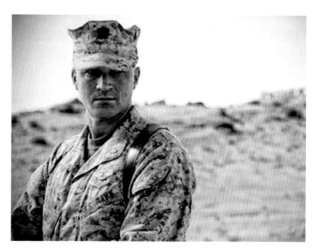

图 76-16　海军医学部官员，与海军陆战队一起部署，以支持 2011 年的持久自由军事行动（Operation Enduring Freedom 2011）

76. 美国海军医疗转运

高机动性车辆上或一辆配有拖车的高机动性多用途救护车上或一架单独的 MV-22Osprey 上。整个系统（包括庇护所、发电机、制氧系统、燃料和水）的重量为 3039kg（6700lb），占地 11.3m³（400ft³）。FRSS 可扩增营救护所（Battalion Aid Station）或休克创伤排（Shock Trauma Platoons）（"手术创伤/休克创伤排"或 S/STP），以便在静态位置提供更强大的功能。同样，FRSS 也可部署在海上[187]。

休克创伤排[188]

具有高级复苏能力的休克创伤排（STP）包含一个 25 人小组，该小组由稳定部门（2 名急救医生、1 名助理医师、1 名独立职责的医护兵）和聚集/撤离部门（1 名急救护士、7 名医护兵和 7 名海军陆战队员）组成，可提供高级先进急救创伤支持和治疗服务，以及医疗后送。STP 通常与 FRSS 驻扎在同一地点，但 STP 可独立于 FRSS 进行定位和操作。STP 可以照顾 48 例患者而不需要再补给，同时可照顾 10 名患者。STP 有 10 张等待用简易床，一个稳定区域和一个聚集/撤离单位[189]。

当与 FRSS 驻扎在同一地点时，STP 有术前和术后护理功能。

因此，FRSS+STP 二者联合起来可提供初步复苏护理设施（STP），损伤控制性手术、生命、肢体和视力保留设施（FRSS），以及转运稳定设施（STP）。叠交区域为 41.8m²（50 平方码），重量达 34915kg（76 974lb），可在 1 小时内完成任务准备工作。

外科手术队[190~191]

从理论上而言，在"黄金时段"内通过 STP 和 FRSS 将患者从受伤地点或伤员聚集点转运出来，以便接受治疗和稳定病情。必要时，可将患者转到规模较大的外科手术队，或直接转到战区医院设施。外科手术队提供了扩展式前进性复苏能力，其数量少于 FRSS 和 STP，因此可能在地理上远离前进性单元。因此，快速的医疗转运是将伤员从作战区域撤离的必要条件。如果后送距离较长，可通过尾对尾转移或直升机/人员交换将患者转移到外科手术队。一个例子是在 FRSS 接受损伤控制性手术的伤员。通过本地航空和医疗设备将这名伤员转运至交换地点，并在此实施尾对尾转移。在交换地点，该患者被从原来的直升机转移到另一架自带医疗设施的直升机上。这便允许前进性航空和医务人员返回至他们的前进性作战部队，以实施其他医疗后送，如需要。

每支外科手术队都包含 17 名医生、7 名军医总队官员、23 名护士、127 名医护兵、19 名海军陆战队员，三间手术室的设备和用品，以及 60 张简易床，此外还包括一支牙科特遣队和扩展配套服务（数字 X 线、扩展实验室、药房）、非卧床护理，战斗压力排（Combat Stress Platoon）和专业服务。在预期的进攻战斗期间，预期会有大量伤亡人员，此时可能会分散外科手术队的设施，或被紧急送往作战区域内的其他地点，如需要。其中一个例子就是在伊拉克费卢杰战役期间。

外科手术队必须具有以下条件[192]：

- 总指挥排
- 验伤分类/后送排
- 外科手术排
- 辅助服务排
- 牙科特遣队
- 等待保留排
- 战斗压力排

航途护理系统[193~194]

航途护理系统（ERCS）由海军陆战队战斗发展指挥部（combat development command）和海军卫生研究中心（naval health research center, NHRC）建立，其建立依据是对日益敌对和不确定战场的预期，由高度流动性和分散性作战部队来保卫。作战力量可达到 371km（200 海里），从而增加医疗后送的渡越时间，使患者处于临床状态恶化风险中。前进性医疗单元更轻、更精细、移动性更强，并且床位容纳量有限，因此必须快速撤离情况稳定（不一定稳定）的伤员，以确保其有限的病床容量可用于额外伤员。这便确保了在手术范围内保持持续不间断的患者流动和护理。伤员快速撤离也促进了前进性医疗单元在动态战场上的可操作性。经过专门培训的 ERCS 队可提供重要的航途医疗护理，以防止患者临床状况恶化，同时在跨范围军事行动的持续护理期间为各种不同的卫生服务支援单元转运严重伤员和患者。

ERCS 是一种模块化系统，其中包括两名情况稳定的伤员或患者在海军陆战队或其他军用飞机转运（从陆地单元转运到陆地或海上单元）期间所需的医疗设备、医疗工具、通讯协议和消耗品。要注意不要混淆术语"病情已稳定的患者"（stabilized patient）与术语"稳定患者"（stable patient）。病情已稳定的患者气道安全,出血得以控制,已经开始初步复苏,并且骨折已固定,送出单元的医疗能力有限。这些患者在得到适当的治疗后被尽快送往更先进的护理设施,以确保转移至下一家设施而不留下后遗症[195]。ERCS 队包括 1 名重症监护护士或急救护士,以及经过特殊训练的医院看护兵。

ERCS 队的培训包括在美国阿拉巴马州拉克尔堡海军航空医学院接受水上生存和培训。医务看护兵参加飞行医务兵课程(flight medic course),护士参加联合航途护理课程(joint en route care course)。还有其他可提供培训的机构,例如位于加州洛杉矶的海军创伤训练中心(navy trauma training center)。海军医学部实操培训机构(NMOTC)是 ERCS 的项目培训申办方。

ERCS 队没有任何飞机。相反,他们依靠委派的飞机或直升机。专用医疗后送飞机,如前面提到的海军救护飞机或陆军的 DUSTOFF 救护飞机,都使用医疗后送专用飞机,以便显示红十字标志,并根据“日内瓦公约”(Geneva Convention)提供保护。ERCS 使用的委派机体或直升机可能缺少机载医疗设施,且无法展示红十字标志。以下机身可作为委派飞机或直升机。

MV-22B Osprey(USMC;360 机体)、CV-22(美国特别行动指挥处;50 机体);HV(USN;48 机体)[196]:用于转运设备、物资和人员的全天候倾斜转子中等升力(4536kg,10 000Ib)直升机。全天候斜旋翼中型(4536kg,10 000Ib)直升机。有 4 名机组人员,可容纳 12 个担架或 24 个可走动患者,或担架与座位结合。有热量(无 A/C),航程 1297km(700 海里),能够空中加油,并且可容纳任务辅助坦克系统(mission auxiliary tanks system),最高海拔 7528.6m(24 700ft)。可以 485km/h(262 海里/小时)的空速飞行。机舱未加压,仅为机组人员提供机载氧气生成系统。这架飞机可悬停,可倾斜其旋翼,以适应类似于固定翼飞机的水平飞行。该机体旨在取代越南战争(越南抗美战争)时的 CH-46E 和 CH-53D。由于空速较快,航程也超过常规旋翼机体,因此 CASEVAC/MEDEVAC 期间的相应护航舰又成为一个问题。

CH-46E Sea Knight(“Phrog”)[197]:一架全天候、纵列式中型突击式直升机,机组人员 4 人(战斗中 5 人)。可容纳 15 个担架,或者 14 个可走动患者,或者二者的组合。有热量(无 A/C),航程 245km(132 海里),航速 269km/h(145 海里/小时),最高海拔 3048m(10 000ft)。机舱未加压。该机体的次要用途包括伤员后送;因此,作为空勤人员标准成员,飞机在正常飞行中将配备有双重执业资格的医护兵(搜索和救援/空中观察员)。该机体与陆军 CH-47Chinook 类似。这架 1964 年代的直升机当前正在被 MV-22Osprey 逐渐取代。2013 年 2 月 20 日,在该机体上接受训练的最后一名机长收到了飞行章[198]。

CH53E Super Stallion(海军海龙,sea dragon in the navy):[199] 这是美国海军库存中最大、最重、功能最强的直升机。这是一架转运设备、物资和人员的全天候旋翼重型直升机。有三名组员,可容纳 24 个担架或 55 名可走动患者,或二者的结合。有热量(无 A/C),航程 1001km(540 海里),航速 278km/h(150 海里/小时),最高海拔为 3048m(10 000ft)。可承受 33 339kg(73 500Ib)的外部负荷(最大外部负载量 16 330kg/36 001Ib)。这是唯一一架可以提升 155mm 榴弹炮、其机组人员和弹药的直升机(美国海军用这种机体垂直转运和恢复舰艇上受损的飞机)。机舱无压力。该机体于 1981 年进入美国海军陆战队,最后一架于 2003 年 11 月交付,其服役期将延长至 2025 年。

CH53D Sea Stallion[200]:这是一架全天候旋翼中型直升机,用于转运设备、物资和人员;机组人员 3 名;可容纳 24 个担架,或者 55 名可走动患者,或者二者的组合。有热量(无 A/C),航程 1112km(600 海里),航速 241km/h(130 海里/小时),最高海拔 6400.8m(21 000ft)。机舱未加压。目前,所有的机体都被分配到了海军陆战队基地夏威夷,卡内奥赫湾。这架 20 世纪 60 年代的直升机目前正在被 MV-22Osprey 逐渐取代。

海军卫生研究中心[201]

海军卫生研究中心(NHRC)是国防部(DoD)的前沿研发实验室。美国海军卫生研究中心负责管理和执行海军医学研究司令部(马里兰州银泉市)、海军医学部支援司令部(佛罗里达州杰克逊维尔)及海军医学与外科局(BUMED)的远征、操作、医学研发和测试评估项目。

NHRC 在以下领域进行研究:

- 医疗建模,模拟和任务支援
- 作战机性能
- 行为科学和流行病学
- 卫生资源部署研究

- HIV/AIDS 项目
- 操作性传染病

鉴于战略原因,将 NHRC 建立在加利福尼亚州的圣地亚哥,旨在方便接近海军和海军陆战队、陆地和海上(地面和地下)环境以及空军。NHRC 可通过对海军陆战队的生物医学和心理学方面的研究、开发、试验和评估来支持舰队的作战准备。在圣地亚哥实验室中进行的大部分工作都属于高级发展阶段或评估阶段,因此需要海军、海军陆战队和特种作战部队与作战单元之间的密切且持续性互动。

海军医学部作战培训中心

海军医学部作战培训中心(NMOTC)是一个战争卓越中心(warfare center of excellence),该组织旨在负责开发、改进、试验、验证和评估战备医学中的舰队理论、平台和任务特定技术、策略和程序[202]。简而言之,NMOTC 积极参与概念和理论的制定和实验,是海军作战医务培训基地。NMOTC 为医务人员提供培训和教育标准化,并负责六家作战机构和一家培训中心:

- 海军海底医学研究所(NUMI),康涅狄格州格罗顿
- 海军航空航天医学研究所(NAMI),佛罗里达州彭萨科拉
- 海军远征医疗训练学院(NEMTI),加利福尼亚州彭德尔顿营,其中包括美国加州洛杉矶海军创伤训练中心(NTTC)
- 北卡罗来纳州布拉格堡海军特种作战医学研究所(NSOMI)
- 海军生存训练学院(NSTI),佛罗里达州彭萨科拉
- 水面战医学研究所(SWMI),加利福尼亚州圣地亚哥
- 海军创伤训练中心(NTTC)分部,美国加利福尼亚州洛杉矶

海军医学部作战培训中心[203]

海军和海军陆战队各有自己的经验学习计划,旨在收集观察结果、发现问题、并向能够直接实施变革的相应机构提供建议,或提供有关理论、组织、培训、材料、领导人员培养、人员和设施等方面的解决方案。从海军陆战队和海军经验学习处(Navy Lessons Learned)得来的医学相关经验都要转达给

海军医学部作战培训中心(NOMLLC)。NOMLLC 从其知识门户网站收集经验(未分类和分类),并分析、管理和传播相关的医学观察结果、见解和经验教训。这些数据有助于制订改进措施,以确保医务人员能够随时做好提供适当护理的准备,并配备适当设备、培训和技能以执行使命。简而言之,医学经验教训可影响医疗教育、培训、课程、课件、培训活动、材料、领导人培育、概念制订、战术、技术、程序、理论学说以及卫生服务支援的最终执行。

联合创伤系统

联合创伤系统引入战场医学的先进理念已经显著降低了病死率。尽管火力增加,例如改进型爆炸装置,但美国伤员的生存率前所未有的增高。因此,我们在卫生服务支援的各个领域都实现了重大的改进:预防措施领域(例如个人防护设备和车辆设计);现场急救员护理(例如止血带的总力装备;战术作战伤亡护理;氯胺酮、氨甲环酸(TXA)和血液的伤害点应用);为患者提供的护理(如临床实践指南)和患者移动(跟踪所有患者转移;现场航途护理设施)。该系统还分析了所有与战斗有关的死亡病例,以发现须改进的地方,从而进一步降低死亡率,特别是对于可预防的死亡。联合创伤系统内设有国防创伤登记处(Defense Trauma Registry),这有助于开展研究,而研究对部队护理有直接影响。

展望

生命分为三部分——过去、现在和未来。从过去中学习经验教训,从现在开始,让过未来更好。
——威廉·华兹华斯(1770~1850)

世界处于永恒变化中,未来充满不确定性。但随着对我们所在世界形成并确立一定的概念,尽管我们意识到无法 100% 预测未来的样子,但我们至少不能 100% 错误。尽管在伊拉克和阿富汗的陆地战争已有十多年的历史,但海上领域的安全仍将是美国乃至全球繁荣与安全的关键。我们所在的这个世界,70% 都被水覆盖,世界人口的 80% 居住在沿海地区;世界大洋将我们所有人类连接在一起,这对全球商业和我们的生活方式影响巨大;世界上 90% 的商业都依靠海洋运作[204]。无论是在安全保障、维稳行动中,还是在人道主义援助中,海上部队都发挥着至关重要的作用。大海为作战提供了自

由和灵活性,海上军队,即美国海军、海军陆战队和美国海岸警卫队,是一股统一力量,成为全球繁荣与稳定的愿意合作伙伴[205]。

上个世纪技术迅速发展,如洲际航班和全球即时通讯(电子邮件、手机、互联网、传真),创造了新的贸易机会,从而使各国更紧密地联系起来,相互关联,相互依存。由此产生的原材料、商品和商业转移都发生在海洋上——繁荣的越洋贸易和开放且安全的海中航线对美国和全球经济生存和稳定至关重要。巴西、俄罗斯、印度、中国和非洲等新兴中产阶级社会的经济增长和繁荣可能是未来的主要领域。非对称战将试图对美国或其合作伙伴的金融稳定造成损害。为了确保能在海上保持开放稳定的运动,军队将有责任促进和平,防止冲突,并通过海洋提供人道主义和救灾援助。联合军队逐渐趋向于更精简、更迅速、更轻便、更灵活、可快速部署、而且能力更强大。军队将利用技术先进、全球一体化、且具有高度杀伤力的能源替代平台,横跨太空、网空、地域限制、反进入/区域封锁等几个领域。从海上迅速作出反应的能力将提供决定性权力投射,以实现冲突管理和解决。为这些部队提供卫生服务支援的医疗部队也逐渐趋向于更小、更迅速、更轻便,并配备先进的诊断、治疗和护理平台,以满足战场和军人的需求。

鉴于过去两个世纪中取得的巨大历史成就,人们仅对未来的卫生服务支援仅能想象,而无法确定。或许在未来,人类将通过无线微型远程呈现技术实现高级诊断,以及通过纳米技术对部队进行生物监测,这些未来技术将依赖于生物力学信息,如实验室水平、心脏节律、血压、氧合水平、旋转血栓弹性技术(ROTEM)、突触反应和高级扫描成像。所收集的数据可能会瞬间被纳入全球存在和数字平台中,以供其他人在全球范围内查看和分析,从而可以由全球最先进的提供商通过此类平台或从空间进行实时评估和咨询。

未来先进的治疗中可能会利用能够提供各种能力的纳米技术,如减少或消除出血,纳米疗法用于各种细胞类型(如神经元、神经胶质)的生物再生,用于制备可以通过其他方式传送的抗微生物剂(抗细菌、真菌、病毒剂)和冻干浓缩血液制品等。美国先进的伤员撤离和医疗后送平台可能会利用替代能源,实现无驾驶操作并保留先进的医疗服务人员,或实现无人操作但仍然依靠先进的技术护理

设施。在存在高度威胁的环境中,医疗转运工具可能会具有"隐形"能力,能够独立操作,并能够在陆上、海上和空中实现防御性/进攻性管理。可能能够降落在海基部队、海底部队或下一个适当设施上。

海军部队有两个明确特点——在需要的地方勇往直前;随时随地准备就绪[206]。

总结

海军和海军陆战队的医疗转运历史为战斗伤员的护理医学理论和医疗体系的发展提供了基础。医学理论,加上海军和海军陆战队的医疗系统、训练、研究和经验教训,共同为历史上最佳战斗力保存作出了贡献。

参考文献

1. U.S. Navy. Naval warfare. *Naval Doctrine Publication 1* March 2010; 49. US Navy War College website. https://www.usnwc.edu/Academics/Maritime--Staff-Operators-Course/documents/NDP-1-Naval-Warfare-(Mar-2010)_Chapters2-3.aspx. Accessed on May 27, 2013.
2. U.S. Navy. Naval warfare. *Naval Doctrine Publication 1*. March 2010; 25-31. https://www.usnwc.edu/Academics/Maritime--Staff-Operators-Course/documents/NDP-1-Naval-Warfare-(Mar-2010)_Chapters2-3.aspx. Accessed on May 27, 2013.
3. Naval expeditionary health service support afloat and ashore. *Navy Warfare Publication.* January 2008; NWP 4-02.
4. Therapy. Online Etymology Dictionary website. http://www.etymonline.com/index.php?search=medically%20unsound. Accessed on May 27, 2013.
5. International Red Cross, Hospital Ships. In: *Convention (II) for the Amelioration of the Condition of Wounded, Sick and Shipwrecked Members of Armed Forces at Sea.* Geneva, Switzerland: Diplomatic Conference of Geneva of 1949; August 12,1949:Chapter III:154. http://www.icrc.org/applic/ihl/ihl.nsf/Comment.xsp?viewComments=LookUpCOMART&documentId=05A582B016A68CBBC12563CD00423C4C&action=openDocument. Accessed on May 27, 2013.
6. Taylor JS. A retrospect of naval and military medicine. Bureau of Medicine and Surgery. *United States Naval Medical Bulletin.* July 1921:XV(3):561-626. https://play.google.com/books/reader?id=gi-igAAAAMAAJ&printsec=frontcover&output=reader&authuser=0&hl=en&pg=GBS.PA561. Accessed on May 27, 2013.
7. *Ibid.* Taylor JS. A retrospect of naval and military medicine. Bureau of Medicine and Surgery. *United States Naval Medical Bulletin.* July 1921;XV(3)561-626. https://play.google.com/books/reader?id=gi-igAAAAMAAJ&printsec=frontcover&output=reader&authuser=0&hl=en&pg=GBS.PA561. Accessed on May 27, 2013.
8. MCallum JE. Military Medicine: From Ancient Times

to the 21st Century. Santa Barbara, CA: ABC-CLIO; 2008.

9. Rules for the regulation of the Navy of the United Colonies of North-America. Department of the Navy, Naval Historical Center website. http://www.history.navy.mil/faqs/faq59-5.htm. Accessed on May 27, 2013.

10. The birth of the Navy of the United States. Naval History & Heritage Command, Naval Historical Center website. http://www.history.navy.mil/faqs/faq31-1.htm. Accessed on August 1, 2014

11. United States Congress. An Act for the government and regulation of Seamen in the merchants service. In: *Public Acts of the First Congress, 2nd Session, Chapter 29.* http://en.wikisource.org/wiki/United_States_Statutes_at_Large/Volume_1/1st_Congress/2nd_Session/Chapter_29. July 20, 1790. Accessed on May 27, 2013.

12. An act for the relief of sick and disabled seamen. 5th Congress, 2nd Session,Chapter 77. http://history.nih.gov/research/downloads/1StatL605.pdf. July 16, 1798. Accessed on May 27, 2013.

13. An act for the establishment and support of lighthouses, beacons, buoys, and public piers. United States Congress, *Public Acts of the First Congress, First Session, Chapter 9.* https://en.wikisource.org/wiki/United_States_Statutes_at_Large/Volume_1/1st_Congress/1st_Session/Chapter_9#cite_note-p53b-1. Accessed on May 27, 2013.

14. U.S. Senate Historical Office. The Lighthouse Act of 1789. U.S. Coast Guard website. http://www.uscg.mil/history/docs/1789_LH_Act.pdf. 1991. Accessed on May 27, 2013.

15. Baldinelli DC. The U.S. Coast Guard's assignment to the Department of Homeland Security: Entering unchartered waters or just a course correction? U.S. Coast Guard website. http://www.uscg.mil/history/articles/Homeland_Security_Baldinelli.asp. 2002. Accessed on May 28, 2013.

16. An act for the relief of sick and disabled seamen. 5th Congress, 2nd Session,Chapter 77. http://history.nih.gov/research/downloads/1StatL605.pdf. July 16, 1798. Accessed on May 27, 2013.

17. United States Congress. An act for the government and regulation of seamen in the merchants service. *Public Acts of the First Congress, 2nd Session, Chapter 29* http://en.wikisource.org/wiki/United_States_Statutes_at_Large/Volume_1/1st_Congress/2nd_Session/Chapter_29. July 20, 1790. Accessed on May 27, 2013.

18. Naval Education and Training Command. History of the Hospital Corps United States Navy. In: *Hospital Corpsman 3 & 2*: June 1989:Chapter 2. http://webapp1.dlib.indiana.edu/cgi-bin/virtcdlib/index.cgi/4931363/FID1/DATA/operationalmed/Manuals/HM32/Chapter02/Chapter02.htm. Accessed on May 27, 2013.

19. A global force. Navy Medicine Live website http://navymedicine.navylive.dodlive.mil/about. 2014. Accessed on August 1, 2014.

20. Navy Organization: A look at the organization of the U.S. Navy. America's Navy website. http://www.navy.mil/navydata/organization/org-over.asp. 2006. Accessed on May 27, 2013.

21. Navy Organization: A look at the organization of the U.S. Navy. America's Navy website. http://www.navy.mil/navydata/organization/org-over.asp. Accessed on May 28, 2013.

22. The establishment of the Department of the Navy. Naval History & Heritage Command website. http://www.history.navy.mil/faqs/faq31-2.htm. Accessed

on May 27, 2013.

23. Precedence of the U.S. Navy and the Marine Corps. Naval History & Heritage Command website. http://www.history.navy.mil/birthday2.htm. Accessed on May 28, 2013.

24. Precedence of the U.S. Navy and the Marine Corps. Naval History & Heritage Command website. http://www.history.navy.mil/birthday2.htm. Accessed on May 28, 2013.

25. Baldinelli, D. C. The U.S. Coast Guard's assignment to the Department of Homeland Security: Entering unchartered waters or just a course correction? United States Coast Guard website. http://www.uscg.mil/history/articles/Homeland_Security_Baldinelli.asp. 2002. Accessed on May 28, 2013.

26. U.S. Coast Guard history. United States Coast Guard: U.S. Department of Homeland Security website. http://www.uscg.mil/history/web/USCG-briefhistory.asp. Accessed August 1, 2014.

27. Department of Defense Directive. Functions of the Department of Defense and its major components. DoDD 5100.01. http://www.dtic.mil/whs/directives/corres/pdf/510001p.pdf. 2010. Accessed onMay 28, 2013.

28. Navy Organization: A look at the organization of the U.S. Navy. America's Navy website. http://www.navy.mil/navydata/organization/org-shor.asp. Accessed on May 28, 2013.

29. Cordesman AH, Burke A (Chair in Strategy), Hammond R. The military balance in Asia: 1990-2011: A quantitative analysis. Center for Strategic and International Studies website. http://csis.org/files/publication/110516_South_Asia-AsiaMilitaryBalance2011.pdf. Washington, DC; 2011. Accessed on May 28, 2013.

30. Cohen EA. History and the hyperpower. *Foreign Affairs.* Jul/Aug 2004;83(4):49-63. http://www.aei.org/files/2004/09/07/20040907_HistoryandtheHyperpower.pdf. Accessed on May 29, 2013.

31. Clark V. Sea power 21: projecting decisive joint capabilities. *Proceedings.* http://www.usni.org/proceedings/Articles02/proCNO10.htm. 2002. Accessed August 14, 2006.

32. Statement of Admiral Jonathan Greenert Chief of Naval Operations before the Congress on FY 2013 Department of Navy posture. America's Navy website. http://www.navy.mil/cno/120316_PS.pdf. March 2012. Accessed on May 28, 2013.

33. U.S. Navy. United States Navy fact file: Aircraft carriers-CVN. America's Navy website. http://www.navy.mil/navydata/fact_display.asp?cid=4200&tid=200&ct=4. Accessed on May 28, 2013.

34. U.S. Navy. The carriers: The list. America's Navy website. http://www.navy.mil/navydata/ships/carriers/cv-list.asp. Accessed on May 28, 2013.

35. Amphibious Capabilities Working Group. Naval amphibious capability in the 21st century: Strategic opportunity and a vision for change. Defense Innovation Marketplace website. http://www.defenseinnovationmarketplace.mil/resources/MC%20Amphibious%20Capabilites.pdf. 2012. Accessed on May 28, 2013.

36. Osborn K. Air-Sea Battle endures amid strategic review. DoD Buzz Online Defense and Acquisition Journal website. http://www.dodbuzz.com/2013/04/05/air-sea-battle-endures-amidst-strategic-review/. 2013. Accessed on May 28, 2013.

37. Department of Defense. Joint operational access concept (JOAC). U.S. Department of Defense website. http://www.defense.gov/pubs/pdfs/joac_jan%202012_signed.pdf. 2012. Accessed on

May 28, 2013.

38. Roughead G, Morrison JS, Cullison T, Gannon S. U.S. Navy humanitarian assistance in an era of austerity. Center for Strategic & International Studies website. http://csis.org/files/publication/130226_Roughead_NavyHumanitarianAssist_Web.pdf. 2013. Accessed on May 28, 2013.

39. Roughead G, Morrison JS, Cullison T, Gannon S. U.S. Navy humanitarian assistance in an era of austerity. Center for Strategic & International Studies website. http://csis.org/files/publication/130226_Roughead_NavyHumanitarianAssist_Web.pdf. 2013. Accessed May 28, 2013. Pg. V.

40. Pacific partnership. Commander, U.S. Pacific Fleet website. http://www.cpf.navy.mil/pacific-partnership/2013/. 2013. Accessed on May 28, 2013.

41. United States Navy. Fact file: Amphibious assault ships – LHA/LHD/LHA(R). America's Navy website. http://www.navy.mil/navydata/fact_display.asp?cid=4200&ct=4&tid=400. Accessed on June 2, 2013.

42. Statement of Admiral Michael G. Mullen, Chief of Naval Operations, CNO's posture hearing, FY 2007 budget. U.S. Navy Web site. http://www.navy.mil/navydata/cno/mullen/testimony/mullen060301-posture.pdf. March 1, 2006. Accessed on May 28, 2013.

43. The Great Depression and the New Deal. The National Archives at Seattle website. http://www.archives.gov/seattle/exhibit/picturing-the-century/great-depression.html. Accessed on May 28, 2013.

44. Naval History and Heritage Command. Significant events in naval aviation. Naval Aviation History Office website. http://www.history.navy.mil/branches/org4-5.htm. Accessed on May 30, 2013.

45. U.S. Department of Defense. Sustaining U.S. global leadership: Priorities for 21st century defense. U.S. Department of Defense website. http://www.defense.gov/news/defense_strategic_guidance.pdf. January 2012. Accessed on August 3, 2014.

46. Freier N. DoD Leaders, strategists, and operators in an era of persistent unconventional challenge. Center for Strategic & International Studies website. http://csis.org/files/publication/090529_Freier_DoDLeadersStrategists-Web.pdf. 2009. Accessed on May 28, 2013.

47. Lian Q, Xiansui W. *Unrestricted Warfare*. Beijing, China: PLA Literature and Arts Publishing House; February 1999. http://cryptome.org/cn/cuw.htm. Accessed on May 28, 2013.

48. Department of Defense, Military Health System. The military health system strategic plan: A roadmap for medical transformation. U.S. Department of Defense website. http://fhp.osd.mil/pdfs/MHS%20QDR%20Medical%20Transformation%20Roadmap.pdf. Accessed on August 3, 2014.

49. Kennedy, JF. 25th anniversary of the signing of the Social Security Act, Hyde Park, New York, John F. Kennedy Presidential Library website. http://www.jfklibrary.org/Research/Research-Aids/Ready-Reference/JFK-Quotations.aspx. August 14, 1960. Accessed August 3, 2014.

50. Naval Historical Foundation. United States naval hospital ships. The Navy Department Library website. http://www.history.navy.mil/library/online/USNavalHospitalships.htm. Accessed on May 28, 2013.

51. U.S. Army Heritage & Education Center. Hospital transport service. United States War College website. http://www.carlisle.army.mil/ahec/AHM/civilwarimagery/Hospital_Transport_Service.cfm.

52. U.S. Sanitary Commission. Hospital transports, a memoir of the embarkation of the sick and wounded from the peninsula of Virginia in the summer of 1862. Cambridge, MA: University Press (Welch, Bigelow, and Company); 1863. https://play.google.com/books/reader?id=jxB3AAAAMAAJ&printsec=frontcover&output=reader&authuser=0&hl=en&pg=GBS.PR7. Accessed on May 28, 2013.

53. Hall J. Hospital ships: Angels of mercy at sea. DAV Magazine website. http://magazine.dav.org/library/article/2004_04_10.pdf. 2004. Accessed on May 28, 2013.

54. USS Red Rover (1862-1865). Naval History & Heritage Command website. http://www.history.navy.mil/photos/sh-usn/usnsh-r/rd-rovr.htm. Accessed on May 28, 2013.

55. U.S. Sanitary Commission. The U.S. Sanitary Commission of the United States Army: A succinct narrative of its works and purposes. New York. https://play.google.com/store/books/details?id=wd7FoFWQp5oC. 1864. Accessed on May 28, 2013.

56. USS Red Rover (1862-1865). U.S. Naval History & Heritage Command website. http://www.history.navy.mil/photos/sh-usn/usnsh-r/rd-rovr.htm. Accessed on May 28, 2013.

57. Naval Historical Foundation. United States Naval hospital ships. Navy Department Library website. http://www.history.navy.mil/library/online/USNavalHospitalships.htm. Accessed on May 29, 2013.

58. USS Red Rover (1862-1865). U.S. Naval History & Heritage Command website. http://www.history.navy.mil/photos/sh-usn/usnsh-r/rd-rovr.htm. Accessed on May 28, 2013.

59. Manring MM, Hawk A, Calhoun JH, Andersen RC. Treatment of war wounds: A historical review. *Clinical Orthopaedics and Related Research*. 2009;467(8):2168-2191.

60. Wheat TA. Medicine in Virginia during the Civil War. Encyclopedia Virginia. Virginia Foundation for the Humanities website. http://encyclopediavirginia.org/Medicine_in_Virginia_During_the_Civil_War#its7. Dec 13, 2010. Accessed on May 29, 2013.

61. Jonathan Letterman. Civil War Trust website. http://www.civilwar.org/education/history/biographies/jonathan-letterman.html. Accessed on May 29, 2013.

62. Laws of war: Amelioration of the condition of the wounded on the field of battle (Red Cross Convention); Yale Law School website. http://avalon.law.yale.edu/19th_century/geneva04.asp. August 22, 1864. Accessed on May 29, 2013.

63. Additional articles relating to the condition of the wounded in war. Geneva, October 20, 1868. International Committee of the Red Cross website. http://www.icrc.org/ihl/385ec082b509e76c-41256739003e636d/376c2cade95edf-12c125641a005a6e12?OpenDocument. Accessed on May 29, 2013.

64. Lynch C, Ford JH, Weed FW. Field operations. In:*The Medical Department of the United States Army in the World War,* Volume III:. Washington, DC: Government Printing Office. 1925. http://history.amedd.army.mil/booksdocs/wwi/fieldoperations/default.htm. Accessed on May 30, 2013.

65. AH-3 Comfort. Global Security website. http://www.globalsecurity.org/military/systems/ship/ah-3.htm. Accessed on May 29, 2013.

66. AH-6 Comfort. Global Security website. http://www.globalsecurity.org/military/systems/ship/ah-6.htm. Accessed on May 29, 2013.

67. WW2 hospital ships. WW2 US Medical Research Centre website. http://www.med-dept.com/hosp_ships.php. Accessed on May 29, 2013.

68. USAHS U.S. Army hospital ships. Global Security website. http://www.globalsecurity.org/military/systems/ship/usahs.htm. Accessed on May 29, 2013.

69. Mercogliano SR. Korea: The first shot (Military Sea Transportation Service in the Korean War). US Merchant Marine website. http://www.usmm.org/msts/korea.html. Accessed on May 29, 2013.

70. Bobinski T. USS Consolation (AH-15). The Korean War Educator website. http://www.koreanwar-educator.org/topics/docs/hosp_ship/usscon/uss_consolation.htm. Accessed on May 29, 2013.

71. Bell HTL-6 "Sioux." The Skytamer Archive website. http://www.skytamer.com/Bell_HTL-6.html. Accessed on May 30, 2013.

72. Blankenship D. Mobile Riverine Force web site. http://www.rivervet.com/. Accessed on May 29, 2013.

73. U.S. Navy Expeditionary Combat Command. Coastal riverine force. U.S. Navy website. http://www.public.navy.mil/necc/hq/PublishingImages/NECC%20fact%20sheets/NECC_CRF_FactSheet2012.pdf. Accessed on May 29, 2013.

74. Sitz WH. A history of U.S. naval aviation. United States Navy Department, Bureau of Aeronautics, (Technical Note No. 18, Series of 1930). Washington DC: Government Printing Office; 1930 (out of print). http://www.history.navy.mil/download/history.pdf. Accessed on May 29, 2013.

75. MacDonald S. Evolution of aircraft carriers: The aeroplane goes to sea. *Naval Aviation News*; 1962;2. U.S. Naval History & Heritage Command website. http://www.history.navy.mil/download/car-1.pdf. Accessed on May 29, 2013.

76. Eugene Ely and the birth of naval aviation National Air and Space Museum website. http://blog.nasm.si.edu/aviation/eugene-ely-and-the-birth-of-naval-aviation—january-18-1911/. January 18, 1911. Accessed on May 29, 2013.

77. Sarnecky MT. *A History of the U.S. Army Nurse Corps*. Philadelphia, PA: University of Pennsylvania Press; 1999.

78. MacDonald S. Evolution of aircraft carriers: The aeroplane goes to sea. *Naval Aviation News*. 1962;2. U.S. Naval History & Heritage Command website. http://www.history.navy.mil/download/car-1.pdf. Accessed on May 29, 2013.

79. Chronology of significant events in naval aviation. Naval Historical Center Web site. http://www.history.navy.mil/branches/org4-5.htm. Accessed on May 29, 2013.

80. Sitz WH. A history of U.S. naval aviation. United States Navy Department, Bureau of Aeronautics, (Technical Note No. 18, Series of 1930.) Washington DC: Government Printing Office; 1930 (out of print). http://www.history.navy.mil/download/history.pdf. Accessed on May 29, 2013.

81. Chronology of significant events in naval aviation. Naval Historical Center Web site. http://www.history.navy.mil/branches/org4-5.htm. Accessed on May 29, 2013.

82. Sarnecky MT. *A History of the U.S. Army Nurse Corps*. Philadelphia, PA: University of Pennsylvania Press; 1999.

83. Chronology of significant events in naval aviation. Naval Historical Center Web site. http://www.history.navy.mil/branches/org4-5.htm. Accessed on May 29, 2013.

84. Chronology of significant events in naval aviation. Naval Historical Center Web site. http://www.history.navy.mil/branches/org4-5.htm. Accessed on May 29, 2013.

85. Sitz WH. A history of U.S. naval aviation. United States Navy Department, Bureau of Aeronautics, (Technical Note No. 18, Series of 1930.) Washington DC: Government Printing Office; 1930 (out of print). http://www.history.navy.mil/download/history.pdf. Accessed on May 29, 2013.

86. Commander Elmer Fowler Stone, USCG. United States Coast Guard website. http://www.uscg.mil/history/people/Elmer_Stone.asp. Accessed on August 3, 2014.

87. Sussex pledge. Encyclopaedia Britannica website. http://www.britannica.com/EBchecked/topic/575676/Sussex-Pledge. Accessed on May 31, 2013.

88. Teaching with documents: The Zimmerman telegram. National Archives website. http://www.archives.gov/education/lessons/zimmermann/. Accessed on May 31, 2013.

89. Condon JP. *U.S. Marine Corps Aviation*. JM Elliot, Ed. Washington, DC: Government Printing Office; 1987. (out of print). http://www.history.navy.mil/download/mca-m1.pdf. Accessed on May 30, 2013.

90. Service Aeronautique/French Aeronautical Corps in the great war. Global Security website. http://www.globalsecurity.org/military/world/europe/fr-af-great-war.htm. Accessed on May 30, 2013.

91. Service Aeronautique/French Aeronautical Corps in the great war. Global Security website. http://www.globalsecurity.org/military/world/europe/fr-af-great-war.htm. Accessed on May 30, 2013.

92. Breguet Bre.14 biplane reconnaissance/fighter/bomber aircraft (1917). Military Factory website. http://www.militaryfactory.com/aircraft/detail.asp?aircraft_id=242. Accessed on May 30, 2013.

93. Vanderburg K. Aeromedical evacuation: a historical perspective. In: WW Hurd, JG Jernigan, eds. *Aeromedical Evacuation: Management of Acute and Stabilized Patients*. New York, NY: Springer; 2003:6-8.

94. World War II Flight Nurses Association. *The Story of Air Evacuation: 1942-1989*. Dallas, TX: Taylor Publishing; 1989. Flight Nurses Association, Inc. website. http://legendsofflightnurses.org/TheStoryOfAirEvacuation/Index.asp. Accessed on June 1, 2013.

95. Fredriksen JC. *The United States Air Force: A Chronology*. Andata Barbara, CA: ABC-CLIO; Jan 12, 2011.

96. Chronology of significant events in naval aviation. Naval Historical Center website. http://www.history.navy.mil/branches/org4-5.htm. 2011. Accessed on May 30, 2013.

97. Tillman B. The ten most pivotal events in U.S. naval aviation. *Proceedings Magazine*. May 2011;137(51):299. U.S. Naval Institute website. http://www.usni.org/magazines/proceedings/2011-05/ten-most-pivotal-events-us-naval-aviation. Accessed on May 31, 2013.

98. Chronology of Significant Events in Naval Aviation. Naval Historical Center website. http://www.history.navy.mil/branches/org4-5.htm. Accessed on May 30, 2013.

99. Airmail. United States Postal Service website. http://about.usps.com/publications/pub100/pub100_026.htm. Accessed on May 31, 2013.

100. Flight. April 13, 1956;424. Flightglobal Archive website. http://www.flightglobal.com/pdfarchive/view/1956/1956%20-%200424.html. Accessed on

May 31, 2013.

101. Sarnecky MT. *A History of the U.S. Army Nurse Corps.* Philadelphia, PA: University of Pennsylvania Press; 1999.

102. World War II Flight Nurses Association. *The Story of Air Evacuation: 1942-1989.* Dallas, TX: Taylor Publishing; 1989. http://legendsofflightnurses. org/TheStoryOfAirEvacuation/Index.asp. Accessed on June 1, 2013.

103. World War II Flight Nurses Association. *The Story of Air Evacuation: 1942-1989.* Dallas, TX: Taylor Publishing; 1989. http://legendsofflightnurses.org/ TheStoryOfAirEvacuation/Index.asp. Accessed on June 1, 2013.

104. Archie Miller, Lieutenant Colonel, United States Army. Arlington National Cemetery website. http:// arlingtoncemetery.net/amiller.htm. Accessed on May 30, 2013.

105. Chronology of significant events in naval aviation. Naval Historical Center Web site. http://www. history.navy.mil/branches/org4-5.htm. Accessed on May 30, 2013.

106. Chronology of significant events in naval aviation. Naval Historical Center Web site. http://www. history.navy.mil/branches/org4-5.htm. Accessed on May 30, 2013.

107. Chronology of significant events in naval aviation, Part 4: The thirties. Naval History & Heritage Command website. http://www.history.navy.mil/ branches/org4-5.htm. Accessed on May 31, 2013.

108. Aircraft Carrier photo archive. USS LANGLEY (CV-1). The 1930s,(Image NS020117).NavSource Online website. http://www.navsource.org/archives/02/01.htm. Accessed on May 31, 2013.

109. Space calendar: Welcome to the days of air and space. NASA website .http://er.jsc.nasa.gov/seh/ daysJan3.html#JANUARY22. Accessed on May 31, 2013.

110. Chronology of significant events in naval aviation. Naval Historical Center website. http://www.history.navy.mil/branches/org4-5.htm. Accessed on May 30, 2013.

111. Iowa: Ellen Church America's first stewardess. Minnesota Department of Transportation. http:// www.dot.state.mn.us/aero/aved/museum/aviation_firsts/iowa.html. Accessed May 30, 2013.

112. Tillman B. The ten most pivotal events in U.S. naval aviation. *Proceedings Magazine.* May 2011;137(5):1299. http://www.usni.org/magazines/proceedings/2011-05/ten-most-pivotal-events-us-naval-aviation. Accessed on May 31, 2013.

113. Pearl Harbor raid, 7 December 1941 Japanese forces in the Pearl Harbor attack. Naval History & Heritage Command website. http://www.history. navy.mil/photos/events/wwii-pac/pearlhbr/ph-ja1. htm. Accessed May 30, 2013.

114. Anderson DJ, Snyder WK. Scat. *Marine Corps Gazette.*Sept 1992;76(59). http://www.centercomp. com/cgi-bin/dc3/stories?1908. Accessed on May 30, 2013.

115. Commander Richard M. Nixon, USNR. Naval History & Heritage Command website. http://www.history. navy.mil/faqs/faq60-8.htm. Accessed on May 30, 2013.

116. Anderson DJ, Snyder WK. Scat. *Marine Corps Gazette.* Sept 1992;76(59). http://www.centercomp. com/cgi-bin/dc3/stories?1908. Accessed on May 30, 2013.

117. Appendix 8, Naval helicopters. Naval Historical Center website. http://www.history.navy.mil/branch-

es/org4-23.htm. Accessed on May 31, 2013.

118. Browning RM. The eyes and ears of the convoy: Development of the helicopter as an anti-submarine weapon. Coast Guard Historian's Office website. http://www.uscg.mil/history/articles/Helicopter. pdf. Accessed on May 31, 2013.

119. Responsive, relevant, rotary-wing: A history and appreciation of the helicopter in Navy, Marine Corps, and Coast Guard aviation. Defense Media Network website. http://www.defensemedianetwork.com/ stories/responsive-relevant-rotary-wing/. Accessed on August 3, 2014.

120. USS Turner (DD-648). Naval Warfare website. http://navalwarfare.blogspot.com/2012/10/uss-turner-dd-648.html. Accessed on August 3, 2014.

121. This week in USAF and PACAF history 20-26 April 2009. U.S.Air Force Pacific Air Forces website. http://www.pacaf.af.mil/shared/media/document/ AFD-090422-085.pdf. Accessed on May 31, 2013.

122. Smith, AD. Air evacuation: Medical obligation and military necessity. *Air University Quarterly Review.* 1953;6:98-111.

123. Krulak VH. First to Fight: An Inside View of the U.S. Marine Corps. Annapolis, MD: U.S. Naval Institute; 1984 & First Bluejacket Books; 1999;120.

124. Lewis AL. The revolt of the admirals. Air Command and Staff College, Air University website. http:// www.au.af.mil/au/awc/awcgate/acsc/98-166.pdf. 1998. Accessed on June 1, 2013.

125. Krulak VH. First to Fight: An inside view of the U.S. Marine Corps. Annapolis, MD: U.S. Naval Institute; 1984 & First Bluejacket Books: 1999;120.

126. Tillman B. The ten most pivotal events in U.S. naval aviation. *Proceedings Magazine.* May 2011;137(5)1299. http://www.usni.org/magazines/ proceedings/2011-05/ten-most-pivotal-events-us-naval-aviation. Accessed on May 31, 2013.

127. Appendix 8, Naval helicopters. Naval History and Heritage Command website. http://www.history. navy.mil/branches/org4-23.htm. Accessed on June 1, 2013.

128. Howard WG. History of aeromedical evacuation in the Korean War and Vietnam War. [thesis paper] Fort Leavenworth, KS: US Army Command and General Staff College; 2003. http://www.dtic.mil/ cgi-bin/GetTRDoc?AD=ADA416927. Accessed on June 1, 2013.

129. Reiter BL. The history of aeromedical evacuation and the emerging system of tomorrow. Washington, DC: Industrial College of the Armed Forces, National Defense University; 1993. http://www.dtic.mil/ dtic/tr/fulltext/u2/a278375.pdf. Accessed on June 1, 2013.

130. Vanderburg K. Aeromedical evacuation: a historical perspective. In: WW Hurd, JG Jernigan eds. *Aeromedical Evacuation: Management of Acute and Stabilized Patients.* New York, NY: Springer; 2003:6-8.

131. Sarnecky MT. *A History of the U.S. Army Nurse Corps.* Philadelphia, PA: University of Pennsylvania Press; 1999.

132. Sarnecky MT. *A History of the U.S. Army Nurse Corps.* Philadelphia, PA: University of Pennsylvania Press; 1999.

133. Navy Nurse Corps development. Blitzkreigbaby website. http://www.blitzkriegbaby.de/nnc/nnc2.htm. Accessed on May 30, 2013.

134. Miller DL. *D-Days in the Pacific.* New York, NY: Simon & Schuster; 2005:269-270.

135. Dates in American naval history. Naval Historical Center website. http://www.history.navy.mil/wars/ datesapr.htm. Accessed on May 30, 2013.

136. Ulannoff SM. MATS: The story of the Military Air Transportation Service. http://www.c141heaven.info/dotcom/matsbook/mats_chapter_05.html. Accessed on May 31, 2013.

137. Hovis B. [Telephone interview communication], August 16, 2006.

138. Hovis B. [Telephone interview communication], August 16, 2006.

139. Doughy B. History of U.S. Naval Hospital, Yokosuka, Japan and U.S. Naval Dental Center Far East, USNH Yokosuka Web site. http://www.nhyoko.med.navy.mil/history/history.htm. Accessed August 15, 2006.

140. Fournet-Baker C, [Telephone interview communication], August 21, 2006.

141. Shea-Buckley FT,[Telephone interview communication], August 17, 2006.

142. Flannery T, [Telephone interview communication], August 14, 2006.

143. Mason S. New Navy air ambulance company provides MEDEVAC support. 2515th Naval Air Ambulance Detachment Public Affairs. Navy website. http://www.navy.mil/submit/display.asp?story_id=23162. Accessed on June 2, 2013.

144. Moreno BJ. Search and rescue medical technician classification. [electronic mail communication], August 16, 2006.

145. The Joint Chiefs of Staff. *Department of Defense Dictionary of Military and Associated Terms*, (Joint Publication 1-020. website. http://www.dtic.mil/doctrine/new_pubs/jp1_02.pdf. 2010;78. Accessed on August 10, 2014.

146. President of the United States. National security strategy. The White House website. http://www.whitehouse.gov/sites/default/files/rss_viewer/national_security_strategy.pdf. 2010. Accessed on August 10, 2014.

147. National defense strategy. Department of Defense website. http://www.defense.gov/news/2008%20national%20defense%20strategy.pdf. 2008. Accessed on August 10, 2014.

148. Joint Chiefs of Staff. The national military strategy of the United States of America. U.S. Army website. http://www.army.mil/info/references/docs/NMS%20FEB%202011.pdf. 2011. Accessed on August 10, 2014.

149. US Navy. Strategic documents. U.S. Navy website. http://www.navy.mil/StrategicDocs.asp. Accessed on August 15, 2014.

150. The Navy Warfare Library, *Navy Tactics, Techniques, and Procedures,* (NTTP 1-01). http://navybmr.com/study%20material/NTTP%201-01(B).pdf. 2005. Accessed on August 10, 2014.

151. Caffrey M. Air Command and Staff College, Air University.

152. Joint Chiefs of Staff. Health service support. (Joint Publication 4-02). Joint Electronics Library website. http://www.dtic.mil/doctrine/new_pubs/jointpub_logistics.htm. July 26, 2012. Accessed June 2, 2013.

153. Joint Chiefs of Staff. Health service support. (Joint Publication 4-02). Joint Electronics Library website. http://www.dtic.mil/doctrine/new_pubs/jointpub_logistics.htm. July 26, 2012. Accessed June 2, 2013. p. I-2.

154. Joint Chiefs of Staff. Health service support. (Joint Publication 4-02). Joint Electronics Library website. http://www.dtic.mil/doctrine/new_pubs/jointpub_logistics.htm. July 26, 2012. Accessed June 2, 2013.

155. Department of Defense. Joint DOTMLPF Change recommendation for tactical critical care transport. January 9, 2012 (draft).

156. Naval expeditionary health service support afloat and ashore, (NWP 4-02). *Navy Warfare Publication*. January 2008.

157. Hospital ships, (NTTP 4-02.6) *Navy Warfare Publication*. June 2004.

158. USNS Mercy (T-AH 19) Hospital Ship. Military Sealift Command website. http://www.msc.navy.mil/factsheet/USNSMercyFactSheet.pdf. Accessed on May 29, 2013.

159. USNS Mercy. U.S. Navy website. http://www.med.navy.mil/sites/usnsmercy/Pages/default.aspx. Accessed on May 29, 2013.

160. USNS Mercy (T-AH 19) Hospital Ship. Military Sealift Command website. http://www.msc.navy.mil/factsheet/USNSMercyFactSheet.pdf. Accessed on May 29, 2013.

161. USNS Mercy. Official US Navy website. http://www.med.navy.mil/sites/usnsmercy/Pages/default.aspx. Accessed on August 13, 2014.

162. USNS MERCY facilities. USNS Mercy website. http://www.mercy.navy.mil/htm/Facilities.htm. Accessed on August 14, 2006.

163. Medical centers. U.S. Navy website. http://www.navy.com/about/locations/medical-centers.html. Accessed on May 29, 2013.

164. Capacchione JF. Surgery on the high seas. *American Society of Anesthesiologists Newsletter*. 2006:70(3):17-18, 28. http://www.google.com/url?sa=t&rct=j&q=surgery%20on%20the%20high%20seas%20asa%20newsletter&source=web&cd=1&cad=rja&ved=0C-C4QFjAA&url=http%3A%2F%2Fwww.asahq.org%2FFor-Members%2FAbout-ASA%2FASA-Committees%2F~%2Fmedia%2FFor%2520Members%2FPublications%2FPeriodicals%-2FASA%2520Newsletter%2FNL%2520Archives%2F2006%2F03%2520March%25202006.ashx&ei=932mUeq3KZS00AHZjIDYBw&usg=AFQjC-NEXILBdktSgAPzmmD7XXW8LuTxJMA&sig2=Krp-4fNDvmOj6Q9Xff5xljw&bvm=bv.47008514,d.dmQ. Accessed on May 29, 2013.

165. Hall J. Hospital ships: Angels of mercy at sea. *DAV Magazine*. http://magazine.dav.org/library/article/2004_04_10.pdf. 2004. Accessed May 30, 2013.

166. Surface Warfare Medicine Institute. *Fleet Medicine Pocket Reference 2010*. Navy Medicine website. http://www.med.navy.mil/sites/nmotc/swmi/Documents/FleetMedicinePocketReference2010.pdf. Accessed on June 2, 2013.

167. Capacchione JF. Surgery on the high seas. *American Society of Anesthesiologists Newsletter*. 2006:70(3):17-18, 28. http://www.google.com/url?sa=t&rct=j&q=surgery%20on%20the%20high%20seas%20asa%20newsletter&source=web&cd=1&cad=rja&ved=0C-C4QFjAA&url=http%3A%2F%2Fwww.asahq.org%2FFor-Members%2FAbout-ASA%2FASA-Committees%2F~%2Fmedia%2FFor%2520Members%2FPublications%2FPeriodicals%-2FASA%2520Newsletter%2FNL%2520Archives%2F2006%2F03%2520March%25202006.ashx&ei=932mUeq3KZS00AHZjIDYBw&usg=AFQjC-NEXILBdktSgAPzmmD7XXW8LuTxJMA&sig2=Krp-4fNDvmOj6Q9Xff5xljw&bvm=bv.47008514,d.dmQ. Accessed on May 29, 2013.

168. Naval expeditionary health service support, (NTTP 4-02). *Navy Warfare Publication*. January 2008.

169. Hospital ships, (NTTP 4-02.6). *Navy Warfare Publication*. June 2004.

170. Annunziato S. [Personal electronic mail communication]. August 14, 2006.

171. Naval expeditionary health service support, (NTTP 4-02). *Navy Warfare Publication.* January 2008.

172. Surface Warfare Medicine Institute. *Fleet Medicine Pocket Reference 2010.* Navy Medicine website. http://www.med.navy.mil/sites/nmotc/swmi/Documents/FleetMedicinePocketReference2010.pdf. Accessed on August 13, 2014.

173. Surface Warfare Medicine Institute. *Fleet Medicine Pocket Reference 2010.* Navy Medicine website. http://www.med.navy.mil/sites/nmotc/swmi/Documents/FleetMedicinePocketReference2010.pdf. Accessed on August 13, 2014.

174. Naval expeditionary health service support, (NTTP 4-02). *Navy Warfare Publication.* January 2008.

175. Surface Warfare Medicine Institute. *Fleet Medicine Pocket Reference 2010.* Navy Medicine website. http://www.med.navy.mil/sites/nmotc/swmi/Documents/FleetMedicinePocketReference2010.pdf. Accessed August 13, 2014.

176. Naval expeditionary health service support, (NTTP 4-02). *Navy Warfare Publication.* January 2008.

177. Surface Warfare Medicine Institute. *Fleet Medicine Pocket Reference 2010.* Navy Medicine website. http://www.med.navy.mil/sites/nmotc/swmi/Documents/FleetMedicinePocketReference2010.pdf. Accessed on August 13, 2014.

178. 65—Expeditionary Resuscitative Surgical System. Federal Business Opportunities website. https://www.fbo.gov/index?s=opportunity&mode=form&id=b36817878a9adede99491761cacddc19&tab=core&_cview=0. Accessed on August 13, 2014.

179. Expeditionary Medical Facilities, (NTTP 4-02.4). *Navy Tactics, Techniques, and Procedures.* August 2007.

180. Evans JL. Navy evaluates collective protection in expeditionary medical facility. Navy website. http://www.navy.mil/submit/display.asp?story_id=74248. Accessed on June 2, 2013.

181. Chambers LW, Rhee P, Baker BC, et al. Initial experience of US Marine Corps forward resuscitative surgical system during operation Iraqi freedom. *Arch Surg.* Jan 2005;140:26-32. http://www.google.com/url?sa=t&rct=j&q=forward%20resuscitative%20surgical%20system&source=web&cd=5&ved=0CFEQFjAE&url=http%3A%2F%2Fwww.researchgate.net%2Fpublication%2F8076653_Initial_experience_of_US_Marine_Corps_forward_resuscitative_surgical_system_during_Operation_Iraqi_Freedom%2Ffile%2Fd912f505c06165c159.pdf&ei=Kv6rUa2JFJLeqAHusYHwCA&usg=AFQjCNEi_gd578pwKDnWdiDX9U8KBG1vZA&sig2=fxcXvODh6MXtRbHgyOk96w&bvm=bv.47244034,d.aWM. Accessed on June 2, 2013.

182. Peck M. Golden hour surgical units prove worth. Military Medical technology. Online Edition. August 9, 2003. http://www.military_medical_technology.com/print_article.cfm?DocID=176. Accessed August 26, 2006.

183. Hill M, Galarneau M, Konoske P, Pang G. Marine Corps operational medicine: Determining medical supply needs of the forward resuscitative surgery, (Technical report 05-30). Naval Health Research Center, San Diego, CA. http://www.dtic.mil/dtic/tr/fulltext/u2/a445253.pdf. Accessed on June 2, 2013.

184. Walz BJ. *Introduction to EMS Systems.* Albany, NY: Thomson Delmar Learning; 2002;27-28.

185. Andrus PL. The Forward Resuscitative Surgical System. *NRA News.* August 2004. http://ausn.org/Portals/0/Services_pdfs/Health_Affairs-AUG04.pdf. Accessed on June 2, 2013.

186. Navy Warfare Publication. *Naval Expeditionary Health Service Support.* NTTP 4-02. January 2008.

187. USN/USMC. Patient movement,(NTTP 4-02.2M/MCRP 4-11.1G). Global Security website. http://www.globalsecurity.org/military/library/policy/usmc/mcrp/4-11-1g/mcrp4-11-1g.pdf. May 2007. Accessed on June 3, 2013.

188. Labanc JP. Amphibious medical support. Navy website. http://www.c7f.navy.mil/documents/medical/1%20-%20CAPT%20LaBanc%20-%20AmphibiousMedSupport2013.pdf. Accessed on June 2, 2013.

189. Naval expeditionary health service support, (NTTP 4-02). *Navy Warfare Publication.* January 2008.

190. Peck M. Golden hour surgical units prove worth. *Military Medical Technology.* August 9, 2003;7(5). http://www.military_medical_technology.com/print_article.cfm?DocID=176. Accessed on August 26, 2006.

191. Labanc JP. Amphibious medical support. Navy website. http://www.c7f.navy.mil/documents/medical/1%20-%20CAPT%20LaBanc%20-%20AmphibiousMedSupport2013.pdf. Accessed on June 2, 2013.

192. Naval expeditionary health service support, (NTTP 4-02). *Navy Warfare Publication.* January 2008.

193. Galarneau MR, Konoske PJ, Tropeano A, Pang G. Marine Corps En Route Care System (ERCS): Development of patient treatment and supply requirements. (NHRC Tech. Rep No. 02-24). San Diego, CA: Naval Health Research Center; 2002.

194. Marine Corps Systems Command. AMAL 647, En Route Care System (ERCS). USMC website. http://www.marcorsyscom.usmc.mil/sites/pdmcse/datasheets/FFME110800_AMAL%20647.pdf. Accessed on June 3, 2013.

195. Vanderburg K. Aeromedical evacuation: A historical perspective. In: WW Hurd, JG Jernigan, eds. *Aeromedical Evacuation: Management of Acute and Stabilized Patients.* New York, NY: Springer; 203:6-8.

196. Bell Helicopter. In: *V-22 Osprey Guidebook. 2011-2012.* http://www.bellhelicopter.com/MungoBlobs/919/124/EN_V-22_GuideBook.pdf. Accessed June 3, 2013.

197. USMC. United States Marine Corps weapons & equipment. CH-46E Sea Knight Helicopter. http://usmilitary.about.com/library/milinfo/marinefacts/blseaknight.htm. Accessed June 3, 2013.

198. Morgan D. Goodbye CH-46. 11th Marine Expeditionary Unit. USMC Official website. http://www.11thmeu.marines.mil/News/NewsArticleDisplay/tabid/2683/Article/138594/goodbye-ch-46.aspx. Accessed on June 3, 2013.

199. CH-53E Super Stallion Heavy-Lift Helicopter, USA. Naval Technology website. http://www.naval-technology.com/projects/ch53e/. Accessed on June 3, 2013.

200. USN. CH-53D Sea Stallion Helicopter. Navy website. http://www.navy.mil/navydata/fact_display.asp?cid=1200&tid=200&ct=1. Accessed on June 3, 2013.

201. Naval Health Research Center. US Navy Medicine website. http://www.med.navy.mil/sites/nhrc/Pages/Overview.aspx. Accessed on June 3, 2013.

202. Naval expeditionary health service support, (NTTP 4-02). *Navy Warfare Publication.* January 2008.

203. Navy Medicine Education and Training Command. Naval operational medical lessons learned. Navy

website. http://www.med.navy.mil/sites/nmetc/Pages/LessonsLearned.aspx. Accessed on June 3, 2013.

204. US Navy. Seapower video. America's Navy website. http://www.navy.mil/maritime/display.asp?page=seapower_video.html. Accessed on August 15, 2014.

205. US Navy. Seapower video. America's Navy website. http://www.navy.mil/maritime/display.asp?page=seapower_video.html. Accessed on August 15, 2014.

206. Admiral Greenert outlines FY14 budget priorities to the House Armed Services Committee. Chief of Naval Operations website. http://cno.navylive.dodlive.mil/2013/04/16/admiral-greenert-outlines-fy14-budget-priorities-to-hasc/ June 1, 2013. April 16, 2013. Accessed online on August 15, 2014.

图片目录

77. 美国海岸警卫队搜救紧急医疗服务

Arthur J. French III，MD，CAPT，USPHS（Ret.）

> 本章的内容仅供读者了解美军战场急救可资借鉴之处。然而对战争本身的看法往往与个人的政治信仰密切相关，本文中所包含的观点和主张属于作者的私人观点，不应该被解读为出版公司的观点，请读者在阅读时加以注意。

引言

美国海岸警卫队（USCG）估计有 4 万名现役男女性军人，是美国历史最悠久的连续海上服务部队，也是联邦政府最独特的机构之一。美国海岸警卫队是美国的一个军事部门，其历史可以追溯到 1790 年 8 月，当时第一届国会授权建造 10 艘舰艇以执行贸易法律和关税，保护联邦征收税务，并防止走私。美国海岸警卫队的先驱是水陆关税队（Revenue Marine）和缉私船局（Revenue Cutter Service），随着美国的不断发展壮大，美国海岸警卫队的规模和职责也不断扩大。海岸警卫队在 20 世纪之交前的责任包括：帮助遇险水手、搜救、保护海洋环境及绘制不断增长的国家海岸线。

1915 年国会通过了一项法案，将"缉私船局"与救生服务组织合并，命名为现在的"美国海岸警卫队"。1939 年，美国国家灯塔运营服务从灯塔服务局转移到美国海岸警卫队。1946 年，国会将船舶检验和导航局（Bureau of Marine Inspection and Navigation）转交给美国海岸警卫队，商船许可和商船安全职责自此属于美国海岸警卫队的管辖范畴。

美国法典（USC）第 14 条规定："美国海岸警卫队，创建于 1915 年 1 月 28 日，将成为美国兵役部门，以及在任何时候都将是美国武装部队的一个分支。"但在 2003 年 2 月 25 日，美国海岸警卫队被归入国土安全部（Department of Homeland Security）。在和平时期，美国海岸警卫队直接向国土安全部部长报告。但根据美国法典（USC）第 14 条 §3 中的规定，在宣战之后，以及在国会或总统发出指示的时候，美国海岸警卫队归美国海军部管辖。

现今，美国海岸警卫队的最重要职能就是负责国土安全。美国海岸警卫队的使命是保护公民、环境以及美国经济和安全利益，任务范围涉及利益可能受到威胁的海域，包括国际水域和美国海岸线、港口和内陆航道。美国海岸警卫队在国土安全、执法、搜救、海洋环境污染防治，以及河流、沿岸、近海航道维护等方面发挥着广泛而重要的作用。

海岸警卫队 EMS 系统

美国海岸警卫队 EMS 系统是海岸警卫队搜救（SAR）职责的组成部分。在国际 SAR 理论中为海上 SAR 行动中生存者紧急医疗护理奠定了基础。海上 SAR EMS 包括医疗撤离（MEDEVAC）和医疗咨询（MEDICO）。MEDICO 是国际用语，通常意味着通过电子通信传递海上医疗建议。海岸警卫队每年执行大约 1200 项 MEDEVAC 任务。三分之一是通过直升机完成的，其余的通过船舰完成。国际海事组织和国际民用航空组织联合制订的"国际航空和海上搜救手册"中要求各国提供医疗后送和医疗咨询，作为其 SAR 的一部分。国家搜救手册（National Search and Rescue Manual）中允许海岸警卫队在业务许可情况下提供非海事患者 MEDEVAC，以支持地面 EMS 系统。这不属于海岸警卫队 SAR 单元的主要责任和使命。海岸警卫队飞机仪表飞行规则（IFR）能力的提高和高水平资格的机组人员配备使得海岸警卫队飞机能够完成民用航空医学转运服务不能完成的任务。民用航空和地面重症监护转运服务经常会在安全的中间转运站拦截海岸警卫队飞机，以转移患者。重症监护转运船员需要了解海岸警卫队 SAR-EMS 系统的局限和能力。

在 20 世纪 70 年代，海岸警卫队使用传统的医疗撤离（MEDEVAC）医院军人。美国国会于 1973 年通过"紧急医疗系统法案"，海岸警卫队对此作出了响应，于 1978 年建立了一项 EMT-Basic 方案，以便培训足够的紧急医疗技师(EMT),企图为每个 SAR 组提供一项 EMT-Basic。鉴于新型 HH-60 和 HH-65 型直升机无水上着陆能力,因此与此同时,海岸警卫队建立了一个救生游泳专业人员团队。所有直升机 SAR 任务中都包含救生游泳专业人员,以提供水上救援能力和基本的紧急护理。在某些航空站,救援游泳专业人员可能会接受 EMT-高级水平的培训。但他们的初级培训是水上救援和生存,而不是紧急医疗技能。

1996 年,海岸警卫队召集了一个研究小组以对其 EMS 系统进行审查,并提出改变 EMT 资质的建议。SAR 数据显示,极少数由小船和小舰执行的 SAR 案例需要 EMT 级护理。与直升机医疗撤离(MEDEVAC)不同,水面转运时间相对较短,需要高级护理的频率也较低。SAR 单元的大多数 EMT 并不经常使用他们的技能,无法保持技能熟练,而每 2 年一次的反复培训费用昂贵,成本效益较低。该研究小组在 SAR 站和巡逻船上保留 EMT-Basic 水平的救援游泳专业人员,而取消 EMT。提出了一项 40 小时现场急救员方案,可在 SAR 单元中进行培训,更多的 SAR 船员可接受培训,可为 SAR 维持足够的 EMS 能力。自 2012 年 NREMT 改变了教育标准以来,海岸警卫队开始了 EMT 和高级 EMT(AEMT)委派。

直升机医疗撤离

直升机医疗撤离(MEDEVAC)通常涵盖离岸较远的距离,更长的患者转运时间,且通常转运病情或受伤更严重的患者。美国民用航空医学转运服务部门提供高级生命支持(ALS)或重症监护生活支持,该部门通常由护士和护理人员团队或护士/护士团队构成。一小部分可能会使用医生/护士团队。大多数 EMS 系统还可提供 ALS 地面救护车转运。

海岸警卫队使用直升机执行 SAR、执法、国土安全和其他任务。海岸警卫队无"空中救护"配置。EMT 救援游泳专业人员负责在医疗后送过程中提供航途护理。在某些情况下,航空站的航空军医(即经过航空医学培训的医生)可做出响应。海岸警卫队大约有 40 名航空军医,遍布在美国大陆、阿拉斯加和夏威夷。并非每个航空站都有航空军医,也并非所有的航空军医都能立即对 SAR 做出响应。有限的客舱面积和飞机燃油续航力也限制了可携带的人员和医疗设备数量,特别是在 HH-65 型直升

机上。通常情况下只能容纳常规的三名机组人员和救援游泳专业人员。在医疗后送任何规划过程中应该考虑这些因素。在一些地区,如果患者状况或距离需要,载有医务辅助人员以及空对空加油能力的军用直升机可以作出反应。美国空军还拥有伞兵援救单元,可在固定翼飞机上实现近海部署,可通过空降进入水域,以提供先进的 EMG 护理,直至达到直升机后送范围之内。

医疗后送风险管理

由于环境条件以及将患者从一艘船上转移到另一艘船或直升机上这一过程本身存在的危险,因此医疗后送对于患者和 SAR 船员都是极其危险的。必须权衡医疗后送的益处,以抵御此类行动的内在危险。在 20 世纪 70 和 80 年代,医疗后送过程中发生了几件致命的海岸警卫队飞机事故,现在回顾,可发现这些事故并不是真正的医疗紧急事故。相关机构出台了一项政策,要求航空军医对医疗后送请求进行医学评估,以估计医疗时间敏感性和每份请求的紧迫性。航空军医向 SAR 行动指挥员提供了医疗建议,以便在患者的生命或肢体风险和快速医疗卫生服务中心的潜在利益与救援人员的操作风险之间寻求平衡,特别是在恶劣天气和夜间飞行条件下。民用航空医学转运标准,如美国 EMS 医师协会和航空医师学会制订的仅基于临床条件的标准,并不总适用于海岸警卫队 SAR 系统。许多航空医学转运系统在能够安全做出响应的情况下都会对每份航空转运请求做出反应,而且不会将患者的医疗状况作为权衡因素(go-no go factor)。通常在控制良好的环境中,他们的飞行风险非常低。天气、海况以及与直升机起降相关的风险,或海上小型船只转运有关的风险,都可能会构成独特的海上 SAR 环境,在这种情况下,常规航空转运要求并不一定适用。

航空军医不仅必须针对医疗严重程度和转运延误造成的风险恶化提出建议,还必须针对其他一些对任务成功至关重要的因素提出建议。其目的是优化患者护理,尽量减少机组人员和患者的风险。这有时需要结合 SAR 和医疗资源。即使在最好的条件下,直升机升降也是一项重大风险。如果救援游泳专业人员可安全降落在船上,则后送、稳定病情和转运准备工作通常会顺利很多。额外的插入式提升机的医疗优势可能无法衡量单个提取

式提升机的风险。额外起升带来的医疗受益可能无法抵消每次起升所造成的风险。即使航途护理由 EMT 级提供者提供，有升降功能的海岸警卫队直升机提供的快速撤离和转运也会给船上的重症患者带来受益。还需要考虑关于以下方面的建议：即越过较近的医院直接通过医疗后送将患者转运至专业医疗机构，或按照约定通过民用航空医学飞机转运至中间位置。如果需要专门的航途护理，航空军医必须向 SAR 单元说明推迟（直至专业团队就绪）医疗后送的风险和益处。通常情况下，重量限制和缺乏可用性会排除该选项。所有这一切都发生在动态环境中，因此作战飞行条件、患者的条件、能够提供更准确诊断技术的现场 EMS 提供者的反应及所有这些因素的组合，都可能会在任务执行期间发生变化。

医疗后送进程

联邦法律禁止与民用航空医学转运机构竞争。接收到 MEDEVAC 请求的 SAR 行动中心必须第一时间确定民用医疗资源不可用，或者无法完成任务。下一步就是确定 MEDEVAC 请求的医疗必要性和紧迫性。海岸警卫队航空军医是这些建议的主要来源。海岸警卫队大约有 30 名航空军医，负责在区域性值勤表中轮流值班。每个 SAR 行动中心都可直接拨打执行区域性或本地任务的航空军医的电话。

由于海岸警卫队的直升机具有应对恶劣天气的能力，因此通常要求海岸警卫队提供医院间患者转运服务，而民用航空医学转运机构则不能完成此类任务，特别是在农村地区。医疗后送会带来额外的医疗和操作风险。患者通常更危急，远程医疗设施的往往位于内陆，需要在恶劣天气条件下飞行过危险地形。此类飞行风险通常高于海上医疗后送方案的风险，而且绝对需要航空军医和申请医生之间沟通，以确保向行动指挥员提供准确的医疗风险评估。海岸警卫队政策中指出，医院应提供所需的患者转移库存（PMI）医疗设备，并且必须批准用于海岸警卫队飞机。这就要求海湾警卫队和医院在执行任务之前要先进行良好的沟通。

患者医疗后送的最终决定权取决于 SAR 单元的行动指挥官。负责相应区域的救援协调中心（rescue coordination center）通常充当 SAR 任务协调

员，在行动 SAR 单元、申请医疗后送的船舰和执勤航空军医之间发挥"通风报信"的作用，从而存进各方之间的交流和互动。如果任务期间情况发生变化，机长或船长可中止任务。有时船上有医生或医疗服务提供者，他们可协助向航空军医提供医疗信息。通过航空军医和患者方人士之间的直接交流所获得的信息极大地提高了向行动指挥员所提供的建议质量和准确性。

通常将 SAR 单元、EMS 响应者和船员陷入两难困境的一种常见情况就是患者发生心脏骤停，需要心肺复苏（CPR）。心肺复苏是在可实施先进的生命支持程序之前的临时"桥梁"，特别是除颤。众多医学研究表明，心脏在发生骤停后除非在 10 分钟内接受除颤，否则生存概率极低。而海洋环境和海岸警卫队 SAR 反应指南使得几乎不可能在 10 分钟做出反应。这便使救援人员和船员限于两难境地，纠结于继续徒劳地实施心肺复苏还是接受患者死于船上这一事实。海岸警卫队政策还规定，航空军医有权指导救援人员停止心肺复苏，前提条件是患者已无任何反应。SAR 队员的生理和精神风险重于持续延长 CPR 所得的理论受益。尤其是在受伤所致的创伤性心脏骤停情况下。相关政策可在海岸警卫队官网上查阅[1]。

总结

海岸警卫队的医疗后送能力通常都是 EMT 级别的，但在例外情况下一些本地机构可提供高级 EMT 航途护理。PMI 设备必须预先获批用于海岸警卫队飞机。在申请海岸警卫队援助时 EMS 系统应考虑到这一点。海上行动环境和飞机机舱配置会使得 SAR 飞机上的患者航途护理工作充满挑战。在其他重症护理转运服务无法响应、需要快速转运、且可通过海岸警卫队运营者或接收/发送机构提供的医疗护理人员转运患者时，应该申请海岸警卫队援助。

参考文献

1. United States Coast Guard (USCG), U.S. Department of Homeland Security. Cardiopulmonary Resuscitation Protocol. USCG website. http://www.uscg.mil/hq/cg1/cg112/docs/pdf/SAR_CPR_protocols.pdf. Accessed on May 9, 2014.

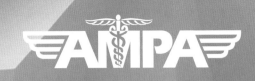

第Ⅸ部分：
国际版

Ⅸ

78. 澳大利亚的航空医学转运

Jeffrey C. Stephenson, OAM MBBS MAvMed DipAeroRet

引言

澳大利亚航空医学转运服务可分为三大领域：澳大利亚皇家空军（RAAF）的空运医疗后送服务；皇家航空医生服务队（RFDS）以及澳大利亚境内的民用和商用航空医学服务。

航空医学转运服务为澳大利亚境内军队和地方伤员健康状况的改善做出了巨大贡献[1]。

澳大利亚的航空医学救助服务历经发展，已经遍及面积广阔的澳洲大陆。

澳大利亚航空医学转运的历史

澳大利亚皇家空军

1928年，通过在 RAAF 战斗机机身内外部捆绑固定担架，两名 RAAF 官员进行了第一次空运患者的试验。虽然他们的试验以失败告终，但这仍然是航空转运服务的首次尝试[2]。此后，固定翼飞机航空转运在二战期间进一步发展，主要在两个战区运营：在中东，DH-4 飞机对 9000 名患者实施了医疗转运，而在新几内亚，道格拉斯·达科他/C-47 转运机转运了 14 000 多名伤员[2,3]。同时，一种体积小，重量轻，具有短距离起降（STOL）能力的固定翼飞机 Stinson L1Vigilant 开始投入使用，这种飞机能够从受伤地点救离伤员。此类飞行被称为前线区空运医疗后送（AME）或第一级救助，现在几乎完全由直升机进行。

朝鲜战争期间，RAAF 通过美国空军西科斯基 S-51 蜻蜓直升机定期转运澳大利亚伤员。越南战争（越南抗美战争）期间，RAAF 第 9 中队部署到越南的 UH-1A 直升机（Hueys）使直升机救助得到了进一步完善。"除尘"直升机无武装，机组人员佩戴红十字会袖章[4]。冲突中四千名受伤人员被转运，飞行途中六人死亡，六架直升机损毁[5]。通过 C130 导航系统，伤员被送回澳洲大陆进行第三级救助。

随着澳大利亚国防军的足迹逐渐遍布世界各地多个作战行动，远程战略航空转运变得越来越困难，因此 RAAF 目前使用军用和商用混合的飞机来转运伤员。由于澳大利亚政府收购了六架 C-17 飞机，RAAF 因此具备远程全球战略航空医学转运能力[6,7]。

皇家航空医生服务队

1928年，约翰·弗林牧师创办了航空医生服务站，此举取得了巨大的成功，后发展成为皇家航空医生服务队（RFDS）。最初目的是将医生转运到澳大利亚的偏远地区，为患者提供比低级护理人员更高水平的护理[8]。不过由于飞机还需要将患者转运回地方中心，医生在当地停留的时间不会太久。

1928 年 5 月 17 日，RFDS 利用从昆士兰和北领地航空服务有限公司（后发展为澳洲航空公司）租借的一架德哈维兰 DH50 飞机进行了首次试飞。直至 1934 年，DH50 共飞行 176 990km（110 000 英里），随后被澳洲航空公司的 DH83 狐蛾取代[8,9]。20 世纪三四十年代，RFDS 所使用的飞机主要来自英国，且大多数是德哈维兰公司机型，如 DH-50，DH-83 狐蛾，DH-84 龙，DH-104 鸽以及澳大利亚制造的 DHA 牲畜商（Marks I，II 和 III）。此后美国飞机占主导地位，如比奇男爵，旅行者，皇后和公爵，塞斯纳 180 182 和 421B，以及派珀切诺基，酋长和纳瓦霍人[9,10]。自 20 世纪 80 年代，RFDS 开始使用比奇公司的空中国王 200C，B200C 和 C90，征服 C425 和征服 II。RFDS 机队中最新型的固定翼飞机为皮拉图斯 PC12 和塞斯纳巨人 404。

RFDS 已经发展为世界上最受认可的航空医学转运组织之一，覆盖面积相当于整个西欧。目前，RFDS 在全国建立了 21 个基地，分为四个主要部门。服务队每年转运患者约 4 万名，每年累计飞行距离超过 2500 万公里[11]。

民用和商用航空医学服务

约 20~25 年前，为应对重大医疗事故，各个团体联合起来开办直升机航空医学救助服务。这些团体往往与大型商业机构合作，发展互惠互利的伙伴关系，既能提供救助服务，又能加大主要赞助商的宣传力度。此外，航空医学应急响应组织也开始填补其在商业领域的空白。在此之前，在偏远地区生病的患者只有两个选择，一是冒险接受当地的医疗服务，二是乘坐商业航班回家治疗。

澳大利亚最具代表性的医疗救助服务是空中救援队（CareFlight）服务，于 20 年前由一组医生在新南威尔士州（NSW）开办。在过去的 15 年里，该服务已经由新南威尔士州政府管理的澳大利亚新南威尔士州救护车队（NSW Ambulance）承包[12]。该救援机构目前专门执行航空医学服务任务，其工作人员如重症监护医师、麻醉师和急诊医师等都受过良好的飞行训练。空中救援队利用直升机在悉尼地区提供（现场航班）即时响应，其分支机构还包括州内的奥兰治和黄金海岸。固定翼飞机用于转运危重患者，进行二级和三级转运。典型的直升机转运小组由飞行员，空勤人员，医生和护理人员组成，主要负责为现场提供快速响应服务，搜索与营救（SAR），吊运和稳定飞行。直升机可以提供院间航空转运和现场航班服务[12]。

国际救助和商用转运服务提供机构

国际空中救援队使用固定翼飞机提供往返澳大拉西亚和太平洋地区的国际三级和四级转运服务，同时还使用 Westwind，Citation，Beachjet 和 Lear 喷气式飞机[12]。虽然总部不在澳大利亚，但不得不提到前身为亚洲国际紧急救援中心（AEA International）的国际救援中心（International SOS）。与澳大利亚公司类似，国际救援中心于 20 世纪 80 年代初开始营运，参与过许多澳大利亚患者的二级、三级和四级转运[13]。

各州的航空医学服务提供机构

新南威尔士州

1967 年，新南威尔士州（NSW）组建了航空转运服务队。目前该服务队共有四架固定翼飞机和九架直升机。悉尼有两支航空转运服务队，分别为 NRMA 空中救援队和悉尼航空医学救助服务队。此外，新南威尔士州救护车服务队还拥有医疗救助队（MRU）。新南威尔士州所有医院都可以使用这种遍及全州的服务。通过新南威尔士州新生儿和小儿急救转运服务队，小儿和新生儿转运可分别进行[14,15]。

维多利亚州（Vic）

1962 年，维多利亚州的航空转运服务队投入运行。全州共有五架空中救护直升机，主要进行初级救助和院间转运，也参与搜索和营救，吊运作业和海上救援。墨尔本的直升机是海豚双引擎直升机，能够携带两名担架患者，而农村地区的直升机则是贝尔 412 直升机。农村地区的直升机可以安装一个大水桶用于灭火。

昆士兰州（Qld）

昆士兰州政府直升机队成立于 1981 年，隶属于州急救服务队（SES）。2006 年，昆士兰航空转运服务队更名为昆士兰直升机紧急救援管理队。此外还有几个依赖地区直升机的航空转运服务队[16]。

西澳大利亚州（WA）

澳大利亚是一块广袤的大陆，其中西澳大利亚州是最大的州，面积为 250 万平方公里[17]。最长的航空转运距离可达 2500km。主要的航空转运服务提供机构是 RFDS。西澳大利亚州的首府是珀斯，皇家汽车俱乐部（RAC）的救援直升机已经在珀斯开展了长达十年的紧急救援和航空转运服务，在珀斯半径 200km 的范围内运营，覆盖了该州 90% 的人口。典型的转运医疗组成员包括飞行员，救援人员以及来自圣约翰救护机构急救护理部门的护理人员，由圣约翰救护机构协调中心负责协调派遣。该服务队通常每年能够执行 300 次任务。

参考文献

1. Department of Human Services, Victoria. Review of trauma and emergency services—Victoria 1999. Melbourne: The Department, 2000.
2. RAAFhercsaga. www.hotkey.net.au/~marshalle/raafhercsaga.htm. Accessed on March 26, 2007.
3. Australian War Memorial website. http://cas.awm.gov.au/TST2/cst.acct_master?surl=1418978301ZZULTIIKRHQO38103&stype=3&-simplesearch=&v_umo=&v_product_id=&screen_name=&screen_parms=&screen_type=RIGHT&b-vers=4&bplatform=Microsoft%20Internet%20Explorer&bos=Win32. Accessed on March 26, 2007.
4. Air support/Vietnam gunships. http://www.digger-history.info/pages-air-support/vietnam/gunships.htm. Accessed on March 26, 2007.
5. Royal Australian Air Force History, South-East Asia and Vietnam http://www.defence.gov.au/Raaf/history/airforce_history/asia.htm. Accessed on March 26, 2007.

6. Stephenson J, Smart T. Reaching around the world—AME capability of the RAAF C-17 Australasian Society for Aerospace Medicine [presentation]. Launceston, Australia.: September 22, 2006,

7. Smart T, Corbould L, Stephenson J. Next generation aeromedical evacuation: the C-17 Globemaster. *ADF Health*. 2007;8(1):8-11.

8. History of the Royal Flying Doctor Service in Australia. http://www.flyingdoctor.net/history.htm. Accessed on March 26, 2007.

9. Royal Flying Doctor Service of Australia. http://en.wikipedia.org/wiki/Royal_Flying_Doctor_Service_of_Australia. Accessed on September 26, 2012.

10. Barclay J. Royal Flying Doctor Service: a history of flight nurse practice. *Avmedia*. 1998;22(3):11-15.

11. Royal Flying Doctor Service website. www.flyingdoctor.org.au. Accessed on September 26, 2012.

12. Ambulance Service of New South Wales website. http://www.ambulance.nsw.gov.au/areas/ambulance/docs/061208fact.pdf. Accessed on September 26, 2012.

13. International SOS Asia Pacific website. http://www.internationalsos.com/en/asia-pacific_australia.htm. Accessed on September 26, 2012.

14. New South Wales Government: Ambulance Service of NSW - www.ambulance.nsw.gov.au. Accessed on September 26, 2012,

15. Trevithick S, et al. International EMS systems: New South Wales, Australia. *Resuscitation*. 2003;59(2):165-170.

16. EMQ Helicopter Rescue. Queensland Government website. www.emergency.qld.gov.au/aviation/history/. Accessed on September 26, 2012.

17. Fire & Emergency Services Authority (FESA). Government of Western Australia, Department of Fire & Emergency Services website. http://www.fesa.wa.gov.au/pages/default.aspx. Accessed September 26, 2012.

79. 加拿大航空医学转运体系

Russell D. MacDonald, MD, MPH

引言

加拿大的医疗保障体系实为一套省级和地方级全民医疗保险计划,该套计划旨在为加拿大所有公民和居民提供医疗保险。根据联邦政府制订的指导方针,医疗保险系由政府资助,由省或地区独立管理。在这种医疗保障体系的支持下,个人能够享受家庭医生预防保健和医疗服务,还可以享受入院治疗、牙科手术和其他指定医疗服务。除个别情况外,所有公民和居民,不论其病史、个人收入或生活水平如何,都有资格享受医疗保险。在所有工业化国家,加拿大的确是预期寿命最长、婴儿死亡率最低的国家之一,这在很大程度上归功于加拿大的医疗保障体系。《加拿大卫生法》为联邦立法,其规定了加拿大各省和地区可享受公费医疗保健服务的条件。该法的五项基本原则为:①公共管理;②全面性;③普遍性;④通用性;⑤可及性。

除《加拿大卫生法》所规定的标准医疗保险外,各省和地区通常还会提供额外的服务,其中包括理疗、牙科保险、验光和提供处方药。《加拿大卫生法》中未列出的省份没有义务提供医疗服务,并且这些服务的提供可能会受政府政策变化的影响。私人医疗保险计划可用于支付未包括在政府资助的标准医疗保险范围内的服务费用,通常包含在许多公司的员工福利体系中。另外,加拿大允许在私人保险公司购买保险。

加拿大的全民医疗保障体系没有专门为航空医学转运服务拨款。省和地区政府通常会承担一部分航空医学转运费用,承担的比例各省有所不同。大多数私人保险公司都有资助航空医学的规定。

在加拿大,航空医学转运不可或缺,由于地形和区划的原因,人们往往需要经过长途跋涉才能够获得专业护理。加拿大的国土面积超过1000万平方公里,而人口却只有3500万,而且大部分生活在美加边境100km内的区域,因此绝大部分国土面积内居住的人口相对较少。于是,《加拿大卫生法》五项原则中的可及性原则便使航空医学转运成为加拿大医疗保障体系的重要组成部分。

《加拿大卫生法》是联邦立法,由省或地区直接管理和提供卫生保健服务。因此,每个省或地区都围绕联邦立法制订了自己独特的实施方案,以满足其医疗保健需求。各辖区的航空医学转运方案反映了各省或地区医疗保障体系发展现状。下文分别对各省或地区的航空医学系统进行介绍。

加拿大行政区划由十个省和三个地区组成。受本章篇幅的限制,无法对各个辖区的航空医学转运计划进行完整而详细的描述,因此下文仅简要概述了从加拿大最西端省份(不列颠哥伦比亚省)到最东端省份(纽芬兰和拉布拉多)航空医学转运的情况。加拿大的北部地区,从西到东包括三个地区:育空、西北地区和努纳武特,由于其特殊的地理位置,陆地面积大,道路交通不便,人口稀少,因此获得医疗保健的机会有限。这些挑战使加拿大北部的航空医学转运成为必然。

不列颠哥伦比亚省

不列颠哥伦比亚省救护服务队(BCAS)于1974年成立,负责在不列颠哥伦比亚省(不列颠哥伦比亚省)提供院前急救服务。BCAS急救护理转运和空运后送项目为需要更高护理水平的患者提供全省医院和转诊中心之间的转运服务。该项目在温哥华、基隆拿和乔治王子城的三个飞行中心运营,采用BCAS专用飞机,在需要时还可使用商用飞机和包机。维多利亚的省级空中救护协调中心(PAACC)可提供固定翼飞机和直升机空中救护及新生儿、产妇和小儿的转运服务。BCAS空中救护项目采用受过专门训练的紧急医疗人员,包括专门从事成人、儿童及产妇急救护理的高级护理人员。

BCAS还通过两个专门的转运小组为特定的患者群体实施转运。转运护理队(CCT)的医护人员为重症或重伤患者提供高度专业化的护理和长途转运服务。CCT护理人员在BCAS专用飞机及特殊配制的地面救护车辆中工作,这些车辆配有定制设备,如中间支架带轮担架,可以满足患者不同的转运需求。婴幼儿转运护理队（ITT）的医护人员为不列颠哥伦比亚省（简称 BC 省）的儿科、新生儿科和高风险产科患者提供紧急医疗服务，并将其转运至医院的专科监护室。在不列颠哥伦比亚省儿童医院工作的专科医生需要完成一个特定的培训项目，主要学习儿童护理和处理此类病患的高级技能。ITT 医护人员与提供支持和指导的专科医生随时保持联络。

该项目还利用急救护理转运专家的技能和专业知识实施功能性医疗监督。2010~2011 年度，该项目共转运了 7732 名患者。省级医疗服务计划下涵盖的人员，如在省内使用航空转运或地面救护车服务，只需支付最低额度的救护车转运费用。

阿尔伯塔省

阿尔伯塔省卫生服务局（AHS）是省级医疗卫生机构，负责全省各个方面的医疗服务管理，其中就包括航空医学服务。自 2012 年 4 月 1 日起，该部门负责全省的空中救护项目，利用 12 架固定翼飞机在全省范围内提供 24 小时的空中救护服务。飞机分别位于卡尔加里、埃德蒙顿、麦克默里堡、威密伦堡、大草原城、High Level、拉赫拉拜彻、梅迪辛哈特、皮斯里弗和奴湖镇。固定翼飞机项目在 2012 年转运了大约 5500 名患者。

AHS 与加拿大阿尔伯塔省休克和创伤空中救援协会（STARS）建立了直属航空服务关系，并已达成正式协议。STARS 于 1985 年在卡尔加里（Calgary）成立，当时只有一架 BK-117 直升机。1990 年，STARS 的服务范围扩大到埃德蒙顿，2006 年扩大到大草原城，新添置了 BK-117 飞机。通过这三个基地，STARS 为阿尔伯塔省 94% 的人口及不列颠哥伦比亚省东南部和东北部的邻近地区提供直升机服务。STARS 最近购入了阿古斯塔·韦斯特兰（Agusta Westland）的 AW139s，第一架飞机于 2012 年末到货。

STARS 转运小组由急救护理航空护士、高级生命支持航空医护师和两名飞行员组成。另外，还有一名负责院间转运的紧急医疗专家，可以在转运过程中进行电话咨询。STARS 项目是一个慈善的非营利组织，其资金来源于个人、服务团体、企业和公司的捐赠以及与阿尔伯塔省卫生服务局的长期协议。自该项目启动以来，STARS 已经转运了 22 000 多名患者，其中仅 2011 年便转运患者 1655 名。

医生、医院或紧急医疗服务人员通过埃德蒙顿中央通讯中心安排航空医学服务。

阿尔伯塔省医疗保健计划下覆盖的人员，如在阿尔伯塔省内使用航空转运或地面救护车服务，只需支付最低额度的救护车转运费用。

萨斯喀彻温省

萨斯喀彻温省的空中救护服务 Lifeguard 是世界上最早的非军事航空医学转运项目。Lifeguard 是由萨斯喀彻温省健康部管理的省级项目，位于萨斯卡通机场。该项目使用三架空中国王 B200 固定翼飞机，每年约转运 1500 次。航空医学转运小组由一名具有重症监护背景的航空护士和一名护理人员组成。如需专业团队，医生、呼吸治疗师、新生儿或儿科护士会在途中对患者进行检查。

自 2008 年 10 月以来，省航空医学协调中心（PACC）对萨斯喀彻温省的空运医疗后送服务做出调整。PACC 通过私人航空公司在萨斯喀彻温省北部开展中途医疗后送，同时配合 Lifeguard 进行转运。萨斯喀彻温省的北部医疗转运项目为该省北部地区的患者提供服务。如果患者情况允许的话，PACC 为北部患者提供所有紧急和非紧急的转运服务，并承担私人航空公司的费用。

2012 年，STARS 的直升机医疗服务拓展到萨斯喀彻温省，于 2012 年 5 月 1 日首次在里贾纳运营。起初只建有一个基地，仅在白天提供服务，而现在能够为萨斯喀彻温省南部地区提供 24 小时全天服务。2012 年 10 月 15 日，STARS 在萨斯喀彻温省的萨斯卡通建立了第二个基地，并于 2012 年 10 月 15 日进行了首次飞行。目前，STARS 共有两架 BK-117 直升机，并计划于 2013 年底或 2014 年初为里贾纳基地配备阿古斯塔·韦斯特兰 AW139 飞机。

2011~2012 年度，萨斯喀彻温省政府投入了 500 万美元用于开展直升机医疗服务，之后每年约有 1000 万美元的投资。用于直升机服务开展和运营的其余资金来自 STARS 的筹款活动，包括社区和企业部门的捐款。

虽然萨斯喀彻温省的空中救护服务的大部分费用由省和医疗机构出资，但该项服务并不属于医疗保险的范畴。每次飞行都会收取基本费用，并且患者负责承担救护车往返机场的费用。

曼尼托巴省

曼尼托巴省的紧急医疗服务（EMS）系统在范围更大的省级医疗保健实施系统内运作，是当地卫生局的核心医疗保健服务。曼尼托巴省的卫生急救医疗服务处为 EMS 系统提供省级领导和监督。空中救护服务的提供机构包括省 LifeFlight 项目（省级专职空中救护服务），私人空中救护提供机构（基本空中救护服务）和 STARS。医疗转运协调中心（MTCC）负责协调所有 EMS 转运，包括陆运和空运。

经急救医疗服务处批准的一些私人公司能够提供基本的固定翼飞机空中救护服务。这种服务通常提供护士或护理人员，但不转运危重患者。LifeFlight 是曼尼托巴省专门的空中救护服务，通过一架单发喷气式飞机为重症和重伤患者提供急救护理转运服务。飞行护士均经过高级的急救护理培训并拥有丰富的经验，可以对伤员进行鉴别分类，在转运前稳定患者情况，并在整个转运过程中实施急救。一组急救护理医生、急诊医生和产科医生为 LifeFlight 提供 24 小时的服务。LifeFlight 是曼尼托巴省的重症或重伤患者主要的航空转运方式，覆盖范围从温尼伯 129km（80 英里）半径以外的地区，曼尼托巴省的农村和北部到温尼伯的城市转诊中心。

2011 年 4 月至 2012 年 2 月，STARS 对曼尼托巴省的 150 多起紧急事件做出了响应，并于 2012 年 2 月与曼尼托巴省签署了为期十年的直升机救护服务提供协议。起初，STARS 使用一架 BK-117 直升机在曼尼托巴省运营，从温尼伯基地出发，每天提供 12 小时服务，现已发展为每天 24 小时服务。

安大略省

1977 年，安大略省在多伦多成立了加拿大第一个直升机空中救护项目。空中救护项目与 Sunny-brook 健康科学中心的急症和创伤项目紧密相连，之后在苏卢考特、桑德贝、蒂明斯和萨德伯里添置了专用的空中救护固定翼飞机或直升机。该项目还包括加拿大首个急救护理人员培训项目。

2002 年，五个地区专用空中救护项目合并在安大略省空中救护基地医院项目下，使用 4 架比奇空

中国王 B200s 固定翼飞机和 8 架西科斯基 S76s 直升机专门进行紧急和急救护理转运。专用飞机的工作人员包括若干航空急救护理人员和两名飞行员，同时还配备大量固定翼飞机驾驶员，他们和基础生命支持人员一起为基础的、非紧急的患者提供医疗转运。由省政府运营的省级调度中心负责协调安大略省所有的航空医学活动。一种被称作"基地医院"的单一医疗控制系统用于提供医疗信息，并将医疗行为委托给飞行护理人员。

2001 年，一名验尸官的调查以及安大略省审计长的报告建议建立一个单一的机构用于统一协调安大略省所有的空中救护服务。为了实现这一目标，一家私人非营利公司，安大略省空中救护队（Ornge）于 2006 年成立。在此后的几年里，Ornge 对省救护车调度系统，固定翼飞机和直升机项目进行了监督和控制，并计划取代专用的空中救护飞机机队。

Ornge 于 2008 年开始更换飞机机队，并购买了一架韦斯特兰 AW139 直升机和十架 Pilatus PC-12 固定翼飞机。Ornge 还在大多伦多地区、彼得伯勒和首都渥太华地区增加了地面急救护理转运服务，并在多伦多地区设有专门的儿科转运队。目前 Ornge 拥有三架固定翼飞机，七架直升机以及三个地面急救护理转运基地。2009～2010 年度，Ornge 空运了 18 906 名患者，飞行距离长达 1100 多万公里，还通过地面急救护理转运服务转了 2499 名患者。

2012 年初，安大略省政府介入并任命了新的领导层接管 Ornge 的临时运作。政府接管主要由于对组织的优先事项、管理实践和政府问责制的质疑。政府还建立了新的董事会，并与 Ornge 一同建立了一份新的绩效协议，从而完善问责制，增强透明度，为服务提供设定基准。虽然前高级管理人员正在被调查，但 Ornge 仍然为安大略省需要急救护理转运的患者提供妥善的医疗护理服务。护理人员、飞行员、医生、控制中心的运营人员和后勤人员等一线员工，都坚持不懈地继续致力于为安大略省的患者服务。Ornge 仍然是安大略省医疗保健体系的一个组成部分。

魁北克省

魁北克省独特的院前护理体系遵循法国欧洲的模式，直到最近才由医生提供高级生命支持服

务。魁北克没有集中的航空医学转运系统,只有一架挑战者 601 飞机专用于医疗转运。尽管魁北克省医疗保险计划(Régie de l'assurance maladie du Québec)并没有涵盖空中救护转运的成本,但是大多数私人保险计划都涵盖了这些转运的部分或全部成本。

近年来,很多私营系统开始为省内居民提供航空医学转运服务。Skyservice 空中救护队成立于 1989 年,总部位于蒙特利尔。起初,Skyservice 只有一架 Citation 喷气飞机,为居住在北部地区的人们提供航空医学转运服务,并使用五架专用的 Lear35 喷气式飞机提供国际送返服务。飞机配备了急救护理设备,并配有麦吉尔医学中心和蒙特利尔儿童医院的飞行医疗队。公司拥有自己的调度中心,可以为新生儿和儿科患者以及依赖于主动脉内囊反球泵或体外膜肺氧合(ECMO)的患者提供专门的转运服务。

Air Medic 是魁北克省目前唯一一家提供直升机和固定翼飞机航空医学转运服务的公司。这家私人公司使用来自圣休伯特,劳伦迪安,魁北克市,萨格奈伊和希布加莫基地的五架直升机(三架 EC-130-B4,一架阿古斯塔 A109,一架 AS-350-B2)和一架皮拉图斯 PC-12 固定翼飞机。医疗队通常由一名飞行护理人员和一名飞行护士组成,在一些转运过程中还需要配备医生。Air Medic 有自己的调度中心。该服务采取订阅制,订阅者每年需支付会员费。非会员也可以使用该服务,但需要提供服务费。

新不伦瑞克省

省政府提供固定翼飞机航空医学转运服务,使用由私人供应商根据长期合同提供的比奇 A100 型固定翼飞机。2011~2012 年度,该服务为 371 名患者提供了院间转运服务,比前一年的 564 名有所下降。飞机上配备了急救护理飞行护士,从 2009 年起转变为护士和护理人员的配置。新不伦瑞克省的直升机服务由位于新不伦瑞克省的新斯科舍的 EHS LifeFlight 项目提供。

新斯科舍省

1996 年以前,新斯科舍省没有统筹的航空医学转运项目,有时候使用军用飞机和救援人员提供航空医学转运。1996 年,卫生部与阿尔伯塔省休克和创伤空中救援协会(STARS)合作,推出了省级救护飞行项目 EHS LifeFlight。该项目被纳入急救医疗服务网络,其中包括地面救护车,中央通信中心,紧急救援机构和专门的培训中心。2001 年以前,STARS 负责航空医学项目的运行,直到 2008 年,省政府直接接管并运营该项目,将项目交给急救医疗(EMC)公司负责。EMC 是 Medavie EMS 公司的全资子公司,Medavie 蓝十字会集团公司的成员。

EHS LifeFlight 使用由加拿大直升机公司运营的西科斯基 S76 直升机,并在必要时配有非专用的比奇 B200 固定翼飞机。根据患者的状况和转运要求,空中医务人员可以包括飞行护理人员,飞行护士或呼吸治疗师。医疗控制医生与派遣医师一起确定最合适的转运方式,以及患者是否适合航空转运。医生还为患者转运准备,为航空转运队直接提供医疗控制方面的建议,如果患者认为有必要,该医生也可以加入转运队。

EHS LifeFlight 每年使用直升机(55%),固定翼飞机(33%)或当地地面救护车(12%)转运大约 600 名患者。大约四分之三的转运发生在新斯科舍省,10%在邻近的新不伦瑞克省,其余的在爱德华王子岛。

爱德华王子岛

爱德华王子岛(PEI)由新斯科舍省的 EHS LifeFlight 提供直升机航空医学服务,由新不伦瑞克省提供固定翼飞机空中护理服务。因为当地不提供护理服务,爱德华王子岛的患者可以使用邻近的新斯科舍省或新不伦瑞克省的紧急或专科护理空中救护车。爱德华王子岛的居民无需支付从爱德华王子岛到另一省转诊医院的空中救护车转运费。非爱德华王子岛的居民需支付全部服务费用。

纽芬兰和拉布拉多

自 20 世纪 50 年代初期以来,航空医学服务已经开展,当时使用水上飞机将患者从偏远社区转运到有医院的地方。从那时起,省政府就使用两架专用的比奇空中国王 350 固定翼飞机进行正式航空医学服务,位于圣约翰和快活谷-鹅湾。德哈维兰双水獭也可用于拉布拉多服务无法到达的地区。政府还有一个可以提供固定翼飞机或直升机的承包租赁公司名单。位于甘德、圣奥尔本、圣约翰、帕萨迪纳和快活谷-鹅湾的直升机租赁供应商特别适用于没有跑道的偏远地区或社区。

航空医学转运的大部分费用由省级医疗保险计划为居民提供补贴。医疗航班的使用费为130美元。非居民收取全部服务费。

育空地区

育空地区在加拿大北部三个地区中面积最小，约有3.6万人口，其中三分之二的人口住在首府怀特霍斯。怀特霍斯有一个地区性的转诊医院，沃森湖有一个较小的医院，其他地区由卫生中心服务。需要住院治疗的患者通过陆上或空中救护车转运到怀特霍斯，而需要专业护理的患者则空运至加拿大南部的区域中心。

1995年，育空地区政府开始开展和实施正式的医疗后送系统。位于怀特霍斯的阿尔坎航空公司（Alkan Air）是育空地区目前专门的航空医学转运服务提供商。阿尔坎航空公司运营三架比奇空中国王固定翼飞机，专门用于航空医学转运，并重新装配边区飞机以到达偏远地区。公司与育空救护服务队和怀特霍斯总医院合作，利用其护理人员和护士组成转运队。与加拿大其他两个地区相同，育空地区医疗保险计划为其会员提供医疗所需的医院和医疗服务。这包括在育空地区的航空医学转运服务，但是计划会员不具备在境外任何地方享受（空中或地面）救护车服务的资格。

西北地区

西北地区是加拿大北部面积第二大地区，超过110万平方公里（425 000平方英里），人口约4.35万。与努纳武特相同，西北地区首府（耶洛奈夫）有一所医院，每个社区都有医疗中心。需要住院治疗的患者被送往耶洛奈夫，而需要专科护理的患者被转送到加拿大南部城市的转诊中心。

2008年，西北地区政府与廷迪航空公司（Air Tindi）签订了为期五年的航空医学服务合同。这家私人服务提供商自1996年以来开始与政府签订合同，但是通过新签订的合同，廷迪航空与其合作伙伴阿克拉克航空公司（Aklak Air）一道，在全国范围内独家提供航空医学服务。这两家公司配备七架比奇空中国王B200固定翼飞机，用于航空医学转

运，飞机上配有专职飞行护士。

卫生和社会服务部负责西北地区健康计划所涵盖的医疗转运费用。该计划能够提供应急疏散的空运医疗，往返机票，有限的食物供应，住宿和地面转运的保险补助。非该地区居民或不在有效计划保障范围内的人必须支付转运的全部费用。

努纳武特

努纳武特地区占据加拿大北部210万平方公里（810 000平方英里）的广阔陆地，其中大部分位于北极圈以内。尽管面积广阔，但该地区人口不到3.4万。每个社区都有一个由护理人员和护士组成的健康中心，地区首府伊卡鲁伊有一家医院。需要住院治疗的患者需要空运至伊魁特或耶洛奈夫，而大多数需要专科护理的患者会被转运到加拿大南部城市的转诊中心。

地区政府与许多私人提供商签订了航空医学服务合同，目的是加强与加拿大北部原住民因纽特人部分或全部控股公司的关系。例如，2011年12月，因纽特人拥有多数股权的合资企业Aqsaqniq Airways有限公司被努纳武特政府选中，与廷迪航空公司一道在努纳维特基蒂克美奥特地区提供空中救护服务。合同期限五年，盈利预计将超过3000万美元。该服务拥有一套比奇空中国王B200型固定翼飞机，并将在近期增加一架装有航空医学转移设备的里尔35A型飞机。从加拿大北部剑桥湾的基地开始运营，由飞行护士担任医务人员。

基威廷航空公司（Keewatin Air）在努纳武特的基瓦里奇和巴芬岛地区签有航空医学服务合同，运营着由六架比奇空中国王B200固定翼飞机和两架里尔35A飞机组成的机队，用于航空医学转运。典型的航空医学人员配置是一名飞行护士，有时还包括一名呼吸治疗师。

卫生和社会服务部组织医疗旅行，包括需要紧急航空医学转运的医疗旅行，转运到加拿大南部的保健中心或医院。努纳武特卫生保健计划涵盖了航空医学转移的费用，可为地区居民减免125美元的费用。返程需要收取125美元的费用。不在有效计划保障范围内的游客需要自己承担航空医学航班的全部费用。通常来说，费用不少于40 000美元，具体取决于患者所在位置、距离最近的飞机位置和目的地。

80. 芬兰的航空医学转运

Pauli Haapsaari, MD

Timo Jama, MD

引言

芬兰国土面积为 33.7 万平方公里,总人口 530 万。大约一半的人口居住在芬兰南部,中部和北部地区是农村。芬兰由一片湖泊和岛屿构成。南北跨越距离远,特别是在芬兰的拉普兰地区,因此全国大部分地区按照地理位置来看几乎无法通行。除正常的急救医疗服务活动外,还包括六架直升机紧急医疗服务(HEMS)队,其中一些机构还执行消防和搜救行动。(图 80-1)

空中救护车可随时根据患者的状况和提供设施的地理可及性进行国内和国际的院间转运。状况稳定且不需要频繁用药或氧气的患者可以通过商用客机转运。在某些情况下。也可以通过地面救护车、船只或火车进行近距离转运。

芬兰航空医学转运的历史

芬兰的航空医学转运始于 1973 年。患者主要是从当时的苏联转运到芬兰。目前,国际转运的患者主要来自俄罗斯、前独联体(独联体)国家、波罗的海地区和远东地区。

1992 年,首个直升机紧急医疗服务(HEMS)队在首都赫尔辛基建立。此后已成功创建了五个基地。自 2006 年起,直升机急救医疗服务活动,医疗事务以及人员和培训由大学医院地区进行管理。

任务类型

芬兰的医疗转运大致可以分为两类:初级响应和二级响应。

初级响应

初级响应包括由市政府组织的传统救护车服务。实际上,社区从消防部门和私人救护车服务提供商那里购买救护车服务。初级医疗转运分为 A 类、B 类、C 类和 D 类转运。A 类和 B 类转运在本质上属于高风险紧急情况,患者护理由护理人员和医生负责。C 类和 D 类是非紧急患者转运。

转运队根据员工的教育和培训情况划分,主要分为初级响应,基础响应,无医生的医疗队和有医生的医疗队。初级响应队是先遣急救队,并且该队能够执行急救任务。有医生的医疗队通过直升机或汽车转移。在芬兰,直升机急救医疗服务的目的是在紧急情况下为患者提供医疗服务。很少有患者是由直升机转运到医院的。

二级响应

二级响应活动包括国内和国际转运。二级响

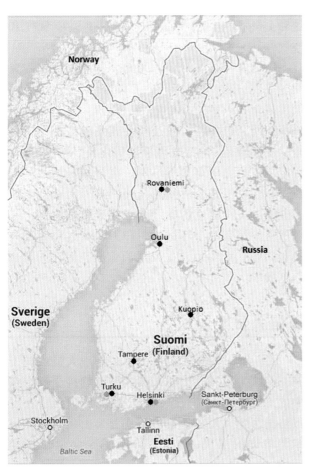

图 80-1　HEMS(黑色)和边境警卫队(绿色)基地(绿色基地位于赫尔辛基、图尔库和罗瓦涅米)

应活动由私营企业提供，属于外包服务。在芬兰，航空医学转运公司最常见的合作伙伴是芬兰陆军，私营企业，医院和保险公司。在国际上，芬兰与俄罗斯、前独联体国家和波罗的海国家运营的援助公司、保险公司和主要商业公司进行了重要的合作。

一些医学治疗集中在一所或几所大学医院。例如，芬兰有两个烧伤病房。赫尔辛基大学医院可以进行所有移植手术和儿童心脏手术，以及最严重的肝脏疾病治疗。图尔库大学医院提供高压氧治疗。早产儿和有心脏病的婴儿在转运保温箱中转运。国内的医院转运几乎都是重症监护级别转运。

芬兰是俄罗斯地区和波罗的海国家患者的主要转移点。不论是否有医疗护送，在芬兰接受治疗后，患者可以返回本国或工作地。为了确保患者在医疗设备更换期间的安全，所有危重患者都从就诊医院被送往目的地医院。

除了高标准的私人诊所之外，全国各地还有五所大学医院。芬兰高质量的医疗服务往往是东欧和波罗的海患者转移的最佳选择。

在芬兰，医疗人员负责控制和管理患者护理所需的所有设备和药物。医疗设备符合现代重症监护标准，并包括表80-1所列的项目。

表80-1　现代重症监护设备和药物

医疗设备
• 压力控制呼吸机，SPIRA，持续气道正压通气系统（CPAP）
• 多种监测设备（ECG，HR，SpO，CO，T，NIBP，动脉压，CVP，PCWP）
• 去纤颤器和外部起搏器
• 输液泵
• 吸痰器
• 转运保温箱
• 真空床垫，夹板和套管
• 实验室设备，包括Abbot i-STAT血液和心脏酶分析仪（血气，血红蛋白，钾，钠，钙，肌钙蛋白-I）

药物和血液制品
• 重症监护医学的常用药物
• 产科药物
• 用于治疗脊髓损伤和早产儿肺部疾病的皮质类固醇
• 溶栓剂
• 血液制品（芬兰血库可全天候提供）

飞机使用

直升机用于初级响应，为患者提供医疗服务。患者可选择地面救护车进行转运，只有在机动车辆无法到达患者所在地的情况下才使用直升机转运。这种情况可能发生在岛上或北极区的山丘上。此外，需要"装载后立即治疗"的重伤患者被直升机转运到医院。

目前，芬兰的直升机急救医疗服务活动作为一个试点系统运行。在芬兰运营的五架医疗和救援直升机是欧洲直升机（空客）EC-135。此外，芬兰北部的罗瓦涅米正在使用一架AS-365N3型直升机。直升机有足够的空间，能够有效地治疗一名重病或重伤患者，但是患者在起飞前必须做好准备（插管，插入输液管，输液等），以便在空中实施医疗操作。

由于距离远，国际患者转运通常选用喷气式飞机。旋翼飞机可以用于短途转运。所有使用的飞机的客舱都需要加压。这些飞机配备230V电力系统和Lifeport担架，由航空公司提供医疗氧气和空气。

芬兰有两架空中国王90和一架皮拉图斯旋翼涡轮飞机；还有一架塞斯纳Citation 2+plus以及两架挑战者604喷气式飞机，是长途洲际航班的理想选择。两名患者可以通过喷气式飞机在担架上进行一次性转运。在飞往俄罗斯国内机场的航班中，固定翼机组由两名飞行员和一名导航员组成。飞机可以通过卫星电话或甚高频（VHF）无线电与地面通信。飞机的位置始终由卫星定位器跟踪。芬兰所有的航空医学转运公司和HEMS运营商都是JAR-OPS 1运营商，这是开展商业航空转运的联合航空要求。

医务人员配置

芬兰HEMS医务人员由一名护理人员或护士和一名医生组成。护理人员或护士均接受过在空中的工作训练，他们在飞行期间协助飞行员，在现场协助医生。大多数EMS医师是麻醉医师或经过麻醉培训的居民，拥有急诊医学专业学位同样适用。

固定翼飞机的医务人员由麻醉师和护士或护理人员组成。在一些特殊情况下，医务人员可以由医生、外科医生、新生儿医生或产科医生陪同。

80. 芬兰的航空医学转运

特殊事项

EC-135 是一种现代化的双引擎高效 HEMS 和搜索与救援(SAR)直升机,符合 1 级表现的标准。一架装备齐全的直升机的地面速度是时速 240km,航程 600km,起飞重量 2835kg。通信设备包括两个 VHF 航空无线电,VIRVE 权威无线电,ELT(紧急无线电系统)和二次雷达应答器。每架直升机都配备了自动驾驶仪和 NVG(夜间飞行设备)。直升机还配备了探照灯,热成像装置,以及用于消防袋的连续吊钩。

在芬兰,边境警卫队负责海上救援的管理。他们使用中等重量的 AS-332 超级美洲豹直升机(3架)和轻型 AB 412 直升机(5 架)。超级美洲豹直升机位于图尔库,可以在陆地和海上的困难条件下工作,也可以在寒冷的环境下工作。AS-332 超级美洲豹的地面速度是 240km/h,可飞行 1000km。机组成员由五人组成,救援人员均受到过急救医疗医生(EMT)培训。

AB 412 也可以在海上困难的条件下工作,但不能在寒冷的条件下工作。地面速度是 240km/h,可飞行 800km。转运队由四人组成。救援人员均受到过急救医疗医生培训。三架飞机位于赫尔辛基,两架位于罗瓦涅米。边境警卫队直升机的这两个机种可以运载担架患者。

用于医院转运和患者转移的固定翼飞机全年24 小时待命。俄罗斯边境沿线有四个检查点,确保飞机可以直接容易地驶入俄罗斯领空。在俄罗斯,患者被带到机场等待转运,一般没有任何监控或静脉注射装置。重症患者直接从主诊医院进行转运。由于俄罗斯和西欧的欧洲航空公司的设备无法兼容,因此飞机必须自给自足,配备电力、氧气和任何必要的医疗设备。

展望

公众舆论支持继续开展 HEMS 活动,很多人认为市政府应该承担该笔资金。作者认为,未来 HEMS 活动的需求将会增加。经皮腔内冠状动脉成形术(PTCA)逐渐成为治疗心肌梗死和溶栓治疗脑梗死的最佳选择。因此,患者(通过直升机)快速送往医院的需求将会增加。由于芬兰是一个人口较少的国家,因此可以在少数医院集中进行某些疾病的护理和专业技术治疗。

旅游业在全球范围内不断发展,因此,国际患者转运和转移的需求不会减少。越来越多的在本国以外工作的人可能自然而然地发现事故或伤害的发生次数增加,在无法为他们提供良好医疗保健的地区,仍然需要航空医学转运。

81. 德国的航空医学转运

Joachim Friese, MD

引言

自 1990 年 10 月 3 日前德意志联邦共和国和前德意志民主共和国统一以来,德国的国土面积超过 375 108 平方公里(144 830 平方英里),北接北海、丹麦和波罗的海,东邻波兰和捷克共和国,西面和南面靠近奥地利、瑞士、法国、卢森堡、比利时和荷兰。德国有 8184.3 万人口,分为 16 个联邦州。从北到南,直线距离为 880km(547 英里),自西向东为 629km(391 英里)。87% 的人口在法律上有义务缴纳法定医疗保险,其余的大部分人购买私人医疗保险。据估计,德国没有医疗保险的人不到百分之三。

紧急医疗服务(EMS)的费用由医疗保险承担。德国全面覆盖应急服务,地面环境管理体系与直升机紧密的急救医疗服务网络相辅相成。16 个州中的每个州都有义务为其境内的急救医疗服务提供担保,因此每个州都有自己的急救医疗服务法律和立法,这些法律和立法可能略有不同。

急救医疗服务提供急诊院外医疗服务,以及通过地面和航空医学转运转至院内救治,主要由当地消防队,德国红十字会,圣约翰救护车,马耳他紧急援助组织,德国撒玛利亚会分部以及几家私营公司开展。重症监护(ICU)转运或院间转运可能以不同或完全不同的方式进行管理。

历史

1938 年,海德堡著名外科医生马丁·克尔希纳提出一个关注点,如果发生紧急情况,医生应该首先找到患者,而不是等待患者找上门来。不过,人们还是要等到 1957 年 2 月,海德堡首先投入使用了带有医生的救护车 Klinimobil。同年 6 月,科隆市紧随其后,增添了救援医生车。1970 年,随着车祸死亡人数的急剧增加,德国慕尼黑的德国汽车俱乐部(ADAC)投入使用了第一架名为克里斯多夫 1(Christoph 1)的 BO 105 型空中救援直升机。1972 年,比约恩·施泰格基金会(Bjorn Steiger Foundation)资助了另一架位于法兰克福的

美国空军救援直升机克里斯多夫 2(Christoph 2)。德国空中救援队于 1973 年开展直升机紧急医疗服务(HEMS)。

任务类型

在实施急救医疗服务系统的初始阶段,重点是通过院外的初级保健医生或初级保健组织转运到下一个合适的医院,为急症患者带来迅速的治疗。目前一个由医生和医务人员组成的紧急中心网络覆盖整个德国。法律要求在人口稠密的地区,需要在八分钟内到达患者身边,在农村地区需要 17 分钟。

目前,由于医院部门的削减,以及上述医院日益专业化,从二级保健医院到三级转诊医院的转运,甚至到三级保健医院的需求逐渐增多。根据体外膜肺氧合(ECMO),主动脉内球囊反搏(IABP)或氧化亚氮通风装置的要求,这些转运通常必须提供急救或重症监护设置。

由于德国地区范围很广,因此通过固定翼飞机进行二次转运也很重要,直升机基地网络也较为完善。根据各县的救助法,只有少数提供机构有权进行固定翼飞机医疗转运。然而,国际转运服务机构却采用固定翼飞机作为转运危重患者的主要手段,但没有具体的法律做出规定。因此在竞争激烈的市场中,很多供应商在各自的保险公司的压力下,由于预算的原因,其医疗标准将会降低。另一方面,我们也会发现类似于欧洲航空医学协会(EU-RAMI)或医疗转运系统认证委员会(CAMTS)的主动认证程序来验证其工作质量。

现状

2013 年,德国将有 82 个救援和重症监护病房直升机基地,其中大部分参与初步医疗救援,主要由 ADAC 运营,其余较小的部分由 DRF(德国空中救援队)负责。

在直升机转运方面,双方的组织机构都是以非营利为主(针对其机构的其他分支机构),可以快速转运救援医生,从而弥补带有医生的救护车的缺陷。此外,如果在困难地区的重病患者需要紧急的三级医疗服务,或者出于何种原因无法完成地面转运,直升机转运将被用于二级转运。

德国联邦武装部队运营五架搜索和救援(SAR)直升机,这些直升机没有正式执行初级护理任务,而是参与拓展任务。

飞机使用

主要的空中救援和重症监护转运使用欧洲直升机 EC 135/EC 145,BK 117 或贝尔 412 直升机。贝尔 UH1D 和西兰 SeaKing 直升机用于搜索与营救(SAR)。在德国,大多数直升机基地间的距离不超过 80~113km(50~70 英里)(图 81-1)。运营时间主要在白天。虽然提供商即将获得夜视护目镜空

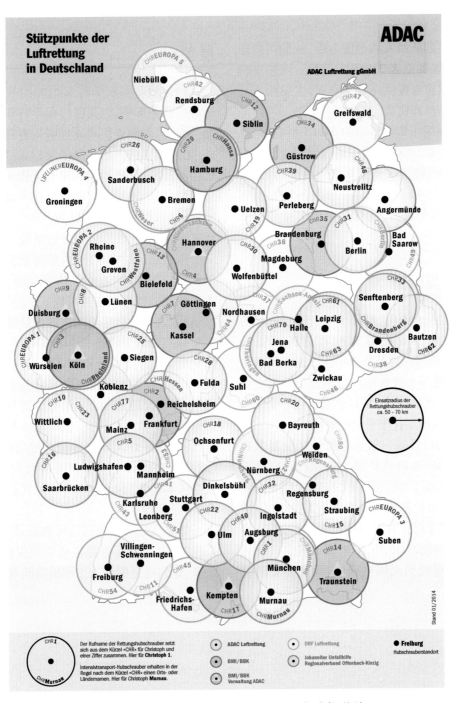

图 81-1　德国汽车俱乐部(ADAC)直升机基地

中交通认证，但夜间飞行还是无法在全国范围内实施。

国内航班主要使用固定翼飞机，如派珀 Cheyenne PA 42 或空中国王 200 此类涡轮旋翼飞机，而国际转运服务主要使用里尔 Jet 35，里尔 Jet 55 以及少量的挑战者 604 飞机。

与直升机紧急医疗服务（HEMS）不同，送返服务主要由私营公司进行。目前最主要的公司有 ADAC，DRF，FAI 和 MedCare Professional。此外，还有许多较小的公司和医疗飞行经纪公司，这些公司任务量相对较少。

自德国武装部队加入和平使命后，他们可以通过科隆/波恩机场的空客 310MRT 返程。该架飞机能够为六名危重患者提供充足的空间，主要用于从冲突地区转移伤员和病员。

另一架主要用于贵宾转运的 319CJ 型空客，以及一架庞巴迪环球 5000，都可以通过使用特殊的重症监护病房（ICU）转换成套工具进行改装，因此可以参加医疗后送（MEDEVAC）任务。一旦发生灾难，经德国内政部的许可，这两架飞机可能会被派往执行非军事任务。

常规医务人员配置

过去几年的经验证明，对危重患者进行治疗的最快方法是在地面或在直升机紧急医疗服务（HEMS）任务的范围内为其指派医生。医生到达患者身边后，负责接下来所有的应对措施。机组成员的层级结构大多比较稳定，机队经验丰富，步调一致，因此可以通过相互合作采取应对措施。

在德国，HEMS 任务一般由在野外接受紧急和救援医学培训的医生以及护理人员执行。但这里必须指出，德国救援护理人员的工作职责和要求和美国不同。在直升机基地工作的护理人员（RA）必须完成一门课程才能成为 HEMS 机组成员，并且需要有三年的工作经验。此外，如果直升机上只有一名飞行员，他需要受到无线电通信、导航和着陆位置观察等方面的培训。如果一位德国的护理人员想要在 ICU 直升机上工作，他必须读完六年重症监护（IC）和麻醉护理教育。毫无疑问，所有的医务人员都需要通过 DIVI 考试。DIVI 是一个 40 小时的重症监护转运课程，包括类似于高级创伤生命支持（ATLS）的课程，以及院前急救药物和特殊重症监护技能等附加课程。

虽然不具有法律强制性，但如果在固定翼飞机上工作，医务人员应该尽可能满足直升机上的要求。

展望

跨区域航空医学转运当前的前景受到欧洲化进程的强烈影响，以及医疗保险行业巨大的成本压力。今后，欧洲立法将通过引入有约束力的规则和条例，对不同国家的救援医学模式进行比较。德国已经与荷比卢、奥地利和瑞士合作实施过境空中救援。但是，上述国家之间仍然存在着显著的结构性差异，这一点是毋庸置疑的。此外，欧盟立法允许市场自由化，向私营公司开放市场。

由于稳定的成本压力，德国直升机队的现代化进程还将持续，但速度会比预期慢。从长远来看，大多数飞机将可以在两用模式下运行，包括初级和二级转运，并且能够使用夜视护目镜。

目前德国 HEMS 任务的标准在近期不适用于固定翼飞机转运，特别是不适用于送返任务。因此，只有各类空中救援任务具有约束性和可比性的标准，才能保证德国跨境医疗后送任务已经确立且富有声望的资质。因此，供应商不仅要遵守法定要求，还要符合 DIN ISO（德国标准化研究院），EHAC（欧洲直升机和空中救护委员会），EURAMI（欧洲航空医学学会）和 CAMTS（医疗转运系统认证委员会）等认证程序。

如果质量可以得到认可和保证，那么保费支付人（如国家医疗服务提供机构或保险公司）的获益最多，他们也更愿意为工作提供同等的回报。

82. 意大利的航空医学转运

Alberto Piacentini, MD

Douglas Floccare, MD, MPH

Maurizio Volonte', MD

Mario Landriscina, MD

引言

意大利的航空医学转运始于 50 多年前。1992 年 3 月 27 日,自 DPR 颁布后,紧急航空医学转运开始在整个意大利逐渐普及,国家政府提供资金在全国范围内开展基于区域的直升机紧急医疗服务(HEMS)(图 82-1)。DPR(Decreto Presidente Repubblica)可译为"意大利共和国总统令"或"总统令"。

自 20 世纪 90 年代以来,通过拨打 Carabineri 警察电话 112,公安报警电话 113,火警电话 115,急救医疗服务电话 118,意大利全境都可获得紧急服务。2012 年,意大利伦巴第大区通过了欧洲规范(欧洲共同体指南 n. 2002/22/CE),使用"112""Numero Unico Europeo"(N. U. E.)为公民提供所有类型的紧急需求服务(包括医疗,执法,消防救援)。意大利和欧洲的其他地区也正在进行这一转变。

意大利航空医学转运的历史

意大利首次开展航空转运是第一次世界大战期间的不定期伤亡人员转运。当时使用的固定翼飞机卡普罗尼 CA36S 是意大利著名的双翼飞机卡普罗尼 CA 36 的改良医疗版,后者在俄亥俄州代顿的美国空军博物馆展出。有趣的是,由于医疗舱是封闭的,许多伤亡人员可以进行转运,但在飞行期间无法进行复苏。

第二次世界大战期间,意大利皇家空军(Regia Aeronautica)与意大利皇家海军(Regia Marina)共同组建了许多基于 Cant Z506 水上飞机的地面和空中救援队,并采用了飞行员以及地中海地区的机组成员。20 世纪 60 年代,军用直升机被用于民用搜救,在大规模伤亡事故中进行航空医学后送,包括瓦洪河谷洪水(1963 年),弗洛伦斯洪水(1966 年),以及弗留利地区和伊尔皮尼亚的两次大地震,分别发

生于 1976 年和 1980 年。在 20 世纪 80 年代早期,直升机用于抵达地面车辆难以到达的地区,如意大利北部的许多山区(松德里奥,伦巴第,奥斯塔山谷)和主要岛屿。

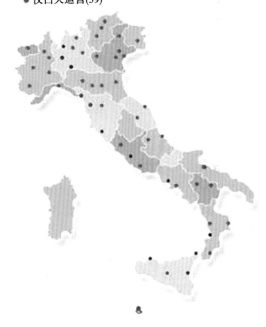

意大利HEMS基地所在地
● 24小时基地(12)
● 仅白天运营(39)

图 82-1　HEMS 基地——24 小时基地(蓝色圆点);目测飞行(VFR)仅白天运营(红色圆点)

任务类型

意大利的直升机紧急医疗服务(HEMS)属于地区应急服务。根据当地的调度协议,无论是创伤还是急性医疗病例,直升机通常作为先遣急救队直接到达现场。一般而言,创伤患者的 HEMS 调度方案基于动态、环境和临床标准。直升机可以通过任何着陆方式(着陆、悬停或起吊)到达目标区域,以使

医疗队靠近患者。重症患者可以同样的方式被带到直升机上。危重患者的院间转运依据"轴辐式"标准完成,用于创伤和急性医疗护理的连续性护理。直升机在二级(院间)飞行任务中的使用与主要(现场)任务相同,不需要重新配置任何飞机。

在伦巴第大区,HEMS系统在夜间提供IFR(仪表飞行规则),可全年每天24小时执行二级任务。科莫地区伦巴第大区目前正在执行初级夜间任务。其他地区有不同的组织,只能执行白天VFR(视觉飞行规则),或者夜间VFR/IFR。可以在保温箱中转运新生儿,接受任务后的重新配置时间不到30分钟。一般不允许国际航班,不定期使用民用HEMS。据报道,意大利与瑞士接壤的边境地区拥有有限的跨境救援飞行经验,而在奥地利边境(因斯布鲁克)邻近地区,偶尔有体温过低的雪崩遇难者需要做心肺转流术,可以为其提供山地救援。

飞机使用

意大利的航空医学服务以传统医疗直升机为基础,其中一些具有起吊能力。大多数运营商都使用中型飞机(图82-2)。20个地区共有51个直升机基地(图82-1)。

根据当地与运营商的协议,HEMS服务可以使用不同类型的直升机执行初级或二级任务。有些项目需要在很短的时间内根据要转运的患者的具体类型(如体外心脏生命支持)进行重新配置,而与此同时调度中心负责任务的接受或拒绝。通常来说,空气传播性感染性疾病是HEMS转运的禁忌(参照《意大利飞行员安全飞行规则》)。器官捐献者转运服务(组织、器官、外科手术设备)是24/7(全天候服务的)组织系统,能够协调移植中心医师、飞行员、急救医务人员和车辆之间的紧急医疗通信。

意大利没有公共固定翼飞机急救服务,无法为患者提供免费转运保险。在欧洲,固定翼飞机项目一般为直接支付费用或拥有个人保险的一个或两个患者提供转运服务。国外患者后送由私营保险服务机构组织,服务包含小型飞机患者转运的各个方面,或定期商业航班,配备重症监护等级的床位。

意大利空军(Aeronautica Militare Italia)利用喷气式飞机(意大利空军猎鹰50)提供免费国家医疗后送服务。该项服务针对世界各地身处医疗服务水平低于意大利的地区,或发生武装冲突或叛乱的

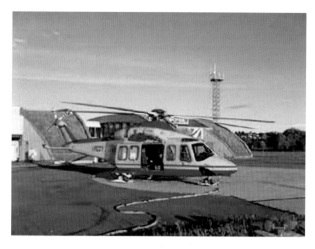

图82-2a 位于Villa GuardiaHEMS基地的HEMS SAR直升机(意大利科莫S.Anna医院)

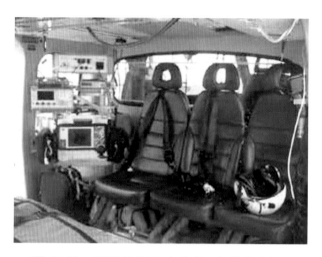

图82-2b HEMS SAR直升机,患者治疗区,横向担架装载

其他地区,且有死亡危险的意大利公民。医疗转运队通常是由患者最可能转运到的医院组织的民用重症监护队。

常规医务人员配置

北美(美国和加拿大)和欧洲的院前护理有所区别。在美国,非医师的急救医疗服务人员负责患者护理,并根据既定的协议和医疗指导进行转运。在意大利,急救医生在受伤现场直接对分类后的患者治疗,然后患者被送往合适的医院进行救治。意大利典型的HEMS医务人员包括应急主治医师(具有法律认可的麻醉学和重症监护学位的医师)和护士。这些医务人员来自意大利国家卫生服务机构,在急诊室、重症监护病房、手术室或医院的其他重症监护区轮流担任常规职务。他们并不属于直升

机机组成员(HCM),除了定期的医疗评估之外,不会受到特定的飞行医疗要求。

在伦巴第大区和意大利北部的其他服务中,医疗队的运载可能需要借助于地面和空中救援技术(人员、患者或设备的起吊或悬停)。见图 82-3 和图 82-4。

医师和护士都必须定期(每半年)进行一次山地救援技能培训,一般夏季和冬季各一次,以便可以为遭遇雪崩体温过低的患者提供应急援救。这种训练是伦巴第和高山地区的标准。医疗人员需要接受有关恶劣环境下安全和救援程序所有方面的基本培训,包括安全进展,患者评估,固定和起吊转移。

特殊事项

根据 VFR 和 IFR 的飞行安全规定,HEMS 转运队有两名飞行员。(指挥官和第二名飞行员)。在一些地区,仅提供 VFR 服务的 HEMS 服务可以只配置一个飞行员。如上所述,意大利大部分的HEMS 服务可以使用 SAR 技术。

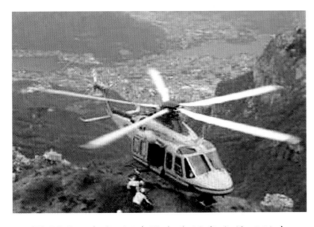

图 82-3 患者、医疗设备和医务人员可以在飞机悬停或起吊期间登上直升机(图 82-4)

HEMS 直升机上另一个基本的救援人员是 Tecnico Elisoccorso(TE),位于 HEMS 基地或直接在事故现场附近,具体取决于区域组织。TE 是来自 Corpo nazionale Soccorso Alpino Speleologico(CNSAS)的高山救援技术人员。从国立学校(S. Na. Te)毕业之后,该人员能够负责直升机和地面队伍救援行动的各个方面。

大型内陆水域(意大利北部的湖泊)的救援需要配置可漂浮的海上直升机,包括浮力背心等个人

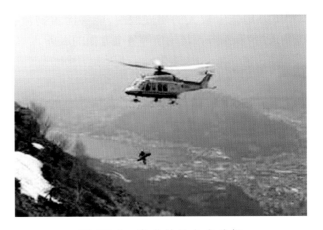

图 82-4 患者被吊上直升机

安全装置。虽然通常不允许民用 HEMS 直接执行这项服务,由消防员专用直升机在当地提供服务。海上 HEMS 项目部署在意大利中部(托斯卡纳)和南部(西西里岛)的群岛地区。意大利空军和意大利海军的军用直升机服务使得 SAR 海上救援工作可在开阔的海域进行。

2012 年 1 月 13 日,"歌诗达协和号"游轮在意大利托斯卡纳吉列欧岛触礁搁浅,载有来自世界各地的游客 4252 人。这是军用 SAR 和民用 HEMS 直升机合作的范例。

现状

人口统计

意大利有 60 917 978 名居民(2012 年估计),人口密度为 202 人/平方公里。意大利划分为 20个行区域,这些地区在规模和形态、可居性、山区面积比例、海岸里程等方面存在很大差异,使得 HEMS组织在整体上看变得复杂。例如,奥斯塔山谷HEMS 提供服务的面积最小,但其地形主要为山区,面向欧洲最高的山峰勃朗峰(峰顶高 4810 米,合 15 781 英尺)。伦巴第,皮埃蒙特,拉齐奥和坎帕尼亚等一些人口密度高的地区和农村地区,以及地中海较小岛屿相邻的一些沿海地区,如托斯卡纳,已经具备 HEMS 能力,可以通过 VFR 和 IFR 模式提供全天候海上应急响应。撒丁岛、利古里亚和上阿迪杰的 HEMS 服务是民间应急服务机构和国家消防员直升机(Vigili del Fuoco)合作的代表。

在意大利,HEMS 基地根据人口均匀分布,从北到南有 20 个地区。由于和应急服务机构的紧密合作,在邻近地区的覆盖率很高。大多数意大利

HEMS 基地位于较大的州立医院,能够涵盖物流、药物、设备和医务人员轮换等各个方面的服务。

法规

根据欧洲法规以及 2005 年 2 月颁布的 Linee guida perl'organizzazione dei servizi di elisoccorso,意大利的 HEMS 法规正在进行重大调整,依据国家和地区之间的协议来制订 HEMS 组织指导原则。HEMS 服务实际上是按区域进行管理的。

资金

HEMS 的医务人员由意大利国家卫生服务机构提供,HEMS 的飞机及其操作系统由与私人直升机运营商的合同安排按区域提供。按照个别地区的管惯例,大约每七至九年举行一次公开的区域招标。区域行动受到与区域医疗卫生系统签订的合同的约束。特伦蒂诺-上阿迪杰(意大利北部)和西西里(意大利南部)等地区受到特定的区域法律法规的约束。

依据定期记录的行动报告,HEMS 的费用包括飞机摊销费用,运营人员费用(飞行员和飞行技术人员),飞行费用(燃料,飞机和设备维护费用),支持 HEMS 行动所需的后勤支出(直升机停机坪,跑道)以及管理费用。按统一费率计算的飞行时间需取得行政认可和规定。从各个地区到运营商公司的费用都由公共资金支付。在意大利,HEMS 服务被列入国家卫生服务,意大利公民无需承担额外的费用。

展望

从历史上看,意大利 HEMS 服务的发展在不同的时期、不同的需求下呈现区域性,因此在全国范围内缺少标准化。HEMS 直升机反映了意大利地区由地理因素带来的巨大差异性。

2008 年,伦巴第州开设了一家区域性机构:Azienda Regionale Emergenza Urgenza(AREU http://www. areu. org),其主要任务是促进急救系统的发展和整合,提高院间急性疾病的护理水平,如心肌梗死、脑卒中、严重创伤或创伤性脑损伤。另一个任务是为大规模伤亡灾害提供同种类基地的区域性组织。其他职责包括器官捐献者、血液和血液制品以及解毒剂的转运。

2008 年 11 月 5 日发布的 DGR n365. 3 规定是应急系统所有参与者之间协议的参考文件。与此类似,拉齐奥在 2005 年开发了阿根廷地区紧急救援系统(ARES)。在意大利,这两个以地区为基础的应急系统就是在一个共同点上重组单一地区紧急系统的一个很好的范例。

新的区域性指导方针已经在当地得到发展,并且将涉及更多的 HEMS 服务,用于区域层面的护理型医院网络的创伤患者转运,而不是实际具体的单一的"中心辐射型"地方医院系统。可能在遥远的将来,在某些地区进一步采用 SAR 技术的 HEMS 将是由一个专用的直升机调度中心的区域直升机进行的协调与配合。

83. 日本的航空医学转运

Masahito Okada, MD

引言

日本的直升机紧急医疗服务（HEMS）始于 2001 年，直至 2011 年，每年转运的人数超过 1.2 万人次。随着直升机越来越为大众所熟悉，该服务系统也越来越多地应用于日本的急救医疗中，被称作"医疗直升机"（Doctor Heli）。

日本直升机紧急医疗服务的历史

截至 1995 年，日本并没有国家灾难医疗和航空医学服务项目。1995 年，拥有 150 万人口的日本第七大城市神户发生了一场大地震。这场地震造成了灾难性的破坏，导致 6000 人死亡。据估计，如果有医疗直升机，至少会使 500 多人免于死亡。这次可怕的经历增强了日本对灾难医疗和航空医学服务需求的认识，日本政府内阁随即开展相关研究。

1999 年，HEMS 在神奈川县、静冈县、冈山县三地开始试运行。政府研究小组确认试运行成功并决定正式启动医疗直升机服务。医疗直升机降低死亡率、缩短治疗时间、减少住院费用的优势得到了广泛认可。2001 年，日本的 HEMS 在三个地区正式启动。

项目开展的前五年，只有 11 个基地的 11 架直升机执行任务。日本的 HEMS 发展缓慢，这是由几个因素造成的，其中最大的因素是意识缺乏和财政问题。公众对航空医学服务并不熟悉，因此需要花费几年的时间来传播信息，并为其使用提供支持。

2007 年，日本国会颁布了《医疗直升机特别法》，法律规定在每个州都有 HEMS。随着法律的颁布，也通过了一些减轻地方政府财政负担的决议。

自 2007 年以来，日本 HEMS 发展迅速。现在 33 个地区共有 39 架医疗直升机。据政府内阁估计，需要 50 多架直升机才能将服务覆盖整个国家。

任务类型

日本的 HEMS 在急救医疗服务中有两个作用。主要是快速转运医生和护士到需要急救治疗的地区，提供即时救生治疗和医疗决策。其次是快速转运患者以节约急救护理的时间。该任务包括从急救现场到医院，从医疗机构到地区医疗中心的飞行转运。

调度系统

在日本 HEMS 的调度系统中，消防部门的参与是必不可少的。如果事故现场给消防部门来电，消防部门会派出救护车前往应急现场，如果调度员觉得需要的话，还会派出一架直升机。另外，救护人员经常在到达事故现场之前或之后要求派遣医疗直升机。通常情况下，直升机将在三分钟内从医院出发。

飞机使用

日本有四种医疗直升机：分别为 EC135；EC145（日文名 BK117-C2）；MD902 和贝尔 429。其中最常见的直升机是 EC135。

国家和地方政府均摊运营成本。这种费用分摊的规定也阻碍了 HEMS 的发展，因为对许多地方政府来说，分摊一半的成本是沉重的财务负担。

机组人员配置

直升机上配有一名医生、护士、飞行员和飞行机械师。机械师兼任飞行导航员。一名称作"通信专员"的调度员在地面开展支援作业。

顾名思义，"医疗直升机"的特点是飞机上的医生。在日本，法律规定只有医生可以执行所有的医疗程序。建议所有医务人员参加公开培训课程，并在每个基地获得在职和职外培训。

现状

在日本,医疗直升机的运营情况几乎与全国和地区的基地安排相同。每个基地只有一架直升机,飞行系统是目视飞行规则(VFR),飞机只能在白天运行。

每个基地的业务基础费用为 230 万美元。在试运行之前,政府根据成本研究确定了这一数额。在开始运行前,这笔预算按照每年 150 次飞行估算确定。事实上,在所有基地,每年有 400 多次飞行。两年前,国家政府决定增加预算。目前的预算仅为 280 万美元,该项目在亏损运行。

图 83-1 显示了日本直升机部署的范围。中间的白点表示一个基地,橙色阴影区域显示每个 HEMS 的范围,距离基地半径 50km。基地集中在人口最稠密的地区,然而还没有达到覆盖整个日本。农村地区有 HEMS 需求,但并未提供服务。

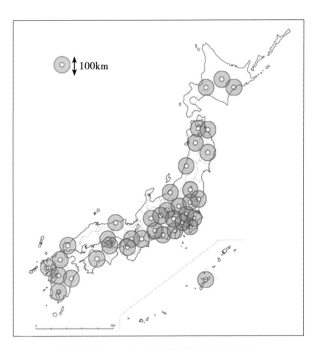

图 83-1 日本直升机基地和服务区

展望

近年来,日本的紧急医疗服务面临危机,例如医生短缺,急诊患者突然增加,经济压力大。卫生部的错误政策也限制了财政和医生工资的灵活性,导致急救部门和医院的关闭。这种糟糕的局面又带来了另一个问题,急诊室太忙而无法接纳所有的患者。急诊室(ER)的工作量已经超出能力范围。越来越多的媒体报道说,救护车从一家医院转移出来,又被送到另一家医院。日本人民意识到服务正在逐渐减少,急诊室、儿科和妇科等部门关闭。他们也意识到需要整合和集中医疗设施,以及救护车和急救医疗系统的问题。

这些压力促使日本的 HEMS 发挥其作用。人们希望医疗直升机能够弥补医疗体系的差距,特别是在农村地区。

为此,需要进行夜间飞行。2008 年,国家和地方政府就夜航服务展开讨论。为了保证夜航的安全,一定要具备仪表飞行规则(IFR)能力,联邦航空管理局(FAA)的建议也支持这一点。

要使用 IFR 进行夜航,需要解决一些问题。首先,日本常用的直升机不配置 IFR,如果有的话,也不容易进行转换。因此,需要引进适合 IFR 的新型直升机。适合在日本使用的新型直升机贝尔 429 已经试用。第二个问题是很难找到经验丰富、熟悉 IFR 且能够驾驶新型飞机的飞行员和机械师。第三个问题是没有低空直升机 IFR 航路,也没有空中接近点,因此移动十分缓慢,但这些问题正在逐步进行解决。

最大的问题之一是在晚上保护直升机的安全,这即使在白天也很难做到的。许多社区不能接受直升机带来的噪音。夜间飞行需要额外的资金。日本在经历地震、海啸、经济危机之后,把资金投入夜航并不是一个可以轻易做出的决定。

前方尚有很多障碍,但必须清除所有的障碍,才能保证日本医疗体系的继续发展。

84. 荷兰的航空医学转运

Johannes M. Huitink, MD, PhD

J. Hans L. Rennings, MD

引言

荷兰人口密集,拥有约 1670 万人口(每平方公里 493 人)。这个国家以其美丽的海滩、郁金香、木鞋、风车、奶酪、著名的画家和先进的医疗系统而闻名。全国大部分地区都在海平面以下,地势平坦。通过堤防、沙丘和人为设置的障碍,保护陆地免受周围海洋的影响。荷兰王国还包括加勒比海岛屿,阿鲁巴岛,库拉索岛,圣马丁岛,萨巴岛,圣尤斯塔奇和博内尔岛。在 2011 年宪法修改后,前三个岛屿已经享有自治权;最小的岛屿是特殊的省份。

荷兰航空医学转运的历史及任务类型

救护车紧急医疗服务(EMS)

荷兰拥有悠久的地面救护车紧急医疗服务历史,配有医务人员,从发车到现场的平均时间是 8~12 分钟。目前有十个专门的创伤中心。每个中心都有一个移动医疗队(24/7)。荷兰的直升机紧急医疗服务(HEMS)始于 1995 年(图 84-1),当时配有一架 Bolkow 105 型直升机,名为 Lifeliner 1,位于阿姆斯特丹自由大学医学中心。1997 年,Lifeliner 2 开始在鹿特丹机场运行。

目前有十个专门的创伤中心。每个中心都需

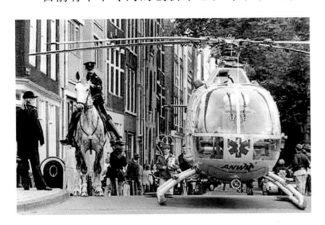

图 84-1 第一架 Lifeliner 1 直升机投入使用,降落在阿姆斯特丹市中心的一座桥上[a]

要有一个移动医疗组队(24/7)。直升机 EMS(HEMS)是 1995 年在荷兰引进的(图 84-1),配有一架 Bolkow 105 型直升机,名为 Lifeliner 1,位于阿姆斯特丹的 VU 大学医学中心。1997 年,Lifeliner 2 开始在鹿特丹机场运行。

奈梅亨开始致力于包括夜间航班在内的 24 小时服务的安全性和有效性研究。其他三个 HEMS 站点于 2011 年开始夜间作业。直升机主要用于将医疗队快速转运到现场。在天气恶劣的情况下,或在大都市站点,使用专用的沃尔沃 XC90 汽车转运车队和设备。直升机与地面救护车同时进行调度。场外转运主要由地面救护车完成。必要时,HEMS 医生会护送患者,并在医院后期由直升机继续搭载。直升机也可以用于从现场转运患者,主要是针对儿科病例,或通过地面转运到达接收创伤患者的医院的距离过长时。大多数 HEMS 队在两分钟内起飞,平均飞行时间为八分钟。

医疗送返

20 世纪 70 年代,医疗送返服务由几个私人救护车公司组织。现在则是由四个主要的报警中心组织。欧洲境内的医疗送返是通过陆路转运完成的,距离大约 1000km;对于较长距离的商业航班,使用专用的固定翼空中救护车来转运重病或重伤患者。医疗队通常乘坐商业客机。在冬季,每天都有固定翼空中救护服务("石膏航班"),以便将欧洲境内的阿尔卑斯山国家的滑雪事故人员送返回国。每年大约有 100 架固定翼空中救护飞机抵达鹿特丹机场,费尔柴尔德·多尼尔 328 飞机可容纳 8~20 名患者。

国际医疗后送

医疗后送任务可在全世界范围内执行,比如有荷兰游客需要急救医疗护理的情况。几乎所有的后送任务都由四个主要的报警中心执行。通常在首次通话后的几个小时内就可以迅速派遣急救医疗队。1977 年,荷航波音 747 和波音 747 飞机在特内里费机场相撞,无人幸存。经历了这次悲剧,荷兰政府意识到急需建立一个医疗援助和海外救灾的结构化医疗保健系统。首个鉴定小组在灾难发生后成立。十五年后,葡萄牙法鲁的一架荷兰马丁纳尔 DC-10 飞机坠毁,造成数名人员伤亡,荷兰警报中心意识到在这类任务中,各中心之间必须进行合作。目前,所有的报警中心都在进行合作,并且每年轮换协调工作。

搜索和救援

SAR 主要是在海上执行任务,这是荷兰皇家海军和空军、海岸警卫队和荷兰皇家海上救援机构(KNRM)共同执行的一项任务。

院间转运

这种类型的转运是通过地面救护车来完成的,对于新生儿或儿科患者,则要通过直升机来完成。1997 年,阿姆斯特丹的学术医疗中心开始使用移动重症监护病房(MICU)系统。使用宽体救护车与患者专用担架完成病床间的转运,同时配备先进的医疗设备。转运队伍包括紧急医师或麻醉医师,重症监护护士和司机,也使用远程医疗。MICU 从病床到病床转运的平均时间为 2.5 小时,其中包括转运前稳定时间。目前,荷兰有几所医院拥有覆盖全国的 MICU 设施。

灾难救援

2003 年,荷兰政府创建了城市搜救队(US-AR)。在地震或海啸等重大灾害发生后,USAR 被派往各个地区。该团队有来自医疗、防疫、消防和警察部门的大约 150 名成员。使用搜救犬,并拥有一个自给式野战医院所需的所有设备。该团队使用军用飞机或特许飞机进行转运。

飞机使用

所有的 HEMS 站点现在都使用 EC-135 或 EC-145 直升机(图 84-2)。直升机有一个侧面装载系统。针对在荷兰执行 SAR 任务,海岸警卫队使用的阿古斯塔 AB-412SP 型直升机可容纳 10 人。针对在荷兰加勒比地区执行 SAR 任务,海军使用一架 Lynx SH14D 直升机。这些直升机之后会由 NH-90 直升机替代。大多数国际送返期间,患者乘坐商务

班机的商务舱或在担架上进行转运。对于 ICU 患者或担架患者的长途洲际转运,使用来自主要航空公司的波音 747-400,空中客车 A340 或类似飞机。在欧洲,使用较小的飞机,如波音 737 或空客 A320。在荷兰,私人航空公司没有 24 小时专用的固定翼飞机空中救护车。然而,一些公司运营的飞机可以改装成救护车,比如比奇空中国王 100,赛斯纳 Citation 6,或者轰炸机里尔 35,40 或 45XR。这类服务使用来自欧洲知名航空医学公司的飞机和团队,这些公司拥有自己的机队(ADAC,REGA Swiss Air Ambulance)。在加勒比地区,里尔 35 或类似飞机被用于转运到南美的转诊中心。Britten Islander 和空中国王飞机用于在荷兰岛屿之间进行转运。例如在 2004 年的东南亚海啸期间,需要紧急疏散一大批荷兰公民,军方协助配备了一架 KDC10 飞机。

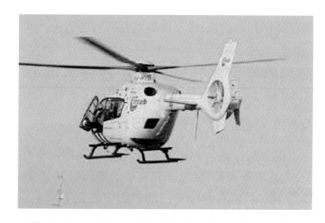

图 84-2 Lifeliner EC-135 直升机。着陆点明确

机组人员配置

直升机紧急医疗服务(HEMS)

该小组由麻醉师或创伤外科医生、护理人员和飞行员组成。医务人员帮助飞行员导航。

国际医疗送返

绝大多数患者由冠心病专科护士或重症监护护理人员送返[2,3]。一名麻醉科医师或紧急护理人员,一名重症监护护士陪同重症监护或危重插管患者。有时也使用其他专家。当临床情况不稳定或不清楚时,会派医生在飞机上评估患者的临床状况。

国际医疗后送

接收到来自国外的紧急电话后,会在几个小时

内派遣快速反应团队。该团队由创伤外科医生或麻醉医师、护士和负责后勤工作的人员组成,并且会讲外语。该小组在患者入院的医院进行二次分诊。小组负责人尽快决定是否需要更多的设备或医疗人员。只要有可能,快速反应团队就会护送患者回到荷兰。通常情况下,会为重伤人员提供固定翼飞机,为轻伤人员提供定期航班。有时患者不会被转运到荷兰,而是被送到邻国具有更高护理水平的医疗机构。这样做是为了减少飞行时间和对患者的风险。如果护理水平与荷兰的水平相同,那么首先在该医院进行治疗,几天后患者可以在更稳定的情况下实施转运。乌得勒支镇有一个拥有 100 张病床的军事医院,当时有大批患者被送返。荷兰皇家军队会在很多荷兰公民在国外受伤时提供援助。

特殊事项

在国际后送和大批患者送返期间,医疗队有时会面临独特的工作环境。在大多数情况下,伤害可能来自欧洲以外的公共汽车或火车交通事故。在执行这些国际任务中会遇到许多不同的问题[2]。

医疗队面临的危险

一组患者的撤离可能需要几天的时间。在偏远地区,医疗队面临着热带病、卫生条件差、政治局势不稳定等危险。

后勤

有些患者伤情轻微,不需要送往医院,因此可以留在酒店,而其他患者可能会受重伤,需要重症监护设施。快速反应团队规模较小,可能需要长达 24 小时才能到达人员处实施援助。在进行伤员二次分类后,患者的临床情况可能每天都在变化,这使得团队难以向在荷兰的团队提出关于送返患者的最佳方式的合理建议。患者可能在第一天"适合飞行",但在第二天发生肺炎,无法进行航空医学后送。

飞机的可用性也是一个问题。当许多患者需要担架或腿部休息时,如果商务座椅不可用,正常客机往往太小。专用空中救护车通常太小,无法容纳一组患者。大多数飞机可以转运两到四名患者,且不能在没有加油站的情况下长距离飞行。开展两个或两个以上的小组后送可能会使医疗队的能

力受到影响,因此需要延迟转运,直到更多的人员到达医疗护送队。时区差异也是一个问题,比荷兰时间晚的时区会使后送面临后勤挑战。

耐甲氧西林金黄色葡萄球菌

荷兰是全世界耐甲氧西林金黄色葡萄球菌(MRSA)暴发事件发生率最低的国家之一[4]。由于采取了积极的"搜查和销毁"政策,荷兰医院可以将 MRSA 控制在医院之内。然而,当患者从 MRSA 流行的国家回国时,有时很难为这些患者找到重症监护病床,但隔离非常必要。这些患者在回国最初几天就会被送入乌得勒支军事医院。

现状

有四个 HEMS 站,其工作区域如图 84-3 所示。Lifeliner 1(PHHVB)驻扎在阿姆斯特丹"自由大学"学术医院的屋顶直升机停机坪上。Lifeliner 2(PH-ULP)驻扎在鹿特丹机场;Lifeliner 3(PH-ELP)驻扎在沃尔凯尔空军基地;Lifeliner 4(D-HSAN)驻扎在格罗宁根大学医疗中心。HEMS 格罗宁根和奈梅亨与德国 HEMS 签订了跨境协议。ANWB 医疗空中援助私人有限公司(MAA)负责运营四个 HEMS 站点中的三个站点。MAA 由荷兰皇家旅游俱乐部

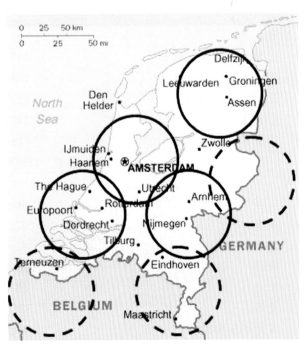

图 84-3　HEMS 站点及其服务区域。黑色圆圈代表荷兰 HEMS。其余三个"虚线"圈是德国和比利时 HEMS 站所覆盖的服务区

（ANWB）的一家独立子公司提供资金支持。HEMS格罗宁根由 MAA 和德国的 ADAC Luftrettung 共同运营。表84-1 列出了 1995～2011 年 Lifeliner 1 执行任务的次数。

荷兰有四个组织设有 24 小时报警中心，能够将患者接回荷兰：欧洲救助协调中心（Eurocross As-sistance），位于莱顿；ANWB，位于海牙；Mundial，位于阿姆斯特丹；SOS 国际，位于阿姆斯特丹。HEMS和 SAR 任务由公共部门提供资金支持，而所有送返都由私人资助。表84-2 列出了 2011 年欧洲救助协调中心报警中心接回荷兰患者的数量、回国方式、地区和诊断情况。

表84-1　1995 年至 2011 年的 Lifeliner MMA 直升机执行的任务数量

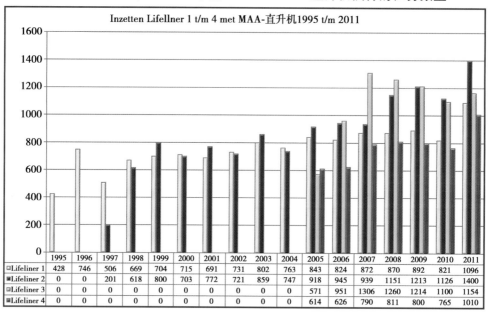

Inzetten Lifellner 1 t/m 4 met MAA-直升机1995 t/m 2011	1995	1996	1997	1998	1999	2000	2001	2002	2003	2004	2005	2006	2007	2008	2009	2010	2011
Lifeliner 1	428	746	506	669	704	715	691	731	802	763	843	824	872	870	892	821	1096
Lifeliner 2	0	0	201	618	800	703	772	721	859	747	918	945	939	1151	1213	1126	1400
Lifeliner 3	0	0	0	0	0	0	0	0	0	0	571	951	1306	1260	1214	1100	1154
Lifeliner 4	0	0	0	0	0	0	0	0	0	0	614	626	790	811	800	765	1010

表84-2　回国方式、医疗接返次数、目的地和诊断[c]

2011	数量	2011	数量
回国方式		骨折	503
地面救护车或出租车	433	头骨	14
定期航班,没有医疗护送	495	脊柱和躯干	125
定期航班,有护送	533	上肢	55
打石膏后乘机	240	下肢	291
空中救护车	118	多处	18
总数	1818	其他	190
地区		循环系统疾病	230
美国和加拿大	46	缺血性心脏病	86
中美洲	42	非缺血性心脏病	61
南美洲	42	脑血管意外	51
欧洲	1284	其他	32
非洲	68	传染病	92
亚洲	326	癌症	52
澳大利亚和新西兰	13	消化系统疾病	105
总数	1818	肌肉骨骼疾病	74
诊断		总数	1818
外伤	795		

展望

夜间直升机出勤很可能会改善荷兰境内的医疗护理。然而,由于直升机必须降落在安全的着陆点,因此在夜间的响应时间会更长,如果着陆点不在事故现场附近,则必须转乘警车或救护车。国际接返次数可能会在今后十年内有所增加,因为到偏远和异国的旅游目的地旅行更加廉价。医疗和辅助医疗人员的接返培训将成为一个主要的问题,因为法律要求在接返期间的医疗救助必须采用标准化程序,并有文件记录。目前,荷兰没有经过认证的公认的国际航空医学接返培训中心。

另一个潜在的问题是否有经验丰富的医生进行国际医疗后送。目前,荷兰的航空医学转运人员具有相当丰富的专业知识。然而,未来这种专业知识也有可能缺失,因为这类任务的频率很低。为了解决这个问题,应该在荷兰或者欧洲设立一个航空医学培训学院。

参考文献

1. Slagt C, Patka P, de Lange JJ. Lifeliner one aloft in Amsterdam. *Air Med Journal.* 2001;20(3):17-19.
2. Huitink JM, Wenzel K. *Handbook Medical Repatriation and Evacuation.* Amsterdam, Netherlands: Dutch University Press; 2003.
3. Martin T. *Handbook of patient transportation.* London, England: Greenwich Medical Media Ltd; 2001.
4. Kaiser AM, Schultsz C, Kruithof GJ, Deberts-Ossenkop YJ, Vandenbroucke-Grauls CMJE. Carriage of resistant microorganisms in repatriates from foreign hospitals to the Netherlands. *Clinical Microbiology and Infection.* 2004;10(11):972-9.

图表目录

85. 挪威的航空医学转运

Knut Fredriksen, MD, PhD

引言

挪威是一个地形狭长的国家,从北到南有1752km,有500万居民。人口平均密度低(每平方公里16人)。2012年,挪威共有18 156次航空医学任务:7525次直升机EMS(HEMS)转运,780次搜索救援(SAR)直升机空中救护任务,以及9417次固定翼救护飞机转运任务。由于人口稀少,航空医学转运已被证明是一种提供紧急医疗服务的有效方式,在挪威发挥着重要作用。

挪威航空医学转运的独特之处包括:

- 全国性空中救护系统
- 100%公共资助的国家医疗保健系统
- 空中救护基地的地理定位覆盖全国,每年365天24小时人员配置
- 医院内设置紧急医疗通信中心(EMCC),用于协调院前系统响应
- 所有HEMS均配备了接受过麻醉培训的医生

挪威航空医学转运的历史

挪威现代航空医学转运起源于20世纪70年代,那时挪威政府开始规划国家空中救护系统。同时,Jens Moe博士在奥斯陆郊外的勒伦斯科格组织了一组救护直升机,使用瑞士和德国的小型直升机模型,配备了医生。这个挪威第一个HEMS基地,由Norsk Luftambulanse AS运营,该公司是挪威两家HEMS运营商之一。

1988年,根据国家直升机和固定翼救护飞机航空医学基地建设计划,挪威成立了Statens Luftambulanse(挪威国家空中救护服务中心),该计划对设备、人员配置和运行了规定。在国家体系下,所有的HEMS都配备了接受过急诊医学培训的医生。固定翼救护飞机配备了麻醉或重症护理的专科护士,如果需要,还可以配备医生。挪威社会保障系统为该系统的转运提供了资金,卫生和护理服务部则负责为医务人员提供资金。附近医院的麻醉科负责安排医务人员,大部分的空中救护基地都靠近医院。私人空中救护公司之间竞争的胜出者获得

飞机运营服务的限期合同,以便控制航空医学转运的昂贵费用。

2002年,挪威国家卫生系统进行了重组,分成了五个(后来变成四个)地区医疗卫生机构,负责维持空中救护服务。为了保持国家结构的完整性,2004年1月成立了挪威国家空中救护服务机构(AHftambulansen ANS,通常称为"ANS"),该机构是地区医疗卫生机构的联合附属机构,总部设在博德。

任务类型

国家空中救护服务机构负责管理HEMS计划、固定翼救护飞机和军用SAR直升机服务。挪威HEMS项目的主要职责是为当地的院前EMS提供快速响应高级医疗支持,并将患者快速转运到正式医疗服务机构。这些项目的工作量和患者情况有所不同,但主要的患者群体都是急性冠脉综合征和创伤。不同项目的患者的严重程度评分有所不同,在挪威南部人口稠密的中心地区,平均评分较高。HEMS医师能够执行现场全身麻醉、气管内插管、复苏和重症监护程序。挪威北部农村项目转运的患者平均严重程度评分较低,然而地面救护车的转运时间可能会特别长,航空转运对于缩短这些地区到达正式医疗服务机构的时间非常重要。

在一些项目中,接近10%的转运任务是将临产妇女从农村和助产院(无产科医生和儿科医生)转运到更高层次的医疗服务机构。HEMS基地在本地派遣HEMS医生和HEMS机组人员探访重病或受伤患者时,或在恶劣的天气条件下不能进行直升机操作,采用快速反应汽车作为直升机的补充。

医疗选择已经发生改变,患者需要转运到先进和集中的医疗设施,因此在大多数项目中,医院间设施转运构成了转运任务的重要组成部分。后者对冠心病护理、晚期重症监护、新生儿重症监护、神经外科手术和晚期创伤护理尤为重要。

挪威皇家空军(RNoAF)330中队提供平民挪

威搜索和救援(SAR)服务。330 型海王(Sea King)直升机的主要责任是搜索和救援,但他们也为当地的空中救护行动作出了贡献。直升机携带与 HEMS 相同的医疗设备,配备麻醉师,救援人员与 HEMS 组员在 HEMS 项目中接受相同的医疗培训。HEMS 基地还执行了相当数量的 SAR 直升机飞行任务,海上救援行动以及需要专用先进 SAR 直升机的高级救援行动除外。在地形要求苛刻的地方,SAR 直升机使用救援起重机、HEMS 使用固定长度的静力绳索进行救援。

7 个固定翼飞机基地负责较长距离的转运,共有 9 架 Beech King Air B200 救护飞机。固定翼救护飞机主要用于医院间转运任务,但在挪威北部,它们也为无法获得 HEMS 服务的广大当地社区提供服务。农村社区往往有一个较小的机场,通过航空转运,再由地勤救护车将患者送到救护飞机上,从而将地面转运时间缩短 2~5 个小时,减少至不到 1 个小时。固定翼飞机编队由位于特罗姆瑟的北挪威大学医院 EMCC 的全国服务飞行协调中心负责协调。

只有有限数量的机构可以提供新生儿保育箱转运的高级新生儿重症监护。北部的新生儿任务次数特别少,这些转运项目配备了专门的新生儿重症监护(NICU)小组,其中包括医院的儿科医生和新生儿 NICU 专科护士。挪威南部的一些项目转运任务数量较多,能够确保足够的患者数量,从而维持标准救护小组的 NICU 转运能力。有少量的挪威空中救护项目配备了专职机组人员,能够执行 EC-MO、IABP 和氧化氮气体转运等特殊任务。

飞机和航空医学基地

表 85-1 列出了挪威的航空医学转运基地、运营商、飞机以及 2012 年 HEMS 基地的直升机转运任务次数。目前的 HEMS 合同期限从 2008 年到 2014 年,但还会续签。特隆赫姆、卑尔根、斯塔万格和勒伦斯科格的 HEMS 团队除了直升机飞行任务之外,每年还会执行 200 多次快速反应地面转运任务。固定翼飞机合同期限为 2009 年到 2015 年。

目前正在等待 330 号中队老化的海王飞机编队的更换决定,但更换决定仍未下达(截至 2013 年)。除了大陆地区的 SAR 服务外,斯瓦尔巴德群岛总督在北极斯匹次卑尔根群岛上运营着 SAR 直升机服务。

表 85-1 挪威航空医学转运基地

HEMS			每年任务数量
基地	公司	飞机	2012
勒伦斯科格	NLA1	EC 135P2+	1664
		EC 145	
亚伦达	NLA	EC 135P2+	594
斯塔万格	NLA	EC 135P2+	832
卑尔根	NLA	EC 135P2+	670
弗德	NLA	EC 135P2+	494
奥勒松	LT2	AW 139	620
奥尔	NLA	EC 135P2+	474
杜姆奥斯	NLA	EC 135P2+	437
特隆赫姆	NLA	EC 135P2+	702
布伦讷于松	LT	AW 139	401
特罗姆瑟	LT	AW 139	637
SAR			
基地	运营方	飞机	
班纳克	RNoAF3	Westland SeaKing Mk 43B	
博德	RNoAF	Westland SeaKing Mk 43B	
欧兰	RNoAF	Westland SeaKing Mk 43B	
弗德	RNoAF	Westland SeaKing Mk 43B	
索拉	RNoAF	Westland SeaKing Mk 43B	
吕格	RNoAF	Westland SeaKing Mk 43B	
固定翼			
基地	公司	飞机	
希尔克内斯	LT	Beech King Air B200	
阿尔塔4	LT	Beech King Air B200	
特罗姆瑟	LT	Beech King Air B200	
博德	LT	Beech King Air B200	
布伦讷于松	LT	Beech King Air B200	
奥勒松	LT	Beech King Air B200	
加勒穆恩4	LT	Beech King Air B200	

[1] NLA = Norsk Luftambulanse AS(www. norskluftambulanse. no)
[2] LT = Lufttransport AS(www. lufttransport. no)
[3] RNoAF = 挪威皇家空军
[4] 两架飞机,所有其他基地:一架飞机。
挪威国家空中救护服务网站(www. luftambulanse. no)上可以查看挪威空中救护基地的地图。

机组人员配置

挪威 HEMS 项目按三人机组配置,包括一名飞行员、一名医生和一名 HEMS 机组人员。项目会选择经验丰富的飞行员执行服务,飞行员应有超过 2000 小时的飞行经验,持有商业飞行员执照(CPL),通过仪表飞行评级。医生应接受过麻醉学方面的培训,在过去的几年里,挪威颁布了一项国家标准,规定医生必须达到适当的身体状况和医疗技能要求。HEMS 机组人员(救援人员)需接受医疗、操作和救援方面的综合训练,负责协助飞行员进行机上导航和无线电通信。如果驾驶员丧失驾驶能力,机组人员也会接受过直升机降落训练。2008 年以后,HEMS 机组成员在医疗、飞行操作和救援技能方面的能力标准已经国家批准出台。最低医疗能力水平与挪威地面救护车的能力要求的相同,但新的国家标准提高了机组人员在救援行动中的总体能力要求。其中一个 HEMS 项目还将专科护士规定为一个常规救护组员。

较大的海王 SAR 直升机搭载六名组员,其中包括一名医生和一名救援人员。除了与 HEMS 项目组员相同的最低培训要求外,SAR 组员还接受过高级救援行动(包括起重机操作和海上救援)的专业培训。

固定翼飞机服务组由两名飞行员和一名重症护理或麻醉专科护士组成。七个基地中,有两个基地的组员配备了医师(麻醉医师),还有两个基地需要时也可以配备。

挪威系统的独特考虑因素

挪威系统有一些最重要的特征,包括其国家结构,以及在 45 分钟内派遣配备医生的救护车救助 90% 挪威人口的目标。挪威航空转运系统已经完全融入 EMCC 院前调度系统,并且该系统使用的是100% 公共资金。

HEMS 的出动时间应少于 15 分钟,并且每年 365 天、每天 24 小时运行。但是,首先要考虑飞行安全问题,如果不符合运行最低限度,则任务不会启动。挪威存在相当大的运营难度,包括漫长而黑暗的冬季以及寒冷的气候。挪威山脊高,峡湾深,地方社区分散,加上降水量大的时期,更加加大了运营难度,这些问题主要存在于西海岸。

HEMS 执行的 SAR 任务越来越多,并接受静力绳索救援训练。挪威已经讨论过在 SAR 基地之间的地方一些项目中采用救援起重机的可能性,但尚未采取正式的步骤来启动 HEMS 的起重业务。

为了提高飞行安全裕度,在恶劣仪表气象条件(IMC)下,HEMS 项目仅运行 VFR,而飞行员的仪表评级为备用。项目还使用夜视镜和移动地图以提高安全水平,但不超出 VFR 的限制范围。由于飞行运行安全限制,主要是不适宜的天气条件,全部响应飞行任务中有 10%~20% 会中止或不启动。

SAR 直升机的主要作用是为挪威沿岸浩瀚的、具有重要经济意义的海域提供支持。另外,SAR 的直升机最近也缩短了响应时间,可以在 15 分钟内起飞。这样增加了危急情况下救护服务的价值,而救护飞行任务已经和 SAR 任务一样频繁。有相当数量的海上 SAR 任务路途遥远,特别是北方 SAR 基地的任务,这些基地覆盖巴伦支海近海渔场以及挪威北极群岛周边地区。

挪威空中救护体系的典型特征是当地社区的固定翼飞行任务数量很大。大多数固定翼飞机飞行任务是医院间转移,包括到有人居住的斯匹次卑尔根岛(斯瓦尔巴德群岛)的异国转运任务,该群岛位于特罗姆瑟和北极之间。

所有挪威空中转运体系的另一个重要特征是医生几乎全是麻醉师。挪威麻醉师除了在手术室进行麻醉之外,还会接受几种医学专业正式培训,其中包括急诊医学、危重病护理和高级疼痛治疗。紧急医疗在挪威不属于独立的医疗专业。相当一部分医生在空中救护服务和医院兼职,几乎所有空中救护医生都是经认证的专业人员。

展望

挪威在 2005~2008 年间购买了新的直升机,所有的项目都符合最新的欧洲 JAR OPS 3(联合航空要求、商用航空转运、直升机)性能标准。此外,关于救援人员和 HEMS 医生的国家标准也已经出台。这使得国家服务部门达到了可接受的质量标准。挪威最近决定在特罗姆瑟和博德两个基地之间建立一个新的 HEMS 基地,弥补该国空中救护地理覆盖范围的最后一个空白。

固定翼飞机空中救护飞行任务的次数(和小时数)从 1995 年的 5500 次稳步增加到 2012 年的 9400 次。服务能力的提高、医疗领域的新发展以及

85. 挪威的航空医学转运

医院结构的变化是促成这一增长的重要因素。确保紧急任务的立即执行能力是一个问题。未来几年,挪威空中救护医疗领域面临的主要问题之一是,需要找到一个以低廉的成本满足这些需求的解决方案。北极地区的温度对现有飞机作业的限制仍然是一个尚未解决的问题。一个可能的解决方案是建立以一个拥有各种型号飞机的差异化固定翼机群。

更换旧的海王 SAR 直升机是今后几年的另一个重要事项。与此同时,HEMS 正变得越来越重要,需要满足 SAR 直升机运行日益增长的需求,并且在这个方向上进一步发展 HEMS 服务似乎也很必要。

总而言之,航空医学转运已经成为挪威公共医疗系统的一个组成部分。该国明显将增加高级治疗的供应能力以及向公众提供紧急医疗服务的能力。运行安全是重中之重,今后还将继续如此。全国性服务对于提升挪威航空医学转运的质量至关重要。

有关挪威航空转运体系的最新信息可以在挪威国家空中救护服务网站(www. luftambulansen. com)上找到。

86. 南非的航空医学转运

Fraser Lamond, MD Bsc(Hons), Mbbch(Rand), ACEM

引言

南非是一个对比鲜明的国家,不仅体现在人口方面,而且还体现在医疗保健基础设施方面。全国面积 120 万平方公里,人口约 5000 万人。南非的医疗保健系统非常发达,并已经得到了国际认可。公共医疗系统能够提供全面的医疗服务,在约翰内斯堡、开普敦和其他一些较小的地方建立有完善的学术中心,但是从资金的角度来看仍存在挑战。在全国各地也有大量的私人医疗保健机构,能够在医疗的各个领域提供优质的医疗服务。私人机构主要是由私人健康保险资助。南非为医疗服务提供者提供了一种独特的体验,该国医疗环境世界一流,医院里接纳了来自发达国家和发展中国家各种病患。这个国家的航空医学转运历史可以追溯到20 世纪六七十年代。但是,如果考虑到国家的规模、人口和需求,目前南非实际上没有提供足够的航空医学转运服务。

南非航空医学转运历史

南非的第一家航空医学转运机构是由南非红十字会于 1966 年发起的。他们使用塞斯纳 205 飞机执行医疗救助外派计划,进入农村地区,同时也将患者转移到南非的三级医疗系统。

这些部门多年来一直不断发展,整个南非已建成 8 个基地,提供固定翼飞机(Pilatus PC 12)外派和收回服务以及直升机紧急医疗服务(HEMS)。这一体系已经改造成红十字会空中服务局,由公共和私营部门共同资助,是当今南非最大的航空医学

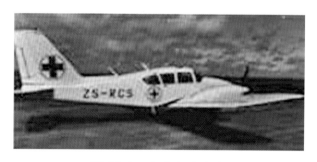

图 86-1　南非红十字会

系统。

南非最着名的航空医学转运服务机构无疑是设在约翰内斯堡和比勒陀利亚(茨瓦内)的 Flight for Life HEMS 服务机构。这是 1976 年成立的一家公共部门资助的服务机构,使用一架 Bell Long Ranger 直升机,只在白天提供服务。该服务机构于 1986 年成为 24 小时 HEMS 服务机构,当时服役的直升机已换成双引擎 BK-117。随后又换成了一架 BO-105LS(图 86-2)替代,之后换成了一架 EC-135 加一架 Bell Long Ranger,驻扎在比勒陀利亚。这两架直升机在其任务高峰时期每年执行大约 2000 次任务。

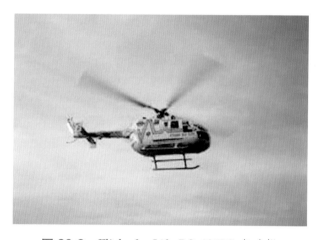

图 86-2　Flight for Life BO-105LS 直升机

国家在 20 世纪 90 年代末撤回了资金,随后,HEMS 的运营由私人资金支持,直到 2006 年关闭。在此期间以及随后的一段时间,一些私人急救医疗服务(EMS)机构试图在全国各地开展 HEMS 服务,其中最著名的是国际医疗救援(MRI)机构,它运营着四个 HEMS 基地,但到 2000 年由于资金问题全部关闭了。目前在南非有两家私人 EMS 公司提供 HEMS 服务,经营状况喜忧参半。

在 20 世纪 80 年代和 90 年代期间,一些私人医疗援助公司在南非开展了固定翼飞机救护服务,因为将患者从国境外运回南非以享受优质的医疗基础设施的需求不断增加。但是,他们提供的都是临

时服务,没有专用的救护飞机,而是为每个任务临时租用飞机,配备上医疗设备。

2000 年,非洲空中救援公司(Air Rescue Africa)成为南非第一家固定翼飞机救护服务机构,拥有以医生为基础配置的专业医疗喷气式救护飞机。所用飞机为达索猎鹰 10(图 86-3),驻扎于约翰内斯堡,直至今天仍在运营。这架飞机已经积累飞行了约 9600 小时,飞行里程 760 万 km,在非洲境内以及印度洋岛屿执行医疗救护任务多年,最远到达大西洋的阿森松岛和印度洋的迭戈加西亚岛。非洲空中救援公司已经扩大了机队规模,增加了两架专用的 Lear Jet 35A 空中救护飞机,目前以约翰内斯堡的拉塞利亚机场为基地运营。该公司是北美以外唯一一个同时获得医疗转运系统认证委员会(CAMTS)和欧洲航空医学研究院(EURAMI)认证的机构。非洲空中救援公司也是唯一具有患者转运隔离装置能力、能够转运该地区传染病患者的机构。(图 86-4)

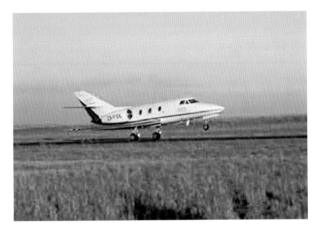

图 86-3 非洲空中救援公司达索猎鹰 10 飞机

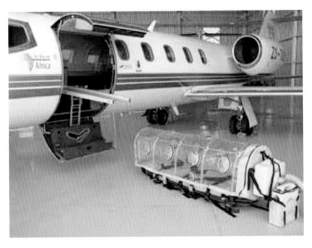

图 86-4 非洲空中救援公司患者转运隔离装置

除南非的这家公司外,还有其他一些运营小型固定翼专用救护飞机服务的机构,其中最值得一提的是 Netcare 911 Aeromedical,该公司运营着两架救护飞机,基地也位于约翰内斯堡。

南非在航空医学转运方面的独特之处在于,国家民用航空管理局已经制订了专门针对空中救护飞机运行的条例,规定了各项要求,还根据条例第 138 部分制订了一项标准。其目的是防止对需要医疗护理的人员不负责任的使用飞机。

飞机使用:直升机与固定翼飞机

南非目前有十家 HEMS 服务机构,只有一家 24 小时运营。有三家地方性固定翼飞机服务机构,只有三家国际认可的空中救护公司。南非的直升机和固定翼航空医学转运服务资源不足。在南非,直升机使用率的上升主要是因为这个国家举办了国际足联世界杯,因此就需要投资医疗基础设施以满足国际足联的要求。幸运的是,世界杯遗留下来一些资源。然而,目前还不清楚这些资源能持续使用多久。固定翼飞机服务相对没有变化;然而,外国人在南非寻求医疗服务的需求仍然有增加之势,这就产生了大量国际救护任务。有趣的是,邻近国家根本不存在 HEMS 系统,主要是由于资金不足,缺乏直升机维护设施以及这些国家本身的后勤水平。纳米比亚、博茨瓦纳和津巴布韦有固定翼空中救护飞机系统。

任务类型

初级响应

HEMS 服务机构平均执行大约 70% 的初级响应(其中 75% 是创伤相关情况),30% 的二级响应任务。这个数字可能会因不同地点和基础设施而异。城市地区的初级响应任务时间平均约为 25 分钟,主要是因为在院前环节配备了高级生命支持医疗队。

二级响应

医院间或二级转运通常保持在 HEMS 基地的 50~300km 范围内,基地位于能够支持这种服务的医院或附近,并且可以作为接收医院。一般而言,HEMS 机构使用特定的医疗标准来划分初级响应调度的必要性,紧急医疗服务人员和执法人员是唯一可以请求医疗直升机调度的服务部门。南非大部分医疗保险都包含这些服务的费用。那些没有医疗保险覆盖的费用由公共部门提供资金,需签订预先协议。

南非境内的固定翼飞机服务范围从边远地区到约翰内斯堡,开普敦,德班和布隆方丹等大型区域中心,通常任务距离大于300km,还包括没有直升机服务的地区。这些任务主要是使用轻型或涡轮增压飞机执行的。通常在500km以上的区域中心之间的长途转运由专用喷气飞机执行,所有这些飞机都驻扎在约翰内斯堡。南非较大的区域中心之间的转移一般是遣返,或者将儿科/新生儿患者转入约翰内斯堡、德班和开普敦的专科医疗中心。

国际

南非的医疗被认为性价比高,并且达到了国际标准,而由于非洲石油和天然气、采矿业和建筑业的投资以及非洲大陆普遍较差的医疗基础设施,因此对南非产生了大量空中救护任务的需求。据估计,每月有50~100个患者被送入南非。救护任务的平均时间为10~14个小时,病例主要有创伤、心血管疾病和疟疾等热带疾病。

医疗转运队配置

医疗转运队伍配置相当不固定。大多数HEMS系统都是以护理人员为基础进行配置,但是也有机构同时配备医生和护理人员。固定翼空中救护飞机通常配备医生和重症监护护士,只有少数例外情况下全部是护理人员占。南非没有建立特殊护理空中救护系统。新生儿和主动脉内球囊反搏(IABP)转运是由标准救护队伍执行的,他们受过这些转运类型的培训,具有相关经验,或者有其他专业知识。

独特的考虑因素

由于非洲所处的高风险环境,培训和安全至关重要,工作上也以这方面重点。对于国际空中救护行动来说,这一点也尤为重要,因为这里的机场状况、安全和医疗风险均存在巨大挑战。服务人员需要具有丰富的经验并接受相关培训才能提供安全、一致和适当的医疗服务。非洲有许多极为偏僻的地区和大片野外地区,这样的环境对医疗队和那些协调撤离的人员非常具有挑战性,而且非常有趣。无论是在医院内还是在医院外,重症监护团队常常被转运到患者身边。发展中国家的许多航空当局都不会支持这些基本上是计划外进入他们国家的包机,这可能会导致审批延误,从而导致响应时间的延迟。空中救护医疗队经常需要通过机场和医院进行协调才能完成任务。此外,他们需要具有极其广泛的临床知识,从儿科病例到传染病以及动物相关伤害的处理办法均要掌握。他们需要能够处理急性病以及仅仅是因为缺乏医疗资源而长期没有得到最佳护理的严重病患。在许多地方,根本不存在地面救护车服务,这就需要找到或制订新的解决方案。在这些地区,建立可靠通信设施和体系来配合医疗管理和支持至关重要。

现状：资金

与五年前一样,南非基于急救系统的HEMS仍然没有什么起色。有一些公私联营项目正在运作;然而,在公共卫生体系面临巨大压力的情况下,这些项目的可持续性还有待观察。在私营部门方面,目前只有一两家HEMS机构正在运行,但根本无法维持。固定翼飞行救护机构运营情况比较好,但主要由国际需求驱动,而不是国内需求。专业空中救护机构已经明确成为了既定的标准,这得到了南非监管部门的大力支持,因为任何用于救护任务的飞机都必须经过民航当局的批准。

展望

目前看来,前景光明。这个观点是基于过去五年中救护行业的增长而得出。很难说这种增长可持续多久,尤其是对于HEMS业务来说。南非庞大的急救产业极大地支撑了这种服务的需求。该国具备一定的专业知识、卫生系统和资源,问题只存在于资金方面。

87. 瑞典的航空医学转运

Helge Brändström, MD, PhD

Michael Haney, MD, PhD

引言

瑞典在国家层面,在航空医学转运和疏散的实践方面有着悠久的历史。1923年,瑞典红十字会购买了第一架救护飞机。这架固定翼飞机是一架法国轰炸机和观察机,是配备雷诺300马力发动机的Bréquet XIV,最高时速可达165km。这架飞机的乘客区域紧挨在发动机后面,通风良好,设有两个仰卧位和一个座位。驾驶舱在机身最远处。这架空中救护飞机驻扎在瑞典北部博登的陆军基地,在那里根据季节调整装备,夏季装备有轮子或浮板,冬季则装备滑雪板。

第一次救护飞行任务发生于1924年7月13日,但到了20世纪20年代末才开始有较多的救护任务,当时有三架重新改装的Junker F13型飞机,每架配备两个担架、一个药箱以及医生和护士座位。在20世纪三四十年代,军队空中救护使用了配备600马力发动机、最高时速为230km的Junker W34,以及Heinkel HE 5和Fokker CV。1940年1月1日,配备两台Wright Whirlwind R975E 3发动机(每台450马力)的第一架Beechcraft 18R飞机从美国运抵瑞典。这架飞机特别配备了一个"保温"舱,还有容纳两个担架和两名医务人员的空间。1948~1951年期间,瑞典购买了三架Noorduyn UC-64A(诺斯曼)飞机和一架Grumman Goose,驻扎在瑞典的不同地区。Grumman Goose频繁执行空中救护任务,直到1962年。

欧洲第一次民用救护飞行任务被认为是在1948年1月14日在斯德哥尔摩群岛由一架Bell 47B型直升机执行的。这架直升机没有患者仰卧的空间,所以患者是一名创伤受害者,有内部出血危及生命,当时在驾驶舱内坐在飞行员旁边。直到五年之后的1952年11月29日,瑞典才出现第一次用直升机配备担架转运平民的记录。患者仰卧在吊篮里的担架上,吊篮连在着陆支架上,为了防风防寒,患者被放在布袋里。

在1948~1975年期间,直升机用于执行大多数空中急救任务,基本都是较短距离的转运,即使费用非常昂贵,但人们也认为是合适的。这些转运是根据公共区域性医疗保健供应商与当地民用直升机运营商之间的合同进行的。在1948年至1989年期间,采用这一系统执行的地方和区域性转运大约有3000次。多年来,有多家小型直升机航空运营商参与其中。此外,瑞典军队直升机也系统地配合用于公共医疗民用转运。

1975年,维京航空公司获得了瑞典民用航空管理局的许可,用固定翼飞机执行民用飞机救护任务。1976年,这家公司在Piper PA 31P Navaho的加压舱内进行航空医学转运。到1979年,该公司进行了改革。由县(医疗保健)委员会持股50%,改名为Svensk flygambulans,然后又改为SOS Flygambulans,并且专门与空中救护机构合作执行任务。购买了多架Beech Super King Air 200机身,并配备了额外的氧气罐、呼吸机、吸气装置、心电图设备和除颤器。机组配置两名飞行员和一名护士。如果转运的患者为重症监护患者,通常会再增加一名医生和护士。1997年,SOS Flygambulans公司与瑞典大学的一所医院(于默奥)签订了一份合同,约定由医院24小时提供医疗监护和重症监护人员,采用自助式的航空医学重症监护担架并提供综合支持(呼吸机、全面监测、燃气和电力、抽吸、注射泵)。

现状

今天在瑞典的空中救护市场上有几家私人运营商,而2013年几乎所有的国内航空医学转运都是由斯堪的纳维亚空中救护公司执行。该公司基本上与地区公共医疗服务提供商签署了所有的空运业务合同,更多的本地直升机运营服务,以及地区和国家的固定翼飞机服务。

基本上,瑞典境内或瑞典境内的所有转运都通过区域公共卫生保健系统进行安排,该系统也为转运提供资金。与私营航空运营公司的合同一般是五到七年。空中救护车操作系统中的医务人员(作为医疗指导的医生和机组人员中的护士）几乎都是在当地公立医院系统中工作的重症监护或麻醉医生和护士。对于需要额外的人员进行"门到门"的院间转运患者，陪同重症监护人员是来自医疗指导大学医院的人员，医院会保有一份特定的随叫随到名单，这是麻醉/重症监护医学部门活动的一部分。有一个普通的重症监护转运队和一个特殊的新生儿转运队。这些团队有专门的移动重症护理担架，以及设备齐全的新生儿重症监护保温箱。

瑞典是一个拥有超过 950 万居民的国家，地理面积比美国加州略大。除了多个区域直升机救护系统之外，还有八架 Beech 200 Super King Air 飞机（斯堪的纳维亚空中救护机）以及两架 Learjet 机身（Lear 35 和 Lear 45）。一架由斯德哥尔摩阿兰达斯堪的纳维亚空中救护公司运营，另一架由东方航空运营，驻地在乌普萨拉或阿兰达。这两架喷气式飞机都有一个改装成空中救护车的机舱，可容纳两个担架。

哥德堡、斯德哥尔摩和默奥有固定翼救护飞机基地。固定翼救护飞机内装有标准的救护车设备和用品，包括为两名担架和两名坐着的患者准备的 Lifeport 担架和医用气体/电气系统。格拉夫航空公司拥有一架 Cessna Citation 550，驻扎在斯德哥尔摩布罗马机场，公司还管理着固定翼救护飞机转运系统。这些设施设备每年大约执行 3000 例常规患者转运，另外还有约 400 例重症监护转运和 400 例新生儿转运。

虽然有几家直升机救护运营商，但今天瑞典最大的一家仍是斯堪的纳维亚空中救护公司的子公司——斯堪的纳维亚医疗直升机公司，该公司在不同地区有六个直升机基地，每个直升机基地都与特定区域的县议会签订了合同。第七个基地由一个不同的直升机运营商运营，也与特定区域的县议会签订了合同。目前，在其中 5 个基地服役的有欧洲直升机公司的 AS 365N2 和 N3Dauphine 型直升机，而在两个基地有 EC 135 和 145 架直升机（其中一架正在更换为贝尔 429），一个基地有一架西科斯基 S76C+。每个直升机基地每年为 700~1000 名患者转运提供支持。

直升机与固定翼飞机的飞机使用主要取决于任务紧急性和区域可用性。对于公共部门支持的患者转运，采用国家警报协调系统（SOS 警报）。医疗的优先顺序和方向取决于疾病/伤害的性质、患者的位置以及任务的紧急程度。瑞典通过国家和

地区的协调加上全天候的医疗监督（来自大学医院之一的医师）来支持空中救护系统使用、最佳转移路线、转运前医疗优化、地面转运资源分配和最佳接收医院选择（在瑞典）方面的决策。尽管通过 SOS 报警随时可以联系救护车资源，但目前在斯德哥尔摩/乌普萨拉地区，也有其他本地报警通信系统。

瑞典的直升机救护系统大约 60% 的使用为受伤现场的初级转运（机组人员参与现场患者护理）。其余的 40% 为二级转运，即从农村初级保健中心转运到高等医院或大学医院进行三级护理。瑞典从农村诊所到医院专科服务机构的直升机救护转运需求相对较高，因为城市和医院之间的距离很远，特别是在全国的北部地区。一般来说，救护直升机在瑞典执行的任务距离在 150~500km 之间，固定翼涡轮旋翼飞机的运行距离为 250~2500km。对于距离超过 2500km 的任务，会使用喷气救护飞机。固定翼救护飞机资源几乎全部用于中等或重病或受伤患者的二级或院外转运。对于病情较轻的患者，每天在常规固定翼救护飞机覆盖的一些相同的路线上用改装的巴士救护车转运患者，以便控制使用救护飞机资源的患者数量。

固定翼空中救护飞机的医务人员配置只有一名护士，护士应在麻醉或重症监护（或两者兼有）方面进行专业培训，并在瑞典的航空医学机构接受了特定课程的进一步培训。四个"基地"的直升机救护公司采用了两个飞行员制度执行夜间任务，还包括在当地医院工作的专门从事麻醉和重症监护的一名医生和一名护士。有三个基地采用单一飞行员配置，加上一名护士，以及一名 HEMS 机组人员/护士助理。护士从当地医院麻醉和重症监护科调用。有两家在斯德哥尔摩当地和哥特兰岛的 HEMS 公司，与当地的私人救护公司签订了医疗人员（护士）供应合同。

区域性重症监护转运公司与斯堪的纳维亚空中救护公司合作，在瑞典北部（于默奥）提供救护系统的 24 小时全年医疗人员配置和医疗监督，拥有一架转运成人和新生儿患者的 Beech 200 Super King 飞机。乌普萨拉还有一家提供 24 小时全年的医生人员配备和医疗监督的公司，拥有一架 AS 365N3 救护直升机和一架用于重症监护转运的 Learjet 45。

乌普萨拉的资源用于初级转运，以及国内和国际二级转运。在于默奥、乌普萨拉和斯德哥尔摩，还有专门的新生儿转运资源，而哥德堡和隆德则计

划配置专门的新生儿转运队。每个新生儿转运队每年参与执行约 150 个任务。斯德哥尔摩阿斯特丽德·林格伦儿科医院的儿科重症监护室设有专门的儿科重症监护转运队。转运队专门从事 EC-MO 启动和转运,总部设在斯德哥尔摩(卡罗林斯卡大学医院,索尔纳)和乌普萨拉,每年执行大约 100 次转运任务。海上和空中搜救任务由瑞典沿海地区战略性分布的五个基地管理,由瑞典海事管理局运营。所用飞机为西科斯基公司生产的 S76C+ 和 C++直升机,配备两名飞行员,一名装卸长和一名绞车操纵员,而目前这些直升机正在全部被 AW139 所取代。

瑞典还管理和使用了一个国家救护资源——瑞典国家航空医学救助系统,瑞典语:Svenska Nati-onella Ambulansflyget(SNAM)。空中运营方面由项目合作伙伴之一斯堪的纳维亚航空公司(SAS)管理,他们可以快速将在役商业波音 737~800 机体改装(在决定部署的六个小时内)成救护飞机执行任务。机舱改装配备六个全尺寸重症监护"床",6~12 个救护担架,22 个座位用于搭载受轻伤的患者或陪同乘客。医务人员的配置为九名专科医生、十一名专科护士、一名医疗技术人员和一名任务协调员,他们都受过这种国家或国际任务的训练并参与过实践。这项国家救护资源由瑞典政府民事应急局与瑞典国家卫生和福利委员会以及西博滕省的县议会合作管理,并且在国际上已经由瑞典政府和欧盟用于将灾难地区的伤亡人员运回欧洲和瑞典的二级转运。

88. 瑞士的航空医学转运

Andrea Esslinger, MD

引言

瑞士是一个中欧国家,拥有 790 万居民,具有世界领先的 24/7 空中救援服务——Rega。Rega 的名字由" REttungsflugwacht "中的" RE "和" Garde Aérienne "以及" Guardia Aerea "中的" GA "组成。Rega 成立于 1952 年 4 月 27 日。该机构拥有 17 架救援直升机、3 架喷气救护机和 319 名员工。Rega 每年在瑞士和全世界执行约 15 000 次任务。

" Rega 的宗旨是根据红十字会的基本原则,帮助那些处于困境和需要帮助的人,不得歧视个人、财务状况、社会地位、国籍、种族、宗教信仰或政治观点。"

——第 3 条,Rega 建立规则,1979 年 5 月 12 日

Rega 历史上的里程碑

空中救护的开始:1946~1959

Rega 的历史上发生了不少变故,而今天在瑞士运营的这个机构当然是在几十年来逐渐发展起来的。在较早的时候,援救在山上遇险人员的唯一办法是陆地救援。1946 年,飞机开始用于这个用途,几年后,直升机越来越普遍,从而接管了这项任务。

最初,空中救援需要少量大胆的飞行员与轻型飞机执行,之后派出跳伞员与雪崩搜救犬执行任务,再后来革命性的新机器和直升机飞行员开始用于救援。(图 88-1)空中救援虽然还处于起步阶段,但瑞士国内有一股热潮,坚持不懈地将这项事业向前推进。

操作可能性提高:1960~1979

1960 年,瑞士空中救援公司开始用固定翼飞机将重病或受伤的人员从国外接回瑞士。当时的先驱者塑造了空中救援领域的发展趋势。

越来越多人认为用救援直升机和救护飞机(图 88-2)接返患者是一种有效的救援手段。这种在以前不可能完成或者需要几天才能完成的操作现在

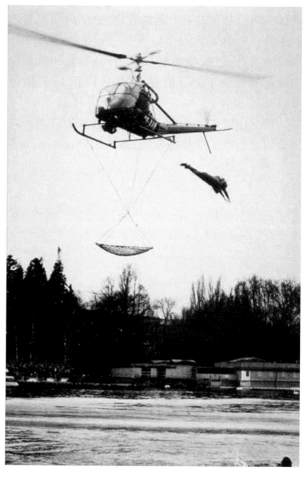

图 88-1　1955 年采用 Hiller UH 12B 飞机的瑞士空中救援公司

可以在几个小时内完成。尽管山区仍然是主要的救援地点,但救援直升机也越来越多地用于处理道路交通事故。新的救援技术得到了发展,尽快给患者带来紧急救助的原则也逐步确立。

空中救援职业发展:1980~2009

瑞士空中救援公司的用户数量不断增加,因此,该公司逐步建立起并运营着世界上最密集的空中救援网络。公司采购了最先进的直升机和空中救护飞机,专门用于在瑞士和世界各地执行任务。公司建立起了标准化的培训体系,相关职业也得到了发展。Rega 始终努力确保任务期间的安全,同时

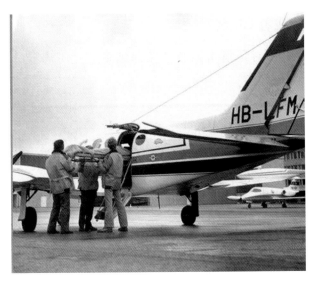

图 88-2　1974 年 Rega 用塞斯纳 421 接患者回国

为患者提供最好的医疗护理。Rega 被认为是一个非常有价值、可信和专业的救援组织。

采用现代设备运营：2010 年至今

2010 年，该公司第一次跨大西洋执行任务，并首次推出一个叫做"生命箱"的小型心肺机（EC-MO）。在飞行途中，就已经成功地稳定住患者的病情。同样在 2010 年，Rega 完成了第 30 万次救援任务。

在 2011 年，Rega 推出了免费的 iPhone 应用程序 iRega。2012 年 1 月，iRega 推出了一个针对使用 Android 操作系统的智能手机的版本。只需用手指点击两次即可触发报警。呼叫者的确切坐标会被传送到 Rega，并且呼叫者会与运营中心自动建立电话连接，从而节省宝贵的时间。

由于有了卫星导航，即使当能见度很差时，Rega 也可以直接飞往伯尔尼的大学医院。联邦民用航空局已批准直升机使用瑞士首个民用 GPS 进近飞行程序。因此，患者在不利的天气条件下和低空浓雾下的安全性将得到改善。

Rega 于 2012 年庆祝了其成立 60 周年的纪念日，其忠实用户组织了各种活动以纪念这个重要的日子。

飞机使用

Rega 机队

Rega 运营 17 架救援直升机和 3 架救护飞机。

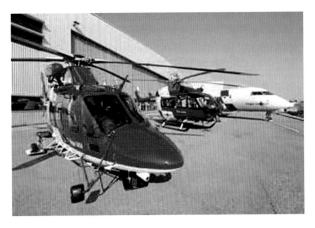

图 88-3　Rega 机队

直升机机队由六架欧直 EC-145 飞机组成，分别驻扎在巴塞尔、苏黎世、伯尔尼和洛桑四个低地基地。此外，还有十一架阿古斯塔韦斯特兰莱昂纳多·达芬奇直升机，分别驻扎在埃斯特费尔德、洛迦诺、萨梅丹、圣加仑、莫里斯、翁特瓦斯、茨魏西门和维尔德斯维尔等八个山区基地。在任何时候，都保留五架救援直升机作为备用机，或是正在进行维修，或是用于训练目的。喷气机队由三架同型号的挑战者 CL-604 组成。

阿古斯塔韦斯特兰莱昂纳多·达芬奇

莱昂纳多·达芬奇飞机是 Rega 与制造商密切合作，专门为满足 Rega 对山地作业的特殊要求而设计的。它在飞行特性、紧急医疗设备和维护方面进行了优化，均能达到最高要求。不但在安全性、性能和空间方面有了提升，同时还减少了维护需求和噪音排放。

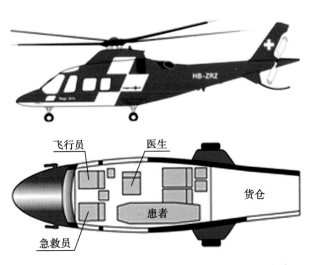

图 88-4　阿古斯塔韦斯特兰莱昂纳多·达芬奇

表88-1 阿古斯塔韦斯特兰莱昂纳多·达芬奇

阿古斯塔韦斯特兰莱昂纳多·达芬奇技术数据	
两台发动机(普惠公司)	2×815HP
转子直径	10.83m
长度	12.96m
巡航速度	260km/h
空机重量	2050kg
最大起飞重量	3175kg
起重	90米,270kg

欧洲直升机公司 EC 145

欧直EC 145有足够的空间容纳患者、医生、飞行员和护理人员。该机型操作经济,飞行距离远,配有高性能的起重系统。EC145是著名的BK117和EC135机型完全修改后的版本。

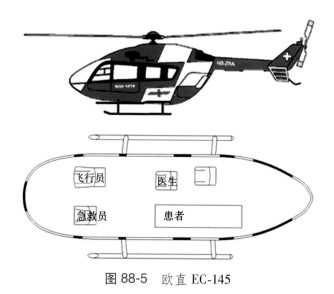

图88-5 欧直 EC-145

表88-2 EC-145

EC 145 技术数据	
两台发动机(普惠公司)	2×771PS
转子直径	11.00m
长度	13.03m
巡航速度	3.95米
空机重量	240km/h
最大起飞重量	5400 平方米
起重	90米,270kg

挑战者 CL-604

阿古斯塔韦斯特兰莱昂纳多·达芬奇技术数据

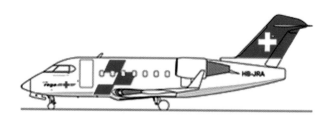

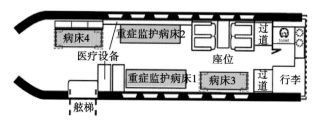

图88-6 挑战者 CL-604

表88-3 CL-604

CL-604 技术数据	
翼展	19.61m
长度	20.86m
高度	6.40m
最大起飞重量	21 863kg
最大飞行范围	6500km/3500 海里
最大飞行速度	978km/h,528 英里/小时
担架患者容量	4

任务类型

救援直升机

Rega 最经常被派遣去参与冬季运动、道路、职业和阿尔卑斯山事故的救援。它还完成了无数次医院间转运飞行,以及转运器官、血液、药物和医学专家的任务。

其他类型的任务包括:

- 雪崩和冰川裂缝事故救援
- 撤离缆车、吊船和缆车
- 潜水事故
- 失踪飞机搜索和救援服务(SAR)

88. 瑞士的航空医学转运

- 搜索失踪人员的航班
- 洞穴救援
- 消防
- 拯救牲畜

合作

在许多这些任务中,Rega 与专业合作伙伴密切合作。

喷气式救护飞机:作为世界上航空医学后送的先驱之一,瑞士空中救护公司在全球范围内处理医疗紧急事件方面有着悠久的历史。其旅客应急管理(ITEM)的综合理念是基于两项服务实施:航空医学后送/接返和医疗咨询。这两项服务全天 24 小时提供。

SAA 救护飞机的医疗接返:瑞士空中救护公司可以在世界上任何国家组织和执行医疗后送和医疗护送接返。三架挑战者 CL-604 喷气机专门用于救护飞行,并配置成重症监护室。

预定飞机的医疗后送:如果患者的医疗条件允许,瑞士空中救护公司将安排他/她在最合适的直飞航班上进行医疗后送,由 SAA 医务人员陪同。所有必要的安排(预订、机票、担架、氧气等)都可以协调。

医疗咨询:瑞士空中救护公司可以帮助那些可以在当地处理医疗问题的国际旅客。该公司在旅途中应急管理方面有超过 40 年的经验,通过提供附近诊所、合格医生和空中救护机构的地址,来帮助需要帮助的旅客。还可以联系瑞士空中救护公司的医生,对特定的临床状况和治疗程序给予辅助意见。

床到床转运:瑞士空中救护公司提供高度专业的床边到床边的医疗转运。与患者的主治医生进行详细的飞行前医疗咨询,保证做好飞行准备。

表 88-4　人口数据,Rega 瑞士空中救护公司

任务数量	2012	2011	+/-
总任务数	13 966	14 240	-1.9%
直升机	10 250	10 797	-5.1%
喷气机/定期飞机	1215	1052	15.5%
其他任务[1]	2501	2391	4.6%

直升机任务	2012	2011	+/-
总任务数	10 250	10 797	-5.1%
夜间完成的总任务数	1924	2083	-7.6%
一级任务[2]	5975	6351	-5.9%
二级任务[3]	2703	2753	-1.8%
辅助山区农民	1041	1206	-13.7%
特殊任务[4]	531	487	9.0%

固定翼机任务	2012	2011	+/-
总任务数	1215	1052	15.5%
急救喷气机	847	698	21.3%
定期飞机	347	326	6.4%
包机	21	28	-25.0%

[1] 其他任务:由急救飞机转运,代表瑞士Alpine/Speleo-Secours/Redog俱乐部出行的任务。
[2] 一级任务:紧急急救任务。
[3] 二级任务:院内转运、新生儿/器官转运。
[4] 特殊任务:非医学任务(代表运营伙伴进行搜救、常规安保飞行)

国内直升机转运:瑞士空中救护公司安排直升机接续喷气式救护飞机转运。

组织地面救护车:除空运外,瑞士空中救护公司还可提供地面救护车服务。

转运航班:瑞士空中救护公司是转运保温箱、移植队、器官、药物、解毒剂的理想合作伙伴。

通用转运团队配置

在直升机飞行任务中,至少有一名接受过急救医学、山地医学、麻醉、内科和外科方面的特殊训练的飞行医师,一名飞行医护人员和一名飞行员。另外,对于特殊任务,还会配备一名山区向导、救援犬向导、警察或第二个飞行医师或飞行医护人员。飞行医护人员也承担技术和空中安全的责任和义务。

在喷气式空中救护飞机上,至少有一名接受过重症监护、急救药物、麻醉、内科和外科方面的特殊训练的飞行医师,一名 ICU 护士和两名飞行员。对于特殊需要,另外还会配备一名飞行医师、飞行护士、儿科医生、新生儿科医生、心肺科技术人员或儿

科护士。对于远程任务,会安排四名飞行员值班。

独特的考虑因素

特殊装备

空中救援袋:如果直升机在事故现场不能降落,受伤的人员将通过救援绞车营救。如果患者只能躺着转运,患者将被放在一个空中救援袋中,拖到直升机上转运,然后飞到最近的可能着陆点,再送入直升机中。

水平网:水平网主要用于救治背部受伤的患者。它可以很容易地拉到患者的身体下面,而且折叠后体积很小,可以用双手抱住。这是一个不可或缺的设备。

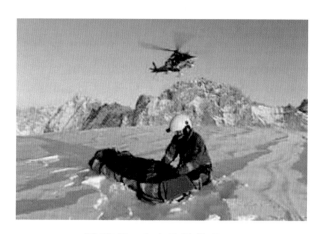

图 88-7　空中救援袋,Rega

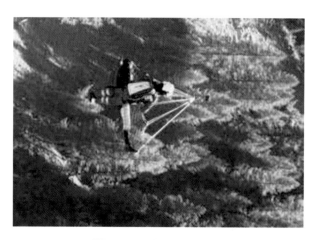

图 88-8　水平网,Rega

长线救援系统:长线系统用于从垂直或悬垂的岩石面救援受伤的登山者。一条 200 米长的绳索悬挂在直升机上,即使在高、陡峭或垂直的岩石面上,也能够救援受伤人员。如果受伤者位于悬崖

下,救援人员可以通过伸缩杆让自己接近岩石。

夜视镜:Rega 的大约五分之一的直升机任务是在天黑后进行的。到了晚上,架空电缆和云层很难区分,对飞行员构成了永久性的威胁。Rega 飞行员在夜间根据目视飞行规则飞行,因此,他们会使用夜视镜(NVG)。这些夜视镜将现有的光线强化了 25 000 倍,产生了绿色的图像,其中道路、云层和地形形态清晰可见。

CL-604 入口坡道:为了能够轻轻地将躺在担架车上的患者送入空中救护飞机,Rega 制造了一个由合成纤维制成的三件式坡道,永久安装在喷气式飞机上。

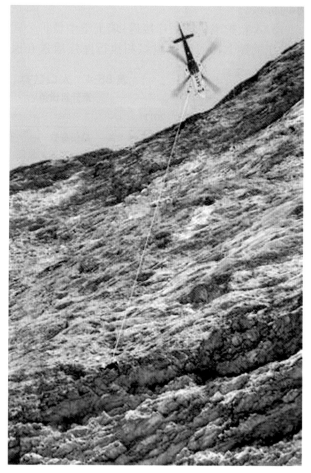

图 88-9　长线救援,Rega

特殊活动

为合作伙伴提供培训课程

与 Rega 的合作伙伴组织密切合作至关重要,因此,这些组织必须熟悉与救援直升机合作的各个

方面。Rega 为警察、消防和救护车服务以及滑雪巡逻等紧急组织,以及高风险行业的人员(主要是涉及林业和农业的人员)提供以实践为导向的培训课程。

JUGEND+SPORT 青年营

Jugend+Sport 为 75 个不同运动项目的儿童和年轻人提供课程和训练营。

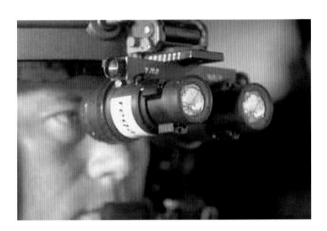

图 88-10 夜视镜,Rega

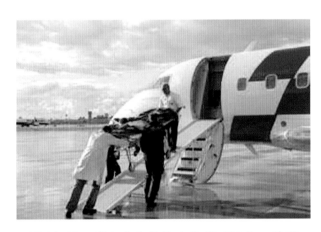

图 88-11 瑞士空中救护公司 Cl-604 入口坡道

所有参加 J+S 训练营并且在 J+S 年龄范围内的人,在营期间都被视为 Rega 的客户,前提是 Rega 在营地开始之前了解所有参与者的姓名。训练只能通过 Jugend+Sport 的 SPORTdb 注册参加训练营。J+S 的教练或领导者可以通过电子方式将所有参加 SPORTdb 的人员的名字直接传送给 Rega。

牲畜救护

在夏季,高山牧场上的牲畜也是 Rega 的"患者"。作为山区农民援助计划的一部分,Rega 将受伤、被困或死亡的牲畜从崎岖地形中救出,并将其转运到陆地车辆可到达的最近地点。Rega 委托商业直升机运输公司代表其执行这项任务。Rega 的家庭客户将牲畜视为家庭成员。在阿尔卑斯山的繁忙季节,Rega 的运营中心会设立一个专门的办公室来协调这些飞机。山区的农民、牧民和乳牛场主可以通过特殊的 Rega 紧急电话号码与运营中心联系。

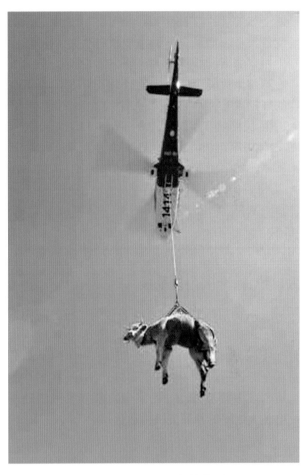

图 88-12 Rega 农村转运

紧急广播

在发生紧急情况时,Rega 的紧急无线电频道 161.300MHz(或邻近地区的 123.0MHz)可供整个瑞士的任何人使用,向 Rega 报告。Rega 的运营中心负责监听紧急广播频道。紧急无线电网络可访问 Rega 的无线电网络基础设施"Regacom"。虽然覆盖范围相当广泛,但仍有些地区无法建立无线电联系。因此,不是瑞士的每个地方都能用 Rega 的紧急频道发出警报,因此,如果通过这个频道的无线电信号很差或不存在,则 Rega 不承担任何责任或义务。同样地,在电子渠道发生故障的情况下,Rega 不承担任何责任,也不能以任何理由要求 Rega 承担责任。

搜索和救援服务

瑞士和列支敦士登公国（FL）为遇险的飞机和海上转运船舶提供联合搜索和救援（SAR）服务。该服务由联邦民用航空局（FOCA）和瑞士海事导航局（SMNO）管辖。如果在瑞士/列支敦士登公国注册的飞机、轮船或海上游艇报告失踪，应急电话将接通至苏黎世的救援协调中心（RCC），该中心全天候配备人员。如果有外国飞机报告失踪并可能在瑞士领空的话，也可联系瑞士苏黎世联络处。

苏黎世救援协调中心的处理程序基于以下机构的规定展开：

- 国际民用航空组织（ICAO），附件 12
- 国际海事组织（IMO），IAMSAR 手册
- Cospas-Sarsat（MCC 图卢兹）
- 监督机构，FOCA 和 SSA

现状

人口统计：全国范围救援

Rega 的目标是能够在 15 分钟的飞行时间内抵达瑞士除瓦莱州以外的任何地点。为了实现这一目标，Rega 有 12 个直升机基地和一个合作基地分布在全国各地。除瑞士瓦莱州以外，Rega 在整个瑞士运营空中救援行动。瓦莱州的紧急救援活动由一个私人组织的州救援机构运营。

资金

Rega 基本上由两大支柱资助：瑞士人民的大量捐助，以及它所提供的服务（来自保险公司的支付等）所产生的收入。用户捐助约占总收入的 60%（2011 年的数字），这意味着 Rega 的活动主要由用户资助。国家不以任何方式资助这个私人经营的非营利组织。

由于 Rega 坚持使用其整个基础设施免费执行空中救援和救护飞行服务，并且不进行任何商业活动，所以其运营收入不能覆盖其成本。这好比是一个消防队，他们的车辆不能用于商业目的，其救援服务不能覆盖随后发生的费用。Rega 的 24 小时运营准备意味着它不能通过进行商业和非医疗飞行来优化直升机和救护飞机的营收能力。

在夜间和偏远地区随时待命执行任务，需要大量财力。此外，Rega 的基础设施、飞机和设备需要更新，以跟上安全和医疗设备领域的最新发展。每年用户大量的捐助使这一切成为可能。

展望

为下一代工作

Rega 的投资活动一如既往的如火如荼。2011年 6 月，位于洛迦诺机场的新提契诺基地奠基。位于伯尔尼高原茨魏西门的一个新的直升机基地项目进展顺利。有关直升机模拟器的工作也取得了很好的进展。此外，Rega 正在建立一个新的调度系统。

在航空和医药这两个领域，不前进就意味着后退。今天的创新很快就成了明天的古董。Rega 将继续有意识地坚持不削减两个重要领域的投入：员工和救援设备。在这个工作领域里，每一分钟都决定着生死，必须做到最好才可以。

其他组织

另外两个组织也在瑞士提供空中救援服务：策马特航空公司和冰川航空公司。

策马特航空公司

瓦莱州的紧急救援活动由一个私人组织的州救援机构运营。位于策马特和拉龙的策马特航空公司成立于 1968 年，当时只有一架直升机、一名飞行员和一名机械师，该公司在其四十年的历史中不断发展，从这架专门用于救援任务的直升机发展为九架直升机。所有可能的转运方式、客运航班和救援都是在这个机队完成的。一些策马特航空公司的飞行员在尼泊尔喜马拉雅山区训练他们的同事进行救援飞行。

冰川航空公司

冰川航空公司成立于 1968 年，运营地区包括萨能-格施塔德、劳特布龙嫩、日内瓦、洛桑、科隆贝、锡永、利辛和甘佩尔。五架直升机用于出租航班、直升机滑雪、转运航班以及这些直升机基地附近的救援飞行。

89. 土耳其的航空医学转运

Mustafa Atac, MD

引言

土耳其是东西方之间的桥梁,融合了欧洲、亚洲和中东的文化,是整个历史文明的摇篮。四十多年来,它一直是北约的东南边界,控制着黑海通往地中海的通道,直到铁幕结束。

土耳其的重要意义仅限于其地区战略意义,因为军费预算几乎占其年度预算的四分之一,没有多少资金用于进一步发展。到 20 世纪 80 年代末,土耳其仍然医疗设施稀缺,道路条件差,仅有基本的地面医疗转运,航空医学服务只是遥远的梦想。经济的自由化激活了旅游和休闲产业的发展,再加上该地区社会和政治人口的变化,导致土耳其在 80 年代中期成为旅游目的地。

豪华酒店和度假区迅速发展,大量度假游客涌入,使得国家医院和地面救护车服务需要大幅改善。政府向前迈出了一大步,采购了 1100 辆先进救护车,发展了地面救护车服务,急救医学也成了大学医学院的必修课程。这一变化在当地和国际上产生了很大的影响。

全世界的空中救护飞机开始飞往土耳其的一些目的地,激起了公众的兴趣。媒体大量关注了这些发展,导致了人们对土耳其航空医学服务需求的质疑。1988 年夏天,当时在土耳其的领先援助机构 marmassistance 以"marm 空中救护公司"为名组建了第一家空中救护服务公司,配备了一架带有 Spectrum ICU 系统的专用 Beechcraft KA 200 飞机。

土耳其航空医学转运的历史

1988 年 5 月,拥有一架带有 Spectrum 双担架的专用 Beechcraft KA 200 飞机的奥地利一家空中巴士营运公司与 marmassistance 取得联系,表示:"贵国旅游业的发展非常迅速,而度假区内没有足够的优质医院。贵司需要一个驻扎于伊兹密尔的固定翼空中救护飞机,它不仅适合土耳其,而且适合整个爱琴海地区的游客转运。而我们有这架飞机,我们也愿意把它放在土耳其进行民事登记,并通过 marmassistance 运营。"

土耳其当时只有很少属于工业企业的空中巴士运营商,他们把这些飞机用于商业目的,但都没有被用于患者转运。另一方面,marmassistance 没有空中巴士运营商的执照,也没有能够执行这项艰巨任务的航班和医务人员。奥地利人有机组人员、医务人员,还愿意为 marmassistance 培训航空医学医疗队伍。

土耳其民航局认识到需要专用的救护飞机,并为此提供了巨大的帮助,在四周内就发放了空中巴士运营许可证,完成了许可证的确认以及将 KA 200 注册为 TC-FBZ。这是 1988 年 5 月在土耳其伊兹密尔部署的第一架土耳其救护飞机。

到 1988 年底,这架飞机已经飞行了 72 次,共计 340 个飞行小时。机组人员在两个月内就换成了土耳其飞行员,在开始运营后的三个月内,医务人员也换成了土耳其医疗队。

随着伊兹密尔基地的建立,以及旅游和休闲产业的发展导致飞往北欧的航班的增加,涡轮旋翼飞机的不足显露出来,对于一种更快、飞行距离更远的飞机的需求变得越来越明显。1989 年 4 月,一架名为 TC EME 的 Lear35 被加入了运营机队中。拥有一架短中程和一架远程飞机,使得救护运营更灵活、更安全、更高效。

东地中海为欧洲和中东提供的航空医学服务满足了急需的服务需求。然而,一切美好的事情都结束了,第一次海湾战争给保加利亚带来了难以承受的保险需求和过高的保费,对土耳其的航班也是如此。这导致固定翼飞机运行中断了一段时间。

土耳其位于几条主要的断层线上,因过去的多次地震获得了另一个教训。固定翼飞机是转运患者的宝贵资产,转运任务只能在机场或简易机场上完成。然而,直升机可以在不需要机场的情况下执行任务。毋庸置疑,直升机在灾害管理方面还有数不尽的其他优势。1992 年,marm 航空公司在埃尔津詹地震中协助军方直升机中队执行救援时,这一点变得更加明显,同时也证明了直升机的效率和作用。

这也是铁幕结束的时候。安卡拉的俄罗斯航空公司经理询问土耳其是否有兴趣使用米2直升机来提供航空医学服务。1993年，红星航空公司成立，拥有4架米2型直升机，这是作者脑海中一段长期挥之不去的愉快记忆，非常有教育意义。

所有的航空电子设备都被Bendix King Silver Crowns所取代，操作面板和内饰也重新设计，操作面板改成英文。最开始，由俄罗斯飞行员和维修人员负责运营。这种运营方式使患者能够从医疗设施不完善的地方转运到土耳其西部的先进医疗中心，只执行二级转运任务。红星航空努力打造联合运营，启动初级转运服务，但土耳其政府对此充耳不闻。

米-2于2008年退役时，已经执行了6000多次航空医学服务。在此运营期间，几乎没有发生重大事故。

红星航空的政策一直是雇用在这个地区出生并有工作经验的飞行员和维修人员。俄罗斯的机组人员被保加利亚飞行员取代，非常感谢这些飞行员的出色表现，特别是Julian Bogoev上尉、Sasho Mazaev上尉和Dimitar Laskin上尉。

2005年，米2被替换为BO 105CBS 5型直升机，并增加了BAE JS 32EP用于固定翼飞机救护。

任务类型

所有的航空医学服务都依赖于财务支持。实际经验一次又一次地证明，由于预算不足，专职队伍和经营者的良好意愿和卓越表现都无法保持下去。运营季节、客户情况和地区都严重限制了服务的范围。

自1993年以来，红星航空直升机急救服务公司（HEMS）作为二级转运任务服务提供商，并且是土耳其唯一的空中救护服务商，直到2008年底为止，当时Kocoglu被指定为卫生部服务提供商。遗憾的是，卫生部没有指定经验丰富的经营者来界定投标的条款和条件。现在是按照初级转运的条件运营的，但实际上纯粹是二级任务。Kocoglu为卫生部提供HEMS服务，配备17架欧直EC 135和阿古斯塔·韦斯特兰AW 109专用直升机，用于日间二级转运任务。

复杂的地形和糟糕的规划是初级转运的两大障碍。人口密集的地区提供的服务最好，尤其是在爱琴海和地中海沿岸的人口密集地区，这些地区能

提供细致规划的服务和训练有素的工作人员，能够进行初级转运和夜间作业。

偏远地区重要设施的野外作业和海上作业医疗服务的管理为红星航空HEMS的发展发挥了重要作用。所有能源部门的运营，例如从俄罗斯穿越黑海至土耳其萨姆松的Bluestream天然气管道，已经由红星航空AOC管理，所有的医疗服务都由红星机组人员提供。红星还为Enka-Bechtel建造的能源中心、Baku Tblisi Ceyhan管道项目以及Exxon Mobile、BP、Petrobras和TPAO在黑海的所有海上钻井项目提供相同的服务。这些业务提供了有趣的挑战，也提供了极佳的教育和培训机会。

在固定翼飞机航空医学业务方面，红星航空公司运营配备了双Spectrum ICU的BAE Jetstream 32EP飞机，并从合作伙伴公司租用各种飞机执行更长距离的任务，大部分时间都搭载红星航空医学团队。

土耳其位于欧洲和中东之间里海和黑海的"沸水锅"的中心，这就要求红星公司的固定翼业务向国际保险公司或相关机构提供服务。因此，红星航空转运的患者人数最多，并将伊拉克境内平民患者接到土耳其不同的医疗中心的飞行小时数也是最多。红星航空公司参与了冲突地区的患者转运，如格鲁吉亚战争、加沙冲突和黎巴嫩。

一个独特的业务是与合作救护飞机运营商进行机翼至机翼的转运。由于"N"号注册的飞机不能飞往伊朗，红星航空收集来自伊朗的患者，并将其送往伊斯坦布尔，在那里等待和休息的美国空中救护人员随后通过机翼至机翼操作接受患者，以完成不间断飞行。红星航空作为地区合作伙伴，与其他国际运营商也在进行类似的合作。

红星航空的政策目标是通过与国际运营商合作，共享双方的知识和经验，在该地区实现有效和高效的运营。因此，红星计划在2013年购买一架远程飞机，因为需求非常旺盛。

飞机使用

医院和当地的保险公司不了解土耳其航空医学服务的重要性。因此，收入主要来自国际保险公司，这些保险公司为来到土耳其外国人和旅行者提供旅行保险。因此，20多年来，土耳其的航空医学服务仅由红星航空提供。

自2008年以来，土耳其政府转包了空中救护

服务,运营商按最低保证飞行小时收费提供这些服务。土耳其的理想业务模式应是直升机加固定翼飞机的固定配置。

土耳其的拓扑结构和人口结构类似于航空母舰。全国有 200 多个精心建造和维护的机场,这就使得固定翼飞机运营更加容易。由于地形和地理的多样性,直升机也是必须提供的。

通用医疗队员配置

一般机上都有一名医生,至少有 200 个小时的飞行记录,至少完成过 25 次医疗任务,然后才能担任负责人;还有一名重症监护护理人员,主要需要掌握通气治疗。在多个机械通气的多重创伤病例中,如果拿不到准确的病史,红星的政策是增加或替换重症监护专员。签约的高级医疗中心自愿在短时间内提供所需的人力。

航空医学服务包括提供指定服务所需的知识、经验、培训和操作手册、关于该地区的知识、谨慎的风险评估等等。每天服务提供商都会向其他提供商学习,通过出版物、公告、期刊和电子信息系统学习他们的知识和经验。航空医师学会(AMPA)、Waypoint 和其他杂志和书籍一直是扩展和更新业务技能的重要来源。红星航空一直受益于这些优秀的机构。医疗转运系统认证委员会(CAMTS)和欧洲航空医学研究所(EURAMI)也是能够评估运营能力和水平的机构。

红星航空对于学习和改进持开放的态度,对法国 SAMU、瑞士 REGA、英国和德国航空医师以及美国讲师的参与表示欢迎。

独特的考虑因素

就红星航空而言,为偏远地区的重大建设项目提供 HEMS 服务是必需的。这种必要性在过去 20 年来已经在许多重大项目中得到了证明。

直升机的许多宝贵功能之一是通过直升机的"鸟瞰"图进行损伤评估,确定工具,并指挥救援队到达需要的地点,使其能够协助和确定地面上的有效作业。关于在灾害中使用直升机的灾害管理准则是基于土耳其的经验总结出来的。

在 1999 年伊兹米特地震发生之后,红星航空公司用三架直升机连续进行为期 13 天的 HEMS 行动,世界直升机协会在 2000 年为红星颁发了伊戈尔·西科斯基人道主义奖。红星航空公司承担了所有的运营成本,土耳其政府没有承担任何费用。重大灾难需要提前确定任务执行方式。在伊兹米特地震中,红星航空的医务人员指定的任务是将"挤压综合征"患者转运到伊斯坦布尔、安卡拉和布尔萨的先进医疗中心。

夜间行动有许多障碍,尤其是在东部,因为那里没有完备的电力线路图,光线不好,地理障碍造成着陆点有限,还有与高度有关的问题。红星航空指导方针声明,他们不提倡"英雄主义",而是欢迎具有"安全意识"的飞行员。用四个或更多的生命来冒险去救一个人是非常不恰当和危险的做法。搜救行动只能由海岸警卫队执行,警卫队作为土耳其武装部队的一部分,配有直升机和小艇。

图 89-1 和图 89-2 显示了土耳其对中东和东半球伤患者员医疗转运的战略重要性。

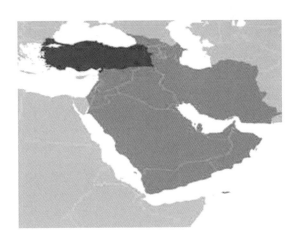

图 89-1　土耳其的战略重要性

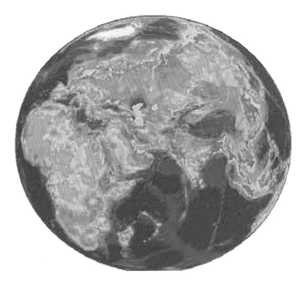

图 89-2　土耳其的战略重要性

法律规定

航空部门由土耳其民航局（SHGM）（交通部的一个部门）授权和管理。这个机构非常重要，严重依赖交通部，而后者在土耳其政治化严重。

土耳其退出了美国联邦航空管理局（FAA），并加入了联合航空局（JAA），希望成为欧盟成员国。这样做并没有奏效，而这出"戏剧"成功的可能性非常模糊，因为土耳其和欧盟双方正朝着相反的方向奔跑。

现在联合航空局已被欧洲航空安全局（EASA）所取代，土耳其虽然不是欧盟成员，但已经同意遵守EASA的规则和条例，但是关于如何解决这个问题还存在很大的争议。土耳其行政系统典型的官僚主义不仅指定运营商，而且还告诉航空公司什么能做、什么不能做，规定各种许可或禁止的业务范围！

公共部门通过卫生部投标提供资金，在运营方面有很大的改进余地，同时也降低了运营成本。没有私营部门的鼓励措施，民航局的繁文缛节也妨碍了其他航空公司在土耳其市场蓬勃发展。

展望

土耳其航空医学服务的发展前景依然很乐观。土耳其曾见证了其航空医学服务效率的提高，将来定能进一步改善。HEMS业务不仅有利于土耳其大陆，也有利于跨境业务的开展。遗憾的是，土耳其当局在这个问题上几乎采取没有主动措施。

土耳其可以成为培训和教育的基地，也可以成为这个快速发展地区的服务和维护中心。土耳其的语言与阿塞拜疆相同，根源也相同，与土库曼斯坦、吉尔吉斯斯坦、哈萨克斯坦等该地区其他突厥共和国有60%的相似之处。土耳其不仅与这些突厥共和国有民族联系，而且还有传统的、文化的和历史上的共同点。

其医疗服务和医疗保健还需要一段时间才能发展到令该地区许多国家满意的水平。全球化也将导致伊斯坦布尔之外地区的"翼对翼"业务数量增加。在此之前，红星航空及其合作伙伴将继续将该地区的患者疏散并转移到土耳其的先进医疗中心。

90. 英国的航空医学转运

Ian Braithwaite, BEng, RN(CH)

Stephen Hancock, MB ChB DCH MRCP(UK)

引言

大不列颠及北爱尔兰联合王国（英国）是一个多元国家，地理、人口密度和文化差异很大。尽管英国与欧洲地缘接近，政治联合，但它有很强的独立性。而且英国很早就建立起了国民医疗保健制度（NHS），这可以解释欧洲大陆和英国之间在航空医学服务发展方面的差异。苏格兰、威尔士和北爱尔兰在不同程度上建立的政治自治以及不列颠群岛内岛屿社区的政治独立（如马恩岛、根西岛和泽西岛）使这种差异进一步复杂化，这种自治也扩展到提供医疗保健领域。

历史

英国的第一批救护飞机在 20 世纪 30 年代开始投入使用。当时招募飞行俱乐部成员作为志愿者协助空军医务部门。1934 年，英国红十字会采购了一架克罗伊登通用飞机公司制造的 Monospar S.T.4。这架名为弗洛伦斯·南丁格尔的飞机可以搭载飞行员，一名护理员和两个担架。携带的设备包括冰箱、输血设备和一个氧气帐篷。

大约在同一时间在苏格兰，"格拉斯哥市"的 602 中队空运医疗用品到艾莱岛，这个航班是现今苏格兰救护飞机服务的先驱。第一例患者于 1933 年由一架德哈维兰龙飞机从艾莱岛转运到格拉斯哥。来自格拉斯哥的一位护士弗格森夫人当时正好在岛上度假，她立即创立了在飞机上配备医务人员的传统。在十年内，第二次世界大战中英国成立了空军海上救援局，以应对英军在英吉利海峡失踪的情况。这个救援局后来成为皇家空军（RAF）搜救部队。

直升机紧急医疗服务（HEMS）在英国的历史只能追溯 25 年。康沃尔郡位于英格兰西南部，在其农村地区执行任务非常具有挑战性。此前，救护车服务与航空医学部门之间缺乏联系，一个名叫 Geoff Newman 的飞行员受到德国救护车系统的启发，采用皇家国家救生艇机构的筹款模式，建立起这些联系。Bond 直升机部门捐赠了一架 MBB BO-105 三个月的使用权，1987 年，康沃尔的空中救护公司成为英国第一家专门的直升机紧急医疗服务机构。

任务类型

2007 年进行的一次审计（记录在"高性能救护飞机服务框架"中）显示英格兰有 18 000 多次 HEMS 飞行任务记录。初级现场任务占 70% 以上，另有 26% 任务被中止或放弃。二级医院间转运只占任务总量的 2.5%。HEMS 任务没有全国性指南。个别公司制订了适合当地情况的内部部署策略。许多公司主要利用直升机及时向现场提供具有先进的医疗经验的人员，而一些地区的地理位置则意味着直升机大量用于救护偏远或农村地区的伤员。

英国的大多数重症护理二级转移是由专家团队通过地面进行的。组织空中转移（直升机或固定翼飞机）对后勤部门具有相当大的挑战。是否提供飞机取决于是否有商业、搜寻和救援（SAR）或 HEMS 飞机资源。并不能保证提供及时和充足的资金。大多数情况下，由于缺乏航空转运服务，负责危重患者远距离转移的团队需要长途旅行，有时往返时间超过 10 小时。苏格兰和岛屿社区例外，苏格兰拥有国家资助的救护机，岛屿社区与大陆建立了航空医学联系。

有几家商业航空医学包机公司主要驻扎在英格兰南部。他们的大部分工作是从欧洲大陆的度假目的地接返英国国民。

英国皇家空军（RAF）运营着一家 24 小时搜救服务机构，覆盖整个英国，大片的周边地区由在英国皇家空军金洛斯空军基地的航空救援协调中心（ARCC）进行协调。虽然这家机构的主要目的是为了支援军方空勤人员，但绝大多数的任务是来自海上和海岸警卫队、警察部队和救护机关的请求，以救助在陆地或海上遇到困难的平民。第 22 和第 202 中队的英国皇家空军海王直升机在大陆上的六个地区执勤。两个皇家海军基地也提供 SAR 服务，有四个海事和海岸警卫队承包运营的基地，这样在英国各地共有十二个直升机基地。

飞机使用

英国的大多数 HEMS 提供商青睐 MD902Explorer、Agusta 109、Dauphin 或 EC 135 飞机。英国皇家空军和海军则使用老化的海王飞机执行 SAR 任务。商业 SAR 运营商使用 AW139、S72 和超级美洲豹飞机。固定翼飞机运营商主要使用 Beechcraft King Air 或 Piper Cheyenne 加压飞机，但一些商业运营商也使用 Learjet 35 或 45 飞机提供长途国际接返服务。

通用转运团队配置

伦敦空中救护处的机组在英国是独一无二的，它有两名飞行员，两名医务人员：一名医生和一名医护人员。其他大多数 HEMS 机构的机组人员都是一名飞行员和两名医务人员。如果包含医生，他们可能是志愿者，通过一些当地的支持机构自愿提供服务，但已有将医生编入机组的发展趋势。军方 SAR 部门会配置一名具有绞车操作经验的救护转运队员。小儿科和新生儿转运队通常配备一名高级护士，或者一名医生加一名转运护士。

独特的考虑因素

夜间飞行

夜间直升机飞行目前在英国受到限制，一般仅限于 SAR 和警方的行动。目前唯一能提供夜间 HEMS 能力的英国机构与警方共享飞机，飞机承担双重角色。民用航空局（CAA）最近制订了夜间 HEMS 操作的安全最低操作要求，其中包括只允许在照明场所进行操作，以及必须使用夜视成像系统。许多 HEMS 公益机构正在计划筹集资金，以获得必要的设备和培训以支持夜间行动。尽管苏格兰救护服务处只能在夜间飞往事先批准和调查过的地点，但它们可以使用具有仪表飞行规则（IFR）功能的飞机全天候运营。

紧急医疗检索服务

紧急医疗检索服务（EMRS）为苏格兰偏远地区和农村地区的患者提供了一个快速获得医疗小组的渠道，小组包括有急救或重症监护医疗经验的医务工作者。该小组可以通过苏格兰救护服务处直升机、SAR 直升机或专用地面响应车辆进行初级或二级转运。该服务于 2004 年推出，是一项在有限的地理区域内进行的志愿者试验。2010 年，苏格兰政府批准扩大该服务范围，覆盖所有苏格兰偏远和农村地区，提供全科医生手术，这些医生来自最近的医院，地面转运时间超过一个小时。

器官检索

国家器官检索服务（NORS）于 2010 年 4 月 1 日在英国推出。该服务机构包括七个腹腔器官检索组和六个心脏器官检索组。为了最大限度地减少转运时间，手术小组通常由飞机转运。转运需要配置例如 Beechcraft King Air 200 这样的转运工具，Beechcraft King Air 200 由 IAS Medical 所有和运营，驻扎于纽卡斯尔机场。

搜索和救援重组

2006 年，政府宣布了有争议的 SAR 服务私有化计划，以更换目前正在使用的老化的海王直升机。招标过程目前正在进行中，预计 2013 年公布结果，合约将于 2015 年开始执行。为了覆盖承包管理的四个海事和海岸警卫队基地，政府已经签发了一份差距合同，合同期截至 2017 年。CHC Scotia Ltd 在波特兰和英国南部的 Lee-on-Solent 的基地运营阿古斯塔韦斯·特兰 AW139 飞机。政府与 Bristow 直升机有限公司签订了一份单独的合同，该公司使用西科斯基 S-92 飞机为路易斯和设得兰群岛提供服务。英国石油公司（BP）已经与 Bond 海上直升机公司签订了合同，后者为其提供两架欧洲直升机公司的 AS332 超级美洲豹直升机，作为搜救工具，为海上石油钻井作业提供紧急支援。

现状

人口统计

由于苏格兰人口密度低，偏远和农村社区比较分散，苏格兰是英国唯一拥有完全由国家资助的空

90. 英国的航空医学转运

中和地面综合服务的地区。苏格兰救护服务处可调配两架 Beechcraft King Air200C 飞机和两架 EC135 直升机,由伽玛航空公司运营,2014 年将换成 EC145 直升机。医护人员的配备可提供初级和二级转运。该服务处与中央资助的专家检索团队紧密合作,如 EMRS、苏格兰新生儿转运服务处和苏格兰全国儿科检索服务处。

威尔士有三架配备医疗人员的 HEMS 直升机。威尔士空中救护服务处由慈善机构资助,由 Bond 航空服务公司运营,但其直升机配备的是威尔士救护服务处的设备和护理人员。英格兰目前有 17 家 HEMS 慈善机构,这些慈善机构历史上主要由本地资金资助发展。这些机构运营着约 26 个基地,约 30 架飞机。大多数机构都在空中救护协会旗下,通过协会联系,但也有几个在这个组织之外。北爱尔兰目前没有任何 HEMS 服务机构,尽管有一些州和慈善机构提出过倡议。

法律规定

慈善事务委员会负责管理英格兰和威尔士的慈善事业。提供 HEMS 的慈善机构遵循有关治理和财务的法律规定。民航局是英国的专业航空监管机构。他们管理飞机的适航性以及飞行员的技能和训练。护理质量委员会(CQC)负责管理英格兰的医疗保健服务。所有独立的医疗转运服务提供商(包括慈善救护服务)都必须在 CQC 注册。有关是否 CQC 有能力充分监督这个复杂的行业存在争议,他们对飞机供应商的监管责任也正在讨论中。其与 CAA 的监管责任不必要的重复是支持改变现有关系的论据之一。根据新的提案,CQC 将继续管理护理服务,而 CAA 则负责管理空运操作。

公共部门筹资

公共部门资助了苏格兰所有的航空医学服务、伦敦空中救护服务处的一部分服务、所有 SAR(除英国石油公司的"拼图"合同外)服务以及岛屿社区的航空医学服务。一些英国 HEMS 慈善机构直接雇用他们的医疗转运队伍,其他慈善机构与当地的国民保健战略卫生部门有服务协议,由后者提供医护人员和医生。

国民保健计划出资资助新生儿和儿科二级地面转运服务,该服务通常按地区划分。航空转运资金支持只为特定条件或治疗(如体外膜氧合(EC-MO))病例提供,或为苏格兰地区提供。国民保健计划中的成人二级转运不提供同等水平的区域组织和资金支持;通常不使用航空转运,除非是专门的服务。

私营部门筹资

大多数英格兰和威尔士的 HEMS 机构除了社区募捐之外,还得到了私人部门的广泛赞助。这些服务机构组织多样,可以由所有者/运营者出资或靠赠款运营。一些慈善机构在董事会中有国民保健计划代表,其他的则是独立机构。

教育和培训

国家培训计划正在启动中。航空医学转运的临床考虑(CCAT)系列课程由特里·马丁博士负责,课程大纲涉及多个专业,覆盖面很广。最近,爱丁堡皇家外科医院的院前医学院已经可以发放检索和转运医学文凭。校方通过考试检验二级和三级患者检索知识,包括航空转运平台的协调和使用。

展望

对航空转运服务公平性的追求正在推动国民保健计划、慈善组织和私人组织之间通过合作提供服务。在苏格兰地区提供国家资助的初级和二级综合性空中和地面转运服务,在英国其他地方提供个别服务,这种差异化处理正在加速这一进程。新生儿和儿科服务提供商走在前列,因为这些年龄段的长途二次转运需求量较大,而且主要服务机构的集中程度越来越高。

其中的一个例子是 Embrace(约克郡和亨伯婴儿和儿童转运服务公司)。英国拟减少英格兰儿科心脏中心的数量,这可能会延长其客户的地面救护车转运时间。他们正在寻求与现有的 HEMS 慈善机构和专门为提供儿科二级航空转运而新成立的组织建立伙伴关系,来提供儿科二级航空转运的解决方案。

妨碍英格兰航空医学服务的扩张的主要原因是医院着陆点供应不足。没有法律要求将直升机停机坪纳入新的医院建筑项目。将直升机停机坪与现有建筑相结合非常困难,并且价格昂贵,而这些建筑往往是维多利亚时期的旧建筑。即使是那些有着陆设施的医院,也会受到运行时间或直升机尺寸有关的限制。许多医院甚至缺乏足够的照明。

HEMS 慈善机构和一些致力于解决在这方面问题的慈善组织最近试图通过赠予医院信托基金来改善这些条件。

推荐阅读

1. Martin T. *Aeromedical Transportation: A Clinical Guide*, 2nd ed. Surrey, United Kingdom: Ashgate Publishing; 2006.

2. Hutchison I. *Air Ambulance: Six Decades of the Scottish Air Ambulance Service*. Renfrewshire, Scotland: Kea Publishing; 1996.

3. Association of Air Ambulances[website. www.associationofairambulances.co.uk. Accessed on July 10, 2012.

4. CCAT training courses website. www.ccat-training.org.uk. Accessed on July 10, 2012.

5. Charity Commission (England and Wales) website. www.charity-commission.gov.uk. Accessed on July 10, 2012.

6. Cornwall Air Ambulance [history]. www.livingincornwall.com/cornwall-air-ambulance.htm. Accessed on July 10, 2012.

7. Diploma in retrieval and transfer medicine. *Royal College of Surgeons of Edinburgh website*. www.fphc.co.uk/content/Examinations.aspx. Accessed on July 10, 2012.

8. Emergency Medical Retrieval Service (Scotland) website. www.emrs.scot.nhs.uk. Accessed on July 10, 2012.

9. Air ambulance working group. In: *Framework for a High Performing Air Ambulance Service*. UK HEMS website. http://www.uk-hems.co.uk/A%20Framework%20for%20a%20high%20performance%20Air%20Ambulanc%20Service.pdf. 2006. Accessed on July 10, 2012.

10. RAF Search and Rescue. Royal Air Force website. www.raf.mod.uk/rafsearchandrescue. Accessed on July 10, 2012.

11. Paediatric Transport Services. Pediatric Intensive Care Society website. www.ukpics.org.uk/Retrieval%20services.html. Accessed on July 10, 2012.

12. The history of emergency transportation. British Red Cross website. www.redcross.org.uk/About-us/Who-we-are/Museum-and-archives/Historical-fact-sheets/Emergency-Transport. Accessed on July 10, 2012.

13. Aircraft. Scottish Ambulance Service website. www.scottishambulance.com/WhatWeDo/aircraft.aspx. Accessed on July 10, 2012.

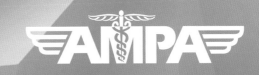

第 X 部分：
附加信息

X

91. 航空和工业相关术语、缩略语和定义词汇集

编译者

Ira J. Blumen, MD

Chris Fullagar, MD

Andrew Berry, AM, MB BS

Shelley Sholl

Anne Marie Morse, EMT

　　航空医学转运是航空、医学和通信专业的一种独特的整合模式,其中每个团队都有自己特定的语言。了解这些种类繁多的航空和通讯术语、短语和缩略语对参与医疗转运项目的个人非常有帮助,能够使他们更好地理解平日所听到的内容。

A

　　A/C:飞机,包括固定翼和旋翼。

　　A/P(autopilot,自动驾驶仪):一种自动飞行控制系统,调控主要飞行控制,确保完成特定任务目标,如保持航向或高度;也称为自动飞行控制系统。

　　AAA:美国救护车协会(American Ambulance Association)。

　　AACN:美国重症监护护士协会(American Association of Critical Care Nurses)。

　　AAIP:请参见已批准的飞机检查项目。

　　AAMS:航空医学服务协会(Association of Air Medical Services)。

　　AAP:美国儿科学会(American Academy of Pediatrics)。

　　AARC:美国呼吸护理协会(American Association of Respiratory Care)。

　　Abort(中止):终止某项预先计划好的飞机飞行项目。

　　AC:咨询通告(advisory circular[FAA])。

　　accident(意外):在任何人乘坐飞机(打算飞行)与所有这些人员登陆之间发生的飞行器/飞行器操作相关的事件,且其中任何人遭受死亡或严重伤害,或飞机受到重大损害。

　　ACCT:重症护理转运协会(Association of Critical Care Transport)。也称为"患者的ACCT"。

　　acknowledge(确认收到):让某人知道讯息已收到且理解。

　　ACS:航空医学通讯专家(air medical communication specialist)。

　　AD(airworthiness directive,适航指令):美国联邦航空管理局(FAA)针对特定品牌和型号飞机或安装设备提出的强制性维修或改装要求;AD是对飞机原始适航批准的补充。

　　ADC(air data computer,大气数据计算机):主要导航数据源;基于大气数据传感器的一种导航传感器;通常用于测定静压、动压和室外空气温度;有时用于计算其他大气数据,例如指示空速,马赫数、校准空速(作为一种导向模式,ADC是所列模式中最不准确的,仅作为最后一种方法)。

　　ADF(automatic direction finding,自动定向仪):一款基础飞机导航系统,可以检测和指示某个低/中频无方向无线电信标(NDB)地面发射机的方向。(以磁方位角的形式向飞行员指示方向,或相对于飞机的纵向轴线,具体方法取决于所安装指示器的类型,该系统可为无线电台提供横向引导。)

　　ADI:attitude director indicator(姿态指引仪)。

　　advancing blade(前进桨叶):旋翼桨盘的一半,其中桨叶的选装方向与直升机的旋转方向相同。

　　advise intentions(建议意向):告诉调度员或其他收听者自己的计划内容。

　　advisory circular(咨询通告):FAA公布的文件,不属于法规文件,而是提供符合各种规章制度的认可信息和认可方法。

　　advisory(信号提示):一种信号,指示配置安全或正常、性能状况、必要设备的操作或引起注意及为常规运行目的传递信息;为飞行员提供建议和

信息，以协助飞行员安全操作和飞机安全运行，信号提示重要性最低（其重要性小于警示或警告）。

affirmative（肯定的/赞成的）："Yes（是）"的另一种表达方法；通常用于无线电广播中。

Aft：后部；在后面。

AGL（above ground level，离地高度）：一种地面以上垂直高度的测量法，与 MSL 不同。（雷达高度计可提供 AGL 测量结果）

AGR（air-ground ranging，空对地距离）：从飞机至地面某一点的直线距离。

AHOV（approach to hover，进场悬停）：旋翼飞机（直升机）的悬停方式。

aileron（副翼）：固定翼飞机上的一个控制面，安装在机翼的后缘，用于控制滚筒，受控制杆控制。

air carrier（空运承运人）：通过租赁或其他安排直接从事航空转运的人。

air taxi（空中的士）：用于出租或短期租用的飞机，须遵守 FAR 第 135 部分，座位不得超过 30 个，额定载重量不得超过 3402kg（7500Ib）。空中巴士的运行按照需求而定，无需遵守"航行时刻表中规定的"返程乘客条件。

air traffic（空中交通）：在空中或机场场面运行的飞机，不包括装卸坡台和停泊区域。

aircraft ground mishap（飞机地面事故）：无飞行意向的飞机所发生的事故；然而发电机和/或转翼在运行中，且损坏已经发生，需要更换或修理转翼、旋翼、机轮、机胎、机翼头、襟翼等部件，或已经发生需要急救或医疗看护的损伤。

aircraft（飞机）：该术语用于北美洲之外的地区，同 Airplane（飞机）。

airframe（机体）：机身、动臂、机舱、整流罩、机翼表面（包括旋翼，但不包括旋翼和发动机旋翼）、飞机起落架及其配件和控制装置。

airplane（飞机）：一种发动机驱动的固定翼飞机，比空气重，但由于空气与机翼的动态反作用力而在飞行中受到空气的支撑。

airspeed（空速）：受高空风影响之前的飞机速度。（如如果存在 20 节的逆风，而直升机以 120 节的空速飞行，则地速为 100 节。飞行员可主动追逐顺风，以便提高飞机的飞行速度）。另见 indicated airspeed（指示空速）和 true airspeed（真空速）。

airworthy（适宜航空的）：飞机符合其型号设计，且处于可安全操作状态。

ALEA：空降执法协会（Airborne Law Enforcement Association）；有时涉及双目的飞机计划。

alphanumeric（字母数字）：采用数字和/或字母显示信息，例如航道、单位 ID、电话号码等。

ALS：进场灯光系统（approach light system）。

ALT：请参见 altitude（高度）。

altimeter setting（高度拨定值）：与局部气压相关的一项数值，通常由 ATC 提供给飞行员；用作参考设置，以便使飞机测高仪显示精确的飞机高度（高于 5486.4m（18 000ft）时，所有飞行员使用 760mmHg/29.92 英寸汞柱标准设置）。

altimeter（测高仪）：一种高度敏感的气压计，通过测量大气压力显示飞机的平均海拔高度。

altitude（高度）：高度，通常是相对于下面的地形而言的（雷达高度，最接近泥土之处的正上方高度），或固定的地球参考（气压高度、平均海拔高度）；通常以英尺或米为单位——离地高度（AGL）或平均海平面（MSL）。

AMJ（Air Medical Journal，航空医学期刊）：美国五大航空医学转运协会的官方杂志，由 Elsevier 出版，五大航空医学转运协会分别是：航空医学服务协会（Association of Air Medical Services，AAMS）、航空医师学会（Air Medical Physician Association，AMPA）、空中和地面转运护理协会（Air & Surface Transport Nurses Association，ASTNA）、美国 EMS 飞行员协会（National EMS Pilots Association，NEMS-PA）及国际飞行及紧急护理人员协会（International Association of Flight and Critical Care Paramedics，IAFCCP）。

AMOA：航空医学运营协会（Air Medical Operators Association）。

AMPA：航空医师学会（Air Medical Physician Association）。

AMRM（air medical resource management，航空医学资源管理）：与机组资源管理相似；包括遵守标准操作程序、决策制订、判断和专业性。

AMSAC：航空医学安全咨询委员会（Air Medical Safety Advisory Council）。

AMSL：请参见平均海拔高度（above mean sea level）。

antenna system（天线系统）：无线电系统中超出无线电天线连接点的部分；包括无线电连接器、传输线（天线用线）、接地设备、安装硬件、天线和塔式系统。

anvil（砧）：积雨云平坦的顶部，通常形状似砧。

（雷暴砧可从雷暴本身向下蔓延数百英里，有时也可能向上蔓延。）

AOG（aircraft on ground，**停场飞机**）：飞机处于服务外状态，通常是非计划性维修所致。

APFC：职业飞行牧师协会（Association of Professional Flight Chaplains）。

APPR（approach，**靠近**）：飞向某一点；一种基本的导向模式，可提供横向导航、纵向导航和垂直导航，至某个由操作员选定的地速和雷达高度点。另外请参见航路点方法、ILS 方法、Rendezvous 方法。

approach-departure path（**进场-离场路径**）：从降落板和安全圈向上和向外延伸的无障碍飞行通道（进出航道不得飞越建筑物、居住区域、人员和车辆停放区域）。

Approved Aircraft Inspection Program（AAIP）**Manual**（**批准的飞机检查项目**[AAIP]**手册**）：为已批准的飞机检查项目提供明确的指导方针、说明和检查标准；包括制造商推荐的维护方案，该方案适用于所运行的飞机类型，包括航空电子设备、应急设备以及符合适航要求的其他已安装设备。

APU（auxiliary power unit，**辅助动力设备**）：在停止时使用，旨在为灯光、空调/加热器等提供电力，以及协助启动飞机；也被称为 GPU。

Area Navigation（RNAV，**区域导航**）：一种导航方法，允许在基准站导航信号覆盖范围内或在自控系统能力范围内按照所需路线任意操控飞机。（RNAV 是一个通用缩写，表示能在飞行员规定的航路点之间指导飞机飞行的任何设备。究其源头，"区域导航"以前被称为"随机导航（random navigation）"，因此缩写 RNAV。）

ARINC：美国航空无线电公司（Aeronautical Radio, Inc）；一家由成员航空公司拥有的非营利性公司，旨在规定航空电子设备的形式、适合性和功能，并提供无线电通信服务。

ASAP：尽可能快（as soon as possible）。

ASI：空速指示器（air speed indicator）。

ASL（above sea level，**海拔高度**）或 **AMSL**（above mean sea level，**平均海拔高度**）：飞机的高度表达为海拔高度，而不是离地高度（AGL）。（为了忽略不同的地形高度，所有航行高度和气压高度都基于平均海拔高度。只有在低空测量飞机和地面之间的距离的雷达高度计所显示的是地面以上的实际高度。）

AsMA：航天医学协会（Aerospace Medical Association）。

ASOS（automated surface observing system，**自动地面观测系统**）：由美国联邦航空管理局（Federal Aviation Administration, FAA）、国家气象局（National Weather Service, NWS）和国防部（Department of Defense, DOD）资助的一个自动化观测系统，可提供天气观测结果，包括：温度、露点、风、高度拨定值、能见度、天空状况、和降水情况。（全国各地的机场都安装有 ASOS，旨在"随时随处"为飞行员以及其他用户提供机场天气观测资料。该观测系统每天 24 小时连续运行，从不间断，可提供每一天、每一分钟的观察资料。此类系统旨在通过提供最需要区域（即机场的跑道着陆区）的实测天气参数，从而提高航空运行的安全性和效率。ASOS 通常自动向机场附近的飞机直接提供计算机生成的语音，采用 FAA VHF 地对空无线电广播，或附加到 ATIS 广播中。也可以通过拨号电话和国家气象数据网络获得同样的信息。）

ASRS（aviation safety reporting system，**航空安全报告系统**）：NASA 和 FAA 的合资企业，旨在收集、分析和主动回应所提交的航空安全事件报告，以便减少航空事故的可能性。

ASTNA：空中和地面转运护理协会（Air & Surface Transport Nurses Association）。

ATA（actual time of arrival，**实际到达时间**）：该术语用于飞行计划和飞行跟踪中，旨在记录飞机到达某点的时间。

ATC（air traffic control，**空中交通管制**）：相关当局运行的一种服务（在机场实施），旨在确保空中交通安全有序且快速运行（起飞和登陆）。

ATD（actual time of departure，**实际起飞时间**）：该术语用于飞行计划和飞行跟踪中，旨在记录飞机从某个指定地点的实际起飞时间。

ATE（actual time enroute，**实际航行时间**）：该术语用于飞行计划和飞行跟踪，旨在记录飞机从一个地点至另一个地点的实际飞行时间。

ATIS：自动终端信息服务（automatic terminal information service）；在选定的高活动终端区域连续广播已经录制好的信息。

ATP：航空转运飞行员执照（airline transport pilot）。

attitude（**飞机姿态**）：飞机相对于地平线的方向；两个角度的函数——俯仰和滚转。（俯仰角确定了飞机纵轴的方向［即机头是指向上方、与地平线平齐、还是指向下方］。滚转角度确定了飞机是偏向左侧还是右侧，或者机翼是否与地平线平行。飞行员可调整控制杆（驾驶杆或摇杆），以调整飞机的姿态，从而保持飞机正常飞行或转弯或改变高度。）

audio（音频系统）：通常无须辅助器械就可以听到的声音；频率通常位于 15～20 000Hz（周期/秒）之间。

autorotation（自动旋转）：旋翼飞行器的飞行状态，其中当旋翼机处于运动中时起重旋翼完全由空气的作用驱动；还发生在发动机停机或无动力着陆时。（不向主旋翼提供发动机动力，而是通过空气动力驱动的转子叶片的自由转动而起升的。直升机靠近地面时，通过转动惯量检查下降情况。这通常被视为一种紧急操作，但通常在单发直升机的训练演习中使用。）

AVGAS：航空汽油（aviation gasoline）；大多数活塞式飞机所使用的一种燃料。

aviation hazard（航空风险）：危害航空活动所涉及的人员或资源安全性的任何条件、行为或情况。（这些风险包括与航空运营和活动各个方面有关的缺陷、不足或不安全的做法。）

aviation mishap（航空事件）：与飞机运作相关的计划之外的意外事件，导致飞机损坏、人员受伤或有这种可能性。（此类事件包括飞机事故、严重飞机意外事件、飞机意外事件、航空风险和飞机维护缺陷。）

AWAS：自动气象咨询站（automated weather advisory station）。

AWOS（automatic weather observation service，自动气象观测服务）：一套传感器，用于测量、收集和广播自动气象数据，以帮助气象学家、飞行员和飞行调度员准备和监测天气预报并规划飞行路线；其复杂性低于 ASOS。（AWOS 可采用计算机生成的语音，通过离散型 VHF 无线电广播或无方向信标向飞行员提供实时信息。AWOS 可通过长线电话通信或卫星上行链路向外部用户提供每小时的数据。联邦和非联邦系统都在使用。FAA 收购了联邦 AWOS 设备，目前正在维修中。州、地方和私人机构购买并维护非联邦 AWOS。AWOS 所收集的数据可包括：风速、风向和阵风；温度和露点；云层高度和覆盖范围；可见度；当前天气［雨，小雨，雪］；积雨；雷暴和闪电；高度计读数；以及是否

有雾、薄雾、阴霾、冻雾。美国有超过 600 多个 AWOS 站点。）

axis（轴）：正交参考坐标系中的一个方向。

azimuth（方位角）：水平面上的角度，通常测量时以身体坐标为依据。

B

bank angle（倾斜角）：水平面与右侧翼之间的夹角，在右翼向下时该角呈正角；该角也称为滚转角。

barometric altitude（气压高度）：相对于固定地球参考系的高度（平均海拔高度）；也被称为压力高度。

barometric pressure（气压）：相对于固定地球参考系的高度（气压高度、平均海拔高度）；也称为压力。

base station（基站）：无线电发射器和接收器，位于固定位置。（所有传输都是通过与麦克风的直接连接来实现的。基站不会在另一个频率上"重复"收到的无线电通信。）

battery light（电池灯）：可指示可能会发展成为重大紧急情况的轻微紧急情况。（最有可能的是，航行将停止，且飞行员将进行预防性紧急着陆。飞行员可能试图将飞机返回本地进行维修，但如果紧急状态增加，飞行员可能会选择在最近的机场降落。）

battery temperature light（电池温度灯）：可指示可能会发展成为重大紧急情况的轻微紧急情况。（最有可能的是，航行将停止，且飞行员将进行预防性紧急着陆。飞行员可能试图将飞机返回本地进行维修，但如果紧急状态增加，飞行员可能回尽快降落。）

beacon（信标台）：一种设备，通常设立在地面上，课帮助确定位置或方向。

below minima（低于最低标准）：也被称为"低于最低限度或低于最小值"；天气条件低于针对某项具体行动所规定的最低标准（如着陆最低标准、起飞最低标准、VFR 飞行最低标准）。（注：minima 是 minimum 的复数形式。）

blind transmission（盲信号传输）：从一个站点传输到另一个站点或多个站点，通常用于以下情况：无法建立双向通信，但相信被呼叫站点可能能够接收到讯息。

bow echo(弓形回波):一种线性雷达回波,但是向外弯曲成弓形。(在弓形回波的"波峰"或中心附近经常出现损坏的直线风。也可以在弓形回波的任一端发展成循环区域,有时可能导致龙卷风形成,特别是在气旋式旋转的左端。)

break(中止):表示发言者已经完成了与接收者的对话,并且已经准备好向频率上的其他人发送指令。

BRG(bearing,方位):至或起于任意一点的水平方向,通常从正北、磁北或其他参考点通过360°顺时针方向测量。

broadcast(广播):传输信息,不期望得到确认。

C

CAAMS:航空医学服务认证委员会(Committee on Accreditation of Air-Medi-cal Services)。请参见 CAMTS。

cabin pressurization(机舱加压):一种用于将飞机密封舱内的气压维持在适宜乘客水平的机械装置。

call alert(呼叫提示):一个单元向另一个单元发信号或"寻呼"的能力,在接收用户离开收音机的情况下,留下一个视频或音频信息,以便回电。

CAMTS:医疗转运系统资格鉴定委员会(Commission on Accreditation of Medical Transport Systems)(读音为"cames");以前称为 CAAMS。

carrier(承运人):民航客运企业。

CAS(calibrated airspeed,校正空速):飞机的指示空速,根据位置和仪器误差进行了校正。(CAS 等于海平面标准大气中的真空速度)。另请参见 indicated airspeed(指示空速)和 true airspeed(真空速)。

category(分类):①用于航空从业人员认证、评级、特权和限制相关领域——对飞机的一种广泛分类。(例子包括飞机;旋翼飞机;滑翔机;轻于空气);以及②用于飞机检定中——对飞机的一种分类,依据为预期用途或操作限制(例子包括转运、正常、实用性、特技、有限、限制和临时)。

A 类:对于转运类旋翼飞机——一种多引擎旋翼飞机,设计具有第 29 部分中规定的发动机和系统隔离特性,且可在关键发动机故障概念下利用预定的起飞和着陆操作,从而确保足够的指定表面积,以及在发动机故障的情况下具有充分的性能可确保持续安全飞行。

B 类:对于转运类旋翼飞机——单发或多发旋翼机,并不完全符合所有 A 类标准。(B 类旋翼机在发动机失效时没有受保护的保持能力,将采取非计划着陆措施。)

CCT(critical care transport,重症护理转运):在转运环境中由医疗团队提供重症护理,以便能够启动或维持必要的医疗干预、药物干预或为重症或受伤患者提供技术支持。

ceiling(飞机云幕):最低层的云或地面以上的视障现象,覆盖≥5/8 的天空;报告为"碎云"、"阴云密布"或"阴暗",并且不被分类为"薄"或"局部"。

certificate(证书):美国联邦航空管理局(FAA)颁发的载客许可证(在这方面,有时被称为证明书,第 135 部分许可证等)。

certificated weight(认证重量):认证重量是飞机适航证中规定的最大起飞重量,也称为"起飞重量"。

CFIT(controlled flight into terrain,可控飞行撞地):适宜航空的飞机在驾驶员的控制下无意间飞入地带、障碍物或水域中,飞行员通常事先未意识到即将发生的灾难;通常发生在 IFR 或夜间,正常情况下发生在 IFR 情况下或夜间,明显地丧失了态势感知能力。

CFR(code of federal regulations,美国联邦法规):美国联邦政府的行政管理部门和机构在联邦登记簿上发布的一般规则和永久性规则汇编。("联邦法规"[CFR]的第 14 篇中包含了联邦航空条例[FARs],旨在指导美国的所有航空活动。)

CG(center of gravity,重心):飞机上合重量集中的虚点可被视为重量最集中的地方。(所有飞机在装载时考虑重力限制中心非常重要,而直升机尤其重要,且非常关键。在飞机上,水平翼区的负载是平衡的,而且范围相对较宽。在单个主旋翼直升机中,水平翼区就像一个手掌一样,在一个单独点下面运转。因此,装载偏离 CG 一点都有可能会极大地影响直升机的可控性。)

channel(频道):在 EMS 系统中,通常是指一对无线电频率——一个用于传送,一个用于接收。

chip light(片式光):警示灯,表示在受影响的系统中有黑色金属累积。(这可能是由于多种原因造成的,所有这些都必须通过维护来评估。在飞行过程中,这种现象被视为是紧急情况。飞行员将在最近的机场进行预防性紧急着陆。)

CISD:事件应激晤谈(critical incident stress debriefing)。

class(细分类):①用于航空从业人员认证、评级、特权和限制相关领域——具有相同操作特征的某类分机的一个细分类。(例子包括单发动机;多发动机;陆地;水域;旋翼机;直升机;飞艇;以及自由球囊);以及②用于飞机检定中——对具有相似推进力、飞行或登录的一类分机的广泛分类。(例子包括飞机;旋翼飞机;滑翔机;球囊;陆上飞机;以及海上飞机。)

clearance(间距):空中交通管制或地面控制许可飞机在受控区域内飞行(在受管制的空域内或在受控机场地面上)。

collective(驾驶舱控制杠杆):驾驶舱上下控制杠杆,由飞行员的左手操纵,可改变直升机主旋翼桨叶的俯仰角;是飞机的主要动力控制。(驾驶舱控制杠杆运动导致桨叶的桨距增加,从而使驾驶舱升高,直升机因而离开地面,盘旋或爬升,前提条件是要动力充足。拉起驾驶舱控制杠杆会使用直升机上升,降低杠杆会使直升机下降。)

control surface(操纵面):连接到飞机上的一个翼面,可通过移动控制飞机的姿势;间接控制飞机飞行的一个面板,例如控制旋翼叶片间距的滑盘。

controlled airspace(管制空域):预先规定好大小规模的空域,在空域中根据空域分类对 IFR 航班和 VFR 航班提供空中交通管制服务。(飞进管制空域需要 ATC 的许可。)

convection(对流):一般是指通过流体运动达到的热量和湿气转运。(在气象学中,该术语是专门用来描述热量和湿度的垂直传输,特别是不稳定大气中的上行和下行传播。"对流"和"雷暴"通常可互换使用,虽然雷暴只是对流的一种形式。)

coordinates(坐标系):参照线的交点,通常表达为经度和纬度的度/分/秒;用于确定或报告方位或位置。

copy(传输完成指示):表明消息的接收者收到了所有最后的传输。

correction(修正):口头表示在无线电广播中出现了错误,并进行了更正。

course(进程):在水平面上飞行的预期方向,测量时通过与正北方之间的度数表示。

coverage(覆盖范围):存在可靠通讯的地理区域;通常用海里表示。

cowling(整流罩):可移动的金属覆盖物,放置在飞机发动机上方和周围。

CPA(cabin pressure altitude,舱压高度):在加压式飞机中,机舱内的压力以高度等效值方式表示。(加压一般可达到 CPA 1828.8～2438.4m(6000~8000ft)[商用飞机]。在航空医学运作中,所需的 CPA 往往较低(低至海平面等值)。)

crewmember(航员):被指派在飞行过程中负责执勤的工作人员。

critical phase of flight, fixed-wing(飞行临界相,固定翼):涉及滑行、起飞和着陆的所有地面操作,以及在 3048m(10 000ft)以下进行的所有其他飞行操作(巡航飞行除外)。

critical phase of flight, rotor-wing(飞行临界相,旋翼):在 152.4m(500ft)以下进行的所有飞行操作,包括悬停、起飞和降落,以及在 3048m(10 000ft)以下进行的所有其他飞行操作(巡航飞行除外)。

CRM:机组资源管理(crew resource management)或驾驶舱资源管理(cockpit resource management)。

cross-country flight(越野飞行):超出当地飞行区域的飞行,或在当地飞行区域内飞行,但计划在原籍地以外终止。

cruise speed(巡航速度):飞机完成攀升、进入航途中时在某一高度达到的正常行驶速度。

CTCSS(continuous tone coded squelch systems,连续语音编码静噪系统)(PL):当按下按键通话时,语音会通过无线电频率传输。(只有与 CTCSS 语音相匹配的无线电、中继器和基站才能听到并相互通信。"PL"有时被用作 CTCSS 的通用商标。PL 是指"专用线"(private line),是摩托罗拉公司的商标。其他供应商则将 CTCSS 称为 channel guard、quiet channel、quiet talk、tone lock 和 quiet call。)

currency(通过):表示飞行员在最近六个月内在适当飞机上(即对于直升机飞行员,必须采用直升机)已经完成飞行(至少完成六次仪表进场着陆),且已完成等待程序,并通过使用导航系统截取、跟踪航程。(必须至少每六个月重复一次飞行练习,以维护 IFR 通过性。)

CVR:驾驶舱话音记录器(cockpit voice recorder）。

cycles（循环）：与涡轮发动机有关。（该循环从启动开始，继续通过满功率，在关闭时结束。）

cyclic（循环性驾驶杆）：循环性"驾驶杆"可测定整个旋翼桨盘相对于直升机的角度。（它可控制直升机在水平面上的方向运动和速度，即向前、向后、向左和向右。循环性驾驶杆起始于驾驶舱的底板中心，位于飞行员的两腿之间，由飞行员的右手操作。主旋翼系统按照驾驶杆的运动方向倾斜，使直升机向这个方向移动。）

D

Delta（Delta 偏差）：差异或错误。

density altitude（密度高度）：所有飞机的一项性能参数，受温度、湿度、大气压力和海拔高度的影响。（随着密度高度的增加［如高温和潮湿条件］，发动机功率输出、旋翼的效率、和气动升力全部增加。）

direct user access system（直接用户访问系统）：允许飞行员用个人电脑获取飞行前的天气数据和飞行计划。

discrete frequency（离散频率）：一种独立的无线电频率，用于空中交通管制中，可通过控制特定频率上同时运行的飞机数量来减少频繁拥挤。

dispatch console（调派控制台）：人们通常会将调派控制台与"无线电"混淆，但事实上调派控制台只是多个无线电/电话的麦克风和扬声器的合并。（如可以将 10 个无线电连接到一个控制台中。因此，控制台用户有一个麦克风和一个或两个扬声器，可通过它们运行所有无线电。在控制台上确定要使用的具体无线电。可通过控制台可在任何或所有频段中并入无线电。相比之下，收音机通常只能在其中一个频段和类型中进行操作。）

distress phase（遇险阶段）：对飞机担忧升级的一个步骤，例如飞机有可能会处于危急状态，或可能已经耗尽了燃料供应，或很可能已经强迫着陆。（该阶段之后紧跟警戒阶段，并提示激活救援协调中心程序。）

DME（distance measuring equipment，测距仪）：一种机载和地面设备，用于测量飞机与 DME 导航设备的倾斜距离（以英里为单位）。（DME 可用于"VOR/DME 方法"中，而 VOR/DME 方法中使用了两个导航信标台［VOR 和 DME］，这两个信标

台放置在一起，共同完成该方法。）

DNS（doppler navigation system，DPLR，多普勒导航系统）：一种通过辐射和确定频移来测量速度的导航系统。

DOD：Department of Defense（国防部）。

doppler（多普勒）：一种通过辐射和确定频移来测量速度的技术。

DOT：Department of Transportation（交通部）。

downwash（气流下洗）：垂直于机翼运动方向的空气偏转。

DPLR：请参见 doppler navigation system（多普勒导航系统）。

DR（dead reckoning，航位推测法）：一种以来自最佳可用信息资源的基础信息（气压高度、磁航向、空速、风况）为依据的导航方法；有时候也是航行数据航位推测法的简称。

drag（拖曳力）：在飞机飞行方向上施加给飞机的阻力，与其运动方向相反。另请参见 thrust（推力）。

dry lease（干租）：仅限飞机租赁。（承租人提供自己的全体机组人员或飞行员。由于控制权被转移给承租人，所以所付款项是飞机的租金，而不是用于征税性转运。）

DUATS：请参见 direct user access system（直接用户访问系统）。

duplex（双工模式）：用于发送和接收的单独通道，允许同时讲话和收听，就如在电话交谈中，或在使用中继器的无线电通信中。

duty time（执勤时间）：机组成员以任何工作形式（不只是在空中）在一天中执勤的时间段。（这可能是对较长的当天来回飞行的一种限制，因为 FAA 对执勤时间量制订了限制。）

E

elevation（仰角）：通过纵轴的垂直平面中的一个角度；高度平均海拔高度，通常指地形。

elevator（升降机）：电梯：水平机翼的可移动部分，可通过将固定部分作为稳定器来控制飞机的倾斜。

ELT（emergency locator transmitter，应急定位发射机）：一种连接在飞机上的无线电发射机，当受到事故影响（5G 或更高）时会自动启动，以帮助定位降落的飞机。可利用其自身的电源，并在

406MHz 的国际紧急频率上发送语音。（ELT 信号可以被邻近的 FAA 设施、飞机总部以及搜索和救援（SARSAT）卫星所接收。可传送数字信息串，包括飞机标志或个人用户标志，以及他们的 GPS 位置（在适当链接时）。也可手动激活应急定位发射机。老式的 121.5MHz 和 243MHz[军用]发射机于 2009 年 2 月起被确定为已经过时，因为不再受卫星监测，因此也无法对飞机进行识别了。

empty weight（空重）：直升机的重量，包括结构、发电机、所有固定设备、所有固定压载物、不能使用的燃料、未排出的油及所有液压油。

encoder（编码器）：无线电的一部分，可将信息转换为编码形式，人后传输至另一台无线电或寻呼机。

engine fire, single-engine aircraft（发动机着火，单引擎飞机）：表示飞机发生严重火灾，且可能在接近广播位置的地方就近着陆。

engine fire, twin-engine aircraft（发动机着火，双引擎飞机）：表示直升机的其中一台发动机着火了。（如果发生火灾，飞机将只有一台单引擎，可以在露天场地或停车场实施控制着陆。如果不能在飞行中扑灭火，飞机可能会在信号发送位置附近着陆。）

equipped weight（装备重量）：直升机的空重量，加上任务所需设备的重量，加上燃油的重量。（该术语被美国农业部——森林服务、美国内政部和一些州和地方机构用于计算。）

ETA（estimated time of arrival，预计到达时间）：飞行计划和飞行跟踪中使用的通用术语，用于估计到达某一点的时间。

ETD（estimated time of departure，预计开航时间）：飞行计划和飞行跟踪中使用的通用术语，旨在估计从某一点起飞的时间。

ETE（estimated time enroute，估计途中时间）：飞行计划和飞行跟踪中使用的通用术语，旨在估计从一点航行到另一点的时间。

F

FAA（Federal Aviation Administration，联邦航空管理局）：联邦政府机构，负责让飞机在国家空域系统安全有效地运行；联邦航空管理局拥有广泛的立法权，以此制订和执行联邦航空条例（federal aviation regulations）。

FAR（federal aviation regulations，联邦航空条例）：由联邦航空管理局（Federal Aviation Administration，FAA）规定并执行的联邦航空规章制度。（FAR 中规定了美国的所有航空活动，属于美国联邦法规[CFR]第 14 篇。根据 FAR 在 CFR 中的结构，将它分为不同的章节，称为"部分"。每部分都规定了一种特定类型的活动。例如，CFR 第 14 篇第 135 部分中包含通勤和按需运行方面的操作要求。对各种活动都进行了规定，例如飞机设计、飞行员培训、热气球、甚至模型火箭发射等。这些规则旨在促进航空安全，并保护飞行员、乘客，以及让公众避免不必要的风险。）

FAR 第 121 部分：管理国内航空公司的联邦航空条例，包括大型飞机的预定和非预定（包机）商业运营商。

FAR 第 135 部分：管理空中巴士营运商和商业运营商的联邦航空条例；分类为预定（少于 10 个座位的短程定期往返航班）或非预定，包括航空医学转运和其他按需提供的空中巴士服务）。

FAR 第 91 部分：管理一般运营的联邦航空条例以及通用航空（GA）航行规则；非商业性运营。

FBO（fixed based operator，固定的基础运营商）：提供航空服务和产品服务的机场业务，如停泊场地、飞机租赁、销售、加油、飞行指导和飞机维修与保养。

FCC（federal communications commission，联邦通信委员会）：负责管理国内通信业务的联邦政府机构。（所有商业和政府无线电用户必须经过 FCC 的许可）。

FCS（flight control system，飞机操纵系统）：主要飞行控制系统或自动飞行控制系统。

FDR：飞行数据记录器（flight data recorder）。

feathering（顺桨）：在发动机故障的情况下，将可调螺距旋翼调整至俯仰位置的过程，此时叶片角度与旋转平面大约成 90°，以停止旋翼自转。

fenestron（后尾螺旋翼）：在某些直升机上使用的尾部旋翼的一种封闭式扇形替代品。（在 20 世纪 60 年代被开发商称为"fenestrou"，法文 provencal 是指"小圆窗"，代指覆盖旋翼；最初于 1991 年采用 aerospatiale 注册，并将其确定为注册商标[现在的空中巴士直升机]。）

ferry flight（运渡飞航）：符合以下目的的飞行：①将飞机返回基地；②将飞机从一个地点转运到另一个地点；③将飞机移入和移出维修基地。（在某些条件下,可根据特殊的飞行许可实施运渡飞航。)

FIA: 航行信息区域(flight information area);负责某一个 FIS 的地理区域。

fin(翼): 有时被称为垂直稳定器——垂直翼型的固定部分,可控制飞机偏航;可移动部分是方向舵。

FIPS: 飞机防结冰系统(flight icing protection system);安装在飞机上的一种系统,用于管理飞机结冰积聚;飞行前需要在已知的结冰条件下进行计划。

FIS: 飞航情报服务(flight information service);特定航行信息区域内的一种空中交通服务形式,可提供天气和机场信息,以及关于飞行潜在危险的信息。

FL: 飞行高度(FL100 = 10 000ft = 3048 米)。

flaps(襟翼): 一种位于飞机机翼后缘的可移动、通常为铰接式的机翼,旨在通过改变机翼的外倾角来增加升力或阻力;用于在着陆过程中减速飞行,或者在低速时提供额外升力。

flare(闪调): 在着陆前瞬间执行的一种机动操作,该操作使机头调高,让飞机以最小速度着陆。

flight controls(飞行控制): 驾驶舱内飞机的飞行控制。(主要飞行控制设备包括转轮、飞行摇杆、循环性驾驶杆、踏板、风门和驾驶舱控制杠杆;次要飞行控制设备是指主要控制以外的飞行控制,例如襟翼、板条、稳定器和着陆装置。)

flight crewmember(飞航组员): 持有有效的联邦航空管理局(FAA)空军证书和飞行员体检证明的个人,这是执行飞行任务的先决条件。(例如飞行员、副驾驶员、飞行工程师、飞行导航员)。

flight following(飞行跟踪): 一种从出发地到目的地的全程追踪飞机的方法和过程。(飞行跟踪旨在确定飞机的实时位置和状况,具有合理的确定性,因此在发生事故时,可以救出机上人员。可以通过以下方法实现飞行跟踪:空对地通信、向 FAA和/或机构办公室提交飞行计划或自动卫星报告系统。最终的结果是一系列的位置检查。)

flight plan(飞行计划): 一份包含以下参数的记录:飞机编号;型号和设备、飞行分类、计划途径和高度、包括起飞时间估计、每个航段的时间;还规定了燃料运载量、登机人员数、总部、联系电话等信息。(通过无线电、电话、电脑或亲自联系飞行服务站而提供飞行计划)。

flight surgeon(航空军医): 从航空医学批准课程毕业的医务人员。

FLIR(forward-looking infrared,前视红外传感器): 一种传感设备,用于补充 AGR、扩展飞机的视觉搜索能力、并提供位置信息,以提高指导和导航更新能力。(在驾驶舱内显示来自 FLIR 传感器的图像。可使用跟踪手柄来手动控制 FLIR 指向,也可以通过任务计算机自动控制 FLIR 指向。FLIR将热图像转换为视频图像,并确定某个点的方位角、仰角,有时还可确定范围。)

FOD(foreign object debris,外来物碎片): 飞机部件或系统之外的某种物质、碎片或物品,可能会损坏飞机或造成人员伤害(发音为"Fod",而不是发出每个单独的字母的音;F. O. D.)。

forced landing(紧急降落): 由于发动机、系统或部件故障而导致飞机无法继续飞行,因而必须着陆,这种情况不一定会导致损坏。

FREQ(frequency,频道): 以兆赫表示的操作频道。(所有双向无线电通信都使用单个或多个频道发送和接收信息)。

frequency band(频段): 位于两个规定限值内的频率,用于特定目的或定位。(每个频段具有不同的特性。适用于大多数无线电通信设备的频段包括:频段 8,VHF[特高频],频率范围为 30～300MHz;以及频段 9,UHF[超高频],频率范围为300～3000MHz。有关频率的更多详细信息,请参阅通信章节。)

FSDO(flight standards district offices,飞行标准地区办公室): 负责认证和监督航空运营人、空中机构和飞行员的 FAA 现场办公室;飞机改装和许可;执行和调查;以及事故报告。(FSDO 也可能是低飞行飞机的联络点以及航空安全教育和培训点。)

FSS(flight service station,飞行服务站): 空中交通设施,提供飞行员简报、航路和 VFR、搜救服务;在紧急情况下协助丢失飞机和飞机;续接 ATC许可;向飞行员发出通告;广播航空天气和 NAS 信息;接收和处理 IFR 飞行计划;以及监测 NAVAID。(此外,在选定的地点,FSS 还可提供航路观测服务[空中守听],进行天气观测并发布机场建议。)

fuel burn(燃油消耗): 飞机在巡航速度时使用的燃油量;可以表示为每小时消耗的燃油体积或重量。

fuel capacity(燃油容量): 直升机油箱中可以承载的最大燃油量。

fuel consumption（耗油量）：燃油消耗量，以磅/小时计算，计算为 1524m（5000ft）的压力高度，80B F（26B C）。（燃油重量计算为 AVGAS0.72kg/L（6Ib/Gal），喷气燃料为 0.84kg/L（7Ib/Gal）。）

fuel filter light（燃油滤清器指示灯）：表示轻微的紧急情况。（最有可能的是，将降低飞机的功率继续飞行。飞行员可以选择将飞机返回本地维修，也可以选择在最近的机场降落。）

fuel weight（燃料重量）：每加仑飞机燃料的实际重量，可能略有变化。（用于计算：AvGas = 0.72kg/L（6Ib/Gal）；喷气燃料 = 0.84kg/L（7Ib/Gal））。

funnel cloud（漏斗云）：一种漏斗状冷凝云，从一个高耸的积云底部延伸，与一个不接触地面的空气旋转柱相连。（一旦与地面接触，则称为龙卷风。）

fuselage（机身）：装载机组人员、乘客和货物的飞机主体结构，主体结构上装有机翼、尾翼，以及在大多数单引擎飞机中，还装有引擎。

FW（fixed wing，固定翼）：一种飞机类型，与旋翼/直升机相反。

G

GA（general aviation，普通航空）：民用飞行的一部分，通常以休闲（个人）飞行、教学、商业、企业、公共用途和其他重要服务为特征。（GA 估计占美国 92% 的飞机，占美国飞行小时的 65% 以上。）

GADO（general aviation district office，通用航空区域办公室）：FAA 的最低层分支，也是最有可能知道包机运营商具体历史的实体机构。

generator out（发电机故障）：一种较轻微的紧急情况，涉及发电机功能障碍。（最可能的情况是，飞机将继续飞行，但是这个决定可能取决于照明条件［白天 vs 黑夜］。飞行员可以选择将飞机返回本地维修，也可以选择在最近的机场降落。）

glideslope（下滑信标）：下滑道到跑道的角度。

GM：请参见 multi-mode radar（多模式雷达）。

Go ahead（前进）：表示扬声器可以继续进行无线电通信。

GPS（global positioning system，全球位置测定系统）：一种基于卫星的全球导航传感器，可提供高度精确的导航数据：位置、速度和时间参考。（GPS 准确性很高，具有四个或四个以上适当定位的卫星。如果卫星放置不合适，或可见卫星少于四颗，GPS 的准确性会下降。GPS-INS 是最精确定位模式，在白天和夜晚以及在各种天气情况下都可正常运行。民用用户的系统精度通常是水平面 100 米。GPS 取代了 LORAN，已成为确定飞机准确位置的首选系统。）

GPU：请参见 ground power unit（地面动力装置）。

GPWS（ground proximity warning system，地面迫近警告系统）：一种警告系统，旨在提醒飞行员其飞机有立即飞入地面的危险，也称为地面碰撞预警系统（ground-collision warning system，GCWS）。（该系统可监视飞机在地面上的高度，通过无线电高度确定。随后采用计算机跟踪这些读数，计算趋势，而且如果飞机处于某些定义的飞行配置（"模式"）中，计算机还将通过视频和音频消息警告飞行员。此类模式包括：下降率过高；地形闭合率过高；起飞后高度损失；地形不稳定；以及低于下滑信标的偏差过大。）

ground effect（地面效应）：直升机在接近地面运行时由旋翼叶片产生的下冲速度，此时的飞行速度由于与地面接近（干扰）而不能充分发展。（在飞机达到相对较低的高度时才会发生旋翼下洗的这种速度约束行为，该高度通常是旋翼直径的一半。随着主旋翼系统被空气向下推动，会在直升机下方产生一个空气"垫"，即在表面附近悬停或运行，该空气"垫"被半压缩在表面上。最终结果是上升出现有益的增加，支持指定重量的电力需求较低。这种地面空气垫通常是有效的，尽管在逐渐减小，直至表面上的高度等于主旋翼叶片的半径。请参见 hover-in-ground-effect（悬停在地面效应）和 hover-out-of-ground-effect（悬停出地面效应）。）

ground power unit（地面动力装置）：用于发动所有飞机系统的地面设备。

ground speed（地上速率）：地上速度是指飞机在超过地面参考点以上的速度，等于空速+顺风速，或空速−逆风速。

ground visibility（地面能见度）：由美国国家气象局或经认可的观察员报告的地球表面附近的水平主导能见度。

grounded（停在地面）：指飞机不适宜航行，通常是由于维修问题所致；也可能指飞行员由于医疗原因不能执行飞行任务。

gust spread（阵风传播幅度）：最低和最高风

速之间的差异。

GW（gross weight，毛重量）：飞机满载时的总重量，也称起飞重量。

H

HAI：国际直升机协会（Helicopter Association International）。

hand signals（手势信号）：在飞机起飞、着陆或悬停期间，允许地勤人员用以指导直升机的标准信号。（在某些情况下，直升机手势信号与飞机的手势信号有所不同）。

HAPI：直升机进场路线指示灯（helicopter approach path indicator）；直升机的一种可视下滑道指示器，通过地面设备和灯光，提供垂直进场路径彩色指示，从而协助飞行员降落直升机。

hazard map（危害度地图）：可显示所有已知空中危险的作业领域地图，包括但不限于电力线、军事训练区域、悬停滑翔区等。

hazardous materials（危险物品）：美国联邦法规第 49 篇第 175 章"危险物质管理条例"中被确定、分类和规定的物质。（危险物质是指经交通部长确定在商业转运过程中会对健康、安全和财产造成不合理风险，且已经被如此归类的物质或材料。）

heading（前进方向）：指南针上显示的飞机指向方向，相对于真正的北方或磁北方测量的方向。

HEAR：医院紧急救护车（hospital emergency ambulance radio）；救护车和医院之间的全国公认通讯频率。（HEAR 频率为 155.340。这是一个没有 CTCSS［PL］的单工频道。）

heavy helicopter（重型直升机）：请参见 helicopter，classification（直升机，分类）。

helicopter（直升机）：一种无翼飞机或旋翼飞机，可以从发动机驱动的旋翼获得主运动，因为旋翼可以使空气向下加速，从而提供反作用升力，或者在对顶角加速空气，以此提供升力和推力。另请参见 rotor-wing（旋翼）。

helicopter，classification（直升机，分类）：根据重量和发动机数量，按照惯例进行分类。（HEMS 中最常见的直升机是单引擎直升机、轻型双引擎直升机和中级［或中型］双引擎直升机。大型［或重型］多引擎直升机通常不用于 HEMS。可按照重量为这些不同类型的直升机提供一般指导方针，但没有监管标准或行业标准。对于许多直升机公司来说，该术语用于销售他们自己的飞机。

- intermediate（medium）helicopter（中级［中型］直升机）：最大毛重量为 3175～5670kg（7000～12 500Ib）的直升机。
- large（heavy）hclicopter（大型［中型］直升机）：最大毛重量超过 5670kg（12 500Ib）的直升机。
- light helicopter（轻型直升机）：最大毛重不足 3175kg（7000Ib）的直升机。

helipad（直升机起飞及降落场）：直升机场、机场、起飞/降落区域、停机坪或用于直升机起飞、着陆或停放的运动区域中的指定区域，通常表面经过加工和改善。

heliport（直升机场）：用于运行直升机的永久设施，是根据 FAA 标准建立的，并标记在航图上。

helispot（直升机临时降落场）：自然或改进的起飞和着陆区域，用于临时或偶尔使用直升机，不一定有通道。

HEMS（helicopter emergency medical service，直升机急救医疗服务）：该术语用于描述直升机提供的空中救护或航空医学（或航空医学）服务。

HF（high frequency，高频）：3～30MHz 之间的高射频。

HIGE（hover-in-ground-effect，悬停在地面效应）：在会对地面效应产生影响的高度（通常是距离地面的距离是旋翼直径的一半）运行。另请参见 ground effect（地面效应）。

high or low side failure，governor failure（高或低侧故障，调速器故障）：表明飞机发动机有问题，飞行员需要飞到最近的机场着陆。

Hobbsmeter（Hobbs 计时器）：在通电时就会被激活的飞行小时记录装置。

HOGE（hover-out-of-ground-effect，悬停出地面效应）：地面效应缓冲对悬停无有益影响。（对于任何给定的高度，悬停出地面效应都比悬停在地面效应消耗更大的动力。）

hook（或 hook echo）（延伸钩［或钩状回波]）：一种雷达反射率模式，其特征是雷暴回波有一个钩状延伸，通常位于风暴的后部右侧（相对于其运动方向）。（高延伸钩通常与中气旋有关，表明条件有利于发展成龙卷风。）

horsepower（马力）：在一秒内将 249kg（550Ib）重量举高 30cm（1ft）所需要的能量，不考虑摩擦力；最常用的表达形式是瓦特，等于 746 瓦特。

hover ceiling（悬停升限）：直升机在最大毛重

量条件下悬停时所达到的最大高度。(在地面效应悬停升限和出地面效应悬停升限在计算时均以标准大气压和无风条件下的最大毛重量为准。给出的值是密度高度。)

hover check(悬停检查):是指直升机在悬停滑行、空中滑行或起飞之前需要在稳定悬停的情况下接受的性能/动力检查。(悬停高度取决于核查目的。)

hover(悬停):直升机绕着地面某一给定点上方保持相当平稳飞行的一种飞行状态,既不垂直移动,也不水平移动。

human factors(人为因素学):研究人类在特定环境下的身体和心理行为,这已被公认对航空安全和有效性非常关键。(联邦航空管理局将人为因素学定义为通过多学科努力,生成和汇编人类能力和局限性方面的信息,并将这些信息应用于设备、系统、设施、程序、工作、环境、培训、人员配置和人员管理,以确保人类行为的安全性、舒适性、和有效性。)

Hz(Hertz,赫兹):国际单位制(SI)中的频率单位;定义为每秒周数;适用于物理(如振动)和电磁(如无线电波)现象。(千赫兹[kHz]是指每秒钟1000个周期的频率。兆赫兹[MHz]是指每秒钟一百万个周期的频率。)

I

IAFCCP:国际飞行及紧急护理人员协会(International Association of Flight and Critical Care Paramedics),之前称为国际飞行护理人员协会(International Association of Flight Paramedics,IAFP)和国家飞行护理人员协会(National Flight Paramedics Association,NFPA)。

IAFP:国际飞行护理人员协会(International Association of Flight Paramedics)(历史:请参见 IAFCCP)。

IAS(indicated air speed,指示真空速):飞机空速指示器上显示的速度,未针对高度、温度、大气密度或仪表误差进行校正。(这是驾驶员/控制器通信中使用的速度,通用术语为"空速"。)

icing(结冰):当在空气温度接近水冻结点(0℃)的可见湿度下运行时,在旋翼叶片、机翼和旋翼、活塞式发动机飞机的化油器及喷气式发动机飞机的进气道等前缘部位形成冰晶体。(没有防冰系统[适用于许多固定翼飞机,但适用的直升机很少],结冰可能会对飞机的安全飞行造成不良影响。)

ICUS:在监视下运行(in command under supervision)。请参见相似术语'PICUS'。

IDENT(识别请求):请求飞行员启动飞机应答器识别功能,以便让控制器确认飞机身份或识别飞机。

IFR flight plan(IFR 飞行计划):根据"仪表飞行规则",在飞行前(至少一个半小时)必须提交的强制性文件。(ATC 可根据飞行计划信息,在起飞前立即发出一份进入云层或低能见度条件的 IFR 许可,用于仪器飞行,而不是视觉飞行。)

IFR(instrument flight rules,仪表飞行规则):由监管机构(例如 FAA)制订的航空规章制度,其作用是在使用外部视觉参考无法确保安全操作的情况下进行飞行控制。(通过参照仪表实现导航,通过程序、空中交通管制和雷达监视与其他飞机保持距离。在天气条件低于 VFR[目视飞行规则]最小值时,IFR 可确保顺利航行,但也可用于 VMC[目视飞行气象条件]时,以提高与其他飞机的程序分离,并简化导航。在 IFR 条件下,可见性太差而无法依靠看地标进行导航。飞行员在使用 IFR 前必须先接受相关附加培训,其执照必须得到相应的认可,还要在近期有具体的经验,以及获得定期再认证。)

ILS(instrument landing system,仪表着陆系统):一种精密仪器着陆进场系统,通常由以下电子和视觉辅助设备组成:下滑道、定位器(轴承)、外部标记、中间标记和进场灯。

IMC(instrument meteorological conditions,仪表飞行气象条件):气象条件,表示为:能见度、云层距离及升限,这些数值都低于目视气象飞行条件中规定的最低值。另请参见 IFR。

incident(事件):事故以外的事件,与飞机操作相关,可影响或可能影响操作安全性。

in-flight collision with an obstacle(在飞行中碰撞障碍物):通常发生在能见度受限的情况下,因此飞行员无法及时看到障碍物或地形,因而无法及时避免碰撞。(这是直升机最常见的与天气有关的事故。)

interference(干扰):来自其他无线电发射机或来自电磁辐射的无用信号。

intermediatehelicopter(中级直升机):请参见 helicopter,classi-fication(直升机,分类)。

J

jet stream(喷射流):见于高海拔地区的移动性高速风流。

jet-a1:涡轮式直升机运行中最常使用的燃料。

just culture(正义文化):规定和区分行为,并提供处理各种行为的指导方针,以管理风险和预防不良后果,如事件和事故。

K

KTS(knot,航速单位:海里/小时):每小时 1 海里,合 1853m/h,即 1.151 法定英里/小时(6080 英尺),是全世界范围内动力飞机速度的标准量度;100 海里/小时等于 115 法定英里/小时。

L

land as soon as possible(尽快着陆):在可安全登陆的最近地点着陆,例如机场、停车场、旷野或其他开放式场地。

land as soon as practical(耗去必要油量立即着陆):不推荐长途飞行。(着陆地点和飞行持续时间由飞行员自行决定。在这样的紧急情况下,飞行员可能不会企图越过路过的机场达到目的地,而是视情况选择合适的机场着陆。)

land immediately(立即着陆):(首要考虑确保居民的人生安全。在水上、树上或其他不安全的地方着陆只能被视为最后的手段。但对于装有浮筒的飞机,飞行员可将其降落在水面上。)

land line(陆线):地理位置分隔点之间的电话线路;传统的有线电话。

landing assured(已确保着陆):来自飞行员的无线电通信,通常是发送给通信中心的,旨在确认着陆地点是否无障碍物,是否可安全着陆;确认飞机正在准备着陆;确认飞机将在几分钟内到达地面。

landing minima(着陆最低天气标准):民用飞机在使用仪表进场程序着陆时所要求的最低可见度和升限。

large helicopter(大型直升机):请参见 helicopter,classification(直升机,分类)。

LAT(latitude,纬度):地球上的位置表示法,即赤道北部或南部;或者任何水平运动的右-左;表示为北半球和南半球的度数。

lateral(横向):与维度有关;飞机从左到右。

LEO:执法人员(law enforcement officer)。

LF(low frequency,低频):频段 30~300kHz。

lift(升力):主要由机翼(固定翼)或旋翼(直升机)产生的力,其作用方向与引起翼型上升的重力矢量(重量)相反。

light helicopter(轻型直升机):请参见 helicopter,classification(直升机,分类)。

line of sight(视线):典型无线电通信的固有局限,即只有从发射机天线至接收机天线之间存在一个无障碍视野时才可实现通讯。(远程无线电广播通常需要视线,包括 UHF 和 VHF 无线电。由于地球曲率的原因,平地上设备的视线被限制在 9.65 千米,合 6 英里左右。)将外部天线安装到 4.3m(14ft)的高度可使天线的有效范围延伸至 14km(9 英里)左右,而 30.5m(100ft)的高塔可将天线的有效范围延伸至 27km(17 英里)以外。卫星、红外(IR)和微波传输需要视线,而便携式电话、手机和无线局域网(802.11)则不需要。

LOFT:航线飞行训练(line oriented flight training)。

LON(longitude,经度):地球上的位置表示法,本初子午线的东侧或西侧;表示为东经或西经。

LORAN(LRN,远程导航):一种远距离无线电导航系统;一种电子导航和位置确定系统,其原理是利用多个低频传输之间的时间差异,旨在提供精确的纬度/经度位置信息,可精确至 15.2m(50ft)。(目前全球位置测定系统[GPS]正在逐步替代 Loran 系统,已经成为飞机定位的首选系统。)

loss of aircraft control(飞机失控):通常是指发生在 IFR 条件下的一种事件,飞行员无法参照飞行仪器继续控制飞机。(空间定向障碍是主要原因,通常是 VFR 飞行持续进入 IFR 条件所致。)

loss of engine,single-engine helicopter(发动机失效,单发动机直升机):存在严重问题,即飞机唯一的发动机失效。(飞机将自动旋转并着陆。飞行员可能没有机会联络通讯中心。)

loss of engine,twin-engine helicopter(发动机失效,双发动机直升机):存在重大问题,即飞机的两个发动机都失效。(根据飞机的位置,飞行员可采取多种措施。如果该问题发生在起飞过程中,飞行员可能会立即着陆;如果发生在限制区域降落过程中，飞行员可能会硬着陆；或如果发生在飞行过程中，飞行员可能会飞到最近的机场或在旷野着陆。如果在飞行中，飞行员可能会有更多的时间听取通讯中心的建议。）

loss of hydraulics（液压损失）：（在发生液压部分损失时飞机仍然可以控制，可飞到最近的机场着陆；但对许多飞机而言，液压完全损失意味着飞机完全失去控制，将可能发生坠毁。）

loss of tail rotor（尾旋翼损失）：可能会导致飞机紧急着陆的一种紧急情况，由方向控制下降所致。（飞行员在着陆之前可能没有时间提供细节信息。如果能够继续向前飞行一段时间，则飞行员可有较多时间通知紧急情况并预定着陆点。）一般分为以下三类：

- **loss of tail rotor components（尾旋翼组件损失）**：一种罕见的机械故障，通常是由于实际部件损失所致，也可能由异物（鸟、毯、塑料袋等）引发的尾旋翼组件损坏所致。（这种情况的严重程度取决于所丢失的重量，因为重量丢失会导致前进重心转移。）

- **loss of tail rotor thrust（尾旋翼拉力损失）**：一种机械故障（例如变速箱或驱动杆故障），可导致提供拉力以抵消主旋翼所产生的转矩的抗转矩系统失效从而导致在悬停过程中时失去方向控制。

- **LTE（loss of tail rotor effectiveness，尾旋翼有效性损失）**：一种关键的低速空气动力学飞行特性，可能会导致非指令性快速偏航角度率，这种情况不会自动消失，如果不加以纠正，可能会导致飞机失控。（LTE 与维护故障无关，在不到 55.6km/h（30 海里/小时）的空速下，可能会以不同程度发生在所有单主旋翼直升机中。）

LSALT（lowest safe altitude，最低安全高度）：在飞行员可能飞翔的特定路线周围的规定缓冲区内，任何障碍物或地形以上至少 305m（1000ft）的高度。（在该高度或高于该高度飞行时，飞行员须遵守特定航程的仪表飞行离地高度要求。将在图表中公布两点之间 LSALT 相关的信息，为计划 IFR 飞行的飞行员提供帮助。）

LTE：请参见 loss of tail rotor effectiveness（尾旋翼有效性损失）；还可参见 long term evolution（长期演进），即对高度移动电话技术的引用。

M

m：米（1 米 = 3.28 英尺）。

magnetic heading（磁航向）：相当于磁北的飞机航向；磁航向传感器（magnetic heading sensor）可提供这种航向信息。

main rotor（主旋翼）：为直升机提供升力和推力的单个或多个旋翼。

maintenance（维护）：检查、彻底检修、修理、养护和更换部件。

manifest（显示）：被转运的人员和/或货物的书面清单及其重量。

MAST：交通安全军队辅助统（military assistance to safety and traffic）。

max temperature light（engine or transmission）（最大温光[发动机或变速器]）：可指示可能会发展成为重大紧急情况的轻微紧急情况。（最有可能的是，航行将停止，且飞行员将进行预防性紧急着陆。飞行员可能试图将飞机返回本地进行维修，但如果紧急状态增加，飞行员可能会选择在最近的机场、在旷野等地降落。）

maximum certificated gross weight（最大认证毛重量）：由生产商确定、并经联邦航空管理局批准的绝对最大允许重量（机组人员、乘客、燃料、机油、液体、货物和特殊装备）。（某些直升机型号的可投弃性外部装载的总重量较高。如果外部重量块中没有数字，则重量与内部重量相同。）

maximum computed gross weight（最大计算毛重量）：从相应的操作图中得出的毛重量，是适用于相应配置和/或环境条件情况的最大重量。

mayday call（"mayday，mayday，mayday"）（求救呼叫[mayday 是一种求救信号]）：严重级别最高的飞机遇险呼叫；国际遇险信号，表明飞机驾驶员正在飞行途中遇到紧急情况。（当该信号被连续发送三次时，表明重大危险即将来临，需要紧急援助。这种类型的紧急情况要求飞行员全神关注于眼前的境遇。因此飞行员可能无法再发送任何信息，即使发送了信息，也不太可能重复发送，也不太可能回答问题。派遣人员或其他飞行跟踪人员必须仔细聆听，因为飞行员或其他机组人员将会发送救援派遣服务所必需的位置信息。）另请参见 pan-pan（紧急警报）。

MB（marker beacon，指点信标台）：仪表着陆

系统的一部分,可告通过信号告知航员至跑道的距离;指点信标台包括三个标记:内部、中间和外部;VOR;定位器;和 NDB(无方向信标)方法。

med channels(医疗频道):是指由 FCC 指派的 10 个中继器频道,用于救护车-医院通信。(医疗频道的频率在 UHF 频率范围内,并且成对授权[双工模式]。此外,许多医院也在这些频道上使用 CTCSS[PL 码],以帮助消除使用相同频道的其他城市医院造成的干扰。)

medical certificate(医疗证明):管理机构开具的表格上可接受的身体健康证据。

medical,first class(医疗,一级):允许飞行员行驶六个月的航空转运飞行员(航空转运飞行员[ATP])驾驶证特权。(如果不更新,则恢复为二级医疗,然后转为三级医疗)。

medical,second class(医疗,二级):允许飞行员行驶一年的"商业飞行员驾驶证"特权。(如果不更新,则恢复到三级医疗)。

medical,third class(医疗,三级):根据 FAA 指定的航空体检医生(AME)进行的一般健康、视力和听力检查,三级医疗允许飞行员行使休闲或私人飞行员驾驶照特权;未批准用于"酬金或租用"飞行。(对于 40 岁以下的飞行员,该驾驶照有效期为三年,对于 40 岁以上的飞行员,其有效期为两年)。

medium helicopter(中型直升机):请参见 helicopter,classification(直升机,分类)。

Megahertz(兆赫):无线电频率,即每秒百万周期数,缩写为 MHz。

MEL(minimum equipment list,最低设备清单):一种比 MMEL 更严格细致的纲领性文件,其中规定了具体的飞机设备要求,在一定期限内允许带有序号和注册号的特定品牌和型号飞机携带可能不工作的设备,但仍然可以安全运行和派遣飞机。(此外,该手册中还规定了要遵循的机组和维护程序,以及允许携带不工作设备的操作类型。MEL 第 91 部分由适用于特定型号飞机的 MMEL 构成。FAA 将 MEL 视为 STC。因此,MEL 允许在特定条件下在某些特定设备可能不工作的情况下正常运行飞机。如果没有 FAA 批准的该手册,当任何设备不工作时,都不允许派遣或操作飞机。MEL 必须遵守相应飞机型号的 MMEL。)

METAR:飞行员常用的天气报告格式;发音为"Mee-Tar";航空例行天气报告的缩略语是该首字母缩写(METAR),扩展后为"meteorological terminal aviation routine weather report"。

minima(最小值):为特定操作设定的最低天气条件要求(升限和能见度),例如着陆最低标准、起飞最低标准、VFR 飞行最低标准;有时也称为"最低标准"。

mishap,aviation(航空事故):涉及飞机操作的意外事件,可导致飞机损坏、人员伤亡或造成潜在危险。(可能包括飞机意外事故、严重飞机事件、飞机事故、航空风险和飞机维修缺陷)。

MLS:微波着陆系统(microwave landing system)。

MMEL(master minimum equipment list,主最低设备清单):一种纲领性文件,其中规定了特定型号飞机允许带有一些特定的不工作仪表和设备。该文件旨在充分利用飞机设计的安全余度,在保证安全的前提下允许飞机保留故障飞行,从而提高飞机的利用率,降低成本。MMEL 是具体航空公司制订 MEL 的基础。

MMR(multi-mode radar,多模式雷达):一种雷达类型,用于地形跟踪(TF)和地形回避(TA)、地图测绘(GM)和空对地测距(AGR)。(TF 模式可提供经处理的指令,这些指令以爬/潜指令的形式展示在飞行指引仪的显示器上,以及操作员在预测近期 TF 指令中所使用的 E 平方视频上。在 TA 或 GM 模式时,会向操作员提供平面位置指示器[PPI]显示。AGR 模式允许操作员确定指定目标的范围,可用于位置更新。)

monitor(监测器):当用于通信中时,要在特定的频率上收听。

MSL(mean sea level,平均海平面):海洋表面的参考点,被作用确定陆地和大气仰角或海洋深度的标准;平均海平面被计算为通过机械潮汐计量器在较长时间内测量出的每小时潮位的平均值(即平均高水位和低水位之间的中间水位)。

MTOW(maximum take-off weight,最大起飞重量):飞机能够实现飞行的最大重量;受机体设计、发动机类型和功率、驱动类型和空气密度的影响。(计算中包括一切重量,代表机体、燃料、货物和人员的重量总和。)

N

NAACS:国家航空医学通讯专家协会(National Association of Air Medical Com-munication Specialists）。

nacelle（飞机的驾驶员室）：飞机的一个附属部件。

NAEMSP：美国急救医疗服务医师协会（National Association of EMS Physicians）。

NANN：全国新生儿护理人员协会（National Association of Neonatal Nurses）。

nap-of-the-earth flight（贴地飞行）：飞行目标是靠近地球，通常低于周围树木的高度。

NASEMSD：国家急救医疗服务主管人员协会（National Association of State EMS Directors）。

NATA：国家空运协会（National Air Transportation Association）。

NAV：导航（Navigation）。

NAVAID（navigational aid，导航辅助设备）：为飞行中的飞机提供点对点指导信息或位置数据的任何视觉或电子设备，机载或位于地面。

NDB（nondirectional beacon，无方向信标台）：发送无方向信号的 AL/MF 或 UHF 无线电信标，因此在配备有方向检测设备的飞机上，飞行员可由此确定其与无线电信标和"基地"方位关系，或追踪至/自 NDB 站。

negative（否定的）：主要用于无线电通讯中的一个词语，表示"不"或"许可未授权"或"不正确"。

NEMSPA：美国 EMS 飞行员协会（National EMS Pilots Association）。

NFPA：国家飞行护理人员协会（National Flight Paramedics Association）（历史：请参见 IAFCCP）。

NM（nautical mile，海里）：航空中最常见的距离测量，相当于 1.15 法定英里（美国标准）。

N-numbers（N 编号）：联邦政府飞机注册编码。（美国注册的飞机编码以"N"开头，加拿大的以"C"或"CF"开头，德国的以"D"开头，英国的以"G"开头，法国的以"F"，日本的以"JA"开头等）。

Nomex（诺梅克斯）：一种耐火性合成材料，用于制造飞行服以及消防员用裤子和衬衫。

NOTAM（notice to airmen，航行通告）：发送给飞行员的通告，其中包含有关任何组成部分（国家航空航天系统中的设施、服务、程序或危险）的确立、状况或变化信息（事先不够清楚，因此无法通过其他方式通知），与飞行操作相关的人员必须及时了解其中信息，这点至关重要。

NTSB（National Transportation Safety Board，美国国家运输安全委员会）：负责调查所有民用转运事故的机构，包括空中、地面、水路、铁路和管道，以及公众关注度较高的公共交通事故；该机构在飞行鉴定中担任顾问角色。

NVG（night vision goggles，夜视镜）：一种光学仪器，可通过图像增强管提高低光照条件下可用光的强度。

O

OA（obstacle avoidance，障碍回避）：旨在避开障碍物（例如地形、建筑物和电力线）的飞行线路。

one-skid landing（单滑橇着陆）：将直升机的一只滑橇放置在地面上，而由地形急剧变化，另一只滑橇只能高于地面；持续供应动力，以维持旋翼系统。（该操作需要接受专业训练。）

operating weight（运行重量）：直升机的装备重量加上机组人员和燃料重量的总和。

OPS：操作（operations）。

out（结束）：在无线电广播中意味着通话结束，未期望待回复。

outer marker（外指点标）：距离跑道末端 8～11km（5～7 英里）的指点信标台。另请参见：marker beacon（指点信标台）。

outflow boundary（外流边界）：一种暴风量级或中尺度边界，将雷暴冷却的空气（流出）与周围空气隔开；在效果方面类似于冷锋，其特征为风向转变，通常还伴随温度下降。（外流边界可在产生它们的雷暴消失之后持续 24 小时或更长时间，而且可能会从其起源地移至数百公里之外。沿着外流边界可能会产生新雷暴，尤其是靠近与另一边界交汇处。）

over（结束）：表示播送完成，而且发言者正在期待回应。

overdue aircraft（晚点飞机）：飞机未按照飞行计划中规定的时间办理登记手续。（常见情况包括飞机未能在最近估计到达时间［ETA］后 30 分钟内达到指定目的地，或未能在预定或未预定的降落时间后 30 分钟内与通信中心取得联系。）请参见"uncertainty phase"（不明阶段）FAA Flight Services JO 7110. 10v Section 3。

over-the-top(位于顶端):在云层之上或其他构成升限的视障现象之上。

P

PAIP:请参见 post accident/incident plan(事故/事件后计划)。

pan-pan(紧迫信号):一种非常紧急的讯息,涉及飞机或其他交通工具的安全性,或飞机上人员需要立即救助。(与 mayday 不同,mayday 适用于飞机及其乘客即将受到严重威胁且需要立即救助之时。因此 pan-pan 表示情况紧急,而 mayday 预示着危难。)另请参见 mayday call(求救呼叫)。

Part 121(第 121 部分):请参见 FAR 第 121 部分。

Part 135(第 135 部分):请参见 FAR 第 121 部分。

Part 91(第 91 部分):请参见 FAR 第 91 部分。

passenger(乘客):飞机上不履行飞行机组人员或航空运营人职责的人员。

PAX:乘客(passengers)。

payload(有效载荷):飞机在飞行过程中携带的运行必须物之外的任何东西,理论上是收入的来源,例如货物和乘客。

PBH:请参见 power-by-the-hour(按时计费)。

pedal(踏踏板):通过脚踩操作的一种飞行控制器,主要通过固定翼飞机的方向舵或在直升机中直接推进尾旋翼来控制偏航。(在直升机中,踏踏板可控制反扭矩尾旋翼,负责在悬停状态中控制方向,在前飞过程中配平飞机。)

PFAA:患者空中救护第一联盟(patient first air-ambulance alliance)。另请参见 ACCT。

PFD(personal flotation device,个人漂浮装置):种双室航空救生背心,能够自动复原,能够提供至少 15.9kg(35lb)重的浮力,带有两个二氧化碳充气盒,以及备用的嘴巴充气设备。

PPE(personal protective equipment,个人防护装备):为飞机上的个人或从事地面航空支援活动的人员提供保护作用的服装和设备。

phonetic alphabet(词读字母法):主要用于双向无线电通信中,用约定俗称的词语清楚地读出来,而不是读出字母本身的发音(注:类似于将 001 读成动动幺,旨在避免混淆)(为每一个字母约定一个单词,以便降低听者混淆字母的概率。例如,一些容易混淆的字母如"d"和"b"。使用词读字母法,用单词"delta"代指 d,用单词"bravo"代指 b,可以清楚地区分 d 和 b)。目前全世界的海事单位、飞机、业余无线电操作员,执法过程和军方都在使用这种词读字母法。虽然术语"词读字母法(phonetic alphabet)"通常就是指此类系统,但在这种情况下,术语"字母拼读法(spelling alphabet)"可能更适合。请参见表 91-1。

表 91-1 词读字母法(Phonetic Alphabet);请参见相邻列中的定义

字母	NATO/ ICAO*	LAPD/ APCO**	U.S. 词读字母法 1941~1956
A	Alpha	Adam	Able
B	Bravo	Boy	Baker
C	Charlie	Charles	Charlie
D	Delta+	David	Dog
E	Echo	Edward	Easy
F	Foxtrot	Frank	Fox
G	Golf	George	George
H	Hotel	Henry	How
I	India	Ida	Item
J	Juliet	John	Jig

字母	NATO/ ICAO*	LAPD/ APCO**	U. S. 词读字母法 1941~1956
K	Kilo	King	King
L	Lima	Lincoln	Love
M	Mike	Mary	Mike
N	November	Nora	Nan
O	Oscar	Ocean	Oboe
P	Papa	Paul	Peter
Q	Quebec	Queen	Queen
R	Romeo	Robert	Roger
S	Sierra	Sam	Sugar
T	Tango	Tom	Tare
U	Uniform	Uniform	Uncle
V	Victor	Victor	Victor
W	Whiskey	William	William
X	X-ray	X-ray	X-ray
Y	Yankee	Young	Yoke
Z	Zulu	Zebra	Zebra

* NATO/ICAO:北大西洋公约组织(North Atlantic Treaty Organization)/国际民航组织(International Civil Air Organization)。最常用的词读字母法,通常用于 EMS 操作和执法过程中。

** LAPD/APCO:洛杉矶警察局(Los Angeles Police Department)/国际公共安全通信委员会(Association of Public-Safety Communications Officials-International)。

+在经常出现达美航空公司的机场,例如哈兹菲尔德-杰克逊亚特兰大国际机场,单词"delta"可能会被另一个词替代,例如"dixie"。这样做可避免了频繁使用呼号"delta"带来的混淆情况。

PAIP(post accident/incident plan,**事故/事件后计划**):在发生转运相关事故、计划外事件或紧急情况下(涉及转运人员、飞机、和/或设备)制订的一种旨在提供组织性、系统性、即时且正确响应的计划。(该计划中详细指出了需要采取的措施、优先顺序,并确定了在发生紧急事件情况下对必须采取的各种措施担负责任的人员。)

PBH(power-by-the-hour,**按时计费**):实质上就是一种即付即用的"保险"计划合同。(PBH 允许对所有技术操作都按照使用时间支付费用。运营人每小时支付固定的价格,总支付费用就是每小时固定价格乘以实际飞行小时数。这样有助于更好地控制成本,消除或减少了备用配件的库存费用,维护成本也是固定的。合同中可能涵盖整个飞机["从头到尾"],也可能只限于特定飞机部件。还可能会与飞机制造商和发动机制造商单独签署一份 PBH 合同。)

PIC (pilot-in-command,**责任飞行员,即机长**):该飞行员对飞行操作和飞行安全拥有最终裁定权利并担负最终责任。

PICUS(pilot in command under supervision,**在监视下运行的飞行员**):该术语适用于多人制机组驾驶员操作情况中的副驾驶员,在这种情况下,副驾驶员按照指令操作飞机,同时有一名负责监督的高级驾驶员陪伴。(这是飞行员培训的一种教育框架体系,允许在指挥下记录飞行日时,但必须在安全的辅导环境中进行。)

piston engines(**活塞式发动机**):基于发动器

的往复式汽油发动机。(活塞式直升机在朝鲜冲突期间首次亮相,但大多数新型活塞式直升机都不具备现代化空中救护转运所必需的实用性性能功能。活塞式飞机在 322~805km(200~500 英里)的短途旅行中效率最高。)

pitch(俯仰轴/角):飞行中的三个轴之一,绕着飞机水平(左/右)旋转(即俯和仰)。另请参见 roll(翻滚轴/角)和 yaw(偏航轴/角);旋翼或旋翼叶片相对于其弧的角度,即俯仰角;以及叶片在一绕满圈过程中的推进距离。(注:roll 绕 x 轴;pitch 绕 y 轴;yaw 绕 z 轴。)

pitot tube(皮托管):一种通常安装在直升机外前缘上或安装在飞机机翼上(旋翼流之外)的小管,可测量飞行中的空气冲击压力,与一个可测量静压力的封闭式穿孔同轴管协同工作。(采用面板仪,根据空速校准压力差。)

PL:请参见 CTCSS(continuous tone coded squelch system,连续语音编码静噪系统)(PL)。

POB:乘载人员总数(persons on board)(人员数量,包括机组人员)。

PPE:请参见 personal protective equipment(个人防护装备)。

PPI:请参见 multi-mode radar(多模式雷达)。

precautionary landing(预防性紧急着陆):由于以下原因而必须着陆:有明显迹象显示即将发生故障,或为了检查导致不适宜继续飞行的发动机、系统或部件;也可能是为了避免恶劣天气,或出现医疗紧急情况(由医疗机组人员确定)而需要临时着陆,以便对患者采取飞机上无法采取的医疗护理措施。

precision approach procedure(精确进场程序):提供电子下滑面的标准仪表进场程序,如 ILS。

pressure altitude(压力高度):同 barometric altitude(气压高度)。

proficiency(精通):表明飞行员在规定时间(即最近六个月)内或者在规定时间后六个日历月内符合"通过"中列出的仪表经验。(他或她只有在通过仪表熟练程度考核之后才可在 IFR 条件下飞行。这些必须在相应的飞机上完成[例如对于直升机飞行员,必须在直升机上完成],而且仪器使用测试必须由考核人员、公司检定机师、授权飞行教员或授权的个人 FAA 进行。一旦飞行员通过了这项考核,他/她在未来六个月内可在仪表条件下飞行。)

prohibited area(禁航区域):第 73 部分中指定的空域,事先未经使用机构许可,任何人都不得擅自进入空域。

PTT(push-to-talk,按键通话):一种无线电广播模式,用户在通话时需要让开关保持在打开状态,以便进行传输。

R

RADALT(radar altimeter,雷达高度计):用于测量地形以上的高度。(在 TF 作业和着陆操作期间监视高度,以便提供低空警戒。在位置更新时,还可作为地形参考导航算法的输入数据。)

RADAR:电探测和测距(radio detection and ranging)的首字母缩略语。该技术可通过无线电波测定一定距离之外的物体;可确定距离、高度、方向和速度。

radio navigation(无线电导航):相对于无线电台的导航,例如提供相对方位、距离、横向偏差和下滑斜率。(实例包括 VOR、TACAN 和 PLS。)无线电导航与其他导航的不同之处在于,发射机的信号经常会在持续一段时间(即几分钟)后消失。这可能是由于自然障碍所致,或发射机被故意关闭所致。)

radome(雷达天线罩):一种由塑料材料制成的头部可拆卸圆锥体盖,用于包裹和保护飞机的雷达天线。

range(范围):飞机利用可用燃料达到的飞行距离。(应该包括燃料储备,以便在无法达到主要目的地的情况下,可到达备选着陆区或机场。范围并不一定总是一个实际的概念,因为它受逆风(减小范围)、顺风(增加范围)和其他因素的影响。)

range,radio communications(范围,无线电通信):无线电通信可能达到的距离;受功率、主要实质障碍和大气条件的限制;通常限于视线。

rating(资格证明):FAA 将资格证明定义为"一份声明,作为飞行员证书的一部分,其中规定了特殊条件、特权或限制"。(飞行员为了获取资格证明,必须通过一项书面考核,以及 FAA 主办的飞行测验。通过这些测试后,仪表资格证明就成为飞行员证书[执照]的一部分,现在飞行员便可在未来六个月内在仪表条件下飞行。另请参见 currency(通过)和 proficiency(精通)。)

repeater(中继器):放置在某个中心高点的大型双向无线电,在收听(接收)的同时可在另一个频道上重复(发送)该无线电消息。中继器增加了通信系统的工作范围。中继器有两种类型:社区和集群社区中继器。(该概念类似于电话的"合用线",因为社区系统允许多个用户共享一个中继器,按月租用空间并支付小额月费。集群系统有多个中继器(多达 20 个)联合在一起工作,为用户提供"先到先服务"式私人无线电通信。)

reserves(储量):抵达目的地所需的最小燃料量。(说得更 juti0 一点就是"燃料储备量")。

restricted area(限航区):第 73 部分中指定的空域,该区域中限制飞机飞行,但并不完全禁止飞行。

RFP(request for proposal,征询方案):采购流程的一个正式且明确的组成部分,其中清楚传达了有关各方的期望。(由机构或公司制订的一种征集书,通常通过竞标过程实现,用于采购某种服务[例如运营商的航空服务]、某种有价值的资产[例如购买飞机、地面救护车或医疗设备]。会向所有的潜在供应商都提供 RFP,作为客户提案的提交指导。)

rigid rotor(刚接式旋翼):一种叶片固定在飞机轮毂上的旋翼系统,这样叶片可与水平面平行,但不会翻动或拖曳。

RNAV:请参见 area navigation(区域导航)。

roger(一种通讯用语):意思相当于"好,知道了",表明信息接收者已经收到了信息,并全部理解。(不能用于回答需要用"是"或"否"来回答的问题。)

roll(翻滚轴/角):飞行中的三个轴之一,即确定了飞机水平前/后轴的作用(左右倾斜)。也可指翻滚角。另请参见 pitch(俯仰轴/角)和 yaw(偏航轴/角)。

rotor wash(旋翼下洗流):旋翼在旋转中产生的气流;类似于飞机中的旋翼洗流。

rotor(旋翼):由旋翼叶片与轮毂和附件一起构成,绕轴旋转,为直升机提供升力和/或推力。

rotorcraft(旋翼飞机):请参见 rotor-wing(旋翼)。

rudder(方向舵):飞机的操纵面,连接在飞机尾部垂直尾翼的后部;可强制尾翼向左或向右转动,从而使飞机向左或向右"偏航"。(方向舵的运动与机翼倾斜相协调,从而平衡左右方向舵[脚]踏板控制的转弯。)

RW(rotor-wing,旋翼):一种重于空气的飞机,

在飞行中主要靠一个或多个旋翼所产生的升力支撑;包括直升机和旋翼机。

S

safety management system(安全管理系统):管理安全风险的一套正式的、自上而下的业务体系,包括必要的组织结构、问责制、政策和程序。

SAR:搜救(search & rescue)。

SCT(specialty care transport,专业护理转运):通过航空或地面救护车将伤势严重或病危患者从一个医疗机构转运至另一个医疗机构,包括在转运中提供医疗必需品和服务,而这种服务水平超出了医护人员的常规范围。(SCT 在以下情况下是必需的:患者的情况需要持续护理,且必须由一名或多名专业领域的医疗专业人员提供,例如紧急护理或重症护理、急救医学、呼吸护理、心血管护理或经过额外培训的护理人员。)请参见 CMS 手册,出版时间 100~022 010。

sectional,aeronautical(目视飞行分区地图):1:500 000 比的航空分区地图,用于慢速或中速飞机的目视导航。(此类航图中的地形信息以表面高度为特征。航空信息包括视觉和无线电辅助、机场、管制空域、特殊用途空域、军事训练线路的中心线、障碍物以及相关数据。)

see and avoid(看见避让原则):飞行员在目视飞行气象条件(visual meteorological conditions,VMC)下飞行时,不考虑采取哪种飞行计划类型,都有责任观察是否存在其他飞机,并根据需要操纵飞机,以避免与其他架飞机相撞。(FAR 第 91 部分中规定的优先通行权。)

semirigid rotor(半刚接式旋翼):一种旋翼系统,叶片固定在轮毂上,但可以自由摆动并与水平面保持平行。

separation(间隔):在空中交通管制中,是指飞机在飞行、着陆和起飞过程中,能够确保安全有序运动的间距。

settling with power(发生动力状态下坠):该术语表示直升机在刚被旋翼系统向下加速的湍流空气中下降。(这种情况会导致下降速度更快)。

shear(切变):一种风况,通常在很短的距离内不断变换风速和/或风向,而且变化非常快,通常是指垂直风切变。

short final(短五边):通常是指飞行员发送至

通信中心的无线电通信内容,旨在确认飞机将在数秒钟内着陆,并可能不在视线通信范围内。

SIC:副指挥(second in command)。

SIGMET(重要气象情报):重要气象信息(significant meteorological information)天气咨询,涉及对所有飞机安全有重大意义的天气情报。(SIGMET咨询信息涵盖严重和极其严重的湍流、严重结冰及导致可见度不到5km(3英里)的大范围尘埃或沙尘暴。)

simplex(单工):一种类型的无线电系统(与双工相对),允许两个电台每次只在一个方向上通信。(发送和接收频率相同)。

single-rotor helicopter(单旋翼直升机):最常见的一种直升机,采用一个主旋翼提供升力和推力。(这种直升机在飞行中扭矩被较小的尾旋翼抵消,但没有尾旋翼的新型直升机除外。)

situational awareness(情境意识):飞行员对当前周围环境的感知信息,例如其他飞机或邻近地区的威胁。

skids(橇):一种最常见的着陆装置,用于轻型和中型直升机。

skip(信号反弹):信号从大气层或建筑物反弹出来,导致异常的信号投射,可能会投射很远一段距离,对无线电通信造成干扰。

sling load(起吊载荷):由吊索、网、袋、线或这些部件联合支持的外部负载。

SM(statute mile,法定英里):一种距离单位,等于1609m(5280ft);有时也称为英里。

small helicopter:请参见 light helicopter(轻型直升机)。

smoke in the cockpit(座舱冒烟):未知来源的机舱内冒烟。(飞行员须努力确定烟雾的来源。飞机可能会飞到最近的适当着陆点或机场,或者如果继续冒烟,则应该立即着陆。座舱内冒烟并不一定意味着火。)

SMS:请参见 safety management system(安全管理系统)。

SOF:飞行安全性(safety of flight)。

SOP:标准操作规程(standard operating procedure)。

souls on board(机上所有人):飞机上的所有人类。

special VFR conditions(特殊 VFR 条件):低于基本 VFR 飞行所需的天气条件,在这种情况下,ATC 允许部分飞机通过管制空域(IFR 规则通常适用)进行 VFR 飞行。

special vfr operations(特殊 VFR 飞行):依据"在低于基本 VFR 天气最低标准的气象条件下管制区域内的飞行许可"进行的飞行。(此类飞行必须事先由飞行员申请,并获得 ATC 的批准。)

spoiler(扰流板):沿着飞机机翼上表面的一根可移动的长窄板,可通过破坏气流平滑性来降低升力,增加拖曳力。

squawk(应答机编码):空管部门术语,是指分配给飞机的一个 4 位数代码,由飞行员设置进应答器中,因此 ATC 可通过雷达识别并看见飞机。(例如"squawk three/alpha,two one zero five,low."[编码 3/a,2105,低])。

squelch(静噪):抑制不需要的无线电信号或噪声的接收器电路。

stabilizer(稳定器):水平机翼的固定部分,用于控制飞机的俯仰角;可移除部分是升降舵。

stall(停转):当攻角增加到一定程度时,飞机突然失去升力,此时空气流动从机翼上脱落,导致下降;一种机动操纵方法,即大幅度提高机头而导致速度损失和骤然下降。

stand by(待机):口头传播信息,要求消息接收者等待,因为还有其他事情正在处理中。

STC(supplemental type certificate,附加型号合格证):FAA 颁发的产品(飞机、发动机或旋翼)改进批准文件。(STC 中规定了产品的设计变更,陈述了改进如何影响现有型号设计,并列出了序号有效性。STC 申请流程有四个基本步骤:①FAA 对提交的申请和数据进行评估;②对详细部件、组件和子组件进行检查和测试;③对整套组装、改进和安装进行检查;④发行 STC。STC 及其配套资料[图纸、说明书、规格等]的产权归 STC 持有人。)

sterile cockpit(机舱静默):在飞行的关键阶段,为了确保飞机安全飞行,飞航员需要全神贯注投入到飞行操作中,因此任何飞航员都不得参与其他可能会分散其注意力或干扰其操作的活动。(禁止与驾驶舱机组人员之间以及机舱机组人员和驾驶员座舱机组人员之间的不必要交谈。)

substantial damage(严重损坏):影响飞机结构强度、性能或飞行特性且需要大修理或替代受影响部件的任何损坏或结构破坏。

super cell(超级雷暴单体):持续旋转上升的雷暴。(超级雷暴单体很罕见,但造成严重恶劣天气事件的比例非常高。）

swashplate（滑盘）：在直升机上控制旋翼俯仰角的装置。（滑盘受驾驶舱控制杠杆和循环性驾驶杆控制。）

T

TA（terrain avoidance，地形回避）：这种飞行可让飞机保持恒定的气压高度，但会绕过障碍物。另请参见 obstacle avoidance（障碍回避）、threat avoidance（威胁回避）和 multi-mode radar（多模式雷达）。

tactical air navigation（TACAN，战术空中导航）：一种基础导航模式，为 TACAN 电台提供横向导航；一种设备，可通过 TACAN 发射机确定无线电台的距离和方位。

tail rotor control，loss of（尾旋翼控制丧失）：该术语表示飞行员失去了对尾旋翼的控制能力。（飞机可以飞到最近的机场，在那里完成高速滑跑着陆。）

tail rotor（尾旋翼）：一种抗扭矩旋翼，位于常规直升机的尾桁架末端，可补偿转矩，并防止机身向主旋翼相反的方向转动。驾驶舱内的脚踏板能够让飞行员根据需要增加或降低尾旋翼推力，以抵消扭矩效应。踏板操作还提供方向控制措施。）

takeoff，category A（起飞，A 类）：确定和安排起飞性能，以便飞机起飞后任何时候当一台发动机失效时，直升机可以：①返回，并在起飞区安全停止；或者②继续起飞、爬升，并在符合规定的前提下获得一个配置和空速。

talk around（脱网工作）：一些无线电系统中的功能选项，可在不使用中继器的情况下在无线电之间进行短距离直接通信，即"脱网工作"中继器。

TAS（true air speed，真空速）：经过仪器误差和空气密度校正后的空速。（主要用于飞行计划和飞行途中。如果用在飞行员/管制员通信中，是指"真空速"，不简称为"空速[airspeed]"。）

TBO（time before overhaul，检修时段）：飞机部件的规定时间段，在该时间段结束时必须检修或更换。

TCAD：交通/防撞设备（traffic/collision avoidance device）。

TCAS（traffic alert and collision avoidance system，交通警戒和防撞系统）：一种座舱系统，用于检测其他装有转发器的飞机，提醒飞行员，以及指挥/协调飞机之间的避让行动。

TCAS Ⅰ：利用机载雷达信标台转发器的询问和回答，并向飞行员提供交通咨询的 TCAS。

TCAS Ⅱ：利用机载雷达信标台转发器的询问和回答，并在垂直平面上提供交通咨询和解决方案的 TCAS。

TCAS Ⅲ：利用机载雷达信标台转发器的询问和回答，并在垂直和水平面上向飞行员提供交通咨询和解决方案的 TCAS。

TF：请参见 multi-mode radar（多模式雷达）。

throttle（节流阀）：一种飞行控制装置，可用手向前向后操作，主要是控制固定翼飞机的推力（速度）。

thrust（推力）：发动机和旋翼产生的驱动力，作用在它们的轴线上，或者是喷气式或火箭发动机向后排出的气体所产生的前进力；与其相反的词是"拖拽力"（drag）。

tone-alert（音频提示）：使用音频信号提醒某人正在被呼叫的一种传呼功能。

tornado（龙卷风）：从雷雨云底伸向地面的一种强烈旋转的小范围空气柱，是大气中最强烈的涡旋现象。（出现龙卷风时，冷凝漏斗云不一定需要到达地面。雷暴下面的碎片云是确定龙卷风存在的全部依据，即使在完全没有冷凝漏斗云的情况下也可通过碎片云确定龙卷风。）

torque（扭矩）：一种往往会产生反向旋转运动的力或力的组合。（在单旋翼直升机中，主旋翼逆时针旋转，机身往往顺时针旋转。使用反向转矩控制会影响尾旋翼，从而抵消主旋翼产生的转矩效应。踏板运动导致尾旋翼叶片的俯仰角发生变化，从而在悬停中控制航向和方向。前向运动时，飞行员必须将踏板功能与其他控制行动混合，以便让飞机协调飞行。在双旋翼直升机上，可通过反向旋转主旋翼系统解决转矩控制问题。）

tower（信号塔）：利用空中/地面通信、视觉信号和其他设备向飞机提供空中交通管制服务的终端设施，运行于机场附近或飞行移动区域。（信号塔工作人员授权飞机在信号塔控制的机场中着陆或起飞，或过境至 B 类、C 类和 D 类空域，不考虑飞行计划或天气情况。信号塔也可以提供进场管制服务。）

TRACON：终端雷达进场控制设施（terminal

radar approach control facility）。

transceiver（收发器）：具有发送和接收功能的无线电设备。

transitional resonance（过渡共振）：从悬停到缓慢前进及从前进飞行到悬停的过渡期间产生的一种摆动效应。

translational lift（过渡升力）：由于旋翼系统效率提高而获得的额外升力，不考虑是从悬停过渡到水平飞行，还是环绕悬停。（旋翼系统在前进飞行中可产生更多的升力，因为较高的流入速度为旋翼桨盘在每单位时间内提供了更大的空气质量（运行动力来源），大于悬停中所接收的空气质量。在任何水平运动中都存在过渡升力，尽管只有空速达到大约27.8~37km/h（15~20海里/小时）后这种增加才会变得显著。）

transmitter（发射机）：一种无线电通讯设备，用于传输来自便携式、移动式或基站的无线电信号；更精确地称为"收发器"，因为它既可发射信号，又可接收信号。

transponder（转发器）：一种机载转发器，可响应地基询问信号，为空中交通管制人员提供位置信息，其准确和可靠性高于"被动"雷达；也可为空中交通管制提供飞机的高度数据。

trim tab（调整片）：一种辅助控制面，通常安装在主要控制面上，例如副翼、升降舵、方向舵或稳定器，可控制主要控制面的位置，受控于操作员或自动驾驶仪。

trunking（集群系统）：在该系统中，多个中继器被分组在一起，由许多用户共享，以计算机控制的"先到先服务"原则（排队）为依据，几乎具有完全保密性。

turbine engines（涡轮发动机）：燃气发生器，其中由排放气体驱动涡轮叶片。（这些发动机高度可靠，且远比活塞发动机强大。）

type（类型）：①用于航空从业人员的认证、评级、特权和限制文件中，以及专用类型和基本型号的飞机，包括不改变操作或飞行特征的改良；②用于飞机的认证中，此类飞机的设计相似。

types of helicopters（直升机类型）：直升机的FAA型（重型、中型、轻型），界定依据是直升机的最大起飞/着陆重量。（ICS类型[1~3]界定了最小座位数、有效负荷、和水/阻燃剂的承载能力。）

U

UHF（ultra high frequency，超高频）：范围在300~3000MHz之间的频率，可以全面覆盖和渗透城市和农村地区。（UHF无线电波可以反射，因此可在各个角落、建筑物之间来回反弹，并可以与中继器协同工作。具体应用中使用指定的频率分配。商业领域[包括某些医疗业务]和许多双向无线电[对讲机]中使用的频率范围为455~470MHz。）

uncertainty phase（不明阶段）：飞机联络失败后的时间段，即联络通信预期被收到后30分钟；此外也指飞机未能按计划时间到达计划地点后的30分钟阶段。（如果超过该阶段[即30分钟]，则宣布进入警戒阶段；紧接着是遇险阶段。）

uncontrolled airspace（非管制空域）：未被指定为受控空域的部分，在这部分空域中，ATC既没有权力也没有责任实施空中交通管制。

unicom（联通）：在非受控（无塔）机场使用的常用无线电频率，用于本地飞行员通信。（例如121.0MHz。）

useful load（有效载荷）：机组人员、乘客、燃料、行李和压舱物的重量，一般不包括应急或便携式设备和军械。

V

VECTOR（方向控制）：ATC向飞行员指示的转向指导；发送给飞机的航向，以提供雷达导航指导。

velocity（速度）：位置的变化率，或为标量，或为矢量，通常采用下标（例如ENU或XYZ）表示坐标系；位置的时间导数；加速度的时间积分。

verify（核实）：确认请求，例如"请验证您的燃料负荷"。

VFR flight plan（VFR飞行计划）：呈交给行管部门的飞行计划书，经许可后方可实施。自愿申请在没有空中交通管制作用的情况下，根据目视飞行规则（该规则用于搜索和救援中）实施越野飞行。

VFR（visual flight rules，目视飞行规则）：一种飞行规则，当规定天气条件高于所要求的最低升限和能见度时适用。另请参见visual meteorological conditions（目视飞行气象条件）。

VFR：目视飞行规则（visual flight rules）。在

IFR 不可用时使用。

VHF：特高频（very-high frequency）。

VHFhigh band（特高频高频段）：高频带与低频带相比无噪音效果更佳，使用更短的天线，但范围也更短。

VHF low band（特高频低频段）：最适合地势平坦、地形空旷的国家，因为该频段可贴着地形"拥抱"地球；遇到建筑物、山脉等巨大遮挡物时无法工作。

visibility（能见度）：能够在白天看见并识别显著未照亮物体以及在夜间看见并识别显著照亮物体的能力，受大气条件影响，用距离单位表示。（能见度被报告为法定英里、百英尺或米。）

VMC（visual meteorological conditions，目视飞行气象条件）：能够实现目视飞行控制和导航（VFR 飞行）的气象条件。（FAA 条例中概述操作限制和天气要求，包括 VFR 飞行的最低海拔高度和能见度。另外，FAR 第 135 部分中还要求空中巴士运营商制订自己的最低天气标准。白天和夜间飞行的升限和能见度要求不同，局部和越野飞行的升限和能见度要求也不同。HEMS 操作的"局部"定义为在 40 ~ 161km（25 ~ 100 英里）内或范围更大。

voice logging recorder（话音日志记录仪）：通信中心使用的语音记录器，通常可以记录多个无线电频道和电话线。（之所以被称为日志记录仪，是因为所有记录中都包含具体的时间/日期/来源识别标志。当前技术与数字信号记录相结合，提高了数字计算机磁带和/或 CD-ROM 上的记录保存能力。某些日志记录仪具有即时回忆附加功能，可在调派控制台立即回放最近 15~30 分钟内的讯息。）

VOR（VHF omnirange navigation system，VHF 全方位导航系统）：常见的地面导航辅助设备，可提供飞机相对于选定地面导航无线电发射器的位置。（VOR 发出的无线电信号在每个方向上稍微不同。飞机"听到"VOR 后，通过测量无线电信号差异，可以知道信号来自 VOR 的哪个方向。图表[或飞机仪表]中将给出 VOR 的位置，飞行员可由此确定他或她与 VOR 的位置关系。VOR 也可用于使用两个导航信标[VOR 和 DME]的"VOR/DME 方法"中，该方法需要将两个信标放置在一起。）

VORTAC：VHF 全方位无线电/战术空中导航设备（VHF omni range radio/tactical air navigation）：一种导航辅助设备，可在同一个站点提供 VOR 方位角、TACAN 方位角和 TACAN 测距仪（DME）。

W

wall cloud（云墙）：在垂直方向上堆积成的非常厚的浓云层，外观如墙（云墙直径小则几百米，大则可达近 8km，通常出现在雷暴的南面或西南面。从数公里内观看时，可看到许多墙状云层呈快速的上升运动和气旋式旋转。大多数强劲龙卷风都是由云墙形成的。）

warning（警告）：国家气象局（national weather service，NWS）当地办事处发布的讯息，表明即将发生某种特定气候危害或已经报告了该危害。（警告表明需要采取相关措施以保护生命财产安全。危害类型体现在警告类型中。[例如龙卷风警告、雪暴警报]。）

watch（警戒）：NWS 发布的讯息，表明可能存在某种特定危害，或表明当前情况容易出现某种特定危害。（警告的作用是建议接收者提前计划、准备和提高警惕性）。

wavelength（波长）：无线电波在一个周期（每秒）内传播的距离，以赫兹（Hz）表示。

weather limitations（天气限度）：FAA 操作限度和天气要求，包括"空中滑行"的最小高度和能见度，概述见 FAA 条例第 135 部分 D 节（第 135.201 ~ 135.205 节）。此外，FAR 第 135 部分还要求空中巴士运营商在其操作手册中确定自己的最低天气标准。最低天气标准中规定了最低升限以及飞行员可接受的最低能见度。白天和夜间飞行的升限和能见度要求不同，局部和越野飞行的升限和能见度要求也不同。对于"局部"定义，各运营商之间有所不同，从 80km（50 英里）至 161km（100 英里）不等。许多国家监管机构和组织也可制订升限和能见度最低标准。

weight and balance（重量和平衡）：飞机重量和重心考量，因为飞机的重量和中心对飞行安全至关重要。为了达到重量和平衡要求，装载飞机的重量必须等于或低于最大重量，而且重量还必须在批准的"重量和平衡体积"均匀分布。必须计算出装载飞机的重心，固定翼飞机的重心必须位于前后轴的特定限度内，对于直升机，重心还要位于侧对侧轴的特定限度内。

wilco（遵令）："会遵照要求（will comply）"的缩

略语；表明信息的接收者收到了信息，理解信息，并将遵照信息要求。

wind check（风况检查）：搜索风向和风速相关的信息。

wind shear（风切变）：不同高度的风向和风速发生巨大变化，可导致空速骤然增加或降低，当飞机以低空速起飞或着陆时这种情况尤其危险。

Y

yaw（偏航轴/角）：飞行中的三个轴之一，即确定了飞机在垂直轴上的侧对侧运动（机头向左和机头向右），如飞机在偏移时。也可指偏航角。另请参见 pitch（俯仰轴/角）和 roll（翻滚轴/角）。

yoke（飞行摇杆）：固定翼飞机中飞行员用手推拉操纵的一种飞行控制器，主要是升降舵控制俯仰（高度）。（飞行摇杆安装在操作员两腿之间的一根柱杆上，位置非常像汽车方向盘。可通过推拉操作盘让柱杆［飞行摇杆］前后移动，以实现对飞行摇杆的控制作用。

Youcopy？（你明白了吗？）：航空通讯中的一种口头询问，以便讲话人知道目标接收者已经收消息到并理解。

your traffic（你的方位）：一条信息；例如"发送你的方位信息"（send your traffic）。

92. 基础医学术语介绍

摘自 NAACS 培训手册
Mary Anne Bosher,RN,MSN
Cindy Hayes

NAACS 投稿人
Shelley Scholl
NAACS Education Committee

AMPA 投稿人
Ira J. Blumen,MD
Chris Fullagar,MD
Jack Davidoff,MD,EMT-P
Andrew Berry,AM,MB BS

经允许摘自国家航空医学转运专家协会(NAACS)培训手册

对于有无医学背景的通信专家、飞行员和其他人士,该基本医学术语简介都可能有所帮助。其中包含了一般术语、通用术语、缩略语,在某些章节中还纳入了各种器官系统相关的疾病和损伤。

通用术语和缩略语

A

A/O:警觉和定向(alert and oriented)。(如 A/Ox3 通常意味着警觉,并面向人、地点和时间。)

AAA(abdominal aortic aneurysm,腹主动脉瘤):主动脉下部的扩大区域,向身体提供血液的主要血管;腹部的血管扩张(如气球),可能会发生破裂。

ABCs:复苏和生命支持的关键点——呼吸道(airway)、呼吸(breathing)和循环(circulation)。(注释:美国心脏协会已经制订了 CAB 首字母缩写,代替可 ABCs;请参见 CAB)。

ABG(arterial blood gas,动脉血气):一套动脉血液化验,旨在确定受检查者的呼吸状况和肺功能状况:

- pH:代表血液中的酸水平;成年人的正常范围为 $7.35 \sim 7.45$。
- PaO_2:代表血液中的氧气水平;成年人的正常范围为 $80 \sim 100$。
- $PaCO_2$:代表血液中的二氧化碳水平,成年人的正常范围为 $35 \sim 45$。
- bicarb(碳酸氢钠):估计血液中的碳酸氢盐水平,成年人的正常范围为 $22 \sim 26$。
- base excess(碱过剩):估计值;在方程中使用该数字有助于确定体内 pH 值回到 7.4 所需的碳酸氢盐量;成年人的正常范围为 0 ± 2。

abruptio placenta(胎盘早期剥离):在胎儿分娩之前,正常植入的胎盘部分或完全分离。

ACLS(advanced cardiac life support,高级心脏生命支持):美国心脏协会提供的一门课程,其目的是指导保健服务提供者管理心脏紧急事件。

ACS(acute coronary syndrome,急性冠脉综合征):一组症状和体征,通常包括胸部压力感,与心脏缺氧有关;可能发生在心脏病发作(MI)期间或心脏病发作之前。

AED(automated external defibrillator,自动体外除颤器):用于对患者心脏节律实施计算机分析,并在有指征时实施除颤电击的一种装置。

A-Fib(atrial fibrillation,心房颤动):请参见 cardiac rhythms(心律)。

ALS(advanced life support,高级生命支持):通常指医护人员或高级急救医疗技术人员(AEMT)提供的护理,包括高级气道处理、IV 疗法、手动除颤和药物管理。另请参见 BLS。

alveoli(肺泡,复数形式):肺泡:气道末端的小气袋(细胞水平),可与毛细血管中的血液进行气体交换(单数形式:alveolus[肺泡])。

AMA:指患者采取违背医疗建议的行动(通常拒绝医疗护理)(违反患者的医疗服务提供者给出的建议)。

AMI:急性心肌梗死(acute myocardial infarction);也称为心脏病发作,患者的心肌组织损伤/死亡。

anaphylactic shock(过敏性休克):身体对抗原(例如药物、食物、蜜蜂刺、咬伤)过敏,产生严重的急性过敏反应。

anemia(贫血):血液中的红细胞浓度下降。

aneurysm(动脉瘤):疾病或损伤导致的血管壁充血性扩张;最危险的情况是发生在起源于心脏的大动脉(主动脉)中。

angina(心绞痛):胸部感到憋闷、窒息或强烈的压迫感或疼痛;也被称为胸痛或 CP。常见的治疗包括硝酸甘油(NTG),通常用于缓解心绞痛的疼痛症状;可通过静脉内(IV)或舌下(SL)途径给药。阿司匹林(ASA)也是典型的治疗方式。

angiogram(血管造影):X 线图像,即将染剂注入血管以突出血管和血管床,使它们在 X 线下清晰可见。

angioplasty(血管成形术):请参见 myocardial infarction(心肌梗死)。

anoxia(缺氧):可导致大脑损伤的无氧或缺氧状态。

antepartum(产前):分娩前的时间段(分娩)。

antibiotic(抗生素):破坏或抑制细菌的药物。

Apgar score(阿普伽新生儿评分):评估新生儿的身体状况,通常在出生后 1~5 分钟进行评价,评价内容包括心率、呼吸努力、肌张力、反射性激惹和肤色;该评估以 Virginia Apgar 博士的名字命名,Virginia Apgar 确立该评估的目的是促进适当的复苏。

aphasia(失语症):一种神经系统异常,归因于大脑皮层损伤导致的语言缺陷;可能是倾听性的,即在倾听时不能理解语言;可能是表达性的,即不能组成词语或不能用词语表达。

apical pulse(心尖搏动):请参见 pulses(脉搏)。

apnea(呼吸暂停):没有呼吸。

appendicitis(阑尾炎):阑尾发炎,阑尾就是从腹部右下方的结肠上伸出一个手指状小袋。

arachnoid membrane(蛛网膜):中间层脑覆盖膜,位于硬脑膜和软脑膜之间;其中包含动脉和静脉。

ARDS:急性呼吸窘迫综合征(acute respiratory distress syndrome);一种严重的危及生命的呼吸过程,常发生于危重患者。

arrhythmia(心律失常):心跳节律异常。

arterial catheter(动脉导管,也称动脉管路[art line]):置入外周动脉内的微小导管,旨在监测压力。

artery(动脉):携带含氧气血液的大血管,将血液从心脏送到身体其余部分。

asphyxia(窒息):输送至组织的缺氧严重缺乏。

aspiration(吸入):指将外来物质或呕吐物吸入肺部。

asthma(哮喘):部分由细支气管痉挛引起的一种疾病,可阻碍气体交换。

asystole(心搏停止):请参见 cardiac rhythms(心律)。

AVPU:(清醒[alert]、语言反应[verbal]、疼痛反应[painful]和反应迟钝[unresponsive]);用于描述患者的反应水平。(对年龄太小而不能接受 GCS 的儿童有用)另请参见 GCS。

avulsion(撕脱):身体部分或组织强行分离或撕裂。

B

bag-valve-mask(BVM) ventilation(袋瓣面罩式[BVM]通气):利用袋瓣面罩帮助患者呼吸;挤压袋子,让含氧空气进入肺部。面罩覆盖患者的口和鼻子,形成一个密封罩,将空气导入患者体内(也称为"套袋"患者);如果患者已经插管,则无需使用面罩,在这种情况下可将装置直接连接到气管导管的末端。另请参见 intubation(插管)。

base excess(碱过剩):请参见 ABG。

basic life support(基础生命支持):请参见 BLS。

bicarb(碳酸氢钠):请参见 ABG。

bi-level positive airway pressure(双相气道正压通气):请参见 BiPAP。

BiPAP:双相气道正压通气(bi-level positive airway pressure);紧密覆盖在鼻子或鼻子/口上的一种面罩,可以两种压力水平输送空气(含或不含补充氧气),以促进患者通气。在患者吸入空气时压力较高,在患者呼出空气时,压力较低。

BiVAD:请参见 VAD。

blood chemistry(血液化学):电解质的测量水平,例如氯化物(Cl)、钠(Na)、钾(K+)等,这些电解质可协助将淀粉降解成糖,以及协助完成重要的器官功能。

blood clotting(血液凝结):凝血:凝血因子连锁反应,可导致血流停滞。PT(凝血酶原时间)、PTT(部分凝血活酶时间)和纤维蛋白原都是可测量凝血不同方面的实验室血液检测项目。

BLS:基础生命支持(basic life support);通常是指提供现场急救员或紧急医疗救护技术员证书的供应商。BLS 包括夹板固定、氧气吸入、基本气

第 X 部分:附加信息

道管理、CPR、自动除颤和基本气道管理。针对某些适应证的限制性药物治疗也可扩展到 BLS 级别。

bowel obstruction(肠梗阻):导致肠内容物无法通过肠道的一种阻塞。

brachial pulse(臂脉搏):请参见 pulses(脉搏)。

bradycardia(心动过缓):请参见 cardiac rhythms(心律)。

brain death(脑死亡):与脑组织灌注失败相关的不可逆性无意识形式。

brain stem(脑干):大脑的最低部分,仅高于枕骨大孔/脊柱上端头;具有运动感和反射功能,其中包含可行成脊髓的脊髓束。

brain(anatomical components)(脑[身体器官之一]):请参见 cerebrum(大脑)、cerebellum(小脑)、brain stem(脑干)和 cerebral hemispheres(大脑半球)。

breech presentation(下肢先产):在会阴目视检查中观察到胎儿的臀部或脚,或在阴道手指检查中触摸到胎儿的臀部或脚。

bronchi(支气管):从气管引出的两支主要分支,是通往肺部的空气通道。

bronchodilators(支气管扩张剂):一类可让收缩的气道放松,以使气流更容易通过的药物;常用于慢性阻塞性肺部疾病和哮喘患者。

bronchospasm(支气管痉挛):见于哮喘患者,气道因刺激物、冷空气、运动或未知因素的刺激而强烈收缩。

BVM ventilation(BVM 通气):请参见 bag-valve-mask ventilation(袋瓣面罩式通气)。

C

CAB:即循环(circulation)、呼吸道(airway)和呼吸(breathing)的缩略语,美国心脏协会用该缩略语代替 ABCs,以帮助提供者记住 CPR 循环的新顺序——循环、呼吸道、呼吸;请参见 ABCs。

CABG(coronary artery bypass graft,冠状动脉旁路移植术):请参见 myocardial infarction(心肌梗死)。

CABG:冠状动脉旁路搭桥术(coronary artery bypass graft)。另请参见 myocardial infarction(心肌梗死)。

CAD:冠状动脉疾病(coronary artery disease),

指向心脏提供含氧血液的动脉中发生的损伤或疾病。

cannula(套管):插入体内的短挠性导管,用于输液或输注药物,或用于收集数据;通过针头引入静脉或动脉,针头随后会被移除。

capnography(二氧化碳图):测量呼出空气中的二氧化碳含量。另请参见 EtCO。

cardiac arrest(心脏骤停):心脏突然停止。

cardiac catheterizatio(心导管插入术):请参见 myocardial infarction(心肌梗死)。

cardiac enzymes(心肌酶)

- CPK:肌酸磷酸激酶。
- CK-MB:肌酸激酶——MB 分数;通常随着心脏细胞死亡(MI)而升高的 CPK 部分。
- troponin(肌钙蛋白):一种血液标志物,在出现心脏细胞损伤(MI)的情况下经常会升高。肌钙蛋白 I 和肌钙蛋白 T 是肌钙蛋白复合物的一部分,可在血液检测中具体测定。

cardiac rhythms(心律)

- asystole(心搏停止):心脏停顿;心搏停止期间在体表心电图仪显示屏上观察不到心脏电活动,也无心脏收缩,心电图呈一条平线。
- A-Fib(atrial fibrillation,心房颤动):上心室快速、不均匀性收缩。
- bradycardia(心动过缓):心脏稳定收缩,但收缩速率低于 60 次/每分钟。
  - 通过测定脉冲被阻滞至缓慢节律的程度和水平测定心动过缓节律。
  - 类型包括:一级;二级 I 型(文氏型[Wencke-bach]),二级 II 型;三级(完全性心脏阻滞[complete heart block])。
- PEA(pulseless electrical activity,无脉性电活动):C 在心脏监护仪上观察到可导致充分灌注的心脏节律,但患者无脉搏且呼吸暂停。
- Sinus Rhythm(窦性心律):规律性心脏节律,也称为正常窦性心律(normal sinus rhythm,NSR)或规律性窦性心律(regular sinus rhythm,RSR)。
- SVT(supraventricular tachycardia,室上性心动过速)或 PSVT(paroxysmal supraventricular tachy-cardia,阵发性室上性心动过速):快速心率>180 次/分钟(成年人);随着年龄变化,在新生儿和小童中高达>220 次/分钟;由起源于心室上面的电脉冲引起。
- tachycardia(心动过速):心脏收缩率>100 次/

分钟。

- V-Fib(ventricular fibrillation,心室纤维性颤动):起源于心室的极快速、极不均匀的心跳;患者无脉搏。
- V-Tach(ventricular tachycardia,室性心动过速):快速心跳,通常起源于心室系统,有或无相关脉搏。

cardiogenic shock(心源性休克):心脏衰竭;心脏无法向循环系统的其余部分泵送充分的血液。

cardiologist(心脏病学家):专门研究心血管系统疾病的医生。

cardiology(心脏病学):研究心脏。

cardiopulmonary resuscitation(心肺复苏):请参见 CPR。

cardiovascular(心血管):指心脏和主要血管。

cardioversion(心脏复律):对有脉搏的患者实施心脏电击,通过高能量脉冲电流通过心脏,使心肌细胞瞬间除极,使心脏出现短暂性电活动停止,随后重新主导心脏节律。另请参见 defibrillation(除颤)。

carotid artery(颈动脉):人体内的主要血管,为头部和颈部提供主要血液供应。

carotid pulse(颈动脉脉搏):请参见 pulses(脉搏)。

CAT scan(CAT 扫描):计算机轴断层摄影术(computerized axial tomography);采用计算机,通过 X 线"碎片"生成的体内图像。

cath(导管):可指任何导管,或特指心脏导管插入术。另请参见 catheter(导管)或 myocardial infarction(心肌梗死)。

catheter(导管):插入体内的较长挠性管,用于输入或排出液体;也可用于给药,或实施多种检查或治疗功能。

CBC:全血细胞计数(complete blood count);包括:

- Hb(hemoglobin,血红蛋白):用于测定红细胞中的氧转运蛋白。
- Hct(hematocrit,血细胞比容):用于测定血液总量中的红细胞比例(以百分比表示)。
- RBC:用于测定含有血红蛋白的红细胞数量。
- WBC(white blood cells,白血细胞):用于测量白血细胞的数量,该指标对抗感染很重要。

○ diff(differential,分类计数):对不同类型白细胞数量进行的细分(以总白细胞计数的绝对数量和/或百分比表示)。

- Plt(platelets,血小板):用于测定计数单位容积血液中血小板的数量。(注:血小板是人体内最小的血细胞,是血液凝固的必需因子,对炎症反应、止血、伤口愈合等过程中发挥着重要作用。)

central venous catheter(中心静脉导管)(即 central line[中心管线]或[CVC]):通过大静脉置入的静脉导管,在大静脉中的那一头靠近心脏(腔静脉)或位于心脏右心房;可经锁骨下静脉(胸部)、颈内静脉("IJ")静脉(颈部)或股静脉(腹股沟)插入,可用作静脉通路或用于血流动力学监测。

cerebral aneurysm(脑动脉瘤):异常的血管局部扩张,归因于先天性缺陷或血管壁脆弱。

cerebral cortex(大脑皮层):大脑的一个解剖结构,大脑的外层(灰质)。

cerebral hemispheres(大脑半球):大脑的两个垂直分割部分(右侧和左侧),每部分又分为四个主要叶:枕叶、顶叶、颞叶和小脑。

cerebral hemorrhage(大脑出血):大脑内的血管出血。

cerebrum(大脑):同"brain",拉丁语;是大脑中体积最大、功能最高级的部分。

Cesarean section(剖宫产术):请参见 C-section(剖宫产术)。

chest tube(胸管):通过胸壁插入胸腔的导管,旨在排出空气或液体另请参见 thoracostomy(胸廓造口术)。

CHF:请参见 congestive heart failure(充血性心力衰竭)。

chronic obstructive pulmonary disease(性阻塞性肺疾病):请参见 COPD。

cirrhosis(肝硬化):一种长期肝脏病变,肝内形成纤维样组织,随后出现肝功能衰竭。

CK-MB:请参见 cardiac enzymes(心肌酶)。

CMS:循环、运动、感觉(circulation、motor、sensory);是指四肢大体检查中常评估的三项功能。

CNS:中枢神经系统(central nervous system),由大脑和脊髓构成。

CO_2:二氧化碳;体内的酸碱平衡受血液和其他组织中二氧化碳水平的影响。

coccygeal vertebrae（尾椎）：请参见 spinal column（脊柱）。

coma（昏迷）：无法唤醒的昏迷状态。

complete blood count（全血细胞计数）：请参见 CBC。

concussion（脑震荡）：脑部受强烈的震动刺激，往往伴随意识丧失。

congestive heart failure（CHF，充血性心力衰竭）：由心脏疾病引起的一种循环系统疾病，常导致肺内积液（左心衰竭）和/或身体其他部位积液（右心衰）。

continuous positive airway pressure（持续气道正压通气）：请参见 CPAP。

contusion（挫伤）：皮肤真皮层受到轻微的损伤，导致血污渗入到周围组织；淤伤。

COPD（chronic obstructive pulmonary disease，慢性阻塞性肺病）：一种导致肺换气能力下降的慢性肺病；包括肺气肿和慢性支气管炎等疾病，通常（但并非总是）与吸烟相关。

CPAP：持续气道正压通气（continuous positive airway pressure）；紧密覆盖在鼻子或鼻子/口上的一种面罩，或使用特殊鼻塞，可在持续压力下输送空气（含或不含补充氧气），以促进患者通气。也可与呼吸机联合用于插管患者。另请参见 intubation（插管）或 ventilator parameters（呼吸机参数）。

CPK：请参见 cardiac enzymes（心肌酶）。

CPR：心肺复苏（cardio pulmonary resuscitation）；联合胸外按压和人工呼吸，积极恢复心脏和肺的功能，以支持无呼吸或无脉搏患者。

craniostomy（颅骨造口术）：一种神经外科手术，即在颅骨上切开一个小洞，通常是为了将导管插入大脑中，以便监测或调整颅内压。

craniotomy（颅骨切开术）：一种神经外科手术，即将部分颅骨暂时移除，以便进入大脑。

creatine kinase-MB fraction（肌酸激酶-MB 分数）：请参见 cardiac enzymes（心肌酶）。

creatine phosphokinase（肌酸磷酸激酶）：请参见 cardiac enzymes（心肌酶）。

C-section（Cesarean section）（剖宫产术）：手术切开腹壁，取出子宫中胎儿的一种分娩方式。

CSF（cerebrospinal fluid，脑脊液）：无色透明的液体，大脑和脊髓沐浴在其中。

C-Spine（cervical vertebrae，颈椎）：请参见 spinal column（脊柱）。

CT scan：CT 扫描。参见 CAT scan。

CVA（cerebrovascular accident，脑血管意外）：也称为卒中，由大脑中的血管堵塞或血管破裂所致；血液和氧气无法到达大脑的所有区域，从而造成大脑相应部分死亡。在某些情况下，可采用甘露醇降低颅内压（ICP）。

CXR：chest X-ray（胸部 X 线片）。

cyanosis（发绀）：由于血液中缺氧而导致皮肤变蓝或变紫。

D

DW：请参见 IV solutions（静脉输注液）。

defibrillation（除颤）：向没有脉搏患者的心脏传递不同步化电击，试图将心室颤动或室性心动过速转换为正常节律。另请参见 cardioversion（复律法）。

defibrillator（除颤器）：用于电击心脏以使其回归至正常节律的一种医疗设备。

delirium tremens（震颤性谵妄）：请参见 DTs。

desaturations（去饱和[desats]）：身体系统内的氧气水平下降至低于可接受水平而导致组织缺氧的短时间段。

diabetes mellitus（糖尿病）：糖尿病是一种复杂性疾病，主要由胰腺无法正常释放胰岛素所致。

diaphoretic（发汗）：明显冒汗；冷且黏湿。

diastole（舒张期）：心脏收缩循环中的休息期，此时血液再充盈心腔；也指动脉血管系统中的最低压力点。（心脏在舒张时主动脉压会下降，在心舒末期动脉血压下降至最低值，称为舒张压；舒张压是血压读数中的"底数"。）

diff（分类计数）：请参见 CBC。

differential（分类计数）：请参见 CBC。

dissecting aneurysm（夹层动脉瘤）：导致动脉壁某一层撕裂的动脉瘤。

diverticulitis（憩室炎）：肠壁炎症或感染。

diverticulosis（憩室病）：在结肠壁出现小囊。

DKA（diabetic ketoacidosis，糖尿病酮酸中毒）：请参见 ketoacidosis（酮酸中毒）。

DNI order（DNI 命令）：DNI 是"不要插管"

("Do not intubate")的缩略语;拒绝插管的指令。可由医生在咨询患者或决策代理人之后发出该指令,或由医疗指导机构通过无线电通信发出该指令;通常伴随 DNR 指令。另请参见 DNR order (DNR 指令)。

DNR order(DNR 指令):DNR 是"不要复苏"("Do not resuscitate")的缩略语;拒绝复苏努力的指令。可由医生在咨询患者或决策代理人之后发出该指令,或由医疗指导机构通过无线电通信发出该指令。

DOA:到院死亡(dead on arrival)。

DOB:出生日期(date of birth)。

DOE:劳力性呼吸困难(dyspnea on exertion);在从事任何类型的体力活动时发生的呼吸短促。

doppler ultrasound(多普勒超声):一种采用超声波的成像技术,可检测血管或心脏内的流动液体,如血液;该方法可评估胎儿、儿童和成人的心脏活动和结构或血管通畅性。

DTs:震颤性谵妄(delirium tremens);一系列可能会威胁生命的严重症状,通常由急性酒精戒断所致。

dura mater(硬脑膜):覆盖整个大脑的最外层纤维膜;紧密黏附在颅骨内侧,无弹性;拉丁语是指"坚硬或坚韧的母亲"。

DVT:深静脉血栓形成(deep vein thrombosis),或深静脉系统中可能会导致肺栓塞的血块。

dyspnea on exertion(劳力性呼吸困难):请参见 DOE。

dyspnea(呼吸困难):导致呼吸费力或呼吸困难的空气饥。

E

EBL:失血量估计值(estimated blood loss),预先估计出来的流血量,用于指导静脉输液或浓缩红细胞(PRBC)治疗。

ECG:请参见 EKG。

eclampsia(子痫):在妊娠晚期可能会出现的一种毒性状态,其特征是血压升高、体液潴留和癫痫。(在癫痫发作之前,该综合征被称为子痫前期)。

ECMO:体外膜氧合(extracorporeal membrane oxygenation)。向心脏和肺部患有严重疾病或受损而无法维持生命的患者提供心脏和呼吸(氧化作用)支持的体外程序。

ectopic pregnancy(异位妊娠):胚胎位于子宫外,例如在输卵管或腹壁。

EDC 或 EDD:预期分娩日期;EDC 是较老式的术语,即"估计的分娩日期"(estimated date of confinement)的缩略语;EDD 是较新的术语,即"预期分娩日"(esti-mated day of delivery)的缩略语。

edema(水肿):液体积聚引起的肿胀。

EEG:脑电图(electroencephalogram);也被称为"脑电波",用于测量大脑的电活动。

EJ:请参见 external jugular(颈外静脉)。

EKG(也称为 ECG):心电图(electroencephalogram);可识别心脏损伤或异常心律的心电图电子记录。

emphysema(肺气肿):肺泡膨胀或破裂的慢性肺疾病;通常是肺部呼气干扰或弹性丧失所致;慢性阻塞性肺疾病(chronic obstructive pulmonary diseases)之一。另请参见 COPD。

EMS:紧急医疗系统或服务(emergency medical system or service)。

endotracheal tube(气管内导管[ET 管或 ETT]):通过口(或鼻)进入气管的一种塑料管,以保护患者的气道,并将氧气输送到患者肺部。

epidural hematoma(硬膜外血肿):硬膜上血液积聚。

epiglotitis(会厌炎):会厌感染,经常导致喉咙严重肿胀,这种情况可能会损坏或阻塞气道。

epilepsy(癫痫):脑部异常放电引起的惊厥(不自主肌肉运动)。

epistaxis(鼻衄):鼻子出血。

escharotomy(焦痂切开术):用于治疗皮肤全层(三度)环绕烧伤(三度烧伤可导致伤口远端循环减弱或胸部运动受限,从而导致无法通气)的一种外科手术。

esophageal varices(食道静脉曲张):食管底部扭曲的静脉网络,可形成溃疡和出血;可能与肝功能衰竭有关。

esophagus(食管):人体的一个器官,即从舌下延伸到胃的一条肌肉管。

ET/ETT:请参见 endotrachial tube(气管内导

管）。

EtCO$_2$：呼气末二氧化碳（end-tidal CO$_2$）；呼气循环的呼气末呼出的二氧化碳的测量指标。另请参见 capnography（二氧化碳图）。

evisceration（内脏突出）：内脏（肠）通过腹壁凸出体外。

external jugular（EJ，颈外静脉）：颈部侧面外周静脉置管部位。

extracorporeal membrane oxygenation（体外膜式氧合）：请参见 ECMO。

extrication（解救）：将患者从有限空间（如车辆）中移走。

extubate（除管）：从气管（气道）中取出气管导管。

F

febrile（发热的/发热性）：存在发热；反义词是"afebrile"（无发热的/无发热性）。

femoral line（股骨线）：通过股动脉或腹股沟静脉的静脉内导管。

femoral pulse（股动脉搏动）：请参见 pulses（脉搏）。

fever（发热）：体温超过 37℃，或 100℉。

fibrinogen（纤维蛋白原）：请参见 blood clotting（血液凝结）。

fibrinolytics（纤维蛋白溶解剂）：请参见 myocardial infarction（心肌梗死）。

fistula（瘘管）：通向另一个器官或通向身体外部的异常开放和连接通道。

flail chest（连枷胸）：导致（一处以上部位）多个肋骨断裂的严重胸部损伤，从而导致在正常呼吸运动中一段胸壁向相反方向运动。

fracture（骨折）：骨骼或软骨断裂，

full term（妊娠期满或足月［term］）：妊娠期已至少达到 37 周。

G

gastritis（胃炎）：胃黏膜发炎，通常与疼痛、恶心和呕吐相关。

gastroenteritis（肠胃炎）：炎症累及小肠和胃；通常表现为呕吐和/或腹泻症状。

gestation（妊娠期）：从卵子受精至出生的时间，用周数表示。

GI bleed（胃肠道出血）：胃或肠道出血。

GI：胃肠（消化系统）。

grams vs pounds（克与磅）：重量单位，28 克 = 1 盎司，454 克 = 1 磅。

gravida（妊娠次数）：怀孕次数，包括当前这次。另请参见 para。

GU：泌尿生殖系统由生殖系统和泌尿系统组成。

H

H&H：血红蛋白和血细胞比容（hemoglobin 和 hematocrit）。另请参见 CBC。

H&P：病史和体格检查。

hazardous materials（危险物品［HAZMAT］）：对人体有毒的固体、气体或液体化学物质，在无保护措施下接触此类物质可能会导致严重疾病或死亡；可能有毒、易燃、易爆、致癌或污染环境。

HAZMAT：请参见危险物品（hazardous materials）。

Hct：请参见 CBC。

heart failure（心力衰竭）：心脏无法完成相应的抽吸作用，导致一系列症状，并影响到身体的其他器官系统。

HELLP syndrome（HELLP 综合征）：HELLP 是溶血、肝酶升高、血小板降低（hemolysis、elevated liver enzymes、lowered platelets）的缩略语。属于一种危及生命的产科并发症，通常被视为先兆子痫的变异型或并发症；可发生在妊娠后期，有时也发生在分娩后。

hematemesis（呕血）：吐血。

hematocrit（血细胞比容）：请参见 CBC。

hematoma（血肿）：血液聚集于器官、组织或腔内，淤血滞留，导致水肿。

hematuria（血尿）：尿液中有血液。

hemiparesis（轻偏瘫）：仅影响身体一侧的部分瘫痪。

hemiplegia（偏瘫）：仅影响身体一侧的完全瘫痪。

hemo（血）：单词前缀，表示"血"。hemoglobin

（血红蛋白）：请参见 CBC。hemoptysis（咳血）：咳嗽时出血。

hemorrhage（出血）：身体发生显著的失血；可以是内部出血，也可是外部出血。

hemothorax（血胸）：血液流进胸腔，导致肺组织塌陷。

hepatitis（肝炎）：肝脏炎症和/或感染。

hernia（疝）：身体的某部分异常突出至另一部分。

Hgb：请参见 CBC。

hospice（安宁照顾所）：照顾临终患者的指定设施。

HR：heart rate（心率）。

hyper（高）：单词前缀，表示"过多"或"高"。

hyperbilirubinemia（高胆红素血症）：请参见jaundice（黄疸）。

hyperglycemia（高血糖）：血糖升高。

hyperkalemia（高钾血症）：血浆中的钾含量升高。

hypertension（高血压）：高血压。

hypertension（高血压）：血压偏高（专门指血压慢性升高，但通常被用于描述急性升高的血压）。

hyperthermia（过高热）：体温升高，通常由长时间的热暴露所致。

hyperventilation（换气过度）：呼吸速率高于正常值。

hypo（低）：单词前缀，表示"很少"或"偏低"。

hypoglycemia（低血糖症）：血液中的糖含量偏低。

hypokalemia（低钾血症）：低钾。

hypotension（低血压）：血压偏低；通常是指收缩压低于90，如果患者平常血压偏高（但在正常范围内），则该值（即用于界定低血压的收缩压值）要相对高一些（相对低血压）。

hypothermia（低体温症/低温治疗）：体温低于正常水平；通常是由暴露于寒冷或休克引起；诱导性低体温对各种疾病有治疗作用，例如窒息和脑损伤。

hypovolemia（血容量过低）：循环血量异常减少，可能归因于脱水或出血。

hypoxemia（血氧不足）：血液中的氧气太少。

hypoxia（缺氧）：细胞内的氧气太少。

I

IABP（intra-aortic balloon pump，主动脉内球囊泵）：置于主动脉内（起源于心脏的主动脉）的一种机械装置，旨在增加心脏泵送出的血量。通常在其他血流支持方法失败时才使用该装置。

IABP：请参见 intra-aortic balloon pump（主动脉内气囊泵）。

ICB：请参见 intracerebral hemorrhage/bleed（脑内出血）。

ICH：请参见 intracerebral hemorrhage/bleed（脑内出血）。

ICP：颅内压（intracranial pressure）。

ICS：事故指挥系统（incident command system）；紧急情况或复杂事件控制系统，即采用预先确定的程序有效控制复杂的应急操作，例如救离、大场景管理等。另请参见 national incident management system（全美突发事件管理系统）。

IM：肌内（intramuscular）；向肌肉内注射药物。

incident command system（事故指挥系统）：请参见 ICS。

incubator（保温箱）：放置患病婴儿或早产婴儿的盒状保温设备。可控制婴儿周围的温度，并提供有限保护，以避免婴儿受到感染。该装置可转运。

infusion pump（输液泵，IV 泵）：一种外用医疗设备，可通过受控制的方式将静脉注射液或静脉注射药物准确输入患者的体内。另请参见 syringe pump（注射泵）。

intracerebral hemorrhage/bleed（脑内出血[ICH 或 ICB]）：大脑内血管破裂，导致血液渗入大脑中。

intracranial aneurysm（颅内动脉瘤）：位于大脑内的动脉瘤。

intracranial hemorrhage（颅内出血）：颅顶内有积血。

intravenous（IV）catheter（静脉内导管）：插入静脉内的小管，可向体内输入液体、药物和/或血液制品。

intubation（插管）：气管内插管，一种先进的气道装置（管），从气管插入，旨在促进患者换气和氧化作用,并提供确定式的气道(成年人气管中通常使用翻边管,新生儿/小孩通常使用非翻边管)。

ischemia(缺血):身体某区域缺乏血液供应和氧化作用(如果心脏,可能会导致心绞痛和/或梗死)。

isolette®(早产婴儿保育箱):请参见 incubator(保温箱)。保温箱的一个注册品牌名称;air-shields® 是该品牌的原始所有人(1975)。

IV solutions(静脉输注液):

- DW:5% 右旋糖酐,以水为溶剂。
- LR 或 RL:乳酸林格或乳糖。
- NS:生理盐水(0.9% 生理盐水)。

IV(静脉内/静脉的):采用多种方法将插管或导管插入静脉内(经外周或经中心),以便将液体和/或药物输入患者体内。另请参见 intravenous(IV)catheter(静脉内导管)、peripheral iv("PIV",外周静脉内)、central venous catheter(中心静脉导管["中心管线"])、external jugular("EJ",颈外)、femoral line(股骨线)、arterial catheter(动脉导管,动脉线)、PICC line(PICC 线,peripherally inserted central catheter,外周导入中心静脉置管)、port(内植式中央静脉导管)、TKO。

J

jaundice(hyperbilirubinemia)(黄疸[高胆红素血症]):胆红素累积在脂肪组织中,导致肤色发黄。

jugular vein(颈静脉):颈部的最大静脉之一,负责将人体头部血液带回心脏。

K

ketoacidosis(酮酸中毒):体内过量酮类;如果不治疗会危及生命;与各种过程有关,包括糖尿病,糖尿病患者的身体不能利用葡萄糖作为能量,因此葡萄糖会堆积形成酮类;(称为糖尿病酮酸中毒[diabetic ketoacidosis]或 DKA)。

kidney failure(肾衰竭/肾功能衰竭):急性或慢性肾功能丧失,血液中有极少量尿液和快速积聚的氮废物,尤其是急性衰竭。kidney failure 也称为 renal failure(肾衰竭/肾功能衰竭)。

kidneys(肾脏):泌尿系统器官,可将含有代谢终产物的尿液排泄出体外,并协助调节血液中的水、电解质和酸碱含量。

Korsakoff syndrome(柯萨可夫综合征):由终末阶段酒精中毒导致的健忘症和虚构症。

L

left ventricular assist device(左室辅助装置):请参见 VAD。

liver(肝脏):人体中最大的腺体,位于腹腔的右上部。由腹膜将其与其他腹部器官隔开。(肝脏的主要功能是产生胆汁,加工葡萄糖、蛋白质、维生素、脂肪,以及身体所需用的其他大多数化合物。肝脏可产生血红蛋白,将有毒的氨转化为尿素。)

LMP(last menstrual period,末次月经日期):怀孕前最后一次月经期的第一天;预期分娩日的计算方法是指从该日起满 40 周。有时候也称为 LNMP(last normal menstrual period,末次正常月经期),其意义与 LMP 相似,但不完全相同。

LNMP:请参见 last menstrual period(末次月经日期)。

LOC:意识丧失(loss of consciousness)。(也可指意识水平)。

LP(lumbar puncture,腰椎穿刺术):采用无菌技术和专用针,从下背部椎骨之间的区域刺入,获取脑脊液(CSF)用于分析,也称为脊椎穿刺。另请参见脑脊液(cerebral spinal fluid)。

LR:请参见 IV solutions(静脉输注液)。

l-spine(腰椎):请参见 spinal column(脊柱)。

lumbar vertebrae(l-spine)(腰椎):请参见 spinal column(脊柱)。

LVAD:请参见 VAD。

M

MAE 或 MAEW:所有肢体可运动(moves all extremities)或所有肢体运动良好(moves all extremities well)。

magnetic resonance imaging(磁共振成像):请参见 MRI。

**MCI(mass(multiple)casualty incident,大规

模[大量]伤患事件）：涉及伤患人数较多的事件，其中许多患者现场急救单位无法处理。

meconium aspiration syndrome（胎粪吸入综合征）：胎儿或新生儿吸入胎粪，会导致围产期窒息或胎儿感染；还与持续性肺动脉高压相关（如果严重）；也可阻塞气道并引起肺部过度充气。

meninges（脑膜）：覆盖大脑和脊髓的三层膜。另请参见 dura mater（硬脑膜）、arachnoid membrane（蛛网膜）、pia mater（软脑膜）。

meningitis（脑膜炎）：脑膜或大脑周围的保护膜炎症和/或感染。

MI（myocardial infarction，心肌梗死）：由动脉硬化或血凝块引起的心脏动脉阻塞，从而导致心肌区域性损伤或死亡。常见的治疗包括：

- 纤溶剂（fibrinolytics）：以前称为溶栓剂，如 tPA 或 TKNase，肝素或依替巴肽治疗。溶解血块的静脉内用药。
- 心脏导管插管（cardiac catherization，Cath）：通过腹股沟插入心脏血管的导管，旨在测定心脏血管的阻塞程度。
- 血管成形术（angioplasty，PTCA/PCI）：末端带气囊导管的插入手术，气囊充气后可打通心脏血管堵塞或闭塞。
- 心脏搭桥手术（bypass surgery）：旨在将血流或液体从正常路线移开的各种手术；如果手术对象是冠状动脉，则称为冠状动脉旁路搭桥术（coronary artery bypass graft，CABG]）；通常是指通过手术将血管从身体某一部分移开，插入冠状动脉，使堵塞周围的血液分流。

migraine（偏头痛）：头部血管功能障碍导致的具有特定特征的头痛。

MOI（mechanism of injury，损伤机制）：伤害的发生过程和方式；导致患者发生外伤性损伤的行为或物体。

MRI：磁共振成像（magnetic resonance imaging）；利用磁场生成体内图像的技术。

multigravida（多孕女性）：发生过两次或以上妊娠的女性。

multiparous（多产女性，multip）：发生过两次或两次以上妊娠且所产胎儿存活的女性。

MVA 或 MVC：机动车辆事故（motor vehicle accident）或机动车辆碰撞（motor vehicle collision）。

N

nasogastic tube（鼻管，NG 管）：从鼻孔插入，向下通入胃部的管子，旨在除去空气或流体；如果从口腔插入，则通常称为口胃管（orogastric tube，OG 管）。

nebulizer（雾化器，neb 治疗）：通过泵或空气/氧气驱动设备实施的一种吸入治疗，将液体药物转化为细雾被患者吸入；通常用于治疗哮喘患者或肺气肿患者。

necrosis（坏死）：由疾病或损伤导致的组织内细胞群死亡。

NGtube（NG 管）：请参见 nasogastric tube（胃管）。

NIBP（non-invasive blood pressure，无创血压测量）：通过无创性听诊（听）或采用带有特殊血压袖带的装置（该装置可检测心脏收缩在动脉壁中产生的振幅[运动]）确定患者血压的方法。

NIMS（national incident management system，全美突发事件管理系统）：美国实施的旨在有效管理各种威胁和危害相关的各级事件的一套全国系统。该系统中包括事故指挥系统（incident command system，ICS）。

non-STEMI（非 ST 段抬高心肌梗死）：请参见 NSTEMI。

normal Sinus rhythm（正常窦性心律）：请参见 cardiac rhythms（心律）。

NPO：禁食（nothing by mouth）。来自拉丁语"non/nil per os"。

NS：请参见 iv solutions（静脉输注液）。

NSR：请参见 cardiac rhythms（心律）。

NSTEMI（或非 STEMI）：非 ST 段抬高心肌梗死（non-stsegment elevation myocardial infarction）。另请参见 STEMI。

NSVD：正常阴道自然分娩（normal spontaneous vaginal delivery）。

nullipara（未产妇）：从未生育过的女性。

O

O_2：oxygen（氧气）。

OD(overdose,过量):摄入过量药物或物质。

OG tube(OG管):请参见 orogastric tube(口胃管)。

orogastric tube(口胃管[OG管]):从口腔插入,向下进入胃内的管子,旨在除去空气或流体;本质上就是指经口腔插入的 NG 管。

P

PAC:房性期前收缩(premature atrial contraction);是指心房收缩通常发生在心动周期前,是一种异常情况。

palpitation(心悸):心跳异常迅速或脉搏悸动或颤动。

pancreas(胰腺):释放胰岛素和其他激素的腺体。

pancreatitis(胰腺炎):胰腺发炎。

PaO$_2$:请参见 ABG。

para:女性的分娩次数;可以表示为一个单独(总)数字,也可以是四个数字组成的一个数字串,这四个数字分别代表总怀孕次数、早产次数、流产次数(选择性或自发性流产)和存活儿数量。(例如 GP 表示怀孕 5 次,其中三次足月产[在妊娠 37 周以后生产],1 次早产,1 次流产[选择性或自发性流产],4 个孩子存活)。另请参见 gravida(妊娠次数)。

paralysis(瘫痪):神经损伤导致的丧失功能、感觉或自主运动功能力。

paroxysmal supraventricular tachycardia(阵发性室上性心动过速):请参见 cardiac rhythms(心律)。

patent airway(通畅气道):气道开放、通畅。

patent ductus arteriosus(动脉导管未闭):请参见 PDA。

PCI:经皮冠状动脉介入治疗(percutaneous coronary intervention)。请参见 myocardial infarction(心肌梗死)。

PCO$_2$:请参见 ABG。

PDA:(patent ductus arteriosus,动脉导管未闭)。也称为永久性动脉导管(persistent ductus arteriosus);在出生前允许血液绕过婴儿肺部的动脉导管(即一根血管)在出生后持续维持血流数小时、数天或更长;在早产儿中更常见。

PEA:请参见 cardiac rhythms(心律)。

peak inspiratory pressure(吸气峰压):请参见 ventilator parameters(呼吸机参数)。

pedal pulse(足动脉搏动):请参见 pulses(脉搏)。

PEEP(positive end expiratory pressure,呼气末正压通气):请参见 ventilator parameters(呼吸机参数)。

perforation(穿孔):形成孔的行为或过程,例如由溃疡引起的孔;以及由穿刺或溃疡形成的孔。

perinatal(围产期):出生时或出生前后一段时间内(注:通常指怀孕 28 周到产后 1 周)。

peripheral IV:(外周静脉[PIV 或 PIVC])。插入小外周静脉中的 IV 插管,通常从臂部或手部插入;用于给予流体或药物,以及抽取实验室检验用血液样品。

peritonitis(腹膜炎):腹壁覆盖膜的疼痛性炎症,可能由胃肠道穿孔、阑尾穿孔等引起。

PERL:两只瞳孔对光线的反应相当;也可表示为 PERRLA:瞳孔等圆,对光反应相当,调节能力相当(pupils equal round and reactive to light and accommodation)。

persistent ductus arteriosus(永久性动脉导管):请参见 PDA。

pH:请参见 ABG。

pia mater(软脑膜):位于蛛网膜下的最内层膜,附着在大脑表面。拉丁语为"柔软或柔和母亲"。

PICC line:外周导入中心静脉置管(peripherally inserted central catheter,PICC 管);通常从上臂周围静脉插入的静脉通路,使用一根较长的挠性管伸进胸内。

PIP:请参见 ventilator parameters(呼吸机参数)。

PIV/PIVC:请参见 peripheral IV(外周静脉)。

placenta previa(前置胎盘):胎盘在子宫下段着床,完全或部分覆盖子宫颈;前置胎盘是孕晚期出血的主要原因。

placenta(胎盘):富含血管的胎-母器官,胎儿就是通过该器官吸收氧气和营养物质,并将所产生的排泄物通过该器官排泄至母体。

platelets(血小板):请参见 CBC。

pleura(胸膜):覆盖在胸腔和脏器内面、膈上面、纵隔侧面及肺表面的一层双层膜。分为脏胸膜(覆于肺的表面,与肺紧密结合)与壁胸膜(贴附于胸壁内面、膈上面和纵隔表面)两部分。脏胸膜与壁胸膜之间是一个封闭式浆膜囊腔隙,即胸膜腔(pleural cavity),其中有少量浆液,有减轻摩擦的作用。

pleural cavity(胸膜腔):胸腔内空间,肺脏就位于其中,请参见 pleura(胸膜)。

pleural effusion(胸膜积液):肺部炎症,通常细菌引起;胸膜层之间的空隙内有少量液体。

Plt:血小板(platelets)。请参见 CBC。

pneumo(肺/气):单词前缀,表示肺、呼吸、空气。

pneumothorax(气胸):胸腔内空气或气体积聚,导致肺部塌陷。

POCT(point-of-care testing,床旁检验):在患者护理地点或附近实施的医学检测,通常是指在床边或旁边实验室中进行的血液检测;有些 POCT 由转运人员完成。

port(内植式中央静脉导管):植入皮肤下面的中心管,没有外部连接器,而是使用一个覆盖着硅橡胶的小型储存器。

postpartum(产后):孕妇分娩以后的一段时间。

PRBC:输血用浓缩红细胞。

preeclampsia(子痫前期):是指发生在妊娠期(一般在妊娠 20 周以后)的一系列症状,以高血压和蛋白尿为主要特征,有时候还会出现恶心、呕吐、上腹不适、头痛、眼花等;可导致严重的母儿并发症,病因尚不明确。另请参见 eclampsia(子痫)。

premature labor(早产):在妊娠不足 37 周时发生/进行的分娩。

prenatal(产前):在出生前就存在或发生在出生前。

pressors:请参见 vasopressors(血管加压药)。

primigravida(初孕妇):第一次怀孕的女性。

PRN:根据需要:来自拉丁语"pro re nata"。

PSVT:请参见 cardiac rhythms(心律)。

PT(prothrombin time,凝血酶原时间):请参见 blood clotting(血液凝结)。

PT/PTT:请参见 blood clotting(血液凝结)。

PTCA:请参见 myocardial infarction(心肌梗死)。

PTT(partial thromboplastin time,部分凝血活酶时间):请参见 blood clotting(血液凝固)。

pulmonary edema(肺水肿):肺(lung)内有液体(水肿)。

pulmonary embolism(肺栓塞):指肺动脉被通过血流的异物堵塞(栓塞);通常归因于从腿部流上来的血凝块。

pulmonologist(肺病专家):专门研究呼吸系统疾病的医师;通常也有重症监护(特护病房)培训。

pulse oximetry(脉搏血氧仪[pulse ox]):通过吸收光线中的特定波长指示氧饱和血红蛋白的百分比。

pulseless electrical activity(无脉搏电活动):请参见 cardiac rhythms(心律)。

pulses:脉搏
- 心尖脉搏:用听诊器在心脏顶部听到的脉搏。
- 臂脉搏:在肘部前侧空间或靠近肘部的上臂(前臂)空间以及肱二头肌的内侧感觉到的脉搏。
- 颈脉搏:在喉部和颈部肌肉之间的凹槽处感觉到的脉搏。
- 股动脉脉搏:在股动脉所在的腹股沟处感觉到的脉搏。
- 桡动脉脉搏:在手腕拇指下方处感觉到的脉搏。
- 足动脉脉搏:在每只脚的顶部感觉到的脉搏。
- 胫后脉搏:在踝骨正后内侧(interior/medial)感觉到的脉搏。

PVC:室性期前收缩(premature ventricular contraction);是指心室收缩通常发生在心动周期前,是一种异常情况。

R

radial pulse(桡动脉脉搏):请参见 pulses(脉搏)。

radiant warmer(热辐射器):一种可发出辐射的设备,放置在患者身体上方,可用于向新生儿提供温度;可安装在保温箱内或床上,也可以是独立式装置。

RBC:请参见 CBC。

RDS(呼吸窘迫综合征[respiratory distress

syndrome]]):一种累及早产新生儿肺部的疾病,会导致新生儿呼吸困难;该疾病是由于缺乏表面活性剂所致的;有时也称为肺透明膜病(hyaline membrane disease),该术语用于描述疾病的组织病理学。

red blood cells:请参见 CBC。

renal failure(肾衰竭):请参见 kidney failure(肾衰竭)。

respiratory distress syndrome(呼吸窘迫综合征):请参见 RDS。

respiratory failure(呼吸衰竭):心脏和/或肺系统无法在肺部转运足够的氧气和二氧化碳。另请参见 bag-valve-mask ventilation(袋瓣面罩式通气)或 intubation(插管)。

right ventricular assist device(右心室辅助装置):请参见 VAD。

ROSC:心脏骤停后自主循环恢复。

RVAD:请参见 VAD。

S

sacral vertebrae(骶椎):请参见 spinal column(脊柱)。

SAH(subarachnoid hemorrhage,蛛网膜下腔出血):脑底膜层之间出血;通常由损伤或动脉瘤破裂造成。

sats:该术语表示血液中的氧饱和度。

SC(SQ):皮下(subcutaneous);一种给药方法,即将药物注射进皮下脂肪层。

SDH(subdural hematoma,硬脑膜下血肿):血液积聚在硬脑膜下;往往是由头部创伤或重击造成的。

seizure(癫痫发作):不受控制的大脑放电。

sepsis(败血症):感染;通常病情很严重;常会引起休克症状。

shock(休克):由各种疾病状态引起的危险性低血压。

shunt(分流器):用于将液体从身体一部分转移到另一部分的孔、通道或挠性管。(脑分流器可将多余的脑脊液从大脑中排出,通常会排进腹部腹膜中,随后在此被吸收。)也指采取的循环近路,旨在避免灌注目标器官,例如肺。

sinus rhythm(窦性节律):请参见 cardiac rhythms(心律)。

SOB:呼吸短促(short of breath);也称为呼吸困难(dyspnea)。

spinal column(脊柱):由 33 个椎骨组成。

- 颈椎(C-spine):脊椎的前 7 段,位于颈部。
- 胸椎(T-spine):脊椎位于上背部的 12 个骨段,也是肋骨的后部连接点。
- 腰椎(L-spine):脊髓可移动部分的 5 个最大节段,位于腰部以下。
- 骶椎(sacral vertebrae):形成骶骨的 5 个融合椎骨。
- 尾椎(coccygeal vertebrae):形成成年人尾骨的 4 个融合椎骨,通常称为"尾椎骨"。

spinal cord injury(脊髓损伤):脊柱上下信号传导管损伤。

- 完全性脊髓损伤(complete spinal cord injury):在损伤平面以下无功能,包括无感觉和无自主运动。
- 不完全性脊髓损伤(incomplete spinal cord injury):主要损伤平面以下存在部分功能,患者可能一只腿/臂能运动,而另一只不能运动,而且部分感觉功能可能存在。

spinal cord(脊髓):穿过脊柱的卵圆柱形神经组织;与通往躯干和四肢的神经相连;反射作用的中心,包含进出大脑的传导通路。

spinal tap(脊椎抽液):请参见 lumbar puncture(腰椎穿刺)。

spleen(脾脏):位于左上象限的器官,负责血液的形成、储存和过滤。(没有脾脏会使患者对某些类型的细菌感染非常敏感。)

SQ:请参见 SC。

SROM(spontaneous rupture of membranes,自发性膜破裂):胎儿周围的羊膜囊膜,在分娩前或分娩过程中自行破裂。

standing medical orders(现行医疗指令[SMO]或[standing orders]):一种书面文件,其中包含适用于各种临床情况中患者护理相关的规则、政策、规程和指令;通常适用于疾病命名以及描述患者护理中所采取的措施,包括操作程序和药物(剂量和给药途径);通常被视为离线医疗控制。

status epilepticus(癫痫持续状态):癫痫发作

迅速演替,且间歇期间意识未恢复。

STEMI:ST 段抬高心肌梗死(ST-segment eleva-tion myocardial infarction);一种心脏病发作,特征为12 导联心电图显示有 ST 段抬高变化。

sternum(胸骨):位于胸腔前中部的长而扁平的骨头,也称为"breastbone"。

stomach(胃):位于食道下方的消化道的膨胀、囊状、可扩张部分;消化器官之一,起着储存器的作用,可调节食物向肠道其余部分运动;胃内含有酸,可杀死食物中的大部分细菌;可直接吸收部分物质,对身体的酸碱平衡非常重要。

stroke(卒中):请参见 cerebrovascular accident(脑血管意外)。

surfactant(表面活性剂):一种由肺细胞产生的肥皂样物质(主要组成物质是脂肪);覆盖在肺部气道内表面和肺泡内部表面,通过减少表面张力让呼吸通道在呼吸之间保持通畅。(早产婴儿或患有严重疾病的婴儿[如败血症]无表面活性剂或减少。)

SVT(supraventricular tachycardia,室上性心动过速):请参见 cardiac rhythms(心律)。

syncope(晕厥):晕倒——晕厥发作。

syndrome(综合征):在一种单独疾病中观察到的一组体征或症状,或一种单独疾病特有的一组体征或症状;可能归因于一种特定疾病、摄入某种有毒物质,或与遗传或非遗传病理生理学相关。

syringe pump(注射泵):一种外用医疗设备,可将流体保留在注射器的储存器中,通过一个可控部件将静脉注射液和静脉注射药物递送至患者体内。

systole(心缩期):心动周期的收缩部分,动脉循环中的峰值就是在心缩期产生的,收缩压也是在此期形成的;测得血压中的第一个心音/上限值起源于心缩期(收缩)。

T

tachycardia:请参见 cardiac rhythms(心律)。

TBI:请参见 traumatic brain injury(外伤性脑损伤)。

tension pneumothorax(张力性气胸):当空气不断注入肺外胸腔内且不能排出时发生的一种疾

病状况;与肺和心脏压缩有关;可能会伴发穿透性胸部损伤。

term(足月):请参见 full term(妊娠满期)。

thoracic vertebrae(胸椎[T-spine]):请参见spinal column(脊柱)。

thoracostomy(胸廓造口术):在胸壁上打开一个洞,通常用于插入导管以排出气体或体液。另请参见 chest tube(胸管)。

thorax(胸):颈部和腹部之间的身体部分;也称为胸部。

thrombolytics(溶栓剂):请参见 myocardial in-farction(心肌梗死)。

TIA:请参见 transient ischemic attack(短暂性脑缺血发作)。

Tidal volume(呼吸容量/潮气量):请参见ventilator parameters(呼吸机参数)。

TKO:"保持畅通"(to keep open);注入静脉注射液以保持管线通常;也称为 KVO("保持静脉畅通"[keep vein open])。"保持畅通"的输注速率大约相当于每分钟 8~15 滴。

trachea(气管):颈部柱形管,起于喉部(喉头[voice box]),一直延伸到肺部顶端;也称为"windpipe"。

tracheostomy(气管切开术):以气管为对象的一种手术,旨在形成一个人造气道。

transient ischemic attack(TIA,短暂性脑缺血发作):"微卒中";可在数分钟至数小时内完全恢复的卒中样神经功能缺损。

traumatic brain injury(TBI,创伤性脑损伤):颅内大脑快速加速或减速导致的大脑损伤,或直接穿透或钝性创伤引起的大脑损伤。

trimester(妊娠分期):妊娠期分为三个分期,即早期、中期和晚期,每个分期大约 3 个月。

- 妊娠早期(第 1 分期):从 LMP 至孕 13 周(共 40周)。
- 妊娠中期(第 2 分期):从孕 13 周至孕 28 周。
- 妊娠晚期:从第 28 周至分娩。

triple A(三 A[AAA]):请参见 abdominal aortic aneurysm(腹主动脉瘤)。

troponin(肌钙蛋白):请参见 cardiac enzymes(心肌酶)。

T-spine(胸椎):请参见 spinal column(脊柱)。

TV:请参见 ventilator parameters(呼吸机参数)。

U

umbilical catheter(脐带导管):从婴儿脐带中插入的动脉和/或静脉细导管,以便抽取少量检测用血样,而不使用针头;如果插入动脉内,也可以测量血压;如果插入静脉内,可用于输注液体和药物。

unconscious(无意识):对感官刺激无反应,可能是由于医疗或创伤原因造成。

useful lab values(有用实验室值):请参见 CBC、hemoglobin(血红蛋白)、hematocrit(血细胞比容)、WBC、platelets(血小板)。

V

VAD(ventricular assist device,心室辅助装置):用于辅助衰竭心脏功能的机电循环装置;可辅助右心室(RVAD)、左心室(LVAD)或两者(BiVAD)。

vasopressors(血管加压药):用于增加心脏泵血量(心输出量)的药物,如多巴胺和去甲肾上腺素。此类药物的作用机制是通过收缩血管增加前负荷。通常用于增加血压。

VBAC:剖宫产史产妇阴道分娩(vaginal birth after cesarean);既往有过剖宫产的母亲,现在经阴道自然分娩。

vein(静脉):从身体各个部位将血液带回心脏的血管。

ventilator(呼吸机):一种医用器械,可辅助呼吸,并通过气管内导管或气管切开术将氧气输送到肺部。

Ventilators(Types)(呼吸机[类型]):压力型、体积型、压力支持与辅助控制型、高频型(射流与振荡器)。

ventricular assist device(心室辅助装置):请参见 VAD。

ventricular fibrillation(心室颤动):请参见 cardiac rhythms(心律)。

ventricular tachycardia(室性心动过速):请参见 cardiac rhythms(心律)。

vertebrae(椎骨):脊柱的骨节段。

V-Fib:请参见 cardiac rhythms(心律)。

vital signs(生命体征):包括测量心搏(心率或HR)、呼吸率(呼吸率或 RR)、温度(T)和血压

(BP)。通常还包括氧饱和度(脉搏血氧仪或"pulse ox")。请参见右表。

V-Tach:请参见 cardiac rhythms(心律)。

W

WBC:请参见 CBC。

white blood cells(白血细胞):请参见 CBC。

WNL:在正常范围内(within normal limits)。(不鼓励使用该缩略语,因为不清楚在实际评估中如何才算正常。)

呼吸机参数

- CPAP(continuous positive airway pressure,持续气道正压通气):用于辅助呼吸患者通气的持续性气压水平。

- PEEP(positive end expiratory pressure,呼气末正压通气):呼吸机在呼气末期提供少量"反压",以防止肺泡塌陷。另请参见 alveoli(肺泡)。

- PIP(peak inspiratory pressure,吸气峰压):在吸气高度处记录的气压峰值。

- TV(tidal volume,呼吸容量/潮气量):每次呼吸时吸入和呼出的空气量。

生命体征

正常脉搏率(HR 或心率)
• 成年人:60~80
• 儿童:(5~12 岁)60~120
• 儿童:(1~5 岁)80~150
• 新生儿:120~150
正常呼吸率(RR)
• 成年人:12~20
• 儿童:(5~12 岁)20~24
• 儿童:(1~5 岁)25~28
• 新生儿:30~70
血压(BP):   **表示可能存在严重问题**
• 成年人:收缩压:>180 或<90
• 成年人:舒张压:>104 或<60
• 儿童(5~12 岁):收缩压:>150 或<90
• 儿童(5~12 岁):舒张压:>86 或<60
• 儿童(1~5 岁):收缩压:>120 或<70
• 儿童(1~5 岁):舒张压:>76 或<50

统方法列举的。有关每项术语的解释,请参阅前面的字母顺序。

相关术语:解剖学和系统方法

下表中的术语是按照相关术语的解剖学或系

头部、脊椎、神经系统	
• A/O	• ICP
• 失语症	• 颅内动脉瘤
• AVPU	• LOC
• 大脑:大脑、大脑皮质、脑干、大脑半球	• MAE 或 MAEW
• 脑死亡	• 脑膜:硬脑膜、蛛网膜、软脑膜
• 颈动脉	• 脑膜炎
• 脑脊液(CSF)	• 瘫痪
• 脑动脉瘤	• PERL
• 脑出血:脑内出血/流血(ICH 或 ICB)、硬膜外血肿、硬膜下血肿、蛛网膜下腔出血(SAH)	• 癫痫发作
	• 分流器
• 脑血管意外(CVA)	• 脊柱:颈椎、胸椎、腰椎、骶椎、尾椎
• CMS	• 脊髓
• 脑震荡	• 脊髓损伤:完全性损伤和不完全性损伤
• 昏迷	• 癫痫持续状态
• 颅骨造口术	• 卒中
• 颅骨切开术	• 晕厥
• CSF	• 外伤性脑损伤(TBI)
• 癫痫	• 短暂性脑缺血发作(TIA)
• GCS(格拉斯哥昏迷量表)	• 无意识
• 轻偏瘫	• 椎骨
• 偏瘫	

气道与呼吸系统	
• ABG(动脉血气):pH、PaO_2、$PaCO_2$、碳酸氢钠、碱过剩	• 心血管
• 肺泡	• 胸管
• 过敏性休克	• CO_2
• 缺氧	• COPD
• 呼吸暂停	• 发绀
• 动脉血气(ABG)	• 呼吸困难
• 窒息	• 肺气肿
• 吸入	• 气管内导管(ET/ETT)
• 哮喘	• 会厌炎
• 支气管	• $EtCO_2$
• 支气管扩张剂	• ET/ETT(气管内导管)
• 支气管痉挛	• 除管
• 二氧化碳图	• 咳血

续表

气道与呼吸系统	
• 血胸	• 呼吸衰竭(治疗:BVM,插管)
• 缺氧	• SOB(呼吸短促)
• 插管	• 胸骨
• 通畅气道	• 张力性气胸
• 胸膜	• 胸廓造口术
• 胸膜腔	• 胸
• 胸膜积液	• 气管
• 气胸	• 气管造口术
• 肺水肿	• 呼吸机
• 肺栓塞	• 呼吸机参数:CPAP、PEEP、PIP、TV
• 脉搏血氧仪(脉搏 O_2)	• 呼吸机(类型):压力型、体积型、压力支持与辅助控制型、高频型(射流与振荡器)
• 肺病专家	

心脏、心血管系统	
• ACS	• 充血性心力衰竭(CHF)
• 动脉瘤	• 除颤
• 心绞痛	• 夹层主动脉瘤
• 心律失常	• ECMO
• 动脉	• EKG/ECG
• 窒息	• 心力衰竭
• 吸气	• 高血压
• 心脏骤停	• 低血压
• 心肌酶:CPK(肌酸磷酸激酶)、CK-MB(肌酸激酶-MB 分数)、肌酐蛋白。	• IABP
• 心律:心搏停止、心房颤动(A-Fib)、心动过缓、无脉搏电活动(PEA)、窦性心律、室上性心动过速(SVT)、阵发性室上性心动过速(PSVT)、心动过速、心室颤动(V-Fib)、室性心动过速(V-Tach)。	• 缺血
	• MI:纤维蛋白溶解剂/溶栓剂、心导管插入术(Cath)/PCI、血管成形术(PTCA)、CABG
	• NSTEMI
	• 脉搏:心尖搏动、臂脉搏、颈动脉脉搏、股动脉脉搏、主动脉脉搏、桡动脉脉搏
• 心原性休克	• ROSC
• 心脏病学家	• STEMI
• 心脏病学	• VAD
• 复律法	• 血管加压剂(加压剂)
	• 静脉

腹部、胃肠系统

- 肠梗阻
- 肝硬化
- 食管
- 食管静脉曲张
- 内脏突出
- GI 出血
- 呕血
- 咳血
- 肝炎
- 肝脏

- 酮酸中毒：糖尿病酮酸中毒（DKA）
- 肾脏
- 肾衰竭（肾功能衰竭）
- 胰腺
- 胰腺炎
- 穿孔
- 腹膜炎
- 脾脏
- 胃

产科和新生儿

- 胎盘早期剥离
- 分娩前
- 阿普伽新生儿评分
- 下肢先产
- 剖宫产术（剖宫产）
- 去饱和
- 子痫
- 子宫外孕
- EDC 或 EDD
- 妊娠期
- 妊娠次数
- HELLP 综合征
- 保温箱（Isolette®）
- 末次月经日期（LMP）
- 胎粪吸入综合征
- 多孕女性
- 多产女性（Multip）
- NSVD
- 未产妇

- Para
- PDA（动脉导管未闭）
- 围产期
- 胎盘
- 前置胎盘
- 产后
- 子痫前期
- 早产
- 产前
- 初孕妇
- 热辐射器
- RDS（急性呼吸窘迫综合征）
- 自发性膜破裂（SROM）
- 表面活性剂
- 妊娠满期（足月）
- 妊娠分期
- 脐带导管
- VBAC

解剖学和定向术语

解剖学姿势
• erect(直立位):垂直坐立
• supine(仰卧位):面朝上平躺着
• prone(俯卧位):面朝下平躺着
• 侧卧位:侧躺着(卧位);可指定为左侧卧位或右侧卧位

运动方向
• abduction(外展):从身体中线向外运动
• adduction(内收):向身体中线运动
• flexion(屈曲):关节弯曲
○ dorsiflexion(背屈):脚趾或脚朝上弯曲
○ plantarflexion(跖曲):脚趾或脚关节朝下弯曲(例如在踩下汽车油门时的脚部动作)
• extension(伸展):拉直关节
• supination(旋后):前臂旋转,使手掌在解剖学上向前(向上)
• pronation(内转):旋转前臂,使手背在解剖学上向前(向上)

方向术语和缩略语

(以下术语按照逻辑解剖顺序列出,而不是按字母顺序)
- anatomical position(解剖位置):标准参考姿势:身体直立站立,手臂在身体两侧,手掌向前;在描述解剖位置时使用该标准参照姿势(如手掌包含手部腹面,因为它们在解剖位置中向前。)
- midline(中线[mid]):将人体平分为左右两半的虚拟垂直线
- proximal(近端[prox]):靠近参照物或躯干的那一端(肩膀位于手臂近端)
- distal(远端[dist]):远离参照物或躯干的那一端(手指位于手臂远端)
- medial(内侧[med]):朝向身体或结构中线的那侧
- lateral(外侧[lat]):远离身体中线的那侧
- anterior(前[ant]):身体前侧
- posterior(后[post]):朝向身体后部
- dorsal(背):位于身体后面
- ventral(腹侧):朝向或位于前(腹)表面
- superior(上[sup]):朝向顶部或朝向头部;朝上
- inferior(下[inf]):朝向底部或朝向脚部;朝下
- 颅或头:位于头部
- caudal(尾):位于尾骨
- frontal or coronal plane(额或冠状平面):将身体分为前后两部分
- horizontal or transverse plane(水平或横向平面):将身体分为上下两部分
- sagittal plane(矢状平面):将身体分为左右两部分
  - right(右侧):指患者的右侧(如果你面对患者,则患者的右侧将位于你的左侧)
  - left(左侧):指患者的左侧(如果你面对患者,则患者的左侧将位于你的右侧)
- interna(内侧):位于内部或内侧
- external(外侧):靠近外侧
- superficial(浅):靠近表面
- deep(深):位于结构更深层(特别是肌肉系统)
- abdominal quadrants(腹部象限):将腹部分为以下四部分:
  - LUQ:左上象限
  - LLQ:左下象限
  - RUQ:右上象限
  - RLQ:右下象限

06